DSM-5-TR®

정신질환의 진단 및 통계 편람 제5판 수정판

DIAGNOSTIC AND STATISTICAL MANUAL OF MENTAL DISORDERS

FIFTH EDITION TEXT REVISION

DSM-5-TR®

정신질환의 진단 및 통계 편람

제5판 수정판

DIAGNOSTIC AND STATISTICAL
MANUAL OF MENTAL DISORDERS

FIFTH EDITION TEXT REVISION

대표 역자 권준수
김붕년 · 김재진 · 신민섭 · 신일선 · 오강섭 · 원승희
이상익 · 이승환 · 이헌정 · 정영철 · 조현상 · 김민아 공역

AMERICAN PSYCHIATRIC ASSOCIATION

학지사

차례 Contents

I 편 DSM-5 기본 요소 DSM-5 Basics

II 편 진단기준과 부호 Diagnostic Criteria and Codes

III 편   새로 개발된 평가척도와 모델 Emerging Measures and Models

부록   Appendix

MICHAEL B. FIRST, M.D.
Revision Subcommittee Co-Chair and DSM-5-TR Editor

PHILIP WANG, M.D., DR.P.H.
Revision Subcommittee Co-Chair

WILSON M. COMPTON, M.D., M.P.E.
Revision Subcommittee Vice Chair

DANIEL S. PINE, M.D.
Revision Subcommittee Vice Chair

SUSAN K. SCHULTZ, M.D.
Text Consultant

PHILIP R. MUSKIN, M.D., M.A.
Conflict of Interest Review Editor

ANN M. ENG
DSM Managing Editor

APA Division of Research Staff on DSM-5-TR

NITIN GOGTAY, M.D.
Chief, Division of Research, and Deputy Medical Director

PHILIP WANG, M.D., DR.P.H.
former Deputy Medical Director and Director of Research

Diana E. Clarke, Ph.D., *Managing Director of Research and Senior Research Statistician/Epidemiologist*
Lamyaa H. Yousif, M.D., Ph.D., M.Sc., *Senior DSM Operations Manager and Research Associate*

Sejal Patel, M.P.H., *Senior Research Associate*
Laura Thompson, M.S., *Research Associate and Program Manager*
Stephanie Smith, Ph.D., *former Senior DSM Operations Manager and Science Writer*

APA Office of the Medical Director

SAUL LEVIN, M.D., M.P.A.
CEO and Medical Director

COLLEEN M. COYLE, J.D.
General Counsel

DSM Steering Committee

PAUL S. APPELBAUM, M.D.
Chairperson

ELLEN LEIBENLUFT, M.D.
Vice Chairperson

KENNETH S. KENDLER, M.D.
Vice Chairperson

Members
Renato D. Alarcón, M.D., M.P.H
Pamela Y. Collins, M.D., M.P.H.
Michelle G. Craske, Ph.D.
Michael B. First, M.D.

Dolores Malaspina, M.D., M.S., M.S.P.H.
Glenn Martin, M.D.
Susan K. Schultz, M.D.
Andrew E. Skodol, M.D.
Kimberly A. Yonkers, M.D.

DSM Steering Committee (*continued*)

Liaisons

Wilson M. Compton, M.D., M.P.E.,
  National Institute on Drug Abuse
George F. Koob, Ph.D. (2019–2020),
  National Institute on Alcohol Abuse and
  Alcoholism

Lorenzo Leggio, M.D., Ph.D. (2020–),
  National Institute on Alcohol Abuse and
  Alcoholism
Sarah Morris, Ph.D., *National Institute of*
  Mental Health

Cross-Cutting Review Groups

Cross-Cutting Culture Review Group

ROBERTO LEWIS-FERNÁNDEZ, M.D.
Chair

Renato D. Alarcón, M.D., M.P.H.
Anne E. Becker, M.D., Ph.D.
Kamaldeep Bhui, C.B.E., M.D.
Guilherme Borges, Ph.D.
Suparna Choudhury, Ph.D.
Jack Drescher, M.D.
Ana Gómez-Carrillo, M.D.
Brian J. Hall, Ph.D.
Felicia Heidenreich-Dutray, M.D.
Eva Heim, Ph.D.
Stefan G. Hofmann, Ph.D.
G. Eric Jarvis, M.D.
Christian Kieling, M.D., Ph.D.
Laurence J. Kirmayer, M.D.
Brandon Kohrt, M.D., Ph.D.

Rishav Koirala, M.D., Ph.D. candidate
Andrian Liem, Ph.D.
Francis G. Lu, M.D.
Kwame McKenzie, M.D.
Fahimeh Mianji, Ph.D.
Byamah Brian Mutamba, M.B.Ch.B.,
  M.Med. (Psych), M.P.H., Ph.D.
Claudia Rafful, Ph.D.
Cécile Rousseau, M.D.
Andrew G. Ryder, Ph.D.
Vedat Sar, M.D.
Soraya Seedat, M.D., Ph.D.
Gwen Yeo, Ph.D.
Ricardo Orozco Zavala, Ph.D.

Cross-Cutting Forensic Review Group

DEBRA A. PINALS, M.D.
Chair

Carl E. Fisher, M.D.
Steven K. Hoge, M.D.
Reena Kapoor, M.D.

Jeffrey L. Metzner, M.D.
Howard Zonana, M.D.

Cross-Cutting Sex and Gender Review Group

KIMBERLY A. YONKERS, M.D.
Chair

Margaret Altemus, M.D.
Lucy C. Barker, M.D.
Ariadna Forray, M.D.
Constance Guille, M.D.
Susan G. Kornstein, M.D.
Melissa A. Nishawala, M.D.

Jennifer L. Payne, M.D.
Walter A. Rocca M.D., M.P.H.
Manpreet K. Singh, M.D., M.S.
Simone Vigod, M.D., M.Sc.
Kristine Yaffe, M.D.
Anahita Bassir Nia, M.D., *Consultant*

Cross-Cutting Suicide Review Group

MICHAEL F. GRUNEBAUM, M.D.
Lead Reviser

David A. Brent, M.D., *Reviewer*　　　　　Katalin Szanto, M.D., *Reviewer*

Ethnoracial Equity and Inclusion Work Group

ROBERTO LEWIS-FERNÁNDEZ, M.D.
Co-Chair

DANIELLE HAIRSTON, M.D.
Co-Chair

Renato D. Alarcón, M.D., M.P.H.
Paul S. Appelbaum, M.D., *ex officio*
Diana E. Clarke, Ph.D., M.Sc.
Constance E. Dunlap, M.D.
Nitin Gogtay, M.D.
Joseph P. Gone, Ph.D.

Jessica E. Isom, M.D., M.P.H.
Laurence J. Kirmayer, M.D.
Francis G. Lu, M.D.
Dolores Malaspina, M.D., M.S., M.S.P.H.
Altha J. Stewart, M.D.
Lamyaa H. Yousif, M.D., Ph.D., M.Sc.

Review Groups by Section II Chapter

Neurodevelopmental Disorders

GILLIAN BAIRD, M.B., B.CHIR.
Section Editor

Michael H. Bloch, M.D., M.S.
Jane E. Clark, Ph.D.
James C. Harris, M.D.[†]
Bryan H. King, M.D., M.B.A.
James F. Leckman, M.D., Ph.D.
Amy E. Margolis, Ph.D.

Diane Paul, Ph.D.
Steven R. Pliszka, M.D.
Mabel L. Rice, Ph.D.
Amy M. Wetherby, Ph.D.
Juliann Woods, Ph.D.

Schizophrenia Spectrum and Other Psychotic Disorders

STEPHAN HECKERS, M.D.
Section Editor

Somya Abubucker, M.D.
Oliver Freudenreich, M.D.
Paolo Fusar-Poli, M.D., Ph.D.
Dr. med. Stefan Gutwinski
Andreas Heinz, M.D., Ph.D.
Frank Pillmann, M.D., Ph.D.

James B. Potash, M.D., M.P.H.
Marc A. Schuckit, M.D.
Paul Summergrad, M.D.
Rajiv Tandon, M.D.
Sebastian Walther, M.D.

Bipolar and Related Disorders

MICHAEL J. OSTACHER, M.D., M.P.H., M.M.SC.
Section Editor

Benjamin I. Goldstein, M.D., Ph.D.
Greg Murray, Ph.D.
Martha Sajatovic, M.D.
Marc A. Schuckit, M.D.

Paul Summergrad, M.D.
Trisha Suppes, M.D., Ph.D.
Holly A. Swartz, M.D.
Bryan K. Tolliver, M.D., Ph.D.

[†]Died April 5, 2021.

Depressive Disorders

WILLIAM H. CORYELL, M.D.
Section Editor

Scott R. Beach, M.D.
Ellen Leibenluft, M.D.
Robert M. McCarron, D.O.

Marc A. Schuckit, M.D.
Kimberly A. Yonkers, M.D.
Sidney Zisook, M.D.

Anxiety Disorders

MICHELLE G. CRASKE, PH.D.
Section Editor

Katja Beesdo-Baum, Ph.D.
Susan Bogels, Ph.D.
Lily A. Brown, Ph.D.
Richard LeBeau, Ph.D.
Vijaya Manicavasagar, Ph.D.
Bita Mesri, Ph.D.

Peter Muris, Ph.D.
Thomas H. Ollendick, Ph.D.
Kate Wolitzky-Taylor, Ph.D.
Tomislav D. Zbozinek, Ph.D.

Susan K. Schultz, M.D., *Text Consultant*

Obsessive-Compulsive and Related Disorders

KATHARINE A. PHILLIPS, M.D.
Section Editor

Randy O. Frost, Ph.D.
Jon E. Grant, M.D., M.P.H., J.D.
Christopher Pittenger, M.D., Ph.D.
Helen Blair Simpson, M.D., Ph.D.

Dan J. Stein, M.D., Ph.D.
Gail Steketee, Ph.D.

Susan K. Schultz, M.D., *Text Consultant*

Trauma- and Stressor-Related Disorders

MATTHEW J. FRIEDMAN, M.D., PH.D.
Section Editor

David A. Brent, M.D.
Richard Bryant, Ph.D.
Julianna M. Finelli, M.D.
Dean G. Kilpatrick, Ph.D.
Roberto Lewis-Fernández, M.D.
Holly G. Prigerson, Ph.D.
Robert S. Pynoos, M.D., M.P.H.

Paula P. Schnurr, Ph.D.
James J. Strain, M.D.
Robert J. Ursano, M.D.
Frank W. Weathers, Ph.D.
Charles H. Zeanah Jr., M.D.

Susan K. Schultz, M.D., *Text Consultant*

Dissociative Disorders

RICHARD J. LOEWENSTEIN, M.D.
Section Editor

Frank W. Putnam Jr., M.D.
Daphne Simeon, M.D.

Susan K. Schultz, M.D., *Text Consultant*

Somatic Symptom and Related Disorders

JAMES L. LEVENSON, M.D.
Section Editor

Marc D. Feldman, M.D.
Bernd Löwe, Prof. Dr. med. Dipl.-Psych.
Jill M. Newby, Ph.D.

Jon Stone, M.B.Ch.B., Ph.D.
Gregory Yates, M.A.

Feeding and Eating Disorders

B. TIMOTHY WALSH, M.D.
Section Editor

MICHAEL J. DEVLIN, M.D.
Reviewer

Elimination Disorders

DANIEL S. PINE, M.D.
Section Editor

Israel Franco, M.D.

Patricio C. Gargollo, M.D.

Peter L. Lu, M.D., M.S.

Stephen A. Zderic, M.D.

Sleep-Wake Disorders

MICHAEL J. SATEIA, M.D.
Section Editor

R. Robert Auger, M.D.

Jack D. Edinger, Ph.D.

Kiran Maski, M.D., M.P.H.

Stuart F. Quan, M.D.

Thomas E. Scammell, M.D.

Marc A. Schuckit, M.D.

Erik K. St. Louis, M.D., M.S.

John W. Winkelman, M.D., Ph.D.

Sexual Dysfunctions

LORI A. BROTTO, PH.D.
Section Editor

Stanley E. Althof, Ph.D.

Cynthia A. Graham, Ph.D.

Dennis Kalogeropoulos, Ph.D.

Julie Larouche, M.Ps.

Pedro Nobre, Ph.D.

Michael A. Perelman, Ph.D.

Natalie O. Rosen, Ph.D.

Marc A. Schuckit, M.D.

Sharon J. Parish, M.D., *Medical Reviewer*

Susan K. Schultz, M.D., *Text Consultant*

Gender Dysphoria

JACK DRESCHER, M.D.
Section Editor

Stewart L. Adelson, M.D.

Walter O. Bockting, Ph.D.

William Byne, M.D., Ph.D.

Annelou L.C. de Vries, M.D., Ph.D.

Cecilia Dhejne, M.D., Ph.D.

Thomas D. Steensma, Ph.D.

Disruptive, Impulse-Control, and Conduct Disorders

PAUL J. FRICK, PH.D.
Section Editor

Jeffrey D. Burke, Ph.D.

S. Alexandra Burt, Ph.D.

Emil F. Coccaro, M.D.

Jon E. Grant, M.D., M.P.H., J.D.

Substance-Related and Addictive Disorders
DEBORAH S. HASIN, PH.D.
Section Editor

Carlos Blanco, M.D., Ph.D.
David Bochner, Ph.D.
Alan J. Budney, Ph.D.
Wilson M. Compton, M.D., M.P.E.
John R. Hughes, M.D.

Laura M. Juliano, Ph.D.
Bradley T. Kerridge, Ph.D.
Marc N. Potenza, M.D., Ph.D.
Marc A. Schuckit, M.D.

Neurocognitive Disorders
SUSAN K. SCHULTZ, M.D.
Section Editor

Brian S. Appleby, M.D.
David B. Arciniegas, M.D.
Karl Goodkin, M.D., Ph.D.
Sharon K. Inouye, M.D., M.P.H.
Constantine Lyketsos, M.D., M.H.S.
Ian G. McKeith, M.D.
Bruce L. Miller, M.D.

David J. Moser, Ph.D.
Peggy C. Nopoulos, M.D.
Howard J. Rosen, M.D.
Perminder S. Sachdev, M.D., Ph.D.
Marc A. Schuckit, M.D.
Paul Summergrad, M.D.
Daniel Weintraub, M.D.

Personality Disorders
MARK ZIMMERMAN, M.D.
Section Editor

Donald W. Black, M.D.
Robert F. Bornstein, Ph.D.
Erin A. Hazlett, Ph.D.
Lisa Lampe, M.B.,B.S., Ph.D.
Royce Lee, M.D.
Joshua D. Miller, Ph.D.

Anthony Pinto, Ph.D.
Elsa F. Ronningstam, Ph.D.
Douglas B. Samuel, Ph.D.
Susan K. Schultz, M.D.
Glen L. Xiong, M.D.
Mary C. Zanarini, Ed.D.

Paraphilic Disorders
RICHARD B. KRUEGER, M.D.
Section Editor

Peer Briken, M.D.
Luk Gijs, Ph.D.
Andreas Mokros, Ph.D.

Pekka Santtila, Ph.D.
Michael C. Seto, Ph.D.

Medication-Induced Movement Disorders and Other Adverse Effects of Medication
ALAN F. SCHATZBERG, M.D.
Section Editor

Jacob S. Ballon, M.D., M.P.H.
Kevin J. Black, M.D.
Peter F. Buckley, M.D.
Leslie Citrome, M.D., M.P.H.
Ira D. Glick, M.D.
Rona Hu, M.D.

Paul E. Keck Jr., M.D.
Stephen R. Marder, M.D.
Laura Marsh, M.D.
Richard C. Shelton, M.D.
Nolan Williams, M.D.

Other Conditions That May Be a Focus of Clinical Attention

Michael B. First, M.D.

Nitin Gogtay, M.D.

Diana E. Clarke, Ph.D.

Lamyaa H. Yousif, M.D., Ph.D., M.Sc.

Reviewers for Section III Texts

Assessment Measures

Nitin Gogtay, M.D.

Philip Wang, M.D., Dr.P.H.

Michael B. First, M.D.

Diana E. Clarke, Ph.D.

Lamyaa H. Yousif, M.D., Ph.D., M.Sc.

Stephanie Smith, Ph.D.

Culture and Psychiatric Diagnosis

ROBERTO LEWIS-FERNÁNDEZ, M.D.
Section Editor

Neil Krishan Aggarwal, M.D., M.B.A.,
　M.A.

Ana Gómez-Carrillo, M.D.

G. Eric Jarvis, M.D.

Bonnie N. Kaiser, Ph.D., M.P.H.

Laurence J. Kirmayer, M.D.

Brandon Kohrt, M.D., Ph.D.

Conditions for Further Study

Attenuated Psychosis Syndrome

Paolo Fusar-Poli, M.D., Ph.D.

Stephan Heckers, M.D.

*Depressive Episodes With Short-Duration
　Hypomania*

Benjamin I. Goldstein, M.D., Ph.D.

Greg Murray, Ph.D.

Michael J. Ostacher, M.D., M.P.H.,
　M.M.Sc.

Caffeine Use Disorder

Laura M. Juliano, Ph.D.

Alan J. Budney, Ph.D.

Deborah S. Hasin, Ph.D.

Wilson M. Compton, M.D., M.P.E.

Internet Gaming Disorder

Charles O'Brien, M.D., Ph.D.

Jon E. Grant, M.D., M.P.H., J.D.

Wilson M. Compton, M.D., M.P.E.

Deborah S. Hasin, Ph.D.

*Neurobehavioral Disorder Associated With
　Prenatal Alcohol Exposure*

Bridget F. Grant, Ph.D., Ph.D.

Deborah S. Hasin, Ph.D.

Nonsuicidal Self-Injury Disorder

E. David Klonsky, Ph.D.

Jennifer J. Muehlenkamp, Ph.D.

Jason J. Washburn, Ph.D.

Review Committees of the DSM Steering Committee

*Note: These groups reviewed formal proposals for changes vetted by the
DSM Steering Committee since the publication of DSM-5.*

Neurodevelopmental Disorders

DANIEL S. PINE, M.D.
Chairperson

Catherine E. Lord, Ph.D.

Sally Ozonoff, Ph.D.

Joseph Piven, M.D.

Moira A. Rynn, M.D.

Anita Thapar, M.D.

Serious Mental Disorders

CARRIE E. BEARDEN, PH.D.
Chairperson

William T. Carpenter, M.D.   Peter V. Rabins, M.D., M.P.H.
Benoit H. Mulsant, M.D., M.S.   Mark Zimmerman, M.D.

Internalizing Disorders

ROBERTO LEWIS-FERNÁNDEZ, M.D.
Chairperson

William H. Coryell, M.D.   Roberto Lewis-Fernández, M.D.
Constance Hammen, Ph.D.   Paul K. Maciejewski, Ph.D.
James L. Levenson, M.D.   Katharine A. Phillips, M.D.
Katharine A. Phillips, M.D.   Holly G. Prigerson, Ph.D.
Dan J. Stein, M.D., Ph.D.   Robert S. Pynoos, M.D.
                                                Charles F. Reynolds III, M.D.

Additional Reviewers for   M. Katherine Shear, M.D.
Prolonged Grief Disorder   Thomas A. Widiger, Ph.D.
David A. Brent, M.D.   Kimberly A. Yonkers, M.D.
Michael B. First, M.D.   Helena Chmura Kraemer, Ph.D.,
Matthew J. Friedman, M.D., Ph.D.   *Consultant*
Christopher M. Layne, Ph.D.

Externalizing Disorders and Personality Disorders

CARLOS BLANCO, M.D., PH.D.
Chairperson

Lee Anna Clark, Ph.D.   Christopher J. Patrick, Ph.D.
Richard B. Krueger, M.D.   Marc A. Schuckit, M.D.

Body Systems Disorders

PETER DANIOLOS, M.D.
Chairperson

Cynthia A. Graham, Ph.D.   B. Timothy Walsh, M.D.
Debra K. Katzman, M.D.   Joel Yager, M.D.

DSM-5 조직위원회와 실무단 DSM-5 Task Force and Work Groups

DAVID J. KUPFER, M.D.
Task Force Chair

DARREL A. REGIER, M.D., M.P.H.
Task Force Vice-Chair

William E. Narrow, M.D., M.P.H.,
  Research Director
Susan K. Schultz, M.D., *Text Editor*
Emily A. Kuhl, Ph.D., *APA Text Editor*
Dan G. Blazer, M.D., Ph.D., M.P.H.
Jack D. Burke Jr., M.D., M.P.H.
William T. Carpenter Jr., M.D.
F. Xavier Castellanos, M.D.
Wilson M. Compton, M.D., M.P.E.
Joel E. Dimsdale, M.D.
Javier I. Escobar, M.D., M.Sc.
Jan A. Fawcett, M.D.
Bridget F. Grant, Ph.D., Ph.D. *(2009–)*
Steven E. Hyman, M.D. *(2007–2012)*
Dilip V. Jeste, M.D. *(2007–2011)*
Helena C. Kraemer, Ph.D.
Daniel T. Mamah, M.D., M.P.E.
James P. McNulty, A.B., Sc.B.

Howard B. Moss, M.D. *(2007–2009)*
Charles P. O'Brien, M.D., Ph.D.
Roger Peele, M.D.
Katharine A. Phillips, M.D.
Daniel S. Pine, M.D.
Charles F. Reynolds III, M.D.
Maritza Rubio-Stipec, Sc.D.
David Shaffer, M.D.
Andrew E. Skodol II, M.D.
Susan E. Swedo, M.D.
B. Timothy Walsh, M.D.
Philip Wang, M.D., Dr.P.H. *(2007–2012)*
William M. Womack, M.D.
Kimberly A. Yonkers, M.D.
Kenneth J. Zucker, Ph.D.
Norman Sartorius, M.D., Ph.D.,
  Consultant

APA Division of Research Staff on DSM-5

Darrel A. Regier, M.D., M.P.H.,
  Director, Division of Research
William E. Narrow, M.D., M.P.H.,
  Associate Director
Emily A. Kuhl, Ph.D., *Senior Science
  Writer; Staff Text Editor*
Diana E. Clarke, Ph.D., M.Sc., *Research
  Statistician*

Lisa H. Greiner, M.S.S.A., *DSM-5 Field
  Trials Project Manager*
Eve K. Moscicki, Sc.D., M.P.H.,
  Director, Practice Research Network
S. Janet Kuramoto, Ph.D., M.H.S.,
  *Senior Scientific Research Associate,
  Practice Research Network*

Amy Porfiri, M.B.A.
  Director of Finance and Administration

Jennifer J. Shupinka, *Assistant Director,
  DSM Operations*
Seung-Hee Hong, *DSM Senior Research
  Associate*
Anne R. Hiller, *DSM Research Associate*
Alison S. Beale, *DSM Research Associate*
Spencer R. Case, *DSM Research Associate*

Joyce C. West, Ph.D., M.P.P.,
  *Health Policy Research Director, Practice
  Research Network*
Farifteh F. Duffy, Ph.D.,
  *Quality Care Research Director, Practice
  Research Network*
Lisa M. Countis, *Field Operations
  Manager, Practice Research Network*

Christopher M. Reynolds,
  Executive Assistant

APA Office of the Medical Director

JAMES H. SCULLY JR., M.D.
Medical Director and CEO

Editorial and Coding Consultants

Michael B. First, M.D.   Maria N. Ward, M.Ed., RHIT, CCS-P

DSM-5 Work Groups

ADHD and Disruptive Behavior Disorders

DAVID SHAFFER, M.D.
Chair

F. XAVIER CASTELLANOS, M.D.
Co-Chair

Paul J. Frick, Ph.D., *Text Coordinator*   Luis Augusto Rohde, M.D., Sc.D.
Glorisa Canino, Ph.D.   Rosemary Tannock, Ph.D.
Terrie E. Moffitt, Ph.D.   Eric A. Taylor, M.B.
Joel T. Nigg, Ph.D.   Richard Todd, Ph.D., M.D. *(d. 2008)*

Anxiety, Obsessive-Compulsive Spectrum, Posttraumatic, and Dissociative Disorders

KATHARINE A. PHILLIPS, M.D.
Chair

Michelle G. Craske, Ph.D., *Text Coordinator*   Scott L. Rauch, M.D.
J. Gavin Andrews, M.D.   H. Blair Simpson, M.D., Ph.D.
Susan M. Bögels, Ph.D.   David Spiegel, M.D.
Matthew J. Friedman, M.D., Ph.D.   Dan J. Stein, M.D., Ph.D.
Eric Hollander, M.D. *(2007–2009)*   Murray B. Stein, M.D.
Roberto Lewis-Fernández, M.D., M.T.S.   Robert J. Ursano, M.D.
Robert S. Pynoos, M.D., M.P.H.   Hans-Ulrich Wittchen, Ph.D.

Childhood and Adolescent Disorders

DANIEL S. PINE, M.D.
Chair

Ronald E. Dahl, M.D.   James F. Leckman, M.D.
E. Jane Costello, Ph.D. *(2007–2009)*   Ellen Leibenluft, M.D.
Regina Smith James, M.D.   Judith H. L. Rapoport, M.D.
Rachel G. Klein, Ph.D.   Charles H. Zeanah, M.D.

Eating Disorders

B. TIMOTHY WALSH, M.D.
Chair

Stephen A. Wonderlich, Ph.D., *Text Coordinator*   Richard E. Kreipe, M.D.
Evelyn Attia, M.D.   Marsha D. Marcus, Ph.D.
Anne E. Becker, M.D., Ph.D., Sc.M.   James E. Mitchell, M.D.
Rachel Bryant-Waugh, M.D.   Ruth H. Striegel-Moore, Ph.D.
Hans W. Hoek, M.D., Ph.D.   G. Terence Wilson, Ph.D.
                                           Barbara E. Wolfe, Ph.D., A.P.R.N.

Mood Disorders

JAN A. FAWCETT, M.D.
Chair

Ellen Frank, Ph.D., *Text Coordinator*
Jules Angst, M.D. *(2007–2008)*
William H. Coryell, M.D.
Lori L. Davis, M.D.
Raymond J. DePaulo, M.D.
Sir David Goldberg, M.D.
James S. Jackson, Ph.D.

Kenneth S. Kendler, M.D.
　(2007–2010)
Mario Maj, M.D., Ph.D.
Husseini K. Manji, M.D. *(2007–2008)*
Michael R. Phillips, M.D.
Trisha Suppes, M.D., Ph.D.
Carlos A. Zarate, M.D.

Neurocognitive Disorders

DILIP V. JESTE, M.D. (2007–2011)
Chair Emeritus

DAN G. BLAZER, M.D., PH.D., M.P.H.
Chair

RONALD C. PETERSEN, M.D., PH.D.
Co-Chair

Mary Ganguli, M.D., M.P.H.,
　Text Coordinator
Deborah Blacker, M.D., Sc.D.
Warachal Faison, M.D. *(2007–2008)*

Igor Grant, M.D.
Eric J. Lenze, M.D.
Jane S. Paulsen, Ph.D.
Perminder S. Sachdev, M.D., Ph.D.

Neurodevelopmental Disorders

SUSAN E. SWEDO, M.D.
Chair

Gillian Baird, M.A., M.B., B.Chir.,
　Text Coordinator
Edwin H. Cook Jr., M.D.
Francesca G. Happé, Ph.D.
James C. Harris, M.D.
Walter E. Kaufmann, M.D.
Bryan H. King, M.D.
Catherine E. Lord, Ph.D.

Joseph Piven, M.D.
Sally J. Rogers, Ph.D.
Sarah J. Spence, M.D., Ph.D.
Rosemary Tannock, Ph.D.
Fred Volkmar, M.D. *(2007–2009)*
Amy M. Wetherby, Ph.D.
Harry H. Wright, M.D.

Personality and Personality Disorders[1]

ANDREW E. SKODOL, M.D.
Chair

JOHN M. OLDHAM, M.D.
Co-Chair

Robert F. Krueger, Ph.D., *Text
　Coordinator*
Renato D. Alarcón, M.D., M.P.H.
Carl C. Bell, M.D.
Donna S. Bender, Ph.D.
Lee Anna Clark, Ph.D.

W. John Livesley, M.D., Ph.D.
　(2007–2012)
Leslie C. Morey, Ph.D.
Larry J. Siever, M.D.
Roel Verheul, Ph.D. *(2008–2012)*

---

[1] The members of the Personality and Personality Disorders Work Group are responsible for the alternative DSM-5 model for personality disorders that is included in Section III. The Section II personality disorders criteria and text (with updating of the text) are retained from DSM-IV-TR.

Psychotic Disorders

WILLIAM T. CARPENTER JR., M.D.
Chair

Deanna M. Barch, Ph.D., *Text
    Coordinator*
Juan R. Bustillo, M.D.
Wolfgang Gaebel, M.D.
Raquel E. Gur, M.D., Ph.D.
Stephan H. Heckers, M.D.

Dolores Malaspina, M.D., M.S.P.H.
Michael J. Owen, M.D., Ph.D.
Susan K. Schultz, M.D.
Rajiv Tandon, M.D.
Ming T. Tsuang, M.D., Ph.D.
Jim van Os, M.D.

Sexual and Gender Identity Disorders

KENNETH J. ZUCKER, PH.D.
Chair

Lori Brotto, Ph.D., *Text Coordinator*
Irving M. Binik, Ph.D.
Ray M. Blanchard, Ph.D.
Peggy T. Cohen-Kettenis, Ph.D.
Jack Drescher, M.D.
Cynthia A. Graham, Ph.D.

Martin P. Kafka, M.D.
Richard B. Krueger, M.D.
Niklas Långström, M.D., Ph.D.
Heino F.L. Meyer-Bahlburg, Dr. rer. nat.
Friedemann Pfäfflin, M.D.
Robert Taylor Segraves, M.D., Ph.D.

Sleep-Wake Disorders

CHARLES F. REYNOLDS III, M.D.
Chair

Ruth M. O'Hara, Ph.D., *Text Coordinator*
Charles M. Morin, Ph.D.
Allan I. Pack, Ph.D.

Kathy P. Parker, Ph.D., R.N.
Susan Redline, M.D., M.P.H.
Dieter Riemann, Ph.D.

Somatic Symptom Disorders

JOEL E. DIMSDALE, M.D.
Chair

James L. Levenson, M.D., *Text
    Coordinator*
Arthur J. Barsky III, M.D.
Francis Creed, M.D.
Nancy Frasure-Smith, Ph.D. *(2007–2011)*

Michael R. Irwin, M.D.
Francis J. Keefe, Ph.D. *(2007–2011)*
Sing Lee, M.D.
Michael Sharpe, M.D.
Lawson R. Wulsin, M.D.

Substance-Related Disorders

CHARLES P. O'BRIEN, M.D., PH.D.
Chair

THOMAS J. CROWLEY, M.D.
Co-Chair

Wilson M. Compton, M.D., M.P.E.,
    Text Coordinator
Marc Auriacombe, M.D.
Guilherme L. G. Borges, M.D., Dr.Sc.
Kathleen K. Bucholz, Ph.D.
Alan J. Budney, Ph.D.
Bridget F. Grant, Ph.D., Ph.D.
Deborah S. Hasin, Ph.D.

Thomas R. Kosten, M.D. *(2007–2008)*
Walter Ling, M.D.
Spero M. Manson, Ph.D. *(2007-2008)*
A. Thomas McLellan, Ph.D. *(2007–2008)*
Nancy M. Petry, Ph.D.
Marc A. Schuckit, M.D.
Wim van den Brink, M.D., Ph.D.
    (2007–2008)

DSM-5 Study Groups

Diagnostic Spectra and DSM/ICD Harmonization

STEVEN E. HYMAN, M.D.
Chair (2007–2012)

William T. Carpenter Jr., M.D.
Wilson M. Compton, M.D., M.P.E.
Jan A. Fawcett, M.D.
Helena C. Kraemer, Ph.D.
David J. Kupfer, M.D.

William E. Narrow, M.D., M.P.H.
Charles P. O'Brien, M.D., Ph.D.
John M. Oldham, M.D.
Katharine A. Phillips, M.D.
Darrel A. Regier, M.D., M.P.H.

Lifespan Developmental Approaches

ERIC J. LENZE, M.D.
Chair

SUSAN K. SCHULTZ, M.D.
Chair Emeritus

DANIEL S. PINE, M.D.
Chair Emeritus

Dan G. Blazer, M.D., Ph.D., M.P.H.
F. Xavier Castellanos, M.D.
Wilson M. Compton, M.D., M.P.E.

Daniel T. Mamah, M.D., M.P.E.
Andrew E. Skodol II, M.D.
Susan E. Swedo, M.D.

Gender and Cross-Cultural Issues

KIMBERLY A. YONKERS, M.D.
Chair

ROBERTO LEWIS-FERNÁNDEZ, M.D., M.T.S.
Co-Chair, Cross-Cultural Issues

Renato D. Alarcón, M.D., M.P.H.
Diana E. Clarke, Ph.D., M.Sc.
Javier I. Escobar, M.D., M.Sc.
Ellen Frank, Ph.D.
James S. Jackson, Ph.D.
Spero M. Manson, Ph.D. *(2007–2008)*
James P. McNulty, A.B., Sc.B.

Leslie C. Morey, Ph.D.
William E. Narrow, M.D., M.P.H.
Roger Peele, M.D.
Philip Wang, M.D., Dr.P.H. *(2007–2012)*
William M. Womack, M.D.
Kenneth J. Zucker, Ph.D.

Psychiatric/General Medical Interface

LAWSON R. WULSIN, M.D.
Chair

Ronald E. Dahl, M.D.
Joel E. Dimsdale, M.D.
Javier I. Escobar, M.D., M.Sc.
Dilip V. Jeste, M.D. *(2007–2011)*
Walter E. Kaufmann, M.D.

Richard E. Kreipe, M.D.
Ronald C. Petersen, M.D., Ph.D.
Charles F. Reynolds III, M.D.
Robert Taylor Segraves, M.D., Ph.D.
B. Timothy Walsh, M.D.

Impairment and Disability
JANE S. PAULSEN, PH.D.
Chair

J. Gavin Andrews, M.D.

Glorisa Canino, Ph.D.

Lee Anna Clark, Ph.D.

Diana E. Clarke, Ph.D., M.Sc.

Michelle G. Craske, Ph.D.

Hans W. Hoek, M.D., Ph.D.

Helena C. Kraemer, Ph.D.

William E. Narrow, M.D., M.P.H.

David Shaffer, M.D.

Diagnostic Assessment Instruments
JACK D. BURKE JR., M.D., M.P.H.
Chair

Lee Anna Clark, Ph.D.

Diana E. Clarke, Ph.D., M.Sc.

Bridget F. Grant, Ph.D., Ph.D.

Helena C. Kraemer, Ph.D.

William E. Narrow, M.D., M.P.H.

David Shaffer, M.D.

DSM-5 Research Groups
WILLIAM E. NARROW, M.D., M.P.H.
Chair

Jack D. Burke Jr., M.D., M.P.H.

Diana E. Clarke, Ph.D., M.Sc.

Helena C. Kraemer, Ph.D.

David J. Kupfer, M.D.

Darrel A. Regier, M.D., M.P.H.

David Shaffer, M.D.

Course Specifiers and Glossary
WOLFGANG GAEBEL, M.D.
Chair

Ellen Frank, Ph.D.

Charles P. O'Brien, M.D., Ph.D.

Norman Sartorius, M.D., Ph.D.,
Consultant

Susan K. Schultz, M.D.

Dan J. Stein, M.D., Ph.D.

Eric A. Taylor, M.B.

David J. Kupfer, M.D.

Darrel A. Regier, M.D., M.P.H.

DSM-5-TR 한글판 번역자

대표 역자 　**권준수** Jun Soo Kwon, M.D., Ph.D.
서울대학교 의과대학 교수

역자(가나다 순) 　**김붕년** Bung-Nyun Kim, M.D., Ph.D.
서울대학교 의과대학 교수

김재진 Jae-Jin Kim, M.D., Ph.D.
연세대학교 의과대학 교수

신민섭 Min-Sup Shin, Ph.D.
서울대학교 의과대학 교수

신일선 Il-Seon Shin, M.D., Ph.D.
전남대학교 의과대학 교수

오강섭 Kang-Seob Oh, M.D., Ph.D.
성균관대학교 의과대학 교수

원승희 Seunghee Won, M.D., Ph.D.
경북대학교 의과대학 교수

이상익 Sang Ick Lee, M.D., Ph.D.
충북대학교 의과대학 교수

이승환 Seung Hwan Lee, M.D., Ph.D.
인제대학교 의과대학 교수

이헌정 Heon-Jeong Lee, M.D., Ph.D.
고려대학교 의과대학 교수

정영철 Young-Chul Jung, M.D., Ph.D.
연세대학교 의과대학 교수

조현상 Hyun-Sang Cho, M.D., Ph.D.
연세대학교 의과대학 교수

간사 　**김민아** Minah Kim, M.D., Ph.D.
서울대학교 의과대학 교수

정신질환의 진단 및 통계 편람 제5판 수정판의 한글판을 출간하며

『Diagnostic and Statistical Manual of Mental Disorders, 5th edition(DSM-5)』는 2013년에 발간되었다. DSM-IV가 1994년에 발간되었으니 20여 년 만에 다섯 번째 편집판인 DSM-5가 출간되었고, 이후 약 9년 만에 좀 더 정확하고 과학적인 DSM-5-TR이라는 첫 번째 전면 개정판이 나오게 되었다. DSM-5 한글판 서문에서 언급하였듯이, DSM-5 한글 번역판에서 가장 큰 변화는 책의 제목이다. 대부분의 정신질환에 장애(disorder)를 사용하고 있어 정신 능력에 결함이 있는 것으로 오해의 소지를 만들고 있다. 이를 대표하는 용어인 정신질환(mental disorder)에 있어서는 최소한 장애의 사용을 피하고자 이와 같이 제목을 정하게 되었다고 언급한 적이 있다. DSM-5 서문을 잠깐 인용해 보자.

DSM-5는 이전 편집판과 달리, 아라비아 숫자 5를 사용하고 있다. 이후의 개정을 매우 활발히 하겠다는 미국정신의학회의 의지가 담긴 변화라 할 수 있겠다. 이 개정된 DSM-5-TR은 명확성을 위하여 기존에 출판된 DSM-5 진단기준을 70개 이상 질환에 대한 수정사항과 DSM-5 출판 이후 문헌 검토를 기반으로 각 DSM 질환에 수반되는 설명문을 포괄적으로 업데이트하였다고 한다. 또한 자살 및 비자살적 자해 행동을 보고하기 위한 새로운 진단, 지속적 비탄장애, 증상 부호가 추가되었다. 이러한 변경 사항은 업데이트가 거의 본문에만 국한되어, 진단기준이 사실상 변경되지 않은 이전 본문 개정판인 DSM-IV-TR의 범위와는 다르다. 이 판은 또한 2013년 발행 이후 DSM-5에 대한 모든 이전 온라인 업데이트를 통합하여, 반복적인 개정 과정을 통해 사용, 특정 과학적 발전 및 ICD-10-CM 부호화 조정에 대응한다. 결과적으로 DSM-5-TR은 3가지 개별 개정 프로세스의 산물이며, 각 과정은 별도의 전문가 집단이 감독한다. 2013년에 출판된 DSM-5 전담위원회에 의한 원본 DSM-5 진단기준 및 본문의 개발; 반복적 개정 과정을 감독한 DSM 운영위원회의 DSM-5 진단기준 및 본문 업데이트; 개정 소위원회가 감독하는 완전히 업데이트된 본문이다.

정신질환에 대한 임상 및 연구의 이해는 계속 발전하고 있다. 그 결과, 대부분의 DSM-5-TR 질환 본문은 DSM-5의 최초 출판으로부터 9년이 지난 후 일부 개정되었으며, 압도적 다수가 상당한 개정을 가졌다. 가장 광범위하게 업데이트된 본문 부분은 유병률, 위험 및 예후 인자, 문화와 관련된 진단적 쟁점, 성 및 젠더와 관련된 진단적 쟁점, 자살 사고 혹은 행동과의 연관성, 동반이환이다.

용어의 사용은 『2011 신경정신의학 용어집』 및 대한의사협회에서 2009년도에 발간한 『의학용어집(제5판)』을 기본으로 하여 용어 통일 작업을 거쳤으나, 번역진들과의 논의를 거쳐 전혀 새로운 접근을 하게 된 용어도 있다. 이 같은 용어 통일 작업은 '편람의 이해를 돕기 위하여' 부분에 덧붙였으니, 참고하기 바란다.

이 수정된 편람의 출판이 가능했던 것은 번역진들의 헌신적 수고 덕분이다. 이미 DSM-5의 번역진 중 은퇴를 하신 분들이 계셔서 대신 현역 교수들로 일부 변경하였는데, 기꺼이 자리를 내 주신 교수님들과 새로 번역에 참여해 주신 교수님들께도 깊은 감사의 말씀을 드린다. DSM-5-TR 번역본에서 간사 역할을 하며 세세한 작업에 도움을 준 김민아 교수에게도 감사드리고, 처음부터 끝까지 모든 부분을 꼼꼼하게 챙겨 주신 학지사 편집부 정은혜 과장, 이 책에 큰 애정을 가지고 계시고 출판을 가능케 해 주신 김진환 사장께 깊은 감사를 드린다. 이 책이 다시 새로운 진단분류 개정판이 나올 때까지 정신건강의학과 전공의, 전문의, 정신의학분야의 의료진, 정신보건전문가, 임상심리사, 정신사회복지사 등 관련 분야 전문가들에게 유용하게 사용되기를 바라는 마음이다.

2023년 10월 역자 대표 권준수

DSM-5-TR 서문 Preface to DSM-5-TR

미국정신의학회(American Psychiatric Association)의 『정신질환의 진단 및 통계 편람 제5판 수정판(Diagnostic and Statistical Manual of Mental Disorders, Fifth Edition, Text Revision: DSM-5-TR)』은 DSM-5의 첫 번째 개정판이다. 이 개정된 편람은 70개 이상의 질환에 대한 수정 사항(주로 명확성을 위해)과 기존에 출판된 DSM-5 진단기준을 통합하고, DSM-5 출판 이후 문헌 검토를 기반으로 각 DSM 질환에 수반되는 설명문을 포괄적으로 업데이트하며, 자살 및 비자살적 자해 행동을 보고하기 위한 새로운 진단, 지속적 비탄장애, 증상 부호가 추가되었다. 이러한 변경 사항은 업데이트가 거의 본문에만 국한되어 진단기준이 사실상 변경되지 않은 이전 본문 개정판인 DSM-IV-TR의 범위와 다르다. 이 판은 또한 2013년 발행 이후 DSM-5에 대한 모든 이전 온라인 업데이트를 통합하여, 반복적인 개정 과정을 통해 사용, 특정 과학적 발전 및 ICD-10-CM 부호화 조정에 대응한다. 결과적으로 DSM-5-TR은 3가지 개별 개정 프로세스의 산물이며, 각 과정은 별도의(중복되는) 전문가 집단이 감독한다: 2013년에 출판된 DSM-5 전담위원회에 의한 원본 DSM-5 진단기준 및 본문의 개발; 반복적 개정 과정을 감독한 DSM 운영위원회의 DSM-5 진단기준 및 본문 업데이트; 개정 소위원회가 감독하는 완전히 업데이트된 본문.

정신질환에 대한 임상 및 연구의 이해는 계속 발전하고 있다. 그 결과, 대부분의 DSM-5-TR 질환 본문은 DSM-5의 최초 출판으로부터 9년이 지난 후 적어도 일부 개정되었으며, 압도적 다수가 상당한 개정을 가졌다. 가장 광범위하게 업데이트된 본문 부분은 유병률, 위험 및 예후 인자, 문화와 관련된 진단적 쟁점, 성 및 젠더와 관련된 진단적 쟁점, 자살 사고 혹은 행동과의 연관성, 동반이환이다.

또한 사상 처음으로 전체 DSM 본문이 인종주의 및 차별 경험과 같은 위험 요인에 대한 적절한 주의와 낙인을 찍지 않는 언어 사용에 대한 적절한 주의를 보장하기 위해 민족인종적 공정성 및 포용 작업 집단 (Ethnoracial Equity and Inclusion Work Group)을 통해 검토 및 수정되었다. 향후 정기적인 DSM-5-TR 부호화 및 기타 업데이트에 대해서는 www.dsm5.org를 참조하시오.

이 편람에서 참조의 편의를 위해 'DSM'은 일반적으로 특정 판을 지정하지 않고 DSM을 하나의 개체로 지칭한다(예, "임상 진단을 결정하기 위해 DSM을 사용하려면 임상 교육 및 경험이 필요하다."). 'DSM-5'는 현재 승인된 기준 세트, 질환, 기타 상태 및 2013년 5월에 공식적으로 발표된 내용의 전체 세트를 나타낸다. 'DSM-5-TR'은 이 현재 편에서 승인된 본문을 나타낸다. 본문 개정의 범위에는 기준 세트 또는 기타 DSM-5 구조에 대한 개념적 변경이 포함되지 않았지만, 설명을 위해 특정 진단기준 세트를 변경해야 할 필요성이 책 전반에 걸쳐 이루어진 본문 업데이트와 함께 명백해졌다. 기준의 개념적 구성이 변경되지 않았기 때문에 DSM-5에서 유래한 DSM-5-TR의 기준 세트는 여전히 'DSM-5 기준'이라고 한다. 새로운 진단 항목인 지속적 비탄장애는 이 편에 추가되었기 때문에 DSM-5-TR 질환이라고 한다.

DSM-5-TR의 개발은 엄청난 팀 노력이다. 우리는 특히 DSM-5 본문 개정 소위원회 부위원장인 Wilson M. Compton, M.D., M.P.E.와 Daniel S. Pine, M.D.뿐만 아니라 본문 개정 준비 작업의 가장 큰 몫을 한 우리 분야의 200명 이상의 전문가의 지칠 줄 모르는 노력에 감사를 드린다. 또한 본문 및 기준 설명을 주의 깊게 검토해 주고 다른 유용한 제안들을 해 준 DSM 운영위원회 의장인 Paul Appelbaum, M.D.와 DSM 운영위원회 전체에 감사를 전한다. 계획에서 완료까지 DSM-5-TR 개발 과정에 적시에 안내하고 이 개정판의 성공에 중요한 모든 세부 사항에 대한 세심한 주의를 기울여 준 DSM 편집장인 Ann M. Eng에게 특별한 감사를 표한다. Nitin Gogtay, M.D., 미국정신의학회 연구 부문장 및 의료 부국장; Diana E. Clarke, Ph.D., 연구 전무이사 및 선임 연구 통계학자/역학자; 및 Lamyaa H. Yousif, M.D., Ph.D., M.Sc., 수석 DSM 운영 관리자 및 연구원의 소중한 기여와 도움에 감사를 드린다.

우리는 미국정신의학출판사(American Psychiatric Association Publishing)의 출판인 John McDuffie 의 지도력과 이 중요한 작업이 결실을 맺게 한 미국정신의학출판사의 편집 및 제작 직원의 작업에 감사를 전한다: Greg Kuny, 편집국장, 책; Tammy Cordova, 그래픽 디자인 매니저; Andrew Wilson, 생산 이사; Judy Castagna, 생산 서비스 부국장; Erika Parker, 인수 편집자; Alisa Riccardi, 선임 편집자, 책; Carrie Y. Farnham, 선임 편집자, 책; Jennifer Gilbreath, 선임 편집자, 책; Maria Lindgren, 선임 편집자, 책; 그리고 Rebecca Richters, 선임 편집자, 책. 마지막으로, 우리는 또한 미국정신의학회의 CEO이자 의료 이사인 Saul Levin, M.D., M.P.A.가 이 포괄적인 본문 개정판을 옹호하고 지원해 주신 데 대해 감사를 표한다.

2021년 11월 5일

Michael B. First, M.D.
개정 소위원회 공동의장 및 DSM-5-TR 편집자

Philip Wang, M.D., Dr.P.H.
개정 소위원회 공동의장

DSM-5 서문 Preface to DSM-5

미국정신의학회(American Psychiatric Association)의 '정신질환의 진단 및 통계 편람Diagnostic and Statistical Manual of Mental Disorders(DSM)'은 정신질환의 신뢰할 만한 진단이 가능하도록 고안된 관련 기준들을 통칭하는 정신질환 분류법이다. 지난 60년 이상 거듭 개정을 거치면서 정신건강 분야에서 임상 수행을 위한 표준적인 참고문헌으로 자리매김해 왔다. 대부분 정신질환의 근원적인 병리 과정을 완벽하게 기술할 수 없기 때문에, 우선 현재의 진단기준이 정신질환이 어떻게 표현되고 숙련된 임상의에 의해 식별되는가를 설명할 수 있는 최선의 길이라고 강조하는 것이 중요하였다. DSM은 정신질환의 정확한 진단과 치료에 도움을 줄 수 있는 정보를 조직화하기 위한 실용적이고 기능적이며 융통적인 지침서로 만들어졌다. 임상의에게는 도구이자 학생들과 현직 의사들에게는 필수적인 교육 자원이며 이 분야 연구자들에게는 참고문헌이 된다고 하겠다.

이번 DSM 판이 최우선적으로는 실제 임상에서 유용한 지침으로 고안되었지만, 공식 명칭으로서 다양한 상황에 널리 적용할 수 있다. 임상의와 연구자들은 서로 다른 지향점(예, 생물학, 정신역학, 인지, 행동, 대인관계, 가족/시스템)을 두고 DSM을 활용해 왔으며, 모두 자신의 환자가 보이는 정신질환의 필수 특징에 대해 소통하기 위한 공통의 언어를 필요로 한다. 정보는 정신과 의사 및 다른 의사, 심리학자, 사회사업가, 간호사, 상담가, 법의학 및 법률 전문가, 직업 및 재활 치료사, 기타 건강 전문가를 포함하여 정신건강 의료의 다양한 측면에 관여하는 모든 전문가에게 중요하다. 진단기준은 간결하고 명백하며, 정신질환에 대한 전반적인 지역사회 역학 연구뿐만 아니라 입원 환자, 외래 환자, 부분 입원, 자문정신의학, 임상, 개인 의원, 일차 의료와 같은 다양한 임상 환경에서의 증상 발현에 대한 객관적인 평가를 보다 쉽게 할 목적으로 만들었다. DSM-5는 또한 정신질환의 이환율과 사망률에 관한 정확한 공중보건 통계자료를 수집하고 전달하기 위한 도구이기도 하다. 끝으로, 진단기준과 해당 본문은 희귀 질환을 처음으로 맞닥뜨리는 경험 많은 전문가뿐만 아니라 정신질환을 이해하고 진단하기 위해 구조화된 방법을 필요로 하는 전공 신입생들에게 교과서로서의 역할을 한다. 다행히 이러한 모든 용례는 상호 양립이 가능하다.

DSM-5를 계획하며 이러한 다양한 필요와 흥미를 고려하였다. 질환의 분류는 미국에서 사용하는 공식 부호화 체계인 세계보건기구(World Health Organization)의 국제질병분류(International Classification of Diseases[ICD])와 조화를 이루도록 하였고, DSM 진단기준은 ICD 진단명과 번호에 따라 질환을 정의하고 있다. DSM-5는 ICD-9-CM과 ICD-10-CM 부호(후자는 2014년 채택) 모두 분류표에서 관련된 질환에 표시하였다.

DSM-5가 서로 다른 장애의 범주 구분을 유지하고 있다고는 해도, 우리는 정신질환이 항상 단 하나의 질환 범위 내에서만 온전히 맞는 것은 아님을 알고 있다. 가령 우울과 불안과 같은 일부 증상 영역에서는 다중적인 진단범주를 포함하고 있고 더 큰 그룹이 근원적으로 갖고 있는 공통적인 취약점을 반영할 수도 있다. 이와 같은 사실을 인정하여 DSM-5에 포함된 질환은 새로운 임상적 관점을 촉진하기 위해 수정된 조직 구조로 재편하였다. 이 새로운 구조는 2015년 공표를 앞둔 ICD-11에서 계획하고 있는 질환의 조직 배치에 부합한다. 어떤 조건에서도 활용이 보다 용이하도록 다른 개선안들을 제시하였다.

- **진단과 관련된 발달상의 쟁점 제시.** 아동기에 더 빈번히 진단되는 질환(예, 신경발달장애)은 편람 앞부분에, 연령이 높은 성인에게 보다 더 적용되는 질환(예, 신경인지장애)은 편람의 후반부에 배치하여 생애주기적 접근을 보다 잘 반영하도록 장별 구성을 변경하였다. 또한 본문 내에서 발달 과정에 관한 소제목을 통해 질환의 표현형이 어떻게 평생을 거쳐 변할 수 있는지에 대한 설명을 제공하였다. 진단 특수적인 연령 관련 인자(예, 특정 연령 집단에서의 증상 표현과 유병률 차이) 역시 본문에 포함하였다. 더욱 강조되는 경우, 적용 가능한 부분에는 이들 연령 관련 인자를 그 자체로 기준에 추가하였다(예, 불면장애와 외상후 스트레스장애에 관한 기준 목록에서 세부 기준은 증상이 아동에서 어떻게 나타날 수 있는지를 기술함). 마찬가지로 성적 및 문화적 쟁점 또한 적용 가능한 부분에서는 질환으로 통합하였다.
- **최근 유전학 및 뇌영상 연구로부터의 과학적 발견의 통합.** 수정된 각 장의 구성에서는 뇌과학 분야의 최신 연구와 최근 드러난 진단 그룹 사이의 유전적 연관을 소개한다. 유전학 및 생리학 위험인자와 예후 지표, 추정되는 일부 진단 표지자들을 본문에서 강조하였다. 이러한 새로운 구조는 공통적인 신경 회로, 유전적 취약성과 환경적 노출에 기초하고 있는 질환 스펙트럼에서 진단을 확인할 수 있는 임상 능력을 향상시킬 것이다.
- **자폐장애, 아스퍼거장애 및 전반적 발달장애를 자폐스펙트럼장애로 통합.** 이들 질환의 증상은 서로 구분되는 질환이라기보다는 사회적 의사소통과 제한적인 반복 행동/흥미 2가지 영역에서의 경미한 손상부터 심각한 손상에 이르는 단일 연속체를 나타내고 있다. 이러한 변화는 자폐스펙트럼장애의 진단을 위한 기준의 민감도와 특이도를 개선하고 확인된 구체적인 손상에 대하여 보다 집중적인 치료 대상을 확인할 목적으로 고안하였다.
- **양극성 및 우울 장애의 능률화된 분류.** 양극성 및 우울 장애는 정신의학에서 가장 흔하게 진단되는 질환이다. 그래서 임상 및 교육적 용도 개선을 위해 이들 장애를 능률적으로 제시하는 것은 중요하였다. 이전 판에서와 같이 제I형 양극성장애, 제II형 양극성장애, 주요우울장애의 정의로부터 조증, 경조증 및 주요 우울 삽화의 정의를 분리하는 대신, 각각의 질환을 위한 개별 기준 내에서 모든 구성 기준을 결정하였다. 이러한 접근 방식은 이들 중요한 질환의 임상 진단과 치료를 수월하게 해 줄 것이다. 마찬가지로 주요우울장애와 사별 구분을 위한 주석은 기존의 단순한 사별의 제외 기준에 제공했던 것보다 훨씬 나은 임상적인 안내를 제공할 것이다. 불안증과 혼재성 양상에 관한 새로운 명시자로 이제 이들 질환의 진단기준에 동반되는 아형의 변이에 대해 충분히 기술할 수 있게 되었다.
- **일관성과 명료성을 위한 물질사용장애의 구조 조정.** 물질 남용 및 의존 범주를 삭제하고, 물질사용장애라는 매우 중대한 새로운 범주로 대체하였고, 구체적인 물질로 특정 질환을 정의하였다. 사실 "의존(dependence)"은 "중독(addiction)"이라는 용어와 쉽게 혼동되어 왔는데, 기존에 의존성을 정의했던 내성과 금단은 실제로 중추신경계에 영향을 미치는 처방 약물에 매우 일반적인 현상이며 항상 중독의 존재를 의미하지 않기 때문이다. DSM-5에서 이들 기준을 수정하고 명확히 함으로써, 이들 사안에 대해 널리 퍼져 있는 오해의 일부를 누그러뜨릴 수 있기를 바란다.
- **주요 및 경도 신경인지장애를 위한 특이도 향상.** 지난 20년간 뇌과학, 신경심리학 그리고 뇌영상학 연구가 폭발적으로 증가하면서, 과거 "치매"나 기질성 뇌 질환으로 언급되었던 특정 질환 유형의 진단에 현재의 최신 기술을 적용하는 것이 중요하였다. 혈관성 및 외상성 뇌 질환에 대한 뇌영상과 알츠하이머병과 헌팅턴병의 희귀 이형에 대한 특정 분자유전학적 발견을 통해 확인된 생물학적 표지는 임상 진단을 크게 향상시켜 왔고, 이들 질환은 이제 특정 아형으로 분류되었다.
- **성격장애 개념화의 이행.** 성격장애에 대한 보다 차원적 접근의 이점을 이전 판에서 확인하였으나, 개별 장

애의 범주적 진단 체계로부터 성격 특질의 상대적인 분포에 기초하고 있는 진단 체계로의 이행은 널리 받아들여지지 않았다. DSM-5에서 범주적인 성격장애는 실질적으로 이전 판과 달라지지 않았다. 하지만 대인관계 기능 평가와 6가지 특정 장애를 위한 병리학적인 성격 특질의 표현을 구분하는 향후 연구를 돕고자, III편에 대안적인 "혼성" 모델을 제안하였다. 또한 특질에 따른 접근을 위해 성격 특질 표현의 보다 차원적인 개요도 제안하였다.

- **III편: 새로운 질환과 양상.** 평상시 임상 활용을 위한 정신질환의 공식 분류법에 포함되기에는 미흡하나 향후 연구를 요하는 질환을 강조하고자 새로운 편(III편)을 추가하였다. 13가지 증상 영역의 심각도에 대한 차원적 평가 역시 전체 진단 그룹에 대한 다양한 심각도의 증상 수준을 측정할 수 있도록 통합하였다. 마찬가지로, 정신질환에 대한 전반적인 장애 등급을 평가하는 표준화된 방법으로, 보다 제한적이었던 총괄기능평가척도(Global Assessment of Functioning scale)를 대체하는 세계보건기구 장애평가목록(WHO Disability Assessment Schedule[WHODAS])을 제시하였다. 이는 국제기능장애건강분류(International Classification of Functioning, Disability and Health[ICF])에 바탕을 두고 있고, 모든 의료 분야에 적용할 수 있다. 이들 측정 방법이 오랜 시간 동안 시행되면서 진단 평가 시 개별 증상 표현과 연관된 장애를 임상적으로 기술하는 데에 보다 나은 정확성과 유연성을 제공하기를 희망하는 바다.
- **온라인 부문 개선.** DSM-5 온라인상 추가 정보를 제공한다. 온라인(www.psychiatry.org/dsm5)으로 부수적인 교차편집 및 진단적 심각도 평가 방법을 이용할 수 있고, 이는 관련 장애로 연결되어 있다. 게다가 문화적 개념화 면접, 문화적 개념화 면접-정보제공자 버전과 문화적 개념화 면접에 대한 보충 모듈 또한 www.psychiatry.org/dsm5에 포함되어 있다.

이와 같은 혁신은 정신질환에 관한 세계의 최고 권위자들이 고안하고, 전문가 검토, 대중 논평 그리고 독립적인 동료 평가에 기초하여 이루어졌다. DSM-5 조직위원회 지시하의 13개 연구 그룹과 다른 검토 기관들이 연계하여 전문 분야를 대표할 APA 위원회(APA Board of Trustees)를 결성하였다. 이러한 노력은 고문단 핵심 인사와 APA 연구 부문 전문 직원들의 폭넓은 지지를 얻었다. 참여한 모든 분의 이름을 여기에 언급하기에는 너무나 많아 부록에 수록하였다. 헤아릴 수 없이 많은 시간을 바친 분들과 정신질환 진단의 개선을 위해 노력을 기울인 귀하신 전문가분들께 깊이 감사드린다.

특별히 6년 이상의 지속된 기간 동안 임상 실습의 과학적 토대를 개선하고자 자발적인 노력에 많은 시간을 할애한 편람 앞부분에 수록된 13개 연구 그룹 구성원과 본문 코디네이터, 위원장님께 경의를 표하고 싶다. 본문 편집자인 Susan K. Schultz, M.D.와 DSM-5의 본문 편집자 겸 선임 과학 저자인 Emily A. Kuhl, Ph.D.는 노력의 결과물을 응집력 있게 조정하기 위하여 정력적으로 일하였다. William E. Narrow, M.D., M.P.H.는 이 개정판을 위한 증거의 기초를 크게 발전시킨 외부 임상 진단을 포함하여, DSM-5를 위한 전체 연구 전략을 개발하기 위하여 연구 그룹을 이끌었다. 더불어 과학검토위원회(Scientific Review Committee)의 공동 회장인 Kenneth S. Kendler, M.D.와 Robert Freedman, M.D., 임상 및 공중보건 위원회(Clinical and Public Health Committee)의 공동 위원장인 John S. McIntyre, M.D., Joel Yager, M.D., APA 검토과정위원회 회장 Glenn Martin, M.D.를 비롯하여 개정안의 독립적인 검토를 위해 많은 시간을 애써 주신 분들께 감사드린다. 전문 통계 자문을 해 준 Helena C. Kraemer, Ph.D.와 기준 검토 및 부호화에 관한 소중한 정보를 준 Michael B. First, M.D., 법의학 관련 사안에 대한 피드백을 준 Paul S. Appelbaum, M.D.께도 특별한 감사를 드린다. Maria N. Ward, M.Ed., RHIT, CCS-P 또한 전체 ICD 부호화 검증에서 도움을 주었다. 이 분들을 포함하는 그룹 정상 위원들과 전체 검토 단체장들, 특별 전문 위원회 위원장들, Dilip V. Jeste, M.D. 이하 APA 임원들 모두 절충과 일치를 이루기 위한 도움으로써 지도력과 비전을 제공해 주었다. 이러한 헌신 덕분에 DSM-5의 질을 검증할 수 있는 객관성과 균형을 갖추게 되었다.

편람의 앞부분에 실린 조직위원회와 연구 그룹 소속의 우수한 미국정신의학회(APA) 직원들에 대해서도 알아주기를 바란다. 조직위원회와 연구 그룹, 자문단, 검토자 간의 교류와 단체 간 연락책으로서, 학술적이고 일상적인 임상 진단을 지휘하고 꾸려 나갔을 뿐만 아니라 중요한 과정에서 결정 사항을 기록하기 위해 끊임없이 수고를 아끼지 않았다. 특별히 APA의 CEO이자 병원장을 맡고 있는 James H. Scully Jr., M.D.에게 개발 과정의 노력과 여러 해 동안 보내 준 지지와 인도에 감사드린다. 끝으로 최종본을 만들어 내고 이 모든 것을 가능하도록 이끌어 준 미국정신의학출판사(American Psychiatric Publishing)의 편집 및 연출 직원들, 특히 발행인 Rebecca Rinehart, 편집장 John McDuffie, 선임 편집자 Ann Eng, 관리 편집자 Greg Kuny, 그래픽 디자인 담당 Tammy Cordova에게 고마움을 표한다. 시간과 전문 지식, 열정을 쏟아 부었던 여러 유능한 분의 노력 덕분에 DSM-5가 세상에 나올 수 있었다.

2012년 12월 19일

David J. Kupfer, M.D.
DSM-5 조직위원회 회장

Darrel A. Regier, M.D., M.P.H.
DSM-5 조직위원회 부회장

DSM–5–TR 분류 DSM-5-TR Classification

각 진단명 앞에 해당하는 ICD-10-CM 부호를 제시하였다. 빈칸은 적용 가능한 아형이나 명시자, 물질관련 장애에서 물질의 종류 등에 따라 ICD-10-CM 부호가 달라짐을 의미한다. 주기적인 DSM-5-TR 부호 업데이트 등은 www.dsm5.org를 참조하시오.

각 단원의 제목과 진단명 뒤에는 해당하는 본문이나 진단 기준의 쪽수를 괄호 안에 제시하였다.

모든 '다른 의학적 상태로 인한 정신질환'에 대한 주의사항: '[의학적 상태]로 인한 (정신질환의 이름)'에서, 대괄호 안에 적절한 의학적 상태의 이름을 표기하시오. 발병 원인이 되는 의학적 상태의 부호와 이름을 반드시 '의학적 상태로 인한 정신질환' 앞에 먼저 기재하여야 한다.

신경발달장애 Neurodevelopmental Disorders (39)

지적발달장애 Intellectual Developmental Disorders (41)

___.__	지적발달장애(지적장애) (41)
	현재의 심각도를 명시할 것:
F70	경도
F71	중등도
F72	고도
F73	최고도
F88	전반적 발달지연 (49)
F79	명시되지 않는 지적발달장애(지적장애) (50)

의사소통장애 Communication Disorders (50)

F80.2	언어장애 (51)
F80.0	말소리장애 (54)
F80.81	아동기 발병 유창성장애(말더듬) (56)
	주의점: 늦게 발병한 경우에는 'F98.5 성인기 발병 유창성장애'로 진단한다.
F80.82	사회적(실용적) 의사소통장애 (59)
F80.9	명시되지 않는 의사소통장애 (61)

자폐스펙트럼장애 Autism Spectrum Disorder (61)

F84.0	자폐스펙트럼장애 (61)
	현재의 심각도를 명시할 것: 상당히 많은 지원을 필요로 하는 수준, 많은 지원을 필요로 하는 수준, 지원이 필요한 수준
	다음의 경우 명시할 것: 지적 손상을 동반하는 경우 또는 동반하지 않는 경우, 언어 손상을 동반하

는 경우 또는 동반하지 않는 경우

다음의 경우 명시할 것: 알려진 유전적 또는 기타 의학적 상태나 환경적 요인과 연관된 경우(**부호화 시 주의점**: 연관된 유전적 또는 기타 의학적 상태를 명시하기 위해 추가적인 부호를 사용하시오); 신경발달, 정신 또는 행동 문제와 연관된 경우.

다음의 경우 명시할 것: 긴장증 동반(추가적인 부호 F06.1을 사용하시오)

주의력결핍 과잉행동장애 Attention-Deficit/Hyperactivity Disorder (74)

__.__   주의력결핍 과잉행동장애 (74)

다음의 경우 명시할 것: 부분 관해 상태

현재의 심각도를 명시할 것: 경도, 중등도, 고도

다음 중 하나를 명시할 것:

F90.2   복합형

F90.0   부주의 우세형

F90.1   과잉행동/충동 우세형

F90.8   달리 명시되는 주의력결핍 과잉행동장애 (83)

F90.9   명시되지 않는 주의력결핍 과잉행동장애 (83)

특정학습장애 Specific Learning Disorder (84)

__.__   특정학습장애 (84)

현재의 심각도를 명시할 것: 경도, 중등도, 고도

다음의 경우 명시할 것:

F81.0   읽기 손상 동반(단어 읽기 정확도, 읽기 속도 또는 유창성, 독해력 손상을 동반하는 경우 명시할 것)

F81.81   쓰기 손상 동반(철자 정확도, 문법과 구두점 정확도, 작문의 명료도 또는 구조화 손상을 동반하는 경우 명시할 것)

F81.2   수학 손상 동반(수 감각, 단순 연산값의 암기, 계산의 정확도 또는 유창성, 수학적 추론의 정확도 손상을 동반하는 경우 명시할 것)

운동장애 Motor Disorders (94)

F82   발달성 협응장애 (94)

F98.4   상동증적 운동장애 (98)

다음의 경우 명시할 것: 자해 행동을 동반하는 경우, 자해 행동을 동반하지 않는 경우

다음의 경우 명시할 것: 알려진 유전적 또는 기타 의학적 상태, 신경발달장애 또는 환경적 요인과 연관된 경우

현재의 심각도를 명시할 것: 경도, 중등도, 고도

틱장애

F95.2   투렛장애 (102)

F95.1   지속성(만성) 운동 또는 음성 틱장애 (102)

다음의 경우 명시할 것: 운동틱만 있는 경우, 음성틱만 있는 경우

F95.0　　잠정적 틱장애 (103)

F95.8　　달리 명시되는 틱장애 (108)

F95.9　　명시되지 않는 틱장애 (109)

기타 신경발달장애 Other Neurodevelopmental Disorders (109)

F88　　달리 명시되는 신경발달장애 (109)

F89　　명시되지 않는 신경발달장애 (110)

조현병 스펙트럼 및 기타 정신병적 장애
Schizophrenia Spectrum and Other Psychotic Disorders (111)

다음 명시자를 조현병 스펙트럼 및 기타 정신병적 장애의 해당하는 부분에 적용한다:

[a]다음의 경우 명시할 것: 다음의 경과 명시자들은 장애의 이환기간이 1년 이상인 경우에만 사용할 것: 첫 삽화, 현재 급성 삽화 상태; 첫 삽화, 현재 부분 관해 상태; 첫 삽화, 현재 완전 관해 상태; 다중 삽화, 현재 급성 삽화 상태; 다중 삽화, 현재 부분 관해 상태; 다중 삽화, 현재 완전 관해 상태; 지속 상태; 명시되지 않음

[b]다음의 경우 명시할 것: 긴장증 동반(추가적인 부호 F06.1을 사용하시오)

[c]망상, 환각, 와해된 언어, 비정상적인 정신운동 행동, 음성 증상, 인지 손상, 우울, 조증 증상에 대한 현재의 심각도를 명시할 것

F21　　조현형 (성격)장애 (115)

F22　　망상장애[a,c] (115)

　　　　다음 중 하나를 명시할 것: 색정형, 과대형, 질투형, 피해형, 신체형, 혼합형, 명시되지 않는 유형

　　　　다음의 경우 명시할 것: 괴이한 내용 동반

F23　　단기 정신병적 장애[b,c] (119)

　　　　다음의 경우 명시할 것: 현저한 스트레스 요인을 동반하는 경우, 현저한 스트레스 요인을 동반하지 않는 경우, 주산기 발병 동반

F20.81　　조현양상장애[b,c] (122)

　　　　다음의 경우 명시할 것: 양호한 예후 특징을 동반하는 경우, 양호한 예후 특징을 동반하지 않는 경우

F20.9　　조현병[a,b,c] (125)

＿＿.＿＿　　조현정동장애[a,b,c] (133)

　　　　다음 중 하나를 명시할 것:

F25.0　　　양극형

F25.1　　　우울형

＿＿.＿＿　　물질/치료약물로 유발된 정신병적 장애[c] (138)

　　　　주의점: 적용 가능한 ICD-10-CM 부호에 대해서는 특정 물질/치료약물로 유발된 정신병적 장애에 대한 '물질관련 및 중독 장애'의 물질 분류를 참조하시오. 추가적인 정보를 위해서는 진단기준

과 이에 상응하는 기록 절차를 참조하시오.

부호화 시 주의점: 물질에 대한 물질사용장애가 동반되어 있는지 여부에 따라 ICD-10-CM 부호가 달라짐. 어떤 경우에도 독립적인 물질사용장애의 진단이 주어지지 않음

다음의 경우 명시할 것: 중독 중 발병, 금단 중 발병, 치료약물 사용 후 발병

___.__   다른 의학적 상태로 인한 정신병적 장애c (143)

다음 중 하나를 명시할 것:

F06.2   망상 동반

F06.0   환각 동반

F06.1   다른 정신질환과 연관된 긴장증(긴장증 명시자) (148)

F06.1   다른 의학적 상태로 인한 긴장성장애 (149)

F06.1   명시되지 않는 긴장증 (150)

주의점: R29.818 '신경계와 근골격계를 침범하는 기타 증상'을 먼저 부호화하시오.

F28   달리 명시되는 조현병 스펙트럼 및 기타 정신병적 장애 (150)

F29   명시되지 않는 조현병 스펙트럼 및 기타 정신병적 장애 (151)

양극성 및 관련 장애 Bipolar and Related Disorders (153)

다음의 명시자를 양극성 및 관련 장애의 해당하는 부분에 적용한다:

a명시할 것: 불안증 동반(현재의 심각도를 명시할 것: 경도, 중등도, 중등도-고도, 고도); 혼재성 양상 동반; 급속 순환성 동반; 멜랑콜리아 양상 동반; 비전형적 양상 동반; 기분과 일치하는 정신병적 양상 동반; 기분과 일치하지 않는 정신병적 양상 동반; 긴장증 동반(추가적인 부호 F06.1을 사용하시오); 주산기 발병 동반; 계절성 양상 동반

b명시할 것: 불안증 동반(현재의 심각도를 명시할 것: 경도, 중등도, 중등도-고도, 고도); 혼재성 양상 동반; 급속 순환성 동반; 주산기 발병 동반; 계절성 양상 동반

___.__   제I형 양극성장애a (154)

___.__   현재 또는 가장 최근 조증 삽화

F31.11   경도

F31.12   중등도

F31.13   고도

F31.2   정신병적 양상 동반

F31.73   부분 관해 상태

F31.74   완전 관해 상태

F31.9   명시되지 않는 경우

F31.0   현재 또는 가장 최근 경조증 삽화

F31.71   부분 관해 상태

F31.72   완전 관해 상태

우울장애 Depressive Disorders (191)

불안장애 Anxiety Disorders (231)

주의점: 적용 가능한 ICD-10-CM 부호에 대해서는 특정 물질/치료약물로 유발된 불안장애에 대한 '물질관련 및 중독 장애'의 물질 분류를 참조하시오. 추가적인 정보를 위해서는 진단기준과 이에 상응하는 기록 절차를 참조하시오.

부호화 시 주의점: 같은 분류의 물질에 대한 물질사용장애가 동반되어 있는지 여부에 따라 ICD-10-CM 부호가 달라짐. 어떤 경우에도 독립적인 물질사용장애의 진단이 주어지지 않음

다음의 경우 명시할 것: 중독 중 발병, 금단 중 발병, 치료약물 사용 후 발병

강박 및 관련 장애 Obsessive-Compulsive and Related Disorders (285)

다음의 명시자를 강박 및 관련 장애의 해당하는 부분에 적용한다:

ª다음의 경우 명시할 것: 좋거나 양호한 병식 동반, 저하된 병식 동반, 병식 없음/망상적 믿음 동반

F42.2   강박장애ª (287)

다음의 경우 명시할 것: 틱과 관련된

F45.22   신체이형장애ª (294)

다음의 경우 명시할 것: 근육신체이형 동반

F42.3   수집광 (300)

다음의 경우 명시할 것: 과도한 수집 동반

F63.3   발모광(털뽑기장애) (305)

F42.4   피부뜯기장애 (308)

___.__   물질/치료약물로 유발된 강박 및 관련 장애 (312)

주의점: 적용 가능한 ICD-10-CM 부호에 대해서는 특정 물질/치료약물로 유발된 강박 및 관련 장애에 대한 '물질관련 및 중독 장애'의 물질 분류를 참조하시오. 추가적인 정보를 위해서는 진단기준과 이에 상응하는 기록 절차를 참조하시오.

부호화 시 주의점: 같은 분류의 물질에 대한 물질사용장애가 동반되어 있는지 여부에 따라 ICD-10-CM 부호가 달라짐. 어떤 경우에도 독립적인 물질사용장애의 진단이 주어지지 않음

다음의 경우 명시할 것: 중독 중 발병, 금단 중 발병, 치료약물 사용 후 발병

F06.8   다른 의학적 상태로 인한 강박 및 관련 장애 (315)

다음의 경우 명시할 것: 강박장애 유사 증상 동반, 외모에 대한 집착 동반, 수집광 증상 동반, 털뽑기 증상 동반, 피부뜯기 증상 동반

F42.8   달리 명시되는 강박 및 관련 장애 (317)

F42.9   명시되지 않는 강박 및 관련 장애 (318)

외상 및 스트레스 관련 장애 Trauma- and Stressor-Related Disorders (319)

F94.1   반응성 애착장애 (320)

다음의 경우 명시할 것: 지속성

현재의 심각도를 명시할 것: 고도

F94.2   탈억제성 사회적 유대감 장애 (323)

다음의 경우 명시할 것: 지속성

현재의 심각도를 명시할 것: 고도

F43.10   외상후 스트레스장애 (326)

다음 중 하나를 명시할 것: 해리 증상 동반

다음의 경우 명시할 것: 지연되어 표현되는 경우

해리장애 Dissociative Disorders (357)

신체증상 및 관련 장애 Somatic Symptom and Related Disorders (379)

급식 및 섭식 장애 Feeding and Eating Disorders (405)

다음의 명시자를 급식 및 섭식 장애의 해당하는 부분에 적용한다:

a다음의 경우 명시할 것: 관해 상태

b다음의 경우 명시할 것: 부분 관해 상태, 완전 관해 상태

c현재의 심각도를 명시할 것: 경도, 중등도, 고도, 극도

F50.2	신경성 폭식증[b,c] (424)
F50.81	폭식장애[b,c] (430)
F50.89	달리 명시되는 급식 또는 섭식 장애 (434)
F50.9	명시되지 않는 급식 또는 섭식 장애 (435)

배설장애 Elimination Disorders (437)

F98.0	유뇨증 (437)
	다음 중 하나를 명시할 것: 야간형 단독, 주간형 단독, 주야간형 복합
F98.1	유분증 (441)
	다음 중 하나를 명시할 것: 변비 및 범람 변실금을 동반하는 경우, 변비 및 범람 변실금을 동반하지 않는 경우
___.__	달리 명시되는 배설장애 (444)
N39.498	소변 증상 동반
R15.9	대변 증상 동반
___.__	명시되지 않는 배설장애 (444)
R32	소변 증상 동반
R15.9	대변 증상 동반

수면-각성장애 Sleep-Wake Disorders (445)

다음의 명시자를 수면-각성장애의 해당하는 부분에 적용한다:
[a]다음의 경우 명시할 것: 삽화성, 지속성, 재발성
[b]다음의 경우 명시할 것: 급성, 아급성, 지속성
[c]현재의 심각도를 명시할 것: 경도, 중등도, 고도

F51.01	불면장애[a] (448)
	다음의 경우 명시할 것: 정신질환 동반, 의학적 상태 동반, 다른 수면장애 동반
F51.11	과다수면장애[b,c] (456)
	다음의 경우 명시할 것: 정신질환 동반, 의학적 상태 동반, 다른 수면장애 동반
___.__	기면증[c] (461)
	다음 중 하나를 명시할 것:
G47.411	탈력발작이 있거나 하이포크레틴 결핍이 있는 기면증(1형)
G47.419	탈력발작이 없으며 하이포크레틴 결핍이 없거나 측정이 안된 기면증(2형)
G47.421	의학적 상태로 인한 탈력발작 또는 하이포크레틴 결핍이 있는 기면증
G47.429	의학적 상태로 인한 탈력발작과 하이포크레틴 결핍이 없는 기면증

G25.81	하지불안 증후군 (510)
___.__	물질/치료약물로 유발된 수면장애 (514)

주의점: 적용 가능한 ICD-10-CM 부호에 대해서는 특정 물질/치료약물로 유발된 수면장애에 대한 '물질관련 및 중독 장애'의 물질 분류를 참조하시오. 추가적인 정보를 위해서는 진단기준과 이에 상응하는 기록 절차를 참조하시오.

부호화 시 주의점: 같은 분류의 물질에 대한 물질사용장애가 동반되어 있는지 여부에 따라 ICD-10-CM 부호가 달라짐. 어떤 경우에도 독립적인 물질사용장애의 진단이 주어지지 않음

다음 중 하나를 명시할 것: 불면형, 주간졸림형, 사건수면형, 혼재형

다음의 경우 명시할 것: 중독 중 발병, 금단 중 발병, 치료약물 사용 후 발병

G47.09	달리 명시되는 불면장애 (521)
G47.00	명시되지 않는 불면장애 (522)
G47.19	달리 명시되는 과다수면장애 (522)
G47.10	명시되지 않는 과다수면장애 (522)
G47.8	달리 명시되는 수면-각성장애 (523)
G47.9	명시되지 않는 수면-각성장애 (523)

성기능부전 Sexual Dysfunctions (525)

다음의 명시자를 성기능부전의 해당하는 부분에 적용한다:

[a]다음 중 하나를 명시할 것: 평생형, 후천형
[b]다음 중 하나를 명시할 것: 전반형, 상황형
[c]현재의 심각도를 명시할 것: 경도, 중등도, 고도

F52.32	사정지연[a,b,c] (526)
F52.21	발기장애[a,b,c] (530)
F52.31	여성극치감장애[a,b,c] (534)

다음의 경우 명시할 것: 어떠한 상황에서도 극치감을 전혀 경험하지 못함

F52.22	여성 성적 관심/흥분장애[a,b,c] (538)
F52.6	성기-골반통/삽입장애[a,c] (543)
F52.0	남성성욕감퇴장애[a,b,c] (549)
F52.4	조기사정[a,b,c] (552)
___.__	물질/치료약물로 유발된 성기능부전[c] (556)

주의점: 적용 가능한 ICD-10-CM 부호에 대해서는 특정 물질/치료약물로 유발된 성기능부전에 대한 '물질관련 및 중독 장애'의 물질 분류를 참조하시오. 추가적인 정보를 위해서는 진단기준과 이에 상응하는 기록 절차를 참조하시오.

부호화 시 주의점: 같은 분류의 물질에 대한 물질사용장애가 동반되어 있는지 여부에 따라 ICD-10-CM 부호가 달라짐. 어떤 경우에도 독립적인 물질사용장애의 진단이 주어지지 않음

젠더 불쾌감 Gender Dysphoria (563)

다음의 명시자를 젠더 불쾌감의 해당하는 부분에 적용한다:

[a]다음의 경우 명시할 것: 성발달장애/차이 동반

[b]**주의점**: 성발달장애/차이가 존재한다면 추가적으로 부호화하시오.

파괴적, 충동조절, 그리고 품행 장애
Disruptive, Impulse-Control, and Conduct Disorders (575)

물질관련 및 중독 장애 Substance-Related and Addictive Disorders (599)

물질관련장애 Substance-Related Disorders (602)

알코올관련장애 (610)

___.___ 알코올사용장애 (610)

다음의 경우 명시할 것: 통제된 환경에 있음

현재의 심각도/관해를 명시할 것:

F10.10 경도
F10.11 조기 관해 상태
F10.11 지속적 관해 상태
F10.20 중등도
F10.21 조기 관해 상태
F10.21 지속적 관해 상태
F10.20 고도
F10.21 조기 관해 상태
F10.21 지속적 관해 상태

___.___ 알코올 중독 (619)

F10.120 경도의 사용장애를 동반하는 경우
F10.220 중등도 또는 고도의 사용장애를 동반하는 경우
F10.920 사용장해를 동반하지 않는 경우

___.___ 알코올 금단 (622)

지각 장해를 동반하지 않는 경우
F10.130 경도의 사용장애를 동반하는 경우
F10.230 중등도 또는 고도의 사용장애를 동반하는 경우
F10.930 사용장애를 동반하지 않는 경우
지각 장해를 동반하는 경우
F10.132 경도의 사용장애를 동반하는 경우
F10.232 중등도 또는 고도의 사용장애를 동반하는 경우
F10.932 사용장애를 동반하지 않는 경우

___.___ 알코올로 유발된 정신질환 (625)

주의점: 각 질환은 본 지침서에 수록된 순서대로 제시되어 있다.

[a]명시할 것: 중독 중 발병, 금단 중 발병

[b]다음의 경우 명시할 것: 급성, 지속성

[c]다음의 경우 명시할 것: 과활동성, 저활동성, 혼재성 활동 수준

___.___ 알코올로 유발된 정신병적 장애[a] (138)

F10.159 경도의 사용장애를 동반하는 경우
F10.259 중등도 또는 고도의 사용장애를 동반하는 경우
F10.959 사용장애를 동반하지 않는 경우

F12.122   경도의 사용장애를 동반하는 경우

F12.222   중등도 또는 고도의 사용장애를 동반하는 경우

F12.922   사용장애를 동반하지 않는 경우

___.__   대마 금단 (644)

F12.13   경도의 사용장애를 동반하는 경우

F12.23   중등도 또는 고도의 사용장애를 동반하는 경우

F12.93   사용장애를 동반하지 않는 경우

___.__   대마로 유발된 정신질환 (646)

  주의점: 각 질환은 본 지침서에 수록된 순서대로 제시되어 있다.

  [a]명시할 것: 중독 중 발병, 금단 중 발병, 치료약물 사용 후 발병. **주의점**: 이 종류의 물질은 의약품으로서 처방되었을 때도 해당하는 물질로 유발된 정신질환을 일으킬 수 있음

  [b]다음의 경우 명시할 것: 급성, 지속성

  [c]다음의 경우 명시할 것: 과활동성, 저활동성, 혼재성 활동 수준

___.__   대마로 유발된 정신병적 장애[a] (138)

F12.159   경도의 사용장애를 동반하는 경우

F12.259   중등도 또는 고도의 사용장애를 동반하는 경우

F12.959   사용장애를 동반하지 않는 경우

___.__   대마로 유발된 불안장애[a] (277)

F12.180   경도의 사용장애를 동반하는 경우

F12.280   중등도 또는 고도의 사용장애를 동반하는 경우

F12.980   사용장애를 동반하지 않는 경우

___.__   대마로 유발된 수면장애[a] (515)

  다음 중 하나를 명시할 것: 불면형, 주간졸림형, 혼재형

F12.188   경도의 사용장애를 동반하는 경우

F12.288   중등도 또는 고도의 사용장애를 동반하는 경우

F12.988   사용장애를 동반하지 않는 경우

___.__   대마 중독 섬망[b,c] (738)

F12.121   경도의 사용장애를 동반하는 경우

F12.221   중등도 또는 고도의 사용장애를 동반하는 경우

F12.921   사용장애를 동반하지 않는 경우

F12.921   약용 대마 수용체 효현제로 유발된 섬망[b,c] (739)

  주의점: 약용 대마 수용체 효현제를 처방받아 복용한 이후 발생했을 경우로 한정. '처방받아 복용한' 치료약물에 의해 유발되었을 경우를 치료약물로 유발된 섬망이라고 하고, 그렇지 않으면 물질 중독 섬망으로 구분한다.

F12.99   명시되지 않는 대마관련장애 (646)

환각제관련장애 (647)

___.__   펜시클리딘사용장애 (647)

주의점: 각 질환은 본 지침서에 수록된 순서대로 제시되어 있다.

[a]명시할 것: 중독 중 발병, 금단 중 발병, 치료약물 사용 후 발병. **주의점**: 이 종류의 물질은 의약품으로서 처방되었을 때도 해당하는 물질로 유발된 정신질환을 일으킬 수 있음

F16.159   경도의 사용장애를 동반하는 경우

F16.259   중등도 또는 고도의 사용장애를 동반하는 경우

F16.959   사용장애를 동반하지 않는 경우

___.___   펜시클리딘으로 유발된 양극성 및 관련 장애[a] (177)

F16.14   경도의 사용장애를 동반하는 경우

F16.24   중등도 또는 고도의 사용장애를 동반하는 경우

F16.94   사용장애를 동반하지 않는 경우

___.___   펜시클리딘으로 유발된 우울장애[a] (217)

F16.14   경도의 사용장애를 동반하는 경우

F16.24   중등도 또는 고도의 사용장애를 동반하는 경우

F16.94   사용장애를 동반하지 않는 경우

___.___   펜시클리딘으로 유발된 불안장애[a] (277)

F16.180   경도의 사용장애를 동반하는 경우

F16.280   중등도 또는 고도의 사용장애를 동반하는 경우

F16.980   사용장애를 동반하지 않는 경우

___.___   펜시클리딘 중독 섬망 (738)

다음의 경우 명시할 것: 급성, 지속성

다음의 경우 명시할 것: 과활동성, 저활동성, 혼재성 활동 수준

F16.121   경도의 사용장애를 동반하는 경우

F16.221   중등도 또는 고도의 사용장애를 동반하는 경우

F16.921   사용장애를 동반하지 않는 경우

___.___   환각제로 유발된 정신질환 (661)

주의점: 각 질환은 본 지침서에 수록된 순서대로 제시되어 있다.

[a]명시할 것: 중독 중 발병, 금단 중 발병, 치료약물 사용 후 발병. **주의점**: 이 종류의 물질은 의약품으로서 처방되었을 때도 해당하는 물질로 유발된 정신질환을 일으킬 수 있음

[b]다음의 경우 명시할 것: 급성, 지속성

[c]다음의 경우 명시할 것: 과활동성, 저활동성, 혼재성 활동 수준

___.___   기타 환각제로 유발된 정신병적 장애[a] (139)

F16.159   경도의 사용장애를 동반하는 경우

F16.259   중등도 또는 고도의 사용장애를 동반하는 경우

F16.959   사용장애를 동반하지 않는 경우

___.___   기타 환각제로 유발된 양극성 및 관련 장애[a] (177)

F16.14   경도의 사용장애를 동반하는 경우

F16.24   중등도 또는 고도의 사용장애를 동반하는 경우

F16.94   사용장애를 동반하지 않는 경우

___.___   기타 환각제로 유발된 우울장애[a] (217)

F16.14   경도의 사용장애를 동반하는 경우

F16.24   중등도 또는 고도의 사용장애를 동반하는 경우

F16.94	사용장애를 동반하지 않는 경우
___.__	기타 환각제로 유발된 불안장애[a] (277)
F16.180	경도의 사용장애를 동반하는 경우
F16.280	중등도 또는 고도의 사용장애를 동반하는 경우
F16.980	사용장애를 동반하지 않는 경우
___.__	기타 환각제 중독 섬망[b,c] (738)
F16.121	경도의 사용장애를 동반하는 경우
F16.221	중등도 또는 고도의 사용장애를 동반하는 경우
F16.921	사용장애를 동반하지 않는 경우
F16.921	케타민 또는 기타 환각제로 유발된 섬망[b,c] (738)

주의점: 케타민 또는 기타 환각제를 처방받아 복용한 이후 발생했을 경우로 한정. '처방받아 복용한' 치료약물에 의해 유발되었을 경우를 치료약물로 유발된 섬망이라고 하고, 그렇지 않으면 물질 중독 섬망으로 구분한다.

F16.99	명시되지 않는 펜시클리딘관련장애 (661)
F16.99	명시되지 않는 환각제관련장애 (661)

흡입제관련장애 (662)

___.__	흡입제사용장애 (662)
	특정 흡입제를 명시할 것
	다음의 경우 명시할 것: 통제된 환경에 있음
	현재의 심각도/관해를 명시할 것:
F18.10	경도
F18.11	조기 관해 상태
F18.11	지속적 관해 상태
F18.20	중등도
F18.21	조기 관해 상태
F18.21	지속적 관해 상태
F18.20	고도
F18.21	조기 관해 상태
F18.21	지속적 관해 상태
___.__	흡입제 중독 (667)
F18.120	경도의 사용장애를 동반하는 경우
F18.220	중등도 또는 고도의 사용장애를 동반하는 경우
F18.920	사용장애를 동반하지 않는 경우
___.__	흡입제로 유발된 정신질환 (669)

주의점: 각 질환은 본 지침서에 수록된 순서대로 제시되어 있다.

[a]명시할 것: 중독 중 발병

___.__	흡입제로 유발된 정신병적 장애[a] (139)

F18.159   경도의 사용장애를 동반하는 경우

F18.259   중등도 또는 고도의 사용장애를 동반하는 경우

F18.959   사용장애를 동반하지 않는 경우

___.___   흡입제로 유발된 우울장애[a] (217)

F18.14   경도의 사용장애를 동반하는 경우

F18.24   중등도 또는 고도의 사용장애를 동반하는 경우

F18.94   사용장애를 동반하지 않는 경우

___.___   흡입제로 유발된 불안장애[a] (277)

F18.180   경도의 사용장애를 동반하는 경우

F18.280   중등도 또는 고도의 사용장애를 동반하는 경우

F18.980   사용장애를 동반하지 않는 경우

___.___   흡입제 중독 섬망 (739)

다음의 경우 명시할 것: 급성, 지속성

다음의 경우 명시할 것: 과활동성, 저활동성, 혼재성 활동 수준

F18.121   경도의 사용장애를 동반하는 경우

F18.221   중등도 또는 고도의 사용장애를 동반하는 경우

F18.921   사용장애를 동반하지 않는 경우

___.___   흡입제로 유발된 주요 신경인지장애 (783)

다음의 경우 명시할 것: 지속성

F18.17   경도의 사용장애를 동반하는 경우

F18.27   중등도 또는 고도의 사용장애를 동반하는 경우

F18.97   사용장애를 동반하지 않는 경우

___.___   흡입제로 유발된 경도 신경인지장애 (783)

다음의 경우 명시할 것: 지속성

F18.188   경도의 사용장애를 동반하는 경우

F18.288   중등도 또는 고도의 사용장애를 동반하는 경우

F18.988   사용장애를 동반하지 않는 경우

F18.99 명시되지 않는 흡입제관련장애 (669)

아편계관련장애 (670)

___.___   아편계사용장애 (670)

다음의 경우 명시할 것: 유지치료 중, 통제된 환경에 있음

현재의 심각도/관해를 명시할 것:

F11.10   경도

F11.11   조기 관해 상태

F11.11   지속적 관해 상태

F11.20   중등도

F11.21   조기 관해 상태

F13.230   중등도 또는 고도의 사용장애를 동반하는 경우

F13.930   사용장애를 동반하지 않는 경우

　　　　　지각 장해를 동반하는 경우

F13.132   경도의 사용장애를 동반하는 경우

F13.232   중등도 또는 고도의 사용장애를 동반하는 경우

F13.932   사용장애를 동반하지 않는 경우

___.___   진정제, 수면제 또는 항불안제로 유발된 정신질환 (695)

주의점: 각 질환은 본 지침서에 수록된 순서대로 제시되어 있다.

[a]명시할 것: 중독 중 발병, 금단 중 발병, 치료약물 사용 후 발병. **주의점**: 이 종류의 물질은 의약품으로서 처방되었을 때도 해당하는 물질로 유발된 정신질환을 일으킬 수 있음

[b]다음의 경우 명시할 것: 급성, 지속성

[c]다음의 경우 명시할 것: 과활동성, 저활동성, 혼재성 활동 수준

___.___   진정제, 수면제 또는 항불안제로 유발된 정신병적 장애[a] (139)

F13.159   경도의 사용장애를 동반하는 경우

F13.259   중등도 또는 고도의 사용장애를 동반하는 경우

F13.959   사용장애를 동반하지 않는 경우

___.___   진정제, 수면제 또는 항불안제로 유발된 양극성 및 관련 장애[a] (177)

F13.14   경도의 사용장애를 동반하는 경우

F13.24   중등도 또는 고도의 사용장애를 동반하는 경우

F13.94   사용장애를 동반하지 않는 경우

___.___   진정제, 수면제 또는 항불안제로 유발된 우울장애[a] (217)

F13.14   경도의 사용장애를 동반하는 경우

F13.24   중등도 또는 고도의 사용장애를 동반하는 경우

F13.94   사용장애를 동반하지 않는 경우

___.___   진정제, 수면제 또는 항불안제로 유발된 불안장애[a] (277)

F13.180   경도의 사용장애를 동반하는 경우

F13.280   중등도 또는 고도의 사용장애를 동반하는 경우

F13.980   사용장애를 동반하지 않는 경우

___.___   진정제, 수면제 또는 항불안제로 유발된 수면장애[a] (515)

　　　　　다음 중 하나를 명시할 것: 불면형, 주간졸림형, 사건수면형, 혼재형

F13.182   경도의 사용장애를 동반하는 경우

F13.282   중등도 또는 고도의 사용장애를 동반하는 경우

F13.982   사용장애를 동반하지 않는 경우

___.___   진정제, 수면제 또는 항불안제로 유발된 성기능부전[a] (556)

　　　　　다음의 경우 명시할 것: 경도, 중등도, 고도

F13.181   경도의 사용장애를 동반하는 경우

F13.281   중등도 또는 고도의 사용장애를 동반하는 경우

F13.981   사용장애를 동반하지 않는 경우

F19.282	중등도 또는 고도의 사용장애를 동반하는 경우
F19.982	사용장애를 동반하지 않는 경우
___.__	기타(또는 미상의) 물질로 유발된 성기능부전[a] (556)
	다음의 경우 명시할 것: 경도, 중등도, 고도
F19.181	경도의 사용장애를 동반하는 경우
F19.281	중등도 또는 고도의 사용장애를 동반하는 경우
F19.981	사용장애를 동반하지 않는 경우
___.__	기타(또는 미상의) 물질 중독 섬망[b,c] (739)
F19.121	경도의 사용장애를 동반하는 경우
F19.221	중등도 또는 고도의 사용장애를 동반하는 경우
F19.921	사용장애를 동반하지 않는 경우
___.__	기타(또는 미상의) 물질 금단 섬망[b,c] (739)
F19.131	경도의 사용장애를 동반하는 경우
F19.231	중등도 또는 고도의 사용장애를 동반하는 경우
F19.931	사용장애를 동반하지 않는 경우
___.__	기타(또는 미상의) 약물로 유발된 섬망[b,c] (739)

주의점: '처방받아 복용한' 치료약물에 의해 유발되었을 경우를 치료약물로 유발된 섬망이라고 하고, 그렇지 않으면 물질 중독 섬망과 물질 금단 섬망으로 구분한다.

F19.921	기타(또는 미상의) 치료약물을 처방받아 복용하는 중 발생한 경우 (739)
F19.931	처방받아 복용한 기타(또는 미상의) 치료약물의 금단 중 발생한 경우 (739)
___.__	기타(또는 미상의) 물질로 유발된 주요 신경인지장애 (783)
	다음의 경우 명시할 것: 지속성
F19.17	경도의 사용장애를 동반하는 경우
F19.27	중등도 또는 고도의 사용장애를 동반하는 경우
F19.97	사용장애를 동반하지 않는 경우
___.__	기타(또는 미상의) 물질로 유발된 경도 신경인지장애 (783)
	다음의 경우 명시할 것: 지속성
F19.188	경도의 사용장애를 동반하는 경우
F19.288	중등도 또는 고도의 사용장애를 동반하는 경우
F19.988	사용장애를 동반하지 않는 경우
F19.99	명시되지 않는 기타(또는 미상의) 물질관련장애 (726)

비물질관련장애 Non-Substance-Related Disorders (727)

F63.0	도박장애 (727)
	다음의 경우 명시할 것: 삽화성, 지속성
	다음의 경우 명시할 것: 조기 관해 상태, 지속적 관해 상태
	현재의 심각도를 명시할 것: 경도, 중등도, 고도

신경인지장애 Neurocognitive Disorders (733)

___.___   섬망 (738)

다음의 경우 명시할 것: 급성, 지속성

다음의 경우 명시할 것: 과활동성, 저활동성, 혼재성 활동 수준

[a]**주의점**: 적용 가능한 ICD-10-CM 부호에 대해서는 특정 물질/치료약물로 유발된 섬망에 대한 '물질관련 및 중독 장애'의 물질 분류를 참조하시오. 추가적인 정보를 위해서는 진단 기준과 이에 상응하는 기록 절차를 참조하시오.

다음 중 하나를 명시할 것:

___.___   물질 중독 섬망[a]

___.___   물질 금단 섬망[a]

___.___   치료약물로 유발된 섬망[a]

F05   다른 의학적 상태로 인한 섬망

F05   다중 병인으로 인한 섬망

F05   달리 명시되는 섬망 (744)

F05   명시되지 않는 섬망 (744)

주요 및 경도 신경인지장애 Major and Mild Neurocognitive Disorders (745)

나열된 특정 진단과 관련하여 주요 및 경도 신경인지장애를 부호화하고 기록하기 위해 다음 순서를 참조하시오. 예외는 주의점으로 표시됨:

주요 및 경도 신경인지장애: '[다음 의학적 병인 중 하나]로 인한'에 명시할 것: 알츠하이머병, 전두측두엽 변성, 루이소체병, 혈관 질환, 외상성 뇌손상, 물질/치료약물 사용, HIV 감염, 프라이온병, 파킨슨병, 헌팅턴병, 다른 의학적 상태, 다중 병인, 미상의 병인

주요 및 경도 신경인지장애: 주요 또는 경도 신경인지장애에 대한 특정 의학적 병인을 먼저 부호화하시오. **주의점**: 혈관성 주요 신경인지장애, 가능성 있는 병인으로 인한 주요 신경인지장애, 물질/치료약물로 유발된 주요 또는 경도 신경인지장애, 또는 미상의 병인으로 인한 주요 또는 경도 신경인지장애에 대해서는 의학적 병인 부호가 사용되지 않음

[a]**주요 신경인지장애에만 해당**: 다음으로, 심각도를 다음과 같이 부호화하시오(다음 진단부호의 네 번째 문자에 있는 자리표시자 'x'): .Ay 경도, .By 중등도, .Cy 고도. **주의점**: 어떠한 물질/치료약물로 유발된 신경인지장애에도 적용되지 않음

[b]**주요 신경인지장애에만 해당**: 다음으로, 동반된 행동 또는 심리적 장해를 부호화하시오(다음 진단부호의 다섯 번째와 여섯 번째 문자에 있는 자리표시자 'y'): .x11 초조를 동반하는 경우; .x4 불안을 동반하는 경우; .x3 기분 증상을 동반하는 경우; .x2 정신병적 장애를 동반하는 경우; .x18 다른 행동 또는 심리적 장애를 동반하는 경우(예, 냉담); .x0 행동 또는 심리적 장애를 동반하지 않는 경우. **주의점**: 한 종류 이상의 연관된 행동 또는 심리적 장해가 있는 경우, 각각은 분리해서 부호화함. 추가적인 정보를 위해서는 748~749쪽의 부호화표를 참조하시오.

[c]**경도 신경인지장애에만 해당**(예외: 다음 주의점 d를 참조하시오): F06.70 행동 장해를 동반하지 않는 경우 또는 F06.71 행동 장해를 동반하는 경우 중 하나를 부호화하시오(예, 냉담, 초조, 불안, 기분 증상, 정신병적 장

해, 또는 다른 행동 증상). **경도 신경인지장애에에만 해당하는 부호화 시 주의점**: 경도 신경인지장애를 유발한 것과 같은 의학적 상태에 의해 발생한 임상적으로 현저한 정신과적 증상을 표시하기 위해서는 추가적 질병 부호를 사용하시오(예, F06.2 알츠하이머병으로 인한 정신병적 장애, 망상 동반; F06.32 파킨슨병으로 인한 우울장애, 주요우울 유사 삽화 동반). 주의점: 다른 의학적 상태로 인한 정신질환을 위한 추가적인 부호는 현상학을 공유하는 장애에 포함됨(예, 다른 의학적 상태로 인한 우울장애에 대해서는 '우울장애'를 참조하시오)

ᵈ**가능성 있는 또는 미상의 병인으로 인한 경도 신경인지장애**: G31.84만을 부호화하시오. 추가적인 의학적 부호는 사용되지 않음. **주의점**: '행동 장해를 동반하는 경우' 및 '행동 장해를 동반하지 않는 경우'는 부호화될 수 없지만 여전히 기록되어야 함

알츠하이머병으로 인한 주요 또는 경도 신경인지장애 (757)

F02.[xy] 거의 확실한 알츠하이머병으로 인한 주요 신경인지장애ᵃ,ᵇ

> **주의점**: G30.9 알츠하이머병을 먼저 부호화하시오.

F03.[xy] 가능성 있는 알츠하이머병으로 인한 주요 신경인지장애ᵃ,ᵇ

> **주의점**: 추가적인 의학적 부호 없음

___.___ 거의 확실한 알츠하이머병으로 인한 경도 신경인지장애ᶜ

> **주의점**: G30.9 알츠하이머병을 먼저 부호화하시오.

F06.71   행동 장해를 동반하는 경우

F06.70   행동 장해를 동반하지 않는 경우

G31.84 가능성 있는 알츠하이머병으로 인한 경도 신경인지장애ᵈ

전두측두엽 주요 또는 경도 신경인지장애 (763)

F02.[xy] 거의 확실한 전두측두엽 변성으로 인한 주요 신경인지장애ᵃ,ᵇ

> **주의점**: G31.09 전두측두엽 변성을 먼저 부호화하시오.

F03.[xy] 가능성 있는 전두측두엽 변성으로 인한 주요 신경인지장애ᵃ,ᵇ

> **주의점**: 추가적인 의학적 부호 없음

___.___ 거의 확실한 전두측두엽 변성으로 인한 경도 신경인지장애ᶜ

> **주의점**: G31.09 전두측두엽 변성을 먼저 부호화하시오.

F06.71   행동 장해를 동반하는 경우

F06.70   행동 장해를 동반하지 않는 경우

G31.84 가능성 있는 전두측두엽 변성으로 인한 경도 신경인지장애ᵈ

루이소체 주요 또는 경도 신경인지장애 (768)

F02.[xy] 거의 확실한 루이소체 주요 신경인지장애ᵃ,ᵇ

> **주의점**: G31.83 루이소체병을 먼저 부호화하시오.

F03.[xy] 가능성 있는 루이소체 주요 신경인지장애ᵃ,ᵇ

> **주의점**: 추가적인 의학적 부호 없음

___.___ 거의 확실한 루이소체 경도 신경인지장애ᶜ

> **주의점**: G31.83 루이소체병을 먼저 부호화하시오.

F06.71 행동 장해를 동반하는 경우

F06.70 행동 장해를 동반하지 않는 경우

G31.84 가능성 있는 루이소체 경도 신경인지장애[d]

혈관성 주요 또는 경도 신경인지장애 (771)

F01.[xy] 거의 확실한 혈관 질환으로 인한 주요 신경인지장애[a,b]

　　　　주의점: 추가적인 의학적 부호 없음

F03.[xy] 가능성 있는 혈관 질환으로 인한 주요 신경인지장애[a,b]

　　　　주의점: 추가적인 의학적 부호 없음

___.__ 거의 확실한 혈관 질환으로 인한 경도 신경인지장애[c]

　　　　주의점: I67.9 뇌혈관 질환을 먼저 부호화하시오.

F06.71 행동 장해를 동반하는 경우

F06.70 행동 장해를 동반하지 않는 경우

G31.84 가능성 있는 혈관 질환으로 인한 경도 신경인지장애[d]

외상성 뇌손상으로 인한 주요 또는 경도 신경인지장애 (776)

주의점: S06.2XAS 불특정 기간 의식 상실이 있는 광범위한 외상성 뇌손상, 후유증을 먼저 부호화하시오.

F02.[xy] 외상성 뇌손상으로 인한 주요 신경인지장애[a,b]

___.__ 외상성 뇌손상으로 인한 경도 신경인지장애[c]

F06.71 행동 장해를 동반하는 경우

F06.70 행동 장해를 동반하지 않는 경우

물질/치료약물로 유발된 주요 또는 경도 신경인지장애 (782)

주의점: 추가적인 의학적 부호는 사용되지 않음. 적용 가능한 ICD-10-CM 부호에 대해서는 특정 물질/치료약물로 유발된 주요 또는 경도 신경인지장애에 대한 '물질관련 및 중독 장애'의 물질 분류를 참조하시오. 추가적인 정보를 위해서는 편람의 진단기준과 이에 상응하는 기록 절차를 참조하시오.

부호화 시 주의점: 같은 분류의 물질에 대한 물질사용장애가 동반되어 있는지 여부에 따라 ICD-10-CM 부호가 달라짐. 어떤 경우에도 독립적인 물질사용장애의 진단이 주어지지 않음. 주의점: 증상 명시자 '초조 동반' '불안 동반' '기분 증상 동반' '정신병적 장해 동반' '기타 행동 또는 심리적 장해 동반' '행동 또는 심리적 장해를 동반하지 않음'은 부호화될 수 없지만 여전히 기록되어야 함

다음의 경우 명시할 것: 지속성

___.__ 물질/치료약물로 유발된 주요 신경인지장애

　　　　현재 주요 신경인지장애의 심각도를 명시할 것: 경도, 중등도, 고도

___.__ 물질/치료약물로 유발된 경도 신경인지장애

HIV 감염으로 인한 주요 또는 경도 신경인지장애 (788)

주의점: B20 HIV 감염을 먼저 부호화하시오.

F02.[xy] HIV 감염으로 인한 주요 신경인지장애[a,b]

___.___   HIV 감염으로 인한 경도 신경인지장애[c]

F06.71   행동 장해를 동반하는 경우

F06.70   행동 장해를 동반하지 않는 경우

프라이온병으로 인한 주요 또는 경도 신경인지장애 (792)

주의점: A81.9 프라이온병을 먼저 부호화하시오.

F02.[xy]   프라이온병으로 인한 주요 신경인지장애[a,b]

___.___   프라이온병으로 인한 경도 신경인지장애[c]

F06.71   행동 장해를 동반하는 경우

F06.70   행동 장해를 동반하지 않는 경우

파킨슨병으로 인한 주요 또는 경도 신경인지장애 (794)

F02.[xy]   거의 확실한 파킨슨병으로 인한 주요 신경인지장애[a,b]

　　　　　주의점: G20.C 파킨슨병을 먼저 부호화하시오.

F03.[xy]   가능성 있는 파킨슨병으로 인한 주요 신경인지장애[a,b]

　　　　　주의점: 추가적인 의학적 부호 없음

___.___   거의 확실한 파킨슨병으로 인한 경도 신경인지장애[c]

　　　　　주의점: G20.C 파킨슨병을 먼저 부호화하시오.

F06.71   행동 장해를 동반하는 경우

F06.70   행동 장해를 동반하지 않는 경우

G31.84   가능성 있는 파킨슨병으로 인한 경도 신경인지장애[d]

헌팅턴병으로 인한 주요 또는 경도 신경인지장애 (798)

주의점: G10 헌팅턴병을 먼저 부호화하시오.

F02.[xy]   헌팅턴병으로 인한 주요 신경인지장애[a,b]

___.___   헌팅턴병으로 인한 경도 신경인지장애[c]

F06.71   행동 장해를 동반하는 경우

F06.70   행동 장해를 동반하지 않는 경우

다른 의학적 상태로 인한 주요 또는 경도 신경인지장애 (801)

주의점: 다른 의학적 상태를 먼저 부호화하시오.

F02.[xy]   다른 의학적 상태로 인한 주요 신경인지장애[a,b]

___.___   다른 의학적 상태로 인한 경도 신경인지장애[c]

F06.71   행동 장해를 동반하는 경우

F06.70   행동 장해를 동반하지 않는 경우

다중 병인으로 인한 주요 또는 경도 신경인지장애 (802)

F02.[xy]   다중 병인으로 인한 주요 신경인지장애[a,b]

주의점: 모든 병인의 의학적 상태를 먼저 부호화하시오(예외적으로 뇌혈관 질환은 부호화하지 않음). 다음으로 적용되는 모든 병인으로 인한 주요 신경인지장애에 대해 **F02.[xy]**[a,b]를 한 번 부호화하시오. 거의 확실한 혈관 질환으로 인한 주요 신경인지장애가 존재한다면 **F01.[xy]**[a,b]도 부호화하시오. 물질 또는 치료약물이 병인에 역할을 한다면 관련 있는 물질/치료약물로 유발된 주요 신경인지장애도 부호화하시오.

___.___ 다중 병인으로 인한 경도 신경인지장애[c]

주의점: 존재한다면 I67.9 뇌혈관 질환을 포함하여 모든 병인의 의학적 상태를 먼저 부호화하시오. 다음으로 존재한다면 거의 확실한 혈관 질환으로 인한 경도 신경인지장애를 포함한 적용되는 모든 병인으로 인한 경도 신경인지장애에 대해 **F06.70** 또는 **F06.71**을 한 번 부호화하시오(다섯 번째 문자에 대해서는 다음을 참조하시오). 물질 또는 치료약물이 병인에 역할을 한다면 관련 있는 물질/치료약물로 유발된 경도 신경인지장애도 부호화하시오.

F06.71 행동 장해를 동반하는 경우
F06.70 행동 장해를 동반하지 않는 경우

미상의 병인으로 인한 주요 또는 경도 신경인지장애 (803)
주의점: 추가적인 의학적 부호 없음
F03.[xy] 미상의 병인으로 인한 주요 신경인지장애[a,b]
G31.84 미상의 병인으로 인한 경도 신경인지장애[d]

R41.9 명시되지 않는 신경인지장애 (804)
주의점: 추가적인 의학적 부호 없음

성격장애 Personality Disorders (805)

A군 성격장애 Cluster A Personality Disorders
F60.0 편집성 성격장애 (810)
F60.1 조현성 성격장애 (814)
F21 조현형 성격장애 (818)

B군 성격장애 Cluster B Personality Disorders
F60.2 반사회성 성격장애 (822)
F60.3 경계성 성격장애 (826)
F60.4 연극성 성격장애 (832)
F60.81 자기애성 성격장애 (835)

C군 성격장애 Cluster C Personality Disorders

F60.6   회피성 성격장애 (840)

F60.7   의존성 성격장애 (844)

F60.5   강박성 성격장애 (847)

기타 성격장애 Other Personality Disorders

F07.0   다른 의학적 상태로 인한 성격 변화 (852)

다음 중 하나를 명시할 것: 불안정형, 탈억제형, 공격형, 무감동형, 편집형, 기타형, 혼합형, 명시되지 않는 유형

F60.89   달리 명시되는 성격장애 (854)

F60.9   명시되지 않는 성격장애 (854)

변태성욕장애 Paraphilic Disorders (855)

다음의 명시자를 변태성욕장애의 해당 부분에 적용한다:

[a]다음의 경우 명시할 것: 통제된 환경에 있음, 완전 관해 상태

F65.3   관음장애[a] (857)

F65.2   노출장애[a] (860)

다음 중 하나를 명시할 것: 사춘기 이전의 아동에게 성기를 노출함으로써 성적 흥분을 일으킴, 신체적으로 성숙한 개인에게 성기를 노출함으로써 성적 흥분을 일으킴, 사춘기 이전의 아동과 신체적으로 성숙한 개인에게 성기를 노출함으로써 성적 흥분을 일으킴

F65.81   마찰도착장애[a] (863)

F65.51   성적피학장애[a] (866)

다음의 경우 명시할 것: 질식기호증 동반

F65.52   성적가학장애[a] (868)

F65.4   소아성애장애 (872)

다음 중 하나를 명시할 것: 배타적 유형, 비배타적 유형

다음의 경우 명시할 것: 성적으로 남아 선호, 성적으로 여아 선호, 성적으로 양성 모두 선호

다음의 경우 명시할 것: 근친상간에 국한된 경우

F65.0   물품음란장애[a] (876)

명시할 것: 신체 일부, 무생물 물체, 기타

F65.1   복장도착장애[a] (879)

다음의 경우 명시할 것: 물품음란증 동반, 자가여성애 동반

F65.89   달리 명시되는 변태성욕장애 (882)

F65.9   명시되지 않는 변태성욕장애 (882)

기타 정신질환 및 추가적 부호 Other Mental Disorders and Additional Codes (883)

치료약물로 유발된 운동장애 및 치료약물의 기타 부작용
Medication-Induced Movement Disorders and Other Adverse Effects of Medication (887)

임상적 관심의 초점이 될 수 있는 기타 상태
Other Conditions That May Be a Focus of Clinical Attention (903)

자살 행동 및 비자살적 자해 Suicidal Behavior and Nonsuicidal Self-Injury (904)

자살 행동 (904)

___.___ 현재 자살 행동 (904)

T14.91XA 초기 대면

T14.91XD 후속 대면

Z91.51 자살 행동의 과거력 (904)

비자살적 자해 (904)

R45.88 현재 비자살적 자해 (904)

Z91.52 비자살적 자해의 과거력 (905)

학대 및 방임 Abuse and Neglect (905)

아동 가학 및 방임 문제 (905)

아동 신체적 학대 (905)

___.___ 아동 신체적 학대, 확인됨 (905)

T74.12XA 초기 대면

T74.12XD 후속 대면

___.___ 아동 신체적 학대, 의심됨 (906)

T76.12XA 초기 대면

T76.12XD 후속 대면

___.___ 아동 신체적 학대와 관련된 기타 상황 (906)

Z69.010 부모에 의한 아동 신체적 학대의 피해자에 대한 정신건강 서비스를 위한 대면

Z69.020 비양친성 아동 신체적 학대의 피해자에 대한 정신건강 서비스를 위한 대면

Z62.810 아동기 신체적 학대의 개인력(과거력)

Z69.011 양친성 아동 신체적 학대의 가해자에 대한 정신건강 서비스를 위한 대면

Z69.021 비양친성 아동 신체적 학대의 가해자에 대한 정신건강 서비스를 위한 대면

아동 성적 학대 (906)

___.___ 아동 성적 학대, 확인됨 (906)

T74.22XA 초기 대면

T74.22XD 후속 대면

___.___   아동 성적 학대, 의심됨 (906)

T76.22XA   초기 대면

T76.22XD   후속 대면

___.___   아동 성적 학대와 관련된 기타 상황 (906)

Z69.010   부모에 의한 아동 성적 학대의 피해자에 대한 정신건강 서비스를 위한 대면

Z69.020   비양친성 아동 성적 학대의 피해자에 대한 정신건강 서비스를 위한 대면

Z62.810   아동기 성적 학대의 개인력(과거력)

Z69.011   양친성 아동 성적 학대의 가해자에 대한 정신건강 서비스를 위한 대면

Z69.021   비양친성 아동 성적 학대의 가해자에 대한 정신건강 서비스를 위한 대면

아동 방임 (906)

___.___   아동 방임, 확인됨 (907)

T74.02XA   초기 대면

T74.02XD   후속 대면

___.___   아동 방임, 의심됨 (907)

T76.02XA   초기 대면

T76.02XD   후속 대면

___.___   아동 방임과 관련된 기타 상황 (907)

Z69.010   부모에 의한 아동 방임의 피해자에 대한 정신건강 서비스를 위한 대면

Z69.020   비양친성 아동 방임의 피해자에 대한 정신건강 서비스를 위한 대면

Z62.812   아동기 방임의 개인력(과거력)

Z69.011   양친성 아동 방임의 가해자에 대한 정신건강 서비스를 위한 대면

Z69.021   비양친성 아동 방임의 가해자에 대한 정신건강 서비스를 위한 대면

아동 심리적 학대 (907)

___.___   아동 심리적 학대, 확인됨 (907)

T74.32XA   초기 대면

T74.32XD   후속 대면

___.___   아동 심리적 학대, 의심됨 (907)

T76.32XA   초기 대면

T76.32XD   후속 대면

___.___   아동 심리적 학대와 관련된 기타 상황 (908)

Z69.010   부모에 의한 아동 심리적 학대의 피해자에 대한 정신건강 서비스를 위한 대면

Z69.020   비양친성 아동 심리적 학대의 피해자에 대한 정신건강 서비스를 위한 대면

Z62.811   아동기 심리적 학대의 개인력(과거력)

Z69.011   양친성 아동 심리적 학대의 가해자에 대한 정신건강 서비스를 위한 대면

Z69.021   비양친성 아동 심리적 학대의 가해자에 대한 정신건강 서비스를 위한 대면

성인 가학 및 방임 문제 (908)

배우자나 동반자 신체적 폭력 (908)

＿＿.＿＿ 　배우자나 동반자 신체적 폭력, 확인됨 (908)

T74.11XA 　초기 대면

T74.11XD 　후속 대면

＿＿.＿＿ 　배우자나 동반자 신체적 폭력, 의심됨 (908)

T76.11XA 　초기 대면

T76.11XD 　후속 대면

＿＿.＿＿ 　배우자나 동반자 신체적 폭력과 관련된 기타 상황 (908)

Z69.11 　배우자나 동반자 신체적 폭력의 피해자에 대한 정신건강 서비스를 위한 대면

Z91.410 　배우자나 동반자 신체적 폭력의 개인력(과거력)

Z69.12 　배우자나 동반자 신체적 폭력의 가해자에 대한 정신건강 서비스를 위한 대면

배우자나 동반자 성적 폭력 (908)

＿＿.＿＿ 　배우자나 동반자 성적 폭력, 확인됨 (909)

T74.21XA 　초기 대면

T74.21XD 　후속 대면

＿＿.＿＿ 　배우자나 동반자 성적 폭력, 의심됨 (909)

T76.21XA 　초기 대면

T76.21XD 　후속 대면

＿＿.＿＿ 　배우자나 동반자 성적 폭력과 관련된 기타 상황 (909)

Z69.81 　배우자나 동반자 성적 폭력의 피해자에 대한 정신건강 서비스를 위한 대면

Z91.410 　배우자나 동반자 성적 폭력의 개인력(과거력)

Z69.12 　배우자나 동반자 성적 폭력의 가해자에 대한 정신건강 서비스를 위한 대면

배우자나 동반자 방임 (909)

＿＿.＿＿ 　배우자나 동반자 방임, 확인됨 (909)

T74.01XA 　초기 대면

T74.01XD 　후속 대면

＿＿.＿＿ 　배우자나 동반자 방임, 의심됨 (909)

T76.01XA 　초기 대면

T76.01XD 　후속 대면

＿＿.＿＿ 　배우자나 동반자 방임과 관련된 기타 상황 (909)

Z69.11 　배우자나 동반자 방임의 피해자에 대한 정신건강 서비스를 위한 대면

Z91.412 　배우자나 동반자 방임의 개인력(과거력)

Z69.12 　배우자나 동반자 방임의 가해자에 대한 정신건강 서비스를 위한 대면

PART I

DSM-5 기본 요소

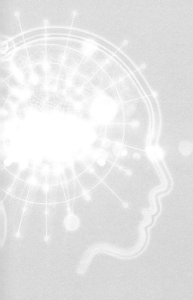

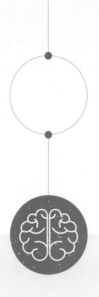

  이 부분은 DSM-5의 목적, 구조, 내용 및 활용에 대한 기본적인 예비 지식을 전달하기 위해
구성되었다. 서문은 DSM-5 및 DSM-5-TR 개정 과정에 대한 설명으로 시작하여, DSM-5 조직
구조의 개관(예, 장애의 재그룹화, ICD-11과의 조화) 및 정신질환의 정의, 진단에 대한 범주적
및 차원적 접근, 문화 및 사회 구조적 문제, 성 및 젠더 차이와 같은 주요 개념 문제에 대한 설명
으로 이어진다. 편람의 사용은 진단 과정의 간략한 개관, 하위유형 및 명시자의 사용, 달리 명시
되는 및 명시되지 않는 정신질환 범주, 임상적 판단의 사용, 부호화 및 기록 절차, 용어, DSM-
5-TR 텍스트의 정보 유형, 온라인 개선 사항에 대한 설명과 같은 DSM-5의 사용을 용이하게
하는 정보를 제공하고 있다. 이 부분은 DSM-5의 법의학적 사용에 대한 주의 사항으로 끝을 맺
는다.

서문
Introduction

정신질환의 진단 및 통계 편람 제5판(DSM-5) 제작은 12년 이상 수백여 명의 인력이 투입되어 공동의 목표를 향해 작업해 온 거대한 사업이다. 진단기준을 평가하고, 편람의 모든 측면에 대한 조직화를 고려하며, 새로운 증상을 식별하거나 심각도의 변화를 확인하고 모니터링하는 것과 같이 임상의에게 유용하다고 여겨지는 새로운 특징들을 만들고자 많은 생각과 숙고가 필요하였다. 이러한 모든 노력은 정신질환 진단의 안내자인 DSM-5의 임상적 활용도와 연구 가치를 향상시키는 것을 목표로 하고 있다.

DSM-5는 심각도의 차원적 측정으로 보완되고, 위험인자, 문화와 관련된 진단적 쟁점, 성 및 젠더와 관련된 진단적 쟁점을 포함한 진단에 대한 정보의 요약이 수반되는 각 정신질환에 대한 명확하고 간결한 설명에 대한 임상의, 환자, 가족 및 연구자의 요구를 충족시키기 위해 노력한다.

DSM을 이용하여 진단을 결정하려면 임상 훈련과 경험이 필요하다. 진단기준은 정동, 인지기능, 성격 특질, 신체 징후 및 증후군, 지속 기간을 포함하는 증상 및 징후로 구성되는데, 정상적인 삶의 변이와 일시적인 스트레스에 대한 반응을 구분할 수 있는 임상적 전문지식이 필요하다. 진단 과정은 『성인의 정신과적 평가를 위한 미국정신의학회(APA) 진료 지침(The American Psychiatric Association[APA] Practice Guidelines for the Psychiatric Evaluation of Adults)』에서 권장하는 것처럼 DSM-5 수준 1 교차편집 증상 평가척도(DSM-5 Level 1 Cross-Cutting Symptom Measure)를 사용하여 정신 체계를 검토하는 것과 같이 존재할 수 있는 다양한 증상을 철저히 검사함으로써 촉진될 수 있다('교차편집 증상 평가척도' 참조).

DSM 기준의 사용은 질환 진단에 대한 임상의들 간의 의사소통을 위한 공통 언어를 만든다는 데에 분명한 장점이 있다. 공식적으로 확인된 질환은 편람의 II편에 위치해 있다. 그러나 이러한 진단기준과 분류 내 배치는 현재의 연구를 기반으로 하고 있으며, 연구가 진전됨에 따라 수정해야 할 수도 있다.

DSM-5-TR의 개발
Development of DSM-5-TR

이전 DSM 판들의 약력 Brief History of Prior DSM Editions

APA의 DSM 초판은 1952년에 출판되었다. DSM은 진단범주에 대한 설명의 용어집을 포함하는 정신질환에 대한 최초의 공식 편람이었다. 분류 전반에 걸쳐 사용된 '반응'이라는 용어는 정신질환이 심리적·사회적·생물학적 요인에 대한 성격의 반응을 나타낸다는 Adolf Meyer의 정신생물학적 관점의 영향을 반영한 것이다. 두 번째 판(DSM-II)을 개발할 때, APA 대표가 자문을 제공했던 『국제질병분류 8차 개정판(ICD-8)』의 정신질환 부분을 기반으로 분류하기로 결정하였다. DSM-II와 ICD-8은 모두 1968년에 발효되었다.

DSM-I 및 DSM-II의 경우와 마찬가지로 DSM-III의 개발은 1975년에 출판되어 1978년에 시행된 국제질병분류, 특히 ICD-9의 개발과 연결되어 조정되었다. 1974년에 DSM-III에 대한 작업이 시작되어 1980년에 출판되었다. DSM-III는 Robert L. Spitzer, M.D.의 지시에 따라 정신질환의 병인 이론과 관련하여 중립적 관점을 시도한 명시적 진단기준과 서술적 접근을 포함하여 여러 가지 중요한 방법론적 혁신을 도입하였다. DSM-III 개발 경험은 체계상의 많은 불일치를 드러냈다. 따라서 APA는 작업 그룹을 지정하여 DSM-III를 개정하고 수정하여 1987년 DSM-III-R로 이어지도록 하였다.

DSM-IV는 1994년에 출판되었다. 1,000명 이상의 개인과 수많은 전문 조직이 참여한 6년간의 노력이 결실을 맺었다. 확고한 경험적 기반을 확립하여 수정을 하기 위한 포괄적 문헌 검토를 수행하는 데 대부분의 노력이 들었다. DSM-IV와 ICD의 열 번째 개정판의 개발자들은 긴밀하게 협력하고 노력을 조정하여 두 체계 사이의 일치도를 높였다. ICD-10은 1992년에 출판되었다.

모든 DSM 판의 전체 역사는 APA 웹 사이트에 있다: https://www.psychiatry.org/psychiatrists/practice/dsm/history-of-the-dsm.

DSM-5 개정 과정 DSM-5 Revision Process

1999년 APA는 DSM의 강점과 약점에 대한 평가를 시작하였다. 이러한 노력이 세계보건기구 (WHO) 정신건강 부서, 세계정신과협회, 그리고 미국국립정신건강연구소(NIMH)와 몇 가지 학술회의의 형태로 조화를 이루었으며, 2002년 『DSM-V에 대한 연구 의제』라는 제목의 연구논문 회보가 출판되었다. 그 후 2003년부터 2008년까지 APA와 WHO의 협력 협정은 NIMH, 미국 국립약물남용연구소(NIDA), 미국 국립알코올중독 및 알코올남용연구소(NIAAA)로부터 지지를 받았다. 이는 DSM-5와 『국제질병분류 제11판(ICD-11)』 2가지 모두의 발전을 위해 개정을 준비하는 구체적 진단 영역 관련 문헌을 검토하고자 39개국 400명이 넘는 참가자를 포함한 총 13회의 국제 DSM-5 연구 계획 학술회의를 소집하고자 함이었다. 다가올 DSM-5 조직위원회를 위한 기초를 이룬 이 학술회의 결과 보고서를 통하여 DSM의 신판을 위한 단계를 마련하고 검토하게 되었다.

2006년 APA는 David J. Kupfer, M.D.를 DSM-5 조직위원회 위원장으로, Darrel A. Regier, M.D.를 부위원장으로 임명하였다. 그들은 13개 진단 연구 그룹의 위원장과 DSM-5 개발을 감독할 다학제적 영역의 전문가로 이루어진 추가적 조직위원회의 구성원들을 추천하는 일을 맡았다. 수입원을 공개하여 조직위원회와 연구 그룹 구성원 간의 이해 충돌을 막고자 APA 이사 위원회의 추가 심사 과정이 개시되었다. 지난 3년간 제약 산업을 포함한 상업적 출처의 모든 수입과 연구 지원금의 전체 공개, 모든 상업적 출처의 소득 상한제 부과, 웹 사이트 공개 발표는 이 분야의 새로운 기준을 마련하였다. 이후 2007년 28명의 구성원으로 이루어진 조직위원회가 승인되었고, 2008년 130명이 넘는 연구 그룹 구성원 임명이 승인되었다. 투표권이 없는 400명 이상의 추가적인 연구 그룹 고문 또한 이 과정에 참여하도록 승인되었다. 정신질환의 분류 기준을 위한 향후 진화적 단계의 분명한 개념은 조직위원회와 연구 그룹의 노력의 중심이었다. 이러한 전망은 조직위원회와 연구 그룹이 DSM-IV의 분류 기준의 역사, 현재의 강점과 한계, 개정을 위한 전략적 방향을 자세히 거론함에 따라 드러났다.

6년간의 집중 과정은 문헌 검토와 이차적인 분석, 과학 학술지에의 연구 논문 발표, 진단기준 초고 개발, 공개 의견 수렴을 위한 DSM-5 웹 사이트에 임시 초안 게시, 전문가 회의에서의 예비 결과물 발표, 현장 연구 수행, 기준 및 본문 수정 등의 과정을 포함하였다. 전반적으로, 의사, 심리학자, 사회복지사, 간호사, 상담사, 역학자, 통계학자, 신경과학자, 신경심리학자를 포함한 많은 건강 전문가 및 교육 그룹이 DSM-5의 개발 및 검증에 참여하였다. 또한 정신질환 환자 및 그 가족, 변호사, 소비자 단체, 시민 단체들은 이 책에 기술된 정신질환에 대한 피드백을 제공함으로써 DSM-5 개정에 참여하였다.

개정을 위한 제안 Proposals for Revisions

연구 그룹 구성원들은 이론적 근거의 기초, 변화의 범위, 임상적 관리와 공중 보건에 예상되는 영향력, 뒷받침하는 연구 증거의 설득력, 종합적 명료성과 임상적 유용성을 기반으로 DSM-IV 진단기준 개정을 위한 제안을 개발하였다. 제안은 진단기준의 변화, 새로운 질환, 아형, 명시자 추가 및 기존 질환의 삭제 등을 망라하였다.

개정 제안서에서는 현재의 진단기준 및 질병 분류의 강점과 약점을 먼저 확인하였다. 그런 다음 지난 20년간 새로운 과학적 발견에 대해 고려하고, 문헌 검토와 이차적 데이터 분석을 통해 잠재적인 변화를 평가하기 위한 연구 조사 계획을 수립하였다. 초고 개정은 다음의 4가지 원칙에 따라 이루어졌다. ① DSM-5는 근본적으로 임상의들이 사용하는 편람이 되어야 하며, 개정은 일상적인 임상 진료에 알맞아야 한다. ② 개정 권고는 연구 근거에 따라 이루어져야 한다. ③ 가능한 부분에서는 DSM 이전 판과의 연속성이 유지되어야 한다. ④ DSM-IV와 DSM-5 간 변화의 정도에 선험적인 제약이 있어서는 안 된다.

연구 그룹은 초기 문헌 검토를 기반으로 진단 영역 내 핵심 쟁점을 확인하였다. 그리고 문헌 내 모순적인 결과의 존재, 정신질환에 대한 정제된 정의의 개발, 모든 질환에 관련된 교차 쟁점 사안들과 같은 보다 폭넓은 방법론적인 고려에 대해 조사하였다. II편에서는 개정을 위한 제안이 공중보건과 임상적 유용성의 장점과 단점, 증거의 강점과 변화의 규모에 대한 고려에 포함되었다. 새로운 진단과 장애 아형 및 명시자는 신뢰도(즉, 2명의 임상의가 주어진 환자에 대해 동일한 진단에 독립적으로 도달할 수 있는 정도) 입증과 같은 부수적인 조건에 영향을 받는다. 임상적 유용성이 낮고 타당도가 약한 질환에 대해서는 삭제를 고려하였다. III편에서 '추가 연구가 필요한 진단'의 조건을 두는 것은 제안된 진단에 관해 생성된 경험적 증거의 양, 진단의 신뢰도 또는 타당도, 명확한 임상적 필요성의 존재 및 연구 진행의 잠재적 이점에 따라 결정되었다.

DSM-5 현장 시험 DSM-5 Field Trials

신뢰도를 경험적으로 입증하기 위해 현장 연구를 활용하는 것은 DSM-III에서 소개된 주목할 만한 개선점이라 할 수 있다. DSM-5 현장 시험의 디자인과 수행 전략은 과거 DSM-III와 DSM-IV에서 사용되었던 접근법과는 몇 가지 변화된 접근을 취하게 되는데, 진단상의 높은 동반이환 수준을 가진 임상적 환경에서 연구가 시행됨으로써, 카파(kappa) 신뢰도 추정값(측정자 간 일치 수준을 평가하여 발병률로 인한 우연의 일치를 수정하는 통계적인 방법)의 정밀도 측정에 관한 데이터 수집에 있어 나타난 변화가 대표적이라고 할 수 있다. DSM-5에서 현장 시험은 2가지 서로 다른 디자인을 사용함으로써 확장되었다. 하나는 포괄적이고 다양한 의료-학술 환경이고, 다른 하나는 일상적인 임상 진료다. 전자는 다양한 환자 집단의 진단 범위에 대한 신뢰도 및 임상적 유용성에 대한 가설을 검증하기 위해 요구되는 큰 표본 크기에 대한 필요성 차원에서 활용되었다. 후자는 DSM 사용자들의 다양한 표본이 어떻게 제안된 개정안을 매일의 임상적 장면에서 이용하는지에 관한 가치 있는 정보를 제공해 주었다. 향후 임상 및 기초 조사 연구가 개정된 범주적 진단기준의 타당성과 이들 질환의 근원적 차원의 특징(NIMH 연구 영역 기준 발의로 연구 중인 장애들 포함)에 초점을 맞출 것으로 예상되었다.

2010년 12월부터 2011년 10월까지 11곳의 북미 의료-학술 기관에서 의료-학술 현장 연구를 시행하여 선택된 개정안의 신뢰도, 납득 가능성, 임상적 유용성을 평가하였고, 이는 DSM-IV로부터 가장 크게 변화한 부분 혹은 공중보건에 가장 큰 영향을 미칠 수 있는 부분에서 우선적으로 실시되었다. 각 기관에서 온 임상 환자 전체 집단은 DSM-IV 진단 혹은 관심의 대상이 되는 몇몇 특정한 DSM-5 장애를 예측할 법한 인증된 증상들을 가지고 있는 것으로 평가된 집단이었다. 4개에서 7개의 구체적인 장애의 계층화된 표본과 더불어, 다른 모든 진단의 대표 표본을 포함한 계층 단계는 각 기관에서 확인되었다. 연구 참여에 동의한 환자들은 진단에 대해 알지 못하는 임상의에게 무작위로 임상 면담을 받았다. 그리고 기존 진단에 대한 사전 정보가 없는 임상의가 2주 내에 두 번째 면담을 실시하였다. 환자들은 먼저 12개 이상의 심리학적 영역에서 교차 증상의 컴퓨터-보조 일람표를 작성하였다. 이들 일람표는 컴퓨터로 채점하였고, 결과는 전형적인 임상 면담을 수행하기 전(아무런 구조적인 프로토콜도 없이) 임상의에게 제공되었다. 임상의는 컴퓨터 보조 DSM-5 진단 체크리스트에 대한 기준을 만족하는 증상 존재 유무에 점수를 매기고, 진단을 결정하며, 진단 심각도 점수를 매긴 다음, 중앙 웹 기반 서버에 모든 데이터를 제출해야 하였다. 이 연구 방법은 신뢰도의 추정치가 얼마나 정확한지에 대한 정보에 따라, 독립된 2명의 임상의가 진단을 내림에 있어 일치 정도(급내 kappa 통계값을 이용함), 단일 환자 평가에 대한 일치도, 교차 증상, 성격 특질, 장애, 진단 심각도 평정치 등에 대한 2명의 임상의의 독립된 평가를 계산할 수 있게 한다(급내 상관계수를 이용함). 단일 환자에 대해 일치하거나 교차하는 증상, 성격 특질, 장애, 진단 심각도 평가 방법의 서로 다른 2가지 점수에 대한 2명의 다른 임상의의 일치 정도를 계산하였다. 또한 각자의 임상 집단에 대해 DSM-IV 및 DSM-5 상태에 대한 유병률을 평가하는 것이 가능하였다.

일상적인 임상 현장 연구에는 정신과 의사 개개인과 여타 정신건강 임상의들의 신규 모집 과정이 포함되었으며, 2011년 10월부터 2012년 3월까지 수행되었다. 자원봉사자 표본에는 일반의와 정신과 전문의, 심리학자, 면허가 있는 임상 사회복지사, 상담사, 결혼 및 가족 치료사, 숙련된 실습 정신건강 보건 간호사들이 포함되었다. 현장 시험은 제안된 DSM-5 진단의 노출 및 실행 가능성과 임상적 유용성을 평가할 수 있는 차원적인 방법을 임상의들에게 광범위하게 제공하였다.

공개적이고 전문적인 검토 Public and Professional Review

2010년 APA는 DSM-5에 대한 공개적이고 전문적인 의견을 수렴하기 위해 DSM-5 개정판 전용 웹 사이트를 열었다. 모든 진단기준 초안과 기구 내에서 제안된 변화들은 2개월의 의견 수렴 기간 동안 www.dsm5.org에 게시되었다. 피드백은 8천 개 이상 제출된 것으로 집계되었고, 각 13개 연구 그룹에 의해 체계적으로 검토를 받았으며, 적절한 지점에서 현장 연구 검증을 위한 초안 수정과 계획 논의를 통해 질문과 답변을 통합하였다. 초기 기준 초안과 제안된 장 구성에 대한 수정 이후, 두 번째 게시는 2011년에 있었다. 연구 그룹에서는 제안된 최종 기준의 초고 작성 시, DSM-5 현장 시험의 결과와 함께 2012년 3차 및 최종 시기에 걸쳐 웹 사이트에 올라왔던 웹 게시물 피드백을 고려하였다. 이와 같은 세 차례의 외부 검토 과정 반복을 거쳐 웹 사이트에 1만 3,000개가 넘는 개인 서명 의견이 생겨났고, 이 의견을 연구 그룹이 받아들이고 검토하였다. 일부 제안된 수정안에 대해 찬성하고 반대하는 수천 명의 조직화된 청원 서명 인원이 만들어졌으며, 이를 통해 조직위원회가 전체 개정안에서 DSM 사용자뿐만 아니라 환자와 후원 단체들이 우려하는 바에 대해 능동적으로 대응하고, 임상적 유용성이 높은 우선순위로 유지되도록 하는 것이 가능하였다.

전문가 검토 및 최종 승인 Expert Review and Final Approval

각자의 대표적 영역에서 전문성을 가진 13개 연구 그룹은 진단기준과 관련 본문의 초고 작성을 위해 DSM-5 조직위원회의 전반적 지휘 아래 고문 및 검토자들과 협력하였다. 이러한 노력은 APA 연구 부문 직원 팀의 지지를 받았고, 각각의 연구 그룹으로부터 본문 코디네이터들의 네트워크를 통해 진행되었다. 본문 준비는 조직위원회 의장의 지시하에 연구 그룹과의 긴밀한 협력을 맺고 일하는 본문 편집자에 의해 순서대로 정리되었다. 과학검토위원회(Scientific Review Committee: SRC)는 연구 그룹 외부에서의 과학적인 동료 검토(peer review) 과정을 제공하기 위해 설립되었다. SRC 위원장, 부위원장과 6명의 위원회 회원은 DSM-IV에서 제안된 변화들이 얼마나 과학적인 증거로 지지될 수 있는지를 검토하는 일을 맡고 있다. 진단 개정을 위한 개별적 제안들에 대해 연구 그룹에서는 변화를 위한 증거 기록을 준비해 주었고, 제안된 진단기준을 타당화할 수 있는 지지 자료의 요약본이 첨부되었다(즉, 선행 변별 요인으로는 가족 집적성, 공존 변별 요인으로는 생물학적 표지가 있으며, 전향적 변별 요인으로는 질병 과정이나 치료에 대한 반응이 있다). 의뢰 사항들은 SRC에 의해 검토되었고, 이를 지지하는 과학적 데이터의 강도에 따라 점수가 매겨졌다. 임상적 경험 또는 필요나 진단기준의 개념적 재구조화로부터 발생하는 다른 변화의 타당화는 일반적으로 SRC의 범위를 벗어난 것으로 간주되었다. 검토자들의 점수는 다양한 제언에 있어 매우 다양하였고, 이에 간략한 의견들이

APA 위원회와 연구 그룹에게 회람되어 검토 및 응답을 요구하였다.

위원장, 부위원장 및 6명의 회원으로 구성된 임상 및 공중보건 위원회(Clinical and Public Health Committee: CPHC)는 추가적인 임상적 유용성과 공중보건, 아직 SRC에 의해 변화가 충분하다고 여겨질 정도의 증거 수준이거나 유형 누적이 안 된 기준에 대한 논리적 설명 문제를 고려하기 위해 임명되었다. 이 검토 과정은 특히 이전 DSM 개정 과정에서 제안된 치료법이 고려된 적도 없을뿐더러 반복된 조사 연구조차 이루어지지 않았던, 그 취약점이 익히 알려진 DSM-IV 질환들에서 특히 중요하였다. 이러한 선택된 질환은 4~5명의 외부 검토자에게 평가를 받았으며, 맹검 결과는 CPHC 회원들이 검토한 후 APA 이사회와 연구 그룹에 권고하였다.

APA 정신과 및 법률 협의회 구성원들은 법정과 법의학적 환경에서 민사 및 형사 판결에 영향을 미칠 가능성이 높은 환경에서 빈번히 등장하는 장애를 다루기 위하여 법의학적 검토를 수행하였다. 연구 그룹은 또한 정신과 및 법률 협의회에서 제공된 전문지식을 보완하기 위해 관련 영역의 고문으로 법의학 전문가를 추가하였다.

당시 제안된 개정안의 임상적 유용성과 실행 가능한 특징의 일부를 고려하도록 조직위원회로부터의 최종 권고 사항이 DSM-5 APA 위원회와 APA 의회 위원회에 제공되었다. APA 의회는 지리적으로나, 임상 경험이나, 관심사 측면에서 다양한 미국 전역의 정신과 의사로 구성되어 있는, 한층 폭넓은 구성원과 구분된 지부를 나타내는 APA의 심의 기관이다. DSM-5 APA 위원회는 다양한 의회 리더 그룹으로 구성되어 있다.

모든 선행 검토 단계를 따른 다음, 의회 위원회 장, 조직위원회 장, 법의학 고문, 통계학 고문으로부터 받은 검토 내용을 통합 정리해서 APA 위원회와 의회 위원회가 각 질환의 예비 검토를 하기 위해 임원 '정상 위원회' 회기가 열렸다. 이는 전체 APA 위원회에 의한 예비 검토에 앞서 이루어졌다. 의회는 투표를 통해 2012년 11월 위원회가 DSM-5의 출판을 승인한다는 것을 권고했으며, APA 위원회는 2012년 12월 출판을 승인하였다. 이 과정에 기여했던 많은 전문가, 검토자, 고문단은 부록에 수록되어 있다.

DSM-5 개정 Revisions to DSM-5

DSM-5 반복 개정 과정 DSM-5 Iterative Revision Process

변경 사항을 적시에 보급할 수 있는 디지털 출판의 발전은 APA가 특정 과학적 발전에 따라 연관된 DSM 반복 개선 모델을 채택할 수 있는 길을 열었다. DSM 운영위원회(DSM-5 조직위원회와 유사)는 2014년 봄에 임명되었으며, Paul S. Appelbaum, M.D.가 의장으로, Ellen Leibenluft, M.D.와 Kenneth Kendler, M.D.가 부의장으로 임명되어 반복 개정 작업의 감독과 지속적인 현장 제안을 받기 위한 웹 포털(www.dsm5.org) 구축을 진행하였다. 제안된 변경에는 새로운 질환 추가, DSM-5 II편 및 III편에 있는 진단기준 세트의 삭제 또는 수정, 본문 내용의 변경이 포함될 수 있다. 제안의 제출에는 변경 이유, 변경 규모, 다양한 검증인의 타당성 개선을 문서화하는 데이터, 신뢰성 및 임상적 유용성의 증거, 제안된 변경 사항과 관련된 현재 또는 잠재적인 해로운 결과에 대한 고려를 포함하는 구조화된 형식의 지원 정보가 수반되어야 한다.

　범주형 정신질환에 대한 진단기준을 검증하기 위한 접근에는 다음과 같은 유형의 증거가 포함되었다: 선행 검증 요인(유사한 유전학적 지표, 가족 특성, 기질 및 환경 노출), 동시 검증 요인(유사한 신경학적 기질, 생체 표지자, 감정 및 인지 처리, 증상 유사성), 그리고 예측 검증 요인(유사한 임상 경과 및 치료 반응). 현재 질환에 대한 새로운 기준은 새로운 기준에 따라 검증 요인들의 일부에서 개선이 이루어지는 경우에 도입되었다. 또한 새로운 질환이 이러한 검증 요인의 상당한 하위 집합에 의해 검증이 가능한 것으로 보이고, 정신질환의 기준을 만족하며, 임상적 유용성이 입증되는 경우에 DSM에 추가되었다.

　DSM 웹 포털에 제출된 제안은 제안의 증거가 표면상 승인 기준을 충족할 가능성이 상당히 높은지 여부를 결정하기 위해 운영위원회의 초기 검토를 거친다. 만일 가능성이 높다면 제안은 정신과 진단의 광범위한 영역을 다루는 5개의 상임 검토 위원회(기능적으로 DSM 연구 그룹과 유사함) 중 하나에 회부된다. 운영위원회로부터 제안을 받으면 배정된 검토 위원회는 필요한 경우 추가적인 정보를 요청하고 제안된 변경을 뒷받침하는 증거를 고려하여, 필요한 일부 경우에는 수정 제안과 함께 운영위원회에 처분에 대한 권고를 되돌려 보낸다. 운영위원회가 제안을 뒷받침하는 충분한 증거가 존재하는 것으로 보인다는 데 동의하는 경우, 제안된 개정안은 공개적 의견 수렴을 위해 DSM-5 웹사이트에 게시된다. 최종 단계에서는 의견을 기반으로 필요한 조정을 한 다음 승인을 위한 최종안을 APA 총회 및 이사회에 전달한다. 승인이 되고 나면 편람의 온라인 버전(https://psychiatryonline.org 참조)이 변경 사항을 반영하여 업데이트된다. 2013년 DSM-5 출판 이후 승인된 모든 변경 사항은 DSM-5-TR에 포함되었다.

DSM-5 텍스트 개정 과정 DSM-5 Text Revision Process

　2019년 봄, APA는 Michael B. First, M.D.와 Philip Wang, M.D., Dr.P.H.를 개정 소위원회 공동위원장으로, Wilson M. Compton, M.D.와 Daniel S. Pine, M.D.를 부위원장으로 하여 DSM-5-TR 작업을 시작하였다. DSM-5-TR 개발에는 200명 이상의 전문가(대부분 DSM-5 개발에 참여했음)가 참여했으며, 이들은 지난 10년간의 문헌 검토를 수행하고 구식 자료를 찾아내기 위한 검토를 하였다. 내용의 객관성을 저해하는 모든 간섭을 제거하기 위해 텍스트에 제안된 모든 변경 사항에 대한 이해충돌의 검토를 수행하였다. DSM-5 개발 과정의 구조를 따라, 전문가들은 각 편의 편집자가 주도하는 20개의 질환 검토 그룹으로 나뉘었다. 4개의 교차 검토 그룹(문화, 성 및 젠더, 자살, 법의학)이 특정 전문 지식과 관련된 자료에 초점을 맞추어 모든 장을 검토하였다. 인종차별, 차별, 낙인이 없는 언어의 사용과 같은 위험 요소에 대한 적절한 주의를 보장하기 위해 민족인종적 평등 및 포용에 관한 연구 그룹이 텍스트를 검토하였다. 비록 텍스트 개정의 범위에 범주적 진단기준 세트에 대한 개념적 변경은 포함되지 않았지만, 텍스트를 검토하는 동안 특정 진단범주를 명확히 할 필요성이 분명해졌다. 텍스트 개정 과정의 결과인 진단기준 또는 명시자 정의의 변경 제안은 이전 편에서 설명된 DSM-5 반복 개정 과정의 일부로서 DSM 운영위원회, APA 총회 및 이사회에서 검토 및 승인되었다.

DSM-5 조직적 구조의 변화
Changes in DSM-5 Organizational Structure

DSM은 질환의 의학적 분류법으로서 그 이해도와 유용성을 높이기 위해 임상적이고 과학적인 정보들에 부과된 역사적으로 결정된 인지적 도식 역할을 한다고 할 수 있다. 질환의 분류(질환이 그룹화되는 방식)는 편람의 상위 수준 구조를 제공한다.

DSM-5에서 질환의 재그룹화 Regrouping of Disorders in DSM-5

DSM-5 진단 스펙트럼 연구 그룹의 구성원은 과학적 검증자가 기존에 존재하는 범주적 프레임워크 내에서 관련 질환의 가능한 새로운 그룹화를 할 수 있는지 여부를 조사하였다. 이러한 목적을 위해 연구 그룹에서 추천한 한 가지 유효성 지표(즉, 정신질환 그룹을 서로 의미 있게 구분하는 능력)는 다음과 같다: 신경학적 기질, 가족 특성, 유전적 위험 요소, 특정 환경적 위험 요소, 생체 표지자, 기질적 선행 요인, 비정상적 감정 또는 인지 처리, 증상 유사성, 질병 경과, 높은 동반이환율, 공유된 치료 반응. 이러한 지표들은 연구 그룹이 유효성과 임상적 유용성을 극대화하기 위해 질환을 그룹화하는 방법에 대한 연구 그룹과 조직위원회의 의사결정에 정보를 제공하기 위한 경험적 지침으로 사용되었다(즉, 질환들이 이러한 유효성 지표를 공유할 가능성이 높을수록 동일한 진단 그룹에 속할 가능성이 높음).

이러한 유효성 지표가 대규모 질환 그룹을 제안하고 진단기준에 제안된 변경 사항을 '검증'하는 데 유용하다는 것을 문서화하기 위한 DSM-5 및 ICD-11 개발 과정의 일부로서, 일련의 논문들이 개발되고 저명한 국제 저널(*Psychological Medicine*, Vol. 39, 2009)에 출판되었다.

APA와 WHO가 DSM과 국제질병분류체계(ICD)에 관련된 개정 계획을 시작하면서, 몇 가지 이성적이고 관계적인 구조에 따라 장들을 배열하는 알파벳 문자-숫자 겸용 부호로 고안된 선형적 체계에서 2가지 출판물 모두의 조직적 구조를 재고함으로써 과학적 조사를 용이하게 하고 임상적 유용성을 개선할(가령, 눈에 보이는 동반이환을 설명하도록 도움으로써) 가능성을 고려하였다. 구성 개정을 통해 임상적 유용성이 향상되고 중복 확인된 과학적 정보의 범위 내에서 유지될 것이라는 점은 조직위원회와 정신질환 및 행동장애 편의 ICD-10 개정에 관한 WHO 국제 자문 그룹 모두에게 조직적 구조 재편이 필요한 결정적인 이유였다. 기존 질환을 새롭게 순서 매기고 그룹화함으로써, 개정된 구조는 새로운 임상적 관점을 자극하고 연구자에게 엄격한 범주 명칭에 속하지 않는 심리학적이고 생리학적인 교차 요인들을 확인하도록 촉구하였다.

공유된 조직적 구조가 분류를 조화시키는 데 도움이 될 것이라는 점이 개정 과정의 초기에 분명해졌다. 역학, 동반이환 분석, 쌍둥이 연구 및 기타 유전 정보에 입각한 디자인과 같은 과학 문헌의 일부 영역에서 실제 강점을 반영하여 내용의 많은 부분이 비교적 쉽게 제자리를 찾았다. 불일치가 나타났을 때는 불완전하거나, 좀 더 빈번하게는, 상충하는 데이터에 직면하여 질환을 어디에 위치시킬 것인지에 대한 판단을 내려야 할 필요성이 거의 항상 반영되었다. 예를 들어, 증상 패턴, 동반 이환, 공유 위험 요소를 기반으로 주의력결핍 과잉행동장애(Attention-Deficit/Hyperactivity Disorder: ADHD)는 DSM-5의 '신경발달장애' 장에 배치되었다. 같은 데이터가 ADHD를 DSM-5의 '파괴적, 충동조절, 그리고 품행 장애' 장에 배치해야 한다는 주장 또한 강력하게 뒷받침하였으나, 이러한 문제는 DSM-5의 '신경발달장애' 장에 배치해야 한다는 주장을 지지하는 근거가 우세하여 해결되었다.

신경발달장애 이후 DSM-5의 장 구성은 내재화 장애(즉, 현저한 불안, 우울 및 신체 증상이 있는 장애), 외현화 장애(즉, 현저한 충동, 파괴적 행동 및 약물 남용이 있는 장애), 신경인지장애 및 기타 장애의 그룹을 기반으로 한다. 이러한 구성이 진단적 동반질환과 증상 이질성을 유발하는 기저의 병태생리학적 과정에 대한 향후의 연구를 장려할 것으로 기대하고 있다. 또한 임상 현실을 반영하도록 질환 그룹을 배열함으로써, DSM-5는 일차 진료 의사와 같은 정신건강 비전문가의 잠재적 진단 식별을 용이하게 해야 한다.

범주적 진단이 야기하는 문제에도 불구하고 DSM-5 조직위원회는 대부분의 질환을 대체할 차원적 정의를 제안하는 것은 과학적으로 시기상조라는 것을 인식하였다. 조직적 구조는 현재의 임상 진료나 연구를 방해하지 않으면서 새로운 진단적 접근법에 대한 가교 역할을 하기 위한 것이다. 보다 차원적인 DSM-5 접근 방식과 조직적 구조는 제안된 장 및 인접 장들에 걸쳐 광범위한 연구를 장려함으로써 현재 진단범주 전반에 걸친 연구를 촉진할 것으로 예상된다. 그러한 연구는 또한 향후 몇 년 동안 현재의 범주적 접근 방식을 보완하거나 대체할 가능성이 있는 차원적 접근 방식의 진단을 개발하는 데 DSM-5를 중심에 두어야 한다.

발달 및 생애 주기 고려 사항의 결합
Combining Developmental and Life Span Considerations

임상적 유용성을 향상시키기 위해 DSM-5는 발달 및 생애 주기 궤적을 따라 구성되었다. 생애 초기에 나타나는 발달 과정을 반영하는 것으로 생각되는 진단(예, 신경발달장애, 조현병 스펙트럼 및 기타 정신병적 장애)으로 시작하여 청소년기 및 청년기 초기에 더 일반적으로 나타나는 진단(예, 양극성 및 관련 장애, 우울장애, 불안장애)으로 이어지고, 성인기 및 노년기와 관련된 진단(예, 신경인지장애)으로 끝난다. 가능한 경우, 각 장 내에서 유사한 접근 방식을 취하였다. 이러한 조직적 구조는 진단적 의사결정을 보조하는 방법으로 생애 주기 정보를 통합적으로 이용하도록 촉진한다.

ICD-11과의 조화 Harmonization With ICD-11

DSM과 ICD 체계 개정 작업을 담당하는 그룹은 다음과 같은 문제 때문에 되도록 2가지 분류 체계를 조화하는 최우선적인 목표를 공유하고자 하였다.

- 정신질환에 대한 2가지 주요한 분류법이 존재하는 것은 국가 보건 통계 수집과 사용, 새로운 치료 개발에 목표를 둔 임상시험 디자인, 그리고 국제적인 조정 기관에 의한 결과의 국제적 적

용 가능성에 대한 고려를 방해한다.

- 보다 넓게는 2가지 분류법의 존재는 국가적 경계를 뛰어넘어 과학적인 결과를 반복하는 시도를 복잡하게 만든다.
- 동일한 환자 집단을 확인할 때조차 DSM-IV와 ICD-10 진단이 반드시 일치하지는 않는다.

이 서문의 앞부분에서 논의된 바와 같이, ICD-11과 조화시키려는 노력은 대부분 조직적 구조의 성공적인 조화에 국한되었다. DSM-5 개발 노력이 ICD-11 개정 과정보다 몇 년 앞서 있었기 때문에 시기의 차이로 인해 DSM-5 진단기준과 ICD-11 질환 정의의 완전한 조화는 불가능하였다. 결과적으로, ICD-11 연구 그룹이 ICD-11 임상 설명 및 진단 지침을 개발하기 시작했을 때 DSM-5 진단기준은 확정되어 있었다. 그래도 질환 수준에서는 일부 조화의 개선이 이루어졌다. 많은 ICD-11 연구 그룹 구성원이 DSM-5 진단기준 개발에 참여했으며, ICD-11 연구 그룹은 DSM-5 기준 세트를 검토하고 ICD-11과 DSM-5가 달라져야 하는 이유가 없는 한 ICD-11을 DSM-5 진단 지침과 가능한 한 유사하게 하도록 노력하라는 지시를 받았다. DSM-5/ICD-11의 차이점과 DSM-IV/ICD-10의 차이점을 비교한 검토에서 ICD와 DSM은 DSM-II와 ICD-8 이후 그 어느 때보다 가깝고, 현재의 차이는 대부분 두 진단 체계의 우선순위와 사용 차이 및 근거에 대한 서로 다른 해석에 기반한다.

ICD-11은 2019년 5월 제72차 세계보건총회에서 WHO 회원국의 사용을 공식적으로 승인하고, 2022년 1월 1일 공식 발효되었지만, ICD-11의 채택 시기는 각 국가가 선택한다. 현재 미국에서 ICD-11을 도입하기 위해 제안된 일정은 없다. 결과적으로, 가까운 미래에 예측되는 미국의 공식적인 부호화 체계는 『국제질병분류 제10차 개정판, 임상적 수정(International Classification of Diseases, Tenth Revision, Clinical Modification: ICD-10-CM)』이 될 것으로 보인다.

핵심 개념의 프레임워크 및 접근 방식
Key Conceptual Frameworks and Approaches

정신질환의 정의 Definition of a Mental Disorder

편람의 II편에서 확인된 각 질환('치료약물로 유발된 운동장애 및 치료약물의 기타 부작용'과 '임상적 관심의 초점이 될 수 있는 기타 상태' 장 안의 질환들은 제외)은 정신질환의 정의를 충족해야 한다. 어떤 정의도 DSM-5에 포함된 질환 범위의 모든 측면을 포착할 수는 없지만, 다음과 같은 요소가 필요하다.

정신질환은 정신기능의 기초가 되는 심리적, 생물학적, 발달 과정에서의 기능장애를 반영하는 개인의 인지, 감정조절, 그리고 행동에 임상적으로 현저한 장해를 특징으로 하는 증후군이다. 정신질환은 보통 사회적, 직업적 또는 다른 중요한 활동들에서의 심각한 고통이나 장애와 연관이 있다. 사랑하는 사람의 죽음과 같은 일반적인 스트레스 요인이나 상실에 대한 기대되는 또는 문화적으로 수용되는 반응은 정신적인 질환이 아니다. 사회적 일탈 행위(예, 정치적, 종교적 또는 성적)와 개인과 사회 사이에 주로 일어나는 갈등은 앞에서 설명한 바와 같이 개인의 기능장애에서 비롯된 일탈과 충돌이 아니라면 정신질환이 아니다.

정신질환 진단은 임상적 유용성이 있어야 한다: 임상의가 환자의 예후, 치료 계획 및 잠재적 치료 결과를 결정하는 데 도움이 되어야 한다. 그러나 정신질환의 진단은 치료의 필요성과 동등하지 않다. 치료의 필요성은 증상의 심각도, 증상의 현저성(예, 자살 사고의 존재), 증상과 관련된 개인의 고통(정신적 고통), 개인의 증상과 관련된 장애, 존재하는 치료의 위험성과 이점 및 기타 요인들(예, 다른 질병을 복잡하게 만드는 정신적인 증상들)을 고려해야 하는 복합적인 임상적 결정이다. 따라서 임상의는 정신질환의 완전한 기준을 충족하지 못하지만 치료나 관리가 분명히 필요한 증상을 가진 사람을 대면할 수 있다. 일부 개인이 진단에 나타나는 모든 증상을 보이지 않는다는 사실이 적절한 치료를 위한 접근 제한을 정당화하는 데 사용되어서는 안 된다.

정신질환의 정의는 임상, 공중보건 및 연구 목적으로 개발되었다는 점에 유의해야 한다. 형사 책임, 장애 보상 자격 및 역량 등의 문제에 대한 법적 판단을 하기 위해서는 DSM-5 진단기준에 포함된 것 이상의 추가 정보가 필요하다(I편의 결론에서 'DSM-5의 법의학적 적용을 위한 주의의 말' 참조).

진단에 대한 범주적 및 차원적 접근
Categorical and Dimensional Approaches to Diagnosis

DSM의 범주형 설계에 뿌리를 둔 구조적 문제가 임상 실습과 연구 모두에서 나타나 왔다. 이러한 문제의 관련 근거에는 질환 간의 높은 동반이환율, 질환 내 증상 이질성, 특정 DSM 장애에 대한 기준을 충족하지 않는 상당한 수의 임상 증상의 분류를 위한 기타 특정 및 불특정 진단들의 상당한 필요성이 포함된다. 쌍둥이 연구의 설계, 가족 전파 또는 분자 분석을 기반으로 한 유전적 및 환경적 위험인자에 대한 연구도 DSM 시스템의 구조에 대한 범주적 접근법이 최적의 방법인지에 대한 의문을 제기하고 있다.

너무 엄격한 범주 체계는 임상 경험이나 중요한 과학적 관찰을 포착하지 못한다는 인식이 널리 알려져 있다. 쌍둥이 연구와 분자유전학적 연구를 포함한 가족 내 동반질환율 및 질병 전파에 대한 수많은 연구 결과는 많은 예리한 임상의가 오랫동안 관찰해 온 사실에 대한 강력한 주장을 제시한다: 많은 질환의 '범주들' 사이의 경계는 인식된 것보다 삶의 과정에 걸쳐 더 유동적이며, 특정 질환의 본질적인 특징을 구성하는 많은 증상은 다른 많은 질환에서, 다양한 수준의 심각도에서 발생할 수 있다.

차원적 접근은 범주의 할당보다는 속성의 정량화를 기반으로 임상 표현을 분류하고, 지속적으로 분포되고 명확한 경계가 없는 현상을 설명하는 데 가장 적합하다. 차원적 체계는 신뢰성을 높이고 더 많은 임상 정보를 전달하지만(범주 체계에서 하위 역치일 수 있는 임상 속성을 보고하기 때문에), 심각한 한계가 있으며 지금까지 범주적 체계보다 임상에서 덜 유용하였다. 수치적인 차원적 묘사는 정신질환의 범주 이름보다 훨씬 덜 친숙하고 생생하다. 더욱이 분류 목적으로 사용할 최적의 차원의 선택에 대해서는 아직 합의가 이루어지지 않았다. 그럼에도 불구하고 차원적 체계에 대한 연구가 증가하고 이에 익숙해짐에 따라 치료 결정을 안내하기 위해 임상적으로 의미 있는 결정점이 설정되면서 임상 정보를 전달하는 방법이자 연구 도구로서 차원적 접근 방식이 더 많이 수용되고 있다.

임상적 유용성과 부호화에 필요한 범주형 ICD 분류와의 호환성의 이유로, DSM-5는 정신질환의 특징을 정의하는 기준 세트에 기초하여 유형별로 나누는 차원적 요소를 가진 범주형 분류다. 범주적 프레임워크에도 불구하고, DSM-5에서 각 범주의 정신질환이 다른 정신질환 또는 정신질환 없음과 구분되는 절대적인 경계를 가진 완전히 별개의 실체라는 가정이 없다는 것을 인식하는 것이 중요하다. 또한 동일한 정신질환을 가진 것으로 묘사되는 모든 사람이 모든 중요한 면에서 동일하다는 가정도 없다. 따라서 DSM-5를 사용하는 임상의는 진단을 공유하는 개인들 간에 진단의 특징을 정의하는 것과 관련해서도 이질적일 가능성이 있고, 경계에 있는 사례는 확률적 방법 외에는 진단하기 어렵다는 점을 고려해야 한다. 이러한 전망은 체계 사용의 유연성을 높이고, 경계 사례에 대한 보다 구체적인 주의를 장려하며, 진단을 넘어서는 추가적인 임상 정보를 수집할 필요성을 강조한다.

교차편집 증상 평가척도 Cross-Cutting Symptom Measures

정신병리들이 서로 뚜렷한 경계로 확실히 분리되지 않기 때문에 임상의는 평가에 대한 접근 방식을 전환하고 DSM 범주와 잘 일치하는 원형의 모습 너머의 것을 볼 필요가 있다. 이러한 전환을 지원하기 위해 III편 '새로 개발된 평가척도와 모델(Emerging Measures and Models)'은 임상의가 정신기능의 모든 주요 영역(예, 기분, 정신증, 인지, 성격, 수면)을 평가하는 데 도움을 주며, 가능한 장애들, 비정형적 표현들, 아증후군 상태들 및 공존하는 병리들을 철저하게 밝혀내기 위해 개발된 DSM-5 수준 1 교차편집 증상 평가척도를 제공한다. 일반의학에서 수행되는 신체 시스템에 대한 검토가 어쩌면 간과될 수 있었던 증상이나 징후들에 대한 주의를 환기시키기 위해 설계된 목록 역할을 하는 것처럼 DSM-5 수준 1 교차편집 증상 평가척도는 정신 체계의 검토 역할로 작용하며, 이는 임상의가 더 자세한 평가가 필요한(그리고 잠재적으로 치료가 필요한) 잠재적인 질환 및 증상을 더 잘 식별하는 데 도움을 주기 위한 것이다. DSM-5 수준 1 교차편집 증상 평가척도는 정신과적 치료를 필요로 하는 개인들의 정신질환 평가의 중요한 구성 요소로 권장되며, 『성인의 정신과적 평가를 위한 미국정신의학회(APA) 진료 지침』은 진단범주 전반에 걸쳐 증상의 이질성을 식별하고 해결하는 첫 단계로의 사용을 지지한다. 본인, 부모/보호자 및 어린이(11~17세) 등급 버전의 DSM-5 수준 1 교차편집 증상 평가척도는 임상 사용을 위해 온라인에서 무료로 사용할 수 있다(www.psychiatry.org/dsm5).

DSM-IV의 다축 체계 제거 Removal of the DSM-IV Multiaxial System

여러 축에서 각각 다른 정보 영역을 참조해 평가를 하여 진단 기록을 할 때 DSM-IV는 다축 체계를 제공하였다. DSM-5는 진단을 비축 문서화로 바꾸었다. AXIS I(임상장애), AXIS II(성격장애 및 지적발달장애), AXIS III(기타 의학적 상태)에 나열된 이전 장애 및 상태는 형식적인 구별 없이 일반적으로 임상적 중요도에 따라 순서가 나열되었다. 심리사회적 및 맥락적 요인(이전에 AXIS IV에 나열됨)은 '임상적 관심의 초점이 될 수 있는 기타 상태' 장에 있는 Z부호를 사용하여 진단 및 상태와 함께 나열된다. DSM-IV AXIS V는 개인의 전반적인 '정신건강-질환의 가상 연속체에서의 기능' 수준에 대한 임상의의 판단을 나타내는 전반적 기능 평가(Global Assessment of Functioning: GAF) 척도로 구성된다. 이 척도는 DSM-5에서 III편에 포함되어 있는('평가척도' 장 참조) 세계보건기구 장애평가목록(WHO Disability Assessment Schecule: WHODAS)으로 대체되었다. 세계보건기구 장애평가목록은 국제기능장애건강분류(International Classification of Functioning, Disability and Health: ICF)에 기반하여 전반적으로 모든 의료 및 헬스케어에 사용된다.

문화적 및 사회 구조적 쟁점 Cultural and Social Structural Issues

정신질환은 지역 사회문화적 · 공동체적 규범과 가치의 맥락에서 임상의와 다른 사람들에 의해 정의되고 인식된다. 문화적 맥락에서는 진단의 기준을 구성하는 증상, 징후, 행동 및 심각도 역치의 경험과 표현을 형성한다. 사회문화적 맥락에서도 특정한 사회적 지위를 부여함으로써 정체성 측면(민족성 또는 인종과 같은)을 형성하고 정신건강을 포함한 건강의 사회적 결정 요인에 개인을 차별적으로 노출시킨다. 이러한 문화적 요소들은 가족, 공동체 및 기타 사회 시스템과 제도 내에서 전달, 수정 및 재창조되며 시간이 지남에 따라 변화한다. 진단 평가는 개인의 경험, 증상 및 행동이 관련된 사회문화적 규범과 어떻게 다른지, 그리고 어떻게 현재 삶의 맥락에서 적응에 어려움을 초래하는지가 포함되어야 한다. 임상의는 또한 개인의 임상적 표현이 고난에 대한 노출과 자원에 대한 접근을 형성하는 사회 구조 및 계층 내에서의 위치에 의해 어떻게 영향을 받는지 고려해야 한다. 진단 분류법과 평가에 관련된 사회문화적 맥락의 주요 측면은 DSM-5-TR의 개발에서 신중하게 고려되었다.

문화적 규범 및 관행의 영향 Impact of Cultural Norms and Practices

정상과 병리 사이의 경계는 특정 행동 유형에 대한 문화적 맥락에 따라 다르다. 특정 증상이나 행동에 대한 내성의 역치는 문화적 맥락, 사회적 환경 및 가족에 따라 다르다. 따라서 경험이 문제가 되거나 병적으로 인식되는 수준이 다를 것이다. 주어진 행동, 경험 또는 우려가 임상적 주의를 요한다는 판단은 개인에 의해 내재화되고 가족 구성원과 임상의를 포함하여 주변 사람들에 의해 적용되는 문화적 규범에 달려 있다. 정신병리학의 잠재적 징후와 증상을 정확하게 평가하기 위해 임상의는 문화적 의미, 정체성 및 관행이 질병의 원인과 경과에 미치는 영향을 습관적으로 고려해야 한다. 예를 들어, 다음 요인들 중 어떤 것이라도 고려해야 한다: 취약성의 수준과 특정 질환의 메커니즘(예, 두려움을 증폭시킴으로써 공황장애나 건강염려를 유지시키는); 정신질환에 대한 가족 및 공동체의 반응으로 인해 발생하는 사회적 낙인 및 지지; 질환에 대한 반응에서 회복력을 증진시키는 대처 전략 또는 대안 및 보완 치료를 포함한 다양한 유형의 헬스케어를 이용하기 위한 도움 모색의 경로; 그리고 질환 및 회복 과정에 영향을 미치는 진단과 치료에 대한 고착의 수용 혹은 거부. 문화적 맥락은 진단 인터뷰를 포함한 임상적 조우의 행동에도 영향을 미친다. 임상의/치료 팀 구성원과 개인 간의 문화적 차이는 진단의 정확성과 수용뿐만 아니라 치료 결정과 예후 고려 및 임상 결과에 영향을 미친다.

고통의 문화적 개념 Cultural Concepts of Distress

역사적으로 문화 관련 증후군의 구성은 문화정신의학 및 심리학에서 기술 현상학에 대한 연구의 초점이었다. DSM-5 이후로 이 구성은 더 큰 임상적 유용성을 제공하는 3가지 개념으로 대체되었다.

1. **고통의 문화적 관용어구**는 비슷한 문화적 배경을 가진 사람들 사이에서 고통의 핵심적인 특징을 표현하거나 전달하기 위해 증상, 문제 또는 고통에 대해 말하는 행동 또는 언어적 용어, 구 또는 방식을 말한다(예, 주요우울장애의 역치를 충족시키지 못하는 우울한 기분이나 낙담을 표현하기 위해 말하는 "나는 너무 우울합니다."). 고통의 관용어구는 특정 증상, 증후군 또는 인지된 원인과 연관될 필요는 없다. 일상의 고민, 잠복 상태 또는 정신질환이 아닌 사회적 상황으로 인한 고통 등 광범위한 불편함을 전달하는 데 사용할 수 있다. 예를 들어, 대부분의 문화 집단은 광범위한 고통과 걱정을 표현하기 위해 사용되는 고통에 대한 공통된 신체 관용어구를 가지고 있다.
2. **문화적 설명 또는 인식된 원인**은 문화적으로 일관된 개념의 병인학 또는 증상, 질환 또는 고통의 원인을 제공하는 설명적 모델의 라벨, 속성 또는 특징이다(예, 정신병리학에서 '스트레스', 영혼 또는 문화적으로 규정된 관행을 따르지 않음). 인과적 설명은 비전문가나 치료사가 사용하는 지역의 질병 분류법의 두드러진 특징일 수 있다.
3. **문화적 증후군**은 특정한 문화 집단, 집단 또는 맥락에서 발견되는 동시 발생하는 독특한 증상의 무리 또는 집단을 일컫는다(예, 아타케 데 네르비오스[ataque de nervios, 신경발작]). 증후군은 지역의 문화적 맥락에서 질환으로 인식되거나 인식되지 않을 수 있지만(즉, 비의학적 방식으로 라벨될 수 있음), 그러한 고통의 문화적 유형과 질환의 특징은 그럼에도 불구하고 외부 관찰자에 의해 인식될 수 있다.

이 3가지 개념(논의와 예는 III편 '문화와 정신과적 진단' 참조)은 임상적 조우에서 비롯될 수 있는 고통이나 질환의 경험을 이해하고 설명하는 문화적 방법을 시사한다. 그들은 증상학, 도움 모색, 임상 발현, 치료 예측, 질병 적응 및 치료 반응에 영향을 미친다. 동일한 문화적 용어가 이들 기능 중 한 가지 이상의 역할을 하는 경우가 많으며 시간이 지남에 따라 사용법이 바뀔 수 있다. 예를 들어, '우울증'은 증후군을 지칭하지만 고통의 일반적인 관용어구가 되었다.

인종차별과 차별이 정신과 진단에 미치는 영향
Impact of Racism and Discrimination on Psychiatric Diagnosis

정신의학에서의 임상적 일과 연구는 인종과 민족성의 사회적 및 문화적 구성에 의해 깊은 영향을 받는다. 인종은 생물학적 구성물이 아닌 사회적 구성물이다. 이는 피부색과 같은 피상적인 신체적 특징에 따라 사람들을 집단으로 나누는 데 사용된다. 인종 구성에 대한 생물학적 근거는 없지만 인종에 기반한 차별은 신체적 및 정신적 건강에 심각한 영향을 미친다.

특정 범주의 정체성이 인종관념(racial ideologies) 및 관행을 기반으로 구성되는 사회적 과정을 인종화(racialization)라고 한다. 인종화된 정체성은 차별, 소외 및 사회적 배제와 강하게 연관되어 있기 때문에 중요하다. 민족성, 젠더, 언어, 종교 및 성적 지향과 같은 정체성의 다른 측면도 진단 평가 과정에 영향을 줄 수 있는 편견이나 고정관념의 초점이 될 수 있다.

인종차별은 개인, 대인관계, 제도적 및 사회 구조적 차원에서 존재한다. 개인적 차원에서 인종차별은 개인의 건강과 웰빙에 영향을 미치는 내재화된 고정관념과 위협, 평가절하, 방치, 및 불의에 대한 경험을 낳는다. 대인관계 차원에서 인종차별은 노골적인 행동뿐만 아니라 특정 낙인이 찍힌 집단에게 부정적인 태도를 전달하는 일상적 모욕 및 공격인 미묘한 차별(microaggression)도 포함되며, 스트레스 유발 및 트라우마적인 결과를 초래한다. 제도적 인종차별은 헬스케어 및 정신건강의 학과를 포함한 기관이나 단체의 일상적인 관행에 차별이 내재되어 있는 것을 말한다. 제도적 인종차별(systemic racism)은 명백한 인종관념으로 표현되지 않을 수 있지만, 오인과 불평등을 초래하는 암묵적이고 의도적이지 않은 편견, 습관, 일상 및 관행에 의해 지속될 수 있다. 결과적으로, 개인은 의식적으로 인종차별적 사상을 지지하지 않고도 제도적 인종차별에 참여하고 의도치 않게 기여할 수 있다. 사회 구조적 인종차별의 개념은 사회 및 공공정책의 조직과 규범에서 인종차별과 차별대우가 나타나는 방식을 강조하며, 이는 건강 위험에 노출되고 헬스케어에 대한 접근에 영향을 미치는 경제적 자원, 권력 및 특권의 광범위한 불평등을 강조한다. 인종차별에 대한 구조적인 폭력과 억압은 정신건강에 부정적인 영향을 포함하여 신체적·심리적·사회적 결과를 초래한다.

인종차별은 고혈압, 자살 행동 및 외상후 스트레스장애를 비롯한 다양한 건강 악화에 기여하는 건강의 중요한 사회적 결정 요인이며, 개인에게 물질 사용, 기분장애 및 정신병을 유발할 수 있다. 부정적인 인종적 고정관념과 태도는 인종화된 집단의 심리적 발달과 웰빙에 영향을 미친다. 차별의 다른 부작용으로는 치료에 대한 불평등한 접근과 진단 및 치료에 대한 임상의의 편견이 포함된다. 예를 들어, 기분장애와 다른 증상을 보이는 아프리카계 미국인들 사이에서 조현병에 대한 오진, 더 강압적인 치료 방향, 외래 환자 치료 시간 단축, 그리고 더 빈번한 신체적 구속 및 차선책 치료 사용이 있다. 임상의는 임상 평가, 진단 및 치료에 있어 모든 형태의 인종차별, 편견 및 고정관념을 인식하고 해결하기 위해 적극적인 노력을 기울여야 한다.

DSM-5-TR의 문화, 인종차별 및 차별에 대한 관심
Attention to Culture, Racism, and Discrimination in DSM-5-TR

DSM-5-TR 검토 과정에서 문화, 인종차별 및 차별대우가 정신과적 진단에 미치는 영향을 알리기 위한 조치가 질환의 장들 본문에서 취해졌다. 문화정신의학, 심리학, 인류학 분야의 미국 및 국제 전문가 19명으로 구성된 문화 문제에 대한 교차 검토 위원회(Cross-Cutting Review Committee on Cultural Issues)는 문화 관련 진단 문제에 대한 편에서 관련 정보를 통합하여 질환 특성에서의 문화적 영향에 대한 본문을 검토하였다. 차별 감소 관행에 대한 전문 지식을 갖춘 다양한 민족 및 인종 배경의 정신건강 종사자 10명으로 구성된 별도의 민족인종적 평등 및 포용 작업 그룹(Ethnoracial Equity and Inclusion Work Group)은 고정관념이 영속되거나 차별적인 임상 정보를 포함하지 않도록 인종, 민족 및 관련 개념에 대한 언급을 검토하였다.

DSM-5-TR은 인종이 분리되고 자연적인 실체라는 관점에 도전하는 언어의 사용에 전념한다. 본문은 인종이 사회적으로 구성된 본질임을 강조하기 위해 **인종적**(racial)이 아닌 **인종화**(racialized)와 같은 용어를 사용한다. 본문에서 사용되는 **민족인종적**(ethnoracial)이라는 용어는, 히스패닉, 백인 또는 아프리카계 미국인과 같은 민족 및 인종화 식별자가 결합된 미국 인구조사 범주를 나타낸다. 젠더 포용적 용어를 장려하기 위해 Latino(남성)/Latina(여성) 대신 Latinx(단수 및 복수)라는 새로운 용어를 사용한다. **백인종**(Caucasian)이라는 용어는 전형적인 범유럽 민족의 지리적 기원에 대한 구시대적이고 잘못된 관점에 바탕을 두고 있기 때문에 사용되지 않는다. **소수자**(minority)와 **비백인**(non-White)이라는 용어는 인종화된 '다수'와 관련하여 사회 집단을 묘사하고 사회 계층을 영속시키는 경향이 있는 관행이기 때문에 사용을 지양한다. 하지만 특정 연구에 기초한 역학 또는 기타 정보를 보고하는 데 필요한 경우, 명확성을 위해 관련 연구의 그룹 레이블을 본문에 사용한다. **문화**라는 용어는 별개의 사회 집단을 지칭하는 것이 아니라(예, "유병률이 문화에 따라 다르다.") 사회 내의 문화적 관점과 관행의 이질성을 나타내기 위해 사용된다. **문화적 맥락**이나 **문화적 배경**이라는 용어가 대신 선호된다.

각 장애의 유병률에 대한 편은 데이터 수집에 포함된 지리적 영역 또는 사회 집단(예, '미국 일반 인구')에 대한 명확한 참조와 함께 결과가 제시되도록 검토되었다. 이것은 아직 연구되지 않은 공동체에 대한 결과를 지나치게 일반화하는 것을 방지한다. 특정 민족인종적 집단에 대한 유병률 데이터는 기존 연구가 대표적인 표본들을 기반으로 신뢰할 수 있는 추정치를 문서화할 때 포함되었다. 작업 집단은 비대표적인 표본들의 데이터가 오해의 소지를 줄 수 있을 것 같다고 우려하였다. 이것은 특정 민족인종적 집단, 특히 미국 원주민에 대한 데이터의 제한된 포함을 설명한다. 이 집단과 다른 중요한 집단들에 대한 연구가 시급하다. 유병률 추정치는 또한 평가 편향이 없는지의 여부에 달려 있다. 본문은 사용 가능한 데이터의 정확성을 보장하기 위해 더 많은 연구가 필요할 때를 나타낸다. 사용자는 유병률에 대한 편을 맥락화하기 위해 문화와 관련된 진단적 쟁점에 대한 편을 읽는 것이 권장된다.

성과 젠더 차이 Sex and Gender Differences

성과 젠더 차이는 의료 상황의 원인 및 발현과 연관됨에 따라, 정신질환을 포함하여 수많은 질병을 위해 수립되었다. 성은 개인의 생식 기관과 XX 또는 XY 염색체 보체에 기인하는 요인을 말한다. 젠더는 개인의 자기 표현뿐만 아니라 생식 기관의 결과이며 개인이 인지한 젠더의 심리적·행동적·사회적 결과를 포함한다. 여성과 남성의 정신질환 표현에 대한 정보의 대부분은 스스로 식별한 젠더를 기반으로 하므로 DSM-5-TR에서 일반적으로 젠더 차이 또는 '여성과 남성' 또는 '소년과 소녀'를 사용한다. 그러나 정보가 이용 가능하고 '성'과 관련된 경우(예, 물질 대사의 성 차이 또는 임신이나 폐경과 같이 한 성으로만 제한되는 생애 단계) 성 차이 또는 '남성과 여성'이라는 용어를 사용한다.

성과 젠더는 다양한 방법으로 질환에 영향을 미친다. 첫째, 개인이 장애의 위험에 있는지 여부(예, 월경전불쾌감장애)를 배타적으로 결정할 수 있다. 둘째, 성 또는 젠더는 해당 정신질환 유병률 및 발생률에서 표시된 성 또는 젠더 차이에서 보이는 바와 같이 장애 발달에 대한 전반적인 위험을 완화할 수 있다. 셋째, 성 또는 젠더는 개인이 장애의 특정 증상을 경험할 가능성에 영향을 줄 수 있다. 그 예로 주의력결핍 과잉행동장애(ADHD)는 소년과 소녀에서 다르게 나타난다. 성 또는 젠더는 정신과 진단과 간접적으로 관련된 장애 경험에서 다른 영향을 갖는 것으로 보인다. 예를 들어, 어떤 증상은 남성이나 여성에서 보다 잘 나타나고, 이러한 차이점들로 인한 영향은 기관에서 응답 시 더 잘 드러난다(예, 여성은 우울·양극성·불안 장애를 더 잘 인정하고 남성보다 전반적인 증상 목록을 시인한다).

월경 주기, 임신 또는 폐경기 동안 난소 호르몬의 변화를 포함한 생식 주기 사건은 질병의 위험과 발현에 있어 성 차이에 기여할 수 있다. 그러므로 단기 정신증적 장애 또는 조증, 경조증 또는 주요 우울 삽화에 적용될 수 있는 '주산기 발병 동반'에 대한 명시자는 여성에서 질환 삽화의 발병 위험이 증가할 수 있는 기간을 나타낸다. 수면과 에너지의 경우 주산기 변화는 종종 규범적이므로 주산기 여성에서 진단적 신빙성은 더 낮아질 수 있다.

편람은 다양한 단계에서 성과 젠더에 관한 정보를 포함하도록 구성되었다. 만약 젠더 특이적 증상이 있다면 진단기준에 포함되었을 것이다. 예를 들어, 기분 삽화의 '주산기 발병 동반'과 같은 성관련 명시자는 성과 진단에 관한 추가 정보를 제공한다. 성과 젠더에 따른 유병률 추정치는 각 장애의 '유병률' 부분에 포함되어 있다. 끝으로, 진단과 성 및/또는 젠더 고려에 적절한 다른 사안들은 '성 및 젠더와 관련된 진단적 쟁점' 부분에서 찾아볼 수 있다.

자살 사고 혹은 행동과의 연관성 Association With Suicidal Thoughts or Behavior

DSM-5-TR에는 각 진단에 대해 해당 정보가 문헌에 있는 경우 '자살 사고 혹은 행동과의 연관성'이 새로운 부분으로 포함되어 있다. 포함된 정보는 일반적으로 주어진 진단과 자살 사고 혹은 행동과의 연관성을 보여 주는 연구를 기반으로 한다. 동일한 진단을 받은 개인 내에서도 광범위한 관련 정신병리가 자살 위험에 영향을 미칠 수 있다. 따라서 특정 개인의 자살 위험을 평가할 때 임상의는 알려진 위험 요인에 기반한 임상적 판단을 사용해야 하며, 자살 사고 혹은 행동과 관련된 진단의 존재에만 의존해서는 안 된다. 이 부분의 정보는 특정 진단을 받은 개인에 대해 추가적인 질의가 필요할 수 있음을 임상의에게 알리는 목적이 있다. 임상 위험 평가는 많은 요인을 포괄하는 개별 평가가 필요하며, DSM-5 진단의 공식화 및 해당 편람의 범위를 넘어선다.

추가 자료 및 향후 방향
Additional Resources and Future Directions

추가 연구가 필요한 진단 Conditions for Further Study

III편 '추가 연구가 필요한 진단'에 설명된 조건은 광범위한 임상 사용을 뒷받침할 충분한 과학적 증거가 아직 없는 경우 제안된 조건이다. 이러한 제안된 기준과 주석은 추가 연구로부터 도움을 받을 수 있는 조건을 강조하기 위해 포함된다.

평가 및 감시 장치들: 현재와 미래 전망
Assessment and Monitoring Tools: Now and Looking to the Future

DSM-5의 다양한 구성 요소는 환자 평가를 용이하게 하고 총체적인 환자 사례 공식화 개발('편람의 활용' 참조) 및 진단된 정신질환의 예후에 영향을 미칠 수 있는 특성 식별을 돕도록 제공된다. II편의 진단기준이 확장된 검토를 거쳐 잘 수립된 방법인 반면, III편에 포함된 평가척도, 문화적 개념화 면접, 추가 연구가 필요한 진단들은 아직 광범위한 임상적 이용을 과학적 증거만으로 뒷받침하기에는 어렵다는 결론을 내리게 한다. 이와 같은 진단적 도움과 기준은 지금의 영역에서 과학적 진보의 방향과 진화를 강조하고 향후 연구를 촉진하도록 한다.

III편에서 '평가척도'의 각 척도는 개인별 증상 표현 및 임상적 전후 상황에 맞도록 만들어진 치료 계획과 진단에 기여할 수 있는 환자들을 총체적으로 평가하는 것을 돕도록 제공된다. 횡단 증상과 진단-특이적 심각도 평가 방법은 변화를 관찰하고 치료 계획을 알릴 차후 만남에 대한 평가와의 비교를 위한 기준선을 세우기 위해 초기 평가 시 사용되도록 고안된 중요한 임상 영역의 양적인 척도를 제공한다. 문화적 역학이 진단 평가에 특히 중요한 경우, 문화적 개념화 면접(III편 '문화와 정신과적 진단' 장에 있음)은 개인과의 의사소통을 위한 유용한 도움으로 여겨져야 한다. 모든 평가 방법은 www.psychiatry.org/dsm5에서 온라인으로 이용할 수 있다.

DSM-5의 조직적 구조, 차원적 평가 방법 및 ICD 부호와의 호환성을 통해 임상적 유용성을 향상시키는 미래의 과학적 발견 및 진보에 쉽게 적용할 수 있다.

편람의 활용
Use of the Manual

본문은 특히 임상 훈련에서 DSM-5 활용에 대한 실용적인 안내를 제공하기 위해 고안되었다.

임상 사례 구조화에 대한 접근 Approach to Clinical Case Formulation

DSM-5의 주요 목적은 각 개인에 대한 정보에 입각한 치료 계획으로 이어지는 사례 구성 평가의 일부로 정신질환 진단에서 훈련된 임상의를 지원하는 것이다. 특정 환자를 위한 증례 구조화는 특정 정신질환 발달에 기여했을 수 있는 사회적 · 심리적 · 생물학적 요인의 간명한 요약과 민감한 임상적 역사를 포함해야 한다. 그런 까닭에 정신질환 진단을 위해 진단기준에서 단순히 증상을 확인하는 것은 충분하지 못하다. 이와 같은 기준의 존재를 위한 체계적인 확인이 보다 신뢰할 만한 평가를 보장할 수도 있지만(차원적 증상 심각도 평가 도구의 사용이 도움이 될 수 있음), 개인적인 기준과 증상의 상대적인 심각도 및 현저성, 그리고 진단에 대한 기여도는 궁극적으로 임상적 판단이 필요하다. 진단에는 성향적 · 촉진적 · 영속적 · 보호적 요인들의 혼합이 신체적 신호와 증상이 정상 범위를 벗어난 정신병리학적 상태로 판명되었을 때 이를 인식하기 위한 임상 훈련이 요구된다. 임상 증례 구조화의 궁극적인 목적은 이용 가능한 개개인의 문화와 사회적 맥락에 따라 총체적인 치료 계획을 개발함에 있어 사용 가능한 상황 및 진단적인 정보를 이용하는 것이다. 그러나 각 장애를 위한 가장 적절한 증거에 기초한 치료 선택안의 사용과 선별을 위한 권고는 이 편람 범위 밖의 일이라 하겠다.

진단의 구성 요소 Elements of a Diagnosis

진단기준은 진단을 위한 지침서로 제공되며, 임상적 판단으로부터 정보를 얻어 이용되어야 한다. 진단에 대한 각 장의 서두를 포함하는 본문 기술어구는 진단을 뒷받침하는 데 도움을 줄 수 있다(예, 서로 다른 진단 제공, '진단적 특징'하에 보다 충실하게 기준을 기술하는 것).

진단기준 평가를 따를 경우, 임상의는 장애 아형 및/또는 명시자 적용을 적절한 것으로 간주해야 한다. 대부분의 명시자는 현재 증상 상태를 표시하기 위해 적용되어야 하고 장애가 진행되는 동안 변경될 수 있지만(예, 공정한 통찰력을 갖춘, 부주의 우세형, 통제 환경에서), 장애에 대한 온전한 기준이 충족되는 때에만 국한되어야 한다. 다른 명시자는 평생의 경과를 나타내며(예, 계절성 양상 동반, 조현정동장애의 양극성 유형), 현재 상태에 관계없이 적용될 수 있다.

증상 표현이 장애에 대한 완전한 기준을 충족하지 않고 증상이 사회적, 직업적 또는 다른 중요한 기능 영역에서 임상적으로 현저한 고통이나 손상을 초래하는 경우, 주요 증상에 해당하는 '달리 명시되는'이나 '명시되지 않는' 지시를 위한 기준을 충족하는지 여부를 고려해야 한다.

아형과 명시자 Subtypes and Specifiers

아형과 명시자는 증가된 진단적 명시성을 위해 제공된다. 아형은 진단 내에서 상호 배타적이고 연합하여 철저한 현상론적인 소집단화를 정의하고 기준 목록(예, 신경성 식욕부진증, 제한형과 폭식/제거형 중 **명시할 것**) 안에서 '다음 중 하나를 **명시할 것**'으로 나타난다. 대조적으로 명시자는 상호 배타적이거나 연합하여 철저하려 하지 않으며, 결과적으로 하나 이상의 명시자가 주어질 수 있다. 명시자(아형과 반대)는 기준 목록에서 '**명시할 것**'이나 '다음의 경우 **명시할 것**'이라는 지시어로 나타난다(예, 사회불안장애, '다음의 경우 **명시할 것**: 수행 시 한정'). 명시자와 아형은 어떤 특징을 공유하는 장애(예, 주요우울장애, 혼재성 양상 동반)가 있는 개인보다 동질적인 소집단화를 정의하고 수면-각성장애에서의 '기타 의학적 동반이환 동반' 명시자와 같이, 개인 장애 관리에 관련된 정보를 전달할 기회를 제공한다. 비록 다섯 번째 한 자리 숫자가 때때로 아형이나 명시자(예, 외상성 뇌손상으로 인한 경도 신경인지장애에 대한 F06.70 진단부호의 다섯 번째 한 자리 숫자에서 '0'은 행동 장해가 없음을 의미하는 것과 외상성 뇌손상으로 인한 경도 신경인지장애에 대한 F06.71 진단부호의 다섯 번째 한 자리 숫자에서 '1'은 행동 장해가 있음을 의미)를 나타내도록 지정함에도 불구하고, DSM-5-TR에 포함된 아형과 명시자의 대다수는 ICD-10-CM 체계 안에서 부호화될 수 없고, 단지 장애 명칭 다음에 명시자나 아형을 포함하는 것으로 나타나게 된다(예, 사회불안장애[사회공포증], 수행형).

달리 명시되는 및 명시되지 않는 정신질환의 활용
Use of Other Specified and Unspecified Mental Disorders

II편에 포함된 장애에 대한 진단기준 목록을 개발하기 위해 수십 년 동안의 과학적 노력이 있었지만, 이러한 범주별 진단 목록은 개인이 경험하고 임상의에게 제시하는 정신질환의 전체 범위를 완전히 설명하지 못한다는 것이 잘 알려져 있다. 따라서 각 장의 장애 진단 경계에 정확히 맞지 않는 발현에 대해 '달리 명시되는' 또는 '명시되지 않는' 장애 지시를 포함하는 것도 필요하다. 또한 특정 장과 관련된 가장 두드러진 증상 표현만 식별할 수 있는 설정(예, 응급실)이 있다(예, 망상, 환각, 조증, 우울증, 불안, 물질 중독, 신경인지 증상). 그러한 경우, 보다 완전한 감별진단이 가능할 때까지 해당 '명시되지 않는' 장애를 자리 표시자로 지정하는 것이 가장 적절할 수 있다.

DSM-5는 특정 DSM-5 장애에 대한 진단기준을 충족하지 않는 표현에 대해 2가지 진단 선택권을 제공한다: 달리 **명시되는** 장애 및 명시되지 않는 장애. 달리 지정된 범주는 임상의가 증상 표현이 진단분류 내의 특정 범주에 대한 기준을 충족하지 않는 특정 이유를 전달할 수 있도록 제공된다. 이것은 범주의 이름을 기록하고 그 뒤에 구체적인 이유를 기록함으로써 이루어진다. 예를 들어, 다른 정신증적 증상('조현병 스펙트럼 및 기타 정신병적 장애' 장의 특정 장애에 대한 기준을 충족하지 않는 증상 발현)이 없는 상태에서 지속적으로 환각이 발생하는 개인의 경우, 임상의는 '지속되는 환청을 동반한 달리 명시되는 조현병 스펙트럼 및 기타 정신병적 장애'로 기록한다. 임상의가 특정 장애에 대한 기준이 충족되지 않는 이유를 지정하지 않기로 선택하면 '명시되지 않는 조현병 스펙트럼 및 기타 정신병적 장애'로 진단된다. 달리 명시되는 장애와 명시되지 않는 장애 사이의 구분은 임상의가 증상 표현이 전체 기준을 충족하지 못하는 이유를 표시할지 여부를 선택하여 진단에 최대한의 유연성을 제공한다는 점을 유의해야 한다. 임상의가 증상 표현의 특성을 지정하기에 충분한 가용 임상 정보가 있다고 결정하면 '달리 명시되는' 진단이 내려질 수 있다. 임상적 표현을 더 구체적으로 명시하고 기술하는 것이 불가능할 때(예, 응급실 환경), '명시되지 않는' 진단이 내려질 수 있다. 이것은 전적으로 임상의의 판단에 달려 있다.

III편의 '추가 연구가 필요한 진단' 장에 포함된 조건에 대한 DSM 조건은 '달리 명시되는' 명칭을 사용하여 지정할 수 있는 증상 표현의 예시다. 추가 연구를 위해 이러한 조건을 예로 포함하는 것은 이것이 유효한 진단범주라는 미국정신의학회의 승인을 뜻하지 않는다.

임상적 판단의 사용 Use of Clinical Judgment

DSM-5는 임상, 교육 및 연구 환경에서 사용하기 위해 개발된 정신질환 분류다. 진단범주, 기준 및 본문 설명은 진단에 대한 적절한 임상 교육 및 경험을 가진 개인이 해야 한다. 임상 훈련을 받지 않은 개인이 DSM-5를 기계적으로 적용하지 않는 것은 중요하다. DSM-5에 포함된 특정 진단기준은 임상적 판단에 따른 지침 역할을 하기 위한 것이며 엄격한 요리책 방식으로 사용하기 위한 것이 아니다. 예를 들어, 임상적 표현이 진단의 전체 기준을 충족하지 못하더라도 존재하는 증상이 지속적이고 심각하다면 임상적 판단의 행사는 개인에게 특정 진단을 내리는 것을 정당화할 수 있다. 반면에 DSM-5에 익숙하지 않거나 DSM-5 기준을 지나치게 유연하고 특이하게 적용하면 이것의 의사소통을 위한 공통 언어로서의 유용성은 크게 감소한다.

임상적 중요도 기준 Clinical Significance Criterion

많은 정신질환을 위한 명확한 생물학적 지표나 임상적으로 유용한 심각도 측정이 없기 때문에 진단기준에 포함된 병리학적 증상 표현과 정상을 완전히 분리하는 것은 불가능하다. 이러한 정보의 부족은 개인의 증상 표현 자체(특히 경미한 형태)가 본질적으로 병리학적이지 않고 '정신질환' 진단이 부적절할 수 있는 임상 상황에서 특히 문제가 된다. 따라서 고통이나 장애를 요구하는 일반적인 진단기준은 장애의 역치를 설정하는 데 사용되었으며, 일반적으로 "장해는 사회적, 직업적 또는 기타 중요한 기능 영역에서 임상적으로 현저한 고통이나 손상을 초래한다."라고 표현되었다. 이 기준이 충족되는지(특히 역할 기능 측면에서)를 평가하는 것은 본질적으로 어려운 임상적 판단이다. 질환의 정의 다음에 나오는 글은 이 기준이 개인의 치료 필요성을 결정하는 데 특히 도움이 될 수 있음을 인정한다. 개인의 성과에 관한 면담이나 자가 또는 정보제공자가 보고한 평가를 통해 얻는 개인과 가족 구성원 및 기타 제3자로부터의 정보는 종종 필수적이다.

부호화 및 기록 절차 Coding and Recording Procedures

2015년 10월 1일부터 미국에서 공식적으로 사용되는 부호화 시스템은 『국제질병분류체계 제10차 개정판, 임상적 수정(ICD-10-CM)』으로, 질병통제예방센터(Centers for Disease Control and

Prevention)의 국립보건통계청(National Center for Health Statistics: NCHS)에서 임상적 사용을 위해 수정된 세계보건기구 ICD-10 버전이고, 미국에서 유일하게 허용되는 임상적 사용을 위한 정신질환 진단부호를 제공한다. 대부분의 DSM-5 장애는 DSM-5-TR 분류 및 각 장애에 대해 설정된 동반 기준에 장애 이름(또는 부호화된 하위유형 또는 지정자) 앞에 나타나는 영숫자 ICD-10-CM 부호가 있다. 일부 진단(예, 신경인지장애, 물질/치료약물로 유발된 장애)의 경우 적절한 부호는 자세한 기준에 따라 다르며, 장애에 대해 설정된 기준 내에 부호화 메모와 함께 나열되고, 경우에 따라 '기록 절차' 본문 부분에 추가로 명시된다. 일부 장애의 경우에는 이름 뒤에 괄호로 묶인 대체 용어가 있다.

  진단부호의 사용은 의료 기록 보관의 기본이다. 진단 부호화는 데이터 수집, 검색 및 통계 정보 편집을 용이하게 한다. 또한 부호는 정부 기관, 민간 보험사 및 세계보건기구를 포함하여 이해관계가 있는 제3자에게 진단 데이터를 보고하는 데 종종 필요하다. 예를 들어, 미국에서 DSM-5-TR의 장애에 대한 ICD-10-CM 부호의 사용은 메디케어 시스템에 따른 상환을 목적으로 건강관리 재무당국에 의해 의무화되었다.

주요 진단/방문 이유 Principal Diagnosis/Reason for Visit

  DSM-5의 일반적인 규칙은 하나 이상의 DSM-5 장애에 대한 기준을 충족하는 표현에 대해 여러 진단을 내리도록 허용하는 것이다. 입원 환자 환경에서 2가지 이상의 진단이 내려진 경우, 주요 진단은 개인의 입원을 유발하는 주요 원인으로 연구 후에 확립된 상태다. 외래 환자 환경에서 한 개인에 대해 2가지 이상의 진단이 내려진 경우 방문 이유는 방문 중에 받은 외래 의료 서비스에 주로 책임이 있는 상태다. 대부분의 경우 주요 진단이나 방문 이유도 관심이나 치료의 주요 초점이다. 어떤 진단이 주요 진단인지 또는 방문 이유인지 결정하는 것은 종종 어렵다(그리고 다소 임의적이다). 예를 들어, 조현병과 알코올사용장애로 입원한 개인에 대해 어떤 진단을 '주요'로 간주해야 하는지 명확하지 않을 수 있다. 왜냐하면 각 상태가 입원 및 치료의 필요성에 동등하게 기여했을 수 있기 때문이다. 주요 진단은 첫 번째에 나열되어 표시되고 나머지 장애는 주의와 치료가 집중되는 순서로 나열된다. 주요 진단 또는 방문 이유가 다른 의학적 상태로 인한 정신질환(예, 알츠하이머병으로 인한 주요 신경인지장애, 악성 폐종양으로 인한 정신병적 장애)인 경우, ICD 부호화 규칙은 병인적 의학적 상태를 먼저 나열하도록 요구한다. 이 경우 주요 진단 또는 방문 이유는 질병으로 인한 정신질환, 두 번째 나열된 진단이다. 최대한 명확하게 하기 위해 주요 진단 또는 방문 이유로 나열된 장애 뒤에 '(주요 진단)' 또는 '(방문 이유)'라는 한정 문구가 올 수 있다.

임시 진단 Provisional Diagnosis

  '임시'라는 수식어는 현재 진단기준이 충족되었음을 나타내는 정보가 충분하지 않지만, 해당 정보가 해당 결정을 허용할 수 있게 될 것이라는 강력한 가정이 있을 때 사용할 수 있다. 임상의는 진단 뒤에 '(임시)'를 기록하여 진단 불확실성을 나타낼 수 있다. 예를 들어, 이 수식어는 현재 주요우울장애의 진단과 일치하는 표현을 가진 것으로 보이는 개인이 적절한 병력을 제공할 수 없지만, 정보제공자와 인터뷰하거나 의료 기록을 확인하면 해당 정보를 이용할 수 있을 때 사용될 수 있다. 해당 정보를 사용할 수 있게 되고 진단기준이 충족되었음을 확인하면 수식어 '(임시)'가 제거된다. '임시'의 또 다른 사용은 질병 기간이 진단기준에서 요구하는 상한선을 초과하지 않는지 여부에 감별진단이 전적으로 의존하는 상황에 대한 것이다. 예를 들어, 정신분열형 장애의 진단에는 최소 1개월에서 6개월 미만의 기간이 필요하다. 개인이 현재 정신분열형 장애의 진단과 일치하는 증상이 있고 증상이 여전히 지속되어 최종 기간을 알 수 없는 경우 '(임시)'라는 수식어를 적용한 다음 6개월 이내에 증상이 완화되면 제거한다. 증상이 완화되지 않을 때는 진단이 조현병으로 변경된다.

용어에 대한 참고 사항 Notes About Terminology
물질/치료약물로 유발된 정신질환 Substance/Medication-Induced Mental Disorder
'물질/치료약물로 유발된 정신질환'이라는 용어는 생리적 의존성을 유발할 수 있는 외인성 물질로부터 금단 동안 발생하는 증상을 포함하여 중추신경계에 대한 외인성 물질의 생리학적 효과로 인한 증상 발현을 의미한다. 이러한 외인성 물질에는 전형적인 중독 물질(예, 알코올, 흡입제, 환각제, 코카인), 향정신성 치료약물(예, 자극제; 진정제, 수면제, 항불안제), 기타 치료약물(예, 스테로이드) 및 환경 독소(예, 유기인산 살충제)가 포함된다. DSM-III에서 DSM-IV까지의 DSM 판에서는 이를 '물질로 유발된 정신질환'이라고 불렀다. DSM-5에서는 물질 남용뿐만 아니라 치료약물이 정신과적 증상을 유발할 수 있음을 강조하기 위해 용어를 '물질/치료약물로 유발된'으로 변경하였다.

독립적인 정신질환 Independent Mental Disorders
역사적으로 정신질환은 '유기적'(물리적 요인에 의해 유발됨)으로 명명된 장애와 '비유기적'(순전히 마음의, '기능적' 또는 '심인성'이라고도 함)으로 분류되었으며, 이러한 용어는 DSM-III-R까지 DSM에 사용되었다. 이러한 이분법은 비유기성 장애에는 생물학적 근거가 없고 정신질환에는 물리적 근거가 없다는 잘못된 의미를 내포하고 있기 때문에 DSM-IV는 이 용어를 다음과 같이 갱신하였다. ① '유기적' 및 '비유기적'이라는 용어는 DSM-IV에서 제거되었다. ② 이전에 '유기적'이라고 불렸던 장애는 물질의 직접적인 생리학적 효과(물질로 유발된)로 인한 장애와 중추신경계에 대한 의학적 상태의 직접적인 생리학적 영향으로 인한 장애로 구분된다. ③ '비유기적 정신질환'(즉, 물질이나 의학적 상태로 인한 것이 아닌 장애)이라는 용어는 '원발성 정신질환'으로 대체되었다. DSM-5에서 이 용어는 '원발성'을 '독립적인'으로 대체하여 더욱 개선되었다(예, 물질/치료약물로 유발된 불안장애의 기준 C는 "장해가 물질로 유발되지 않은 불안장애로 더 잘 설명되지 않음. **독립적인** 불안장애의 증거는 다음을 포함할 수 있음……." [참고용으로 고딕체 추가]와 같이 시작한다). 이것은 '원발성'이라는 용어가 역사적으로 다른 의미를 가지고 있다는 점을 감안할 때 혼동 가능성을 줄이기 위해 수행되었다(예, 여러 동반 질환 중 어떤 장애가 가장 먼저 발생했는지 나타내는 데 때때로 사용됨). '독립적인 정신질환'의 사용은 그 장애가 심리사회적 또는 기타 환경적 스트레스 요인과 같은 다른 잠재적 원인 요인과 무관하다는 의미로 해석되어서는 안 된다.

기타 의학적 상태 Other Medical Conditions

심신 이원론을 반영하는 DSM의 이전 판에서 채택된 또 다른 이분법은 장애를 '정신질환'과 '신체장애'로 나누는 것이다. 유기적/비유기적 용어의 제거와 함께 DSM-IV는 국제질병분류체계(ICD) 내 장 위치를 기반으로 '정신질환' 대 '신체장애' 이분법을 '정신질환' 대 '일반적인 의학적 상태' 이분법으로 대체하였다. ICD의 의학적 상태는 병인(예, 신생물[2장]), 해부학적 위치(예, 귀 및 유양돌기의 질병[8장]), 신체 시스템(예, 순환계의 질병[9장]) 및 맥락(예, 임신, 출산 및 산기[15장])을 포함하는 다양한 요인에 따라 17개의 장으로 구분되었다. ICD의 틀에서 정신질환은 5장에, 일반 의학적 상태는 나머지 16개 장에 해당한다. '일반적인 의학적 상태'라는 용어가 일반적인 관행과 혼동될 수 있다는 우려 때문에 DSM-5에서는 정신질환이 의학적 상태이고 정신질환이 다른 의학적 상태에 의해 촉발될 수 있다는 사실을 강조하기 위해 '다른 의학적 상태'라는 용어를 사용한다. '정신질환'과 '다른 의학적 상태'는 단지 편의상의 용어일 뿐이며, 정신질환이 신체적 또는 생물학적 요인 또는 과정과 연관이 없거나 다른 의학적 상태가 행동적 또는 심리사회적 요인이나 과정과 연관이 없다는 것과 같이 정신질환과 다른 의학적 상태 사이에 근본적인 차이가 있다는 의미로 받아들여서는 안 된다.

DSM-5-TR 텍스트의 정보 유형 Types of Information in the DSM-5-TR Text

DSM-5-TR 텍스트는 진단 의사결정에 도움이 되는 상황별 정보를 제공한다. 텍스트는 각 질환에 대한 진단기준 바로 뒤에 서술되어 있으며, 다음과 같은 제목으로 장애에 대해 체계적으로 설명한다: 기록 절차, 아형과 명시자, 진단적 특징, 부수적 특징, 유병률, 발달 및 경과, 위험 및 예후 인자, 문화와 관련된 진단적 쟁점, 성 및 젠더와 관련된 진단적 쟁점, 진단적 표지자, 자살 사고 혹은 행동과의 연관성, 기능적 결과, 감별진단 및 동반이환이 있다. 일반적으로 편에 대해 제한된 정보가 있을 경우 해당 편은 포함되지 않는다.

- **기록 절차**는 장애의 이름을 보고하고 적절한 ICD-10-CM 진단부호 선택 및 기록을 위한 지침을 제공한다. 또한 적절한 아형 및/또는 명시자를 적용하기 위한 지침도 포함되어 있다.
- **아형** 및/또는 **명시자**는 해당 아형 및/또는 명시자에 대한 간단한 설명을 제공한다.
- **진단적 특징**은 진단기준의 용도를 설명하며, 진단기준 해석에 대한 주요 설명을 포함하고 있다. 예를 들어, 조현병에서 나타나는 어떤 음성 증상들은 실제 음성 증상이 아닌 치료약물 부작용으로 인한 음성 증상일 수 있다는 사실을 포함하고 있다.
- **부수적 특징**은 기준에 표시되지 않지만 질환이 없는 개인보다 해당 질환이 있는 개인에게 더 많이 나타나는 임상적 특징들을 포함하고 있다. 예를 들어, 범불안장애가 있는 사람들은 그 질환 기준에 없는 신체 증상도 경험할 수 있다.
- **유병률**은 지역사회에서 나타날 수 있는 질환의 비율을 보여 주며, 가장 흔히 사용되는 12개월 유병률과 일부 질환의 경우 시점 유병률이 제공된다. 유병률 추정치는 연령대와 민족인종적/문화적 집단별로 제공된다. (남성 대 여성의 유병률) 성비도 이 부분에서 제공된다. 국제적인 데

이터가 제공되었을 때, 유병률의 지리적 편차도 설명하고 있다. 특히 지역사회의 비율에 대한 데이터가 제한적일 경우, 관련 임상 표본의 유병률이 중요시된다.

- **발달 및 경과**는 질병이 일반적으로 발병되는 패턴과 진화를 설명한다. 질병이 발병되었을 때 나이와 전구 증상 또는 돌연 발현하는 특징을 기록하고 있다. 질병 발달 과정이 일시적인 대 지속적인 과정뿐만 아니라 단일 삽화 대 반복 삽화 과정도 포함되어 있다. 각 부분 설명자에 따라, 증상 또는 삽화 지속 기간과 더불어 증상 심각도 및 관련 기능적 영향도 언급될 수 있다. 시간 경과에 따른 질환의 일반적인 경향(예, 안정, 악화, 개선)이 여기서 설명된다. 주의를 가지고 관찰해야 하는 변형은 발달단계(예, 유아기, 아동기, 청소년기, 성인기, 노년기)에 관련된 변형이다.

- **위험 및 예후 인자**는 질환 발현에 기여한다고 생각되는 요인들에 대한 논의를 한다. 크게 기질적 요인(예, 성격 특징), 환경적 요인(예, 두부 외상, 정서적 외상, 독성 물질 노출, 물질 사용), 유전적 및 생리학적 요인(예, 치매에 대한 APOE4 및 기타 알려진 유전적 위험)으로 세분화되어 있다. 이 하위 편은 유전적·후성적 요인뿐만 아니라 부모-자식 간의 패턴도 다룰 수 있다. 경과 변경인자 (course modifiers)라는 추가 하위 편에는 유해한 과정이 발생할 수 있는 요인, 그리고 개선 또는 보호 효과가 있을 수 있는 요인들을 모두 설명한다.

- **문화와 관련된 진단적 쟁점**에는 증상 표현의 변화, 질환의 원인 또는 촉진 요인, 인구 통계학적 집단 간의 차등 유병률과 관련된 요인, 인지된 병리 수준에 영향을 미칠 수 있는 문화적 규범, 사회적으로 억압된 민족 집단의 개인을 평가할 때 오진의 위험성, 그리고 문화적 정보에 근거한 진단과 관련된 다른 자료를 포함하고 있다. 특정 문화적/민족적 집단의 유병률은 유병률 섹션에 있다.

- **성 및 젠더와 관련된 진단적 쟁점**에는 성 또는 젠더와 관련된 진단의 상관관계, 성 또는 젠더에 따른 증상 우세 또는 진단, 그리고 성 또는 젠더에 따른 임상 과정의 차이와 같이 진단적 의미를 서술하고 있다. 젠더에 따른 유병률은 유병률 부분에 있다.

- **진단적 표지자**는 진단 가치를 확립한 객관적인 조치를 다루고 있다. 여기에는 신체검사 소견 (예, 회피적/제한적 음식섭취장애에서 보이는 영양실조 징후), 실험실 소견(예, 기면증에서 나타나는 낮은 CSF 하이포크레틴-1 수치) 또는 영상 소견(예, 알츠하이머병으로 인한 신경인지장애에서 국소적인 대사저하가 보이는 FDG-PET 영상) 등으로 서술되어 있다.

- **자살 사고 혹은 행동과의 연관성**에서는 질환별 자살 사고 혹은 행동의 유병률, 그리고 그 질환과 연관될 수 있는 자살 위험 요소에 대한 정보를 제공한다.

- **기능적 결과**에서는 개인의 일상생활에 영향을 미칠 가능성이 있는 질환과 그와 연관된 주목할 만한 기능적 결과에 대해 논의하고 있다. 이러한 결과는 교육, 작업 및 독립 생활을 유지 또는 참여하는 능력에 영향을 미칠 수 있다. 이는 연령과 수명에 따라 다를 수 있다.

- **감별진단**은 유사한 특성을 가진 질환과 다른 질환을 구별하는 방법에 대해 설명한다.

- **동반이환**에서는 진단과 함께 발생할 가능성이 있는 정신질환 및 기타 의학적 상태(즉, ICD-10-CM의 정신질환 및 행동장애 장 외로 분류된 상태)에 대한 설명을 하고 있다.

II편의 기타 상태 및 질환 Other Conditions and Disorders in Section II

DSM-5 정신질환에 대한 진단기준과 텍스트를 제공하는 것 외에도 II편에는 정신질환이 아니지만 정신건강 임상의가 접할 수 있는 다른 증상에 대한 2개의 장이 포함되어 있다. 이러한 증상은 II편의 정신질환에 추가하거나 임상 방문의 이유로 이야기될 수 있다. **'치료약물로 유발된 운동장애 및 치료약물의 기타 부작용'** 장에는 치료약물로 유발된 파킨슨증, 신경이완제 악성 증후군, 치료약물로 유발된 급성 근육긴장이상, 치료약물로 유발된 급성 좌불안석, 지연성 운동이상, 지연성 근육긴장이상/지연성 좌불안석, 치료약물로 유발된 체위떨림, 항우울제 중단 증후군 및 치료약물의 기타 부작용 등이 포함되어 있다. 이러한 증상이 포함된 이유는 ① 정신질환 또는 기타 의학적 상태의 치료약물 관리 및 ② 정신질환의 감별진단(예, 불안장애 대 치료약물로 유발된 급성 좌불안석)의 중요성 때문이다.

'임상적 관심의 초점이 될 수 있는 기타 상태' 장에는 정신질환으로 분류되지 않지만 진단, 경과, 예후 또는 치료에 영향을 미치는 증상 및 심리사회적 또는 환경적 문제를 포함하고 있다. 이러한 증상은 ICD-10-CM의 해당 부호(일반적으로 Z부호)와 함께 제공된다. 이 장에서 명시된 증상이나 문제가 정신질환 진단을 동반하거나 동반하지 않고 부호화가 될 수 있는 이유는 다음과 같다: ① 그것이 현재 방문 이유인 경우; ② 검사, 절차 또는 치료의 필요성을 설명하는 데 도움이 되는 경우; ③ 정신질환의 시작 또는 악화에 기여를 하는 경우, ④ 전반적인 관리 계획에서 고려되어야 할 문제에 해당하는 경우. 고려되어야 할 문제에 해당하는 것은 자살 행동 및 비자살적 자해; 학대 및 방임; 관계 문제(예, 배우자나 친밀 동반자와의 관계 고충); 교육, 직업, 주거 및 경제 문제; 사회 환경과 관련된 문제, 사법체계와의 상호작용 및 기타 정신사회적 · 개인적 · 환경적 상황과 관련된 문제(예, 원하지 않는 임신, 범죄 또는 테러의 피해자가 되는 것과 관련된 문제); 의학적 치료 및 기타 건강관리에 대한 접근과 관련된 문제; 개인력의 상황(예, 심리적 외상의 개인력); 상담과 의학적 조언을 위한 기타 건강 서비스 대면(예, 성 상담); 임상적 관심이 초점이 될 수 있는 추가적 상태 또는 문제(예, 정신질환과 연관된 배회, 단순 사별, 생의 단계 문제)를 포함하고 있다.

온라인 개선 사항 Online Enhancements

DSM-5-TR은 PsychiatryOnline.org를 통해 온라인 구독 및 인쇄판 버전의 전자책이 제공되고 있다. 온라인 버전은 인쇄물이나 전자책에서 사용할 수 없는 텍스트 내 인용 및 참조를 지원하는 완전한 세트를 제공한다. 또한 서론에서 언급한 DSM-5 반복 개정 프로세스로 인한 변경 사항을 반영하기 위해 주기적으로 업데이트된다. DSM-5는 PsychiatryOnline.org에 이미 업로드되어 있는 이전 버전의 DSM과 더불어 온라인에 보관된다.

인쇄판 및 전자책의 임상 평가척도 및 측정(III편의 '평가척도' 참조)은 관련 질환과 연결된 실지 시험에 사용되는 추가 평가 측정과 함께 온라인(www.psychiatry.org/dsm5)에 포함되어 있다. III편의 '문화와 정신과적 진단' 장에서 문화적 개념화 면접, 문화적 개념화 면접-정보제공자 버전(인쇄물 및 전자책에 모두 포함), 핵심 문화적 개념화 면접에 대한 보충 모듈은 모두 웹 사이트 www.psychiatry.org/dsm5에서 볼 수 있다.

DSM-5의 법의학적 적용을 할 때 주의할 점
Cautionary Statement for Forensic Use of DSM-5

DSM-5의 진단기준과 본문은 주로 임상 평가, 사례 개념화 및 치료 계획을 수행하는 임상의를 지원하도록 고안되었으나, 동시에 정신질환의 법의학적 결과를 평가할 때 법정과 법률 대리인을 위한 참고문헌으로도 사용된다. 즉, DSM-5에 포함된 정신질환의 정의가 법정과 법률 전문가의 모든 기술적인 필요에 앞서 임상의, 공중보건 전문가, 연구 조사관의 요구를 충족하도록 개발되었다는 점을 유념해야 한다. 또한 DSM-5가 특정 질환에 대한 치료 지침을 제공하는 것은 아니라는 점 역시 중요하다.

적절히 사용할 경우, 진단 및 진단 정보는 법적 의사결정자들의 결정에 도움을 줄 수 있다. 예를 들어, 정신질환의 존재가 차후 법적인 판단을 위한 기초가 될 때(예, 비자발적 민사적 책임), 수립된 진단 체계를 이용하는 것은 결정의 신빙성과 가치를 향상시킨다. DSM-5는 타당한 임상 및 연구 문헌 검토에 기초한 개론을 제공함으로써 정신질환의 관련 특징에 대한 법률 의사결정자들의 이해를 도울 수 있다. 또한 진단 관련 문헌은 정신질환과 특정 개인의 기능에 관한 근거 없는 억측을 점검하는 역할을 한다. 끝으로, 장기적인 과정에 관한 진단 정보는 법적 사안이 과거 혹은 미래 시점에서의 개인의 정신적 기능에 관심을 가질 때 의사결정을 향상시킬 수 있다.

그러나 DSM-5 이용 시에는 법의학적 환경에서 사용할 때의 위험과 한계에 대해 알고 있어야 한다. DSM-5의 범주와 진단기준, 본문 기술이 법의학적인 목적으로 사용될 때 진단 정보가 오용되거나 오해받을 소지가 있다. 이러한 위험이 발생하는 까닭은 임상 진단에 나와 있는 정보와 법에서 궁극적으로 관심을 두는 질문이 완전하게 맞아 떨어지지 않기 때문이다. 대부분 지적발달장애(지적장애), 조현병, 주요 신경인지장애, 도박장애 또는 소아성애장애와 같은 DSM-5 정신질환의 임상 진단을 받았다고 해서 해당 질환을 가진 개인이 반드시 정신질환의 존재 기준 또는 구체화된 법적 표준(예, 수행 능력, 형사상의 책임 또는 장애)을 충족한다는 의미는 아니다. 후자의 경우, 일반적으로 DSM-5 진단에 포함될 수 있는 정보, 즉 개인의 기능 손상에 대한 정보와 이들 손상이 어떻게 문제가 되고 특정 능력에 영향을 미칠 수 있는지 등처럼 DSM-5에서 제시하고 있는 진단을 넘어서 추가적인 정보가 필요하다. 특정 진단이 손상이나 능력 및 장애의 명시적 단계를 의미하지 않는 것은 분명 손상, 능력, 장애가 각 진단범주 안에서 광범위하게 겹치기 때문이다.

임상적 혹은 의학적 배경이 없거나 기타 불충분하게 숙련된 개인이 정신질환 존재 유무를 평가하기 위해 DSM-5를 이용하는 것은 권장되지 않는다. 또한 비임상적 의사결정자는 진단이 정신질환의 원인 혹은 병인이나 질환과 연관되었을 수 있는 개인의 행동에 대한 통제 여부와 관련하여 그 어떠한 함의도 제공하지 않는다는 점을 유의해야 한다. 개인의 행동에 대한 통제력 감소가 질환의 특성일 때조차 진단을 하는 것 그 자체로는 어느 한 개인이 특정 시점에 자신의 행동을 통제할 수 있음(또는 있었음)을 입증하지 못한다.

PART II

진단기준과 부호

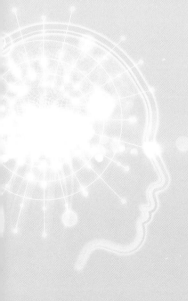

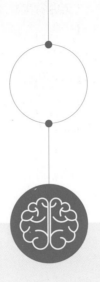

  II편은 ICD-10-CM 부호와 함께 일상적인 임상적 활용을 위해 승인된 진단기준을 포함한다. 진단 시 의사결정을 돕기 위해 각 정신질환에 대한 진단기준에 이어 본문 서술을 덧붙였다. 필요한 경우 가장 적절한 ICD-10-CM 부호를 선택할 수 있도록 별도의 지침 및 특정 기록 절차를 진단기준과 함께 제시하였다.

  II편에는 비록 공식적인 정신질환으로 간주되지는 않지만 임상가들이 흔히 접하는 2가지 상태에 대한 내용이 추가되었다. '치료약물로 유발된 운동장애 및 치료약물의 기타 부작용'은 정신질환, 또는 다른 의학적 상태에 대한 투약 치료의 부작용 관리 및 정신질환(예, 불안장애 vs. 치료약물로 유발된 급성 좌불안석) 간 감별진단에 대하여 조명한다. '임상적 관심의 초점이 될 수 있는 기타 상태'는 정신질환으로 고려되지는 않지만 정신질환의 진단, 경과, 예후 또는 치료에 영향을 줄 수 있는 상태 및 심리사회적·환경적 문제들을 포함한다.

  3가지 구성 요소—진단기준 및 본문 서술, 치료약물로 유발된 운동장애 및 치료약물의 기타 부작용, 그리고 임상적 관심의 초점이 될 수 있는 기타 상태—는 임상 진단 과정의 핵심 요소를 나타내므로 함께 제시하였다.

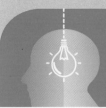

신경발달장애
Neurodevelopmental Disorders

신경발달장애는 발달기에 시작되는 장애들의 집합이다. 이 장애는 전형적으로 초기 발달단계인 학령전기에 발현되기 시작하여, 개인적 · 사회적 · 학업적 또는 직업적 기능에 손상을 야기하는 발달 결함이 특징적이다. 발달 결함의 범위는 학습 혹은 집행 기능을 조절하는 것과 같은 매우 제한적인 손상부터 사회 기술이나 지능처럼 전반적인 손상에 이르기까지 다양하다. 한때 범주화된 정의로 접근되기도 하였지만 최근 적용되는 다차원적 접근 방법은 신경발달장애 증상의 심각도를 보다 다양하게 표현하며 종종 정상 발달과 매우 뚜렷한 경계를 가지지 않기도 한다. 장애의 진단은 따라서 증상과 손상된 기능 두 가지가 모두 충족될 때 가능하다.

신경발달장애는 동반질환이 흔하다. 예를 들어, 자폐스펙트럼장애가 있는 사람에서 지적발달장애(지적장애)가 자주 동반되며, 주의력결핍 과잉행동장애(이하 ADHD)가 있는 많은 아이에서 특정 학습장애가 동반된다. 신경발달장애는 또한 종종 아동기에 발병하는 다른 정신질환 및 행동장애와 동시 발생한다(예, 의사소통장애와 자폐스펙트럼장애는 불안장애와, ADHD는 적대적 반항장애와, 틱장애의 경우 강박장애와 연관성을 보일 수 있다). 일부 장애의 경우, 임상적 양상에는 발달이정표의 성취 결함, 지연뿐 아니라 과도한 경우도 포함된다. 예를 들어, 자폐스펙트럼장애는 사회적 상호작용의 특징적인 결함과 과도한 반복적 행동, 제한적 흥미, 그리고 동일성에 대한 고집이 동반될 때 진단된다.

지적발달장애는 추론, 문제해결, 계획, 추상적 사고, 판단, 학업, 경험으로부터의 학습과 같은 전반적 정신기능에 결함이 나타나는 것이 특징이다. 이러한 결함은 부적응을 초래한다. 의사소통, 사회적 참여, 학업적 또는 직업적 기능, 가정 또는 공동체에서의 개인적 자립과 같은 한 가지 이상의 일상생활 영역에서 독립성과 사회적 책임의 기준에 도달하는 것에 실패하게 된다. 전반적 발달지연은 그 이름이 암시하듯, 지적 기능의 여러 영역에서 기대되는 발달이정표에 도달하지 못했을 때 진단된다. 이 진단은 지적 기능의 체계적인 평가가 불가능한 5세 미만의 아동에게 적용되며, 따라서 그 임상적 심각도에 대하여 신뢰도 있는 평가가 불가능하다. 지적발달장애는 발달 시기 동안의 심각한 두부 손상과 같은 후천적인 손상의 결과로 나타날 수 있는데, 이러한 경우에는 신경인지장애도 함께 진단할 수 있다.

의사소통장애에는 언어장애, 말소리장애, 사회적(실용적) 의사소통장애, 아동기 발병 유창성장애(말더듬)가 포함된다. 처음의 3가지 진단은 각각 언어, 발음, 사회적 의사소통의 발달과 사용의 결함이 특징이다. 사회적 의사소통장애는 사회적 기능의 손상을 야기하는 언어적 및 비언어적 소통의 결함을 특징으로 하며, 이는 구조화된 언어를 구사하는 능력의 손상, 지적발달장애 또는 자폐스펙트럼장애로 설명될 수 없어야 한다. 아동기 발병 유창성장애는 정상적인 유창성과 말 생성의 장해가 특징적이다. 소리나 음절의 반복, 자음과 모음을 길게 말하기, 깨어진 단어, 막힘, 과도한 신체적 긴장과 함께 생성되는 단어와 같은 문제를 포함한다. 다른 신경발달장애와 같이 의사소통장애도 생의 초기에 시작되며, 일생 동안 기능적 손상을 초래할 수 있다.

자폐스펙트럼장애에는 다양한 상황에서 사회적 의사소통과 사회적 상호작용의 결함이 지속적으로 나타난다. 사회적 호혜성(reciprocity), 사회적 상호작용을 위한 비언어적 의사소통 행동, 관계를 발전시키고 지속하며 이해하는 기술의 지속적 결핍이 특징적이다. 자폐스펙트럼장애를 진단하기 위해서는 사회적 의사소통의 결함과 더불어 제한되고 반복적인 행동, 흥미, 활동이 있어야 한다. 발달단계에 따라 증상이 변하고 보상 기전에 의해 증상이 감춰질 수 있기 때문에, 현재의 양상이 뚜렷한 손상을 초래하고 있다고 하더라도 과거 정보에 근거하여 진단기준을 충족해야 한다.

자폐스펙트럼장애를 진단할 때, 자폐 증상의 심각도에 대한 명시자와 더불어 지적 손상의 동반 유무, 구조적 언어 손상 동반 유무, 의학적·유전적 또는 환경적/후천적 조건과 연관 유무, 다른 신경발달과 정신 또는 행동적 문제와의 연관 유무와 같은 명시자를 사용함으로써 개인별 임상적 특성에 대한 기술을 제공한다. 이러한 명시자들은 임상가로 하여금 진단을 보다 개별화하고 이환된 개인에 대한 보다 풍성한 임상적 기술을 가능하게 한다. 예를 들어, 과거 아스퍼거장애로 진단받은 사람들은 현재 언어 손상이나 지적 손상이 없는 자폐스펙트럼장애로 진단된다.

ADHD는 부주의, 체계적이지 못함 및/또는 과잉행동-충동성 체계의 손상으로 정의되는 신경발달장애다. 부주의와 체계적이지 못한 행동이란 일을 끝마칠 때까지 가만히 있지 못하거나 다른 사람의 말을 듣지 않는 것처럼 보이고, 물건을 잃어버리는 등의 문제가 연령이나 발달단계와 일치하지 않는 수준으로 나타나는 것이다. 과잉행동-충동성은 과도한 활동, 꼼지락거림, 가만히 앉아 있지 못함, 다른 사람의 활동에 끼어들기, 기다리지 못함과 같은 증상으로 나타나며, 이 역시 연령이나 발달단계에 비해 과도한 경향을 보인다. 아동기에 ADHD는 적대적 반항장애와 품행장애 같은 '외현화 장애들'과 자주 중복되어 나타난다. ADHD는 종종 성인기까지 지속되어, 사회적·학업적·직업적 기능의 손상을 야기한다.

특정학습장애는 진단명이 암시하듯이 정보를 효율적이고 정확하게 인지하고 처리하는 능력에 특정한 결함이 나타날 때 진단된다. 이 신경발달장애는 공교육 과정에서 처음으로 발현되며 읽기, 쓰기, 산술과 같은 기초적인 학업 기술을 학습하는 데서의 지속적인 문제가 특징이다. 이 장애가 있는 사람의 손상된 학습 수행 능력은 연령에서 기대되는 수준보다 훨씬 낮거나 엄청난 노력에 의해서만 허용 가능한 수준에 도달할 수 있다. 특정학습장애는 지적으로 재능이 뛰어난 사람에서도 발생할 수 있으며, 지능과 보상 전략으로 인해 시간제한을 두고 평가하는 시험과 같은 장벽에 부딪혔을 때에만 발견되는 경우가 있다. 모든 특정학습장애는 일생에 걸쳐 직업적으로 요구되는 특정 기술을 포함한 기능적 수행도의 손상을 야기할 수 있다.

신경발달적 운동장애에는 발달성 협응장애, 상동증적 운동장애, 그리고 틱장애가 포함된다. 발달성 협응장애는 조화로운 운동 기능의 습득과 수행의 결함이 특징이며, 어색하고 느릿하거나 부정확한 운동 기능의 수행으로 인해 일상생활에 방해를 받게 된다. 상동증적 운동장애는 반복적이고, 억제할 수 없는 것 같고, 목적이 없는 듯한 운동 행동(예, 손 파닥거리기, 몸 흔들기, 머리 박기, 자기−물어뜯기 또는 때리기)이 있을 때 진단된다. 이런 행동은 사회적, 학업적 또는 기타 활동을 방해한다. 만약 상동증적 행동이 스스로를 다치게 한다면, 이를 진단 기술에 명시해야 한다. 틱장애는 갑작스럽고, 빠르며, 반복적 · 비율동적 · 상동증적 운동 틱 또는 음성 틱이 특징이다. 증상이 지속된 기간, 추정 병인, 임상 양상에 따라 투렛장애, 지속성(만성) 운동 또는 음성 틱장애, 잠정적 틱장애, 달리 명시되는 틱장애, 명시되지 않는 틱장애로 세분할 수 있다. 투렛장애는 운동 틱과 음성 틱이 복합적으로 나타나고, 증상의 악화와 완화의 경과를 보이며, 1년 이상 지속될 때 진단할 수 있다.

신경발달장애에 대한 명시자(specifier)의 사용은 임상적 경과와 현재의 증상에 대한 설명을 제공한다. 지적발달장애, 자폐스펙트럼장애, ADHD, 특정학습장애, 그리고 상동증적 운동장애의 경우 증상의 심각도에 대한 명시자를 사용할 수 있다. ADHD, 특정학습장애, 지속성 운동 또는 음성 틱장애의 경우 현재 증상을 기술하는 기술적 명시자를 사용할 수 있다. 자폐스펙트럼장애와 상동증적 운동장애 또한 '알려진 유전적 또는 기타 의학적 상태나 환경적 요인과 연관된' 명시자를 포함한다. 이러한 명시자는 임상의로 하여금 장애의 병인, 임상적 경과에 영향을 주는 요인에 대한 정보를 제공한다.

지적발달장애
Intellectual Developmental Disorders

● 지적발달장애(지적장애)
Intellectual Developmental Disorder (Intellectual Disability)

진단기준

지적발달장애(지적장애)는 발달 시기에 시작되며, 개념, 사회, 실행 영역에서 지적 기능과 적응 기능 모두에 결함이 있는 상태를 말한다. 다음의 3가지 진단기준을 충족해야 한다.

A. 임상적 평가와 개별적으로 실시된 표준화된 지능검사로 확인된 지적 기능(추론, 문제해결, 계획, 추상적 사고, 판단, 학업, 경험 학습)의 결함이 있다.

B. 적응 기능의 결함으로 인해 독립성과 사회적 책임 의식에 필요한 발달학적 · 사회문화적 표준을 충족하지 못한다. 지속적인 지원이 없다면 적응 결함으로 인해 다양한 환경(가정, 학교, 직장, 공동체)에서 한 가지 이상의 일상 활동 기능(의사소통, 사회적 참여, 독립적 생활)에 제한을 받는다.

C. 지적 결함과 적응 기능의 결함은 발달 시기 동안에 시작된다.

주의점: 지적발달장애라는 진단명은 **지적발달의 장애**(Disorders of Intellectual Development)라는 진단명을 사용하는 WHO ICD-11 분류 체계와의 관계를 명확하게 하기 위하여 사용되었다. 동의어인 **지적장애**는 지속적인 사용을 위하여 괄호 안에 배치하였다. 의학 및 학술지에서는 2가지 용어를 동시에 사용하지만 지적장애라는 용어가 교육 및 기타 전문직군, 시민 단체 및 일반 시민들에게 보다 널리 사용되고 있다. 미국의 경우 미연방 법령(공법 111-256, 로사법)에 의해 '정신지체'라는 용어가 '지적장애'로 대체되었다.

현재의 심각도를 명시할 것(〈표 1〉 참조):

　　F70 경도
　　F71 중등도
　　F72 고도
　　F73 최고도

명시자 Specifiers

심각도는 적응 기능에 기초하여 정의된다. 지능 지수(IQ)에 기초하지 않는 이유는 필요한 지원의 정도가 적응 기능에 의해 결정되고, 더욱이 하위 지능 범위에서는 지능 지수 측정의 타당도가 낮기 때문이다.

진단적 특징 Diagnostic Features

지적발달장애(지적장애)의 필수적인 특징은 연령, 젠더, 사회문화적 배경이 일치하는 또래에 비해 전반적인 정신 능력의 결함(진단기준 A)과 일상의 적응 기능에 손상(진단기준 B)을 보이는 것이며, 이러한 손상은 발달 시기 동안에 시작된다(진단기준 C). 지적발달장애의 진단은 임상적인 평가와 더불어 표준화된 지적 기능 검사, 신경심리학적 검사, 적응 기능 검사를 기반으로 한다.

진단기준 A는 추론, 문제해결, 계획, 추상적 사고, 판단, 가르침과 경험을 통한 학습, 실질적인 이해와 같은 지적 기능과 연관이 있다. 언어 이해, 작업 기억력, 인지적 추론, 양적 추론, 추상적 사고, 인지적 효율성 등이 중요한 요소다. 지적 기능은 타당도가 입증되었으며, 포괄적이고 문화적으로 적절한 지능검사를 통해 측정한다. 지적발달장애 개인의 지능 지수는 오차 범위(일반적으로 ±5점)를 포함해서 대략 평균에서 2 표준편차 이하로 평가된다. 이는 15의 표준편차와 평균이 100인 검사에서 65~75점(70±5점)을 의미한다. 검사 결과를 해석하고 지적 수행에 대해 평가하기 위해서는 임상적 수련과 판단이 필요하다.

검사 점수에 영향을 주는 요인으로는 반복되는 검사로 인한 학습이 나타나는 연습 효과(practice effects)와 시대에 뒤떨어진 평가 기준으로 인해 지나치게 높은 점수가 나오는 '플린 효과(Flynn effect)'가 있다. 타당성이 낮은 점수는 간이 지능 선별검사나 집단 평가의 결과일 수 있다. 소검사상의 점수 차가 큰 경우 전반적인 지능 지수의 타당도가 낮아진다. 평가 도구는 개인의 사회문화적 배경과 모국어에 적절하게 표준화되어야 한다. 의사소통, 언어, 운동감각 기능에 영향을 주는 동반질환이 있는 경우 검사 점수에 영향을 끼칠 수 있다. 신경심리학적 평가에 기초한 개별적인 인지 분포(cognitive profile)는 다중 지능 또는 여러 인지 검사를 활용하는 교차 통합적 지적 평가와 더불어 개인의 지적 능력을 이해함에 있어 단일 지능 점수보다 훨씬 유용하다.

〈표 1〉 지적발달장애(지적장애)의 심각도 수준

심각도 수준	개념적 영역(conceptual domain)	사회적 영역(social domain)	실행적 영역(practical domain)
경도 (mild)	학령전기 아동에서는 개념적 영역의 차이가 두렷하지 않을 수 있다. 학령기 아동과 성인에서는 읽기, 쓰기, 계산, 시간이나 돈에 대한 개념과 같은 학업 기술을 배우는 데 어려움이 있으며, 연령에 적합한 기능을 하기 위해서는 하나 이상의 영역에서 도움이 필요하다. 성인에서는 학습된 기술의 기능적 사용(예, 읽기, 금전 관리)뿐 아니라 추상적 사고, 집행 기능(즉, 계획, 전략 수립, 우선순위 정하기, 인지적 유연성), 단기기억역도 손상되어 있다. 문제나 해결에 대한 접근이 또래에 비해 다소 융통성이 없다.	전형적인 발달을 보이는 또래에 비해 사회적 상호작용이 미숙하다. 예를 들어, 또래들이 사회적 신호를 정확하게 인지하는 데 어려움이 있을 수 있다. 의사소통, 대화, 언어가 연령 기대수준에 비해 좀 더 구체적인 수준에 머물러 있거나 미숙하다. 연령에 적합한 방식으로 감정이나 행동을 조절하는 데 어려움이 있을 수 있다. 이러한 어려움은 사회적 상황에서 또래들에게 빠게 된다. 사회적 상황에서의 위험에 대해 제한적인 이해를 한다. 사회적 판단이 연령에 비해 미숙하여, 다른 이들에게 속거나 조종당할 위험이 있다.	자기관리는 연령에 적합하게 수행할 수 있다. 복잡한 일상생활 영역에서는 또래에 비해 약간의 도움이 필요하다. 성인에서는 정보보기, 교통수단 이용하기, 가사 및 아이 돌보기, 영양을 갖춘 음식 준비, 은행 업무 및 금전 관리와 같은 영역에서의 도움이 필요하다. 여가 기술은 또래와 유사하나, 웰빙 및 여가 계획과 관련된 판단에는 도움이 필요하다. 성인기에는 개념적 기술이 강조되지 않는 일자리에 종종 취업하기도 한다. 건강관리나 법률과 관련된 결정을 내리고 직업 활동을 능숙하게 수행하기 위해서는 도움이 필요하다. 가족을 부양하는 데는 보통 도움이 필요하다.
중등도 (moderate)	전 발달 영역에 걸쳐 개념적 기술이 또래에 비해 현저히 뒤처진다. 학령전기 아동에서는 언어와 학습준비 기술이 느리게 발달한다. 학령기 아동에서는 읽기, 쓰기, 수학, 시간과 돈에 대한 이해가 전 학령기에 걸쳐 더디 진행을 보이며, 또래에 비해 매우 제한적이다. 성인기에도 학업 기술은 초등학생 수준에 머무르며 개인 생활이나 직업에서 학업 기술을 사용하기 위해서는 도움이 필요하다. 일상생활에서는 지속적인 도움이 개념적 업무를 완수하기 위해서는 지속적인 도움이 필요하며, 다른 사람이 이러한 책임을 전적으로 대신하기도 한다.	전 발달 과정에 걸쳐 사회적 행동과 의사소통 행동에서 또래들과 확연한 차이를 보인다. 표현언어가 사회적 의사소통의 주요 수단이지만 또래에 비해 덜 복잡하다. 대인관계를 맺는 능력이 있어 가족 및 친구와 유대관계를 가지며, 성공적으로 우정을 나눌 수도 있고, 성인기에 연애를 할 수도 있다. 그러나 사회적 신호를 정확하게 감지하거나 해석하지 못할 수도 있다. 사회적 판단과 결정 능력에 제한이 있어 중요한 결정을 내릴 때에는 보호자가 반드시 도와주어야 한다. 의사소통이나 사회성의 제약이 정상 발달을 하는 또래들과의 우정	식사, 옷 입기, 배설, 위생 관리는 가능하나, 이러한 영역을 독립적으로 수행하기 위해서는 장기간에 걸친 교육과 시간이 필요하며, 할 일을 상기시켜 주는 것도 필요하다. 성인기에 모든 집안일에 참여할 수 있으나 장기간의 교육이 필요하며, 대체로 성인 수준을 수행하기 위해서는 지속적인 도움이 필요하다. 제한된 개념적 기술과 의사소통 기술이 사회적 직업에 독립적 취업이 가능하나 사회적 기대, 업무의 복잡성 및 일정 관리, 교통수단 이용하기, 의료보험, 금전 관리와 같은 부수적인 책임을 해내기 위해서는 동료나 감독자, 다른 사람의 상당

	개념적 영역	사회적 영역	실제적 영역
(이전 페이지에서 이어짐)	에 영향을 끼친다. 직업적 영역에서 성공하기 위해서는 많은 사회적·의사소통적 도움이 요구된다.	한 도움이 필요하다. 다양한 여가 활용 기술을 발달시킬 수 있다. 이를 위해서는 일반적으로 오랜 기간에 걸쳐 부수적인 도움과 학습 기회가 필요하다. 극히 일부에서는 부수적인 행동을 보이며 사회적 문제를 야기하기도 한다.	
고도 (severe)	개념적 기술을 제한적으로 습득할 수 있다. 글이나 수, 양, 시간, 금전에 대한 개념 이해가 거의 없다. 보호자들은 전 생애에 걸쳐 문제해결에 광범위한 도움을 제공한다.	말 표현 시 어휘나 문법에 상당한 제한이 있다. 한 단어나 구로 말을 하거나 다른 보완적 방법으로 내용을 보충하게 된다. 말이나 의사소통은 현재의 일상생활에 관한 내용에 치중되어 있다. 언어는 설명이나 해석보다는 사회적 의사소통을 위해 사용하며, 간단한 말이나 몸짓을 이해할 수 있다. 가족 구성원과의 관계나 친근한 이들과의 관계에서 즐거움을 얻고 도움을 받는다.	식사, 옷 입기, 목욕, 배설과 같은 일상생활 영역 전반에 대한 지원이 항상 필요하다. 자신이나 타인의 안녕에 대한 책임 있는 결정을 내릴 수 없다. 성인기에 가사, 여가 활동이나 작업에 참여하기 위해서는 지속적인 도움과 지원이 필요하며, 모든 영역의 기술 습득을 위해서는 장기간의 교육과 지속적인 도움이 필요하다. 소수의 경우에서는 자해와 같은 부적응적 행동이 문제가 될 수 있다.
최고도 (profound)	개념적 기술은 주로 상징적 과정보다는 물리적 세계와 연관이 있다. 자기관리, 작업, 여가를 위해 목표 지향적 방식으로 사물을 이용할 수 있다. 짝 짓기, 분류하기와 같은 단순한 시각-공간적 기능을 습득할 수도 있으나 동반된 운동, 감각 손상이 사물의 기능적 사용을 방해할 수 있다.	말이나 몸짓의 상징적 의사소통에 대한 이해가 매우 제한적이다. 일부 간단한 지시나 몸짓을 이해할 수 있다. 자신의 욕구나 감정은 주로 비언어적·비상징적 의사소통 방식을 통해 표현한다. 친숙한 가족 구성원이나 보호자와의 관계를 즐기며, 몸짓이나 감정적 신호를 통해 사회적 의사소통을 맺는다. 동반된 감각적·신체적 손상으로 인해 다양한 사회적 활동이 제한이 생길 수 있다.	일부 일상 활동에는 참여할 수도 있으나, 일상적인 신체 관리, 건강, 안전의 전 영역에 걸쳐 타인에게 의존적인 생활을 하게 된다. 심각한 신체적 손상이 없는 경우에는 접시 나르기와 같은 간단한 가사를 보조할 수 있다. 고도의 지속적인 도움을 통해 물건을 이용한 간단한 활동을 함으로써 일부 직업적 활동의 기초를 마련할 수도 있다. 다른 사람의 도움하에 음악 듣기, 영화 보기, 산책하기, 물놀이와 같은 여가 활동에 참여할 수 있다. 동반된 신체적·감각적 손상이 집안일이나 여가, 직업적 활동에 참여하는 데 종종 방해가 된다. 소수의 경우에서는 부적응적 행동이 나타날 수 있다.

이러한 검사를 통해 상대적으로 강한 영역과 약한 영역을 파악할 수 있고, 이는 학업과 직업 계획을 세우는 데 중요한 정보가 된다. 지능검사는 개념적 기능의 근사치이지만 실제 생활에서의 추론과 실제적 과제의 숙달을 평가하기에는 불충분할 수 있다. 예를 들어, 지능 지수가 대략 65~75 이상인 지적 기능의 결함을 가지고 있는 경우에도 자신보다 더 낮은 지능 지수를 가진 사람과 비슷한 수준으로 사회적 판단, 기타 분야의 적응 기능에 있어 심각한 적응적 행동의 문제를 보일 수 있다. 따라서 지능검사의 결과를 해석함에 있어서는 임상적 판단이 요구되며, 지능검사를 지적발달장애 진단의 단독 지표로 삼는 것은 불충분하다.

적응 기능의 결함(진단기준 B)은 비슷한 연령과 사회문화적 배경을 지닌 다른 사람과 비교하여 독립성과 사회적 책임에 대한 공동체 기준에 얼마나 잘 부합하느냐와 연관이 있다. 적응 기능은 개념적(conceptual) 영역, 사회적(social) 영역, 실행적(practical) 영역의 세 영역에서의 적응적 추론을 포함한다. 개념적(학습적) 영역에는 기억, 언어, 읽기, 쓰기, 수학적 추론, 실질적인 지식의 획득, 문제해결, 새로운 상황에서의 판단이 포함된다. 사회적 영역에는 타인의 생각이나 감정, 경험 등을 인지하는 능력, 공감, 의사소통 기술, 친선 능력, 사회적 판단 등이 포함된다. 실행적 영역에는 학습과 개인적 관리, 직업적 책임의식, 금전 관리, 오락, 자기 행동 관리, 학교나 직장에서의 업무 관리 등과 같은 삶에서의 자기관리가 포함된다. 지적 능력, 교육, 동기, 사회화, 성격 특성, 직업적 기회, 문화적 경험, 그리고 동반된 다른 의학적 상태 또는 정신질환이 적응 기능에 영향을 미칠 수 있다.

적응 기능은 임상적 평가와 개별적으로 시행되고, 문화적으로 적절하며, 심리평가적으로 믿을 만한 검사를 통해 측정해야 한다. 표준화된 평가 도구는 잘 아는 정보제공자(예, 부모나 가족, 교사, 상담가, 보호자)와 당사자에게 가능한 범위까지 사용할 수 있다. 교육, 발달력 및 의학적 상태 또는 정신건강에 대한 평가를 통해 부가적인 정보를 얻을 수 있다. 표준화된 평가에 대한 점수와 면담은 임상적 판단을 통해 해석해야 한다. 다양한 요인(예, 감각 손상, 심각한 문제 행동)으로 인해 표준화된 검사를 시행하기 어렵거나 불가능한 경우에는 명시되지 않는 지적발달장애로 진단할 수 있다. 통제된 환경(예, 감옥, 소년원)에서는 적응 기능을 평가하기 어려울 수 있으므로, 가능하다면 이러한 환경 밖에서의 기능을 반영하는 참고 자료를 확보해야 한다.

진단기준 B는 가정, 학교, 직장, 그리고 지역사회를 포함한 여러 환경에 걸쳐 개념적 영역, 사회적 영역, 실행적 영역 중 적어도 한 가지 이상의 영역에서 충분한 손상이 있어 적절한 기능을 수행하기 위해서는 지속적인 지원이 필요한 경우에 충족된다. 진단기준 C는 발달 시기 중에 발병해야 한다는 내용으로, 지적 결함과 적응 결함이 아동기 또는 청소년기 동안에 존재하는 것과 연관이 있다.

포괄적 평가에는 지적 능력과 적응 기능에 대한 측정, 유전적 · 비유전적 병인에 대한 인지, 연관된 의학적 상태(예, 뇌성마비, 발작장애)에 대한 평가, 동반된 정신질환 · 감정장애 · 행동장애에 대한 평가가 포함된다. 평가 요소에는 산전과 주산기의 의학적 과거력, 3대에 걸친 가계도, 신체검진, 유전적 평가(예, 핵형 분석 또는 염색체 미세배열 분석, 특정 유전적 증후군에 대한 검사), 대사 검사와 신경영상학적 검사 등이 포함될 수 있다.

부수적 특징 Associated Features

지적발달장애는 다양한 원인에 의한 이질적인 상태다. 사회적 판단, 위험 평가, 행동과 감정 또는 대인관계의 자기조절, 학교나 작업 환경에서의 동기 등의 어려움과 연관될 수 있다. 위험에 대한 인식이 부족하기 때문에 사고로 인한 부상 비율이 증가할 수 있다. 의사소통 기술의 부족은 파괴적이고 공격적인 행동으로 이어지게 만들 수 있다. 사회적 상황에서의 순진한 행동과 다른 사람에게 쉽게 이끌리는 경향으로 인해 타인에게 잘 속는 경우가 많다. 잘 속는 성향과 위험에 대한 인식 부족으로 인해 다른 사람에게 착취나 희생, 사기를 당할 수 있고, 의도치 않은 범죄 연루, 거짓 자백, 그리고 신체적·성적 학대의 위험에 노출될 수 있다. 이러한 부수적 특징은 사형과 관련된 엣킨스 유형의 심리를 포함한 형사사건에서 중요할 수 있다.

적응 기능의 결함을 넘어 환자는 그들의 지적 한계에 대해 고통스러워할 수 있다. 그러한 고통이 언제나 기능에 영향을 미치지 않을 수도 있지만 임상 경과의 중요한 요소가 될 수 있다.

유병률 Prevalence

일반 인구에서 지적발달장애의 유병률은 대략 1,000명 중 10명 정도다. 하지만 세계적인 유병률은 국가별로, 개발 수준별로 차이를 보여 중간 소득 국가에서는 1,000명 중 16명 정도이며, 고소득 국가에서는 1,000명 중 9명 정도다. 유병률은 또한 연령에 따라 차이를 보이며, 성인보다 청소년에게 더 높게 나타난다. 미국의 경우 인구 1,000명당 유병률은 인종과 민족에 따라 유의미하게 다르지 않았다.

발달 및 경과 Development and Course

지적발달장애는 발달기에 시작된다. 발병 연령과 임상적 특징은 병인과 뇌 기능이상의 심각도에 따른다. 고도의 지적발달장애가 있는 아이들 중에서는 운동, 언어, 사회적 발달이정표의 지연이 생후 첫 2년 내에 확인될 수 있는 반면, 경도의 지적발달장애는 학업에서의 어려움이 분명해지는 학령기가 되기 전까지는 알아차리기 어려울 수 있다. 반드시 과거력과 현재의 임상 양상을 통해 모든 진단기준(진단기준 C 포함)을 만족시켜야 한다. 지적발달장애의 진단기준을 결국 만족시키게 되는 일부 5세 이하의 아동은 전반적 발달지연의 진단기준에 해당되는 결함을 보인다.

지적발달장애가 유전적 증후군과 연관되는 경우, 특징적인 신체적 외양이 관찰될 수 있다(예, 다운 증후군). 특정한 유전 질환(예, 레쉬-니한 증후군)에서는 특징적인 구체적 행동을 나타내는 **행동 표현형**(behavioral phenotype)이 나타난다. 후천적인 유형의 경우에는 뇌수막염이나 뇌염 또는 두부 외상과 같은 질병을 앓고 난 뒤의 발달 시기에 급격하게 시작될 수 있다. 만약 심각한 두부 외상과 같은 원인에 의해 이전에 습득한 인지적 기술을 소실하여 지적 손상이 발생한 경우에는 지적발달장애와 신경인지장애 두 진단을 모두 내릴 수 있다.

지적발달장애가 일반적으로 비진행성의 경과를 보이지만, 특정 유전장애(예, 레트 증후군)에서는 안정기에 뒤따라 증상이 악화되는 기간이 존재하며, 다른 유전장애(예, 산필리포 증후군, 다운 증후군)

에서는 지적 기능의 진행성 악화가 질환별로 다양한 정도로 나타난다. 어떤 경우에는 지적 기능의 진행성 악화가 성인기에 발생하는 신경인지장애의 중첩을 시사할 수도 있다(즉, 다운 증후군을 가진 환자가 성인기에 알츠하이머병에 의한 신경인지장애를 앓게 될 가능성이 높은 경우). 이러한 경우에는 지적발달장애와 신경인지장애의 두 진단 모두를 내리게 된다.

장애의 심각도가 시간에 따라 달라질 수는 있지만, 일반적으로 장애는 평생 지속된다. 지적발달장애의 경과는 기저의 의학적 또는 유전적 상태, 동반질환(예, 청력 손상, 시력 손상, 뇌전증)의 영향을 받는다. 초기에 시작된 지속적인 개입이 아동기와 성인기에 걸쳐서 적응 기능을 향상시킬 수도 있다. 일부의 경우에서는 지적 기능의 확연한 호전을 보여 더 이상 지적발달장애 수준에 머무르지 않을 수도 있다. 따라서 영유아나 어린 아동을 평가함에 있어서는 적절한 개입이 제공된 후로 지적발달장애 진단을 보류하는 것이 통상적인 관행이다. 나이 든 아동이나 성인에서는 광범위한 지원을 통해서 일상생활의 전 활동에 걸친 참여를 이끌어 낼 수 있고 적응 기능을 개선시킬 수도 있다. 진단적 평가 시에는 향상된 적응적 기술이 안정적이고 광범위한 새로운 기술 습득의 결과인지(이 경우 지적발달장애의 진단기준을 더 이상 충족하지 않을 수 있음), 아니면 지원과 지속적인 중재에 따른 결과인지(이 경우에 지적발달장애의 진단은 여전히 유효할 수 있음)를 고려해야 한다.

위험 및 예후 인자 Risk and Prognostic Factors

유전적, 생리적. 출생 전 요인에는 유전적 증후군(예, 하나 이상의 유전자 서열 변이나 복제수 변이, 염색체 이상), 선천성 대사 이상, 뇌 기형, 산모의 질병(태반 질환 포함), 환경적인 영향(예, 알코올, 다른 약물, 독성 물질, 기형 발생 물질)이 포함된다. 주산기 요인에는 신생아 뇌 질환을 야기할 수 있는 분만 과정이나 출산과 관련된 다양한 사건이 포함된다. 출생 후 요인에는 저산소성 허혈성 손상, 외상성 두부 손상, 감염, 탈수초성 질환, 발작장애(예, 영아 연축[infantile spasm]), 심각하고 만성적인 사회적 결핍, 독성 대사 증후군, 중독(예, 납, 수은)이 포함된다.

문화와 관련된 진단적 쟁점 Culture-Related Diagnostic Issues

지적발달장애는 모든 민족인종적 집단에 걸쳐 발생한다. 사회경제적 지위, 그리고 양질의 보건의료적 접근성과 연관된 질환들의 경우에는 주산기 손상, 만성적인 사회적 결핍과 같은 환경적 위험 요인의 차이가 사회적·문화적 맥락에 따른 유병률의 차이를 가져올 수 있다. 예를 들어, 호주 서부 지역에서 호주 원주민 아동들의 지적발달장애의 유병률은 일반 인구 1,000명당 39명인 데 반해, 더 부유한 비원주민 청소년 인구에서는 1,000명당 16명이다. 평가 시에는 문화적 민감성과 사회 구조적 조건에 대한 지식이 필요하며, 개인의 사회경제적·민족적·문화적·언어적 배경, 접근 가능한 경험뿐 아니라 당사자의 공동체와 문화적 환경에서의 적응적 기능에 대해 반드시 고려해야 한다. 지적발달장애에 대한 문화적 설명은 다양하다. 어머니나 부모의 추정되는 또는 실제 잘못으로 인한 초자연적인 영향과 처벌에 관련된 문화적 신념이 포함될 수 있어 수치심, 그리고 이로 인한 질환의 축소 보고와 연관될 수 있다.

성 및 젠더와 관련된 진단적 쟁점 Sex- and Gender-Related Diagnostic Issues

전반적으로 여성보다 남성에서 더 흔하게 진단되는데, 경도의 지적발달장애에서 평균 남녀비는 1.6:1 정도이며, 고도의 지적발달장애에서 평균 남녀비는 1.2:1 정도다. 그러나 성비는 연구 결과에 따라 다양하게 보고되고 있다. 성 연관 유전적 요인, 특정 복제수 변이와 같은 다른 유전적 요인에서의 성 차이, 그리고 남성의 뇌손상에 대한 취약성이 성 차이에 일부 영향을 끼칠 수 있다.

자살 사고 혹은 행동과의 연관성 Association With Suicidal Thoughts or Behavior

지적발달장애가 있는 개인에서 정신질환이 동반된 경우, 지적/적응 기능이 높은 경우, 그리고 근접한 과거의 스트레스 요인이 있는 경우 자살의 위험성이 있다. 지적발달장애의 경우 동반된 정신질환의 현현이 비전형적 형태로 나타날 수 있기에 그 평가 과정에서 개인의 행동 변화에 주의 깊은 관심을 기울이고, 동반이환을 인지하며, 자살 사고에 대한 선별검사를 진행하는 것이 중요하다.

감별진단 Differential Diagnosis

지적발달장애의 진단은 진단기준 A, B, C를 모두 만족시킬 때 내릴 수 있다. 특정 유전적 상태나 의학적 상태로 인해 지적발달장애가 진단되어서는 안 된다. 지적발달장애와 연관이 있는 유전적 증후군은 지적발달장애와 공존하는 진단으로 기재해야 한다.

주요 및 경도 신경인지장애. 지적발달장애는 신경발달장애로 분류되며, 인지기능의 소실이 특징적인 신경인지장애와는 구별된다. 주요 신경인지장애는 지적발달장애와 동반될 수 있다(예, 다운 증후군인 환자가 알츠하이머병으로 진행한 경우, 또는 지적발달장애가 있는 개인이 두부 손상 후 후천적으로 인지기능을 소실한 경우). 이와 같은 경우에 지적발달장애와 신경인지장애 모두 진단할 수 있다. 더하여, 아동기와 청소년기 발달 시기에 발생한 외상성 또는 비외상성 뇌손상 이후로 인지기능의 안정화가 관찰되는 경우, 그리고 지속되는 인지 저하가 관찰되지 않는 경우에 지적발달장애의 진단기준이 충족된다면 신경인지장애와 지적발달장애 진단 2가지 모두를 사용할 수 있다.

의사소통장애와 특정학습장애. 이 신경발달장애는 의사소통과 학습 영역에 특이적인 장애로서 지적 영역이나 적응 행동의 결함은 보이지 않는다. 이 장애들은 지적발달장애와 동반되어 나타날 수 있다. 지적발달장애와 의사소통장애 또는 특정학습장애의 진단 항목을 모두 만족시킬 때 2가지 진단 모두 내릴 수 있다.

자폐스펙트럼장애. 지적발달장애는 자폐스펙트럼장애가 있는 개인에서 흔하다. 지적 능력의 평가는 복잡해질 수 있는데, 자폐스펙트럼장애에 내재하는 사회적 의사소통과 행동적 결함이 평가에 대한 이해와 순응을 방해할 수 있기 때문이다. 자폐스펙트럼장애에서 지적 능력에 대한 적절한 평가는 필수적인데, 이 경우 특히 아동기 초기 때의 지능 지수가 불안정할 수 있기 때문에 발달단계에 따른 재평가가 요구된다.

동반이환 Comorbidity

지적발달장애에서는 신경발달적 상태, 다른 정신적 · 의학적 상태에 대한 동반이환이 흔한데, 일부 상태(예, 정신질환, 뇌성마비, 뇌전증)는 일반 인구에 비해 3~4배 더 높게 나타난다. 동반질환의 예후와 결과는 지적발달장애 유무에 영향을 받는다. 의사소통장애, 자폐스펙트럼장애, 운동장애, 감각장애, 기타 장애와 같은 연관된 장애 때문에 평가 절차에 수정이 필요할 수 있다. 많은 정보제공자를 통해서 과민성, 기분 조절곤란, 공격성, 섭식 문제, 수면 문제와 같은 증상을 확인하는 것이 필수적이며, 다양한 공동체 환경에서의 적응 기능에 대해서도 평가해야 한다.

가장 흔하게 동반되는 신경발달장애와 기타 정신질환은 ADHD, 우울장애와 양극성장애, 불안장애, 자폐스펙트럼장애, 상동증적 운동장애(자해 행동 여부와 관계없이), 충동조절장애, 주요 신경인지장애다. 주요우울장애는 지적발달장애 심각도와 무관하게 전체 범위에 걸쳐 발생할 수 있다. 자해 행동에 대해서는 즉각적인 진단적 주의가 필요하며 상동증적 운동장애를 독립적으로 진단하는 것이 필요하다. 지적발달장애가 있는 개인, 특히 고도의 지적발달장애가 있는 경우에는 타해나 기물 파손을 포함한 공격성과 파괴적 행동을 보일 수 있다.

지적발달장애가 있는 개인은 일반 인구보다 불균형적으로 비만 등을 비롯한 건강 문제를 더 많이 가지고 있다. 종종 그들은 경험하고 있는 신체적 증상을 말로 표현할 수 없으며, 이로 인해 주요 건강 문제가 진단되지 않거나 치료되지 못하는 경우가 발생할 수 있다.

다른 진단분류 체계와의 관련성 Relationship to Other Classifications

ICD-11에서는 생애 초기에 뇌 기능의 장애를 수반한다는 의미를 나타내기 위해 '지적발달의 장애(disorders of intellectual development)'라는 용어를 사용하고 있다. ICD-11에서는 이 장애를 인생 후반기에 발생하는 치매나 주요 신경인지장애와 같이, 발달 시기에 발생하는 메타 증후군이라고 기술하고 있다. ICD-11의 '지적발달의 장애'에는 심각도에 따라 경도, 중등도, 고도, 최고도의 4가지 아형이 있다.

미국지적발달장애협회(American Association on Intellectual and Developmental Disabilities: AAIDD)에서는 **지적장애**(intellecutal disability)라는 용어를 사용하고 있다. AAIDD 분류는 범주적이기보다는 다축적 분류이며, 장애의 구성에 기초를 두고 있다. DSM-5와 같이 심각도에 따른 세부 진단을 열거하기보다는 심각도에 따른 지원의 수준을 강조하고 있다.

● 전반적 발달지연
Global Developmental Delay

F88

이 진단은 5세 **미만**의 아동에서 임상적 심각도 수준을 확실하게 평가할 수 없을 때 사용하기 위한 것이다. 이 범주는 개인이 지적 기능의 여러 영역에서 기대되는 발달이정표에 도달하지 못할 때 진단하게 되며, 연령이 너무 어려서 지적 기능을 체계적으로 평가하기 위한 표준화된 검사를 시행할 수 없는 개인에게 적용할 수 있다. 이 범주를 적용한 뒤에는 일정 기간이 지난 후 재평가가 요구된다.

● 명시되지 않는 지적발달장애(지적장애)
Unspecified Intellectual Developmental Disorder (Intellectual Disability)

F79

이 범주는 5세 **이상**의 개인이 부수적인 감각 또는 신체적 손상(예, 실명 또는 언어 습득 이전의 난청, 운동능력장애, 심각한 문제 행동이 있거나 동반된 정신질환이 있는 경우)으로 인해 현재 사용 가능한 절차로 지적발달장애(지적장애)의 정도를 평가하는 것이 어렵거나 불가능한 경우를 진단하기 위한 것이다. 이 범주는 예외적인 상황에서만 사용해야 하며, 일정 기간이 지난 후에 재평가가 요구된다.

의사소통장애
Communication Disorders

의사소통장애에는 언어(language), 말하기(speech), 의사소통(communication)의 결함이 포함된다. 말하기는 소리로 표현하는 것으로 여기에는 개인의 조음, 유창성, 목소리, 공명의 질이 포함된다. 언어는 형태, 기능 및 의사소통 규칙 중심의 관용적 방식으로 기호를 사용(즉, 구어, 수화, 문어, 그림)하는 것이 포함된다. 의사소통에는 행동, 사고 또는 다른 사람의 태도에 영향을 미칠 가능성이 있는 언어적 또는 비언어적 행동들(의도적이든 의도적이지 않든)이 포함되어 있다. 말하기, 언어, 의사소통 능력에 대한 평가를 할 때에는 개인의 문화적·언어적 배경을 고려해야 한다. 특히 이중언어 환경에서 자란 사람을 평가하는 경우에 그러하다. 언어 발달과 비언어적 지적 능력에 대한 표준화된 평가는 반드시 문화 및 언어 집단에 적절해야 한다(즉, 한 집단에서 개발되고 표준화된 검사가 다른 집단의 표준에는 적절하지 않을 수 있다). 의사소통장애의 진단적 범주는 다음과 같다. 언어장애(language disorder), 말소리장애(speech sound disorder), 아동기 발병 유창성장애(말더듬), 사회적(실용적) 의사소통장애, 그리고 명시되지 않는 의사소통장애가 있다. 초기 의사소통 발달의 성 차이(sex differences)는 여아들에 비해 남아들에서 더 높은 의사소통장애의 유병률을 야기할 수 있다. 의사소통장애와 연관된 특징, 그리고 의사소통이 다른 발달 영역과 맺는 관계를 고려할 때 의사소통장애는 자폐스펙트럼장애, 주의력결핍 과잉행동장애(ADHD), 특정학습장애, 지적발달장애(지적장애)와 같은 기타 신경발달장애, 불안장애와 같은 정신질환, 그리고 발작장애, 특정 염색체 이상과 같은 일부 의학적 상태와 함께 동반이환되는 경우가 많다.

● 언어장애
Language Disorder

진단기준   F80.2

A. 언어에 대한 이해 또는 생성의 결함으로 인해 언어 양식(즉, 말, 글, 수화 또는 기타)의 습득과 사용에 지속적인
   어려움이 있으며, 다음 항목들을 포함한다.
   1. 어휘(단어에 대한 지식과 사용) 감소
   2. 문장 구조(문법이나 형태론적 법칙을 기초로 단어와 어미를 배치하여 문장을 만드는 능력)의 제한
   3. 담화(어떤 주제나 일련의 사건을 설명하거나 기술하고 또는 대화를 나누기 위해 어휘를 사용하고 문장을 연결
      하는 능력)의 손상
B. 언어 능력이 연령에 기대되는 수준보다 상당히, 그리고 정량적으로 낮으며, 이로 인해 개별적으로나 어떤 조합에
   서나 효율적인 의사소통, 사회적 참여, 학업적 성취 또는 직업적 수행의 기능적 제한을 야기한다.
C. 증상의 발병은 초기 발달 시기에 시작된다.
D. 이러한 어려움은 청력이나 다른 감각 손상, 운동 기능이상 또는 다른 의학적·신경학적 상태에 기인한 것이 아니
   며, 지적발달장애(지적장애)나 전반적 발달지연으로 더 잘 설명되지 않는다.

진단적 특징 Diagnostic Features

　언어장애의 본질적 특징은 어휘, 문법, 문장 구조, 담화에 대한 이해와 생성의 결함으로 인해 언어의 습득과 사용에 어려움을 겪는 것이다. 언어 결함은 말로 하는 의사소통, 글로 하는 의사소통이나 몸짓 언어에서 분명하게 나타난다. 언어 학습과 사용은 수용성 기술과 표현성 기술에 의한다. **표현성 능력**이 어휘, 몸짓 또는 언어적 신호의 생성과 연관이 있는 반면, **수용성 능력**은 언어적 의미를 수용하고 이해하는 과정과 연관이 있다. 언어적 기술에 있어서 표현성 양상과 수용성 양상을 모두 평가해야 하는데, 각 양상의 심각도가 다를 수 있기 때문이다.

　언어장애는 주로 어휘와 문법에 영향을 미치며, 이러한 영향은 담화 능력을 제한한다. 아동의 첫 단어와 구가 나타나는 시기가 지연되기 쉽다. 어휘량이 적으며, 기대되는 수준보다 다양하지 못하고, 문장은 특히 과거 시제와 관련된 문법 오류가 많으며 짧고 단순하다. 언어 이해의 결함은 종종 과소평가되는데, 그 이유는 아동이 문맥을 통해 의미를 추론하는 것에 능숙할 수 있기 때문이다. 단어를 찾는 데 어려움이 생길 수도 있고, 정의 내리기에 취약하거나, 동의어와 다중 의미어에 대한 이해나 연령과 문화에 적합한 단어 놀이에 대한 이해가 부족할 수도 있다. 새로운 단어와 문장을 기억하는 문제는 긴 지시를 따르지 못하고, 일련의 언어 정보를 반복하는 어려움(예, 전화번호 기억하기 또는 쇼핑 목록 기억하기), 새로운 단어 습득에 있어 중요한 기술인 새로운 소리의 순서를 기억하는 어려움과 같은 문제로 나타날 수 있다. 담화에 대한 어려움은 핵심적 사건에 대한 적절한 정보를 제공하는 능력과 논리 정연하게 이야기를 서술하는 능력의 감소로 나타날 수 있다.

　언어의 어려움은 연령의 기대 수준에 비해 상당히 낮고, 이는 학업적 성취, 직업적 수행, 효과적인 의사소통이나 사회화를 방해한다(진단기준 B). 언어장애의 진단은 개인의 과거력, 다양한 배경

(즉, 가정, 학교 또는 직장)에서의 직접적인 임상 양상의 관찰, 그리고 심각도를 측정할 수 있게 해 주는 언어 능력에 대한 표준화된 검사 점수를 종합하여 내려야 한다.

부수적 특징 Associated Features

언어장애 환자는, 심지어 아동들도 자신의 제한된 언어에 능숙하게 대처한다. 이들은 수줍어 보이거나 말을 잘 하지 않으려는 것처럼 보일 수 있다. 장애가 있는 경우 가족 구성원이나 다른 친숙한 사람과의 의사소통만을 선호할 수 있다. 비록 이러한 사회적 지표들로 언어장애를 진단할 수는 없지만, 이러한 특징이 눈에 띄고 지속적이라면 이는 전체적인 언어 평가를 받도록 하는 타당한 근거가 된다.

발달 및 경과 Development and Course

언어 습득은 유아기에서 시작해서 청소년기에 성인 수준의 실력까지 변화하는 것이 특징이다. 이러한 변화는 언어의 다양한 영역(소리, 단어, 문법, 서술/설명, 대화 기술)에 걸쳐 연령에 따른 단계적 증가를 보이며 동시적으로 나타난다. 언어장애는 초기 발달 시기 동안 나타나지만, 초기 어휘 습득과 초기 단어 조합에 있어서는 상당한 차이가 있다. 아동기 초기에 나타나는 각각의 차이가 단일 지표로서 이후의 결과를 강력히 예측하는 것은 아니지만 인구 기반 표본에서 생후 24개월경 시작된 지연된 언어의 시작은 7세경의 결과를 가장 잘 예측하는 지표였다. 4세 이후에 언어장애를 진단받은 경우에는 비록 특정한 언어적 강점과 결함이 발달 경과에 따라 달라질 수 있더라도 시간이 지나도 진단이 안정적인 경향이 있으며, 일반적으로 성인기까지 장애가 지속된다.

언어장애는 일생에 걸친 사회적 결과를 초래할 수 있다. 언어장애가 있는 아동은 또래 괴롭힘의 대상이 될 수 있다. 아동기에 언어장애가 있던 여성의 경우 언어장애가 없던 여성과 비교 시 성인기 성폭행 피해의 위험성이 거의 3배까지 증가할 수 있다.

위험 및 예후 인자 Risk and Prognostic Factors

수용성 언어의 결핍을 보이는 아동은 표현성 결핍을 보이는 경우보다 예후가 나쁘다. 수용성 언어의 결핍이 있는 경우에는 치료가 힘들고, 독해에 있어 어려움이 있는 경우가 흔하다.

환경적. 2개 국어의 사용(bilingualism)이 언어장애를 유발하거나 악화시키지는 않지만, 2개 국어를 구사하는 아이들은 언어발달의 지연이나 차이를 보일 수 있다. 언어장애가 2개 국어를 사용하는 아이에게 발생하는 경우 두 언어 모두에 영향을 미친다. 따라서 두 언어 전반에 걸친 평가가 중요하게 고려되어야 한다.

유전적, 생리적. 언어장애는 유전적 경향이 강하며, 가족 구성원들이 언어 손상을 가지고 있을 확률이 더 높다. 인구 기반 쌍둥이 연구에서 언어장애에 대한 상당한 유전성이 지속적으로 보고되고 있으며, 분자연구는 여러 유전자가 인과 경로에서 상호작용함을 시사하고 있다.

감별진단 Differential Diagnosis

언어의 정상 변이. 언어장애는 정상발달 내 변이와 감별이 필요한데, 이러한 감별은 4세 이전에는 어려울 수 있다. 언어 손상에 대한 평가 시 언어의 지역적, 사회적 또는 문화적/민족적 차이(예, 사투리)에 대해서 반드시 고려해야 한다.

청각 또는 기타 감각 손상. 청각 손상은 언어장애의 일차 원인에서 제외되어야 한다. 언어 결함은 청각 손상, 다른 감각 결함이나 언어-운동 결함과 연관이 있을 수 있다. 만약 언어 결함이 이러한 동반 문제의 정도를 초과해서 더 심한 정도로 나타난다면 언어장애의 진단을 내릴 수 있다.

지적발달장애(지적장애). 언어 손상은 지적발달장애에서 흔히 나타나는 특징이다. 하지만 지적발달장애의 확실한 진단은 아동이 표준화된 검사를 수행할 수 있는 시기가 될 때까지 내리지 않는다. 언어장애는 다양한 정도의 지적 능력과 동반될 수 있으며, 언어장애의 진단을 위해서 언어적 능력과 비언어적 능력 간의 격차가 필요하지 않다.

자폐스펙트럼장애. 자폐스펙트럼장애는 언어발달 지연과 함께 자주 나타난다. 그러나 자폐스펙트럼장애는 종종 언어장애에서 나타나지 않는 행동, 예를 들어 사회적 관심의 결핍이나 특이한 사회적 상호작용(예, 사람들을 쳐다보려는 시도를 하지 않은 채 손으로 잡아당기는 것), 이상한 놀이 방식(예, 장난감을 가지고 다니지만 가지고 놀지는 않음), 특이한 의사소통 방식(예, 알파벳을 알고 있지만 자기 이름에 반응하지는 않음), 규칙적으로 하는 일과에 대한 완강한 고집 및 반복적 행동(예, 손 퍼덕거리기, 빙글빙글 돌기, 반향어) 등이 동반된다.

신경학적 장애. 언어장애는 뇌전증과 같은 신경학적 장애로 인해 후천적으로 발생할 수 있다(예, 후천적 실어증 또는 랜도-클레프너 증후군).

언어 퇴행. 아동의 연령에 관계없이 말하기와 언어의 소실이 발생하는 경우 랜도-클레프너 증후군과 같은 특정한 신경학적 상태의 징후 여부를 판단하기 위하여 철저한 평가가 진행되어야 한다. 언어의 소실은 발작의 증상일 수도 있으며, 뇌전증의 유무를 배제하기 위하여 일반 뇌파와 수면 뇌파 검사 같은 진단적 평가가 필요하다. 자폐스펙트럼장애를 보이는 대부분의 아동에서 생애 첫 2년 동안 중요한 사회적·의사소통적 행동의 감소가 나타나며, 이는 자폐스펙트럼장애 평가가 필요하다는 신호로 작용할 수 있다.

동반이환 Comorbidity

언어장애는 특정학습장애(글을 읽고 쓰는 능력 및 산술 능력), 지적발달장애, ADHD, 자폐스펙트럼장애, 발달성 협응장애와 같은 기타 신경발달장애와 연관이 있을 수 있으며, 또한 사회적(실용적) 의사소통장애와도 연관이 있다. 임상적으로 언어장애는 말소리장애와 병발할 수 있으나, 미국의 6세 아동들을 대상으로 한 대규모 인구 기반 표본으로부터 수집된 자료에 따르면 동반이환은 드문 편이다(1.3%). 말하기장애 또는 언어장애의 가족력이 자주 나타난다.

● 말소리장애
Speech Sound Disorder

A. 말소리 생성에 지속적인 어려움이 있고, 이는 언어 명료도를 방해하거나 전달적인 언어적 의사소통을 막는다.

B. 장해가 효과적인 의사소통을 제한하여, 사회적 참여, 학업적 성취 또는 직업적 수행을 각각 혹은 조합해서 방해한다.

C. 증상의 발병은 초기 발달 시기에 시작된다.

D. 이러한 어려움은 뇌성마비, 구개열, 난청 또는 청력 소실, 외상성 뇌손상이나 다른 의학적 또는 신경학적 상태와 같은 선천적 혹은 후천적 조건으로 인한 것이 아니다.

진단적 특징 Diagnostic Features

말소리를 생성하는 것은 음소(즉, 개별적 소리)를 또렷이 소리 내어 구어를 조합하는 것이다. 말하기 위해서는 말소리에 대한 음성학적 지식, 조음 기관(즉, 턱, 혀, 그리고 입술)의 움직임과 더불어 말하기 위한 호흡과 발성을 조절하는 능력이 모두 필요하다. 발음 생성에 어려움이 있는 아동들은 말소리에 대한 음성학적 지식이나 말하기 위해 다양한 수준의 움직임을 협응하는 능력에서 어려움을 겪을 수 있다. 따라서 말소리장애는 기본적으로 이질적인 장애로서, 음성학적 장애와 조음장애를 포함한다. 말소리장애는 말소리의 생성이 아동의 연령과 발달단계에 기대되는 수준에 맞지 않고, 이러한 결함이 신체적·구조적·신경학적 또는 청력 손상의 결과로 발생한 것이 아닐 때 진단된다. 일반적으로 발달 중인 3세 아동들의 말은 거의 알아들을 수 있는 반면, 2세 아동들의 말은 단지 50% 정도만 이해할 수 있다. 남아에서 여아보다 말소리장애가 더 흔하며, 남녀비는 1.5:1에서 1.8:1 정도로 알려져 있다.

부수적 특징 Associated Features

언어장애는 말소리장애와 동반되어 나타날 수 있으나, 6세까지는 병발하여 나타나는 경우가 드물다. 말하기장애 또는 언어장애의 가족력이 자주 나타난다.

만약 조음 기관을 빠르게 조정하는 능력에 특정한 어려움이 있다면, 조음 기관 및 이와 관련된 얼굴 근육 조직을 조정하는 기술 습득의 지연이나 불균형에 대한 과거력이 있을 것이다. 이러한 조정 기술에는 씹기, 입을 다물고 있기, 코 풀기 등이 포함된다. 발달성 협응장애에서처럼 다른 영역의 운동 협응이 손상되었을 수도 있다. 운동 영역을 포함하는 말하기 생성 문제를 지칭하는 용어로서, 아동기 언어 실행증(childhood apraxia of speech)과 언어 실행곤란(verbal dyspraxia)이 사용된다.

발달 및 경과 Development and Course

말소리를 명료하고 정확하게 생성하고 연결된 말을 유창하게 생성하는 법을 배우는 것은 발달 기술이다. 말소리의 조음은 발달 양상을 따르며, 이러한 발달 양상은 표준화된 검사의 연령 표준에 반영된다. 전형적인 발달을 하는 아동들이 말하는 법을 배우면서 단어와 음절을 짧게 말하는 것은 이상한 일이 아니지만, 3세에는 발음 생성 기술을 습득해서 대부분 이해할 수 있게 말해야 한다. 대부분의 아이가 단어를 명료하게 발음할 수 있을 시기에도, 말소리장애가 있는 아이들은 미숙한 음성학적 단순화 과정을 지속적으로 사용한다.

5세에는 대부분의 말소리를 명료하게 생성해야 하며, 대부분의 단어를 정확하게 발음해야 한다. 가장 빈번하게 잘못 발음되는 영어 음들은 늦게 학습되는 경향이 있으며, 이 소리들을 '늦은 8'(l, r, s, z, th, ch, dzh, zh)이라고 부른다. 8세까지는 이러한 음들을 잘못 발음하는 경우가 정상적으로 발생할 수 있다. 하지만 만약 이것이 여러 음에 해당되는 경우, 대부분의 아동이 이를 정확하게 발음할 수 있는 연령이 될 때까지 기다리기보다는 발음의 명료도를 향상시키기 위해 이 소리의 일부를 목표로 삼아 연습하는 것이 중요하다. 혀 짧은 발음(즉, 분명하게 발음되지 않는 치찰음)은 특히 흔하게 나타나며, 앞면과 측면으로의 공기 흐름 방향이 나타날 수 있다. 이는 혀를 밀어서 삼키는 양상과 연관이 있을 수도 있다.

말소리장애를 지닌 대부분의 아동은 치료에 대한 반응이 좋고 시간이 흐를수록 말하기 문제가 개선되기 때문에 장애가 평생 지속되지 않을 수 있다. 그러나 만약 언어장애가 함께 존재하는 경우에는 말하기장애(speech disorder)의 예후가 더 나쁘며, 특정학습장애와도 연관이 있을 수 있다.

감별진단 Differential Diagnosis

말하기의 정상 변이. 진단을 하기 전에 말하기의 지역적, 사회적 또는 문화적/민족적 차이에 대해 고려해야 한다. 이중 언어를 사용하는 아동들은 전반적인 발음의 명료도가 더 낮고, 자음이나 모음 오류가 더 많으며, 단일 언어로 영어만을 사용하는 아동들에 비해 영어로 평가 시 흔치 않은 종류의 오류 형태들을 더 자주 보인다.

청각 또는 기타 감각 손상. 청각장애나 난청이 있는 사람들은 말소리 생성 오류를 보일 수 있다. 만약 말하기의 결함이 이러한 문제들의 정도를 넘어서는 경우에는 말소리장애를 진단할 수 있다.

구조적 결함. 말하기 손상은 구조적인 결함(예, 구개열)으로 인해 발생할 수도 있다.

구음곤란. 뇌성마비와 같은 운동장애가 말하기 손상의 원인이 될 수도 있다. 목소리의 독특한 특징뿐만이 아니라 신경학적 징후도 말소리장애와 구음곤란을 감별할 수 있게 해 준다. 다만, 어린 아이들(3세 이하), 특히 일반적인 신체 운동이 수반되지 않거나 최소화된 경우(예, 워스터-드라우트 증후군)에서는 감별이 어려울 수 있다.

선택적 함구증. 말하기의 제한은 선택적 함구증의 징후일 수 있다. 선택적 함구증은 불안장애로서 하나 또는 그 이상의 환경 조건에서 말이 없어지는 것이 특징적이다. 말하기장애가 있는 아동의 경우 그들의 손상에 대한 부끄러움 때문에 선택적 함구증이 발생할 수도 있지만, 선택적 함구증이 있는 많은 아동은 집에 있거나 친한 친구들과 함께 있을 때와 같은 '안전한' 환경에서는 정상적으로 말을 한다.

동반이환 Comorbidity

말하기 손상은 특정 유전적 상태(예, 다운 증후군, 22q 결손, FoxP2 유전자 돌연변이)에 따라 다르게 나타날 수 있다. 만약 장애가 존재한다면, 이에 대해서도 부호화하여야 한다.

● 아동기 발병 유창성장애(말더듬)
Childhood-Onset Fluency Disorder (Stuttering)

진단기준 F80.81

A. 말의 정상적인 유창성과 말 속도 양상의 장해로서 이는 연령과 언어 기술에 비해 부적절하며, 오랜 기간 지속된다. 다음 중 한 가지(또는 그 이상)가 자주, 뚜렷하게 나타나는 것이 특징이다.
    1. 음과 음절의 반복
    2. 자음과 모음을 길게 소리 내기
    3. 단어의 깨어짐(예, 한 단어 내에서 끊김이 있음)
    4. 소리를 동반하거나 동반하지 않는 말 막힘(말의 중단 사이가 채워지거나 채워지지 않음)
    5. 돌려 말하기(문제 있는 단어를 피하기 위한 단어 대치)
    6. 과도하게 힘주어 단어 말하기
    7. 단음절 단어의 반복(예, "나-나-나-나는 그를 본다.")
B. 개별적으로나 복합적으로 장해는 말하기에 대한 불안 혹은 효과적인 의사소통, 사회적 참여 또는 학업적이나 직업적 수행의 제한을 야기한다.
C. 증상의 발병은 초기 발달 시기에 시작된다(**주의점**: 늦은 발병의 경우 F98.5 성인기 발병 유창성장애로 진단한다).
D. 장해는 언어-운동 결함 또는 감각 결함, 신경학적 손상(예, 뇌졸중, 종양, 외상)에 의한 비유창성 또는 다른 의학적 상태로 인한 것이 아니며, 다른 정신질환으로 더 잘 설명되지 않는다.

진단적 특징 Diagnostic Features

아동기 발병 유창성장애(말더듬)의 필수 증상은 연령에 부적절한 말의 유창성과 말 속도 장해다. 이 장해는 음이나 음절을 자주 반복하거나 길게 하는 특징이 있다. 말의 비유창성의 다른 형태로는 깨어진 단어(예, 한 단어 내에서 끊김이 있음), 소리를 동반하거나 동반하지 않는 말 막힘(즉, 말의 중단 사이가 채워지거나 채워지지 않음), 돌려 말하기(즉, 문제 있는 단어를 피하기 위한 단어 대치), 과도하게 힘주어 단어 말하기, 단음절 단어의 반복(예, "나-나-나-나는 그를 본다.")이 있다. 말의 유창성 장해는 학업적 또는 직업적 성취와 사회적 의사소통을 방해할 수 있다. 장해의 정도는 상황에 따라 다양한데, 특히 의사소통에 대한 부담(예, 학교에서 발표하기, 구직 면접)이 있으면 보통 더 심해진다. 비유창성은 종종 소리 내어 읽기, 노래하기 또는 무생물이나 애완동물에게 이야기할 때는 나타나지 않는다.

부수적 특징 Associated Features

말더듬 문제에 대한 예기 공포가 생길 수 있다. 이들은 언어적 기전(예, 말의 속도 바꾸기, 특정 단어나 소리를 피하기) 또는 전화 걸기, 청중 앞에서 말하기와 같은 특정 말하기 상황에 대한 회피를 통해 비유창성을 피하려는 시도를 한다. 이러한 특징과 더불어 스트레스와 불안에 의해서도 비유창성이 악화될 수 있다.

아동기 발병 유창성장애(말더듬)에서는 운동성 움직임(예, 눈 깜빡임, 틱, 입술이나 안면의 떨림, 머리를 갑자기 움직이기, 숨 쉬는 움직임, 주먹 쥐기)이 동반될 수도 있다. 유창성장애가 있는 아동은 다양한 범위의 언어 능력을 보이며, 유창성장애와 언어 능력 사이의 관계는 불분명하다.

연구들에 따르면, 말더듬이 있는 아동들은 신경학적으로 구조적 · 기능적 차이를 보인다. 말더듬은 여성보다 남성에서 흔하며, 연령과 말더듬의 원인에 따라 추정치는 다르게 나타난다. 말더듬의 원인으로는 다양한 요인이 있을 수 있으며, 특정 유전적 · 신경생리학적 요인들이 포함된다.

발달 및 경과 Development and Course

아동기 발병 유창성장애 또는 발달성 말더듬의 80~90%는 6세경에 나타나며, 발병 연령대는 2~7세 사이이다. 발병은 서서히 시작되거나 좀 더 갑작스러울 수 있다. 전형적으로 비유창성은 첫 자음, 구의 첫 단어나 긴 단어를 반복하면서 점진적으로 시작된다. 아동은 비유창성을 인식하지 못할 수도 있다. 장애가 진행됨에 따라 비유창성이 좀 더 빈번해지고 방해가 되며, 가장 의미 있는 단어나 구에서도 나타난다. 아동이 말하기 문제를 인식함에 따라, 청중 앞에서 말하는 것을 피하거나 짧고 간단한 말을 하는 것처럼 비유창성과 감정적 반응을 피하기 위한 방법을 개발할 수도 있다. 종단연구에서는 65~85%의 아동이 비유창성으로부터 회복된다고 보고했으며, 8세 때의 유창성장애의 심각도를 통해 회복될지, 청소년기와 그 이후까지 지속될지를 예측할 수 있다고 하였다.

위험 및 예후 인자 Risk and Prognostic Factors

유전적, 생리적. 아동기 발병 유창성장애가 있는 사람의 생물학적 일차 친족에서 말더듬의 위험은 일반 인구에 비해 3배 이상 높다. 현재까지 일부 말더듬 사례들 기저의 4가지 유전자 돌연변이가 확인되었다.

아동기 발병 유창성장애(말더듬)의 기능적 결과
Functional Consequences of Childhood-Onset Fluency Disorder (Stuttering)

이러한 특징과 더불어 스트레스나 불안에 의해서도 비유창성이 악화될 수 있다. 사회적 기능의 손상은 이러한 불안으로부터 생길 수 있다. 학령전기에 시작되어 나이가 들면서 심해지는 말더듬의 기능적 결과로, 부정적인 의사소통 태도를 보일 수 있다.

감별진단 Differential Diagnosis

감각 결함. 말하기의 비유창성은 청각 손상이나 다른 감각 결함 또는 언어-운동 결함과 연관이 있을 수 있다. 만약 말하기의 비유창성이 이러한 문제들의 정도를 넘어서는 경우에는 아동기 발병 유창성장애를 진단할 수 있다.

정상적인 비유창성. 이 장애는 어린 아동에서 자주 보이는 정상적인 비유창성과 반드시 구별되어야 하는데, 이런 경우로는 단어 전체나 구의 반복(예, "나는 아이스크림을, 나는 아이스크림을 원한다."), 불완전한 구, 별안간 내는 소리, 침묵의 말 멈춤, 삽입적인 말이 있다. 만약 아동이 성장함에 따라 이러한 문제의 횟수가 증가하거나 복잡해진다면, 아동기 발병 유창성장애 진단이 적합할 수 있다.

읽기 손상을 동반한 특정학습장애. 소리 내어 읽기를 할 때 비유창성을 보이는 아동들은 읽기장애로 잘못 진단될 수 있다. 구두 읽기 유창성은 전형적으로 주어진 시간 안에 시행하는 평가들을 통해 측정한다. 느린 읽기 속도는 말더듬이 있는 아동들의 실제 읽기 능력을 정확하게 반영하지 않을 수 있다.

이중 언어 사용. 새로운 언어를 배우려는 시도에서 비롯된 비유창성, 그리고 유창성장애를 시사할 수 있는 두 언어 모두에서 나타나는 비유창성을 구분할 필요가 있다.

치료약물 부작용. 말더듬은 치료약물 부작용으로 인해 발생할 수도 있으며, 치료약물에의 노출과 시간적 연관성이 발견될 수 있다.

성인기 발병 비유창성. 만약 비유창성이 청소년기나 그 이후에 시작된다면, 이는 신경발달장애라기보다는 '성인기 발병 비유창성'이다. 성인기 발병 비유창성은 특정 신경학적 손상과 다양한 의학적 상태, 정신질환과 연관이 있으며, 이러한 항목들과 함께 명시될 수도 있지만 이는 DSM-5상의 진단은 아니다.

투렛장애. 투렛장애의 음성 틱과 반복적인 발성은 그 양상과 시기를 통해 아동기 발병 유창성장애에서 나타나는 반복적인 소리와 구별해야 한다.

동반이환 Comorbidity

아동기 발병 유창성장애는 ADHD, 자폐스펙트럼장애, 지적발달장애(지적장애), 언어장애 또는 특정학습장애, 발작장애, 사회불안장애, 말소리장애, 기타 발달장애와 같은 다른 질환들과 병발할 수 있다.

● 사회적(실용적) 의사소통장애
Social (Pragmatic) Communication Disorder

진단기준   F80.82

A. 언어적 · 비언어적 의사소통의 사회적인 사용에 있어서 지속적인 어려움이 있고, 다음과 같은 양상이 모두 나타난다.
1. 사회적 맥락에 적절한 방식으로 인사 나누기 및 정보 공유하기와 같은 사회적 목적의 의사소통을 하는 데 있어서의 결함
2. 교실과 운동장에서 각기 다른 방식으로 말하기, 아동과 성인에게 각기 다른 방식으로 말하기, 그리고 매우 형식적인 언어의 사용을 피하는 것과 같이 맥락이나 듣는 사람의 요구에 맞추어 의사소통 방법을 바꾸는 능력에 있어서의 손상
3. 순서에 맞추어 대화하기, 알아듣지 못했을 때 좀 더 쉬운 말로 바꾸어 말하기, 상호작용을 조절하기 위해 언어적 · 비언어적 신호를 사용하기와 같이 대화를 주고받는 규칙을 따르는 데 있어서의 어려움
4. 명시적으로 기술되지 않은 것을 이해하기(예, 추측하기), 언어의 비문자적 또는 애매모호한 의미(예, 관용구, 유머, 은유, 해석 시 문맥에 따른 다중적 의미)를 이해하는 데 있어서의 어려움
B. 개별적으로나 복합적으로 결함이 효과적인 의사소통, 사회적 참여, 사회적 관계, 학업적 성취 또는 직업적 수행의 기능적 제한을 야기한다.
C. 증상의 발병은 초기 발달 시기에 나타난다(그러나 결함은 사회적 의사소통 요구가 제한된 능력을 넘어설 때까지는 완전히 나타나지 않을 수 있다).
D. 증상은 다른 의학적 또는 신경학적 상태나 부족한 단어 구조 및 문법 영역의 능력에 기인한 것이 아니며, 자폐스펙트럼장애, 지적발달장애(지적장애), 전반적 발달지연 또는 다른 정신질환으로 더 잘 설명되지 않는다.

진단적 특징 Diagnostic Features

사회적(실용적) 의사소통장애는 **실용성**(즉, 언어 및 의사소통의 사회적 사용)에 있어서 주된 어려움을 보이는 것이 특징이다. 이는 사실적 문맥에서 언어적 · 비언어적 의사소통의 사회적인 규칙을 이해하고 따르거나, 듣는 사람이나 상황적 요구에 따라 언어를 바꾸거나, 대화를 나누고 이야기를 하기 위한 규칙을 따르는 데 있어서의 결함을 보이는 것으로 나타난다. 사회적 의사소통의 결함은 효과적인 의사소통, 사회적 참여, 사회적 관계의 발전, 학업적 성취 또는 직업적 수행에 있어 기능적인 제한을 야기한다. 이러한 결함은 구조적 언어 또는 인지 영역에서의 능력 부족이나 자폐스펙트럼장애로 더 잘 설명되지 않는다.

부수적 특징 Associated Features

사회적(실용적) 의사소통장애의 가장 흔하게 연관된 특징은 언어 손상으로, 언어 발달이정표 성취 지연에 대한 과거력, 과거의 (현재 이러한 문제가 존재하지 않는다면) 구조적인 언어 문제가 특징적이다(이 장의 앞부분에 있는 '언어장애' 참조). 사회적 의사소통의 결함이 있는 경우 사회적인 상호작용을 피할 수도 있다. ADHD, 정서 및 행동 문제, 특정학습장애 역시 해당 장애 환자들에서 흔히 동반된다.

발달 및 경과 Development and Course

사회적(실용적) 의사소통은 말하기와 언어의 적절한 발달 과정에 달려 있기 때문에, 사회적(실용적) 의사소통장애의 진단은 4세 미만의 아동에서는 드물다. 4세 또는 5세가 되면 대부분의 아동이 적절한 말하기 및 언어 능력을 갖게 되므로, 사회적 의사소통의 특정한 결함을 인지할 수 있게 된다. 보다 경미한 정도의 사회적(실용적) 의사소통장애는 언어 및 사회적 상호작용이 더욱 복잡해지는 청소년기 초기까지 분명히 나타나지 않을 수도 있다.

사회적(실용적) 의사소통장애의 결과는 다양한데, 일부 아동들은 시간이 흐르면 상당한 개선을 보이는 반면, 나머지는 성인기까지 문제가 지속되기도 한다. 유의한 개선을 보인 이들 중에서도 실용성의 초기 결함은 사회적 관계와 행동, 그리고 쓰기나 독해, 구두 읽기와 같은 기타 관련 기술 습득에 지속적인 손상을 야기하기도 한다.

위험 및 예후 인자 Risk and Prognostic Factors

유전적, 생리적. 자폐스펙트럼장애, 의사소통장애 또는 특정학습장애의 가족력은 사회적(실용적) 의사소통장애의 위험을 증가시키는 것으로 보인다. 여기에는 해당 장애가 있는 아동들의 형제자매 또한 포함되며, 사회적(실용적) 의사소통장애의 초기 증상들을 보일 수 있다.

감별진단 Differential Diagnosis

자폐스펙트럼장애. 자폐스펙트럼장애는 사회적 의사소통 결함이 있는 경우에 우선적으로 고려해야 하는 진단이다. 자폐스펙트럼장애에서는 제한적이고 반복적인 양상의 행동, 흥미, 활동이 나타나는 반면, 사회적(실용적) 의사소통장애에서는 이러한 특성이 나타나지 않는 점으로 두 장애를 구별할 수 있다. 자폐스펙트럼장애 환자들은 초기 발달 시기에 제한적이고 반복적인 양상의 행동, 흥미, 활동만을 보일 수 있으므로, 포괄적인 병력에 대한 정보를 얻어야 한다. 만약 과거에 제한적인 흥미와 반복적인 행동들이 존재했다면, 현재 증상이 없다고 하더라도 자폐스펙트럼장애의 진단이 가능할 수 있다. 현재의 증상이나 발달력을 통틀어서 손상을 야기할 만한 제한적/반복적 양상의 행동, 흥미 또는 활동(즉, 진단기준 B)에 대한 자폐스펙트럼장애의 진단기준을 만족시키는 증상을 발견하지 못했을 경우에만 사회적(실용적) 의사소통장애의 진단을 고려할 수 있다. 사회적 의사소통 증상들은 질적으로는 유사하지만, 자폐스펙트럼장애에서보다 사회적(실용적) 의사소통장애에서 더 경미하게 나타날 수 있다.

주의력결핍 과잉행동장애(ADHD). ADHD의 주요 결함은 사회적 의사소통의 손상과 효과적인 의사소통, 사회적 참여 또는 학업적 성취의 기능적인 제한을 야기할 수 있다.

사회불안장애. 사회적(실용적) 의사소통장애의 증상들은 사회불안장애의 증상과 겹친다. 이들을 구별하는 특징은 증상의 발병 시기다. 사회적(실용적) 의사소통장애가 있는 이들은 효과적인 사회적 의사소통을 경험해 보지 못한 반면, 사회불안장애의 경우에는 사회적 의사소통 기술이 적절히 발달했음에도 사회적 상호작용에 대한 불안, 공포 또는 고통으로 인해 이를 활용하지 못한다.

지적발달장애(지적장애)와 전반적 발달지연. 전반적 발달지연 또는 지적발달장애가 있는 경우 사회적 의사소통 기술이 부족할 수 있지만, 사회적 의사소통의 결함이 지적 능력의 한계를 명백히 넘어서는 수준이 아니라면 별도로 사회적(실용적) 의사소통장애를 진단하지는 않는다.

● 명시되지 않는 의사소통장애
Unspecified Communication Disorder

F80.9

이 범주는 사회적, 직업적 또는 다른 중요한 기능 영역에서 임상적으로 현저한 고통이나 손상을 초래하는 의사소통장애의 특징적인 증상들이 두드러지지만, 의사소통장애 또는 신경발달장애 진단분류에 속한 장애 중 어느 것에도 완전한 기준을 만족하지 않는 발현 징후들에 적용된다. 명시되지 않는 의사소통장애 범주는 기준이 의사소통장애 또는 특정 신경발달장애의 기준에 맞지 않은 이유를 명시할 수 없다고 임상의가 선택한 상황들에서 사용되며, 좀 더 특정한 진단을 내리기에는 정보가 불충분한 발현 징후들을 포함한다.

자폐스펙트럼장애
Autism Spectrum Disorder

● 자폐스펙트럼장애
Autism Spectrum Disorder

진단기준   F84.0

A. 다양한 분야에 걸쳐 나타나는 사회적 의사소통과 사회적 상호작용의 지속적인 결함으로 현재 또는 과거력상 다음과 같은 특징이 모두 나타난다(예시들은 실례이며 증상을 총망라한 것이 아님, 본문을 참조하시오).
  1. 사회적-감정적 상호성의 결함(예, 비정상적인 사회적 접근과 정상적으로 주고받는 대화의 실패, 흥미나 감정 공유의 감소, 사회적 상호작용의 시작 및 반응의 실패)
  2. 사회적 상호작용을 위한 비언어적인 의사소통 행동의 결함(예, 언어적·비언어적 의사소통의 불완전한 통합, 비정상적인 눈 맞춤과 몸짓 언어 또는 몸짓의 이해와 사용의 결함, 얼굴 표정과 비언어적 의사소통의 전반적 결핍)
  3. 관계 발전, 유지 및 관계에 대한 이해의 결함(예, 다양한 사회적 상황에 적합한 적응적 행동의 어려움, 상상 놀이를 공유하거나 친구 사귀기가 어려움, 동료들에 대한 관심 결여)
B. 제한적이고 반복적인 행동, 흥미 또는 활동이 현재 또는 과거력상 다음 항목들 가운데 적어도 2가지 이상 나타난다(예시들은 실례이며 증상을 총망라한 것이 아님, 본문을 참조하시오).
  1. 상동증적이거나 반복적인 운동성 동작, 물건 사용 또는 말하기(예, 단순 운동 상동증, 장난감 정렬하기 또는 물체 튕기기, 반향어, 특이한 문구 사용)

2. 동일성에 대한 고집, 일상적인 틀에 대한 융통성 없는 집착 또는 의례적인 언어적·비언어적 행동 양상(예, 작은 변화에 대한 극심한 고통, 변화의 어려움, 완고한 사고방식, 의례적인 인사, 같은 길로만 다니기, 매일 같은 음식 먹기)

3. 강도나 초점에 있어서 비정상적으로 극도로 제한되고 고정된 흥미(예, 특이한 물체에 대한 강한 애착 또는 집착, 과도하게 국한되거나 고집스러운 흥미)

4. 감각 정보에 대한 과잉 또는 과소 반응, 혹은 환경의 감각 측면에 대한 특이한 관심(예, 통증/온도에 대한 명백한 무관심, 특정 소리나 감촉에 대한 부정적 반응, 과도한 냄새 맡기 또는 물체 만지기, 빛이나 움직임에 대한 시각적 매료)

C. 증상은 반드시 초기 발달 시기부터 나타나야 한다(그러나 사회적 요구가 개인의 제한된 능력을 넘어서기 전까지는 증상이 완전히 나타나지 않을 수 있고, 나중에는 학습된 전략에 의해 증상이 감춰질 수 있다).

D. 이러한 증상은 사회적, 직업적 또는 다른 중요한 현재의 기능 영역에서 임상적으로 현저한 손상을 초래한다.

E. 이러한 장해는 지적발달장애(지적장애) 또는 전반적 발달지연으로 더 잘 설명되지 않는다. 지적발달장애와 자폐스펙트럼장해는 자주 동반된다. 자폐스펙트럼장애와 지적발달장애를 함께 진단하기 위해서는, 사회적 의사소통이 일반적인 발달 과정상 기대되는 수준보다 더 저하되어야 한다.

주의점: DSM-Ⅳ의 진단기준상 자폐성장애, 아스퍼거장애 또는 달리 분류되지 않는 전반적 발달장애로 진단된 경우에는 자폐스펙트럼장애의 진단이 내려져야 한다. 사회적 의사소통에 뚜렷한 결함이 있으나 자폐스펙트럼장애의 다른 진단 항목을 만족하지 않는 경우에는 사회적(실용적) 의사소통장애로 평가해야 한다.

현재의 심각도를 사회적 의사소통 손상과 제한적이고 반복적인 행동 양상에 기초하여 **명시할 것**(〈표 2〉 참조):

　상당히 많은 지원을 필요로 하는 수준

　많은 지원을 필요로 하는 수준

　지원이 필요한 수준

다음의 경우 명시할 것:

　지적 손상을 동반하는 경우 또는 동반하지 않는 경우

　언어 손상을 동반하는 경우 또는 동반하지 않는 경우

다음의 경우 명시할 것:

　알려진 유전적 또는 기타 의학적 상태나 환경적 요인과 연관된 경우(**부호화 시 주의점**: 연관된 유전적 또는 기타 의학적 상태를 식별하기 위해 추가적인 부호를 사용하시오)

　신경발달, 정신 또는 행동 문제와 연관된 경우

다음의 경우 명시할 것:

　긴장증 동반(정의에 대해서는 148쪽 다른 정신질환과 연관된 긴장증의 진단기준을 참조하시오) (**부호화 시 주의점**: 긴장증을 동반하는 경우에는 자폐스펙트럼장애와 연관된 긴장증에 대한 추가적인 부호인 F06.1을 사용하시오)

기록 절차 Recording Procedures

〈표 2〉에 나온 2가지 핵심적인 정신병리 영역 각각에 대해 필요한 지원 수준을 언급하는 것이 도움이 될 수 있다(예, '사회적 의사소통 결함에 대해 상당히 많은 지원을 필요로 하며, 제한적이고 반복적인 행동에 대해 많은 지원을 필요로 하는 수준'). '지적 손상을 동반하는 경우' 또는 '지적 손상을 동반하지 않는 경우'에 대한 세부 진단은 그다음에 기록해야 한다. 그다음으로는 언어 손상에 대한 세부 진단을 기록한다. 만약 언어 손상을 동반하는 경우, 현재의 언어적 기능 수준을 기록해야 한다(예, '언어 손상을 동반하는 경우―이해 가능한 말하기의 부재' 또는 '언어 손상을 동반하는 경우―문구 말하기').

'알려진 유전적 또는 기타 의학적 상태나 환경적 요인과 연관된 경우' 또는 '신경발달, 정신 또는 행동 문제와 연관된 경우' 명시자에 적합한 자폐스펙트럼장애의 경우, (특정 상태, 장애 또는 요인의 이름)과 연관된 자폐스펙트럼장애라고 기록한다(예, 복합 결절성 경화증과 연관된 자폐스펙트럼장애). 이러한 명시자들은 나열된 상태나 문제가 임상적 치료와 잠재적으로 관련이 있는 경우 적용하게 되며, 이러한 상태나 문제가 반드시 자폐스펙트럼장애와 인과적인 관련성을 보일 필요는 없다. 만약 연관된 신경발달, 정신 또는 행동 문제가 신경발달장애 또는 기타 정신질환의 진단기준을 충족한다면, 자폐스펙트럼장애와 기타 장애를 동시에 진단해야 한다.

만약 긴장증이 존재할 경우, '자폐스펙트럼장애와 연관된 긴장증'이라고 따로 기록해야 한다. 추가적인 정보가 필요한 경우, '조현병 스펙트럼 및 기타 정신병적 장애' 장의 다른 정신질환과 연관된 긴장증에 대한 진단기준을 참고할 수 있다.

〈표 2〉 자폐스펙트럼장애의 심각도 수준(필요한 지원 수준의 예시들)

심각도 수준	사회적 의사소통	제한적이고 반복적인 행동
3단계 '상당히 많은 지원을 필요로 하는 수준'	언어적·비언어적 사회적 의사소통 기술에 심각한 결함이 있고, 이로 인해 심각한 기능상의 손상이 야기된다. 사회적 상호작용을 맺는 데 극도로 제한적이며, 타인의 사회적 접근에 대해 최소한의 반응을 보인다. 예를 들어, 이해할 수 있는 말이 극소수의 단어뿐인 사람으로서 좀처럼 상호작용을 시작하지 않으며, 만일 상호작용을 하더라도 오직 필요를 충족하기 위해 이상한 방식으로 접근을 하고, 매우 직접적인 사회적 접근에만 반응한다.	융통성 없는 행동, 변화에 대처하는 것의 극심한 어려움, 다른 제한적이고 반복적인 행동이 모든 분야에서 기능에 현저한 방해가 된다. 화제 또는 행동 전환에 극심한 고통과 어려움이 있다.
2단계 '많은 지원을 필요로 하는 수준'	언어적·비언어적 사회적 의사소통 기술의 뚜렷한 결함이 있고, 지원을 해도 명백한 사회적 손상이 있으며, 사회적 의사소통의 시작이 제한되어 있고, 타인의 사회적 접근에 대해 감소된 혹은 비정상적인 반응을 보인다. 예를 들어, 단순한 문장 정도만 말할 수 있는 사람으로서 상호작용이 편협한 특정 관심사에만 제한되어 있고, 기이한 비언어적 의사소통이 뚜렷하게 나타난다.	융통성 없는 행동, 변화에 대처하는 것의 어려움, 다른 제한적이고 반복적인 행동이 우연히 관찰한 사람도 알 수 있을 정도로 자주 나타나며, 다양한 분야의 기능을 방해한다. 화제 또는 행동 전환에 고통 또는 어려움이 있다.

1단계 '지원이 필요한 수준'	지원이 없으면 사회적 의사소통의 결함이 분명한 손상을 야기한다. 사회적 상호작용을 시작하는 데 어려움이 있으며, 타인의 사회적 접근에 대해 비전형적인 반응이나 성공적이지 않은 반응을 보인다. 사회적 상호작용에 대한 흥미가 감소된 것처럼 보일 수 있다. 예를 들어, 완전한 문장을 말할 수 있는 사람으로서 의사소통에 참여하지만, 다른 사람들과 대화를 주고받는 데에는 실패할 수 있으며, 친구를 만들기 위한 시도는 괴상하고 대개 실패한다.	융통성 없는 행동이 한 가지 또는 그 이상의 분야의 기능을 확연히 방해한다. 활동 전환이 어렵다. 조직력과 계획력의 문제는 독립을 저해한다.

명시자 Specifiers

심각도에 대한 명시자(〈표 2〉 참조)는 현재의 증후군(1단계 이하의 수준일 수 있음)을 간결하게 기술하기 위해 사용될 수 있으며, 이는 심각도가 상황에 따라 달라질 수 있고 시간에 따라서 변동된다는 것을 인식하게 해 준다. 사회적 의사소통의 어려움과 제한적이고 반복된 행동에 대한 심각도는 분리되어 평가되어야 한다. 심각도의 기술적 범주는 서비스에 대한 적합성이나 서비스 공급을 결정하기 위해 사용되어서는 안 된다. 실제로, 전반적으로 비교적 더 나은 기술을 지닌 이들이 서로 다른 또는 더 큰 심리사회적 어려움을 경험할 수 있다. 따라서 서비스 필요도는 오직 개인적 수준에서, 우선순위와 목표에 대한 논의를 통해 결정할 수 있다.

'지적 손상을 동반하는 경우 또는 동반하지 않는 경우'라는 명시자에 대해 살펴보면, 자폐스펙트럼장애 아동이나 성인의 지적인 측면(보통 균일하지 않음)을 이해하는 것은 진단적 특징을 해석하는 데 있어 필수적이다. 언어적 기술과 비언어적 기술에 대한 분리된 평가가 필수적이다(예, 제한된 언어를 보이는 개인의 잠재 능력을 측정하기 위해 시간제한이 없는 비언어적 검사 시행).

'언어 손상을 동반하는 경우 또는 동반하지 않는 경우'에 대한 명시자를 사용하기 위해서는 현재의 언어 기능 수준에 대한 평가 및 기술이 이루어져야 한다. '언어 손상을 동반하는 경우'에 대한 명시의 기술 예시로는 알아들을 수 없는 말(비언어적), 한 단어 수준 또는 문구 말하기가 포함된다. '언어 손상을 동반하지 않는 경우'에서 개인의 언어 수준은 완전한 문장을 구사할 수 있는 경우나 유창한 언어를 구사하는 경우라고 추가적으로 기술할 수 있다. 자폐스펙트럼장애에서 수용성 언어는 표현성 언어의 발달에 비해 뒤처질 수 있기 때문에, 수용성 언어 기술과 표현성 언어 기술은 반드시 분리하여 고려되어야 한다.

'알려진 유전적 또는 기타 의학적 상태나 환경적 요인과 연관된 경우'라는 명시자는 알려진 유전적 상태(예, 레트 증후군, 취약X 증후군, 다운 증후군), 알려진 의학적 상태(예, 뇌전증) 또는 자궁 내 환경적 노출의 과거력, 알려진 기형유발물질이나 감염(예, 태아 발프로에이트 증후군, 태아 알코올 증후군, 태아 풍진)이 있는 경우에 적용할 수 있다. 이 명시자는 자폐스펙트럼장애의 원인과 동일한 의미로 간주되어서는 안 된다. 임상의가 원인으로 제시하는 것이 아니라, 잠재적으로 임상적인 관련성이 있거나 치료에 영향을 준다고 생각되는 경우 자폐스펙트럼장애에 연관된 것으로 언급할 수 있다. 그 예로 고유의 유전체 복제수 변이와 연관된 자폐스펙트럼장애가 있으며, 이러한 특정 이상이 자폐스펙트럼장애를 직접적으로 유발하거나 연관이 있다고 알려지지 않았더라도 임상적으로 관련이 있을 수 있다. 이 외에 행동 증상을 악화시킬 수 있는 크론병도 있다.

'신경발달, 정신 또는 행동 문제와 연관된 경우'라는 명시자는 기능적 표현에 기여하거나 치료의 초점이 되는 문제들(예, 과민성, 수면 문제, 자해 행동 또는 발달 퇴행)을 나타내기 위해 적용될 수 있다. 추가적인 신경발달장애, 정신질환 또는 행동적 장애에 대해서도 별도의 진단으로 언급해야 한다(예, ADHD; 발달성 협응장애; 파괴적 행동, 충동조절, 그리고 품행 장애; 불안장애; 우울장애 또는 양극성장애; 틱장애 또는 투렛장애; 섭식장애; 배설장애 또는 수면장애).

긴장증은 자폐스펙트럼장애와 함께 동반되는 상태로 발생할 수 있다. 자세, 거부증(지시나 외부 자극에 대해 반대되는 반응 혹은 무반응), 함구증, 그리고 혼미와 같은 전형적인 증상들과 더불어, 상동증과 자해 행동의 증가나 악화도 자폐스펙트럼장애에서 긴장증 증후군의 일부로 나타나기도 한다.

진단적 특징 Diagnostic Features

자폐스펙트럼장애의 필수적인 특징은 상호 간의 사회적 의사소통과 사회적 상호작용의 지속적인 손상(진단기준 A), 제한적이고 반복적인 양식의 행동, 흥미 또는 활동(진단기준 B)이다. 이러한 증상들은 아동기 초기부터 나타나며 일상의 기능에 있어 제한이나 손상을 일으킨다(진단기준 C, D). 기능적 손상이 명확해지는 시기는 개인의 특성과 개인이 처한 환경에 따라 다르다. 핵심적인 진단적 특징은 발달 시기에 분명히 나타나지만, 개입, 보상, 현재의 지원을 통해 적어도 몇 가지 방면에서는 문제를 감출 수 있다. 장애의 발현 역시 자폐 상태의 심각도, 발달수준, 연령, 그리고 아마도 젠더에 따라서도 매우 달라지기 때문에, **스펙트럼**이라는 용어를 사용한다. 지적 또는 언어적 손상을 동반하는 경우에 비해, 인지 또는 언어 손상 없는 경우에는 결함들을 감지하는 것이 더 어려울 수 있으며(예, 진단기준 A, 진단기준 B), 이들은 이러한 결함을 감추기 위해 많은 노력을 기울이고 있을 수 있다. 만약 전반적으로 더 나은 의사소통 기술을 가지고 있는 경우(예, 언어적으로 유창하거나 지적 손상이 없는 경우) 진단기준 A에서의 사회적 의사소통의 결함을 발견하기 더 힘들 것이다. 마찬가지로 관심사가 전형적인 연령별 기준(예, 실을 꼼지락거리는 것과 비교하여, 고대 이집트나 기차)에 가까울수록, 진단기준 B에서의 결함들(즉, 제한된 양식의 행동과 흥미)이 덜 분명할 수 있다. 자폐스펙트럼장애는 과거에 조기 유아 자폐, 아동기 자폐, 카너 자폐(Kanner's autism), 고기능 자폐, 비전형적 자폐, 달리 분류되지 않는 전반적 발달장애, 아동기 붕괴성장애, 아스퍼거장애로 불렸던 장애들을 아우르는 진단이다.

진단기준 A에 명시된 사회적 의사소통과 사회적 상호작용의 손상은 광범위하고 지속적이다. 진단은 임상의의 관찰, 보호자의 과거 정보, 그리고 가능하다면 자가 보고 등의 다양한 출처의 자료가 기반이 되었을 때 가장 타당하고 신뢰할 수 있다. 사회적 의사소통에서 언어적 · 비언어적 결함은 개인의 연령, 지적 수준, 언어 능력뿐만 아니라 치료력 및 현재의 지원과 같은 여러 요인에 따라 다양하게 나타난다. 많은 경우 언어 결함을 가지고 있으며, 그 범위는 말을 전혀 못하는 경우부터 언어 지연, 말에 대한 이해력 부족, 반향 언어 또는 부자연스럽고 지나치게 문자 그대로인 언어까지 다양하다. 자폐스펙트럼장애에서 형식적 언어 기술(예, 어휘, 문법)이 손상되지 않았다고 하더라도 상호 간의 사회적 의사소통을 위한 언어 사용은 손상되어 있다.

  사회적-감정적 상호성(즉, 타인과 관계를 맺고 생각과 감정을 공유하는 능력)의 결함은 어린 아동에서, 예를 들어 사회적 상호작용을 거의 또는 전혀 시작하지 않고, 감정을 공유하지 않으며, 타인의 행동에 대한 모방 또한 저하되거나 결핍되어 있는 모습으로 나타날 수 있다. 이들의 언어는 대개 일방적이며, 사회적 상호성이 결여되어 있고, 견해를 밝히거나 감정을 공유하거나 대화를 나누기보다는 요구 또는 명명을 하는 용도로 사용된다. 지적 손상이나 언어 지연이 없는 청소년과 성인의 경우, 사회적-감정적 상호성의 결함은 복잡한 사회적 신호(예, 대화에 언제 어떻게 참여할지, 무엇을 말해서는 안 되는지)를 처리하고 반응하는 문제에서의 어려움으로 극명하게 나타난다. 사회적 난관들에 대한 보상 전략을 발달시킨 이들의 경우에도 새로운 상황이나 지원이 없는 상황에서는 어려움을 겪으며, 무엇이 대부분의 사람이 가지는 사회적인 직관에 가까울지 의식적으로 계산하는 과정 속의 노력과 불안으로 인해 고통을 받는다. 이러한 행동은 이들 중 특히 성인 여성에서 자폐스펙트럼장애를 알아보기 어렵게 만드는 데 기여하기도 한다. 따라서 더 장시간의 평가와 자연스러운 실제 환경에서의 관찰, 사회적 상호작용의 손상에 대한 탐색이 필요할 수 있다. 만약 사회적 상호작용을 하기 위한 대가에 대해 물으면, 이들은 아마도 사회적 상호작용이 그들을 지치게 만든다거나, 사회적 관습을 따르기 위한 정신적 노력 때문에 집중하기 어렵다거나, 그들 자체의 모습 그대로 있을 수 없다는 것 때문에 자존감에 안 좋은 영향을 받는다는 등의 반응을 보일 것이다.

  사회적 상호작용을 위한 비언어적 의사소통 행동의 결함은 눈 마주침이 없고, 적거나 이상하며(문화적 규범에 관련된), 몸짓, 얼굴 표정, 신체 정위 또는 말하는 억양의 특이함으로 나타난다. 자폐스펙트럼장애의 초기 양상은 합동 주시의 손상으로, 타인과 관심사를 공유하기 위해 물건을 가리키거나 보여 주고 가져오는 행동 또는 다른 사람이 손가락으로 가리키거나 바라보고 있는 것을 함께 바라보는 행동이 나타나지 않는다. 몇 가지의 기능적 몸짓을 학습할 수는 있으나 레퍼토리가 적고, 의사소통을 하는 데 있어서 표현적 몸짓을 자발적으로 사용하지 못한다. 유창한 언어를 구사하는 청년과 성인들 중에는 말과 함께 조화로운 비언어적 의사소통을 사용하는 데 어려움이 있어서 이상하고 경직되거나 과장된 '몸짓 언어'를 사용한다는 인상을 주는 경우도 있다. 손상은 개인의 방식에 따라 상대적으로 미묘하게 나타날 수 있으나(예, 어떤 사람은 말할 때 상대적으로 원활한 눈 마주침을 보일 수 있다), 사회적 의사소통을 위해 눈 마주침, 몸짓, 자세, 운율, 얼굴 표정 등을 통합하는 능력의 저하나 지속적으로 또는 스트레스하에서 이를 유지하기 어려운 측면에서 특히 손상이 두드러진다.

  관계를 발전, 지속시키고 이해하는 능력의 결함은 연령과 젠더, 문화 규범에 근거하여 평가해야 한다. 사회적 흥미가 부재, 감소되어 있거나 비전형적 양상으로 나타날 수 있으며, 타인에 대한 거부, 수동성 또는 공격적이거나 파괴적으로 보일 수 있는 부적절한 접근을 나타낼 수 있다. 이러한 어려움은 특히 어린 아동에서 분명히 나타나는데, 이들은 종종 사회적 놀이나 상상(예, 연령에 적합한 유연한 가상 놀이) 공유가 결여되어 있으며, 이후에는 매우 고정된 규칙을 따르는 놀이만 고집한다. 나이가 더 들면서, 어떠한 행동이 한 가지 상황에서는 적절하지만 다른 상황에서는 그렇지 않다는 것을 이해하는 데 어려움을 겪거나(예, 구직 면접 시 격식 없는 행동), 의사소통을 위해 언어를 다른 방식으로 사용하는 것(예, 역설, 악의 없는 거짓말)을 이해하는 데에 어려움을 겪을 수 있다. 혼자 하는 활동 또는 자신보다 나이가 훨씬 어리거나 많은 사람들과의 교류를 선호한다. 우정이 무엇을 필요로 하는지에 대한 완전한 또는 현실적인 생각이 없음에도 우정을 쌓고자 하는 욕구를 보이는 경우가 빈번하다(예, 일방적 우정 또는 오로지 특별한 관심사만 공유하는 우정). 형제, 동료, 보호자와의 관계 또한 (상호성의 측면에서) 중요하게 고려해야 한다.

또한 자폐스펙트럼장애는 제한적이고 반복적인 양식의 행동, 흥미 또는 활동으로 정의되는데(진단기준 B에 명시됨), 연령과 능력, 개입, 그리고 현재의 지원에 따라 다양한 정도로 나타난다. 상동적이거나 반복적인 행동에는 단순 운동 상동증(예, 손 퍼덕거리기, 손가락 끝으로 가볍게 튀기기), 물체의 반복적 사용(예, 동전 돌리기, 장난감 줄 세우기), 그리고 반복적인 언어(예, 반향어, 들었던 말을 즉각 또는 뒤늦게 앵무새처럼 따라 하기; 자신에 대해 '너'라고 칭하기; 단어, 문구 또는 운율의 상동적 사용) 등이 포함된다. 일상과 제한적인 행동 양식에 대한 과도한 엄수는 변화에 대한 저항(예, 학교나 직장으로 향하는 길에서 대체 경로를 택하는 것과 같은 사소한 변화에 대한 고통, 규칙 고수에 대한 고집, 경직된 사고)이나 의례적인 방식의 언어적 또는 비언어적 행동(예, 반복적인 질문, 주변을 서성임)으로 나타날 수 있다. 자폐스펙트럼장애의 고도로 제한적이고 고정된 흥미는 그 강도나 초점이 비정상적으로 나타나는 경향이 있다(예, 냄비나 끈 가닥에 강한 애착을 보이는 유아, 진공청소기에 몰입된 아동, 시간표를 작성하는 데 많은 시간을 보내는 성인). 때때로 보이는 강한 흥미와 일과는 감각 자극에 대한 분명한 과반응성 또는 저반응성과 연관이 있으며, 이는 특정 소리나 질감에 대한 과도한 반응, 과도하게 물건의 냄새를 맡거나 만지기, 빛이나 회전하는 물체에 대한 매료, 때로는 통증, 열감 또는 한랭에 대한 명백한 무관심으로 나타난다. 미각, 후각, 촉각 또는 음식의 외형에 대한 과도한 반응이나 의례적 행동 또는 과도한 편식이 흔하며, 이는 자폐스펙트럼장애를 나타내는 특징일 수 있다.

지적 손상이나 언어 손상이 동반되지 않은 수많은 자폐스펙트럼장애 환자는 대중들 앞에서 반복적인 행동을 억제하는 법을 배운다. 앞뒤로 흔들기나 손가락 튕기기와 같은 반복적 행동들은 이들의 불안감을 완화시키거나 진정시키는 기능을 할 수 있다.

특별한 관심사는 즐거움과 동기 부여의 원천이 될 수 있고, 차후에 교육을 받거나 고용될 수 있는 방안을 제시해 준다. 비록 현 시점에서는 더 이상 증상이 나타나지 않는다 하더라도 아동기 혹은 과거의 일부 시기 동안 제한적이고 반복적인 양식의 행동, 흥미 또는 활동이 나타났다면 진단기준에 부합할 수 있다.

진단기준 D는 사회적, 직업적 또는 다른 중요한 현재의 기능 영역에서 임상적으로 현저한 손상을 초래할 것을 요구하고 있다. 진단기준 E에서는 사회적 의사소통의 결함을 명시하고 있는데, 종종 지적발달장애(지적장애)와 동반된다고 하더라도 사회적 의사소통의 결함이 발달수준에 맞지 않는 수준이어야 하며, 발달수준상 예상되는 어려움을 넘어서는 수준의 손상이 있어야 한다.

보호자와의 면담, 설문지, 임상의의 관찰 평가를 포함하여 타당성이 우수한 표준화된 행동 진단 도구를 사용할 수 있으며, 이를 통해 시간에 따른, 그리고 임상의들 사이에서의 진단적 신뢰도를 개선시킬 수 있다. 그러나 자폐스펙트럼장애의 증상들은 장애 구성 요소들에 대한 절단점 기준이 아니라 다면적인 차원으로 발생한다. 따라서 진단은 가용한 모든 정보를 고려하는 임상적인 과정이며, 특정 설문지나 관찰 측정치에 의해서만 결정되는 것은 아니다.

부수적 특징 Associated Features

자폐스펙트럼장애의 많은 경우에서 지적 손상 및/또는 언어 손상 역시 가지고 있다(예, 대화에 느리게 반응, 언어 표현에 비해 뒤떨어지는 언어 이해력). 평균 혹은 높은 지능을 가진 경우에도 고르지 못한 능력을 보인다. 지적 기능과 적응 기능 기술 간의 차이는 보통 큰 편이다. 자폐증이 있는 경우 마음이론(theory-of-mind)의 결함(즉, 다른 사람의 관점에서 세상을 바라보는 것이 어려움)이 흔히 관찰되는데, 반드시 모든 경우에 그러한 것은 아니다. 실행 기능의 결함 또한 흔하지만 특이적이지는 않은데, 이는 중앙응집(central coherence; 즉, 맥락을 이해하거나 '큰 그림을 보기')의 어려움으로 세부 정보에 치중하게 되는 경향성 또한 마찬가지다.

기이한 걸음걸이, 서투름, 기타 비정상적 운동 징후(예, 까치발로 걷기)를 포함하는 운동 결함도 자주 나타난다. 자해(예, 머리 박기, 손목 물기)가 나타날 수 있고, 파괴적/저항적 행동은 지적발달장애와 같은 다른 장애에 비해 자폐스펙트럼장애의 아동·청소년에서 좀 더 흔하다. 일부의 경우에는 긴장증 유사 운동 행동(느리고 '얼어붙은' 듯한 중간 동작)이 생기지만, 이는 일반적으로 긴장증 삽화의 수준은 아니다. 그러나 자폐스펙트럼장애 환자의 경우 운동 증상의 뚜렷한 악화를 경험할 수 있으며, 함구증, 자세 취하기, 찡그리기, 납굴증과 같은 증상을 보이는 완전한 긴장증 삽화를 보이는 경우가 있을 수 있다. 긴장증이 동반될 수 있는 위험은 청소년기에 가장 높다.

유병률 Prevalence

미국에서 보고된 자폐스펙트럼장애의 빈도는 인구의 1~2%로, 이는 아동 및 성인 표본에서 비슷하게 측정된다. 하지만 미국인들 중에서도 백인 아동(1.3%)에 비하여 아프리카계(1.1%)나 라틴계(0.8%) 아동들에서는 유병률이 낮은 것으로 보이는데, 이는 사회경제적 자원의 영향을 고려하더라도 낮은 비율이다. 자폐스펙트럼장애의 유병률에 대한 보고는 민족인종적 배경에 따른 오진이나 진단 지연, 과소진단에 의해 영향을 받을 수 있다. 미국 이외 국가들에서의 유병률은 인구의 1%(전 세계 유병률의 중앙값 0.62%)에 달하며, 지역이나 민족, 아동 및 성인 표본에 따른 큰 차이는 없었다. 전 세계적으로, 잘 검증된 역학 표본에 따른 남녀비는 3:1 정도로 보이며, 여성 및 여아에서 자폐스펙트럼장애에 대한 인지가 덜 이루어지는 것에 대한 우려가 있다.

발달 및 경과 Development and Course

자폐스펙트럼장애의 발병 연령이나 양상에도 주목해야 한다. 자폐스펙트럼장애의 행동적 특징들은 아동기 초기에 처음으로 분명해지며, 생후 첫해부터 사회적 상호작용에 흥미가 결여된 모습을 보이는 경우들도 있다. 증상은 보통 생후 둘째 해에 인식되나(생후 12~24개월), 만약 발달지연이 심각하다면 생후 12개월 이전에, 증상이 미묘한 경우에는 생후 24개월 이후에 인식될 수도 있다. 발병 양상에 대한 내용에는 초기 발달지연이나 사회적 또는 언어적 기술의 소실에 대한 정보가 포함될 수 있다. 만약 기술이 소실된 경우에는, 부모 혹은 보호자가 사회적 행동이나 언어 기술이 점진적 또는 상대적으로 급격하게 악화되었는지에 대한 정보를 제공할 수 있다. 일반적으로 이러한 양상은 생후 12개월에서 24개월 사이에 나타난다.

전향적 연구에 따르면, 대부분의 경우 자폐스펙트럼장애의 발병은 생후 첫 2년 동안의 중요한 사회적 행동 및 의사소통 행동의 감퇴와 연관이 있다고 알려져 있다. 이러한 기능 감퇴는 다른 장애에서는 드물게 나타나므로, 자폐스펙트럼장애의 존재에 대한 상당히 유용한 지표가 될 수 있다. 드물지만 최소 2년간의 정상 발달 후에 나타나는 발달적 퇴행(과거에 아동기 붕괴성장애로 기술되었음)도 있을 수 있는데 매우 이례적인 경우이며, 더 광범위한 의학적 평가(즉, 서파 수면 시 지속적인 스파이크 및 파동 증후군, 랜도-클레프너 증후군)를 요한다. 사회적 의사소통을 넘어서는 기술의 소실(예, 자기관리, 용변 가리기, 운동 기술의 소실)이 있는 경우 또한 종종 이러한 뇌병증 상태에 해당하기도 한다(이 장애의 '감별진단'에 있는 레트 증후군 참조).

자폐스펙트럼장애의 첫 번째 증상으로는 언어발달의 지연이 흔히 나타나며, 종종 사회적 관심의 결핍이나 특이한 사회적 상호작용(예, 사람들을 쳐다보려는 시도를 하지 않은 채 손으로 잡아당기는 것), 이상한 놀이 방식(예, 장난감을 가지고 다니지만 가지고 놀지는 않음), 특이한 의사소통 방식(예, 알파벳을 알고 있지만 자기 이름에 반응하지는 않음)이 동반된다. 청력 소실을 의심해 볼 수 있으나 대개의 경우에는 배제된다. 생후 2년 동안 이상하고 반복적인 행동과 전형적인 놀이 행동의 부재가 더욱 분명해진다. 일반적인 발달 경과를 보이는 많은 수의 아동이 특정 선호를 강하게 보이거나 반복을 즐기기 때문에(예, 같은 음식을 먹기, 같은 비디오를 여러 번 반복해서 보기), 학령전기 아동에서 자폐스펙트럼장애의 진단과 연관된 제한적이고 반복적인 행동을 구별하는 것은 어려울 수 있다. 임상적인 구분은 행동의 유형, 빈도와 강도를 기준으로 한다(예, 매일 수 시간에 걸쳐 물건을 줄 세우고 하나라도 흐트러지면 고통스러워하는 아동).

자폐스펙트럼장애는 퇴행성 질환이 아니며, 살아가면서 계속 학습하고 보완해야 하는 장애다. 증상들은 대개 아동기 초기와 학령기 초기에 가장 두드러지며, 일반적으로 아동기 후기에는 몇몇 영역에서 발달 개선을 보인다(예, 사회적 상호작용에 대한 흥미 증가). 일부 소수에서는 청소년기에 행동적 퇴행을 보이지만, 대부분의 경우에는 호전을 보인다. 한때는 자폐스펙트럼장애가 있는 환자들의 소수만이 성인기에 독립적인 생활과 직업 활동이 가능하다고 알려졌으나, 우수한 언어 능력과 지적 능력을 갖고 있는 사람들 중에서도 자폐스펙트럼장애 진단이 더 자주 내려지게 되면서, 더 많은 이가 그들의 특별한 관심사와 기술에 적합한 일자리를 찾을 수 있게 되었고, 따라서 생산적인 고용이 이루어지게 되었다. 직업 재활 서비스에 대한 접근성은 자폐스펙트럼장애가 있는 과도기 청년들에서의 경쟁고용 성과를 유의미하게 향상시킨다.

일반적으로, 손상의 수준이 낮은 경우에는 독립적인 기능을 더 잘할 수 있다. 그러나 이러한 환자들도 사회적으로 순진하고 취약한 상태로 남을 수 있고, 도움 없이는 실제적인 요구를 조직화하는데 어려움을 겪으며, 불안이나 우울을 경험하기 쉽다. 많은 성인이 대중 앞에서 그들의 어려움을 감추기 위해 보상 전략과 대응 기제를 사용하지만, 사회적으로 수용되는 모습을 유지하기 위한 노력과 스트레스로 인해 고통을 받는다. 자폐스펙트럼장애의 노년에 관해서는 거의 알려진 바가 없으나, 다른 의학적 상태들이 함께 동반하여 나타나는 경우가 많다고 문헌상 보고되어 있다.

일부 환자들은 성인기에 처음으로 진단받는 경우가 있는데, 이는 아마도 가족 중 아이가 자폐 진단을 받았거나, 직장이나 가정에서의 관계가 무너지면서 촉발되는 경우다. 이런 사례에서는 세부적인 발달력에 대한 정보를 얻는 것이 어려울 수 있으며 자가 보고도 어려울 수 있음을 고려하는 것이 중요하다. 임상 관찰에서 진단기준에 부합하고, 아동기에 적절한 사회적 기술과 의사소통 기술이 있었다는 증거가 없다면, 자폐스펙트럼장애의 진단을 내릴 수 있다. 예를 들어, 아동기 동안 일상적이고 지속적인 상호적 교우관계가 있었고, 적절한 비언어적 의사소통 기술을 획득했다는 부모나 다른 친척의 보고가 있다면 자폐스펙트럼장애의 진단을 배제할 수 있다. 그러나 발달력에 대한 정보가 없는 경우에는 배제할 수 없다.

자폐스펙트럼장애를 정의하는 사회적 · 의사소통적 손상과 제한적이고 반복적인 행동의 발현은 발달 시기에 명확히 나타난다. 그 이후에는 현재의 지원과 더불어 개입, 보상을 통해 최소 몇 가지 맥락에서는 이러한 어려움을 감출 수 있다. 그러나 현재의 사회적, 직업적 또는 다른 중요한 기능상의 영역에 손상을 초래하는 증상은 충분히 남아 있다.

위험 및 예후 인자 Risk and Prognostic Factors

자폐스펙트럼장애 내에서 나타나는 결과 중 가장 잘 확립된 예후인자는 지적발달장애와 언어 손상(예, 5세가 되었을 때 기능적 언어가 가능한 것은 좋은 예후의 징후다), 그리고 추가적인 정신건강 문제의 동반 유무다. 동반 진단으로서 뇌전증은 더 심한 지적장애 및 언어 능력 저하와 연관이 있다.

환경적. 부모의 고령, 출생 시 저체중 또는 태아기의 발프로산 노출 등과 같은 신경발달장애에 대한 다양한 위험인자가 자폐스펙트럼장애의 광범위한 위험 원인이 될 수 있다.

유전적, 생리적. 쌍둥이 일치율에 근거한 자폐스펙트럼장애의 유전성은 37%에서 90% 이상이고, 최근 5개국 코호트 연구에서는 유전 가능성을 80%로 추정하였다. 무려 15% 정도의 자폐스펙트럼장애가 이 장애와 연관된 특정 유전자의 복제수 변이나 돌연변이와 같은 유전적 변이와 연관되어 있다고 알려져 있다. 그러나 자폐스펙트럼장애가 유전적 변이와 연관이 있다고 하더라도, 완전한 침투율을 보이지는 않는다(즉, 같은 유전적 이상을 가진 모든 사람이 자폐스펙트럼장애를 갖게 되는 것은 아니다). 나머지 경우의 위험은 아마도 상대적으로 적은 영향을 미치는 수백 개의 유전자좌에 의한 다유전성의 특징을 갖는 것으로 보인다. 유전 연구가 유색인종을 제한적으로 포함했다는 한계를 감안할 때 이러한 발견이 모든 인종/민족 인구 집단에 동등하게 적용되는지 여부는 불분명하다.

문화와 관련된 진단적 쟁점 Culture-Related Diagnostic Issues

사회적 상호작용, 비언어적 의사소통, 관계의 표준에 대한 문화적 차이는 존재하지만, 자폐스펙트럼장애 환자는 사회적 맥락에 기초한 표준에서 뚜렷한 손상을 보인다. 문화는 자폐적 행동에 대한 인식, 다른 행동에 비해 현저하게 인식되는 일부 행동, 아동의 행동 및 양육 관행에 대한 기대치에 영향을 미친다. 다양한 민족인종적 배경을 가진 아동의 자폐스펙트럼장애 진단 연령에 상당한 차이가 발견된다. 대부분의 연구에서는 사회적으로 억압된 민족 및 인종의 아동의 진단이 지연된 것으로 나타났다. 나중에 진단을 받는 것 외에도, 아프리카계 미국인 아동은 백인 아동보다 적응장애 또는 품행장애로 오진되는 경우가 많다.

성 및 젠더와 관련된 진단적 쟁점 Sex- and Gender-Related Diagnostic Issues

자폐스펙트럼장애는 여성에 비해 남성에서 4배 이상 더 자주 진단되고, 여성의 진단 연령이 더 늦다. 임상 표본에 따르면, 여성에서는 뇌전증뿐만 아니라 지적발달장애가 동반되기 쉬운 경향이 있으며, 이는 지적 손상이나 언어 지연이 동반되지 않은 여성의 경우에는 사회적 어려움과 의사소통의 어려움이 미묘하게 발현되기 때문에 자폐스펙트럼장애가 과소 인식될 수 있다는 것을 시사한다. 자폐스펙트럼장애가 있는 남성과 비교하여 여성은 남성과 유사한 사회적 이해의 어려움을 가지고 있음에도 불구하고 더 나은 상호 대화를 할 수 있고, 관심사를 공유하고, 언어적 및 비언어적 행동을 통합하고, 상황에 따라 행동을 수정할 가능성이 더 높다. 자폐 행동을 숨기거나 은폐하려는 시도(예, 사회적으로 성공한 여성의 복장, 목소리 및 태도를 베끼기)도 일부 여성에서 진단을 더 어렵게 만들 수 있다. 반복적 행동은 평균적으로 남성보다 여성에서 다소 덜 분명할 수 있으며, 특별한 관심사를 비정상적인 정도로 기울이지만 관심사를 더 사회적(예, 가수, 배우) 또는 '규범적' 초점(예, 말)으로 나타낼 수 있다. 일반 인구에 비해 자폐스펙트럼장애에서 젠더 차이(gender variance)의 비율이 증가하는 것으로 보고되었으며, 남성에 비해 여성에서 더 높은 차이를 보인다.

자살 사고 혹은 행동과의 연관성 Association With Suicidal Thoughts or Behavior

자폐스펙트럼장애가 있는 사람은 자폐스펙트럼장애가 없는 사람에 비해 자살 위험이 더 높다. 사회적 의사소통장애가 있는 자폐스펙트럼장애 아동은 사회적 의사소통장애가 없는 아동에 비해 16세까지 자살 의도, 자살 사고 및 자살 계획이 있는 자해 위험이 더 높다. 자폐스펙트럼장애가 있는 청소년 및 젊은 성인은 인구 통계학적 요인과 정신과적 동반질환을 조정한 후에도 연령 및 성이 일치하는 대조군에 비해 자살 시도의 위험이 증가하였다.

자폐스펙트럼장애의 기능적 결과
Functional Consequences of Autism Spectrum Disorder

자폐스펙트럼장애가 있는 어린 아동의 경우 사회적 · 의사소통 능력의 결핍은 학습, 특히 사회적 상호작용이나 또래들과 함께하는 환경을 통해 학습하는 것을 방해할 수 있다. 가정에서는 감각 과민성뿐만 아니라 규칙적으로 하는 일과에 대한 고집과 변화에 대한 혐오가 식사와 수면을 방해할 수 있고, 정기적인 관리(예, 이발, 치아 관리)를 극도로 어렵게 만들 수 있다. 적응적 기술은 일반적으로 측정된 지능에 비해 낮은 수준이다. 계획, 조직화, 변화에 대한 대처 능력의 어려움은 학업 성취에 부정적인 영향을 끼치며, 이는 평균 이상의 지능을 가진 학생에서도 나타날 수 있다. 성인기 동안에도 지속적으로 경직되어 있고 새로움에 적응하기 어렵기 때문에 독립하는 데 어려움을 겪을 수 있다.

많은 자폐스펙트럼장애 환자 중, 심지어 지적발달장애가 없는 경우에도 독립적인 생활과 돈벌이가 되는 직장생활과 같은 평가로 측정되는 성인의 정신사회적 기능은 좋지 못하다. 노년에서의 기능적 결과는 알려진 바가 없지만, 사회적 고립과 의사소통의 문제(예, 도움 추구 행동의 감소)는 노년기의 건강에 영향을 끼칠 수 있다.

지적발달장애, 뇌전증, 정신질환 및 만성적인 의학적 상태가 동시에 발생하면 자폐스펙트럼장애가 있는 개인의 조기 사망 위험이 더 높을 수 있다. 부상 및 중독으로 인한 사망은 자살로 인한 사망과 마찬가지로 일반 인구보다 높다. 익사는 자폐스펙트럼장애 아동의 우발적 사망의 주요 원인이다.

감별진단 Differential Diagnosis

주의력결핍 과잉행동장애(ADHD). 주의력의 이상(과도하게 집중되거나 쉽게 산만해짐)은 자폐스펙트럼장애의 경우에 흔히 나타나며, 과잉행동 역시 마찬가지다. 더욱이 ADHD를 가진 일부 개인은 다른 사람을 방해하고, 너무 큰 소리로 말하고, 개인 공간을 존중하지 않는 것과 같은 사회적 의사소통 결핍을 보일 수 있다. 잠재적으로 ADHD를 자폐스펙트럼장애와 구별하기는 어렵지만, 발달 과정과 제한적이고 반복적인 행동의 부재 및 ADHD에 대한 비정상적인 관심은 2가지 상태를 구별하는 데 도움이 된다. 주의력장애 또는 과잉행동이 비슷한 정신연령의 개인에서 나타나는 일반적인 정도를 초과하여 나타났을 때 ADHD의 동시 진단을 고려해야 하고, ADHD는 자폐스펙트럼장애에서 가장 흔한 동반질환 중 하나다.

자폐스펙트럼장애를 동반하지 않는 지적발달장애(지적장애). 매우 어린 아동에서는 자폐스펙트럼장애를 동반하지 않는 지적발달장애와 자폐스펙트럼장애를 구별하는 것이 어려울 수 있다. 언어나 상징적 기술이 발달하지 않은 지적발달장애의 경우에는 반복적인 행동이 자주 나타나기 때문에 감별진단이 어렵다. 지적발달장애가 있는 경우에 사회적 의사소통과 상호작용이 개인의 비언어적 기술(예, 미세 운동 기술, 비언어적 문제해결)의 발달수준에 비해 상당한 손상이 있을 때 자폐스펙트럼장애의 진단이 적절할 수 있다. 이와 반대로, 사회적 의사소통 기술과 다른 지적 기술 사이에 눈에 띄는 차이가 없을 때에는 지적발달장애로 진단하는 것이 적절하다.

언어장애와 사회적(실용적) 의사소통장애. 언어장애의 일부 형태에서 의사소통의 문제와 이차적인 사회적 어려움이 있을 수 있다. 그러나 특정 언어장애는 대개 비정상적인 비언어적 의사소통과 연관이 없으며, 제한적이고 반복적인 행동, 관심 또는 활동 양상도 나타나지 않는다.

　사회적 의사소통과 사회적 상호성에 손상을 보이지만 제한적이고 반복적인 행동이나 관심을 보이지 않을 때에는 자폐스펙트럼장애 대신 사회적(실용적) 의사소통장애의 진단을 고려할 수 있다. 자폐스펙트럼장애의 진단은 그 진단기준을 충족하는 경우에 사회적(실용적) 의사소통장애의 진단을 대신할 수 있는데, 과거 또는 현재의 제한적이고 반복적인 행동에 대해 신중히 물어봐야 한다.

선택적 함구증. 선택적 함구증은 전형적으로 초기 발달 시기에 장해를 보이지 않는다. 이환된 아동은 대개 특정 상황에서는 적절한 의사소통 기술을 보인다. 아동이 함구증을 보이는 상황에서도 사회적 상호성의 손상과 제한되거나 반복적인 행동 양상은 나타나지 않는다.

상동증적 운동장애. 운동 상동증은 자폐스펙트럼장애의 진단적 특징이므로, 반복적인 행동이 자폐스펙트럼장애로 더 잘 설명이 된다면 상동증적 운동장애의 추가 진단은 내리지 않는다. 그러나 상동증이 자해를 야기하여 치료의 초점이 된다면 두 진단 모두 적절할 수 있다.

레트 증후군. 사회적 상호작용의 파탄이 레트 증후군의 퇴행기(일반적으로 1~4세 사이)에 관찰될 수 있다. 따라서 이환된 상당수의 어린 여아에서 자폐스펙트럼장애의 진단기준을 충족하는 양상을 보일 수 있다. 그러나 이 시기가 지나면 대부분의 레트 증후군 환자는 사회적 의사소통 기술을 향상시키며, 자폐적 특징들은 더 이상 주요 관심사가 되지 않는다. 따라서 자폐스펙트럼장애의 진단은 모든 진단기준에 부합했을 때에만 내릴 수 있도록 고려해야 한다.

불안장애와 연관된 증상들. 불안 증상과 자폐스펙트럼장애의 핵심 증상이 겹치는 것은 자폐스펙트럼장애에서 불안 증상의 분류를 어렵게 할 수 있다. 예를 들어, 사회적 위축과 반복적인 행동은 자폐스펙트럼장애의 핵심 증상이지만 불안의 표현일 수도 있다. 자폐스펙트럼장애에서 가장 흔한 불안장애는 특정공포증(최대 30%의 경우), 사회불안장애와 광장공포증(최대 17%의 경우)이다.

강박장애. 반복적인 행동은 강박장애와 자폐스펙트럼장애 모두에서 보일 수 있는 특징이다. 두 질환 모두에서 반복적인 행동은 부적절하고 기이하다. 강박장애에서의 침습적 사고는 대개 오염, 규칙, 성적 혹은 종교적인 주제를 가진다. 강박행동은 불안을 해소하기 위한 시도로 침습적인 생각에 반응한다. 자폐스펙트럼장애에서 반복적인 행동은 손뼉을 치거나 손가락을 흔드는 것과 같은 더 정형화된 행동 또는 일상의 틀을 고집하거나 물체를 정렬하는 것과 같은 더 복잡한 행동이 포함된다. 강박장애와는 반대로 자폐스펙트럼장애의 반복적인 행동은 즐거운 행동이고 강화되는 행동이다.

조현병. 아동기에 발병하는 조현병은 대개 정상 또는 거의 정상에 근접한 발달 시기 후에 나타난다. 전구기에는 사회성의 손상, 비특이적인 흥미와 믿음이 나타나며, 이러한 증상은 자폐스펙트럼장애에서 나타나는 사회적 결핍 및 제한적이고 고착된 관심과 혼동될 수 있다. 조현병을 정의하는 특징인 환각과 망상은 자폐스펙트럼장애의 특징이 아니다. 그러나 임상의는 자폐스펙트럼장애 환자가 조현병의 핵심적 특징에 대한 질문을 구체적으로 해석할 가능성을 반드시 고려해야 한다(예, "아무도 없는데 어떤 소리가 들린 적이 있나요?" "네, 라디오에서요."). 자폐스펙트럼장애와 조현병이 함께 발생할 수 있으며, 2가지 모두 기준을 충족하면 진단해야 한다.

성격장애. 지적발달장애나 심각한 언어 손상이 없는 성인의 경우 자폐스펙트럼장애와 연관된 일부 행동은 자기애성 · 조현형 · 조현성 성격장애의 증상으로 다른 사람들에 의해 인식될 수 있다. 특히 조현형 성격장애의 비정상적인 집착과 지각 경험, 기이한 사고와 언어, 제한된 정동과 사회적 불안, 친밀한 친구의 부족, 이상하거나 괴상한 행동은 자폐스펙트럼장애와 비슷할 수 있다. 자폐스펙트럼장애의 초기 발달 과정(상상적 놀이의 부족, 제한된/반복적인 행동, 감각 예민성)은 성격장애와 구별하는 데 가장 도움이 된다.

동반이환 Comorbidity

자폐스펙트럼장애는 지적발달장애 및 언어장애(즉, 적절한 문법으로 문장을 이해하거나 구성하지 못함)와 흔히 연관된다. 특정 영역에서 학습의 어려움(읽기 · 쓰기 능력과 산술 능력)이 흔하며, 발달성 협응장애도 마찬가지다.

정신과적 동반이환도 자폐스펙트럼장애에서 함께 발병한다. 자폐스펙트럼장애 환자의 약 70%가 한 가지의 동반된 정신질환을 가지고 있으며, 40%는 2가지 이상의 동반된 정신질환을 갖는다. 불안장애, 우울증, 그리고 ADHD는 특히 흔하다. 회피적/제한적 음식섭취장애는 자폐스펙트럼장애에서 상당히 자주 나타나는 특징이며, 극도의 편식이 지속될 수 있다.

말을 할 수 없거나 언어 결함을 가지고 있는 경우에는 수면이나 식이의 변화, 도전적 행동의 증가와 같은 관찰 가능한 징후에 의해 불안이나 우울을 평가할 수 있다. 자폐스펙트럼장애와 연관된 의학적 상태로는 뇌전증과 변비가 있다.

주의력결핍 과잉행동장애
Attention-Deficit/Hyperactivity Disorder

● **주의력결핍 과잉행동장애**
Attention-Deficit/Hyperactivity Disorder

진단기준

A. 기능 또는 발달을 저해하는 지속적인 부주의 및/또는 과잉행동－충동성이 (1), 그리고/또는 (2)의 특징을 갖는다.

　1. **부주의점**: 다음 9가지 증상 가운데 6가지(또는 그 이상)가 적어도 6개월 동안 발달수준에 적합하지 않고 사회적 · 학업적/직업적 활동에 직접적으로 부정적인 영향을 미칠 정도로 지속됨

주의점: 이러한 증상은 단지 반항적 행동, 적대감 또는 과제나 지시 이해의 실패로 인한 양상이 아니어야 한다. 후기 청소년과 성인(17세 이상)의 경우에는 적어도 5가지의 증상을 만족해야 한다.

a. 종종 세부적인 면에 대해 면밀한 주의를 기울이지 못하거나, 학업, 작업 또는 다른 활동에서 부주의한 실수를 저지름(예, 세부적인 것을 못 보고 넘어가거나 놓침, 작업이 부정확함)

b. 종종 과제를 하거나 놀이를 할 때 지속적으로 주의집중을 할 수 없음(예, 강의, 대화 또는 긴 글을 읽을 때 계속해서 집중하기가 어려움)

c. 종종 다른 사람이 직접 말을 할 때 경청하지 않는 것처럼 보임(예, 명백하게 주의집중을 방해하는 것이 없는데도 마음이 다른 곳에 있는 것처럼 보임)

d. 종종 지시를 완수하지 못하고, 학업, 잡일 또는 작업장에서의 임무를 수행하지 못함(예, 과제를 시작하지만 빨리 주의를 잃고 쉽게 곁길로 샘)

e. 종종 과제와 활동을 체계화하는 데 어려움이 있음(예, 순차적인 과제를 처리하는 데 어려움, 물건이나 소지품을 정리하는 데 어려움, 지저분하고 체계적이지 못한 작업, 시간 관리를 잘 하지 못함, 마감 시간을 맞추지 못함)

f. 종종 지속적인 정신적 노력을 요구하는 과제에 참여하기를 기피하고, 싫어하거나, 저항함(예, 학업 또는 숙제; 후기 청소년이나 성인의 경우에는 보고서 준비하기, 서류 작성하기, 긴 서류 검토하기)

g. 과제나 활동에 꼭 필요한 물건들(예, 학습 과제물, 연필, 책, 도구, 지갑, 열쇠, 서류 작업물, 안경, 휴대폰)을 자주 잃어버림

h. 종종 외부 자극(후기 청소년과 성인의 경우에는 관련이 없는 생각들이 포함될 수 있음)에 의해 쉽게 산만해짐

i. 종종 일상적인 활동을 잊어버림(예, 잡일하기, 심부름하기; 후기 청소년과 성인의 경우에는 전화 회답하기, 청구서 지불하기, 약속 지키기)

2. **과잉행동-충동성**: 다음 9가지 증상 가운데 6가지(또는 그 이상)가 적어도 6개월 동안 발달수준에 적합하지 않고 사회적, 학업적/직업적 활동에 직접적으로 부정적인 영향을 미칠 정도로 지속됨

주의점: 이러한 증상은 단지 적대적 행동의 표현, 반항, 적대감 또는 과제나 지시 이해의 실패로 인한 양상이 아니어야 한다. 후기 청소년과 성인(17세 이상)의 경우, 적어도 5가지의 증상을 만족해야 한다.

a. 종종 손발을 만지작거리며 가만두지 못하거나 의자에 앉아서도 몸을 꿈틀거림

b. 종종 앉아 있도록 요구되는 교실이나 다른 상황에서 자리를 떠남(예, 교실, 사무실이나 다른 업무 현장 또는 자리를 지키는 것이 요구되는 상황에서 자리를 이탈)

c. 종종 부적절하게 뛰어다니거나 기어오름(**주의점**: 청소년 또는 성인에서는 주관적으로 좌불안석을 경험하는 것에 국한될 수 있다)

d. 종종 조용히 놀거나 여가 활동에 참여하지 못함

e. 종종 '끊임없이 활동하거나' 마치 '태엽 풀린 자동차처럼' 행동함(예, 음식점이나 회의실에 장시간 동안 가만히 있을 수 없거나 불편해함, 다른 사람에게 가만히 있지 못하는 것처럼 보이거나 가만히 있기가 어려워 보일 수 있음)

f. 종종 지나치게 수다스럽게 말함

g. 종종 질문이 끝나기 전에 성급하게 대답함(예, 다른 사람의 말을 가로챔, 대화 시 자신의 차례를 기다리지 못함)

h. 종종 자신의 차례를 기다리지 못함(예, 줄 서 있는 동안)

i. 종종 다른 사람의 활동을 방해하거나 침해함(예, 대화, 게임이나 활동에 참견함; 다른 사람에게 묻거나 허락을 받지 않고 다른 사람의 물건을 사용하기도 함; 청소년과 성인의 경우 다른 사람이 하는 일을 침해하거나 꿰찰 수 있음)

B. 몇 가지의 부주의 또는 과잉행동-충동성 증상이 12세 이전에 나타난다.

C. 몇 가지의 부주의 또는 과잉행동-충동성 증상이 2가지 이상의 환경에서 존재한다(예, 가정, 학교나 직장; 친구

들 또는 친척들과의 관계; 다른 활동에서).

D. 증상이 사회적, 학업적 또는 직업적 기능의 질을 방해하거나 감소시킨다는 명확한 증거가 있다.

E. 증상이 조현병 또는 기타 정신병적 장애의 경과 중에만 발생하지는 않으며, 다른 정신질환(예, 기분장애, 불안장애, 해리장애, 성격장애, 물질 중독 또는 금단)으로 더 잘 설명되지 않는다.

다음 중 하나를 명시할 것:

F90.2 복합형: 지난 6개월 동안 진단기준 A1(부주의)과 진단기준 A2(과잉행동−충동성)를 모두 충족한다.

F90.0 부주의 우세형: 지난 6개월 동안 진단기준 A1(부주의)은 충족하지만 A2(과잉행동−충동성)는 충족하지 않는다.

F90.1 과잉행동/충동 우세형: 지난 6개월 동안 진단기준 A2(과잉행동−충동성)는 충족하지만 A1(부주의)은 충족하지 않는다.

다음의 경우 명시할 것:

부분 관해 상태: 과거에 완전히 진단기준을 충족하였고, 지난 6개월 동안에는 완전히 진단기준을 충족하지는 않지만 여전히 증상이 사회적, 학업적 또는 직업적 기능에 손상을 일으키는 상태.

현재의 심각도를 명시할 것:

경도: 현재 진단을 충족하는 수준을 초과하는 증상은 거의 없으며, 증상으로 인한 사회적 또는 직업적 기능의 손상은 경미한 수준을 넘지 않는다.

중등도: 증상 또는 기능적 손상이 '경도'와 '고도' 사이에 있다.

고도: 진단을 충족하는 수준을 초과하는 많은 증상 또는 특히 심각한 몇 가지 증상이 있다. 혹은 증상이 사회적 또는 직업적 기능에 뚜렷한 손상을 야기한다.

진단적 특징 Diagnostic Features

ADHD의 필수적인 증상은 기능 또는 발달을 저해하는 지속적인 양상의 부주의 또는 과잉행동−충동성이다. 부주의는 ADHD의 행동적 측면에서 과제를 수행하지 않고 돌아다니기, 인내심 부족, 지속적인 집중의 어려움, 무질서함과 같은 모습으로 발현되며, 이는 반항이나 이해의 부족에 기인한 것이 아니다. 과잉행동은 적절하지 않은 상황에서 과도한 운동 활동(아이들이 여기저기 뛰어다니는 것과 같은)이나 과도하게 꼼지락거리거나 두드리는 행동 또는 수다스러운 말과 연관이 있다. 성인에서 과잉행동은 과도한 좌불안석이나 그들의 행동으로 인해 다른 사람을 지치게 하는 식으로 나타날 수 있다. 충동성은 심사숙고 없이 순간적으로 일어나는 성급한 행동과 연관이 있으며, 이러한 행동은 타인에게 해를 끼칠 가능성이 높다(예, 주위를 둘러보지 않고 차도로 뛰어들기). 충동성은 즉각적인 보상 욕구나 만족을 지연시키지 못하는 것에 영향을 준다. 충동적 행동은 사회적 참견(예, 타인에 대한 지나친 방해)과 장기적 결과를 고려하지 않고 중요한 결정을 내리는 것(예, 적절한 정보 없이 취직하기)과 같은 양상으로 나타날 수 있다.

ADHD는 아동기에 시작된다. 몇 가지 증상이 12세 이전에 나타나야 한다는 요건은 아동기 동안 상당한 임상적 증상이 나타나는 것에 대한 중요성을 말하는 것이다. 동시에 조기 발병에 대해서는 명시하지 않는데, 이는 후향적으로는 정확한 발병 시기에 대해 입증하기 어렵기 때문이다. 성인의 경우에는 아동기의 증상을 기억해 내는 것은 신뢰도가 떨어질 수 있으므로 보조적인 정보를 얻는 것이 좋다. ADHD는 12세 이전에 어떤 증상이 없으면 진단할 수 없다. ADHD로 보이는 것의 증상이 13세 이후에 처음 발생할 때, 그것들은 다른 정신질환에 의해 설명되거나 물질 사용의 인지 효과를 나타낼 가능성이 더 높다.

장애의 발현은 한 가지 이상의 환경에서 나타나야 한다(예, 가정과 학교 또는 가정과 직장). 다양한 환경에서 증상이 나타나는지 정확히 확인하기 위해서는 이러한 환경에서 개인을 관찰하는 사람에게 자문을 구해야 한다. 증상은 보통 주어진 환경적 특성에 따라 다양한 모습을 보인다. 장애의 징후는 적절한 행동에 대한 빈번한 보상을 받을 때, 세심한 감독하에 있을 때, 새로운 환경에 있을 때, 특별히 흥미로운 활동에 참여할 때, 지속적인 외부 자극이 있을 때(예, 전자식 화면), 혹은 일대일 상황에 있을 때(예, 임상의의 진료실) 최소한으로 나타나거나 나타나지 않을 수 있다.

부수적 특징 Associated Features

언어, 운동 또는 사회적 발달의 경미한 지연은 ADHD의 진단에 특징적인 증상은 아니나 흔히 동반된다. 정서적 조절곤란 또는 정서적 충동성은 ADHD가 있는 아동과 성인들에서 흔히 발생한다. ADHD가 있는 사람들은 자가 보고하기도 하며, 다른 사람들에 의해 분노가 빠르고, 쉽게 좌절하고, 감정적으로 과민반응하는 것으로 묘사되기도 한다.

특정학습장애가 없다고 하더라도, 학업적 또는 직업적 수행에 종종 손상이 있을 수 있다. ADHD가 있는 개인들은 작업 기억, 세트 이동, 반응 시간 가변성, 반응 억제, 경계, 그리고 계획/구성을 포함한 다양한 영역에서 신경인지적 결함을 보일 수 있지만, 이 검사들이 진단적 지표가 될 만큼 충분히 민감하거나 특이적이지는 않다.

드문 외형적 기형이 있는 경우(예, 양안격리증, 구개궁, 낮은 귀)가 상대적으로 증가하기는 하나, ADHD가 특정한 신체적 외형과 연관되어 있는 것은 아니다. 약간의 운동지연과 기타 연성 신경학적 징후가 나타날 수 있다(확연하게 서투른 동작과 운동지연이 동반된 경우에는 개별적으로 기록해야 한다[예, 발달성 협응장애]).

원인이 알려진 신경발달장애(예: 취약X 증후군, 22q11 결실 증후군)를 가진 아이들은 종종 부주의, 충동성/과잉행동의 증상을 가질 수 있다. 만약 증상이 ADHD의 전체 기준을 충족한다면, 이에 대한 진단을 내려야 한다.

유병률 Prevalence

인구조사 결과, ADHD는 전 세계적으로 아동의 약 7.2%에서 발생하지만, 국가 간 유병률은 아동·청소년의 0.1%에서 10.2%까지 매우 다양하다. 유병률은 수양자녀나 교정 환경과 같은 특수 모집단에서 더 높다. 국가 간 메타분석에서 ADHD는 성인의 2.5%에서 발생하였다.

발달 및 경과 Development and Course

많은 부모가 걸음마기에 처음으로 과도한 운동 활동을 관찰하지만, 4세 이전에는 정상적인 행동과 이를 구별해 내기는 어렵다. ADHD는 초등학교 기간 동안에 가장 흔히 식별되며, 부주의가 더욱 뚜렷해지고 손상을 유발하게 된다. 장애는 청소년기 초기를 지나면서 상대적으로 안정되나, 일부의 경우에는 반사회적 행동이 새로이 나타나면서 경과가 악화될 수 있다. 대부분의 경우에 과잉행동 증상은 청소년기와 성인기 동안에 약해지지만, 좌불안석, 부주의, 계획성 부족과 충동성은 지속된다. 상당수의 ADHD 아동은 성인기까지 상대적인 손상을 갖는다.

학령전기에 보이는 주요 발현 양상은 과잉행동이다. 부주의는 초등학생 시기에 더욱 두드러진다. 청소년기에는 과잉행동의 징후(예, 뛰기, 기어오르기)는 덜 흔하게 나타나며, 만지작거림이나 내적인 신경과민, 좌불안석 또는 참을성 부족과 같은 증상으로 한정된다. 성인기에 과잉행동은 감소되나, 부주의와 좌불안석에 더불어 충동성이 문제가 된다.

위험 및 예후 인자 Risk and Prognostic Factors

기질적. ADHD는 행동 억제의 감소, 애를 써야 하는 조절이나 통제, 부정적 감정성, 그리고/또는 새로운 것을 추구하는 행동 증가와 연관이 있다. 일부 ADHD 아동이 이러한 성향을 갖지만 장애에 특이적인 것은 아니다.

환경적. 극소 저체중 출생은 ADHD의 위험성을 증가시킨다. 체중이 적을수록 위험성은 더 커진다. 태아기 흡연의 노출은 부모의 정신과적 병력과 사회경제적 지위를 통제한 후에도 ADHD와 연관이 있다. 소수의 경우에서는 다이어트와도 관련이 있을 수 있다. 신경독성 물질에 대한 노출(예, 납), 감염(예, 뇌염) 또는 태아기 알코올 노출의 과거력과 관련이 있을 수 있지만, 직접적인 원인인지에 대한 인과관계는 알려진 바가 없다.

유전적, 생리적. ADHD의 유전성은 74% 정도다. 대규모 전장 유전체 관련분석(Genome-Wide Association Studies: GWAS)은 진화적으로 제한된 게놈 영역과 기능 상실 유전자뿐만 아니라 뇌 발현 조절 영역에서도 여러 위치를 식별하였다. ADHD와 관련된 단일 유전자는 없다.

시각 및 청각 손상, 대사 이상, 영양 결핍이 ADHD 증상에 영향을 줄 수 있음을 고려해야 한다. 특발성 간질 환자들에서 ADHD가 증가되어 있다.

경과의 변경인자. 아동기 초기 때 가족 간의 상호작용 양상이 ADHD를 야기하는 것은 아니지만 ADHD의 경과에 영향을 주거나 품행 문제의 발생에 이차적으로 기여할 수 있다.

문화와 관련된 진단적 쟁점 Culture-Related Diagnostic Issues

지역에 따른 ADHD 유병률의 차이는 주로 서로 다른 진단적·방법론적 실제에 기인하는 것으로 보인다. 이는 각기 다른 진단적 면담들, 그리고 기능적 장애 동반 필수 여부 및 정의의 차이점들을 모두 포함한다. 또한 문화적 차이로 인한 각각의 사회적 상황에 따른 아동의 행동 규범과 기대도가 다르며, 아동의 행동에 대한 해석에 있어 젠더의 차이를 포함한 부모 및 교사의 차이 또한 유병률에 영향을 준다. 미국에서는 아프리카계 미국인과 라틴계 인구에서 비라틴계 백인 인구보다 임상적 발견율이 낮은 경향이 있다. 실제에 비해 과소하게 진단되는 것은 명시적 또는 암묵적 임상의의 편견으로 인해 사회적으로 억압된 민족 또는 인종화된 집단에서 ADHD 증상을 적대적이거나 파괴적인 것으로 잘못 분류하여 발생할 수 있으며, 이는 파괴적 장애의 과잉진단으로 이어질 수 있다. 비라틴계 백인 청소년의 높은 유병률은 ADHD와 관련된 행동에 대한 더 큰 부모의 요구에 의해 영향을 받을 수 있다. 정보제공자 증상 등급은 아동과 정보제공자의 문화적 배경에 의해 영향을 받을 수 있으며, 이는 문화적으로 유능한 진단 관행이 ADHD를 평가하는 데 관련이 있음을 시사한다.

성 및 젠더와 관련된 진단적 쟁점 Sex- and Gender-Related Diagnostic Issues

ADHD는 일반 인구 집단에서 여성보다 남성에서 더 흔하며, 남녀비는 아동에서는 약 2:1, 성인에서는 약 1.6:1이다. 여성은 남성에 비해 주로 부주의 양상을 보인다. ADHD 증상 심각도의 성 차이는 성 간에 유전적 및 인지적 부담이 다르기 때문일 수 있다.

진단적 표지자 Diagnostic Markers

ADHD를 진단할 생물학적 지표는 없다. ADHD는 서파의 증가(4~7Hz '세타') 및 속파의 감소(14~30Hz '베타')와 관련이 있다고 알려졌지만, 이후 연구에서는 대조군에 비해 ADHD 진단을 받은 아동 또는 성인의 세타파 또는 베타파의 차이가 발견되지 않았다.

일부 신경영상 연구에서는 대조군 피험자와 ADHD 아동이 차이를 보이기도 했지만, 모든 신경영상 연구의 메타분석에서는 ADHD 환자 개인과 대조군 피험자 간에 차이를 보이지 않는다. 이는 진단기준, 표본 크기, 사용된 작업 및 신경영상 기술의 기술적 측면의 차이 때문일 수 있다. 이러한 문제들이 해결될 때까지, 어떤 형태의 신경영상도 ADHD의 진단에 사용될 수 없다.

자살 사고 혹은 행동과의 연관성 Association With Suicidal Thoughts or Behavior

ADHD는 아동의 자살 사고와 행동의 위험 요소다. 비슷하게, 성인기에 ADHD는 동반질환을 통제한 후에도 기분장애, 품행장애 또는 물질사용장애와 동반될 때 자살 시도 위험성이 증가된다. 자살 사고는 ADHD가 아닌 대조군들보다 ADHD 집단에서 더 흔하다. ADHD는 미군 병사들의 자살 사고의 지속성을 예측하였다.

ADHD의 기능적 결과
Functional Consequences of Attention-Deficit/Hyperactivity Disorder

ADHD는 학업 수행 및 학업 성취 저하와 연관이 있다. 학업적 결함, 학교 관련 문제와 또래들의 무시는 부주의 증상과 강한 연관이 있는 반면, 또래들의 배척, 그 정도가 심하지는 않더라도 우발적인 가해는 과잉행동 또는 충동성 증상이 있을 때 가장 두드러진다. 지속적인 노력이 필요한 과제에 대한 부적절하고 다양한 노력은 종종 다른 사람들에게 나태하고 책임감이 부족하거나 협동심이 없는 것처럼 보이기도 한다.

ADHD가 있는 젊은 성인들은 직업의 안정성이 낮다. 성인에서는 낮은 직업적 수행, 성취, 참여를 보이며, 대인관계에서의 갈등을 증가시킬 뿐 아니라 무직의 가능성도 증가시킨다. 평균적으로

ADHD가 있는 경우에는 학교교육을 덜 받으며, 부족한 직업적 성취를 얻고, 또래에 비해 지능 지수가 낮으나 개인차가 매우 크다. 심각한 경우에는 장애로 인해 사회적·가족적·학문적/직업적 적응에 뚜렷한 손상이 있다.

가족 간의 불화, 부정적 상호작용이 가족관계의 특징이다. ADHD가 있는 사람들은 ADHD가 없는 또래에 비해 상대적으로 낮은 자존감을 갖는다. 또래관계에서도 배척, 무시 또는 놀림을 당하는 식으로 방해를 받는다.

ADHD가 있는 아동은 ADHD가 없는 또래에 비해 청소년기에 품행장애, 성인기에 반사회성 성격장애가 나타날 가능성이 더 높고, 그 결과 물질사용장애와 투옥의 가능성도 증가한다. 특히 품행장애나 반사회성 성격장애로 진행될 경우 물질사용장애의 위험이 증가한다.

ADHD가 있는 경우에는 또래에 비해 부상을 입을 확률이 증가한다. ADHD를 앓고 있는 아동들과 성인들은 트라우마를 겪고 그에 따른 외상후 스트레스 증후군에 걸릴 위험이 더 높다. 교통사고와 법규 위반은 ADHD를 가진 운전자들에서 더 빈번하다. ADHD를 앓고 있는 사람들은 주로 사고와 부상 때문에 전반적인 사망률이 더 높다. 또한 ADHD를 가진 사람들 사이에서 비만과 고혈압의 가능성이 높아질 수 있다.

감별진단 Differential Diagnosis

적대적 반항장애. 적대적 반항장애가 있는 개인의 경우 다른 사람의 요구를 따르는 것에 저항하기 때문에, 자기가 해야 하는 필요한 작업이나 학교 과제에도 저항할 수 있다. 그들의 행동은 부정적이고 적대적이며 반항적인 특징이 있다. 이러한 증상들은 ADHD가 있는 아동이 정신적 노력을 지속적으로 유지하기 어렵고, 지시 사항을 잊어버리고, 충동성을 보임으로 인해 생기는 학교 과제에 대한 혐오나 정신적으로 힘든 작업과는 구별되어야 한다. 감별진단이 복잡한 이유는 일부 ADHD가 있는 개인에서 이러한 과제에 대해 이차적으로 반항적 태도를 보이고, 과제의 중요성을 평가 절하하는 경우가 있기 때문이다.

간헐적 폭발장애. ADHD와 간헐적 폭발장애는 높은 수준의 충동적 행동이 나타난다는 특징을 공유한다. 그러나 간헐적 폭발장애가 있는 경우에는 타인에 대한 심각한 공격성을 보이지만, 이는 ADHD의 특징적 증상이 아니며, 간헐적 폭발장애가 있는 경우에는 ADHD에서 보이는 것과 같은 지속적인 주의력의 문제를 경험하지 않는다. 더불어 간헐적 폭발장애는 아동기에 매우 드물다. ADHD가 있는 경우에도 간헐적 폭발장애를 진단할 수 있다.

기타 신경발달장애. ADHD에서 보일 수 있는 운동 활동의 증가는 상동증적 운동장애와 일부 자폐 스펙트럼장애에서 특징적으로 나타나는 반복적인 운동 행동과 반드시 구별되어야 한다. 상동증적 운동장애에서 운동 행동은 일반적으로 고정되어 있고 반복적인(예, 몸 흔들기, 스스로 물어뜯기)데 반해, ADHD에서 나타나는 안절부절과 좌불안석은 전형적으로 광범위하며, 반복적인 상동증적 운동으로 특징지어지지 않는다. 투렛장애에서 보이는 빈번하고 복합적인 틱도 ADHD의 안절부절못하는 증상으로 오인될 수 있다. 안절부절못하는 증상을 복합적인 틱 발작과 구별하기 위해서는 장기적인 관찰이 필요하다.

특정학습장애. 특정학습장애가 있는 아동은 좌절, 흥미 부족 또는 작업 기억과 처리 속도를 포함한 신경인지능력의 제한으로 인해 부주의가 나타날 수 있는 반면, 손상된 인지 과정을 필요로 하지 않는 기술을 수행할 때 그들의 부주의함은 훨씬 줄어든다.

지적발달장애(지적장애). ADHD 증상은 지적 능력에 부적합한 학습 환경에 놓인 지적발달장애가 있는 아동에서 흔하게 나타난다. 이러한 경우 비학습적 과제를 하는 동안에는 증상이 눈에 띄지 않는다. 지적발달장애가 있는 경우에 ADHD 진단을 내리기 위해서는 부주의 또는 과잉행동이 정신연령에 비해 과도해야 한다.

자폐스펙트럼장애. ADHD와 자폐스펙트럼장애에서는 부주의, 사회적 기능부전과 다루기 힘든 행동이 나타난다. ADHD에서 보이는 사회적 기능부전과 또래의 배척은 자폐스펙트럼장애에서 보이는 사회적 이탈, 고립, 표정이나 음색을 통한 의사소통 신호에 대한 무관심과 반드시 구별되어야 한다. 자폐스펙트럼장애가 있는 아동은 어떤 사건이 기대하던 경과로부터 변화하는 것에 대한 인내력이 부족하여 분노발작을 보일 수 있다. 반대로, ADHD 아동은 충동성 또는 빈약한 자기조절 때문에 주요 과도기 동안에 비행 또는 분노발작을 보일 수 있다.

반응성 애착장애. 반응성 애착장애가 있는 아동은 사회적 탈억제를 보일 수 있으나, ADHD의 모든 증상군을 보이지는 않으며, ADHD의 특징과는 다르게 지속적인 관계를 유지하는 능력의 부족 증상들을 보인다.

불안장애. ADHD와 불안장애는 부주의라는 증상을 공유한다. ADHD가 있는 경우에는 외부 자극과 새로운 활동에 대한 흥미 또는 즐거운 활동에 대한 집착 때문에 부주의하게 된다. 이는 불안장애에서 걱정과 반추 때문에 부주의가 나타나는 것과는 구별이 된다. 불안장애에서도 좌불안석이 나타날 수 있다. 그러나 ADHD에서 나타나는 좌불안석은 걱정이나 반추와는 연관이 없다.

외상후 스트레스장애. 외상후 스트레스장애(PTSD)와 연관된 집중력장애는 아동에서 ADHD로 오진될 수 있다. 6세 미만의 어린이는 PTSD에서 좌불안석, 과민성, 부주의, 집중력 저하와 같은 비특이적 증상을 보이는 경우가 많은데, 이는 ADHD 증상과 비슷하다. 부모는 자녀의 트라우마 관련 증상을 최소화할 수 있으며, 교사와 다른 보호자는 자녀가 트라우마 사건에 노출되는 것을 인식하지 못하는 경우가 많다. 외상 사건의 과거 노출에 대한 포괄적인 평가를 통해 PTSD를 배제할 수 있다.

우울장애. 우울장애가 있는 경우 집중력 문제를 보일 수 있다. 그러나 기분장애에서의 집중력 문제는 우울 삽화 기간에만 뚜렷하게 나타난다.

양극성장애. 양극성장애가 있는 경우 활동 증가, 집중력 문제, 충동성 증가를 보일 수 있으나, 이러한 증상은 삽화적이며, 며칠 동안만 나타난다. 양극성장애에서 충동성 증가나 부주의는 고양된 기분, 심하게 과장된 자신감, 그리고 기타 특정 양극성장애의 특징과 동반된다. ADHD 아동에서도 뚜렷한 기분 변화를 보일 수 있지만 이러한 불안정성은 조증 또는 경조증 삽화와는 구별되며, 아동의 경우에도 증상이 4일 이상의 기간 동안 지속되어야 양극성장애의 임상 지표가 된다. 청소년기 이전에는 심각한 과민성과 분노가 두드러지는 경우에도 양극성장애는 매우 드문 반면, 과도한 분노와 과민성을 보이는 아동·청소년에서 ADHD가 흔하게 나타난다.

파괴적 기분조절부전장애. 파괴적 기분조절부전장애는 전반적인 과민성과 좌절에 대한 참을성 결여가 특징이지만, 충동성과 와해된 주의력은 필수적인 특징이 아니다. 그러나 이 장애가 있는 대부분의 아동·청소년에서 ADHD의 진단기준을 충족하는 증상들을 가지고 있으며, 이 경우 개별적으로 진단해야 한다.

물질사용장애. 만약 ADHD 증상이 물질 남용이나 물질의 빈번한 사용 후에 처음 발현되는 경우에는 ADHD와 물질사용장애의 구별이 어려울 수 있다. 감별진단을 위해서는 정보제공자나 과거 기록을 통해 물질 오용 전에 ADHD가 있었다는 명백한 증거가 필수적이다.

성격장애. 청소년과 성인에서는 ADHD와 경계성 성격장애, 자기애성 성격장애, 기타 성격장애를 구별하기가 어려울 수 있다. 이러한 장애들은 분열, 사회적 참견, 정서적·인지적 조절곤란의 특징을 공유하는 경향이 있다. 그러나 ADHD에서는 버림받을 것에 대한 두려움, 자해, 극심한 양가감정이나 성격장애의 다른 특징이 나타나지 않는다. 자세한 임상적 관찰, 정보제공자와의 면담또는 자세한 병력 청취를 통해 충동성, 사회적 참견 또는 부적절한 행동을 자기애적이고 공격적이거나 군림하려는 행동과 구별하여 감별진단을 해야 한다.

정신병적 장애. 정신병적 장애의 경과 중에만 부주의와 과잉행동의 증상이 나타날 경우에는 ADHD로 진단하지 않는다.

치료약물로 유발된 ADHD 증상. 치료약물(예, 기관지 확장제, 이소니아지드, 좌불안석을 야기하는 신경이완제, 갑상선 대체 치료약물) 사용에 의한 부주의, 과잉행동 또는 충동성 증상은 달리 명시되는 또는명시되지 않는 기타(또는 미상의) 물질관련장애로 진단된다.

신경인지장애. 복잡한 주의력장애는 신경인지장애의 영향을 받는 인지 영역 중 하나일 수 있지만, 주요 또는 경도 신경인지장애로 진단하기 위해서는 과거보다 수행 능력의 감소가 있어야 한다. 게다가 주요 또는 경도 신경인지장애는 일반적으로 성인기에 발병한다. 대조적으로, ADHD의 부주의는 12세 이전에 존재했어야만 하며 이전 기능의 감소를 나타내지 않는다.

동반이환 Comorbidity

비록 ADHD가 남성에서 더 흔하지만, ADHD를 가진 여성은 특히 적대적 반항장애, 자폐스펙트럼장애, 성격장애와 물질사용장애 같은 많은 동반질환의 더 높은 비율을 가지고 있다. 적대적 반항장애는 ADHD 복합형 아동의 약 1/2에서, 주의력결핍 우세형의 약 1/4에서 함께 나타난다. 품행장애는 ADHD 복합형 아동·청소년의 약 1/4에서 나타나며 연령과 환경에 따른다. 파괴적 기분조절부전장애가 있는 대부분의 아동·청소년에서 ADHD의 진단기준을 충족하는 증상을 보인다. ADHD 아동에서는 파괴적 기분조절부전장애의 진단기준을 충족하는 비율이 더 적다. 불안장애와 주요우울장애, 강박장애, 간헐적 폭발장애도 소수의 ADHD에서 나타나지만 일반 인구 집단에 비해서는 더 흔하게 나타난다. 물질사용장애는 일반 인구 집단 내의 ADHD 성인의 경우에 상대적으로 더 흔하나, ADHD 성인 중 소수만이 물질사용장애를 갖고 있다. 성인에서 반사회성 성격장애, 기타 성격장애가 ADHD와 함께 나타날 수 있다.

ADHD는 특정학습장애, 자폐스펙트럼장애, 지적발달장애, 언어장애, 발달성 협응장애, 틱장애와 같은 기타 신경발달장애와 함께 다양한 증상에서 나타날 수 있다.

ADHD의 수면장애는 주간 인지장애(예, 부주의)와 연관이 있다. ADHD를 앓고 있는 많은 사람은 과다수면장애의 기준을 충족시킬 수 있는 주간 졸음을 보고한다. ADHD를 가진 사람들의 1/4에서 1/2은 수면장애를 보고한다. 연구는 ADHD와 불면증, 일주기리듬 수면-각성장애, 수면호흡장애, 그리고 하지불안 증후군과의 연관성을 보여 준다.

ADHD를 앓고 있는 사람들은 뇌전증뿐만 아니라 특히 알레르기 및 자가면역 질환과 같은 여러 가지 의학적 상태의 비율이 높은 것으로 밝혀졌다.

● 달리 명시되는 주의력결핍 과잉행동장애
Other Specified Attention-Deficit/Hyperactivity Disorder

F90.8

이 범주는 사회적, 직업적 또는 다른 중요한 기능 영역에서 임상적으로 현저한 고통이나 손상을 초래하는 주의력결핍 과잉행동장애의 특징적인 증상들이 두드러지지만, 주의력결핍 과잉행동장애 또는 신경발달장애의 진단분류에 속한 장애 중 어느 것에도 완전한 기준을 만족하지 않는 발현 징후들에 적용된다. 달리 명시되는 주의력결핍 과잉행동장애 범주는 발현 징후가 주의력결핍 과잉행동장애 또는 어떤 특정 신경발달장애의 기준에 맞지 않은 특정한 이유에 대해 의사소통하기 위해 임상의가 선택한 상황들에서 사용된다. 이는 '달리 명시되는 주의력결핍 과잉행동장애'를 기록하고, 이어서 특정한 이유(예, '불충분한 부주의 증상을 동반하는 경우')를 기록한다.

● 명시되지 않는 주의력결핍 과잉행동장애
Unspecified Attention-Deficit/Hyperactivity Disorder

F90.9

이 범주는 사회적, 직업적 또는 다른 중요한 기능 영역에서 임상적으로 현저한 고통이나 손상을 초래하는 주의력결핍 과잉행동장애의 특징적인 증상들이 두드러지지만, 주의력결핍 과잉행동장애 또는 신경발달장애 진단분류에 속한 장애 중 어느 것에도 완전한 기준을 만족하지 않는 발현 징후들에 적용된다. 명시되지 않는 주의력결핍 과잉행동장애 범주는 기준이 주의력결핍 과잉행동장애 또는 특정 신경발달장애의 기준에 맞지 않은 이유를 명시할 수 없다고 임상의가 선택한 상황들에서 사용되며, 좀 더 특정한 진단을 내리기에는 정보가 불충분한 발현 징후들을 포함한다.

특정학습장애
Specific Learning Disorder

● 특정학습장애
Specific Learning Disorder

진단기준

A. 학업 기술을 배우고 사용하는 데 있어서의 어려움. 이러한 어려움에 대한 적절한 개입을 제공함에도 불구하고 다음에 열거된 증상 중 적어도 한 가지가 최소 6개월 이상 지속된다.

　1. 부정확하거나 느리고 힘겨운 단어 읽기(예, 단어를 부정확하거나 느리게 더듬더듬 소리 내어 읽기, 자주 추측하며 읽기, 단어를 소리 내어 읽는 데 어려움이 있음)

　2. 읽은 것의 의미를 이해하기 어려움(예, 본문을 정확하게 읽을 수 있으나 읽은 내용의 순서, 관계, 추론 또는 깊은 의미를 이해하지 못함)

　3. 철자법의 어려움(예, 자음이나 모음을 추가, 생략 또는 대치하기도 함)

　4. 쓰기의 어려움(예, 한 문장 안에서 다양한 문법적 · 구두점 오류, 문단 구성이 엉성함, 생각을 글로 표현하는 데 있어 명료성이 부족함)

　5. 수 감각, 단순 연산값 암기 또는 연산 절차의 어려움(예, 숫자의 의미, 수의 크기나 관계에 대한 빈약한 이해; 한 자릿수 덧셈을 할 때 또래들처럼 단순 연산값에 대한 기억력을 이용하지 않고 손가락을 사용함; 연산을 하다가 진행이 안 되고 연산 과정을 바꿔 버리기도 함)

　6. 수학적 추론의 어려움(예, 양적 문제를 풀기 위해 수학적 개념, 암기된 연산값 또는 수식을 적용하는 데 심각한 어려움이 있음)

B. 보유한 학습 기술이 개별적으로 실시한 표준화된 성취도 검사와 종합적인 임상 평가를 통해 생활연령에서 기대되는 수준보다 현저하게 양적으로 낮으며, 학업적 또는 직업적 수행이나 일상생활의 활동을 현저하게 방해한다는 것이 확인되어야 한다. 17세 이상인 경우 학습의 어려움에 대한 과거력이 표준화된 평가를 대신할 수 있다.

C. 학습의 어려움은 학령기에 시작되나 해당 학습 기술을 요구하는 정도가 개인의 능력을 넘어서는 시기가 되어야 분명히 드러날 수도 있다(예, 주어진 시간 안에 시험 보기, 길고 복잡한 리포트를 촉박한 마감 기한 내에 읽고 쓰기, 과중한 학업 부담).

D. 학습의 어려움은 지적장애, 교정되지 않은 시력이나 청력 문제, 기타 정신질환 또는 신경학적 장애, 정신사회적 불행, 학습 지도사가 해당 언어에 능숙하지 못한 경우 또는 불충분한 교육적 지도로 더 잘 설명되지 않는다.

주의점: 4가지의 진단기준은 개인의 과거력(발달력, 의학적 병력, 가족력, 교육력), 학교의 보고와 심리교육적 평가 결과를 임상적으로 통합하여 판단한다.

부호화 시 주의점: 손상된 모든 학업 영역과 보조 기술에 대해 세부화하시오. 한 가지 이상의 영역에 손상이 있는 경우 다음의 명시자에 따라 개별적으로 부호화하시오.

다음의 경우 명시할 것:

　F81.0 읽기 손상 동반:

　　단어 읽기 정확도

　　읽기 속도 또는 유창성

　　독해력

　　주의점: **난독증**(dyslexia)은 정확하거나 유창한 단어 인지의 어려움, 해독 및 철자 능력의 부진을 특징으로 하

는 학습장애의 한 종류를 일컫는 또 다른 용어다. 이러한 특정한 패턴의 어려움을 난독증이라고 명명한다면, 독해나 수학적 추론과 같은 부수적인 어려움이 동반되었는지 살펴보고 명시하는 것이 중요하다.

F81.81 쓰기 손상 동반:

철자 정확도

문법과 구두점 정확도

작문의 명료도 또는 구조화

F81.2 수학 손상 동반:

수 감각

단순 연산값의 암기

계산의 정확도 또는 유창성

수학적 추론의 정확도

주의점: **난산증**(dyscalculia)은 숫자 정보 처리, 단순 연산값의 암기, 계산의 정확도 또는 유창성 문제의 어려움을 특징으로 하는 또 다른 용어다. 만일 이러한 특수한 패턴의 수학적 어려움을 난산증으로 명명한다면, 수학적 추론이나 단어 추론의 정확성과 같은 부수적인 어려움이 동반되었는지 살펴보고 명시하는 것이 중요하다.

현재의 심각도를 명시할 것:

경도: 한 가지 또는 2가지 학업 영역의 학습 기술에 있어 약간의 어려움이 있으나 적절한 편의나 지지 서비스가 제공된다면(특히 학업 기간 동안), 개인이 이를 보상할 수 있거나 적절히 기능할 수 있을 정도로 경미한 수준이다.

중등도: 한 가지 이상의 학업 영역의 학습 기술에 있어 뚜렷한 어려움이 있으며, 그로 인해 학업 기간 동안 일정한 간격을 두고 제공되는 집중적이고 특수화된 교육 없이는 능숙해지기 어렵다. 활동을 정확하고 효율적으로 완수하기 위해서는 적어도 학교, 직장 또는 집에서 보내는 시간의 일부 동안이라도 편의 또는 지지 서비스가 제공되어야 한다.

고도: 여러 학업 영역에 영향을 끼치는 학습 기술의 심각한 어려움이 있으며, 그로 인해 대부분의 학업 기간 동안 집중적이고 개별적이며 특수화된 교육이 지속되지 않는다면 이러한 기술을 습득하기 어렵다. 가정, 학교 또는 직장에서 일련의 적절한 편의 또는 서비스를 제공받았음에도 불구하고 모든 활동을 효율적으로 수행하지 못할 수도 있다.

기록 절차 Recording Procedures

각각의 손상된 학습 영역과 특정학습장애의 하위 기술에 대해 기록해야 한다. ICD 부호화 기준에서는 읽기 손상, 쓰기 손상, 수학 손상과 그에 상응하는 하위 기술 손상을 개별적으로 기록하도록 한다. 예를 들어, 읽기 및 수학 손상이 있고 읽기 속도나 유창성, 독해력, 계산의 정확도나 유창성, 수학적 추론의 정확도와 같은 하위 기술에 손상이 있는 경우에는 F81.0 특정학습장애, 읽기 손상 동반, 읽기 속도 또는 유창성과 독해력 손상 동반; F81.2 특정학습장애, 수학 손상 동반, 계산의 정확도 또는 유창성과 수학적 추론의 정확도 손상 동반이라고 부호화하고 기록해야 한다.

진단적 특징 Diagnostic Features

특정학습장애는 생물학적 근원이 있는 신경발달장애이며, 인지적 수준의 이상이 이 장애의 행동 징후와 연관이 있다. 생물학적 근원에는 언어적 또는 비언어적 정보를 효과적이고 정확하게 인지하고 처리하는 뇌의 능력에 영향을 줄 수 있는 유전적·후생적(epigenetic)·환경적 요인의 상호작용이 포함된다.

특정학습장애의 필수적인 특징 한 가지는 핵심적 학업 기술을 학습하는 데 있어서 지속적인 어려움(진단기준 A)을 경험하는 것으로, 정규 학교교육 기간(즉, 발달 기간) 중 시작된다. 핵심적 학업 기술에는 단어를 정확하고 유창하게 읽기, 독해력, 쓰기와 철자법, 산술적 계산, 수학적 추론(수학적 문제 풀기)이 포함된다. 말하기나 걷기처럼 뇌 발달에 따라 획득되는 발달이정표와는 다르게 학업 기술(예, 읽기, 철자법, 쓰기, 산술)은 가르침을 받아야 하고 정확히 배워야 한다. 특정학습장애는 정상적 형태의 학업 기술의 습득을 방해한다. 단순히 학습의 기회가 부족하거나 부적합한 교육에 따른 결과가 아니다. 이러한 핵심적 학업 기술을 획득하지 못하는 문제로 인해 다른 과목(예, 역사, 과학, 사회)의 학습도 방해를 받게 되나, 이는 기저의 학업 기술 습득의 어려움으로부터 기인하는 것이다. 말소리와 인쇄된 단어를 연결 짓는 어려움(보통 난독증이라고 부름[특정학습장애, 읽기 손상 동반])은 특정학습장애의 가장 흔한 발현 양상 중 하나다. 학습의 어려움은 관찰 및 묘사 가능한 행동이나 증상으로 나타난다(진단기준 A1~A6에 나열된 대로). 이러한 임상 증상은 관찰, 임상적 면담에 의한 조사 또는 학교 기록, 척도, 혹은 과거의 교육적 평가나 심리평가 기록을 통해 확인할 수 있다. 학습의 어려움은 지속적이며, 일시적인 것이 아니다. 아동·청소년에서 지속적이라는 것의 의미는 가정이나 학교에서 추가적인 지원을 제공했음에도 최소 6개월 이상 학습 경과에 제약이 있는 것을 말한다(즉, 급우들을 따라잡는다는 증거가 없음). 예를 들어, 음운 능력과 단어 식별 전략을 알려 주어도 단어를 읽지 못하는 문제가 완전히 또는 빠르게 완화되지 않는다면 이는 특정학습장애를 나타내는 것일 수 있다. 지속적인 학습 어려움에 대한 증거는 축적된 학교 기록부, 아동 평가 포트폴리오, 교육과정 중심 평가나 임상적 면담을 통해 얻을 수 있다. 성인에서 지속적인 어려움은 아동기나 청소년기에 나타난 읽기와 쓰기 또는 수학 기술의 장애가 지속되는 것과 연관이 있고, 이 역시 학교 보고, 업무 평가 포트폴리오나 이전의 평가와 같은 축적된 증거를 통해 알 수 있다.

두 번째 핵심적 특징은 보유한 학습 기술에 대한 개인의 수행이 연령에서 기대되는 수준보다 낮다는 것이다(진단기준 B). 연령에 비해 낮은 학업적 성취 혹은 매우 높은 수준의 노력과 지지에 의해서만 평균 수준의 성취가 지속 가능한 것은 학습 기술 습득의 어려움에 대한 강력한 임상적 지표다. 아동에서 낮은 학업 기술은 학업 수행에 있어 커다란 방해가 된다(학교 보고, 교사 평가를 통해 나타남). 특히 성인에서 나타나는 또 다른 임상적 지표는 학업 기술이 요구되는 활동을 회피하는 것이다. 또한 성인기에는 낮은 학업 기술 때문에 해당 기술을 요구하는 직업적 수행이나 일상 활동이 방해를 받는다(자가 보고나 타인의 보고를 통해 나타남). 그러나 이러한 기준에는 심리검사상의 증거도 필요한데, 검사는 개별적으로 실시되어야 하며, 심리 평가상 안정적이고 문화적으로 적합하게 학업적 성취에 대한 절대적 또는 상대적 평가가 가능하여야 한다. 학업 기술은 연속적으로 분포되기 때문에 특정학습장애의 유무를 감별할 수 있는 자연적 절단점은 없다. 따라서 어떤 역치에 따라 학업적 성취의 뚜렷한 저하(예, 연령에서 기대되는 수준에 비해 낮은 학업적 기술)를 특정 짓는 것은 대단히 임의적인 것이다. 진단적 확실성을 최대화하기 위해서는 한 가지 이상의 표준화된 검사나 학업 영역에 대한 소검사에서 낮은 성취도(즉, 연령 평균에서 적어도 1.5 표준편차 이하, 이는 표준점수상 78점이하로 해석되며 일곱 번째 백분위수 이하에 해당함)가 요구된다. 그러나 사용되는 특정 표준화 검사에 따라 정확한 점수가 다를 수 있다. 학습의 어려움이 임상적 평가, 학업 과거력, 학교 보고나 검사 점수 등 여러 방면의 증거를 통해 뒷받침되는 경우에는 임상적 판단에 기초하여 좀 더 관대한 역치가 사용된다(예, 연령 평균보다 1.0 표준편차 이하). 더욱이 표준화된 검사가 모든 언어에서 사용 가능한 것이 아니므로, 이러한 경우에는 사용 가능한 검사로 측정한 점수에 대한 임상적 판단에 기초하여 진단을 내릴 수 있다.

세 번째 핵심적 특징은 대부분의 경우 학습 문제가 저학년 때 분명해진다는 것이다(진단기준 C). 그러나 일부에서는 학습 요구가 개인의 능력을 넘어서는 시기가 되는 고학년이 되기 전까지는 학습 문제가 완전히 나타나지 않을 수 있다.

또 다른 핵심적인 진단적 특징은 학습의 어려움이 다음 4가지 이유에 있어 '특징지어진다는' 것이다. 첫째, 학습의 어려움은 지적발달장애(지적장애), 전반적 발달지연, 청각장애나 시각장애 또는 신경학적 장애나 운동장애로 더 잘 설명되지 않는다(진단기준 D). 특정학습장애는 학습의 어려움이 없었더라면 정상 수준의 지적 기능(일반적으로 지능 지수는 70[측정 오류에 따라 ±5]점 이상으로 측정됨)을 보여 주었을 것이다. '예상 밖의 학업 부진'이라는 표현은 특정학습장애의 진단적 특징으로 간주되는데, 특정학습장애가 지적발달장애나 전반적 발달지연에서 나타나는 좀 더 일반적인 학습 어려움의 일부가 아니라는 것을 의미한다. 둘째, 학습의 어려움은 경제적 또는 환경적으로 불리한 조건, 만성적인 무단결석이나 교육의 부족과 같은 일반적인 외부 요인에 의한 것이 아니어야 한다. 셋째, 학습의 어려움은 신경학적 장애(예, 소아 뇌졸중)나 운동장애 또는 시각장애나 청각장애에 기인한 것이 아니어야 한다. 이러한 장애에서는 학업 기술 습득의 문제가 자주 동반되지만 신경학적 징후의 존재로 감별할 수 있다. 마지막으로, 학습의 어려움은 한 가지 학업 기술이나 학업 영역에 국한되어 있을 수 있다(예, 단어 읽기, 단순 연산값의 재인이나 계산).

특정학습장애는 지적으로 '재능이 뛰어난' 사람에서도 발생할 수 있다. 이러한 개인에서는 그들이 발휘하는 학습 또는 과제 성취 수준을 벗어나는 학습적 요구나 평가 과정(예, 시간제한을 두고 평가하는 시험)에 다다르기 전까지는 보상 전략을 사용하거나, 엄청난 노력과 도움을 통해서 적절한 학업적 기능을 지속할 수 있다. 이러한 경우 개인의 성취 점수는 성취도에 대한 모집단 평균보다는 능력 수준이나 다른 영역의 성취도에 비해 낮을 것이다.

포괄적인 평가가 필요하다. 특정학습장애는 정규 교육과정이 시작된 후에만 진단될 수 있으나, 정규 교육과정(즉, 발달 기간) 동안 발병한 증거를 제시할 수 있다면 아동ㆍ청소년기 또는 성인기의 어느 시점에서나 진단할 수 있다. 어떠한 출처라도 단일 자료로는 특정학습장애를 진단할 수 없다. 좀 더 정확히 말하자면, 특정학습장애는 개인의 의학적 과거력, 발달력, 교육력과 가족력, 학습 어려움에 대한 과거력과 현 시점의 발현, 학업적ㆍ직업적ㆍ사회적 기능에 대한 영향, 과거나 현 시점의 학교 보고, 학업 기술이 요구되는 작업에 대한 포트폴리오, 교육과정 중심 평가, 과거나 현 시점의 학업 성취도에 대한 표준화된 검사 결과 등을 종합하여 내리는 임상적 진단이다. 만일 지적, 감각, 신경학적 또는 운동 장애가 의심된다면, 이러한 장애에 적합한 방법을 포함하여 특정학습장애에 대한 임상적 평가를 해야 한다. 따라서 특정학습장애와 심리학적/인지적 평가에 전문성이 있는 전문가가 포괄적인 평가를 시행해야 한다. 전형적으로 특정학습장애는 성인기까지 지속되기 때문에 학습 문제에 뚜렷한 변화가 나타나거나(향상 또는 악화) 특별한 목적이 있는 경우를 제외하고는 재평가가 거의 필요하지 않다.

부수적 특징 Associated Features

특정학습장애의 증상(읽기, 쓰기 또는 수학적 측면에서의 어려움)은 자주 함께 발생한다. 그리기, 형태 만들기와 그 밖의 시공간 능력은 평균 이상이지만 읽기가 느리고 부자연스러우며 부정확하고, 독해력과 쓰기 표현이 부족한 식으로 능력의 불균등한 분포가 흔히 나타난다. 학령전기에는 특정학습장애와 동반되어 나타날 수 있는 주의집중, 언어 또는 운동 기술의 지연이 종종 특정학습장애에 선행하여 나타나나, 반드시 그런 것은 아니다.

특정학습장애가 있는 경우에는 항상 그런 것은 아니지만 전형적으로 인지 과정에 대한 심리적 평가 수행이 저조하다. 그러나 이러한 인지적 이상이 학습 문제를 야기하는지, 아니면 연관이 있는지, 또는 학습의 어려움에 대한 결과로 나타나는지는 불분명하다. 인지적 결함이 읽기 습득의 어려움과 연관이 있다는 증거가 많고, 수학 기술 습득의 어려움과 인지적 결함의 연관성에 대한 이해가 급성장하고는 있지만, 인지적 결함과 특정학습장애의 다른 발현 양상(예, 독해력, 쓰기)과의 연관성은 덜 특징적이거나 알려진 바가 없다.

개별적 인지적 결함은 특정하게 각각의 특정학습장애 증상에 기여하지만, 일부 인지적 결함(예, 처리 속도)은 서로 다른 특정학습장애의 하위유형에 걸쳐 공유되며, 특정학습장애의 공존 증상에 기여할 수 있다. 특정학습장애 증상의 공존 특성과 특정학습장애의 여러 하위유형에 걸쳐 공유되는 인지적 결함은 기본적인 생물학적 메커니즘을 공유한다는 것을 시사한다.

그러므로 비슷한 행동 증상이나 검사 점수를 보이는 경우에도 다양한 인지적 결함이 나타나는 것으로 밝혀졌고, 이러한 과정의 결함은 다른 신경발달장애(예, ADHD, 자폐스펙트럼장애, 의사소통장애, 발달성 협응장애)에서도 나타난다.

학습장애군에서는 인지 과정 및 뇌 구조와 기능상의 국한적인 변화를 보인다. 장애군 수준에서의 유전적 차이도 명확하다. 그러나 현 시점에서 인지기능 검사, 뇌영상학 또는 유전적 검사는 진단에 유용하지는 않다. 따라서 진단적 평가 시 인지 과정 결함에 대한 평가가 필요하지는 않다.

유병률 Prevalence

브라질, 북아일랜드, 미국의 학령기 아동에서는 읽기, 쓰기, 수학의 학습 영역에 따른 특정학습장애의 유병률은 5~15% 정도로 나타난다. 성인에서의 유병률은 알려진 바 없다.

발달 및 경과 Development and Course

특정학습장애의 발병, 발견 및 진단은 아동이 읽기, 철자법, 쓰기, 산술을 습득해야 하는 초등학생 때 이루어진다. 그러나 언어 지연이나 언어 결함, 운율이나 숫자 세기의 어려움 또는 쓰기에 요구되는 미세 운동 기술의 어려움과 같은 전구 증상은 보통 정규 교육과정을 시작하기 전인 아동기 초기 때 나타난다.

행동적인 증상 발현이 있을 수도 있다(예, 학습 참여를 꺼림, 반항적 행동). 특정학습장애는 일생 동안 지속되지만 장애의 경과와 임상적 발현은 환경적으로 요구되는 과제, 개인이 겪고 있는 학습 문제의 범위와 심각도, 개인의 학습 능력, 동반이환, 가능한 지원 체계나 개입의 상호작용에 따라 다양하게 나타난다. 그럼에도 불구하고 일상생활에서의 읽기 유창성과 독해력, 철자법, 쓰기, 수리 기술의 문제는 보통 성인기까지 지속된다.

증상 발현은 연령에 따라 달라지므로, 학습 문제는 평생에 걸쳐 지속되거나 변화할 수 있다. 특정학습장애가 있는 성인은 의사소통, 대인관계 상호작용 및 공동체, 사회 및 시민 생활 영역에서 활동과 참여에 한계와 제한을 경험하는 것으로 보인다.

학령전기 아동에서 관찰되는 증상으로는 말소리로 하는 놀이(예, 반복, 운율)에 대한 흥미 부족, 동요 습득의 어려움이 있다. 특정학습장애가 있는 학령전기 아동은 흔히 아기말을 사용하는 빈도가 높고, 단어를 잘못 발음하며, 글자, 숫자나 요일의 이름을 기억하는 데 문제를 보일 수 있다. 자신의 이름에 있는 문자를 인식하지 못할 수 있고, 숫자 세는 것을 습득하는 것에도 문제가 있을 수 있다. 특정학습장애가 있는 유치원생들은 문자를 인식하고 쓰지 못할 수 있으며, 자신의 이름을 쓰지 못하거나 발달적으로 전형적인 시기를 넘어서까지도 자기 멋대로 만든 철자를 지속적으로 쓸 수도 있다.

이들은 단어를 음절로 나누는 데 어려움을 겪기도 하며(예, 'cowboy'를 'cow'와 'boy'로 나누기), 음조가 비슷한 단어를 인식하는 데 문제가 있을 수 있다(예, cat, bat, hat). 또한 소리를 글자와 연결 짓는 것에 어려움을 보일 수 있고(예, 글자 b를 소리 /b/로 발음하는 것), 음소 인식을 못할 수도 있다(예, 'dog, man, car' 중 'cat'과 같은 소리로 시작되는 단어를 모른다).

초등학생 연령의 아동에서 특정학습장애는 대개 (특히 영어를 사용하는 아동에서) 글자-소리의 관련성, 유창한 단어 해독, 철자법 또는 단순 연산값 습득의 뚜렷한 어려움으로 나타나며, 소리 내어 읽는 것이 느리고, 부정확하며, 힘들게 읽는다. 일부 아동은 수의 규모를 말이나 글로 표현한 것을 이해하는 데 어려움을 겪는다. 초등학교 1~3학년의 아동은 음소 인식과 처리의 어려움이 계속될 수 있고, 흔히 사용되는 한 음절의 단어를 읽지 못할 수도 있으며(예, mat 또는 top), 흔히 사용되는 불규칙한 철자의 단어를 인식하지 못할 수 있다(예, said, two). 소리와 글자를 연결하는 문제를 시사하는 읽기 오류를 범할 수도 있고(예, 'got'을 'big'으로), 숫자나 글자를 차례로 배열하는 데 어려움을 보일 수 있다. 또한 초등학교 1~3학년의 아동은 단순 연산값이나 덧셈, 뺄셈 등의 연산 과정을 기억하는 데 어려움을 겪을 수 있고, 읽기나 수학이 어렵다고 불평하며 이를 피하려고 할 수 있다. 특정학습장애가 있는 초등학교 4~6학년의 아동은 긴 단어나 다음절 단어의 일부분을 빼먹거나 잘못 발음할 수도 있고(예, 'convertible'을 'conible'로 발음하거나, 'animal'을 'aminal'로 발음), 발음이 비슷한 소리가 나는 단어를 헷갈릴 수 있다(예, 'volcano'를 'tornado'로). 이들은 날짜, 이름, 전화번호를 기억하는 데 문제를 보일 수 있고, 숙제나 과제를 정해진 시간 내에 마치는 것에도 문제가 있을 수 있다. 중학년의 아동도 부족한 독해력을 보이는데, 느리고 부자연스러우며 부정확한 읽기가 동반되거나 동반되지 않을 수도 있다. 작은 기능어(예, that, the, an, in)를 읽는 데도 문제가 있을 수 있다. 철자가 매우 서툴고 졸필이다. 단어의 첫 부분은 정확히 인지하나 나머지 부분은 터무니없는 추측을 하며 (예, 'clover'를 'clock'이라고 읽음), 소리 내어 읽는 것을 두려워하거나 아예 거부할 수도 있다.

대조적으로 청소년들은 단어 해독을 습득할 수 있으나 읽기는 여전히 느리고 부자연스러우며, 독해나 쓰기(서툰 철자법 포함), 단순 연산값이나 수학적 문제해결 방법을 습득하는 데 있어 뚜렷한 문제를 보이는 경향이 있다. 청소년기와 성인기로 접어드는 기간 동안 특정학습장애가 있는 개인에서는 철자 오류가 지속되고, 단어나 본문을 느리게 읽거나 많은 노력을 들이며, 다음절 단어를 발음하는 데 어려움이 지속된다. 그들은 내용을 이해하거나 핵심을 파악하기 위해서 자료를 다시 읽는 경우가 많고, 기록된 문서로부터 의미를 추론하는 데 어려움을 겪는다. 청소년과 성인은 읽기 혹은 산수가 요구되는 활동을 피할 수도 있다(취미를 위한 독서, 설명서 읽기). 특정학습장애가 있는 성인에서는 철자법 문제와 느리고 부자연스러운 읽기 또는 업무와 관련된 문서상의 수치 정보로부터 중요한 추론을 하는 데 어려움이 있다. 읽기나 쓰기가 요구되는 여가 활동이나 업무 관련 활동을 피할 수 있고, 활자에 접근하는 대안적 방법(예, 글과 말을 서로 변환하는 소프트웨어, 오디오북, 시청각 미디어)을 사용할 수도 있다.

대안적인 임상 양상은 기본적인 수 감각(예, 수나 점의 쌍 중 어떤 것이 더 큰 규모인지를 아는 것)을 이해하지 못하거나, 단어 인식이나 철자법의 미숙과 같은 국한된 학습 문제가 일생 동안 지속되는 것이다. 학습 기술이 요구되는 활동을 피하거나 마지못해 하는 경우가 아동·청소년, 성인 모두에서 흔하다. 읽기 및 수학 기술이 부족한 사람은 초등학교 학년 수준을 넘어 올라갈수록 사회정서적 고통(예, 슬픔, 외로움)을 보고할 가능성이 더 높다.

신체 증상이나 공황발작을 포함하는 심각한 불안 삽화 또는 불안장애가 일생에 걸쳐 흔하게 나타나며, 국한된 학습 문제와 전반적인 학습 문제 둘 다 동반한다.

위험 및 예후 인자 Risk and Prognostic Factors

환경적. 사회경제적 조건(예, 낮은 사회경제적 지위)과 신경독성물질에 대한 노출을 포함한 환경적 요인은 특정학습장애 또는 읽기 및 수학 어려움의 위험을 증가시킨다. 특정학습장애 또는 읽기 및 수학 어려움의 위험에는 공기 오염, 니코틴, 폴리브롬화 디페닐 에테르 또는 폴리염화 바이페닐(난연제), 납 또는 망간에 대한 태아기 또는 생애 초기 노출이 포함된다.

유전적, 생리적. 특히 읽기, 수학, 철자법에 대한 특정학습장애는 가족 내에서 응집되어 나타난다. 특정학습장애가 있는 사람의 일차 친족과 장애가 없는 사람의 일차 친족을 비교해 보았을 때 장애가 있는 사람의 일차 친족 내에서 읽기나 수학에 대한 특정학습장애의 상대적 위험도가 상당히 높게 나타났다(예, 각각 4~8배, 5~10배 높음). 특히 부모의 진단적 상태를 확인하는 방법이 객관적 검사인지 또는 자가 보고식인지에 따라 비율이 다르게 나타났다. 난독증의 가족력과 부모의 읽기·쓰기 기술은 자녀의 읽기·쓰기의 문제나 특정학습장애를 예측하며, 이는 유전적 요인과 환경적 요인이 장애에 복합적인 영향을 끼친다는 것을 의미한다.

알파벳 사용 언어와 비알파벳 사용 언어에서는 읽기 능력과 읽기장애 모두 높은 유전성을 보이며, 학습 능력과 학습장애의 발현 양상 대부분도 높은 유전성을 보인다(예, 유전성은 0.6 이상으로 추정됨). 학습 문제에서는 다양한 발현 양상 간의 공변이가 높은데, 이는 한 가지 양상과 관련된 유전자는 다른 발현 양상과 관련된 유전자와 높은 상관관계가 있음을 시사하는 것이다.

조산 또는 극소 저체중 출생은 특정학습장애의 위험 요인이다. 제1형 신경섬유종증 환자의 경우, 최대 75%가 학습장애를 보일 정도로 특정학습장애의 위험이 높다.

경과의 변경인자. 학령전기에 나타나는 부주의, 내재화 및 외현화 행동의 뚜렷한 문제는 추후의 읽기, 산술 문제(반드시 특정학습장애 수준이어야 하는 것은 아님) 및 효과적인 학습 중재에 대한 반응이 없음을 예측하는 인자다. 학령전기의 언어 손상은 이후의 읽기 손상(예: 단어 읽기, 읽기 이해)과 강하게 연관되어 있다. 예를 들어, 말이나 언어의 지연이나 장애, 인지 처리(예, 음성학적 인식, 작업기억, 빠른 순차적 명명) 손상은 이후의 읽기·쓰기 영역에서의 특정학습장애를 예측할 수 있다. 또한 아동기의 ADHD 진단은 성인기의 읽기 및 수학 성취도 저하와 연관이 있다. ADHD가 동반된 경우는 ADHD가 동반되지 않은 경우에 비해 정신건강상의 나쁜 결과를 예측한다. 일부의 경우에서는 근거 기반의 중재요법을 이용한 체계적이고 집중적이며 개별적인 가르침을 통해 학습 문제를 호전시키거나 개선시킬 수 있으며, 다른 경우에는 보상 전략의 사용을 촉진함으로써 나쁜 결과를 경감시킬 수 있다.

문화와 관련된 진단적 쟁점 Culture-Related Diagnostic Issues

특정학습장애는 다양한 언어적·민종인족적 배경과 문화적·사회경제적 맥락에 걸쳐서 나타나지만, 고유의 구어나 문어의 상징 체계와 문화적·교육적 관습에 따라 발현 양상이 다양할 수 있다. 예를 들어, 읽기와 숫자 사용 시에 요구되는 인지 처리는 표기법에 따라 매우 다르다. 영어를 사용하는 경우, 읽기와 관련된 학습 문제에서 관찰 가능한 특징적인 임상 증상은 단어를 부정확하고 느리게 읽는 것이며, 소리와 글자 간에 좀 더 직접적인 연결이 있는 다른 알파벳 언어(예, 스페인어, 독일어)와 비알파벳 언어(예, 중국어, 일본어)에서의 특징은 느리지만 정확한 읽기다. 영어를 배우는 사람을 평가할 때에는 읽기 문제의 근원이 영어에 대한 숙달 정도에 국한된 것인지, 아니면 특정학습장애 수준인지를 반드시 고려해야 한다. 영어를 배우는 사람에서 특정학습장애의 위험 요인으로는 영어 학습 시의 어려움과 음운 기억의 결함, 그리고 또래의 수준을 따라잡지 못하는 것뿐만 아니라 모국어에서의 특정학습장애나 언어 지연의 가족력이 포함된다. 만약 약간의 문화적 또는 언어적 차이가 있다면(예, 영어를 배우는 사람의 경우 제한된 영어 숙련도에 의해 영향을 받음), 특정학습장애에 대한 평가 시에는 제2언어(이 예의 경우에는 영어)뿐 아니라 처음으로 배운 언어 또는 모국어에 대한 개인의 숙련도 역시 고려해야 한다. 중요한 것은, 학업 수업의 언어와 음운적으로 다른 언어를 집에서 말하는 아이들은 집과 학교에서 같은 언어를 말하는 또래 아이들보다 음운 결함을 가질 가능성이 더 높지 않다는 것이다. 읽기 어려움의 공존은 언어에 따라 다를 수 있다. 예를 들어, 중국어를 읽는 대만의 발달성 협응장애가 있는 아동에서 영어권 국가의 아동에 비해 읽기 어려움이 덜 발생하는데, 이는 아마도 2개의 문자 언어(로고그래픽 대 알파벳)의 특성 때문일 것이다. 평가 시에는 개인이 생활하고 있는 언어적·문화적 맥락뿐만 아니라 고유의 언어적·문화적 맥락에서의 교육력 및 학습력을 포함하여 고려해야 한다. 난민 및 이민 아동의 학습 문제에 대한 위험 요인으로는 교사의 고정관념과 낮은 기대치, 따돌림, 민족 및 인종 차별, 교육 스타일과 기대치에 대한 부모의 오해, 트라우마, 이민 후 스트레스 요인이 있다.

성 및 젠더와 관련된 진단적 쟁점 Sex- and Gender-Related Diagnostic Issues

특정학습장애는 여성보다 남성에서 더 흔한데(성비는 2:1에서 3:1 정도), 이는 확인 편향, 정의상의 차이나 측정 차이, 언어, 민족인종적 배경 또는 사회경제적 지위와 같은 요인에 기인한 것이 아니다. 난독증(읽기 손상을 동반하는 특정학습장애)의 성 차이는 처리 속도에 의해 부분적으로 매개될 수 있다.

자살 사고 혹은 행동과의 연관성 Association With Suicidal Thoughts or Behavior

공립학교에 재학 중인 15세 미국 청소년들의 경우, 사회인구학적 및 정신의학적 변수를 통제할 때에도 일반적인 읽기 점수를 가진 청소년들에 비해 낮은 읽기 능력은 자살 사고 및 행동과 연관이 있었다. 캐나다의 성인을 대상으로 한 인구 기반 연구에서, 특정학습장애가 있는 사람들의 평생 자살 시도 유병률은 아동기의 역경, 정신질환 및 물질 사용 과거력, 사회인구학적 요인에 대한 조정 후에도 특정학습장애가 없는 사람들보다 높았다. 특정학습장애가 있는 사람들 중에서 만성적으로 부모의 가정 폭력을 목격하고 주요우울장애를 앓은 적이 있는 과거력이 자살 행동의 위험 증가와 연관이 있었다.

특정학습장애의 기능적 결과 Functional Consequences of Specific Learning Disorder

특정학습장애는 일생에 걸쳐 낮은 학업적 성취, 높은 고교 자퇴율, 낮은 고등교육 과정 참여율, 높은 심리적 스트레스와 전반적으로 나쁜 정신건강, 높은 무직률과 불완전 취업률, 그리고 적은 수입과 같은 부정적인 결과를 초래할 수 있다. 학교 중퇴와 동반되어 나타나는 우울 증상은 자살 사고 또는 자살 행동과 같은 나쁜 정신건강 결과의 위험을 증가시키는 요소인 반면, 높은 수준의 사회적·정서적 지지는 더 나은 정신건강 결과를 예측하는 요소다.

감별진단 Differential Diagnosis

학업적 성취의 정상 변이. 특정학습장애는 외부적 요인(예, 교육기회의 부족, 서투른 가르침의 지속, 제2언어로 학습)에 의한 학업적 성취에서의 정상 변이와 구별된다. 왜냐하면 특정학습장애는 적절한 교육적 기회를 제공받고 또래 집단과 동일한 지도에 노출되고, 가르침을 받은 언어가 비록 처음으로 배운 언어와 다르지만 해당 언어를 능숙하게 사용할 수 있는 경우에도 학습 문제가 지속되기 때문이다.

지적발달장애(지적장애). 특정학습장애에서 나타나는 학습 문제는 정상 수준의 지적 기능(즉, 적어도 지능 지수가 70±5)을 가진 경우에 나타나기 때문에, 지적발달장애와 연관이 있는 전반적인 학습 어려움과는 다르다. 만약 지적발달장애가 있는 경우, 특정학습장애는 학습 문제가 지적발달장애와 연관된 수준보다 과도할 때에만 진단할 수 있다.

신경학적 또는 감각 장애로 인한 학습 문제. 신경학적 또는 감각 장애(예, 소아 뇌졸중, 외상성 뇌손상, 청각 손상, 시각 손상)에 의한 학습 문제가 있는 경우에는 신경학적 검사상 이상 소견이 있다는 점에서 특정학습장애와 구별된다.

신경인지장애. 특정학습장애는 신경퇴행성 인지장애와 연관된 학습 문제와 구별된다. 특정학습장애에서 나타나는 특정 학습 문제의 임상적 양상은 발달 주기 동안에 나타나며, 이는 때때로 학습적인 요구가 증가하여 개인의 제한된 능력을 초과할 때만 명백해지고(성인기에 발생할 수 있음), 이전과 비교하여 학습 문제의 뚜렷한 저하가 나타나지 않는다.

주의력결핍 과잉행동장애(ADHD). 특정학습장애는 ADHD와 연관된 저조한 학업적 수행과 구별되는데, 후자의 경우에는 특정 학업 기술을 학습하는 데 있어서 특징적 어려움이 있다기보다는 이러한 기술을 수행하는 데 어려움이 있다. 그러나 특정학습장애와 ADHD가 동반된 경우는 예상보다 더 흔하다. 만약 두 장애의 진단기준을 모두 충족할 경우에는 두 진단을 모두 내려야 한다.

정신병적 장애. 특정학습장애는 조현병이나 기타 정신병적 장애와 연관된 인지 과정의 어려움과 구별해야 한다. 후자의 경우 대개 이러한 기능적 영역의 (종종 급격한) 저하를 보이기 때문이다. 그러나 특정학습장애에서 읽기 능력의 결함은 조현병과 연관된 일반적인 인지 저하로 예측되는 읽기 능력 결함보다 더 심각하다. 만약 두 장애의 진단기준을 모두 충족할 경우에는 두 진단을 모두 내릴 수 있다.

동반이환 Comorbidity

특정학습장애의 다양한 유형은 일반적으로 서로 함께 발생하며(예, 수학 손상을 동반하는 특정학습장애, 읽기 손상을 동반하는 특정학습장애), 그리고 기타 신경발달장애(예, ADHD, 의사소통장애, 발달성 협응장애, 자폐스펙트럼장애)나 기타 정신질환(예, 불안장애, 우울장애) 또는 행동 문제와 흔히 동반된다. 특히 수학 및 읽기 어려움의 동반이환율에 대한 추정치는 수학 어려움을 정의하는 데 사용된 평가에 따라 달라지는데, 이는 동일한 증상(예, 산술 문제)이 서로 다른 인지적 결함(예, 언어 기술의 결함 또는 숫자 처리의 결함)과 연관될 수 있기 때문이다. 이러한 동반질환이 특정학습장애의 진단을 배제하는 것은 아니나, 각각의 동반질환은 독립적으로 학습을 포함한 일상생활의 수행을 방해하기 때문에 검사나 감별진단을 더 어렵게 만들 수 있다. 그러므로 이러한 어려움들이 학습장애의 결과로 인한 것인지 여부에 대한 결론에는 임상적 판단이 필수적이다. 만약 다른 진단으로 특정학습장애의 진단기준 A에 기술된 핵심적 학업 기술의 학습 문제를 설명할 수 있다면, 특정학습장애를 진단해서는 안 된다.

운동장애
Motor Disorders

● 발달성 협응장애
Developmental Coordination Disorder

A. 협응된 운동의 습득과 수행이 개인의 생활연령과 기술 습득 및 사용의 기회에 기대되는 수준보다 현저하게 낮다. 장애는 운동 기술 수행(예, 물건 잡기, 가위나 식기 사용, 글씨 쓰기, 자전거 타기 또는 스포츠 참여)의 지연과 부정확성뿐만 아니라 서투른 동작(예, 물건 떨어뜨리기 또는 물건에 부딪히기)으로도 나타난다.

B. 진단기준 A의 운동 기술 결함이 생활연령에 걸맞은 일상생활의 활동(예, 자기관리 및 자기유지)에 현저하고 지속적인 방해가 되며, 학업/학교생활의 생산성, 직업 활동, 여가, 놀이에 영향을 미친다.

C. 증상은 초기 발달 시기에 시작된다.

D. 운동 기술의 결함이 지적발달장애(지적장애)나 시각 손상으로 더 잘 설명되지 않으며, 운동에 영향을 미치는 신경학적 상태(예, 뇌성마비, 근육퇴행위축[muscular dystrophy], 퇴행성 질환)에 기인한 것이 아니어야 한다.

진단적 특징 Diagnostic Features

발달성 협응장애의 진단은 과거력(발달력과 의학적 과거력), 신체검진, 학교 또는 직장에서의 보고, 안정적이고 문화 수준에 적합한 표준화된 심리검사들을 임상적으로 통합하여 진단할 수 있다. 운동 협응을 요구하는 기술의 손상은 연령에 따라 다르게 나타난다(진단기준 A). 많은 어린 아동이 전형적으로 운동 발달이정표(즉, 앉기, 기어 다니기, 걷기)를 성취하는 반면, 이 장애가 있는 경우에는 운동 발달이정표의 성취가 지연될 수 있다. 또한 계단 오르내리기, 페달 밟기, 단추 잠그기, 퍼즐 맞추기와 지퍼 사용하기 같은 발달 기술도 지연될 수 있고, 그 기술을 익히더라도 또래에 비해 움직임이 서투르고 느리거나 정확성이 부족할 수 있다. 나이 든 아동과 성인에서는 퍼즐 맞추기, 모델 만들기, 팀을 짜서 공놀이하기, 글씨 쓰기, 타자 치기, 운전하기 또는 자조 기술 수행하기와 같은 활동의 운동 영역에서 속도가 느리거나 부정확한 움직임을 보일 수 있다.

발달성 협응장애는 운동 기술의 손상이 가정, 사회, 학교 또는 공동체에서의 일상적 활동의 수행이나 참여에 상당한 방해를 줄 때에만 진단할 수 있다(진단기준 B). 일상적 활동의 예로는 옷 입기, 연령에 적합한 식기를 이용하고 어지럽히지 않으며 식사하기, 다른 사람과 함께 신체적 게임에 참여하기, 수업 시간에 자와 가위 같은 특정 도구를 사용하기, 학교에서 팀을 이루는 운동에 참여하기가 있다. 이러한 행동 수행에 손상이 있을 뿐 아니라 수행 시 뚜렷한 속도 지연도 흔하다. 능숙하게 손으로 글씨 쓰는 기술이 자주 영향을 받으며, 결과적으로 글씨를 또렷하게 쓰거나 빨리 쓰는 능력과 학업적 성취도 영향을 받는다(이러한 영향은 쓰기 기술의 운동적 요소가 더 강조된다는 점에서 특정학습장애와 구별된다). 성인의 경우 교육 및 직장에서, 특히 속도와 정확성이 요구되는 일상 기술들이 협응 문제로 인해 영향을 받는다.

진단기준 C에서는 발달성 협응장애의 증상 발병이 초기 발달 시기에 시작되어야 한다고 기술하고 있다. 그러나 전형적으로 발달성 협응장애는 5세 이전에는 진단되지 않는데, 그 이유는 다양한 운동 기술을 습득하는 연령에 상당한 편차가 있고 아동기 초기에는 측정 방법의 진단 지속성도 부족하기 때문이며(예, 일부 아동은 따라잡는다), 또는 운동지연을 야기하는 기타 장애가 완전히 발현되지 않았을 수도 있기 때문이다.

진단기준 D에서는 운동 협응의 어려움이 시각 손상으로 더 잘 설명되지 않고 신경학적 상태에 기인한 것이 아닐 때 발달성 협응장애로 진단할 수 있다고 명시하고 있다. 그러므로 진단적 평가에 시기능 및 신경학적 검사는 반드시 포함되어야 한다. 만약 지적발달장애(지적장애)가 있다면, 운동 문제가 정신연령에 기대되는 수준보다 더 과도해야 하나, 지능 지수의 절단점이나 일치하지 않는 기준에 대해서는 명시하지 않고 있다.

발달성 협응장애는 별개의 아형은 없지만, 대근육 기술의 손상이 우세한 경우 또는 글씨 쓰기를 포함한 소근육 기술의 손상이 우세한 경우가 있을 수 있다.

발달성 협응장애를 설명하기 위한 다른 용어로는 아동기 실행곤란(childhood dyspraxia), 운동 기능의 특정발달장애(specific developmental disorder of motor function), 둔한 아동 증후군(clumsy child syndrome)이 있다.

부수적 특징 Associated Features

발달성 협응장애가 있는 일부 아동은 힘을 가하지 않는(unsupported) 팔다리의 무도형(choreiform) 운동이나 거울상의 움직임(mirror movement)과 같은 추가적인(대개 억제된) 운동 활동을 보인다. 이러한 '넘치는' 움직임은 신경학적 이상이라기보다는 신경발달적 미숙함 혹은 신경학적 연성 징후(neurological soft sign)라고 불린다. 현재의 문헌이나 임상 상황 모두에서 진단에 대한 이들의 역할은 여전히 명확하지 않으며, 추가적인 평가가 필요하다.

유병률 Prevalence

5~11세 아동의 발달성 협응장애의 유병률은 국가 간 5~8%까지 다양하다. 영국에서 7세 아동의 1.8%는 고도 발달성 협응장애로 진단받았으며, 3%는 이 장애의 가능성이 있다. 그리고 캐나다, 스웨덴, 대만에서는 유병률이 7~8%다. 여성에 비해 남성에서 더 흔하며, 남녀비는 2:1에서 7:1 사이다.

발달 및 경과 Development and Course

발달성 협응장애의 경과는 다양하나 적어도 1년 및 2년간의 추적 관찰에서는 안정적이다. 장기적으로는 호전을 보일 수 있다 하더라도, 아동의 50~70%에서 운동 협응 문제가 청소년기까지 지속된다. 발병은 아동기 초기에 시작된다. 처음으로 나타나는 징후는 운동 발달과제의 지연일 수 있고,

혹은 아동이 칼과 포크를 쥐기, 옷 단추 잠그기 또는 공놀이와 같은 동작을 시도할 때 처음으로 장애를 인식하는 경우도 있다. 아동기 중기에는 퍼즐 맞추기, 모델 만들기, 공놀이하기, 손글씨 쓰기, 소지품 정리하기와 같은 운동 순서와 협응이 요구되는 운동 영역에서 어려움을 보일 수 있다. 성인기 초기에는 운전, 도구 사용과 같은 복잡하고 자동적인 운동 기술이 요구되는 새로운 과제를 학습하는 것에 대한 계속되는 어려움이 있다. 필기를 하고 손글씨를 빨리 쓰는 것에 대한 어려움은 직장에서의 수행 능력에 영향을 미칠 수 있다. 다른 장애와 동반(이 장애의 '동반이환' 부분 참조)될 경우 임상적 양상, 경과, 결과에 있어서 추가적인 영향이 있다.

위험 및 예후 인자 Risk and Prognostic Factors

환경적. 발달성 협응장애는 조산, 저체중 출생, 태아기 알코올 노출과 연관이 있다.

유전적, 생리적. 기저의 신경발달 과정의 손상은 시각 운동 인지 및 공간 정신화를 포함한 시각 운동 기술에서 발견된다. 이는 움직임이 복잡해짐에 따라 빠르게 운동 협응이 요구되는 능력에 영향을 미치는 소뇌 기능부전도 관련이 있다. 하지만 발달성 협응장애의 정확한 신경 기반은 분명하지 않다. ADHD, 특정학습장애 및 자폐스펙트럼장애를 포함한 기타 신경발달장애와 발달성 협응장애가 동시에 발생하기 때문에 질환 간에 공유되는 유전적 영향에 대해서도 제기되었다. 그러나 쌍둥이 일치율은 증상이 심한 경우에만 높게 나타났다.

경과의 변경인자. ADHD 및 발달성 협응장애가 있는 개인에서 이 장애가 없는 ADHD의 경우보다 더 많은 손상을 보인다.

문화와 관련된 진단적 쟁점 Culture-Related Diagnostic Issues

발달성 협응장애는 문화적, 민족인종적, 그리고 사회경제적 맥락 전체에 걸쳐 발생한다. 동시에, 운동발달의 문화적 차이(미국 표준에 비해 빠르거나 지연됨)가 보고되었다. 이는 발달 중 독립적인 이동성에 대한 기대, 극심한 빈곤 아동의 이동성에 대한 부적절한 기회, 측정 방법론의 차이와 관련된 양육 관행과 연관이 있는 것으로 보인다. 정의에 따르면, '일상생활 활동'이라는 것에는 개개인의 아동이 이러한 활동을 학습하고 실행할 수 있는 적절한 기회를 갖고 있는가에 대한 것뿐 아니라 그들이 생활하는 배경에 대한 고려가 필요하다는 문화적 차이를 암시하고 있다. 일부 저소득 및 중간 소득 국가의 아동에 대한 연구에서 발달성 협응장애의 유병률이 더 높은 것은 운동발달에 대한 사회경제적 불이익이 미치는 영향을 반영하는 것일 수 있다.

발달성 협응장애의 기능적 결과
Functional Consequences of Developmental Coordination Disorder

발달성 협응장애는 일상생활 활동에서의 기능적 수행에 손상을 야기하며(진단기준 B), 동반질환의 상태에 따라 이러한 손상은 심해진다. 발달성 협응장애의 결과에는 팀 운동이나 스포츠에의 저조한 참여, 자존감과 자기가치감의 저하, 감정적 또는 행동적 문제, 학업적 성취 손상, 빈약한 체력,

신체 활동 저하 및 비만, 그리고 건강과 관련된 삶의 질 저하가 포함된다.

감별진단 Differential Diagnosis

다른 의학적 상태로 인한 운동 손상. 협응 문제는 시각 기능 손상과 특정 신경학적 장애(예, 뇌성마비, 소뇌의 진행성 병변, 신경근육장애)와 연관이 있다. 이러한 경우에 신경학적 검사상 추가적인 소견이 관찰된다.

지적발달장애(지적장애). 지적발달장애가 있는 경우, 지적장애에 부합되는 운동 능력 손상이 나타날 수 있다. 그러나 만약 운동 문제가 지적발달장애로 설명될 수 있는 것보다 과도하고, 발달성 협응장애의 진단기준을 충족한다면, 이 장애로 진단될 수 있다.

주의력결핍 과잉행동장애(ADHD). ADHD가 있는 개인은 넘어지거나 물체에 부딪히고, 또는 물건을 쓰러뜨릴 수 있다. 운동 능력의 결핍이 발달성 협응장애보다는 주의산만과 충동성에 기인한 것이라면 여러 상황에 걸친 주의 깊은 관찰이 필요하다. 만약 ADHD와 발달성 협응장애의 진단기준을 모두 충족한다면 두 진단을 모두 내릴 수 있다.

자폐스펙트럼장애. 자폐스펙트럼장애가 있는 개인은 구기 종목과 같이 복합적인 협응 기술이 요구되는 일에 흥미가 없을 수 있으며, 이는 수행과 기능 평가에 영향을 줄 수 있으나 핵심적인 운동 능력을 반영하지는 않는다. 발달성 협응장애와 자폐스펙트럼장애의 공존은 흔하다. 만약 두 장애의 진단기준을 모두 충족한다면 두 진단을 모두 내릴 수 있다.

관절 과운동성(hypermobility) 증후군. 관절의 과신전(hyperextensible, 신체검진상 발견되고 대개 통증을 호소함)을 야기하는 증후군이 있는 사람들은 발달성 협응장애에서 나타나는 것과 비슷한 증상을 보일 수 있다.

동반이환 Comorbidity

발달성 협응장애와 흔히 동반되는 장애에는 의사소통장애, 특정학습장애(특히 읽기와 쓰기), ADHD를 포함한 부주의 문제(가장 흔하게 동반되며, 약 50%에서 동반됨), 자폐스펙트럼장애, 파괴적 · 감정적 행동 문제, 관절 과운동성 증후군이 있다. 다른 군의 동반 장애도 있을 수 있다(예, 심각한 읽기장애가 있는 군, 미세 운동 문제와 글씨 쓰기 문제가 있는 군, 운동 조절과 운동 계획에 손상이 있는 다른 군). 기타 장애의 존재가 발달성 협응장애를 배제할 수는 없으나 검사를 더욱 어렵게 할 수 있고, 일상생활 활동의 수행을 독립적으로 방해할 수 있으므로, 손상이 운동 기술에 기인한 것인지에 대한 검사자의 판단이 요구된다.

● 상동증적 운동장애
Stereotypic Movement Disorder

진단기준 F98.4

A. 반복적이고, 억제할 수 없는 것처럼 보이고, 목적이 없어 보이는 운동 행동(예, 손 흔들기 또는 손장난하기, 몸 흔들기, 머리 흔들기, 물어뜯기, 자기 몸 때리기)
B. 반복적인 운동 행동이 사회적, 학업적 또는 기타 활동을 방해하고, 자해의 원인이 될 수 있다.
C. 초기 발달 시기에 발병한다.
D. 반복적인 운동 행동은 물질의 생리적 효과나 신경학적 상태로 인한 것이 아니며, 다른 신경발달장애나 정신질환(예, 발모광[털뽑기장애], 강박장애)으로 더 잘 설명되지 않는다.

다음의 경우 명시할 것:
　　자해 행동을 동반하는 경우(또는 예방 조치가 없다면 부상을 초래할 수 있는 행동)
　　자해 행동을 동반하지 않는 경우
다음의 경우 명시할 것:
　　알려진 유전적 또는 기타 의학적 상태, 신경발달장애 또는 환경적 요인과 연관된 경우(예, 레쉬-니한 증후군, 지적발달장애[지적장애], 태아기 알코올 노출)
　　　부호화 시 주의점: 연관된 유전적 또는 기타 의학적 상태, 신경발달장애 또는 환경적 요인을 식별하기 위해 추가적 부호를 사용한다.
현재의 심각도를 명시할 것:
　　경도: 감각 자극이나 주의 전환에 의해 증상이 쉽게 억제된다.
　　중등도: 증상에 대한 확실한 방어책과 행동 조정이 필요하다.
　　고도: 심각한 부상을 예방하기 위해 지속적인 관찰과 예방책이 필요하다.

기록 절차 Recording Procedures

알려진 유전적 또는 기타 의학적 상태, 신경발달장애 또는 환경적 요인과 연관이 있는 상동증적 운동장애는 (상태, 장애 또는 요인의 이름)과 연관이 있는 상동증적 운동장애라고 기록한다(예, 레쉬-니한 증후군과 연관이 있는 상동증적 운동장애).

명시자 Specifiers

비자해적인 상동증적 운동의 심각도는 감각 자극이나 관심 전환으로 증상이 쉽게 억제되는 가벼운 정도에서부터 일상생활의 모든 활동을 현저히 방해하는 지속적인 움직임에 이르기까지 다양하다. 자해 행동은 그 빈도, 적응 기능에 미치는 영향, 신체 손상의 심각성에 따라 심각도가 다양하다(손으로 몸을 때리는 행동으로 인한 가벼운 멍이나 홍반에서부터 손가락 열상 또는 절단, 머리 흔들기로 인한 망막 박리).

진단적 특징 Diagnostic Features

상동증적 운동장애의 필수적인 증상은 반복적이고, 억제할 수 없는 것처럼 보이고, 목적이 없어 보이는 운동 행동이다(진단기준 A). 이러한 행동은 흔히 뚜렷한 목적이 결여되어 있는 머리, 손 또는 몸의 율동적 운동으로 나타난다. 이러한 운동은 멈추려는 노력에 반응할 수도 있고 반응하지 않을 수도 있다. 전형적으로 발달하는 아동들에서는 반복 행동에 주의를 집중하거나 아동의 주의를 분산시켰을 때 그 행동이 중단될 수도 있다. 신경발달장애가 있는 아동들은 이러한 노력에 대한 반응이 적다. 어떤 경우는 자기억제적 행동을 보이기도 한다(예, 손을 깔고 앉기, 팔을 옷으로 감싸기, 보호 장비 탐색).

행동 레퍼토리는 다양하다. 각자의 '고유한' 패턴의 행동을 보인다. 비자해적 상동증적 운동의 예로는 몸 흔들기, 양손 퍼덕거리기 또는 회전하기, 얼굴 앞에서 손가락 튕기기 또는 펄럭이기, 팔 흔들기 또는 퍼덕거리기, 고개 끄덕이기가 포함되며, 입 스트레칭이 팔 움직임과 연관되어 흔하게 나타난다. 상동증적인 자해적 행동의 예로는 반복적인 머리 박기; 얼굴 때리기; 눈 찌르기; 손, 입술 또는 기타 신체 부위를 물어뜯기가 포함된다. 눈 찌르기는 특히 주의가 필요한데, 시각 손상이 있는 아동에서 더 흔히 나타난다. 다양한 운동이 복합되어 나타날 수 있다(예, 머리를 뒤로 젖히기, 몸통 흔들기, 얼굴 앞에서 실가닥을 반복적으로 흔들기).

상동증적 운동은 하루에도 여러 차례 나타날 수 있고, 몇 초에서 수 분 혹은 그 이상 지속될 수도 있다. 빈도는 하루에 여러 차례 나타나는 경우에서부터 삽화 사이에 수 주가 경과되는 것까지 다양하게 나타난다. 다른 활동에 몰두되어 있는 경우, 흥분하거나 스트레스를 받는 상황, 피곤하거나 지루한 상황에 따라 다양한 행동이 나타난다. 진단기준 A에서는 운동이 목적 없어 '보여야' 한다는 것을 요구하고 있다. 그러나 일부 기능은 이러한 행동을 통해 혜택을 받을 수 있다. 예를 들어, 상동증적 운동이 외부 스트레스 요인에 대한 불안 반응을 감소시킬 수 있다.

진단기준 B는 상동증적 운동이 사회적, 학업적 또는 기타 활동을 방해하고, 일부 아동에서는 자해를 유발할 수도 있다(또는 예방책이 없을 경우 자해가 나타날 수 있다)고 요구하고 있다. 자해 행동의 유무는 세부 명시자 '자해 행동을 동반하는 경우' 또는 '자해 행동을 동반하지 않는 경우'를 사용하여 부호화해야 한다. 상동증적 운동은 초기 발달 시기에 발병한다(진단기준 C). 진단기준 D에서는 반복적인 상동적 행동이 물질의 생리적 효과나 신경학적 상태로 인한 것이 아니며, 다른 신경발달장애나 정신질환으로 더 잘 설명되지 않아야 한다는 점을 요구한다. 특히 1~3세의 아동의 경우, 상동증적 운동의 존재는 발견되지 않은 신경발달 문제를 나타내는 것일 수도 있다.

유병률 Prevalence

단순 상동증적 운동(예, 흔들기)은 전형적으로 발달하는 아동에서 흔하다(예, 영국과 미국의 경우 5~19%). 복합 상동증적 운동은 훨씬 드물다(약 3~4%에서 일어난다). 고소득 국가의 표본에서는 지적발달장애(지적장애)가 있는 사람의 4~16%가 상동증과 자해를 보인다. 고도 지적발달장애가 있는 경우 위험성이 더 크다. 시설에 거주하는 지적발달장애가 있는 사람의 10~15%에서 자해를 동반한 상동증적 운동장애를 보일 수 있다. 반복적이고 제한된 행동과 관심사는 고도 지적발달장애가 있는 아동의 자해, 공격성, 파괴의 발생에 대한 위험 지표가 될 수 있다.

발달 및 경과 Development and Course

상동증적 운동은 대개 생후 첫 3년 내에 시작된다. 단순한 상동증적 운동은 영아기에 흔하며 운동 숙달의 습득에 관여할 수 있다. 복합 운동 상동증을 보이는 아동의 약 80%가 24개월 이전에 증상을 보이며, 약 12%는 24개월에서 35개월 사이, 8%는 36개월 이후에 증상을 보인다. 전형적인 발달 과정을 보이는 아동의 대부분에서 이러한 상동증적 운동은 시간이 지남에 따라 심각도와 빈도가 감소한다. 복합 운동 상동증은 영아기에 시작되거나 그 이후의 발달 시기에 시작될 수 있다. 지적발달장애가 있는 경우 상동적·자해적 행동은 수년간 지속될 수 있는데, 자해의 양상이나 유형은 달라질 수 있다.

위험 및 예후 인자 Risk and Prognostic Factors

환경적. 사회적 고립은 자기자극의 위험 요인으로 반복적인 자해를 동반하는 상동증적 운동으로 진행할 수 있다. 환경적 스트레스는 상동증적 행동을 촉발시킬 수 있다. 공포는 생리적 상태를 변화시킬 수 있고, 이로 인해 상동증적 행동의 빈도가 증가할 수 있다.

유전적, 생리적. 상동증적 운동장애는 상동 행동의 가족력이 있는 사례의 빈도가 높은 것으로 보아, 어느 정도 유전되는 것으로 여겨진다. 상동증이 있는 아동의 피각(putamen) 부피의 현저한 감소는 습관적인 행동과 연관된 뚜렷한 피질-선조체 경로(cortical-striatal pathways; 즉, 전운동-후측 피각 회로[premotor to posterior putamen circuits])가 복합 운동 상동증의 기본 해부학적 부위일 수 있음을 시사한다. 저하된 인지기능은 상동증적 행동의 높은 위험성 및 중재에 대한 낮은 반응과 연관이 있다. 상동증적 운동은 상동증의 위험이 높을 것으로 여겨지는 특정 증후군(예, 레트 증후군)이나 환경적 요인(예, 상대적으로 불충분한 자극이 있는 환경)에 노출된 중등도에서 고도/최고도의 지적발달장애가 있는 환자에서 더 흔하다. 반복적인 자해적 행동은 신경유전성 증후군의 행동적 표현형일 수도 있다. 예를 들어, 레쉬-니한 증후군에서는 환자를 결박하지 않을 시, 상동증적 근육긴장이상 행동 및 손가락 절단, 입술 물어뜯기 등의 자해 행동이 동시에 나타날 수 있다. 레트 증후군과 코넬리아 디란지 증후군에서는 손에서 입으로 이어지는 상동증으로부터 비롯된 자해가 나타날 수 있다. 상동증적 행동은 또한 고통스러운 의학적 상태에 기인할 수 있다(예, 중이염, 치과적 문제, 위식도 역류).

문화와 관련된 진단적 쟁점 Culture-Related Diagnostic Issues

상동증적 운동장애는 자해 동반 여부와 관계없이 여러 문화권에 걸쳐 다양하게 나타난다. 특이한 행동에 대한 문화적 태도는 진단의 지연을 야기할 수 있다. 상동증적 운동에 대한 문화적 관용과 태도는 다양하며, 이에 대한 신중한 고려가 필수적이다.

감별진단 Differential Diagnosis

정상 발달. 단순 상동증적 운동은 영아기와 아동기 초기에 흔하게 나타난다. 몸 뒤흔들기는 수면 상태로부터 막 깨어나는 과정에서 나타날 수 있으며, 대개 나이가 들어 감에 따라 해소된다. 복합 상동증은 정상적으로 발달하는 아동에서는 드물며, 보통 주의 분산이나 감각 자극에 의해 억제될 수 있다. 개인의 규칙적인 일상은 거의 영향을 받지 않으며, 이러한 운동이 일반적으로 아동에게 고통을 야기하지도 않는다. 이러한 경우에 진단을 내리는 것은 적절치 않다.

자폐스펙트럼장애. 상동증적 운동은 자폐스펙트럼장애의 표면적 증상 중 하나일 수 있으며, 반복적 운동과 행동에 대한 평가 시 이 점을 반드시 고려해야 한다. 자폐스펙트럼장애에서 발현되는 사회적 의사소통과 상호성의 결함은 상동증적 운동장애에서는 대체로 나타나지 않으므로, 사회적 상호성, 사회적 의사소통, 융통성 없는 반복적 행동과 흥미는 감별적 특징이 된다. 자폐스펙트럼장애가 있을 때에는 자해가 있거나 상동증적 행동이 치료의 초점이 될 정도로 충분히 심각한 경우에만 상동증적 운동장애가 진단될 수 있다.

틱장애. 전형적으로, 틱이 평균 4~6세에 시작되는 것에 비해 상동증은 더 이른 나이에 시작된다 (3세 이전). 시간에 따라 특성이 변화하며 다양한 양상을 보이는 틱에 비해 상동증은 지속적이고 고정된 양식이나 유형을 보인다. 틱은 주로 눈, 얼굴, 머리와 어깨에 나타나지만, 상동증은 팔, 손 또는 몸 전체에 나타날 수 있다. 일반적으로 단기간 동안 빠르고 무작위로 나타나며 변동을 보이는 틱에 비해 상동증은 더 고정되고 율동적이며 오랜 기간 동안 지속된다. 주로 자아 비친화적인 틱에 반해 상동증은 자아 친화적이다(아동들은 이를 즐긴다). 틱은 장소와 시간에 따라 악화와 완화를 반복하며, 독특하게 전조 감각 충동(여러 틱 운동에 선행하는 신체적인 느낌)과 연관되어 있다. 틱과 상동증적 운동 모두 주의 분산에 의해 감소된다.

강박 및 관련 장애. 상동증적 운동장애는 반복적 행동의 특성뿐 아니라 강박사고가 없다는 점에서 강박장애와 구별된다. 강박장애가 있는 개인은 강박사고 또는 엄격히 지켜야 하는 규칙에 대한 반응으로 반복적인 행동을 억제할 수 없다고 느끼는 데 반해, 상동증적 운동장애에서의 행동은 표면적으로 억제할 수 없는 것처럼 보이나 실상은 목적성이 없는 행동이다. 발모광(털뽑기장애)과 피부뜯기장애(excoriation[skin-picking] disorder)는 신체에 집중된 반복적 행위로서 표면적으로는 억제할 수 없는 것처럼 보이나, 실제로 목적성이 있으며 특정 유형이나 율동성이 없다. 게다가 발모광과 피부뜯기장애는 전형적으로 초기 발달 시기에 나타나지 않으며, 사춘기 무렵이나 그 이후에 나타난다.

기타 신경학적 · 의학적 상태. 상동증적 운동을 진단하기 위해서는 습관, 매너리즘, 발작성 운동이상(paroxysmal dyskinesia), 양성 유전성 무도증(benign hereditary chorea)을 배제해야 한다. 신경학적 병력과 검사를 통해 간대성 근경련(myoclonus), 근육긴장이상(dystonia), 틱, 무도병(chorea)과 같은 기타 장애를 시사하는 특징을 평가해야 한다. 신경학적 상태와 연관된 불수의적인 운동은 징후와 증상을 통해 구별할 수 있다. 예를 들어, 지연성 운동이상(tardive dyskinesia)에서 보이는 반복적인 상동증적 운동은 만성적인 신경이완제 복용력과 특징적인 구강 또는 안면의 운동이상 또는 불규칙한 복부나 사지 움직임으로 구별될 수 있다. 이러한 종류의 운동은 자해를 야기하지 않는다. 상동증은 레쉬-니한 증후군, 레트 증후군, 취약X 증후군, 코넬리아 디란지 증후군, 스미스-마제니스 증후군과 같은 다양한 신경유전학적 질환에서 흔히 나타나는 징후다. 알려진 유전적 혹은 기타 의학적 상태, 신경발달장애 혹은 환경적 요인과 연관된 상동증적 운동장애의 경우, (상태, 장애 또는 요인의 이름)과 연관된 상동증적 운동장애로 기록한다(예, 레쉬-니한 증후군과 연관된 상동증적 운동장애).

물질로 유발된 반복 행동. 암페타민 중독이나 남용과 연관된 반복적인 피부뜯기나 긁힘에 상동증적 운동장애를 진단하는 것은 적절하지 않다. 이런 경우, 물질/치료약물로 유발된 강박 및 관련 장애로 진단되어야 한다.

기능성 (전환) 상동증. 상동 운동은 기능적 (전환) 운동과 구별되어야 한다. 갑작스러운 발병, 산만함, 설명되지 않는 호전과 악화의 변화 양상, 그리고 기타 기능성 신경학적 증상장애(전환장애)의 다른 증상들과의 공존이 기능적 상동증을 확인할 수 있게 하는 전형적 특징이다.

동반이환 Comorbidity

만성 운동 상동증의 흔한 동반이환은 주의력결핍 과잉행동장애, 운동 협응 문제, 틱/투렛 장애와 불안을 포함한다.

● 틱장애
Tic Disorders

진단기준

주의점: 틱은 갑작스럽고, 빠르며, 반복적이고, 비율동적인 동작이나 음성 증상을 말한다.

투렛장애   F95.2

A. 다수의 운동 틱과 한 가지 이상의 음성 틱이 질병 경과 중 일부 기간 동안 나타난다. 2가지 틱이 반드시 동시에 나타날 필요는 없다.

B. 틱 증상은 빈도에 있어서 악화와 완화를 반복하지만 처음 틱이 나타난 시점으로부터 1년 이상 지속된다.

C. 18세 이전에 발병한다.

D. 장해는 물질(예, 코카인)의 생리적 효과나 다른 의학적 상태(예, 헌팅턴병, 바이러스성 뇌염)로 인한 것이 아니다.

지속성(만성) 운동 또는 음성 틱장애   F95.1

A. 한 가지 또는 다수의 운동 틱 또는 음성 틱이 장애의 경과 중 일부 기간 동안 존재하지만, 운동 틱과 음성 틱이 모두 나타나지는 않는다.

B. 틱 증상은 자주 악화와 완화를 반복하지만 처음 틱이 나타난 시점으로부터 1년 이상 지속된다.

C. 18세 이전에 발병한다.

D. 장해는 물질(예, 코카인)의 생리적 효과나 다른 의학적 상태(예, 헌팅턴병, 바이러스성 뇌염)로 인한 것이 아니다.

E. 투렛장애의 진단기준에 맞지 않아야 한다.

다음의 경우 명시할 것:

　운동 틱만 있는 경우

　음성 틱만 있는 경우

잠정적 틱장애 F95.0
A. 한 가지 또는 다수의 운동 틱 및/또는 음성 틱이 존재한다.
B. 틱은 처음 틱이 나타난 시점으로부터 1년 미만에 나타난다.
C. 18세 이전에 발병한다.
D. 장해는 물질(예. 코카인)의 생리적 효과나 다른 의학적 상태(예. 헌팅턴병, 바이러스성 뇌염)로 인한 것이 아니다.
E. 투렛장애나 지속성(만성) 운동 또는 음성 틱장애의 진단기준에 맞지 않아야 한다.

명시자 Specifiers

'운동 틱만 있는 경우' 또는 '음성 틱만 있는 경우'라는 명시자는 지속성(만성) 운동 틱장애 또는 지속성(만성) 음성 틱장애에만 적용된다.

진단적 특징 Diagnostic Features

틱장애는 투렛장애, 지속성(만성) 운동 또는 음성 틱장애, 잠정적 틱장애, 그리고 달리 명시되는 또는 명시되지 않는 틱장애의 5가지 진단범주로 구성된다. 특정 틱장애는 운동 틱 및/또는 음성 틱의 존재(진단기준 A), 틱 증상의 기간(진단기준 B), 발병 연령(진단기준 C)에 근거하여 진단할 수 있고, 다른 의학적 상태나 물질 사용과 같은 어떠한 알려진 원인이 없어야 한다(진단기준 D). 틱장애는 그 순서(즉, 투렛장애, 그다음으로 지속성[만성] 운동 틱장애 또는 지속성[만성] 음성 틱장애, 그다음으로 잠정적 틱장애, 그다음으로 달리 명시되는 틱장애, 그리고 명시되지 않는 틱장애)에 따른 계층 구조가 있다. 한번 어떤 단계의 진단이 내려졌다면 그보다 낮은 단계의 진단은 내릴 수 없다(진단기준 E).

틱은 일반적으로 갑작스럽고, 빠르며, 반복적이고, 비율동적인 동작 또는 음성이 나타나는 것이다. 몇몇 운동 틱은 다양한 길이의 시간 동안 지속되는 더 느린 뒤틀거나 조이는 움직임일 수 있다. 틱이 있는 개인은 시간이 흐름에 따라 다양한 틱 증상을 경험할 수 있으나, 특정 시점에서부터 틱 레퍼토리는 특징적 방식에 따라 반복된다. 비록 틱 증상이 거의 모든 근육군과 음성에서 나타날 수 있다고 하더라도 눈 깜빡임이나 헛기침과 같은 특정한 틱 증상이 환자들에서 흔하게 나타난다. 틱 전에 종종 국소적인 불편한 감각(전조 감각)이 있고, 대부분의 환자는 틱의 '충동'을 보고한다. 결과적으로 틱은 대개 불수의적인 것으로 경험되기도 하지만, 다양한 시간 동안 자발적으로 억제될 수도 있다.

틱에 대한 명시적인 언급이 틱을 촉발할 수 있다. 마찬가지로 다른 사람의 몸짓이나 소리를 관찰하는 것은 틱장애가 있는 사람이 비슷한 몸짓이나 소리를 내는 결과를 초래할 수 있으며, 이는 다른 사람들에 의해 의도적인 것으로 잘못 인식될 수 있다. 이는 개인이 틱장애에 대해 적절한 이해를 하지 못하는 권위 있는 인물과 상호작용할 때 특히 문제가 될 수 있다(예. 교사, 감독자, 경찰).

틱은 고전적으로 단순 또는 복합으로 분류된다. 단순 운동 틱은 특정 근육군의 제한된 개입이 특징적이고, 짧은 시간(1/1,000초 단위) 동안 지속되며, 눈 깜빡이기, 얼굴 찡그리기, 어깨 움츠리기 또는 팔다리 뻗기가 여기에 포함된다. 단순 음성 틱에는 헛기침하기, 킁킁거리기, 짹짹거리기, 짖기 또는 꿀꿀거리기가 포함되는데, 이는 주로 횡격막이나 구강 인두 근육의 수축에 의해 발생한다. 복합 운동 틱은 긴 시간 동안 지속되며, 대개 머리 돌리기와 어깨 움츠리기가 동시에 나타나는 것과 같은 복합적인 단순 틱으로 나타난다. 머리 움직임이나 몸짓 등의 복합 틱은 목적이 있는 행동처럼 보이기도 한다. 이는 타인의 행동을 모방하는 것(반향운동증) 혹은 성적이거나 외설적인 몸짓(외설 행동)을 포함한다. 이와 비슷하게 복합 음성 틱은 언어적 의미(단어 또는 부분 단어)를 가지고 있고, 소리나 단어를 반복하기(동어반복증), 마지막에 들은 단어나 구를 반복하기(반향언어증), 또는 민족적, 인종적 혹은 종교적 비방이나 외설을 포함하는 사회적으로 용납되지 않는 단어를 말하기(욕설증)를 포함한다. 욕설증은 갑작스럽고, 날카롭게 짖거나 꿀꿀거리듯 소리를 내는 것이며, 인간 상호작용에서 사용되는 부적절한 말에서 보이는 운율은 없다.

운동 및/또는 음성 틱은 5가지 틱장애에 따라 다양하게 나타난다(진단기준 A). 투렛장애는 운동 틱과 음성 틱이 모두 나타나야 하는 반면(꼭 동시에 일어나지는 않더라도), 지속성(만성) 운동 또는 음성 틱장애는 운동 틱이나 음성 틱 중 하나만 있으면 된다. 잠정적 틱장애는 운동 틱 또는 음성 틱이 있었으면 진단할 수 있다. 달리 명시되는 또는 명시되지 않는 틱장애는 비전형적인 양상이나 발병 연령, 또는 알려진 병인이 있는 경우 틱 또는 틱 유사 증상으로 가장 잘 설명된다.

최소 1년의 기간이라는 기준(진단기준 B)은 투렛장애나 지속성(만성) 운동 또는 음성 틱장애를 진단받은 사람이 지속적인 증상을 경험함을 확인하는 것이다. 틱 증상의 심각도는 악화와 완화를 반복하고, 일부에서는 틱이 없는 기간이 수 주에서 수개월간 지속되기도 한다. 그러나 처음 틱이 시작된 시점으로부터 1년 이상 틱 증상이 지속된다면 중간에 틱이 없었던 기간에 관계없이 지속적인 증상을 보이는 것으로 간주한다. 처음 틱이 시작된 시점으로부터 1년 미만 동안 운동 또는 음성 틱이 있다면 잠정적 틱장애의 진단을 고려할 수 있다. 틱은 반드시 18세 이전에 발병해야 한다(진단기준 C). 틱장애는 전형적으로 사춘기 전에 시작되며, 대개 4세에서 6세 사이에 시작되고, 10대 때는 첫 번째 발현되는 틱장애의 발생 빈도가 줄어든다. 성인기에 첫 번째로 틱 증상이 나타나는 경우는 극히 드물며, 이러한 경우는 대개 불법 물질에 노출(예, 코카인 과다 사용)되거나, 또는 중추신경계가 손상된 것이나, 기능성 신경학적 장애와 관련이 있다. 비록 10대와 성인에서 틱이 시작되는 경우는 드물지만, 처음 진단적 평가를 받는 청소년과 성인에서 틱이 발견되는 경우는 드물지 않다. 면밀한 평가를 한다면, 초기 발달단계에서 틱이 관찰되지 않는 기간이 수개월에서 수년 지속되었다고 하더라도, 아동기 때부터 경미한 증상이 지속되어 왔음을 알 수 있다. 틱을 시사하는 비정상적인 운동이 틱의 통상적인 발병 연령대를 벗어난 시기에 처음 나타난다면, 기능성 틱과 유사한 복합 운동 혹은 음성을 포함한 다른 운동장애에 대한 평가가 필요하다.

틱 증상은 물질의 생리적 효과나 다른 의학적 상태로 인한 것이 아니어야 한다(진단기준 D). 병력, 신체검진, 그리고/또는 검사 소견상 틱장애에 타당하고 개연성 있는 원인에 대한 강력한 증거가 있는 경우에는 달리 명시되는 틱장애로 진단할 수 있다.

이전에 투렛장애의 진단기준을 충족했던 경우에는 지속성(만성) 운동 또는 음성 틱장애를 진단하는 것이 불가능하다(진단기준 E). 이와 유사하게, 이전에 지속성(만성) 운동 또는 음성 틱장애를 진단받은 적이 있으면 잠정적 틱장애나 달리 명시되는/명시되지 않는 틱장애라고 진단할 수 없다(진단기준 E).

유병률 Prevalence

틱은 아동기에서 흔하나 대부분의 경우 일시적으로 나타난다. 미국에서 시행한 국가적 연구에 따르면, 임상적으로 확인된 사례에서의 유병률은 1,000명당 3명으로 측정되었다. 아프리카계 미국인이나 라틴계 미국인에서는 빈도가 더 낮았는데, 이는 의료 접근성의 차이와 관련된 것으로 보인다. 캐나다에서 추정된 투렛장애의 유병률은 학령기 아동 1,000명당 3명에서 9명에 이른다. 세계적으로 남성이 여성보다 더 흔하여 남녀비는 2:1에서 4:1 정도다. 여러 역학 연구에 따르면 모든 대륙의 아동에서 틱이 관찰되지만, 정확한 유병률은 연구의 방법론적 차이에 영향을 받을 수 있다.

발달 및 경과 Development and Course

틱은 전형적으로 4~6세 사이에 처음 시작된다. 눈 깜빡임이 첫 증상으로 많이 나타난다. 증상은 10~12세 사이에서 가장 심하며, 청소년기에 약해진다. 틱장애가 있는 성인 중 다수가 증상의 경감을 경험한다. 그러나 성인기에도 증상이 지속적으로 심각하거나 악화되는 경우가 간혹 있다.

틱 증상은 모든 연령군과 전 생애에 걸쳐 비슷하게 발현된다. 틱은 악화와 완화를 반복하며(빈도와 강도 면에서), 영향을 받는 근육군이나 음성의 본질이 시간에 따라 변화하기도 한다. 어린 아동들을 포함해서 많은 사람이 틱이 발생하기 전의 체성 감각과 전조 충동이 그들의 틱과 연관되어 있다고 보고한다. 이러한 전조 감각과 충동을 설명할 단어를 찾기가 어려울 수 있다. 전조 충동과 연관이 있는 틱은 충동과 틱에 저항할 수 있다는 점에서 완전히 '불수의적'이라고 여겨지지 않을 수 있다. 어떤 사람은 반복적이거나 특정한 방식으로 틱을 해야 한다거나 '이제 됐다'는 느낌이 들 때까지 반복해야 할 필요가 있다고 느낄 수 있다. 틱이나 연속적으로 틱을 표현한 이후에 종종 안도감을 느끼거나 긴장이 완화되는 것을 느낀다고 한다.

다양한 동반이환 질환의 발생 위험성은 질환의 위험 연령을 지나가면서 변화한다. 예를 들어, 틱장애가 있는 사춘기 이전의 아이들은 동반되는 ADHD, 강박장애, 분리불안장애를 나타낼 가능성이 높다. 10대와 성인의 경우에는 물질사용장애와 더불어 기분장애와 불안장애로 발전할 가능성이 높다.

위험 및 예후 인자 Risk and Prognostic Factors

환경적. 뇌 발달 초기에 몇 가지 환경적 위험 요소가 확인되었는데, 이들 중에는 아버지의 높은 연령, 그리고 출산기 전후 역경이 포함된다(예, 태아 성장지연, 어머니의 임신 중 발열, 어머니의 흡연, 심각한 어머니의 심리사회적 스트레스, 조산, 둔위와 제왕절개).

유전적, 생리적. 유전적 요인은 틱 증상의 표현과 심각도에 영향을 준다. 틱장애의 유전율은 70~85%로 추정되며, 남성과 여성 사이에 가족 위험이나 유전성에는 차이가 없다. 투렛장애에 대한 중요한 위험 대립 유전자와 틱장애가 있는 가족에서 희귀한 유전적 변이가 확인되었다. 공통적인 유전적 변이도 확인되었다. 그것들은 질병의 심각성과 연관성이 있는 등급화된 방식으로 틱장애에 걸쳐 공유된다. 실제로 틱장애는 현상학과 유전적 배경을 바탕으로 지속적인 발달 스펙트럼을 따라 존재할 가능성이 높다.

만성 틱장애는 강박장애, ADHD 및 자폐스펙트럼장애를 포함한 기타 신경발달장애와 유전적 변이를 공유한다. 또한 틱장애가 있는 사람은 자가면역 질환(예, 하시모토 갑상선염)에 걸릴 위험이 높다. 영향을 받은 사람들의 적어도 일부(예, 시덴함 무도병 환자들)에서 면역 체계와 신경 염증이 틱의 병리생물학에서 중요한 역할을 한다는 것이 점점 더 명백해지고 있다. 그러나 연쇄상구균 감염과 연관된 소아 급성-발병 신경정신 증후군 및 소아 자가면역 신경정신 질환을 포함하는 기타 신경정신적 상태에 있어 생물행동학적 기저와 감염의 잠재적 원인 역할을 이해하기 위해서는 더 많은 연구가 필요하다.

경과 변경인자. 틱은 불안, 흥분, 그리고 피로에 의해 증가하며, 차분하고 집중적인 활동을 하는 동안 나아진다. 예를 들어, 많은 사람에서 집중적인 주의와 운동 조절이 필요한 업무에 종사할 때 일반적으로 틱이 적다. 스트레스를 받는/흥분되는 사건들(예, 시험을 보는 것, 신나는 활동에 참여하는 것)은 종종 틱을 악화시킨다.

문화와 관련된 진단적 쟁점 Culture-Related Diagnostic Issues

틱장애는 인종적 · 민족적 · 문화적 배경에 따른 임상적 특징, 경과 또는 병인의 차이가 나타나지 않는 것으로 보이나, 이러한 배경들이 틱장애가 가족과 공동체 내에서 어떻게 인식되고 관리되는지 뿐만 아니라 전문 서비스를 받는 나이와 같은 도움 추구 행동의 유형 및 치료 선택에 영향을 미친다. 예를 들어, 틱장애가 있는 환자들과의 선호되는 사회적 거리(예, 함께 일하거나 공부할 때)가 미국 연구에서보다 한국 표본에서 더 큰 것으로 나타났다.

성 및 젠더와 관련된 진단적 쟁점 Sex- and Gender-Related Diagnostic Issues

남성이 여성보다 더 흔하게 영향을 받지만, 틱 유형, 발병 연령 또는 경과에 대한 성 차이는 없다. 지속성 틱장애가 있는 여성은 불안과 우울을 경험할 가능성이 더 높다.

자살 사고 혹은 행동과의 연관성 Association With Suicidal Thoughts or Behavior

1969년부터 2013년까지 스웨덴에서 시행된 일치 사례 코호트 연구는 투렛장애 혹은 지속성(만성) 운동 혹은 음성 틱장애가 있는 환자들이, 부합하는 일반 인구 대조군에 비하여 정신과적 동반질환을 보정한 이후에도 확연히 높은 자살 시도의 위험(오즈비 3.86)과 자살로 인한 사망의 위험(오즈비 4.39)을 나타냄을 밝혔다. 젊은 성인기 이후에 지속되는 틱과 이전 자살 시도력이 자살로 인한 사망의 가장 강력한 예측인자였다. 환자 대조군 데이터에서 지속성(만성) 운동 혹은 음성 틱장애가 있는 청소년 10명 중 1명이 자살 사고, 그리고/또는 자살 행동을 보인다고 보고했고, 이는 특히 분노/좌절의 상황에서 나타나며, 불안/우울, 사회적 문제 혹은 위축, 공격성과 내재화 문제, 틱의 심각도,

그리고 관련된 손상과 연관되어 있다고 밝혔다.

틱장애의 기능적 결과 Functional Consequences of Tic Disorders

경도에서 중등도 정도의 틱장애 중 많은 사람이 기능적인 면에서 고통이나 손상을 경험하지 않으며, 그들의 틱에 대해 의식하지조차 않기도 한다. 더 심각한 증상이 있는 경우에는 일반적으로 일상생활에서 더 많은 손상을 갖지만, 중등도나 심지어 고도의 틱장애가 있는 사람들도 기능적으로 잘 지낼 수 있다. ADHD나 강박장애와 같은 동반질환이 같이 있을 경우, 기능상 커다란 영향을 받을 수 있다. 약간 드문 경우에 틱은 일상 활동의 기능을 방해하여 사회적 고립, 대인관계 갈등, 또래들의 괴롭힘을 야기하고, 업무나 학업을 수행하는 것을 불가능하게 하며, 삶의 질도 저하시킨다. 틱장애가 있는 사람들은 종종 적극적으로 틱을 억제하려고 노력하면서 관련 업무에 집중하기 어려워한다. 그들은 상당한 심리적 고통과 심지어 자살 사고를 경험할 수 있다. 투렛장애의 드문 합병증으로 (스스로 얼굴을 쳐서 생기는) 안구 손상과 정형외과적·신경학적 손상(예, 머리, 목의 무리한 움직임으로 인한 디스크 질환)과 같은 신체적인 손상이 있을 수 있다.

감별진단 Differential Diagnosis

기타 운동장애를 포함하여 다른 의학적 상태와 동반될 수 있는 비정상적 운동. 운동 상동증은 불수의적인 율동성, 반복성, 예측할 수 있는 움직임으로 정의되며, 목적이 있는 것처럼 보이나 뚜렷한 적응 기능은 없다. 상동증은 종종 자기 위로의 기능이 있거나 즐거우며, 주위 분산으로 멈출 수 있다. 그 예로는 반복적인 손 흔들기/돌리기, 팔 퍼덕이기, 손가락 꼼지락거리기를 들 수 있다. 운동 상동증은 대부분 틱보다 더 일찍(주로 3세 이전) 발생한다는 점, 좀 더 오랫동안 지속된다는 점(초 단위에서 분 단위), 방식과 장소에 있어 반복되고 율동적이며, 전조 감각이나 충동이 없다는 점, 그리고 주의 분산(예, 누군가가 이름을 부르거나 만질 때)에 의해 중단된다는 점에서 틱과 감별이 가능하다. **무도병**은 빠르고, 무작위적이고, 지속적이며, 갑작스럽고, 불규칙적이고, 예측 불가능하며, 비상동적인 동작으로 대개 좌우 대칭적이며 몸 전체에 영향을 끼친다(즉, 얼굴, 몸통, 팔다리). 움직임의 시기, 방향 및 분포는 매 순간 다르고, 대개 움직임은 수의적인 행동을 하려고 할 때 악화된다. **근육긴장이상**은 작동근과 길항근이 동시에 수축하여, 기형적 자세나 몸의 부분적 움직임을 야기하는 것이다. 근육긴장이상 자세는 대개 수의적인 운동을 시도할 때 발생하며, 수면 중에는 나타나지 않는다.

발작성 운동이상. 발작성 운동이상은 삽화적 근육긴장이상 또는 무도아테토이드(choreoathetoid) 운동으로 특징되며, 수의적 운동이나 노력에 의해 촉발되고 정상적 배경 활동에서 나타나는 경우는 드물다.

간대성 근경련. 간대성 근경련은 급작스러운 한 방향 움직임으로 흔히 비율동적인 것이 특징이다. 움직임에 의해 악화될 수 있고 수면 중에 나타날 수 있다. 간대성 근경련은 급속히 나타나고 제어할 수 없으며 전조 감각이나 충동이 없다는 점에서 틱과 감별할 수 있다.

강박 및 관련 장애. 강박적인 행동을 틱과 감별하는 것은 매우 어려운데, 이는 보통 이 두 질환이 동반되기 때문이다. 강박적인 행동은 불안이나 괴로움을 줄이거나 예방하는 데 그 목적이 있으며, 주로 강박사고(예, 오염에 대한 두려움)에 대한 반응으로 수행하게 된다. 대조적으로, 틱장애가 있는 사람들은 특정한 방식으로 행동할 필요를 느끼며, 특정한 방식의 행동을 특정 횟수만큼 몸의 양쪽 모두에서 동일하게 수행하거나, '이제 됐다'는 느낌이 들 때까지 수행한다. 신체 중심의 반복행동장애(즉, 지속적인 털뽑기, 피부뜯기, 손톱 물어뜯기)는 틱보다 목표 지향적이고 복잡하다.

기능성 틱장애. 기능성 틱장애는 개인이 15분에서 수 시간 가량의 연장된 시간 동안 지속되는 '틱 발작'을 나타낼 때 또한 고려되어야 한다.

동반이환 Comorbidity

많은 의학적 · 정신의학적 상태가 틱장애와 공존한다고 알려져 있으며, 특히 ADHD, 파괴적 행동, 그리고 강박장애와 관련된 장애들이 흔하다. ADHD가 있는 아동은 파괴적 행동을 보이고, 사회적으로 미성숙하며, 학습 어려움으로 인해 학업적 경과와 대인관계에 방해를 받는데, 이는 틱장애로 인한 정도보다 더 큰 손상을 초래한다. 틱장애에서 나타나는 강박 관련 증상은 더 이른 나이에 발병하는 경향이 있으며, 대칭성에 대한 필요와 정확성, 그리고/또는 금지되거나 터부시되는 사고를 종종 특징으로 한다(예, 공격적, 성적, 혹은 종교적 강박사고와 관련된 강박행동들). 틱장애가 있는 사람은 기타 운동장애(예, 시덴함 무도병, 상동증적 운동장애)와 자폐스펙트럼장애 및 특정학습장애와 같은 다른 신경발달적 · 정신과적 질환이 있을 수 있다. 이전에도 기술했다시피, 틱장애가 있는 10대와 성인들은 기분, 불안 혹은 물질사용 장애가 생길 위험이 높다.

● 달리 명시되는 틱장애
Other Specified Tic Disorder

F95.8

이 범주는 사회적, 직업적 또는 다른 중요한 기능 영역에서 임상적으로 현저한 고통이나 손상을 초래하는 틱장애의 특징적인 증상들이 두드러지지만, 틱장애 또는 신경발달장애의 진단분류에 속한 장애 중 어느 것에도 완전한 기준을 만족하지 않는 발현 징후들에 적용된다. 달리 명시되는 틱장애 범주는 발현 징후가 틱장애 또는 어떤 특정 신경발달장애의 기준에 맞지 않은 특정한 이유에 대해 의사소통하기 위해 임상의가 선택한 상황들에서 사용된다. 이는 '달리 명시되는 틱장애'를 기록하고, 이어서 특정한 이유(예, '18세 이후에 발병한 경우 동반')를 기록한다.

● 명시되지 않는 틱장애
Unspecified Tic Disorder

F95.9

이 범주는 사회적, 직업적 또는 다른 중요한 기능 영역에서 임상적으로 현저한 고통이나 손상을 초래하는 틱장애의 특징적인 증상들이 두드러지지만, 틱장애 또는 신경발달장애 진단분류에 속한 장애 중 어느 것에도 완전한 기준을 만족하지 않는 발현 징후들에 적용된다. 명시되지 않는 틱장애 범주는 기준이 틱장애 또는 특정 신경발달장애의 기준에 맞지 않은 이유를 명시할 수 없다고 임상의가 선택한 상황들에서 사용되며, 좀 더 특정한 진단을 내리기에는 정보가 불충분한 발현 징후들을 포함한다.

기타 신경발달장애
Other Neurodevelopmental Disorders

● 달리 명시되는 신경발달장애
Other Specified Neurodevelopmental Disorder

F88

이 범주는 사회적, 직업적 또는 다른 중요한 기능 영역에서 임상적으로 현저한 고통이나 손상을 초래하는 신경발달장애의 특징적인 증상들이 두드러지지만, 신경발달장애의 진단분류에 속한 장애 중 어느 것에도 완전한 기준을 만족하지 않는 발현 징후들에 적용된다. 달리 명시되는 신경발달장애 범주는 발현 징후가 어느 특정한 신경발달장애의 기준에 맞지 않은 특정한 이유에 대해 의사소통하기 위해 임상의가 선택한 상황들에서 사용된다. 이는 '달리 명시되는 신경발달장애'를 기록하고, 이어서 특정한 이유(예, '태아기 알코올 노출과 연관된 신경발달장애')를 기록한다. '달리 명시되는'이라는 지정 문구를 사용해 분류될 수 있는 발현 징후들의 예는 다음과 같다.

태아기 알코올 노출과 연관된 신경발달장애: 이 장애는 자궁 내에서 알코올에 노출된 후에 발달장애를 보이는 것이 특징이다.

● 명시되지 않는 신경발달장애
Unspecified Neurodevelopmental Disorder

F89

이 범주는 사회적, 직업적 또는 다른 중요한 기능 영역에서 임상적으로 현저한 고통이나 손상을 초래하는 신경발달장애의 특징적인 증상들이 두드러지지만, 신경발달장애의 진단분류에 속한 장애 중 어느 것에도 완전한 기준을 만족하지 않는 발현 징후들에 적용된다. 명시되지 않는 신경발달장애 범주는 기준이 특정한 신경발달장애의 기준에 맞지 않은 이유를 명시할 수 없다고 임상의가 선택한 상황들에서 사용되며, 좀 더 특정한 진단을 내리기에는 정보가 불충분한(예, 응급실 상황) 발현 징후들을 포함한다.

조현병 스펙트럼 및 기타 정신병적 장애
Schizophrenia Spectrum and Other Psychotic Disorders

조현병 스펙트럼 및 기타 정신병적 장애에는 조현병, 기타 정신병적 장애, 조현형 (성격)장애 등이 있다. 이들은 망상, 환각, 와해된 사고(언어), 극도로 와해된 또는 비정상적 운동 행동(긴장증 포함), 음성 증상의 다섯 범주 중 하나 이상의 증상이 있는 경우로 규정된다.

정신병적 장애를 정의하는 핵심적 특징
Key Features That Define the Psychotic Disorders

망상 Delusions

망상이란 모순된 증거를 고려하고도 쉽게 변경되지 않는 고정된 믿음이다. 망상 내용에는 다양한 주제가 포함된다(예, 피해적, 관계적, 신체적, 종교적, 과대적). **피해망상**(즉, 자신이 어떤 사람이나 조직, 혹은 다른 집단에 의해 해를 입거나 괴롭힘을 당할 것이라는 믿음)이 가장 흔하다. **관계망상**(즉, 어떤 동작이나 말, 주변의 단서 등이 자신을 겨냥한 것이라는 믿음) 또한 흔하다. **과대망상**(즉, 자신이 특출한 능력이나 부 혹은 명성을 갖고 있다고 믿을 때)과 **색정망상**(즉, 다른 사람이 자신을 사랑하고 있다고 잘못 믿을 때) 또한 나타난다. 허무망상은 대참사가 일어날 것이라는 확신을 수반하고, 신체망상은 건강과 장기 기능에 대한 집착에 치중된다.

망상은 그 내용이 같은 문화의 또래들에게 분명히 믿기 어렵고 이해 불가한 경우, 그리고 보통의 일상적 경험에서 유래되지 않는 경우 **괴이한** 것으로 간주된다. 괴이한 망상의 예로는 외부 세력이 자신의 장기를 떼어 갔다거나, 아무 상처나 흉터를 남기지 않은 채 자신의 장기를 다른 사람의 장기로 바꿔치기했다는 믿음이 있다. 괴이하지 않은 망상의 예로는 확신할 만한 증거가 없음에도 불구하고, 자신이 경찰에게 감시당하고 있다는 믿음이 있다. 마음이나 신체에 대한 통제 상실을 표현하는 망상은 일반적으로 괴이한 것으로 고려된다. 여기에는 자신의 생각이 어떤 외부 세력에 의해 '제거'되어 버렸다는 믿음(사고탈취), 외계의 사고가 자신의 마음에 밀려들어와 있다는 믿음(사고주입), 자신의 신체나 행위가 어떤 외부 세력에 의해 작동되거나 조작되고 있다는 믿음(조종망상) 등이 포함된다.

망상과 강력한 주장 사이의 구분은 때로는 결정하기 어려우며, 어느 정도는 사실 여부에 대한 분명하거나 합리적인 반증에도 그 믿음을 고수하는 확신의 수준에 달려 있다. 다양한 문화적 배경을 가진 사람의 망상을 평가하는 것은 어려울 수 있다. 일부 종교적 · 초자연적 믿음(예, 사악한 눈, 저주를 통한 질병 유발, 영혼의 영향)은 일부 문화적 맥락에서 기이하고 망상적으로 보일 수 있으나, 다른 문화적 맥락에서는 일반적으로 받아들여질 수 있다. 그러나 고양된 종교성은 정신병의 많은 발현 징후의 특징일 수 있다.

고문, 정치적 폭력 또는 차별을 경험한 사람은 피해망상으로 잘못 판정될 수 있는 공포를 호소할 수 있다. 하지만 이는 강렬한 재발의 공포나 외상후 증상을 나타낼 수 있다. 그 사람의 공포가 외상의 본질에 비추어 합당한지 아닌지에 대한 사려 깊은 평가가 적절한 공포와 피해망상의 감별에 도움이 될 수 있다.

환각 Hallucinations

환각이란 외부 자극 없이 일어나는 유사 지각 경험이다. 환각은 정상 지각과 똑같이 생생하고 분명하며, 수의적 통제하에 있지 않다. 환각은 어떤 감각 양식에서도 일어날 수 있다. 그러나 조현병 및 관련 장애에서는 환청이 가장 흔하다. 환청은 대개 자신의 사고와 구분되어 지각되는 음성으로 경험되며, 그 음성은 익숙할 수도 있고 생소할 수도 있다. 환각은 분명한 감각 체계의 맥락에서 일어나야 한다. 그래서 잠이 들 때(입면) 혹은 잠에서 깰 때(탈면) 일어나는 환각은 정상 경험의 범위 내에 있는 것으로 고려된다. 환각은 어떤 문화적 맥락에서는 종교 경험의 정상 부분이기도 하다.

와해된 사고(언어) Disorganized Thinking (Speech)

와해된 사고(사고형식장애)는 전형적으로 각 사람의 언어에서 유추된다. 하나의 화제에서 다른 화제로 옮겨 가는 경우(탈선 혹은 이완연상)와 질문에 대한 대답이 모호하게 관련되거나 완전히 무관한 경우(이탈)가 여기에 해당된다. 드물게 언어가 너무 심하게 와해되어 거의 이해 불가능하게 되면서 언어 와해 상태의 수용성 실어증과 유사한 양상을 보이기도 한다(지리멸렬 혹은 '말비빔'). 약하게 와해된 언어가 흔하면서도 비특이적인 현상이기 때문에, 증상은 효율적 소통을 실질적으로 저해할 정도로 충분히 심해야만 한다. 진단을 내리는 사람이 검사받는 사람과 다른 언어적 배경에서 온 경우, 손상의 심각도에 대한 평가가 어려울 수도 있다. 예를 들어, 종교 단체들의 일부는 방언에 빠지고, 다른 일부는 빙의 황홀경(개인의 정체성이 외부의 빙의된 정체성으로 대체되는 황홀경 상태)의 경험을 묘사한다. 이 현상들은 와해된 언어가 특징이며, 다른 명백한 정신병적 증상이 동반되지 않는 한, 정신병의 징후를 의미하지 않는다. 덜 심한 와해된 사고 혹은 언어가 조현병의 전구기 및 잔류기 동안에 나타나기도 한다.

극도로 와해된 또는 비정상적 운동 행동(긴장증 포함) Grossly Disorganized or Abnormal Motor Behavior (Including Catatonia)

극도로 와해된 또는 비정상적 운동 행동은 어린애 같은 '우둔함'부터 예측 불가의 초조에 이르기까지 다양한 방식으로 나타난다. 문제들이 일상생활의 활동 수행에 어려움을 일으키는 목표 지향적 행동의 형태로 표출되기도 한다.

긴장성 행동은 환경에 대한 반응성의 현저한 감소다. 여기에 해당되는 행동으로는 지시에 대한 저항(거부증)부터 경직되거나, 부적절하거나, 괴이한 자세의 유지 혹은 언어 반응과 운동 반응의 완전 결여(함구증과 혼미)에 이르기까지 다양하다. 또한 명백한 이유가 없는 무목적의 과도한 운동 활동(긴장성 흥분)도 여기에 포함된다. 다른 특색으로는 반복적인 상동적 운동, 응시하기, 찡그리기, 언어반향 등이 있다. 비록 긴장증이 역사적으로 조현병과 연관되어 왔지만, 긴장성 증상들은 비특이적이어서 다른 정신질환(예, 긴장증을 동반하는 양극성 또는 우울 장애)과 의학적 상태(다른 의학적 상태로 인한 긴장성장애)에서 일어나기도 한다.

음성 증상 Negative Symptoms

음성 증상은 조현병과 연관된 병적 상태의 상당 부분을 설명하나, 다른 정신병적 장애에서는 덜 뚜렷하다. 두 가지 음성 증상이 조현병에서 특히 뚜렷하다. 감퇴된 정서 표현과 무의욕증이 바로 그것이다. 감퇴된 정서 표현에는 표정, 눈 맞춤, 말의 억양(운율), 정상적으로 말에 정서적 강조를 주는 손과 머리 및 얼굴 동작 등의 감소가 포함된다. 무의욕증은 동기가 부여된, 자기주도적이며 목적의식이 있는 활동의 감소다. 이 증상이 있는 사람들은 장기간 앉아만 있으면서 일이나 사회활동 참여에 별 흥미를 보이지 않을 수 있다. 다른 음성 증상으로 무언증, 무쾌감증, 무사회증 등이 있다. 무언증은 감퇴된 언어 표출로 드러난다. 무쾌감증은 즐거움 경험 능력의 감소다. 조현병 환자들은 순간순간 즐거움을 주는 활동을 여전히 즐길 수 있고 회상할 수 있으나, 즐거움을 주는 활동에 빠지는 빈도가 감소한다. 무사회증은 사회적 상호작용에서 흥미의 뚜렷한 결여를 지칭하고, 무의욕증과 연관되기도 하나, 사회적 상호작용에 대한 제한된 기회의 표출일 수도 있다.

이 장의 장애 Disorders in This Chapter

이 장은 정신병리의 경중에 따라 정리된다. 임상의들은 먼저 정신병적 장애의 기준에 완전히 도달하지 않은 혹은 정신병리의 한 분야에 제한된 조건들을 고려해야만 한다. 그다음 임상의들은 시간 제한적 조건들을 고려해야 한다. 마지막으로, 조현병 스펙트럼장애의 진단은 정신병을 일으킬수 있는 또 다른 상태의 배제가 필요하다.

조현형 성격장애는 '성격장애' 장에서 상세히 기술하고 있기는 하지만, 조현병 스펙트럼으로 고려되기에 이 장에서 언급된다. 조현형 성격장애의 진단은 친밀한 관계를 제대로 맺지 못함을 포함한 사회적·대인관계적 결함의 만연 양상, 인지 내지 지각적 왜곡, 각종 기행 등을 포함한 (대개 성인기 초기에 시작하나 어떤 경우에는 아동기 및 청소년기에 분명해지는) 사회적·대인관계적 결함의 만연 양상을 포착한다. 믿음과 생각, 그리고 지각의 이상이 정신병적 장애의 진단을 위한 역치의 아래에 있다.

정신병의 한 범주에 한정된 이상을 나타내는 2가지 상태가 있다. 망상과 긴장증이 그것이다. 망상장애의 특징은 최소 1개월 이상의 망상이 있으나 다른 정신병적 증상은 없다는 것이다. 긴장증은 이 장의 후반부에서 좀 더 자세히 기술되고 논의된다.

단기 정신병적 장애는 증상이 1일 이상 지속되고 1개월 이내에 관해된다. 조현양상장애는 그 기간(6개월 이하)과 기능저하의 요건이 없음을 제외하면 증세 발현 징후가 조현병과 동등한 것이 특징이다.

조현병은 최소 6개월 동안 지속되고 최소 1개월의 활성기 증상을 포함한다. 조현정동장애에서는 기분 삽화와 조현병의 활성기 증상이 동시에 일어나고, 최소 2주의 뚜렷한 기분 증상이 없는 망상 혹은 환각의 기간이 선행하거나 뒤따른다.

정신병적 장애는 물질, 치료약물, 독소 및 기타 의학적 상태들에 의해 유발되기도 한다. 물질/치료약물로 유발된 정신병적 장애에서 정신병적 증상들은 남용약물, 치료약물 또는 독소 노출의 직접적인 생리적 결과이며, 원인 물질을 제거한 후에 중단되는 것으로 판단된다. 다른 의학적 상태로 인한 정신병적 장애에서 정신병적 증상들은 다른 의학적 상태의 직접적인 생리적 결과인 것으로 판단된다.

긴장증은 신경발달장애, 정신병적 장애, 양극성장애, 우울장애 및 기타 정신질환 등 몇몇 장애에서 일어날 수 있다. 이 장은 다른 정신질환(긴장증 명시자)과 연관된 긴장증 진단 및 다른 의학적 상태로 인한 긴장성장애와 명시되지 않는 긴장증도 포함하며, 이 3가지 상태 모두의 진단기준이 함께 기술된다.

달리 명시되는 및 명시되지 않는 조현병 스펙트럼 및 기타 정신병적 장애는 특정 정신병적 장애 중 어느 하나의 기준에 맞지 않는 정신병적 발현 징후들의 분류를 위해 혹은 부적절하거나 모순된 정보가 있는 정신병적 증상학을 위해 포함된다.

정신병에서 증상 및 관련 임상 현상에 대한 임상의 평정 평가
Clinician-Rated Assessment of Symptoms and Related Clinical Phenomena in Psychosis

정신병적 장애들은 이질적이며, 증상의 심각도를 통해 인지적 내지 신경생물학적 결함의 정도와 같은 병의 중요한 측면을 가늠할 수 있다. 현장을 전진시켜서, 치료 계획 세우기와 예후 판정하기 및 병태생리 기전 연구에 도움이 될 수 있는 심각도 평가를 위한 자세한 틀이 III편의 '평가척도'에 포함된다. III편의 '평가척도'는 또한 환각, 망상, 와해된 언어(물질/치료약물로 유발된 정신병적 장애와 다른 의학적 상태로 인한 정신병적 장애의 경우에는 제외), 비정상적 정신운동 행동, 음성 증상 등과 같은 정신병의 일차 증상에 대한 차원적 평가뿐 아니라, 우울증 및 조증에 대한 차원적 평가를 포함한다. 정신병에서 기분 증상의 심각도는 예후적 가치가 있고 치료의 길잡이가 된다. 그래서 모든 정신병적 장애를 위한 우울증 및 조증의 차원적 평가는 임상의들에게 기분의 병리와 적절한 치료의 필요성에 대한 경각심을 준다. III편의 척도는 또한 인지 손상에 대한 차원적 평가를 포함한다. 정신병적 장애가 있는 사람들 중 다수는 다양한 인지 영역의 손상을 갖고 있고, 이는 기능 상태의 가늠자가 된다. 임상 신경심리평가는 진단과 치료의 길잡이로 도움이 될 수 있다. 그러나 공식적 신경심리평가 없이 간단한 평가만으로도 진단 목적에 충분할 수 있는 유용한 정보를 제공할 수 있다. 공식적 신경심리검사를 실행할 경우라면 검사 도구 사용에 훈련된 검사자가 시행하고 채점해야 한다. 공식적 신경심리평가의 실행 없이 판단해야 하는 경우, 임상의는 가장 가용적인 정보를 사용해야 한다. 이 평가들의 임상적 유용성을 확정하기 위해서는 더 많은 연구가 필요하다. 그러므로 III편의 가용한 평가들은 그런 연구를 자극하는 원형 역할을 해야 한다.

정신병적 증상 평가에서 문화적 고려사항
Cultural Considerations in the Assessment of Psychotic Symptoms

진단 정확도와 치료 계획의 질은 개인의 문화에 맞게 개조되거나 타당화된 인터뷰 접근 방식, 척도 및 도구에 의해, 그리고 문화적 공식화 인터뷰 사용에 의해 향상될 수 있다(III편 '문화와 정신과적 진단' 참조). 통역을 통해 또는 제2나 제3의 언어로 정신병을 평가할 때는 익숙하지 않은 은유를 망상으로 오해하는 것을 피해야 한다.

● 조현형 (성격)장애
Schizotypal (Personality) Disorder

조현형 성격장애의 진단기준과 본문은 '성격장애' 장에서 찾아볼 수 있다. 이 장애는 조현병 스펙트럼의 부분으로 고려되기 때문에, 그리고 ICD-10의 이 부분에는 조현형장애로 명명되어 있기 때문에 이 장에 나열되며, 자세한 사항은 '성격장애' 장에서 고찰된다.

● 망상장애
Delusional Disorder

진단기준   F22

A. 1개월 이상의 지속 기간을 가진 한 가지(혹은 그 이상) 망상이 존재한다.
B. 조현병의 진단기준 A에 맞지 않는다.
 주의점: 환각이 있다면 뚜렷하지 않고, 망상 주제와 연관된다(예. 벌레가 우글거린다는 망상과 연관된 벌레가 꼬이는 감각).
C. 망상의 영향이나 파생 결과를 제외하면 기능이 현저하게 손상되지 않고 행동이 명백하게 기이하거나 이상하지 않다.
D. 조증이나 주요우울 삽화가 일어나는 경우, 이들은 망상기의 지속 기간에 비해 상대적으로 짧다.
E. 장해가 물질의 생리적 효과나 다른 의학적 상태로 인한 것이 아니고, 신체이형장애나 강박장애와 같은 다른 정신질환으로 더 잘 설명되지 않는다.
다음 중 하나를 명시할 것:
 색정형: 이 아형은 망상의 중심 주제가 또 다른 사람이 자신을 사랑하고 있다는 것일 경우 적용된다.
 과대형: 이 아형은 망상의 중심 주제가 어떤 굉장한(그러나 확인되지 않은) 재능이나 통찰력을 갖고 있다거나 어떤 중요한 발견을 하였다는 확신일 경우 적용된다.
 질투형: 이 아형은 망상의 중심 주제가 자신의 배우자나 연인이 외도를 하고 있다는 것일 경우 적용된다.

피해형: 이 아형은 망상의 중심 주제가 자신이 음모, 속임수, 염탐, 추적, 독극물이나 약물 주입, 악의적 비방, 희롱, 장기 목표 추구에 대한 방해 등을 당하고 있다는 믿음을 수반한 경우 적용된다.

신체형: 이 아형은 망상의 중심 주제가 신체적 기능이나 감각을 수반한 경우 적용된다.

혼합형: 이 아형은 어느 한 가지 망상적 주제도 두드러지지 않은 경우 적용된다.

명시되지 않는 유형: 이 아형은 지배적 망상적 믿음이 분명히 결정될 수 없는 경우, 혹은 특정 유형에 기술되지 않은 경우(예, 뚜렷한 피해 혹은 과대 요소가 없는 관계망상) 적용된다.

다음의 경우 명시할 것:

괴이한 내용 동반: 망상이 분명히 타당해 보이지 않고, 이해 불가하며, 보통의 일상 경험에서 유래되지 않으면 기이한 것으로 간주된다(예, 낯선 이가 자신의 장기는 꺼내가고, 대신 누군가의 장기를 상처나 흉터를 남기지 않은 채 집어넣었다는 믿음).

다음의 경우 명시할 것:

다음의 경과 명시자들은 장애 지속 기간이 1년이 지난 후에만 사용한다.

첫 삽화, 현재 급성 삽화 상태: 정의된 진단적 증상과 시간 기준에 합당한 장애의 첫 발현. 급성 삽화란 증상 기준이 충족되는 시간적 기간을 일컫는다.

첫 삽화, 현재 부분 관해 상태: 부분 관해란 앞 삽화 이후 호전이 유지되고 정의된 장애 기준이 부분적으로만 충족되는 시간적 기간을 일컫는다.

첫 삽화, 현재 완전 관해 상태: 완전 관해란 앞 삽화 이후 더 이상 장애 특이적 증상이 존재하지 않는 시간적 기간을 일컫는다.

다중 삽화, 현재 급성 삽화 상태

다중 삽화, 현재 부분 관해 상태

다중 삽화, 현재 완전 관해 상태

지속적: 장애의 진단적 증상 기준을 충족하는 증상들이 질병 경과의 대부분에서 그대로 남아 있고, 역치 아래의 증상 기간은 전체 경과에 비해 매우 짧다.

명시되지 않는 경우

현재의 심각도를 명시할 것:

심각도는 망상, 환각, 와해된 언어, 비정상적 정신운동 행동, 음성 증상 등과 같은 정신병의 일차 증상에 대한 양적 평가를 통해 등급화된다. 이러한 증상 각각은 현재 심각도(지난 7일 중 가장 심한)에 대하여 0(증상 없음)부터 4(고도의 증상이 있음)까지의 5점 척도를 이용해 등급화될 수 있다('평가척도' 장의 임상가-평정 정신병 증상 심각도 차원 참조).

주의점: 망상장애의 진단은 이러한 심각도 명시자의 사용 없이 내려질 수 있다.

아형 Subtypes

색정형에서 망상의 중심 주제는 어떤 이가 자신을 사랑하고 있다는 것이다. 이런 확신을 두는 사람은 대개 높은 지위에 있으나(예, 유명인이나 직장상사), 완전히 낯선 사람일 수도 있다. 망상의 대상과 접촉하려는 노력이 흔하다. 과대형에서 망상의 중심 주제는 어떤 굉장한 재능이나 통찰력을 갖고 있다는 확신 혹은 어떤 중요한 발견을 하였다는 확신이다. 덜 흔하지만 대단한 사람과 특별한 관계에 있다거나 자신이 대단한 사람이라는 망상을 갖기도 한다(이 경우 해당인은 사기꾼으로 간주되기도 한다). 과대망상이 종교적 내용을 갖는 경우도 있다. 질투형에서 망상의 중심 주제는 배우자의 부정에 대한 것이다. 이러한 믿음은 그럴 만한 이유 없이 도달되고, 단편적인 '증거'(예, 흐트러진 옷매무

새)로 지지되는 부정확한 추론에 기초한다. 이런 망상이 있는 사람들은 대개 배우자나 연인에 맞서 상상의 부정에 개입하려고 한다. **피해형**에서 망상의 중심 주제는 자신이 음모, 속임수, 염탐, 추적, 독극물이나 약물 주입, 악의적 비방, 희롱, 장기 목표 추구에 대한 방해 등을 당하고 있다는 믿음과 관련된다. 사소한 모욕이 부풀려져서 망상 체계의 초점이 되기도 한다. 이환된 사람은 소송이나 입법 조치로 만족을 얻기 위한 반복적 시도에 몰두하기도 한다. 피해망상이 있는 사람들은 흔히 분개해하고 화가 나 있으며, 자신들에게 해가 되고 있다고 믿는 대상에 대해 폭력을 쓰기도 한다. **신체형**에서 망상의 중심 주제는 신체 기능이나 감각과 관련된다. 신체망상은 몇 가지 형태로 나타날 수 있다. 가장 흔한 것은 자신이 악취를 풍기고 있다는 믿음이다. 피부 위나 속에 벌레가 껴 있다는 믿음, 내장에 기생충이 있다는 믿음, 신체 일부가 기능하지 않고 있다는 믿음 등도 있다.

진단적 특징 Diagnostic Features

망상장애의 필수적 특징은 최소한 1개월 동안 지속된 하나 이상의 망상의 존재다(진단기준 A). 조현병의 진단기준 A에 맞는 증상 발현 징후를 가졌던 적이 있다면, 망상장애의 진단은 주어지지 않는다(진단기준 B). 망상의 직접적 영향을 제외하면 정신사회적 기능의 손상은 조현병 같은 다른 정신병적 장애들에서 보이는 것보다 더 제한적이고, 행동은 명백히 괴이하거나 이상하지 않다(진단기준 C). 기분 삽화가 망상과 동시에 일어나는 경우, 이 기분 삽화의 전체 지속 기간은 망상기의 전체 지속 기간에 비해 상대적으로 짧다(진단기준 D). 망상은 물질(예, 코카인)이나 다른 의학적 상태(예, 알츠하이머병) 때문이 아니며, 신체이형장애나 강박장애 같은 다른 정신질환으로 더 잘 설명되지 않는다(진단기준 E).

진단기준에 적시된 망상에 더하여, 여러 조현병 스펙트럼 및 기타 정신병적 장애를 확실히 구별하기 위해 인지와 우울, 그리고 조증 증상 영역의 평가가 필수적이다. 망상이 망상장애의 필수요소인 반면에 환각과 음성 증상은 흔하지 않고, 와해는 드물다. 정의상, 망상과 결부된 긴장증이 있으면 조현병 기준 A가 충족되기 때문에 망상장애가 배제된다. 일부의 사례들이 현저한 우울 증상들을 나타내기는 하나, 인지장애와 조증은 좀처럼 보이지 않는다.

부수적 특징 Associated Features

망상장애의 망상적 믿음의 결과로 사회적 문제, 부부 문제 혹은 직장 문제가 발생할 수 있다. 망상장애가 있는 사람들은 타인들이 자신의 믿음을 비합리적이라 본다고 묘사할 수는 있지만, 이를 스스로 받아들이지는 못한다(즉, '사실 기반의 병식'이 있기도 하나, 진정한 병식은 없다). 다수의 사람에서 과민 혹은 불쾌 기분이 생기며, 이는 때때로 망상적 믿음에 대한 반응으로 이해될 수 있다. 분노와 폭력적 행동이 피해형과 질투형, 그리고 색정형에서 일어날 수 있다. 망상장애가 있는 사람들은 소송을 일삼거나 적대적인 행동에 빠지기도 한다(예, 정부에 수백 통의 항의 편지를 보냄). 법률적으로 곤란한 일이 일어날 수 있는데, 이는 특히 질투형과 색정형에서 그렇다.

유병률 Prevalence

망상장애의 평생 유병률은 핀란드 표본에서 약 0.2%로 추산되어 왔으며, 가장 흔한 아형은 피해형이다. 질투형 망상장애는 여성보다 남성에서 더 흔하다. 그러나 망상장애의 전체 빈도 또는 망상 내용에서 뚜렷한 성 혹은 젠더 차이는 없다.

발달 및 경과 Development and Course

평균적으로 전반적 기능은 조현병에서 관찰되는 것보다 보통 더 낫다. 진단은 보통 그대로 가지만, 일부의 사람들이 진행되어 조현병이 생긴다. 1∼3개월 지속 기간의 망상장애가 있는 사람들의 약 1/3이 나중에 조현병 진단을 받는 반면, 장애의 지속 기간이 6∼12개월보다 길면 망상장애 진단이 변경될 가능성은 훨씬 적어진다. 비록 망상장애가 젊은 층에서 일어날 수 있지만, 고령의 사람들에서 더 일반적이다.

위험 및 예후 인자 Risk and Prognostic Factors

유전적, 생리적. 망상장애는 조현병과 조현형 성격장애 둘 다와 상당한 가족력적 관계를 갖는다.

문화와 관련된 진단적 쟁점 Culture-Related Diagnostic Issues

망상장애의 존재 가능성 평가에 개인의 문화적·종교적 배경이 고려되어야 한다. 사실, 서구 문화에 익숙하지 않은 일부 전통적 신념들이 망상이라고 잘못 꼬리표가 붙여질 수 있으므로, 그 맥락이 주의 깊게 평가되어야 한다. 망상의 본질과 내용 역시 다른 문화 집단들 사이에 다양하다.

망상장애의 기능적 결과 Functional Consequences of Delusional Disorder

기능 손상은 대개 다른 정신병적 장애들에서 보이는 것보다 더 제한적이다. 그러나 어떤 경우에는 손상이 상당해서 불량한 직업적 기능과 사회적 고립을 포함하기도 한다. 정신사회적 기능이 불량할 때에는 망상적 믿음 자체가 흔히 상당한 역할을 한다. 망상장애가 있는 사람들의 보통의 특징은 그들의 망상적 믿음들이 토의되거나 행동화되지만 않으면 행동과 외양이 겉보기에 정상이라는 점이다. 망상장애가 있는 남성은 일반적으로 여성에 비해 증상이 더 심하고 기능적 결과가 더 나쁘다.

감별진단 Differential Diagnosis

강박 및 관련 장애. 강박장애, 신체이형장애, 또는 수집광이 있는 사람이 자신의 강박 및 관련 장애에 따른 믿음들을 사실이라고 전적으로 확신하는 경우, 진단은 망상장애보다는 각각 강박장애, 신체이형장애, 또는 수집광이며, 명시자는 '병식 없음/망상적 믿음 동반'이다.

섬망, 주요 신경인지장애 및 다른 의학적 상태로 인한 정신병적 장애. 이러한 장애가 있는 사람들이 망상장애를 시사하는 증상들을 나타내기도 한다. 예를 들어, 주요 신경인지장애의 맥락에 있는 단순한 피해망상은 주요 신경인지장애, 행동적 장해 동반으로 진단된다.

물질/치료약물로 유발된 정신병적 장애. 물질/치료약물로 유발된 정신병적 장애는 증상학 측면에서 단면적으로 보면 망상장애와 동일하지만, 망상적 믿음의 시작 및 관해와 물질 사용 간의 발생 순서적 관계에 의해 구별될 수 있다.

조현병 및 조현양상장애. 망상장애는 조현병 활성기의 다른 특징적 증상들이 없다는 점에서 조현병 및 조현양상장애와 구별될 수 있다. 더욱이 망상의 질은 조현병과 망상장애를 구별하는 데 도움이 될 수 있다. 조현병에서 망상들이 좀더 강한 와해(망상이 내적으로 일관되고 논리적이며 체계화된 정도)를 보이는 반면, 망상장애에서 망상들은 더 강한 확신(개인이 망상의 현실성에 대해 확신하는 정도), 더 큰 확장(망상이 개인의 삶의 다양한 영역을 포함하는 정도), 그리고 더 큰 압력(개인이 표현된 망상에 몰두하고 관심을 두는 정도)을 보인다.

우울장애, 양극성장애 및 조현정동장애. 이 장애들은 기분 장해와 망상 간의 시간적 관계 및 기분 증상의 심각도에 의해 망상장애와 구별된다. 망상들이 기분 삽화 동안 배타적으로 일어날 경우, 진단은 정신병적 양상을 동반한 주요우울장애 또는 양극성장애다. 기분 삽화의 기준에 완전히 맞는 기분 증상들이 망상장애에 중첩될 수 있다. 모든 기분 삽화의 전체 지속 기간이 망상적 장해의 전체 지속 기간에 비해 상대적으로 짧게 유지되는 경우에만 망상장애가 진단될 수 있다. 그렇지 않은 경우 적절한 진단은 달리 명시되는 우울장애, 명시되지 않는 우울장애, 달리 명시되는 양극성 및 관련 장애, 혹은 명시되지 않는 양극성 및 관련 장애를 동반한 달리 명시되는, 내지는 명시되지 않는 조현병 스펙트럼 및 기타 정신병적 장애다.

● 단기 정신병적 장애
Brief Psychotic Disorder

진단기준	F23

A. 다음 증상 중 하나(혹은 그 이상)가 존재하고. 이들 중 최소한 하나는 (1) 내지 (2) 혹은 (3)이어야 한다.
   1. 망상
   2. 환각
   3. 와해된 언어(예, 빈번한 탈선 혹은 지리멸렬)
   4. 극도로 와해된 또는 긴장성 행동
   주의점: 문화적으로 인정되는 반응이면 증상에 포함하지 마시오.
B. 장해 삽화의 지속 기간이 최소 1일 이상 1개월 이내이며, 결국 병전 수준의 기능으로 완전히 복귀한다.
C. 장해가 정신병적 양상을 동반한 주요우울장애나 양극성장애. 혹은 조현병이나 긴장증 같은 다른 정신병적 장애로 더 잘 설명되지 않으며, 물질(예, 남용약물, 치료약물)의 생리적 효과나 다른 의학적 상태로 인한 것이 아니다.
다음의 경우 명시할 것:
   현저한 스트레스 요인을 동반하는 경우(단기 반응성 정신병): 개인의 문화권에서 비슷한 상황이 되면 대개 어떤 사람에게든 현저하게 스트레스를 주는 단일 사건 혹은 중복 사건에 반응하여 증상이 일어나는 경우
   현저한 스트레스 요인을 동반하지 않는 경우: 개인의 문화권에서 비슷한 상황이 되면 대개 어떤 사람에게든 현저하게 스트레스를 주는 단일 사건 혹은 중복 사건에 반응하여 증상이 일어난 경우가 아닐 때

주산기 발병 동반: 임신 기간 혹은 산후 4주 내에 발병한 경우
다음의 경우 명시할 것:
긴장증 동반(정의는 148쪽 다른 정신질환과 연관된 긴장증의 진단기준 참조)
부호화 시 주의점: 동반한 긴장증의 존재를 지정하기 위해서는 단기 정신병적 장애와 연관된 긴장증을 위한 추가적 부호 F06.1을 사용하시오.
현재의 심각도를 명시할 것:
심각도는 망상, 환각, 와해된 언어, 비정상적 정신운동 행동, 음성 증상 등과 같은 정신병의 일차 증상에 대한 양적 평가를 통해 등급화된다. 이러한 증상 각각은 현재 심각도(지난 7일 중 가장 심한)에 대하여 0(증상 없음)부터 4(고도의 증상이 있음)까지의 5점 척도를 이용해 등급화될 수 있다('평가척도' 장의 임상가-평정 정신병 증상 심각도 차원 참조).
주의점: 단기 정신병적 장애의 진단은 이러한 심각도 명시자의 사용 없이 내려질 수 있다.

진단적 특징 Diagnostic Features

단기 정신병적 장애의 필수적 특징은 다음의 양성 정신병적 증상, 즉 망상, 환각, 와해된 언어(예, 빈번한 탈선 혹은 지리멸렬), 혹은 긴장증 같은 극도의 비정상적 정신운동 행동 중 최소 하나를 포함하는 장해다(진단기준 A). 장해의 삽화는 최소 1일, 최대 1개월 지속되며, 결국에 가서는 병전 기능 수준으로 완전히 회복된다(진단기준 B). 장해가 정신병적 양상을 동반한 우울 또는 양극성 장애, 조현정동장애, 조현병 등으로 더 잘 설명되지 않으며, 물질(예, 환각제)이나 다른 의학적 상태(예, 경막하혈종) 때문이 아니다(진단기준 C).

진단기준에 적시된 5가지 증상 영역에 더하여, 여러 조현병 스펙트럼 및 기타 정신병적 장애를 확실히 구별하기 위해서는 인지와 우울, 그리고 조증 증상 영역의 평가가 필수적이다.

부수적 특징 Associated Features

단기 정신병적 장애가 있는 사람들은 전형적으로 정서적 시련이나 불가항력적 혼돈을 겪는다. 그들은 하나의 강렬한 정동에서 다른 강렬한 정동으로 빠른 전환을 갖기도 한다. 비록 장해가 짧기는 하지만, 손상의 수준은 심각할 수 있다. 영양 및 위생에 필요한 것들이 충족되고, 또 불량한 판단력, 인지 손상, 망상을 기초로 한 행위 등의 파생 결과로부터 보호받을 수 있도록 감독이 필요할 수도 있다. 자살 행동의 위험성이 특히 급성 삽화 동안에 증가하는 것 같다.

유병률 Prevalence

단기 정신병적 장애는 몇몇 나라에서 첫 발병 정신병 사례의 2~7%를 차지할 수 있다.

발달 및 경과 Development and Course

단기 정신병적 장애는 청소년기 혹은 성인기 초기에 나타나기도 하지만, 평균 발병 연령이 30대 중반으로 생애 전반에 걸쳐서 생길 수 있다. 정의상 단기 정신병적 장애의 진단은 모든 증상의 완전 관해와 장해 발생 1개월 내에 병전 기능 수준으로의 완전한 회귀를 필요로 한다. 어떤 사람들에서 는 정신병적 증상의 지속 기간이 매우 짧을 수도 있다(예, 며칠).

정의상 단기 정신병적 장애는 1개월 이내에 완전 관해에 도달하지만, 이후에 개인의 50% 이상이 재발을 경험한다. 재발 가능성에도 불구하고, 대부분의 사람에게 있어 사회적 기능과 증상학 면에 서 최종 결과는 양호하다.

DSM-IV 단기 정신병적 장애 또는 ICD-10 급성 및 일과성 정신병적 장애로 진단된 사례의 절반 미만에서 진단이 변화되는데, 조현병 스펙트럼장애로 되는 경우가 더 흔하고, 정동장애 또는 기타 정신병적 장애로 되는 경우가 덜 흔하다.

문화와 관련된 진단적 쟁점 Culture-Related Diagnostic Issues

단기 정신병적 장애의 증상을 문화적으로 인정되는 반응 양식과 구별하는 것이 중요하다. 예를 들어, 어떤 종교 의식에서는 한 참석자가 음성을 들었다고 보고하기도 하나, 이러한 음성들은 일반 적으로 지속되지 않고 그 참석자 공동체의 구성원 대부분에 의해 비정상적이라고 지각되지 않는 다. 광범위한 문화적 맥락에서 유족이 눈에 띄는 병적 후유증 없이 최근에 사망한 사랑하는 사람의 영혼을 듣고, 보고, 상호작용하는 것은 일반적이거나 예측되는 것이다. 덧붙여 믿음들이 망상적인 지 여부를 고려할 때 문화적·종교적 배경이 참작되어야 한다.

감별진단 Differential Diagnosis

기타 의학적 상태. 다양한 의학적 상태가 짧은 지속 기간의 정신병적 증상을 동반해 나타날 수 있 다. 다른 의학적 상태나 섬망으로 인한 정신병적 장애는 병력, 신체검진, 검사 소견 등에 망상이 나 환각이 특정 의학적 상태(예, 쿠싱 증후군, 뇌종양)의 직접적인 생리적 파생 결과라는 증거가 있 을 때 진단된다(이 장 뒷부분의 '다른 의학적 상태로 인한 정신병적 장애' 참조).

물질관련장애. 물질/치료약물로 유발된 정신병적 장애, 물질로 유발된 섬망, 물질 중독 등은 물질 (예, 남용약물, 치료약물, 독소 노출)이 원인론적으로 정신병적 증상과 관련이 있다고 여겨지는 사 실에 의해 단기 정신병적 장애와 구별된다(이 장 뒷부분의 '물질/치료약물로 유발된 정신병적 장애' 참 조). 물질 사용과 증상 시작 사이의 시간적 관계 및 사용된 물질의 본성에 대해 주의를 기울이면 서 물질 사용에 대해 세심한 병력을 청취함과 더불어, 소변 약물 선별 혹은 혈액 알코올 농도 같 은 검사실 검사가 이러한 결정을 내리는 데 도움이 될 수 있다.

우울 및 양극성 장애. 정신병적 증상이 기분 삽화에 의해 더 잘 설명되는 경우(즉, 정신병적 증상이 완 전 주요우울, 조증 혹은 혼합형 삽화 동안에 배타적으로 생김), 단기 정신병적 장애의 진단이 내려질 수 없다.

기타 정신병적 장애. 이 정신병적 증상이 1개월 이상 지속되는 경우, 다른 증상들의 발현 상태에 따라 진단은 조현양상장애, 망상장애, 정신병적 양상을 동반한 우울장애, 정신병적 양상을 동반한 양극성장애, 혹은 달리 명시되는 내지는 명시되지 않는 조현병 스펙트럼 및 기타 정신병적 장애 중 하나가 된다. 정신병적 증상이 약물치료로 성공적으로 치료되어 1개월 안에 관해될 때에는 단기 정신병적 장애와 조현양상장애 사이의 감별진단이 어렵다. 재발성 장애(예, 양극성장애, 조현병의 재발성 급성 악화)가 어떤 재발하는 정신병적 삽화의 원인일 가능성에 대해 사려 깊은 주의가 요구된다.

꾀병과 인위성장애. 심리적 징후 및 증상이 두드러진 인위성장애 삽화가 단기 정신병적 장애처럼 나타나기도 한다. 그러나 그런 경우 증상이 의도적으로 유발되었다는 증거가 있다. 꾀병이 외견상 정신병적 증상을 포함할 때, 병이 이해 가능한 목표를 위해 꾸며졌다는 증거가 대개 있다.

성격장애. 성격장애가 있는 사람들 일부에서 정신사회적 스트레스 요인들이 단기간의 정신병적 증상을 촉발시키기도 한다. 이러한 증상은 대개 일시적이며 별도의 진단을 요구하지 않는다. 정신병적 증상이 최소 1일 이상 지속되면 부가적 진단으로 단기 정신병적 장애를 붙이는 것이 적절할 수도 있다.

● 조현양상장애
Schizophreniform Disorder

진단기준	F20.81

A. 다음 증상 중 2가지(혹은 그 이상)가 1개월의 기간(성공적으로 치료가 되면 그 이하) 동안의 상당 부분의 시간에 존재하고, 이들 중 최소한 하나는 (1) 내지 (2) 혹은 (3)이어야 한다.
 1. 망상
 2. 환각
 3. 와해된 언어(즉, 빈번한 탈선 혹은 지리멸렬)
 4. 극도로 와해된 또는 긴장성 행동
 5. 음성 증상(즉, 감퇴된 감정 표현 혹은 무의욕증)
B. 장애의 삽화가 1개월 이상, 6개월 이내로 지속된다. 진단이 회복까지 기다릴 수 없이 내려져야 할 경우에는 '잠정적'을 붙여 조건부 진단이 되어야 한다.
C. 조현정동장애와 정신병적 양상을 동반한 우울 또는 양극성 장애는 배제된다. 왜냐하면 ① 주요우울 또는 조증 삽화가 활성기 증상과 동시에 일어나지 않기 때문이거나, ② 기분 삽화가 활성기 증상 동안 일어난다고 해도 병의 활성기 및 잔류기 전체 지속 기간의 일부에만 존재하기 때문이다.
D. 장해가 물질(예, 남용약물, 치료약물)의 생리적 효과나 다른 의학적 상태로 인한 것이 아니다.
다음의 경우 명시할 것:
 양호한 예후 특징을 동반하는 경우: 이 명시자는 다음의 4가지 특징 중 최소 둘이 있어야 한다. 그 특징은 통상적 행동이나 기능에서 처음 눈에 띄는 변화가 생긴 지 4주 이내에 뚜렷한 정신병적 증상의 발병, 혼돈 혹은 당혹감, 양호한 병전 사회 및 직업 기능, 둔마 혹은 평탄 정동의 부재 등이다.

양호한 예후 특징을 동반하지 않는 경우: 이 명시자는 앞의 특징 중 둘 이상이 존재하지 않는 경우 적용된다.

다음의 경우 명시할 것:

긴장증 동반(정의는 148쪽 다른 정신질환과 연관된 긴장증의 진단기준 참조)

　　부호화 시 주의점: 동반한 긴장증의 존재를 지정하기 위해서는 조현양상장애와 연관된 긴장증을 위한 추가적 부호 F06.1을 사용하시오.

현재의 심각도를 명시할 것:

심각도는 망상, 환각, 와해된 언어, 비정상적 정신운동 행동, 음성 증상 등과 같은 정신병의 일차 증상에 대한 양적 평가를 통해 등급화된다. 이러한 증상 각각은 현재 심각도(지난 7일 중 가장 심한)에 대하여 0(증상 없음)부터 4(고도의 증상이 있음)까지의 5점 척도를 이용해 등급화될 수 있다('평가척도' 장의 임상가-평정 정신병 증상 심각도 차원 참조).

　　주의점: 조현양상장애의 진단은 이러한 심각도 명시자의 사용 없이 내려질 수 있다.

주의점: 부수적 특징, 발달 및 경과(연령 관련 요소), 문화와 관련된 진단적 쟁점, 성 및 젠더와 관련된 진단적 쟁점, 감별진단, 동반이환 등에 대한 추가적 정보를 위해서는 조현병의 해당 부분을 참조하시오.

진단적 특징 Diagnostic Features

조현양상장애의 특징적 증상은 조현병과 동일하다(진단기준 A). 조현양상장애는 지속 기간의 차이에 따라 구별된다. 전조기, 활성기, 잔류기를 포함해 병의 전체 지속 기간은 최소 1개월, 최대 6개월이다(진단기준 B). 조현양상장애의 지속 기간 요구 조건은 1일 이상 지속되고 1개월 내에 관해되는 단기 정신병적 장애와 최소 6개월 지속되는 조현병 사이의 중간이다. 조현양상장애의 진단은 2가지 조건 아래서 내려진다. 즉, ① 병의 삽화가 1개월과 6개월 사이로 지속되다가 이미 회복되었을 때, ② 조현병 진단에 요구되는 6개월의 지속 기간이 되지 않은 채 증상이 있으면서 아직 회복되지 않았을 때다. 이 경우, 6개월의 기간 내에 장해에서 회복될지 불확실하기 때문에 진단은 '조현양상장애(잠정)'라고 기록되어야 한다. 만약 장해가 6개월을 넘어서 지속되면, 진단은 조현병으로 변경해야 한다.

조현양상장애의 다른 구별되는 특징은 사회적·직업적 기능의 손상을 요구하는 기준이 없다는 것이다. 잠재적으로 그런 손상이 있을 수도 있지만 조현양상장애의 진단에 필수는 아니다.

진단기준에 적시된 5가지 증상 영역에 더하여, 여러 조현병 스펙트럼 및 기타 정신병적 장애를 확실히 구별하기 위해서는 인지와 우울, 그리고 조증 증상 영역의 평가가 필수적이다.

부수적 특징 Associated Features

조현병에서와 마찬가지로 조현양상장애를 위한 검사실 검사나 심리검사는 현재 없다. 뇌영상, 신경병리·신경생리 연구에서 비정상을 나타내는 뇌 영역이 많기는 하지만, 아무것도 진단적이지 않다.

유병률 Prevalence

어느 사회문화적 배경에서든 조현양상장애의 발생률은 조현병에서 관찰되는 발생률과 비슷한 것으로 보인다. 미국 및 다른 고소득 국가들에서의 발생률은 낮아서, 대략 조현병 발생률의 1/5 정도다. 저소득 국가들에서의 발생률은 더 높으며, 특히 명시자 중 '양호한 예후 특징을 동반하는 경우'에서 그렇다. 이러한 배경 일부에서 조현양상장애는 조현병처럼 흔한 경우도 있다.

발달 및 경과 Development and Course

조현양상장애의 발생은 조현병에서와 비슷하다. 조현양상장애(잠정)의 첫 진단을 가진 사람들의 1/3 정도는 6개월의 기간 내에 회복되며, 조현양상장애가 그들의 최종 진단이다. 나머지 2/3의 대부분은 종국적으로 조현병 혹은 조현정동장애의 진단을 받게 될 것이다.

위험 및 예후 인자 Risk and Prognostic Factors

유전적, 생리적. 조현양상장애가 있는 사람의 친척들은 조현병 위험성이 높다.

조현양상장애의 기능적 결과 Functional Consequences of Schizophreniform Disorder

결국 조현병 내지 조현정동장애 진단을 받는 조현양상장애가 있는 사람들의 대부분에서 기능적 결과는 그 장애들의 결과와 비슷하다. 대부분의 사람은 학교나 직장, 대인관계, 자기관리 등 몇몇 일상적 기능 영역에서 기능부전을 겪는다. 조현양상장애에서 회복된 사람은 더 양호한 기능적 결과를 나타낸다.

감별진단 Differential Diagnosis

기타 정신질환 및 의학적 상태. 매우 다양한 정신질환 및 의학적 상태가 조현양상장애의 감별진단을 고려해야 하는 정신병적 증상을 나타낼 수 있다. 이들에는 다른 의학적 상태 내지는 그 치료로 인한 정신병적 장애, 섬망 혹은 주요 신경인지장애, 물질/치료약물로 유발된 정신병적 장애 혹은 섬망, 정신병적 양상을 동반한 주요우울 또는 양극성 장애, 조현정동장애, 달리 명시되는 혹은 명시되지 않는 양극성 및 관련 장애, 긴장성 양상을 동반한 주요우울 또는 양극성 장애, 조현병, 망상장애, 달리 명시되는 혹은 명시되지 않는 조현병 스펙트럼 및 기타 정신병적 장애, 조현형 · 조현성 · 편집성 성격장애, 자폐스펙트럼장애, 아동기에 와해된 언어를 나타내는 장애, 주의력결핍과잉행동장애, 강박장애, 외상후 스트레스장애, 외상성 뇌손상 등이 있다.

조현양상장애와 조현병의 진단기준은 일차적으로 병의 지속 기간에서 다르기 때문에, 조현병의 감별진단에 대한 고찰은 조현양상장애에도 적용된다.

단기 정신병적 장애. 조현양상장애는 지속 기간이 단기 정신병적 장애와 달라서, 1개월 이하의 지속 기간을 갖는다.

● 조현병
Schizophrenia

A. 다음 증상 중 2가지(혹은 그 이상)가 1개월의 기간(성공적으로 치료가 되면 그 이하) 동안의 상당 부분의 시간에 존재하고, 이들 중 최소한 하나는 (1) 내지 (2) 혹은 (3)이어야 한다.
1. 망상
2. 환각
3. 와해된 언어(예, 빈번한 탈선 혹은 지리멸렬)
4. 극도로 와해된 또는 긴장성 행동
5. 음성 증상(즉, 감퇴된 감정 표현 혹은 무의욕증)

B. 장해의 발병 이래 상당 부분의 시간 동안 일, 대인관계 혹은 자기관리 같은 주요 영역의 한 가지 이상에서 기능 수준이 발병 전 성취된 수준 이하로 현저하게 저하된다(혹은 아동기 또는 청소년기에 발병하는 경우, 기대 수준의 대인관계적·학문적·직업적 기능을 성취하지 못함).

C. 장해의 지속적 징후가 최소 6개월 동안 계속된다. 이러한 6개월의 기간은 진단기준 A에 해당하는 증상(예, 활성기 증상)이 있는 최소 1개월(성공적으로 치료되면 그 이하)을 포함해야 하고, 전구 증상이나 잔류 증상의 기간을 포함할 수 있다. 이러한 전구기나 잔류기 동안 장해의 징후는 단지 음성 증상으로 나타나거나, 진단기준 A에 열거된 증상의 2가지 이상이 약화된 형태(예, 이상한 믿음, 흔치 않은 지각 경험)로 나타날 수 있다.

D. 조현정동장애와 정신병적 양상을 동반한 우울 또는 양극성 장애는 배제된다. 왜냐하면 ① 주요우울 또는 조증 삽화가 활성기 증상과 동시에 일어나지 않기 때문이거나, ② 기분 삽화가 활성기 증상 동안 일어난다고 해도 병의 활성기 및 잔류기 전체 지속 기간의 일부에만 존재하기 때문이다.

E. 장해가 물질(예, 남용약물, 치료약물)의 생리적 효과나 다른 의학적 상태로 인한 것이 아니다.

F. 자폐스펙트럼장애나 아동기 발병 의사소통장애의 병력이 있는 경우, 조현병의 추가 진단은 조현병의 다른 필요 증상에 더하여 뚜렷한 망상이나 환각이 최소 1개월(성공적으로 치료되면 그 이하) 동안 있을 때에만 내려진다.

다음의 경우 명시할 것:

다음의 경과 명시자들은 장애 지속 기간이 1년이 지난 후에, 그리고 진단적 경과 기준에 반대되지 않을 경우에만 사용되는 것이다.

첫 삽화, 현재 급성 삽화 상태: 정의된 진단적 증상과 시간 기준에 합당한 장애의 첫 발현. 급성 삽화란 증상 기준이 충족되는 시간적 기간을 일컫는다.

첫 삽화, 현재 부분 관해 상태: 부분 관해란 앞 삽화 이후 호전이 유지되고 정의된 장애 기준이 부분적으로만 충족되는 시간적 기간을 일컫는다.

첫 삽화, 현재 완전 관해 상태: 완전 관해란 앞 삽화 이후 더 이상 장애 특이적 증상이 존재하지 않는 시간적 기간을 일컫는다.

다중 삽화, 현재 급성 삽화 상태: 다중 삽화는 최소 2회의 삽화(즉, 첫 삽화 이후 관해와 최소 1회의 재발) 이후에 결정될 수 있다.

다중 삽화, 현재 부분 관해 상태

다중 삽화, 현재 완전 관해 상태

지속적: 장애의 진단적 증상 기준을 충족하는 증상들이 질병 경과의 대부분에서 그대로 남아 있고, 역치 아래의 증상 기간은 전체 경과에 비해 매우 짧다.

명시되지 않는 경우

다음의 경우 명시할 것:

긴장증 동반(정의는 148쪽 다른 정신질환과 연관된 긴장증의 진단기준 참조)

부호화 시 주의점: 동반한 긴장증의 존재를 지정하기 위해서는 조현병과 연관된 긴장증을 위한 추가적 부호 F06.1을 사용하시오.

현재의 심각도를 명시할 것:

심각도는 망상, 환각, 와해된 언어, 비정상적 정신운동 행동, 음성 증상 등과 같은 정신병의 일차 증상에 대한 양적 평가를 통해 등급화된다. 이러한 증상 각각은 현재 심각도(지난 7일 중 가장 심한)에 대하여 0(증상 없음)부터 4(고도의 증상이 있음)까지의 5점 척도를 이용해 등급화될 수 있다('평가척도' 장의 임상가-평정 정신병 증상 심각도 차원 참조).

주의점: 조현병의 진단은 이러한 심각도 명시자의 사용 없이 내려질 수 있다.

진단적 특징 Diagnostic Features

조현병의 특징적 증상은 다양한 인지적·행동적·정서적 기능부전을 포함하나, 장애 특유의 단일 증상은 없다. 진단은 직업적·사회적 기능 손상과 연관된 징후와 증상의 무리를 인식함으로써 이루어진다. 조현병은 이질적인 임상 증후군이므로 이 장애가 있는 사람들은 대부분의 특징 면에서 각기 상당히 다르다.

최소 2개의 진단기준 A 증상이 1개월 혹은 그 이상의 기간 동안 시간의 상당 부분에 걸쳐 있어야만 한다. 이 증상들 중 최소 하나는 망상(진단기준 A1)이나 환각(진단기준 A2), 혹은 와해된 언어(진단기준 A3)가 분명히 존재하여야 한다. 극도로 와해된 또는 긴장성 행동(진단기준 A4)과 음성 증상(진단기준 A5)이 있는 경우도 있다. 활성기 증상이 치료에 반응해 1개월 내에 관해된 상황에서도 만약 치료가 이루어지지 않았다면 증상이 지속되었을 것이라고 임상의가 추정하는 경우에는 진단기준 A가 여전히 유효하다.

조현병은 하나 이상의 주요 기능 영역의 손상을 수반한다(진단기준 B). 장해가 아동기 혹은 청소년기에 시작하는 경우, 기대 수준의 기능은 달성되지 않는다. 해당인을 장해가 생기지 않은 형제나 자매와 비교하는 것이 도움이 되기도 한다. 기능부전은 장애의 경과 동안 상당 기간에 걸쳐 지속되며, 어떤 단일 특징의 직접적 결과인 것 같지는 않다. 무의욕증(즉, 목표 지향적 행동을 찾으려는 욕동의 감퇴; 진단기준 A5)은 진단기준 B에 기술된 사회적 기능부전과 연결된다. 조현병이 있는 사람들에서 인지 손상(이 장애의 '부수적 특징' 부분 참조)과 기능 손상 사이의 관계에 대한 강한 증거도 있다.

장해의 어떤 징후는 최소 6개월의 연속적인 기간 동안 지속되어야 한다(진단기준 C). 전구 증상들이 흔히 활성기에 선행하고, 잔류 증상들이 활성기를 뒤잇기도 한다. 이러한 전구 증상이나 잔류 증상은 경한 혹은 역치 아래 형태의 환각이나 망상이 특징이다. 이 시기의 사람은 망상이라고까지는 할 수 없는 여러 가지 유별난 혹은 이상한 믿음(예, 관계사고 혹은 마술적 사고)을 표현하기도 한다. 이들은 유별난 지각 경험(예, 보이지 않는 사람의 존재를 감지함)을 갖기도 한다. 이들의 언어는 일반적으로 이해할 수는 있으나 모호하다. 이들의 행동은 유별나기는 하나 극도로 와해된 정도는 아니다(예, 남들이 있는 데서 중얼거림). 음성 증상이 전구기 및 잔류기에 흔하며 심할 수도 있다. 사회적으로 활동적이었던 사람들은 이전의 일상으로부터 위축되기도 한다. 이런 행동들이 흔히 장애의 첫 징후다.

　기분 증상과 완전한 기분 삽화가 조현병에서 흔하며, 활성기 증상과 공존하기도 한다. 그러나 정신병적 기분장애와 구별되게 조현병 진단은 기분 삽화 부재에서의 망상이나 환각의 존재를 요구한다. 덧붙여 기분 삽화는 모두 합해도 병의 활성기 및 잔류기의 전체 지속 기간 중 단기간에만 있어야 한다.

　진단기준에 적시된 5가지 증상 영역에 더하여, 여러 조현병 스펙트럼 및 기타 정신병적 장애를 확실히 구별하기 위해서는 인지와 우울, 그리고 조증 증상 영역의 평가가 필수적이다.

부수적 특징 Associated Features

　조현병이 있는 사람들은 부적절한 정동(예, 적절한 자극 없이 웃음을 터뜨림), 우울, 불안 혹은 분노 형태를 취할 수 있는 불쾌 기분, 손상된 수면 양식(예, 낮에 자고 밤에 활동함), 식사에 대한 흥미 결여 혹은 음식 거절 등을 나타내기도 한다. 이인증과 비현실감, 그리고 신체적 걱정이 나타나기도 하며, 때로 망상 수준에 도달하기도 한다. 불안과 공포증이 흔하다. 조현병에서 인지 결함들이 흔하며, 직업적·기능적 손상과 강하게 연결된다. 이 결함들에는 선언적 기억, 작동기억, 언어 기능, 기타 집행 기능 등의 감소와 더불어 느려진 처리 속도가 포함된다. 감각 처리 및 억제력의 이상과 더불어 주의력 감퇴도 발견된다. 조현병이 있는 일부 사람은 타인의 의도를 유추하는 능력(마음 추론)의 결함을 포함한 사회인지 결함을 보이며, 상관없는 사건이나 자극에 대해 의미가 있는 것처럼 주의를 기울이고 해석해서 설명적 망상을 생산해 내기도 한다. 이러한 손상들은 증상 관해기에도 빈번히 지속된다.

　정신병이 있는 몇몇 사람은 병식이 없거나 자신의 장애를 알지 못하기도 한다(즉, 질병인식불능증). 조현병 증상을 알지 못하는 것도 이러한 '병식' 결여에 포함되고, 병의 전체 경과에 걸쳐서 존재하기도 한다. 병을 알지 못함은 전형적으로 대처 전략이라기보다는 조현병의 증상 그 자체다. 이는 뇌손상에 뒤이어 신경학적 결함을 인식하지 못함, 즉 질병인식불능증과 비견된다. 이 증상은 치료 비협조의 가장 흔한 예측 요인이며, 높은 재발률, 강제적 치료 횟수의 증가, 불량한 심리사회 기능, 공격성, 불량한 질병 경과 등의 예측 요인이기도 하다.

　비록 자발적 혹은 무작위적 폭력이 흔하지는 않지만, 적대감과 공격성이 조현병과 연관될 수 있다. 공격성은 젊은 남성에서, 그리고 폭력의 과거력, 치료에 비협조, 물질 중독, 충동성 등이 있는 사람에서 더 빈번하다. 그러나 주목해야 할 것은 조현병이 있는 사람들의 대부분은 공격적이지 않으며, 일반인보다 오히려 더 빈번하게 폭력의 희생자가 되고 있다는 사실이다.

　현재 이 장애를 위한 방사선 검사, 검사실 검사, 심리검사 등은 없다. 뇌영상, 신경병리, 신경심리 등의 연구로부터의 증거에서 보듯, 여러 뇌 영역에서 건강한 사람 집단과 조현병이 있는 사람 집단 사이에 차이가 자명하다. 전전두피질과 측두피질을 포함한 여러 영역에서의 세포 구축, 백질 연결성, 회백질 용적 등에서도 차이는 자명하다. 연령에 따른 뇌 용적 감소의 증가뿐 아니라 뇌 전체 용적의 감소가 관찰되어 왔다. 연령에 따른 뇌 용적의 감소는 건강한 사람보다 조현병이 있는 사람들에서 더 확연하다. 마지막으로, 조현병이 있는 사람들은 시선 추적 및 전기생리 지수들에서 조현병이 없는 사람들과 달라 보인다.

조현병이 있는 사람들에서 흔한 연성 신경학적 징후로 운동 협응, 감각 통합, 복합적 움직임의 운동 순서 등의 손상, 좌우 혼동, 연관된 움직임의 탈억제 등이 포함된다. 덧붙여 얼굴과 사지에 경미한 신체 기형이 생기기도 한다.

유병률 Prevalence

조현병의 추정 평생 유병률은 대략 0.3~0.7%이며, 국가적 조사들의 메타분석에서 5배 범위의 변동이 있다. 연구들은 이주 및 난민 지위, 도시성, 국가의 경제적 지위 및 위도 등에 따라 일부 집단에서 조현병의 유병률 및 발병률 증가를 보여 주었다. 보고된 조현병의 유병률과 발병률은 일부 집단이 더 오진되거나 과진단될 가능성이 있다는 사실에 의해 영향을 받을 수 있다는 점에 유의하는 것이 중요하다.

남녀비는 표본 및 모집단에 따라 다르다. 예를 들어, (보다 불량한 치료 성과와 연관된) 현저한 음성 증상을 동반한 발현 징후들과 더욱 긴 장애 지속 기간은 남성에서 더 높은 발생률을 보이는 데 반해, (보다 양호한 치료 성과와 연관된) 더 많은 기분 증상과 짧은 발현 징후들을 포함할 수 있도록 정의하면 남녀가 동등한 위험성을 보인다. 조현병의 정의를 넓혀서 시행한 대규모 전 세계 연구는 남녀 간 유병률에 차이가 없음을 발견하였다.

발달 및 경과 Development and Course

조현병 진단에 필요한 정신병적 특징들은 전형적으로 10대 말에서 30대 중반 사이에 출현한다. 청소년기 이전의 발병은 드물다. 정점 발병 연령은 남성은 20대 초·중반에, 여성은 20대 후반에 일어난다. 발병은 급작스러울 수도 있고 잠행성일 수도 있으나, 대다수의 사람에서 임상적으로 의미가 있는 다양한 징후와 증상, 특히 역할 기능의 저하를 일으키는 사회적 위축, 정서 변화, 인지 변화 등이 천천히 점진적으로 발생한다. 이들의 반은 우울 증상을 드러낸다. 예후는 지속 기간에 의해, 그리고 질병의 심각도 및 젠더에 의해 영향을 받는다. 남성, 특히 치료 전 정신병 지속 기간이 길고 병전 적응도가 낮은 남성은 여성보다 더 현저한 음성 증상과 인지 손상, 그리고 일반적으로 더 불량한 기능적 결과를 보인다. 사회인지 결함들이 정신병의 출현에 앞서 발달 동안에 나타나, 성인기 동안 항정신병약물에 불응하는 변함없는 손상의 형태를 취할 수 있다.

조현병의 경과와 치료 결과는 이질적이며, 예후는 정신병 발병 단계에서 불확실하다. 조현병이 있는 사람들 대부분은 정신병적 증상의 악화에 취약하고, 증상 및 기능 손상에 의해 정의되는 만성 경과가 보통이지만, 많은 사람이 관해 기간, 심지어 회복 기간을 경험한다. 1년 이상 추적 관찰한 첫 삽화 정신병에 대한 79건의 종단 연구에 대한 메타분석에 따르면, 첫 삽화 조현병에 대한 통합 관해율(최소 6개월 동안 증상이 경미하거나 없는 것으로 정성적으로 정의됨)은 56%였고, 통합 회복률

(2년 이상 증상 및 기능 개선으로 정성적으로 정의됨)은 30%였다. 넓은 범위로 정의된 조현병(즉, 조현병, 조현양상장애, 조현정동장애 또는 망상장애)이 있는 사람들에 관한 50건의 연구를 대상으로 한 다른 메타분석에서는 회복 기준(최소 2년 이상 지속되는 꽥해야 경미한 증상 및 사회적 및/또는 직업적 기능의 손상)을 충족한 사람들의 중앙값 비율이 13.5%였다. 노년기에는 정신병적 경험이 감소하는 경향이 있다. 정신병에 더하여 인지 손상과 음성 증상 병리가 조현병의 핵심적 특징들이며, 이러한 특유 특징들의 경과는 양성 정신병적 증상들의 경과와 다르다. 인지는 완전한 정신병 이전의 발달기 동안 쇠퇴하는 경향이며, 장기간에 걸쳐 비교적 안정적이다. 음성 증상도 발달기 동안 나타나면 시간이 지남에 따라 비교적 안정적인 특성을 보이는 경향이다. 정신병 발병 이후 시작되는 음성 증상은 더 가변적이며, 이차적 원인을 반영할 수 있다. 조현병 진단에는 어느 정도의 만성화가 요구되며, 장기적 경과는 많은 사람에서 정신건강 관리 및 생활지원의 필요를 반영한다. 조현병은 일반적으로 진행성 신경퇴행장애가 아니지만, 삶의 도전과 생활방식 변화, 그리고 지속 증상들이 더 심각한 만성 사례에서 진행성 기능장애를 초래할 수 있다.

조현병의 필수 특징은 아동기에도 같으나, 진단을 내리기는 더 어렵다. 아동기에서는 망상과 환각이 성인기에서보다 덜 정교한 듯하고, 환시가 더 흔하며, 정상적 환상 놀이와 구별되어야 한다. 와해된 언어는 아동기 발병의 많은 장애(예, 자폐스펙트럼장애)에서 일어나며, 와해된 행동도 마찬가지다(예, 주의력결핍 과잉행동장애). 이런 증상들은 아동기의 더 흔한 장애들에 대한 당연한 고려 없이 조현병 탓으로만 돌려서는 안 된다. 아동기 발병 사례들은 점진적 발병과 뚜렷한 음성 증상들을 갖고 있어, 불량한 치료 성과의 성인 사례를 닮는 경향이 있다. 추후에 조현병 진단을 받는 아이들은 비특이적인 정서행동적 장해와 정신병리, 지성적/언어적 변화, 미세한 운동지연 등을 경험했을 가능성이 더 크다.

만발성 사례들(즉, 40세 이후 발병)은 결혼한 여성들에서 과도하게 나타난다. 경과는 보통 정동과 사회 기능은 보존된 채 정신병적 증상이 두드러진 것이 특징이다. 이런 만발성 사례들이 조현병의 진단기준을 여전히 충족할 수 있으나, 이것이 중년 이전(예, 55세 이전)에 진단된 조현병과 같은 상태인지는 아직 확실하지 않다.

위험 및 예후 인자 Risk and Prognostic Factors

환경적. 출생 계절이 조현병의 발생률과 연결되어 왔는데, 어떤 지역에서는 늦겨울/초봄, 그리고 조현병의 결함형 경우에는 여름이 그 예다. 조현병과 관련 장애들의 발생률은 도시 환경에서 자라는 아동, 난민, 일부 이민자 집단, 그리고 차별을 받는 사회적 억압 집단에서 더 높을 수 있다. 사회적 박탈, 사회적 역경, 사회경제적 요인 등이 발병률 증가와 연관될 수 있다는 증거가 있다. 조현병 및 기타 정신병적 장애가 있는 사람들 사이에서 양성 및 음성 증상의 심각도는 외상 및 방치 같은 부정적 아동기 경험의 심각도와 상관관계가 있어 보인다. 일부 민족 또는 인종 집단에서의 높은 조현병 발병률은 그들이 동일한 민족 또는 인종 집단의 사람들 비율이 낮은 지역에 살 때 문서화되어 왔다. 그 이유는 아주 명확하지 않지만, ① 더 높은 수준의 차별 또는 차별에 대한 공포, ② 조현병자에 대한 더 적은 사회적 지원과 더 많은 낙인, ③ 더 높은 사회적 고립, ④ 조현병 발병 고위험자에 의해 보고된 지각 경험과 비정상적 믿음의 정상화 설명의 가용성 및 접근성 감소 등을 포함한 여러 요인과 관련된 것으로 보인다.

유전적, 생리적. 비록 조현병을 진단받은 사람들 대부분은 정신병의 가족력이 없기는 하지만, 조현병의 위험성 결정에 유전적 요소가 강하게 작용한다. 전체 모집단 변이에 아주 일부만을 기여하는 각각의 대립유전자를 가진, 흔한 및 드문, 위험대립유전자 스펙트럼에 의해 책임이 부여된다. 지금까지 확인된 위험대립유전자들은 양극성장애, 우울증, 자폐스펙트럼장애 등을 포함한 다른 정신질환들과도 연관된다.

저산소증을 동반한 임산과 출산 후유증 및 고령의 부모 연령이 발달 태아의 조현병 고위험과 연관된다. 덧붙여서, 스트레스, 감염, 영양실조, 모친의 당뇨 및 기타 의학적 상태를 포함한 다른 출생 전 및 출생 전후의 역경들이 조현병과 연결되어 왔다. 그러나 이런 위험 요소들을 가진 자손의 절대 다수에서 조현병이 생기지 않는다.

문화와 관련된 진단적 쟁점 Culture-Related Diagnostic Issues

조현병 증상의 형태와 내용은 문화에 따라 다를 수 있는데, 환시와 환청의 상대적 비율(예, 환청은 전 세계적으로 환시보다 더 흔한 경향이지만, 일부 지역에서는 다른 지역에 비해 환시의 상대적 비율이 특별히 더 높을 수 있음), 망상(예, 피해망상, 과대망상, 신체망상) 및 환각(예, 명령, 학대, 종교)의 구체적 내용, 그리고 그들과 연관된 공포의 수준과 방식들이 여기에 포함된다. 문화적 및 사회경제적 요소들이 고려되어야 하는데, 특히 해당인과 임상의가 같은 문화적·사회경제적 배경을 공유하지 않을 때 그렇다. 하나의 문화적 맥락에서 망상이라고 보는 관념들(예, 사악한 눈, 저주를 통한 질병 유발, 영혼의 영향)이 다른 문화적 맥락에서는 일반적인 것으로 용인되기도 한다. 어떤 문화적 맥락에서는 종교적 내용을 가진 환시나 환청(예, 신의 음성을 들음)이 종교적 경험의 정상적 부분이다. 덧붙여 문화 간 서술 방식의 언어적 변이 때문에 와해된 언어를 평가하는 것이 어렵게 되기도 한다. 정동의 평가를 위해서는 문화 간에 다른 정서 표현과 눈 맞춤, 그리고 몸짓 언어의 방식 차이에 대한 민감성이 요구된다. 해당인의 일차 언어와 다른 언어로 평가가 실시되는 경우에는 무언증이 언어 장벽과 관련된 것이 아님이 확실하도록 주의가 필요하다. 어떤 문화에서는 고통이 진짜 정신병과 임상적으로 비슷한 발현이지만 개인의 소속 집단에서는 정상적인 환각 내지는 가성 환각과 과대평가된 관념의 형태를 취하기도 한다. 정신병적 증상을 동반한 기분장애 또는 다른 정신건강의학적 장애가 있는 사람들에서 조현병의 오진은 소외된 민족 및 인종 집단의 구성원(미국에서 특히 아프리카계 미국인)에서 발생할 가능성이 더 크다. 이는 정보의 질 제한과 증상의 잠재적 오해석을 초래하는 임상적 편견, 인종 우월주의 또는 차별 때문일 수 있다.

성 및 젠더와 관련된 진단적 쟁점 Sex- and Gender-Related Diagnostic Issues

조현병의 임상적 표현에서 수많은 특징이 여성과 남성에서 다르다. 여성에서 중년기에 두 번째 정점이 있을 정도로 발병 연령이 더 늦다. 여성에서 증상에 정동이 더 실리는 경향이며, 정신병적 증상이 더 많고, 만년에 악화되는 정신병적 증상의 성향이 더 크다. 다른 증상의 차이로는 여성에서 음성 증상과 와해가 덜 빈번하다는 점이다. 마지막으로, 사회 기능은 여성에서 더 잘 보존되는 경향이다. 그러나 이러한 일반 사항들에 예외가 많다.

정신병적 증상들은 에스트로겐 수치가 떨어지는 월경전기에 악화되는 것으로 관찰되어 왔다. 결과적으로 월경 직전과 월경 중에 조현병이 있는 여성에서 정신건강의학과 입원율이 증가한다. 폐경의 결과로 낮아진 에스트로겐 수치는 중년 여성에서 두 번째 발병 정점과 연관되는 또 다른 요인일 수 있다. 유사하게, 정신병적 증상들은 에스트로겐 수치가 높은 임신 중에 개선되고, 에스트로겐 수치가 급격히 떨어지는 산후에 다시 악화되는 것 같다.

자살 사고 혹은 행동과의 연관성 Association With Suicidal Thoughts or Behavior

조현병이 있는 사람들의 약 5~6%가 자살로 사망하고, 약 20%가 1회 이상 자살을 시도하며, 더 많은 수가 상당한 자살 사고를 갖는다. 자살 행동은 때로 자신이나 타인을 해치라는 지시적 환각에 반응해 일어난다. 자살 위험성은 동반된 물질 사용이 있는 젊은 남성에서 특히 높을 수도 있지만, 남녀 공히 전체 수명에 걸쳐서 높게 유지된다. 다른 위험 요소로 우울 증상, 실직, 정신병 삽화 이후 기간 혹은 퇴원, 정신건강의학과 입원 건수, 발병 근접성, 발병 시 고령 등이 있다. 종단 연구들에 대한 체계적인 검토와 메타분석에 따르면, 첫 삽화 정신병 이후 추적 관찰 중 자살 행동의 확률은 첫 삽화 정신병 동안 우울 증상이 있었던 사람들이 그렇지 않았던 사람들에 비해 더 높았다. 조현병과 자살 행동의 관계에 대한 많은 수의 연구에 대한 메타분석에 따르면, 알코올, 담배 및 약물 남용, 우울증, 입원 횟수, 신체적 동반질환, 우울증과 자살 행동의 가족력 등이 자살 시도의 위험성을 증가시켰다. 자살의 위험 요소에는 남성, 어린 나이, 높은 지능 지수, 시도 이력, 절망감, 낮은 치료순응도 등이 포함되었다.

조현병의 기능적 결과 Functional Consequences of Schizophrenia

조현병은 상당한 사회적·직업적 기능부전과 연관된다. 조현병이 있는 사람들에서 읽기 능력의 결손은 병과 연관된 일반적 인지 손상으로 예측되는 것보다 더 심각하다. 이러한 결함은 조현병에서 관찰되는 학업 손상의 기초가 되는 이차성 또는 후천성 난독증으로 개념화될 수 있다. 인지 기술이 목전의 과제에 충분하다고 해도, 교육적 진전과 고용 유지가 무의욕증 또는 기타 장애 발현 징후들에 의해 빈번히 손상된다. 대부분의 사람은 고용이 되어도 부모보다 더 낮은 수준이며, 대부분, 특히 남성은 결혼하지 못하거나, 가정 외부의 사회적 접촉이 제한적이다.

감별진단 Differential Diagnosis

정신병적 양상 또는 긴장성 양상을 동반한 주요우울장애 또는 양극성장애. 조현병과 정신병적 양상 혹은 긴장증을 동반한 주요우울장애 또는 양극성장애 사이의 구별은 기분 장해와 정신병 사이의 시간적 관계 및 우울 또는 조증 증상의 심각도에 달려 있다. 망상과 환각이 주요우울 또는 조증 삽화 동안에 배타적으로 일어나는 경우, 진단은 정신병적 양상을 동반한 우울 또는 양극성 장애다.

조현정동장애. 조현정동장애의 진단을 위해서는 주요우울 또는 조증 삽화가 활성기 증상들과 동시에 일어나야 하고, 활성기 전체 지속 기간의 대부분에 기분 증상이 있어야 한다.

조현양상장애 및 단기 정신병적 장애. 이 장애들은 진단기준 C에 명시된 바와 같이 6개월의 증상 지속을 요구하는 조현병보다 지속 기간이 더 짧다. 조현양상장애에서는 장해가 6개월 미만으로 있으며, 단기 정신병적 장애에서는 증상이 최소 1일, 최대 1개월로 있다.

망상장애. 망상장애는 조현병의 특징인 다른 증상들(예, 망상, 뚜렷한 환청이나 환시, 와해된 언어, 극도로 와해된 또는 긴장성 행동, 음성 증상)이 없다는 점에서 조현병과 구별될 수 있다.

조현형 성격장애. 조현형 성격장애는 지속적 성격 특징과 연관된 역치 아래 증상들이 있다는 점에서 조현병과 구별되기도 한다.

불량한 혹은 결손된 병식의 강박 및 관련 장애. 사람들이 자신들의 강박적 믿음, 신체이형장애의 믿음(예, 외모 결함), 또는 수집광의 믿음(예, 물건 폐기의 재앙적 결과)이 사실이라고 전적으로 확신하는 경우, '병식 없음/망상적 믿음 동반'의 명시자가 적용된다. 이 장애들은 다른 요구되는 정신병적 특징(환각, 와해된 언어, 와해된 또는 긴장성 행동, 음성 증상)이 없다는 점에서 조현병과 구별된다. 조현병과 이 장애들을 구별하는 또 다른 중요한 특징은 후자들이 뚜렷한 강박사고나 집착과 반응성 발생의 강박(반복)행동으로 특성화된다는 점이다.

외상후 스트레스장애. 외상후 스트레스장애는 환각 성질의 플래시백을 포함하기도 하고, 과각성이 편집증적 수준에 도달하기도 한다. 그러나 외상후 스트레스장애로 진단을 내리려면 외상적 사건이 있어야 하고, 사건 재체험 혹은 사건에 대한 반응과 관련된 특유의 증상 특징들이 있어야 한다.

자폐스펙트럼장애 또는 의사소통장애. 이 장애들도 정신병적 삽화를 닮은 증상을 보일 수 있으나, 반복적 · 제한적 행동을 동반한 각각의 사회적 상호작용 결함과 다른 인지 및 소통 결함에 의해 구별된다. 자폐스펙트럼장애 혹은 의사소통장애가 있는 사람들에서 동반이환 상태로 조현병을 진단하기 위해서는 최소 1개월 동안의 뚜렷한 환각이나 망상을 포함해 조현병의 전체 기준을 충족하는 증상이 있어야 한다.

정신병적 삽화와 연관된 기타 정신질환. 조현병의 진단은 정신병적 삽화가 지속되면서 물질 혹은 다른 의학적 상태의 생리적 효과 때문이 아닐 때만 내려진다. 섬망, 주요 신경인지장애, 경도 신경인지장애 등이 있는 사람들이 정신병적 증상을 나타내기도 하나, 이들은 그 장애들에 일치하는 인지 변화의 시작과 시간적 관계를 갖는다.

물질/치료약물로 유발된 정신병적 장애. 물질/치료약물로 유발된 정신병적 장애가 있는 사람들이 조현병의 진단기준 A의 특징 증상들을 나타내기도 한다. 그러나 물질/치료약물로 유발된 정신병적 장애는 발병 때 물질 사용과 물질 사용이 없을 때 정신병 관해의 시간순서적 관계에 의해 대개 구별될 수 있다.

동반이환 Comorbidity

조현병에서 물질관련장애의 동반이환율은 높다. 조현병이 있는 사람들의 반 이상은 담배사용장애를 갖고 있어 상습적으로 흡연을 한다. 조현병에서 불안장애의 동반이환이 점점 더 알려지고 있다. 일반 인구와 비교해 조현병이 있는 사람들에서 강박장애와 공황장애의 비율이 높다. 조현형 혹은 편집성 성격장애가 때때로 조현병의 발병에 선행하기도 한다.

연관된 의학적 상태 때문에 조현병이 있는 사람들은 평균수명이 감소한다. 체중 증가, 당뇨, 대사증후군, 심혈관계 및 호흡기 장애 등이 일반 인구보다 조현병에서 더 흔하다. 건강 유지 행동(예, 암선별, 운동)을 잘 하지 않아 만성 질환의 위험성이 높기도 하지만, 치료약물 복용, 생활방식, 흡연, 식습관 등을 포함한 기타 장애 요소들이 역할을 하기도 한다. 정신병과 의학적 상태들의 공동 취약성이 조현병의 의학적 동반이환의 어떤 면을 설명하기도 한다.

● 조현정동장애
Schizoaffective Disorder

진단기준

A. 조현병의 연속 기간 동안 조현병의 진단기준 A와 동시에 주요 기분(주요우울 또는 조증) 삽화가 있음
 주의점: 주요우울 삽화는 진단기준 A1: 우울 기분을 포함해야 한다.
B. 평생의 유병 기간 동안 주요 기분(주요우울 또는 조증) 삽화 없이 존재하는 2주 이상의 망상이나 환각이 있다.
C. 주요 기분 삽화의 기준에 맞는 증상이 병의 활성기 및 잔류기 부분의 전체 지속 기간의 대부분 동안 존재한다.
D. 장해가 물질(예, 남용약물, 치료약물)의 효과나 다른 의학적 상태로 인한 것이 아니다.
다음 중 하나를 명시할 것:
 F25.0 양극형: 이 아형은 조증 삽화가 발현 부분일 경우에 적용된다. 주요우울 삽화도 일어날 수 있다.
 F25.1 우울형: 이 아형은 단지 주요우울 삽화만이 발현 부분일 경우에 적용된다.
다음의 경우 명시할 것:
 긴장증 동반(정의는 148쪽 다른 정신질환과 연관된 긴장증의 진단기준 참조)
  부호화 시 주의점: 동반한 긴장증의 존재를 지정하기 위해서는 조현정동장애와 연관된 긴장증을 위한 추가적 부호 F06.1을 사용하시오.
다음의 경우 명시할 것:
다음의 경과 명시자들은 장애 지속 기간이 1년이 지난 후에, 그리고 진단적 경과 기준에 반대되지 않을 경우에만 사용되는 것이다.
 첫 삽화, 현재 급성 삽화 상태: 정의된 진단적 증상과 시간 기준에 합당한 장애의 첫 발현. 급성 삽화란 증상 기준이 충족되는 시간적 기간을 일컫는다.
 첫 삽화, 현재 부분 관해 상태: 부분 관해란 앞 삽화 이후 호전이 유지되고 정의된 장애 기준이 부분적으로만 충족되는 시간적 기간을 일컫는다.
 첫 삽화, 현재 완전 관해 상태: 완전 관해란 앞 삽화 이후 더 이상 장애 특이적 증상이 존재하지 않는 시간적 기간을 일컫는다.
 다중 삽화, 현재 급성 삽화 상태: 다중 삽화는 최소 2회의 삽화(예, 첫 삽화 이후 관해와 최소 1회의 재발) 이후

에 결정될 수 있다.

다중 삽화, 현재 부분 관해 상태

다중 삽화, 현재 완전 관해 상태

지속적: 장애의 진단적 증상 기준을 충족하는 증상들이 질병 경과의 대부분에서 그대로 남아 있고, 역치 아래의 증상 기간은 전체 경과에 비해 매우 짧다.

명시되지 않는 경우

현재의 심각도를 명시할 것:

심각도는 망상, 환각, 와해된 언어, 비정상적 정신운동 행동, 음성 증상 등과 같은 정신병의 일차 증상에 대한 양적 평가를 통해 등급화된다. 이러한 증상 각각은 현재 심각도(지난 7일 중 가장 심한)에 대하여 0(증상 없음)부터 4(고도의 증상이 있음)까지의 5점 척도를 이용해 등급화될 수 있다('평가척도' 장의 임상가—평정 정신병 증상 심각도 차원 참조).

주의점: 조현정동장애의 진단은 이러한 심각도 명시자의 사용 없이 내려질 수 있다.

진단적 특징 Diagnostic Features

조현정동장애의 진단은 해당인이 정신병의 활성 혹은 잔류 증상을 계속 나타내는 연속 유병 기간에 대한 평가에 기초한다. 필수적이지는 않으나, 진단은 대개 정신병의 기간 동안에 내려진다. 이 기간 동안의 어떤 시점에서 조현병의 진단기준 A가 충족되어야 한다. 조현병의 진단기준 B(사회적 기능부전), C(6개월의 지속 기간), F(자폐스펙트럼장애 혹은 아동기 발병 기타 의사소통장애)는 충족되지 않아도 된다. 조현병의 진단기준 A의 충족과 더불어, 주요 기분 삽화(주요우울 또는 조증)가 있다(조현정동장애 진단기준 A). 흥미 혹은 쾌감의 상실이 조현병에서 흔하기 때문에, 조현정동장애의 진단기준 A를 충족하려면 주요우울 삽화는 전반적 우울 기분(즉, 현저하게 감퇴된 흥미 혹은 쾌감이 있는 것으로는 불충분함)을 포함해야 한다. 우울 또는 조증 삽화가 전체 유병 기간(즉, 진단기준 A가 충족된 후)의 대부분 동안 존재한다(조현정동장애 진단기준 C). 조현정동장애를 정신병적 양상을 동반한 우울장애 또는 양극성장애와 구별하기 위해서는 평생의 유병 기간 동안의 어떤 시점에 망상 혹은 환각이 주요 기분 삽화(우울 또는 조증) 없이 최소 2주간 있어야 한다(조현정동장애 진단기준 B). 증상이 물질의 효과나 다른 의학적 상태로 인한 것이 아니어야 한다(조현정동장애 진단기준 D).

조현정동장애 진단기준 C는 주요 기분 삽화의 기준을 충족하는 기분 증상들이 병의 활성기 및 잔류기 부분의 전체 지속 기간의 대부분 동안 있어야 함을 명시한다. 진단기준 C는 정신병적 질환의 전체 경과 동안의 기분 증상에 대한 평가를 요구한다. 기분 증상들이 상대적으로 짧은 기간 동안에만 있으면, 진단은 조현병이지 조현정동장애가 아니다. 해당인의 발현 징후가 진단기준 C를 충족하는지 결정할 때, 임상의는 정신병(즉, 활성 증상 및 잔류 증상 둘 다)의 전체 지속 기간을 살펴봐야 하고, 유의미한 기분 증상(치료되지 않은 혹은 항우울제나 기분안정제로 치료가 필요한)이 정신병적 증상을 동반한 시기를 결정해야 한다. 이러한 결정을 위해서는 충분한 병력 정보와 임상적 판단이 필요하다. 예를 들어, 조현병의 활성 증상 및 잔류 증상이 4년간 지속된 병력이 있는 사람에서 우울 삽화와 조증 삽화가 다 합쳐서 정신병의 4년 병력 중 1년 이상을 차지하지 못한다고 하자. 이러한 발현 징후는 진단기준 C를 충족하지 못한다.

진단기준에 적시된 5가지 증상 영역에 더하여, 여러 조현병 스펙트럼 및 기타 정신병적 장애를 확실히 구별하기 위해서는 인지와 우울, 그리고 조증 증상 영역의 평가가 필수적이다.

부수적 특징 Associated Features

직업적·사회적 기능이 빈번히 손상되나, 이것이 (조현병에서와 달리) 정의에 들어가는 기준은 아니다. 사회적 접촉의 제한 및 자기관리의 어려움이 조현정동장애와 연관되나, 음성 증상은 조현병에서 보이는 것보다 덜 심하고 덜 지속적인 편이다. 질병인식불능증(즉, 병식 불량)이 또한 조현정동장애에서 흔하나, 병식의 결함은 조현병에서보다 덜 심하고 덜 전반적인 편이다. 조현정동장애가 있는 사람들은 훗날 조현병의 진단기준 A를 충족하는 증상들이 관해된 이후 기분 증상들이 계속됨으로써 주요우울장애나 양극성장애의 삽화로 발전할 위험성이 증가되어 있는 편이다. 연관된 알코올 및 기타 물질 관련장애도 있는 편이다.

조현정동장애를 진단 내리는 데 결정적인 도움을 줄 수 있는 검사나 생물학적 측정은 없다. 신경심리검사는 전형적으로 집행 기능, 언어적 기억, 처리 속도와 같은 영역에서 인지 결손을 보여 주며, 이들은 조현병에서보다 덜 두드러지는 편이다. 조현정동장애는 조현병과 거의 같은 방식으로 뇌 영상에서 회백질 부피 손실을 종종 특징으로 한다.

유병률 Prevalence

조현정동장애의 유병률은 조현병의 약 1/3 정도로 보인다. 조현정동장애의 평생 유병률은 핀란드 표본에서 0.3%로 추산되었으며, DSM-IV 진단기준이 사용되었을 때 남성보다 여성에서 더 높다. 이 비율은 DSM-5 진단기준 C의 요구 사항(즉, 주요 기분 삽화에 대한 기준을 충족하는 기분 증상들이 질병의 활성 및 잔류 부분의 전체 기간의 대부분 동안 존재해야 함)이 더 엄격하기 때문에 더 낮을 것으로 예상된다.

발달 및 경과 Development and Course

비록 조현정동장애의 발병이 청소년기부터 만년에 이르기까지 어느 시기에든 일어날 수 있지만, 전형적 연령은 성인기 초기다. 다른 정신병적 질환으로 진단된 사람들의 상당수가 훗날 기분 삽화의 양상이 더 분명해질 때 조현정동장애 진단을 받게 되는 반면, 다른 사람들은 독립적인 정신병적 증상들이 감지되기 전에는 기분장애로 진단될 수 있다.

반대로, 일부 사람들은 시간이 지남에 따라 진단이 조현정동장애에서 기분장애 또는 조현병으로 변할 것이다. 조현정동장애에서 조현병으로 진단의 변화는 DSM-IV 기준에 따른 기분장애로의 변화보다 더 일반적이었으며, 그 차이는 DSM-5 아래에서 더욱 두드러질 것으로 예상되는데, 그 이유는 기분 증상이 '상당한' 부분 동안 존재하도록 요구만 하는 DSM-IV 정의와 비교하여 기분 증상이 질병의 대부분 동안 존재하도록 요구하는 것처럼 현재 조현정동장애 진단기준 C가 더욱 엄격해졌기 때문이다. 조현정동장애의 예후는 조현병의 예후보다 약간 더 양호하나, 기분장애의 예후보다는 더 불량하다.

조현정동장애는 다양한 시간적 양식으로 일어나는 편이다. 다음이 전형적인 양식이다. 한 개인이 뚜렷한 주요우울 삽화의 발병 전 2개월간 확연한 환청과 피해망상을 갖고 있다. 정신병적 증상과 완전한 주요우울 삽화가 그다음 4개월간 있다. 이후 개인은 주요우울 삽화에서 완전히 회복되나, 정신병적 증상은 1개월 더 지속되다가 역시 사라진다. 이러한 유병 기간 동안 그 개인의 증상들은 주요우울 삽화의 기준과 조현병의 진단기준 A를 동시에 충족했고, 같은 유병 기간 동안에 환청과 망상이 우울기 이전과 이후 모두에 있었다. 총 유병 기간은 약 7개월간 지속되었으며, 처음 2개월은 정신병적 증상만, 다음 4개월은 우울 및 정신병적 증상 모두, 마지막 1개월은 정신병적 증상만 있었다. 이 예에서 우울 삽화는 정신병적 장해의 총 지속 기간의 대부분 동안 존재하였으며, 그래서 발현 징후로 보아 조현정동장애 진단이 적합하다.

수명 전체에 걸쳐 기분 증상과 정신병적 증상 사이의 시간적 관계는 가변적이다. 우울 또는 조증 증상이 정신병의 발병 이전, 급성 정신병적 삽화 동안, 잔류기 동안, 그리고 정신병의 종결 이후에 일어날 수 있다. 예를 들어, 한 사람이 조현병의 전구기 동안 뚜렷한 기분 증상을 나타냈다고 하자. 이런 양식이 반드시 조현정동장애를 가리키는 것은 아니다. 왜냐하면, 진단에 중요한 것은 정신병적 증상과 기분 증상의 동시 발생이기 때문이다. 조현정동장애의 기준을 분명히 충족하는 증상이 있는 사람이지만 추적 진료에서 단지 (역치 아래의 정신병과 뚜렷한 음성 증상 같은) 정신병적 잔류 증상만을 나타내는 경우, 기분 증상에 비해 정신병적 질환의 전체적 비율이 훨씬 더 뚜렷해지므로 진단이 조현병으로 변하기도 한다. 조현정동장애, 양극형은 초기 성인에서 더 흔한 반면, 조현정동장애, 우울형은 더 나이 든 성인에서 더 흔한 편이다.

위험 및 예후 인자 Risk and Prognostic Factors

유전적, 생리적. 조현병이 있는 사람들에서 일차 친족의 조현정동장애 위험성이 증가되는 편이다. 조현정동장애의 위험성은 역시 양극성장애 혹은 조현정동장애 자체가 있는 일차 친족을 가진 사람들에서 증가되는 편이다. 조현병, 양극성장애 및 주요우울장애에 대한 다유전자 위험 점수로 알려진 분자 유전적 복합 신호는 모두 조현정동장애에서 상승되는 편이다.

문화와 관련된 진단적 쟁점 Culture-Related Diagnostic Issues

문화 및 사회경제적 요소들이 고려되어야 하며, 특히 해당인과 임상의가 같은 문화적 · 사회경제적 배경을 공유하지 않을 때 그렇다. 하나의 문화적 맥락에서 망상이라고 보는 관념들(예, 사악한 눈, 저주를 통한 질병 유발, 영혼의 영향)이 다른 문화적 맥락에서는 일반적인 것으로 용인되기도 한다. 증상이 조현정동장애 기준을 충족하는 아프리카계 미국인과 히스패닉 인구들이 조현병으로 진단될 가능성이 더 크다는 문헌상의 증거도 있다. 임상적 편견의 영향을 줄이기 위해, 정신병적 증상과 기분 증상 모두를 포함하는 종합적 평가가 반드시 이루어지도록 주의를 기울여야 한다.

자살 사고 혹은 행동과의 연관성 Association With Suicidal Thoughts or Behavior

조현병과 조현정동장애의 평생 자살 위험성은 5%이며, 우울 증상의 존재가 높은 자살 위험과 상관된다. 조현병이나 조현정동장애가 있는 사람들의 자살률이 유럽, 동유럽, 남아메리카, 인도 등에 비해 북아메리카에서 높다는 증거가 있다.

조현정동장애의 기능적 결과 Functional Consequences of Schizoaffective Disorder

조현정동장애가 사회적 · 직업적 영역을 포함해 전반적 기능부전과 연관되나, 기능부전이 진단기준은 아니며(조현병에서는 진단기준임), 조현정동장애로 진단된 사람들 사이에 상당한 변동성이 있다.

감별진단 Differential Diagnosis

기타 정신질환 및 의학적 상태. 매우 다양한 정신건강의학적 · 의학적 상태가 정신병적 증상과 기분 증상을 동반해 나타날 수 있으며, 조현정동장애의 감별진단에서 고려되어야 한다. 이에 포함되는 것으로 섬망, 주요 신경인지장애, 물질/치료약물로 유발된 정신병적 장애 혹은 신경인지장애, 정신병적 양상을 동반한 양극성장애, 정신병적 양상을 동반한 주요우울장애, 긴장성 양상을 동반한 우울 또는 양극성 장애, 조현형/조현성/편집성 성격장애, 단기 정신병적 장애, 조현양상장애, 조현병, 망상장애, 달리 명시되는 또는 명시되지 않는 조현병 스펙트럼 및 기타 정신병적 장애 등이 있다.

다른 의학적 상태로 인한 정신병적 장애. 기타 의학적 상태와 물질 사용이 정신병적 증상 및 기분 증상과 결합해 나타날 수 있으며, 그래서 다른 의학적 상태로 인한 정신병적 장애가 배제될 필요가 있다.

조현병, 양극성장애, 우울장애. 조현정동장애를 조현병과 구별하고 정신병적 양상을 동반한 우울장애 및 양극성장애와 구별하는 것은 어려울 때가 많다. 진단기준 C의 고안은 조현정동장애를 조현병과 구별하기 위함이고, 진단기준 B의 고안은 조현정동장애를 정신병적 양상을 동반한 우울장애나 양극성장애와 구별하기 위함이다. 더 특정해서 말하면, 주요 기분 삽화 없이 최소 2주간 지속되는 뚜렷한 망상 및 환각의 존재를 기초로, 조현정동장애는 정신병적 양상을 동반한 주요우울장애나 양극성장애와 구별될 수 있다. 대조적으로 정신병적 양상을 동반한 우울장애나 양극성장애에서 정신병적 특징들은 기분 삽화 동안에만 일어난다. 정신병적 증상에 대한 기분 증상의 상대적 비율이 시간에 따라 변할 수 있기 때문에, 적절한 진단은 조현정동장애에서 이들 장애로, 혹은 이들 장애에서 조현정동장애로 변하기도 한다(예를 들어, 만성 정신병적 질환의 첫 6개월 중 4개월을 지속하는 심하고 뚜렷한 주요우울 삽화가 있어 조현정동장애로 진단했다고 하더라도, 활성기 정신병적 증상 혹은 뚜렷한 잔류 증상이 또 다른 기분 삽화의 재발 없이 수년간 지속된다면 진단은 조현병으로 변경되어야 마땅하다). 시간 경과에 따른 정신병적 증상에 대한 기분 증상의 상대적 비율과 그 동시성에 대해 더 명확하게 파악하려면, 의료 기록과 정보제공자로부터의 부수적인 정보가 필요할 수 있다.

동반이환 Comorbidity

　조현정동장애로 진단된 사람들의 다수는 다른 정신질환, 특히 물질사용장애와 불안장애로도 진단된다. 비슷하게 대사 증후군을 포함한 의학적 상태의 발생률이 일반 인구의 기저율 이상으로 증가되어 있으며, 이에 따라 평균수명이 감소된다.

● 물질/치료약물로 유발된 정신병적 장애
Substance/Medication—Induced Psychotic Disorder

진단기준

A. 다음 증상 중 하나 혹은 둘 다 존재한다.
　1. 망상
　2. 환각
B. 병력, 신체검진 또는 검사 소견에 (1)과 (2) 둘 다의 증거가 있다.
　1. 진단기준 A의 증상이 물질 중독이나 금단 동안 혹은 직후에, 또는 치료약물 노출 혹은 금단 후에 발생함
　2. 수반된 물질/치료약물이 진단기준 A의 증상을 일으킬 만한 능력이 있음
C. 장해가 물질/치료약물로 유발된 것이 아닌 정신병적 장애로 더 잘 설명되지 않는다. 독립적인 정신병적 장애라는 증거로 다음이 포함될 수 있다.
　　증상이 물질/치료약물 사용 시작보다 선행한다. 증상이 급성 금단 혹은 심한 중독의 중단 이후에도 상당한 기간(예, 약 1개월) 동안 계속된다. 혹은 물질/치료약물로 유발된 것이 아닌 독립적인 정신병적 장애의 다른 증거(예, 재발성 비물질/치료약물 관련 삽화의 병력)가 있다.
D. 장해가 섬망의 경과 중에만 발생되지는 않는다.
E. 장해가 사회적, 직업적 또는 다른 중요한 기능 영역에서 임상적으로 현저한 고통이나 손상을 초래한다.

주의점: 이 진단은 진단기준 A의 증상이 임상 양상에서 두드러지고 임상적 주목을 보증할 정도로 충분히 심할 때에만 물질 중독이나 물질 금단의 진단 대신에 내려져야 한다.

부호화 시 주의점: [특정 물질/치료약물]로 유발된 정신병적 장애에 대한 ICD-10-CM 부호는 다음 표에 제시되어 있다. ICD-10-CM 부호는 동일 종류의 물질에 대한 물질사용장애의 동반이환 여부에 따라 달라진다는 점에 주의하시오. 어떠한 경우에도 물질사용장애에 대한 별도의 추가 진단은 제공되지 않는다. 만약 경도의 물질사용장애가 물질로 유발된 정신병적 장애와 동반이환된다면, 네 번째 자리의 글자는 '1'이고, 임상의는 물질로 유발된 정신병적 장애 앞에 '경도 [물질]사용장애'를 기록해야 한다(예, 경도 코카인사용장애, 코카인으로 유발된 정신병적 장애 동반). 만약 중등도 또는 고도 물질사용장애가 물질로 유발된 정신병적 장애와 동반이환된다면, 네 번째 자리의 글자는 '2'이고, 임상의는 동반이환하는 물질사용장애의 심각도에 따라 '중등도 [물질]사용장애' 또는 '고도 [물질]사용장애'를 기록해야 한다. 만약 동반이환하는 물질사용장애가 없다면(예, 1회의 심한 물질 사용 후), 네 번째 자리의 글자는 '9'이며 임상의는 물질로 유발된 정신병적 장애만을 기록해야 한다.

	ICD-10-CM		
	경도 사용장애 동반	중등도 혹은 고도 사용장애 동반	사용장애 미동반
알코올	F10.159	F10.259	F10.959
대마	F12.159	F12.259	F12.959

펜시클리딘	F16.159	F16.259	F16.959
기타 환각제	F16.159	F16.259	F16.959
흡입제	F18.159	F18.259	F18.959
진정제, 수면제 또는 항불안제	F13.159	F13.259	F13.959
암페타민류 물질(또는 기타 자극제)	F15.159	F15.259	F15.959
코카인	F14.159	F14.259	F14.959
기타(또는 미상의) 물질	F19.159	F19.259	F19.959

명시할 것('중독 중 발병' 및/또는 '금단 중 발병'이 주어진 물질 등급에 적용되는지 여부를 가리키는 '물질관련 및 중독 장애' 장의 〈표 1〉을 참조하시오. 혹은 '치료약물 사용 후 발병'을 명시하시오):

　　중독 중 발병: 기준이 물질 중독에 맞고, 증상이 중독 동안에 발생하는 경우

　　금단 중 발병: 기준이 물질 금단에 맞고, 증상이 금단 동안 혹은 금단 직후 발생하는 경우

　　치료약물 사용 후 발병: 증상이 치료약물 시작 때, 치료약물의 시작, 치료약물의 교체 또는 치료약물의 금단 중에 발생하는 경우

현재의 심각도를 명시할 것:

　　심각도는 망상, 환각, 와해된 언어, 비정상적 정신운동 행동, 음성 증상 등과 같은 정신병의 일차 증상에 대한 양적 평가를 통해 등급화된다. 이러한 증상 각각은 현재 심각도(지난 7일 중 가장 심한)에 대하여 0(증상 없음)부터 4(고도의 증상이 있음)까지의 5점 척도를 이용해 등급화될 수 있다('평가척도' 장의 임상가-평정 정신병 증상 심각도 차원 참조).

주의점: 물질/치료약물로 유발된 정신병적 장애의 진단은 이러한 심각도 명시자의 사용 없이 내려질 수 있다.

기록 절차 Recording Procedures

　　물질/치료약물로 유발된 정신병적 장애의 이름은 망상이나 환각의 원인으로 가정되는 특정 물질(예, 코카인, 덱사메타손)로 시작한다. 진단부호는 진단기준 세트에 포함된 표에서 선택되며, 이 진단기준은 약물 종류와 공존 물질사용장애의 존재 여부에 기초한 것이다. 어느 종류에도 부합하지 않는 치료약물(예, 덱사메타손)의 경우 '기타(또는 미상의) 물질'을 위한 부호를 사용해야 한다. 물질이 원인 요소라고 여겨지나 물질의 특정 종류를 알 수 없는 경우에도 같은 부호를 사용해야 한다.

　　장애의 이름을 기록할 때는 동반 물질사용장애를 (있다면) 먼저 나열하고, 이어서 '동반'이라는 단어와 함께 물질로 유발된 정신병적 장애의 이름이 뒤따르며, 그다음으로 발병에 대한 명시 사항(즉, 중독 중 발병, 금단 중 발병)을 적는다. 예를 들어, 고도 코카인사용장애가 있는 사람에서 중독 동안에 일어난 망상의 사례에 대한 진단은 F14.259 고도 코카인사용장애, 코카인으로 유발된 정신병적 장애 동반, 중독 중 발병이다. 동반된 고도 코카인사용장애에 대한 별도의 진단은 부여되지 않는다. 만약 물질로 유발된 정신병적 장애가 동반된 물질사용장애 없이 일어난 경우라면(즉, 1회의 심한 물질 사용 후), 부수의 물질사용장애는 기록되지 않는다(예, F16.959 펜시클리딘으로 유발된 정신병적 장애, 중독 중 발병). 한 가지 이상의 물질이 정신병적 증상의 발생에 상당한 역할을 한 것으로 여겨질 때, 각각을 모두 별도로 나열해야 한다(예, F12.259 고도 대마사용장애, 대마로 유발된 정신병적 장애 동

반, 중독 중 발병; F16.159 경도 펜시클리딘사용장애, 펜시클리딘으로 유발된 정신병적 장애 동반, 중독 중 발병).

진단적 특징 Diagnostic Features

물질/치료약물로 유발된 정신병적 장애의 필수 특징은 물질/치료약물(즉, 남용약물, 치료약물 또는 독소 노출)의 생리적 효과라고 여겨지는(진단기준 B) 뚜렷한 망상과 환각이 둘 중 하나 혹은 둘 다 존재함(진단기준 A)이다. 해당인이 물질/치료약물로 유발된 것이라고 인식한 환각은 여기에 포함되지 않으며, 대신 부수 명시자로 '지각 장해 동반'을 붙인 물질 중독 혹은 물질 금단 진단이 적절하다(알코올 금단; 대마 중독; 진정제, 수면제 또는 항불안제 금단; 자극제 중독 등에 적용됨).

물질/치료약물로 유발된 정신병적 장애를 독립적인 정신병적 장애와 구별하기 위해 고려할 점은 발병과 경과, 그리고 기타 요소들이다. 남용약물의 경우 물질의 사용, 중독 혹은 금단에 대해 병력, 신체검진 또는 검사 소견상 증거가 있어야 한다. 물질/치료약물로 유발된 정신병적 장애들은 치료약물에 노출 또는 금단 도중 또는 직후에, 혹은 물질 중독 또는 금단 후에 생기며, 수 주 동안 지속될 수 있다. 반면에 독립적인 정신병적 장애들은 물질/치료약물 사용 시작에 선행하거나 지속적인 금단 시기에 발생하는 편이다. 일단 시작되면 물질/치료약물 사용이 계속되는 한, 정신병적 증상들 역시 계속되는 편이다. 달리 고려할 점으로는 독립적인 정신병적 장애라고 하기에는 비전형적인 특징(예, 발병이나 경과에서 비전형적 연령)의 존재다. 예를 들어, 알려진 독립적인 정신병적 장애의 병력이 없는 35세 이상의 성인 남성에서 새롭게 시작된 망상의 출현은 물질/치료약물로 유발된 정신병적 장애의 가능성을 시사한다고 봐야 한다. 독립적인 정신병적 장애가 이전 병력에 있다고 해도, 물질/치료약물로 유발된 정신병적 장애의 가능성이 배제되는 것은 아니다. 대조적으로, 정신병적 증상이 독립적인 정신병적 장애로 더 잘 설명됨을 시사하는 요소에는 물질 중독이나 급성 물질 금단의 종료 이후에 혹은 치료약물 사용의 중단 이후에 상당 기간(즉, 1개월 이상)의 시간이 지나도록 지속되는 정신병적 증상, 또는 이전에 독립적인 정신병적 장애 재발의 병력이 포함된다. 물질/치료약물로 유발된 것이 아닌 정신병적 장애가 있는 사람들 사이에 물질 사용의 문제들이 드물지 않기 때문에, 물질의 중독이나 금단이 있는 사람에서도 정신병적 증상의 다른 원인이 고려되어야 한다.

진단기준에 적시된 2가지 증상 영역(즉, 망상과 환각)에 더하여, 여러 조현병 스펙트럼 및 기타 정신병적 장애를 확실히 구별하기 위해서는 인지와 우울, 그리고 조증 증상 영역의 평가가 필수적이다.

부수적 특징 Associated Features

정신병적 장애들은 다음 종류의 물질에 대한 중독과 연관되어 일어날 수 있다. 해당 종류로 알코올; 대마; 펜시클리딘과 관련 물질을 포함한 환각제; 흡입제; 진정제, 수면제 또는 항불안제; (코카인을 포함한) 자극제; 기타(또는 미상의) 물질 등이 있다. 정신병적 장애들은 다음 종류 물질의 금단과 연관되어 일어날 수 있다. 해당 종류로 알코올; 진정제, 수면제 또는 항불안제; 기타(또는 미상의) 물질 등이 있다.

　정신병적 증상을 유발했다고 보고된 치료약물에 속하는 것으로는 마취제와 진통제, 항콜린제, 항경련제, 항히스타민제, 혈압강하제와 심혈관계 치료약물, 항균제, 항파킨슨제, 화학요법제(예, 사이클로스포린, 프로카바진), 코르티코스테로이드, 소화기계 치료약물, 근육이완제, 비스테로이드성 소염제, 기타 일반 의약품(예, 페닐에프린, 슈도에페드린), 항우울제, 디설피람 등이 있다. 정신병적 증상을 유발했다고 보고된 독소에 속하는 것으로는 항콜린에스테라제, 유기인산 살충제, 사린과 기타 신경가스, 일산화탄소, 이산화탄소, 연료나 페인트 같은 휘발성 물질 등이 있다.

유병률 Prevalence

　일반 인구에서 물질/치료약물로 유발된 정신병적 장애의 유병률은 알려져 있지 않다. 여러 다른 배경에서 첫 삽화 정신병을 나타내는 사람들 중 7~25% 사이에서 물질/치료약물로 유발된 정신병적 장애가 있는 것으로 보고된다.

발달 및 경과 Development and Course

　정신병적 증상의 시작은 물질에 따라 상당히 다른 편이다. 예를 들어, 고용량의 코카인을 피우면 몇 분 내에 정신병이 생기는 편인 반면, 고용량의 알코올이나 진정제 사용은 정신병이 생기는 데 수일 혹은 수 주가 요구되는 편이다. 환각을 동반한 알코올로 유발된 정신병적 장애는 중등도 내지 고도 알코올사용장애가 있는 사람들이 지속적으로 알코올을 과음한 이후에만 대개 일어나고, 환각은 일반적으로 청각성이다.

　암페타민류 물질과 코카인으로 유발된 정신병적 장애는 비슷한 임상적 특징을 공유한다. 암페타민 혹은 비슷하게 작용하는 교감신경자극제의 사용 후에 바로 피해망상이 빠르게 발생하는 편이다. 피부 바깥이나 안쪽에 벌레나 해충이 기어 다닌다는 환각(의주감)은 긁어서 낸 상처나 피부 찰과상을 일으킬 수 있다. 대마로 유발된 정신병적 장애는 고용량의 대마 사용 후에 바로 생기는 편이고, 대개 피해망상, 극심한 불안, 감정 가변성, 이인증 등이 수반된다. 장애는 대개 하루 내에 관해되나, 어떤 경우에는 더 길게 지속되기도 한다.

　물질/치료약물로 유발된 정신병적 장애는 간혹 문제가 되는 약제가 제거된 후까지 지속되기도 한다. 그런 경우 이를 독립적인 정신병적 장애와 구별하기가 처음에는 어려울 수도 있다. 암페타민류 물질, 펜시클리딘, 코카인 등과 같은 약제는 약제 제거와 신경이완제 치료에도 불구하고 때로 수 주 혹은 그 이상을 지속할 수 있는 일시적인 정신병적 상태를 유발한다고 보고되어 왔다. 만년에 여러 의학적 상태에 대한 다수의 약제 투여와 파킨슨병과 심혈관계 질환 및 기타 의학적 장애들에 대한 치료약물 노출은 물질 남용과 대조적으로 처방 약물에 의해 유발된 정신병의 가능성 증가와 연관되기도 한다.

　20년에 걸쳐 물질로 유발된 정신병 사례를 추적한 덴마크 등록 연구의 데이터에 따르면, 물질로 유발된 정신병이 있는 사람들의 약 1/3(32%)이 나중에 조현병 스펙트럼장애(26%) 또는 양극성장애 (8%)로 진단되며, 대마로 유발된 정신병적 장애의 경우 가장 높은 비율(44%)이다.

진단적 표지자 Diagnostic Markers

관련되는 혈중 농도가 가용적인 물질(예, 혈중 알코올 농도, 다이곡신처럼 정량화가 가능한 다른 혈중 농도)의 경우, 독성과 일치하는 혈중 농도가 나타날 때 진단적 확실성이 증가하는 편이다.

물질/치료약물로 유발된 정신병적 장애의 기능적 결과
Functional Consequences of Substance/Medication-Induced Psychotic Disorder

물질/치료약물로 유발된 정신병적 장애는 전형적으로 심한 장애를 일으키며, 일단 일어나면 해당 인들이 급성 치료 환경으로 이송되는 경우가 흔하기 때문에 결과적으로 응급실에서 아주 빈번하게 관찰된다. 그러나 장애는 전형적으로 자기한정성이어서, 문제가 되는 물질이 제거되면 해소된다.

감별진단 Differential Diagnosis

물질 중독 또는 물질 금단. 자극제, 대마, 아편계 메페리딘, 펜시클리딘 등에 중독된 사람들, 혹은 알 코올이나 진정제 금단이 있는 사람들은 약물 효과로 인식하는 지각 변화를 경험하는 편이다. 이 런 경험에 대한 현실 검증력이 온전하게 유지되면(즉, 해당인은 그런 지각이 물질에 의해 유도된 것이 라고 인식해서 그런 지각을 믿지도 반응하지도 않음), 진단은 물질/치료약물로 유발된 정신병적 장애 가 아니다. 대신에 지각 장해를 동반한 물질 중독 혹은 물질 금단이다(예, 지각 장해를 동반한 코카 인 중독). 환각제 사용이 중단되고 오랜 후에 일어날 수 있는 '플래시백' 환각은 환각제 지속성 지 각장애로 진단된다. 물질/치료약물로 유발된 정신병적 증상이 섬망의 경과 동안에 일어나면(심한 알코올 금단 양상에서 보이는 것 같은), 정신병적 증상은 섬망의 연관 특징으로 고려되며, 별도로 진 단되지 않는다. 주요 신경인지장애 또는 경도 신경인지장애의 맥락에서 망상은 행동적 장해를 동 반한 주요 신경인지장애 또는 경도 신경인지장애로 진단될 것이다.

독립적인 정신병적 장애. 물질/치료약물로 유발된 정신병적 장애는 물질이 원인적으로 증상과 관 련이 있는 것으로 여겨진다는 점에서 조현병, 조현정동장애, 망상장애, 단기 정신병적 장애, 달리 명시되는 조현병 스펙트럼 및 기타 정신병적 장애, 혹은 명시되지 않는 조현병 스펙트럼 및 기타 정신병적 장애 등과 같은 독립적인 정신병적 장애와 구별된다.

다른 의학적 상태로 인한 정신병적 장애. 정신질환 혹은 의학적 상태에 대한 처방된 치료로 인한 물 질/치료약물로 유발된 정신병적 장애에서는 해당인이 약물치료를 받고 있는 동안(혹은 약물치료 와 연관된 금단 증후군이 있다면 금단 동안) 발병이 일어나야 한다. 의학적 상태가 있는 사람이 흔히 그 상태에 대한 약물치료를 받고 있기 때문에 임상의는 정신병적 증상이 치료약물보다는 의학적 상태 자체의 생리적 결과에 의해 생겨났을 가능성을 고려해야 하며, 그런 경우 다른 의학적 상태 로 인한 정신병적 장애로 진단된다. 병력이 흔히 그런 판단의 일차적 기초를 제공한다. 치료약물이 원인 물질인지를 경험적으로 밝히기 위해 의학적 상태에 대한 치료의 변화(예, 치료약물 변경 혹은 중단)가 필요할 수도 있다. 장해가 의학적 상태와 물질/치료약물 사용 둘 모두에 기인하는 것으로 임상의가 확인한 경우, 두 진단(즉, 다른 의학적 상태로 인한 정신병적 장애와 물질/치료약물로 유발된 정신병적 장애) 모두 주어질 수 있다.

달리 명시되는 또는 명시되지 않는 조현병 스펙트럼 및 기타 정신병적 장애. 물질/치료약물로 유발된 정신병적 장애의 진단에 포함되는 정신병적 증상은 망상 또는 환각에 국한된다. 기타 물질로 유발된 정신병적 증상(예, 와해된 혹은 긴장성 행동, 와해된 언어, 지리멸렬 또는 비합리적 내용)이 있는 사람들은 달리 명시되는 혹은 명시되지 않는 조현병 스펙트럼 및 기타 정신병적 장애 범주로 분류되어야 한다.

● 다른 의학적 상태로 인한 정신병적 장애
Psychotic Disorder Due to Another Medical Condition

진단기준

A. 뚜렷한 환각 혹은 망상
B. 장해가 다른 의학적 상태의 직접적인 병태생리학적 결과라는 증거가 병력, 신체검진 또는 검사 소견에 있다.
C. 장해가 다른 정신질환으로 더 잘 설명되지 않는다.
D. 장해가 섬망의 경과 중에만 발생되지는 않는다.
E. 장해가 사회적, 직업적 또는 다른 중요한 기능 영역에서 임상적으로 현저한 고통이나 손상을 초래한다.

다음 중 하나를 명시할 것:
두드러진 증상에 기초한 부호:
　F06.2 망상 동반: 망상이 두드러진 증상인 경우
　F06.0 환각 동반: 환각이 두드러진 증상인 경우
부호화 시 주의점: 정신질환의 이름에 기타 의학적 상태의 이름을 포함시킨다(예, F06.2 악성 폐암으로 인한 정신병적 장애, 망상 동반). 기타 의학적 상태는 의학적 상태로 인한 정신병적 장애 바로 앞에 부호와 이름을 별도로 기재해야 한다(예, C34.90 악성 폐암; F06.2 악성 폐암으로 인한 정신병적 장애, 망상 동반).
현재의 심각도를 명시할 것:
　심각도는 망상, 환각, 와해된 언어, 비정상적 정신운동 행동, 음성 증상 등과 같은 정신병의 일차 증상에 대한 양적 평가를 통해 등급화된다. 이러한 증상 각각은 현재 심각도(지난 7일 중 가장 심한)에 대하여 0(증상 없음)부터 4(고도의 증상이 있음)까지의 5점 척도를 이용해 등급화될 수 있다('평가척도' 장의 임상가-평정 정신병 증상 심각도 차원 참조).
　주의점: 다른 의학적 상태로 인한 정신병적 장애의 진단은 이러한 심각도 명시자의 사용 없이 내려질 수 있다.

명시자 Specifiers
진단기준에 적시된 증상 영역에 더하여, 여러 조현병 스펙트럼 및 기타 정신병적 장애를 확실히 구별하기 위해서는 인지와 우울, 그리고 조증 증상 영역의 평가가 필수적이다.

진단적 특징 Diagnostic Features

다른 의학적 상태로 인한 정신병적 장애의 필수 특징은 다른 의학적 상태의 생리적 효과 탓으로 여겨지면서, 다른 정신질환으로 더 잘 설명되지 않는 뚜렷한 망상이나 환각이다(예, 증상들은 심한 의학적 상태에 대한 심리적으로 매개된 반응이 아니다. 그런 반응의 경우에는 단기 정신병적 장애, 현저한 스트레스 요인 동반이라는 진단이 적절할 것이다).

환각은 어떤 감각 양식(즉, 시각, 후각, 미각, 촉각, 청각)에서든 일어날 수 있으나, 특정 원인 요소들이 특정한 환각 현상을 유발할 수 있다. 환취는 예를 들어, 측두엽 뇌전증을 시사한다. 환각은 원인 요소와 환경 요소에 따라 충분히 발달되지 않은 단순한 것부터 고도로 복잡하고 조직화된 것에 이르기까지 다양한 편이다. 다른 의학적 상태로 인한 정신병적 장애는 해당인이 환각에 대한 현실 검증을 유지하고, 환각이 의학적 상태의 결과임을 인식하는 경우에는 일반적으로 진단되지 않는다. 망상은 다양한 주제를 갖는 편이어서, 신체망상, 과대망상, 종교망상, 그리고 가장 흔한 피해망상 등이 모두 가능하다. 그러나 대체로 망상과 특정 의학적 상태 사이의 연관은 환각의 경우에서보다 덜 특정해 보인다.

정신병적 장해가 병인적으로 다른 의학적 상태에 기인하는지 여부의 결정에 확실한 지침은 없지만, 생물학적 타당성, 시간성 및 전형성이라는 3가지 고려 사항이 어느 정도의 지침을 제공할 수 있다. 첫 번째로는 추정되는 생리 기전을 통해 정신병적 증상을 일으킬 잠재력이 있는 의학적 상태(예, 심각한 전신 감염, 포르피린증, 낭창, 측두엽 뇌전증)의 존재가 규명되어야 한다(생물학적 타당성). 두 번째 고려 사항은 의학적 상태의 발병, 악화 또는 관해와 정신병적 장해의 그것 사이에 시간적 연관성이 있는지 여부다(시간성). 정신병적 증상의 의학적 병인을 지지하는 세 번째 고려 사항은 독립적인 정신병적 장애라고 하기에는 비전형적인 특징들(예, 발병 시 비전형적 연령, 환시 또는 환취의 존재)의 존재다(전형성). 마지막으로, 의학적 상태의 생리적 효과 이외의 정신병적 증상(예, 물질/치료약물로 유발된 정신병적 장애, 의학적 상태 치료의 부작용으로 발생하는 정신병적 증상)의 원인들이 고려되고 배제될 필요가 있다.

의학적 상태 발병이나 악화의 시간적 연관성이 망상이나 환각이 의학적 상태 탓이라는 점에 가장 큰 진단적 확실성을 제공한다. 자가면역장애에 대한 스테로이드 치료처럼 독립적으로 정신병의 위험성을 높이는 기저 의학적 상태에 대한 수반 치료가 추가적 요소로 포함될 수 있다.

다른 의학적 상태로 인한 정신병적 장애의 진단은 개개인의 임상적 상태에 달려 있으며, 진단검사는 그 상태에 따라 달라질 것이다. 다양한 의학적 상태가 정신병적 증상을 일으키는 편이다. 이에 포함되는 것으로 신경학적 상태(예, 신생물, 뇌혈관 질환, 헌팅턴병, 파킨슨병, 다발성 경화증, 뇌전증, 청신경 또는 시신경 상해 또는 손상, 난청, 편두통, 중추신경계 감염), 내분비 상태(예, 갑상선 기능항진 및 기능저하, 부갑상선 기능항진 및 기능저하, 부신피질 기능항진 및 기능저하), 대사 상태(예, 저산소증, 탄산과잉증, 저혈당증), 비타민 B_{12} 결핍, 체액 또는 전해질 불균형, 간 또는 신장 질환, 그리고 중추신경계 침범의 자가면역장애(예, 전신홍반루프스, N-메틸-D-아스파테이트[NMDA] 수용체 자가면역성 뇌염) 등이 있다. 연관된 신체검진 소견, 검사실 검사 소견, 유병 양식이나 발병 양식 등이 병인적 의학적 상태를 반영한다.

유병률 Prevalence

다른 의학적 상태로 인한 정신병적 장애는 기저 의학적 원인이 너무 다양해서 그 유병률을 추산하기 어렵다. 평생 유병률은 스웨덴과 핀란드 연구들에서 0.21~0.54% 정도인 것으로 추산되어 왔다. 유병률 소견을 연령 집단으로 나누어 볼 때, 핀란드에서 65세 이상의 노인들은 0.74%로 젊은 층에 비해 상당히 더 높은 유병률을 보인다. 정신병의 비율 또한 기저 의학적 상태에 따라 다양하다. 정신병과 가장 흔하게 연관되는 조건으로는 치료되지 않은 내분비장애 및 대사장애, 자가면역장애(예, 전신홍반루프스, NMDA 수용체 자가면역성 뇌염), 측두엽 뇌전증 등이 있다. 뇌전증에 기인한 정신병은 발작 중, 발작 후, 발작 간 정신병으로 더 구별되어 왔다. 이들 중 가장 흔한 것은 발작 후 정신병으로 뇌전증이 있는 사람들의 2~7.8%에서 관찰된다. 노인들만 놓고 보면 여성에서 장애의 유병률이 더 높다. 그러나 추가적 성 또는 젠더 관련 특징은 분명하지 않고, 기저 의학적 상태의 성 및 젠더 분포에 따라 상당히 다르다. 새로 발병한 정신병이 있는 고령자의 약 60%는 정신병 증상에 대한 의학적 병인을 갖고 있다.

발달 및 경과 Development and Course

다른 의학적 상태로 인한 정신병적 장애는 단일의 일시적 상황일 수도 있고, 기저 의학적 상태의 악화와 관해에 따라 순환하는 재발성일 수도 있다. 비록 기저 의학적 상태의 치료로 흔히 정신병 해소가 이루어지기는 하지만, 이것이 항상 그렇지는 않아서 정신병적 증상이 의학적 사건 후에 오랫동안 지속되기도 한다(예, 국소 뇌손상으로 인한 정신병적 장애). 다발성 경화증이나 뇌전증의 만성 발작 간 정신병 같은 만성 상태의 맥락에서 정신병은 장기간의 경과를 떠안는 편이다.

다른 의학적 상태로 인한 정신병적 장애의 표현은 발생 연령에 달린 현상학에서 실질적으로 다르지 않다. 그러나 나이 든 연령층에서 더 높은 장애 유병률을 나타내며, 이는 연령 증가와 연관된 의학적 부담의 증가와 유해한 노출 및 노화 과정(예, 동맥경화)의 누적 효과 때문일 가능성이 크다. 기저 의학적 상태의 본성은 일생에 걸쳐 변화할 개연성이 크다. 즉, 젊은 연령층에서는 뇌전증, 두부외상, 자가면역, 청년기 및 중년기의 신생물 질환 등에 의해 더 영향을 받고, 나이 든 연령층에서는 신경퇴행성 질환(예, 알츠하이머병), 뇌졸중, 무산소성 사건, 다중 체계 동반이환 등에 의해 더 영향을 받는다. 시각 손상과 청각 손상뿐 아니라 기존의 인지 손상 같은 연령 증가에 따른 기저 요소들이 정신병의 위험성 증가를 초래하는 편이며, 이는 아마도 정신병 경험의 역치를 낮추는 작용을 함으로써 그렇게 되는 것으로 보인다.

위험 및 예후 인자 Risk and Prognostic Factors

경과의 변경인자. 기존에 존재하는 중추신경계 상해(예, 두부 외상, 뇌혈관 질환)가 더 불량한 경과 결과를 낳기도 하지만, 기저 의학적 상태의 규명과 치료가 경과에 가장 큰 영향을 준다.

자살 사고 혹은 행동과의 연관성 Association With Suicidal Thoughts or Behavior

비록 뇌전증과 다발성 경화증 같은 상태들이 자살률의 증가와 연관되고, 이때의 자살률이 정신병이 같이 있을 때 더욱 증가되는 편이지만, 다른 의학적 상태로 인한 정신병적 장애의 맥락에서 자살 위험은 기술될 정도로 분명하지는 않다.

다른 의학적 상태로 인한 정신병적 장애의 기능적 결과
Functional Consequences of Psychotic Disorder Due to Another Medical Condition

다른 의학적 상태로 인한 정신병적 장애의 맥락에서 기능적 장애가 전형적으로 심하다. 그러나 상태의 유형에 따라 상당히 다를 것이며, 상태의 성공적 해소와 함께 호전될 가능성이 크다.

감별진단 Differential Diagnosis

섬망 및 주요 혹은 경도 신경인지장애. 환각과 망상은 보통 섬망의 맥락에서 일어난다. 망상 및/또는 환각이 섬망 경과 동안에 배타적으로 일어난다면, 다른 의학적 상태로 인한 정신병적 장애라는 별도의 진단은 부여되지 않는다. 반면에 망상이나 환각이 신경인지장애를 일으키는 병리 과정의 생리적 결과(예, 루이소체병으로 인한 정신병적 장애, 망상 동반)라고 판단되는 경우에는 다른 의학적 상태로 인한 정신병적 장애의 진단이 주요 혹은 경도 신경인지장애에 더하여 부여될 수 있다.

물질/치료약물로 유발된 정신병적 장애. 만일 최근에 혹은 오랫동안 물질 사용(정신활성 효과가 있는 치료약물 포함), 금단 시 정신병적 증상을 일으킬 수 있는 물질 혹은 치료약물의 금단, 독소 노출 (예, LSD 중독, 알코올 금단) 등의 증거가 있다면, 물질/치료약물로 유발된 정신병적 장애가 고려되어야 한다. 물질 중독이나 금단 동안 혹은 직후에(즉, 4주 이내) 혹은 치료약물 사용 후에 일어나는 증상은 특별히 물질/치료약물로 유발된 정신병적 장애를 가리킨다고 보면 되며, 이는 사용된 물질의 특징, 지속 기간, 사용량 등에 달려 있다. 장해가 의학적 상태와 물질 사용 둘 모두에 기인하는 것으로 임상의가 확인한 경우, 두 진단(즉, 다른 의학적 상태로 인한 정신병적 장애와 물질/치료약물로 유발된 정신병적 장애) 모두 주어질 수 있다.

정신병적 장애. 다른 의학적 상태로 인한 정신병적 장애는 다른 의학적 상태 때문이 아닌 정신병적 장애(예, 조현병, 망상장애, 조현정동장애)나 정신병적 특징을 동반한 주요우울 또는 양극성 장애와 구별되어야 한다. 정신병적 장애와 정신병적 특징을 동반한 우울 또는 양극성 장애에서는 의학적 상태와 연관된 아무런 특정적·직접적 생리 기전이 드러나지 않을 수 있다. 늦은 발병 연령과 조현병이나 망상장애의 개인력이나 가족력이 없음은 다른 의학적 상태로 인한 정신병적 장애 진단을 배제하기 위한 철저한 평가의 필요성을 시사한다. 복잡한 문장을 말하는 음성 같은 환청은 의학적 상태로 인한 정신병적 장애보다는 조현병의 특징이다. 특정 증상이 의학적 또는 독성 병인을 시사하는 반면(예, 환시 또는 환취, 꿈 같은 성질의 망상[관여되지 않은 관찰자로서의 개인]), 임상의에게 어느 쪽이든 한쪽을 분명하게 알려 주는 질병 특유의 징후나 증상은 없다. 환시가 조현병이나 양극성장애에서 드물지 않으며, 환취(예, 불쾌한 냄새)도 조현병 진단에 모순되지 않는다. 그러므로 임상의는 정신병리에 대해 정신건강의학적 원인과 의학적 원인 사이에서 결정할 때 어떤 하나의 특정 환각에만 과도한 비중을 두지 말아야 한다.

동반이환 Comorbidity

80세 이상의 사람들에서 다른 의학적 상태로 인한 정신병적 장애는 병행하는 주요 신경인지장애(치매)와 연관된다. 알츠하이머병은 보통 정신병을 동반하며, 정신병은 루이소체병의 정의에 들어 있는 특징이다.

긴장증
Catatonia

긴장증은 신경발달장애, 정신병적 장애, 양극성장애, 우울장애, 기타 의학적 상태(예, 뇌 엽산 결핍, 희귀한 자가면역장애와 부종양성장애) 등과 같은 몇몇 장애의 맥락에서 일어날 수 있다. 이 편람은 긴장증을 독립적 부류로 취급하지는 않으나, 다음 셋은 인정한다. 즉, ① 다른 정신질환(즉, 신경발달장애, 정신병적 장애, 양극성장애, 우울장애, 또는 기타 정신질환)과 연관된 긴장증, ② 다른 의학적 상태로 인한 긴장성장애, ③ 명시되지 않는 긴장증이다.

긴장증의 정의는 다른 정신질환과 연관된 긴장증과 다른 의학적 상태로 인한 긴장성장애의 진단 기준에 있는 12개의 정신운동 특징 중 3개 이상의 존재다. 긴장증의 필수 특징은 운동 활동 감소, 문진이나 신체검진 동안의 호응도 감소, 과도하고 독특한 운동 활동 등을 수반하는 현저한 정신운동 장해다. 정신운동 장해가 현저한 무반응부터 현저한 초조에 이르기까지 다양함에 따라, 긴장증의 임상적 발현 징후는 수수께끼 같을 수 있다. 운동적 부동성은 고도일 수도 있고(혼미), 중등도일 수도 있다(강경증, 납굴증). 비슷하게 호응도 감소가 고도일 수도 있고(함구증), 중등도일 수도 있다(거부증). 과도하고 독특한 운동 행동은 복잡할 수도 있고(예, 상동증), 단순할 수도 있으며(초조), 반향언어증과 반향동작증을 포함하기도 한다. 극단적 사례에서는 한 사람이 운동 활동의 감소와 과잉 사이를 오가기도 한다. 외견상 정반대의 임상적 특징과 가변적 진단 징후들로 인해 긴장증은 잘 인지되지 않을 수 있다. 긴장증이 심한 단계에 있을 동안에는 자해나 타해를 피하기 위해 해당인에 대한 세심한 감독이 필요한 편이다. 영양 결핍, 탈진, 혈전색전증, 욕창, 근육수축, 이상고열, 자해 부상의 잠재적 위험성이 있다.

● 다른 정신질환과 연관된 긴장증(긴장증 명시자)
Catatonia Associated With Another Mental Disorder (Catatonia Specifier)

F06.1

A. 다음 증상 중 3가지(혹은 그 이상)가 임상 양상에서 뚜렷하다.
   1. 혼미(즉, 정신운동 활동이 없음, 주변에 대한 능동적 관여가 없음)
   2. 강경증(즉, 중력에 반해 유지되는 자세의 수동적 유도)
   3. 납굴증(즉, 검사자가 취하게 하려는 자세에 대한 약한 저항)
   4. 함구증(즉, 언어 반응이 없거나 아주 적음[실어증을 배제해야 함])
   5. 거부증(즉, 지시나 외부 자극에 반대 혹은 무반응)
   6. 자세유지증(즉, 중력에 반한 자세의 자발적·능동적 유지)
   7. 매너리즘(즉, 정상 행위의 이상하고 상세한 희화화)
   8. 상동증(즉, 반복적인, 비정상적으로 빈번한, 비목표 지향적 운동)
   9. 초조, 외부 자극에 의해 영향을 받지 않음
   10. 찡그림
   11. 반향언어증(즉, 다른 사람의 말을 따라 함)
   12. 반향동작증(즉, 다른 사람의 행동을 따라 함)

부호화 시 주의점: 이 상태의 이름을 기록할 때, 연관된 정신질환의 이름을 명시하시오(즉, F06.1 주요우울장애와 연관된 긴장증). 연관된 정신질환(예, 신경발달장애, 단기 정신병적 장애, 조현양상장애, 조현병, 조현정동장애, 양극성장애, 주요우울장애 또는 기타 정신질환)의 부호를 먼저 적으시오(예, F25.1 조현정동장애, 우울형; F06.1 조현정동장애와 연관된 긴장증).

진단적 특징 Diagnostic Features

다른 정신질환과 연관된 긴장증(긴장증 명시자)은 신경발달장애, 정신병적 장애, 양극성장애, 우울장애, 기타 정신질환 등의 경과 동안, 기준이 긴장증에 맞을 때 사용된다. 긴장증 명시자는 임상 양상이 현저한 정신운동 장해를 특징으로 하고, 진단기준 A에 나열된 12개의 진단 특징 중 최소 3개를 수반할 때 적절하다. 긴장증은 전형적으로 입원 환경에서 진단되며, 조현병이 있는 사람들의 35%까지에서 일어난다. 그러나 긴장증 사례의 대다수는 우울장애 혹은 양극성장애가 있는 사람들이다. 임상 표본에 대한 메타분석에 따르면, 환자의 약 9%에서 긴장증이 있었다. 긴장증 명시자가 신경발달장애, 정신병적 장애, 양극성장애, 우울장애 또는 기타 정신질환에서 사용되기 전에, 아주 다양한 기타 의학적 상태가 배제될 필요가 있다. 이런 의학적 상태에 감염 상태, 대사 상태, 신경학적 상태 등이 포함되며, 더 나아가 다른 의학적 상태도 포함될 수 있다('다른 의학적 상태로 인한 긴장성장애' 참조). 긴장증은 또한 치료약물의 부작용일 수도 있다('치료약물로 유발된 운동장애 및 치료약물의 기타 부작용' 장 참조). 후유증의 심각성 때문에 긴장증이 G21.0 신경이완제 악성 증후군에 기인했을 가능성에 대해 특별한 주의를 기울여야 한다.

문화와 관련된 진단적 쟁점 Culture-Related Diagnostic Issues
긴장증과 기분장애 사이의 연관성이 광범위한 문화적 맥락에서 발견되어 왔다.

● 다른 의학적 상태로 인한 긴장성장애
Catatonic Disorder Due to Another Medical Condition

진단기준   F06.1

A. 임상 양상은 다음 증상 중 3가지(혹은 그 이상)에 의해 지배된다.
　1. 혼미(즉, 정신운동 활동이 없음, 주변에 대한 능동적 관여가 없음)
　2. 강경증(즉, 중력에 반해 유지되는 자세의 수동적 유도)
　3. 납굴증(즉, 검사자가 취하게 하려는 자세에 대한 약한 저항)
　4. 함구증(즉, 언어 반응이 없거나 아주 적음[**주의점**: 확실한 실어증이 있다면 적용할 수 없음])
　5. 거부증(즉, 지시나 외부 자극에 반대 혹은 무반응)
　6. 자세유지증(즉, 중력에 반한 자세의 자발적·능동적 유지)
　7. 매너리즘(즉, 정상 행위의 이상한, 상황적 희화화)
　8. 상동증(즉, 반복적인, 비정상적으로 빈번한, 비목표 지향적 운동)
　9. 초조, 외부 자극에 의해 영향을 받지 않음.
　10. 찡그림
　11. 반향언어증(즉, 다른 사람의 말을 따라 함)
　12. 반향동작증(즉, 다른 사람의 행동을 따라 함)
B. 병력, 신체검진 또는 검사 소견에 장해가 다른 의학적 상태의 직접적인 병태생리학적 결과라는 증거가 있다.
C. 장해가 다른 정신질환(예, 조증 삽화)으로 더 잘 설명되지 않는다.
D. 장해가 섬망 경과 중에만 발생되지는 않는다.
E. 장해가 사회적, 직업적 또는 다른 중요한 기능 영역에서 임상적으로 현저한 고통이나 손상을 초래한다.
부호화 시 주의점: 정신질환의 이름에 의학적 상태의 이름을 포함시킨다(예, F06.1 간성뇌증으로 인한 긴장성장애). 기타 의학적 상태는 의학적 상태로 인한 긴장성장애 바로 앞에 부호와 함께 별도로 기재해야 한다(예, K76.82 간성뇌증; F06.1 간성뇌증으로 인한 긴장성장애).

진단적 특징 Diagnostic Features
다른 의학적 상태로 인한 긴장성장애의 필수 특징은 다른 의학적 상태의 생리적 효과 탓으로 여겨지는 긴장증의 존재다. 긴장증은 진단기준 A의 12개 임상적 특징 중 최소 3개가 있을 때 진단될 수 있다. 병력, 신체검진, 검사 소견 등에 긴장증이 다른 의학적 상태 때문에 생겼다는 증거가 있어야 한다(진단기준 B). 진단이 주어지지 않는 경우는 긴장증이 다른 정신질환(예, 조증 삽화)에 의해 더 잘 설명되거나(진단기준 C), 섬망의 경과 동안에 배타적으로 일어날 때다(진단기준 D).

부수적 특징 Associated Features

여러 의학적 상태가 긴장증을 일으킬 수 있으며, 특히 신경학적 상태(예, 신생물, 두부 외상, 뇌혈관 질환, 뇌염)과 대사 상태(예, 칼슘 과다, 간성뇌증, 호모시스틴뇨증, 당뇨병성 케톤산증)가 그렇다. 연관된 신체검진 소견, 검사실 검사 소견, 발병 및 유병 양상 등이 원인적 의학적 상태를 반영한다.

감별진단 Differential Diagnosis

긴장증이 섬망이나 신경이완제 악성 증후군의 경과 동안에 배타적으로 일어나는 경우, 다른 의학적 상태로 인한 긴장성장애의 별도 진단은 부여되지 않는다. 그러나 연구에 따르면, 긴장증이라는 별도 진단이 내려지지 않는다 해도 긴장증 증상들이 섬망 사례들의 상당한 비율에서 일어난다. 해당인이 현재 신경이완제를 복용하고 있으면, 치료약물로 유발된 운동장애(예, 비정상적 자세가 신경이완제로 유발된 급성 근육긴장이상 때문일 수 있음)나 신경이완제 악성 증후군(예, 연관된 활력 징후와 검사실 검사 이상 소견에 더불어 긴장성 유사 특징이 있을 수 있음)이 고려되어야 한다. 긴장성 증상은 다음 5개의 정신병적 장애, 즉 단기 정신병적 장애, 조현양상장애, 조현병, 조현정동장애, 물질/치료약물로 유발된 정신병적 장애 중 어떤 것에서든 나타날 수 있다. 긴장증은 또한 일부 신경발달장애, 모든 양극성 및 우울 장애, 기타 정신질환 등에서도 있을 수 있다.

● 명시되지 않는 긴장증
Unspecified Catatonia

이 범주는 긴장증의 특징적인 증상들이 사회적, 직업적 또는 다른 중요한 기능 영역에서 임상적으로 현저한 고통이나 손상을 초래하지만, 기저 정신질환이나 기타 의학적 상태의 본성이 불확실하거나, 긴장증의 완전한 기준을 충족하지 않거나, 혹은 좀 더 특정한 진단을 내리기에 정보가 불충분한 발현 징후들에 적용된다(예, 응급실 상황).
부호화 시 주의점: 먼저 R29.818 신경계와 근골격계를 침범하는 기타 증상의 부호를 붙이고, 뒤이어 F06.1 명시되지 않는 긴장증의 부호를 이어서 붙이시오.

● 달리 명시되는 조현병 스펙트럼 및 기타 정신병적 장애
Other Specified Schizophrenia Spectrum and Other Psychotic Disorder

F28

이 범주는 사회적, 직업적 또는 다른 중요한 기능 영역에서 임상적으로 현저한 고통이나 손상을 초래하는 조현병 스펙트럼 및 기타 정신병적 장애의 특징적인 증상들이 두드러지지만, 조현병 스펙트럼 및 기타 정신병적 장애의 진단 분류에 속한 장애 중 어느 것에도 완전한 기준을 충족하지 않는 발현 징후들에 적용된다. 달리 명시되는 조현병 스펙트럼 및 기타 정신병적 장애 범주는 발현 징후가 어떤 특정 조현병 스펙트럼 및 기타 정신병적 장애의 기준에 맞지 않은 특정한 이유에 대해 의사소통하기 위해 임상의가 선택한 상황들에서 사용된다. 이는 '달리 명시되는 조현병 스펙트럼 및 기타 정신병적 장애'를 기록하고, 이어서 특정한 이유(예, '지속적 환청')를 기록한다.

'달리 명시되는'이라는 지정 문구를 사용해 분류될 수 있는 발현 징후들의 예는 다음과 같다.

1. **지속적 환청**: 어떤 다른 특징들 없이 나타남
2. **상당한 중복 기분 삽화를 동반한 망상**: 이는 망상적 장해의 실질적 부분에 있는 중복 기분 삽화의 기간이 동반된 (그래서 망상장애에서 단기성 기분 장해만을 규정하는 기준에 맞지 않는) 지속적 망상을 포함함
3. **약화된 정신병 증후군**: 이 증후군은 완전한 정신병의 역치 아래에 있는 정신병 같은 증상들이 특징임(예, 증상들이 덜 심하고 더 일시적이며, 상대적으로 병식이 유지됨)
4. **현저한 망상이 있는 사람과의 관계 맥락에서 망상 증상**: 관계의 맥락에서 정신병적 장애가 있는 사람으로부터의 망상 재료가 그것만 아니면 정신병적 장애의 기준을 충족하는 증상을 갖지 않을 수 있는 다른 사람이 보유하고 있는 똑같은 망상에 내용물을 제공함

● 명시되지 않는 조현병 스펙트럼 및 기타 정신병적 장애
Unspecified Schizophrenia Spectrum and Other Psychotic Disorder

F29

이 범주는 사회적, 직업적 또는 다른 중요한 기능 영역에서 임상적으로 현저한 고통이나 손상을 초래하는 조현병 스펙트럼 및 기타 정신병적 장애의 특징적인 증상들이 두드러지지만, 조현병 스펙트럼 및 기타 정신병적 장애의 진단 분류에 속한 장애 중 어느 것에도 완전한 기준을 충족하지 않는 발현 징후들에 적용된다. 명시되지 않는 조현병 스펙트럼 및 기타 정신병적 장애 범주는 기준이 특정 조현병 스펙트럼 및 기타 정신병적 장애의 기준에 맞지 않은 이유를 명시할 수 없다고 임상의가 선택한 상황들에서 사용되며, 좀 더 특정한 진단을 내리기에는 정보가 불충분한 발현 징후들을 포함한다(예, 응급실 상황).

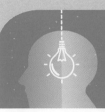

양극성 및 관련 장애
Bipolar and Related Disorders

DSM-5-TR에서 **양극성 및 관련 장애**는 조현병 스펙트럼 및 기타 정신병적 장애와 우울장애 장들 사이에 위치하는데, 이는 증상학, 가족력, 유전학 측면에서 이 두 진단분류 사이 가교로서의 양극성 및 관련 장애의 위치를 반영한다. 이 장에는 제I형 양극성장애, 제II형 양극성장애, 순환성장애, 물질/치료약물로 유발된 양극성 및 관련 장애, 다른 의학적 상태로 인한 양극성 및 관련 장애, 달리 명시되는 양극성 및 관련 장애, 그리고 명시되지 않는 양극성 및 관련 장애가 포함되어 있다.

제I형 양극성장애의 진단기준은 19세기에 기술되었던 전통적인 조울병 또는 정동 정신병에 대한 현대적인 이해를 나타내는데, 정신병이나 주요우울 삽화의 평생 경험이 필요조건이 아니라는 정도까지만 전통적인 기술과 다르다. 그러나 조증 삽화의 진단기준을 완전히 만족시키는 사람들 대다수는 평생에 걸쳐 주요우울 삽화들을 경험한다.

제II형 양극성장애는 일생 최소 1회의 주요우울 삽화와 최소 1회의 경조증 삽화(그러나 조증의 과거력 없음)가 있어야 하는데, 우울로 인한 부담과 함께 경험하는 기분 불안정성은 종종 직업적 · 사회적 기능에 심각한 손상을 동반하기 때문에 더 이상 제I형 양극성장애보다 덜 심한 상태로 생각하지 않는다.

순환성장애의 진단은 적어도 2년 동안(아동 · 청소년의 경우 적어도 1년) 경조증 기간과 우울증 기간이 모두 있어야 하며, 이들은 조증, 경조증, 주요우울 삽화의 진단기준을 충족하지 않아야 한다.

수많은 남용물질, 일부 처방 약물, 그리고 몇 가지 의학적 상태가 조증 유사 현상과 연관될 수 있다. 이는 물질/치료약물로 유발된 양극성 및 관련 장애와 다른 의학적 상태로 인한 양극성 및 관련 장애로 진단할 때 인정된다.

제I형 및 제II형 양극성장애 또는 순환성장애의 진단기준을 만족하지 않는 증상이 있는 양극성 유사 현상을 경험하는 사람들이 있다는 인식이 달리 명시되는 양극성 및 관련 장애 범주에 반영되어 있다. 단기 경조증과 관련된 장애의 특정 진단기준은 양극성장애 증상과 경과에 대한 추가적인 연구를 독려하고자 III편에 따로 제공된다.

● 제I형 양극성장애
Bipolar I Disorder

제I형 양극성장애를 진단하기 위해서는 조증 삽화에 대한 다음의 진단기준을 만족시켜야 한다. 조증 삽화는 경조증이나 주요우울 삽화에 선행하거나 뒤따를 수 있다.

조증 삽화

A. 비정상적이고 지속적으로 들뜨거나 의기양양하거나 과민한 기분, 그리고 비정상적이고 지속적으로 증가된 활동이나 에너지가 나타나는 분명한 기간이 적어도 일주일간 계속되고(혹은 입원이 필요하면 기간과 상관없이), 거의 매일, 하루 중 대부분 존재한다.

B. 기분 이상 및 증가된 에너지나 활동을 보이는 기간 중, 다음 증상 가운데 3가지(또는 그 이상)가 유의미한 정도로 존재하며(기분이 단지 과민하기만 하다면 4가지), 평소 행동과 다른 뚜렷한 변화를 나타낸다.

1. 부풀려진 자존감 또는 과대성
2. 수면에 대한 욕구 감소(예, 단 3시간의 수면으로도 피로가 풀린다고 느낌)
3. 평소보다 말이 많아지거나 계속 말해야 한다는 압박감
4. 사고 비약 또는 사고가 질주하는 주관적인 경험
5. 보고하거나 관찰되는 주의산만(즉, 중요하지 않거나 관계없는 외부 자극에 너무 쉽게 주의가 분산됨)
6. 목표 지향적 활동의 증가(직장이나 학교에서의 사회적 활동 혹은 성적 활동) 또는 정신운동 초조(즉, 의미 없는 비목표 지향적인 활동)
7. 고통스러운 결과를 초래할 가능성이 높은 활동에의 지나친 몰두(예, 흥청망청 쇼핑하기, 무분별한 성행위, 또는 어리석은 사업 투자에 관여)

C. 기분장애가 사회적 · 직업적 기능의 현저한 손상을 초래하거나 자해나 타해를 예방하기 위해 입원이 필요할 정도로 충분히 심각하거나, 정신병적 양상이 동반된다.

D. 삽화가 물질(예, 남용약물, 치료약물, 기타 치료)의 생리적 효과나 다른 의학적 상태로 인한 것이 아니다.

   주의점: 조증 삽화가 항우울제 치료(예, 치료약물, 전기경련요법) 중에 나타났다 할지라도 치료의 생리적 효과를 넘어서는 명백한 수준에서 지속되는 경우 조증 삽화 및 제I형 양극성장애로 진단 내리기에 충분하다.

주의점: 진단기준 A부터 D까지가 조증 삽화를 구성한다. 제I형 양극성장애의 진단을 위해서는 평생 적어도 1회의 조증 삽화가 필요하다.

경조증 삽화

A. 비정상적이고 지속적으로 들뜨거나 의기양양하거나 과민한 기분, 그리고 비정상적이고 지속적으로 증가된 활동이나 에너지가 나타나는 분명한 기간이 적어도 4일 연속 계속되고, 거의 매일, 하루 중 대부분 존재한다.

B. 기분 이상 및 증가된 에너지나 활동을 보이는 기간 중, 다음 증상 가운데 3가지(또는 그 이상)가 지속되고(기분이 단지 과민하기만 하다면 4가지), 평소 행동과 다른 뚜렷한 변화를 나타내며, 유의미한 정도로 존재한다.

1. 부풀려진 자존감 또는 과대성
2. 수면에 대한 욕구 감소(예, 단 3시간의 수면으로도 피로가 풀린다고 느낌)
3. 평소보다 말이 많아지거나 계속 말해야 한다는 압박감
4. 사고 비약 또는 사고가 질주하는 주관적인 경험
5. 보고하거나 관찰되는 주의산만(즉, 중요하지 않거나 관계없는 외부 자극에 너무 쉽게 주의가 분산됨)
6. 목표 지향적 활동의 증가(직장이나 학교에서의 사회적 활동, 또는 성적 활동) 또는 정신운동 초조(즉, 의미 없는, 비목표 지향적인 활동)
7. 고통스러운 결과를 초래할 가능성이 높은 활동에의 지나친 몰두(예, 흥청망청 쇼핑하기, 무분별한 성행위, 또는 어리석은 사업 투자에 관여)

C. 삽화는 증상이 없을 때의 개인답지 않은 명백한 기능 변화와 연관된다.

D. 기분 이상과 기능의 변화가 타인에 의해 관찰 가능하다.

E. 삽화가 사회적 · 직업적 기능의 현저한 손상을 일으키거나 입원이 필요할 정도로 심각하지는 않다. 만약 정신병적 양상이 있다면, 이는 정의상 조증 삽화다.

F. 삽화가 물질(예, 남용약물, 치료약물, 기타 치료)의 생리적 효과나 다른 의학적 상태로 인한 것이 아니다.

   주의점: 경조증 삽화가 항우울 치료(예, 약물치료, 전기경련요법) 중에 나타났다 할지라도 치료의 생리적 효과를 넘어서는 명백한 수준에서 지속되는 경우 경조증 삽화로 진단 내리기에 충분하다. 하지만 진단 시 주의가 필요한 바 1~2가지 증상(항우울제 사용 이후에 특히 증가된 과민성, 예민성, 초조)만으로는 경조증 삽화를 진단하기에 충분하지 못하고, 이는 반드시 양극성장애 체질을 시사하는 것 또한 아니다.

주의점: 진단기준 A부터 F까지는 경조증 삽화를 구성한다. 경조증 삽화는 제I형 양극성장애에서 흔하지만 제I형 양극성장애 진단에 필수적인 건 아니다.

주요우울 삽화

A. 다음의 증상 가운데 5가지(또는 그 이상)의 증상이 같은 2주 동안 지속되며 이전 기능과 비교하여 변화를 보인다. 증상 가운데 적어도 하나는 (1) 우울 기분이거나 (2) 흥미나 즐거움의 상실이어야 한다.

   주의점: 명백히 다른 의학적 상태로 인한 증상은 포함되지 않아야 한다.

   1. 하루 중 대부분, 거의 매일 지속되는 우울한 기분이 주관적인 보고(예, 슬픈, 공허한 또는 절망적인)나 타인에 의한 관찰(예, 울상을 짓는)에서 드러남(**주의점**: 아동 · 청소년의 경우는 과민한 기분으로 나타나기도 함)

   2. 거의 매일, 하루 중 대부분, 거의 또는 모든 일상 활동에 대해 흥미나 즐거움이 뚜렷하게 저하됨

   3. 체중 조절을 하고 있지 않은 상태에서 의미 있는 체중의 감소(예, 1개월에 5% 이상의 체중 변화)나 체중의 증가, 거의 매일 나타나는 식욕의 감소나 증가(**주의점**: 아동에서는 체중 증가가 기대치에 미달되는 경우)

   4. 거의 매일 나타나는 불면이나 과다수면

   5. 거의 매일 나타나는 정신운동 초조나 지연(타인에 의해 관찰 가능한, 단지 안절부절 또는 처지는 주관적인 느낌만이 아닌)

   6. 거의 매일 나타나는 피로나 활력 상실

   7. 거의 매일 나타나는 무가치감 또는 과도하거나 부적절한 죄책감(망상적일 수도 있는; 단순히 아픈 데 대한 자책이나 죄책감이 아닌)

   8. 거의 매일 나타나는 사고력이나 집중력의 감소 또는 우유부단함(주관적 설명에 의하거나 타인에 의해 관찰 가능한)

   9. 반복적인 죽음에 대한 생각(단지 죽음에 대한 두려움이 아닌), 구체적인 계획 없이 반복되는 자살 사고, 구체적인 계획, 또는 자살 시도

B. 증상이 사회적, 직업적 또는 다른 중요한 기능 영역에서 임상적으로 현저한 고통이나 손상을 초래한다.

C. 삽화가 물질의 생리적 효과나 다른 의학적 상태로 인한 것이 아니다.

주의점: 진단기준 A부터 C까지는 주요우울 삽화를 구성한다. 주요우울 삽화는 제I형 양극성장애에서 흔하지만 제I형 양극성장애를 진단하는 필수 조건은 아니다.

주의점: 중요한 상실(예, 사별, 재정적 파탄, 자연재해로 인한 상실, 심각한 질병이나 장애)에 대한 반응으로 진단기준 A에 기술된 극심한 슬픔, 상실에 대한 반추, 불면, 식욕 부진, 체중 감소가 나타날 수 있고, 이는 우울 삽화와 유사하다. 비록 이러한 증상이 이해 가능하고 상실에 적절한 반응이라고 간주할지라도, 중요한 상실에 대한 정상 반응에 덧붙여 주요우울 삽화가 존재할 수 있음을 신중하게 고려해야 한다. 이 결정을 위해서는 개인의 과거력과 상실의 맥락에서 고통 표현의 문화 규준에 근거한 임상적 판단 훈련이 반드시 필요하다.[1]

제I형 양극성장애

A. 적어도 1회의 조증 삽화를 만족한다('조증 삽화' 하단의 진단기준 A부터 D까지).

B. 적어도 1회의 조증 삽화는 조현정동장애로 더 잘 설명되지 않으며, 조현병, 조현양상장애, 망상장애, 달리 명시되는 또는 명시되지 않는 조현병 스펙트럼 및 기타 정신병적 장애와 겹쳐서 나타나지 않는다.

부호화와 기록 절차

제I형 양극성장애에 대한 진단부호는 현재 또는 가장 최근 삽화 유형과 현재 심각도 상태, 정신병적 양상의 유무, 그리고 관해 상태를 바탕으로 한다. 현재 증상의 심각도와 정신병적 양상은 현재 조증 또는 주요우울 삽화의 진단기준을 완전히 충족할 경우에만 적용된다. 관해와 관련된 명시자는 현재 조증, 경조증 또는 주요우울 삽화의 진단기준을 완전히 충족하지 않을 때에만 적용된다. 부호화는 다음과 같다:

제I형 양극성장애	현재 또는 가장 최근 조증 삽화	현재 또는 가장 최근 경조증 삽화*	현재 또는 가장 최근 우울증 삽화	현재 또는 가장 최근 명시되지 않는 삽화**
경도(189쪽)	F31.11	NA	F31.31	NA
중등도(189쪽)	F31.12	NA	F31.32	NA
고도(189쪽)	F31.13	NA	F31.4	NA
정신병적 양상 동반***(187쪽)	F31.2	NA	F31.5	NA
부분 관해 상태(189쪽)	F31.73	F31.71	F31.75	NA
완전 관해 상태(189쪽)	F31.74	F31.72	F31.76	NA
명시되지 않는 경우	F31.9	F31.9	F31.9	NA

* 심각도와 정신병적 양상의 명시자는 적용하지 않는다. 관해되지 않은 경우 부호는 F31.0
** 심각도, 정신병적 양상, 그리고 관해 명시자는 적용하지 않는다. 부호는 F31.9
*** 만약 정신병적 양상이 존재하는 경우 삽화 심각도와 상관없이 '정신병적 양상 동반'을 명시한다.

진단명을 기록함에 있어서, 용어들은 다음과 같은 순서로 열거되어야 한다: 제I형 양극성장애, 현재 삽화의 유형(또는 제I형 양극성장애가 부분 혹은 완전 관해인 경우 가장 최근 삽화), 심각도/정신병적/관해 명시자, 그리고 현재 삽화(또는 제I형 양극성장애가 부분 혹은 완전 관해인 경우 가장 최근 삽화)에 해당하는 진단부호가 없는 다수의 명시자 순서로 이어진다. **주의점:** '급속 순환성 동반'과 '계절성 양상 동반' 명시자는 기분 삽화의 양상을 기술한다.

다음의 경우 명시할 것:

   불안증 동반(184~185쪽)
   혼재성 양상 동반(185쪽)
   급속 순환성 동반(186쪽)
   멜랑콜리아 양상 동반(186쪽)
   비전형적 양상 동반(186~187쪽)
   기분과 일치하는 정신병적 양상 동반(187쪽; 조증 삽화, 그리고/혹은 주요우울 삽화에 적용)
   기분과 일치하지 않는 정신병적 양상 동반(187쪽; 조증 삽화, 그리고/혹은 주요우울 삽화에 적용)
   긴장증 동반(187쪽). **부호화 시 주의점:** 추가적 부호 F06.1을 사용하시오.
   주산기 발병 동반(187~188쪽)
   계절성 양상 동반(188~189쪽)

---

[1] 애도 반응과 주요우울 삽화를 구별할 때, 주요우울 삽화에서는 주된 정동 증상이 지속적인 우울 기분과 함께 행복감과 즐거움을 기대할 수 없다는 것이지만, 애도 반응에서는 공허감과 상실감임을 염두에 두는 것이 유용하다. 애도 반응에 있어 불쾌감은 수일 내지 수 주에 걸쳐 강도가 줄어들고, 소위 슬픔의 격통처럼 물결치듯이 일어난다. 이 물결은 고인에 대한 생각이나 회상과 연관되는 경향이 있다. 주요우울 삽화의 우울한 기분은 더욱 지속적이면서 특정 생각이나 몰두하는 것과는 결부되지 않는다. 애도 반응의 고통은 긍정적 감정과 익살을 동반하기도 하는데, 주요우

울 삽화의 특징인 만연한 불행감이나 비참함과는 다르다. 애도 반응과 관련된 사고 내용은 주요우울 삽화에서 보이는 자기비판적이거나 염세적인 반추라기보다는 일반적으로 고인에 대한 생각과 기억에 몰두하는 양상을 보인다. 애도 반응에서는 자존감이 대개 보존되어 있는 반면, 주요우울 삽화에서는 무가치감과 자기혐오가 흔하다. 자기경멸적 사고가 애도 반응에서 있다면, 그것은 전형적으로 고인에 대해 못했던 것을 인지하는 것과 관계된다(예, 충분히 자주 찾아뵙지 못한 것, 자신이 얼마나 사랑받는지 고인에게 이야기하지 못한 것). 사별한 사람이 죽음과 임종에 대해 생각한다면, 그런 생각은 보통 고인 자체나 고인과 '함께하기'에 집중되어 있는 반면, 주요우울 삽화에서 생각은 무가치함을 느끼고, 삶을 살 자격이 없으며, 우울의 고통에 대처할 수 없기 때문에 자신의 삶을 끝내려는 데 초점이 맞춰진다.

진단적 특징 Diagnostic Features

제I형 양극성장애는 반복적인 기분 삽화(조증, 우울, 경조증)의 임상 경과가 특징적이나 제I형 양극성장애의 진단을 위해서는 최소 1회의 조증 삽화 발생이 필수적이다. 조증 삽화의 핵심적인 양상은 비정상적으로 들뜨거나, 의기양양하거나, 과민한 기분, 그리고 활동과 에너지의 증가가 적어도 일주일간(만약 입원이 필요한 정도라면 기간과 상관없이), 거의 매일, 하루 중 대부분 지속되는 분명한 기간이 있으며, 진단기준 B에서 적어도 3가지 이상의 증상을 만족한다. 만약 기분이 들뜨거나 의기양양한 것 대신 과민하기만 하다면 적어도 4가지 이상의 진단기준 B의 증상을 만족하여야 한다.

조증 삽화의 기분은 종종 다행감, 지나치게 쾌활한, 황홀감, '최정상에 오른 기분'으로 기술된다. 몇몇의 경우, 그 기분은 전염성이 강한 특징이 있어 과도한 기분 상태를 타인이 쉽게 알아차릴 수 있고, 대인관계, 성적, 직업적 상호소통에 대해서 무제한적이고 무계획적으로 열광하는 특징을 보인다. 예를 들어, 공공장소에서 낯선 사람들과 폭넓은 대화를 스스럼없이 시작하기도 한다. 종종 들뜬 기분보다는 과민한 기분이 우세한데, 특히 개인적인 소망이 부정되거나 물질을 사용하였을 때 그러하다. 짧은 기간 동안 기분 변동이 빠르게 나타날 수 있는데 이를 기분 불안정성이라고 한다(즉, 다행감, 불쾌감, 과민성의 상호교대). 아동에서는 행복감, 실없음, '얼빠짐'이 많은 사회적 맥락에서 정상적이다. 그러나 이러한 증상들이 반복되고, 맥락상 부적절하며, 기대되는 발달수준을 벗어나 있다면, 그것들은 진단기준 A인 비정상적으로 고양된 기분의 필수요건을 만족시킬 수 있다. 그 행복감이나 실없음이 진단기준 A를 충족시키기 위해서는 그 아동의 기준치로부터 명확히 증가되어 있어야 하고, 그 아동을 잘 아는 사람들에게 확실히 평상시와 다르다고 인지될 정도로 활동과 에너지가 지속적으로 증가되어 있어야 한다. 아동의 증상이 조증 삽화의 기분을 충족시키려면 조증의 진단기준 B를 충족시켜야 하고, 또한 그 아동의 평소 기준치로부터 변화가 있다는 것을 나타내야 한다.

조증 삽화 동안 개인은 여러 가지 새로운 사업에 동시에 참여하고 있을 수도 있다. 그 사업들은 관련 지식이 거의 없이 시작되는 경우가 잦고, 자신의 능력이 미치지 않는 것이 없어 보인다. 정상적으로 자야 할 시기와 같이 일상적이지 않은 시간대에 활동이나 에너지 수준의 증가가 나타날 수도 있다.

부풀려진 자존감은 전형적인 증상으로, 무비판적인 자신감에서 현저한 과대성까지 다양하게 나타날 수 있으며, 망상적인 부분도 존재할 수 있다(진단기준 B1). 특정한 경험이나 재능이 부족한 상태임에도 소설을 쓰거나 터무니없는 발명품을 홍보하려고 하는 등 복잡한 일에 착수하기도 한다. 과대망상(예, 유명 인사와 특별한 관계를 맺고 있다)이 흔하다. 아동에서는 능력에 대한 과대평가와 믿음, 예를 들어 자기가 운동을 가장 잘할 수 있다거나 학급에서 가장 똑똑하다고 믿는 경우가 흔하다. 현실은 정반대임에도 그러한 믿음이 존재하거나, 아동이 명백하게 위험한 시도를 할 때, 그리고 더 중요한 것은 그러한 시도가 평상시 아동의 행동과 확연한 차이가 있을 때는 과대성에 대한 진단기준이 만족되는지 고려해야 한다.

가장 흔한 증상 중 하나는 수면 욕구의 감소(진단기준 B2)인데, 불면증과는 구분된다(불면증에서는 잠을 자고 싶고 잠이 필요하다고 느끼지만 잠을 잘 수 없다). 잔다고 하더라도 거의 잠을 자지 않거나 전혀 자지 않기도 하고 평소보다 몇 시간 일찍 일어남에도 충분한 휴식을 취하여 에너지가 충전되었다고 느낀다. 수면 교란이 심할 경우, 며칠 동안 잠을 전혀 자지 않고도 피곤하지 않을 수 있다. 종종 수면 욕구의 감소가 조증 삽화의 시작을 예고하기도 한다.

언변이 빠르고 쏟아 내듯 말하며 목소리가 크고 중단하기 어려울 수 있다(진단기준 B3). 다른 사람들의 욕구와는 상관없이 쉬지 않고 끊임없이 이야기하며 아무 때나 끼어들고 맥락과 관계없는 이야기를 하기도 한다. 때때로 농담, 말장난, 엉뚱하고 우스운 말, 그리고 과장된 제스처와 노래까지 동반한 극적인 표현을 사용하기도 한다. 크고 힘찬 언변 자체가 전달되는 내용보다 더 중요한 것이 된다. 만약 기분이 의기양양하기보다 과민한 경우라면, 특히 말을 끊으려고 시도할 때 불평, 적대적인 말투, 성난 장광설이 대화 중 두드러지기도 한다. 진단기준 A와 진단기준 B 양자의 증상들은 그 반대(즉, 우울한)의 증상들을 동반할 수 있다('혼재성 양상 동반' 명시자 참조, 185쪽).

종종 사고의 흐름은 말로 표현될 수 있는 것보다 더 빠른 속도로 질주한다(진단기준 B4). 빈번하게 사고 비약이 나타나는데, 이는 한 주제에서 다른 주제로 갑작스럽게 전환되면서 동시에 가속화된 말이 끊임없이 이어지는 것으로 알 수 있다. 사고 비약이 심한 경우, 언어는 와해되고 지리멸렬하며, 특히 자신에게 고통을 준다. 때때로 사고가 너무 복잡하여 말로 표현하기가 매우 어렵다.

주의산만(진단기준 B5)은 중요하지 않은 외부 자극(예, 면담자의 복장, 배경 소음이나 대화, 방의 가구)을 걸러 내지 못하는 것으로 나타나며, 이로 인해 종종 조증을 경험하는 사람은 이성적인 대화가 불가능하거나 지시에 따르지 못하게 된다.

목표 지향적 활동의 증가(진단기준 B6)는 종종 과도한 계획과 성적 · 직업적 · 정치적 · 종교적 활동을 포함하는 다양한 활동 참여로 이루어진다. 성적인 욕구, 환상, 행동의 증가가 흔히 나타난다. 조증 환자는 타인과의 상호작용이 주제넘게 참견하고, 군림하려 들고, 요구가 지나치다는 점에도 아랑곳하지 않으며, 보통 친화력이 증가되어 있다(예, 옛 지인들을 다시 찾거나, 친구들이나 심지어 모르는 사람들에게도 전화하고 접촉하는). 그들은 서성거리거나 복수의 대화를 동시에 함으로써, 정신운동 초조나 안절부절증(즉, 목적 없는 행동)을 종종 보인다. 일부는 친구들, 유명 인사, 대중매체에 다양한 주제에 관한 편지, 이메일, 문자 메시지 등을 과도하게 보내기도 한다.

아동에서는 활동 증가의 기준을 확인하기 어려울 수도 있다. 그러나 아동이 여러 가지 과제를 동시에 진행하고, 과제에 대해 정교하고 비현실적인 계획을 고안해 내기 시작하며, 이전에는 없었지만 발달적으로 부적절한 성적 집착(성적 학대나 노골적인 성적 자료에 노출된 경우는 해당되지 않음)을 보일 때는, 임상 판단에 근거하여 진단기준 B가 충족될 수 있다. 그러므로 이 행동이 아동의 평상시 행동과 변화가 있는지; 필요 기간 동안 거의 매일, 하루 중 대부분 일어나는지; 그리고 다른 조증 증상과 시간적 연관성이 선후관계가 있는지 밝히는 것이 필수적이다.

파국적인 결과가 예상됨에도 불구하고 의기양양한 기분, 과도한 낙관주의, 과대성, 부족한 판단력으로 인해 평소와는 다른 흥청망청 돈 쓰기, 소지품 나누어 주기, 난폭 운전, 어리석은 사업 투자, 성적 무분별과 같은 활동들에 무모하게 관여한다(진단기준 B7). 이들은 지불할 돈이 없음에도 불필요한 물건들을 많이 구매하고, 어떤 경우에는 그것들을 나눠 주기도 한다. 무분별한 성행위에는 불륜이나 낯선 사람과 지각없는 성 접촉이 있는데, 종종 성병이나 대인관계 결과의 위험성을 무시한다.

조증 삽화는 사회적 또는 직업적 기능의 현저한 손상(예, 재정적 손실, 실직, 학업 실패, 이혼)을 초래하거나, 자해나 타해(예, 조증 흥분이나 자해 행동으로 의한 신체적 탈진 혹은 고열)를 예방하기 위하여 입원을 필요로 한다. 정의상, 조증 삽화 동안 나타나는 정신병적 양상은 진단기준 C를 만족시킨다.

남용약물의 직접적인 생리 효과(예, 코카인 또는 암페타민 중독의 맥락에서), 치료약물 또는 기타 치료(예, 스테로이드, 엘도파, 항우울제, 자극제)의 부작용, 또는 다른 의학적 상태로 인한 조증 증상이나 증후군은 제I형 양극성장애로 진단하지 않는다. 그러나 치료(예, 약물치료, 전기경련요법, 광치료)하는 동안 발생하고 유발인자의 생리적 효과를 넘어 지속되는(예, 치료약물이 체내에서 충분히 배출된 후, 아니면 전기경련요법의 효과가 완전히 소멸되었을 것이라고 예상되는 경우) 완벽한 증상의 조증 삽화는 제I형 양극성장애 때문이라고 생각되는 조증 삽화 진단에 충분한 증거가 된다(진단기준 D). 1~2가지의 증상(특히 항우울제 복용 후 나타나는 과민성, 예민성, 혹은 초조의 증가)만으로 조증 또는 경조증 삽화로 진단하거나 양극성장애 체질을 시사하지 않도록 주의해야 한다. 제I형 양극성장애의 진단에 필수적이지는 않으나 경조증 또는 우울 삽화가 종종 조증 삽화에 선행하거나 뒤이어 나타난다. 경조증 삽화의 진단적 특징은 제II형 양극성장애의 본문에 충분히 기술되어 있고, 주요우울 삽화의 특징은 주요우울장애의 분문에 기술되어 있다.

부수적 특징 Associated Features

조증 삽화 동안, 병에 걸렸다거나 치료가 필요하다는 것을 인식하지 못하고 치료에 격렬하게 저항하기도 한다. 그들은 옷, 화장 또는 외모를 유혹적이거나 화려한 스타일로 바꾸기도 한다. 일부 사람은 후각, 청각 또는 시각이 더 예민해진다. 도박과 반사회적 행동이 조증 삽화에 동반되기도 한다. 분노나 우울로 기분이 아주 빠르게 변하기도 한다. 타인에게 적대적이고 신체적인 위협을 가하기도 하며, 망상이 있을 경우 타인을 신체적으로 공격하거나 자살 충동을 느끼기도 한다. 조증 삽화에 뒤따르는 심각한 결과들(비자발적 입원, 법적 문제, 심각한 재정 문제)이 잘못된 판단, 병식 결여, 그리고 과잉행동에 의해 초래되는 경우가 흔하다. 우울 증상은 조증 삽화의 35%에서 일어나고('혼재성 양상 동반' 명시자 참조, 185쪽), 혼재성 양상은 불량한 결과 및 자살 시도 증가와 연관된다. 또한 제I형 양극성장애는 삶의 질 및 행복의 유의미한 감소와 연관된다.

진단과 연관되는 특질 유사 양상은 기분고양성 기질, 우울성 기질, 순환성 기질, 불안성 기질, 과민성 기질, 수면 및 일주기리듬 장애, 보상 민감성, 창조성을 포함한다. 일차 친족에서 양극성장애가 있으면 진단 위험이 10배 정도 증가한다.

유병률 Prevalence

미국 성인에서 DSM-5 제I형 양극성장애의 12개월 유병률은 1.5%였고, 남성(1.6%)과 여성(1.5%)의 차이는 없었다. 비히스패닉계 백인과 비교하여 제I형 양극성장애의 유병률은 북미 원주민에서 더 높고 아프리카계 미국인, 히스패닉, 아시아인/태평양 제도민에서 더 낮다. 11개국에서 조사한 DSM-IV 제I형 양극성장애의 12개월 유병률은 0.0%에서 0.6% 사이였으며, 유병률이 낮은 일본(0.01%)을 제외하면, 하위 및 중위 소득 국가들에 비해 고위 소득 국가에서 더 높았다. 남녀에 따른 평생 유병률은 약 1.1:1이다.

발달 및 경과 Development and Course

제I형 양극성장애의 발병 연령 정점은 20세와 30세 사이이지만, 어떤 연령에서든 발병 가능하다. 미국에서는 DSM-5 제I형 양극성장애의 평균 발병 연령은 22세이고, 남자(23.0세)보다 여자(21.5세)에서 약간 더 젊다. 6개국 비교에서 DSM-IV-TR 제I형 양극성장애의 평균 발병 연령은 24.3세였다. 아동에서 진단을 내릴 경우에는 특별한 고려가 필요하다. 동일한 연령을 가진 아동은 각기 다른 발달단계에 있을 수 있기 때문에 특정 시기에 '정상' 또는 '기대되는' 것이 어떤 수준인지 정확히 정의하기 어렵다. 그러므로 각 아동에 있어 특정 행동이 '정상'인지 혹은 조증 삽화의 증거인지 결정을 내릴 때에는 개별적인 기준치에 따라 판단해야 한다. 첫 발병이 60대 혹은 70대에서 일어날 수 있지만, 중년기 후반 또는 노년기에 조증 증상(예, 성적 또는 사회적 탈억제)이 발생할 경우에는 의학적 상태(예, 전두측두엽 신경인지장애)나 물질 섭취 또는 금단을 즉시 고려해야 한다.

단일 조증 삽화를 경험한 사람들의 90% 이상에서 반복적인 기분 삽화들이 계속해서 나타난다. 조증 삽화의 약 60%가 우울 삽화가 나타나기 바로 전에 발생한다. 12개월 동안 다수(4회 이상)의 기분 삽화(주요우울, 조증 또는 경조증 삽화)를 겪는 제I형 양극성장애의 경우에는 불량한 결과와 연관되는 흔한 변종인 '급속 순환성 동반'을 명시한다. 양극성장애로 진단받는 사람의 약 절반은 우세 극성(우울 아니면 조증으로의 재발 경향)을 보여 주는데, 제I형 양극성장애에 대한 한 국제적인 연구에 따르면 31.3%가 조증 우세, 21.4%가 우울 우세, 47.3%가 우세 극성 없음으로 나타났다.

제I형 양극성장애의 경과는 아주 다양하다. 각 삽화마다 어떤 양상이 보인다(예, 정신병적 양상이 동반된 조증 삽화는 다음에 나타나는 조증 삽화의 정신병적 양상과 연관될 수 있다). 첫 삽화의 (기분)극성은 장차 나타날 삽화와 임상 양상의 우세 극성과 연관되는 경향이 있다(예, 우울로 시작하는 경우 향후 우울 삽화 및 자살 행동이 더 밀도 높게 나타나는 것과 연관된다). 조증 삽화에서 혼재성 양상의 존재는 불량한 예후, 불량한 리튬 반응, 자살 행동과 연관된다.

위험 및 예후 인자 Risk and Prognostic Factors

환경적. 아동기 역경(초기 정서적 외상, 부모의 정신병리, 가족 갈등을 포함)은 양극성장애의 알려진 위험 요인이고, 양극성장애의 조기 발병에 취약하게 하는 것 같다. 또한 아동기 역경은 의학적 혹은 정신과적 동반이환, 자살, 정신병적 양상을 포함하는 불량한 예후 및 나쁜 임상 양상과 연관된다. 최근의 생활 스트레스와 다른 부정적 생활사건은 양극성장애로 진단받은 사람들에서 우울성 재발 위험을 높이는 반면, 조증 재발은 목표성취 생활사건(예, 결혼, 학위 취득)과 특정하게 연결된다. 대마초와 다른 물질 사용은 일반인에서 조증 증상의 첫 발생뿐만 아니라 양극성장애 환자에서 조증 증상의 악화와 연관된다. 일반인에 비해 양극성장애 환자에서 결혼을 덜 하고, 양극성장애 진단은 현 결혼 상태 유지가 아니라 과거 결혼 경력과 연관된다.

유전적, 생리적. 유전적 과정은 양극성장애의 발생에 강력하게 영향을 미쳐 몇몇 쌍둥이 연구에서는 유전 가능성이 90% 정도로 추정된다. 일반 인구에서 양극성장애의 위험률은 약 1%이고, 일차 친척의 위험률은 5~10%다. 그러나 일란성 쌍둥이의 일치율은 100%보다 유의미하게 낮은데(40~70%), 이는 발병 위험률이 유전자만으로 설명되지 못한다는 것을 나타낸다. 유전 가능성의 기전은 멘델의 법칙에 따르지 않고 작은 효과의 다중 유전자들(혹은 더 복합적인 유전 기전)이 각 유전자, 환경, 무작위 요인들과 상호작용하여 나타난다. 최근 유전 연구 결과에 따르면 조증 성향과 우울 성향은 따로 유전되며, 양극성장애는 조현병과 유전적 기원을 공유한다고 한다.

문화와 관련된 진단적 쟁점 Culture-Related Diagnostic Issues

제I형 양극성장애 증상은 문화적 맥락상 일관적인 경향이 있지만 증상 표현과 해석에 있어 일부 차이가 존재한다. 예를 들어, 다른 문화적 배경을 가진 정신병적 양상의 제I형 양극성장애 사람들은 사고 비약이나 망상 유형(예, 과대, 피해, 성적, 종교 혹은 신체)의 발생에 차이가 있다. 문화적 요인이 유병률에 영향을 미칠 수 있다. 예를 들어, 개별적 보상 추구를 중요시하는 보상 지향적인 국가에서는 양극성장애의 유병률이 비교적 높다. 미국에서는 유럽에 비해 양극성장애의 발병 연령이 더 빠르고, 정신과 장애의 가족력을 가질 가능성이 더 높았다.

문화는 또한 양극성장애에 대한 임상의의 진단 실제에 영향을 미친다. 미국의 비라틴계 백인과 비교하여 제I형 양극성장애가 있는 아프리카계 미국인은 조현병으로 오진될 위험이 더 높다. 가능한 이유들로는 기분 증상의 낮은 인식, 임상의와 치료를 위해 진료받는 사람 사이의 문화적·언어적 오해(예, 문화적 불신을 편집증으로 잘못 해석), 치료 지연으로 인해 진료 시 더 심해진 정신병적 증상, 단축된 임상 평가로 내려진 진단이 있다. 이 요인들은 정신병적 양상을 보이는 기분장애가 있는 아프리카계 미국인에서 특히 조현병에 대한 차별적인 오진을 낳게 된다.

성 및 젠더와 관련된 진단적 쟁점 Sex- and Gender-Related Diagnostic Issues

여성이 남성보다 급성 순환성과 혼재성 양상을 경험할 가능성이 더 높고, 섭식장애의 평생 유병률도 더 높다고 나타나는 등 동반이환 양상도 남성과 차이를 보인다. 또한 제I형 또는 제II형 양극성장애 여성에서 남성보다 우울 증상을 겪을 가능성이 높다. 여성이 남성보다 알코올사용장애의 평생 유병률도 높으며, 일반 여성 인구보다 알코올사용장애의 가능성이 훨씬 더 높다.

일부 양극성장애 여성은 생리 전 시기에 기분 증상의 악화를 경험하며, 이는 질병 경과의 악화와 연관된다. 많은 양극성장애 여성은 에스트로겐이 감소하는 폐경기 때 심한 정서 장해를 보고하기도 한다. 양극성장애가 있는 임신 여성에서는 임신을 위해 약물을 중단한 경우를 제외하고서는 기분 삽화의 발생 위험이 높아지지 않는 것으로 보인다. 반대로 산후기에 있는 제I형 양극성장애 여성에서는 기분 삽화(우울 및 조증 모두)의 위험이 높아진다는 명확하고 일관된 증거가 있다. '주산기 발병 동반'이라는 명시자는 임신 중 혹은 분만 후 4주 이내에 시작되는 기분 삽화에 사용되어야 한다. '산후 정신병'은 정신병적 증상이 동반된 조증 혹은 혼재성 기분 삽화와 전형적으로 유사하고 제I형 양극성장애와 강하게 연관된다.

자살 사고 혹은 행동과의 연관성 Association With Suicidal Thoughts or Behavior

양극성장애 환자의 평생 자살 위험도는 일반 인구의 약 20배 내지 30배에 이른다. 양극성장애 환자의 약 5~6%가 자살로 죽는다. 자살 시도는 여성에서 더 높지만, 치명적 자살은 남성에서 더 흔하다. 자살 시도의 과거력 및 전년도의 우울 기간 비율이 높은 자살 시도 또는 자살 완수 위험성과 연관된다. 양극성장애 진단기준을 만족하는 증상을 가진 사람의 거의 절반이 알코올사용장애가 있는데, 이 두 장애를 모두 가진 사람은 자살 시도 및 자살 사망의 위험이 더 커진다.

제I형 양극성장애의 기능적 결과 Functional Consequences of Bipolar I Disorder

많은 제I형 양극성장애 환자가 삽화 간 완전한 기능 수준을 회복하지만, 약 30%에서는 직업적 기능의 수행에 심각한 손상이 있다. 기능의 회복, 특히 직업적 기능의 회복은 증상의 회복보다 상당히 늦게 이루어지며, 이는 교육 수준이 동일한 일반 인구 집단에 비해 낮은 사회경제적 수준의 원인이 되기도 한다. 인지 손상은 평생, 심지어 정상 기분 시기에도 지속되고, 직업 및 대인관계의 어려움을 초래한다. 높은 수준의 자가지각 낙인은 낮은 기능 수준과 연관된다.

감별진단 Differential Diagnosis

주요우울장애. 제I형 양극성장애에서는 우울이 현저하기 때문에 제I형 양극성장애를 단극성 우울증으로 오진할 위험이 있다: ① 양극성장애의 첫 삽화는 우울이 흔하다. ② 우울 증상은 제I형 양극성장애의 장기 경과에 걸쳐 가장 흔하게 경험되는 증상이다. ③ 환자가 전형적으로 도움을 청하는 문제는 우울이다. 주요우울 삽화가 나타날 때 조증 혹은 경조증 과거력에 대해 적극적으로 탐문하는 것이 중요하다. 현 우울 삽화에 대해 주요우울장애보다는 제I형 양극성장애로 진단할 수 있는 요인들로는 양극성장애의 가족력, 20대 초반 발병, 수많은 과거 삽화, 정신병적 증상의 존재, 항우울제 치료에 대한 무반응 과거력, 항우울제 치료(예, 약물치료, 전기경련요법) 동안의 조증 삽화 출현이 있다.

기타 양극성장애.　제II형 양극성장애, 순환성장애, 달리 명시되는 양극성 및 관련 장애는 경조증 증상 기간을 포함하기에 제I형 양극성장애와 유사하지만 어떠한 조증 삽화도 나타나지 않는다는 점에서 제I형 양극성장애와는 구분된다.

범불안장애, 공황장애, 외상후 스트레스장애 또는 기타 불안장애.　불안한 반추 증상을 사고의 질주로 오해하거나, 불안한 감정을 최소화하려는 노력을 충동적 행동으로 받아들일 수 있기 때문에 범불안장애를 감별하기 위해서는 과거력을 주의 깊게 파악하는 것이 필요하다. 마찬가지로, 외상후 스트레스장애의 증상도 양극성장애와 감별되어야 한다. 감별진단을 할 때에는 증상이 삽화적으로 나타나는지 평가하고, 증상의 유발인자를 고려하는 것이 유용하다.

다른 의학적 상태로 인한 양극성 및 관련 장애.　조증 삽화가 과거력, 실험실 검사 소견, 신체검사에 근거하여 다른 의학적 상태(예, 쿠싱병, 다발성 경화증)의 직접적인 생리적 결과라고 판단된다면, 제I형 양극성장애 대신에 다른 의학적 상태로 인한 양극성 및 관련 장애로 진단 내려야 한다.

물질/치료약물로 유발된 양극성 및 관련 장애.　물질(예, 자극제, 펜시클리딘) 혹은 치료약물(예, 스테로이드)이 조증 삽화의 원인으로 관련된다는 사실에서 물질/치료약물로 유발된 양극성 및 관련 장애는 제I형 양극성장애와 구분된다. 조증 삽화가 있는 사람은 삽화 동안 물질을 남용하는 경향이 있기 때문에 물질 사용이 원발성 조증 삽화의 결과인지 혹은 조증 유사 삽화가 물질 사용에 의해 유발된 것인지 결정하는 것이 중요하다. 일부 사례에서는 물질을 더이상 사용하지 않을 때 조증 증상이 여전히 남아 있다는 것이 확실하면 명확한 진단이 내려질 수 있다. 조증 삽화가 항우울제 치료 중에 나타나지만 치료 약물의 생리적 효과를 넘어서는 명백한 수준에서 지속된다면 물질/치료약물로 유발된 양극성 및 관련 장애보다는 제I형 양극성장애로 진단 내려야 한다는 점을 주의해야 한다.

조현정동장애.　조현정동장애는 특징적으로 일정 기간 조증 및 주요우울 삽화가 조현병의 활성기 증상과 공존하고, 조증 혹은 주요우울 삽화 없이 망상 혹은 환각이 최소 2주 동안 존재한다. 정신병적 증상이 조증과 주요우울 삽화 동안에만 배타적으로 나타난다면 '정신병적 양상이 동반된 제I형 양극성장애'로 진단한다.

주의력결핍 과잉행동장애.　주의력결핍 과잉행동장애는 부주의, 과잉행동, 충동성, 지속적인 증상이 특징적인데, 조증 삽화 증상들(예, 주의산만, 행동 증가, 충동적 행동)과 유사하고 12세경에 발병한다. 대조적으로 제I형 양극성장애의 조증 증상은 뚜렷이 구분되는 삽화에서 나타나고 전형적으로 청소년기 후기 혹은 성인기 초기에 전형적으로 시작된다.

파괴적 기분조절부전장애.　고도의 과민성을 보이는 경우, 특히 아동·청소년에서는 분명한 조증 또는 경조증 삽화를 보였던 경우만 제I형 양극성장애를 진단하도록 주의해야 한다. 즉, 뚜렷이 구분되는 특정 기간 동안, 과민성이 평상시와는 분명히 다르고, 다른 특징적인 조증 증상들(예, 과대성, 수면 욕구 감소, 압출언어, 고통스러운 결과를 초래할 가능성이 높은 활동에의 몰두)이 동반되어야 한다. 아동의 과민성이 지속적이고 심각하다면 파괴적 기분조절부전장애로 진단하는 것이 더 적절할 것이다. 실로 아동이 조증에 대해 평가받을 때는 그 증상이 아동의 전형적인 행동과 분명히 달라야 한다.

성격장애. 경계성 성격장애와 같은 성격장애와 제I형 양극성장애는 양자 모두에서 불안정한 기분과 충동성이 흔해서 상당 부분 증상이 겹칠 수 있다. 제I형 양극성장애를 진단하기 위해서는 불안정한 기분과 충동성이 특정한 삽화 동안 나타나거나, 제I형 양극성장애의 부가 진단을 정당화하기 위해서는 평상 기준치보다 증상이 확연히 두드러져야 한다.

동반이환 Comorbidity

정신질환의 동반이환은 제I형 양극성장애에서는 일반적인데, 대다수는 3개 이상의 장애 경력을 갖고 있다. 가장 흔한 동반 장애는 불안장애, 알코올사용장애, 기타 물질사용장애, 주의력결핍 과잉활동장애다. 사회문화적인 요인들은 양극성장애의 동반이환 양상에 영향을 미친다. 예를 들어, 알코올이나 다른 물질 사용에 대해 문화적으로 금지하는 국가는 물질 사용 동반이환 비율이 훨씬 낮을 것이다. 제I형 양극성장애는 경계성, 조현형, 반사회성 성격장애와 흔히 연관된다. 특히 제I형 양극성장애와 경계성 성격장애 사이의 관련 기저 특성은 분명치 않으나, 두 질환 사이의 상당한 동반이환 특성은 현상학적 측면의 유사성(즉, 경계성 성격장애의 감정적 극단성을 제I형 양극성장애로 오진), 제I형 양극성장애의 취약성에 대한 경계성 성격 양상의 영향, 제I형 양극성장애와 경계성 성격장애의 발달에 대한 아동기 초기 역경의 영향을 반영하는 것일 수 있다.

제I형 양극성장애 환자는 또한 심각하고 자주 치료받지 않은 신체질환이 높은 비율로 공존하는데 이는 환자들의 짧은 기대수명을 설명해 주고 있다. 심혈관 및 자가면역 질환들, 폐쇄성 수면 무호흡증, 대사 증후군, 편두통과 같이 다양한 신체기관에서 동반이환이 나타나는데, 일반 인구보다 양극성장애 환자들에서 더 흔하다. 과체중/비만 동반은 양극성장애의 특별한 관심사로 불량한 치료 결과와 연관된다.

● 제II형 양극성장애
Bipolar II Disorder

진단기준   F31.81

제II형 양극성장애를 진단하기 위해서는 다음에 나오는 현재 또는 과거의 경조증 삽화의 진단기준을 만족하는 동시에, 현재 또는 과거의 주요우울 삽화의 진단기준을 만족해야 한다.

경조증 삽화

A. 비정상적이고 지속적으로 들뜨거나 의기양양하거나 과민한 기분, 그리고 비정상적이고 지속적으로 증가된 활동이나 에너지가 나타나는 분명한 기간이 적어도 4일 연속 계속되고, 거의 매일, 하루 중 대부분 존재한다.

B. 기분 이상 및 증가된 에너지나 활동을 보이는 기간 중, 다음 증상 가운데 3가지(또는 그 이상)가 지속되고(기분이 단지 과민하기만 하다면 4가지), 평소 행동과 다른 뚜렷한 변화를 나타내며, 유의미한 정도로 존재한다.

   1. 부풀려진 자존감 또는 과대성

2. 수면에 대한 욕구 감소(예, 단 3시간의 수면으로도 피로가 풀린다고 느낌)

3. 평소보다 말이 많아지거나 계속 말해야 한다는 압박감

4. 사고 비약 또는 사고가 질주하는 주관적인 경험

5. 보고하거나 관찰되는 주의산만(즉, 중요하지 않거나 관계없는 외부 자극에 너무 쉽게 주의가 분산됨)

6. 목표 지향적 활동의 증가(직장이나 학교에서의 사회적 활동, 또는 성적 활동) 또는 정신운동 초조(즉, 의미 없는, 비목표지향적인 활동)

7. 고통스러운 결과를 초래할 가능성이 높은 활동에의 지나친 몰두(예, 흥청망청 쇼핑하기, 무분별한 성행위, 또는 어리석은 사업 투자에 관여)

C. 삽화는 증상이 없을 때의 개인답지 않은 명백한 기능 변화와 연관된다.

D. 기분 이상과 기능의 변화가 타인에 의해 관찰 가능하다.

E. 삽화가 사회적 · 직업적 기능의 현저한 손상을 일으키거나 입원이 필요할 정도로 심각하지는 않다. 만약 정신병적 양상이 있다면, 이는 정의상 조증 삽화다.

F. 삽화가 물질(예, 남용약물, 치료약물, 기타 치료)의 생리적 효과나 다른 의학적 상태로 인한 것이 아니다.

주의점: 경조증 삽화가 항우울 치료(예, 약물치료, 전기경련요법) 중에 나타났다 할지라도 치료의 생리적 효과를 넘어서는 명백한 수준에서 지속되는 경우 경조증 삽화로 진단 내리기에 충분하다. 하지만 진단 시 주의가 필요한 바 1~2가지 증상(항우울제 사용 이후에 특히 증가된 과민성, 예민성, 초조)만으로는 경조증 삽화를 진단하기에 충분하지 못하고, 이는 반드시 양극성장애 체질을 시사하는 것 또한 아니다.

주요우울 삽화

A. 다음의 증상 가운데 5가지(또는 그 이상)의 증상이 2주 동안 지속되며 이전 기능과 비교하여 변화를 보인다. 증상 가운데 적어도 하나는 (1) 우울 기분이거나 (2) 흥미나 즐거움의 상실이어야 한다.

주의점: 명백히 다른 의학적 상태로 인한 증상은 포함되지 않아야 한다.

1. 하루 중 대부분, 거의 매일 지속되는 우울한 기분이 주관적인 보고(예, 슬픈, 공허한 또는 절망적인)나 타인에 의한 관찰(예, 울상을 짓는)에서 드러남(**주의점**: 아동 · 청소년의 경우는 과민한 기분으로 나타나기도 함)

2. 거의 매일, 하루 중 대부분, 거의 또는 모든 일상 활동에 대해 흥미나 즐거움이 뚜렷하게 저하됨

3. 체중 조절을 하고 있지 않은 상태에서 의미 있는 체중의 감소(예, 1개월에 5% 이상의 체중 변화)나 체중의 증가, 거의 매일 나타나는 식욕의 감소나 증가(**주의점**: 아동에서는 체중 증가가 기대치에 미달되는 경우)

4. 거의 매일 나타나는 불면이나 과다수면

5. 거의 매일 나타나는 정신운동 초조나 지연(타인에 의해 관찰 가능한, 단지 안절부절 또는 처지는 주관적인 느낌만이 아닌)

6. 거의 매일 나타나는 피로나 활력 상실

7. 거의 매일 무가치감 또는 과도하거나 부적절한 죄책감(망상적일 수도 있는; 단순히 아픈 데 대한 자책이나 죄책감이 아닌)

8. 거의 매일 나타나는 사고력이나 집중력의 감소 또는 우유부단함(주관적 설명에 의하거나 타인에 의해 관찰 가능한)

9. 반복적인 죽음에 대한 생각(단지 죽음에 대한 두려움이 아닌), 구체적인 계획 없이 반복되는 자살 사고, 구체적인 자살 계획, 또는 자살 시도

B. 증상이 사회적, 직업적 또는 다른 중요한 기능 영역에서 임상적으로 현저한 고통이나 손상을 초래한다.

C. 삽화가 물질의 생리적 효과나 다른 의학적 상태로 인한 것이 아니다.

주의점: 진단기준 A부터 C까지는 주요우울 삽화를 구성한다.

주의점: 중요한 상실(예, 사별, 재정적 파탄, 자연재해로 인한 상실, 심각한 질병이나 장애)에 대한 반응으로 진단기준 A에 기술된 극심한 슬픔, 상실에 대한 반추, 불면, 식욕 부진, 체중 감소가 나타날 수 있고, 이는 우울 삽화와 유사하다. 비록 그러한 증상이 이해 가능하고 상실에 적절한 반응이라고 간주할지라도, 중요한 상실에 대한 정상 반응에 덧붙여 주요우울 삽화가 존재할 수 있음을 신중하게 고려해야 한다. 이 결정을 위해서는 개인의 과거력과 상실의

맥락에서 고통 표현의 문화 규준에 근거한 임상적 판단 훈련이 반드시 필요하다.[1]

제II형 양극성장애

A. 적어도 1회의 경조증 삽화(앞의 '경조증 삽화'의 진단기준 A~F)와 적어도 1회의 주요우울 삽화(앞의 '주요우울 삽화'의 진단기준 A~C)의 진단기준을 만족시킨다.

B. 조증 삽화는 1회도 없어야 한다.

C. 최소 1회의 경조증 삽화와 최소 1회의 주요우울 삽화가 조현정동장애로 더 잘 설명되지 않으며, 조현병, 조현양상장애, 망상장애, 달리 명시되는 또는 명시되지 않는 조현병 스펙트럼 및 기타 정신병적 장애와 겹쳐서 나타나지 않는다.

D. 우울증의 증상 또는 우울증과 경조증의 잦은 순환으로 인한 예측 불가능성이 사회적, 직업적 또는 다른 중요한 기능 영역에서 임상적으로 현저한 고통이나 손상을 초래한다.

부호화와 기록 절차

제II형 양극성장애는 하나의 진단부호를 가진다: F31.81. 현재 삽화와 관련된 심각도, 정신병적 양상의 유무, 경과와 기타 명시자는 부호화하지 않지만 기록을 한다(예, F31.81 제II형 양극성장애, 현재 우울 삽화, 중등도, 혼재성 양상 동반; F31.81 제II형 양극성장애, 가장 최근 우울 삽화, 부분 관해 상태).

현재 또는 가장 최근 삽화를 명시할 것:

   경조증

   우울증

현 삽화가 **경조증**(혹은 제II형 양극성장애가 부분 혹은 완전 관해 상태라면 가장 최근 삽화)이라면:

   진단 기록 시 다음 순서로 용어를 작성해야 한다: 제II형 양극성장애, 현재 혹은 가장 최근 경조증 삽화, 부분 관해/완전 관해 상태(189쪽; 경조증 삽화에 대한 진단기준이 현재 충족되지 않는다면), 추가적으로 적용 가능한 다음의 경조증 삽화 명시자들 가운데 어떤 것. **주의점:** '급속 순환성 동반'과 '계절성 양상 동반' 같은 명시자는 기분 삽화의 양상을 나타낸다.

다음의 경우 명시할 것:

   불안증 동반(184~185쪽)

   혼재성 양상 동반(185쪽)

   급속 순환성 동반(186쪽)

   주산기 발병 동반(187~188쪽)

   계절성 양상 동반(188~189쪽)

현 삽화가 **우울**(혹은 제II형 양극성장애가 부분 혹은 완전 관해 상태라면 가장 최근 삽화)이라면:

   진단 기록 시 다음 순서로 용어를 작성해야 한다: 제II형 양극성장애, 현재 혹은 가장 최근 우울 삽화, 경도/중등도/고도(주요우울 삽화에 대한 진단기준이 현재 충족된다면), 부분 관해/완전 관해 상태(주요우울 삽화에 대한 진단기준이 현재 충족되지 않는다면; 189쪽), 추가적으로 적용 가능한 다음의 주요우울 삽화 명시자들 가운데 어떤 것. **주의점:** '급속 순환성 동반'과 '계절성 양상 동반' 같은 명시자는 기분 삽화의 양상을 나타낸다.

다음의 경우 명시할 것:

   불안증 동반(184~185쪽)

   혼재성 양상 동반(185쪽)

   급속 순환성 동반(185~186쪽)

   멜랑콜리아 양상 동반(186쪽)

   비전형적 양상 동반(186~187쪽)

   기분과 일치하는 정신병적 양상 동반(187쪽)

   기분과 일치하지 않는 정신병적 양상 동반(187쪽)

   긴장증 동반(187쪽). **부호화 시 주의점:** 추가적 부호 F06.1을 사용하시오.

   주산기 발병 동반(187~188쪽)

계절성 양상 동반(188~189쪽)
기분 삽화가 진단기준을 완전히 충족하지 않는 경우 경과를 명시할 것:
　부분 관해 상태(189쪽)
　완전 관해 상태(189쪽)
주요우울 삽화가 진단기준을 완전히 충족하는 경우 심각도를 명시할 것:
　경도(189쪽)
　중등도(189쪽)
　고도(189쪽)

---

[1] 애도 반응과 주요우울 삽화를 구별할 때, 주요우울 삽화에서는 주된 정동 증상이 지속적인 우울 기분과 함께 행복감과 즐거움을 기대할 수 없다는 것이지만, 애도 반응에서는 공허감과 상실감임을 염두에 두는 것이 유용하다. 애도 반응에 있어 불쾌감은 수일 내지 수 주에 걸쳐 강도가 줄어들고, 소위 슬픔의 격통처럼 물결치듯이 일어난다. 이 물결은 고인에 대한 생각이나 회상과 연관되는 경향이 있다. 주요우울 삽화의 우울한 기분은 더욱 지속적이면서 특정 생각이나 몰두하는 것과는 결부되지 않는다. 애도 반응의 고통은 긍정적 감정과 익살을 동반하기도 하는데, 주요우울 삽화의 특징인 만연한 불행감이나 비참함과는 다르다. 애도 반응과 관련된 사고 내용은 주요우울 삽화에서 보이는 자기비판적이거나 염세적인 반추라기보다는 고인에 대한 생각과 기억에 몰두하는 양상을 일반적으로 보인다. 애도 반응에서는 자존감이 대개 보존되어 있는 반면, 주요우울 삽화에서는 무가치감과 자기혐오가 흔하다. 자기경멸적 사고가 애도 반응에서 있다면, 그것은 전형적으로 고인에 대해 못했던 것을 인지하는 것과 관계된다(예, 충분히 자주 찾아뵙지 못한 것, 자신이 얼마나 사랑받았는지 고인에게 이야기하지 못한 것). 사별한 사람이 죽음과 임종에 대해 생각한다면, 그런 생각은 보통 고인 자체나 고인과 '함께하기'에 집중되어 있는 반면, 주요우울 삽화에서 생각은 무가치함을 느끼고, 삶을 살 자격이 없으며, 우울의 고통에 대처할 수 없기 때문에 자신의 삶을 끝내려는 데 초점이 맞춰진다.

진단적 특징 Diagnostic Features

　제II형 양극성장애는 1회 이상의 주요우울 삽화('주요우울 삽화'의 진단기준 A~C)와 최소 1회의 경조증 삽화('경조증 삽화'의 진단기준 A~F)로 구성되어 반복되는 기분 삽화의 임상 경과가 특징이다. 주요우울 삽화의 진단을 위해서는 우울한 기분 혹은 현저하게 저하된 흥미나 즐거움이 하루 대부분, 거의 매일, 최소 2주 동안 지속되어야 한다. 우울한 기분 혹은 흥미 상실에 거의 매일 나타나는 부가 증상들(예, 수면 교란, 정신운동 초조 혹은 지연)이 최소 5개 이상 동반되어야 한다. 경조증 삽화 진단을 위해서는 비정상적이고 지속적으로 들뜨거나 의기양양하거나 과민한 기분, 그리고 비정상적이고 지속적으로 증가된 활동 혹은 에너지가 하루 대부분, 거의 매일, 최소 4일간 연속되는 분명한 기간이 있어야 한다. 이때 3개(과민한 기분만 있는 경우 4개)의 부가 증상(예, 부풀려진 자존감, 수면에 대한 욕구 감소, 주의산만)은 평상시의 행동이나 기능 수준과는 뚜렷이 달라야 한다. 당연히 정신병적 증상은 경조증 삽화에서는 나타나지 않고, 제I형 양극성장애보다 제II형 양극성장애의 주요우울 삽화에서 덜 흔해 보인다. 조증 삽화가 있으면 제II형 양극성장애의 진단은 내릴 수 없다('제II형 양극성장애'의 진단기준 B). 게다가 제II형 양극성장애를 진단하기 위해서는 최소한 1회의 우울 삽화 및 최소 1회의 경조증 삽화가 물질(즉, 치료약물, 남용약물 혹은 독소 노출)의 생리적 효과나 다른 의학적 상태에 의해 발생하지 않아야 한다. 경조증 삽화가 항우울 치료 중 발생하고 치료의 생리적 효과를 넘어서는 명백한 수준으로 최소 4일 동안 지속된다면 물질에 유발된 것으로 간주하지 않고 제II

형 양극성장애로 진단 내려야 함에 주의하시오. 또한 최소 1회의 경조증 삽화와 최소 1회의 주요우울 삽화가 조현정동장애로 더 잘 설명되지 않으며, 조현병, 조현양상장애, 망상장애, 달리 명시되는 또는 명시되지 않는 조현병 스펙트럼 및 기타 정신병적 장애와 겹쳐서 나타나지 않는다('제II형 양극성장애'의 진단기준 C). 우울 삽화나 예기치 않은 기분변화는 사회적, 직업적 또는 다른 중요한 기능 영역에서 임상적으로 현저한 고통이나 손상을 초래한다('제II형 양극성장애'의 진단기준 D). 반복성 주요우울 삽화는 제I형 양극성장애보다 더 자주 발생하고 지속 기간도 더 길다.

제II형 양극성장애 환자는 전형적으로 주요우울 삽화 때 의사를 찾아온다. 경조증 증상은 인지하지 못하거나 경조증을 바람직하다고 생각하기 때문에 처음에는 경조증에 대해 불편을 호소하지 않는다. 경조증 삽화 자체는 유의미한 손상을 일으키지는 않는다. 그보다는 주요우울 삽화, 예측할 수 없는 기분 변화 및 변동의 지속적인 양상, 그리고 신뢰할 수 없는 대인관계나 직업적 기능으로 인하여 손상이 발생한다. 자신의 변덕스런 행동으로 타인들이 괴롭힘을 당하지만, 제II형 양극성장애 환자는 경조증 삽화를 병적이거나 불리하다고 생각하지 않는다. 그래서 주변 친구나 친족으로부터의 임상 정보가 제II형 양극성장애의 진단을 내리는 데 유용할 때가 많다.

주요우울 삽화의 관해 후에 나타나는 수일간의 유쾌한 기분 및 에너지와 활동의 회복과 경조증 삽화를 혼동해서는 안 된다. 조증 삽화와 경조증 삽화가 기간 및 심각도에 있어 상당한 차이가 있지만, 제II형 양극성장애는 제I형 양극성장애의 '더 가벼운 형태'가 아니다. 제I형 양극성장애와 비교하여 제II형 양극성장애는 더 만성적이며 우울 삽화 기간이 평균적으로 더 긴데, 이는 더 심각하고 많은 장애를 야기할 수 있다.

주요우울 삽화가 제II형 양극성장애인지 아니면 주요우울장애인지 밝히기 위한 진단 요건들은 동일하다 할지라도, 우울 삽화의 일부 임상 양상은 감별진단 가능성을 암시한다. 예를 들어, 불면이나 과수면 양자의 공존은 제II형 양극성장애와 주요우울장애 모두에서 드물지 않다. 그러나 불면 및 과수면 모두는 제II형 양극성장애 여성에서 더 많이 나타난다. 유사하게, 비정형 우울 증상(과수면, 과식)은 양쪽 장애 모두에서 흔하지만 제II형 양극성장애에서 더 흔하다.

제II형 양극성장애에서는 경조증 삽화 중에 우울 증상이 함께 나타나거나 우울 삽화 중에 경조증 증상이 함께 나타나는 것이 흔하며, 특히 혼재성 양상이 동반된 경조증을 가진 여성에서 더 흔히 나타난다. 혼재성 양상이 있는 경조증을 경험하고 있는 경우 자신의 증상을 경조증으로 보지 않고 에너지 또는 과민성이 증가된 우울증으로 경험하기도 한다.

부수적 특징 Associated Features

제II형 양극성장애의 흔한 특징은 자살 시도나 물질사용장애를 초래할 수 있는 충동성이라고 할 수 있다.

제II형 양극성장애가 있는 일부 사람은 경조증 삽화 동안 높은 수준의 창조성을 보이기도 한다. 그러나 둘의 관계는 비선형적이다. 즉, 훌륭한 창조적 업적은 가벼운 형태의 양극성장애와 관련되었고, 높은 창조성은 이환되지 않은 가족에게서 발견되었다. 경조증 삽화 기간 동안 나타나는 창조성 증가에 대한 집착은 치료 추구에 대한 양가감정을 야기하거나 치료 의지를 약화시키기도 한다.

유병률 Prevalence

미국의 제II형 양극성장애의 12개월 유병률은 0.8%다. 국제적으로는 12개월 유병률은 0.3%다. 아동에서 제II형 양극성장애의 유병률은 확실히 알기 어렵다. 미국 및 미국 외 지역사회 연구에서 DSM-IV에 따른 제I형 양극성장애, 제II형 양극성장애, 달리 분류되지 않는 양극성장애를 모두 합한 유병률은 1.8%였으며, 12세 이상에서는 더 높은 유병률(2.7%까지)을 보였다.

발달 및 경과 Development and Course

제II형 양극성장애가 청소년기 후기부터 성인기 전체에 걸쳐 시작될 수 있지만, 평균 발병 연령은 20대 중반으로 제I형 양극성장애보다 약간 늦고, 주요우울장애보다는 더 빠르다. 발병 연령이 제I형과 제II형 장애를 확실히 구별해 주지는 않는다. 질병은 흔히 우울 삽화로 시작되고, 경조증 삽화가 발생하기 전까지는 제II형 양극성장애로 진단되지 않는다. 주요우울장애로 처음 진단된 경우의 12%에서 이러한 진단 변경이 일어난다. 불안, 물질 사용 또는 섭식장애가 선행될 수 있어 조기 진단을 까다롭게 만든다. 많은 수에서 첫 경조증 삽화 이전에 수차례의 주요우울 삽화를 경험하게 되는데, 질환 발생 이후 양극성장애로 진단되기까지는 10년 이상 지연된다.

제II형 양극성장애는 재발이 흔한 장애로 50% 이상의 경우에서 첫 삽화 후 1년 이내에 새로운 삽화를 경험한다. 또한 제II형 양극성장애는 제I형 양극성장애와 비교하여 계절성 변이가 더 흔하다.

제II형 양극성장애에서 평생 동안 발생하는 기분 삽화(경조증 삽화와 주요우울 삽화 모두)의 횟수는 주요우울장애나 제I형 양극성장애보다 많다. 그러나 실제로는 제I형 양극성장애에서 제II형 양극성장애보다 경조증 증상을 경험하는 경우가 더 많다. 제II형 양극성장애의 경과에서 나이가 들어 갈수록 기분 삽화 간 간격이 점차 줄어드는 경향을 보인다. 제II형 양극성장애를 결정짓는 특징은 경조증 삽화이지만, 시간이 지날수록 우울 삽화가 더 오래 지속되고 장애를 초래한다. 우울증이 더 두드러지기는 하지만 1회라도 경조증 삽화가 발생하면 진단은 제II형 양극성장애가 되고 다시는 주요우울장애로 바뀌지 않는다.

제II형 양극성장애의 5~15%는 이전 1년 동안 다수(4회 이상)의 기분 삽화(경조증 삽화 또는 우울 삽화)를 보인다. 만약 이러한 양상을 보인다면 '급속 순환성 동반'이라고 명시할 수 있다. 급속 순환은 여성에서 더 흔하고 양극성장애의 전반적인 악화를 반영하는 것일 수도 있다.

우울 삽화에서 조증 또는 경조증 삽화(혼재성 양상과 관계없이)로의 전환은 자연스럽게 나타날 수도 있고 우울증에 대한 치료 중에 나타날 수도 있다. 5~15%의 제II형 양극성장애에서 조증 삽화가 발생할 수 있는데, 차후의 경과와 상관없이 진단이 제I형 양극성장애로 바뀌게 된다.

아동은 양극성장애를 진단하기가 성인보다 어려운데, 특히 과민성과 각성과잉이 **삽화적이지 않을 때**(즉, 기분 변동이 나타나는 명확히 구분되는 기간이 없을 때) 더욱 그러하다. 청소년기의 삽화적이지 않은 과민성은 성인기에서 불안장애와 주요우울장애의 위험성을 높이지만, 양극성장애는 높이지 않는다. 지속적으로 자극에 과민한 청소년은 양극성장애가 있는 청소년보다 양극성장애의 가족 발생률이 더 낮다. 아동에서 경조증 삽화를 진단하기 위해서는 증상이 아동의 발달단계에서 주변 환경과 문화를 고려하였을 때 예상할 수 있는 수준을 넘어서야 한다. 제II형 양극성장애가 있는 청소년은 성인과 유사하게 제I형 양극성장애 환자와 비교하여 경조증 기간이 더 짧으며, 첫 삽화는 전형적으로 우울이다. 성인기에 발병한 제II형 양극성장애와 비교하여 아동기 혹은 청소년기에 발병한 경우에는 더 심각한 경과를 보인다.

60세 이상 성인에서 제II형 양극성장애의 3년 발병률은 0.34%다. 그러나 60세 이상 제II형 양극성장애 환자들 중에서 늦게 발병한 사람과 일찍 발병한 사람을 구분하는 것은 임상적으로 유용성이 없다. 주요우울증에서 발생하는 우울 삽화와 비교하여 제II형 양극성우울 삽화에서 경조증 증상이 공존하는 경우가 더 흔한데, 이는 나이 든 환자에서 주요우울장애로부터 제II형 양극성장애를 구분하는 데 도움을 주기도 한다. 노년기 양극성장애에서는 새로운 증상들의 내과적·신경학적 원인들을 포함하는 의학적 요인들을 고려하는 것이 중요하다.

위험 및 예후 인자 Risk and Prognostic Factors

유전적, 생리적. 제I형 양극성장애나 주요우울장애 환자가 아니라 제II형 양극성장애 환자의 친족 중에서 제II형 양극성장애 발생의 위험성이 가장 높다. 제II형 양극성장애 환자의 약 1/3이 양극성장애의 가족력을 보고하였다. 양극성장애의 발병 연령에 영향을 미치는 유전적 요인이 있을 수 있다. 또한 제I형 양극성장애 및 조현병과 최소한 부분적으로 구분되는 유전적 구조가 제II형 양극성장애에 있을 수 있다는 증거가 있다.

경과의 변경인자. 급속 순환성은 더욱 불량한 예후와 관련이 있다. 제II형 양극성장애에서는 젊은 연령이고 우울증이 덜 심한 경우에 과거 수준의 사회적 기능으로 회복할 가능성이 높은데, 이는 회복에 대한 장기적인 질병 경과의 유해 효과를 시사하는 것이다. 진단 유형(제I형 대 제II형), 현 우울 증상, 정신과적 동반이환을 고려하더라도 고학력, 짧은 이환 기간, 결혼 상태는 기능 회복과 독립적으로 연관된다.

성 및 젠더와 관련된 진단적 쟁점 Sex- and Gender-Related Diagnostic Issues

제I형 양극성장애의 남녀 성비는 동일하지만, 제II형 양극성장애에서는 그 결과가 대상 집단의 유형(즉, 출생 등록지, 지역사회, 또는 임상)과 국적에 따라 달라진다. 양극성장애에 젠더 차이가 있다는 증거는 거의 없지만, 일부 임상 표본에서는 제II형 양극성장애가 남성보다는 여성에서 더 흔한 것 같은데, 이는 치료 추구 또는 다른 요인에 대한 젠더 차이를 반영하는 것일 수 있다.

그러나 질병과 동반이환의 양상은 성에 따른 차이가 있는 것으로 보이며, 여성은 남성보다 혼재성 우울증 양상이 동반된 경조증과 급속 순환성 경과를 보고하는 경우가 더 많다. 출산은 경조증 삽화의 특정 유발인자로, 일반 여성 인구의 10~20%에서 나타날 수 있으며 전형적으로 산후 초기에 대부분 발생한다. 출산 시에 정상적으로 동반되는 들뜬 기분 및 수면 감소와 경조증을 구분하는 것은 어려울 수 있다. 산후 경조증은 우울 발현의 전조일 수 있는데, 산후 '황홀감'을 경험한 여성의 약 반수에서 나타난다. 폐경 전후 이행기가 제II형 양극성장애의 기분 불안정이 나타나는 시기일 수도 있다. 우울 삽화의 비율, 발병 연령과 발병 시 기분 극성, 증상, 질병 심각도와 같은 몇몇 임상 변인에서는 주요한 성 차이가 발견되지 않았다.

자살 사고 혹은 행동과의 연관성 Association With Suicidal Thoughts or Behavior

제II형 양극성장애 환자의 1/3 정도가 자살 시도의 전력을 보고한다. 제I형 양극성장애와 제II형 양극성장애에서 자살 시도의 위험과 발생 비율은 비슷해 보인다. 전체적으로 제II형과 제I형 양극성장애에서 자살 시도 및 자살 사망은 동일해 보이지만, 시도와 사망 모두에 대한 비율은 일반 인구 집단보다 유의미하게 더 높다. 자살 시도 위험률 측면에서 제I형 혹은 제II형 양극성장애의 진단과 우울 삽화의 지속 기간이 더 유의하게 연관된다. 그렇지만 자살 사망에 대한 자살 시도의 낮은 비율로 정의되는 시도 치명률은 제I형 양극성장애와 비교해 제II형 양극성장애에서 더 높은 것 같다. 제I형 양극성장애와 비교하여 제II형 양극성장애 발단자의 일차 친족에서 자살 위험성이 6.5배 더 높다는 결과를 포함하여, 양극성장애에서 유전적 표지자와 자살 행위의 위험 증가 사이에 연관성이 있는 것 같다.

제II형 양극성장애의 기능적 결과 Functional Consequences of Bipolar II Disorder

비록 제II형 양극성장애의 많은 수에서 기분 삽화 간 완전한 기능적 회복을 보이지만, 적어도 15%는 삽화 간 기능부전이 지속될 수 있으며, 20%는 삽화 간 회복 기간이 없이 다른 기분 삽화로 곧바로 전환된다. 특히 직업적 기능의 회복과 관련하여 제II형 양극성장애의 증상으로부터 회복된 후에도 기능적 회복은 상당히 뒤처져 나타나, 일반 인구와 동등한 교육 수준에도 불구하고 사회경제적 지위가 더 낮아진다. 제II형 양극성장애에서는 인지검사에서 일반 인구보다 수행 능력이 떨어진다. 제II형 양극성장애와 관련된 인지 손상은 직업적 곤란을 초래할 수 있다. 양극성장애의 장기적인 무직 상태는 더 많은 우울 삽화, 고령, 현 공황장애의 증가, 알코올사용장애의 경력과 연관된다.

감별진단 Differential Diagnosis

주요우울장애. 주요우울장애는 조증 삽화와 경조증 삽화가 모두 없는 것이 특징이다. 일부 조증 혹은 경조증 증상(예, 경조증 삽화의 기준보다 적은 수의 증상 또는 짧은 기간)이 존재해도 주요우울장애의 진단이 여전히 가능할 수 있다는 점을 감안하면, 제II형 양극성장애 진단을 내리는 것이 적절한지 아닌지 결정하기 위해 그 증상들이 경조증 삽화 기준을 만족하는지 확인하는 것이 중요하다. 제II형 양극성장애의 경우 전체 질병 경과에서 우울 삽화가 우세한데, 이로 인해 발병한 지 10년이 되어서야 제II형 양극성장애 진단이 내려지게 된다. 주요우울 삽화의 진단기준은 주요우울장애와 제II형 양극성장애에서 모두 동일하기에, 주요우울장애와 구분하기 위해서는 최소 1회의 이전 경조증 삽화에 대한 정보를 끌어내야만 제II형 양극성장애 진단을 내릴 수 있다.

순환성장애. 순환성장애에서는 경조증 삽화의 증상 혹은 기간 기준을 충족시키지 않는 다수의 경조증 기간과 주요우울 삽화의 증상 혹은 기간 기준을 충족시키지 않는 다수의 우울증 기간이 존재한다. 1회 이상의 경조증 삽화와 1회 이상의 주요우울 삽화가 있다는 점에서 제II형 양극성장애는 순환성장애와 구별된다.

조현병. 조현병은 활성기의 정신병적 증상이 특징적인데, 이는 주요우울 삽화에서도 동반될 수 있다. 주요우울 삽화가 활성기 증상과 동시에 나타나지 않으면 조현병 진단을 내린다. 만약 동시에 나타나는 경우에는, 주요우울 삽화가 짧은 기간 동안만 나타났다면 조현병 진단을 내릴 수 있다. 정신병적 증상이 주요우울 삽화 동안에만 나타난다면 진단은 정신병적 양상이 동반된 제II형 양극성장애다.

조현정동장애. 조현정동장애는 우울 증상이 조현병의 활성기 증상과 동시에 나타나면서 주요우울 삽화가 없는 상태에서 최소 2주 동안 망상 혹은 환각이 나타나는 기간이 있는 것이 특징적이다. 정신병적 증상이 주요우울 삽화 동안에만 나타난다면 진단은 정신병적 양상이 동반된 제II형 양극성장애다.

다른 의학적 상태로 인한 양극성 및 관련 장애. 경조증 삽화가 과거력, 실험실 검사 소견, 신체검사에 근거하여 다른 의학적 상태(예, 쿠싱병, 다발성 경화증)의 직접적인 생리적 결과라고 판단된다면, 제II형 양극성장애 대신에 다른 의학적 상태로 인한 양극성 및 관련 장애로 진단 내려야 한다.

물질/치료약물로 유발된 양극성 및 관련 장애. 물질(예, 자극제, 펜시클리딘) 혹은 치료약물(예, 스테로이드)이 조증 삽화의 원인으로 관련된다는 사실에서 물질/치료약물로 유발된 양극성 및 관련 장애는 제II형 양극성장애와 구분된다. 경조증 삽화가 있는 사람은 삽화 동안 물질을 남용하는 경향이 있기 때문에 물질 사용이 원발성 경조증 삽화의 결과인지 혹은 경조증 유사 삽화가 물질 사용에 의해 유발된 것인지 결정하는 것이 중요하다. 일부 사례에서는 물질을 더 이상 사용하지 않을 때 경조증 증상이나 우울 증상이 여전히 남아 있다는 것이 확실하면 명확한 진단이 내려질 수 있다. 경조증 삽화가 항우울제 치료 중에 나타나더라도 치료약물의 생리적 효과를 넘어서는 명백한 수준에서 지속된다면 물질/치료약물로 유발된 양극성 및 관련 장애보다는 제II형 양극성장애로 진단 내려야 한다는 점을 주의해야 한다.

주의력결핍 과잉행동장애. 주의력결핍 과잉행동장애는 특히 아동과 청소년에서 제II형 양극성장애로 오진될 수 있다. 지나친 언어, 주의산만, 수면욕구 감소와 같은 주의력결핍 과잉행동장애의 많은 증상은 경조증의 증상과 겹친다. 이 증상들이 구분되는 삽화 동안에만 나타나는지, 제II형 양극성장애 진단에 필요한 평상 수준을 넘어선 두드러진 증가가 있는지 임상의가 명확하게 한다면, 주의력결핍 과잉행동장애와 양극성장애 모두에서 증상을 이중으로 집계하는 것은 피할 수 있다.

성격장애. 성격장애와 제II형 양극성장애 모두에서 기분 불안정성, 충동성이 흔하기 때문에, 주의력결핍 과잉행동장애와 감별할 때와 마찬가지로 경계성 성격장애와 같은 성격장애를 진단할 때에도 동일한 과정이 필요하다. 증상은 구분되는 삽화 동안에 나타나야 하고, 제II형 양극성장애 진단에 필요한 평상 수준을 넘어선 두드러진 증가가 있어야 한다. 평생 과거력상 성격장애의 존재가 입증되지 않으면 치료받지 않은 기분 삽화 동안에는 성격장애를 진단 내려서는 안 된다.

기타 양극성장애. 제II형 양극성장애를 진단할 때는 과거의 조증 삽화 유무를 잘 고려하여 제I형 양극성장애와 감별해야 하고, 명확한 경조증과 우울증이 있었는지를 확인하여 달리 명시되는, 그리고 명시되지 않는 양극성 및 관련 장애와 감별해야 한다.

동반이환 Comorbidity

제II형 양극성장애는 다른 정신질환이 동반되는 경우가 그렇지 않은 경우보다 더 많으며, 그중 불안장애가 가장 흔하다. 제II형 양극성장애 환자의 약 60%에서 3가지 이상의 정신질환이 공존한다. 그중 75%는 불안장애로, 사회불안(38%), 특정공포증(36%), 범불안(30%)이 가장 흔하다. 동반 불안장애의 평생 유병률은 제I형과 제II형 장애 사이에 차이가 없지만 불량한 질병 경과와 연관된다. 아동·청소년의 제II형 양극성장애는 제I형 양극성장애보다 불안장애가 더 많이 동반되며, 불안장애는 양극성장애에 선행하는 경우가 흔하다.

불안장애와 물질사용장애는 일반 인구에서보다 제II형 양극성장애 환자에서 더 높은 비율로 발생한다. 동반되는 불안장애와 물질사용장애는 제II형 양극성장애 경과와 다른 독립적인 질병 경과를 따르지 않고, 기분 상태와 강한 연관성을 가지는 것으로 보인다. 예를 들어, 불안장애는 우울 증상과 강한 연관성을 보이고, 물질사용장애는 경조증 증상과 중간 정도로 연관된다.

물질사용장애 유병률은 제I형과 제II형 장애 모두에서 유사하고 알코올사용장애(42%)와 대마사용장애(20%)가 가장 흔하다. 사회문화적 요인들이 제II형 양극성장애의 동반이환 양상에 영향을 미친다. 예를 들어, 알코올이나 다른 물질 사용에 대해 문화적으로 금지하는 나라에서는 물질 사용 동반이환이 더 낮을 수 있다.

제II형 양극성장애 환자들은 제I형 양극성장애와 비교하여 외상후 스트레스장애의 공존 비율이 더 낮은 것으로 보인다.

제II형 양극성장애의 약 14%에서는 평생 적어도 1회의 섭식장애가 동반되며, 그중 폭식장애가 신경성 폭식증, 신경성 식욕부진증보다 더 흔하다.

월경전 증후군과 월경전불쾌감장애는 양극성장애, 특히 제II형 양극성장애가 있는 여성에서 흔하다. 월경전 증후군 혹은 월경전불쾌감장애가 있는 여성에서 양극성 기분 증상과 불안정성이 더 심할 수 있다.

제II형 양극성장애가 있는 사람에서 의학적 상태의 동반이 있어 경과와 예후를 어렵게 만들 가능성이 있다. 이 의학적 상태들에는 심혈관 질환, 편두통, 자가면역 질환이 포함된다.

● 순환성장애

Cyclothymic Disorder

진단기준 F34.0

A. 적어도 2년 동안(아동·청소년에서는 1년) 경조증 삽화의 진단기준을 충족하지 않는 경조증 기간과 주요우울 삽화의 진단기준을 충족하지 않는 우울증 기간이 다수 있다.

B. 2년 이상의 기간 동안(아동·청소년에서는 1년), 진단기준 A의 증상 기간이 절반 이상 차지하고, 증상 없는 기간이 한 번에 2개월 이상 지속되지 않는다.

C. 주요우울 삽화, 조증 삽화 또는 경조증 삽화의 진단기준이 충족되지 않는다.

D. 진단기준 A의 증상이 조현정동장애, 조현병, 조현양상장애, 망상장애, 달리 명시되는, 또는 명시되지 않는 조현병 스펙트럼 및 기타 정신병적 장애로 더 잘 설명되지 않는다.

E. 증상이 물질(예, 남용약물, 치료약물)의 생리적 효과나 다른 의학적 상태(예, 갑상선기능항진증)로 인한 것이 아니다.

F. 증상이 사회적, 직업적 또는 다른 중요한 기능 영역에서 임상적으로 현저한 고통이나 손상을 초래한다.

다음의 경우 명시할 것:

불안증 동반(184~185쪽 참조)

진단적 특징 Diagnostic Features

순환성장애의 핵심 양상은 만성적인 기분 변동성으로, 서로 구분되는 다수의 경조증 증상 기간과 우울 증상 기간을 포함한다(진단기준 A). 경조증의 증상은 경조증 삽화의 기준을 완전히 충족하기에는 빈도, 심각도, 전반성, 기간 측면에서 불충분하며, 우울증의 증상 역시 주요우울장애의 기준을 완전히 충족하기에는 빈도, 심각도, 전반성, 기간이 불충분하다. 첫 2년 동안(아동·청소년은 1년) 증상은 반드시 지속적이어야 하고(없는 날보다 있는 날이 더 많은), 증상 없는 기간이 2개월을 넘으면 안 된다(진단기준 B). 주요우울, 조증 또는 경조증 삽화의 진단기준이 충족되지 않는 경우에만 순환성장애의 진단을 내린다(진단기준 C).

만약 순환성장애 환자에서 그 뒤에(즉, 성인에서는 초기 2년 후, 아동·청소년은 초기 1년 후) 주요우울, 조증 또는 경조증 삽화가 발생한다면, 진단은 주요우울장애, 제I형 양극성장애, 달리 명시되는 또는 명시되지 않는 양극성 및 관련 장애(이전 주요우울 삽화가 없는 경조증 삽화로 하위 분류)로 각각 바뀌게 되고, 순환성장애 진단은 탈락된다.

만약 기분의 변동 양상이 조현정동장애, 조현병, 조현양상장애, 망상장애, 달리 명시되는 또는 명시되지 않는 조현병 스펙트럼 및 기타 정신병적 장애로 더 잘 설명된다면 순환성장애의 진단은 내리지 않으며(진단기준 D), 이 기분 증상은 정신병적 장애의 연관 증상으로 간주한다. 또한 기분장애는 물질(예, 남용약물, 치료약물)의 생리적 효과나 다른 의학적 상태(예, 갑상선기능항진증)로 인하지 않아야 한다(진단기준 E). 비록 어떤 환자에서는 장기 경과 동안 경조증 일부 기간에 특히 잘 기능할 수도 있지만, 기분 장해의 결과로 사회적, 직업적 또는 다른 중요한 기능 영역에서 임상적으로 현저한 고통이나 손상이 초래된다(진단기준 F). 반복적이고 종종 예측 불가능한 기분 변화의 장기적인 양상으로 인해 손상이 발생하는데, 이는 예측 불가능 및 비일관적 양상이 대인 기능 및 역할 수행(즉, 가족적 혹은 직업적 역할)에 미치는 부정적 효과와 증상 자체의 부정적 효과가 결합하여 나타난다.

유병률 Prevalence

미국과 유럽에서 순환성장애의 평생 유병률은 약 0.4~2.5%다. 기분장애 클리닉에서의 유병률은 3~5%다. 일반 인구에서 순환성장애는 남녀 비율이 동일하다. 임상에서는 순환성장애가 있는 여성이 남성보다 치료에 참여할 가능성이 더 높다.

발달 및 경과 Development and Course

순환성장애는 대개 청소년기나 성인기 초기에 시작되고, 때때로 이 장에 나오는 다른 장애의 기질적 소인을 반영하기도 한다. 순환성장애가 있는 소아청소년의 대다수는 10세 이전에 기분 증상이 시작된다. 순환성장애는 보통 서서히 발병하고 지속적인 경과를 밟는다. 순환성장애는 제I형 양극성장애나 제II형 양극성장애로 진행할 위험성이 15~50%다. 진단 전환율은 성인보다 소아청소년에서 더 높다. 지속적이고 변동적인 경조증 증상과 우울 증상이 성인기 후기에 시작될 경우에는 순환성장애 진단을 내리기 전에 다른 의학적 상태로 인한 양극성 및 관련 장애와 다른 의학적 상태(예, 다발성 경화증)로 인한 우울장애와 명확히 감별되어야 한다.

위험 및 예후 인자 Risk and Prognostic Factors

유전적, 생리적. 일반 인구와 비교하였을 때, 순환성장애가 있는 사람의 생물학적 일차 친족 사이에서 주요우울장애, 제I형 양극성장애, 제II형 양극성장애가 더 흔하다. 또한 물질관련장애의 가족 위험률도 증가할 수 있다. 일반 인구와 비교하였을 때, 제I형 양극성장애가 있는 사람의 일차 친족에서 순환성장애가 더 흔하게 나타난다.

감별진단 Differential Diagnosis

다른 의학적 상태로 인한 양극성 및 관련 장애. 다른 의학적 상태로 인한 양극성 및 관련 장애의 진단은 기분 문제가 특정한 만성적인 의학적 상태(예, 갑상선기능항진증)로 인한 생리적 효과에 의한 것이라고 판단될 때 내린다. 이러한 판단은 병력, 신체검진 또는 검사 소견에 기초하여 내려진다. 만약 경조증 및 우울 증상이 의학적 상태의 생리적 결과에 의한 것이 아니라고 판단되면, 원발성 정신질환(즉, 순환성장애)과 의학적 상태가 모두 부호화된다. 예를 들어, 기분 증상이 만성적인 의학적 상태로 인한 심리적 결과(생리적 결과가 아닌)로 생각되거나, 의학적 상태와 경조증 및 우울 증상 사이에 인과관계가 없을 경우가 이에 해당한다.

물질/치료약물로 유발된 양극성 및 관련 장애와 물질/치료약물로 유발된 우울장애. 이 장애는 기분 문제와 물질/치료약물(특히 자극제) 사이에 인과관계가 있는지에 대한 판단에 따라 순환성장애와 구별된다. 이 질환에서 순환성장애를 시사하는 잦은 기분 변화는 물질/치료약물을 중단하면 대개 호전된다.

급속 순환성 동반 제I형 양극성장애와 급속 순환성 동반 제II형 양극성장애. 두 질환은 기분 변동이 흔하고 뚜렷하다는 점에서 순환성장애와 비슷하다. 정의상, 순환성장애에서는 주요우울, 조증 또는 경조증 삽화의 진단기준이 충족되지 않아야 하는 반면, '급속 순환성 동반' 제I형 양극성장애와 제II형 양극성장애에서는 진단기준을 만족시키는 기분 삽화가 있어야 한다.

경계성 성격장애. 경계성 성격장애는 순환성장애를 시사하는 반복적이고 짧은 뚜렷한 기분 변동과 연관된다. 자해 가능성이 있는 행동이 두 질환에서 모두 보일 수 있지만, 순환성장애와 관련해서는 다른 경조증 증상의 맥락에서 일어나야 할 것이다. 경계성 성격장애의 기분 불안정이 불안, 과민성, 슬픔의 영역에서 일어나지만, 기분고양, 다행감, 활력 증가는 경계성 성격장애의 특징적인 양상이 아니다. 만약 두 질환에 대한 진단기준이 모두 충족된다면, 경계성 성격장애와 순환성장애 둘 다 진단될 수 있다.

동반이환 Comorbidity

물질관련장애 및 수면장애(즉, 수면 시작 및 유지의 어려움)가 순환성장애에 동반될 수 있다. 정신과 외래치료 중인 순환성장애 아동에서 정신과적 장애의 동반률은 파탄 행동/주의력결핍 과잉행동장애가 있는 아동보다 더 높고 제I형 및 제II형 양극성장애 아동과는 유사하다.

● 물질/치료약물로 유발된 양극성 및 관련 장애
Substance/Medication-Induced Bipolar and Related Disorder

진단기준

A. 현저하고 지속적인 기분의 장애가 임상 양상에서 우세하고, 비정상적으로 들뜨거나 의기양양하거나 과민한 기분, 비정상으로 증가된 활동 혹은 에너지가 특징적이다.
B. 병력, 신체검진 또는 검사 소견에 (1)과 (2) 둘 다의 증거가 있다.
    1. 진단기준 A의 증상이 물질 중독이나 물질 금단 동안 혹은 직후에, 또는 치료약물 노출 혹은 금단 후에 발생한다.
    2. 관련된 물질/치료약물이 진단기준 A의 증상을 일으킬 수 있다.
C. 장애가 물질/치료약물로 유발되지 않은 양극성 및 관련 장애로 더 잘 설명되지 않는다. 독립적인 양극성 및 관련 장애라는 증거로 다음 내용이 포함될 수 있다:
        증상이 물질/치료약물 사용 전에 선행한다. 급성 금단 혹은 심한 중독이 끝난 뒤에도 증상이 상당한 기간(예, 약 1개월) 지속된다. 물질/치료약물로 유발된 것이 아닌 독립적인 양극성 및 관련 장애의 존재를 시사하는 다른 증거(예, 물질/치료약물과 관련 없는 반복적 삽화의 과거력)가 있다.
D. 장애가 섬망의 경과 중에만 발생하지 않는다.
E. 장애가 사회적, 직업적 또는 다른 중요한 기능 영역에서 임상적으로 현저한 고통이나 손상을 초래한다.
주의점: 진단기준 A의 증상이 우세한 임상 양상이고 임상적으로 주목해야 할 정도로 충분히 심할 때에만 물질 중독이나 물질 금단 진단 대신에 이 진단을 내려야 한다.

부호화 시 주의점: [특정 물질/치료약물]로 유발된 양극성 및 관련 장애에 대한 ICD-10-CM 부호는 다음 표에 제시되어 있다. ICD-10-CM 부호는 동일 종류의 물질에 대한 물질사용장애의 동반이환 여부에 달려 있음에 주의하시오. 어떤 경우에도 물질사용장애의 부가적인 별도 진단은 내리지 않는다. 만약 경도의 물질사용장애가 물질로 유발된 양극성 및 관련 장애와 동반이환된다면 네 번째 자리의 글자는 '1'이고, 임상의는 물질로 유발된 양극성 및 관련 장애 앞에 '경도 [물질]사용장애'를 기록해야 한다(예, '경도 코카인사용장애, 코카인으로 유발된 양극성 및 관련 장애 동반'). 만약 중등도 또는 고도 물질사용장애가 물질로 유발된 양극성 및 관련 장애와 동반이환된다면 네 번째 자리의 글자는 '2'이고, 임상의는 동반이환하는 물질사용장애의 심각도에 따라 '중등도 [물질]사용장애 또는 고도 [물질]사용장애'를 기록해야 한다. 만약 물질사용장애의 동반이환이 없다면(예, 1회의 심한 물질 사용 후), 네 번째 자리의 글자는 '9'이며 임상의는 물질로 유발된 양극성 및 관련 장애만을 기록해야 한다.

	ICD-10-CM		
	경도 사용장애 동반	중등도 또는 고도 사용장애 동반	사용장애 미동반
알코올	F10.14	F10.24	F10.94
펜시클리딘	F16.14	F16.24	F16.94
기타 환각제	F16.14	F16.24	F16.94
진정제, 수면제 또는 항불안제	F13.14	F13.24	F13.94
암페타민류 물질(또는 기타 자극제)	F15.14	F15.24	F15.94
코카인	F14.14	F14.24	F14.94
기타(또는 미상의) 물질	F19.14	F19.24	F19.94

명시할 것('중독 시 발생'이나 '금단 시 발생' 명시자가 주어진 물질 종류에 적용되는지를 나타내는 '물질관련 및 중독 장애' 장의 〈표 1〉 참조; 혹은 '치료약물 사용 후 발병'을 명시할 것):
    중독 중 발병: 기준이 물질 중독에 맞고, 증상이 중독 동안에 발생하는 경우
    금단 중 발병: 기준이 물질 금단에 맞고, 증상이 금단 동안 혹은 금단 직후 발생하는 경우
    치료약물 사용 후 발병: 증상이 치료약물의 시작, 치료약물의 교체 또는 치료약물의 금단 중에 발생하는 경우

기록 절차 Recording Procedures

물질/치료약물로 유발된 양극성 및 관련 장애라는 명칭은 양극성 기분 증상의 원인으로 추정되는 특정 물질(예, 코카인, 덱사메타손)로 시작한다. 진단부호는 진단기준 세트에 포함된 표에서 선택하는데, 이는 약물 종류와 동반 물질사용장애의 유무에 근거한다. 어느 부류에도 적합하지 않은 물질(예, 덱사메타손)의 경우, '기타(또는 미상의) 물질'을 위한 부호가 사용되어야 한다. 물질이 원인 요소라고 판단되나 물질의 특정 부류가 미상인 경우에도 같은 부호가 사용되어야 한다.

장애라는 명칭을 기록할 때는 동반되는 물질사용장애(있다면)를 가장 먼저 나열하고, 이어서 '동반'이라는 단어와 함께 물질로 유발된 양극성 및 관련 장애를 기록한 후, 마지막으로 발병에 대한 사항(즉, 중독 중 발병, 금단 중 발병)을 명시한다. 예를 들어, 고도 코카인사용장애가 있는 사람이 중독 상태에서 발생한 과민 증상을 보이는 경우, 진단은 'F14.24 고도 코카인사용장애, 코카인으로 유발된 양극성 및 관련 장애 동반, 중독 중 발병'이다. 동반된 고도 코카인사용장애에 대한 별도의 진

단은 부여하지 않는다. 만약 물질로 유발된 양극성 및 관련 장애가 물질사용장애 동반 없이 발생한다면(예, 1회의 심한 물질 사용 후), 부수적 물질사용장애는 기록하지 않는다(예, F15.94 암페타민으로 유발된 양극성 및 관련 장애, 중독 중 발병). 한 가지 이상의 물질이 양극성 기분 증상 발생에 상당한 역할을 한 것으로 판단될 때, 각각을 별도로 나열하여야 한다(예, F15.24 고도 메틸페니데이트사용장애, 메틸페니데이트로 유발된 양극성 및 관련 장애 동반, 중독 중 발병; F19.94 덱사메타손으로 유발된 양극성 및 관련 장애, 중독 중 발병).

진단적 특징 Diagnostic Features

물질/치료약물로 유발된 양극성 및 관련 장애의 핵심 양상은 임상 양상에서 현저하고 지속적인 기분장애가 우세하다는 것인데, 비정상적으로 들뜨거나 의기양양하거나 과민한 기분, 비정상적으로 증가된 활동 혹은 에너지가 특징적이다(진단기준 A). 이 증상들은 물질의 효과(예, 남용약물, 치료약물, 혹은 독소 노출)에 의한 것으로 판단된다(진단기준 B).

진단기준을 충족시키기 위해서는 비정상적으로 들뜨거나 의기양양하거나 과민한 기분, 증가된 활동 혹은 에너지가 임상 병력, 신체검진, 혹은 검사 소견으로 확인되듯이 물질 중독이나 물질 금단 동안 혹은 직후에, 혹은 치료약물 노출 혹은 금단 후에 발생해야 한다(진단기준 B1). 그리고 관련 물질/치료약물은 비정상적으로 들뜨거나 의기양양하거나 과민한 기분, 증가된 활동 혹은 에너지를 유발할 수 있어야 한다(진단기준 B2). 게다가 비정상적으로 들뜨거나 의기양양하거나 과민한 기분, 증가된 활동 혹은 에너지는 물질/치료약물 유발성이 아닌 양극성 및 관련 장애로 더 잘 설명되지 않는다.

독립적인 양극성 및 관련 장애의 증거는 비정상적으로 들뜨거나 의기양양하거나 과민한 기분, 증가된 활동 혹은 에너지가 물질/치료약물 사용 전에 선행하고, 급성 금단 혹은 심한 중독이 끝난 뒤에도 증상이 상당 기간 지속되며(즉, 대개 1개월 이상), 물질/치료약물과 관련 없는 반복적 삽화의 과거력과 같이 물질/치료약물 유발성이 아닌 독립적인 양극성 및 관련 장애의 존재를 시사하는 다른 증거가 있다는 것이다(진단기준 C). 증상이 섬망 경과 중에만 나타날 때에는 물질/치료약물로 유발된 양극성 및 관련 장애의 진단을 내려서는 안 된다(진단기준 D). 마지막으로 진단을 위해서는 물질/치료약물로 유발된 증상이 사회적, 직업적 또는 다른 중요한 기능 영역에서 임상적으로 현저한 고통이나 손상을 초래해야 한다(진단기준 E). 진단기준 A의 증상이 우세한 임상 양상이고 임상적으로 주목해야 할 정도로 충분히 심할 때에만 물질 중독이나 물질 금단 진단 대신에 물질로 유발된 양극성 및 관련 장애로 진단 내려야 한다.

물질/치료약물로 유발된 양극성 및 관련 장애의 진단과 관련된 중요한 예외는 항우울제 사용 또는 다른 치료 후에 나타나고 치료약물의 생리적 효과가 넘어서 지속되는 경조증 혹은 조증의 경우다. 이러한 경조증 혹은 조증의 지속은 물질/치료약물로 유발된 양극성 및 관련 장애가 아니라 진짜 양극성장애의 지표로 간주된다. 유사하게, 전기경련요법으로 유발된 명확한 조증 또는 경조증 삽화가 치료의 생리적 효과를 넘어서 지속되면 물질/치료약물로 유발된 양극성 및 관련 장애가 아닌 그냥 양극성장애로 진단 내린다. 더욱이 물질/치료약물로 유발된 양극성 및 관련 증상은 이전에 양극성장애로 진단받지 않은 사람들에서 기저에 양극성장애 체질이 있음을 시사하는 것일 수 있다.

일부 항우울제와 기타 향정신성 약물의 부작용(예, 예민함, 초조)은 조증의 원발성 증상과 닮을 수 있으나, 양극성장애의 증상과는 근본적으로 구별되며 진단 근거로는 불충분하다. 즉, 조증/경조증의 진단기준 증상들은 특이성을 갖고 있고(단순 초조 증상은 목적 있는 활동에서의 과도한 관여와 동일하지 않다), 진단을 내리기 위해서는 충분한 수의 증상이 존재해야만 한다(단지 1~2개의 증상이 아니라). 특히 충분한 수의 증상 없이 1~2개의 비특이적 증상—항우울 치료 중 과민성, 예민성, 초조—만으로 양극성장애 진단을 뒷받침해서는 안 된다.

부수적 특징 Associated Features
물질/치료약물로 유발된 양극성 및 관련 장애와 전형적으로 연관되는 물질/치료약물은 펜시클리딘과 스테로이드뿐만 아니라 중추신경계 자극제 계열도 포함한다. 그러나 새로운 화합물들이 합성됨에 따라 수많은 잠재적 물질이 계속해서 나타나고 있다(예, 소위 배스솔트).

유병률 Prevalence
물질/치료약물로 유발된 조증 혹은 양극성장애 유병률에 대한 역학 데이터는 제한적이다. 물질로 유발된 양극성장애의 유병률은 그 사회의 물질 가용성과 물질 사용 수준에 달려 있다. 예를 들어, 알코올 혹은 다른 물질을 문화적으로 금지하는 국가는 물질관련장애의 유병률이 낮다.

발달 및 경과 Development and Course
펜시클리딘으로 유발된 조증의 경우, 초기 증상은 정동 증상을 동반한 섬망으로 이후 비전형적으로 보이는 조증 또는 혼재성 조증 상태가 된다. 이러한 상태는 섭취 또는 흡입한 지 재빨리, 대개 수 시간 혹은 기껏해야 수일 이내에 나타난다. 자극제로 유발된 조증이나 경조증 상태의 경우, 한 번 혹은 수차례 섭취, 주사한 지 수 분에서 1시간 만에 반응이 나타난다. 삽화는 매우 짧아 보통 1~2일이 지나면 회복된다. 스테로이드와 몇몇 면역억제제의 경우, 조증(혹은 혼재성 또는 우울 상태)은 대개 섭취 수일 후에 나타나고, 고용량일수록 양극성 증상을 일으킬 가능성이 훨씬 더 커진다.

진단적 표지자 Diagnostic Markers
진단을 확증하기 위해 물질 사용 여부는 혈액이나 소변에서 표지자를 통해 이루어질 수 있다.

감별진단 Differential Diagnosis
물질/치료약물로 유발된 양극성 및 관련 장애는 다른 양극성장애, 물질 중독, 물질 금단, 물질로 유발된 섬망, 치료약물의 부작용(앞에 언급됨)과 구별되어야 한다. 항우울 치료(예, 치료약물, 전기경련요법) 중 발생하고 치료의 생리적 효과를 넘어서는 명백한 수준으로 지속되는 조증 삽화는 제I형 양극성장애 진단을 위한 충분한 근거가 된다. 항우울 치료(예, 치료약물, 전기경련요법) 중 발생하고 치료의 생리적 효과를 넘어서는 명백한 수준으로 지속되는 경조증 삽화는 주요우울 삽화가 선행하는 경우 제II형 양극성장애 진단에 충분한 근거가 된다.

물질 중독과 물질 금단. 다행감, 과민성, 에너지 증가는 물질 중독(예, 자극제 중독) 혹은 물질 금단(예, 대마 금단)에서 나타날 수 있다. 물질—특이적 중독이나 물질—특이적 금단의 진단은 대개 증상 양상을 분류하는 데 충분할 것이다. 중독 중 발병하거나 혹은 금단 중 발병한, 물질/치료약물로 유발된 양극성 및 관련 장애의 진단은 다행감, 과민성 기분, 에너지 증가 증상들이 우세한 임상 양상이고 임상적으로 주목해야 할 정도로 충분히 심할 때에 물질 중독이나 물질 금단 진단 대신에 내려야 한다.

동반이환 Comorbidity

동반이환은 불법 물질(자극제나 펜시클리딘의 경우)을 사용하거나 처방받은 자극제를 유용하는 것과 연관된다. 스테로이드나 면역억제제와 관련된 동반이환은 이 약제들에 대한 의학적 적응증이다. 펜시클리딘을 복용하거나 스테로이드 약물, 면역억제제를 처방받은 사람들에서 조증 증상 전 혹은 조증 증상과 함께 섬망이 나타날 수 있다.

● 다른 의학적 상태로 인한 양극성 및 관련 장애
Bipolar and Related Disorder Due to Another Medical Condition

진단기준

A. 현저하고 지속적인 기분장애가 임상 양상에서 우세하고, 비정상적으로 들뜨거나 의기양양하거나 과민한 기분, 비정상으로 증가된 활동 혹은 에너지가 특징적이다.
B. 장애가 다른 의학적 상태의 직접적인 병태생리학적 결과임을 지지하는 병력, 신체검진 또는 검사 소견이 있다.
C. 장애가 다른 정신질환으로 더 잘 설명되지 않는다.
D. 장애가 섬망의 경과 중에만 발생되지는 않는다.
E. 장애가 사회적, 직업적 또는 다른 중요한 기능 영역에서 임상적으로 현저한 고통이나 손상을 초래하거나, 또는 자ㆍ타해 예방을 위해 입원을 필요로 하거나, 또는 정신병적 양상이 있다.

부호화 시 주의점: ICD-10-CM 부호는 명시자에 따른다(다음을 참조).
다음의 경우 명시할 것:
　F06.33 조증 양상 동반: 조증이나 경조증 삽화의 진단기준을 완전히 충족하지 않는다.
　F06.33 조증 또는 경조증 유사 삽화 동반: 조증 삽화 기준 중 진단기준 D 또는 경조증 삽화 기준 중 진단기준 F를 제외한 진단기준을 모두 충족한다.
　F06.34 혼재성 양상 동반: 우울 증상도 보이나 임상 양상에서 우세하지 않다.
부호화 시 주의점: 정신질환의 진단명에 기타 의학적 상태의 구체적인 진단명을 포함시킨다(예, F06.33 갑상선기능항진증으로 인한 양극성장애, 조증 양상 동반). 기타 의학적 상태에 대한 진단명은 양극성 및 관련 장애 바로 앞에

분리된 진단부호로 나열해야 한다(예, E05.90 갑상선기능항진증; F06.33 갑상선기능항진증으로 인한 양극성장애, 조증 양상 동반).

진단적 특징 Diagnostic Features

다른 의학적 상태로 인한 양극성 및 관련 장애의 필수적인 특성은 비정상적으로 들뜨거나, 의기양양하거나 과민한 기분, 그리고 비정상적으로 증가된 활동이나 에너지가 우세한 임상 양상으로 뚜렷하고 지속적인 기간의 존재인데(진단기준 A), 이 특성은 다른 의학적 상태에 기인한다(진단기준 B). 대부분의 경우 조증 또는 경조증 양상은 의학적 상태의 초기 동안에 나타난다(즉, 1개월 이내). 그러나 예외적으로, 특히 만성적인 의학적 상태에서는 병의 경과가 악화되거나 재발하면서 조증이나 경조증의 출현을 예측할 수도 있다. 다른 의학적 상태로 인한 양극성 및 관련 장애는 조증이나 경조증이 의학적 상태에 명확히 선행하여 발생하였을 경우에는 진단할 수 없으며, 이러한 경우 적절한 진단은 양극성장애이기 때문이다(모든 선행하는 조증 혹은 경조증 삽화들이—또는 한 삽화만 발생했을 때 선행하는 조증 혹은 경조증 삽화—물질/치료약물 섭취와 연관되는 드문 경우는 예외). 다른 의학적 상태로 인한 양극성 및 관련 장애는 섬망의 경과 중에는 진단해서는 안 된다(진단기준 D). 다른 의학적 상태로 인한 양극성 및 관련 장애를 진단 내리기 위해서는 조증 또는 경조증 삽화가 사회적, 직업적 또는 다른 중요한 기능 영역에서 임상적으로 현저한 고통이나 손상을 초래해야만 한다(진단기준 E).

부수적 특징 Associated Features

조증을 유발할 수 있는 의학적 상태에 대해서는 완전히 밝혀지지 않아, 임상의의 최선의 판단이 진단의 핵심이다. 양극성 조증 또는 경조증을 일으킬 수 있는 현재까지 잘 알려진 의학적 상태 중에는 뇌졸중과 외상성 뇌손상뿐만 아니라 쿠싱병과 다발성 경화증이 있다. N-메틸-D-아스파르트산 (N-methyl-D-aspartate: NMDA) 수용체에 대한 항체가 조증이나 혼재성 기분 및 정신병적 증상과 연관된다. 그 사례들에서 원인이 되는 의학적 상태가 항NMDA수용체 뇌염이다.

발달 및 경과 Development and Course

다른 의학적 상태로 인한 양극성 및 관련 장애는 대개 연관된 의학적 상태의 시작 첫 수 주 또는 1개월 이내에 급성 또는 아급성으로 발병한다. 그러나 항상 그렇지는 않은 것이, 연관된 의학적 상태의 악화 또는 재발이 조증 또는 경조증 시작에 선행하기도 한다. 이 상황에서 임상의는 인과관계의 타당성과 시간 순서에 근거하여 이 의학적 상태가 원인이 되는지 임상적 판단을 내려야 한다. 특히 조증/경조증 증상의 치료가 효과적이라면 의학적 상태가 관해되기 전이나 관해된 직후에 증상이 호전될 수 있다.

문화와 관련된 진단적 쟁점 Culture-Related Diagnostic Issues

문화에 따른 차이는 증거가 있는 한, 의학적 상태와 연관된 문제와 어느 정도 관련이 된다(예, 다발성 경화증과 뇌졸중의 발생률은 식이 요인, 유전적 요인, 기타 환경적 요인에 따라 전 세계적으로 다르다).

성 및 젠더와 관련된 진단적 쟁점 Sex- and Gender-Related Diagnostic Issues

젠더에 따른 차이도 의학적 상태와 연관된 문제와 관련이 된다(예, 여성에서 전신성홍반성낭창이 더 흔하다. 뇌졸중은 여성보다 중년 남성에서 약간 더 흔하다).

진단적 표지자 Diagnostic Markers

진단적 표지자는 의학적 상태와 연관된 장애와도 관련이 있다(예, 조증 또는 우울증과 연관이 있는 쿠싱병 진단을 확실히 하는 데 혈액 또는 소변의 스테로이드 농도가 도움이 된다. 검사실 검사를 통해 다발성 경화증을 확진할 수 있다).

다른 의학적 상태로 인한 양극성 및 관련 장애의 기능적 결과
Functional Consequences of Bipolar and Related Disorder Due to Another Medical Condition

다른 의학적 상태로 인한 양극성 및 관련 장애의 기능적 결과는 의학적 상태로 인한 손상을 악화시킬 수 있으며, 의학적 치료에 방해가 되어 더 나쁜 결과를 초래할 수 있다.

감별진단 Differential Diagnosis

섬망과 주요 혹은 경도 신경인지장애. 기분 이상이 섬망 경과 중에만 일어난다면 다른 의학적 상태로 인한 양극성 및 관련 장애의 부가 진단은 내리지 않는다. 그러나 기분 이상이 신경인지장애를 일으키는 병태 과정의 생리적 결과로 판단된다면, 그리고 과민성 또는 들뜬 기분 증상이 두드러진 임상 양상 부분이라면 주요 혹은 경도 신경인지장애 진단에 덧붙여 다른 의학적 상태로 인한 양극성 및 관련 장애를 진단할 수 있다.

긴장증 및 급성 불안 증상. 흥분성 긴장증 증상 및 급성 불안 상태와 관련된 초조로부터 조증 증상을 감별하는 것이 중요하다.

치료약물로 유발된 우울 또는 조증 증상. 감별진단을 위한 중요한 관찰은 기타 의학적 상태를 치료할 수 있는 치료약물(예, 스테로이드 또는 알파-인터페론)이 우울 또는 조증 증상을 유발할 수 있다는 것이다. 이 경우들에서, 2가지 원인 요인(즉, 의학적 상태와의 연관성 대 물질/치료약물로 유발된 증후군) 가운데 가장 가능성이 높거나 가장 중요한 것을 구분하는 최선의 방법이 수중에 있는 모든 증거를 활용한 임상적 판단이다. 연관된 의학적 상태에 대한 감별진단이 유의미하기는 하겠지만, 현 매뉴얼의 영역을 넘어서는 내용이다.

동반이환 Comorbidity

다른 의학적 상태로 인한 양극성 및 관련 장애에 동반이환되는 질환 역시 병인이 되는 의학적 상태와 관련 있는 질환들이다. 쿠싱병 환자에서 섬망은 조증 증상의 발생 전 또는 발생과 함께 일어날 수 있다.

● 달리 명시되는 양극성 및 관련 장애
Other Specified Bipolar and Related Disorder

F31.89

이 범주는 사회적, 직업적 또는 다른 중요한 기능 영역에서 임상적으로 현저한 고통이나 손상을 초래하는 양극성 및 관련 장애의 특징적인 증상들이 두드러지지만, 양극성 및 관련 장애의 진단분류에 속한 장애 중 어느 것에도 완전한 기준을 만족하지 않는 발현 징후들에 적용된다. 달리 명시되는 양극성 및 관련 장애 범주는 발현 징후가 어떤 특정 양극성 및 관련 장애의 기준에 맞지 않는 특정한 이유를 소통하기 위해 임상의가 선택한 상황들에서 사용된다. 이는 '달리 명시되는 양극성 및 관련 장애'를 기록하고, 이어서 특정한 이유(예, '단기 순환성장애')를 기록한다.

'달리 명시되는'이라는 지정 문구를 사용해 분류될 수 있는 발현 징후들의 예는 다음과 같다.

1. **단기 경조증 삽화(2~3일)와 주요우울 삽화**: 발현 징후가 조증 또는 경조증 삽화의 완전한 기준을 만족시킨 적은 없지만 경조증 삽화의 증상 기준은 만족하고 2~3일만 지속하는 단기간의 경조증을 2회 이상 경험한 사람에서 일생 동안 1회 이상의 주요우울 삽화의 과거력이 있는 경우. 경조증 삽화는 주요우울 삽화와 시간적으로 겹치지 않아 혼재성 양상 동반 주요우울 삽화에 대한 기준을 충족하지 않는다.

2. **불충분한 증상이 동반된 경조증 삽화와 주요우울 삽화**: 조증 또는 경조증 삽화의 완전한 진단기준을 충족시킨 적은 없지만 완전한 증상 기준을 충족시키지 않는(즉, 고양된 기분과 1~2가지의 경조증 삽화 증상, 또는 과민한 기분과 2~3가지의 경조증 삽화 증상이 최소 4일 연속 나타난 경우) 1회 이상의 경조증 삽화를 경험한 개인에서 일생 동안 한 번 이상 주요우울 삽화가 있었을 경우. 경조증 삽화는 시간적으로 주요우울 삽화와 겹치지 않아 주요우울 삽화, 혼재성 양상 동반에 대한 기준을 충족하지 않는다.

3. **주요우울 삽화의 과거력이 없는 경조증 삽화**: 주요우울 삽화나 조증 삽화의 완전한 진단기준을 만족시킨 적이 없었던 개인에서 한 번 이상의 경조증 삽화가 나타난 경우

4. **단기 순환성장애(24개월 미만)**: 주요우울, 조증 또는 경조증 삽화의 진단기준을 충족한 적이 없고 어떤 정신병적 장애의 기준도 충족하지 않는 개인에서, 24개월 이내로 지속되고(아동이나 청소년의 경우 12개월 미만), 경조증 삽화 진단기준을 만족하지 않는 경조증 증상이 있는 삽화와 주요우울 삽화의 기준을 만족하지 않는 우울 증상이 있는 삽화가 각각 다수 있는 경우. 질병 경과 동안 경조증 혹은 우울 증상은 수일 이상 지속되며, 무증상 기간이 한 번에 2개월을 넘지 않고, 증상이 임상적으로 현저한 고통이나 손상을 초래한다.

5. 조현병, 조현양상장애, 망상장애, 혹은 달리 명시되는, 그리고 명시되지 않는 조현병 스펙트럼 및 기타 정신병적 장애에 **중첩된 조증 삽화. 주의점**: 조현정동장애의 일부인 조증 삽화는 달리 명시되는 양극성 및 관련 장애를 부가적으로 진단 내리지는 않는다.

● 명시되지 않는 양극성 및 관련 장애
Unspecified Bipolar and Related Disorder

F31.9

이 범주는 사회적, 직업적 또는 다른 중요한 기능 영역에서 임상적으로 현저한 고통이나 손상을 초래하는 양극성 및 관련 장애의 특징적인 증상들이 두드러지지만, 양극성 및 관련 장애의 진단분류에 속한 장애 중 어느 것에도 완전한 기준을 만족하지 않는 발현 징후들에 적용된다. 명시되지 않는 양극성 및 관련 장애 범주는 기준이 특정 양극성 및 관련 장애에 맞지 않은 이유를 명시할 수 없다고 임상의가 선택한 상황들에서 사용되며, 좀 더 특정한 진단을 내리기에는 정보가 불충분한(예, 응급실 상황에서) 발현 징후들을 포함한다.

● 명시되지 않는 기분장애
Unspecified Mood Disorder

F39

이 범주는 사회적, 직업적 또는 다른 중요한 기능 영역에서 임상적으로 현저한 고통이나 손상을 초래하는 기분장애의 특징적인 증상들이 두드러지지만, 평가 시점에서 양극성장애 또는 우울장애 진단분류에 속한 장애 중 어느 것에도 완전한 기준을 만족하지 않으면서, 명시되지 않는 양극성 및 관련 장애와 명시되지 않는 우울장애 사이에서 선택이 어려운(예, 급성 초조) 발현 징후들에 적용된다.

● 양극성 및 관련 장애의 명시자
Specifiers for Bipolar and Related Disorders

다음의 경우 명시할 것:
　불안증 동반: 제I형 양극성장애에서 현재 조증, 경조증 혹은 주요우울 삽화(또는 제I형 양극성장애가 부분 혹은 완전 관해라면 가장 최근 삽화)의 대부분의 기간 동안; 혹은 제II형 양극성장애에서 현재 경조증 혹은 주요우울 삽화(또는 제II형 양극성장애가 부분 혹은 완전 관해라면 가장 최근 삽화)의 대부분의 기간 동안; 혹은 순환성장애에서 대부분의 증상 기간 동안, 다음 중 최소 2개 증상이 존재:
　1. 예민해지거나 긴장되는 느낌
　2. 매우 안절부절못함
　3. 염려로 인해 집중하기 어려움
　4. 무언가 끔찍한 일이 벌어질 것이라는 두려움
　5. 자신에 대한 통제력을 잃을 것 같은 느낌
　　현재의 심각도를 명시할 것:
　　　경도: 2가지 증상
　　　중등도: 3가지 증상
　　　중등도-고도: 4가지 또는 5가지 증상

고도: 운동성 초조를 동반한 4가지 또는 5가지 증상

주의점: 일차 진료와 특수 정신건강진료에서 불안증은 양극성장애 및 주요우울장애 모두의 중요한 양상으로 알려져 있다. 높은 수준의 불안은 높은 자살 위험도, 긴 이환 기간, 치료 무반응의 높은 가능성과 연관이 있었다. 따라서 치료 계획 수립과 치료 반응의 추적 관찰을 위하여 불안증의 유무와 심각도를 정확하게 명시하는 것이 임상적으로 유용하다.

혼재성 양상 동반: 혼재성 양상 명시자는 제Ⅰ형 양극성장애에서 현재 조증, 경조증 혹은 주요우울 삽화(또는 제Ⅰ형 양극성장애가 부분 혹은 완전 관해라면 가장 최근 삽화)나 제Ⅱ형 양극성장애에서 현재 경조증 혹은 주요우울 삽화(또는 제Ⅱ형 양극성장애가 부분 혹은 완전 관해라면 가장 최근 삽화)에 적용할 수 있다.

조증 또는 경조증 삽화, 혼재성 양상 동반:

A. 조증 또는 경조증 삽화의 진단기준을 만족시키고, 다음 중 최소 3가지의 증상이 현재 또는 가장 최근 조증 또는 경조증 삽화의 대부분의 시간 동안 나타난다.

  1. 주관적 보고(예, 슬프거나 공허하다고 느끼는)나 타인에 의한 관찰(예, 울먹이는 것으로 보이는)로 보여 주는 현저한 불쾌감 또는 우울한 기분

  2. 모든 또는 거의 모든 일상 활동에 대한 흥미나 즐거움의 감소(주관적 설명 혹은 타인에 의한 관찰로 나타나는)

  3. 거의 매일 나타나는 정신운동지연(타인에 의해 관찰되는; 단지 주관적으로 느려진 느낌이 아닌)

  4. 피로나 활력의 상실

  5. 무가치감 또는 과도하거나 부적절한 죄책감(단지 병이 있다는 데 대한 자책이나 죄책감이 아닌)

  6. 죽음에 대한 반복적인 생각(단지 죽음에 대한 두려움이 아닌)이나, 특정한 계획 없이 반복되는 자살 사고, 구체적인 자살 계획, 또는 자살 시도

B. 혼재성 증상은 타인에 의해 관찰 가능하고 평소의 행동과는 다르다.

C. 조증과 우울증 모두 동시에 완전 삽화 진단기준을 충족하는 환자에 대해서는 조증에 의한 현저한 손상과 임상적 심각도 때문에 '조증 삽화, 혼재성 양상 동반'으로 진단 내려야 한다.

D. 혼재성 증상은 물질(예, 남용약물, 치료약물, 기타 치료)의 생리적 효과로 인한 것이 아니다.

우울 삽화, 혼재성 양상 동반:

A. 우울 삽화의 진단기준을 만족시키고, 다음 중 최소 3가지의 조증/경조증 증상이 현재 또는 가장 최근 우울 삽화의 대부분의 시간 동안 나타난다.

  1. 들뜬, 의기양양한 기분

  2. 부풀려진 자존감 또는 과대성

  3. 평소보다 말이 더 많아지거나 계속 말을 하려는 압박

  4. 사고의 비약 또는 사고가 질주하는 주관적인 경험

  5. 활력 또는 목표 지향적 활동의 증가(직장이나 학교에서의 사회적 활동, 또는 성적 활동)

  6. 고통스러운 결과를 초래할 가능성이 높은 활동에 증가된 혹은 지나친 몰두(예, 흥청망청 쇼핑하기, 무분별한 성행위 또는 어리석은 사업 투자에 관여)

  7. 수면에 대한 욕구 감소(예, 평소보다 적게 수면을 취하고도 피로를 회복했다고 느끼는; 불면과 구별이 필요)

B. 혼재성 증상은 타인에 의해 관찰되고, 그 사람의 평소 행동과는 다르다.

C. 조증과 우울증 모두 동시에 삽화 진단기준을 완전히 충족하는 환자에 대해서는 '조증 삽화, 혼재성 양상 동반'으로 진단 내려야 한다.

D. 혼재성 증상은 물질(예, 남용약물, 치료약물, 또는 기타 치료)의 생리적 효과로 인한 것이 아니다.

주의점: 주요우울 삽화와 연관된 혼재성 양상은 제Ⅰ형 또는 제Ⅱ형 양극성장애 발생의 중요한 위험 요인으로 밝혀졌다. 그러므로 치료 계획 수립과 치료 반응의 추적 관찰을 위하여 이 명시자의 존재를 언급하는 것이 임상적으로 유용하다.

급속 순환성 동반: 제I형 양극성장애에서 조증, 경조증, 주요우울 삽화의 진단기준을, 혹은 제II형 양극성장애에서 경조증, 주요우울 삽화의 진단기준을 만족시키는 기분 삽화가 지난 12개월간 최소 4회 존재한다.

　　주의점: 삽화는 최소 2개월의 부분 혹은 완전 관해나 반대 극성 삽화로의 전환(예, 주요우울 삽화에서 조증 삽화로)에 의해 구분된다.

　　주의점: 급속 순환성 양극성장애의 핵심 양상은 지난 12개월 동안 적어도 4회의 기분 삽화 발생이다. 이 삽화들은 어떤 조합이나 순서든 일어날 수 있다. 삽화들은 주요우울, 조증 또는 경조증 삽화에서 기간과 증상 수에 대한 진단기준을 모두 만족시켜야 하고, 완전 관해의 기간 또는 반대 극성 삽화로의 전환으로 구분되어야 한다. 조증과 경조증 삽화는 동일한 극성에 있다고 간주한다. 삽화들이 더 빈번하게 일어난다는 사실을 제외하고서는, 급속 순환성 양상을 보이는 삽화들은 비급속 순환성 양상에서 보이는 삽화들과 다르지 않다. 급속 순환성 양상을 정의할 때 반영되는 기분 삽화는 물질(예, 코카인, 코르티코스테로이드) 또는 다른 의학적 상태에 의해 직접적으로 발생한 삽화들은 제외한다.

멜랑콜리아 양상 동반:

A. 다음 중 한 가지가 현재 주요우울 삽화(혹은 제I형 또는 제II형 양극성장애가 현재 부분 또는 완전 관해에 있으면 가장 최근 주요우울 삽화)의 가장 심한 기간 동안에 나타난다.

　1. 모든 또는 거의 모든 활동에서 즐거움의 상실

　2. 일반적으로 즐거운 자극에 대한 반응의 결여(좋은 일이 있어났을 때, 일시적으로라도 기분이 더 좋아지지 않는다)

B. 다음 중 3가지(또는 그 이상):

　1. 극심한 낙담, 절망, 그리고/또는 침울함, 혹은 소위 공허감을 특징적으로 보이는 질적으로 뚜렷한 우울 기분

　2. 아침에 규칙적으로 더 심해지는 우울

　3. 이른 아침에 깸(즉, 평상시 깨는 시간보다 적어도 2시간 일찍)

　4. 현저한 정신운동 초조 또는 지연

　5. 뚜렷한 식욕 부진이나 체중 감소

　6. 과도하거나 부적절한 죄책감

　　주의점: '멜랑콜리아 양상 동반' 명시자는 이 양상이 삽화의 가장 심한 단계에서 나타날 때 적용된다. 즐거움을 느낄 수 있는 능력이 단순히 감소되는 것이 아니라 거의 완전히 상실된다. 기분 반응성의 결여를 평가하기 위한 한 가지 지침은 정말 바라던 일이 생겨도 두드러지게 기분이 좋아지지 않는다는 것이다. 또한 기분이 전혀 좋아지지 않거나, 부분적으로만 좋아진다(예, 한 번에 수 분 동안만 평소의 20~40%까지). '멜랑콜리아 양상 동반' 명시자의 특징인 '질적으로 뚜렷한' 기분은 멜랑콜리아가 아닌 우울 삽화 동안 경험되는 기분과는 질적으로 다르다. 우울한 기분이 단지 좀 더 심하고, 오래 지속되거나, 이유 없이 나타난다고 해서 질적으로 뚜렷하다고 하지는 않는다. 정신운동의 변화가 거의 항상 있으며, 타인에 의해서 관찰 가능하다.

　　　멜랑콜리아 양상은 동일인에서 삽화 때마다 반복하여 나타나는 경향이 조금 보인다. 이 양상들은 외래 환자와는 대조적으로 입원 환자들에서 더 빈번하고; 경도의 주요우울 삽화보다 고도의 주요우울 삽화에서 발생할 가능성이 더 높으며; 정신병적 양상을 수반한 사람에서 더 많이 발생한다.

비전형적 양상 동반: 이 명시자는 현재 주요우울 삽화(혹은 제I형 또는 제II형 양극성장애가 현재 부분 또는 완전 관해에 있으면 가장 최근 주요우울 삽화)의 대부분 시간 동안 이 양상이 두드러질 때 적용할 수 있다.

A. 기분 반응성(즉, 실제 또는 잠재적인 긍정 사건에 반응하여 기분이 좋아진다)

B. 다음 양상 중 2가지(또는 그 이상):

　1. 뚜렷한 체중 증가 또는 식욕 증가

　2. 수면과다

　3. 연마비(즉, 팔 또는 다리가 납같이 무거운 느낌)

　4. 유의미한 사회적 또는 직업적 손상을 초래하는 오랜 양상의 대인관계 거절 민감성(기분 삽화에 국한되지 않는)

C. 동일한 삽화 동안에 '멜랑콜리아 양상 동반' 또는 '긴장증 동반'을 충족하지 않는다.

  주의점: '비전형적 우울증'은 역사적 의미가 있으며(즉, 우울증 진단이 외래 환자에서 드물고 청소년이나 초기 성인에서 거의 없었던 시절에는 표준이었던 전형적인 초조성의 '내인성' 우울과 대비되는 비전형적 우울), 오늘날에는 용어의 의미처럼 드물거나 특이한 임상 양상을 뜻하지는 않는다.

  기분 반응성은 긍정적인 사건들(예, 자녀들의 방문, 타인의 칭찬)이 있을 때 기분이 좋아질 수 있는 능력이다. 외부 환경이 호의적이면 장기간 보통 기분(슬프지 않은)이 유지되기도 한다. 식욕 증가가 음식 섭취의 현저한 증가나 체중 증가로 나타나기도 한다. 수면과다에는 최소 하루 총 10시간 수면(혹은 우울하지 않을 때보다 적어도 2시간 이상 많은)이 되는 장기간의 밤잠이나 낮잠이 포함된다. 연마비는 보통 팔이나 다리가 무겁고 둔하며 짓눌리는 느낌으로 정의된다. 이 느낌은 일반적으로 최소 하루 1시간 동안 존재하지만 가끔은 한 번에 수 시간 동안 지속되기도 한다. 다른 비전형적 양상들과는 달리, 인지된 대인관계 거절에 대한 병적 민감성은 조기 발생하여 성인기 대부분에 걸쳐 지속되는 특성이다. 거절 민감성은 우울 기간에 악화될 수 있지만, 우울할 때나 우울하지 않을 때 모두에서 나타난다.

정신병적 양상 동반: 제I형 양극성장애의 현재 조증 혹은 주요우울 삽화(또는 제I형 양극성장애가 현재 부분 혹은 완전 관해라면 가장 최근 조증 혹은 주요우울 삽화)나 제II형 양극성장애의 현재 주요우울 삽화(또는 제II형 양극성장애가 현재 부분 혹은 완전 관해라면 가장 최근 주요우울 삽화)에서 어느 때라도 망상이나 환각이 존재한다. 정신병적 양상이 존재하면, 기분과 일치하는지 기분과 일치하지 않는지 명시할 것

  현재 혹은 가장 최근 조증 삽화에 적용할 때(제I형 양극성장애에서):

  기분과 일치하는 정신병적 양상 동반: 모든 망상과 환각의 내용은 과대성, 무취약성 등 전형적인 조증 주제와 일관되지만, 특히 자신의 능력이나 성취 등에 대한 타인의 의혹과 관련하여 의심이나 편집증적인 주제를 포함하기도 한다.

  기분과 일치하지 않는 정신병적 양상 동반: 망상과 환각의 내용이 상술한 전형적인 조증 주제와 관련되지 않거나, 그 내용은 기분과 일치하는 주제와 일치하지 않는 주제가 섞여 있다.

  현재 혹은 가장 최근 주요우울 삽화에 적용할 때(제I형 혹은 제II형 양극성장애에서):

  기분과 일치하는 정신병적 양상 동반: 모든 망상과 환각의 내용이 개인적 부족감, 죄책감, 질병, 죽음, 허무주의 또는 응당한 처벌 같은 전형적인 우울 주제와 일치한다.

  기분과 일치하지 않는 정신병적 양상 동반: 망상과 환각의 내용이 개인적 부족감, 죄책감, 질병, 죽음, 허무주의 또는 응당한 처벌 같은 전형적인 우울 주제를 포함하지 않거나, 그 내용이 기분과 일치하는 주제와 일치하지 않는 주제가 섞여 있다.

긴장증 동반: 이 명시자는 삽화 대부분의 기간에 긴장성 양상이 존재하면, 제I형 양극성장애에서 현재 조증 혹은 주요우울 삽화(또는 제I형 양극성장애가 현재 부분 혹은 완전 관해라면 가장 최근 조증 혹은 주요우울 삽화)나 제II형 양극성장애에서 현재 주요우울 삽화(또는 제II형 양극성장애가 현재 부분 혹은 완전 관해라면 가장 최근 주요우울 삽화)에 적용된다. '조현병 스펙트럼 및 기타 정신병적 장애' 장에서 정신질환과 연관된 긴장증의 진단기준을 참조하시오.

주산기 발병 동반: 이 명시자는 기분 증상이 임신 중 또는 분만 후 4주 이내에 발병하면, 제I형 양극성장애에서 현재 조증, 경조증 혹은 주요우울 삽화(또는 제I형 양극성장애가 현재 부분 혹은 완전 관해라면 가장 최근 조증, 경조증 혹은 주요우울 삽화)나 제II형 양극성장애에서 현재 경조증 혹은 주요우울 삽화(또는 제II형 양극성장애가 현재 부분 혹은 완전 관해라면 가장 최근 경조증 혹은 주요우울 삽화)에 적용된다.

  주의점: 기분 삽화는 임신 중 또는 출산 후에 발병할 수 있다. 산후 주요우울 삽화의 50%는 분만 이전에 시작한다. 그래서 이 삽화들을 일괄하여 주산기 삽화로 부른다.

  수정과 출산 사이에서 여성의 약 9%는 주요우울 삽화를 경험한다. 출산과 산후 12개월 사이에 발생하는 주요우울 삽화의 최적 추정유병률은 7% 조금 못 미친다.

    주산기 발병 기분 삽화는 정신병적 양상이 동반될 수도 있고 되지 않을 수도 있다. 영아 살해(드물게 발생)는 영아를 살해하라고 명령하는 환청이나 영아에게 악령이 씌었다는 망상을 특징으로 하는 산후 정신병적 삽화

와 가장 흔히 연관된다. 그러나 그러한 특정 망상이나 환각이 없는 고도의 산후 기분 삽화에서도 정신병적 증상이 또한 일어날 수 있다.

정신병적 양상이 동반된 산후 기분(주요우울 또는 조증) 삽화는 500~1,000분만 건당 1건의 비율로 나타나고, 초산부에서 더 흔하다. 정신병적 양상이 있는 산후 삽화의 위험률은 과거에 산후 정신병적 기분 삽화를 경험한 여성들에서 특히 증가하지만, 우울 혹은 양극성 장애(특히 제I형 양극성장애)의 과거력이 있는 경우와 양극성장애의 가족력이 있는 경우에도 위험률이 올라간다.

한 여성에게 정신병적 양상이 동반된 산후 삽화가 있다면, 다음 분만 시의 재발 위험도는 30~50%다. 산후 삽화는 산후기에 발생하는 섬망과 감별되어야 하며, 이는 인식이나 주의력이 변동되는 수준으로 구별된다.

주산기 발병 우울장애는 훨씬 더 흔한 '머터니티 블루(maternity blue)'나 비전문적 용어인 '베이비 블루(baby blues)'와 구별해야 한다. 머터니티 블루는 정신질환으로 보지 않으며 기분의 급격한 변화(예, 우울이 없는 상태에서 갑작스레 눈물을 흘리는 모습)가 특징적인데, 이는 기능 손상을 일으키지 않고 분만 후에 일어나는 생리적 변화에 기인하는 것 같다. 이것은 일시적이고 제한적이며, 치료할 필요 없이 전형적으로 빠르게 호전된다(1주 이내). 머터니티 블루의 기타 증상으로는 수면 문제와 분만 후에 짧게 나타날 수 있는 정신 혼동이 있다.

주산기 여성은 우울 증상을 일으킬 수 있는 갑상선 이상과 다른 의학적 상태 때문에 우울장애의 위험률이 더 높다. 우울 증상이 주산기와 관련되는 다른 의학적 상태 때문이라고 판단되면 주산기 발병의 주요우울 삽화 대신에 다른 의학적 상태로 인한 우울장애로 진단 내려야 한다.

계절성 양상 동반: 이 명시자는 기분 삽화의 생활 양상에 적용된다. 필수 증상은 적어도 한 가지 삽화(즉, 조증, 경조증 또는 우울증)가 주기적인 계절성 양상을 보이는 것이다. 다른 유형의 삽화는 이 양상을 따르지 않을 수도 있다. 예를 들어, 어떤 사람은 계절성 조증을 경험하더라도, 우울증은 해마다 특정 시기에 주기적으로 나타나지 않는다.

A. 제I형 양극성장애나 제II형 양극성장애에서 조증, 경조증 또는 주요우울 삽화의 발생과 그해의 특별한 기간(예, 가을 또는 겨울) 사이에 규칙적인 시간 관계가 있다.

주의점: 계절과 관련되는 정신사회적 스트레스(예, 겨울마다 정기적으로 실직하는)의 명백한 영향이 있는 경우는 포함되지 않는다.

B. 완전 관해(또는 주요우울에서 조증이나 경조증으로의 변화 혹은 정반대 방향)가 그해의 특징적인 시간에 일어난다(예, 우울증이 봄에 사라진다).

C. 지난 2년 동안, 앞에서 정의한 바와 같이 조증, 경조증 또는 주요우울 삽화가 시간적인 계절성 관계를 보여 주고, 2년 동안 그 극성의 삽화가 비계절성으로 나타나는 경우는 없다.

D. 계절성 조증, 경조증 또는 우울증(앞에서 기술했듯이)은 일생 동안 발생한 비계절성 조증, 경조증 또는 우울증보다 그 수가 상당히 더 많다.

주의점: '계절성 양상 동반' 명시자는 제I형과 제II형 양극성장애의 주요우울 삽화 양상, 제I형 양극성장애의 조증 삽화와 경조증 삽화 양상, 제II형 양극성장애의 경조증 삽화 양상에 적용된다. 핵심 증상은 그해의 특징적인 시기에 주요우울, 조증 또는 경조증 삽화가 발병하고 관해되는 것이다. 대부분의 경우에서 계절성 주요우울 삽화는 가을이나 겨울에 시작하여 봄에 관해된다. 덜 흔하게는 여름에 재발하는 우울 삽화도 있다. 이러한 삽화의 시작과 회복 양상이 어떠한 비계절성 삽화 없이 최소 2년 동안 일어나야 한다. 게다가 계절성 우울, 조증 또는 경조증 삽화는 일생 동안 발생한 비계절성 우울, 조증 또는 경조증 삽화보다 그 수가 상당히 더 많아야 한다.

이 명시자는 그 양상이 계절적으로 연결된 정신사회적 스트레스(예, 계절에 따른 실직 혹은 학교 일정)로 더 잘 설명되는 상황에는 적용되지 않는다. 주요우울 삽화의 계절성 양상이 재발성 주요우울장애에서 더 흔한지, 아니면 양극성장애에서 더 흔한지는 불분명하다. 그러나 양극성장애군 내에서는 주요우울 삽화의 계절성 양상이 제I형 양극성장애보다 제II형 양극성장애에서 더 흔해 보인다. 일부에서는 조증이나 경조증 삽화의 발생이 특정 계절과 관련되어, 봄부터 여름까지 조증이나 경조증의 계절성이 최고조에 이른다.

겨울형의 계절성 양상은 위도 및 연령, 성에 따라 그 유병률이 다양하다. 고위도에 거주할수록 유병률이 증가한다. 연령 또한 계절성의 강한 예측인자로서, 젊은 사람일수록 겨울 우울 삽화의 위험도가 더 높다.

다음의 경우 명시할 것:

부분 관해 상태: 직전 조증, 경조증 또는 주요우울 삽화의 증상이 나타나지만 진단기준이 완전히 충족되지 않거나, 그 삽화가 끝난 뒤 조증, 경조증 또는 주요우울 삽화의 어떤 유의한 증상도 없는 기간이 2개월 미만 지속된다.

완전 관해 상태: 과거 2개월 동안 장애의 어떠한 유의한 징후나 증상이 없었다.

조증 삽화의 현재 심각도를 명시할 것:

심각도는 기준 증상의 개수, 해당 증상의 심각도, 기능적 장애의 정도에 근거한다.

경도: 최소한의 증상 기준이 조증 삽화 진단을 충족한다.

중등도: 매우 유의미한 활동 증가 혹은 판단 손상

고도: 자신 또는 타인에 대한 신체적 위해를 방지하기 위해 거의 지속적인 감독이 필요하다.

주요우울 삽화의 현재 심각도를 명시할 것:

심각도는 기준 증상의 개수, 해당 증상의 심각도, 기능적 장애의 정도에 근거한다.

경도: 진단을 내리는 데 필요한 기준을 초과하는 최소한의 증상만 있으며, 증상의 강도가 고통스러우나 감당할 수 있고, 증상이 사회적 또는 직업적 기능에서 가벼운 손상을 야기한다.

중등도: 증상의 개수, 증상의 강도, 기능적 손상이 '경도'와 '고도' 사이에 있다.

고도: 증상의 개수가 진단을 내리는 데 필요한 기준을 상당히 초과하고, 증상의 정도가 매우 고통스럽고 감당할 수 없으며, 증상이 사회적 · 직업적 기능을 현저하게 방해한다.

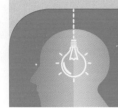

우울장애
Depressive Disorders

우울장애는 파괴적 기분조절부전장애, 주요우울장애(주요우울 삽화 포함), 지속성 우울장애, 월경전불쾌감장애, 물질/치료약물로 유발된 우울장애, 다른 의학적 상태로 인한 우울장애, 달리 명시되는 우울장애, 명시되지 않는 우울장애를 포함한다. 이 모든 질환의 공통되는 특징은 슬프거나 공허하거나 과민한 기분의 존재로서, 개인의 기능 수행 능력에 유의미한 영향을 미치는 관련 변화들이 동반된다는 것이다(예, 주요우울장애와 지속성 우울장애의 신체적·인지적 변화). 이들 중에서 차이가 나는 것은 기간, 발생 시기, 추정되는 원인에 대한 쟁점이다.

미국에서, 그리고 국제적으로 아동에서 양극성장애의 과잉진단과 치료 가능성에 대한 우려를 해소하기 위해, 지속적인 과민한 기분과 잦은 삽화의 극심한 행동 통제곤란을 나타내는 파괴적 기분조절부전장애라는 새 진단이 12세까지 아동의 우울장애에 추가된다. 이 장에 이 진단이 배치된 것은 이 증상 양상을 가진 아동이 청소년기나 성인기로 성숙하면서 양극성장애보다는 단극성 우울장애나 불안장애로 발달한다는 결과를 반영하고 있다.

주요우울장애는 이 장애군의 대표적인 질환이다. 주요우울장애는 정동, 인지, 신경생장 기능의 명백한 변화를 수반하는 최소 2주 기간의 별개의 삽화(대부분의 삽화는 상당히 더 오래 지속되지만)와 삽화 간 관해를 특징으로 한다. 이 장애는 대다수의 사례에서 재발성이지만 단일 삽화에 근거한 진단이 가능하다. 정상 슬픔 및 애도 반응을 주요우울 삽화와 구분할 때는 신중히 고려해야 한다. 사별은 심한 고통을 유발할 수 있지만, 전형적으로 주요우울장애의 삽화를 유발하지는 않는다. 양자가 함께 발생할 경우, 주요우울장애가 동반되지 않는 사별과 비교할 때 우울 증상과 기능 손상이 더 심한 경향이 있고 예후는 더 불량하다. 사별 관련 주요우울 삽화는 우울장애에 취약한 사람들에서 발생하는 경향이 있다.

우울증의 더 만성적인 형태인 지속성 우울장애는 기분 이상이 성인의 경우 최소 2년, 아동의 경우 최소 1년간 지속될 때 진단할 수 있다. 이 진단은 DSM-5의 새로운 진단으로 만성 주요우울증과 기분저하증의 DSM-IV 진단범주를 포함한다.

월경전불쾌감장애는 증거에 대한 면밀한 과학적 검토 후, DSM-IV의 부록('앞으로의 연구를 위해 제안된 진단기준과 축')에서 DSM-5의 II편으로 이동되었다. 이에 대한 거의 20년의 부가 연구로 가끔 배란에 이어 시작하여 월경 수일 이내에 관해되고 기능에 뚜렷한 영향을 미치는 특정하고 치료에 반응하는 형태의 우울장애를 확인하였다.

수많은 남용물질, 일부 처방된 치료약물, 그리고 몇 가지 의학적 상태는 우울증 유사 현상과 연관될 수 있다. 이는 물질/치료약물로 유발된 우울장애와 다른 의학적 상태로 인한 우울장애로 진단할 때 인정된다.

● 파괴적 기분조절부전장애
Disruptive Mood Dysregulation Disorder

진단기준   F34.81

A. 심각한 반복성 분노폭발이 언어로(예, 폭언), 그리고/또는 행동으로(예, 사람이나 재물에 대한 물리적 공격성) 나타나며, 상황이나 도발 자극에 비해 강도나 기간이 극도로 지나치다.
B. 분노폭발이 발달수준에 부합하지 않는다.
C. 분노폭발이 평균적으로 일주일에 3회 이상 발생한다.
D. 분노폭발들 사이의 기분이 거의 매일, 하루 중 대부분 지속적으로 과민하거나 화가 나 있으며, 타인(예, 부모, 선생님, 또래)에 의해 관찰 가능하다.
E. 진단기준 A~D가 12개월 이상 존재한다. 그 시간 내내 진단기준 A~D에 해당하는 모든 증상이 없는 기간이 연속 3개월 이상 되지 않는다.
F. 진단기준 A와 D가 세 환경(즉, 가정에서, 학교에서, 또래와 함께) 중 최소 두 군데 이상에서 존재하며 최소 한 군데에서는 심각하다.
G. 이 진단은 6세 이전이나 18세 이후에 처음으로 진단될 수 없다.
H. 과거력이나 관찰에 의하면, 진단기준 A~E의 발병 연령은 10세 이전이다.
I. 조증 혹은 경조증 삽화에서 기간을 제외하고 증상 기준을 충족하는 분명한 기간이 1일 이상 지속되지 않는다.
   주의점: 매우 긍정적인 사건이나 그 기대감의 맥락에서 일어나는 것처럼 발달상으로 적절한 기분 고조는 조증 혹은 경조증 증상으로 고려되지 않아야 한다.
J. 행동들은 주요우울장애의 삽화 중에만 나타나지 않고 다른 정신질환(예, 자폐스펙트럼장애, 외상후 스트레스장애, 분리불안장애, 지속성 우울장애)으로 더 잘 설명되지 않는다.
   주의점: 이 진단은 적대적 반항장애, 간헐적 폭발장애, 양극성장애와 공존할 수 없으나, 주요우울장애, 주의력결핍 과잉행동장애, 품행장애, 물질사용장애를 포함하는 다른 장애와는 공존할 수 있다. 파괴적 기분조절부전장애와 적대적 반항장애 양자 모두의 증상 기준을 만족시키는 사람은 파괴적 기분조절부전장애 진단만 내려야 한다. 만약 조증이나 경조증 삽화를 경험한 적이 있다면 파괴적 기분조절부전장애의 진단을 내려서는 안 된다.
K. 증상이 물질의 생리적 효과나 다른 의학적 또는 신경학적 상태로 인한 것이 아니다.

진단적 특징 Diagnostic Features

파괴적 기분조절부전장애의 핵심 양상은 만성적이면서 심각하고 지속적인 과민성이다. 이 심각한 과민성은 2가지의 두드러진 임상 소견을 보이는데, 그중 첫 번째가 빈번한 분노폭발이다. 이 폭발은 전형적으로 좌절에 대한 반응으로 일어나고 언어나 행동으로 나타날 수 있다(후자의 경우 재물, 자신, 타인에 대한 공격성의 형태로). 이 증상들은 반드시 빈번하게(즉, 평균적으로 일주일에 3회 이상)(진단기준 C), 가정과 학교같이 최소 2개의 환경에서 최소 1년 이상(진단기준 E와 F) 발생하고, 발달상 부적절해야 한다(진단기준 B). 심각한 과민성의 두 번째 소견은 심각한 분노발작들 사이에 존재하는 만성적이고 지속적으로 과민하거나 화난 기분으로 이루어진다. 이 과민하거나 화난 기분은 이 아동의 특성을 보여 주고 있는데, 거의 매일, 하루의 대부분 존재하고, 아동의 주위에 있는 타인들의 이목을 끈다(진단기준 D).

파괴적 기분조절부전장애의 임상 양상은 다른 관련 상태, 특히 소아 양극성장애의 양상과 주의 깊게 구별되어야 한다. 실제로 파괴적 기분조절부전장애는 전형적인(즉, 삽화적인) 양극성장애가 있는 아동에 비해 만성적인 지속적 과민성을 보이는 아동을 적절하게 분류하고 치료하는 데 대한 상당한 우려를 처리하기 위해 DSM-5에 추가되었다.

비록 DSM-IV와 DSM-5는 아동과 성인 모두에서 제I형 양극성장애 진단을 내리기 위해 조중 혹은 경조중의 분명한 삽화를 갖도록 요구함에도 불구하고, 일부 연구자들은 심각한 비삽화적인 과민성을 아동 양극성장애의 특징으로 본다. 20세기의 후반 수십 년 동안, 심각한 비삽화적인 과민성이 소아 조중의 소견이라는 연구자의 이러한 주장은 임상의들이 소아 환자들에게 양극성장애 진단을 내리는 비율이 급등하는 것과 일치하였다. 이 진단율의 급증은 임상의가 최소한 2가지의 임상 양상을 합쳐서 단일 범주로 만들려는 것 때문으로 보인다. 즉, 전형적인 삽화적 조중 양상과 비삽화적 양상의 심각한 과민성 둘 다 아동에서는 양극성장애로 분류되어 왔다. DSM-5에서 **양극성장애**라는 용어는 삽화적 양상의 양극성 증상을 위해 명시적으로 남겨 두고 있다. DSM-IV는 특정 증상이 아주 심각한 비삽화적 과민성으로 구성된 어린이들을 포착하기 위해 고안된 진단을 포함하지 않았으나, DSM-5는 파괴적 기분조절부전장애를 포함하여 그러한 양상에 대한 분명한 범주를 제공한다.

유병률 Prevalence

파괴적 기분조절부전장애는 소아정신건강 클리닉에 오는 아동들 사이에서 흔한 질환이다. 지역사회에서 이 질환의 유병률 추정치는 불분명하다. 파괴적 기분조절부전장애의 특정 모듈을 사용한 11세 브라질 아동의 인구 기반 코호트 연구에서 유병률은 2.5%였다.

임상 표본에서는 남성 우세가 보고되지만, 일반 인구 표본에서는 유병률의 젠더 차이가 일관성 있게 보고되지 않았다. 예를 들어, 한 의무기록 검토 연구에서 튀르키예의 클리닉에 파괴적 기분조절부전장애 양상으로 오는 아동의 80%까지는 소년들이었다. 연구 자료에 따르면 더 어린 연령군에서는 이 진단이 더 흔할 수 있다(예, 미국의 6세 지역사회 표본에서는 8.2%).

발달 및 경과 Development and Course

파괴적 기분조절부전장애 시작은 10세 이전이어야 하며, 이 진단은 발달연령이 6세 미만인 아이에게 적용되어서는 안 된다. 이 장애가 이 연령에 한정되는 방식으로 발생하는지는 알려져 있지 않다. 파괴적 기분조절부전장애의 증상은 아동이 성장하면서 변화할 가능성이 높으므로, 이 진단은 타당성이 확립된 연령대(6~18세)와 유사한 연령 집단에 국한되어야 한다. 한 대규모 미국 연구에서 주로 농촌 지역에 사는 파괴적 기분조절부전장애 아동의 약 절반은 1년 뒤에도 이 장애의 진단기준을 만족시키는 증상들을 지속적으로 갖고 있지만, 증상이 더 이상 진단 문턱을 충족시키지 못하는 아동들은 종종 지속적이고 임상적으로 손상을 주는 과민성을 지닌다. 심한 비삽화적 과민성에서 양극성장애로 전환되는 비율은 아주 낮다. 대신에 파괴적 기분조절부전장애가 있는 아동은 성인기에 단극성 우울증이나 불안장애로 발달할 위험이 증가한다.

위험 및 예후 인자 Risk and Prognostic Factors

기질적. 만성적 과민성을 가진 아동은 전형적으로 복잡한 정신과적 병력을 보인다. 이 아동에서 만성적 과민성에 대한 비교적 광범위한 과거력이 흔하며, 전형적으로 이 증후군의 진단기준이 완전히 충족되기 전에 나타난다. 그러한 진단 양상은 적대적 반항장애의 진단을 충족할 수도 있다. 파괴적 기분조절부전장애가 있는 많은 아동은 또한 주의력결핍 과잉행동장애, 불안장애의 기준을 충족하는 증상들을 갖고 있는데, 두 진단 모두 비교적 어린 연령부터 존재한다. 일부 아동의 경우 주요우울장애의 진단기준 역시 충족될 수 있다.

환경적. 심리적 학대 혹은 방치, 부모의 정신과적 장애, 제한된 부모 교육, 한부모 가정, 초기 외상, 부모의 사망, 부모의 깊은 슬픔, 이혼, 영양실조(예, 비타민 결핍)와 같은 파괴적인 가정생활과 연관되는 요인들은 파괴적 기분조절부전장애의 핵심 행동들과 관계된다.

유전적, 생리적. 데이터에 따르면 우울의 가족력이 파괴적 기분조절부전장애의 위험 요인이 될 수 있다. 이와 일치하여, 쌍둥이 데이터는 초기 과민성 및 나중의 단극성 우울과 불안의 연관성이 어느 정도 유전적으로 매개될 수 있음을 시사한다.

소아 양극성장애 또는 다른 정신질환과 비교하여, 파괴적 기분조절부전장애가 있는 사람들은 정보처리 결함에서 공통점과 차이점을 보인다. 예를 들어, 의사결정과 인지제어의 혼란뿐만 아니라 안면정서 표시 결함이 파괴적 기분조절부전장애는 물론 양극성장애가 있는 아동들에서도 존재한다. 그러나 중요한 것은 동일한 행동 결함이 다른 양식의 신경기능장애와 연관될 수 있다는 것이다. 정서 자극 반응에 대한 주의 배치를 평가하는 과제와 같이 장애에 특정한 기능장애의 증거가 있는데, 이는 만성적 과민성을 가진 아동에서 기능장애의 독특한 징후를 보여 준다.

문화와 관련된 진단적 쟁점 Culture-Related Diagnostic Issues

파괴적 기분조절부전장애에 대한 문화 관련 정보는 제한적이다. 그러나 사회문화적 요인들이 이 장애의 핵심적인 심리 특성의 표현에 영향을 미치는데, 오랜 인종주의와 차별에 의해 영향을 받는 분쟁 후 지역이나 지역사회와 같이 심각한 사회 혼란이 특징적으로 나타나는 환경에서 정서, 보상, 위협, 행동조절 이상은 물론 충동성이 이 요인들에 포함된다. 파괴적 기분조절부전장애를 맥락에 따른 일시적인 역경에 대한 적응 반응과 구별하는 것이 중요하다.

성 및 젠더와 관련된 진단적 쟁점 Sex- and Gender-Related Diagnostic Issues

쌍둥이 연구에서 과민성이 남녀 성 모두에서 강한 유전적 요소를 갖지만, 소년과 소녀마다 그 양상은 다르다는 증거가 있다. 소년에서는 유전적 요인이 아동기 동안 과민성 표현형 변이의 양적 증가를 설명하는 것으로 보인다. 취학연령기 소녀에서는 과민성 표현형 변이의 대다수를 유전적 요인이 설명하지만, 이후 환경적 영향이 더 큰 역할을 함에 따라 사춘기나 성인기 초기로 가면서 줄어든다. 과민성에 대한 이 유전적 위험이 어떻게 파괴적 기분조절부전장애의 위험과 예후 그 자체로 표현되는지는 아직 알려져 있지 않다.

파괴적 기분조절부전장애의 기능적 결과
Functional Consequences of Disruptive Mood Dysregulation Disorder

파괴적 기분조절부전장애에서 보이듯이 만성적인 심각한 과민성은 학업 수행은 물론 아동의 가족과 또래 관계에서의 현저한 혼란과 연관된다. 극도로 낮은 좌절 내성으로 인해 이 아동들은 일반적으로 학교에서 성공하는 데 어려움을 겪는다. 건강한 아동들이 전형적으로 즐기는 활동에 자주 참여할 수 없다. 가정생활이 그들의 감정 폭발과 과민성에 의해 심각하게 파괴된다. 친구관계를 시작하거나 유지하는 데 곤란을 겪는다. 양극성장애와 파괴적 기분조절부전장애가 있는 아동의 기능장애 정도는 비슷하다. 두 질환 모두 이환된 사람과 그 가족의 삶에 극심한 혼란을 초래한다. 파괴적 기분조절부전장애 및 소아 양극성장애 모두에서 공격성과 정신과 입원이 흔하다.

감별진단 Differential Diagnosis

만성적으로 과민한 아동과 청소년은 복잡한 과거력을 전형적으로 나타내므로, 파괴적 기분조절부전장애의 진단은 여러 다른 질환의 존재나 부재를 고려하면서 내려야 한다. 여러 다른 증후군을 고려해야 하는 필요성에도 불구하고, 파괴적 기분조절부전장애를 양극성장애 및 적대적 반항장애와 감별할 때 특히 세심한 평가를 요한다.

양극성장애. 아동에서 파괴적 기분조절부전장애와 양극성장애를 구분하는 중요한 특징은 핵심 증상의 종적 경과를 포함한다. 성인에서처럼, 아동에서 제I형 양극성장애와 제II형 양극성장애는 아동의 전형적 양상과 구분될 수 있는 별개의 기분 변화 삽화를 가지는 삽화성 질환으로 나타난다. 조증 삽화 동안 나타나는 기분 변화는 평상시 아동의 기분과는 명백히 다르다. 게다가 조증 삽화 동안에 기분의 변화는 연관되는 인지, 행동, 신체 증상(예, 주의산만, 목표 지향적 활동 증가)의 시작 또는 악화와 동반되어야 하는데, 이 부수 증상 역시 아동의 평상 기준과는 분명히 다른 정도로 나타난다. 그러므로 조증 삽화의 경우, 부모(그리고 발달수준에 따라 아동)가 아동의 기분과 행동이 평상시와 뚜렷이 달랐던 분명한 시기를 확인할 수 있어야 한다. 그에 반해서 파괴적 기분조절부전장애의 과민성은 지속적이며 여러 달에 걸쳐 존재한다. 어느 정도 호전과 악화를 반복할 수 있으나, 심각한 과민성은 파괴적 기분조절부전장애 아동의 특징이다. 그래서 양극성장애는 삽화적으로 나타나지만 파괴적 기분조절부전장애는 그렇지 않다. 실제로 충분 기간의 경조증 또는 조증 삽화(과민한 기분 또는 다행감)를 경험한 적이 있거나 1일 이상 지속되는 경조증 또는 조증 삽화를 경험한 적이 있는 아동은 파괴적 기분조절부전장애로 진단할 수 없다. 양극성장애와 파괴적 기분조절부전장애를 구분하는 다른 중요한 특징은 고양되거나 의기양양한 기분과 과대성의 존재다. 이러한 증상들은 조증의 흔한 양상이지만 파괴적 기분조절부전장애에서 특징적이지는 않다.

적대적 반항장애. 적대적 반항장애의 증상은 전형적으로 파괴적 기분조절부전장애 아동에서도 나타날 수 있으나, 파괴적 기분조절부전장애의 기분 증상은 적대적 반항장애 아동에서는 상대적으로 드물다. 적대적 반항장애의 기준을 만족시키는 증상을 보이는 아동에서 파괴적 기분조절부전장애로 진단 내리게 되는 주요 특징은 심각하고 빈번하게 반복적인 감정폭발과 폭발 사이에 지속적인 기분의 혼란이 존재한다는 것이다. 파괴적 기분조절부전장애 진단을 위해서는 최소 하나의 환경(즉, 집, 학교, 혹은 또래 중에서)에서 심각한 손상이 있고, 두 번째 환경에서 경도에서 중등도의 손상이 있어야만 한다. 이러한 이유로 파괴적 기분조절부전장애의 진단기준을 만족시키는 증상을 보이는 대부분의 아동은 또한 적대적 반항장애의 기준을 만족시키는 양상을 나타낼 수 있으나, 그 반대는 그렇지 않다. 즉, 적대적 반항장애가 있는 아동의 약 15%만이 파괴적 기분조절부전장애의 진단기준을 만족시킨다. 게다가 두 장애의 진단기준을 모두 만족시키는 아동에서도 파괴적 기분조절부전장애의 진단만 내려야 한다. 마지막으로, 파괴적 기분조절부전장애에서 두드러진 기분 증상을 보이고 추적 연구에서 우울장애와 불안장애의 발생 위험이 높다는 점에서 이 장애가 DSM-5의 우울장애들 중에 배치된 것은 정당하다(적대적 반항장애는 '파괴적, 충동조절, 그리고 품행 장애' 장에 포함된다). 이는 적대적 반항장애와 비교하여 파괴적 기분조절부전장애를 보이는 사람에서 기분 요소가 더 두드러짐을 나타낸다. 그럼에도 불구하고 파괴적 기분조절부전장애는 기분 문제뿐만 아니라 행동 문제의 높은 위험성도 수반하는 것으로 보인다는 점에 유의해야 한다.

주의력결핍 과잉행동장애, 주요우울장애, 불안장애 및 자폐스펙트럼장애. 양극성장애 또는 적대적 반항장애로 진단받은 아동(이 경우 증상이 파괴적 기분조절부전장애의 진단기준을 만족한다 할지라도 이 장애의 진단을 내릴 수 없다)과 달리, 파괴적 기분조절부전장애의 진단기준을 만족시키는 아동은 주의력결핍 과잉행동장애, 주요우울장애, 그리고/또는 불안장애에 대하여 동반 진단을 받을 수 있다. 그러나 과민성이 주요우울 삽화 또는 지속성 우울장애의 맥락에서만 나타나는 아동은 파괴적 기분조절부전장애보다는 오히려 주요우울장애 또는 지속성 우울장애 중 하나로 진단받아야 한다. 파괴적 기분조절부전장애 아동은 불안장애의 기준 또한 만족시키는 증상을 보일 수 있어 동반 진단을 받을 수 있으나, 과민성이 불안장애 악화의 맥락에서만 나타나는 아동은 파괴적 기분조절부전장애보다는 오히려 불안장애로 진단받는 것이 적절하다. 또한 자폐스펙트럼장애 아동은, 예를 들어 그들의 일상의 틀이 방해받을 때 분노폭발을 흔히 보인다. 그런 경우에는, 분노폭발이 자폐스펙트럼장애에 부차적인 것으로 간주되고 파괴적 기분조절부전장애로 진단받아서는 안 된다.

간헐적 폭발장애. 간헐적 폭발장애를 시사하는 증상을 보이는 아동은 파괴적 기분조절부전장애가 있는 아동과 매우 유사하게 심각한 분노폭발 사례들을 보인다. 그러나 파괴적 기분조절부전장애와 달리 간헐적 폭발장애는 분노폭발들 사이에 기분이 지속적으로 과민하거나 화나 있을 필요는 없다. 또한 최소 주 2회로 재물 손상 혹은 동물이나 타인에 대한 신체 상해를 일으키지는 않는 언어 공격성이나 신체 공격성을 수반하는 간헐적 폭발장애의 진단은, 파괴적 기분조절부전장애 증상 기간이 12개월 필요한 것과는 대조적으로, 오직 증상 3개월 후에 내려질 수 있다. 따라서 같은 아동에서 이 두 진단을 동시에 내리지 않아야 한다. 분노폭발과 그 사이에 지속적인 과민성이 있는 아동은 파괴적 기분조절부전장애 진단만 내려야 한다.

동반이환 Comorbidity

파괴적 기분조절부전장애의 동반이환율은 극히 높다. 파괴적 기분조절부전장애의 진단기준만 만족시키는 증상을 보이는 경우는 드물다. 파괴적 기분조절부전장애와 DSM으로 정의된 다른 증후군 간의 동반이환은 많은 다른 소아 정신질환보다 더 높아 보인다. 적대적 반항장애와 가장 강하게 중복된다. 파괴적 기분조절부전장애에서 전체 동반이환율이 높을 뿐 아니라 동반질환의 범위도 특히 다양해 보인다. 이 아동은 전형적으로 폭넓은 범위의 파괴적 행동, 기분, 불안, 심지어 자폐스펙트럼 증상과 진단을 보이며 내원한다. 그러나 파괴적 기분조절부전장애 아동은 양극성장애의 진단기준을 충족시키는 증상이 없어야 하고, 그런 맥락에서 양극성장애만 진단해야 한다. 만약 적대적 반항장애나 간헐적 폭발장애, 그리고 파괴적 기분조절부전장애의 진단기준을 만족시키는 증상을 보인다면, 파괴적 기분조절부전장애 진단만 내려야 한다. 또한 앞서 언급된 것처럼 불안 유발 맥락에서만, 자폐스펙트럼장애나 강박장애가 있는 아동에서 일상의 틀이 방해받을 때, 혹은 주요우울 삽화의 맥락에서 증상이 나타난다면, 파괴적 기분조절부전장애를 진단해서는 안 된다.

● 주요우울장애
Major Depressive Disorder

진단기준

A. 다음의 증상 가운데 5가지(또는 그 이상)의 증상이 같은 2주 동안 지속되며 이전 기능과 비교하여 변화를 보인다. 증상 가운데 적어도 하나는 (1) 우울 기분이거나 (2) 흥미나 즐거움의 상실이어야 한다.
  주의점: 명백히 다른 의학적 상태로 인한 증상은 포함되지 않아야 한다.
  1. 하루 중 대부분, 거의 매일 지속되는 우울한 기분이 주관적인 보고(예, 슬픈, 공허한 또는 절망적인)나 타인에 의한 관찰(예, 눈물 흘리는 모습)에서 드러남(**주의점**: 아동·청소년의 경우는 과민한 기분으로 나타나기도 함)
  2. 거의 매일, 하루 중 대부분, 거의 또는 모든 일상 활동에 대해 흥미나 즐거움이 뚜렷하게 저하됨
  3. 체중 조절을 하고 있지 않은 상태에서 의미 있는 체중의 감소(예, 1개월에 5% 이상의 체중 변화)나 체중의 증가, 거의 매일 나타나는 식욕의 감소나 증가(**주의점**: 아동에서는 체중 증가가 기대치에 미달되는 경우)
  4. 거의 매일 나타나는 불면이나 과다수면
  5. 거의 매일 나타나는 정신운동 초조나 지연(타인에 의해 관찰 가능한, 단지 안절부절 또는 처지는 주관적인 느낌만이 아닌)

6. 거의 매일 나타나는 피로나 활력 상실
7. 거의 매일 무가치감 또는 과도하거나 부적절한 죄책감(망상적일 수도 있는; 단순히 아픈 데 대한 자책이나 죄책감이 아닌)
8. 거의 매일 나타나는 사고력이나 집중력의 감소 또는 우유부단함(주관적 설명에 의하거나 타인에 의해 관찰 가능한)
9. 죽음에 대한 반복적인 생각(단지 죽음에 대한 두려움이 아닌), 구체적인 계획 없이 반복되는 자살 사고, 구체적인 자살 계획, 또는 자살 시도

B. 증상이 사회적, 직업적 또는 다른 중요한 기능 영역에서 임상적으로 현저한 고통이나 손상을 초래한다.

C. 삽화가 물질의 생리적 효과나 다른 의학적 상태로 인한 것이 아니다.

주의점: 진단기준 A부터 C까지는 주요우울 삽화를 구성한다.

주의점: 중요한 상실(예, 사별, 재정적 파탄, 자연재해로 인한 상실, 심각한 질병이나 장애)에 대한 반응으로 진단기준 A에 기술된 극심한 슬픔, 상실에 대한 반추, 불면, 식욕 부진, 체중 감소가 나타날 수 있고, 이는 우울 삽화와 유사하다. 비록 그러한 증상이 이해 가능하고 상실에 적절한 반응이라고 간주할지라도, 중요한 상실에 대한 정상 반응에 덧붙여 주요우울 삽화가 존재할 수 있음을 신중하게 고려해야 한다. 이 결정을 위해서는 개인의 과거력과 상실에 대한 고통 표현의 문화 규준에 근거한 임상적 판단 훈련이 반드시 필요하다.[1]

D. 최소 1회의 주요우울 삽화가 조현정동장애로 더 잘 설명되지 않으며, 조현병, 조현양상장애, 망상장애, 달리 명시되는, 그리고 명시되지 않는 조현병 스펙트럼 및 기타 정신병적 장애와 겹쳐서 나타나지 않는다.

E. 조증 삽화 혹은 경조증 삽화가 존재한 적이 없다.

주의점: 조증 유사 혹은 경조증 유사 삽화가 물질로 유발되거나 다른 의학적 상태의 생리적 효과로 인한 경우라면 이 제외 기준을 적용하지 않는다.

부호화와 기록 절차

주요우울장애의 진단부호는 단일 혹은 재발성 삽화 여부, 심각도, 정신병적 양상의 유무, 그리고 관해 상태에 근거한다. 심각도와 정신병적 양상은 주요우울 삽화의 진단기준을 현재 완전히 충족할 경우에만 적용된다. 관해와 관련된 명시자는 주요우울 삽화의 진단기준을 현재 완전히 충족시키지 않을 때에만 적용된다. 부호화는 다음과 같다:

심각도/경과 명시자	단일 삽화	재발성 삽화*
경도(230쪽)	F32.0	F33.0
중등도(230쪽)	F32.1	F33.1
고도(230쪽)	F32.2	F33.2
정신병적 양상 동반**(228쪽)	F32.3	F33.3
부분 관해 상태(229쪽)	F32.4	F33.41
완전 관해 상태(229쪽)	F32.5	F33.42
명시되지 않는 경우	F32.9	F33.9

*재발성 삽화로 진단하기 위해서는 주요우울 삽화의 기준을 만족시키지 않는 개별 삽화 간에 최소 연속된 2개월의 간격이 있어야 한다. 각 명시자에 대한 정의는 표시된 페이지에서 확인된다.

**만약 정신병적 양상이 존재한다면, 삽화의 심각도와 상관없이 '정신병적 양상 동반'을 명시한다.

진단명을 기록할 때 용어는 다음의 순서대로 열거되어야 한다. 주요우울장애, 단일 또는 재발성 삽화, 심각도/정신병적/관해 명시자, 그리고 현재 삽화(또는 주요우울장애가 부분 혹은 완전 관해인 경우 가장 최근 삽화)에 해당하는 진단부호가 없는 다수의 명시자 순서로 이어진다. **주의점**: '계절성 양상 동반' 명시자는 재발성 주요우울 삽화의 양상을 기술한다.

다음의 경우 명시할 것:

불안증 동반(226~227쪽)

혼재성 양상 동반(227쪽)

멜랑콜리아 양상 동반(227~228쪽)

비전형적 양상 동반(228쪽)

기분과 일치하는 정신병적 양상 동반(228쪽)

기분과 일치하지 않는 정신병적 양상 동반(228쪽)

긴장증 동반(228쪽). **부호화 시 주의점**: 추가적 부호 F06.1을 사용하시오.

주산기 발병 동반(228~229쪽)

계절성 양상 동반(재발성 주요우울 삽화 양상에 적용; 229쪽)

---

[1] 애도 반응과 주요우울 삽화를 구별할 때, 주요우울 삽화에서는 주된 정동 증상이 지속적인 우울 기분과 함께 행복감과 즐거움을 기대할 수 없다는 것이지만, 애도 반응에서는 공허감과 상실감임을 염두에 두는 것이 유용하다. 애도 반응에 있어 불쾌감은 수일 내지 수 주에 걸쳐 강도가 줄어들고, 소위 슬픔의 격통처럼 물결치듯이 일어난다. 이 물결은 고인에 대한 생각이나 회상과 연관되는 경향이 있다. 주요우울 삽화의 우울한 기분은 더욱 지속적이면서 특정 생각이나 몰두하는 것과는 결부되지 않는다. 애도 반응의 고통은 긍정적 감정과 익살을 동반하기도 하는데 주요우울 삽화의 특징인 만연한 불행감이나 비참함과는 다르다. 애도 반응과 관련된 사고 내용은 주요우울 삽화에서 보이는 자기비판적이거나 염세적인 반추라기보다는 고인에 대한 생각과 기억에 몰두하는 양상을 일반적으로 보인다. 애도 반응에서는 자존감이 대개 보존되어 있는 반면, 주요우울 삽화에서는 무가치감과 자기혐오가 흔하다. 자기경멸적 사고가 애도 반응에서 있다면, 그것은 전형적으로 고인에 대해 못했던 것을 인지하는 것과 관계된다(예, 충분히 자주 찾아뵙지 못한 것, 자신이 얼마나 사랑받는지 고인에게 이야기하지 못한 것). 사별한 사람이 죽음과 임종에 대해 생각한다면, 그런 생각은 보통 고인 자체나 고인과 '함께하기'에 집중되어 있는 반면, 주요우울 삽화에서 생각은 무가치함을 느끼고, 삶을 살 자격이 없으며, 우울의 고통에 대처할 수 없기 때문에 자신의 삶을 끝내려는 데 초점이 맞춰진다.

진단적 특징 Diagnostic Features

주요우울장애는 조증이나 경조증 삽화의 과거력 없이 최소 1회 주요우울 삽화의 존재로 정의된다. 주요우울 삽화의 필수적인 특징은 우울한 기분이나 거의 모든 활동에서 흥미나 즐거움의 상실이 거의 매일, 하루 대부분 적어도 2주 동안 지속되는 것이다(진단기준 A). 또한 식욕이나 체중, 수면, 정신운동 활동의 변화; 에너지 감소; 무가치감 또는 죄책감; 생각, 집중, 결정 내리기의 어려움; 죽음에 대한 생각, 자살 사고, 자살 시도, 자살 행동에 대한 특정 계획을 포함하는 목록으로부터 최소 4개의 부가 증상이 동일한 2주 동안 있어야 한다. 주요우울 삽화 진단에 반영되기 위해서는 증상이 새롭게 나타나거나 삽화 이전 상태와 비교하여 명확히 악화되어야 한다. 게다가 그 증상들은 최소 연속 2주 동안 거의 매일 나타나야 하는데, 반복적으로 나타나야 하는 죽음에 대한 생각과 자살 사고, 한 번 나타나는 게 필요하기만 한 자살 시도나 특정 계획 세우기는 예외로 한다. 삽화는 사회적, 직업적 또는 다른 중요한 기능 영역에서 임상적으로 현저한 고통이나 손상을 동반해야 한다. 더 가벼운 정도의 삽화를 가진 일부 사람은 기능이 정상적으로 보이지만 뚜렷이 증가된 노력을 필요로 한다. 호소 증상은 우울한 기분이나 흥미 상실보다는 종종 불면이나 피로다. 따라서 동반 우울 증상의 탐색 실패로 과소진단이 발생할 수 있다. 피로와 수면 교란은 높은 비율로 존재한다. 정신운동장애는 훨씬 덜 흔하지만, 망상적 혹은 망상에 가까운 죄책감의 존재처럼 전반적인 심각도가 더 크다는 것을 시사한다.

주요우울 삽화에서의 기분은 종종 우울하고 슬프고, 절망적이고, 낙담하고, 혹은 '의기소침한'이라고 묘사된다(진단기준 A1). 어떤 경우 처음에는 슬픔을 부인하지만 나중에는 면담으로 인해 슬픔이 유발되기도 한다(예, 울려고 하는 것처럼 보인다고 지적함으로써). 기분이 꿀꿀하고, 아무 감정이 없으며, 기분이 불안하다고 호소하는 일부 사람들에서는 얼굴 표정과 태도로 우울한 기분을 유추할 수 있다. 일부는 슬픈 기분을 보고하기보다는 오히려 신체적 고충(예, 신체적 불편감과 통증)을 강조한다. 많은 이는 과민성 증가를 보고하거나 드러낸다(예, 지속적인 화, 일어난 일에 대해 분노폭발이나 타인 비난으로 반응하는 경향, 사소한 문제에 대한 지나친 좌절감). 아동과 청소년에서는 슬프고 낙담한 기분보다는 과민하거나 짜증스러운 기분이 발달할 수 있다. 이 현상은 좌절 시에 보이는 과민성의 양상과는 구별되어야 한다.

평소 활동에서 흥미나 즐거움의 감소는 최소한 어느 정도는 거의 항상 나타난다. 취미에 대한 흥미가 감소되거나, '더 이상 신경 쓰지 않거나', 이전에 즐거웠다고 생각한 활동에 대해 어떤 기쁨도 느끼지 못한다고 보고하기도 한다(진단기준 A2). 가족들은 종종 사회적으로 위축되거나 즐거운 취미생활에 태만해지는 것을 주목하게 된다(예, 이전에 열성적이었던 골퍼가 더 이상 골프를 치지 않고, 축구를 즐기던 아이가 운동하지 않을 핑계거리를 찾는다). 어떤 이들은 성적 관심이나 욕구가 이전 수준보다 상당히 줄어든다.

식욕은 감소하거나 증가할 수 있다. 어떤 이들은 억지로 먹어야 한다고 보고한다. 다른 이들은 더 많이 먹고 특정 음식의 식욕이 증가되거나 특정한 음식을 갈망하기도 한다(예, 단 것이나 기타 탄수화물). 식욕 변화가 심할 때(어느 방향이든) 체중이 유의미하게 감소하거나 증가하며, 아동의 경우 예상된 체중 증가가 나타나지 않기도 한다(진단기준 A3).

수면 교란은 잠자기 곤란하거나 과도하게 자는 모습으로 나타난다(진단기준 A4). 불면 증상이 있는 경우 전형적으로 중기 불면증(즉, 밤에 깨고 나면 다시 잠들기 어렵다) 또는 말기 불면증(즉, 너무 일찍 깨서 다시 잠들 수 없다)으로 나타난다. 초기 불면증(즉, 잠들기 어렵다)도 발생할 수 있다. 늦잠을 자는(수면과다) 사람은 밤잠 자는 시간이 길어지거나 낮잠 자는 시간이 늘어나기도 한다. 때때로 치료받으러 오는 이유가 수면 교란이기도 하다.

정신운동 변화는 초조(예, 가만히 앉아 있지 못함, 서성거리기, 손 꽉 쥐기; 피부, 옷 또는 다른 물건을 잡아당기거나 문지르기) 또는 지연(예, 말, 사고, 몸 움직임이 느림; 대답하기 전 멈춤 시간이 길어짐; 말에서 음량, 억양, 발화량, 내용 다양성의 감소, 혹은 침묵)을 포함한다(진단기준 A5). 정신운동 초조나 지연은 타인에 의해 관찰 가능할 정도로 심해야 하고 단순히 주관적인 느낌만을 나타내서는 안 된다. 정신운동 증상(즉, 정신운동 초조 혹은 지연) 중 한 증상을 보이는 사람은 그 둘 중 다른 하나의 과거력을 가지고 있을 가능성이 높다.

에너지 저하, 권태, 피로가 흔하다(진단기준 A6). 어떤 이는 격렬한 활동을 하지 않는데도 계속되는 피로를 보고한다. 아주 작은 일에도 상당한 노력을 필요로 하는 것 같다. 일을 수행하는 능률이 떨어질 수도 있다. 예를 들면, 아침에 씻고 옷 입는 것에 지치고 평소보다 2배나 오래 걸린다고 호소하기도 한다. 이 증상은 주요우울장애의 급성 삽화나 불완전 관해의 경우에 나타나는 기능 손상의 많은 부분을 차지한다.

주요우울 삽화와 연관된 무가치감이나 죄책감은 자신의 가치에 대한 비현실적인 부정적 평가 또는 사소한 과거 실패들에 대한 죄책 관련 집착이나 반추를 포함할 수 있다(진단기준 A7). 그런 사람들은 중립적이거나 사소한 일상적인 사건들을 개인적 결함의 증거라고 잘못 해석하고, 예상치 못한 사건에 대해 과장된 책임감을 느낀다. 무가치감이나 죄책감은 망상적인 부분을 포함할 수 있다(예, 자신이 세계 빈곤에 개인적으로 책임이 있다고 확신하는 사람). 자신이 아프고 우울증의 결과로 직업적 · 대인적 책임을 다하지 못한 것에 스스로를 탓하는 것은 아주 흔하며, 망상적인 수준이 아니라면 이 기준을 만족시키는 데 충분하지 않다.

많은 이는 생각하고, 집중하고, 사소한 결정을 내리는 능력이 손상되어 있다고 보고한다(진단기준 A8). 이들은 쉽게 산만해지거나 기억장애를 호소하기도 한다. 흔히 인지적으로 힘든 일에 종사하는 사람들은 자주 제대로 기능할 수 없다. 아동의 경우, 성적의 급격한 하락은 집중력 불량을 반영하기도 한다. 노인에서는 기억장애가 주된 호소일 수 있어 치매의 초기 징후로 오인될 수 있다('가성치매'). 주요우울 삽화가 성공적으로 치료되면 기억력 문제도 종종 충분히 완화된다. 그러나 일부에서, 특히 노인의 경우 주요우울 삽화는 때때로 불가역적인 치매의 초기 양상일 수도 있다.

죽음에 대한 생각, 자살 사고, 자살 시도(진단기준 A9)는 흔하다. 이 증상들은 아침에 깨어나고 싶지 않다는 소극적인 소망이나 자신이 죽으면 다른 사람들이 살기가 더 나아질 것이라는 믿음에서부터 자살로 죽는다는 일시적이지만 반복적인 생각, 구체적인 자살 계획에 이르기까지 다양하다. 더 심각하게 자살을 고려하는 이들은 신변을 정리하고(예, 유언장 갱신, 빚 청산), 필요한 물품(예, 밧줄 또는 총)을 취득하며, 자살할 장소와 시기를 고르기도 한다. 자살의 동기로는 극복하기 어렵다고 생각되는 장애물에 직면하여 포기하려는 욕구, 끝이 없고 극도로 고통스러운 감정 상태로 여겨지는 것을 끝내려는 강렬한 소망, 인생에서 어떤 즐거움도 있을 거라 생각되지 않는 상태, 타인들에게 짐이 되지 않으려는 소원이 있다. 이러한 생각의 해결이 추후 자살 계획에 대한 거부보다 자살 위험도를 낮출 수 있는 더 의미 있는 방법이 될 수 있다.

주요우울 삽화와 연관되는 손상의 정도는 다양하지만, 경한 사례에서도 사회적, 직업적 또는 다른 중요한 기능 영역에서 임상적으로 현저한 고통이나 일부 지장이 있다(진단기준 B). 만약 손상이 심하면 사회적으로나 직업적으로 기능하는 능력을 상실할 수도 있다. 극단적인 경우에서는 최소한의 자기관리(예, 먹기, 옷 입기)를 수행하거나 최소한의 개인위생을 유지하지 못할 수도 있다.

집중곤란, 기억력 손상, 증상을 부인하고 무시하고 해명하려는 경향으로 증상 보고가 어려워질 수도 있다. 추가 정보제공자로부터 얻은 정보는 현재 혹은 과거 주요우울 삽화들의 경과를 명확히 하고 어떤 조증 혹은 경조증 삽화가 있었는지 평가하는 데 특히 도움이 된다. 주요우울 삽화는 서서히 시작할 수 있기 때문에, 현 삽화의 가장 안 좋은 부분에 초점을 맞추어 임상 정보를 검토해 보면 증상의 존재를 감지할 공산이 가장 높다.

주요우울 삽화의 증상 평가는 다른 의학적 상태(예, 암, 뇌졸중, 심근경색증, 당뇨병, 임신)가 있는 이들에게 발생할 때 특히 어렵다. 주요우울 삽화에서 진단기준 징후와 증상의 일부는 다른 의학적 상태의 것들과 동일하다(예, 치료받지 않은 당뇨병의 체중 감소; 암의 피로감; 임신 초기의 수면과다; 임신 후기나 산후의 불면). 그 증상들은 다른 의학적 상태가 명확하고 충분하게 원인이 되는 경우를 제외하고 주요우울장애 진단에 반영되어야 한다. 그러한 경우에는 불쾌감, 무쾌감증, 죄책감 또는 무가치감, 집중력 손상 또는 우유부단, 자살 사고와 같은 비생장 증상들을 각별히 주의하여 평가해야 한다. 이 비생장 증상들만을 포함하도록 수정된 주요우울 삽화의 정의는 전체 진단기준 적용 시와 거의 동일하게 진단을 찾아내는 것으로 보인다.

부수적 특징 Associated Features

주요우울장애는 높은 사망률과 연관되고, 그중 많은 부분이 자살로 생각된다. 그러나 자살이 유일한 원인은 아니다. 예를 들어, 요양원에 입소한 우울 환자는 첫해에 사망할 가능성이 현저하게 증가한다. 이들은 눈물, 과민성, 곱씹기, 강박적 반추, 불안, 공포증, 신체건강에 대한 과도한 염려, 통증 호소(예, 두통; 관절, 복부나 기타 부위의 통증)를 보인다. 아동에서는 분리불안이 나타날 수 있다.

비록 주요우울장애의 신경해부학적 · 신경내분비학적 · 신경생리학적 상관체를 서술하는 문헌이 광범위하게 존재하지만, 이 장애의 진단 도구로 사용하기 위한 충분한 민감도와 특이도를 가진 실험실 검사는 없다. 최근까지 시상하부-뇌하수체-부신 축 과활성이 주요우울 삽화와 관련된 가장 광범위하게 연구된 이상 소견이었고, 이는 멜랑콜리아(특별히 심한 유형의 우울), 정신병적 양상, 결국 자살할 위험과 연관되어 보인다. 분자 연구는 신경영양인자의 유전적 변이와 전염증성 사이토카인을 포함하는 말초인자가 연루됨을 보여 주었다. 게다가 용적 측정 및 기능적 자기공명영상 연구를 통하여 주요우울장애가 있는 성인에서 감정처리, 보상 추구, 정서조절과 관련된 특정 신경계의 이상에 대한 증거를 제공하고 있다.

유병률 Prevalence

미국에서 주요우울장애의 12개월 유병률은 약 7%이며 연령군에 따라 큰 차이를 보이는데, 18~29세 사람들이 60세 이상 사람들보다 유병률이 3배 더 높다. 주요우울장애의 역학에서 가장 재현 가능한 소견은 여성에서 유병률이 더 높다는 것으로, 청소년기에 정점을 찍고 이후 안정화된다. 여성은 특히 초경과 폐경 사이에서 남성보다 약 2배 더 높게 경험한다. 여성은 남성과 비교하여 수면과다, 식욕 증가, 연마비가 특징적인 더 비전형적인 우울 증상들을 보고한다.

체계적인 문헌고찰에 따르면 주요우울장애의 12개월 및 시점 유병률은 전 지역에 따라 8배에서 9배까지 다르다. 미국에서는 2005년부터 2015년까지 유병률이 증가했는데, 고령군에 비해 젊은 군에서 급격한 상승률을 보였다. 민족인종적 집단에 따른 계층화 이후, 비히스패닉계 백인은 인구통계학적 특성에 대한 조정 후에는 유의미한 유병률 증가를 보인 반면, 비히스패닉계 흑인이나 히스패닉 중에는 우울 유병률에 유의미한 차이가 관찰되지 않았다.

발달 및 경과 Development and Course

주요우울장애는 어느 연령에서도 처음 나타날 수 있지만, 사춘기에 발병 가능성이 현저하게 증가한다. 미국의 발병률은 20대에 정점에 이르는 것으로 보인다. 그러나 고령에서의 첫 발병도 드물지 않다.

주요우울장애의 경과는 매우 가변적이라, 어떤 사람은 개별 삽화들 사이에 증상이 거의 없이 수년 동안 지내기도 하는 반면, 일부 사람은 전혀 관해(2개월 이상 증상이 없거나 경도 이하의 증상이 1~2가지만 있는)를 경험하지 않는 것은 아니지만 좀처럼 경험하지 못한다. 우울의 경과는 가난, 인종차별, 소외와 연관되는 사회-구조적 역경을 반영할 수도 있다.

만성 우울증의 악화로 치료를 위해 방문한 경우를 최근 증상이 발생한 경우와 구별 짓는 것이 중요하다. 우울 증상의 만성화는 기저에 성격장애, 불안장애, 물질사용장애를 가질 가능성을 상당히 증가시키고, 치료로 증상이 완전히 해결될 가능성을 떨어뜨린다. 그러므로 우울 증상을 가진 사람들에게 가장 최근의 최소 2개월 동안 우울 증상이 전혀 없었는지 확인하도록 요청하는 것이 유용하다. 우울 증상이 존재하는 날이 없는 날보다 많은 경우 지속성 우울장애의 추가 진단이 필요할 수 있다.

주요우울 삽화로부터의 회복은 주요우울증 환자의 40%에서는 발병 3개월 이내에, 80%에서는 발병 1년 이내에 시작된다. 최근 발병은 단기간 내 회복 가능성에 대한 강력한 결정 요인이라, 수개월 동안만 우울했던 많은 환자가 자연적으로 회복될 것으로 예상할 수 있다. 현 삽화 기간 외에 낮은 회복률과 연관되는 특징으로는 정신병적 양상, 현저한 불안, 성격장애, 증상 심각도가 있다.

재발 위험은 관해 기간이 늘어남에 따라 시간이 흐르면서 점차 낮아진다. 선행 삽화가 심한 사람, 젊은 사람, 다수의 삽화를 이미 경험한 사람들에서 재발 위험이 더 높다. 관해 기간 동안 경도의 우울 증상이라도 지속되는 경우 재발의 강력한 예측인자다.

많은 양극성 질환은 1회 이상의 우울 삽화로 시작하며, 처음에 주요우울장애로 보이는 사람들 중 상당 비율이 양극성장애로 결국 판명된다. 청소년기에 발병하는 사람, 정신병적 양상이 있는 사람, 양극성장애의 가족력을 가진 사람에서 이럴 가능성이 더 높다. '혼재성 양상 동반'이라는 명시자의 존재는 미래에 조증 혹은 경조증 진단의 위험성을 또한 증가시킨다. 주요우울장애, 특히 정신병적 양상이 동반된 경우 조현병으로 이행될 수도 있고, 이는 반대의 경우보다 훨씬 더 빈번한 변화다.

주요우울장애의 경과나 치료 반응에 대한 현재 연령의 효과는 명확하지 않다. 그러나 일부 증상은 차이를 보이는데, 수면과다와 과식증은 낮은 연령에서 가능성이 더 높고, 멜랑콜리아 증상들, 특히 정신운동장애는 고연령에서 더 흔하다. 어린 연령에서 발병한 우울은 가족 내력이 더 높고 성격장애와 관련될 가능성이 더 높다. 주요우울장애의 경과는 일반적으로 나이가 들어도 변하지 않는다. 회복되기까지의 평균 시간은 다수의 삽화에 걸쳐서도 변화하지 않으며, 삽화 지속 가능성은 일반적으로 시간이 지남에 따라 증가하거나 감소하지 않는다.

위험 및 예후 인자 Risk and Prognostic Factors

기질적. 부정적 정서성(신경증적 경향성)은 주요우울장애 발병의 잘 확립된 위험 요인이며, 이러한 경향이 높으면 스트레스성 생활사건에 반응하여 우울 삽화의 발생 가능성을 높이는 것으로 보인다.

환경적. 부정적인 유년기 경험은, 특히 그 경험들이 다수이고 다양한 유형일 때 주요우울장애에 대한 일련의 잠재적인 위험 요인을 구성한다. 여성은 우울의 유병률 증가에 기여하는 성 학대를 포함하여 부정적인 유년기 경험들의 위험성에 불균형적으로 노출될 수 있다. 저소득, 제한된 정규 교육, 인종차별, 기타 형태의 차별과 같은 정신건강의 다른 사회적 결정 요인들이 주요우울장애의 높은 위험성과 연관된다. 스트레스성 생활사건은 주요우울장애의 촉발 요인으로 잘 알려져 있지만, 삽화 발생 시 부정적인 생활사건의 유무가 예후나 치료 선택에 있어 유용한 지침을 제공하는 것으로 보이지 않는다. 원인적으로 여성들은 일생 동안 대인관계 외상을 포함하여 우울의 주요 위험 요인들에 의해 불균형적으로 영향받는다.

유전적, 생리적. 주요우울장애 환자의 일차 가족원은 일반인들보다 주요우울장애의 위험성이 2~4배 더 높다. 상대위험도는 조기 발병형과 재발형에서 더 높아 보인다. 유전 가능성은 약 40%이고, 신경증적 경향성 성격 특질이 유전적 요인의 상당 부분을 차지한다.

여성은 월경전 기간, 산후기, 폐경 전후기를 포함하는 특정 생식 생애주기와 관련하여 우울장애가 발생할 위험이 있다.

경과의 변경인자. 기본적으로 모든 주요 비기분장애(즉, 불안, 물질 사용, 외상 및 스트레스 관련, 급식 및 섭식, 강박 및 관련 장애들)는 우울의 발생 위험을 높인다. 다른 장애의 배경에서 발생하는 주요 우울 삽화는 종종 더 난치성 경과를 따른다. 이 가운데 물질사용장애, 불안장애, 경계성 성격장애가 가장 흔하며, 나타나는 우울 증상이 모호하여 진단이 지연될 수 있다. 그러나 기저 질환의 적절한 치료로 우울 증상이 지속적으로 호전될 수 있다. 또한 만성적이거나 장애를 초래하는 의학적 상태도 주요우울 삽화의 위험을 증가시킨다. 당뇨, 병적 비만, 심혈관계 질환과 같은 흔한 질환들은 우울 삽화로 인해 종종 처치하기 어렵게 되고, 이 우울 삽화는 의학적으로 건강한 상태에서 나타나는 우울 삽화보다 만성화될 가능성이 높다.

문화와 관련된 진단적 쟁점 Culture-Related Diagnostic Issues

우울의 유병, 경과, 증상에 있어 상당한 문화 간 변이가 있음에도 불구하고, 주요우울장애와 유사한 증후군이 다양한 문화적 맥락에서 확인된다. DSM 진단기준에는 없는, 문화적 맥락에서 우울과 흔히 연관되는 증상들에는 사회적 고립 혹은 외로움, 분노, 울음, 확산되는 통증이 있다. 넓은 범주의 다른 신체 증상 호소는 흔하며 문화적 맥락에 따라 다양하다. 이 증상들의 중요성을 이해하기 위해서는 지역사회 상황에서 그 의미를 탐색할 필요가 있다.

주요우울장애의 증상들은 과소인지 혹은 과소보고될 수 있어, 차별에 직면하는 일부 민족이나 인종 집단에서 조현병 스펙트럼장애의 과잉진단을 포함한 오진을 초래할 수도 있다. 범국가적으로 한 사회에서 높은 수준의 소득불평등은 주요우울장애의 높은 유병률과 연관된다. 미국에서는 인종

주의, 차별, 사회-구조적인 더 큰 역경, 양질의 정신건강관리 접근성의 결여 때문에 비라틴계 백인과 비교하여 아프리카계 미국인과 카리브해 흑인에서 주요우울장애의 만성화가 더 높아 보인다.

성 및 젠더와 관련된 진단적 쟁점 Sex- and Gender-Related Diagnostic Issues

치료 반응이나 기능적 결과에서 젠더 간 명확한 차이는 없다. 현상학과 질병 경과에서 성 및 젠더 차이에 대한 일부 증거가 있다. 여성들은 과식증 및 수면과다와 같은 비정형 양상을 포함하는 식욕과 수면에서 더 많은 장애를 경험하는 경향이 있고, 대인관계 민감성과 위장관 증상을 경험할 가능성이 더 높다. 그러나 우울한 남성들은 우울한 여성들보다 알코올이나 다른 약물의 오남용, 위험 감수하기, 충동조절 불량을 포함하는 부적응적인 자기대처와 문제해결 전략에 대한 빈도와 강도를 더 크게 보고할 가능성이 더 높다.

자살 사고 혹은 행동과의 연관성 Association With Suicidal Thoughts or Behavior

미국에서 연령 보정 자살률은 지난 20년 동안 10만 명당 10.5명에서 14.0명으로 증가하였다. 초기의 문헌 검토에 따르면 우울장애가 있는 사람은 연령 및 성 보정 일반 인구 자살률에 비해 자살 위험이 17배 증가한다고 한다. 자살 시도의 가능성은 생의 중·후반기에는 줄어들지만, 자살에 의한 죽음의 위험성은 줄지 않는다. 자살 행동의 가능성은 주요우울 삽화 동안 항상 존재한다. 가장 일관적으로 기술되는 위험 요인이 자살 시도 혹은 자살 위협의 과거력이지만, 대부분의 자살에 의한 죽음에 비치명적인 시도는 선행되지 않는다는 점을 기억해야 한다. 무쾌감증은 자살 사고와 특히 강력한 연관성이 있다. 자살에 의한 죽음의 위험성 증가와 연관되는 다른 특징들에는 독신, 독거, 사회적 단절, 어린 시절의 역경, 총기와 같은 치명적 수단의 가용성, 수면 이상, 인지 및 의사결정의 부족, 두드러진 절망감이 있다. 여성은 남성보다 자살 시도 비율이 더 높은 반면, 남성은 자살에 성공할 가능성이 더 많다. 그러나 우울장애가 있는 남성과 여성 간의 자살률 차이는 일반 인구보다 더 작다. 공격적-충동적 특성, 경계성 성격장애, 물질사용장애, 불안, 다른 의학적 상태, 기능장애를 포함하는 동반이환은 추후 자살 행동에 대한 위험을 증가시킨다.

주요우울장애의 기능적 결과 Functional Consequences of Major Depressive Disorder

주요우울장애에서 기능적 결과의 많은 부분은 개별 증상에서 나온다. 손상은 매우 가벼울 수 있어서 환자와 교류하는 이들 중 많은 사람이 우울 증상을 눈치채지 못한다. 그러나 손상이 완전한 생활 불능까지 이르면 우울 환자는 기본적인 자기관리를 할 수 없거나 무언증적 혹은 긴장증적 양상이 된다. 일반적인 의학적 상황에서 보이는 사람들에서, 주요우울장애 환자는 더 심한 통증과 더 많은 신체질환을 동반하고 신체적, 사회적, 역할수행 기능이 더 떨어진다. 우울한 여성은 남성에 비해 그들의 관계에 있어서 더 큰 기능장애를 보고한다.

감별진단 Differential Diagnosis

과민한 기분이나 혼재성 양상을 동반한 조증 삽화. 현저한 과민성 기분을 보이는 주요우울 삽화는 과민한 기분이나 혼재성 양상을 동반한 조증 삽화와 구별하기가 어려울 수 있다. 이 구분을 위해서는 임계 기준(즉, 기분이 조증이면 3개, 기분이 과민하지만 조증이 아니면 4개)을 만족시키기에 충분한 조증 증상의 존재에 대해 세심한 임상 평가가 필요하다.

제I형 양극성장애, 제II형 양극성장애 또는 달리 명시되는 양극성 및 관련 장애. 조증 혹은 경조증 삽화의 과거력을 가진 주요우울 삽화는 주요우울장애 진단을 배제한다. 경조증 삽화의 과거력이 있고 조증 삽화의 과거력이 없는 주요우울 삽화는 제II형 양극성장애 진단을 시사하고, 조증 삽화의 과거력이 있는(경조증 삽화가 있거나 없는) 주요우울 삽화는 제I형 양극성장애를 시사한다. 반면에 경조증 삽화 기준을 만족하지 않으나 경조증 기간들의 과거력을 동반한 주요우울 삽화 양상은 임상의가 그 양상이 어디에 가장 잘 떨어지는지 판단하는 것에 따라 달리 명시되는 양극성 및 관련 장애나 주요우울장애로 진단 내릴 수 있다. 예를 들어, 역치하 경조증 증상들이 임상적으로 중요하기 때문에 그 양상을 달리 명시되는 양극성 및 관련 장애로 생각할 수 있고, 혹은 우울 삽화들 사이에서 일부 역치하 경조증 증상이 동반된 것이라면 그 양상을 주요우울장애의 사례로 생각할 수 있을 것이다.

다른 의학적 상태로 인한 우울장애. 다른 의학적 상태로 인한 우울장애의 진단을 위해서는 원인이 되는 의학적 상태가 있어야 한다. 주요우울과 유사한 삽화가 특정 의학적 상태(예, 다발성 경화증, 뇌졸중, 갑상선기능저하증)의 직접적인 병태생리학적 결과에 모두 기인한다면 주요우울장애로 진단 내리지 않는다.

물질/치료약물로 유발된 우울장애. 이 장애는 물질(예, 남용약물, 치료약물, 독소)이 기분 이상의 병인과 관련되는 것으로 보인다는 사실에서 주요우울장애와 구별할 수 있다. 예를 들어, 코카인 금단 상황에서만 발생하는 우울한 기분은 코카인으로 유발된 우울장애로 진단될 수 있다.

지속성 우울장애. 지속성 우울장애는 최소 2년 동안, 없는 날보다 있는 날이 더 많은 우울한 기분을 특징으로 한다. 진단기준이 주요우울장애와 지속성 우울장애를 모두 충족한다면 양자 모두 진단 내릴 수 있다.

월경전불쾌감장애. 월경전불쾌감장애는 월경 시작 전인 그 주에 존재하고, 월경 시작 후 수일 이내에 호전되기 시작하며, 월경이 끝난 주에는 증상이 경미하거나 없어지는 불쾌감이 특징적이다. 대조적으로 주요우울장애의 삽화들은 월경 주기와 시간적으로 연결되지 않는다.

파괴적 기분조절부전장애. 파괴적 기분조절부전장애는 심각한 반복성 분노폭발이 언어적으로, 그리고/혹은 행동적으로 나타나며, 지속적인 혹은 불안정한 기분이 분노폭발들 사이에 거의 매일, 하루 대부분 동반된다. 대조적으로 주요우울장애에서는 과민성이 주요우울 삽화에 국한된다.

조현병, 망상장애, 조현양상장애, 달리 명시되는 혹은 명시되지 않는 조현병 스펙트럼 및 기타 정신병적 장애. 조현병, 망상장애, 조현양상장애, 달리 명시되는 혹은 명시되지 않는 조현병 스펙트럼 및 기타 정신병적 장애 동안 우울 증상들이 있을 수 있다. 가장 흔하게 그 우울 증상들은 이 장애들의 연관되는 양상으로 간주될 수 있고 별도 진단을 내리지 않는다. 그러나 우울 증상들이 주요우울 삽화의 진단기준을 완전히 만족시키는 경우에는 달리 명시되는 우울장애의 진단을 정신병적 장애 진단에 부가하여 내릴 수 있다.

조현정동장애. 조현정동장애에서는 주요우울 삽화가 없는 상태에서 망상이나 환각이 최소 2주 동안 존재해야 한다는 요건으로, 조현정동장애는 정신병적 양상이 동반된 주요우울장애와 다르다.

주의력결핍 과잉행동장애. 주의산만과 좌절에 대한 낮은 내성은 주의력결핍 과잉행동장애와 주요우울 삽화 모두에서 발생할 수 있다. 만약 두 장애의 진단기준을 모두 만족한다면, 주의력결핍 과잉행동장애가 기분장애에 추가로 진단될 수 있다. 그러나 기분의 이상이 슬픔과 흥미 상실보다는 과민성이 특징적인 주의력결핍 과잉행동장애 아동에서 주요우울 삽화를 과잉진단하지 않도록 주의해야 한다.

우울 기분 동반 적응장애. 정신사회적 스트레스에 대한 반응으로 나타나는 주요우울 삽화는 적응장애에서 주요우울 삽화의 진단기준을 완전히 만족시키지 못한다는 점에서 우울 기분 동반 적응장애와 구별된다.

사별. 사별은 사랑하는 사람을 죽음으로 잃는 경험이다. 사별은 일반적으로 애도 반응을 촉발하는데, 이는 강렬하기도 하고, 슬픔, 수면곤란, 집중력 불량과 같은 주요우울 삽화의 특유한 증상들과 겹치는 특징들을 많이 포함하기도 한다. 사별과 관련된 애도 반응을 주요우울 삽화와 감별하는 데 도움이 되는 특징은 다음을 포함한다: 애도에서 두드러진 정동은 공허감과 상실감인 반면, 주요우울 삽화에서 두드러진 정동은 지속적인 우울감과 즐거움을 경험하는 능력의 감소다. 게다가 애도의 불쾌감은 수일에서 수 주에 걸쳐 강도가 줄어들 가능성이 높고 물결치듯 일어나는데, 이는 고인에 대한 생각이나 회상과 연관되는 경향이 있다. 반면에 주요우울 삽화에서 우울한 기분은 더 지속적이고 특정 생각이나 몰두하는 것과는 결부되지 않는다. 취약한 사람(예, 주요우울장애의 과거력을 가진 사람)에서 사별은 애도 반응뿐만 아니라 우울 삽화의 발달이나 기존 삽화의 악화를 촉발할 수 있다.

지속적 비탄장애. 지속적 비탄장애는 지속적인 전반적 애도 반응으로 가까운 사람의 죽음 후 임상적으로 현저한 고통이나 손상이 12개월 이상 계속 초래된다. 이는 고인에 대한 강렬한 그리움, 열망, 집착뿐만 아니라 정서적 고통(예, 분노, 억울함, 큰 슬픔), 감정 경험의 현저한 감소, 삶이 무의미하다는 느낌, 사회적으로 다시 통합되거나 혹은 진행 중인 활동에 참여할 때 느끼는 어려움이 중요한 대인관계 상실의 결과라고 판단된다는 점에서 주요우울 삽화와 구분 지을 수 있다. 대조적으로 주요우울 삽화에서는 상실과 특정하게 관련되지 않는 더 광범위한 우울 기분이 존재한다. 지속적 비탄장애와 주요우울장애 양자의 진단기준이 충족되면 두 진단을 모두 내려야 한다.

슬픔. 마지막으로, 슬픔의 시기란 인간 경험의 내재적 측면이다. 만약 진단기준이 심각도(즉, 9가지 증상 중 5가지), 기간(즉, 하루의 대부분, 적어도 2주간 거의 매일), 임상적으로 현저한 고통이나 손상에 대해 충족되지 못한다면, 이 시기를 주요우울 삽화로 진단해서는 안 된다. 달리 명시되는 우울장애 진단은 기간이나 심각도 기준을 만족시키지는 못하나, 임상적으로 현저한 손상을 동반한 우울 기분을 보이는 양상에 적절할 수 있다.

동반이환 Comorbidity

주요우울장애와 빈번하게 동반되는 다른 장애들로는 물질관련장애, 공황장애, 범불안장애, 외상후 스트레스장애, 강박장애, 신경성 식욕부진증, 신경성 폭식증, 경계성 성격장애가 있다.

여성은 남성보다 불안장애, 신경성 폭식증, 신체형장애(신체증상 및 관련 장애)의 동반이환을 보고할 가능성이 더 높고, 남성은 알코올 및 물질의 남용을 보고할 가능성이 더 높다.

● 지속성 우울장애
Persistent Depressive Disorder

진단기준   F34.1

이 장애는 DSM-IV에서 정의된 만성 주요우울장애와 기분저하장애를 통합한 것이다.

A. 적어도 2년 동안, 주관적 설명이나 타인에 의한 관찰에서 나타나듯이, 하루의 대부분 우울 기분이 있고, 우울 기분이 없는 날보다 있는 날이 더 많다.

　　주의점: 아동과 청소년에서는 기분이 과민할 수도 있으며, 기간은 적어도 1년이 되어야 한다.

B. 우울 기간 동안 다음 2가지(또는 그 이상)의 증상이 존재:
　　1. 식욕 부진 또는 과식
　　2. 불면 또는 수면과다
　　3. 활력 저하 또는 피로감
　　4. 자존감 저하
　　5. 집중력 불량 또는 결정하기의 어려움
　　6. 절망감

C. 장애가 있는 2년 동안(아동이나 청소년에서는 1년), 한 번에 2개월 이상 진단기준 A와 B의 증상이 존재하지 않았던 경우가 없었다.

D. 주요우울장애의 진단기준이 2년간 지속적으로 존재할 수 있다.

E. 조증 삽화나 경조증 삽화가 없었다.

F. 장애가 지속적인 조현정동장애, 조현병, 망상장애, 달리 명시되는 또는 명시되지 않는 조현병 스펙트럼 및 기타 정신병적 장애로 더 잘 설명되지 않는다.

G. 증상이 물질(예, 남용약물, 치료약물)의 생리적 효과나 다른 의학적 상태(예, 갑상선기능저하증)로 인한 것이 아니다.

H. 증상이 사회적, 직업적 또는 다른 중요한 기능 영역에서 임상적으로 현저한 고통이나 손상을 초래한다.

주의점: 2년의 우울 기분 동안에 어느 때고 진단기준이 주요우울 삽화의 진단에 충분하다면, 적절한 명시자(예, 간헐적 주요우울 삽화, 현재 삽화 동반)와 함께 지속성 우울장애 진단에 덧붙여 주요우울장애의 별도 진단을 내려야 한다.

다음의 경우 명시할 것:
　　불안증 동반(226~227쪽)
　　비전형적 양상 동반(228쪽)

다음의 경우 명시할 것:
    부분 관해 상태(229쪽)
    완전 관해 상태(229쪽)
다음의 경우 명시할 것:
    조기 발병: 발병이 21세 미만일 경우
    후기 발병: 발병이 21세 이상일 경우
다음의 경우 명시할 것(지속성 우울장애의 최근 2년간):
    순수한 기분저하 증후군 동반: 적어도 지난 2년 이내에 주요우울 삽화의 진단기준을 충족시키지 않았다.
    지속성 주요우울 삽화 동반: 지난 2년의 기간 내내 주요우울 삽화의 진단기준을 충족시켰다.
    간헐적 주요우울 삽화 동반, 현재 삽화 동반: 주요우울 삽화의 진단기준을 현재 충족하지만, 주요우울 삽화 진단
    에 미치지 못하는 증상이 적어도 지난 2년 이내에 최소 8주의 기간 동안 있었다.
    간헐적 주요우울 삽화 동반, 현재 삽화를 동반하지 않음: 주요우울 삽화의 진단기준을 현재 충족하지 않지만, 적
    어도 지난 2년 이내에 1회 이상의 주요우울 삽화가 있었다.
현재의 심각도를 명시할 것:
    경도(230쪽)
    중등도(230쪽)
    고도(230쪽)

진단적 특징 Diagnostic Features

지속성 우울장애의 필수적인 특징은 최소 2년 동안, 아동과 청소년의 경우 적어도 1년 동안, 우울 기분이 없는 날보다 있는 날이 더 많고, 하루 대부분 나타나는 우울한 기분이다(진단기준 A). 이 장애는 DSM-IV에서 정의된 만성 주요우울장애와 기분저하장애를 통합한 것이다. 주요우울장애는 지속성 우울장애에 선행할 수 있고, 주요우울 삽화는 지속성 우울장애 기간 중 일어날 수 있다. 2년간 주요우울장애 진단기준을 만족시키는 증상을 가진 경우 주요우울장애뿐만 아니라 지속성 우울장애의 진단도 내려야 한다.

지속성 우울장애가 있는 사람들은 그들의 기분이 슬프거나 '울적하다'고 기술한다. 우울한 기분 기간 동안 진단기준 B의 6개 증상 중 적어도 2개가 나타난다. 특히 조기 발병 사례에서 이 증상들은 그날그날 경험의 한 부분이 되어 왔기 때문에(예, "나는 늘 이랬어."), 임상의가 직접적으로 유도하지 않으면 보고되지 않을 수도 있다. 2년 동안(아동이나 청소년의 경우 1년) 아무 증상 없는 기간이 2개월 이상 지속되지 않는다(진단기준 C).

유병률 Prevalence

지속성 우울장애는 사실상 DSM-IV의 기분저하장애와 만성 주요우울 삽화를 섞어 놓은 것이다. 미국에서의 12개월 유병률은 지속성 우울장애는 약 0.5%, 만성 주요우울장애는 약 1.5%로, 여성이 남성보다 진단별로 각각 약 1.5배와 2배 더 높다. 비교확인절차를 이용한 연구에 근거할 때 DSM-IV 기분저하장애의 평생 및 12개월 추정유병률은 저소득 및 중간소득 국가보다 고소득 국가에서 더 높다. 그러나 어느 국가에서든지 이 장애는 자살 결과의 높은 위험률과 이로 인한 장애 정

도와 연관된다.

발달 및 경과 Development and Course

지속성 우울장애는 종종 생애 초기(즉, 아동기, 청소년기 혹은 성인기 초기)에 서서히 발병하며, 정의와 같이 만성적인 경과를 보인다. 경계성 성격장애는 지속성 우울장애의 특히 강력한 위험 요인이다. 지속성 우울장애와 경계성 성격장애가 공존할 때, 시간에 따라 해당 특징들이 함께 나타난다는 것은 공통 기전이 작동함을 시사한다. 조기 발병(즉, 21세 이전)은 성격장애와 물질사용장애가 동반 이환될 가능성이 더 높은 것과 연관된다.

증상들이 주요우울 삽화 수준까지 심해질 때 그 증상들은 나중에 더 낮은 수준으로 되돌아가는 것 같다. 그러나 우울 증상들은 비만성적 주요우울 삽화일 때보다 지속성 우울장애일 때 주어진 기간 내에 완전히 해소될 가능성이 훨씬 낮은 것 같다.

위험 및 예후 인자 Risk and Prognostic Factors

기질적. 불량한 장기 결과를 예측하는 요인으로는 높은 수준의 부정적 정서성(신경증적 경향성), 심한 증상 심각도, 전반적인 기능의 불량, 불안장애 또는 품행장애의 존재가 있다.

환경적. 아동기 위험인자로는 부모의 상실이나 분리, 아동기 역경이 있다.

유전적, 생리적. DSM-IV의 기분저하장애와 만성 주요우울장애 사이에 질병 발달, 경과, 또는 가족력에 분명한 차이는 없다. 따라서 둘 중 어느 한 장애에 관계된 초기 소견 모두 지속성 우울장애에 들어맞는 것 같다. 비만성적 주요우울장애보다 지속성 우울장애에서 지속성 우울장애가 있는 일차 친척의 비율이 더 높고, 전반적으로 우울장애가 더 많다.

수많은 뇌 영역(예, 전전두피질, 전측대상회, 편도, 해마)이 지속성 우울장애에 관련되어 있다. 또한 수면다원검사 이상 소견이 나타날 수도 있다.

문화와 관련된 진단적 쟁점 Culture-Related Diagnostic Issues

만성 우울 증상의 이상이나 내성에 대한 인식은 문화에 따라 달라서 증상 감지나 치료 수용에 영향을 미친다. 예를 들어, 일부 사회 집단이나 연령 코호트는 오랜 우울 증상들을 역경에 대한 정상 반응으로 생각할 수 있다.

자살 사고 혹은 행동과의 연관성 Association With Suicidal Thoughts or Behavior

지속성 우울장애는 고소득 국가에서 나타나든, 저소득 국가에서 나타나든 자살 결과의 높은 위험 및 장애 정도와 연관된다.

지속성 우울장애의 기능적 결과
Functional Consequences of Persistent Depressive Disorder

지속성 우울장애가 사회적·직업적 기능에 영향을 미치는 정도는 매우 다양하지만, 그 결과는 주요우울장애만큼 크거나 더 클 수 있다.

감별진단 Differential Diagnosis

주요우울장애. 만약 없는 날보다 있는 날이 더 많은 우울 기분에 더하여 2년 이상 지속성 우울장애 진단기준 B 증상이 2개 이상 있다면, 지속성 우울장애를 진단한다. 이 기간 중 어느 때나 증상 기준이 주요우울 삽화를 진단하기에 충분하다면 주요우울장애를 부가 진단해야 한다. 지속성 우울장애 진단에 적절한 경과 명시자를 다음과 같이 부여하여 이 기간 동안의 주요우울 삽화의 공존을 언급해야 한다. 만약 증상이 주요우울 삽화의 진단기준을 현재 완전히 만족시키고, 주요우울 삽화 진단에 미치지 못하는 증상이 적어도 지난 2년 이내에 최소 8주의 기간 동안 있었다면, '간헐적 주요우울 삽화 동반, 현재 삽화 동반'이라는 명시자가 부여된다. 만약 주요우울 삽화의 진단기준을 현재 충족하지 않지만 적어도 지난 2년 이내에 1회 이상의 주요우울 삽화가 있었다면, '간헐적 주요우울 삽화 동반, 현재 삽화 동반 없음'이라는 명시자가 부여된다. 주요우울 삽화가 최소 2년 동안 지속되고 계속 현존하고 있다면, '지속성 주요우울 삽화 동반'이라는 명시자가 사용된다. 만약 지난 2년간 주요우울 삽화를 경험한 적이 없다면, '순수한 기분저하 증후군 동반' 명시자가 사용된다.

달리 명시되는 우울장애. 주요우울 삽화의 진단기준은 지속성 우울장애의 증상 목록(즉, 우울 기분과 6개의 진단기준 B 증상 중 2개)에는 없는 증상들(즉, 활동에서 현저하게 저하된 관심이나 즐거움; 정신운동 초조나 지연; 죽음에 대한 반복적인 생각, 자살 사고, 자살 시도 혹은 계획)을 포함하기 때문에, 아주 제한된 수의 사람들이 2년 이상 지속되지만 지속성 우울장애의 진단기준을 만족시키지 않는 우울 증상을 갖는다. 주요우울 삽화의 진단기준이 현재 삽화 동안 어느 시점에서 충족된다면, 주요우울장애 진단이 적용된다. 그렇지 않으면 달리 명시되는 우울장애 혹은 명시되지 않는 우울장애로 진단 내려야 한다.

제I형 및 제II형 양극성장애. 조증이나 경조증의 과거력이 있으면 지속성 우울장애 진단은 불가능하다. 조증 삽화의 과거력(경조증 삽화가 동반되든 안 되든)은 제I형 양극성장애 진단을 시사한다. 경조증의 과거력(주요우울 삽화의 기준을 만족하는 지속성 우울장애에서 조증 삽화의 어떤 과거력도 없는)이 있는 경우 제II형 양극성장애로 진단한다. 달리 명시되는 양극성장애는 주요우울 삽화의 기준을 결코 만족시키지 않는 지속성 우울 양상과 함께 경조증 삽화의 과거력을 포함하는 경우에 적용된다.

순환성장애. 순환성장애로 진단하면 지속성 우울장애 진단이 불가능하다. 그래서 없는 날보다 있는 날이 더 많고 하루 대부분 우울 기분이 최소 2년 지속되는 기간 동안에, ① 경조증 삽화의 기준을 만족시키지 않는 경조증 증상이 있는 기간이 많이 있다면, ② 한 번에 2개월 이상의 무증상 기간이 전혀 없다면, ③ 주요우울, 조증, 경조증 삽화의 진단기준을 절대 만족하지 않는다면, 그 진단은 지속성 우울장애 대신에 순환성장애가 될 것이다.

정신병적 장애. 우울 증상은 만성적인 정신병적 장애들(예, 조현정동장애, 조현병, 망상장애)에서 공통되는 연관 특징이다. 만약 우울 증상이 정신병적 장애의 경과(잔류기를 포함하여) 중에만 발생한다면 지속성 우울장애를 별개로 진단하지 않는다.

다른 의학적 상태로 인한 우울 또는 양극성 및 관련 장애. 지속성 우울장애는 다른 의학적 상태로 인한 우울 또는 양극성 및 관련 장애와는 구별되어야 한다. 만약 기분 이상이 병력, 신체검진, 검사 소견에 근거하여 특정한, 대개는 만성적인 의학적 상태(예, 다발성 경화증)의 직접적인 생리적 효과로 인한 것이라고 판단되면, 다른 의학적 상태로 인한 우울장애 또는 양극성 및 관련 장애로 진단한다. 만약 우울 증상이 다른 의학적 상태의 직접적인 생리적 효과에서 기인하지 않는다고 판단된다면, 원발성 정신질환(예, 지속성 우울장애)으로 기록하고 의학적 상태는 수반되는 내과적 상태(예, 당뇨병)로 기술한다.

물질/치료약물로 유발된 우울 또는 양극성 및 관련 장애. 물질(예, 남용약물, 치료약물, 독소)이 기분 이상에 원인적으로 관련된다고 판단될 때에는, 물질/치료약물로 유발된 우울장애 또는 양극성 및 관련 장애는 지속성 우울장애와 구분된다.

성격장애. 성격장애는 특징적으로 청소년기나 성인기 초기 발병과 함께 그 사람의 문화에서 기대되는 것과는 현저히 벗어나는 내적 경험과 행동이 지속적인 양상으로 나타난다. 지속성 우울장애와 성격장애의 진단기준을 모두 만족한다면 두 진단이 가능하다.

동반이환 Comorbidity

주요우울장애 환자들과 비교하여 지속성 우울장애 환자들은 전반적으로 정신과적 동반이환, 특히 불안장애, 물질사용장애, 성격장애의 위험이 더 높다. 조기 발병하는 지속성 우울장애는 DSM-5의 B군 및 C군 성격장애와 강하게 연관된다.

● 월경전불쾌감장애
Premenstrual Dysphoric Disorder

진단기준   F32.81

A. 대부분의 월경 주기에서 월경 시작 1주 전에 적어도 5가지 증상이 존재하고, 월경 시작 후 수일 안에 증상이 호전되기 시작하며, 월경이 끝난 주에는 증상이 경미하거나 없어져야 한다.

B. 다음 증상 중 한 가지(또는 그 이상)는 있어야 한다:
   1. 현저한 정동 불안정성(예, 기분 변동; 갑자기 슬퍼지거나 울고 싶거나, 거절에 대한 민감성 증가)
   2. 현저한 과민성 혹은 분노, 또는 대인관계 갈등 증가
   3. 현저한 우울 기분, 절망감 또는 자기비하적인 사고

    4. 현저한 불안, 긴장, 예민해지거나 신경이 곤두선 느낌

C. 다음 증상 중 한 가지(또는 그 이상)는 추가적으로 존재해야 하며, 진단기준 B에 해당하는 증상과 더해져 총 5가지의 증상이 포함되어야 한다.

    1. 일상 활동에서 흥미의 저하(예, 직업, 학교, 친구, 취미)

    2. 주관적인 집중곤란

    3. 무기력, 쉽게 피곤함 혹은 현저한 활력 부족

    4. 식욕의 현저한 변화; 과식; 또는 특정 음식의 갈망

    5. 수면과다 또는 불면

    6. 압도되거나 자제력을 잃을 것 같은 느낌

    7. 유방의 압통이나 부종, 관절통이나 근육통, 붓는 느낌, 혹은 체중 증가와 같은 신체 증상들

주의점: 진단기준 A~C의 증상들은 전년도에 발생한 대부분의 월경 주기 동안에 충족되어야 한다.

D. 증상이 직업, 학교, 일상적인 사회 활동, 타인과의 관계에 임상적으로 현저한 고통이나 방해를 초래한다(예, 사회 활동 회피; 직장, 학교, 가정에서 생산성과 효율성 감소).

E. 이 장애는 주요우울장애, 공황장애, 지속성 우울장애, 혹은 성격장애와 같은 다른 장애의 증상들이 단순히 악화된 것이 아니다(비록 이러한 장애 중 어느 장애와도 공존할 수 있지만).

F. 진단기준 A는 적어도 2회의 증상 (월경) 주기 동안 전향적인 일일 평가로 확인되어야 한다(**주의점**: 이 확인이 있기 전에 진단을 잠정적으로 내릴 수도 있다).

G. 증상은 물질(예, 남용약물, 치료약물, 기타 치료)의 생리적 효과나 다른 의학적 상태(예, 갑상선기능항진증)에 기인하지 않는다.

기록 절차 Recording Procedures

    만약 증상이 적어도 2회의 증상 주기에 대해 전향적인 일일 평가로 확인되지 않았다면, 진단명 뒤에 '잠정적'이라는 표시를 해야 한다(즉, '월경전불쾌감장애, 잠정적').

진단적 특징 Diagnostic Features

    월경전불쾌감장애의 필수적인 특징은 기분 불안정, 과민성, 불쾌감, 그리고 불안 증상의 표현으로, 이 증상들은 월경 주기의 월경전 단계 동안에 반복적으로 발생하고, 월경 시작 무렵 또는 그 후에 곧 누그러진다. 이 증상들은 행동 및 신체 증상이 동반된다. 증상들은 지난해 동안 대부분의 월경 주기에 발생해야 하고, 직업적·사회적 기능에 악영향을 미쳐야 한다. 동반 증상의 강도, 그리고/또는 표현도는 사회적·문화적 배경 특성과 종교적 믿음, 사회적 관용, 여성의 생식 주기에 대한 태도, 그리고 더 일반적으로는 여성의 젠더 역할 논쟁과 밀접하게 관련될 수 있다.

    전형적으로, 증상은 월경 시작 무렵에 최고조에 이른다. 증상이 월경 첫 며칠간 남아 있는 경우는 드물지 않으나, 월경 기간 시작 후 난포기에는 증상이 없어야 한다. 핵심 증상이 기분과 우울 증상들을 포함하지만, 행동 및 신체 증상도 흔히 나타난다. 그러나 기분이나 불안 증상이 없는 상태에서 행동이나 신체 증상만 있는 것은 진단에 충분하지 않다. 증상들은 주요우울 삽화나 범불안장애와 같은 다른 정신질환에 버금가는 강도(그러나 기간은 아닌)를 갖는다. 잠정적 진단을 확인하기 위해 적어도 2회의 증상 주기 동안 전향적 일일 증상 평가가 필요하다.

증상은 월경 이전 주에 사회적·직업적으로 기능하는 능력에서 임상적으로 현저한 고통이나 분명하고 현저한 손상을 초래해야 한다.

부수적 특징 Associated Features
망상과 환각이 월경 주기의 황체기 후반에 나타난다는 기술이 있으나 드물다.

유병률 Prevalence
독일의 대규모 연구에 의하면 지역사회에서 월경전불쾌감장애의 12개월 유병률은 5.8%로 추정되었다. 2회의 월경 주기에 걸쳐 유병률을 본 다른 연구에서는 미국에서 월경 여성의 1.3%가 이 장애를 갖고 있었다. 후향적 보고에 근거한 추정치는 전향적 일일 평가에 근거한 추정치보다 더 높다. 그러나 1~2개월 동안 일일 증상기록에 근거한 추정치는 가장 심한 증상을 가진 사람들이 평가 과정을 지속할 수 없기 때문에 충분히 대표적이지 않을 수 있다. 2회의 연속된 월경 주기를 전향적으로 평가한 미국 월경전불쾌감장애 유병률의 가장 엄밀한 추정치로는, 증상이 진단기준을 충족시켰고 기능 손상을 경험했으며 공존하는 정신질환이 없었던 여성이 1.3%였다. 사춘기 소녀의 월경전불쾌감장애 유병률은 성인 여성에서 관찰되는 것보다 더 높을 수 있다.

발달 및 경과 Development and Course
월경전불쾌감장애의 발병은 초경 후 어느 시점에서든 있을 수 있다. 독일에서 40개월 추적 조사 동안의 새로운 증례 발생률은 2.5%다(95% 신뢰구간＝1.7~3.7). 많은 사람은 폐경에 다가갈수록 증상이 악화된다고 보고한다. 주기적인 호르몬 대체요법이 증상의 재현을 촉발시킬 수 있지만, 폐경 후에는 증상이 그친다.

위험 및 예후 인자 Risk and Prognostic Factors
환경적. 월경전불쾌감장애의 발현과 연관된 환경 요인들로는 스트레스, 대인관계 외상의 과거력, 일반적으로 여성의 성행동에 대한 사회문화적 측면, 그리고 특히 여성의 성역할이 있다.
유전적, 생리적. 특정하게 월경전불쾌감장애의 유전 가능성을 조사한 연구는 없다. 월경전불쾌감 증상의 유전 가능성 추정치는 30~80%에 이르지만, 증상 자체가 유전 가능한지 혹은 그 증상이 다른 유전적 요인이나 특성과 단순히 연관되는지는 여전히 불분명하다.

문화와 관련된 진단적 쟁점 Culture-Related Diagnostic Issues
월경전불쾌감장애는 미국, 유럽, 인도, 나이지리아, 브라질, 아시아의 사람들에서 폭넓은 범위의 유병률로 관찰되고 있다. 그래도 대부분의 정신질환처럼, 증상의 빈도, 강도, 표현도; 결과 인식; 도움 요청 양상; 관리는 성적 학대나 가정 폭력, 사회적 지지의 제한, 월경에 대한 태도에 있어 문화적 차이와 같은 사회적·문화적 요인들로 유의미하게 영향받을 수 있다.

진단적 표지자 Diagnostic Markers

앞서 언급했듯이, 월경전불쾌감장애의 진단은 2개월의 전향적인 증상 평가로 적절하게 확인된다. 문제 심각도 일일 평가척도(Daily Rating of Severity of Problems)와 월경전 기분 증상을 위한 시각 아날로그 척도(Visual Analogue Scales for Premenstrual Mood Symptoms)를 포함한 많은 척도가 타당성이 확인되었으며 월경전불쾌감장애에 대한 임상시험에서 흔히 사용된다. 월경전 긴장 증후군 평가척도(Premenstrual Tension Syndrome Rating Scale)는 자가 보고용과 관찰자용이 있는데, 2가지 모두 타당성이 확인되어 월경전불쾌감장애 여성들에서 질병 심각도를 측정하는 데 널리 쓰이고 있다.

자살 사고 혹은 행동과의 연관성 Association With Suicidal Thoughts or Behavior

일부 사람들은 월경전 시기가 자살의 위험 기간이라고 생각하고 있다.

월경전불쾌감장애의 기능적 결과
Functional Consequences of Premenstrual Dysphoric Disorder

사회적 기능의 손상은 월경전불쾌감장애와 연관되어서만 일어나는 친밀한 파트너 관계와의 불화와 아동, 다른 가족 구성원, 친구와의 문제로 드러날 수 있다(즉, 만성적인 대인관계 문제가 아닌). 직업과 건강 관련 삶의 질 손상도 두드러진다. 월경전불쾌감장애가 주요우울장애와 지속성 우울장애에서 관찰되는 것과 동등한 기능 및 건강 관련 삶의 질 손상과 연관될 수 있다는 증거가 있다.

감별진단 Differential Diagnosis

월경전 증후군. 월경전 증후군은 최소 5가지 증상이나 기분 관련 증상을 필요로 하지 않는다는 점에서 월경전불쾌감장애와 다르고, 일반적으로 월경전불쾌감장애보다 덜 심한 것 같다. 월경전 증후군은 월경전불쾌감장애보다 더 흔하다. 그 추정유병률은 약 20%를 맴도는 수치에 따라 다양하다. 월경전 증후군도 월경 주기에서 월경전 시기 동안 증상 표현의 특징이 나타나지만, 필수적인 정동 증상 없이 신체 혹은 행동 증상만 존재하는 경우 월경전불쾌감장애가 아닌 월경전 증후군 진단기준을 만족할 가능성이 높다.

월경통. 월경통은 고통스러운 월경의 한 증후군이지만 정동 변화를 특징으로 하는 증후군과는 구분된다. 게다가 월경통의 증상은 월경 발생과 함께 시작하는 반면, 월경전불쾌감장애의 증상은 월경 첫 수일까지 남아 있을 수 있으나 정의상 월경 발생 전에 시작한다.

양극성장애, 주요우울장애, 그리고 지속성 우울장애. (자연적으로 발생하거나 물질/치료약물로 유발되는) 양극성장애나 주요우울장애 혹은 지속성 우울장애가 있는 많은 여성은 자신이 월경전불쾌감장애가 있다고 믿는다. 그러나 그들이 증상을 기록해 보면 자신의 증상이 월경전 양상을 따르지 않는다는 것을 인식하게 된다. 월경의 시작은 기억할 만한 사건이 되기 때문에 그들은 증상이 월경전 시기에만 발생하거나 증상이 월경 전에 악화된다고 보고한다. 이러한 점이 일일 전향적 평가로 증상을 확인해야 한다는 근거 중 하나다. 특히 임상의가 후향적 증상에만 의존하다 보면, 월경전

불쾌감장애의 증상과 다른 진단이 겹치기 때문에 감별진단 과정이 더 어려워진다. 이 증상 겹침은 월경전불쾌감장애를 주요우울장애, 지속성 우울장애, 양극성장애, 경계성 성격장애와 감별할 때 특히 두드러진다.

호르몬 치료의 사용. 중등도에서 중증의 월경전 증상을 보이는 일부 여성에서 호르몬 피임제를 포함한 호르몬 치료를 사용하고 있을 수 있다. 만약 그 증상이 외인성 호르몬 사용을 시작한 이후 발생한다면, 월경전불쾌감장애의 기저 상태 때문이기보다는 오히려 호르몬 사용에 기인하는 것일 수 있다. 그 여성이 호르몬을 중단하여 증상이 사라진다면, 이는 물질/치료약물로 유발된 우울장애와 일치한다.

기타 의학적 상태. 만성적인 의학적 상태를 가진 여성은 월경전 불쾌감 증상을 경험할 수 있다. 우울장애와 마찬가지로, 갑상선 결핍이나 빈혈과 같이 그 증상을 더 잘 설명할 수 있는 의학적 상태는 배제되어야 한다.

동반이환 Comorbidity

월경전불쾌감장애가 있는 경우 가장 흔히 보고되는 선행 장애는 주요우울 삽화다. 광범위한 의학적 상태들(예, 편두통, 천식, 알레르기, 발작장애)이나 다른 정신질환들(예, 우울 및 양극성 장애, 불안장애, 신경성 폭식증, 물질사용장애)은 월경전 시기에 악화될 수 있다. 그러나 월경후 시기에 무증상 기간이 없으면 월경전불쾌감장애 진단을 배제한다. 이 경우는 현재 있는 정신질환이나 의학적 상태가 월경전 악화를 보이는 것으로 더 잘 설명된다. 다른 정신질환이나 신체장애의 월경전 악화만을 경험하는 상황에서는 월경전불쾌감장애 진단을 내려서는 안 되지만, 월경전불쾌감장애에 특징적이면서 또한 현재 진행 중인 다른 장애의 일부분으로 경험되는 증상들과는 현저하게 다른 증상과 기능 수준의 변화를 경험한다면, 다른 정신질환이나 의학적 상태 진단에 덧붙여 월경전불쾌감장애 진단을 고려할 수 있다.

● 물질/치료약물로 유발된 우울장애
Substance/Medication-Induced Depressive Disorder

진단기준

A. 현저하고 지속적인 기분의 장애가 임상 양상에서 우세하고, 우울 기분이나 모든 또는 거의 모든 활동에서 흥미나 즐거움의 뚜렷한 감소가 특징적이다.

B. 병력, 신체검진 또는 검사 소견에서 (1)과 (2) 둘 다의 증거가 있다.
  1. 진단기준 A의 증상이 물질 중독이나 물질 금단 동안 혹은 직후에, 치료약물 노출 후 또는 금단 후에 발생한다.
  2. 관련된 물질/치료약물이 진단기준 A의 증상을 일으킬 수 있다.

C. 장애가 물질/치료약물로 유발된 것이 아닌 우울장애로 더 잘 설명되지 않는다. 독립적인 우울장애라는 증거로 다음이 포함될 수 있다:

증상이 물질/치료약물 사용에 선행한다. 증상이 급성 금단 혹은 심한 중독이 중단된 후에도 상당 기간(예, 약 1개월) 동안 지속된다. 혹은 물질/치료약물로 유발된 것이 아닌 독립적인 우울장애의 존재를 시사하는 다른 증거(예, 물질/치료약물과 관련 없는 반복성 삽화의 병력)가 있다.

D. 장애가 섬망의 경과 중에만 발생하지 않는다.

E. 장애가 사회적, 직업적 또는 다른 중요한 기능 영역에서 임상적으로 현저한 고통이나 손상을 초래한다.

주의점: 진단기준 A의 증상이 임상 양상에서 우세하고 임상적으로 주목해야 할 정도로 충분히 심할 때에만 물질 중독이나 물질 금단의 진단 대신에 이 진단을 내려야 한다.

부호화 시 주의점: [특정 물질/치료약물]로 유발된 우울장애에 대한 ICD-10-CM 부호는 다음 표에 제시되어 있다. ICD-10-CM 부호는 동일 종류의 물질에 대한 물질사용장애의 동반이환 여부에 달려 있음에 주의하시오. 어떤 경우에도 물질사용장애의 부가적인 별도 진단은 내리지 않는다. 만약 경도의 물질사용장애가 물질로 유발된 우울장애와 동반이환된다면 네 번째 자리의 글자는 '1'이고, 임상의는 물질로 유발된 우울장애 앞에 '경도 [물질]사용장애'를 기록해야 한다(예, 경도 코카인사용장애, 코카인으로 유발된 우울장애 동반). 만약 중등도 또는 고도 물질사용장애가 물질로 유발된 우울장애와 동반이환된다면 네 번째 자리의 글자는 '2'이고, 임상의는 동반이환하는 물질사용장애의 심각도에 따라 '중등도 [물질]사용장애 또는 고도 [물질]사용장애'를 기록해야 한다. 만약 물질사용장애의 동반이환이 없다면(예, 1회의 심한 물질 사용 후) 네 번째 자리의 글자는 '9'이며 임상의는 물질로 유발된 우울장애만을 기록해야 한다.

	ICD-10-CM		
	경도 사용장애 동반	중등도 또는 고도 사용장애 동반	사용장애 미동반
알코올	F10.14	F10.24	F10.94
펜시클리딘	F16.14	F16.24	F16.94
기타 환각제	F16.14	F16.24	F16.94
흡입제	F18.14	F18.24	F18.94
아편계	F11.14	F11.24	F11.94
진정제, 수면제 또는 항불안제	F13.14	F13.24	F13.94
암페타민류 물질(또는 기타 자극제)	F15.14	F15.24	F15.94
코카인	F14.14	F14.24	F14.94
기타(또는 미상의) 물질	F19.14	F19.24	F19.94

다음의 경우 명시할 것('중독 중 발병'이나 '금단 중 발병' 명시자가 주어진 물질 종류에 적용되는지를 나타내는 물질 종류와 연관된 진단을 위해서는 '물질 관련 및 중독 장애' 장의 〈표 1〉을 참조하시오; 혹은 '치료약물 사용 후 발병'을 명시할 것):

　　중독 중 발병: 기준이 물질 중독에 맞고, 증상이 중독 동안에 발생하는 경우

　　금단 중 발병: 기준이 물질 금단에 맞고, 증상이 금단 동안 혹은 금단 직후 발생하는 경우

　　치료약물 사용 후 발병: 증상이 치료약물의 시작, 치료약물의 교체 또는 치료약물의 금단 중에 발생하는 경우

기록 절차 Recording Procedures

물질/치료약물로 유발된 우울장애라는 명칭은 우울 증상의 원인으로 추정되는 특정 물질(예, 코카인, 덱사메타손)로 시작한다. 진단부호는 진단기준 세트에 포함된 표에서 선택되며, 이 진단기준

은 약물 종류와 동반 물질사용장애의 유무에 근거한다. 어느 부류에도 적합하지 않은 물질(예, 덱사메타손)의 경우 '기타(또는 미상의) 물질'을 위한 부호가 사용되어야 한다. 물질이 원인 요소라고 판단되나 물질의 특정 부류가 미상인 경우에도 동일한 부호가 또한 사용되어야 한다.

장애라는 명칭을 기록할 때에는 동반되는 물질사용장애를(있다면) 가장 먼저 나열하고, '동반'이라는 단어와 함께 물질로 유발된 우울장애를 기록한 후, 마지막으로 발병에 대한 사항(예, 중독 중 발병, 금단 중 발병)을 명시한다. 예를 들어, 고도 코카인사용장애가 있는 사람이 금단 중에 우울 증상을 보이는 경우 진단은 F14.24 고도 코카인사용장애, 코카인으로 유발된 우울장애 동반, 금단 중 발병이다. 동반된 고도 코카인사용장애의 별도 진단은 부여하지 않는다. 만일 물질로 유발된 우울장애가 동반된 물질사용장애 없이 발생한다면(예, 1회의 심한 물질 사용 후), 부수적 물질사용장애는 기록하지 않는다(예, F16.94 펜시클리딘으로 유발된 우울장애, 중독 중 발병). 한 가지 이상의 물질이 우울 기분 증상의 발생에 상당한 역할을 한 것으로 판단될 때, 각각을 별도로 나열해야 한다(예, F15.24 고도 메틸페니데이트사용장애, 메틸페니데이트로 유발된 우울장애 동반, 금단 중 발병; F19.94 덱사메타손으로 유발된 우울장애, 중독 중 발병).

진단적 특징 Diagnostic Features

물질/치료약물로 유발된 우울장애의 핵심 양상은 임상 양상에서 현저하고 지속적인 기분의 장애가 우세하고, 우울 기분이나 모든 혹은 거의 모든 활동에서 흥미나 즐거움의 뚜렷한 감소가 특징적인 것인데(진단기준 A), 이는 물질의 직접적인 생리적 효과 때문이다(예, 남용약물, 치료약물, 독소 노출)(진단기준 B). 진단기준을 만족시키기 위해서는, 병력, 신체검진 또는 검사 소견으로 나타나듯이 물질 중독이나 물질 금단 동안 혹은 직후에, 치료물질 노출 후 또는 금단으로 우울 증상이 발생해야 하고(진단기준 B1), 관련된 물질/치료약물이 우울 증상을 일으킬 수 있어야 한다(진단기준 B2). 덧붙여 우울 증상은 물질/치료약물로 유발된 것이 아닌 우울장애로 더 잘 설명되지 않는다.

독립적인 우울장애의 증거로는 우울 증상이 물질/치료약물 사용 시작에 선행하였고, 증상이 급성 금단 혹은 심한 중독이 중단된 후에도 상당 기간 지속되고, 혹은 물질/치료약물과 관련 없는 반복성 삽화의 병력과 같이 물질/치료약물로 유발된 것이 아닌 독립적인 우울장애의 존재를 시사하는 다른 증거가 있다(진단기준 C)는 점들이다. 섬망의 경과 중에만 증상이 나타날 때는 이 진단을 내려서는 안 된다(진단기준 D). 마지막으로, 진단을 위해서는 물질/치료약물로 유발된 우울 증상은 사회적, 직업적 또는 다른 중요한 기능 영역에서 임상적으로 현저한 고통이나 손상을 초래하는 것이 필요하다(진단기준 E). 진단기준 A의 증상이 임상 양상에서 우세하고 별개로 임상적으로 주목해야 할 정도로 충분히 심할 때에만 물질 중독이나 물질 금단 진단 대신에 물질로 유발된 우울장애의 진단을 내려야 한다.

물질/치료약물로 유발된 우울장애를 일으킬 가능성이 높은 남용약물의 2개 범주는 억제제(예, 알코올, 벤조디아제핀과 기타 진정제, 수면제 또는 항불안제의 중독)와 자극제(예, 암페타민류의 물질과 코카인의 금단)이다. 일부 치료약물들(예, 스테로이드; 클로니딘, 구아네티딘, 메틸도파, 리서핀 같은 항고혈압 치료약물; 인터페론; 엘도파)이 특히 물질/치료약물로 유발된 우울 증후군을 일으킬 가능성이 높다. 다양한 정도의 증거로, 치료약물로 유발된 우울장애의 원인임을 시사하는 물질에는 항생제, 항바이러스제(에파비렌즈), 심혈관계 치료제(베타차단제와 칼슘채널차단제), 레티노익산 유도체(이소트레티노인), 항우울제, 항경련제, 항편두통제(트립탄스), 항정신병약물, 호르몬제(코르티코스테로이드, 경구 피임약, 생식샘분비자극호르몬 분비호르몬 작용제, 타목시펜), 화학요법제, 금연제(바레니클린)가 있다. 새 화합물들이 합성됨에 따라 이 목록 명단은 늘어날 것이다.

남용물질이나 치료약물이 유발된 우울 증상과 정말 연관되는지 혹은 증상들이 독립적인 우울장애를 구성하는 것으로 더 잘 이해되는지 밝히기 위해서는 명확한 임상 병력과 신중한 판단이 필수적이다. 관련 있는 남용약물이나 치료약물을 고용량 복용하고 있었고 독립적인 우울 삽화의 과거력이 없다면 물질/치료약물로 유발된 우울장애의 진단 가능성이 아주 높다. 예를 들어, 관련된 남용물질을 과량 사용하거나 주요우울 삽화의 과거력이 없는 사람에서 알파-메틸도파(항고혈압제)를 시작한 지 첫 수 주 이내에 발생한 우울 삽화는 물질 혹은 치료약물로 유발된 우울장애로 진단하는 것이 적합할 것이다. 어떤 경우에서는 이전에 확정된 상태(예, 주요우울장애, 재발성)가 우울 증상을 유발할 수 있는 약제나 치료약물(예, 과량 사용하는 경우의 알코올이나 자극제, 엘도파, 경구 피임약)을 우연히 복용하는 동안에 재발할 수 있다. 이 모든 경우에서 임상의는 이 특별한 상황에서 치료약물이 원인이 되는지 판단해야만 한다.

물질/치료약물로 유발된 우울장애는 발병 시기나 경과, 물질이나 치료약물 사용과 연관되는 기타 요인들에 의해 독립적인 우울장애와는 구별된다. 우울장애 발병 이전에 물질의 노출, 금단, 중독 후에 우울 증상을 야기할 수 있는 남용약물이나 치료약물 사용에 대한 병력, 신체검진, 검사 소견으로부터 증거가 있어야 한다. 일부 물질의 중독 및 금단 상태와 연관되는 신경화학적 변화는 비교적 오래 계속될 수 있어서, 강렬한 우울 증상이 물질 사용 중단 후에도 더 오랜 기간 지속될 수 있고 물질/치료약물로 유발된 우울장애의 진단과 여전히 일치할 수 있다.

유병률 Prevalence

알코올과 자극제로 유발된 우울 삽화의 평생 유병률은 관련되는 물질사용장애가 있는 사람들 가운데 40% 이상이라고 보고되었다. 그러나 전국을 대표하는 미국 성인 인구에서 물질로 유발된 것이 아닌 우울장애의 평생 병력이 없는 상태에서 물질/치료약물로 유발된 우울장애의 평생 유병률은 단지 0.26%였다. 이 결과들은 알코올 및 자극제 사용장애 사람들에서 물질로 유발된 상태를 찾고 다루는 데 각별히 주의해야 함을 보여 준다.

발달 및 경과 Development and Course

물질 사용과 연관된 우울장애(예, 알코올, 암페타민류의 물질, 코카인, 혹은 의학적 상태를 위한 처방 치료제)는 그 물질을 사용하는 도중이나, 물질과 관련된 금단 증후군이 있다면 금단하는 동안 발병해야만 한다. 가장 흔하게는 물질을 과량 사용한 첫 수 주 또는 1개월 이내에 우울장애가 시작된다.

일단 그 물질이 중단되면 우울 증상은 물질/치료약물의 반감기와 금단 증후군의 존재에 따라 보통 수일에서 수 주 이내에 관해된다. 만약 특정 물질/치료약물의 예상되는 금단 시간 경과를 넘어 4주 이상 증상이 지속된다면, 우울 증상에 대한 다른 원인들을 고려해야 한다.

우울 증상과 처방 약물 사용과의 연관성을 조사한 몇 가지 전향적 대조시험이 있지만, 이 주제에 대한 대부분의 보고서는 치료받는 사람들이나 대규모 횡단면 연구의 참여자들에 대한 후향적 연구를 포함하고 있다. 알코올과 불법 약물로 유발된 우울의 임상 경과에 대한 연구들이 많은데, 그중 대부분은 물질로 유발된 상태는 중단 후 비교적 단기간 내에 사라질 가능성이 아주 높다는 주장을 뒷받침하고 있다. 물질사용장애 치료 후에도 유의미한 우울 잔류 증상이 있는 사람은 물질 사용으로 다시 빠질 가능성이 더 높다.

위험 및 예후 인자 Risk and Prognostic Factors

물질로 유발된 우울장애의 위험 요인들로는 반사회성 성격장애, 조현병, 양극성장애의 과거력, 지난 12개월 동안 스트레스성 생활사건의 과거력, 이전 약물로 유발된 우울의 과거력, 물질사용장애의 가족력이 있다. 게다가 알코올 및 기타 남용약물과 연관된 신경화학적 변화가 금단 동안의 우울 및 불안 증상 발생에 일조하는데, 그 증상들은 그 뒤에 지속적인 물질 사용에 영향을 미치고 물질사용장애의 관해 가능성을 감소시킨다. 물질로 유발된 우울장애의 경과는 빈곤, 인종차별, 소외와 연관된 사회-구조적 역경에 의해 악화될 수도 있다.

성 및 젠더와 관련된 진단적 쟁점 Sex- and Gender-Related Diagnostic Issues

물질사용장애가 있는 사람들 가운데 물질로 유발된 우울장애가 발생할 위험성은 남성과 여성에서 유사해 보인다.

진단적 표지자 Diagnostic Markers

물질로 유발된 우울이 남용약물이나 치료약물의 사용 이후 최대 4주 동안 지속될 수 있다는 점을 반영할 때, 평가 내원 시 혈액 및 소변에서의 농도는 종종 음성이 나오기 때문에 의심 물질에 대한 혈액이나 소변의 검사실 분석은 물질로 유발된 우울장애를 확인하는 데 그 가치가 제한적이다. 따라서 양성으로 나온 검사 수치는 단지 어떤 사람이 최근에 물질을 사용했다는 것을 의미하지만, 그것만으로 물질로 유발된 우울장애와 연관될 가능성이 높은 시간 경과나 다른 특징들을 확고히 하지는 못한다. 그러나 대부분의 정신질환에서 그렇듯이 이 상태들을 진단하는 데 가장 중요한 정보는 상세한 임상 병력과 정신상태검사로부터 나온다.

자살 사고 혹은 행동과의 연관성 Association With Suicidal Thoughts or Behavior

물질로 유발되든 혹은 물질과는 관계없든, 대조군 피험자와 비교하여 우울 삽화를 경험하고 알코올사용장애 가능성을 가진 사람에서 자살 시도의 위험성이 더 높다.

감별진단 Differential Diagnosis

물질 중독 및 금단. 우울 증상들은 물질 중독과 물질 금단에서 흔히 일어난다. 기분 증상이 따로 임상적으로 주목해야 할 만큼 충분히 심각할 때에는, 물질 중독 또는 물질 금단 진단 대신에 물질로 유발된 우울장애를 진단해야 한다. 예를 들어, 불쾌한 기분은 코카인 금단의 특징적인 양상이다. 진단기준 A의 기분 이상이 우세한 임상 양상이고 별도의 주의와 치료가 필요할 만큼 충분히 심각하다면 코카인 금단 대신에 물질로 유발된 우울장애, 금단 중 발병으로 진단 내려야 한다.

독립적인 우울장애. 증상과 원인적으로 관련될 정도로 충분히 고용량의 물질을 복용한다고 할지라도, 우울 증후군이 물질이나 치료약물이 사용될 때 외에 때때로 관찰된다면 독립적인 우울장애로 진단되어야 한다는 사실에 의해 물질/치료약물로 유발된 우울장애는 독립적인 우울장애와는 구별된다.

다른 의학적 상태로 인한 우울장애. 의학적 상태를 가진 경우 이 상태로 인해 치료약물을 종종 복용하기 때문에, 임상의는 치료약물보다는 의학적 상태의 생리적 결과에 의해 우울 증상이 야기될 가능성을 고려해야 하며, 이 경우 다른 의학적 상태로 인한 우울장애로 진단해야 한다. 과거력은 종종 그러한 판단의 기본 근거가 된다. 때때로 치료약물이 원인 물질인지 경험적으로 밝히기 위해서는 의학적 상태에 대한 치료의 변화(예, 치료약물의 대체 또는 중단)가 필요할 수 있다. 만약 그 장애가 다른 의학적 상태와 물질 사용 혹은 금단 양자 모두의 기능이라고 확인된다면, 두 진단(다른 의학적 상태로 인한 우울장애와 물질/치료약물로 유발된 우울장애)을 모두 내릴 수도 있다. 우울 증상이 물질(치료약물 포함) 섭취나 금단, 혹은 다른 의학적 상태와 연관되는지, 아니면 독립적인지(즉, 물질이나 다른 의학적 상태의 기능이 아닌) 결정하기에 증거가 불충분한 때에는 달리 명시되는 우울장애 또는 명시되지 않는 우울장애로 진단 내린다.

동반이환 Comorbidity

DSM-IV를 사용한 한 연구에서는, 독립적인 주요우울장애가 있으면서 물질사용장애가 동반되지 않은 사람들과 물질/치료약물로 유발된 우울장애가 있는 사람들을 비교했을 때 물질/치료약물로 유발된 우울장애가 있는 사람들은 DSM-IV 정신질환의 동반 비율이 더 높았고; 담배사용장애, 병적 도박, 반사회성 성격장애의 특정 장애들이 있을 가능성이 더 높았으며; 지속성 우울장애가 있을 가능성은 더 낮았다. 주요우울장애와 물질사용장애를 동반한 사람들과 비교할 때, 물질/치료약물로 유발된 우울장애가 있는 사람들은 알코올이나 기타 물질 사용장애를 가질 가능성이 더 높다. 그러나 지속성 우울장애를 가질 가능성은 더 낮다.

● 다른 의학적 상태로 인한 우울장애
Depressive Disorder Due to Another Medical Condition

진단기준

A. 현저하고 지속적인 기분의 장애가 임상 양상에서 우세하고, 우울 기분이나 모든 또는 거의 모든 활동에서 흥미나 즐거움의 뚜렷한 감소가 특징적이다.

B. 장애가 다른 의학적 상태의 직접적인 병태생리학적 결과임을 증명하는 병력, 신체검진 또는 검사 소견이 있다.

C. 장애가 다른 정신질환으로 더 잘 설명되지 않는다(예, 스트레스원이 심각한 의학적 상태인 우울 기분 동반 적응장애).

D. 장애가 섬망의 경과 중에만 발생하지 않는다.

E. 장애가 사회적, 직업적 또는 다른 중요한 기능 영역에서 임상적으로 현저한 고통이나 손상을 초래한다.

부호화 시 주의점: ICD-10-CM 부호는 명시자에 의한다(다음을 참조).

다음의 경우 명시할 것:

F06.31 우울 양상 동반: 주요우울 삽화의 진단기준을 완전히 충족하지 않는다.

F06.32 주요우울 유사 삽화 동반: 주요우울 삽화의 진단기준(진단기준 C 제외)을 완전히 충족한다.

F06.34 혼재성 양상 동반: 조증이나 경조증 증상도 있으나 임상 양상에서 우세하지 않다.

부호화 시 주의점: 정신질환의 진단명에 기타 의학적 상태의 진단명이 포함된다(예, F06.31 갑상선기능저하증으로 인한 우울장애, 우울 양상 동반). 기타 의학적 상태도 부호화되어 그 의학적 상태로 인한 우울장애 바로 앞에 따로 열거되어야 한다(예, E03.9 갑상선기능저하증; F06.31 갑상선기능저하증으로 인한 우울장애, 우울 양상 동반).

진단적 특징 Diagnostic Features

다른 의학적 상태로 인한 우울장애의 핵심 양상은 현저하고 지속적인 우울 기분 또는 모든 활동이나 거의 모든 활동에서 뚜렷이 감소된 흥미나 즐거움으로, 이는 임상 양상에서 우세하고(진단기준 A) 다른 의학적 상태의 생리적 효과 때문인 것으로 생각된다(진단기준 B). 기분 이상이 다른 의학적 상태로 인한 것인지 확인하기 위해 임상의는 먼저 다른 의학적 상태의 존재를 밝혀야 한다. 더나아가 임상의는 기분 이상이 생리적 기전을 통해 다른 의학적 상태와 원인적으로 관련됨을 알아내야 한다. 이러한 판단을 위해서는 다수의 요인에 대한 신중하고 포괄적인 평가가 필요하다. 비록 기분 이상과 다른 의학적 상태 사이에 인과관계가 있는지 확인하는 확실한 지침은 없지만, 이 부분에서 몇 가지 고려 사항이 일부 지침을 제공해 준다. 첫 번째 고려 사항은 다른 의학적 상태와 기분 이상의 시작, 악화, 관해 사이에 시간적 연관성이 존재하느냐는 것이다. 두 번째 고려 사항은 독립적인 우울장애에 비전형적인 양상(예, 비전형적인 발병 연령이나 경과, 또는 가족력의 부재)이 존재하느냐는 것이다. 문제의 다른 의학적 상태와 기분 증상의 발달 사이에서 직접적인 연관성을 시사하는 문헌에 의한 증거는 특정 상황에 대한 평가에서 유용한 맥락을 제공할 수 있다.

부수적 특징 Associated Features

병인론(즉, 최상의 임상 증거에 기반한 다른 의학적 상태에 대한 인과관계)은 다른 의학적 상태로 인한 우울장애의 핵심 변수다. 주요우울증을 유발할 수 있다고 하는 그 의학적 상태들의 항목들은 결코 완전하지 않으며, 임상의의 최선의 판단이 이 진단의 핵심이다.

일부 신경해부학적 상관체 외에도, 우울은 뇌혈관 사고, 헌팅턴병, 파킨슨병, 외상성 뇌손상과 명확한 연관성이 있다. 신경내분비 상태들 가운데에서도 쿠싱 증후군과 갑상선기능저하증이 우울과 가장 밀접하게 연관된다. 또한 전신홍반성낭창 같은 자가면역 질환과 B$_{12}$ 같은 비타민 결핍이 우울과 관련된다. 다발성 경화증같이 우울과 연관된다고 생각되는 수많은 다른 상태가 있다. 그러나 다른 상태들보다 어떤 상태들에서는 인과관계에 대한 문헌적 지지가 더 많다. 현재 어떤 뇌 부위에 영향을 미치는 국소 병변들(뇌혈관 사고, 외상성 뇌손상, 종양), 파킨슨병, 헌팅턴병, 갑상선기능저하증, 쿠싱 증후군, 췌장암에서 우울 증상에 대한 직접적인 병태생리학적 기전이 지지받고 있다.

유병률 Prevalence

유병률에 있어 성 차이는 의학적 상태와 연관되는 성 차이에 다소 달려 있다(예, 전신홍반성낭창은 여성에서 더 흔하다; 뇌졸중은 여성과 비교하여 중년 남성에서 다소 더 흔하다).

발달 및 경과 Development and Course

뇌졸중에 뒤따르는 우울의 발병은 급성으로 보이고, 가장 큰 케이스시리즈 연구에 따르면 뇌혈관 사고 수일 이내에 발생한다. 그러나 일부 사례에서는 우울의 발현 시간이 뇌혈관 사고 후 수 주에서 수개월이다. 가장 큰 케이스시리즈 연구에 따르면, 뇌졸중 이후 발생한 주요우울 삽화 기간은 평균 9~11개월이다. 파킨슨병과 헌팅턴병에서 우울은 각 상태와 연관되는 주요 운동 손상 및 인지 손상에 자주 선행한다. 이는 헌팅턴병에서 더 두드러지는데, 우울이 첫 신경정신과적 증상으로 생각된다. 헌팅턴병으로 인한 신경인지장애가 진행됨에 따라 우울이 덜 흔해진다는 관찰상 증거가 일부 있다. 정적 뇌손상이나 다른 중추신경계 질병이 있는 일부 사람들에서 우울 증상이 그 장애의 경과 동안 삽화적(즉, 재발성)으로 나타날 수 있다. 쿠싱 증후군과 갑상선기능저하증에서는 우울이 그 질환의 초기 징후일 수 있다. 췌장암에서는 우울이 다른 양상들에 종종 선행한다.

위험 및 예후 인자 Risk and Prognostic Factors

뇌혈관 사건(사건 후 1일부터 일주일 이내)에 이은 주요우울장애의 급성 발병 위험도는 병변의 위치와 강하게 관련되어 보이는데, 뇌졸중 수일 이내에 나타나는 사람들에서 좌측 전두의 뇌졸중이 가장 높은 위험성과 연관되고 우측 전두의 병변은 가장 낮은 위험성과 뚜렷이 연관된다. 전두 부위와 편측성의 연관성은 뇌졸중 후 2~6개월에 일어나는 우울 상태에서는 관찰되지 않는데, 이는 아마도 주요우울장애, 적응장애, 혹은 사기저하에 해당하는 후기 우울 증상을 나타내는 것일 수 있다. 파킨슨병을 가진 사람들에서 조기 발병, 운동 증상에 대한 큰 부담, 질병의 장기 경과가 우울과 연관된다. 외상성 뇌손상 후 우울 위험성은 여성, 이전의 우울장애, 손상 후 조기 정신과적 증상, 뇌 용적 저하, 실직과 관련된다.

성 및 젠더와 관련된 진단적 쟁점 Sex- and Gender-Related Diagnostic Issues
여성은 심혈관계 질환, 특히 뇌졸중 후에 우울이 발생할 위험이 별도로 더 높다.

진단적 표지자 Diagnostic Markers
진단적 표지자는 의학적 상태와 연관된 표지자와 상관이 있다(예, 혈액 또는 소변의 스테로이드 농도가 조증 또는 우울 증후군과 관련될 수 있는 쿠싱병의 진단을 확증하는 데 도움이 된다).

자살 사고 혹은 행동과의 연관성 Association With Suicidal Thoughts or Behavior
일반적인 주요우울 삽화와 비교하여 다른 의학적 상태로 인한 주요우울 삽화의 자살 위험도를 구별하는 증거를 제시한 역학적 연구는 없다. 다른 의학적 상태와 연관된 주요우울 삽화와 관련하여 자살 사례보고들이 있다. 중증의 의학적 질환과 자살 사이에, 특히 그 질환의 시작이나 진단 직후에 명확한 연관성이 있다. 그러므로 의학적 상태와 관련된 주요우울 삽화의 자살 위험은 다른 형태의 주요우울 삽화의 자살 위험보다 낮지 않으며, 더 높을 수도 있다고 가정하는 것이 신중한 것일지도 모른다.

감별진단 Differential Diagnosis
다른 의학적 상태로 인하지 않는 우울장애. 우울장애를 동반하는 의학적 상태가 우울장애를 야기하는지의 결정은, ① 의학적 상태의 시작 이전에 나타나는 우울 삽화의 부재, ② 연관된 의학적 상태가 우울장애를 촉진하거나 야기할 잠재성을 가질 개연성, ③ 특히 의학적 상태가 효과적으로 치료되거나 관해되는 즈음에 우울 증상이 관해된다면, 의학적 상태의 시작이나 악화 직후 우울 증상의 경과에 달려 있다.

치료약물로 유발된 우울장애. 한 가지 중요한 주의점은 몇몇 의학적 상태는 우울이나 조증 증상을 유발할 수 있는 치료약물(예, 스테로이드 또는 알파-인터페론)로 치료받는다는 것이다. 이 사례들에서, 파악하고 있는 모든 증거에 근거하여 임상적 판단을 내리는 것이 2개의 원인 요인(즉, 의학적 상태와의 연관성 대 물질로 유발된 증후군) 중에 가장 가능성이 높거나 가장 중요한 것을 구분하는 최선의 방법이다.

섬망과 주요 혹은 경도 신경인지장애. 우울 증상이 섬망의 경과 중에만 일어나면 다른 의학적 상태로 인한 우울장애를 별개의 진단으로 내리지 않는다. 그러나 우울 양상이 신경인지장애를 일으키는 병리 과정의 생리적 결과로 판단되고 우울 증상들이 임상 양상의 두드러진 부분이라면, 주요 혹은 경도 신경인지장애 진단에 덧붙여 다른 의학적 상태로 인한 우울장애의 진단을 내릴 수 있다.

적응장애. 의학적 상태의 발생은 그 자체로서 적응장애나 주요우울의 삽화를 유발할 수 있는 생활 스트레스원이기 때문에 우울 삽화를 적응장애와 감별하는 것이 중요하다. 주요 감별 요소는 정신상태검사에서 보고하거나 보여 주는 우울 양상의 만연과 우울 증상들의 수와 질이다. 연관되는 의학적 상태의 감별진단이 적절하지만, 이는 현 편람의 범위를 크게 벗어난다.

사기저하. 사기저하는 만성적인 의학적 질병에 대한 흔한 반응이다. 주관적인 무능감, 무기력감, 절망감, 포기하고 싶은 욕구가 두드러진다. 기분저하나 피로 같은 우울 증상이 종종 동반된다. 사기저하는 전형적으로 다른 의학적 상태로 인한 우울장애와 연관되는 무쾌감증이 없으며, 일반적으로 이전에 의미 있던 활동에서 즐거움을 찾고 행복의 순간을 경험할 수 있다.

동반이환 Comorbidity

다른 의학적 상태로 인한 우울장애와 동반이환되는 질환은 병인론적으로 관련되는 의학적 상태와 연관되는 것들이다. 섬망이 쿠싱병과 같은 다양한 의학적 상태를 가진 사람들에서 우울 증상 이전이나 우울 증상과 함께 발생할 수 있다고 알려져 있다. 보통 일반화된 증상인 불안 증상의 연관은 원인과 관계없이 우울장애에서 흔하다.

● 달리 명시되는 우울장애
Other Specified Depressive Disorder

F32.89

이 범주는 사회적, 직업적 또는 다른 중요한 기능 영역에서 임상적으로 현저한 고통이나 손상을 초래하는 우울장애의 특징적인 증상들이 두드러지지만, 우울장애의 진단분류에 속한 장애 중 어느 것에도 완전한 기준을 만족하지 않고, 우울 기분 동반 적응장애나 불안 및 우울 기분 함께 동반 적응장애의 기준을 만족하지 않는 발현 징후들에 적용된다. 달리 명시되는 우울장애 범주는 발현 징후가 어떤 특정 우울장애의 기준에 맞지 않는 특정한 이유를 소통하기 위해 임상의가 선택한 상황들에서 사용된다. 이는 '달리 명시되는 우울장애'를 기록하고, 이어서 특정한 이유(예, '단기 우울 삽화')를 기록한다.

'달리 명시되는'이라는 지정 문구를 사용해 분류될 수 있는 발현 징후들의 예는 다음과 같다.

1. **반복성 단기 우울증**: 우울 기분과 적어도 4개의 다른 우울 증상이 동시에 2~13일 동안 존재하고, 1개월에 최소 1회(월경 주기와 연관이 없는), 적어도 연속 12개월 동안 나타나고, 발현 징후가 다른 우울장애나 양극성장애의 진단기준을 만족시킨 적이 없으며, 현재 어떠한 정신병적 장애의 현성 또는 잔류 증상을 만족시키지 않는다.
2. **단기 우울 삽화(4~13일)**: 우울 정동과 주요우울 삽화의 다른 8개 증상 중 최소 4개의 증상이 임상적으로 유의미한 고통이나 손상과 연관되어 4일 이상, 14일 미만으로 지속되며, 발현 징후가 다른 우울장애나 양극성장애의 진단기준을 만족시킨 적이 없고, 현재 어떠한 정신병적 장애의 현성 또는 잔류 증상을 만족시키지 않으며, 반복성 단기우울증의 기준도 만족시키지 않는다.
3. **불충분한 증상 동반 우울 삽화**: 우울 정동과 주요우울 삽화 다른 8개 증상 중 최소 1개의 증상이 임상적으로 유의미한 고통이나 손상과 연관되어 최소 2주 동안 지속되고, 발현 징후가 다른 우울장애나 양극성장애의 진단기준을 만족시킨 적이 없고, 현재 어떠한 정신병적 장애의 현성 또는 잔류 증상을 만족시키지 않으며, 불안우울혼합장애 증상의 기준도 만족시키지 않는다.
4. **조현병, 조현양상장애, 망상장애, 혹은 달리 명시되는, 그리고 명시되지 않는 조현병 스펙트럼 및 기타 정신병적 장애에 중첩된 주요우울 삽화. 주의점**: 조현정동장애의 일부인 주요우울 삽화는 달리 명시되는 우울장애를 부가 진단 내리지는 않는다.

● 명시되지 않는 우울장애
Unspecified Depressive Disorder

F32.A

이 범주는 사회적, 직업적 또는 다른 중요한 기능 영역에서 임상적으로 현저한 고통이나 손상을 초래하는 우울장애의 특징적인 증상들이 두드러지지만, 우울장애의 진단분류에 속한 장애 중 어느 것에도 완전한 기준을 만족하지 않고 우울 기분 동반 적응장애나 불안 및 우울 기분 함께 동반 적응장애의 진단기준을 만족하지 않는 발현 징후들에 적용된다. 명시되지 않는 우울장애 범주는 기준이 특정 우울장애에 맞지 않은 이유를 명시할 수 없다고 임상의가 선택한 상황들에서 사용되며, 좀 더 특정한 진단을 내리기에는 정보가 불충분한(예, 응급실 상황) 발현 징후들을 포함한다.

● 명시되지 않는 기분장애
Unspecified Mood Disorder

F39

이 범주는 사회적, 직업적 또는 다른 중요한 기능 영역에서 임상적으로 현저한 고통이나 손상을 초래하는 기분장애의 특징적인 증상들이 두드러지지만 평가 시점에서 양극성장애 또는 우울장애 진단분류에 속한 장애 중 어느 것에도 완전한 기준을 만족하지 않으면서, 명시되지 않는 양극성 및 관련 장애와 명시되지 않는 우울장애 사이에서 선택이 어려운(예, 급성 초조) 발현 징후들에 적용된다.

● 우울장애의 명시자
Specifiers for Depressive Disorders

다음의 경우 명시할 것:

불안증 동반: 불안증은 현재 주요우울 삽화(혹은 주요우울장애가 현재 부분 혹은 완전 관해라면 가장 최근 주요우울 삽화) 또는 현재 지속성 우울장애의 대부분의 기간 동안 다음 중 최소 2가지 증상의 존재로 정의된다.
1. 예민해지거나 긴장되는 느낌
2. 매우 안절부절못함
3. 염려로 인해 집중하기 어려움
4. 무언가 끔찍한 일이 벌어질 것이라는 두려움
5. 자신에 대한 통제력을 잃을 것 같은 느낌

    현재의 심각도를 명시할 것:
        경도: 2가지 증상
        중등도: 3가지 증상
        중등도-고도: 4가지 또는 5가지 증상
        고도: 운동성 초조를 동반한 4가지 또는 5가지 증상

　　주의점: 일차 진료와 특수 정신건강진료에서 불안증은 양극성장애 및 주요우울장애 모두의 중요한 양상으로 알려져 있다. 높은 수준의 불안은 높은 자살 위험도, 긴 이환 기간, 치료 무반응의 높은 가능성과 연관이 있었다. 따라서 치료 계획 수립과 치료 반응의 추적 관찰을 위해 불안증의 유무와 심각도를 정확하게 명시하는 것이 임상적으로 유용하다.

혼재성 양상 동반:

A. 다음 조증/경조증 증상 중 최소 3가지가 현재 주요우울 삽화(혹은 주요우울장애가 현재 부분 혹은 완전 관해라면 가장 최근 주요우울 삽화)의 대부분의 시간 동안 나타난다:

　1. 들뜬, 의기양양한 기분

　2. 부풀려진 자존감 또는 과대성

　3. 평소보다 말이 많아지거나 계속 말을 하려는 압박

　4. 사고의 비약 또는 사고가 질주하는 주관적인 경험

　5. 활력 또는 목표 지향적 활동의 증가(직장이나 학교에서의 사회적 활동, 또는 성적 활동)

　6. 고통스러운 결과를 초래할 가능성이 높은 활동에 증가된 혹은 지나친 몰두(예, 흥청망청 쇼핑하기, 무분별한 성행위, 또는 어리석은 사업 투자에 관여)

　7. 수면에 대한 욕구 감소(예, 평소보다 적게 수면을 취하고도 피로를 회복했다고 느끼는; 불면과 구별이 필요)

B. 혼재성 증상은 타인에 의해 관찰되고 그 사람의 평소 행동과는 다르다.

C. 조증 또는 경조증의 진단기준을 완전히 만족하는 환자에게는 제I형 또는 제II형 양극성장애로 진단해야 한다.

D. 혼재성 증상은 물질(예, 남용약물, 치료약물 또는 기타 치료)의 생리적 효과로 인한 것이 아니다.

　　주의점: 주요우울 삽화와 연관된 혼재성 양상은 제I형 또는 제II형 양극성장애 발생의 중요한 위험 요인으로 밝혀졌다. 그러므로 치료 계획 수립과 치료 반응의 추적 관찰을 위해 이 명시자의 존재를 언급하는 것이 임상적으로 유용하다.

멜랑콜리아 양상 동반:

A. 다음 중 한 가지가 현재 주요우울 삽화(혹은 주요우울장애가 현재 부분 혹은 완전 관해에 있으면 가장 최근 주요우울 삽화)의 가장 심한 기간 동안에 나타난다.

　1. 모든 또는 거의 모든 활동에서 즐거움의 상실

　2. 일반적으로 즐거운 자극에 대한 반응의 결여(좋은 일이 있어났을 때, 일시적으로라도 기분이 더 좋아지지 않는다)

B. 다음 중 3가지(또는 그 이상):

　1. 극심한 낙담, 절망, 그리고/또는 침울함, 또는 소위 말하는 공허감을 특징적으로 보이는 질적으로 뚜렷한 우울 기분

　2. 보통 아침에 더 심해지는 양상의 우울증

　3. 이른 아침에 깸(즉, 평상시 깨는 시간보다 적어도 2시간 일찍)

　4. 현저한 정신운동 초조 또는 지연

　5. 뚜렷한 식욕 부진이나 체중 감소

　6. 과도하거나 부적절한 죄책감

주의점: '멜랑콜리아 양상 동반' 명시자는 이 양상이 삽화의 가장 심한 단계에서 나타날 때 적용된다. 즐거움을 느낄 수 있는 능력이 단순히 감소되는 것이 아니라 거의 완전히 상실된다. 기분 반응성의 결여를 평가하기 위한 한 가지 지침은 정말 바라던 일이 생겨도 두드러지게 기분이 좋아지지 않는다는 것이다. 또한 기분이 전혀 좋아지지 않거나 부분적으로만 좋아진다(예, 한 번에 수 분 동안만 평소의 20~40%까지). '멜랑콜리아 양상 동반' 명시자의 특징인 '질적으로 뚜렷한' 기분은 멜랑콜리아 양상을 동반하지 않는 우울 삽화 동안 경험되는 기분과는 질적으로 다르다. 우울 기분이 단순히 좀 더 심하고, 오래 지속되거나, 이유 없이 나타난다고 해서 멜랑콜리아 양상이라고 간주하지 않는다. 정신운동의 변화가 거의 항상 있으며, 타인에 의해서 관찰 가능하다.

멜랑콜리아 양상은 동일인에서 삽화 때마다 반복하여 나타나는 경향이 조금 보인다. 이 양상들은 외래 환자와는 대조적으로 입원 환자들에서 더 빈번하고; 경도의 주요우울 삽화보다 고도의 삽화에서 발생할 가능성이 더 높으며; 정신병적 양상을 수반한 사람에서 더 많이 발생한다.

비전형적 양상 동반: 이 명시자는 현재 주요우울 삽화(혹은 주요우울장애가 현재 부분 혹은 완전 관해에 있으면 가장 최근 주요우울 삽화) 또는 현재 지속성 우울장애의 대부분의 시간 동안 다음의 양상이 두드러질 때 적용할 수 있다.

A. 기분 반응성(즉, 실제 또는 잠재적인 긍정 사건에 반응하여 기분이 좋아진다).

B. 다음 양상 중 2가지(또는 그 이상):

1. 뚜렷한 체중 증가 또는 식욕 증가
2. 수면과다
3. 연마비(즉, 팔 또는 다리가 납같이 무거운 느낌)
4. 유의미한 사회적 또는 직업적 손상을 초래하는 오랜 양상의 대인관계 거절 민감성(기분 삽화에 국한되지 않는)

C. 동일한 삽화 동안에 '멜랑콜리아 양상 동반' 또는 '긴장증 동반'의 진단기준을 충족하지 않는다.

주의점: '비전형적 우울증'은 역사적 의미가 있으며(즉, 우울증 진단이 외래 환자에서 드물고 청소년이나 초기 성인에서 거의 없었던 시절에 표준이었던 전형적인 초조성의 '내인성' 우울과 대비되는 비전형적 우울), 오늘날에는 용어의 의미처럼 드물거나 특이한 임상 양상을 뜻하지는 않는다.

기분 반응성은 긍정적인 사건들(예, 자녀들의 방문, 타인의 칭찬)이 있을 때 기분이 좋아질 수 있는 능력이다. 외부 환경이 호의적이면 장기간 보통 기분(슬프지 않은)이 유지되기도 한다. 식욕 증가가 음식 섭취의 현저한 증가나 체중 증가로 나타나기도 한다. 과다수면에는 최소 하루 총 10시간 수면(혹은 우울하지 않을 때보다 적어도 2시간 이상 많은)이 되는 장기간의 밤잠이나 낮잠이 포함된다. 연마비는 보통 팔이나 다리가 무겁고 둔하며 짓눌리는 느낌으로 정의된다. 이 느낌은 일반적으로 최소 하루 1시간 동안 존재하지만 가끔은 한 번에 수 시간 동안 지속되기도 한다. 다른 비전형적 양상들과는 달리, 인지된 대인관계 거절에 대한 병적 민감성은 조기 발생하여 성인기 대부분에 걸쳐 지속되는 특성이다. 거절 민감성은 우울 기간에 악화될 수 있지만, 우울할 때나 우울하지 않을 때 모두에서 나타난다.

정신병적 양상 동반: 망상 또는 환각이 현재 주요우울 삽화(혹은 주요우울장애가 현재 부분 혹은 완전 관해에 있다면 가장 최근 주요우울 삽화)에서 어느 때라도 존재한다. 정신병적 양상이 존재하면, 기분과 일치하는지 기분과 일치하지 않는지 명시할 것

기분과 일치하는 정신병적 양상 동반: 모든 망상과 환각의 내용이 개인적 부족감, 죄책감, 질병, 죽음, 허무주의, 또는 응당한 처벌 같은 전형적인 우울 주제와 일치한다.

기분과 일치하지 않는 정신병적 양상 동반: 망상과 환각의 내용이 개인적 부족감, 죄책감, 질병, 죽음, 허무주의, 또는 응당한 처벌 같은 전형적인 우울 주제를 포함하지 않거나, 그 내용이 기분과 일치하는 주제와 일치하지 않는 주제가 섞여 있다.

긴장증 동반: 이 명시자는 삽화 대부분의 기간 동안 긴장성 양상이 존재하면 현재 주요우울 삽화(혹은 주요우울장애가 현재 부분 혹은 완전 관해에 있다면 가장 최근 주요우울 삽화)에 적용된다. '조현병 스펙트럼 및 기타 정신병적 장애' 장에서 정신질환과 연관된 긴장증의 진단기준을 참조하시오.

주산기 발병 동반: 이 명시자는 기분 증상의 시작이 임신 기간 중 또는 분만 후 4주 이내에 일어나면 현재 주요우울 삽화(혹은 주요우울장애가 현재 부분 혹은 완전 관해에 있다면 가장 최근 주요우울 삽화)에 적용된다.

주의점: 기분 삽화는 임신 중 또는 출산 후에 발병할 수 있다. 산후 주요우울 삽화의 50%는 분만 이전에 시작한다. 그래서 이 삽화들을 일괄하여 주산기 삽화로 부른다.

수정과 출산 사이에서 여성의 약 9%는 주요우울 삽화를 경험한다. 출산과 산후 12개월 사이에 발생하는 주요우울 삽화의 최적 추정유병률은 7% 조금 못 미친다.

주산기 발병 기분 삽화는 정신병적 양상이 동반될 수도 있고 되지 않을 수도 있다. 영아 살해(드물게 발생)는

영아를 살해하라고 명령하는 환청이나 영아에게 악령이 씌었다는 망상을 특징으로 하는 산후 정신병적 삽화와 가장 흔히 연관된다. 그러나 그러한 특정 망상이나 환각이 없는 고도의 산후 기분 삽화에서도 정신병적 증상이 또한 일어날 수 있다.

정신병적 양상이 동반된 산후 기분(주요우울 또는 조증) 삽화는 500∼1,000분만 건당 1건의 비율로 나타나고, 초산부에서 더 흔하다. 정신병적 양상이 있는 산후 삽화의 위험률은 과거에 산후 정신병적 기분 삽화를 경험한 여성들에서 특히 증가하지만, 우울 혹은 양극성 장애(특히 제Ⅰ형 양극성장애)의 과거력이 있는 경우와 양극성장애의 가족력이 있는 경우에도 위험률이 올라간다.

한 여성에게 정신병적 양상이 동반된 산후 삽화가 있다면, 다음 분만 시의 재발 위험도는 30∼50%다. 산후 삽화는 산후기에 발생하는 섬망과 감별되어야 하며, 이는 인식이나 주의력이 변동되는 수준으로 구별된다.

주산기 발병 우울장애는 훨씬 더 흔한 '머터니티 블루(maternity blue)'나 비전문적 용어인 '베이비 블루(baby blues)'와 구별해야 한다. 머터니티 블루는 정신질환으로 보지 않으며 기분의 급격한 변화(예, 우울이 없는 상태에서 갑작스레 눈물을 흘리는 모습)가 특징적인데, 이는 기능 손상을 일으키지 않고 분만 후에 일어나는 생리적 변화에 기인하는 것 같다. 이것은 일시적이고 제한적이며, 치료할 필요 없이 전형적으로 빠르게 호전된다(1주 이내). 머터니티 블루의 기타 증상으로는 수면 문제와 분만 후에 짧게 나타날 수 있는 정신 혼돈이 있다.

주산기 여성은 우울 증상을 일으킬 수 있는 갑상선 이상과 다른 의학적 상태 때문에 우울장애의 위험률이 더 높다. 우울 증상이 주산기와 관련되는 다른 의학적 상태 때문이라고 판단되면 주산기 발병의 주요우울 삽화 대신에 다른 의학적 상태로 인한 우울장애로 진단 내려야 한다.

계절성 양상 동반: 이 명시자는 재발성 주요우울장애에 적용된다.

A. 주요우울장애에서 주요우울 삽화의 발생과 그해의 특별한 기간(예, 가을 또는 겨울에) 사이에 규칙적인 시간 관계가 있다.

주의점: 계절과 관련되는 정신사회적 스트레스(예, 겨울마다 정기적으로 실직하는)의 명백한 영향이 있는 경우는 포함되지 않는다.

B. 완전 관해가 그해의 특징적인 기간에 일어난다(예, 우울증이 봄에 사라진다).

C. 지난 2년 동안, 앞에서 정의한 바와 같이 조증, 경조증, 또는 주요우울 삽화가 시간적인 계절성 관계를 보여 주고, 그 2년 동안 그 극성의 삽화가 비계절성으로 나타나는 경우는 없다.

D. 계절성 주요우울 삽화(앞에서 기술했듯이)가 일생 동안 발생한 비계절성 주요우울 삽화보다 그 수가 상당히 더 많다.

주의점: '계절성 양상 동반' 명시자는 재발성 주요우울장애의 주요우울 삽화 양상에 적용될 수 있다. 핵심 증상은 그해의 특징적인 시기에 주요우울 삽화가 시작되고 관해되는 것이다. 대부분의 경우에서 삽화는 가을 또는 겨울에 시작되고 봄에 관해된다. 덜 흔하게는 여름에 재발하는 주요우울 삽화도 있다. 이러한 삽화의 시작과 회복 양상이 어떠한 비계절성 삽화 없이 최소 2년 동안 일어나야 한다. 게다가 계절성 우울 삽화는 일생 동안 발생한 비계절성 우울보다 그 수가 상당히 더 많아야 한다.

이 명시자는 계절적으로 연결된 정신사회적 스트레스 요인(예, 계절에 따른 실직 또는 학교 일정)으로 더 잘 설명되는 상황에는 적용되지 않는다. 계절성으로 발생하는 주요우울 삽화는 활력 상실, 수면과다, 과식, 체중 증가, 탄수화물 갈망이 특징적이다.

겨울형의 계절성 양상은 위도 및 연령, 성에 따라 그 유병률이 다양하다. 고위도에 거주할수록 유병률이 증가한다. 연령 또한 계절성의 강한 예측인자로서, 젊은 사람일수록 겨울 우울 삽화의 위험도가 더 높다.

다음의 경우 명시할 것:

부분 관해 상태: 직전 주요우울 삽화의 증상이 나타나지만 진단기준을 완전히 충족하지 않거나, 그 삽화가 끝난 뒤 주요우울 삽화의 어떤 유의한 증상도 없는 기간이 2개월 미만 지속된다.

완전 관해 상태: 과거 2개월 동안 장애의 어떠한 유의한 징후나 증상도 없었다.

현재의 심각도를 명시할 것:

심각도는 기준 증상의 개수, 해당 증상의 심각도, 기능적 장애의 정도에 근거한다.

경도: 진단을 내리는 데 필요한 기준을 초과하는 최소한의 증상만 있으며, 증상의 강도가 고통스러우나 감당할 수 있고, 증상이 사회적 또는 직업적 기능에서 가벼운 손상을 야기한다.

중등도: 증상의 개수, 증상의 강도, 기능적 손상이 '경도'와 '고도' 사이에 있다.

고도: 증상의 개수가 진단을 내리는 데 필요한 기준을 상당히 초과하고, 증상의 정도가 매우 고통스럽고 감당할 수 없으며, 증상이 사회적 · 직업적 기능을 현저하게 방해한다.

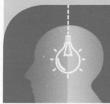

불안장애
Anxiety Disorders

불안장애에는 과도한 공포, 불안 및 이와 관련된 행동 장해의 특징들을 공유하는 질환들이 포함된다. 공포란 존재하는 혹은 인지되는 임박한 위협에 대한 감정적 반응인 반면, 불안은 미래의 위협에 대한 예상에서 비롯된다. 분명히 이러한 두 상태는 중첩되지만, 공포가 싸움-도피 행동에 필요한 자율신경계의 급격한 각성, 즉각적인 위험에 대한 생각, 도피 행동과 관련이 깊은 반면, 불안은 미래 위험에 대한 준비나 주의 또는 회피 행동 과정에서 근육의 긴장 혹은 경계 상태와 더 관련이 깊다는 점에서 다르다. 때때로 공포나 불안의 수준은 만연한 회피 행동을 통해 감소된다. **공황발작**은 공포 반응의 특유한 형태로서 불안장애 중에서도 두드러진 특징을 가진다. 공황발작은 불안장애에만 국한되지 않으며, 다른 정신질환에서도 볼 수 있다.

불안장애는 공포, 불안 또는 회피 행동 및 관련 인지를 유발하는 대상이나 상황의 유형에서 서로 다르다. 그러므로 불안장애에 속하는 장애들은 동반이환되는 경향이 높음에도 불구하고, 환자들이 두려워하거나 회피하는 상황 또는 이와 관련된 생각이나 신념의 내용에 대하여 면밀하게 검토함으로써 서로 구별할 수 있다.

불안장애는 불안의 정도가 과도하거나 발달상의 적절한 기간을 넘어서 지속된다는 점에서 발달 과정에서 경험하는 규범적 두려움이나 불안과는 다르다. 불안장애는 또한 긴 시간 지속된다는 점에서(예, 일반적으로 6개월 이상 지속), 종종 스트레스로 인해 유발되는 일시적인 두려움이나 불안과도 다르다. 물론 여기서 기간의 기준은 어느 정도 융통성 있게 볼 수 있으며, 아동에서는 (분리불안장애 및 선택적 함구증 같은 경우) 더 짧은 기간이 기준이 되기도 한다. 불안장애가 있는 사람들은 일반적으로 그들이 두려워하거나 회피하는 상황의 위험을 과대평가하는 경향이 있기 때문에, 그 공포나 불안이 과도한지 여부에 대한 일차적인 판단은 문화적·맥락적 요인을 고려하여 임상의가 결정한다. 많은 불안장애는 어린 시절에 발병하며, 치료하지 않으면 지속되는 경향이 있고, 대부분의 경우 남아보다 여아에서 더 자주 발생한다(약 2:1 비율). 각각의 불안장애는 그 증상이 물질/치료약물에 의한 생리적 반응 혹은 다른 의학적 상태로 인한 것이 아닐 때, 그리고 다른 정신질환으로 더 잘 설명되지 않을 때에만 진단될 수 있다.

이 장은 발달 순서대로 정리되었는데, 전형적인 발병 연령에 따른 순서로 질병들을 배열하였다. 분리불안장애가 있는 사람은 애착 대상으로부터 분리되는 것에 대하여 부적절할 정도로 두려워하거나 불안을 느낀다. 애착 대상에게 해로운 일이 생기고 대상으로부터 분리되거나 대상을 상실할수 있다는 지속된 공포와 불안이 존재하여, 애착 대상으로부터 멀어지는 것을 꺼릴 뿐만 아니라 이러한 고민과 관련되는 악몽을 꾸거나 신체 증상을 동반하기도 한다. 비록 이런 증상들은 대개 어린시절에 발생하기는 하지만, 소아 분리불안장애의 병력이 없는 어른들에서도 나타날 수 있다.

선택적 함구증은 다른 상황에서는 말을 할 수 있지만, 말을 하도록 기대되는 사회적 상황(예, 학교)에서 일관되게 말을 하지 못하는 것이 특징이다. 사회적 상황에서 말하는 것의 실패는 학업이나직업 영역에서의 성취에 중요한 영향을 끼치거나 정상적인 사회적 의사소통을 방해한다.

특정공포증이 있는 사람들은 주위의 사물 또는 상황을 두려워하거나 불안해하거나 회피한다. 이질환에서는 다른 불안장애에서와는 달리 특정한 인지 왜곡은 나타나지 않는다. 두려움, 불안 또는회피는 공포스러운 상황에 의해 지속적이고 실제 위험과 비례하지 않는 정도까지 거의 항상 즉시유도된다. 특정공포증에는 동물형, 자연환경형, 혈액-주사-상해형, 상황형, 기타형의 다양한 종류가 존재한다.

사회불안장애가 있는 사람들은 면밀히 관찰될 가능성이 포함된 사회적 관계나 상황들을 두려워하거나, 불안해하거나, 회피한다. 이러한 상황들은 낯선 사람들을 만나는 것과 같은 사회적 상호작용들, 먹거나 마시는 것이 관찰될 수 있는 상황들, 다른 사람들 앞에서 무언가 수행하는 상황들이포함될 수 있다. 인지는 모욕당하거나, 거절당하거나 혹은 자신이 다른 사람을 공격함으로써 다른사람들에 의해 부정적으로 평가되는 것이 해당한다.

공황장애가 있는 사람은 예상치 못한 반복되는 공황발작을 경험하며 더 많은 공황발작이나 이로인한 부적응적 방식의 행동 변화들(예, 운동 혹은 익숙하지 않은 장소 회피)에 대해서 지속적으로 염려하거나 걱정한다. 공황발작은 강한 공포나 강한 불쾌감의 갑작스러운 상승으로, 신체적 및/또는 인지적 증상을 동반하여 수 분 이내에 불안이 최고점에 도달한다. 한편, 제한-증상 공황발작은 4개미만의 증상을 포함한다. 공황발작은 전형적으로 공포를 유발하는 사물이나 상황에 대한 반응같이예측 가능하게 발생할 수 있으며, 혹은 뚜렷한 이유 없이 예상치 않게 발생할 수 있다. 공황발작은 불안장애, 물질사용장애, 우울장애, 정신병적 장애 등을 포함한, 하지만 이에 국한되지만은 않은 일련의 질환들에서 진단, 병의 경과, 동반이환에 대한 예측인자로 기능한다. 따라서 '공황발작 포함'이라는 명시자는 불안장애뿐만 아니라 다른 정신질환(예, 우울장애, 외상후 스트레스장애)의 맥락에서 발생하는 공황발작들을 위해 사용될 수 있다.

광장공포증이 있는 사람들은 다음 열거한 상황들 중 2가지 이상의 경우에 대해 두려워하고 불안을 느낀다. 대중교통을 이용하는 것, 개방된 공간에 있는 것, 폐쇄된 장소에 있는 것, 줄을 서거나군중 안에 있는 것, 다른 상황에서 혼자 집 밖에 있는 것들이 이에 해당한다. 이들은 공황 유사 증상이 나타나거나 혹은 다른 무력화되거나 당황스러운 증상이 발생할 때 탈출이 어렵고 도움을 받을수 없다는 생각 때문에 이러한 상황들을 두려워한다. 이러한 상황들은 지속적으로 두려움이나 불안을 유발하고 환자들에게 종종 회피를 유발하거나, 동반자의 존재를 필요로 하게 한다.

범불안장애의 주요 특징에는 일과 학업 등 개인이 통제하기 어렵다고 느끼는 여러 영역에 대한 지속적이고 과도한 불안과 걱정이 해당된다. 환자들은 이에 더해서 안절부절못하거나 낭떠러지 끝에 서 있는 느낌, 쉽게 피로해짐, 집중이 힘들거나 머릿속이 하얗게 되는 것, 과민성, 근육의 긴장, 수면 교란과 같은 신체적 증상을 경험한다.

물질/치료약물로 유발된 불안장애는 물질 중독이나 금단 또는 치료로 인해 발생하는 불안을 수반한다. 다른 의학적 상태로 인한 불안장애의 경우, 불안 증상은 다른 의학적 상태의 생리학적 결과다.

질병-특이 척도들은 각 불안의 심각성을 더 잘 특징짓고 시간에 따른 변화를 포착하는 데 사용될 수 있다. 사용의 편의를 위해서, 특별히 하나 이상의 불안장애가 있는 개인들에서는 이런 척도들이 각각의 질환에 합당한 행동 증상, 인지 관념 증상, 그리고 신체 증상 측정치라는 같은 형식을 (하지만 초점은 다른) 불안장애 전반에서 갖도록 발전되어 왔다.

불안이 있는 개인들은 불안이 없는 사람들에 비해서 자살 사고를 더 많이 가지고 있고, 자살 시도를 더 많이 하며, 자살로 더 많이 사망한다. 공황장애, 범불안장애, 특정공포증은 불안장애들 가운데 자살 사고에서 자살 시도로 넘어가는 데 있어서 가장 강력하게 연관되어 있다.

● 분리불안장애
Separation Anxiety Disorder

진단기준	F93.0

A. 개인이 애착이 있는 대상과의 분리와 관련된 공포나 불안이 발달수준에 비추어 볼 때 부적절하고 지나친 정도로 발생한다. 이는 다음의 3가지 이상의 상황에서 나타나야 한다:
   1. 집 혹은 주 애착 대상과의 분리를 예상하거나 경험할 때 과도한 고통을 반복적으로 겪음
   2. 주 애착 대상을 잃거나 질병이나 상해, 재앙 혹은 죽음 같은 가능한 해로운 일들이 일어날까 지속적이고 과도하게 걱정함
   3. 주 애착 대상과의 분리를 야기하는 곤란한 일(예, 길을 잃거나, 납치당하거나, 사고를 당하거나, 병에 걸리는 것)을 경험하는 것에 대하여 지속적이고 과도하게 걱정함
   4. 분리에 대한 공포 때문에 집을 떠나 학교, 직장 혹은 다른 장소로 외출하는 것을 지속적으로 거부하거나 거절함
   5. 집이나 다른 장소에서 주 애착 대상 없이 혹은 혼자 있는 것에 대해 지속적이고 과도하게 두려워하거나 거부함
   6. 집에서 떠나 잠을 자는 것이나 주 애착 대상 곁이 아닌 곳에서 자는 것을 지속적이고 과도하게 거부하거나 거절함
   7. 분리와 관련된 주제로 반복적인 악몽을 꿈
   8. 주 애착 대상과 분리가 발생하거나 예상되는 상황에서 신체 증상을 반복적으로 호소함(예, 두통, 복통, 오심, 구토)
B. 공포, 불안, 회피 반응은 아동·청소년에서는 최소한 4주 이상, 성인에서는 전형적으로 6개월 이상 지속되어야 한다.
C. 장해가 사회적, 직업적 또는 다른 중요한 기능 영역에서 임상적으로 현저한 고통이나 손상을 초래한다.
D. 장해가 자폐스펙트럼장애에서 변화에 대한 저항 때문에 집 밖에 나가는 것을 회피하는 것, 정신병적 장애에서 분리에 대한 망상이나 환각이 있는 경우, 광장공포증으로 인해 믿을 만한 동반자 없이 밖에 나가기를 거절하는 경우, 범불안장애에서 건강 문제나 다른 해로운 일이 중요한 대상에게 생길까 봐 걱정하는 것, 질병불안장애에서 질병에 걸릴까 봐 걱정하는 것과 같은 다른 정신질환으로 더 잘 설명되지 않는다.

진단적 특징 Diagnostic Features

분리불안장애의 필수적인 특징들은 가정 혹은 애착 대상으로부터의 분리로 기인하는 과도한 공포 혹은 불안이다. 불안의 정도는 개인의 발달적 수준을 고려할 때, 기대된 바를 넘어서는 정도다(진단기준 A). 분리불안장애가 있는 개인들은 다음 진단기준의 적어도 3가지를 가지고 있다: 그들은 가정이나 주요한 애착 대상으로부터 분리가 예상되거나 발생할 때 반복되는 과도한 걱정을 경험한다(진단기준 A1). 그들은 특히 그들로부터 분리될 때, 애착 대상의 안녕이나 죽음에 대하여 걱정한다. 그들은 그들의 애착 대상들의 행방에 대해서 알고 싶어 하며, 연락을 주고받으며 있고 싶어 한다(진단기준 A2). 그들은 또한 길을 잃거나, 납치당하거나, 사고를 당하는 등의 곤란한 사건들이 발생하여 주 애착 대상을 다시는 만나지 못할까 봐 걱정한다(진단기준 A3). 분리불안장애가 있는 개인들은 분리에 대한 공포 때문에 밖에 나가기를 거부하거나 싫어한다(진단기준 A4). 그들은 집이나 다른 장소에서 주 애착 대상 없이 있거나 혼자 있는 것에 대해 지속적으로 과도하게 두려워하거나 싫어한다. 분리불안장애가 있는 아동은 혼자서 방에 가거나 있는 것이 불가능하고, 매달리는 행동이나 집 주변에서 부모를 그림자처럼 따라다니는 행동, 혹은 집 안에서 다른 방에 갈 때 누군가가 곁에 있기를 원하는 모습을 보인다(진단기준 A5). 그들은 주 애착 대상과 떨어져서 자러 가거나 집 밖에서 자는 것에 대해 지속적으로 싫어하거나 거부한다(진단기준 A6). 분리불안장애 아동은 종종 잠자리에 드는 시간을 힘들어하며, 그들이 잠들 때까지 누군가 곁에 있어 주기를 요구한다. 밤에는 부모(혹은 형제와 같은 다른 중요한 인물)에게 가기 위한 방법을 찾는다. 아동들은 캠프에 참가하거나, 친구 집에서 자거나, 심부름 다녀오는 것을 싫어하거나 거부한다. 성인들은 독립적으로 여행하는 것(예, 집이나 애착 대상으로부터 떨어져 호텔에서 자는 것)을 불편해한다. 개인의 분리불안을 표현하는 내용의 악몽(예, 화재, 살인 혹은 다른 재앙으로 인해 가족이 붕괴되는 것)이 반복될 수 있다(진단기준 A7). 신체적 증상들(예, 두통, 복통, 오심, 구토)은 분리가 발생하거나 예상될 때 아동들에서 흔히 나타난다(진단기준 A8). 두근거림, 어지럼증, 쓰러질 것 같은 느낌과 같은 심혈관계 증상은 더 어린 아동에서는 드물지만 청소년과 성인에서는 흔히 발생할 수 있다.

이러한 장해는 아동이나 18세 이하의 청소년에서는 최소한 4주 이상, 성인에서는 전형적으로 6개월 이상 지속되어야 한다(진단기준 B). 그러나 성인에 적용되는 기간은 일반 지침으로서만 사용되며, 어느 정도의 유연성을 가지고 판단해야 한다. 이러한 장해들은 사회적 · 학업적 · 직업적 또는 다른 중요한 기능 영역에서 임상적으로 현저한 고통이나 손상을 초래한다(진단기준 C).

부수적 특징 Associated Features

분리불안장애 아동과 성인들은 주 애착 대상과 분리되었을 때, 사회적 위축, 무감동, 슬픔, 혹은 일이나 놀이에 집중하기 어려운 증상을 보인다. 연령에 따라 동물이나 괴물, 어둠, 강도, 도둑, 납치, 차 사고, 비행기 사고 등과 같이 자신이나 가족들에게 위험을 줄 것이라고 생각되는 상황에 대해 두려워한다. 몇몇의 개인은 집을 떠나 있을 때 향수병에 걸리고 극심한 불편함을 경험한다. 아동에서 분리불안장애는 등교 거부를 일으킬 수 있으며, 이는 학업적 어려움과 사회적 고립을 유발할 수 있다. 아동이 분리 상황을 예상하고 극도로 화가 난 때에는, 분리를 강요하는 사람에게 화를 내거나 때때로 공격성을 표출할 수도 있다. 혼자 있을 때, 특히 저녁이나 밤에 어린아이들은 평소와 다른 지각 경험을 보고할 수도 있다(예, 방을 엿보는 사람을 봄, 공포스러운 생명체가 그들을 향해 옴, 그들을 보고 있는 눈을 느낌). 분리불안장애가 있는 아동은 요구하거나, 강요하거나, 지속적인 관심을 필요로 하는 것처럼 묘사될 수 있다. 분리불안장애가 있는 성인은 의존적이거나 부모로서는 과잉보호적으로 보일 수 있다. 이 장애가 있는 성인들은 하루 종일 그들의 주요 애착 대상에게 문자 혹은 전화를 할 가능성이 높고, 반복적으로 그들의 행방에 대하여 확인한다. 그들의 과도한 요구는 가족 구성원들에게 좌절감을 들게 하거나 가족 내의 갈등과 불화를 초래할 수 있다.

유병률 Prevalence

6~12개월의 아동에서 분리불안장애 유병률은 약 4%로 추정된다. 유아들에 대한 지역사회 표본에서, 분리불안장애는 소녀와 소년 가운데 동등하게 나타났다. 그러나 학령기 소녀들은 학령기 소년보다 유병률이 높았다. 미국 청소년의 경우, 12개월 유병률은 1.6%다. 분리불안장애는 청소년기를 거쳐 성인기까지 유병률이 감소한다. 아동에 대한 임상 표본에서는, 여아에서 더 흔하게 나타났던 지역사회 표본과는 대조적으로 남아와 여아에서 동등하게 흔하게 나타났다. 아동으로부터의 보고는 아동의 증상에 대한 부모의 보고보다 분리불안장애의 비율이 더 높은 경향이 있다.

성인의 경우, 미국에서 분리불안장애의 12개월 유병률은 0.9%에서 1.9%에 이른다. 분리불안장애가 있는 성인 중, 임상 및 지역사회 연구 모두에서 여성의 장애 유병률이 더 높은 경향이 있다. 18개국에서 성인의 평균 12개월 유병률은 1.0%이며, 범위는 0.1% 미만에서 2.7%에 해당하였다(예, 루마니아 0.3%, 콜롬비아 2.7%). 이 전체 표본에서 여성을 남성과 비교했을 때 더 높은 유병률(1.3% 대 0.8%)이 관찰되었다.

발달 및 경과 Development and Course

애착 대상으로부터 분리불안이 고조되는 기간은 정상 초기 발달의 일부이며, 안정적인 애착관계 형성을 의미할 수 있다(예, 1세 전후의 유아가 낯선 사람에 대한 불안을 경험하는 경우). 분리불안은 미취학 아동에서와 같이 일찍 발생할 수도 있으며, 아동기나 청소년기 동안 언제든지 발생할 수 있다. 18개 국가 가운데, 성인들(만 18세 이상)에 의해 보고된 발병 연령 중간값은 고소득, 중상위 소득 국가에서는 늦은 청소년기에 해당하였고, 저소득 및 중하위 소득 국가에서는 20대 중반에 해당하였다. 대부분의 성인은 일생 동안 변동하는 질병의 경과를 보고하며, 아동기에도 일부 증상을 보고할 수 있다.

분리불안장애는 전형적으로 악화되거나 완화되는 시기가 있다. 몇몇 경우에서 분리가 가능한 상황에 대한 불안과 가정 혹은 핵가족으로부터 분리를 포함하는 상황(예, 대학 진학, 애착 대상으로부터 멀어지는 경우)에 대한 회피는 성인기까지 지속될 수 있다. 그러나 대부분의 분리불안장애가 있는 아동은 그들의 일생 동안 생활 기능을 손상시키는 불안장애를 경험하지는 않는다.

분리불안장애의 징후는 연령에 따라 다양하다. 아이들이 어릴수록 학교에 가는 것을 더 힘들어하거나, 아예 등교를 거부할 수가 있다. 어린아이들은 부모, 가정, 혹은 자기 자신을 향한 확실한 위협에 대한 걱정이나 특정한 두려움을 표현하지 않을 수도 있다. 아이들은 나이가 들면서 걱정이 시작되는데, 이것들은 종종 특정한 위험 상황(예, 사고, 납치, 강도, 죽음)에 대한 걱정들이나 애착 대상과 재회하지 못한다는 막연한 걱정이다. 성인의 경우, 분리불안장애는 상황의 변화(예, 이사, 결혼)에 대처하는 능력을 제한할 수 있다. 분리불안장애가 있는 성인들은 전형적으로 그들의 자손, 배우자, 부모, 그리고 애완동물에 대하여 지나치게 걱정하고, 그것들이 그들에게서 떨어져 있을 때 분명한 불편감을 경험한다. 그들은 또한 중요한 사람의 행방을 계속 확인할 필요가 있기 때문에 일이나 사회적 경험들에 있어서 상당한 지장을 경험할 수 있다.

위험 및 예후 인자 Risk and Prognostic Factors

환경적. 분리불안장애는 특히 상실(예, 친척이나 애완동물의 죽음, 본인이나 친척의 질병, 전학, 부모의 이혼, 다른 환경으로의 이사, 이민, 애착 대상으로부터 분리를 경험하게 하는 재앙)과 같은 스트레스 상황 이후에 종종 발생한다. 아동기에 괴롭힘을 당하는 것은 분리불안장애 발병의 위험인자로 나타났다. 초기 성인에서 중대 스트레스의 다른 예들은 부모 집을 떠나는 것, 연애를 하게 되는 것, 그리고 부모가 되는 것들을 포함한다. 부모의 과잉보호와 과도한 참견은 유년기와 성인기에서 모두 분리불안장애와 관련이 있을 수 있다.

유전적, 생리적. 아동기 분리불안장애는 유전적이라는 증거가 있다. 6세 쌍둥이의 지역사회 표본에서 유전성은 73%로 측정되었고, 여아들의 경우에 더 높게 측정되었다. 분리불안장애가 있는 아이들은 CO_2 과다 공기의 호흡 자극에 대하여 특히 증가된 민감도를 보인다. 분리불안장애는 또한 가족들 사이에서 모여서 나타나곤 한다.

문화와 관련된 진단적 쟁점 Culture-Related Diagnostic Issues

어느 정도까지를 바람직하고 정상적인 분리로 볼 수 있느냐는 문화에 따라 다르다. 그래서 부모와 아이들 사이의 분리에 대한 요구와 기대는 몇 가지 문화적 맥락에서는 다루어지지 않는다. 예를 들어, 자식이 부모 집을 떠나야 한다고 기대되는 나이에 관하여 나라와 문화적 맥락에 따라 다양한 차이가 존재한다. 젊은이들은 분리불안장애 증상에 대한 자기보고가 다양하다. 예를 들어, 대만 젊은이들은 미국 젊은이들에 비해서 더 심한 분리불안의 증상들에 대해서도 용인한다. 일부 문화 공동체가 가족 간의 강한 상호의존에 부여하는 높은 가치와 분리불안장애를 구분하는 것은 중요하다.

자살 사고 혹은 행동과의 연관성 Association With Suicidal Thoughts or Behavior

비록 분리불안장애에 특이적인 것은 아니며 중대한 합병증이 존재하는 다른 불안장애들에서도 발견되기는 하지만, 아동 및 청소년들의 분리불안장애와 자살에 대한 위험의 연관성은 증가되어 나타난다. 대규모의 쌍둥이 연구는 어린 시절에 괴롭힘을 당하는 것이 성인기 초기에서 자살 사고에 대한 위험 요인이라는 것을 보여 주었다.

분리불안장애의 기능적 결과 Functional Consequences of Separation Anxiety Disorder
분리불안장애가 있는 개인은 종종 가정 또는 애착 대상으로부터 떨어진 독립적인 활동에 제한이 있다(예, 아동의 경우, 등교 거부, 캠프에 가지 않는 것, 혼자 잠을 자는 것에 대한 어려움; 청소년들의 경우, 대학에 가지 않는 것; 성인의 경우, 부모의 집을 떠나지 않는 것, 그들의 친근한 애착 대상 없이는 먼 여행을 가지 않는 것, 집 밖에서 일하지 않는 것). 성인들에게 분리불안장애 증상은 그들 삶의 여러 부분을 쇠약하게 하고 영향을 미친다. 예를 들어, 분리불안장애가 있는 성인은 그들의 가까운 애착 대상으로부터 분리될 것을 걱정하면서 의도적으로 일 스케줄과 다른 활동들을 재조직할 수 있다. 그들은 가까운 애착 대상과 근접성 혹은 적어도 가상적인 접촉을 유지할 필요성 때문에 종종 그들 삶의 한계들에 대해 좌절을 표현할 수도 있다(예, 하루 종일 반복적으로 문자나 전화를 함으로써). 분리불안장애는 저소득, 중하위 소득 국가 출신에 비해 고소득, 중상위 소득 국가 출신의 사람들에서 더 높게 보고된다.

감별진단 Differential Diagnosis
범불안장애. 분리불안장애는 주로 애착 대상으로부터 현실 혹은 상상 속의 분리를 걱정한다는 점에서 범불안장애와 구별되며, 다른 걱정거리들이 발생한다고 해도 과도하지 않다.

공황장애. 분리불안장애의 경우, 가까운 애착 대상으로부터의 분리 위협은 극심한 불안과 공황발작들을 일으킬 수 있다. 공황장애는 이와 대조적으로, 공황발작들이 예기치 않게 일어나며 죽거나 '미쳐 가는 것'에 대한 두려움을 대개 동반한다. 분리불안장애의 공황발작은 현실 혹은 상상 속에서 애착 대상이나 안전한 장소로부터 분리되거나, 또는 가까운 애착 대상에게 곤란한 상황이 발생한다는 걱정들로부터 발생한다.

광장공포증. 광장공포증이 있는 사람과 달리 분리불안장애가 있는 사람들은 공황 유사 증상 혹은 다른 무력화시키는 증상들로 인해 탈출이 어렵다고 여겨지는 상황에서 갇히거나 무력화되는 것에 대해 불안해하지 않는다. 대신, 분리불안장애가 있는 환자들은 그들의 주요 애착 대상과 관련된 안전한 장소로부터 벗어나는 것에 두려움을 느낀다.

품행장애. 학교를 빠지는 것(무단결석)은 품행장애에서 흔히 볼 수 있지만, 품행장애가 있는 아동 또는 청소년은 분리에 대한 불안 때문에 학교를 결석하는 것이 아니며, 보통 집으로 돌아가기보다는 멀리 떨어져 있다.

사회불안장애. 등교 거부는 사회불안장애 때문일 수 있는데, 그런 경우에서 학교를 빠지는 것은 애착 대상으로부터의 분리에 대한 걱정 때문이라기보다는 다른 사람들에 의해 부정적으로 평가되는 것에 대한 두려움 때문이다.

외상후 스트레스장애. 사랑하는 사람들과 떨어지는 것을 두려워하는 일은 주요한 외상성 사건 뒤에, 특히 외상성 사건 동안 사랑하는 사람들과 분리를 경험한 경우 흔하게 발생한다. 외상후 스트레스장애에서는 외상 사건 자체와 관련된 기억들이 자꾸 떠오르고 이를 회피하려는 것이 핵심 중상인 반면, 분리불안장애에서는 걱정과 회피가 주로 애착 대상의 안녕과 그들로부터의 분리에 관련된 것이어야 한다.

질병불안장애. 분리불안장애는 가까운 애착 대상의 건강과 안녕에 관한 걱정이 주된 증상이다. 이와는 대조적으로, 질병불안장애가 있는 사람들은 그들 스스로가 걸릴 수 있는 특정 의학적 질병에 관해 걱정하고, 그들의 가까운 애착 대상으로부터 분리되는 것에 대해서는 걱정하지 않는다.

지속적 비탄장애. 죽은 이에 대한 강렬한 갈망 혹은 그리움, 슬픔, 감정적 고통, 죽은 사람 혹은 죽음의 상황에 대한 집착들은 지속적 비탄장애에서 발생할 수 있는 기대되는 반응들이다. 반면, 분리불안장애에서는 주요 애착 대상으로부터의 분리에 대한 두려움이 중심이다.

우울 및 양극성 장애. 우울 및 양극성 장애에서도 집을 떠나는 것을 거부하는 증상이 연관되어 있을 수 있지만, 그 주요 걱정은 애착 대상에게 곤란한 일이 일어나는 것에 대한 두려움 때문이라기보다 바깥세상에서 활동에 참여하는 것에 대한 낮은 동기 때문이라고 볼 수 있다. 하지만 분리불안장애 환자들도 분리가 발생하거나 분리가 예상되는 상황에서 우울해질 수 있다.

적대적 반항장애. 분리불안장애 아동과 청소년도 애착 대상으로부터 분리되려는 상황에서 적대적으로 반응할 수 있다. 적대적 반항장애는 애착 대상과의 분리가 일어나거나 예상되지 않는 상황에서도 지속적인 적대 행동이 나타날 때에만 고려되어야 한다.

정신병적 장애. 환각이나 정신병적 장애에서와 달리 분리불안장애에서 나타나는 이상 지각 경험은 특정 실제 자극에 대한 잘못된 해석에 기반을 두며, 특정 상황에서만 나타나고(예, 밤 시간), 애착 대상이 곁에 있을 때에는 사라진다.

성격장애. 의존성 성격장애를 지닌 사람들은 사람을 가리지 않고 다른 사람들에게 의존하는 경향성을 특징으로 하는 반면, 분리불안장애에서는 주 애착 대상과의 근접성과 안전에 대해 걱정한다. 경계성 성격장애는 사랑하는 사람들에게서 버려지는 것을 두려워하지만, 분리불안장애에서는 중심 증상이 아닌 정체성 문제, 본인의 성향에 대한 문제, 대인관계, 그리고 충동성 또한 핵심 증상이 된다.

동반이환 Comorbidity

아동에서 분리불안장애는 범불안장애나 특정공포증과 자주 동반된다. 성인에서는 특정공포증, 외상후 스트레스장애, 공황장애, 범불안장애, 사회불안장애, 광장공포증, 강박장애, 지속적 비탄장애, 그리고 성격장애와 병발한다. 성격장애 가운데서도 의존성, 회피성, 그리고 강박성(C군) 성격장애들은 분리불안장애와 병발할 수 있다. 우울 및 양극성 장애 또한 성인 분리불안장애에서 병발할 수 있다.

● 선택적 함구증
Selective Mutism

A. 다른 상황에서는 말을 함에도 불구하고 말을 할 것으로 기대되는 특정 사회적 상황(예, 학교)에서 지속적으로 말을 하는 것을 실패한다.

B. 장해가 학습이나 직업상의 성취 또는 사회적 의사소통을 방해한다.

C. 이러한 장해의 기간이 최소 1개월 이상 지속된다(학교 등교 시작 이래 첫 1개월에만 국한되지 않는 경우).

D. 말을 못하는 이유가 사회적 상황에서 필요한 말에 대한 지식이 부족하거나, 언어가 익숙하지 않은 것으로 인해 말을 하지 않는 것이 아니다.

E. 장해가 의사소통장애(예, 아동기 발병 유창성장애)로 더 잘 설명되지 않고, 자폐스펙트럼장애, 조현병 또는 다른 정신병적 장애의 경과 동안에만 유일하게 발생하지는 않는다.

진단적 특징 Diagnostic Features

사회적 관계에서 다른 사람들을 만났을 때, 선택적 함구증 아동은 말을 시작하지 못하거나 혹은 사람들 말에 대답하지 못한다. 다른 아동이나 성인과의 사회적 상호작용에서 소통의 부족이 발생한다. 선택적 함구증 아동은 집에서 가까운 가족과 있을 때에는 말을 하지만 종종 친구들이나 조부모, 사촌 같은 친척들 앞에서도 말을 하지 못한다. 이러한 장해는 종종 가장 높은 수준의 사회불안으로 특징지어진다. 선택적 함구증 아동은 종종 학교에서 말하기를 거부하여 교사가 아동의 읽기 능력을 평가하기 어려워지면서, 학업 및 학습 영역에 지장이 있다. 비록 때때로 선택적 함구증이 있는 아동은 비언어적 방법(예, 중얼거림, 가리킴, 쓰기)을 이용해서 소통하려고 하거나 말이 필요 없는 사회적 상황(예, 학교 연극놀이에서 말이 필요 없는 역할)에는 참여하려고 노력하지만, 말을 하지 못하는 것은 사회적 의사소통에 지장을 줄 수 있다.

부수적 특징 Associated Features

선택적 함구증의 부수적 특징은 과도한 수줍음, 사회적으로 당황하는 상황에 대한 두려움, 사회적 고립과 금단, 집착, 강박적 특질, 거부증, 분노발작, 사소한 반항 행동 등이 있다. 선택적 함구증을 가진 아동은 일반적으로 정상적인 언어 기술을 가지고 있다. 비록 특정 의사소통장애와 특별한 연관성은 확인된 바는 없지만, 종종 관련된 의사소통장애가 있을 수 있다. 이런 질환이 있을 때도 불안감 또한 마찬가지로 나타난다. 임상적 환경에서 선택적 함구증을 가진 아동들은 거의 항상 다른 불안장애의 추가 진단을 받는데, 그중 가장 흔한 것이 사회불안장애다.

유병률 Prevalence

선택적 함구증은 상대적으로 드문 질환이고 아동기 질환의 유병률에 대한 역학 연구에서 진단범주에 포함되지 않았다. 미국, 유럽, 이스라엘에서 다양한 병원 혹은 학교 표본을 사용하여 측정한 시점 유병률은 표본의 설정과 연령에 따라 0.03~1.9%에 이른다. 비록 선택적 함구증이 남아에서 보다 여아에서 흔하다는 증거들이 있음에도 불구하고, 공동체 기반 연구들과 치료가 필요한 군의 표본들은 동등한 남녀 성비를 보인다. 유병률은 인종/민족에 따라 달라지는 것이 아니라 개인에 따라 달라지는 것으로 보이는데, 비모국어(예, 이민자 가정의 자녀)로 대화해야 하는 개인들에서 선택적 함구증이 발병할 위험이 더 크게 나타난다. 선택적 함구증은 청소년과 성인보다 어린아이들에서 더 잘 나타난다.

발달 및 경과 Development and Course

선택적 함구증의 발병 연령은 대개 5세 미만이나, 장해는 사회적 상호작용과 책을 크게 읽는 것과 같은 수행 작업들이 증가하는 시기인 학교에 들어가기 전까지 임상적 주의를 끌지 않을 수 있다. 그 장애의 예후는 다양하다. 비록 임상적 연구 보고서들은 선택적 함구증이 성장하면서 좋아진다고 제안하지만, 이 질환의 종단적 경과는 거의 알려져 있지 않다. 대부분의 경우에 선택적 함구증은 사라질 수도 있지만, 사회불안장애의 증상들은 종종 남아 있을 수 있다.

위험 및 예후 인자 Risk and Prognostic Factors

기질적. 선택적 함구증의 기질적 위험인자는 잘 알려져 있지 않다. 부정적 정서성(신경증적 경향성) 또는 행동 억제, 부모의 수줍음, 사회적 고립, 사회불안이 영향을 미칠 수 있다. 선택적 함구증이 있는 아동은 비록 수용 언어가 여전히 정상 범위 안에 있기는 하지만, 또래에 비해 미묘한 어려움을 가지고 있다.

환경적. 부모의 사회적 억제는 아이들에게서 사회적 과묵과 선택적 함구증의 본보기로 자리 잡을 수 있다. 더욱이 선택적 함구증을 가진 아동들의 부모들은 다른 불안장애 혹은 불안장애가 없는 아동들의 부모들에 비해 과잉보호적이거나 더 통제하는 성향이 있는 것으로 묘사된다.

유전적, 생리적. 선택적 함구증과 사회불안장애 사이의 중첩된 많은 영역 때문에, 이러한 상태들 사이에 공통된 유전인자가 있을 수 있다. 선택적 함구증 환자들에서 발성 중 청각 원심성 신경활동에 이상 증대가 발생하여 자신의 목소리를 이상하게 인식하게 되고, 이로 인해 말하기를 꺼리게 된다는 증거 또한 존재한다.

문화와 관련된 진단적 쟁점 Culture-Related Diagnostic Issues

다른 언어를 사용하는 국가로 이주한 가정의 자녀들은 새로운 언어에 대한 지식이 부족하여 새로운 언어를 사용하는 것을 거부할 수가 있기 때문에, 선택적 함구증을 가지고 있는 것처럼 보일 수 있다. 그런 아동들은 선택적 함구증 진단에서 명시적으로 제외되기 때문에 진단을 내리기 적합하지 않다.

선택적 함구증의 기능적 결과 Functional Consequences of Selective Mutism

선택적 함구증이 있는 아동들은 심한 불안으로 다른 아동들과 호혜적인 사회적 상호작용에 참가하는 것이 어렵고 이 때문에 사회적 기능에 손상을 입을 수 있다. 선택적 함구증이 있는 아동들은 점차 성장하면서 사회적 고립을 마주하게 된다. 학교 환경에서 이 아동들은 학문적 혹은 개인적 필요(예, 수업 과제를 이해하지 못함, 화장실 사용을 요청하지 못함)에 관하여 선생님들과 의사소통을 하지 않기 때문에 학업적 지장으로 괴로움을 겪을 수 있다. 또래의 놀림으로 인한 것들을 포함하는 학교 및 사회 기능의 심각한 손상은 흔한 일이다. 어떤 경우에 선택적 함구증은 사회적 만남에서 불안감 발생을 줄이는 보상 전략으로 작용하기도 한다.

감별진단 Differential Diagnosis

이민 온 아이들이 제2외국어를 배우는 침묵 기간. 선택적 함구증은 어린아이들이 새로운 언어를 획득할 때 필요한 전형적인 '침묵 기간'으로부터 반드시 구별되어야만 한다. 새로운 언어의 이해가 충분함에도 몇 가지 낯선 환경에서 상당히 오랜 기간 동안 2가지 언어 모두에서 말하는 것을 지속적으로 거부한다면, 선택적 함구증의 진단이 가능할 수 있다.

의사소통장애. 선택적 함구증은 언어장애, 말소리장애(과거 음성학적 장애), 아동기 발병 유창성장애(말더듬) 또는 사회적(실용적) 의사소통장애와 같은 의사소통장애에 의해서 더 잘 설명되는 말하기 장해와 구분되어야 한다. 선택적 함구증과는 달리 이러한 조건에서 말하기 장해는 특정 사회적 상황에만 국한되지 않는다.

신경발달장애, 조현병, 그리고 기타 정신병적 장애. 자폐스펙트럼장애, 조현병이나 다른 정신병적 장애 혹은 심각한 지적발달장애(지적장애)가 있는 환자들은 사회적 의사소통에서 문제를 가질 수 있고, 사회적 상황에서 적절하게 말할 수 없다. 반면에 선택적 함구증은 아동이 일부 사회적 상황(예, 전형적으로 집에서)에서 말을 잘할 수 있는 능력이 있을 때 진단될 수 있다.

사회불안장애. 사회불안장애에서의 사회적 불안과 사회적 회피는 선택적 함구증과 연관될 수 있다. 이러한 경우에는 2가지 진단 모두 내려질 수 있다.

동반이환 Comorbidity

가장 흔한 동반질환은 기타 불안장애인데, 가장 흔하게는 사회불안장애, 분리불안장애, 그리고 특정공포증이 흔히 동반된다. 임상적 상황에서 선택적 함구증과 자폐스펙트럼장애가 병발하는 것을 빈번하게 관찰할 수 있다. 적대적인 행동들은 선택적 함구증이 있는 실질적 소수에서 관찰될 수 있으나, 이러한 적대적인 행동들은 말을 요구하는 환경에만 국한될 수 있다. 의사소통 지연이나 장애 또한 선택적 함구증이 있는 환아들 일부에서 나타날 수 있다.

● 특정공포증
Specific Phobia

진단기준

A. 특정 대상이나 상황에 대해서 극심한 공포나 불안이 있다(예, 비행기 타기, 고공, 동물, 주사 맞기, 피를 봄).
   주의점: 아이들의 경우 공포나 불안은 울기, 발작, 얼어붙거나 매달리는 것으로 표현될 수 있다.
B. 공포 대상이나 상황은 거의 항상 즉각적인 공포나 불안을 유발한다.
C. 공포 대상이나 상황을 적극적으로 회피하거나 아주 극심한 공포나 불안을 경험하면서 참아 낸다.
D. 공포나 불안이 특정 대상이나 상황이 줄 수 있는 실제 위험에 대한 것보다 극심하며, 사회문화적 맥락에서 통상적으로 받아들여지는 것보다 심하다.
E. 공포, 불안, 회피 반응은 전형적으로 6개월 이상 지속된다.
F. 공포, 불안, 회피는 사회적, 직업적 또는 다른 중요한 기능 영역에서 임상적으로 현저한 고통이나 손상을 초래한다.
G. 장해가 공황 유사 증상과 연관된 공포, 불안, 상황에 대한 회피 혹은 무력화시키는 증상들(광장공포증), 강박 사고와 관련된 대상이나 상황(강박장애), 외상 사건을 상기(외상후 스트레스장애), 집이나 애착 대상으로부터의 분리(분리불안장애), 사회적 상황과 연관(사회불안장애)과 같은 다른 정신질환으로 더 잘 설명되지 않는다.

다음의 경우 명시할 것:
   공포 자극을 기준으로 한 부호화:
   F40.218 동물형(예, 거미, 곤충, 개)
   F40.228 자연환경형(예, 고공, 폭풍, 물)
   F40.23x 혈액-주사-상해형(예, 바늘, 침습적인 의학적 시술)
      부호화 시 주의점: 다음과 같이 특정한 ICD-10-CM 부호를 선택한다: **F40.230** 혈액에 대한 공포; **F40.231** 주사와 수혈에 대한 공포; **F40.232** 기타 의학적 처치에 대한 공포; **F40.233** 상해에 대한 공포
   F40.248 상황형(예, 비행기, 엘리베이터, 밀폐된 장소)
   F40.298 기타형(예, 질식 혹은 구토를 유발할 수 있는 상황; 소아의 경우 시끄러운 소리나 가장 의상을 입은 캐릭터)
부호화 시 주의점: 하나 이상의 공포 자극원이 있을 경우 해당하는 모든 ICD-10-CM 부호를 붙인다(예, 뱀과 비행에 대한 공포에 대해 F40.218 특정공포증, 동물형; F40.248 특정공포증, 상황형을 붙인다).

명시자 Specifiers
개인이 다양한 특정공포증을 가지고 있는 경우는 흔하다. 특정공포증 환자는 평균적으로 3가지의 대상 혹은 상황을 두려워하고, 특정공포증 환자의 약 75%는 하나 이상의 대상 혹은 상황을 두려워한다. 이러한 경우, 각 공포 자극을 반영하는 진단부호를 붙인 여러 개의 특정공포증 진단을 내려야 한다. 예를 들어, 만약 환자가 뇌우와 비행을 두려워한다면 특정공포증, 자연환경형과 특정공포증, 상황형의 두 진단을 모두 내린다.

진단적 특징 Diagnostic Features
이 장애의 주요한 특징은 공포 혹은 불안이 **공포 자극**이라고 명명할 수 있는 특정 상황이나 대상

의 존재에 제한된다는 것이다(진단기준 A). 공포의 상황이나 대상의 범주는 명시자로 제공된다. 많은 사람은 한 범주, 즉 한 공포 자극 이상의 대상이나 상황을 두려워한다. 특정공포증의 진단을 위해서는 그 반응이 인구 집단에서 흔하게 나타나는 정상적이고 일시적인 공포와는 달라야 한다. 진단기준을 만족하기 위해 공포 혹은 불안은 강렬하거나 극심해야 한다(즉, '두드러진'; 진단기준 A). 경험한 공포의 정도는 공포의 대상 혹은 상황과의 근접도에 따라 달라질 수 있으며, 대상 혹은 상황이 예상될 경우 혹은 실제 존재에 의해 발생할 수 있다. 또한 공포 혹은 불안은 완전한 혹은 제한된 증상의 공황발작의 형태로 나타날 수 있다(즉, 예측된 공황발작). 특정공포증의 또 다른 특징은 공포 혹은 불안이 공포 자극에 맞닥뜨리는 거의 모든 경우에 유발된다는 것이다(진단기준 B). 따라서 상황 혹은 대상을 직면했을 때 가끔만 불안해지는 사람(예, 다섯 번의 비행 중 한 번에서만 불안해지는 경우)은 특정공포증으로 진단되지 않을 것이다. 그러나 표현되는 공포 혹은 불안의 정도는 공포 대상이나 상황을 마주하는 서로 다른 경우에 따라 달라질 수 있는데(예기불안부터 완전한 공황발작까지), 이는 비행을 두려워하는 개인에서 타인의 존재, 노출 기간, 비행 중 난기류 등의 위협적인 요소 등 다양한 맥락의 요소 때문이다. 공포와 불안은 소아와 성인에서 종종 다르게 표현된다. 또한 공포 혹은 불안은 공포 대상 혹은 상황을 마주하자마자 발생한다(즉, 지연되기보다는 즉시).

개인은 적극적으로 상황을 회피하며, 피할 수 없거나 피하지 않기로 결정한 경우 상황 혹은 대상은 강렬한 공포나 불안을 불러일으킨다(진단기준 C). **능동적 회피**는 개인이 의도적으로 공포의 대상이나 상황을 예방하거나 접촉을 최소화하도록 설계된 방식들로 행동하는 것을 의미한다(예, 높은 곳에 대한 두려움으로 매일 통근 시 다리 대신 터널을 이용; 거미에 대한 공포로 어두운 방에 들어가는 것을 피함; 공포 자극이 더 흔한 장소에서의 직업을 가지는 것을 피함). 회피 행동은 종종 명백하지만(예, 혈액을 두려워하는 사람이 의사에게 가기를 거부함) 때로 덜 명백하기도 하다(예, 뱀을 두려워하는 사람이 뱀의 형태나 모양과 닮은 사진을 보기를 거부함). 특정공포증을 가진 많은 사람은 수년간 고통을 겪었고, 공포 대상 혹은 상황을 가능한 한 피하도록 설계된 방식들로 그들의 생활환경을 바꾸었다(예, 특정공포증, 동물형으로 진단된 사람이 특정 공포 동물이 없는 지역에 살기 위해 이사함). 따라서 그들은 더 이상 그들의 일상생활에서 공포나 불안을 경험하지 않는다. 이러한 경우 회피 행동들이나 공포 대상 혹은 상황에의 노출을 수반할 수 있는 활동에 대한 회피 행동이나 지속적인 참여 거부(예, 비행에 대한 공포로 업무 관련 여행 제안을 반복적으로 거절함)는 명백한 불안이나 공황이 없는 경우 진단을 확정하는 데에 도움이 될 수 있다.

공포 혹은 불안은 해당 대상이나 상황이 주는 실제 위협과 비례하지 않거나 필요하다고 여겨지는 것에 비해 더 강렬하다(진단기준 D). 특정공포증을 가진 사람들은 그들의 반응이 불균형함을 종종 알아차리기도 하지만, 두려워하는 상황의 위험을 과대평가하는 경향이 있으므로 '비례하지 않음'의 판단은 임상의에 의해 이루어진다. 개인의 사회문화적 맥락 또한 고려되어야 한다. 예를 들어, 어둠에 대한 공포는 지속되는 폭력 상황에서는 합리적일 수 있고, 곤충에 대한 공포가 불균형하다고 여겨지는 수준은 곤충이 식단에서 소비되는 환경에서 더 높을 것이다. 공포, 불안, 혹은 회피는 지속적이며 전형적으로 6개월 이상 지속되는데(진단기준 E), 이는 이 장애를 특히 아동 사이에서 흔한 일시적인 두려움으로부터 구별하는 데에 도움이 된다. 특정공포증으로 진단되기 위해서는 질병이 사회적, 직업적 또는 다른 중요한 기능 영역에서 임상적으로 현저한 고통이나 손상을 초래해야 한다(진단기준 F).

부수적 특징 Associated Features

특정공포증을 가진 사람들은 일반적으로 공포 대상 혹은 상황에의 노출이 예상되거나 노출되는 동안 생리적 각성의 증가를 경험한다. 그러나 공포 상황이나 대상에 대한 생리적 반응은 다양하다. 상황형, 자연환경형, 동물형 특정공포증이 있는 사람들이 교감신경 각성을 보이는 반면, 혈액-주사-상해형 특정공포증이 있는 사람들은 주로 초기의 짧은 심박 증가와 혈압 상승 이후 심박, 혈압 감소로 특징지어지는 혈관미주신경성 실신 혹은 실신에 가까운 반응을 보인다. 추가적으로 특정공포증은 편도체, 앞띠이랑(전측 대상피질, anterior cingulate cortex), 시상, 섬엽의 공포 대상/상황에 대한 이상 반응과 가장 일관되게 연관되어 있다.

유병률 Prevalence

미국에서 특정공포증의 12개월 지역사회 유병률은 8~12%로 추정된다. 유럽 국가들에서의 유병률은 미국과 대체로 비슷하지만(예, 약 6%), 아시아, 아프리카, 라틴 아메리카 국가들의 유병률은 대체로 낮다(2~4%). 소아에서의 유병률은 다양한 국가에서 평균 5% 정도로 추정되며, 범위는 3~9%이고, 미국의 13~17세 청소년에서는 대략 16%다. 노인에서의 유병률 추정치는 더 낮은데(약 3~5%), 이는 심각도가 아임상 수준으로 감소함을 반영하는 것일 수 있다. 여성은 아형들에 걸쳐 남성보다 더 흔하게 영향을 받는데, 그 비율은 약 2:1에 달한다.

발달 및 경과 Development and Course

특정공포증은 간혹 외상 사건을 겪거나(예, 동물에게 공격당함, 혹은 엘리베이터에 갇힘), 타인이 외상 사건을 당하는 것을 목격하거나(예, 누군가의 익사를 목격), 공포 상황에서 예상치 못한 공황발작을 겪거나(예, 지하철에서 예상치 못한 공황발작을 겪음), 정보 전달(예, 비행기 추락사고에 대한 언론의 과도한 보도) 이후 발생하기도 한다. 그러나 특정공포증을 가진 많은 사람은 그들의 공포증 발병의 구체적인 이유를 기억하지 못한다. 특정공포증은 주로 아동기 초기에 발생하며 대부분의 증례에서 10세 이전에 발생한다. 발병 연령의 중앙값은 7세에서 11세로 평균은 약 10세다. 상황형 특정공포증은 자연환경형, 동물형, 혹은 혈액-주사-상해형 특정공포증에 비해 늦은 발병 연령을 보이곤 한다. 아동기와 청소년기에 발병하는 특정공포증은 그 기간 동안 호전과 악화를 반복할 수 있다. 그러나 성인기에 지속되는 공포증은 대부분의 경우 완치되지 않는다.

아동에서 특정공포증을 진단할 때 2가지 고려할 점이 있다. 첫째, 어린 아동들은 공포와 불안을 울기, 생떼 부리기, 경직, 매달리기 등으로 표현할 수 있다. 둘째, 어린 아동들은 주로 회피의 개념을 이해하지 못한다. 따라서 임상의는 부모, 선생님, 혹은 아동을 잘 아는 타인으로부터 추가적인 정보를 얻어야 한다. 과도한 공포는 어린 아동에서 꽤 흔하지만 이는 주로 일시적이며 기능 손상은 경미하기 때문에 발달적으로 적절하다고 여겨진다. 이러한 경우 특정공포증 진단은 내려지지 않는다. 아동에서 특정공포증 진단이 고려될 때에는 기능 손상의 정도 및 공포, 불안, 혹은 회피의 지속 기간과 이것이 아동의 특정 발달단계에 전형적인지를 평가하는 것이 중요하다.

특정공포증은 노인층에서 유병률은 낮지만, 노년기에 흔하게 경험하는 질환 중 하나로 남아 있다. 노인층에서 특정공포증을 진단할 때에는 몇 가지 고려해야 할 점이 있다. 첫째, 노인에서는 낙상에 대한 공포뿐 아니라 자연환경형 특정공포증이 빈번하다. 둘째, 특정공포증은(다른 모든 불안장애와 마찬가지로) 노인에서 관상동맥 질환, 만성 폐쇄성 폐질환, 파킨슨병과 같은 내과적 문제와 병발하곤 한다. 셋째, 노인은 불안의 증상을 내과적 문제 때문인 것으로 돌릴 가능성이 더 높다. 넷째, 노인은 불안을 비특이적인 방식(예, 불안과 우울 증상을 함께 보임)으로 표현할 가능성이 높아 명시되지 않는 불안장애 진단이 내려질 가능성이 높다. 또한 노인에서의 특정공포증은 삶의 질 저하와 연관되어 있으며 주요 신경인지장애의 위험인자로 작용할 수 있다.

대부분의 특정공포증이 아동기와 청소년기에 발생하기는 하지만, 특정공포증은 어느 나이에나 발병할 수 있고 이는 종종 외상적인 경험의 결과다. 예를 들어, 질식에 대한 공포증은 어느 나이에서나 거의 항상 질식 경험 이후 발생한다.

위험 및 예후 인자 Risk and Prognostic Factors

기질적. 부정적 정서성(신경증적 경향성)이나 행동 억제와 같은 특정공포증의 기질적 위험인자는 다른 불안장애의 위험인자이기도 하다.

환경적. 부모의 과보호, 부모의 상실과 분리, 신체적 · 성적 학대와 같은 특정공포증의 환경적 위험인자는 다른 불안장애 또한 예측하는 경향이 있다. 이미 언급된 바와 같이 공포 대상 혹은 상황과의 부정적 혹은 외상적 경험은 때때로(그러나 항상은 아님) 특정공포증 발생에 선행한다.

유전적, 생리적. 어떤 범주의 특정공포증에는 유전적 민감성이 있을 수 있다(예, 동물 특정공포증이 있는 일차 친족[부모, 형제, 자녀]을 가진 사람은 다른 범주의 공포증에 비해 같은 유형의 특정공포증을 가질 가능성이 현저히 높음). 쌍둥이 연구에서 공포와 공포증의 개별 아형에 대한 유전성을 연구하였을 때 동물형 공포증은 약 32%, 혈액-주사-상해형 공포증은 33%, 상황형 공포증은 25%의 유전성을 보였다.

문화와 관련된 진단적 쟁점 Culture-Related Diagnostic Issues

미국에서는 아시아계와 라틴계 사람들에서 비라틴계 백인과 아프리카계 미국인에 비해 특정공포증 유병률이 낮게 보고되었다. 특정공포증 아형의 유병률은 국가에 따라 달랐다.

성 및 젠더와 관련된 진단적 쟁점 Sex- and Gender-Related Diagnostic Issues

동물형, 자연환경형, 상황형 특정공포증은 주로 여성에서 발생하는 한편, 혈액-주사-상해형 특정공포증은 여성과 남성에서 거의 동일하게 발생한다. 특정공포증의 아동기 평균 발병 연령은 여아/여성과 남아/남성 사이에 차이가 없다.

자살 사고 혹은 행동과의 연관성 Association With Suicidal Thoughts or Behavior

특정공포증은 미국 설문 데이터를 기반으로 할 때 자살 사고 및 자살 시도 모두와 연관되어 있다. 특정공포증은 사고에서 시도로의 전환과도 연관되어 있다. 14~24세의 지역 인구를 대상으로 독일에서 시행된 10년간의 대규모 전향적 연구에서 첫 자살 시도의 30%가 특정공포증에 기인할 수 있음을 밝혔다.

특정공포증의 기능적 결과 Functional Consequences of Specific Phobia

특정공포증을 가진 사람들은 직업 및 대인관계 기능 손상 등 다른 불안장애와 알코올 및 물질 사용장애가 있는 사람들과 유사한 형태의 정신사회적 기능 손상과 삶의 질 저하를 보인다. 노인에서 기능저하는 돌봄 업무나 봉사 활동에서 관찰될 수 있다. 또한 노인에서 낙상에의 공포는 이동성의 감소와 신체적·사회적 기능저하로 이어질 수 있으며, 공식적/비공식적 가정 돌봄을 받는 것으로 이어질 수 있다. 특정공포증으로 인한 고통과 장애는 공포의 대상과 상황의 수에 따라 증가하는 경향이 있다. 따라서 4가지 대상이나 상황을 두려워하는 사람은 하나의 대상이나 상황만 두려워하는 사람에 비해 직업적·사회적 기능에 보다 큰 장애와 낮은 삶의 질을 겪을 수 있다. 혈액–주사–상해형 특정공포증을 가진 사람들은 의학적 문제가 있을 때에도 의학적 돌봄을 받는 것을 종종 꺼린다. 또한 구토와 질식에 대한 공포는 식이 섭취를 현저히 줄이기도 한다.

감별진단 Differential Diagnosis

광장공포증. 상황형 특정공포증은 공포 상황(예, 비행, 밀폐된 장소, 엘리베이터)이 겹치기 때문에 임상 양상상 광장공포증과 유사하다. 만약 개인이 광장공포 상황 중 한 가지만 두려워한다면 특정공포증, 상황형으로 진단될 수 있다. 2가지 이상의 광장공포 상황을 두려워한다면 광장공포증 진단이 내려질 것이다. 예를 들어, 비행기와 엘리베이터를 두려워하지만(광장공포 상황 중 '대중교통' 상황과 겹침) 다른 광장공포 상황은 두려워하지 않는 사람은 특정공포증, 상황형으로 진단되는 반면, 비행기, 엘리베이터, 군중(2가지 광장공포 상황인 '대중교통 이용'과 '줄을 서거나 군중 속에 있기'와 겹침)을 두려워하는 사람은 광장공포증으로 진단된다. 광장공포증의 진단기준 B('공황 유사 증상 또는 무력감을 느끼게 하거나 당황스러운 다른 증상이 발생할 경우 그 상황을 벗어나거나 도움을 받기 어려울 수 있다는 생각 때문에' 해당 상황을 두려워하거나 회피함) 또한 특정공포증과 광장공포증을 구분하는 데 유용할 수 있다. 대상이나 상황에 의해 직접적으로 다치는 것에 대한 두려움(예, 비행기 추락에 대한 공포, 동물에 물리는 것에 대한 공포)처럼 탈출하거나 도움을 받을 수 없을 것 외의 이유로 상황을 두려워하는 경우 특정공포증 진단이 보다 적합하다.

사회불안장애. 부정적 평가 때문에 상황을 두려워하는 경우 특정공포증이 아닌 사회불안장애로 진단되어야 한다.

분리불안장애. 주 보호자나 애착 대상으로부터의 분리 때문에 상황을 두려워하는 경우 특정공포증이 아닌 분리불안장애로 진단되어야 한다.

공황장애. 특정공포증이 있는 사람들은 그들이 두려워하는 상황이나 대상을 맞닥뜨렸을 때 공황발작을 경험할 수 있다. 공황발작이 특정 대상이나 상황에 대한 반응으로만 일어난 경우 특정공포증으로 진단하고, 예상치 못한(즉, 특정공포증 대상이나 상황에 대한 반응이 아닌) 공황발작도 경험했을 경우 공황장애로 진단한다.

강박장애. 개인의 주요 공포나 불안이 강박의 결과로 인한 대상이나 상황인 경우(예, 혈액매개병원체[즉, HIV] 감염에 대한 강박적 생각으로 인한 혈액 공포, 타인을 다치게 하는 강박적 인상으로 인한 운전 공포), 강박장애의 다른 진단기준을 만족한다면 강박장애로 진단되어야 한다.

외상 및 스트레스 관련 장애. 공포증이 외상적 사건 이후 발생한다면 외상후 스트레스장애(PTSD)를 진단으로 고려해야 한다. 그러나 외상적 사건은 외상후 스트레스장애와 특정공포증 모두에 선행할 수 있다. 이 경우 특정공포증은 외상후 스트레스장애의 진단기준이 모두 충족되지 않은 경우에만 진단될 수 있다.

섭식장애. 회피 행동이 음식과 음식 관련 자극에만 국한된다면 특정공포증 진단을 내리지 않으며, 이 경우 신경성 식욕부진증이나 신경성 폭식증 진단을 고려해야 한다.

조현병 스펙트럼 및 기타 정신병적 장애. 공포와 회피가 망상적 사고에 기인하는 경우(조현병이나 기타 조현병 스펙트럼 및 기타 정신병적 장애에서와 같이) 특정공포증으로 진단하지 않는다.

동반이환 Comorbidity

특정공포증은 다른 정신병리 없는 의료-임상 환경에서 드물며, 의료 외적 정신건강 환경에서 더 자주 볼 수 있다. 특정공포증은 흔히 여러 다양한 다른 질병과 연관되어 있다. 조기 발병 때문에 특정공포증은 주로 시간적으로 우선된 질병이다. 특정공포증이 있는 사람들은 기타 불안장애, 우울장애, 양극성장애, 물질관련장애, 신체증상 및 관련 장애, 성격장애(특히 의존성 성격장애)를 포함한 다른 질병의 발병 위험이 높다.

● 사회불안장애
Social Anxiety Disorder

진단기준	F40.10

A. 타인에게 면밀하게 관찰될 수 있는 하나 이상의 사회적 상황에 대한 두드러진 공포 혹은 불안. 그 예로는 사회적 교류(예, 대화하기, 낯선 사람 만나기), 관찰됨(예, 먹기, 마시기), 타인 앞에서의 수행(예, 연설하기) 등이 포함된다.
   주의점: 아동에서 불안은 성인들과의 상호작용에서만이 아니라 또래 환경에서 일어나야 한다.

B. 부정적으로 평가(즉, 수치스럽거나 부끄러움, 타인에게 거부당하거나 거부감을 줌)되는 방식으로 행동하거나 불

안 증상을 보일 것을 두려워한다.

C. 사회적 상황은 거의 언제나 공포 혹은 불안을 유발한다.

　주의점: 아동에서 공포 혹은 불안은 울기, 생떼 부리기, 경직, 매달리기, 움츠러들기, 혹은 사회적 상황에서 말하지 못하는 것으로 표현될 수 있다.

D. 사회적 상황을 회피하거나 극심한 공포 혹은 불안 속에서 견딘다.

E. 공포 혹은 불안은 사회적 상황이 주는 실제 위협과 사회문화적 맥락에 비례하지 않는다.

F. 공포, 불안, 혹은 회피는 지속적이며 전형적으로 6개월 이상 지속된다.

G. 공포, 불안, 혹은 회피는 사회적, 직업적 또는 다른 중요한 기능 영역에서 임상적으로 현저한 고통이나 손상을 초래한다.

H. 공포, 불안, 혹은 회피는 물질(예, 남용약물, 치료약물)의 생리적 효과나 다른 의학적 상태에 기인하지 않는다.

I. 공포, 불안, 혹은 회피는 공황장애, 신체이형장애 또는 자폐스펙트럼장애와 같은 다른 정신질환의 증상으로 더 잘 설명되지 않는다.

J. 다른 의학적 상태(예, 파킨슨병, 비만, 화상이나 상해로 인한 신체결손)가 있는 경우 공포, 불안, 혹은 회피는 명백히 무관하거나 과도하다.

다음의 경우 명시할 것:

　수행 시 한정: 공포가 대중 앞에서 말하거나 수행하는 것에 국한되는 경우

명시자 Specifiers

수행 시 한정 유형의 사회불안장애가 있는 사람들은 그들의 직업적 생활(예, 음악가, 무용수, 연기자, 운동선수)이나 정기적인 대중연설을 필요로 하는 역할에 전형적으로 가장 지장을 주는 수행 공포를 가지고 있다. 수행 공포는 주기적인 대중 발표가 필요한 직장, 학교, 혹은 학문적 영역에서도 나타날 수 있다. 수행 시 한정 사회불안장애가 있는 사람들은 수행 외의 사회적 상황을 두려워하거나 회피하지 않는다.

진단적 특징 Diagnostic Features

사회불안장애의 본질적인 특징은 타인에 의해 면밀히 관찰될 수 있는 사회적 상황에 대한 두드러진, 혹은 극심한 공포나 불안이다. 아동의 경우 공포 혹은 불안은 성인들과의 상호작용 동안만이 아니라 또래 환경에서 발생해야 한다(진단기준 A). 이러한 사회적 상황에 노출되었을 때 이들은 부정적 평가를 받을 것을 두려워한다. 이들은 불안하거나, 약하거나, 미쳤거나, 어리석거나, 지루하거나, 위협적이거나, 더럽거나, 반감을 주는 것으로 평가될 것을 걱정한다. 이들은 자신이 타인에게 부정적으로 평가되는 방식으로 행동하거나, 그렇게 보이거나, 혹은 얼굴을 붉히거나, 떨거나, 땀을 흘리거나, 말을 더듬거나, 빤히 쳐다보는 등의 불안 증상을 보일 것을 두려워한다(진단기준 B). 어떤 이들은 타인의 기분을 상하게 하거나 그 결과로 거절당할 것을 두려워한다. 타인의 기분을 상하게 하는 것에 대한 공포—일례로 시선이나 불안 증상으로 인해—는 강한 집단주의 문화권에서 주된 공포일 수 있다. 손 떨림 공포가 있는 사람은 대중 앞에서 마시거나, 먹거나, 글씨를 쓰거나, 손가락으로 가리키는 것을 피할 수 있고, 땀 흘리는 것을 두려워하는 사람은 악수를 하거나 매운 음식

을 먹는 것을 피하기도 하며, 얼굴이 붉어지는 것을 두려워하는 사람은 대중 공연, 밝은 빛, 혹은 내밀한 주제에 대한 대화를 회피할 수 있다. 어떤 사람들은 다른 사람들이 있을 때 공중화장실에서 소변을 보는 것을 두려워하고 피하기도 한다(즉, 배뇨불안증 혹은 '수줍은 방광 증후군').

사회적 상황은 거의 언제나 공포 혹은 불안을 유발한다(진단기준 C). 따라서 사회적 상황에서 가끔만 불안해하는 사람은 사회불안장애로 진단하지 않는다. 그러나 공포와 불안의 정도와 유형은 각 상황에 따라 다양할 수 있다(예, 예기불안, 공황발작). 예기불안은 다가오는 상황의 훨씬 이전에 발생하기도 한다(예, 사교 행사 참석 전 몇 주 동안 매일 걱정하기, 연설을 며칠 전부터 반복하기). 아동에서 공포 혹은 불안은 사회적 상황에서 울기, 생떼 부리기, 경직, 매달리기, 움츠러들기 등으로 표현되기도 한다. 이들은 주로 두려워하는 사회적 상황을 회피한다. 혹은 이러한 상황을 극심한 공포 혹은 불안 속에서 견딘다(진단기준 D). 회피는 광범위하거나(예, 파티에 가지 않음, 등교 거부) 사소할 수 있다(예, 발표 대본을 과도하게 준비하기, 다른 사람에게 주의 돌리기, 눈맞춤 피하기).

공포 혹은 불안은 부정적 평가의 실제 위험이나 이러한 부정적 평가의 결과에 비례하지 않는 것으로 판단된다(진단기준 E). 때때로 불안은 실제 위험(예, 집단 괴롭힘 혹은 괴롭힘을 당하는 것)과 연관되어 있기 때문에 과도하지 않은 것으로 판단될 수 있다. 그러나 사회불안장애가 있는 사람들은 사회적 상황의 부정적 결과를 종종 과대평가하며, 따라서 비례하지 않음에 대한 판단은 임상의가 내린다. 이러한 판단을 내릴 때에는 사회문화적 맥락을 고려해야 한다. 예를 들어, 어떤 문화에서는 사회적으로 불안해 보일 수 있는 행동이 달리 보면 사회적 상황에 적절한 것으로 여겨지기도 한다(예, 존중의 표시로 보일 수 있음).

장해의 기간은 전형적으로 최소 6개월이다(진단기준 F). 이 기간 기준은 이 진단을 특히 아동과 지역사회에서 흔한 일시적인 사회공포와 구분하는 데 도움을 준다. 공포, 불안 및 회피는 개인의 일상, 직업적 또는 학업적 기능, 혹은 사회 활동이나 관계를 현저히 방해하거나 임상적으로 현저한 고통을 초래해야 한다(진단기준 G). 예를 들어, 대중 앞에서 말하는 것을 두려워하는 사람의 경우 이 활동이 직장이나 학교생활에서 주기적으로 일어나지 않고 이로 인해 현저하게 고통받지 않는다면 사회불안장애로 진단되지 않는다. 그러나 사회불안 증상 때문에 그가 정말 원하는 직업이나 교육을 회피하거나 기회를 놓친다면 진단기준 G를 충족한다.

부수적 특징 Associated Features

사회불안장애가 있는 사람들은 단호함이 부족하거나, 지나치게 복종적이거나, 덜 흔한 경우 대화를 과도하게 통제하기도 한다. 이들은 지나치게 경직된 자세나 부적절한 눈맞춤을 보이기도 하고 너무 작은 목소리로 이야기하기도 한다. 이들은 수줍거나 내성적일 수 있고, 대화에서 덜 개방적이고 스스로에 대해 잘 드러내지 않기도 한다. 이들은 사회적 접촉을 요구하지 않는 직업을 구하기도 하는데 이는 사회불안장애, 수행 시 한정을 가진 사람들에게는 해당하지 않는다. 이들은 집에 더 오래 살기도 한다. 남성들은 결혼을 하고 가정을 꾸리는 것이 늦어질 수 있는 한편, 집 밖에서 일하기를 원하던 여성은 전혀 그렇게 하지 않고 평생 지내기도 한다. 물질 자가 투약이 흔하다(예, 파티에 가기 전 음주). 노인에서의 사회불안은 떨림의 증가, 빈맥과 같은 의학적 질병 증상의 악화를 포함할 수 있다. 홍조는 사회불안장애의 특징적인 신체 반응이다.

유병률 Prevalence

미국의 사회불안장애 12개월 추정유병률은 약 7%다. 같은 진단 도구를 사용하는 세계 대부분 지역에서 보다 낮은 12개월 추정유병률이 관찰되며, 약 0.5~2.0%에 군집되어 있다. 유럽 유병률의 중앙값은 2.3%다. 유병률은 미국과 동아시아 국가에서 증가하는 것으로 보인다. 어린 청소년(13~17세)에서의 12개월 유병률은 성인의 대략 절반이다. 12개월 유병률은 65세 이후에는 감소한다. 북미, 유럽, 호주 노인의 12개월 유병률은 2%에서 5%에 이른다. 일반적으로 일반 인구에서는 남성보다 여성에서 사회불안장애 유병률이 높고(오즈비 1.5에서 2.2), 유병률의 젠더 차이는 청소년과 성인기 초기에 더 두드러진다. 임상군에서는 젠더 비율이 비슷하거나 남성에서 약간 더 높은데, 성역할과 사회적 기대가 남성에서의 높은 도움 추구 행동을 설명하는 데에 큰 역할을 할 것으로 추정된다. 미국에서의 유병률은 비히스패닉계 백인에 비해 아시아계, 라틴계, 아프리카계 미국인, 카리브해 흑인 혈통에서 더 낮은 것으로 밝혀졌다.

발달 및 경과 Development and Course

미국에서 사회불안장애의 발병 연령 중앙값은 13세이며, 75%가 8세에서 15세 사이에 발병한다. 미국과 유럽 연구에 따르면 이 질병은 간혹 아동기의 사회적 억압이나 수줍음으로부터 발전하기도 한다. 아동기 초기에 발병할 수도 있다. 사회불안장애의 발병은 스트레스나 굴욕적인 경험(예, 집단 괴롭힘, 대중연설 중 구토) 이후 발생할 수 있고 점차적으로 느리게 발생하기도 한다. 성인기 첫 발병은 비교적 드물며, 스트레스나 굴욕적인 경험 이후 혹은 새로운 사회적 역할을 요구하는 삶의 변화(예, 다른 사회적 계층 사람과의 결혼, 승진) 이후 발생할 가능성이 높다. 사회불안장애는 연애를 두려워하는 사람이 결혼을 하면 줄어들었다가 이혼 이후 다시 발생할 수 있다. 임상적 치료를 받는 사람들에서 장애는 특히 지속되는 경향이 있다.

청소년들은 아동에 비해 연애를 포함한 보다 넓은 공포와 회피의 양상을 보인다. 노인들은 사회불안을 약하지만 다양한 상황 범위에 걸쳐 표현하는 한편, 성인기 초기에는 특정 상황에 대한 높은 사회불안을 표현한다. 노인에서 사회불안은 감각 기능(청각, 시각)의 저하로 인한 장애 혹은 외양(예, 파킨슨병 증상으로 인한 떨림)이나 의학적 상태, 실금, 인지기능저하(예, 사람들의 이름을 잊어버림)로 인한 기능에 대한 당혹감을 주제로 할 수 있다. 노인에서 사회불안장애를 감지하는 것은 신체 증상에의 몰두, 공존신체질환, 제한된 병식, 심리적 고통을 묘사하기를 꺼림 등의 몇 가지 요인으로 인해 어려울 수 있다. 사회불안장애의 완치율에는 큰 격차가 있어 다양한 경로(단기, 변동성, 만성)를 시사한다.

위험 및 예후 인자 Risk and Prognostic Factors

기질적. 개인을 사회불안장애에 취약하게 하는 기저 특징으로는 행동의 억제와 부정적 평가에 대한 공포, 위험 회피 등이 있다. 사회불안장애와 일관적으로 연관되는 성격 특질은 높은 부정적 정서성(신경증적 경향성)과 낮은 외향성이다.

환경적. 인과 경로는 알려져 있지 않으나 부정적인 사회 경험, 특히 또래로부터의 희생자화가 사회불안장애의 발병에 연관되어 있다는 근거가 있다. 아동기 학대와 역경은 사회불안장애의 위험인자다. 미국의 아프리카계 미국인과 카리브해 흑인 사이에서 일상적인 민족차별과 인종차별이 사회불안장애와 연관되어 있다.

유전적, 생리적. 행동 억제와 같이 개인을 사회불안장애에 취약하게 하는 특질들은 유전적 영향을 강하게 받는다. 유전적 영향은 유전자-환경 상호작용의 영향을 받는다. 즉, 높은 행동 통제를 보이는 아동은 부모의 사회불안을 모델링하는 등의 환경적 영향에 더 취약하다. 또한 사회불안장애는 유전된다. 일차 친족(부모, 형제, 자녀)은 사회불안장애를 가질 가능성이 2배에서 6배 높으며, 질병 취약성에는 질병특이적(예, 부정적 평가에 대한 두려움) 및 비특이적(예, 부정적 정서성[신경증적 경향성]) 유전 요인의 상호작용이 수반된다. 사회불안장애의 유전적 기여는 성인에서보다 아동의 사회불안장애에서 더 높으며, 사회불안장애의 임상적 진단보다는 사회불안 증상에서 더 높은 것으로 밝혀졌다.

문화와 관련된 진단적 쟁점 Culture-Related Diagnostic Issues

사회불안장애의 증상을 유발하는 사회적 상황의 특성과 유형은 미국의 민족인종적 집단에 걸쳐 유사하며, 이는 수행/대중연설, 사회적 상호작용, 관찰됨에 대한 공포를 포함한다. 미국의 비라틴계 백인들은 미국의 라틴계 백인들보다 사회불안장애의 이른 발병 연령을 보고하였으나, 질병과 연관된 가정, 직장, 관계 영역에서의 장애는 후자에서 더 큰 것으로 묘사되었다. 라틴계와 비라틴계 백인군 모두에서 이민 상태는 낮은 사회불안장애 유병률과 연관된다. 다이진 교후쇼(taijin kyofusho, 対人恐怖症; 예, 일본과 한국) 증후군은 사회적 평가에 대한 걱정을 주로 특징으로 하여 사회불안장애의 진단기준을 충족하고, 개인이 다른 사람들을 불편하게 만드는 것에 대한 공포와 연관되는데(예, "내 시선이 사람들을 불편하게 해서 그들이 시선을 피하고 나를 피한다."), 이 공포는 간혹 망상적인 강도로 경험되기도 한다. 다이진 교후쇼의 다른 표현형은 신체이형장애나 망상장애의 진단기준을 만족하기도 한다.

성 및 젠더와 관련된 진단적 쟁점 Sex- and Gender-Related Diagnostic Issues

사회불안장애의 발병 연령은 젠더에 따른 차이가 없다. 사회불안장애가 있는 여성들은 더 여러 가지 사회적 공포를 보고하며 주요우울장애와 기타 불안장애를 공존질환으로 보고하는 한편, 남성들은 연애를 두려워하고 적대적 반항장애, 품행장애, 혹은 반사회성 성격장애를 가지며 질병의 증상을 완화하기 위해 알코올과 불법적 약물을 사용하는 경우가 더 많다. 배뇨불안증은 남성에서 더 혼하다.

자살 사고 혹은 행동과의 연관성 Association With Suicidal Thoughts or Behavior

미국 청소년들의 경우 사회불안장애가 라틴계에서는 적극적인 자살 사고와 자살 시도를 증가시키는 것으로 보고되었으나 비라틴계 백인에서는 아니며, 이는 주요우울증 및 가계 수입의 영향과는 독립적이었다.

사회불안장애의 기능적 결과 Functional Consequences of Social Anxiety Disorder

사회불안장애는 학교 자퇴율 증가 및 개인의 안녕, 취업, 직무생산성, 사회경제적 지위, 삶의 질의 저하와 연관되어 있다. 사회불안장애는 또한 특히 남성에서 미혼, 비혼, 혹은 이혼 및 아이가 없는 것과 연관되어 있는 한편, 여성들은 무직일 가능성이 더 높다. 사회불안장애는 우정의 질과 부정적 연관성이 있는데, 다시 말해 사회불안장애가 있는 사람들이 사회불안장애가 없는 사람들에 비해 덜 가깝고 덜 지지적인 우정을 가지고 있음을 보고하였다. 노인에서는 돌봄 업무나 봉사 활동에서 장애가 나타날 수 있다. 사회불안장애는 여가 활동에도 지장을 준다. 사회불안장애와 연관된 고통과 사회적 장애의 정도에도 불구하고 고소득 사회에서 이 질병을 가진 사람들의 절반만이 한 번이라도 치료를 받으려 하며, 이마저도 증상을 겪은 지 15~20년이 지난 후에야 시도하는 경향이 있다. 무직은 사회불안장애 지속의 강한 예측인자다.

감별진단 Differential Diagnosis

질병 범주에 속하지 않는 수줍음. 수줍음(즉, 사회적 삼감)은 흔한 성격 특성이며 그 자체로 병적이지 않다. 어떤 사회에서는 수줍음이 심지어 긍정적으로 평가되기도 한다. 그러나 사회적, 직업적, 혹은 다른 중요한 기능 영역에서 현저한 부정적 영향이 있다면 사회불안장애 진단이 고려되어야 하며, 사회불안장애의 전체 진단기준을 충족한다면 진단을 내려야 한다. 미국에서 스스로 수줍음을 보고한 사람들 중 소수(12%)만이 사회불안장애의 진단기준을 충족하는 증상을 가지고 있다.

광장공포증. 광장공포증이 있는 사람들은 무력화되거나 공황 증상이 있을 때 탈출이 어렵거나 도움을 받을 수 없을지도 모르기 때문에 사회적 상황(예, 영화 보러 가기)을 두려워하거나 회피하는 반면, 사회불안장애가 있는 사람들은 타인의 면밀한 관찰을 가장 두려워한다. 이에 더해 사회불안장애가 있는 사람들은 완전히 혼자 남겨졌을 때 차분해지는데, 광장공포증에서는 종종 그렇지 않다.

공황장애. 사회불안장애가 있는 사람도 공황발작을 겪을 수 있지만 이러한 발작은 항상 사회적 상황에 의해 유발되며 '뜬금없이' 일어나지 않는다. 또한 사회불안장애가 있는 사람들은 공황발작 자체보다 공황발작으로 인한 부정적인 평가에 대한 두려움으로 더 괴로워할 가능성이 높다.

범불안장애. 범불안장애에서 사회적 걱정은 흔하지만 그 초점이 부정적 평가에 대한 두려움보다는 지속되는 관계의 특성에 맞추어져 있다. 범불안장애가 있는 사람들, 특히 아이들은 그들의 사회적 수행에 대해 과도하게 걱정하기도 하지만, 이러한 걱정은 비사회적 수행과 타인의 평가를 받지 않는 상황에도 적용된다. 사회불안장애에서의 걱정은 사회적 기능과 타인의 평가에 초점을 둔다.

분리불안장애. 분리불안장애가 있는 사람들은 애착 대상으로부터 분리되거나, 아이들의 경우 발달상 적절하지 않은 시기에 부모의 존재를 필요로 하는 것을 걱정하여 사회적 상황을 회피(등교 거부 포함)하기도 한다. 분리불안장애가 있는 사람들은 주로 그들의 애착 대상이 있을 때나 집에 있을 때의 사회적 상황은 편안해하는 반면, 사회불안장애가 있는 사람들은 집에서나 애착 대상이 있을 때 사회적 상황이 일어나는 것을 불편해할 수 있다.

특정공포증. 특정공포증을 가진 사람들은 창피함이나 수치스러움(예, 채혈 시 실신하는 것에 대한 창피함)을 두려워할 수는 있지만, 다른 사회적 상황에서는 일반적으로 부정적 평가를 두려워하지 않는다.

선택적 함구증. 선택적 함구증을 가진 사람들은 부정적 평가에 대한 두려움으로 말을 하지 못할 수는 있지만, 발화가 필요하지 않은 사회적 상황(예, 비언어적 놀이)에서는 부정적 평가를 두려워하지 않는다.

주요우울장애. 주요우울장애가 있는 사람들은 스스로 나쁘거나 호감을 받을 가치가 없다고 느끼기 때문에 타인에게 부정적으로 평가되는 것에 대해 걱정할 수 있다. 이에 비해 사회불안장애가 있는 사람들은 특정한 사회적 행동이나 신체적 증상으로 인해 부정적으로 평가받는 것에 대해 걱정한다.

신체이형장애. 신체이형장애가 있는 사람들은 다른 사람들에게는 보이지 않거나 사소한 하나 이상의 스스로의 외모상 결점이나 결함에 몰두되어 있고, 이러한 몰두는 종종 사회불안과 회피를 일으킨다. 만약 사회공포와 회피가 그들의 외모에 대한 믿음에만 기인하는 것이라면 사회불안장애를 별도로 진단할 수 없다.

망상장애. 망상장애가 있는 사람들은 사람들에게 거절당하거나 타인의 기분을 상하게 한다는 데에 초점을 맞춘 기괴하지 않은 망상, 그리고/혹은 망상의 주제에 관련된 환각을 가지고 있을 수 있다. 사회적 상황에 대한 믿음에의 병식 정도는 차이가 있을 수 있지만 사회불안장애를 가지고 있는 많은 사람은 그들의 믿음이 사회적 상황이 야기하는 실제 위협에 비해 지나치다는 양호한 병식을 가지고 있다.

자폐스펙트럼장애. 사회불안과 사회적 의사소통 부족은 자폐스펙트럼장애의 특징이다. 사회불안장애가 있는 사람들은 대체로 연령에 맞는 적절한 사회적 관계와 사회적 의사소통 능력을 가지고 있으나, 익숙하지 않은 동료나 성인들과 교류할 때는 이러한 영역이 부족한 것으로 보일 수 있다.

성격장애. 유년기에 빈번하게 발병하고, 성인이 되어서도 지속된다는 점을 감안하면, 사회불안장애는 성격장애와 유사할 수 있다. 가장 명백하게 겹치는 장애는 회피성 성격장애다. 회피성 성격장애가 있는 사람은 사회불안장애가 있는 사람보다 회피 패턴이 더 넓고 더 높은 장애 비율을 가진다. 더욱이 회피성 성격장애가 있는 개인은 강하고 만연한 부정적인 자아개념을 가지고 있으며, 거부에 대한 견해로 자신을 거의 가치가 없는 것으로 평가하며, 어린 시절부터 이어져 온 사회적으로 적합하지 않다는 감각을 가지고 있다. 그럼에도 불구하고 사회불안장애는 일반적으로 다른 어떤 성격장애보다 회피성 성격장애와 더 자주 동반되며, 회피성 성격장애는 다른 어떤 불안장애보다 사회불안장애와 더 잘 동반된다.

기타 정신질환. 조현병의 일부로서 사회적 두려움과 불편함이 발생할 수 있지만, 대개 정신병적 증상에 대한 다른 증거가 존재한다. 섭식장애가 있는 개인의 경우, 사회불안장애 진단을 적용하기 전에 섭식장애 증상이나 행동(예, 폭식 및 구토)에 대한 부정적 평가의 두려움이 사회적 불안의 유일한 원인이 아님을 판단하는 것이 중요하다. 마찬가지로 강박장애는 사회적 불안과 연관이 있을 수 있으나, 사회불안장애의 추가 진단은 사회공포와 회피가 강박 사고와 강박 행동의 초점과 무관한 경우에만 사용된다.

기타 의학적 상태. 의학적 상태는 당혹스러울 수 있는 증상(예, 파킨슨병에서 떨림)을 유발할 수 있으며, 다른 의학적 상태로 인한 부정적 평가에 대한 두려움이 과도하다고 판단되는 경우에 사회불안장애의 진단을 고려해야 한다.

적대적 반항장애. 권위 있는 인물에 대한 반대 때문에 말하기를 거부하는 것은 부정적인 평가를 두려워하여 말하지 않는 것과 구별되어야 한다.

동반이환 Comorbidity

사회불안장애는 기타 불안장애, 주요우울장애, 물질사용장애와 동반되는 경우가 많으며, 사회불안장애의 발병은 일반적으로 특정공포증과 분리불안장애를 제외하고는 다른 장애의 발병보다 선행한다. 사회불안장애의 경과에서 만성적인 사회적 고립은 주요우울장애로 이어질 수 있다. 우울증과의 동반질환은 노인에서 많다. 물질은 사회공포에 대한 자가 치료제로 사용될 수 있다. 하지만 떨림과 같은 물질 중독이나 금단 증상은 사회공포의 원인이 될 수 있다. 사회불안장애는 신체이형장애와 함께 나타나는 경우가 많고, 일반화된 사회불안장애는 회피성 성격장애와 동반되는 경우가 많다. 소아에서는 높은 기능 수준의 자폐스펙트럼장애, 선택적 함구증이 동반되는 경우가 흔하다.

● 공황장애
Panic Disorder

진단기준   F41.0

A. 예기치 못한 공황발작이 반복되는 경우. 공황발작은 극심한 공포나 불편감이 갑자기 급증하여 몇 분 이내에 정점에 이르고, 이 기간 동안 다음 증상 중 4가지(또는 그 이상)가 발생할 수 있다
   주의점: 갑작스러운 증상의 발생은 평온한 상태 또는 불안한 상태에서 모두 발생할 수 있다.
   1. 심계항진, 가슴 두근거림 또는 가속된 심장 박동수
   2. 발한

3. 떨리거나 후들거림
4. 숨이 차거나 답답한 느낌
5. 질식하는 느낌
6. 가슴의 통증이나 불편함
7. 메스꺼움 또는 복통
8. 어지럽거나, 불안정하거나, 현기증 또는 기절하는 느낌
9. 오한이나 열감
10. 감각이상(마비 또는 따끔거리는 느낌)
11. 비현실감(현실이 아닌 것 같은 느낌) 또는 이인증(자신과 동떨어져 있는 느낌)
12. 통제력을 잃거나 '미쳐 가는 것'에 대한 두려움
13. 죽음의 공포

주의점: 문화 특이적 증상(예. 이명, 목 통증, 두통, 제어할 수 없는 비명 또는 울음)이 나타날 수 있다. 이러한 증상은 4가지 필수 증상 중 하나로 간주해서는 안 된다.

B. 적어도 1회의 발작 이후에 다음 중 하나 또는 2가지가 1개월간(또는 그 이상) 뒤따른다.
   1. 추가적인 공황발작이나 그 결과에 대한 지속적인 우려 또는 걱정(예. 자제력 상실, 심장마비, '미쳐 가는 것')
   2. 발작과 관련된 행동의 현저한 부적응적 변화(예. 운동이나 낯선 상황을 회피하는 것과 같이 공황발작을 피하기 위해 고안된 행동)

C. 장해가 물질(예. 남용약물, 치료약물) 또는 다른 의학적 상태(예. 갑상선기능항진증. 심폐장애)의 생리학적 효과로 인한 것이 아니다.

D. 장해는 다른 정신질환에 의해 더 잘 설명되지 않는다(예. 공황발작은 사회불안장애에서처럼 두려운 사회적 상황에 대한 반응으로만 발생하지 않는다. 특정공포증에서와 같이 제한된 공포 대상이나 상황에 대한 반응, 강박장애에서와 같이 강박 사고에 대한 반응, 외상후 스트레스장애에서와 같이 외상적 사건을 상기시키는 것에 대한 반응, 또는 분리불안장애에서와 같이 애착 대상과의 분리에 대한 반응으로만 발생하지 않는다).

진단적 특징 Diagnostic Features

공황장애는 반복적인 예상치 못한 공황발작으로 특징지어진다(진단기준 A). (공황발작을 특징짓는 증상 및 경과에 대한 자세한 설명은 공황장애 다음에 나오는 공황발작 명시자의 '특징' 부분을 참조하시오.) **공황발작**이란 극심한 공포나 불편감이 갑자기 급증하여 몇 분 안에 정점에 도달하는 것을 말하며, 이 기간 동안 13개의 신체적·인지적 증상 중 4개 이상의 증상이 발생한다. 재발이라는 용어는 한 번 이상의 **예상치 못한** 공황발작을 의미한다. 예기치 못한 상태라는 용어는 발생 시 뚜렷한 신호가 없는 공황발작, 즉 개인이 휴식을 취하고 있거나 수면(야간 공황발작)을 하고 있을 때처럼 갑자기 발생하는 것처럼 보이는 공황발작을 말한다. 대조적으로 **예상되는** 공황발작은 일반적으로 공황발작이 발생하는 상황과 같이 명백한 신호가 있는 경우다. 공황발작이 예상되는지 또는 예상치 못한 것인지의 결정은 임상의에 의해 이루어진다. 이 판단은 발작에 앞서 또는 발작으로 이어지는 일련의 사건에 대한 신중한 질문과 명백한 이유 없이 발작이 발생한 것으로 보였는지 여부에 대한 개인의 판단을 조합하여 내리는 것이다. 문화적 해석은 공황발작의 예측 가능성에 영향을 미칠 수 있다(이 장애에 대해서는 '문화와 관련된 진단적 쟁점' 부분 참조). 미국과 유럽에서는 공황장애가 있는 개인의 약 절반이 공황발작과 예상치 못한 공황발작을 경험한다. 따라서 예상되는 공황발작이 있다고 해서

공황장애의 진단이 배제되는 것은 아니다.

공황발작의 빈도와 심각도는 매우 다양하다. 빈도 측면에서 수개월 동안 적당히 빈번한 발작(예, 일주일에 한 번)이 있을 수 있고, 자주 발생하는 짧은 발작(예, 매일)이 있다가 발작이 없거나 덜 빈번하게 몇 주 또는 몇 개월 간격으로 감소하는(예, 한 달에 두 번) 것이 수년간 지속될 수 있다. 드물게 공황발작이 있는 개인은 공황발작 증상, 인구통계학적 특성, 다른 장애와의 동반이환, 가족력 및 생물학적 데이터 측면에서 공황발작이 더 빈번한 사람들과 유사하다. 심각도의 측면에서, 공황장애가 있는 개인은 전체 증상(4개 이상의 증상)과 제한적 증상(4개 이하의 증상)의 발작을 모두 보일 수 있으며, 공황발작 증상의 수와 유형은 흔히 매 공황발작에서 다르다. 그러나 공황장애의 진단을 위해서는 예상치 못한 전체 증상 공황발작이 한 번 이상 필요하다.

야간 공황발작(즉, 공황 상태에서 잠에서 깨는 것)은 잠에서 완전히 깬 후 공황 상태에 빠지는 것과는 다른데, 미국에서는 야간 공황발작이 공황장애가 있는 개인의 대략 1/4~1/3에서 한 번 이상 발생하는 것으로 추정되고 있다. 그중 대다수는 주간 공황발작도 경험한다. 주간 공황발작과 야간 공황발작이 모두 있는 사람은 전반적으로 공황장애가 더 심한 경향이 있다.

공황발작이나 그 결과에 대한 걱정은 보통 공황발작이 생명을 위협하는 질병(예, 심장 질환, 발작장애)의 존재를 반영한다는 우려와 같은 신체적 문제에 대한 걱정일 수 있다. 또한 공황 증상을 보였을 때 타인에게 부정적인 평가를 받는 것에 대한 당혹감이나 '미쳐 가는 것' 또는 통제력 상실과 같은 정신기능에 대한 우려와도 관련되어 있다(진단기준 B). 공황발작으로 죽음에 대한 두려움을 보고하는 개인은 공황장애를 더 심하게 나타내는 경향이 있다(예, 더 많은 증상을 동반하는 공황발작). 행동의 부적응적 변화는 공황발작 또는 그 결과를 최소화 또는 회피하려는 시도를 나타낸다. 예를 들어, 신체 활동을 피하거나, 공황발작 시 도움을 받을 수 있도록 일상생활을 재구성하거나, 일상적인 활동을 제한하고, 집을 떠나는 것, 대중교통 이용, 쇼핑 등의 광장공포증형 상황을 피하는 것 등이 있다. 광장공포증이 있으면 별도의 광장공포증 진단을 내린다.

부수적 특징 Associated Features

공황발작과 그 결과에 대한 걱정 외에도, 많은 공황장애가 있는 개인은 건강 및 정신건강 우려와 더 광범위한 지속적이거나 간헐적인 불안을 보고한다. 공황장애가 있는 개인은 종종 가벼운 신체적 증상이나 약물 부작용으로 인해 치명적인 결과를 예상한다(예, 심장 질환이 있을 수 있다고 생각하거나 두통이 뇌종양의 존재를 의미한다고 생각). 이러한 개인은 약물 부작용에 대해 비교적 잘 견디지 못하는 경우가 많다. 또한 일상적인 일을 완수하거나 일상적인 스트레스 요인을 견딜 수 있는 능력에 대한 우려가 만연할 수 있다. 공황발작을 통제하기 위한 약물(예, 알코올, 처방된 약물 또는 불법 약물)의 과도한 사용 또는 공황발작을 통제하기 위한 극단적인 행동(예, 공황발작을 유발하는 신체적 증상에 대한 우려 때문에 식품의 섭취에 대한 심각한 제한 또는 특정 음식 또는 약물의 회피)이 있을 수 있다.

유병률 Prevalence

일반 인구의 경우 미국과 유럽의 여러 나라에서 12개월 동안의 공황장애 유병률은 성인과 청소년에서 약 2~3%로 추정된다. 세계 정신건강 조사(World Mental Health Surveys)에 따르면, 전 세계 평생 유병률은 1.7%로 추정되며 평생 위험은 2.7%로 예상된다. 미국에서는 비라틴계 백인에 비해 라틴계, 아프리카계 미국인, 카리브해 흑인, 아시아계 미국인 사이에서 공황장애의 유병률이 상당히 낮은 것으로 보고되었다. 미국 원주민의 공황장애 유병률 추정치는 2.6%에서 4.1%에 이른다. 아시아, 아프리카 및 중남미 국가에서는 0.1%에서 0.8%에 이르는 낮은 유병률이 보고되었다. 여성은 남성보다 더 자주 영향을 받으며, 대략 2:1의 비율로 나타난다. 젠더 차이는 청소년기에 나타나며, 14세 이전에 이미 관찰할 수 있다. 공황발작은 소아에서도 발생하지만 공황장애의 전반적인 유병률은 14세 이전에는 낮다(0.4% 미만). 공황장애의 유병률은 청소년기에 점진적인 증가를 보이고, 사춘기 시작 후 성인기에 최고조에 달한다. 유병률은 고령자에서 감소하며, 55세 이상 성인의 경우 1.2%, 64세 이상 성인의 경우 0.7%로, 나이가 들수록 무증상 수준으로 심각도가 감소하는 것을 반영할 수 있다.

발달 및 경과 Development and Course

미국의 공황장애 발병 시 중위연령은 20~24세이며, 전국적으로는 32세다. 발병 시 평균연령은 34.7세다. 소아기에 시작되는 경우는 적고, 55세 이후에 발병하는 경우는 드물지만 발생할 수 있다. 일반적인 경과는 치료되지 않은 경우, 만성적이지만 점점 약화된다. 일부 개인은 몇 년 사이에 관해가 되는 일회성 발병일 수 있고, 다른 개인은 지속적으로 심각한 증상을 보일 수 있다. 네덜란드의 한 종단 연구에 따르면, 공황장애 환자의 약 1/4이 초기 2년 추적 관찰 기간 내에 재발하였다. 소수의 사람만이 몇 년 이내에 재발하지 않고 완전한 관해를 보인다. 공황장애의 경과는 일반적으로 다양한 다른 장애, 특히 기타 불안장애, 우울장애 및 물질사용장애에 의해 복잡해진다(이 장애에 대한 '동반이환' 부분 참조). 아프리카계 미국인 성인은 인종차별과 차별의 지속적인 영향, 정신질환으로 인한 낙인, 적절한 치료에 대한 제한된 접근으로 인해 비라틴계 백인 성인에 비해 공황장애가 더 만성적인 경과를 보이는 것으로 보고되었다.

공황장애는 유년기에는 매우 드물지만 '공포스러운 발작'의 첫 발생은 종종 유년기로 거슬러 올라간다. 성인과 마찬가지로 청소년의 공황장애는 만성적인 경과를 보이는 경향이 있고, 다른 불안, 우울 및 양극성 장애와 동반되는 경우가 많다. 현재까지 청소년과 성인의 임상 양상에서 차이는 발견되지 않았다. 그러나 청소년은 젊은 성인에 비해 추가적인 공황발작에 대한 걱정이 덜할 수 있다. 노년층에서 공황장애의 유병률이 낮은 것은 연령과 관련된 자율신경계 반응의 약화에서 기인한 것으로 보인다. '공포스러운 느낌'을 가진 많은 노인은 제한된 증상의 공황발작과 일반화된 불안이 '혼재'하여 관찰된다. 또한 노인들은 의료 절차나 사회적 환경과 같은 스트레스 상황에서 공황발작이 기인하는 경향이 있다. 노인은 발작이 비록 그 순간에는 실제로 예상치 못한 것이었을지라도(따라서 공황장애 진단의 근거가 될 수 있지만) 공황발작의 원인에 대한 설명을 나중에 찾는 경향이 있다(이에 공황장애의 진단을 배제할 수 있다). 이에 고령자의 예상치 못한 공황발작이 적어 보일 수 있다. 따라서 노년층에게 세심한 질문을 하여 공황발작이 예상되었는지 여부를 평가하고 예상치 못한 공황발작과 공황장애 진단을 간과하지 않도록 해야 한다.

아동의 공황장애 비율이 낮은 것은 증상 보고의 어려움과 관련이 있을 수 있지만, 아동들에게 분리 및 공포 대상이나 공포 상황에 대해 강한 두려움이나 공황 상태를 보고할 수 있는 능력이 있으므로 가능성은 낮아 보인다. 청소년들은 공황발작을 공개적으로 논의하는 것을 성인들보다 꺼릴 수 있다. 따라서 임상의들은 예상치 못한 공황발작이 성인에서와 마찬가지로 청소년에서도 발생한다는 것을 알아야 하며, 극심한 공포나 괴로움을 호소하는 청소년들과 마주쳤을 때 이러한 가능성에 주의를 기울여야 한다.

위험 및 예후 인자 Risk and Prognostic Factors

기질적. 부정적 정서성(신경증적 경향성, 즉 부정적인 감정을 경험하기 쉬운 성향), 불안 민감성(즉, 불안 증상이 해롭다고 믿는 성향), 행동 억제, 피해 회피는 공황발작과 공황장애의 발병에 대한 위험인자다. '공포스러운 발작'(즉, 공황발작의 전체 기준을 충족하지 않는 제한된 증상의 발작)의 경험은 특히 첫 번째 공황 경험이 부정적으로 평가되는 경우 이후 공황발작과 공황장애의 위험인자가 될 수 있다. 특히 어린 시절의 분리불안이 심할 경우 나중에 공황장애가 발병할 수 있지만 일관된 위험 인자는 아니다.

환경적. 대부분의 개인은 첫 공황발작 전 수개월 동안 식별 가능한 스트레스 요인을 보고한다(예, 대인 스트레스 요인 및 신체적 안녕과 관련된 스트레스 요인[불법 또는 처방 약물의 부정적인 경험, 질병 또는 가족 내 사망과 같은]). 게다가 만성적인 생활 스트레스는 공황장애 심각도 증가와 연관이 있다. 공황장애 환자의 10%에서 60%는 외상의 경험이 있다. 스트레스를 받는 삶의 경험과 어린 시절의 역경은 더 심각한 공황장애의 병리와 연관이 있다. 부모의 과잉보호와 낮은 정서적 따뜻함 또한 공황장애의 위험인자다. 경제적 자원이 적은 개인일수록 공황장애의 기준을 충족하는 증상을 보일 가능성이 높다. 흡연은 공황발작과 공황장애의 위험인자다.

유전적, 생리적. 여러 유전자가 공황장애에 취약할 가능성이 높지만, 정확한 유전자, 유전자 산물, 유전 부위와 관련된 기능은 아직 밝혀지지 않았다. 불안, 우울 및 양극성 장애가 있는 부모의 자녀 사이에서 공황장애의 위험이 증가한다.

공황장애가 있는 개인은 특히 이산화탄소가 농축된 공기를 사용하는 호흡기 자극에 특히 증가된 민감성을 보인다. 천식과 같은 호흡 장해는 과거력, 동반이환, 가족력 측면에서 공황장애와 연관이 있을 수 있다.

문화와 관련된 진단적 쟁점 Culture-Related Diagnostic Issues

불안의 정신적·신체적 증상에 대한 두려움의 정도는 문화적 맥락에 따라 다르게 나타나며 공황발작과 공황장애의 비율에 영향을 미칠 수 있다. 또한 문화적 기대는 공황발작의 예상되는 또는 예상치 못한 분류에 영향을 미칠 수 있다. 예를 들어, 베트남인이 바람이 부는 환경(트룽 기오[trúng gió]; 'hit by the wind', '바람에 맞음')에서 걸은 후 공황발작을 일으키는 경우, 이 두 경험을 연결하는 문화적 영향으로 공황발작이 바람에 노출된 것 때문이라고 간주할 수 있으며 공황발작을 예상된 것으로 분류할 것이다. 이 외에도 다른 다양한 문화적 개념이 있으며, 중남미인들의 아타케 데 네르비오스 (ataque de nervios, '신경발작')와 캄보디아인들의 캘(khyâl) 발작 또는 '영혼의 상실' 등이 공황장애와 관련이 있다. 아타케 데 네르비오스는 떨리거나, 통제할 수 없는 비명이나 울음, 공격적 또는 자살 행동, 이인화 또는 현실감 상실을 포함할 수 있으며, 이는 공황발작의 전형적인 기간인 수 분보다 더 오래 지속될 수 있다. 아타케 데 네르비오스의 일부 임상 증상은 공황발작 이외의 조건에 대한 기준을 충족할 수 있다(예, 기능성 신경학적 증상장애). 이러한 개념은 공황장애의 예측 여부를 포함하여 공황장애의 증상 및 빈도에 영향을 미친다. 사람 사이의 다툼(아타케 데 네르비오스와 연관), 격렬한 신체 활동(캘 발작과 연관), 바람이 부는 환경(트룽 기오 발작과 연관)에 이르기까지 특정 상황에 대한 공포를 유발하기 때문이다. 문화적 속성의 세부 사항을 명확히 하는 것은 예상되는 및 예상치 못한 공황발작을 구별하는 데 도움이 될 수 있다. 문화적 개념에 관한 자세한 내용은 III편의 '문화와 정신과적 진단' 장을 참조하기 바란다.

공황발작이나 그 결과에 대한 구체적인 우려는 민족 및 문화적 맥락(그리고 다양한 연령대 및 젠더)에 따라 다를 수 있다. 미국에 거주하는 아시아계 미국인, 히스패닉계 미국인, 아프리카계 미국인 사이에서, 공황장애는 인구통계학적 요인의 영향을 고려한 후에도 인종차별과 연관이 있다. 미국 지역사회에서 비라틴계 백인은 흑인보다 공황장애의 경우 기능 손상이 현저히 적다. 또한 공황장애가 있는 비라틴계 카리브해 흑인의 경우 객관적으로 정의된 심각도 비율이 높다. 아프리카계 미국인과 카리브해 흑인 모두에서 전반적으로 공황장애 발생률이 낮다고 보고되었는데, 이는 미국의 아프리카계 지역사회 표본 중에서 공황장애 기준은 상당한 심각도 및 장애가 있는 경우에만 인정될 수 있기 때문일 수 있다. 공황장애에 대한 정신건강 서비스 이용률은 민족인종적 집단에 따라 다르다.

성 및 젠더와 관련된 진단적 쟁점 Sex- and Gender-Related Diagnostic Issues
공황장애 발생률은 남성에 비해 여성에서 2배 가까이 높다. 공황장애의 재발 역시 성인 남성보다 성인 여성에서 더 자주 발생하며, 이는 여성의 불안정한 질병 경과를 시사한다. 임상 경과의 젠더 차이는 청소년들에서도 발견된다. 공황장애는 남성보다 여성의 건강 관련 삶의 질에 더 큰 영향을 미치는데, 이는 일부 여성의 높은 불안 민감도나 광장공포증 및 우울증과 더 자주 동반됨에서 기인되었을 수 있다. 젠더 이형에 대한 일부 증거가 있는데, MAOA-uVNTR 대립형질의 높은 발현은 잠재적으로 공황장애의 여성 특이적 위험 요인으로 작용할 수 있다.

진단적 표지자 Diagnostic Markers
공황장애가 있는 개인은 위협적인 자극에 대한 주의 편향을 보인다. 공황발작은 젖산나트륨, 카페인, 이소프로테레놀, 요힘빈, 이산화탄소, 콜레시스토키닌과 같은 상이한 작용기전을 가진 작용제에 의해 유발될 수 있으며, 공황장애가 없는 사람보다 공황장애가 있는 사람에서 훨씬 더 많이 발생할 수 있다. 공황장애와 이러한 공황 유발 물질에 대한 민감성 사이의 관계는 상당히 관심을 받고 있다. 어떤 데이터도 진단적 유용성을 시사하지는 않지만, 호흡 자극에 대한 민감도 데이터는 공황장애와 분리불안장애 같은 이와 관련된 상태에 대해 어느 정도의 특이성을 반영한다. 공황장애가 있는 개인에서 기본 과호흡 상태와 한숨의 비율이 만성적으로 높게 나타날 수 있다. 그러나 이러한 검사 소견 중 어떠한 것도 공황장애의 진단으로 간주되지는 않는다.

자살 사고 혹은 행동과의 연관성 Association With Suicidal Thoughts or Behavior

공황발작과 지난 12개월간의 공황장애 진단은 동반이환, 아동 학대 이력 및 기타 자살 위험 요소를 고려하더라도 지난 12개월 동안의 자살 행동 및 자살 사고의 높은 비율과 관련이 있다. 공황장애가 있는 일차 진료 환자의 약 25%가 자살 사고를 보고한다. 공황장애는 미래의 자살 행동에 대한 위험을 증가시킬 수 있지만 사망을 증가시키지는 않는다.

공황발작 증상에 대한 역학조사 데이터에 따르면 공황의 인지적 증상(예, 비현실감)은 자살 사고와 연관될 수 있는 반면, 신체적 증상(예, 어지러움, 메스꺼움)은 자살 행동과 연관될 수 있다.

공황장애의 기능적 결과 Fucntional Consequences of Panic Disorder

공황장애는 높은 수준의 사회적·직업적·신체적 장애, 상당한 경제적 비용, 그리고 불안장애 중 가장 많은 의료 방문과 관련이 있고 광장공포증이 동반될 때 가장 강하게 연관된다. 공황장애가 있는 사람은 진료 및 응급실 방문을 위해 직장이나 학교에 자주 결석할 수 있으며, 이로 인해 실직 또는 자퇴로 이어질 수 있다. 고령자의 경우 돌봄 업무나 자원봉사 활동에서 장애가 나타날 수 있으며, 공황장애는 건강 관련 삶의 질 저하 및 응급실 서비스 이용 증가와 관련이 있다. 전체 증상의 공황발작은 제한적 증상의 공황발작보다 일반적으로 더 큰 이환율(예, 더 많은 의료 이용, 더 많은 장애, 더 낮은 삶의 질)과 연관이 있다.

감별진단 Differential Diagnosis

제한적 증상의 공황발작만 있는 경우. 전체 증상(예상치 못한)의 공황발작을 경험한 적이 없는 경우 공황장애를 진단해서는 안 된다. 제한적 증상의 예상치 못한 공황발작의 경우에는 달리 명시되는 불안장애 또는 명시되지 않는 불안장애 진단을 고려해야 한다.

다른 의학적 상태로 인한 불안장애. 공황발작이 다른 의학적 상태의 직접적인 생리적 결과로 판단될 경우 공황장애로 진단되지 않는다. 공황발작을 일으킬 수 있는 의학적 질환의 예로는 갑상선기능항진증, 부갑상선기능항진증, 갈색세포종, 전정기능부전, 발작장애 및 심폐 상태(예, 부정맥, 심실상빈맥, 천식, 만성 폐쇄성 폐질환[COPD])가 있다. 적절한 검사실 검사(예, 부갑상선기능항진증의 경우 혈청 칼슘 수치, 부정맥의 경우 홀터 모니터) 또는 신체검사(예, 심장 질환의 경우)는 다른 의학적 상태가 원인이 되는지 결정하는 데 도움이 될 수 있다. 45세 이후에 발병하거나 공황발작 시 비전형적인 증상(예, 현기증, 의식 상실, 방광 또는 장 조절 상실, 불명확한 언어, 기억상실)이 나타나는 경우, 다른 의학적 상태 또는 물질이 공황발작 증상을 일으킬 가능성을 시사한다.

물질/치료약물로 유발된 불안장애. 공황발작이 물질의 직접적인 생리적 결과로 판단될 경우 공황장애로 진단되지 않는다. 중추신경계 자극제(예, 코카인, 암페타민류 물질, 카페인) 또는 대마 중독과 중추신경계 억제제(예, 알코올, 바비튜레이트)의 금단은 공황발작을 유발할 수 있다.

그러나 공황발작이 물질 사용의 맥락 밖에서 계속 발생하는 경우(예, 중독 또는 금단의 영향이 끝난 후 오랜 시간)에는 공황장애 진단을 고려해야 한다. 공황장애는 일부 개인에서 물질 사용보다 선행할 수 있고, 특히 자가 치료의 목적으로 약물 사용의 증가와 연관이 있을 수 있기 때문이다. 과도한 물질 사용 이전에 공황발작이 있었는지 여부를 확인하기 위해 자세한 병력을 확인해야 한다. 이 경우 약물사용장애의 진단 외에도 공황장애의 진단을 고려해야 한다. 45세 이후에 발병하거나 공황발작 시 비정형 증상(예, 현기증, 의식 상실, 방광 또는 장 조절 상실, 불명확한 언어, 기억상실)은 다른 의학적 상태 또는 물질이 공황발작 증상을 일으킬 가능성을 시사한다.

공황발작이 연관된 특징으로 나타나는 기타 정신질환(예, 기타 불안장애 및 정신병적 장애). 공황발작이 기타 불안장애의 증상(예, 사회불안장애의 사회적 상황에 의해 촉발되거나, 특정공포증이나 광장공포증에서 특정 공포 대상이나 상황에 의해 유발되거나, 범불안장애의 걱정에 의해, 분리불안장애에서 가정 또는 애착 대상과 분리되어 유발되는 경우)으로 발생할 수 있고, 따라서 공황장애의 기준을 충족하지 못할 수 있다. (주의점: 때때로 예상치 못한 공황발작이 다른 불안장애의 발병과 연관되지만, 그런 경우 발작이 예상된다. 반면, 공황장애는 예기치 못한 공황발작이 반복되는 특징이 있다.) 공황발작이 특정 유발인자에 대한 반응으로만 발생하는 경우, 그와 관련된 불안장애로 진단한다. 단, 개인이 예기치 못한 공황발작도 경험하고, 지속적인 우려와 걱정 또는 발작으로 인한 행동 변화를 보인다면 공황장애의 추가 진단을 고려해야 한다.

동반이환 Comorbidity

공황장애는 다른 정신병리가 없는 임상 환경에서 드물게 발생한다. 일반 인구에서 공황장애 환자의 80%가 평생에 동반 정신질환을 진단받았다. 공황장애의 유병률은 다른 장애, 특히 기타 불안장애(특히 광장공포증), 주요우울장애, 제I형 및 제II형 양극성장애, 경도 알코올사용장애가 있는 사람에서 높아진다. 공황장애는 때때로 동반질환보다 발병 연령이 더 빠르지만, 종종 동반질환 이후에 발생하여 동반질환의 심각도 표지자로 간주될 수 있다.

평생 동안 주요우울장애와 공황장애 사이의 동반이환율은 공황장애가 있는 개인에서 10%에서 65%까지 광범위하게 다양하다. 두 장애가 모두 있는 개인의 약 1/3에서 우울증은 공황장애의 발병 전에 나타나고, 나머지 2/3는 공황장애의 발병과 동시에 또는 발병 후에 나타난다. 공황장애가 있는 일부 개인에서는 물질관련장애가 발생하며, 일부는 알코올이나 치료약물로 불안을 치료하려는 시도를 하는 경우도 있다. 기타 불안장애와 질병불안장애와의 동반이환도 흔하다.

공황장애는 현기증, 심장 부정맥, 갑상선기능항진증, 천식, COPD, 과민성 대장 증후군과 같이 발생할 수 있으며, 이에 국한되지 않는 수많은 일반적인 의학적 증상과 질환이 동반된다. 그러나 공황장애와 이러한 상태 사이의 연관성(예, 원인과 결과)은 불분명하다. 승모판막탈출증과 갑상선 질환은 일반 인구보다 공황장애가 있는 개인에서 더 흔하지만 유병률 증가에 일관성은 없다.

● 공황발작 명시자
Panic Attack Specifier

주의점: 증상은 공황발작을 식별하기 위한 목적으로 제시되지만, 공황발작은 정신질환이 아니며 부호화할 수 없다. 공황발작은 불안장애와 기타 정신질환(예, 우울장애, 외상후 스트레스장애, 물질사용장애) 및 일부 의학적 상태(예, 심장, 호흡기, 전정, 위장)와 관련하여 발생할 수 있다. 공황발작의 존재가 확인된 경우, 이를 명시자로 기록해야 한다(예, '공황발작을 동반한 외상후 스트레스장애'). 공황장애의 경우, 공황발작의 유무는 장애의 기준에 포함되며 공황발작은 명시자로 사용되지 않는다. 갑작스럽게 급증하는 극심한 공포 또는 극심한 불편감이 몇 분 이내에 정점에 도달하며, 이 기간 동안 다음과 같은 증상 중 4가지(또는 그 이상)가 발생한다.
주의점: 갑작스러운 증상의 발생은 평온한 상태 또는 불안한 상태에서 모두 발생할 수 있다.
1. 심계항진, 가슴 두근거림 또는 가속된 심장 박동수
2. 발한
3. 떨리거나 후들거림
4. 숨이 차거나 답답한 느낌
5. 질식하는 느낌
6. 가슴의 통증이나 불편함
7. 메스꺼움 또는 복통
8. 어지럽거나, 불안정하거나, 현기증 또는 기절하는 느낌
9. 오한이나 열감
10. 감각이상(마비 또는 따끔거리는 느낌)
11. 비현실감(현실이 아닌 것 같은 느낌) 또는 이인증(자신과 동떨어져 있는 느낌)
12. 통제력을 잃거나 '미쳐 가는 것'에 대한 두려움
13. 죽음의 공포
주의점: 문화별 증상(예, 이명, 목 통증, 두통, 제어할 수 없는 비명 또는 울음)이 나타날 수 있다. 이러한 증상은 4가지 필수 증상 중 하나로 간주해서는 안 된다.

특징 Features
공황발작의 본질적 특징은 극심한 공포 또는 불편감이 갑자기 급증하여 몇 분 이내에 정점에 도달하고 그 기간 동안 13개의 신체적 및 인지적 증상 중 4개 이상이 발생하는 것이다. 이 13개의 증상 중 11개는 신체적 증상(예, 두근거림, 발한)이고 2개는 인지적 증상(즉, 통제력을 잃거나 미쳐 버릴까 봐 두려워하는 것, 죽음에 대한 두려움)이다. '미쳐 가는 것에 대한 두려움'은 공황발작이 있는 개인이 자주 사용하는 구어로서 경멸적이거나 진단적 용어가 아니다. **몇 분 이내**라는 용어는 강도가 최고조

에 이르는 시간이 말 그대로 몇 분밖에 되지 않는다는 것을 의미한다. 공황발작은 차분한 상태나 불안한 상태에서 발생할 수 있으며, 강도가 최고조에 이르는 시간은 선행하는 불안과는 독립적으로 평가되어야 한다. 즉, 공황발작의 시작은 불안이 처음 발생한 시점보다는 갑자기 불편감이 증가하는 시점이다. 마찬가지로, 공황발작은 불안 상태 또는 차분한 상태로 되돌아갔다가 다시 정점에 도달할 수 있다. 공황발작은 최대 강도에 도달하는 시간이 수 분 이내라는 점에서 지속되는 불안과 구별되고 불연속적이며 일반적으로 더 심각하다. 다른 모든 기준을 충족하지만 신체적 또는 인지적 증상이 4개 미만인 발작을 제한적 증상의 발작이라고 한다.

공황발작에는 2가지 특징적인 유형이 있다. 예상되는 공황발작과 예상치 못한 공황발작이다. 예상되는 공황발작은 공황발작이 일반적으로 발생하는 상황과 같이 명백한 신호나 유발 요인이 있는 발작이다. 예상치 못한 공황발작은 발생 시점에 뚜렷한 신호나 유발 요인이 없는 발작이다(예, 휴식 또는 잠에서 깨어났을 때[야간 공황발작]). 공황발작이 예상되는지 또는 예상치 못한 것인지의 판단은 임상의가 한다. 이 판단은 발작에 앞서 또는 발작으로 이어지는 일련의 경과에 대한 신중한 질문과 명백한 이유 없이 발작이 발생한 것으로 보였는지 여부에 대한 개인의 판단을 조합하여 내리는 것이다. 공황발작은 다른 정신질환(예, 불안장애, 우울장애, 양극성장애, 섭식장애, 강박 및 관련 장애, 성격장애, 정신병적 장애, 물질사용장애) 및 일부 의학적 상태(예, 심장, 호흡기, 전정, 위장)에서도 발생할 수 있지만, 대다수가 공황장애의 기준을 충족하지 못한다. 공황장애의 진단을 위해서는 반복적인 예상치 못한 공황발작이 필요하다.

부수적 특징 Associated Features

예상치 못한 공황발작의 한 종류는 **야간 공황발작**(즉, 공황 상태에서 잠에서 깨는 것)으로, 잠에서 완전히 깬 후 공황 상태에 빠지는 것과는 다르다.

유병률 Prevalence

일반 인구의 경우 스페인과 미국의 12개월간 공황발작의 유병률 추정치는 성인의 9.5%에서 11.2%에 이른다. 12개월 유병률 추정치는 아프리카계 미국인, 아시아계 미국인 및 라틴계와 크게 다르지 않다. 미국 원주민의 약 8.5%가 평생 동안 공황발작을 경험한다고 보고한다. 공황발작의 평생 유병률은 전국적으로 13.2%다. 젠더 차이는 공황장애에서 더 두드러지지만 공황발작도 여성이 남성보다 더 자주 영향을 받는다. 공황발작은 소아에서 발생할 수 있지만, 유병률이 증가하는 사춘기 전까지는 비교적 드물게 나타난다. 노인의 경우 유병률이 감소하는데 무증상 수준으로 심각도가 감소하는 것을 반영할 수 있다.

발달 및 경과 Development and Course

미국에서 공황발작의 평균 발병 연령은 성인의 경우 약 22~23세다. 그러나 공황발작의 경과는 공황발작과 함께 발생하는 정신질환 및 스트레스 생활사건의 영향을 받을 가능성이 높다. 공황발작은 흔하지 않으며, 사춘기 이전의 어린이에게서 예기치 못한 공황발작은 드물다. 청소년은 심한 두려움이나 불편함을 호소하더라도 성인보다 공황발작에 대해 공개적으로 논의하는 것을 꺼릴 수 있다. 노인에게 공황발작이 더 적게 발병하는 것은 젊은 사람에 비해 감정 상태에 대한 자율신경계 반응이 더 약하기 때문일 수 있다. 노인은 '두려움'이라는 단어를 사용하는 경향이 더 적을 수 있고, 공황발작을 설명하기 위해 '불편함'이라는 단어를 사용하는 경향이 있다. '공포스러운 느낌'을 가진 노인들은 제한적 증상의 발작과 일반화된 불안이 혼재되어 있을 수 있다. 또한 노인들은 공황발작을 스트레스가 많은 특정 상황(예, 의료 절차, 사회적 환경) 탓으로 돌리는 경향이 있으며, 공황발작이 그 순간에 예상치 못한 경우일지라도 그 원인을 나중에 찾는 경향이 있어 노인에서 예상치 못한 공황발작이 과소진단될 수 있다.

위험 및 예후 인자 Risk and Prognostic Factors

기질적. 부정적 정서성(신경증적 경향성; 즉, 부정적인 감정을 경험하기 쉬운 성향), 불안 민감성(즉, 불안 증상이 해롭다고 믿는 성향), 행동 억제, 그리고 피해 회피는 공황발작의 위험인자다. '공포스러운 발작'(즉, 공황발작의 전체 기준을 충족하지 않는 제한적인 증상의 발작)의 경험은 이후의 공황발작의 위험인자가 될 수 있다.

환경적. 흡연은 공황발작의 위험인자다. 대부분의 개인은 첫 공황발작 전 수개월 동안 식별 가능한 스트레스 요인(예, 대인 스트레스 요인 및 불법 또는 처방 약물에 대한 부정적인 경험, 질병 또는 가족 내 사망과 같은 신체적 안녕과 관련된 스트레스 요인)을 보고한다. 부모와의 분리, 과잉보호 양육, 부모의 거부 등은 공황발작의 위험인자다.

유전적, 생리적. 만성 폐쇄성 폐질환을 앓고 있는 사람들 중 질병에 대한 통제력이 낮고 예측할 수 없는 호흡곤란의 결과에 대한 부정적인 믿음을 보고하는 사람은 공황 증상을 보일 가능성이 더 높다.

문화와 관련된 진단적 쟁점 Culture-Related Diagnostic Issues

문화적인 해석은 예상되는 또는 예상치 못한 공황발작의 판단에 영향을 미칠 수 있다. 문화 고유의 증상(예, 이명, 목 통증, 두통, 통제할 수 없는 비명 또는 울음)이 나타날 수 있지만, 이러한 증상을 4가지 필수 증상 중 하나로 간주해서는 안 된다. 각 13가지 증상의 빈도는 문화에 따라 다르다(예, 아프리카계 미국인에서 감각 이상이 자주 나타나며, 여러 아시아인 집단에서는 어지럼증이, 비라틴계 백인에서는 떨림이 자주 나타난다). 증상에 대한 문화적 개념은 또한 공황발작의 문화 간 표현에 영향을 미치며, 결과적으로 서로 다른 여러 문화 집단에 걸쳐 증상 양상이 다르게 나타난다. 예를 들어, 어지러움, 이명, 목 통증을 수반하는 캄보디아 문화 증후군인 캘(바람) 발작, 두통과 관련된 베트남 문화 증후군인 트룽 기오(바람 관련) 발작 등이 있다. 문화적 해석은 특정한 공황 증상의 중요성을 높일 수 있다. 예를 들어, 신체 내 캘의 비정상적인 순환에 대한 캄보디아의 전통적인 견해는 일부 증상(예, 목 통증)의 위험 인식과 관련이 있다. 아타케 데 네르비오스(신경발작)는 떨림, 제어할 수 없는 비명 또는 울음, 공격적 행동 또는 자살 행동, 이인화 또는 비현실감을 포함할 수 있는 라틴계 사이의 문화적 증후군이며 수 분보다 길게 경험될 수 있다. 아타케 데 네르비오스의 일부 임상 증상은 공황발작이 아닌 다른 조건(예, 기타 특정 해리장애)에 대한 기준을 충족한다. 또한 문화적 기대는 예상되는 또는 예상치 못한 공황발작의 분류에 영향을 미칠 수 있는데, 이는 문화적 증후군이 사람 사이의 다툼(아타케 데 네르비오스)에서부터 격렬한 신체 활동(캘 발작과 연관), 바람이 부는 환경(트룽 기오 발작과 연관)에 이르기까지 특정 상황에 대한 공포를 유발할 수 있기 때문이다. 문화적 속성의 세부 사항을 명확히 하는 것은 예상되는 또는 예상치 못한 공황발작을 구별하는 데 도움이 될 수 있다. 문화적 증후군에 대한 자세한 내용은 III편의 '문화와 정신과적 진단' 장을 참조하기 바란다.

성 및 젠더와 관련된 진단적 쟁점 Sex- and Gender-Related Diagnostic Issues

공황발작은 남성보다 여성에서 더 흔하다. 공황발작을 보고하는 사람들 중 여성은 남성보다 호흡곤란과 메스꺼움의 증상을 호소할 가능성이 높지만 발한을 호소할 가능성은 낮다.

진단적 표지자 Diagnostic Markers

공황장애가 있는 개인에서 자연 발생하는 공황발작에 대한 생리적 기록은 돌연한 신체적 각성으로, 주로 심박수가 수 분 내에 최고조에 이르렀다가 수 분 내로 다시 가라앉으며, 이 중 상당수는 심폐 불안정이 선행될 수 있다. 공황발작은 심박수 및 회당 호흡량이 증가하고 동맥혈 이산화탄소 분압이 감소하는 것이 특징이다.

자살 사고 혹은 행동과의 연관성 Association With Suicidal Thoughts or Behavior

공황발작은 동반이환 및 기타 자살 위험인자들을 감안하더라도 높은 자살 시도 및 자살 사고의 비율과 관련이 있다.

공황발작의 기능적 결과 Functional Consequences of Panic Attacks

불안장애, 우울장애, 양극성장애, 물질사용장애, 정신병적 장애 및 성격장애 등의 정신질환이 동시에 발생하는 상황에서 공황발작은 증상의 심각도 증가, 합병증 비율 증가 및 치료 반응 저하와 연관이 있다. 특히 반복되는 공황발작은 여러 정신건강 문제의 진단 확률 증가와 관련이 있다. 또한 전형적인 공황발작은 증상이 제한적인 공황발작에 비해 더 많은 문제(예, 의료 이용률 증가, 장애 증가, 삶의 질 저하)를 일으킨다.

감별진단 Differential Diagnosis

기타 발작성 삽화(예, '분노발작'). 공황발작은 강렬한 공포나 불편감이 공황발작 삽화 중에 갑자기 나타나는 것이 아닌 다른 감정 상태(예, 분노, 슬픔) 때문에 발생하는 경우에는 진단되지 않아야 한다.

다른 의학적 상태로 인한 불안장애. 공황발작을 유발하거나 공황발작으로 오진될 수 있는 의학적 상태로는 갑상선기능항진증, 부갑상선기능항진증, 갈색세포종, 전정기능장애, 경련장애 및 심폐 질환(예, 부정맥, 심실상성빈맥, 천식, 만성 폐쇄성 폐질환)이 있다. 적절한 진단검사(예, 부갑상선기능항진증 시 혈청 칼슘 농도, 부정맥 시 24시간 심전도검사)나 신체검사(예, 심장 질환)는 다른 의학적 상태의 병인학적 역할을 확인하는 데 유용할 수 있다.

물질/치료약물로 인한 불안장애. 중추신경계 흥분제(예, 코카인, 암페타민류 물질, 카페인) 또는 대마 중독과 중추신경계 억제제(예, 알코올, 바비튜레이트)의 금단은 공황발작을 유발할 수 있다. 과도한 물질 사용 이전에 공황발작이 있었는지 여부를 확인하기 위해 자세한 병력을 확인해야 한다. 45세 이후에 발병하거나 공황발작 시 비정형 증상(예, 현기증, 의식상실, 방광 또는 장 조절 상실, 불명확한 언어, 기억상실)은 다른 의학적 상태 또는 물질이 공황발작을 일으킬 가능성을 시사한다.

공황장애. 예상치 못한 공황발작이 반복적으로 나타나는 것이 공황장애 진단기준의 필수 요소는 아니다(즉, 다른 진단기준도 모두 만족해야 공황장애라고 진단할 수 있다).

동반이환 Comorbidity

공황발작은 불안장애, 우울장애, 양극성장애, 충동조절장애, 물질사용장애를 포함한 다양한 동반 정신질환의 가능성 증가와 연관이 있다. 공황발작은 이후 다른 불안장애, 우울장애, 양극성장애, 알코올사용장애 및 다른 장애들로의 발전 가능성이 증가하는 것과 연관이 있다.

● 광장공포증
Agoraphobia

진단기준   F40.00

A. 다음 5가지 상황 중 2가지(또는 그 이상)에 대한 현저한 공포 또는 불안:
  1. 대중교통 이용(예, 자동차, 버스, 기차, 선박, 비행기)
  2. 개방된 공간(예, 주차장, 시장, 다리)에 있는 것
  3. 밀폐된 장소(예, 상점, 극장, 영화관)에 있는 것
  4. 줄을 서거나 군중 속에 있는 것
  5. 집 밖에 혼자 있는 것
B. 공황 유사 증상 또는 무력감을 느끼게 하거나 당황스러운 다른 증상(예, 노인의 낙상에 대한 공포, 요실금에 대한 공포)이 발생할 경우 그 상황을 벗어나거나 도움을 받기 어려울 수 있다는 생각 때문에 해당 상황을 두려워하거나 회피한다.
C. 광장공포 상황은 거의 항상 공포나 불안을 유발한다.
D. 광장공포 상황을 적극적으로 회피하거나, 동반인을 필요로 하거나, 강렬한 공포나 불안 속에서 견뎌 낸다.
E. 공포나 불안은 광장공포 상황이나 사회문화적 맥락에 의해 유발되는 실제 위험과 비례하지 않는다.
F. 공포, 불안 또는 회피는 지속적이며, 일반적으로 6개월 또는 그 이상 지속된다.
G. 공포, 불안 또는 회피는 사회적, 직업적 또는 기타 중요한 기능 영역에서 임상적으로 현저한 고통이나 손상을

초래한다.

H. 다른 질환(예, 염증성 장질환, 파킨슨병)이 존재하는 경우, 공포, 불안 또는 회피는 분명히 과도하다.

I. 공포, 불안 또는 회피는 다른 정신질환의 증상으로 더 잘 설명되지 않는다. 예를 들어, 증상이 특정공포증, 상황형에만 국한되지 않는다. (사회불안장애와 같이) 사회적 상황에서만 수반되지 않는다. (강박장애와 같이) 강박 사고에만 관련되거나, (신체이형장애와 같이) 외모의 결함이나 흠과만 관련되거나, (외상후 스트레스장애와 같이) 외상 사건을 기억하게 할 만한 사건에만 국한되거나, (분리불안장애와 같이) 분리에 대한 공포에만 국한되지 않는다.

주의점: 광장공포증은 공황장애 유무와 관계없이 진단된다. 만약 공황장애와 광장공포증의 진단기준을 모두 만족한다면 2가지 진단이 모두 내려져야 한다.

진단적 특징 Diagnostic Features

광장공포증의 본질적인 특징은 광범위한 상황에 실제 또는 예상되는 노출에 의해 유발되는 현저한 공포 또는 불안이다(진단기준 A). 진단을 위해서는 다음 5가지 상황 중 2가지 이상에서 증상이 발생하는 것이 확인되어야 한다: ① 자동차, 버스, 기차, 선박 또는 비행기와 같은 대중교통 이용, ② 주차장, 시장 또는 다리와 같은 개방된 공간에 있는 경우, ③ 상점, 극장 또는 영화관과 같은 밀폐된 공간에 있는 경우, ④ 줄을 서거나 군중 속에 있는 경우 또는 ⑤ 집 밖에 혼자 있는 경우. 공포와 불안을 느끼는 것은 상기 명시된 상황에 국한되지 않으며, 다른 상황에서도 느낄 수 있다. 이러한 상황으로 인한 공포와 불안을 경험할 때 일반적으로 끔찍한 일이 발생할 수 있다는 생각을 하게 된다(진단기준 B). 공황과 유사한 증상이 발생하였을 때 그러한 상황에서 벗어나는 것이 어렵겠다거나(예, "여기에서 나갈 수 없다.") 도움을 받을 수 없겠다고(예, "나를 도와줄 사람이 없다.") 믿는다. '공황 유사 증상'은 어지럼증, 실신, 죽음에 대한 공포 등 공황발작 기준에 포함된 13가지 증상 중 어느 하나를 말한다. '다른 무력감을 느끼게 하거나 당황스러운 증상'에는 구토, 장염 증상과 같은 증상이 포함되며, 노인의 경우 낙상에 대한 공포, 어린이의 경우 방향감각 상실 및 길을 잃는 것이 포함된다.

공포의 정도는 공포 상황에 근접한 정도에 따라 달라질 수 있으며, 광장공포 상황이 예상되거나 실제로 존재하는 경우에 공포를 느낄 수 있다. 또한 공포나 불안은 전체 또는 제한적 증상이 존재하는 공황발작(즉, 예상되는 공황발작)의 형태를 띨 수 있다. 공포나 불안은 대체로 공포에 사로잡혔던 상황이 발생할 때마다 유발된다(진단기준 C). 따라서 광장공포 상황에서 가끔만 불안을 느끼는 경우(예, 다섯 차례 줄을 섰고, 한 차례만 불안을 느낀 경우)에는 광장공포증으로 진단하지 않는다. 상황을 적극적으로 회피하거나, 동반인을 필요로 하거나, 자의나 타의에 의해 상황을 회피하지 않고 견디는 경우 강력한 공포나 불안을 느낀다(진단기준 D). **능동적 회피**는 광장공포 상황을 회피하거나 최소화하기 위해 의도된 방식대로 행동하는 것을 의미한다. 회피는 행동적(예, 대중교통을 사용하지 않기 위해 일상을 변화시키거나 인근의 일자리를 선택하는 것, 상점이나 마트에 들어가지 않기 위해 음식 배달을 시키는 것)인 것뿐만 아니라 인지적(예, 광장공포 상황을 극복하기 위해 주의를 분산시키는 것)인 것일 수 있다. 때로 회피가 극심할 경우 집에만 머무르게 될 수 있다. 종종 배우자, 친구 또는 건강 전문가와 같은 동반자가 있는 경우 공포 상황에서 더 잘 견딜 수 있다. 또한 개인은 그러한 상황을 더 잘 견디기 위해 안전 행동(예, 대중교통을 이용하거나 영화를 볼 때 출구 근처에 앉는 것)을 사용할 수 있다.

공포, 불안 또는 회피는 광장공포 상황 및 사회문화적 맥락이 초래하는 실제 위험과 비례하지 않아야 한다(진단기준 E). 불균형적이고 임상적으로 현저한 광장공포증을 합당한 공포(예, 폭풍우가 심할 때 집을 떠나고 싶지 않은 경우) 또는 위험하다고 간주되는 상황(예, 범죄율이 높은 지역에서 주차장을 걷거나 대중교통을 이용하는 경우)과 구별하는 것은 여러 가지 이유로 중요하다. 첫째, 다른 문화와 사회문화적 맥락 속에서는 회피의 적절성 여부의 판단이 어려울 수 있다(예, 세계의 어떤 지역에서는 정통 이슬람 교도인 여성들이 혼자 외출하는 것을 피하는 것은 사회문화적으로 적절하므로 그러한 회피는 광장공포증에 의한 것으로 간주하지 않는다). 둘째, 노인들은 자신의 공포를 나이와 연관된 제약에서 발생한다고 보아, 그 공포가 실제 위험보다 과도하다고 평가하지 않을 수 있다. 셋째, 광장공포증이 있는 사람들은 공황이나 다른 신체 증상과 연관된 위험을 과대평가할 가능성이 있다. 광장공포증은 공포, 불안 또는 회피가 지속적이고(진단기준 F), 사회적, 직업적 또는 기타 중요한 기능 영역에서 임상적으로 현저한 고통이나 손상을 초래하는 경우(진단기준 G)에만 진단해야 한다. '일반적으로 6개월 또는 그 이상 지속'이라는 기간은 단기간 일시적으로 증상을 겪는 사람을 제외하기 위한 기준이다.

부수적 특징 Associated Features

가장 심각한 형태의 광장공포증은 사람이 외출하지 못하고 집에만 머무르도록 하고 기본적인 욕구의 충족을 위해서도 타인의 도움에 의존해야만 하도록 만든다. 사기 저하, 우울 증상 및 부적절한 자가 처방으로서의 술과 진정제의 남용이 흔하다.

유병률 Prevalence

매년 전 세계 청소년 및 성인의 약 1~1.7%가 광장공포증의 진단기준을 충족하는 증상을 보인다. 여성은 남성보다 광장공포증을 경험할 확률이 2배가량 높다. 광장공포증은 유년기에도 발생 가능하지만, 발병률은 청소년기 후기와 성인기 초기에 최고조에 달한다. 연구에 따르면 65세 이상 미국 거주자의 12개월 유병률은 0.4%, 55세 이상 유럽과 북미 거주자의 경우 0.5%로 나타났다. 다양한 국가에서 성인 인구의 약 0.2~0.8%가 지난 12개월 동안 공황장애 없이 광장공포증을 진단받았다.

발달 및 경과 Development and Course

광장공포증이 발병하기 전에 공황발작이나 공황장애를 보고한 광장공포증 환자의 비율은 지역사회 표본에서 30%부터 임상 표본에서 50% 이상까지 다양하다.

광장공포증의 2/3에서 초기 발병은 35세 이전이며 평균 발병 연령은 21세이지만, 공황발작이나 공황장애가 없는 광장공포증 발병 연령은 25~29세다. 어린 시절에 처음 발병하는 경우는 드물다. 청소년기 및 성인기 초기에 상당한 발병 위험이 있으며, 40세 이후에 두 번째로 발병 위험이 높은 시기가 나타난다. 광장공포증이 있는 노인의 약 10%는 65세 이후에 광장공포증이 처음 발생했다고 보고하였다.

광장공포증의 경과는 대개 지속적이고 만성적이다. 광장공포증은 치료받더라도 완전한 관해가 드물다(10%). 공황장애와 광장공포증을 동반한 사람은 이른 연령대(20세 미만)에서 발병했을 경우 관해 기간 후 증상이 재발할 가능성이 더 높다. 광장공포증 정도가 심할수록 완전 관해율은 감소하고 재발과 만성화율은 증가한다. 관해된 광장공포증 환자의 약 36%는 결국 재발을 경험한다. 특히 다른 불안장애, 우울장애, 물질사용장애, 성격장애와 같은 다른 질환의 심각도가 광장공포증의 경과에 영향을 미칠 수 있다. 광장공포증의 장기적인 경과 및 예후는 추후 발생하는 주요우울장애, 지속성 우울장애(기분부전증), 물질사용장애의 위험 증가와 연관이 있다.

광장공포증의 임상적 특징은 일생 동안 비교적 일관적이지만, 공포, 불안 또는 회피 등을 유발하는 광장공포 상황의 유형 및 인식 유형은 다양하다. 예를 들어, 광장공포 상황은 아동에게는 혼자 집 밖으로 외출하는 상황, 노인에게는 상점에 있거나, 줄을 서거나, 개방된 공간에 있는 것이 가장 흔하다. 또한 인식은 (아동의 경우) 길을 잃는 것, (성인의 경우) 공황과 같은 증상의 경험, (노인의 경우) 낙상과 관련된다.

아동에서 광장공포증의 유병률이 낮은 것은 증상 보고가 어렵기 때문일 수도 있으므로, 어린 아동을 평가할 때에는 부모나 교사를 포함한 여러 출처로부터 정보를 요청해야 한다. 청소년, 특히 남자 청소년들은 광장공포의 불안과 회피에 대해 공개적으로 이야기하지 않는 경향이 있지만, 광장공포는 성인기 이전에 발병할 수 있으므로 아동이나 청소년에서도 평가해야 한다. 노인의 경우, 동반 신체증상장애, 합병증, 운동 장해(예, 낙상감)는 공포와 회피의 이유로 자주 언급된다. 이러한 경우, 공포와 회피가 실제 위험과 비례하지 않는지 주의 깊게 평가해야 한다.

위험 및 예후 인자 Risk and Prognostic Factors

기질적. 행동 억제, 부정적 정서성(신경증적 경향성), 불안 민감성, 특성 불안은 광장공포증과 밀접한 연관이 있지만, 대부분의 불안장애(특정공포증, 사회불안장애, 공황장애, 범불안장애)와 연관이 있다. 불안 민감성(불안 증상이 해롭다고 믿는 성향)도 광장공포증이 있는 사람의 특징이다.

환경적. 아동기의 부정적인 사건(예, 분리, 부모의 사망) 및 물리적 공격, 강도를 당하는 것과 같은 기타 스트레스 사건들은 광장공포증의 발생과 연관이 있다. 또한 광장공포증이 있는 사람들은 가정 분위기나 양육 방식에 있어서 덜 온화하며 과잉보호적이라고 묘사한다.

유전적, 생리적. 광장공포증의 유전율은 61%다. 다양한 공포증 중에서, 광장공포증은 공포증에 관한 성향을 나타내는 유전적 요인들과 가장 강력하고 구체적인 연관성을 가진다. 불안장애의 가족력은 광장공포증 발병 연령(27세 미만)과 연관되며, 특히 공황장애의 가족력은 광장공포증과 연관이 있다.

성 및 젠더와 관련된 진단적 쟁점 Sex- and Gender-Related Diagnostic Issues

여성은 남성과 다른 동반장애 양상을 가지고 있다. 정신질환의 유병률에서의 젠더 차이와 일관되게, 남성은 물질사용장애 동반 비율이 여성에 비해 더 높다.

자살 사고 혹은 행동과의 연관성 Association With Suicidal Thoughts or Behavior
광장공포증이 있는 사람의 약 15%가 자살 사고나 행동을 보고한다. 공황장애가 있는 경우, 광장공포증의 증상은 자살 사고의 위험인자가 될 수 있다.

광장공포증의 기능적 결과 Functional Consequences of Agoraphobia
대부분의 다른 불안장애와 마찬가지로, 광장공포증은 역할 기능, 업무 생산성 및 근무하지 못하는 날들의 측면에서 상당한 손상 및 장애와 관련이 있다. 광장공포증의 심각도는 공황장애, 공황발작, 기타 공황 상태에 관계없이 장애의 정도를 결정하는 강력한 결정 요인이다. 광장공포증이 있는 사람들은 집에만 묶여 있거나 근무가 불가할 수 있다. 광장공포증이 있는 공황장애 환자들은 생애 초기(20세 미만)에 발병한 경우 결혼을 하지 않을 가능성이 비교적 높다.

감별진단 Differential Diagnosis
특정공포증, 상황형. 두 질환의 증상의 특성과 기준의 일부가 겹치기 때문에, 특정공포증에 대한 감별은 어려울 수 있다. 공포, 불안 또는 회피가 광장공포의 특정 상황에서만 제한적으로 나타날 경우에는 특정공포증, 상황형이 진단되어야 한다. 2가지 이상의 광장공포 상황에서 공포를 느끼는지 여부는 특정공포증, 상황형으로부터 광장공포증을 감별하는 강력한 방법이다. 추가로, 개인의 인식 내용 또한 감별점이 될 수 있다. 따라서 어떤 상황이 공황 유사 증상 또는 기타 무력함을 느끼게 하거나 당황스러운 증상(예, 비행 공포가 있는 사람에 있어서 항공기 추락의 공포와 같이 상황 자체에 의해 직접적으로 해를 입는 것에 대한 공포)이 아닌 다른 이유로 공포스럽게 느껴진다면, 특정공포증으로 진단하는 것이 더 적절할 수 있다.

분리불안장애. 분리불안장애를 광장공포증과 가장 잘 구별할 수 있는 방법은 개인의 인식을 조사하는 것이다. 분리불안장애에서 생각은 중요한 타인 또는 가정 환경(즉, 부모나 애착을 형성한 다른 인물)과의 분리에 대한 것인 반면, 광장공포증에서 초점은 공포 상황에서 공황과 같은 증상 또는 다른 무력함을 느끼게 하거나 당황스러운 증상에 맞춰진다.

사회불안장애. 광장공포증은 주로 공포, 불안 또는 회피 등을 유발하는 상황들 및 개인의 인식에 따라 사회불안장애와 구별되어야 한다. 사회불안장애에서는 부정적인 평가를 받는 것에 대한 공포에 초점이 맞추어져 있다.

공황장애. 공황장애의 진단기준을 충족할 때, 공황발작과 관련된 회피 행동이 2가지 이상의 광장공포 상황으로 확장되지 않는 경우에는 광장공포증으로 진단할 수 없다.

급성 스트레스장애 및 외상후 스트레스장애. 급성 스트레스장애와 외상후 스트레스장애(PTSD)는 공포, 불안 또는 회피가 외상적 사건을 상기시키는 상황에서만 발생하는지 여부를 조사함으로써 광장공포증과 구별할 수 있다. 공포, 불안 또는 회피가 외상적 사건을 상기시키는 상황에만 국한되고 회피 행동이 2가지 이상의 광장공포 상황으로 확장되지 않는 경우에는 광장공포증 진단이 보장되지 않는다.

주요우울장애. 주요우울장애에서 무감동, 에너지 소실, 낮은 자존감, 무쾌감증 때문에 외출을 회피할 수 있다. 만약 회피가 공황 유사 증상 또는 기타 무력함을 느끼게 하거나 당황스러운 증상에 대한 공포와 관련이 없다면, 광장공포증을 진단할 수 없다.

기타 의학적 상태와 관련된 회피. 특정 의학적 상태에서의 무력화(예, 일과성 허혈발작으로 인한 실신) 또는 당황(예, 크론병 환자의 설사)에 대한 합리적 우려 때문에 상황을 회피할 수 있다. 공포나 회피가 연관된 의학적 상태에 비해 과도할 때에만 광장공포증을 진단할 수 있다.

동반이환 Comorbidity

광장공포증이 있는 사람의 약 90%에서 다른 정신질환이 동반된다. 가장 흔한 추가 진단은 기타 불안장애(예, 특정공포증, 공황장애, 사회불안장애), 우울장애(주요우울장애), 외상후 스트레스장애, 알코올사용장애다. 기타 불안장애(예, 분리불안장애, 특정공포증, 공황장애)가 종종 광장공포증에 선행하는 반면, 우울장애와 물질사용장애는 일반적으로 광장공포증 발생 이후에 나타난다. 일부에서는 물질사용장애가 광장공포증보다 먼저 발생한다. 광장공포증과 주요우울장애가 동반된 사람은 광장공포증만 있는 사람에 비해 광장공포증의 치료 저항성 경과를 보이는 경향이 있다.

● 범불안장애
Generalized Anxiety Disorder

| 진단기준 | F41.1 |

A. (업무나 학업 성과와 같은) 많은 사건이나 활동에 대해 최소 6개월 이상 지속되는 과도한 불안과 걱정(불안한 예견)

B. 걱정을 통제하기 어렵다고 느낀다.

C. 불안과 걱정은 다음 6가지 증상 중 최소 3가지(또는 그 이상)와 관련이 있다(지난 6개월 동안 최소한 몇 가지의 증상이 있었던 날이 없었던 날보다 많다):

주의점: 아동의 경우 한 가지 증상만 있어도 해당된다.

1. 안절부절못하거나, 긴장하거나, 신경이 곤두선 느낌
2. 쉽게 피로해짐
3. 집중하기 어렵거나 머릿속이 하얗게 됨
4. 과민성
5. 근육 긴장
6. 수면 교란(입면 또는 수면 유지가 어렵거나, 제대로 쉬지 못하는 불만족스러운 수면)

D. 불안, 걱정 또는 신체 증상이 사회적, 직업적 또는 기타 중요한 기능 영역에서 임상적으로 현저한 고통이나 손상을 초래한다.

E. 장해가 물질(예, 남용약물, 치료약물)이나 다른 의학적 상태(예, 갑상선기능항진증)의 생리적 효과에 의한 것이 아니다.

F. 장해가 다른 정신질환으로 더 잘 설명되지 않는다(예, 공황장애에서 공황발작에 대한 불안이나 걱정, 사회불안장애에서 부정적 평가, 강박장애에서 오염 또는 기타 강박관념, 분리불안장애에서 애착 대상과의 분리, 외상후 스트레스장애에서 외상 사건을 상기시키는 것, 신경성 식욕부진증에서 체중 증가, 신체증상장애에서 신체적 불만, 신체이형장애에서 인식된 외모 결함, 질병불안장애에서 심각한 질병, 조현병이나 망상장애에서 망상적 믿음의 내용).

진단적 특징 Diagnostic Features

범불안장애의 본질적 특징은 많은 사건이나 활동에 대한 과도한 불안과 걱정(불안한 예측)이다. 불안과 걱정의 강도, 기간 또는 빈도는 예상되는 사건의 실제 가능성이나 영향에 비례하지 않는다. 걱정을 통제하기 어렵고, 걱정하는 생각 때문에 실제 당면하고 있는 과업에 집중하는 것이 어렵다고 느끼게 된다. 범불안장애가 있는 성인은 종종 직업적 책임, 건강, 재정, 가족 구성원의 건강, 자녀의 불행 또는 사소한 일(예, 집안일을 하는 것 또는 약속에 늦는 것)과 같은 일상생활 환경에 대해 자주 걱정한다. 범불안장애가 있는 아동은 자신의 역량 또는 성과 수준에 대해 지나치게 걱정하는 경향이 있다. 장애가 진행됨에 따라 걱정의 초점은 한 관심사에서 다른 관심사로 이동하기도 한다.

범불안장애는 몇 가지 특징에 의해 비병리적 불안과 구별된다. 첫째, 범불안장애의 걱정은 과도하고 일반적으로 정신사회적 기능을 심각하게 방해한다. 반면, 일상생활의 걱정은 과도하지 않고 더 다루기 쉬운 것으로 인식되며 더 시급한 문제가 발생할 때 뒷전으로 미뤄 둘 수 있다. 둘째, 범불안장애와 관련된 걱정은 더 광범위하고, 뚜렷하고, 고통스럽고, 오래 지속되며, 촉진 요인 없이 자주 발생한다. 걱정하는 삶의 환경(예, 재정, 자녀의 안전, 업무 성과)의 범위가 넓을수록 그 증상이 범불안장애의 기준을 충족할 가능성이 높아진다. 셋째, 일상적인 걱정은 신체 증상(예, 안절부절못함, 긴장 또는 신경이 곤두선 느낌)을 동반할 가능성이 훨씬 적다. 범불안장애가 있는 사람은 사회적, 직업적 또는 기타 중요한 기능 영역에서 지속적 걱정과 관련된 손상의 결과로 나타나는 주관적 고통을 보고한다.

불안과 걱정은 안절부절못하거나 긴장하거나 신경이 곤두선 느낌, 쉽게 피로해짐, 집중하기 어렵거나 머릿속이 하얗게 됨, 신경과민, 근육 긴장, 수면장애 중 최소 3가지의 추가 증상을 동반한다. 아동에서는 한 가지만 동반되어도 진단 가능하다.

부수적 특징 Associated Features

근육 긴장과 관련하여, 떨림, 실룩거림, 불안정함, 통증 또는 쓰림이 발생할 수 있다. 범불안장애가 있는 다수의 사람은 신체 증상(예, 발한, 메스꺼움, 설사)과 과장된 놀람 반응을 경험한다. 범불안장애에서 자율신경계 과민 증상(예, 심박수 증가, 호흡곤란, 어지럼증)은 공황장애와 같은 기타 불안장애에 비해 덜 두드러진다. 또한 범불안장애는 스트레스와 연관된 다른 질환(예, 과민성 대장 증후군, 두통)이 종종 동반된다.

유병률 Prevalence

범불안장애의 12개월 유병률은 미국 일반 사회를 기준으로 청소년에서 0.9%, 성인에서 2.9%다. 다른 집단에서 범불안장애의 12개월 평균 유병률은 1.3%이며, 유병률의 범위는 0.2~4.3%다. 미국에서 평생 유병률은 9.0%다. 여성 및 여자 청소년은 남성 및 남자 청소년보다 범불안장애를 경험할 가능성이 최소 2배 이상 높다. 75세 이상 노인의 12개월 유병률은 미국, 이스라엘 및 유럽 국가에서 2.8~3.1%의 범위에 있다.

유럽 혈통인 사람은 아시아 및 아프리카 혈통인 사람보다 범불안장애의 기준을 충족하는 증상을 더욱 자주 보이는 경향이 있다. 또한 고소득 국가 사람들은 저·중소득 국가 사람들보다 일생 동안 범불안장애 진단기준에 부합하는 증상의 경험을 보고할 가능성이 더 높다.

발달 및 경과 Development and Course

범불안장애가 있는 많은 사람은 삶 전반에서 불안과 긴장을 느꼈음을 보고한다. 범불안장애는 북미에서 평균 발병 연령이 35세로, 다른 불안장애에 비해 늦은 연령대에 발병한다. 범불안장애는 청소년기 이전에는 거의 발생하지 않지만, 매우 넓은 범위의 연령대에서 발병한다. 그리고 전 세계적으로 저소득 국가에서 발병 연령이 더 늦은 경향이 있다. 초기에는 과도한 걱정과 불안의 증상이 나타날 수 있지만, 그 이후에는 불안한 기질로 발현된다. 범불안장애 증상은 만성적이고 일생에 걸쳐 악화와 호전을 반복하는 경향이 있으며, 임상적으로 증상이 뚜렷하게 나타나는 형태와 그렇지 않은 형태 사이에서 변동한다. 장애의 경과는 저소득 국가에서 더욱 지속적이지만 장애로 인한 손상은 고소득 국가에서 더 높은 경향이 있다. 완전 관해율은 매우 낮다.

삶의 초기에 범불안장애 진단기준에 부합하는 증상을 가질수록 더 많은 동반질환과 장애가 발생하는 경향이 있다. 젊은 성인은 노인보다 심각한 증상을 더 많이 경험한다.

범불안장애의 임상적 발현은 일생 동안 비교적 일관적이다. 연령 집단 간의 주요 차이점은 걱정의 내용이다. 즉, 자신의 연령에 적합한 걱정을 하게 된다.

범불안장애가 있는 아동 및 청소년의 경우, 타인이 평가하고 있지 않는 상황에서도 학업 성적이나 스포츠 경기에서의 역량과 관련된 불안과 걱정을 보인다. 그러한 아동들은 시간 엄수에 대해 과도하게 우려할 수 있다. 또한 지진이나 핵전쟁처럼 재앙적 사건에 대해 걱정할 수 있다. 불안장애가 있는 아동은 과도하게 순응적이고 완벽주의적이며 자신에 대한 확신이 부족하여 완벽하지 않은 성과에 대해 지나친 불만을 가지고 과업을 반복해서 수행하곤 한다. 그러한 아동들은 안심과 확인을 지나치게 열성적으로 구하며, 성과 및 기타 걱정하는 다른 일들에 대해 과도한 안심을 필요로 한다.

고령자에서 만성 신체 질환의 발병은 과도한 걱정을 촉진하는 잠재적인 문제일 수 있다. 몸이 약한 노인의 경우 안전, 특히 낙상에 대한 걱정으로 인해 활동이 제한된다.

위험 및 예후 인자 Risk and Prognostic Factors

기질적. 행동 억제, 부정적 정서성(신경증적 경향성), 위해 회피, 보상 의존성, 위협에 대한 주의 편향은 범불안장애와 연관이 있다.

환경적. 유년기의 역경과 양육 관행(예, 과잉통제, 과잉보호, 회피의 강화)은 범불안장애와 연관이 있다.

유전적, 생리적. 범불안장애 발병 위험의 1/3은 유전으로 인한 것이다. 이러한 유전적 요인들은 부정적 정서성(신경증적 경향성)의 위험도와 겹치며, 다른 불안 및 기분 장애, 특히 주요우울장애와 공유된다.

문화와 관련된 진단적 쟁점 Culture-Related Diagnostic Issues

범불안장애의 발현은 문화에 따라 다양하다. 예를 들어, 범불안장애의 증상은 어떤 문화에서는 주로 신체적 증상, 또 다른 문화에서는 인지 증상 형태가 지배적이다. 경과가 진행됨에 따라 더 많은 증상이 보고되기 때문에, 이러한 차이는 대개 장애의 발현 초기에 더 분명하다. 과도한 걱정의 경향성이 문화적 배경과 관련이 있는지에 대해서는 정보가 없지만, 걱정의 주제는 문화에 따라 특징적이다. 특정 상황에 대한 걱정이 과도한지 여부를 평가할 때에는 사회문화적 맥락을 고려하는 것이 중요하다. 미국의 경우, 높은 유병률은 인종차별주의 및 소수민족 차별에 대한 노출과 상관관계가 있고, 일부 민족인종적 집단에서는 미국 출신인 것과 상관관계가 있다.

성 및 젠더와 관련된 진단적 쟁점 Sex- and Gender-Related Diagnostic Issues

임상적 환경에서 범불안장애는 남성보다 여성에서 좀더 자주 진단된다(장애를 보이는 사람의 약 55~60%가 여성이다). 역학 연구에 따르면 범불안장애를 겪는 사람의 약 2/3가 여성이다. 범불안장애를 겪는 여성과 남성은 유사한 증상을 보이지만 동반질환에 있어서는 유병률에서의 젠더 차이와 일치하는 동반이환 양상의 차이를 보인다. 동반이환은 여성에서는 주로 불안장애, 단극성 우울증에 국한되는 반면, 남성에서는 물질사용장애로까지 확장될 가능성이 더 높다.

자살 사고 혹은 행동과의 연관성 Association With Suicidal Thoughts or Behavior

범불안장애는 자살 사고 및 행동의 증가와 연관이 있고, 이는 동반질환 및 스트레스가 많은 생활 사건에 적응한 후에도 마찬가지다. 심리 부검 연구에 따르면 범불안장애는 자살 이후 진단되는 가장 흔한 불안장애다. 이전 연도에 발생한 역치 이하 및 역치 이상의 범불안장애는 모두 자살 사고와 연관될 수 있다.

범불안장애의 기능적 결과 Functional Consequences of Generalized Anxiety Disorder

과도한 걱정은 집이나 직장에서 일을 빠르고 효율적으로 처리하는 능력을 손상시킨다. 걱정에는 시간과 에너지가 필요하다. 근육 긴장 및 긴장되거나 신경이 곤두선 느낌, 피로감, 집중의 어려움, 수면 교란과 관련된 증상 때문에 그러한 손상이 발생한다. 중요한 것은, 과도한 걱정은 자녀의 자신감을 북돋아 주는 능력을 손상시킬 수 있다는 점이다.

　범불안장애는 동반질환과 무관하게 현저한 장애 및 고통과 연관이 있다. 범불안장애가 있으나 치료를 받지 않는 대부분의 성인은 중등도 내지 중증의 장애를 가지고 있다. 범불안장애는 미국에서 연간 1억 1천만 일의 장애일수를 유발한다. 범불안장애는 또한 업무 수행의 저하, 의료 자원 사용 증가, 관상동맥 질환 위험 증가와 관련이 있다.

감별진단 Differential Diagnosis

다른 의학적 상태로 인한 불안장애.　불안과 걱정이 병력, 검사 소견 또는 신체검진에 근거하여 다른 특정 의학적 상태(예, 갈색세포종, 갑상선기능항진증)의 생리적 효과로 판단되는 경우 다른 의학적 상태로 인한 불안장애로 진단할 수 있다.

물질/치료약물로 유발된 불안장애.　물질/치료약물로 유발된 불안장애는 물질 또는 치료약물(예, 남용약물, 독소 노출)이 불안과 병인학적으로 관련이 있다고 판단된다는 점에서 범불안장애와 구별된다. 예를 들어, 커피의 과다 음용 시에만 발생하는 심각한 불안은 카페인으로 유발된 불안장애로 진단한다.

사회불안장애.　사회불안장애에서의 예기불안은 대개 여러 사람 앞에서 공연하거나 평가받는 상황에 초점이 있는 반면, 범불안장애에서의 걱정은 평가받는지 여부와 무관하게 나타난다.

분리불안장애.　분리불안장애에서는 애착 대상과의 분리에 대해서만 과도하게 걱정하는 반면, 범불안장애에서는 분리에 대해 걱정할 수 있지만 다른 과도한 걱정도 함께 나타난다.

공황장애.　범불안장애에서 걱정에 의해 유발되는 공황발작은 공황장애에 해당되지 않는다. 그러나 예상치 못한 공황발작을 경험하고 그로 인해 지속적인 우려와 걱정 또는 행동 변화를 보인다면 공황장애의 추가 진단을 고려해야 한다.

질병불안장애 및 신체증상장애.　범불안장애에서는 여러 사건, 상황 또는 활동에 대해 걱정하며, 건강은 많은 걱정거리 중 하나다. 질병이 유일한 걱정거리라면 질병불안장애로 진단해야 한다. 신체 증상에 대한 걱정은 신체증상장애의 특징이다.

강박장애.　범불안장애의 과도한 걱정과 강박장애의 강박 사고를 구별하는 몇 가지 특징이 있다. 범불안장애에서 걱정의 초점은 앞으로 다가올 문제에 관한 것이고, 비정상적인 점은 미래의 일들에 대한 걱정의 과도함이다. 강박장애에서 강박은 침습적이고 원치 않는 사고, 충동 및 이미지의 형태를 띠는 부적절한 생각이다.

외상후 스트레스장애 및 적응장애.　외상후 스트레스장애에서 불안은 예외 없이 존재한다. 불안과 걱정이 외상후 스트레스장애 증상으로 더 잘 설명될 경우에는 범불안장애로 진단하지 않는다. 불안은 적응장애에서 나타날 수 있지만 다른 정신질환(범불안장애 포함)에 대한 기준이 충족되지 않는 경우에만 이러한 잔여 범주의 진단을 사용해야 한다. 또한 적응장애에서 불안은 스트레스 요인이 발생한 지 3개월 이내에 뚜렷한 스트레스 요인에 대한 반응으로서 발생하고, 스트레스 요인 또는 그 결과가 종료된 후 6개월 이상 지속되지 않는다.

우울장애, 양극성장애 및 정신병적 장애.　범불안/걱정은 우울장애, 양극성장애 및 정신병적 장애의 공통된 관련 특성이지만, 불안/걱정이 확실히 임상적 주의를 보장할 만큼 충분히 심각하면 범불안장애가 동반 진단될 수 있다.

동반이환 Comorbidity

범불안장애의 진단기준에 충족하는 증상이 있는 사람들은 다른 불안장애 및 단극성 우울장애의 진단기준을 충족한 적이 있거나, 현재 충족하고 있을 가능성이 높다. 이러한 동반질환의 유형을 뒷받침하는 부정적 정서성(신경증적 경향성)이나 정서적 취약성은 범불안장애와 해당 질환의 공통된 기질적 인자 및 유전적 · 환경적 위험 요인과 연관이 있지만, 독립적으로 발생할 수도 있다. 물질사용장애, 품행장애, 정신병적 장애, 신경발달장애 및 신경인지장애와의 동반이환은 비교적 덜 일반적이다.

● 물질/치료약물로 유발된 불안장애
Substance/Medication-Induced Anxiety Disorder

진단기준

A. 공황발작 또는 불안이 임상 양상에서 두드러진다.
B. 병력, 신체검진 또는 검사실 검사 결과상에 (1)과 (2) 둘 다를 만족하는 증거가 있다.
　　1. 진단기준 A의 증상이 물질 중독이나 중독 직후 또는 물질 금단이나 금단 직후 또는 치료약물의 사용 중이나 사용 직후 또는 치료약물의 금단이나 금단 직후에 발생함
　　2. 관련된 물질/치료약물이 진단기준 A의 증상을 일으키는 것이 가능함
C. 물질/치료약물로 유발된 것이 아닌 불안장애로 장해가 더 잘 설명되지 않는다. 독립적인 불안장애의 경우에는 다음 사항들이 나타날 수 있다:
　　증상이 물질/치료약물 사용 시작보다 먼저 존재한다; 증상이 급성 금단 혹은 심한 중독의 중단 이후에도 상당한 기간(예, 약 1개월) 동안 계속되거나, 독립적인 불안장애(물질/치료약물로 유발된 것이 아닌)의 다른 증거(예, 반복된 비물질/치료약물 관련 삽화의 병력)가 존재한다.
D. 섬망의 경과 중에만 독점적으로 장해가 발생하지 않는다.
E. 장해로 인해 임상적으로 현저한 고통 또는 손상이 사회적, 직업적 또는 다른 중요한 기능 영역에서 초래된다.

주의점: 물질 중독이나 물질 금단의 진단 대신 이 진단이 내려져야 하는 경우는 진단기준 A의 증상이 임상 양상에서 두드러지고 임상적 주목을 받을 정도로 심각할 때다.

부호화 시 주의점: [특정 물질/치료약물]로 유발된 불안장애에 대한 ICD-10-CM 부호는 다음 표에 제시되어 있다. ICD-10-CM의 부호는 동일 종류의 물질에 대한 물질사용장애가 동반되었는지 여부에 따라 달라진다는 점을 주의하시오. 어떠한 경우라도 독립적인 물질사용장애 추가적 진단은 내려지지 않는다. 만약 경도 물질사용장애가 물질로 유발된 불안장애와 동반되었다면, 부호의 네 번째 자리는 '1'이며, 임상의는 물질로 유발된 불안장애 앞에 '경도 [물질]사용장애'를 기록해야 한다(예, '경도 코카인사용장애, 코카인으로 유발된 불안장애 동반'). 만약 중등도 또는 고도 물질사용장애가 물질로 유발된 불안장애와 동반되었다면, 부호의 네 번째 자리는 '2'이고, 임상의는 동반되는 물질사용장애의 심각도에 따라 '중등도 [물질]사용장애' 또는 '고도 [물질]사용장애'를 기록해야 한다. 만약 현재 동반된 물질사용장애가 없다면(예, 일회성의 심각한 물질 사용 이후) 네 번째 자리는 '9'이며 임상의는 물질로 유발된 불안장애만을 기록해야 한다.

	ICD-10-CM		
	경도 물질사용장애 동반	중등도 또는 고도 물질사용장애 동반	물질사용장애 미동반
알코올	F10.180	F10.280	F10.980
카페인	NA	NA	F15.980
대마	F12.180	F12.280	F12.980
펜시클리딘	F16.180	F16.280	F16.980
기타 환각제	F16.180	F16.280	F16.980
흡입제	F18.180	F18.280	F18.980
아편계	F11.188	F11.288	F11.988
진정제, 수면제 또는 항불안제	F13.180	F13.280	F13.980
암페타민류 물질(또는 기타 자극제)	F15.180	F15.280	F15.980
코카인	F14.180	F14.280	F14.980
기타(또는 미상의) 물질	F19.180	F19.280	F19.980

다음의 경우 명시할 것('물질 관련 및 중독장애' 장의 〈표 1〉을 참조하여 물질 종류와 연관된 진단을 시행하며, 해당 약물의 종류에 따라 '중독 중 발병' 그리고/또는 '금단 중 발병' 또는 '치료약물 사용 후 발병'을 다음에 명시하시오):

중독 중 발병: 기준이 물질 중독에 맞고, 증상이 중독 동안에 발생하는 경우
금단 중 발병: 기준이 물질 금단에 맞고, 증상이 금단 동안 혹은 금단 직후 발생하는 경우
치료약물 사용 후 발병: 증상이 치료약물의 시작, 치료약물의 교체 또는 치료약물의 금단 중에 발생하는 경우

기록 절차 Recording Procedures

물질/치료약물로 유발된 불안장애의 진단명 첫 부분은 불안 증상의 원인으로 생각되는 특정 물질(예, 코카인, 살부타몰)로 시작한다. 진단부호는 진단기준 세트에 포함된 표에서 선택되며, 이 진단기준은 약물의 분류, 동반한 물질사용장애의 현존 혹은 현 관해 상태에 따라 선택된다. 어느 분류에도 해당되지 않는 약물(예, 살부타몰)의 경우 '기타(또는 미상의) 물질'을 위한 부호를 사용해야 한다. 물질이 원인 요소라고 여겨지나 물질의 특정 종류를 알 수 없는 경우에도 동일한 부호가 사용되어야 한다.

진단명을 기록할 때에는 동반된 물질사용장애를 우선 기록하며, '물질/치료약물로 유발된 불안장애'를 뒤이어 작성하고(특정 물질/치료약물의 명칭을 통합하여), 이어서 발병 시점에 대한 명시 사항을 작성한다(즉, 중독 중 발병, 금단 중 발병, 치료약물 사용 후 발병). 예를 들어, 고도의 로라제팜사용장애가 있는 사람이 치료약물 사용의 중단 이후 불안 증상을 보이는 경우를 살펴보면, 진단명은 F13.280 '고도 로라제팜사용장애, 로라제팜으로 유발된 불안장애 동반, 금단 중 발병'이다. 동반된 고도 로라제팜사용장애에 대해 단독으로 별도의 진단명을 부여하지는 않는다. 만약 동반된 물질사용장애 없이 물질로 유발된 불안장애가 발생한 경우라면(예, 1회의 심한 물질 사용 후) 물질사용장애는 기록되지 않는다(예, F16.980 실로시빈으로 유발된 불안장애, 중독 중 발병). 만약 한 가지 이상의 물

질이 불안 증상의 발생에 주요한 역할을 하였을 경우에는 각각을 병렬하여 별도로 나열해야 한다 (예, F15.280 고도 메틸페니데이트사용장애, 메틸페니데이트로 유발된 불안장애 동반, 중독 중 발병; F19.980 살부타몰로 유발된 불안장애, 치료약물 사용 후 발병).

진단적 특징 Diagnostic Features

물질/치료약물로 유발된 불안장애의 핵심적 특징은 물질(예, 남용약물, 치료약물 또는 독소 노출)의 효과에 의해 현저한 공황이나 불안 증상이 발생한다는 점이다(진단기준 A). 공황이나 불안 증상은 물질 중독 상태, 물질 금단 중이나 직후, 혹은 치료약물에 노출된 이후나 치료약물의 금단 중에 발생해야 하며, 증상을 일으킬 수 있는 물질이나 치료약물이어야 한다(진단기준 B2). 정신질환 또는 다른 의학적 상태에 대한 처방된 치료로 유발된 '물질/치료약물로 유발된 불안장애'는 치료약물을 처방받는 기간 중에(혹은 만약 금단이 치료약물과 연관되어 있다면 금단 중에) 발생한다. 만약 치료가 중단된다면 공황이나 불안 증상은 보통 수일에서 수 주, 길게는 1개월(물질/치료약물의 반감기와 금단 증상의 유무에 따라서) 이내에 호전되거나 완쾌된다. 공황이나 불안 증상이 물질/치료약물 중독이나 금단에 선행할 경우, 혹은 심각한 중독이나 금단이 지난 이후로도 상당한 기간 동안(즉, 보통 1개월 이상) 공황이나 불안 증상이 지속되는 경우에는 물질/치료약물로 유발된 불안장애의 진단을 내릴 수 없다. 만약 공황이나 불안 증상이 상당 기간 동안 지속된다면 증상의 다른 원인이 고려되어야 한다.

'물질 중독'이나 '물질 금단'이라는 진단을 대신하여 '물질/치료약물로 유발된 불안장애' 진단을 내리는 경우는 진단기준 A의 증상이 임상 양상에서 두드러지고 독립적으로 임상적 주의를 보장할 만큼 충분히 심각한 경우다.

부수적 특징 Associated Features

공황이나 불안은 다음 계열 물질의 중독과 관련될 수 있다: 알코올, 카페인, 대마, 펜시클리딘, 기타 환각제, 흡입제, 자극제(코카인 포함), 그리고 기타(또는 미상의) 물질들. 공황과 불안 증상은 다음 계열 물질의 금단과 연관될 수 있다: 알코올; 아편계; 진정제, 수면제 또는 항불안제; 자극제(코카인 포함); 그리고 기타(또는 미상의) 물질들. 몇몇 치료약물은 불안 증상을 유발하는데, 이런 치료약물로는 마취제, 진통제, 교감신경계 자극제, 다른 기관지 확장제, 항콜린제, 인슐린, 갑상선제제, 경구 피임약, 항히스타민제, 항파킨슨병 치료약물, 코르티코스테로이드, 항고혈압제, 심혈관계 치료약물, 항경련제, 탄산리튬, 항정신병 치료약물, 항우울제가 있다. 중금속과 독소(예, 유기인계 살충제, 신경가스, 일산화탄소, 이산화탄소, 가솔린이나 페인트 같은 기화 물질)도 공황발작이나 불안 증상을 일으킬 수 있다.

유병률 Prevalence

물질/치료약물로 유발된 불안장애의 유병률은 분명히 보고되지는 않았다. 일반 인구에서의 통계 자료에 근거하면 이 병은 드물고, 미국 내의 12개월 유병률이 0.002% 정도로 생각된다. 그러나 임상적 상황에서의 유병률은 실제로 더 높은 것으로 생각된다.

진단적 표지자 Diagnostic Markers

검사실 평가(예, 소변독소검사)는 물질/치료약물로 유발된 불안장애를 평가하는 데 있어 물질 중독의 측정에 유용하다.

감별진단 Differential Diagnosis

물질 중독과 물질 금단. 물질 중독이나 물질 금단에서도 불안 증상은 흔히 발생한다. '특정 물질 중독'이나 '특정 물질 금단' 진단만으로도 일반적으로는 증상 발현을 분류하는 데 충분하다. 물질/치료약물의 중독 혹은 금단으로 인한 불안장애는 물질 중독 혹은 금단에 더해서 공황이나 불안 증상이 임상 양상에서 두드러지고 임상적 주의를 보장할 만큼 충분히 심각한 경우에 진단한다. 예를 들어, 알코올 금단에서는 공황이나 불안 증상이 특징적으로 나타난다.

독립적인 불안장애(즉, 물질/치료약물로 유발된 것이 아닌). 독립적인 불안장애에 물질/치료약물로 유발된 불안장애가 병발한 경우와 물질/치료약물로 유발된 불안장애의 감별은, 물질/치료약물이 불안을 유발할 만한 충분한 용량으로 사용되었고 불안 증상과 관련이 있다고 하더라도, 불안 증상은 물질/치료약물의 사용과 무관한 시기에도 존재한다는 점(즉, 물질/치료약물을 사용하기 이전에 불안 증상이 존재; 물질 중독, 물질 금단 또는 치료약물 사용 이후 상당한 시간이 경과했음에도 불안 증상이 존재), 그리고 독립적인 불안장애의 진단이 가능한 상태라는 점이다.

섬망. 만약 섬망의 경과 중에 공황이나 불안 증상이 나타난다면, 그것은 섬망 관련 증상으로 여겨지며 독립적인 다른 진단은 내리지 않는다.

다른 의학적 상태로 인한 불안장애. 만약 공황이나 불안 증상이 다른 의학적 상태로 인한 생리적 결과 때문으로(즉, 의학적 상태에 대한 치료약물 복용으로 인한 증상이라기보다) 생각된다면 다른 의학적 상태로 인한 불안장애로 판단하여야 한다. 보통 병력 청취가 판단의 근거가 된다. 때때로 다른 의학적 상태에 대한 치료의 변화(예, 치료약물 구성의 조정이나 치료약물 중단)가 있다면 치료약물이 원인 물질이었는지(이런 경우 증상이 물질/치료약물로 유발된 불안장애로 더 잘 설명된다) 여부를 판단하는 것이 필요하다. 만약 장해가 다른 의학적 상태와 물질 사용 모두에 영향을 받는다면, 2가지 진단(즉, 다른 의학적 상태로 인한 불안장애와 물질/치료약물로 유발된 불안장애)을 모두 내린다. 만약 공황이나 불안 증상이 물질/치료약물 또는 다른 의학적 상태에 기인하는 것이거나(즉, 물질 또는 다른 의학적 상태에 기인하지 않는) 일차적인 불안장애로 판단하기에 충분치 않다면, 달리 명시되는 또는 명시되지 않는 불안장애로 진단한다.

● 다른 의학적 상태로 인한 불안장애
Anxiety Disorder Due to Another Medical Condition

진단기준   F06.4

A. 공황발작이나 불안 증상이 두드러지게 나타난다.
B. 병력 청취, 신체검진 또는 검사실 검사 소견상 장해가 다른 의학적 상태로 인한 직접적 결과라는 증거가 있다.
C. 장해가 다른 정신질환으로 더 잘 설명되지 않는다.
D. 장해가 섬망의 경과 중에만 발생하는 것이 아니다.
E. 장해가 사회적, 직업적 또는 다른 중요한 기능 영역에서 임상적으로 현저한 고통이나 손상을 초래한다.
부호화 시 주의점: 정신질환 진단명에 기타 의학적 상태의 진단명을 포함한다(예, F06.4 갈색세포종으로 인한 불안장애). 기타 의학적 상태는 부호화하여 의학적 상태로 인한 불안장애 진단 앞에 독립적으로 명시한다(예, D35.00 갈색세포종; F06.4 갈색세포종으로 인한 불안장애).

진단적 특징 Diagnostic Features
　다른 의학적 상태로 인한 불안장애의 핵심 특징은 현저한 불안 증상이 다른 의학적 상태로 인한 생리적 효과로 가장 잘 설명된다고 판단되는 점이다. 두드러지는 불안 증상이나 공황발작이 증상으로 나타난다(진단기준 A). 다른 의학적 상태에 의해서 증상이 가장 잘 설명된다는 것에 대한 병력 청취, 신체검진, 검사실 검사 소견상의 증거가 있어야 한다(진단기준 B). 또한 증상이 다른 정신질환, 특히 스트레스가 원인으로 작용하는 적응장애나 불안장애에 의한 것이 아니라는 판단이 필요하다(진단기준 C). 이러한 경우, 적응장애 환자들은 의학적 상태가 주는 의미나 그 결과에 대해서 특히 힘들어한다. 반면에 다른 의학적 상태로 인한 불안장애의 경우 종종 불안 증상 중 신체적 증상(예, 호흡곤란)이 두드러진다. 만약 섬망 증상 중에만 불안 증상이 발생한다면 진단을 내리지 않는다(진단기준 D). 불안 증상은 사회적, 직업적 또는 다른 중요한 기능 영역에서 임상적으로 현저한 고통이나 손상을 초래해야만 한다(진단기준 E).
　불안 증상이 다른 의학적 상태로 인한 것임을 판단하기 위해서, 임상의는 우선 의학적 상태가 존재하는지 여부에 대해 확인하여야 한다. 또한 불안 증상을 보이는 개인의 상태에 대한 판단을 내리기 이전에 의학적 상태의 생리적 기제에 의한 것이 상태를 가장 잘 설명하는 원인인지를 고려해야 한다. 판단을 내리기 위해 다양한 요인에 대한 자세하고 포괄적인 평가가 필요하다. 임상적 측면 중에 고려하여야 할 점은, ① 의학적 상태의 발병, 악화, 관해와 불안 증상 사이의 분명한 시기적 연관성, ② 본래의 독립적인 불안장애에서는 잘 나타나지 않는 비전형적인 특징(예, 병의 발병이나 경과에 전형적이지 않은 연령), ③ 생리적 기전이 불안을 일으킬 수 있다는 명백하고 알려진 증거(예, 갑상선기능항진증). 또한 장해가 독립적인 불안장애, 물질/치료약물로 유발된 불안장애 또는 다른 의학적 상태(예, 적응장애)에 의해서 더 잘 설명되지 않아야 한다.
　불안 증상은 많은 의학적 상태에서 흔히 발생하는 것으로 알려져 있다. 그 예로, 내분비 질환(예, 갑상선기능항진증, 갈색세포종, 저혈당증, 부신피질호르몬항진증), 심혈관계 질환(예, 울혈성 심부전증, 폐색전증, 심방세동과 같은 부정맥), 호흡기계 질환(예, 만성 폐쇄성 폐질환, 천식, 폐렴), 대사 장해(예, 비타민 B$_{12}$ 결핍, 포르피린증), 신경학적 질환(예, 암, 전정기능부전, 뇌염, 경련성 장애)을 들 수 있다.

유병률 Prevalence

다른 의학적 상태로 인한 불안장애의 유병률은 분명하지 않다. 천식, 고혈압, 궤양, 관절염과 같이 다양한 의학적 상태에 있는 사람들에서 불안장애의 유병률이 높아지는 것으로 생각된다. 그러나 이러한 높은 유병률은 의학적 상태가 직접적인 원인이 아니며 다른 원인이 존재할 수도 있다.

발달 및 경과 Development and Course

다른 의학적 상태로 인한 불안장애의 발병과 경과는 대체로 기저 원인 질환의 경과를 따른다. 이 진단은 만성 질환이 있는 사람에서 발생한 원발성 불안장애를 의미하는 것은 아니다. 그러나 만성 질환을 앓고 있는 노인에서는 만성 질환에 이차적으로 독립적인 불안장애가 발생할 수 있음을 고려해야 한다.

진단적 표지자 Diagnostic Markers

연관된 의학적 상태에 대한 진단을 확인하기 위해서는 검사실 평가 및/또는 의학적 검사가 필요하다.

감별진단 Differential Diagnosis

섬망 및 주요 또는 경도 신경인지장애. 불안 장해가 섬망의 경과 중에만 발생한다면 다른 의학적 상태로 인한 불안장애를 별개로 진단할 수 없다. 그러나 만약 신경인지장애를 유발하는 병리학적 원인에 의해 불안 증상이 나타나고, 불안 증상이 임상 양상에서 두드러진다면, 주요 또는 경도 신경인지장애에 더해서 다른 의학적 상태로 인한 불안장애 진단을 내릴 수 있다.

혼재성 증상 발현(예, 기분과 불안). 만약 다양한 종류의 증상이 함께 존재한다면, 임상 양상 중 어떤 증상이 가장 두드러지는지에 따라 다른 의학적 상태로 인한 '특정 정신질환'을 결정한다.

물질/치료약물로 유발된 불안장애. 만약 최근 혹은 지속적인 물질 남용(정신적 영향이 있는 치료약물을 포함), 물질 금단, 독소 노출의 증거가 있다면 물질/치료약물로 유발된 불안장애의 진단을 고려해야 한다. 예를 들면, 어떤 치료약물은 불안을 가중시킨다고 알려져 있고(예, 코르티코스테로이드, 에스트로겐, 메토클로프라미드), 이러한 경우에는 불안이 치료약물에 의한 것인지 혹은 질병 자체에 의한 것인지 구분하기 쉽지 않지만, 가장 가능성이 높은 원인은 치료약물일 수 있다. 만약 자의적인, 처방되지 않은 치료약물과 관련되어 발생한 물질로 유발된 불안장애라면 소변이나 혈액에서 약물검사를 시행하고 다른 적절한 검사실 평가를 하는 것이 도움이 된다. 물질 중독이나 금단, 혹은 치료약물 사용 이후 얼마 되지 않아 증상이 발생한다면 사용된 물질의 종류, 기간, 양에 따라, 특히 물질/치료약물로 유발된 불안장애의 진단을 시사하는 소견이다. 만약 장해가 다른 의학적 상태 및 물질 사용 모두와 연관된다면 2가지 진단(즉, 다른 의학적 상태로 인한 불안장애 및 물질/치료약물로 유발된 불안장애)을 모두 내릴 수 있다. 45세 이후의 발병이나 공황발작의 비전형적 증상(예, 현훈, 의식 상실, 실금 또는 실변, 불분명한 언어, 기억상실)은 다른 의학적 상태나 물질 사용이 공황발작 증상을 일으켰을 가능성을 시사하는 소견이다.

불안장애(알려진 의학적 상태로 인한 것이 아닌). 다른 의학적 상태로 인한 불안장애는 기타 불안장애(특히 공황장애와 범불안장애)와 구별되어야 한다. 기타 불안장애에서는 다른 의학적 상태로 인한 특정 원인의 기전이 생리적으로 증명되지 않는다. 발병 연령이 늦거나, 비전형적 증상을 보이거나, 불안장애의 개인력 혹은 가족력이 없는 경우에는 다른 의학적 상태로 인한 불안장애에 대한 감별이 필요함을 시사한다. 불안장애는 심혈관계 사건 또는 심근경색을 악화시키거나 그 위험도를 높일 수 있기 때문에 이러한 경우에는 다른 의학적 상태로 인한 불안장애라고 진단해서는 안 된다.

질병불안장애. 다른 의학적 상태로 인한 불안장애는 질병불안장애와 감별되어야 한다. 질병불안장애는 질병에 대한 걱정, 통증에 대한 염려, 신체 증상에의 몰두로 특징지어진다. 질병불안장애 환자들은 의학적 상태를 진단받을 수도 있고 그렇지 않을 수도 있다. 질병불안장애 환자의 경우 질병을 진단받아 의학적 상태에 대한 불안을 경험한다고 하더라도, 의학적 상태가 생리적으로 불안 증상과 관련되지는 않는다.

적응장애. 다른 의학적 상태로 인한 불안장애는 적응장애(불안 동반 또는 불안 및 우울 기분 동반)와 감별되어야 한다. 다른 의학적 상태의 진단 이후나 이를 위한 치료로 인해 스트레스를 받아 부적응적인 반응을 보이는 사람이 적응장애에 해당된다. 스트레스에 대한 반응은 보통 의학적 상태의 의미 또는 결과에 대한 걱정으로, 이것은 의학적 상태의 생리적 결과로 인해서 발생하는 불안이나 기분 증상과는 대조된다. 적응장애에서 불안 증상은 전형적으로 의학적 상태를 지니게 된 것으로 인한 스트레스에 대처하는 것과 관련됨에 비해 다른 의학적 상태로 인한 불안장애에서 개인은 두드러진 신체 증상을 보이고 질병 자체로 인한 스트레스 이외의 주제에 초점을 두는 경향이 있다.

● 달리 명시되는 불안장애
Other Specified Anxiety Disorder

F41.8

이 분류는 불안장애의 진단분류에 속한 장애 중 어느 것에도 기준을 완전히 만족하지 않는 증상을 보이면서도, 사회적, 직업적 또는 다른 중요한 기능 영역에서 임상적으로 현저한 고통이나 손상을 초래하는 경우, 그리고 적응장애(불안 동반 또는 불안 및 우울 기분 동반)의 진단기준을 적용하지 않을 경우에 적용된다. 달리 명시되는 불안장애 범주는 발현 징후가 특정한 불안장애의 어떠한 기준에 부합하지 않으며, 그 이유에 대해 임상의가 공유하고자 하는 경우 사용된다. 이는 '달리 명시되는 불안장애'를 기록하고, 이어서 특정한 이유(예, '범불안장애, 불안한 날보다 불안하지 않은 날이 더 많은')를 기록하는 식으로 이루어진다.

'달리 명시되는'이라는 문구를 이용하여 분류될 수 있는 발현 징후들의 예시는 다음과 같다:

1. 제한적 증상의 공황발작
2. 범불안장애, '불안한 날보다 불안하지 않은 날이 더 많은'
3. 캘캡(khyâl cap, 바람 공격): Ⅲ편의 '문화와 정신과적 진단' 참조
4. 아타케 데 네르비오스(신경발작): Ⅲ편의 '문화와 정신과적 진단' 참조

● 명시되지 않는 불안장애
Unspecified Anxiety Disorder

F41.9

이 범주는 불안 증상들이 두드러지지만, 불안장애의 진단분류에 속한 장애 중 어느 진단기준도 완벽히 만족하지 않는 발현 징후들을 보이고, 사회적, 직업적 또는 다른 중요한 기능 영역에서 임상적으로 현저한 고통이나 손상을 초래하며 적응장애(불안 동반 또는 불안 및 우울 기분 동반)의 진단기준을 적용하지 않을 경우에 적용된다. 명시되지 않는 불안장애는 더욱 명확하고 자세한 특정 진단을 내리기에 정보가 불충분한 상황(예, 응급실 상황)에서 특정 불안장애의 기준에 맞지 않은 이유를 명시할 수 없을 때 사용된다.

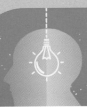

강박 및 관련 장애
Obsessive-Compulsive and Related Disorders

강박 및 관련 장애에는 강박장애, 신체이형장애, 수집광, 발모광, 피부뜯기장애, 물질/치료약물로 유발된 강박 및 관련 장애, 다른 의학적 상태로 인한 강박 및 관련 장애, 달리 명시되는 강박 및 관련 장애(예, 손톱뜯기, 입술뜯기, 볼 씹기, 강박증적 질투, 후각관계 증후군), 명시되지 않는 강박 및 관련 장애 등이 해당된다.

강박장애는 강박적 사고, 그리고/또는 강박행동으로 특징지을 수 있다. **강박사고**는 침투적이고 반복적으로 떠오르는 지속적인 생각, 충동 또는 심상들로 정의되며, **강박행동**은 한 개인이 강박사고에 의해 또는 완고하게 따르는 규칙에 따라 일어나는 자동적이고 반복적 행동 또는 정신적 행위를 뜻한다. 몇몇 다른 강박 및 관련 장애는 몰두와 반복적 행동 또는 집착과 이로 인한 정신적인 행위에 의해 특징지어진다. 또 다른 강박 및 관련 장애는 신체에 집중된 반복적 행동(예, 털뽑기, 피부뜯기)의 재발과 그것을 멈추거나 방지하기 위한 반복된 시도로 일차적으로 특징된다.

강박 및 관련 장애 장은 이 질환들을 같은 진단범주로 분류한 DSM-5의 결정은 임상적 유용성뿐만 아니라, 이 질환들이 서로 연관되어 있다는 증가하는 증거들을 반영하고 있다. 임상의들은 이런 증상들 중 한 가지를 보이는 환자들에 대해 여러 장애를 구별하고, 이런 상태들 간에 중복되어 나타나는 증상들 또한 인지해야 한다. 동시에, 강박장애 사이에서도 진단적 차별점과 치료적 접근 방식의 중요한 차이가 존재한다. 또한 불안장애의 바로 뒤에 강박장애가 위치한 DSM-5의 순서에도 반영되어 있듯이 불안장애와 몇몇 강박 및 관련 장애(예, 강박장애)는 밀접하게 관련되어 있기도 하다.

강박 및 관련 장애는 발달 과정에서 정상적으로 관찰되는 몰두나 반복의식보다 지나치거나 너무 오래 지속된다는 점에서 다르다. 임상적으로 진단할 만한 장애와 준임상적인 증상의 구분을 위해서는 한 개인의 기능 영역에서의 고통과 손상을 포함한 다양한 측면에 대한 평가가 필요하다.

이 장은 강박장애로 시작한다. 이후 신체적 외모의 결함이나 장애를 과도하게 인식하는 신체이형장애와 소지품들을 버리지 않고 계속 쌓아 두는 증상이 특징적인 수집광으로 이어진다. 다음으로는 재발하며 신체에 집중된 반복적 행동이 특징적인 발모광과 피부뜯기장애를 설명한다. 마지막으로는 물질/치료약물로 유발된 강박장애, 다른 의학적 상태로 인한 강박 및 관련 장애, 달리 명시되는 강박 및 관련 장애와 명시되지 않는 강박 및 관련 장애로 이어진다.

강박사고와 강박행동의 구체적 내용은 개인마다 다르지만, 강박장애에서는 청소(오염 강박사고와 정리 강박행동), 균형(대칭성에 대한 강박사고와 반복하기, 정리정돈하기, 숫자 세기), 금기시된 생각(예, 공격적, 성적이거나 종교적인 강박사고와 관련 강박행동), 위해(예, 자·타해에 대한 공포와 확인 강박행동) 등의 증상이 흔하다. 강박장애에서 틱 관련 명시자는 환자가 현재 또는 과거에 틱장애의 과거력이 있는 경우 사용된다.

신체이형장애는 관찰되지 않거나 남들은 거의 알아차리지 못할 정도의 하나 이상의 신체적 외모 결함에 대한 과도한 집착과 염려 또는 반복적 행동들(예, 거울 확인, 과도한 외모 치장, 피부뜯기 또는 안심 행동)이나 정신적 행위(예, 타인과 자신의 외모 비교) 등으로 특징지어진다. 외모에 대한 몰두는 섭식장애 환자들에서 보이는 체지방이나 몸무게에 대한 염려에 의해 더 잘 설명되지 않는다. 근육이형증은 신체이형장애의 일종으로 자신의 체격이 너무 왜소하거나 근육이 부족하다는 믿음을 특징적으로 보인다.

수집광은 강한 소유욕으로 인해 물건의 실제 가치와 무관하게 물건을 버리거나 포기하는 데 있어 지속적인 어려움을 보이는 것이 특징이다. 수집광은 정상적인 수집과는 감별된다. 예를 들어, 수집광의 수집은 물건의 과도한 축적으로 이어져 삶의 공간을 혼잡하고 어수선하게 만들어 물건을 모아둔 원래의 목적도 무의미해진다. 수집광 환자 중 다수를 차지하고 있는 과다한 습득 형태의 수집광 환자들은 수납공간이 없음에도 필요치 않은 물품에 대해 과도한 수집, 구매 혹은 절도를 하게 된다.

발모광은 탈모로 이어지게 하는 반복적인 털을 뽑는 행위, 그리고 그 시도를 멈추거나 감소시키기 위한 반복된 노력을 특징으로 한다. 피부뜯기장애는 피부 병변을 초래하는 반복적인 피부뜯기와 그 행동을 멈추거나 감소시키기 위한 반복적 노력이 특징이다. 신체에 집중된 반복적 행동은 이 두 장애에서 특징적으로 관찰되며 강박사고나 몰두에 의해 일어나는 것은 아니다. 그러나 불안이나 지루함 등의 다른 여러 가지 감정 상태가 선행하거나 함께 나타날 수 있다. 또한 긴장감이 증가하는 상황에서 머리카락을 뽑거나 피부를 뜯으면서 만족감이나 쾌감 혹은 안도감을 느낄 수도 있다. 환자들은 이런 행동을 스스로 의식할 수 있으나, 일부 환자들은 행동에 더욱 심취하여 집중하는 모습을 보이기도 하고(선행된 긴장감 이후 잠깐의 안도감) 다른 환자들은 비교적 자동화된 행동 패턴(자신의 행동을 무의식적으로 실행함)을 보이기도 하는 등 그 정도는 다양하다.

물질/치료약물로 유발된 강박 및 관련 장애는 물질 중독이나 금단의 맥락에서 또는 치료약물에 노출이나 금단 후에 발생된 강박 및 관련 장애의 특징적인 증상으로 구성된다. 다른 의학적 상태로 인한 강박 및 관련 장애는 다른 의학적 상태의 직접적인 병태생리학적 결과인 강박 및 관련 장애의 특징적인 증상을 포함한다.

달리 명시되는 강박 및 관련 장애(예, 손톱뜯기, 입술뜯기, 볼 씹기, 강박증적 질투, 후각관계 증후군)와 명시되지 않는 강박 및 관련 장애는 비전형적인 증상 발현이나 불특정한 병인으로 인해 DSM-5에서 구체적인 강박 및 관련 장애의 진단기준을 만족시키지 못하는, 그러나 임상적으로 현저한 고통이나 손상을 초래하는 증상으로 구성된다. 이러한 분류는 II편에 제시되어 있는 목록화되어 있지 않은 다른 특징적인 증후군들이나 다른 강박 및 관련 장애를 진단하기에 충분한 정보가 제공되지 않을 때도 사용된다.

강박 및 관련 장애 중 인지적인 요소가 있는 장애(즉, 강박장애, 신체이형장애, 수집광)는 명시자를 사용하여 병식 수준에 따라 '좋거나 양호한 병식' '저하된 병식' '병식 없음/망상적 믿음'으로 분류한다. '병식 없음/망상적 믿음'이라는 명시자로 분류되는 강박 및 관련 장애 환자들의 경우 강박장애에서 특징적이지 않은, 추가적인 망상적 믿음이 있는 경우(예, 신체이형장애 환자가 자신의 음식에 독이 들어 있다고 믿는 경우)가 아니라면 정신병적 장애로 진단 내려서는 안 된다.

● 강박장애
Obsessive-Compulsive Disorder

진단기준   F42.2

A. 강박사고 혹은 강박행동이 각각, 혹은 둘 다 존재하며,

  강박사고는 (1)과 (2)로 정의된다:

  1. 반복적이고 지속적인 생각, 충동 또는 심상이 장해 시간의 일부에서는 침투적이고 원치 않는 방식으로 경험되며 대부분의 개인에게 현저한 불안이나 고통을 초래한다.

  2. 이러한 생각, 충동 및 심상을 경험하는 개인은 이를 무시하거나 억압하려 노력하고, 다른 생각이나 행동(즉, 강박행동을 함으로써)을 통해 이를 중화시키려고 노력한다.

  강박행동은 (1)과 (2)로 정의된다.

  1. 개인이 경험하는 강박사고에 대한 반응으로 반복적 행동(예, 손 씻기나 정리정돈하기, 확인하기)과 정신적인 행위(예, 기도하기, 숫자 세기, 속으로 단어 반복하기)를 엄격한 규칙에 따라 수행한다.

  2. 불안감이나 괴로움을 예방하거나 감소시키고, 두려운 사건이나 상황의 발생을 방지하려는 목적으로 반복적 행동이나 정신적 행위를 수행한다. 그러나 이러한 행동이나 행위들은 그 행위의 대상과 현실적인 방식으로 연결되지 않거나 명백하게 지나치다.

    주의점: 어린 아동들은 이런 행동이나 정신적인 행위들의 목적에 대해서 인식하지 못할 수 있다.

B. 강박사고나 강박행동은 시간을 소모하게 만들거나(예, 하루에 1시간 이상), 사회적, 직업적 또는 다른 중요한 기능 영역에서 임상적으로 현저한 고통이나 손상을 초래한다.

C. 강박 증상은 물질(예, 남용약물, 치료약물)의 생리적 효과나 다른 의학적 상태로 인한 것이 아니다.

D. 장해가 다른 정신질환으로 더 잘 설명되지 않는다(예, 범불안장애의 과도한 걱정; 신체이형장애의 외모에 대한 집착; 수집광의 소지품을 버리기 어려움; 발모광[털뽑기장애]의 털뽑기; 피부뜯기장애의 피부뜯기; 상동증적 운동장애의 상동증; 섭식장애의 의례화된 섭식 행동; 물질관련 및 중독 장애의 물질이나 도박에 대한 집착; 질병불안장애의 질병에 대한 지나친 몰두; 변태성욕장애의 성적인 충동이나 환상; 파괴적, 충동조절, 그리고 품행 장애의 충동; 주요우울장애의 죄책감의 반추; 조현병 스펙트럼 및 기타 정신병적 장애의 사고 주입 혹은 망상적 몰입; 자폐스펙트럼장애의 반복적 행동 패턴).

다음의 경우 명시할 것:

  좋거나 양호한 병식 동반: 강박적 믿음이 사실이 아니라고 분명하게 인식하거나 사실이 아닐 수도 있다고 인식하는 경우

  저하된 병식 동반: 강박적 믿음이 아마도 사실일 것이라고 생각하는 경우

  병식 없음/망상적 믿음 동반: 강박적 믿음을 사실로 생각하는 경우

다음의 경우 명시할 것:

  틱과 관련된: 현재 또는 과거력상 틱장애가 있는 경우

명시자 Specifiers

강박장애가 있는 사람들은 강박 증상의 기저에 있는 믿음에 대해 그들이 가지고 있는 정확성에 대한 인식의 정도가 다양하다. 많은 사람은 **좋거나 양호한 병식**을 가지고 있다(예, 사람들은 스토브를 30번 점검하지 않아도 집이 확실히 불타지 않는다고 믿거나 아마 불타지 않을 것이라고 믿는다). 어떤 사람들은 **저하된 병식**을 가지고 있고(예, 사람들은 스토브를 30번 점검하지 않으면 집이 불탈지도 모른다고 믿는다), 소수의 사람들(4% 이하)은 **병식이 없거나 망상적인 믿음**이 있다(예, 사람들은 스토브를 30번 점검하지 않으면 집이 분명하게 불탈 것이라고 믿는다). 병식은 질병의 경과에 따라 개인 내에서도 다를 수 있다. 저하된 병식은 더 나쁜 장기적 결과와 관련이 있다.

강박장애가 있는 사람은 일생 동안 30%는 틱장애를 경험한다. 이는 어린 시절에 강박장애가 발병한 남성들에서 가장 흔하다. 이러한 사람들은 강박 증상, 동반이환, 경과, 그리고 가족 내 유전 등의 측면에서 틱장애의 병력이 없는 사람들과 다른 경향이 있다.

진단적 특징 Diagnostic Features

강박장애의 특징적인 증상은 강박사고와 강박행동이다(진단기준 A). **강박사고**는 반복적이고 지속적인 생각(예, 오염에 대한 생각), 이미지(예, 폭력적이거나 끔찍한 장면), 또는 충동(예, 누군가를 찌르는 것)이다. 중요한 것은, 강박사고는 즐겁거나 자발적으로 경험하지 않는다는 점이다. 그들은 침투적이고 원해지지 않으며 대부분의 사람에게 현저한 고통이나 불안을 초래한다. 사람들은 이러한 강박사고를 무시하고 억제하거나(예, 유발 요소를 피하거나 사고를 억누르는 것) 다른 생각이나 행동(예, 강박행동을 함으로써)으로 이를 무력화한다. **강박행동**(또는 의식)은 반복적인 행동(예, 씻기, 확인하기) 또는 정신적인 행위(예, 숫자 세기, 속으로 단어를 반복하기)로서 사람들은 강박사고나 엄격하게 적용되어야 하는 규칙에 따른 반응으로 이를 하고 싶다고 느끼게 된다. 강박장애가 있는 사람들은 대부분 강박사고와 강박행동을 모두 가지고 있다. 강박사고와 강박행동은 전형적으로 특정 주제에 대하여 연관이 있다(예, 세탁 의식과 연관된 오염에 대한 생각, 반복적인 점검과 연관된 위험에 대한 생각). 사람들은 종종 강박사고에 의해 발생하는 고통을 줄이거나 두려운 사건(예, 병에 걸리는 것)을 예방하기 위해 강박행동을 한다고 보고한다. 그러나 이러한 강박행동은 두려운 사건(예, 사랑하는 사람에게 해를 끼치지 않도록 물건을 대칭적으로 배열하는 것)과 현실적으로 관련되어 있지 않거나 분명히 과도하다(예, 매일 몇 시간 동안 샤워하는 것). 강박행동은 비록 사람들이 불안이나 괴로움으로부터 일시적인 안도감을 느낄 수 있을지라도 즐거움을 위해 수행되지 않는다.

강박사고와 강박행동의 구체적인 내용은 개인마다 다르다. 하지만 청소(오염에 대한 강박사고와 청소에 대한 강박행동); 대칭성(대칭에 대한 강박사고와 반복, 명령, 숫자 세기에 대한 강박행동); 금지되거나 금기시된 생각(예, 공격적인, 성적인 또는 종교적인 강박사고와 이와 연관된 강박행동); 그리고 위해(예, 스스로나 타인을 해칠 것에 대한 두려움과 이를 확인하는 강박행동)를 포함하여 특정 주제들이 일반적이다. 어떤 사람들은 또한 전형적인 강박사고와 강박행동(예, 다른 사람에게 해를 끼치는 것에 대한 두려움)의 결과로 물건을 버리는 것에 어려움을 겪거나 물건을 축적한다. 이러한 강박행동은 수집광에서 보이는 축적 행위와 구별되어야 하며, 이 장의 뒷부분에서 논의될 것이다. 이러한 주제는 다양한 문화에 걸쳐 발생하며, 성인의 경우 시간이 지나도 비교적 일관적이고, 다른 신경적인 문제와 연관이 있을 수 있다. 중요한 것은, 사람들이 종종 하나 이상의 측면에서 증상을 가진다는 점이다.

진단기준 B는 강박사고와 강박행동이 시간을 많이 소요하거나(예, 하루에 1시간 이상) 강박장애의 진단을 내릴 수 있을 정도로 임상적으로 현저한 고통 또는 손상을 초래해야 한다고 강조한다. 이 진단기준은 일반인들에게 흔히 볼 수 있는 간헐적인 침습적 사고들이나 반복적 행동들(예, 문이 잠겨 있는지 다시 확인하는 것)과 강박장애를 구분해 준다. 강박사고와 강박행동의 빈도 및 심각성은 강박장애가 있는 개인에 따라 다르다(예, 어떤 이는 하루에 1~3시간을 강박사고나 강박행동에 소비하는 경도에서 중등도의 증상을 가지고 있지만, 다른 사람들은 거의 끊임없이 침투적인 생각이나 강박행동으로 무력화될 수 있다).

부수적 특징 Associated Features

물리적 경험으로 정의되는 **감각 현상**(예, 물리적 감각, 올바르다고 느끼는 감각, 불완전한 느끼는 감각)이 강박행동에 선행될 수 있고, 강박장애에서 흔히 볼 수 있다. 강박장애 환자의 60%가 이러한 현상을 보고한다.

강박장애 환자들은 강박사고와 강박행동을 촉발하는 상황과 직면했을 때 다양한 감정적 반응을 경험한다. 예를 들어, 많은 사람이 반복되는 공황발작에 포함될 수 있는 현저한 불안감을 경험한다. 다른 이들은 강력한 혐오감을 보고한다. 강박행동을 하는 동안, 어떤 사람들은 사물이 '올바르게' 보이거나, 느껴지거나, 또는 들릴 때까지 불완전한 느낌, 불안감으로 고통을 호소한다.

강박장애가 있는 사람들이 강박사고와 강박행동을 촉발하는 사람, 장소, 그리고 사물을 피하는 것은 흔한 일이다. 예를 들어, 오염에 대한 우려가 있는 사람은 두려워하는 오염물질에 대한 노출을 줄이기 위해 공공장소(예, 식당, 공중 화장실)를 피할 수 있다. 해를 끼치는 것에 대해 침투적인 생각을 가진 사람들은 사회적 교류를 피한다.

강박장애가 있는 많은 사람은 기능에 방해가 되는 믿음을 가지고 있다. 이러한 믿음은 과장된 책임감과 위협을 과대평가하는 경향; 완벽주의와 불확실성에 대한 편협성; 생각에 대한 과도한 중요성(예, 금지된 생각은 그것을 행동하는 것만큼 나쁘다고 믿는 것), 그리고 생각을 통제해야 한다는 필요성을 포함할 수 있다. 단, 이러한 믿음은 강박장애에만 국한된 것은 아니다. 가족이나 친구들이 강박적인 의식에 참여하는 것, 즉 **공조**는 증상을 악화시키거나 유지할 수 있으며, 특히 아동들에게 있어 중요한 치료의 표적이 된다.

유병률 Prevalence

미국에서 강박장애의 12개월 유병률은 1.2%로 전 세계적으로 비슷한 수치다(캐나다, 푸에르토리코, 독일, 대만, 한국, 뉴질랜드에서도 1.1~1.8%). 성인기에 여성들이 남성들보다 약간 더 높은 비율로 영향을 받지만, 남성들은 어린 시절에 더 흔하게 영향을 받는다.

발달 및 경과 Development and Course

미국에서 강박장애가 발병할 때의 평균 연령은 19.5세이며, 그중 25%는 14세에 발병한다. 35세 이후에 발병하는 것은 흔치 않지만 그러한 경우도 존재한다. 남성이 여성보다 발병 연령이 이르다. 거의 25%의 남성이 10세 이전에 발병한다. 증상의 시작은 일반적으로 점진적이지만 급성 발병도 발생할 수 있다.

강박장애는 치료받지 않으면 만성화되며, 종종 증상의 악화와 완화를 동반한다. 어떤 사람들은 삽화적인 경과를 보이고, 소수의 사람들은 점차 악화되는 경과를 보이기도 한다. 치료를 받지 않으면 성인에서 관해율이 낮다(예, 40년 뒤에 재평가된 성인의 경우 20%). 아동기나 청소년기에 발병하면 일생 동안 강박장애가 지속될 수 있다. 그러나 아동기나 청소년기에 강박장애가 발병한 사람들의 40%는 성인기 초기에 관해를 경험할 수 있다(이 장애의 '동반이환' 부분 참조).

강박행동은 관찰 가능하기 때문에 강박사고보다 아동에서 더 쉽게 진단된다. 그러나 대부분의 아동은 강박사고와 강박행동을 가지고 있다(대부분의 성인이 그렇듯이). 성인의 증상은 시간이 지나도 안정적이지만 아동들에게는 증상이 더 가변적이다. 아동기와 청소년기 환자를 성인 환자와 비교할 때 강박사고와 강박행동의 내용에서 약간의 차이점이 보고되었다. 이러한 차이점은 다른 발달단계에 적합한 내용을 반영할 수 있다(예, 아동보다 청소년에서 성적·종교적인 강박사고의 더 높은 비율; 성인보다 소아와 청소년에서 해를 입는다는 강박사고[예, 자신이나 사랑하는 이의 질병이나 죽음과 같은 파국적인 사건에 대한 두려움]의 더 높은 비율).

위험 및 예후 인자 Risk and Prognostic Factors

기질적. 더 큰 내재화된 증상, 더 높은 부정적 감정, 그리고 아동기의 행동 억제는 가능한 기질적 위험 요인이다.

환경적. 다른 환경적 요소들은 강박장애의 위험을 증가시킬 수 있다. 이는 위험한 주산기 사건, 조산, 임산부의 담배 사용, 아동기의 신체적·성적 학대, 그리고 다른 스트레스나 외상적인 사건들을 포함한다. 어떤 아동은 강박 증상이 갑자기 나타날 수 있는데, 이는 다양한 감염원이나 감염 후 자가면역 증후군을 포함한 다양한 환경적 요인과 연관되어 있다.

유전적, 생리적. 강박장애 환자의 일차 친족 중 강박장애 발병률은 강박장애가 없는 사람의 일차 친족의 강박장애 발병률의 2배 정도 높다. 그러나 아동기나 청소년기에 강박장애가 발병한 환자의 일차 친족들은 강박장애 발병률이 10배 증가하였다. 가족 전파는 부분적으로 유전적 요인에 의한 것이다(예, 일란성 쌍둥이의 경우 0.57, 이란성 쌍둥이의 경우 0.22). 쌍둥이 연구는 강박 증상에서 부가적인 유전적 효과가 약 40%를 차지한다는 것을 시사한다. 안와전두피질, 전방대상피질, 그리고 선조체의 기능장애가 연관성이 높다고 알려져 있다. 전방변연계, 전방측두엽, 그리고 소뇌 네트워크의 변화도 연관이 있다고 보고되었다.

문화와 관련된 진단적 쟁점 Culture-Related Diagnostic Issues

강박장애는 전 세계적으로 발생한다. 강박장애의 젠더 분포, 발병 시 연령, 동반이환에 있어서 문화 간에 상당한 유사성이 있다. 게다가 세계적으로 청소, 대칭, 저장, 금기적 생각, 그리고 위험에 대한 두려움을 포함하는 유사한 증상 구조를 가진다. 그러나 증상을 표현하는 것에 있어서는 지역적 차이가 존재하며, 문화적 요인은 강박사고와 강박행동의 내용을 형성할 수 있다. 예를 들어, 성적인 내용과 관련된 강박사고는 어떤 종교나 문화적인 집단에서는 적게 보고되며, 폭력성 및 공격성과 관련된 강박사고는 폭력 사건의 빈도가 높은 환경에서 더 흔하다. 신체적 · 사회적 · 정신적 · 초자연적 원인을 포함하여 강박장애 증상에 대한 기여는 범문화적으로 다양하다. 이러한 문화적 기여에 의해 강박행동과 도움을 구하려는 선택이 강화될 수 있다.

성 및 젠더와 관련된 진단적 쟁점 Sex- and Gender-Related Diagnostic Issues

남성은 여성보다 강박장애의 발병 연령이 더 어리고 종종 아동기에 발병하며, 틱장애를 동반할 가능성이 높다. 어린 여성에서 발병은 전형적으로 청소년기에 일어난다. 성인들에서 강박장애는 남성보다 여성에서 약간 더 많다. 증상의 패턴 측면에서 젠더의 차이가 있는데, 예를 들어 여성은 청소 측면에서 증상이 있을 가능성이 높으며, 남성들은 금지된 생각과 대칭의 측면에서 증상이 있을 가능성이 높다. 강박장애의 시작 또는 악화뿐만 아니라 모자관계를 방해할 수 있는 증상(예, 아기에게 해를 끼치려는 침투적이고 폭력적인 생각과 같은 공격적인 강박사고, 그로 인해 아기를 피하는 것)이 출산 후에 보고된 바 있다. 또한 어떤 여성들은 월경 전에 강박장애 증상의 악화를 보고한다.

자살 사고 혹은 행동과의 연관성 Association With Suicidal Thoughts or Behavior

다양한 국가에서 강박장애 환자의 자살 사고 및 자살 시도에 대한 체계적인 문헌 고찰은 평생 자살 시도의 평균 비율이 14.2%이고, 평생 자살 사고의 평균 비율이 44.1%이며, 현재 자살 사고의 평균 비율이 25.9%라는 것을 보여 준다. 자살 위험도에 대한 예측 변수로는 강박장애의 심각성, 받아들일 수 없는 생각과 관련된 증상, 동반된 우울과 불안 증상의 심각성, 그리고 자살 시도의 과거력이 있다. 48개 연구에 대한 다른 국제적이고 체계적인 고찰은 자살 사고나 자살 시도와 강박장애 간에 중등도에서 고도의 유의미한 연관성을 발견하였다.

브라질에서 강박장애가 있는 582명의 외래 환자를 대상으로 한 횡단적 연구에서 36%는 평생 동안 자살 사고를 보고했고, 20%는 자살 계획을 세웠으며, 11%는 이미 자살을 시도했고, 10%는 현재 자살 사고를 가지고 있다고 답하였다. 성적 · 종교적인 측면에서 강박장애와 물질사용장애의 동반은 자살 사고 및 자살 계획과 연관이 있고, 충동조절장애는 현재의 자살 사고와 자살 계획 및 자살 시도와 연관이 있으며, 일생 동안 주요우울장애와 외상후 스트레스장애의 동반은 자살 행동의 모든 측면에서 연관이 있었다.

일반 인구 대조군과 비교하여 강박장애가 있는 36,788명의 사람이 참여한 스웨덴 국가 등록 데이터를 사용한 연구에서 강박장애가 있는 사람은 자살 사망(OR=9.8)과 자살 시도(OR=5.5)에서 더 높은 위험성을 보였고, 정신의학적 동반이환을 보장한 후에도 위험도 증가는 상당한 수준으로 유지되었다. 성격장애나 물질사용장애의 동반은 자살 위험도를 증가시키는 반면, 여성, 부모의 고등교육, 그리고 불안장애와의 동반이환은 보호 요인으로 작용하였다.

강박장애의 기능적 결과 Functional Consequences of Obsessive-Compulsive Disorder

강박장애는 높은 수준의 사회적 · 직업적 손상뿐만 아니라 삶의 질 저하와 관련이 있다. 손상은 삶의 다양한 영역에서 발생하며 증상의 심각성과 관련된다. 손상은 강박사고에 몰두하고 강박행동을 수행하는 데 소비한 시간에 의해 유발될 수 있다. 강박사고나 강박행동을 유발할 수 있는 상황을 회피하는 것은 기능을 심각하게 손상시킬 수 있다. 또한 특정 증상은 특정한 장애를 일으킬 수 있다. 예를 들어, 위험에 대한 강박사고는 가족과 친구들 간의 관계를 위험하다고 느끼게 만들 수 있다. 결과적으로 이러한 관계들을 피하게 된다. 대칭에 대한 강박사고는 업무가 '올바르다'는 느낌이 들지 않게 만들어 학교나 일에서 업무를 시간 내로 수행하는 것을 방해할 수 있는데, 이는 낙제나 실직으로 이어질 가능성이 있다. 또한 건강 문제가 발생할 수 있다. 예를 들어, 오염에 대한 걱정이 있는 사람은 병원(예, 세균에 노출될 우려가 있기 때문에)을 피하거나 피부과적인 문제(예, 과도한 세척으로 인한 피부병변)를 가질 수 있다. 때로는 강박장애의 증상이 치료 그 자체를 방해한다(예, 약제가 오염된 것으로 생각한다). 강박장애가 아동기나 청소년기에 발병할 때, 이들은 발달상의 어려움을 겪을 수 있다. 예를 들어, 청소년들은 또래 집단과의 사회화를 피할 수 있다. 젊은 성인들은 그들이 독립적으로 살기 위해 집을 떠날 때 어려움을 겪을 수 있다. 그 결과, 가족 외의 중요한 관계들이 거의 없게 되고, 가족으로부터 경제적인 독립이나 자율성이 부족해진다. 게다가 몇몇 강박장애 환자는 강박사고 때문에 가족 구성원들에게 규칙과 금지를 강요하려고 하고(예, 오염을 걱정하여 가족 중 누구도 집에 방문객을 초대할 수 없게 한다), 이는 가족 기능을 저하시킬 수 있다.

감별진단 Differential Diagnosis

불안장애. 반복적인 생각, 회피 행동, 확인에 대한 반복적인 요구 또한 불안장애에서도 일어날 수 있다. 그러나 범불안장애에서 관찰되는 반복되는 생각들(즉, 걱정)은 대개 현실적인 걱정이다. 반면에 강박장애의 강박사고는 보통 실제 생활과 관련이 없으며, 이상하고, 비이성적이거나, 초자연적인 성격의 내용을 포함할 수 있다. 더구나 강박행동이 대부분 존재하고, 이는 강박사고와 연관되어 있다. 강박장애가 있는 사람들처럼 특정공포증이 있는 사람들도 특정한 사물이나 상황에 대한 공포 반응을 일으킬 수 있다. 그러나 특정공포증에서 두려운 대상은 보통 훨씬 더 제한적이고 강박행동이 동반되지 않는다. 사회불안장애에서 사회적 상호작용이나 수행 장소로 두려워하는 대상이나 상황은 한정되어 있으며, 회피와 확인은 당혹스러운 감정을 줄이는 것에 집중한다.

주요우울장애. 강박장애는 주요우울장애에서의 반추와 구별될 필요가 있다. 이는 보통 기분과 일치하고 침습적이거나 괴롭게 느껴지지 않는다. 또한 반추는 강박장애에서 흔히 볼 수 있는 강박행동과는 관련이 없다.

기타 강박 및 관련 장애. 신체이형장애에서 강박사고와 강박행동은 외모에 대한 걱정으로 국한된다. 발모광(털뽑기장애)에서 강박적인 행동은 강박사고가 없으며 머리카락을 뽑는 것에 국한된다. 수집광 증상은 소유물을 버리거나 분리하는 것에 지속적으로 어려움을 느끼는 것에 국한되고, 물건을 버리거나 과도하게 모으는 것에서 현저한 고통을 받는다. 하지만 만약 어떤 이가 전형적인 강박사고(예, 불완전성 또는 위험에 대한 걱정)를 가지고 있고, 강박사고가 강박적인 저장(예, 완전한 느낌을 얻기 위해 한 세트의 모든 물품을 획득하는 것이나 오래된 신문이 위험으로부터 자신을 보호할 정보를 포함할 수 있기 때문에 버리지 않는 것)을 일으킨다면 대신에 강박장애 진단이 내려져야 한다.

섭식장애. 강박장애는 강박사고와 강박행동이 체중과 음식에 대한 걱정에만 국한되지 않는다는 점에서 신경성 식욕부진증과 구별할 수 있다.

틱(틱장애)과 상동적인 행동. 틱은 갑작스럽고, 빠르고, 반복적이고, 리듬이 없는 운동 또는 발성(예, 눈 깜빡임, 목 긁기)이다. 상동적인 행동은 반복적이고, 겉으로 보기에는 능동적이며, 기능적이지 않은 운동 행동이다(예, 머리 흔들기, 몸 떨기, 물기). 틱이나 상동적인 행동은 보통 강박행동보다 덜 복잡하고 강박사고를 무력화하기 위한 것이 아니다. 하지만 복잡한 틱과 강박을 구별하는 것은 어려울 수 있다. 강박사고가 강박행동에 선행하는 반면, 틱은 종종 전조감각이 선행한다. 강박장애와 틱장애의 증상이 모두 있다면, 두 진단 모두 내려질 수 있다.

정신병적 장애. 강박장애가 있는 어떤 사람들은 병식이 저하되어 있거나 망상적인 믿음을 가지고 있다. 그러나 그들은 강박사고와 강박행동(망상장애와 그들의 상태를 구별할 수 있는)이 있고, 조현병이나 조현정동장애의 다른 특징들(예, 환각이나 지리멸렬한 대화)이 없다. '병식 없음/망상적 믿음 동반'의 명시자를 표기할 수 있는 강박장애의 증상들은 정신병적 장애로 진단되어서는 안 된다.

기타 강박 유사 행동. 어떤 행동들은 때때로 '강박적'으로 표현되며, 이는 성적인 행동(이상성애의 경우), 도박(즉, 도박장애), 그리고 물질 사용(예, 알코올사용장애)을 포함한다. 그러나 보통 그러한 행동에서 즐거움을 얻고 단지 그것의 해로운 결과 때문에 저항하고자 한다는 점에서 강박장애의 강박행동과 다르다.

강박적 성격장애. 강박적 성격장애와 강박장애는 비슷한 이름을 가지고 있지만, 이러한 장애의 임상적 징후는 상당히 다르다. 강박적 성격장애는 침투적인 생각, 이미지, 충동 또는 이러한 침투적인 증상에 반응하는 반복적인 행동에 특징지어지지 않는다. 대신에 과도한 완벽주의와 엄격한 통제라는 지속적이고 만연한 부적응적 패턴을 포함한다. 어떤 이가 강박장애와 강박적 성격장애의 증상을 모두 보인다면 두 진단 모두 내릴 수 있다.

동반이환 Comorbidity

강박장애가 있는 사람들은 종종 다른 정신질환을 가지고 있다. 미국에서 강박장애가 있는 많은 환자는 평생 76%의 불안장애 유병률(예, 공황장애, 사회불안장애, 범불안장애, 특정공포증) 혹은 63%의 우울장애나 양극성장애 유병률(가장 흔한 주요우울장애는 41%)을 가지고 있다. 일생 동안 충동조절장애의 유병률은 56%이고 물질사용장애는 39%로 흔한 편이다. 강박장애의 발병은 보통 대부분의 동반 불안장애(분리불안장애를 제외하더라도)나 외상후 스트레스장애보다 느리고, 종종 우울장애보다는 빠르다. 미국에서 DSM-IV 강박장애를 진단받고 치료 중인 214명의 성인 환자를 대상으로 한 연구에서 장기적으로 보았을 때 강박성 성격장애가 환자의 23~32%에서 발견된다.

강박장애가 있는 사람의 30%는 평생 틱장애를 가지고 있다. 동반 틱장애는 아동기에 강박장애가 발병한 남성에서 가장 흔하다. 이들은 강박 증상의 주제, 동반이환, 경과, 가족 전파의 패턴에 있어서 틱장애의 병력이 없는 사람들과는 다른 경향이 있다. 강박장애, 틱장애, ADHD가 모두 있는 환자는 아동에서도 볼 수 있다.

신체이형장애, 발모광, 피부뜯기장애를 포함하는 몇 가지 강박 관련 장애는 강박장애가 없는 사람보다 강박장애가 있는 사람에서 더 자주 발생한다.

강박장애는 또한 특정한 질환에 있어 일반인에서 기대되는 유병률에 비해 유병률이 더 높다. 그러한 질환 중 하나가 진단된다면, 강박장애도 평가되어야 한다. 예를 들어, 조현병이나 조현정동장애 환자의 경우, 강박장애의 유병률은 약 12%다. 강박장애는 또한 양극성장애, 신경성 식욕부진증과 신경성 폭식증을 포함한 섭식장애, 신체이형장애, 그리고 투렛장애 환자에서 비율이 높다.

● 신체이형장애
Body Dysmorphic Disorder

진단기준   F45.22

A. 관찰할 수 없거나 다른 이에게는 크지 않음에도 신체적인 외모에서 하나 이상의 결점에 대해 몰입한다.
B. 질환의 경과 중 어느 시점에서, 외모에 대한 우려로 반복적 행동(예, 거울 보기, 과도한 손질, 피부뜯기, 안심을 위해 확인하기)을 하거나 또는 정신적인 행위(예, 다른 사람의 외모와 비교)를 한다.
C. 몰입은 사회적, 직업적 또는 기타 중요한 기능 영역에서 임상적으로 현저한 고통이나 손상을 초래한다.
D. 외모에 대한 몰입은 섭식장애 진단기준을 충족하는 개인에서 체지방이나 체중에 대해 걱정하는 것으로 더 잘 설명되지 않는다.

다음의 경우 명시할 것:
　근육신체이형 동반: 자신의 체격이 너무 작거나 근육이 없다는 생각에 몰입한다. 이 명시자는 다른 신체 부위에 몰입해도 적용 가능하다.

다음의 경우 명시할 것:
신체이형장애에 대한 병식의 정도를 나타낸다(예, "나는 못생겼다." 또는 "나는 기형적으로 보인다.").
　좋거나 양호한 병식 동반: 신체이형장애에 대한 믿음이 사실이 아니라고 분명하게 인식하거나 사실이 아닐 수도 있다고 인식하는 경우
　저하된 병식 동반: 신체이형장애에 대한 믿음이 아마도 사실일 것이라고 생각하는 경우
　병식 없음/망상적 믿음 동반: 신체이형장애에 대한 믿음을 사실로 생각하는 경우

명시자 Specifiers

근육신체이형증은 신체이형장애의 한 형태로서, 거의 대부분 성인이나 청소년 남성에서 발생하고 자신의 몸이 너무 작거나 너무 말랐다는 생각에 몰입한다. 사실 이런 형태의 장애가 있는 사람들은 평범해 보이는 몸매를 가지고 있거나 심지어 매우 근육질이다. 그들은 또한 피부나 머리카락과 같은 다른 신체 부위에 몰입할 수 있다. 대부분(전부는 아니지만)은 식단조절, 유산소운동, 과도한 근력 운동을 하는데, 이는 때로 신체적인 피해를 일으킨다. 일부는 잠재적으로 위험한 스테로이드와 다른 약물을 사용하여 그들의 몸을 더 크게 만들고 근육이 발달하게 한다.

신체이형장애가 있는 사람들은 그들이 가지고 있는 신체이형장애에 대한 믿음(예, "나는 못생겼다." "나는 기형이다.")과 관련한 병식의 정도가 다양하다. 신체이형장애에 대한 병식은 좋은 것에서 병식 없음/망상적 믿음(즉, 외모에 대한 자신의 생각이 정확하고 왜곡되지 않았다는 완전한 확신으로 구성된 망상적 믿음)까지 다양하다. 평균적으로 병식은 저하되어 있고, 1/3 이상이 현재 병식 없음/망상적 믿음의 상태다. 망상적인 신체이형장애가 있는 사람들은 일부 영역(예, 자살 사고 또는 자살 행동)에서 더 큰 위험성을 가지지만, 이는 그들의 더 심각한 신체이형장애의 증상을 가진 경향성으로 설명된다.

진단적 특징 Diagnostic Features

신체이형장애(이전에는 **이형공포증**이라고 알려진)가 있는 사람들은 그들의 외모에 대해 하나 이상의 인지적 결점을 가지고 있고, 이들은 못생겼거나, 매력적이지 않거나, 비정상적이거나, 기형적이라고 믿는다(진단기준 A). 이러한 결점은 관찰할 수 없거나 다른 사람들에게는 사소하게 보인다. 걱정은 '매력적이지 않다' 또는 '올바르지 않다'에서부터 '괴물처럼' 보이는 것까지 다양하다. 몰입은 하나 이상의 신체 부위에 집중하며, 흔히 피부(예, 여드름, 흉터, 주름, 창백함), 머리카락(예, '가는' 머리카락 또는 '과도한' 체모) 또는 코(예, 크기나 모양) 등이 있다. 그러나 어떤 신체 부위(예, 눈, 치아, 체중, 배, 가슴, 다리, 얼굴 크기 또는 모양, 입술, 턱, 눈썹, 생식기)도 관심의 대상이 될 수 있다. 어떤 사람은 신체 부위의 비대칭성에 대해 걱정한다. 몰입은 침투적이고, 원치 않으며, 시간을 많이 소비할 뿐 아니라(하루 평균 3~8시간) 보통 저항하거나 통제하기 어렵다.

과도한 반복적인 행동이나 정신적 행위(예, 비교)는 몰입에 대한 반응으로 수행된다(진단기준 B). 사람들이 이러한 행동을 하게 될 때, 그들은 기쁘지 않고 불안과 불쾌감을 느낀다. 이러한 행동들은 일반적으로 시간이 많이 걸리고 저항하거나 통제하기가 어렵다. 일반적인 행동은 자신과 다른 사람의 외모를 비교하는 것이다. 거울이나 반사되는 표면으로 결점을 반복적으로 확인하거나 직접 확인한다. 과도한 손질(예, 빗질, 옷 정돈하기, 면도, 털뽑기); 다른 이에게 결점이 어떻게 보이는지 확인하여 안심을 받는 것; 결점을 확인하기 위해 싫어하는 부분을 만지는 것; 과도하게 운동하거나 근력 운동을 하는 것; 미용 시술을 찾아다니는 것 등이 있다. 어떤 사람들은 과도하게 몸을 태우거나(예, '창백한' 피부를 어둡게 하거나 여드름을 줄이기 위해), 계속해서 옷을 갈아입거나(예, 결함을 숨기기 위해), 강박적으로 쇼핑을 한다(예, 미용 제품 구매를 위해). 피부에 대한 결점을 없애기 위해 강박적으로 피부를 뜯는 것이 흔하며, 이는 피부 손상, 감염 또는 혈관 손상을 일으킬 수 있다. 결점을 위장하는 것(즉, 숨기거나 덮는)은 신체이형장애가 있는 사람에서 매우 일반적인 행동으로 반복적인 행동(예, 반복적으로 화장을 하거나, 모자나 옷을 조정하거나, 이마나 눈을 덮도록 앞머리를 고치는 것)을 포함할 수 있다. 이러한 몰입은 사회적, 직업적 또는 기타 중요한 기능 영역에서 임상적으로 현저한 고통이나 손상을 초래해야 하고(진단기준 C), 보통 둘 다 유발한다. 신체이형장애는 섭식장애와 구별되어야 한다. 대리 신체이형장애는 신체이형장애의 한 형태로 개인이 주로 중요한 타인(예, 배우자 또는 파트너)의 외모에서 결점을 발견하며, 이러한 사람이 때로는 부모, 자녀, 형제 또는 낯선 사람일 수 있다.

부수적 특징 Associated Features

신체이형장애가 있는 많은 사람은 그들의 외모 때문에 다른 사람들이 그들을 특별히 주목하거나 조롱한다는 관계사고나 망상을 가지고 있다. 신체이형장애는 높은 수준의 불안, 사회적 불안, 사회적 회피, 우울한 기분, 부정적 정서성(신경증적 경향성), 거절 민감성, 그리고 낮은 외향성과 낮은 자존감, 완벽주의와 연관이 있다. 신체이형장애는 또한 증가된 적대감이나 공격적인 행동과도 관련이 있다. 많은 사람은 그들의 외모와 외모에 지나치게 집착하는 것을 부끄러워하며, 다른 사람들에게 그들의 고민을 드러내는 것을 꺼린다. 대다수의 사람은 그들의 결점을 개선하기 위해 미용 시술을 받는다. 피부과 시술과 수술이 가장 흔하지만, 모든 유형의 시술(예, 치과, 전기성형법)이 가능하다. 어떤 사람들은 자신에게 직접 수술을 한다. 신체이형장애는 그러한 치료에 잘 반응하지 않는 것으로 보이며, 때로는 더 나빠진다. 어떤 사람들은 미용 시술의 결과에 불만을 가져 의료진(예, 외과의사)에게 법적 조치를 취하거나 폭력적으로 행동한다.

신체이형장애는 감정의 인식, 처리, 실행뿐만 아니라 사회적 상황이나 정보 해석에서의 부정확함이나 정보처리편향과도 관계가 있다. 예를 들어, 이러한 장애가 있는 사람은 얼굴 표정과 불명확한 상황에 대하여 부정적이고 위협적인 해석을 하는 경향이 있다. 신체이형장애는 또한 시각 자극의 전체적 또는 구성적 측면보다는 시각정보처리이상, 분석에 대한 편향으로 특징지어진다.

유병률 Prevalence

미국 성인들을 대상으로 시행된 전국적인 역학 연구에서 질환의 유병률은 2.4%(여성 2.5%, 남성 2.2%)였다. 미국 이외의 지역(예, 독일)에서도 유사한 연구들은 미국과 비슷한 젠더 분포로, 유병률은 1.7~2.9%다. 전 세계적으로 피부과 환자에서 유병률은 11~13%이고, 성형외과 일반수술 환자 중 13~15%, 코 성형술 환자 중 20%, 성인 턱 교정수술 환자 중 11%, 성인 치아 교정 환자 중 5~10%다. 청소년과 대학생 사이에서 유병률은 소년/젊은 남자에 비해 소녀/젊은 여자가 상대적으로 더 높다.

발달 및 경과 Development and Course

발병 평균 연령은 16~17세이고, 발병 시의 중간 연령은 15세이며, 발병 시 가장 흔한 나이는 12~13세다. 2/3에서 발병 연령은 18세 이전이다. 준임상적 신체이형장애는 평균 12세 또는 13세에 발병한다. 준임상적 우려는 점차 완전한 질환으로 발전하지만, 어떤 이들은 갑자기 신체이형장애가 발병한다. 장애는 일반적으로 만성화되지만, 증거 기반 치료를 받으면 개선될 가능성이 있다. 질환의 임상적 특징들은 성인과 아동/청소년에서 거의 비슷하게 나타난다. 신체이형장애는 노인들에서도 발생하지만, 이 연령대의 질환에 대해 알려진 것은 거의 없다. 18세 이전에 발병한 환자는 더 많은 동반질환을 가지고 있고, 성인에서 발병한 신체이형장애가 있는 환자들보다 (급성보다는) 점진적인 경과를 가질 가능성이 높다.

위험 및 예후 인자 Risk and Prognostic Factors

환경적. 신체이형장애는 아동기의 방치, 학대, 외상적인 사건의 높은 비율과 관련이 있다.

유전적, 생리적. 신체이형장애의 유병률은 강박장애가 있는 사람들의 일차 친족에서 증가한다. 신체이형장애 증상의 유전 가능성은 청소년과 젊은 성인에서의 쌍둥이 연구에 의하면 37~49%이고, 여성에서 더 높다. 신체이형장애에 특정적인 유전적 영향뿐만 아니라 강박장애와의 유전적 취약성도 공유된다.

문화와 관련된 진단적 쟁점 Culture-Related Diagnostic Issues

신체이형장애는 국제적으로 보고된다. 질환의 특정적인 모습들, 예를 들어 젠더 비율, 걱정하는 신체 부위, 반복적인 행동 유형, 그리고 고통과 손상의 수준 등은 범문화적으로 나타난다. 다른 특징들은 다양할 수 있다(예, 일본과 같은 집단주의적인 초점을 가진 일부 문화적 맥락에서 신체이형성에 대한 우려는 다른 사람들의 기분을 상하게 하는 것에 대한 두려움을 강조할 수 있다).

다양한 문화적 기준은 특정한 신체 이미지에 대한 걱정(예, 일본에서는 눈꺼풀, 서양에서는 근육이형증)과 연관될 수 있다. 전통적인 일본 진단 체계에 존재하는 다이진 교후쇼는 신체이형장애와 유사한 아형을 가지고 있다: 슈보 교후('기형에 대한 공포'라는 의미). 고통의 개념에 대한 문화적인 상세한 정보를 확인하기 위해서는 '문화와 정신과적 진단' 장을 참조하기 바란다.

성 및 젠더와 관련된 진단적 쟁점 Sex- and Gender-Related Diagnostic Issues

근육신체이형장애는 거의 남성에서 발생하며, 여성이 섭식장애를 동반할 가능성이 높은 것에 비해 남성들은 물질사용장애를 더 많이 동반한다. 대부분의 임상적인 특징에 관해서 여성과 남성은 차이점보다 더 많은 유사성을 가지고 있는 것으로 보인다. 예를 들어, 싫어하는 신체 부위, 반복적인 행동 유형, 증상의 심각도, 자살 위험성, 동반이환, 경과 및 신체이형장애로 미용 시술을 받는 것이 이에 해당된다. 그러나 몇 가지 차이점도 있다. 예를 들면, 남자들은 그들의 생식기, 체격(그들이 너무 작거나 근육이 부족하다고 생각한다), 가늘어지는 머리카락에 더 몰입할 가능성이 높고, 여성은 체중(보통 몸무게가 너무 많이 나간다고 생각한다), 가슴, 엉덩이, 다리, 그리고 과도한 체모에 몰입할 가능성이 높다.

자살 사고 혹은 행동과의 연관성 Association With Suicidal Thoughts or Behavior

전 세계에 걸친 자살 사고와 자살 행동을 조사한 17개 연구의 체계적인 검토와 메타분석에서 신체이형장애가 있는 개인들은 건강한 사람이나 섭식장애를 진단받은 대조군에 비해 자살 사고를 경험했을 가능성이 4배 더 높았고(OR=3.87), 자살 시도를 했을 가능성이 2.6배 더 높았다(OR=2.57). 독일에서 진행된 두 일반인 대상 연구는 신체이형장애로 진단된 개인에서 진단되지 않은 개인보다 자살 사고는 19% 대 3%; 31.0% 대 3.5%로 더 높고, 자살 행동은 7% 대 1%; 22.2% 대 2.1%로 더 높은 것을 발견하였다.

신체이형장애의 심각도는 자살 사고 및 자살 행동과 신체이형장애 간의 연관성을 강화한다. 신체이형장애와 증가된 자살 사고 및 자살 행동 사이의 관계는 동반이환에 있어서는 독립적이나, 특정 동반이환은 이 관계를 더욱 강화시킬 수 있다. 신체이형장애가 있는 사람들의 상당수는 주로 그들의 외모에 대한 걱정이 자살 사고나 자살 시도의 원인이 된다.

신체이형장애가 있는 사람들은 더 많은 자살 사고와 자살 시도, 실업, 학대, 낮은 자존감, 높은 비율로 주요우울장애, 섭식장애, 물질사용장애를 동반하는 등 자살을 예측할 수 있는 많은 인구학적 · 임상적 위험인자를 가지고 있다.

신체이형장애의 기능적 결과 Functional Consequences of Body Dysmorphic Disorder

신체이형장애가 있는 거의 모든 사람은 외모에 대한 걱정 때문에 심리적 · 사회적 기능장애를 경험한다. 이러한 손상의 정도는 중등도(예, 일부 사회적 상황의 회피)에서 극단적이고 무력한 정도(예, 완전히 집에만 있는 것)까지 될 수 있다.

평균적으로, 심리적 · 사회적 기능과 삶의 질은 현저히 떨어진다. 더 심한 신체이형장애 증상은 더 심한 기능 및 삶의 질 저하와 관련이 있다. 대부분은 그들의 직업, 학업 또는 역할 기능(예, 부모 또는 양육자로서)에서 장애를 경험하는데, 이는 종종 심각해질 수 있다(예, 업무 성과가 좋지 않음, 중퇴 또는 실직, 무직). 신체이형장애가 있는 청소년의 약 20%가 그들의 신체이형장애 증상 때문에 학교를 중퇴한다고 보고한다. 성인과 청소년들의 높은 비율이 정신과적으로 입원 중이다.

감별진단 Differential Diagnosis

일반적인 외모에 대한 걱정과 명백한 신체적 결점. 신체이형장애는 외모에 대한 과도한 몰입과 시간이 많이 걸리고, 일반적으로 저항하거나 통제하기 어려우며 임상적으로 기능에 현저한 고통 또는 손상을 초래하는 반복적인 행동으로 특징지어지며, 이는 일반적인 외모에 대한 걱정과는 다르다. 또한 분명하게 눈에 띄는(즉, 경미하지 않은) 신체적인 결점은 신체이형장애로 진단되지 않는다. 그러나 신체이형장애의 증상으로서 피부뜯기는 눈에 띄는 피부 병변과 흉터를 일으킬 수 있고, 그러한 경우에는 신체이형장애로 진단되어야 한다.

섭식장애. 섭식장애가 있는 개인에게 있어서, 비만이나 과체중에 대한 걱정은 신체이형장애보다는 섭식장애의 증상으로 여겨진다. 그러나 체중에 대한 걱정은 신체이형장애에서도 발생할 수 있다. 섭식장애와 신체이형장애는 동반 가능하고, 이 경우 둘 다 진단되어야 한다.

기타 강박 및 관련 장애. 신체이형장애의 집착과 반복적 행동은 오직 외모에만 집중되어 있다는 점에서 강박장애의 강박사고 및 강박행동과 다르다. 신체이형장애에서 병식이 저하되었다는 것도 이 장애와의 차이점이다. 피부뜯기가 피부에 결점이 있다고 판단하고 이를 개선하기 위한 것일 때, 피부뜯기장애가 아닌 신체이형장애로 진단한다. 또한 털을 제거하는(뽑거나 당겨서 제거하는) 행위가 얼굴, 머리 또는 체모에 결함이 있다고 인지하고 이를 개선하기 위한 것일 때, 발모광(털뽑기장애)보다는 신체이형장애로 진단해야 한다.

질병불안장애. 신체이형장애가 있는 사람들은 심각한 질병을 앓는 것에 대해 걱정하거나 집중하지 않으며 특별히 두드러진 신체화 증상을 보이지는 않는다.

주요우울장애. 신체이형장애에서 외모에 대한 두드러진 집착과 과도한 반복적인 행동이 주요우울장애와의 감별점이다. 그러나 주요우울장애와 우울 증상은 신체이형장애에 의해 야기되는 고통과 기능 손상 때문에 부차적으로 신체이형장애에서 흔히 나타난다. 신체이형장애에 대한 진단기준이 충족될 경우 우울한 환자에서도 신체이형장애를 진단해야 한다.

불안장애. 사회적 불안과 회피는 신체이형장애에서 흔하다. 그러나 사회불안장애, 광장공포증, 회피성 성격장애와 달리, 신체이형장애는 망상적일 수 있는 두드러진 외모 관련 집착과 반복적인 행동을 포함한다. 게다가 신체이형장애의 특징인 사회적 불안과 회피는 스스로 외모 결함을 인지하고 그에 대한 우려와 이러한 신체 특징 때문에 다른 사람들이 추하게 여기고 비웃거나 거부할 것이라는 믿음이나 두려움에 기인한다. 범불안장애와 달리 신체이형장애의 불안과 걱정은 외모 결함을 인식하는 것에 초점이 있다.

정신병적 장애. 신체이형장애가 있는 많은 사람은 외모에 대해 망상적 믿음(즉, 인식된 결함에 대한 시각이 정확하다고 완전히 확신하는 것)을 가지고 있는데, 이는 망상장애가 아닌 병식 없음/망상적 믿음을 동반한 신체이형장애로 진단된다. 외모와 관련된 생각이나 망상은 신체이형장애(즉, 다른 사람들이 개인의 외모 때문에 부정적으로 특별하게 주의를 끈다고 생각하는 것)에서 흔히 나타난다. 그러나 조현병이나 조현정동장애와는 달리 신체이형장애는 와해된 행동이나 다른 정신병적 증상 없이(외모에 대한 망상적 믿음은 제외하고) 외모에 대한 뚜렷한 집착과 관련된 반복적인 행동을 보인다. 강박 및 관련 장애 증상을 보이는 개인이 '병식 없음/망상적 믿음 동반'의 명시자가 타당할 때, 이러한 증상을 정신병적 장애로 진단해서는 안 된다.

기타 장애 및 증상. 신체이형장애는 젠더 불쾌감이 있는 환자들과 같이 일차, 이차 성징에 대한 불편함이나 이를 제거하기 위한 욕구에 국한된 경우 진단되지 않아야 한다. 또한 DSM-5의 다른 특정 강박증 및 관련 장애 중 하나인 후각관계장애(후각관계 증후군)에서와 같이 더럽고 불쾌한 냄새가 난다는 믿음에만 국한될 경우 신체이형장애를 진단해서는 안 된다. (DSM-5에는 없으나 ICD-11에 포함된) **신체정체성 통합장애**(body integrity dysphoria)는 개인이 경험하는 신체적 감각과 실제 해부학적 구조 사이의 불일치를 바로 잡기 위해 신체를 절단하고자 하는 지속적인 욕망을 수반한다. 신체이형장애와는 대조적으로, 이 장애가 있는 개인은 절단될 사지가 어떤 식으로든 못생기거나 결함이 있다고 느끼지 않고, 단지 그것이 그곳에 있어서는 안 된다고 느낀다. 동남아시아의 전염병에서 주로 발생하는 문화 관련 질환인 **코로**(Koro)는 음경(여성의 음순, 유두 또는 유방)이 수축하거나 퇴축되어 복부로 사라질 것이라는 두려움이 있으며, 종종 죽음이 초래될 것이라는 믿음을 동반한다. 코로는 여러 가지 면에서 신체이형장애와 다른데, 여기에는 추악함에 대한 집착보다는 죽음에 대한 공포가 더 특징적이다. (DSM-5에는 없는) **이형증 염려**(dysmorphic concern)는 신체이형장애와 유사하지만 더 넓은 범주로 외모의 경미하거나 상상 속 외모 결함에 대한 지나친 우려를 포함한다.

동반이환 Comorbidity

주요우울장애는 가장 흔한 동반질환이며, 보통 신체이형장애 이후에 발생한다. 사회불안장애, 강박장애 및 물질관련장애(신체이형장애의 근육신체이형 동반형에 아나볼릭-안드로겐성 스테로이드 사용 포함)도 흔하다.

● 수집광
Hoarding Disorder

진단기준	F42.3

A. 실제 가치에 관계없이 소유물을 버리거나 분리하는 데 지속적으로 어려움을 겪는다.
B. 이러한 어려움은 소유물을 저장해야 한다는 욕구와 버릴 때 따르는 고통 때문이다.
C. 소유물을 버리기 어려워 물건이 쌓이게 되며, 이는 거주 환경을 어지럽고 혼란스럽게 하여 소유물의 원래 용도를 상당히 손상시킨다. 환경이 어지럽지 않다면 이는 제3자(예, 가족 구성원, 청소부, 다른 권위자)의 개입이 있을 경우뿐이다.
D. 수집광 증상은 사회적, 직업적 또는 기타 중요한 기능 영역(자신과 타인을 위한 안전한 환경 유지 포함)에서 임상적으로 현저한 고통이나 손상을 초래한다.
E. 수집광 증상은 다른 의학적 질환(예, 뇌손상, 뇌혈관 질환, 프래더-윌리 증후군)에 기인하지 않는다.
F. 수집광 증상은 다른 정신질환의 증상(예, 강박장애의 강박, 주요우울장애의 활력 감소, 조현병 또는 다른 정신병적 장애에서의 망상, 주요 신경인지장애의 인지적 결함, 자폐스펙트럼장애의 제한된 관심)으로 더 잘 설명되지 않는다.
다음의 경우 명시할 것:
　과도한 수집 동반: 필요 없거나 사용 가능한 공간이 없는 품목에 대한 과도한 수집과 함께 소유물 폐기가 어려운 경우
다음의 경우 명시할 것:
　좋거나 양호한 병식 동반: 수집광 증상과 관련된 믿음과 행동(물건을 버리기 어렵거나, 소유물을 채우고 어지럽

히거나, 과도한 수집과 관련된 것)이 문제가 된다는 것을 인지하는 경우

저하된 병식 동반: 수집광 증상과 관련된 믿음과 행동(물건을 버리기 어렵거나, 소유물을 채우고 어지럽히거나, 과도한 수집과 관련된 것)이 반대되는 증거에도 불구하고 문제가 되지 않는다고 대체로 확신하는 경우

병식 없음/망상적 믿음 동반: 수집광 증상과 관련된 믿음과 행동(물건을 버리기 어렵거나, 소유물을 채우고 어지럽히거나, 과도한 수집과 관련된 것)이 문제가 되지 않는다고 완전히 확신하는 경우

명시자 Specifiers

과도한 수집 동반. 수집광이 있는 사람의 약 80~90%는 과도한 물건 수집을 보인다. 가장 흔한 형태는 과도한 구매이며, 그다음으로는 공짜 물건(예, 전단지, 남이 버린 물건)을 습득하는 것이다. 도둑질은 덜 흔하다. 일부 사람들은 처음 평가했을 때 과도한 수집을 부인할 수 있지만, 치료 과정에서 차후에 나타날 수 있다. 수집광 환자들은 보통 물건을 살 수 없거나 이를 방해받게 되면 고통스러워한다.

진단적 특징 Diagnostic Features

수집광의 중요한 특징은 실제 가치에 관계없이 소유물을 버리거나 분리하는 데 지속적으로 어려움을 겪는다는 것이다(진단기준 A). **지속적**이란 재산 소유물 등이 쌓인 일시적인 생활환경보다는 오랜 어려움을 뜻한다. 진단기준 A에 언급된 소유물의 폐기 곤란은 버리는 것, 판매, 기부 또는 재활용을 포함한 모든 형태의 폐기가 어려운 것을 의미한다. 이러한 어려움의 주된 이유는 물건의 효용성이나 미적 가치를 인지해서이거나 그 소유물에 대한 강한 정서적 애착 때문이다. 어떤 사람들은 자신의 소유물의 운명에 대해 책임을 느끼고 종종 이런 소유물이 버려지는 것을 피하기 위해 많은 노력을 한다. 중요한 정보를 잃는 것에 대한 두려움도 흔하다. 가장 일반적으로 보관하는 항목은 신문, 잡지, 의류, 가방, 책, 우편, 종이서류이지만, 실제로 그 외 어떤 물건도 저장할 수 있다. 물건의 특징은 대부분의 다른 사람이 쓸모없다고 여기거나 약간 가치 있다고 생각되는 물건들에만 한정되지 않는다. 많은 환자는 종종 덜 가치 있는 물건들과 섞여 있는 더미에서 발견되는 가치 있는 물건들도 다수 수집하고 저장한다.

수집광 환자는 어떤 목적을 가지고 이를 보관하며, 소유물을 버리게 될 가능성에 직면했을 때 고통(예, 불안, 좌절, 후회, 슬픔, 죄책감)을 경험한다(진단기준 B). 이 기준은 소유물 저장이 의도적이라는 점을 강조하는데, 이는 물건이 수동적으로 축적되거나 소유물이 없어져도 별로 괴로워하지 않는 다른 형태의 정신병리와 수집광을 구별 짓는 특징이다.

수집광 환자들은 그들이 물건을 원래 용도로 더 이상 사용할 수 없을 만큼 생활공간을 채우고 어지럽히는 많은 수의 물건을 축적한다(진단기준 C). 예를 들어, 부엌에서 요리하거나, 침대에서 잠을 자거나, 의자에 앉을 수 없을지도 모른다. 그 공간을 사용할 수 있다면, 그것은 매우 어렵게 이용 가능할 뿐이다. 어지럽히는 것(clutter)은 일반적으로 다른 목적을 위해 설계된 공간(예, 테이블, 바닥, 복도)에 관련이 없거나 사소한 관련이 있는 물건들을 무질서하고 난잡하게 쌓아 두는 것을 뜻한다. 진

단기준 C는 차고, 다락방, 지하실 등 때때로 수집광이 없는 사람들도 어지럽힐 수 있는 어수선한 주변 공간보다는 가정의 '실제' 생활공간을 강조한다. 그러나 수집광이 있는 개인은 활동적인 생활공간을 넘어서 차량, 마당, 직장, 친구 및 친척 집과 같은 다른 공간까지 사용할 수 없게 만들 수 있다. 경우에 따라 제3자(예, 가족 구성원, 청소부, 권위자)의 개입만으로 생활공간, 주거 지역이 정리될 수 있다. 어쩔 수 없이 집을 청소하게 된 환자들도 제3자의 개입에 의해 생활공간이 어지럽혀지지 않은 것이므로 수집광의 기준에 맞는다. 수집광 환자와 비슷한 양으로 소유물을 축적했을지라도 조직적이고 체계적인 정상적인 수집 행위를 했다면 수집광과는 다르다. 체계적인 수집은 수집광 환자의 전형적인 혼란, 괴로움 또는 기능 손상을 야기하지 않는다.

증상(즉, 폐기의 어려움 및/또는 어지럽히는 것)은 자신과 타인을 위한 안전한 환경 유지(진단기준 D)를 포함하여 사회적, 직업적 또는 기타 중요한 기능 영역에서 임상적으로 현저한 고통이나 손상을 초래한다. 어떤 경우, 특히 병식이 저하될 때 개인은 고통스럽다고 보고하지 않을 수 있고, 손상은 주변 사람들에게만 명백할 수 있다. 그러나 제3자가 소유물을 처분하거나 처분하려는 시도는 높은 수준의 고통을 초래한다.

부수적 특징 Associated Features

수집광의 다른 흔한 특징들은 우유부단함, 완벽주의, 회피, 미루기, 계획 및 조직화의 어려움, 산만함을 포함한다. 수집광이 있는 일부 개인은 심각하게 어지럽혀진 공간으로 인해 비위생적인 환경에서 생활하며, 이는 계획 및 정리의 어려움과 관련이 있다. **동물 수집광**은 많은 수의 동물을 수집하고, 최소한의 영양, 위생 및 수의학적 관리를 제공하지 못하며, 동물의 악화되는 건강 상태(질병, 기아 또는 사망)와 환경(예, 심각한 과잉 수용, 극히 비위생적인 환경)에 대해 조치를 취하지 못하는 것으로 정의할 수 있다. 동물 수집광은 수집광의 특수한 형태로, 대부분의 동물 수집광은 무생물 또한 수집한다. 동물 수집광과 물건 수집광의 가장 두드러진 차이점은 비위생적인 환경의 정도와 동물 수집에 대한 더 심하게 저하된 병식이다.

유병률 Prevalence

수집광에 대한 국가적 유병률 조사는 없다. 지역사회 조사는 미국과 유럽에서 임상적으로 유의미한 수집광의 유병률을 대략 1.5%에서 6% 사이로 추정한다. 고소득 국가 전체의 12개 연구에 대한 메타분석에서, 젠더 차이 없이 2.5%의 유병률이 보고되었다. 이것은 주로 여성인 임상 환경에서의 표본과는 대조된다. 네덜란드의 한 인구 기반 연구에서, 수집광 증상은 젊은 성인(30~40세)에 비해 노인(65세 이상)에서 거의 3배 더 많이 나타나는 것으로 나타났다.

발달 및 경과 Development and Course

수집광은 어린 시절에 발병하여 인생 후반기까지 지속되는 것으로 보인다. 수집광 증상은 15세에서 19세 사이에 처음 나타나며, 20대 중반에 일상적인 기능을 방해하기 시작하고, 30대 중반에 임상적으로 심각한 손상을 일으킨다. 임상시험 연구 참여자는 보통 50대이며 수집광의 심각도는 특히 30세 이후 인생의 10년마다 증가한다. 일단 증상이 시작되면, 종종 만성적이며 악화와 완화의 과정을 반복하는 사람은 거의 없다.

아동의 병적 수집광 증상은 발달적으로 적응적인 수집 및 보관 행동과 쉽게 구별된다. 아동과 청소년은 일반적으로 자신의 생활환경 및 버리는 행동을 스스로 제어하지 않기 때문에 진단 시 제3자의 가능한 개입(예, 부모가 사용 가능한 공간을 유지하여 간섭을 줄임)을 고려해야 한다.

위험 및 예후 인자 Risk and Prognostic Factors
기질적. 우유부단함은 수집광 환자들과 그들의 일촌 가족들의 두드러진 특징이다.
환경적. 수집광 환자들은 종종 그 장애의 발병이나 악화 전에 스트레스와 정신적 충격을 주는 삶의 사건들이 있었음을 후향적으로 보고한다.
유전적, 생리적. 수집하는 증상은 가족성이며, 환자들의 50% 이상이 수집광 증상을 보이는 친척이 있다고 보고한다. 쌍둥이 연구에 따르면 수집 행동의 약 50%는 부가적으로 유전적 요인에 기인하고, 나머지는 공유되지 않은 환경 요인에 기인한다고 보고한다.

문화와 관련된 진단적 쟁점 Culture-Related Diagnostic Issues
대부분의 연구가 산업화된 서구 국가들 및 도시 지역사회에서 이루어졌지만, 중 · 저소득 국가의 정보까지 살펴보았을 때, 수집광이 임상 양상의 심각도, 관련 인식 및 행동에서의 유사성을 포함하여 문화적으로 일관된 임상 특징을 가지고 있음을 시사한다. 절약과 소지품 보관에 높은 가치를 두는 문화적 맥락에서는 괴로움과 기능적 장애의 유무가 진단의 근거가 되어야 한다.

성 및 젠더와 관련된 진단적 쟁점 Sex- and Gender-Related Diagnostic Issues
수집광의 주요 특징(즉, 버리기 어려움, 과도한 양의 습득)은 일반적으로 남녀에서 비슷하지만, 여성은 남성보다 더 지나친 습득, 특히 과도한 구매를 보이는 경향이 있다.

수집광의 기능적 결과 Functional Consequences of Hoarding Disorder
어지럽히는 행동은 집안에서의 이동, 요리, 청소, 개인 위생 유지, 심지어 수면과 같은 기본적인 활동들을 손상시킨다. 수리 작업이 어려워 가전제품이 고장 날 수 있으며 수도, 전기 등이 끊길 수 있다. 삶의 질은 종종 상당히 손상된다. 심각한 경우, 수집광은 화재, 낙상(특히 노년층), 위생 불량 및 기타 건강상의 위험을 초래할 수 있다. 수집광은 직업적 장애, 신체 건강 불량, 높은 빈도의 사회 서비스 이용률과 관련이 있다. 가족관계는 종종 심한 긴장 상태에 놓인다. 이웃 및 지방 당국과의 갈등은 흔하며, 수집광이 심한 환자 중 상당수는 법적 강제 퇴거 절차에 처하기도 하고, 일부는 퇴거를 당하기도 한다.

감별진단 Differential Diagnosis

기타 의학적 상태. 외상성 뇌손상, 종양 또는 발작 조절 치료를 위한 수술적 절제, 뇌혈관 질환, 중추신경계 감염(예, 단순 헤르페스 뇌염) 또는 프래더-윌리 증후군과 같은 신경유전학적 상태 등 다른 의학적 상태의 직접적인 결과로 인한 것으로 판단될 경우 수집광은 진단되지 않는다(진단기준 E). 전복내측 전전두엽과 대상회의 손상(anterior ventromedial prefrontal and cingulate cortices)은 특히 물건의 과도한 축적과 관련이 있다. 이러한 환자에서 수집광 행동은 뇌손상이 발생하기 전에는 나타나지 않으며 뇌손상이 일어난 직후 발생한다. 수집광 환자들은 어떤 것도 버리기를 매우 꺼리는 것과 반대로 이러한 환자들 중 일부는 수집된 물건에 대해 관심이 거의 없는 것으로 보이며, 쉽게 버릴 수 있거나 다른 사람들이 그것들을 버리더라도 신경 쓰지 않는다.

신경발달장애. 수집광은 사물의 수집이 자폐스펙트럼장애나 지적발달장애(지적장애) 등 신경발달장애의 직접적인 결과로 판단되면 진단하지 않는다.

조현병 스펙트럼 및 기타 정신병적 장애. 사물의 축적이 조현병 스펙트럼 및 기타 정신병적 장애에서 망상이나 음성 증상의 직접적인 결과로 판단될 경우 진단하지 않는다.

주요우울 삽화. 수집광은 사물의 축적이 주요우울 증상에서 정신운동 지체, 피로 또는 에너지 소실의 직접적인 결과로 판단될 경우 진단하지 않는다.

강박장애. 수집광은 증상이 오염에 대한 공포, 위험 또는 불완전성의 느낌과 같은 전형적인 강박사고나 강박행동의 직접적인 결과로 증상이 판단될 경우 진단하지 않는다. 불완전한 느낌(예, 정체성을 잃어버린 느낌, 모든 삶의 경험을 기록하고 보관해야 하는 것)은 이러한 형태의 수집광과 관련된 가장 빈번한 강박장애 증상이다. 물건의 축적은 또한 귀찮은 의식을 지속적으로 피하는 결과일 수 있다(예, 끝없는 손 씻기나 확인하는 의식적 행동을 피하기 위해 물건을 버리지 않음).

강박장애에서 그 행동은 일반적으로 원하지 않은 것이고 매우 고통스러우며, 그것으로부터 어떠한 즐거움이나 보상도 경험하지 않는다. 과도한 물품의 습득이 존재하는 경우, 물품을 소유하려는 진정한 욕망 때문이 아니라 특정 강박관념(예, 다른 사람을 오염시키지 않기 위해 우연히 만진 물품을 구입해야 한다는 필요성) 때문에 물건을 축적하게 된다. 강박장애의 맥락에서 수집광 증상을 보이는 사람들은 또한 쓰레기, 대변, 소변, 손톱과 발톱 자른 것, 머리카락, 사용한 기저귀, 또는 썩은 음식과 같은 기이한 물건들을 축적할 가능성이 더 높다. 이런 물건의 축적은 수집광에서는 매우 드물다.

심각한 수집광이 강박장애의 다른 전형적인 증상과 동시에 나타나지만 이러한 증상과 독립적이라고 판단될 때 수집광과 강박장애 둘 다 진단할 수 있다.

신경인지장애. 수집광 증상은 사물의 축적이 전두엽 퇴행성이나 알츠하이머병과 관련된 신경인지장애와 같은 퇴행성 장애의 직접적인 결과로 판단되면 진단하지 않는다. 일반적으로, 수집하고 축적하는 행동의 시작은 점진적으로 이루어지며, 신경인지장애의 발병 이후 시작된다. 축적 행동은 자기절제력 저하, 도박, 의식(ritual)/상동증, 틱, 자해 행동과 같은 다른 신경정신학적 증상들과 함께 자기방임과 심각한 수준의 가정 내 불결 상태를 동반할 수 있다.

동반이환 Comorbidity

수집광이 있는 사람들의 약 75%는 기분장애나 불안장애를 동반한다. 가장 흔한 동반이환 질환은 주요우울장애(30~50%)와 사회불안장애, 범불안장애다. 수집광 환자의 약 20%는 강박장애 진단기준에 맞는 증상을 보인다. 환자들이 자발적으로 수집광 증상을 보고하지 않을 가능성이 높으며, 수집광 증상에 대해서는 일상적인 임상 인터뷰에서 묻지 않는 경우가 많기 때문에 이러한 동반이환 질환들이 자문의 주된 이유가 될 수 있다.

● 발모광(털뽑기장애)
Trichotillomania (Hair-Pulling Disorder)

진단기준   F63.3

A. 탈모로 이어질 수 있는, 반복적인 스스로의 털뽑기다.
B. 털을 뽑는 행위를 줄이거나 멈추려는 반복적인 시도다.
C. 털을 뽑는 것은 사회적, 직업적 또는 기타 중요한 기능 영역에서 임상적으로 현저한 고통이나 손상을 초래한다.
D. 털을 뽑는 것은 다른 의학적 상태(예. 피부과적 상태)에 기인한 것이 아니다.
E. 털을 뽑는 것은 다른 정신질환의 증상(예. 신체이형장애 환자가 인식하고 있는 외관상 결함을 개선하려는 시도)에 의해 더 잘 설명되지 않는다.

진단적 특징 Diagnostic Features

발모광(털뽑기장애)의 가장 중요한 본질적 특징은 자신의 털을 반복적으로 뽑는 것이다(진단기준 A). 가장 흔한 부위는 두피, 눈썹, 눈꺼풀이며, 덜 흔한 부위는 겨드랑이, 안면, 치골, 그리고 직장 주위의 부위이다. 털을 뽑는 부위는 시간이 지남에 따라 달라질 수 있다. 털뽑기는 하루에 잠깐 산발적으로 일어나기도 하고, 빈번하지는 않지만 몇 시간 동안 지속되기도 하며, 몇 달 또는 몇 년 동안 지속될 수 있다. 진단기준 A는 털을 뽑는 것이 탈모로 이어질 것을 요구하지만, 이 장해가 있는 사람은 탈모가 뚜렷하게 보이지 않도록 광범위하게 온몸에서(즉, 부위 전체에서 하나의 털을 뽑는 것) 털을 뽑을 수 있다. 또한 개인은 탈모를 숨기거나 위장할 수 있다(예, 메이크업, 스카프, 가발 사용). 발모광 환자들은 털뽑기를 줄이거나 중지하기 위해 반복적 시도를 한다(진단기준 B). 진단기준 C는 털을 뽑는 것이 사회적, 직업적 또는 기타 중요한 기능 영역에서 임상적으로 현저한 고통이나 손상을 초래한다는 것을 나타낸다. **고통**이라는 용어는 통제력 상실, 당혹감, 수치심과 같이 경험할 수 있는 부정적인 정서를 포함한다. 심각한 손상은 직장, 학교 또는 기타 공공 상황을 회피하려는 것을 비롯하여 여러 기능 영역(예, 사회, 직업, 학업 및 여가)에서 발생할 수 있다.

부수적 특징 Associated Features

털뽑기는 털과 관련된 다양한 행동이나 의식을 동반할 수 있다. 따라서 개인은 특정 종류의 털을 찾고(예, 특정 질감이나 색을 가진 털), 특정 방법으로 털을 뽑으려고 할 수 있으며(예, 뿌리가 온전하게 나오도록), 털을 뽑은 후 눈으로 검사하거나, 만지거나 또는 입으로 조작할 수 있다(예, 손가락 사이의 털을 말아서 당기고, 이빨 사이에 가닥을 잡거나, 털을 조각조각 물어뜯거나, 털을 삼킴).

털뽑기는 또한 다양한 감정 상태가 선행되거나 동반될 수 있다. 털뽑기는 불안감이나 지루함에 의해 유발될 수 있고, 털을 뽑기 직전 또는 뽑고 싶은 충동에 저항하려고 할 때 증가하는 긴장감이 선행될 수 있으며, 털이 뽑혔을 때 만족감, 쾌감 또는 안도감을 느끼기도 한다. 털을 뽑는 행동은 다양한 의식적 인식 수준을 보이는데, 어떤 환자는 긴장 후 완화를 동반한 털뽑기에 집중하지만 다른 환자들은 선행되는 긴장이 없고 거의 인지하지 못하는, 자동적인 털뽑기를 할 수도 있다. 많은 환자는 2가지 행동 양식을 모두 가지고 있다. 어떤 사람들은 두피의 '가렵다'거나 따끔따끔한 느낌이 털뽑기로 완화되는 것을 경험한다. 통증은 일반적으로 털뽑기와 동반되지 않는다.

탈모의 형태는 매우 다양하다. 완전한 탈모는 물론 머리카락 털의 밀도 감소도 흔하다. 두피가 포함될 때, 정수리나 두정 부위의 털을 뽑는 것을 선호할 수 있다. 두피의 바깥쪽 가장자리, 특히 목덜미의 좁은 둘레를 제외하고는 거의 완전한 대머리 형태도 있을 수 있다. 눈썹과 속눈썹이 완전히 없을 수도 있다.

털뽑기는 보통 직계 가족을 제외하고 다른 사람들이 있는 곳에서는 일어나지 않는다. 어떤 환자들은 다른 사람들의 털을 잡아당기고 싶은 충동을 가지고 있고, 때때로 몰래 그렇게 할 수 있는 기회를 찾기도 한다. 일부 환자는 애완동물, 인형, 기타 섬유질 재료(예, 스웨터 또는 카펫)에서 털을 뽑기도 한다. 어떤 환자들은 자신의 털뽑기 행위를 부인할 수 있다. 발모광을 가진 대부분의 환자는 피부뜯기, 손톱 물어뜯기, 입술 씹기 등 하나 이상의 신체에 집중된 반복적인 행동을 한다.

유병률 Prevalence

일반 인구에서 미국의 자료는 성인 및 청소년에서 발모광의 12개월 유병률 추정치가 1~2% 범위일 수 있음을 시사한다. 여성은 임상 자료에서는 남성보다 10:1 이상으로 더 많이 이환되지만, 지역사회 자료에서는 성비가 2:1에 가깝다고 보고된다. 발모광을 가진 아동에서는 남녀비가 비슷한 빈도로 나타났다. 18~69세 이상 성인 10,000명 이상을 대상으로 한 온라인 설문조사에 따르면, 1.7%가 현재의 발모광을 갖고 있으며, 젠더에 따라 비율이 크게 다르지 않다(남성 1.8%, 여성 1.7%)고 밝혔다.

발달 및 경과 Development and Course

털뽑기는 유아에게서 볼 수 있으며, 이러한 행동은 일반적으로 초기 발달 과정에서 저절로 사라진다. 발모광에서 털뽑기는 사춘기와 함께 혹은 그 이후에 일어난다. 털을 뽑는 부위는 시간이 지남에 따라 달라질 수 있다. 일반적인 발모광의 경과는 만성적이며, 치료되지 않으면 악화와 완화가 반복될 수 있다. 발모광 증상은 생리 전 여성에서 악화될 수 있지만 임신 중에는 일관되게 보이지 않는다. 어떤 환자에게는 증상이 몇 주, 몇 개월 또는 몇 년 동안 나타났다 사라질 수 있다. 일부는 발병 후 몇 년 이내에 재발 없이 관해되기도 한다.

위험 및 예후 인자 Risk and Prognostic Factors
유전적, 생리적. 발모광은 유전적으로 취약하다는 증거가 있다. 일반 인구에 비해 강박장애와 그 일촌 가족들에서 발모광이 더 흔하다.

문화와 관련된 진단적 쟁점 Culture-Related Diagnostic Issues
비서구권 지역의 자료가 부족하지만, 발모광은 문화와 민족 전반에 걸쳐 비슷하게 나타난다.

진단적 표지자 Diagnostic Markers
발모광을 가진 대부분의 사람은 털뽑기를 인정하기 때문에 피부병리학적 진단이 거의 필요하지 않다. 발모광의 피부 생검과 피부 내시경은 탈모증의 다른 원인과 감별할 수 있다. 발모광 환자에서 피부 현미경 검사는 모발 밀도 감소, 짧은 모발, 그리고 길이가 다른 부러진 모발을 포함한 특징들을 보여 준다.

발모광(털뽑기장애)의 기능적 결과
Functional Consequences of Trichotillomania (Hair-Pulling Disorder)
발모광은 사회적·직업적 장애뿐만 아니라 고통과도 연관이 있다. 모발 성장과 모발 질에도 돌이킬 수 없는 손상이 있을 수 있다. 발모광에서 드물게 발생하는 의학적 결과로는 손가락 자반, 근골격계 손상(예, 손목 터널 증후군; 허리, 어깨 및 목 통증), 안검염 및 치아 손상(예, 모발을 물어뜯어 마모되거나 부러진 치아)이 있다. 머리카락을 삼키면 위모구(trichobezoars)가 발생할 수 있으며, 빈혈, 복통, 토혈, 오심, 구토, 장폐색, 심지어 장천공을 동반한다.

감별진단 Differential Diagnosis
정상적인 털뽑기/조작. 미용상의 이유만으로 제모를 하는 경우(즉, 외모를 개선하기 위해)라면 발모광 진단을 하지 않는다. 많은 사람이 털을 비틀고 가지고 놀지만, 이러한 행동은 보통 발모광 진단으로 이어지지 않는다. 어떤 사람들은 머리카락을 잡아당기기보다는 물어뜯을 수 있다. 이 역시 발모광 진단에 적합하지 않다.

기타 강박장애 및 관련 장애. 강박장애 환자들은 대칭에 대한 의식의 일부로 털을 뽑을 수 있으며, 신체이형장애가 있는 사람은 그들이 못생겼거나, 비대칭적이거나, 비정상적이라고 인식하는 모발을 제거할 수 있다.

상동증적 운동장애. 상동증적 운동장애는 때때로 털을 잡아당기는 행동을 보일 수 있다. 예를 들어, 지적발달장애(지적장애)나 자폐스펙트럼장애가 있는 아이가 좌절하거나 화가 났을 때, 때로는 흥분했을 때 상동증적 머리 흔들기, 손이나 팔 물어뜯기, 털뽑기 등을 보일 수 있다. 이러한 행동은 발모광이 아닌 상동증적 운동장애(지적발달장애 또는 자폐스펙트럼장애와 함께 발생)로 진단될 수 있다.

정신병적 장애. 정신병적 장애가 있는 환자들은 망상이나 환각에 반응하여 털을 뽑을 수 있다. 그런 경우 발모광 진단은 하지 않는다.

다른 의학적 상태. 털뽑기나 탈모가 다른 의학적 상태(예, 피부 염증 또는 기타 피부 질환)에 기인하는 경우에는 발모광 진단을 하지 않는다. 기타 반흔성 탈모증의 다른 원인(예, 원형 탈모, 안드로겐성 탈모, 휴지기 탈모) 또는 비반흔성 탈모증(예, 만성 원반성 홍반 루푸스, 모공 편평태선, 중심 원심형 흉터성 탈모, 탈모 모낭염, 박리성 모낭염, 목덜미 흉터종 여드름)도 털뽑기를 부인하는 탈모 환자에서 고려해야 한다. 피부 생검 또는 피부 현미경 검사를 사용하여 피부 질환자와 발모광 환자를 구별할 수 있다.

물질관련장애. 털뽑기는 특정 물질(예, 자극제)에 의해 악화될 수 있지만 그 물질이 지속적인 털뽑기의 주요 원인일 가능성은 낮다.

동반이환 Comorbidity

발모광은 기타 정신질환과 동반되는 경우가 많은데, 가장 일반적으로 주요우울장애와 피부뜯기장애다. 털뽑기나 피부를 뜯는 것 이외의 반복적인 신체에 집중된 증상(예, 손톱 물어뜯기)은 발모광을 가진 대부분의 사람에서 발생하며, 달리 명시되는 강박 및 관련 장애(즉, 다른 신체에 집중된 반복적 행동장애)의 추가 진단을 내려야 한다.

● 피부뜯기장애
Excoriation (Skin-Picking) Disorder

진단기준　　　　　　　　　　　　　　　　　　　　　　　　　　　　　　　F42.4

A. 피부 병변으로 이어지는 반복적인 피부뜯기
B. 피부뜯기를 줄이거나 멈추려는 반복적인 시도
C. 피부뜯기는 사회적, 직업적 또는 기타 중요한 기능 영역에서 임상적으로 현저한 고통이나 손상을 초래한다.
D. 피부뜯기는 물질(예, 코카인) 또는 다른 의학적 상태(예, 옴)에서 기인한 것이 아니다.
E. 피부뜯기는 다른 정신질환(예, 정신병적 장애에서 망상이나 환촉, 신체이형장애에서 인식된 외모상 결함이나 결함을 개선하려는 시도, 상동증적 운동장애에서 상동증 또는 비자살적 자해에서 자해 의도)으로 더 잘 설명되지 않는다.

진단적 특징 Diagnostic Features

피부뜯기장애의 가장 기본적인 특징은 자신의 피부를 반복적으로 뜯는 것이다(진단기준 A). 가장 흔한 부위는 얼굴, 팔, 그리고 손이지만, 많은 환자는 여러 신체 부위에서 이를 행한다. 건강한 피부, 작은 피부 이상, 여드름이나 굳은살 같은 병변, 이전의 상처 딱지 등을 뜯을 수도 있다. 대부분은 손톱으로 뜯지만 많은 사람이 핀셋, 핀 또는 다른 도구를 사용하기도 한다. 피부를 뜯는 것 외에도 문지르거나 쥐어짜고, 절개하고, 물어뜯기도 한다. 피부뜯기장애 환자들은 종종 하루에 몇 시간씩 상당한 시간을 피부뜯기 행동에 할애하고, 이는 수개월 또는 수년 동안 지속될 수 있다. 진단기준 A는 피부뜯기가 피부 병변을 유발할 것을 명시하고 있는데, 환자들은 종종 그러한 병변을 화장이나 옷으로 숨기거나 위장하려고 시도한다. 피부뜯기장애 환자들은 피부뜯기를 줄이거나 멈추려는 시도를 반복적으로 한다(진단기준 B).

진단기준 C는 피부뜯기가 사회적, 직업적 또는 기타 중요한 기능 영역에서 임상적으로 현저한 고통이나 손상을 초래한다는 것을 나타낸다. **고통**이라는 용어는 통제력 상실, 당혹감, 수치심과 같은 경험할 수 있는 부정적인 정서를 포함한다. 심각한 손상은 사회적 상황의 회피로 인해 여러 다른 기능 영역(예, 사회, 직업, 학업 및 여가)에서 발생할 수 있다.

부수적 특징 Associated Features

피부뜯기는 피부나 상처 딱지와 관련된 다양한 행동이나 의식을 동반할 수 있다. 따라서 환자들은 뜯을 특정한 종류의 딱지를 찾고, 그들은 피부를 뜯은 후에 눈으로 관찰하고, 입으로 가지고 놀거나 삼킬 수도 있다. 피부뜯기는 또한 다양한 감정 상태가 선행되거나 동반될 수 있다. 피부뜯기는 불안감이나 지루함에 의해 유발될 수 있고, 피부를 뜯기 직전 또는 뜯고 싶은 충동에 저항하려고 할 때 증가하는 긴장감이 선행될 수 있으며, 피부나 딱지가 뜯어졌을 때 만족감, 쾌감 또는 안도감을 느끼기도 한다. 일부 환자들은 작은 피부의 이상이나 불편한 신체 감각을 완화하기 위해 피부를 뜯는다고 보고한다. 통증은 일반적으로 피부뜯기와 동반되지 않는다. 어떤 환자는 긴장 후 완화를 동반한 피부뜯기에 집중하지만 다른 환자들은 선행되는 긴장이 없고 거의 인지하지 못하는, 자동적인 피부뜯기를 할 수도 있다. 많은 환자는 두 가지 행동 양식을 모두 가지고 있다. 피부뜯기는 보통 직계 가족을 제외하고 타인이 있는 곳에서는 일어나지 않는다. 어떤 사람들은 다른 사람들의 피부를 뜯고 싶어 하는 충동을 보고하기도 한다.

유병률 Prevalence

미국에서 나이, 젠더를 일치시킨 18~69세 이상의 성인 10,000명을 대상으로 한 온라인 설문조사에 따르면 2.1%가 현재 피부뜯기장애를 가지고 있는 것으로 확인되었고, 3.1%가 평생 피부뜯기장애를 가지고 있는 것으로 나타났다. 지역사회 표본에서는 여성들이 3/4 이상을 차지한다.

발달 및 경과 Development and Course

피부뜯기장애 환자들은 다양한 연령대에서 나타날 수 있지만, 피부뜯기는 흔히 사춘기의 시작 혹은 사춘기 직후에 나타난다. 이 질환은 여드름과 같은 피부 질환과 함께 종종 시작된다. 피부를 뜯는 부위는 시간이 지남에 따라 달라질 수 있고 일반적인 경과는 만성적이며, 치료하지 않으면 일부 악화와 완화가 반복된다. 어떤 환자에서는 장애가 1회에 수 주, 수개월 또는 수 년 동안 나타났다 사라졌다가 하기도 한다.

위험 및 예후 인자 Risk and Prognostic Factors

유전적, 생리적. 피부뜯기장애의 유전적 취약성에 대한 증거가 보고되었다. 피부뜯기장애는 일반 인구보다 강박장애 환자와 그들의 일차 친족에서 더 흔하게 발생한다.

문화와 관련된 진단적 쟁점 Culture-Related Diagnostic Issues

문화 전반에 걸쳐 피부뜯기장애의 유병률과 임상적 특징에 대한 정보가 제한적이다. 그러나 임상적 특징은 미국과 그 이외의 국가의 연구에서 유사하게 나타난다.

진단적 표지자 Diagnostic Markers

피부뜯기장애가 있는 대부분의 환자는 피부뜯기를 인정한다. 따라서 피부병리학적 진단은 거의 필요하지 않다. 그러나 피부뜯기장애는 조직병리학적으로 특징적인 특징을 가지기도 한다.

피부뜯기장애의 기능적 결과
Functional Consequences of Excoriation (Skin-Picking) Disorder

피부뜯기장애는 사회적 및 직업적 손상과 연관이 있다. 피부뜯기장애 환자들 중 대부분은 피부뜯기를 하고, 피부뜯기를 할 생각을 하고, 피부뜯기를 하고 싶은 충동을 억제하는 데 적어도 하루에 1시간 이상을 소비한다. 많은 환자가 공공장소로 외출하는 것뿐만 아니라 사회적 사건 또는 여가 활동을 피하게 된다. 또한 대부분의 환자는 적어도 매일 또는 매주 피부뜯기로 인해 업무에 방해를 받는다. 피부뜯기장애가 있는 학생의 상당수가 피부뜯기로 인하여 결석하거나, 과제 수행 또는 공부에 어려움을 겪는다. 피부뜯기의 의학적 합병증에는 조직 손상, 흉터 및 감염이 포함되며 이는 생명을 위협할 수도 있다. 드물게 만성적인 피부뜯기로 인한 손목 활막염이 보고되었다. 피부뜯기는 종종 심각한 조직 손상과 흉터를 초래한다. 감염에 대해 항생제 치료가 필요한 경우가 많으며, 경우에 따라 수술이 필요할 수도 있다.

감별진단 Differential Diagnosis

정신병적 장애. 피부뜯기는 정신병적 장애에서 기생충 감염과 같은 망상 또는 의주감과 같은 환촉에 대한 반응으로 발생할 수 있다. 이러한 경우, 피부뜯기장애로 진단되어서는 안 된다.

기타 강박 및 관련 장애. 강박장애 환자들이 오염 강박사고에 대응하여 과도하게 씻기 강박행동을 할 경우 피부 병변을 야기할 수 있으며, 신체이형장애 환자들에서 외모에 대한 걱정으로 피부뜯 기가 발생할 수 있다. 이러한 경우에는 피부뜯기장애로 진단하지 않는다. 달리 명시되는 강박 및 관련 장애에서 신체에 집중된 반복적 행동장애에 대한 설명은 피부뜯기장애의 진단기준을 만족 시키는 환자들을 제외한다.

신경발달장애. 상동증적 운동장애는 반복적인 자해 행동을 특징으로 가질 수 있지만, 초기 발달기 에 발병한다. 예를 들어, 신경유전적 질환인 프래더-윌리 증후군 환자들에서 피부뜯기가 조기에 발생할 수 있고, 그들의 증상은 상동증적 운동장애의 진단기준을 충족시킨다. 투렛장애 환자의 틱은 자해로 이어질 수 있지만, 피부뜯기장애에서 나타나는 행동은 틱 양상과는 다르다.

인공피부염. 인공피부염은 의학적으로 설명되지 않는 아마도 개인이 생성하는 어떤 역할도 거부하 는 자가 유발 피부 병변을 지칭하기 위해 피부과에서 사용되는 용어다. 피부 병변과 관련하여 개 인의 기만의 증거가 있는 경우는 꾀병(외부 보상이 피부뜯기의 동기가 된 경우), 또는 인위성장애(명 백한 외부 보상 없이 피부뜯기가 발생한 경우)로 진단될 수 있다. 속임수가 없는 상태에서 피부뜯기를 줄이거나 멈추려는 반복적인 시도가 있으면 피부뜯기장애로 진단될 수 있다.

기타 장애. 피부뜯기가 비자살적 자해의 특징인 자해 의도에 일차적으로 기인하는 경우 피부뜯기 장애로 진단되지 않는다.

기타 의학적 상태. 만일 피부뜯기가 일차적으로 다른 의학적 상태에 기인하는 경우 피부뜯기장애 로 진단하지 않는다. 예를 들어, 옴은 항상 심한 가려움증 및 긁기와 연관된 피부 질환이다. 그러 나 피부뜯기장애는 기저의 피부과적 상태에 따라 촉발되거나 악화될 수 있다. 예를 들어, 여드름 은 소위 찰상 여드름이라고 불리는 피부뜯기장애와 연관될 수 있는 일부 긁기 및 피부뜯기를 유 발할 수 있다. 2가지 임상 상황(일부 긁기와 뜯기가 동반된 여드름 대 피부뜯기장애가 동반된 여드름)을 구분하려면 기저 피부과적 상태와 무관하게 피부뜯기를 하고 있는 정도에 대한 평가가 필요하다.

물질/치료약물로 유발된 장애. 피부뜯기 증상은 코카인과 같은 특정 물질에 의해 유발될 수 있으며, 이러한 경우 피부뜯기장애로 진단해서는 안 된다. 피부뜯기가 임상적으로 유의미한 경우, 물질/ 치료약물로 유발된 강박 및 관련 장애 진단을 고려해야 한다.

동반이환 Comorbidity

피부뜯기장애는 종종 다른 정신질환을 동반한다. 이러한 장애에는 주요우울장애뿐만 아니라 강 박장애와 발모광(털뽑기장애)도 포함된다. 여성에서 주요우울장애가 더 흔하게 동반되는 것으로 보 인다. 피부뜯기와 머리카락 뽑기 이외에 손톱 물어뜯기와 같은 신체에 집중된 반복적 증상들은 많 은 피부뜯기장애 환자에서 나타나며, 이러한 경우 기타 신체에 집중된 반복적 행동장애와 같은 달 리 명시되는 강박 및 관련 장애 진단이 부가적으로 내려져야 한다.

● 물질/치료약물로 유발된 강박 및 관련 장애
Substance/Medication-Induced Obsessive-Compulsive and Related Disorder

진단기준

A. 강박사고, 강박행동, 피부뜯기, 털뽑기, 다른 신체에 집중된 반복적 행동들, 또는 강박 및 관련 장애의 특징적인 증상이 임상 양상에서 두드러진다.

B. 병력, 신체검진 또는 검사 결과에 (1)과 (2) 모두의 증거가 있다:

1. 진단기준 A의 증상은 물질 중독 또는 금단 중 또는 직후에, 혹은 치료약물에 노출 후 또는 금단 후에 발생한다.

2. 수반된 물질/치료약물이 진단기준 A의 증상을 일으킬 만한 능력이 있다.

C. 장해는 물질/치료약물로 유발된 것이 아닌 강박 및 관련 장애로 더 잘 설명되지 않는다. 독립적인 강박 및 관련 장애의 증거로 다음을 포함할 수 있다:

증상이 물질/치료약물을 사용하기 전에 나타난다. 급성 금단 증상 또는 심각한 중독이 중단된 후에도 상당 기간(예, 약 1개월) 동안 증상이 지속된다. 또는 비물질/치료약물로 유발된 독립적인 강박 및 관련 장애의 존재를 시사하는 다른 증거가 있다(예, 재발성 비물질/치료약물 관련 삽화의 병력).

D. 장해는 섬망의 경과 중에만 발생하지 않는다.

E. 장해는 사회적, 직업적 또는 다른 중요한 기능 영역에서 임상적으로 현저한 고통이나 손상을 초래한다.

주의점: 이 진단은 진단기준 A의 증상이 임상 양상에서 두드러지고 임상적 주의가 필요할 정도로 충분히 심각한 경우에만 물질 중독 또는 물질 금단 진단에 추가하여 이루어져야 한다.

부호화 시 주의점: [특정 물질/치료약물]로 유발된 강박 및 관련 장애에 대한 ICD-10-CM 부호는 다음 표에 나와 있다. ICD-10-CM 부호는 동일한 종류의 물질에 대한 물질사용장애의 동반이환 여부에 따라 다르다는 것을 주의해야 한다. 어떠한 경우에도 물질사용장애에 대해 별도로 추가 진단되지는 않는다. 만약 경도 물질사용장애가 물질로 유발된 강박 및 관련 장애와 동반이환되는 경우 네 번째 자리 숫자는 '1'이고, 임상의는 물질로 유발된 강박장애 앞에 '경도 [물질]사용장애'를 기록해야 한다(예, 경도 코카인사용장애, 코카인으로 유발된 강박 및 관련 장애 동반). 만약 중등도 또는 고도 물질사용장애가 물질로 유발된 강박 및 관련 장애와 동반이환되는 경우 네 번째 자리 숫자는 '2'이고, 임상의는 동반이환되는 물질사용장애의 심각도에 따라 '중등도 [물질]사용장애' 또는 '고도 [물질]사용장애'를 기록해야 한다. 만약 동반이환 물질사용장애가 없는 경우(예, 1회의 심한 물질 사용 후) 네 번째 자리 숫자는 '9'이며, 임상의는 물질로 유발된 강박 및 관련 장애만 기록해야 한다.

	ICD-10-CM		
	경도 사용장애 동반	중등도 또는 고도 사용장애 동반	사용장애 미동반
암페타민류 물질 (또는 기타 자극제)	F15.188	F15.288	F15.988
코카인	F14.188	F14.288	F14.988
기타(또는 미상의) 물질	F19.188	F19.288	F19.988

다음의 경우 명시할 것('중독 중 발병' 및/또는 '금단 중 발병'이 특정 물질 종류와 관련되는지 여부를 나타내는 '물질 관련 및 중독장애' 장의 〈표 1〉을 참조하시오. 또는 '치료약물 사용 후 발병'으로 **명시하시오**):

중독 중 발병: 기준이 물질 중독에 맞고, 증상이 중독 동안에 발생하는 경우

금단 중 발병: 기준이 물질 금단에 맞고, 증상이 금단 동안 혹은 금단 직후 발생하는 경우

치료약물 사용 후 발병: 증상이 치료약물의 시작, 치료약물의 교체 또는 치료약물의 금단 중에 발생하는 경우

기록 절차 Recording Procedures

물질/치료약물로 유발된 강박 및 관련 장애의 이름은 강박 및 관련 증상을 유발하는 것으로 추정하는 특정 물질(예, 코카인)로 시작한다. 진단부호는 약물 종류와 동반이환 물질사용장애의 유무를 기반으로 하는 진단기준 세트에 포함된 표에서 선택된다. 어떤 분류에도 속하지 않는 물질(예, 로피니롤)의 경우 '기타(또는 미상의) 물질'에 대한 부호를 사용해야 한다. 그리고 물질이 병인인자로 판단되나 구체적인 물질의 종류를 알 수 없는 경우에도 동일한 부호를 사용해야 한다.

장애의 이름을 기록하기 위해 동반이환 물질사용장애(있는 경우)를 먼저 적고, '물질/치료약물로 유발된 강박 및 관련장애 동반'(특정 원인 물질/치료약물 이름 포함)이 뒤따르며, 다음에 발병에 대한 명시 사항(즉, 중독 중 발병, 금단 중 발병, 치료약물 사용 후 발병)을 적는다. 예를 들어, 고도 코카인사용장애가 있는 남성이 중독 중에 반복적으로 피부뜯기를 하는 경우, F14.288 고도 코카인사용장애, 코카인으로 유발된 강박 및 관련 장애 동반, 중독 중 발병으로 진단된다. 동반이환된 고도 코카인사용장애에 대한 별도의 진단은 붙이지 않는다. 물질로 유발된 강박 및 관련 장애가 동반이환 물질사용장애 없이 발생하는 경우(예, 1회의 심한 물질 사용 후)에는 수반된 물질사용장애가 기록되지 않는다(예, F15.988 암페타민으로 유발된 강박 및 관련 장애, 중독 중 발병). 하나 이상의 물질이 강박 및 관련 장애의 발생에 중요한 역할을 하는 것으로 판단되면 각각을 별도로 나열해야 한다.

진단적 특징 Diagnostic Features

물질/치료약물로 유발된 강박 및 관련 장애의 핵심적인 특징은 물질(예, 남용약물, 치료약물)의 효과에 기인한다고 판단되는 강박 및 관련 장애(진단기준 A)의 두드러진 증상이다. 강박 및 관련 장애 증상은 물질 중독이나 금단 직후 또는 치료약물이나 독소에 노출 또는 금단 이후에 발생해야 하며, 물질/치료약물은 증상을 유발할 수 있어야 한다(진단기준 B). 정신질환 또는 기타 의학적 상태에 대해 처방된 약물로 인한 물질/치료약물로 유발된 강박 및 관련 장애는 개인이 치료약물을 투여받는 동안 발생해야 한다. 치료가 중단되면, 강박 및 관련 장애 증상은 일반적으로 수일에서 수 주 이내에 호전되거나 관해되며, 이는 물질/치료약물의 반감기에 따라 다르다. 강박 및 관련 장애 증상이 물질/치료약물 사용보다 먼저 시작되거나 증상이 고도의 물질 중독 또는 금단 시기부터 보통 1개월 이상의 상당한 기간 동안 지속되는 경우, 물질/치료약물로 유발된 강박 및 관련 장애의 진단을 내리지 않는다. 물질 중독 또는 물질 금단의 진단 대신 물질/치료약물로 유발된 강박 및 관련 장애의 진단은 진단기준 A의 증상이 임상 양상에서 우세하고, 독립적으로 임상적 주의가 필요할 정도로 충분히 심한 경우에만 이루어져야 한다.

부수적 특징 Associated Features

강박사고, 강박행동, 털뽑기, 피부뜯기 또는 다른 신체에 집중된 반복적 행동들은 자극제(코카인 포함) 및 기타(또는 미상의) 물질들의 중독과 관련하여 발생할 수 있다. 중금속과 독소 또한 강박 및 관련 장애 증상을 유발할 수 있다.

유병률 Prevalence

미국 일반 인구에서 가용할 수 있는 데이터가 매우 제한적인 것은 물질/치료약물로 유발된 강박 및 관련 장애가 매우 드물다는 것을 나타낸다.

감별진단 Differential Diagnosis

물질 중독과 물질 금단. 강박 및 관련 장애 증상은 물질 중독 및 물질 금단 중에도 발생할 수 있다. 특정 물질에 대한 중독 또는 금단의 진단은 일반적으로 증상 양상을 분류하는 데 충분하다. 중독 중 발병이든지 금단 중 발병이든지 물질/치료약물로 유발된 강박 및 관련 장애는 강박 및 관련 장애 증상이 보통 중독 또는 금단과 연관된 정도를 초과하는 것으로 판단되고 임상적 주의가 필요할 정도로 충분히 심각한 경우 약물 중독 또는 약물 금단 진단 대신에 내려져야 한다.

강박 및 관련 장애(즉, 물질로 유발되지 않은). 물질/치료약물로 유발된 강박 및 관련 장애는 발병 시점, 경과 및 물질/치료약물과 관련된 기타 요인을 고려하여 원발성 강박 및 관련 장애와 구분된다. 남용약물의 경우, 사용 또는 중독에 대한 병력, 신체검사 또는 검사 소견에서 증거가 있어야 한다. 물질/치료약물로 유발된 강박 및 관련 장애는 항상 중독과 연관해서만 발생하는 반면, 원발성 강박 및 관련 장애는 물질/치료약물 사용 이전에 발생할 수 있다. 증상 발생 시의 비전형적인 연령과 같은 원발성 강박 및 관련 장애의 비전형적인 특징이 존재할 경우, 물질 유발 병인론을 암시한다. 물질 중독이 끝난 후에도 증상이 약 1개월 이상의 상당한 기간 동안 지속되거나, 강박 및 관련 장애의 병력이 있는 경우 원발성 강박 및 관련 장애의 진단을 내릴 수 있다.

다른 의학적 상태로 인한 강박 및 관련 장애. 강박 및 관련 증상이 다른 의학적 상태에 기인하는 경우(즉, 다른 의학적 상태에 대해 복용하는 약물로 인한 것이 아닌 경우), 다른 의학적 상태로 인한 강박 및 관련 장애가 진단되어야 한다. 병력이 종종 판단의 근거를 제공한다. 때때로 다른 의학적 상태에 대한 치료법의 변경(예, 치료약물 변경 혹은 중단)이 치료약물이 원인 물질인지 여부를 결정하기 위해 필요할 수 있다(이 경우 증상은 물질/치료약물로 유발된 강박 및 관련 장애로 더 잘 설명될 수 있다). 만일 장해가 다른 의학적 상태와 물질 사용 모두에 기인한 경우, 두 진단(즉, 다른 의학적 상태로 인한 강박 및 관련 장애와 물질/치료약물로 유발된 강박 및 관련 장애)을 모두 내릴 수 있다. 증상이 물질/치료약물 또는 다른 의학적 상태에 기인한 것인지 혹은 원발성(즉, 물질/치료약물 또는 다른 의학적 상태에 기인하지 않는 경우)인지 여부를 결정할 증거가 충분하지 않은 경우, 달리 명시되는 또는 명시되지 않는 강박 및 관련 장애의 진단을 내린다.

섬망. 만일 강박 및 관련 장애 증상이 섬망의 경과 중에만 발생하는 경우, 섬망의 관련 증상으로 간주되며 별도로 진단 내리지 않는다.

● 다른 의학적 상태로 인한 강박 및 관련 장애
Obsessive-Compulsive and Related Disorder Due to Another Medical Condition

진단기준　　　　　　　　　　　　　　　　　　　　　　　　　　　　　　　F06.8

A. 강박사고, 강박행동, 외모에 대한 집착, 수집광, 피부뜯기, 털뽑기, 다른 신체에 집중된 반복적 행동들 또는 강박 및 관련 장애에 특징적인 증상이 임상 양상에서 두드러진다.

B. 병력, 신체검진 또는 검사 소견에서 장해가 다른 의학적 상태의 직접적인 병태생리학적 결과라는 증거가 있다.

C. 장해는 다른 정신질환으로 더 잘 설명되지 않는다.

D. 장해는 섬망의 경과 중에만 발생하지 않는다.

E. 장해는 사회적, 직업적 또는 기타 중요한 기능 영역에서 임상적으로 현저한 고통이나 손상을 초래한다.

다음의 경우 명시할 것:

　　강박장애 유사 증상 동반: 강박장애와 유사한 증상이 임상 양상에서 지배적일 경우

　　외모에 대한 집착 동반: 인지된 외모 결점에 대한 집착이 임상 양상에서 지배적일 경우

　　수집광 증상 동반: 수집광 증상이 임상 양상에서 지배적일 경우

　　털뽑기 증상 동반: 털뽑기가 임상 양상에서 지배적일 경우

　　피부뜯기 증상 동반: 피부뜯기가 임상 양상에서 지배적일 경우

부호화 시 주의점: 기타 의학적 상태의 이름을 정신질환명에 포함시켜야 한다(예, F06.8 뇌경색으로 인한 강박 및 관련 장애). 기타 의학적 상태는 의학적 상태로 인한 강박 및 관련 장애 직전에 별도로 부호화되고 나열되어야 한다(예, I69.398 뇌경색; F06.8 뇌경색으로 인한 강박 및 관련 장애).

진단적 특징 Diagnostic Features

　다른 의학적 상태로 인한 강박 및 관련 장애의 핵심적인 특징은 다른 의학적 상태의 직접적인 병태생리학적 결과로 가장 잘 설명되는 것으로 판단되는 임상적으로 현저한 강박 및 관련 증상이다. 증상에는 현저한 강박사고, 강박행동, 외모에 대한 집착, 수집광, 털뽑기, 피부뜯기 또는 다른 신체에 집중된 반복적 행동들이 포함된다(진단기준 A). 증상이 관련된 의학적 상태에 의해 가장 잘 설명된다는 판단은 병력, 신체검진 또는 검사 소견에 근거해야 한다(진단기준 B). 또한 증상이 다른 정신질환으로 더 잘 설명되지 않는다고 판단되어야 한다(진단기준 C). 강박 및 관련 증상이 섬망의 경과 중에만 발생하면 진단이 내려지지 않는다(진단기준 D). 강박 및 관련 증상은 사회적, 직업적 또는 기타 중요한 기능 영역에서 임상적으로 현저한 고통이나 손상을 초래해야 한다(진단기준 E).

　강박 및 관련 증상이 다른 의학적 상태로 인한 것인지 여부를 판단할 때 강박 및 관련 증상의 발병 시점에 의학적 상태가 존재해야 한다. 또한 강박 및 관련 증상이 병인론적으로 병태생리학적 기전을 통해 의학적 상태와 관련될 수 있으며, 이것이 증상을 가장 잘 설명한다는 것이 확립되어야 한다. 강박 및 관련 증상과 의학적 상태가 병인론적인 관계인지 여부를 결정하기 위한 확실한 지침은 없지만, 이 진단을 내리는 데 지침을 제공할 수 있는 고려 사항에는 의학적 상태의 발생, 악화 또는 관해에 있어 명확한 시간적 관계, 원발성 강박 및 관련 장애의 비전형적인 양상의 존재(예, 발병 또는 경과에서 비전형적인 연령), 강박 및 관련 장애의 증상을 일으킨다고 알려진 생리적 기전에 대한 문헌

근거(예, 뇌경색으로 인한 선조체 손상) 등이 있다. 이에 더해, 장해는 원발성 강박 및 관련 장애, 물질/치료약물로 유발된 강박 및 관련 장애 또는 다른 정신질환으로 더 잘 설명되지 않는다.

강박 및 관련 장애가 그룹 A 연쇄상구균 감염에 기인하는지 여부에 대해 상당한 논란이 있었다. 시덴함 무도병은 류마티스열의 신경학적 징후이며, 이는 연쇄상구균 감염으로 인한 것이다. 시덴함 무도병은 운동계 및 비운동계 증상의 조합이 특징적이다. 비운동계 증상에는 강박사고, 강박행동, 주의력 결핍 및 정서적 불안정성이 포함된다. 시덴함 무도병 환자들은 심장염 및 관절염과 같은 급성 류마티스열의 비신경정신학적 특징을 나타낼 수 있지만, 강박장애 유사 증상을 보일 수도 있다. 그러한 환자들은 다른 의학적 상태로 인한 강박 및 관련 장애로 진단되어야 한다.

연쇄상구균 감염과 관련된 아동기 자가면역 신경정신질환(PANDAS)은 무도병, 심장염 혹은 관절염이 없는 상태에서 다양한 급성 신경정신학적 증상을 동반하는 강박사고, 강박행동 또는 틱 증상의 갑작스러운 발병을 특징으로 하는 또 다른 감염 후 자가면역 질환이다. 그러나 이러한 급성 발병 증상이 다른 다양한 감염이나 손상으로 인한 것일 수 있다는 점을 감안할 때, **아동기 급성 발병 신경정신학적 증후군**(Pediatric Acute-onset Neuropsychiatric Syndrome: PANS)이라는 용어가 사용되었다. PANS는 강박 증상이 갑자기 극적으로 시작되거나 음식 섭취가 심하게 제한되며, 다양한 부수적인 신경정신학적 증상이 특징이다. 이 증후군에 대한 평가 지침을 사용할 수 있다.

부수적 특징 Associated Features

많은 다른 의학적 상태가 강박 및 관련 장애의 증상을 징후로 포함한다. 그 예로는 뇌경색이나 헌팅턴병과 같은 선조체 손상을 유발하는 장애가 있다.

발달 및 경과 Development and Course

다른 의학적 상태로 인한 강박 및 관련 장애의 경과는 일반적으로 기저 질환의 경과를 따른다.

진단적 표지자 Diagnostic Markers

검사실 평가, 그리고/또는 의학적 검진은 다른 의학적 상태의 진단을 확인하는 데 필요하다.

감별진단 Differential Diagnosis

섬망. 장해가 섬망의 경과 중에만 발생하는 경우 다른 의학적 상태로 인한 강박 및 관련 장애의 진단을 별도로 내리지 않는다. 그러나 강박 증상의 병인론이 주요 신경인지장애(치매)를 일으키는 병리학적 과정의 생리적인 결과로 판단되거나 강박 증상이 임상 양상 중 두드러진 부분을 차지하는 경우, 치매 진단에 부가적으로 다른 의학적 상태로 인한 강박 및 관련 장애를 진단할 수 있다.

다른 의학적 상태로 인한 것으로 판단되는 혼재성 증상 발현(예, 기분 증상과 강박 및 관련 장애 증상). 만일 증상 발현이 여러 종류의 증상이 혼재되어 있는 경우, 다른 의학적 상태로 인한 구체적인 정신질환은 임상 양상에서 어느 증상이 지배적인지에 따라 다르다.

물질/치료약물로 유발된 강박 및 관련 장애. 최근 또는 장기간의 물질 사용(정신활성 효과가 있는 치료약물 포함), 물질 금단 또는 독소에의 노출의 증거가 있는 경우, 물질/치료약물로 유발된 강박 및 관련 장애를 고려해야 한다. 약물 남용과 관련하여 물질/치료약물로 유발된 강박 및 관련 장애가 진단될 때 소변이나 혈액 약물 선별검사 또는 기타 적절한 검사실 평가가 유용하다. 물질 중독 혹은 금단 중이거나 직후(즉, 4주 이내) 또는 치료약물 사용 후 발생하는 증상은 종류, 기간 또는 사용된 물질의 양에 따라 물질/치료약물로 유발된 강박 및 관련 장애의 진단을 내릴 수 있다.

강박 및 관련 장애(원발성). 다른 의학적 상태로 인한 강박 및 관련 장애는 원발성 강박 및 관련 장애와 구별되어야 한다. 원발성 정신질환에서는 의학적 상태와 관련된 구체적이고 직접적인 원인이 되는 생리학적 기전이 입증될 수 없다. 급성 발병 증상, 늦은 발병 연령 또는 비전형적인 증상은 다른 의학적 상태로 인한 강박 및 관련 장애의 진단을 배제하기 위한 철저한 평가가 필요함을 시사한다.

질병불안장애. 질병불안장애는 심각한 질병에 걸렸거나 걸리게 될 것에 몰두하는 것이 특징이다. 질병불안장애 환자는 질병을 진단받았을 수도 있고 진단받지 않았을 수도 있다.

다른 정신질환의 부수적 특징. 강박 및 관련 증상은 다른 정신질환(예, 조현병, 신경성 식욕부진증)의 연관된 특징일 수 있다.

달리 명시되는 또는 명시되지 않는 강박 및 관련 장애. 이러한 진단은 강박 및 관련 증상이 원발성인지, 물질로 유발된 것인지 또는 다른 의학적 상태로 인한 것인지 명확하지 않은 경우에 내린다.

● 달리 명시되는 강박 및 관련 장애
Other Specified Obsessive-Compulsive and Related Disorder

F42.8

이 범주는 사회적, 직업적 또는 기타 중요한 기능 영역에서 임상적으로 현저한 고통이나 손상을 초래하는 강박 및 관련 장애의 특징적인 증상이 두드러지지만, 강박 및 관련 장애의 진단분류에 속한 장애 중 어느 것에도 완전한 기준을 충족시키지 않는 발현 징후들에 적용된다. 달리 명시되는 강박 및 관련 장애 범주는 임상의가 특정 강박 및 관련 장애에 대한 기준을 충족시키지 않는 발현 징후의 특정 이유를 전달하기로 선택한 경우에 사용된다. 이것은 '달리 명시되는 강박 및 관련 장애'를 기록하고, 이어서 특정한 이유(예, '강박적 질투')를 기록한다.

'달리 명시되는'이라는 지정 문구를 사용할 수 있는 발현 징후의 예는 다음과 같다:

1. **실제 결함이 있는 신체이형 유사 장애**: 이것은 신체적 외모의 결함이 다른 사람들에 의해 분명히 관찰될 수 있다는 점(즉, '경미한' 것보다는 더 눈에 띄는 점)을 제외하고는 신체이형장애와 유사하다. 이런 경우 이러한 결함에 대한 집착은 분명히 과도하고 뚜렷한 손상이나 고통을 유발한다.
2. **반복적 행동이 없는 신체이형 유사 장애**: 외모에 대한 걱정으로 반복적인 행동이나 정신적인 행위를 한 적 없다는 점을 제외하고 신체이형장애를 충족한다.
3. **기타 신체에 집중된 반복적 행동장애**: 털뽑기와 피부뜯기 이외의 신체에 집중된 반복적 행동들(예, 손톱 물어뜯기, 입술 깨물기, 볼 씹기)과 이러한 행동을 감소시키거나 중지시키려는 반복적인 시도를 동반하고, 사회적, 직업적 또는 기타 중요한 기능 영역에서 임상적으로 현저한 고통이나 손상을 초래한다.

4. **강박적 질투**: 이는 동반자의 인지된 부정에 대한 비망상적 집착이 특징이다. 집착은 부정에 대한 걱정으로 반복적인 행동이나 정신적인 행위로 이어질 수 있다. 이는 사회적, 직업적 또는 기타 중요한 기능 영역에서 임상적으로 현저한 고통이나 손상을 초래한다. 질투형 망상장애 또는 편집성 성격장애와 같은 다른 정신질환으로 더 잘 설명되지 않는다.

5. **후각관계장애(후각관계 증후군)**: 이는 자신이 다른 사람들은 알아차릴 수 없거나 미미하게 알아차릴 수 있는 불쾌한 체취를 방출한다는 믿음에 대한 지속적인 집착이 특징이다. 이러한 집착에 대한 반응으로 반복적으로 체취를 확인하거나, 과도하게 샤워하거나, 안심을 구하는 것과 같은 반복적이고 과도한 행동을 하고 인지된 냄새를 위장하려고 하는 과한 시도를 한다. 이러한 증상은 사회적, 직업적 또는 기타 중요한 기능 영역에서 임상적으로 현저한 고통이나 손상을 초래한다. 전통적인 일본 정신의학에서 이 장애는 다이진 교후쇼(taijin kyofusho)의 변형인 지코슈 교후(jikoshu–kyofu)로 알려져 있다(Ⅲ편의 '문화와 정신과적 진단' 참조).

6. **슈보 교후**: 신체이형장애와 유사하고 신체 기형을 갖는 것에 대한 과도한 두려움을 특징으로 하는 다이진 교후쇼의 변형이다(Ⅲ편의 '문화와 정신과적 진단' 참조).

7. **코로**: 남성의 음경(또는 여성의 경우 외음부 및 유두)이 몸속으로 들어가 사망에 이를 수 있다는 갑작스럽고 강렬한 불안 삽화인 다트 증후군(Dhat syndrome)과 관련되어 있다(Ⅲ편의 '문화와 정신과적 진단' 참조).

● 명시되지 않는 강박 및 관련 장애
Unspecified Obsessive–Compulsive and Related Disorder

F42.9

이 범주는 사회적, 직업적 또는 기타 중요한 기능 영역에서 임상적으로 현저한 고통이나 손상을 초래하는 강박 및 관련 장애의 특징적인 증상이 우세하지만, 강박 및 관련 장애의 진단분류에 속하는 장애의 진단기준을 완전히 충족하지 않는 발현 징후들에 적용된다. 명시되지 않는 강박 및 관련 장애 범주는 임상의가 특정 강박 및 관련 장애에 대한 기준이 충족되지 않는 이유를 지정하지 않기로 선택한 상황에서 사용되며, 보다 구체적인 진단을 내리기에는 정보가 충분하지 않은(예, 응급실 상황) 발현 징후들을 포함한다.

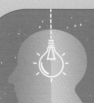

외상 및 스트레스 관련 장애
Trauma- and Stressor-Related Disorders

외상 및 스트레스 관련 장애는 진단적 기준으로 외상성 또는 스트레스성 사건에 대한 노출이 명백하게 기재되어 있는 장애를 포함한다. 이 장은 반응성 애착장애, 탈억제성 사회적 유대감 장애, 외상후 스트레스장애, 급성 스트레스장애, 적응장애와 지속적 비탄장애를 포함한다. 이 장의 항목 배치는 주위에 배치되어 있는 불안장애, 강박 및 관련 장애, 해리장애와 진단적인 측면에서 밀접한 연관성이 있다는 것을 반영한다.

외상성 또는 스트레스성 사건에의 노출에 따르는 심리적 고통은 매우 다양하다. 몇몇 경우에, 증상은 불안 또는 공포를 기본으로 하고 있다는 맥락이 이해를 도울 수 있다. 그러나 명백한 것은 외상성 또는 스트레스성 사건에 노출된 많은 개인은 불안 또는 공포를 기본으로 한 증상보다 무쾌감과 불쾌감, 화와 공격성의 외현화 또는 해리 증상이 가장 두드러지는 임상적 특징의 표현형을 나타낸다는 점이다. 비극적이거나 혐오스러운 사건에 대한 노출에 따르는 임상적 고통의 다양한 표현으로 인하여, 전술된 장애는 구분된 범주인 **외상 및 스트레스 관련 장애**에 속한다. 게다가 임상적 양상에서는 앞에서 언급한 증상들(불안 또는 공포를 기본으로 한 증상을 동반하거나 동반하지 않는)이 조합되어 있는 경우가 드물지 않다. 또한 이렇게 다양한 양상은 적응장애에서도 오랜 기간 인정되어 왔다. 사회적 방임—즉, 아동기에 적절한 양육의 결핍—은 반응성 애착장애와 탈억제성 사회적 유대감 장애의 진단적 필요 사항이다. 비록 이 두 장애는 공통 원인이 있지만, 전자는 우울 증상과 위축된 행동의 내재화된 장애로 표현되는 반면, 후자는 탈억제와 외현화된 행동이 현저하다. 마지막으로, 사랑하는 이의 사망 후에 비탄, 절망과 전반적 불쾌감이 정상적 애도 과정의 일부분일 수 있지만, 때로는 그런 감정의 표현이 기간 및/또는 강도에 있어서 비정상적으로 과도하다는 것이 오랜 기간 인정되어 왔다. 이러한 임상적 관심에 부응하기 위하여 이 장에 지속적 비탄장애의 진단이 도입되었다.

● 반응성 애착장애
Reactive Attachment Disorder

A. 성인 보호자에 대한 억제되고 감정적으로 위축된 행동의 일관된 양식이 다음의 2가지 모두로 나타난다.
    1. 아동은 정신적 고통을 받을 때 거의 안락을 찾지 않거나 최소한의 정도로만 안락을 찾음
    2. 아동은 정신적 고통을 받을 때 거의 안락에 대한 반응이 없거나 최소한의 정도로만 안락에 대해 반응함
B. 지속적인 사회적 · 감정적 장해가 다음 중 최소 2가지 이상으로 나타난다.
    1. 타인에 대한 최소한의 사회적 · 감정적 반응성
    2. 제한된 긍정적 정동
    3. 성인 보호자와 비위협적인 상호작용을 하는 동안에도 설명되지 않는 과민성, 슬픔 또는 무서움의 삽화
C. 아동이 불충분한 양육의 극단적인 양식을 경험했다는 것이 다음 중 최소 한 가지 이상에서 분명하게 드러난다.
    1. 성인 보호자에 의해 충족되는 안락과 자극, 애정 등의 기본적인 감정적 요구에 대한 지속적인 결핍이 사회적 방임 또는 박탈의 형태로 나타남
    2. 안정된 애착을 형성하는 기회를 제한하는 주 보호자의 반복적인 교체(예, 위탁 보육에서의 잦은 교체)
    3. 선택적 애착을 형성하는 기회를 심각하게 제한하는 독특한 구조의 양육(예, 아동이 많고 보호자가 적은 기관)
D. 진단기준 C의 양육이 진단기준 A의 장해 행동에 대한 원인이 되는 것으로 추정된다(예, 진단기준 A의 장해는 진단기준 C의 적절한 양육 결핍 후에 시작했음).
E. 진단기준이 자폐스펙트럼장애를 만족하지 않는다.
F. 장해가 5세 전에 시작된 것이 명백하다.
G. 아동의 발달연령이 최소 9개월 이상이어야 한다.
다음의 경우 명시할 것:
    지속성: 장애가 현재까지 12개월을 넘어 지속되어 왔다.
현재의 심각도를 명시할 것:
    반응성 애착장애에서 아동이 장애의 모든 증상을 드러내며, 각각의 증상이 상대적으로 높은 수준을 나타낼 때 **고도**로 명시한다.

진단적 특징 Diagnostic Features

반응성 애착장애는 현저하게 장해를 보이고 발달적으로 부적절한 애착 행동의 양식이 특징적이며, 안락, 지지, 보호, 그리고 돌봄을 위하여 애착 대상에 의지하는 것이 거의 없거나 최소한이다. 주요한 특성은 아동이 보호자로 추정되는 사람과 애착이 없거나 명백하게 미발달되어 있다는 것이다. 반응성 애착장애의 아동은 선택적 애착을 형성할 수 있는 능력은 가지고 있는 것으로 보인다. 그러나 초기 발달상의 제한적 기회로 인하여 선택적 애착의 행동적 발현을 보여 주는 데 실패한다. 즉, 정신적 고통이 있을 때 아동이 보호자로부터 안락, 지지, 돌봄 또는 보호를 얻기 위한 일관적인 노력을 하지 않는다. 게다가 심리적 고통이 있을 때 이 장애가 있는 아동은 보호자가 안락을 주려는 노력에 최소의 반응 이상을 보이지 않는다. 그래서 이 장애는 예상되는 안락 추구와 위로가 되는 행동에 대한 반응의 부재와 연관된다. 그렇게 반응성 애착장애가 있는 아동은 보호자와 일상적인 상

호작용을 하는 동안 긍정적인 감정 표현이 약하거나 아예 없다. 또한 그들의 감정조절 능력은 제대로 발휘되지 못하고, 공포, 슬픔 또는 과민성의 부정적 감정 삽화를 내보이는데, 이는 쉽게 설명되지 않는다. 반응성 애착장애는 발달적으로 선택적 애착을 형성할 수 없는 아동에서는 진단될 수 없다. 이러한 이유로 아동의 발달연령은 최소 9개월 이상이 되어야 한다. 진단적 평가는 증상이 맥락에 분명하다는 것을 시사하는 여러 가지 입력 자료로 강화된다.

부수적 특징 Associated Features

사회적 방임과 원인적 관련의 공유성 때문에, 반응성 애착장애는 종종 발달지연, 특히 인지와 언어에서의 지연과 함께 나타난다. 기타 부수적 특징들은 상동증과 심각한 방임의 다른 징후를 포함한다(예, 영양실조 또는 부족한 양육의 징후).

유병률 Prevalence

반응성 애착장애의 유병률은 알려져 있지 않으나, 임상적 환경에서 이 장애는 상대적으로 드물게 관찰된다. 이 장애는 위탁 보육에 들어가거나 탁아기관에서 자라기 전에 심각한 방임에 노출되었던 어린 아동에서 관찰되어 왔다. 이 장애는 드물어, 심각하게 방임되었던 사례에서조차 보통은 방임된 아동의 10% 미만에서 발생한다.

발달 및 경과 Development and Course

반응성 애착장애의 진단을 받은 아동에게는 장애를 진단받기도 전에 생의 첫 몇 개월 동안에 사회적 방임 상태가 자주 존재한다. 이 장애의 임상적 특성은 9개월령과 5세 사이에 비슷한 양상으로 나타난다. 즉, 인지 및 운동 능력의 차이로 인해 표현되는 방식에 영향을 미칠 수는 있지만, 아예 없거나 또는 최소한의 애착 행동과 관련되어 나타나는 감정적으로 일탈된 행동의 징후는 이 연령 범위 내내 명백하게 나타난다. 정상적인 양육 환경을 통해 개선과 증상 회복이 나타날 수 있으나, 향상된 양육이 없다면, 장애의 징후는 최소한 몇 년 이상 지속될 수 있다. 청소년기 초기의 반응성 애착장애의 지속적인 징후는 사회적 기능의 문제와 연관될 수 있다. 높은 연령의 아동에서 반응성 애착장애의 임상적 발현에 대해서는 알려진 것이 적어서 5세 이상 아동에서는 이 진단이 주의하여 내려져야 한다.

위험 및 예후 인자 Risk and Prognostic Factors

환경적. 심각한 사회적 방임은 반응성 애착장애의 진단적 필요조건이며 이 장애의 위험인자로 유일하게 알려진 것이다. 그러나 심각하게 방임된 아동의 대부분이 이 장애로 발전하는 것은 아니다. 이 장애가 있는 아동의 예후는 심각한 방임에 이어지는 양육 환경의 질에 따른 것으로 보인다.

문화와 관련된 진단적 쟁점 Culture-Related Diagnostic Issues

세계적으로 다양한 문화적 배경에서의 어린 아동에서 반응성 애착 행동에 대한 정보는 제한되어 있다. 애착 행동과 양육 수행의 문화적 기대는 다양한 상태에서의 이러한 행동 양상과 발현의 발전과 관심에 영향을 줄 수 있다. 애착이 연구되지 않은 문화적 맥락에서는 반응성 애착장애의 진단을 내리는 데 주의하여야만 한다. 반응성 애착장애의 증상은 애착 인물이 전쟁 지역 상황 같은 광범위한 외상을 경험하는 상황에서 더 흔할 수 있으며, 애착 양식 또한 재정착 기간 동안 이주 아동이나 난민 아동에서 다양할 수 있다. 돌봄 수행의 다양성이 반응성 애착장애의 위험에 영향을 줄 수 있다.

반응성 애착장애의 기능적 결과 Functional Consequences of Reactive Attachment Disorder

반응성 애착장애는 어린 아동이 성인 또는 또래와 상호관계를 맺는 능력에 현저하게 손상을 주며, 아동기 초기의 여러 영역에 걸친 기능적 손상과 연관이 있다.

감별진단 Differential Diagnosis

자폐스펙트럼장애. 반응성 애착장애가 있는 어린 아동에서 나타나는 일탈된 사회적 행동은 자폐스펙트럼장애의 주요한 특성이기도 하다. 특히 각각의 상태에 해당하는 어린 아동 모두에서 긍정적 감정의 표현의 손실, 인지 및 언어 지연, 그리고 사회적 상호관계의 손상을 보일 수 있다. 그렇기에 반응성 애착장애는 자폐스펙트럼장애와 감별되어야만 한다. 이 두 장애는 방임의 차별적인 과거력과 제한된 흥미 또는 의례적인 행동, 사회적 의사소통에서의 특정한 결손과 선택적 애착 행동의 유무로 구분될 수 있다. 반응성 애착장애가 있는 아동은 심각한 사회적 방임의 과거력을 경험하였으나, 특히 초기 평가에 있어서 그들이 겪은 경험의 정확한 본질에 대해 상세한 과거력을 얻는 것이 항상 가능한 것은 아니다. 자폐스펙트럼장애가 있는 아동은 사회적 방임의 과거력이 거의 없다. 자폐스펙트럼장애의 특징인 제한된 흥미와 반복적인 행동은 반응성 애착장애의 특성이 아니다. 이러한 임상적 특성은 의례와 판에 박힌 일상에 대한 과도한 집착, 제한되고 고정된 흥미, 그리고 특이한 감각 반응으로 나타난다. 그러나 각각의 상태에 해당하는 아동 모두에서 흔들거림이나 퍼덕임 같은 상동증적 행동을 보일 수 있다는 것을 주의하는 것이 중요하다. 각각의 장애에 해당하는 아동 모두가 다양한 범위의 지적 기능을 보이지만, 자폐스펙트럼장애에 해당하는 아동만이 의도를 담은 의사소통의 손상과 같은 사회적 의사소통 행동의 선택적인 손상(즉, 의도적인, 목표 지향적인, 그리고 대상자의 행동에 영향을 미치는 것을 감안한 의사소통에의 손상)을 보인다. 반응성 애착장애의 아동은 그들의 인지적 기능의 전체적인 수준에 해당하는 사회적인 의사소통의 기능을 보인다. 마지막으로, 자폐스펙트럼장애에 해당하는 아동은 일반적으로 그들의 발달수준에 맞는 전형적인 애착 행동을 나타낸다. 대조적으로, 반응성 애착장애에 해당하는 아동은 거의 그렇지 않거나 일관되지 않는다. 구조화된 관찰이 두 장애의 구별에 도움이 될 수 있다.

지적발달장애(지적장애). 발달지연은 반응성 애착장애와 자주 동반되지만, 이 장애와 혼동되면 안 된다. 지적발달장애가 있는 아동은 그들의 인지적 능력에 준하는 사회적 · 감정적 능력을 보이며,

반응성 애착장애가 있는 아동에서 두드러지는 긍정적 정동의 명백한 저하와 감정적 조절의 장애는 나타나지 않는다. 또한 7개월에서 9개월의 인지 연령에 도달한 발달적으로 지연된 아동은 그들의 생활연령에 관계없이 선택적 애착을 보여야 한다. 대조적으로, 반응성 애착장애가 있는 아동은 최소한 9개월 이상의 발달연령을 획득하였음에도 불구하고 선택적 애착 능력의 저하를 보인다.

우울장애. 어린 아동의 우울증 또한 긍정적 정동의 저하와 관련이 있다. 그러나 우울장애가 있는 아동은 애착의 손상이 있을 것이라고 시사하는 증거가 제한적이다. 즉, 우울장애를 진단받은 어린 아동은 보호자가 위안을 주려는 노력에 대한 추구와 반응을 계속해서 보여야 한다.

동반이환 Comorbidity

방임과 연관되는 상태인 인지적 지연, 언어 지연, 그리고 상동증은 종종 반응성 애착장애와 함께 나타난다. 심각한 영양실조와 같은 의학적 상태가 이 장애의 징후와 동반될 수도 있다. 내재화하는 증상 또한 반응성 애착장애와 함께 나타날 수 있다. 반응성 애착장애와 외현화하는 행동 문제나 주의력결핍 과잉행동장애의 관련성이 시사되지만 분명히 정립되지는 않았다.

● 탈억제성 사회적 유대감 장애
Disinhibited Social Engagement Disorder

진단기준   F94.2

A. 아동이 낯선 성인에게 활발하게 접근하고 소통하면서 다음 중 2가지 이상으로 드러나는 행동 양식이 있다.
   1. 낯선 성인에게 접근하고 소통하는 데 주의가 약하거나 없음
   2. 과도하게 친숙한 언어적 또는 신체적 행동(문화적으로 허용되고 나이에 합당한 수준이 아님)
   3. 낯선 환경에서 성인 보호자와 모험을 감행하는 데 있어 경계하는 정도가 떨어지거나 부재함
   4. 낯선 성인을 따라가는 데 있어 주저함이 적거나 없음
B. 진단기준 A의 행동은 (주의력결핍 과잉행동장애의) 충동성에 국한되지 않고, 사회적으로 탈억제된 행동을 포함한다.
C. 아동이 불충분한 양육의 극단적인 양식을 경험했다는 것이 다음 중 최소 한 가지 이상에서 분명하게 드러난다.
   1. 성인 보호자에 의해 충족되는 안락과 자극, 애정 등의 기본적인 감정적 요구에 대한 지속적인 결핍이 사회적 방임 또는 박탈의 형태로 나타남
   2. 안정된 애착을 형성하는 기회를 제한하는 주 보호자의 반복적인 교체(예, 위탁 보육에서의 잦은 교체)
   3. 선택적 애착을 형성하는 기회를 심각하게 제한하는 독특한 구조의 양육(예, 아동이 많고 보호자가 적은 기관)
D. 진단기준 C의 양육이 진단기준 A의 장해 행동에 대한 원인이 되는 것으로 추정된다(예, 진단기준 A의 장해는 진단기준 C의 적절한 양육 결핍 후에 시작했음).
E. 아동의 발달연령이 최소 9개월 이상이어야 한다.
다음의 경우 명시할 것:
   지속성: 장애가 현재까지 12개월을 넘어 지속되어 왔다.
현재의 심각도를 명시할 것:
   탈억제성 사회적 유대감 장애에서 아동이 장애의 모든 증상을 드러내며, 각각의 증상이 상대적으로 높은 수준을 나타낼 때 **고도**로 명시한다.

진단적 특성 Diagnostic Features

탈억제성 사회적 유대감 장애의 주요한 특성은 상대적으로 낯선 사람에 대해 문화적으로 부적절하고 과도하게 친숙한 행동을 보이는 행동 양식이다(진단기준 A). 이러한 과도하게 친숙한 행동은 그 문화의 사회적 허용을 벗어난다. 탈억제성 사회적 유대감 장애의 진단은 아동이 발달적으로 선택적 애착을 형성할 수 있게 되기 전에는 내려져서는 안 된다. 그러한 이유로 아동의 발달연령은 최소 9개월 이상이 되어야 한다.

부수적 특징 Associated Features

사회적 방임과 공유하는 병인적 연관성 때문에, 탈억제성 사회적 유대감 장애는 발달지연, 특히 인지 및 언어의 지연, 상동증, 그리고 영양실조 또는 결핍된 돌봄 등의 심각한 방임의 징후와 함께 나타날 수 있다. 그러나 이 장애의 징후는 방임의 다른 징후들이 더 이상 존재하지 않게 된 후에도 자주 지속된다. 따라서 이 장애가 있는 아동 중에서는 현재에는 방임의 징후가 전혀 없는 경우가 드물지 않다. 게다가 손상된 애착 징후가 없는 아동에서 그러한 상태가 존재할 수 있다. 그래서 탈억제성 사회적 유대감 장애는 방임의 과거력이 있는 아동에서 애착이 부족한 경우, 또는 보호자에 대한 애착에 장해가 있는 경우부터 안정된 경우에 걸쳐 나타날 수 있다.

유병률 Prevalence

탈억제성 사회적 유대감 장애의 유병률은 알려져 있지 않다. 그럼에도 불구하고 이 장애는 드문 것으로 보이며, 심각한 초기 박탈을 경험한 소수의 아동에서 나타난다. 영국의 저소득 집단인구에서는 유병률이 2%에 육박한다.

발달 및 경과 Development and Course

탈억제성 사회적 유대감 장애의 진단을 받은 아동에게는 장애를 진단받기도 전에, 생의 첫 몇 개월 동안 사회적 방임의 상태가 자주 존재한다. 시설 양육의 과거력이 있는 아동에 대한 연구에 의하면, 방임이 일찍 일어나서 이 장애의 징후가 보인다면, 특히 만약 방임 상태가 지속된다면, 이 장애의 임상적 특성은 오랜 기간 동안 중등도의 수준을 유지하며 계속될 것이다.

탈억제성 사회적 유대감 장애의 징후는 시설 구조에서 양육된 아동의 경우 2세부터 청소년기를 지나 심지어 성인기 초기까지도 묘사된다. 이 장애의 양상은 아동기 초기부터 청소년기까지에서 일부 차이가 있다. 많은 문화권에서 아주 어린 나이의 아동은 낯선 사람과 소통할 때 주의하는 경향을 보이는데, 그들이 시설에서 양육되었다고 하더라도 이는 병적인 것이 아니다. 그러나 이 장애에 해당하는 아동은 시설 양육의 과거력이 있는 아동에 대한 연구에서 보이듯이 친숙하지 않은 성인에게 접근하는 데 거리낌이 없고 함께 어울리며 심지어 주저 없이 따라간다. 영국 또는 미국의 시설 구조에서 양육된 학령전기 아동에서는 언어적·사회적 침습이 매우 두드러지게 보이고, 관심 추구 행동이 자주 동반된다. 몇몇 나라의 시설 구조에서 양육된 학령전기 아동은 낯선 사람과의 신체적 접촉에 참여하는 양상을 보인다. 언어적 · 신체적 과친숙성이 아동기 중반을 거쳐 계속되고, 때로는 감정의 가식적 표현이 동반된다. 청소년기에는 무분별한 행동이 또래관계에도 확장된다. 건강한 청소년에 비하여 이 장애가 있는 청소년은 더 '피상적인' 또래관계를 가지며 더 많은 또래 갈등을 보인다. 이 장애의 성인의 양상은 비슷하게 나타나지만 과도한 자기개방과 감소된 타인 인식을 포함할 수 있다.

위험 및 예후 인자 Risk and Prognostic Factors

기질적. 미국에 있는 국제 입양아에 대한 연구에 의하면 둔마된 보상 감각과 감소된 억제 조절이 무분별한 사회적 행동과 연관된다는 증거가 있다.

환경적. 심각한 사회적 방임은 탈억제성 사회적 유대감 장애의 진단적 필요조건이다. 이러한 필요조건의 근거는 방임과 이 장애의 특성 사이의 강한 연관성을 발견한 연구를 포함한다. 다른 요인들로는 다수의 거주지 혼란, 어머니의 경계성 성격장애 및 도리를 벗어난 양육 행동과 돌봄의 질이 낮은 것이 있다. 이들은 모두 불충분한 돌봄 기준에 부합한다. 그렇다고 심각하게 방임된 아동 대부분이 이 장애로 발전하는 것은 아니다. 이 장애는 2세가 지난 후에야 사회적 방임을 경험한 아동에서는 확인되지 않았다. 예후는 심각한 방임에 이어지는 양육 환경의 질과 어느 정도만 연관이 있다. 많은 경우 양육 환경이 현저하게 개선된 아동에서도 이 장애는 지속된다.

유전적, 생리적. 여러 가지 신경생물학적 요인이 이 장애의 증상과 연관이 있으나, 그런 요인의 본질과 이 장애와의 특이한 연결성은 기초 수준에 머물러 있다.

경과의 변경인자. 최소한 어린 아동에서는, 양육의 질이 탈억제성 사회적 유대감 장애의 경과를 조정하는 것으로 보인다. 그럼에도 불구하고, 정상적인 양육 환경에 들어온 후에도 어떤 아동은 청소년기를 지나 성인기에 들어가서까지 장애의 지속적인 징후를 보인다.

문화와 관련된 진단적 쟁점 Culture-Related Diagnostic Issues

탈억제성 사회적 유대감 장애에 대한 범문화적 정보는 제한적이다. 아동의 사회적 행동에 대한 문화적 기대가 낯선 이에 대한 탈억제의 수준에 영향을 줄 수 있다. 탈억제성 사회적 유대감 장애에 특징적인 조심성의 결여가 문화적으로 수용되는 정상 범위를 넘어야만 한다.

탈억제성 사회적 유대감 장애의 기능적 결과
Functional Consequences of Disinhibited Social Engagement Disorder

탈억제성 사회적 유대감 장애는 어린 아동이 성인 또는 또래와 상호관계를 맺는 능력에 현저하게 손상을 준다. 전반적인 사회적 기능과 역량이 손상될 수 있으며 또래 갈등과 피해가 수반될 수 있다.

감별진단 Differential Diagnosis

주의력결핍 과잉행동장애. 탈억제성 사회적 유대감 장애가 있는 아동은 주의력 또는 과잉행동의 어려움을 보이지 않기에 사회적 충동성을 동반하는 주의력결핍 과잉행동장애가 있는 아동과 구별될 수 있다.

동반이환 Comorbidity

방임과 연관되는 상태인 인지적 지연, 언어 지연, 그리고 상동증이 탈억제성 사회적 유대감 장애와 동반되어 나타날 수 있다. 또한 자폐스펙트럼장애도 동반되어 나타날 수 있다. 어린 아동과 아동기 중반에는 탈억제성 사회적 유대감 장애가 주의력결핍 과잉행동장애 및 외현화 장애와 종종 동반하여 나타난다. 이러한 동반 발생은 인지적 억제 조절의 공통적 손상과 관련되는 것으로 제시된다.

● 외상후 스트레스장애
Posttraumatic Stress Disorder

진단기준	F43.10

6세를 넘은 개인의 외상후 스트레스장애

주의점: 이 기준은 성인, 청소년, 그리고 6세를 넘은 아동에게 적용한다. 6세 이하의 아동을 위해서는 다음의 해당 기준을 보시오.

A. 실제적이거나 위협적인 죽음, 심각한 부상 또는 성폭력에의 노출이 다음과 같은 방식 가운데 한 가지(또는 그 이상)에서 나타난다.

　1. 외상성 사건(들)에 대한 직접적인 경험

　2. 그 사건(들)이 다른 사람들에게 일어난 것을 생생하게 목격함

　3. 외상성 사건(들)이 가족, 가까운 친척 또는 친한 친구에게 일어난 것을 알게 됨. 가족, 친척 또는 친구에게 생긴 실제적이거나 위협적인 죽음은 그 사건(들)이 폭력적이거나 돌발적으로 발생한 것이어야만 한다.

　4. 외상성 사건(들)의 혐오스러운 세부 사항에 대한 반복적이거나 지나친 노출의 경험(예, 변사체 처리의 최초 대처자, 아동 학대의 세부 사항에 반복적으로 노출된 경찰관)

　　주의점: 진단기준 A4는 노출이 일과 관계된 것이 아닌 한 전자미디어, 텔레비전, 영화 또는 사진을 통해 노출된 경우는 적용되지 않는다.

B. 외상성 사건(들)이 일어난 후에 시작된, 외상성 사건(들)과 연관이 있는 침습 증상의 존재가 다음 중 한 가지(또는 그 이상)에서 나타난다.

　1. 외상성 사건(들)의 반복적, 불수의적이고, 침습적인 고통스러운 기억

　　주의점: 6세를 넘은 아동에서는 외상성 사건(들)의 주제 또는 양상이 표현되는 반복적인 놀이로 나타날 수 있다.

　2. 꿈의 내용 및/또는 정동이 외상성 사건(들)과 관련되는 반복적으로 나타나는 고통스러운 꿈

　　주의점: 아동에서는 내용을 알 수 없는 악몽으로 나타나기도 한다.

　3. 외상성 사건(들)이 재생되는 것처럼 그 개인이 느끼고 행동하게 되는 해리성 반응(예, 플래시백) (그러한 반응은 연속선상에서 나타나며, 가장 극한 표현은 현재 주변 상황에 대한 인식의 완전한 소실일 수 있음)

　　주의점: 아동에서는 외상의 특정한 재현이 놀이로 나타날 수 있다.

　4. 외상성 사건(들)을 상징하거나 닮은 내부 또는 외부의 단서에 노출되었을 때 나타나는 극심하거나 장기적인 심리적 고통

    5. 외상성 사건(들)을 상징하거나 닮은 내부 또는 외부의 단서에 대한 뚜렷한 생리적 반응

C. 외상성 사건(들)이 일어난 후에 시작된, 외상성 사건(들)과 연관이 있는 자극에 대한 지속적인 회피가 다음 중 한 가지 또는 2가지 모두에서 명백하다.

    1. 외상성 사건(들)에 대한 또는 밀접한 연관이 있는 고통스러운 기억, 생각 또는 느낌을 회피 또는 회피하려는 노력

    2. 외상성 사건(들)에 대한 또는 밀접한 연관이 있는 고통스러운 기억, 생각 또는 느낌을 불러일으키는 외부적 암시(사람, 장소, 대화, 행동, 사물, 상황)를 회피 또는 회피하려는 노력

D. 외상성 사건(들)이 일어난 후에 시작되거나 악화된, 외상성 사건(들)과 연관이 있는 인지와 기분의 부정적 변화가 다음 중 2가지(또는 그 이상)에서 나타난다.

    1. 외상성 사건(들)의 중요한 부분을 기억할 수 없는 무능력(두부 외상, 알코올 또는 약물 등의 이유가 아니며 전형적으로 해리성 기억상실에 기인)

    2. 자신, 다른 사람 또는 세상에 대한 지속적이고 과장된 부정적인 믿음 또는 예상(예, "나는 나쁘다." "누구도 믿을 수 없다." "이 세상은 전적으로 위험하다." "나의 전체 신경계는 영구적으로 파괴되었다.")

    3. 외상성 사건(들)의 원인 또는 결과에 대하여 지속적으로 왜곡된 인지를 하여 자신 또는 다른 사람을 비난함

    4. 지속적으로 부정적인 감정 상태(예, 공포, 경악, 화, 죄책감 또는 수치심)

    5. 주요 활동에 대해 현저하게 저하된 흥미 또는 참여

    6. 다른 사람과의 사이가 멀어지거나 소원해지는 느낌

    7. 긍정적 감정을 경험할 수 없는 지속적인 무능력(예, 행복, 만족 또는 사랑의 느낌을 경험할 수 없는 무능력)

E. 외상성 사건(들)이 일어난 후에 시작되거나 악화된, 외상성 사건(들)과 연관이 있는 각성과 반응성의 뚜렷한 변화가 다음 중 2가지(또는 그 이상)에서 현저하다.

    1. 전형적으로 사람 또는 사물에 대한 언어적 또는 신체적 공격성으로 표현되는 민감한 행동과 분노폭발(자극이 거의 없거나 아예 없이)

    2. 무모하거나 자기파괴적 행동

    3. 과각성

    4. 과장된 놀람 반응

    5. 집중력의 문제

    6. 수면 교란(예, 수면을 취하거나 유지하는 데 어려움 또는 불안정한 수면)

F. 장해(진단기준 B, C, D, 그리고 E)의 기간이 1개월을 넘어야 한다.

G. 장해가 사회적, 직업적 또는 다른 중요한 기능 영역에서 임상적으로 현저한 고통이나 손상을 초래한다.

H. 장해는 물질(예, 치료약물, 알코올)의 생리적 효과나 다른 의학적 상태로 인한 것이 아니다.

다음 중 하나를 명시할 것:

    해리 증상 동반: 개인의 증상이 외상후 스트레스장애의 기준에 해당하고, 또한 스트레스에 반응하여 그 개인이 다음에 해당하는 증상을 지속적이거나 반복적으로 경험한다.

        1. **이인증**: 스스로의 정신 과정 또는 신체로부터 떨어져서 마치 외부 관찰자가 된 것 같은 지속적 또는 반복적 경험(예, 꿈속에 있는 느낌, 자신이나 신체의 비현실감 또는 시간이 느리게 가는 감각을 느낌)

        2. **비현실감**: 주위 환경의 비현실성에 대한 지속적 또는 반복적 경험(예, 개인을 둘러싼 세계를 비현실적, 꿈속에 있는 듯한, 멀리 떨어져 있는 또는 왜곡된 것처럼 경험)

    주의점: 이 아형을 쓰려면 해리 증상은 물질의 생리적 효과(예, 알코올 중독 상태에서의 일시적 기억상실, 행동)나 다른 의학적 상태(예, 복합부분발작)로 인한 것이 아니어야 한다.

다음의 경우 명시할 것:

    지연되어 표현되는 경우: (어떤 증상의 시작과 표현은 사건 직후 나타날 수 있더라도) 사건 이후 최소 6개월이 지난 후에 모든 진단기준을 만족할 때

6세 이하 아동의 외상후 스트레스장애

A. 6세 이하 아동에서는 실제적이거나 위협적인 죽음, 심각한 부상 또는 성폭력에의 노출이 다음과 같은 방식 가운데 한 가지(또는 그 이상)에서 나타난다.
   1. 외상성 사건(들)에 대한 직접적인 경험
   2. 그 사건(들)이 다른 사람들, 특히 주 보호자에게 일어난 것을 생생하게 목격함
   3. 외상성 사건(들)이 부모 또는 보호자에게 일어난 것을 알게 됨

B. 외상성 사건(들)이 일어난 후에 시작된 외상성 사건(들)과 연관이 있는 침습 증상의 존재가 다음 중 한 가지(또는 그 이상)에서 나타난다.
   1. 외상성 사건(들)의 반복적, 불수의적이고, 침습적인 고통스러운 기억
      주의점: 자연발생적이고 침습적인 기억이 고통스럽게 나타나야만 하는 것은 아니며 놀이를 통한 재현으로 나타날 수도 있다.
   2. 꿈의 내용 및/또는 정동이 외상성 사건(들)과 관련되어 반복적으로 나타나는 고통스러운 꿈
      주의점: 꿈의 무서운 내용이 외상성 사건과 관련이 있는지 없는지 확신하는 것이 가능하지 않을 수 있다.
   3. 외상성 사건(들)이 재생되는 것처럼 그 아동이 느끼고 행동하게 되는 해리성 반응(예, 플래시백) (그러한 반응은 연속선상에서 나타나며, 가장 극한 표현은 현재 주변 상황에 대한 인식의 완전한 소실일 수 있음) 그러한 외상의 특정한 재현은 놀이로 나타날 수 있다.
   4. 외상성 사건(들)을 상징하거나 닮은 내부 또는 외부의 단서에 노출되었을 때 나타나는 극심하거나 장기적인 심리적 고통
   5. 외상성 사건(들)을 상기하는 것에 대한 현저한 생리적 반응

C. 외상성 사건(들)이 일어난 후에 시작되거나 악화된, 외상성 사건(들)과 연관이 있는 자극의 지속적인 회피 또는 외상성 사건(들)과 연관이 있는 인지와 기분의 부정적 변화를 대변하는 다음 중 한 가지(또는 그 이상)의 증상이 있다.

   자극의 지속적 회피
   1. 외상성 사건(들)을 상기시키는 활동, 장소 또는 물리적 암시 등을 회피 또는 회피하려는 노력
   2. 외상성 사건(들)을 상기시키는 사람, 대화 또는 대인관계 상황 등을 회피 또는 회피하려는 노력

   인지의 부정적 변화
   3. 부정적 감정 상태의 뚜렷한 빈도 증가(예, 공포, 죄책감, 슬픔, 수치심, 혼란)
   4. 놀이의 축소를 포함하는, 주요 활동에 대해 현저하게 저하된 흥미 또는 참여
   5. 사회적으로 위축된 행동
   6. 긍정적인 감정 표현의 지속적인 감소

D. 외상성 사건(들)이 일어난 후에 시작되거나 악화된, 외상성 사건(들)과 연관이 있는 각성과 반응성의 변화가 다음 중 2가지(또는 그 이상)에서 명백하다.
   1. 전형적으로 사람 또는 사물에 대한 언어적 또는 신체적 공격성으로(극도의 분노발작 포함) 표현되는 민감한 행동과 분노폭발(자극이 거의 없거나 아예 없이)
   2. 과각성
   3. 과장된 놀람 반응
   4. 집중력의 문제
   5. 수면 교란(예, 수면을 취하거나 유지하는 데 어려움 또는 불안정한 수면)

E. 장해의 기간이 1개월을 넘어야 한다.

F. 장해가 부모, 형제, 또래나 다른 보호자와의 관계 또는 학교생활에서 임상적으로 현저한 고통이나 손상을 초래한다.

G. 장해는 물질(예, 치료약물이나 알코올)의 생리적 효과나 다른 의학적 상태로 인한 것이 아니다.

다음 중 하나를 명시할 것:

해리 증상 동반: 개인의 증상이 외상후 스트레스장애의 기준에 해당하고, 그 개인이 다음에 해당하는 증상을 지속적이거나 반복적으로 경험한다.

1. **이인증**: 스스로의 정신 과정 또는 신체로부터 떨어져서 마치 외부 관찰자가 된 것 같은 지속적 또는 반복적 경험(예. 꿈속에 있는 느낌. 자신이나 신체의 비현실감 또는 시간이 느리게 가는 감각을 느낌)

2. **비현실감**: 주위 환경의 비현실성에 대한 지속적 또는 반복적 경험(예. 개인을 둘러싼 세계를 비현실적. 꿈속에 있는 듯한. 멀리 떨어져 있는 또는 왜곡된 것처럼 경험)

주의점: 이 아형을 쓰려면 해리 증상은 물질의 생리적 효과(예. 일시적 기억상실)나 다른 의학적 상태(예. 복합부분발작)로 인한 것이 아니어야 한다.

다음의 경우 명시할 것:

지연되어 표현되는 경우: (어떤 증상의 시작과 표현은 사건 직후 나타날 수 있더라도) 사건 이후 최소 6개월이 지난 후에 모든 진단기준을 만족할 때

진단적 특징 Diagnostic Features

외상후 스트레스장애의 주요 특성은 한 가지 이상의 외상성 사건에의 노출에 따르는 특징적 증상의 발달이다. 외상후 스트레스장애의 임상적 발현은 다양하다. 어떤 개인에게는 공포에 기반한 재경험, 감정과 행동 증상이 두드러질 수 있다. 다른 경우에서는 무감동 또는 불쾌 기분 상태와 부정적인 인지가 주요 고통일 수도 있다. 또 다른 개인에서는 각성과 반응성-외현화 증상이 두드러지고, 그 밖의 경우에서는 해리 증상이 두드러진다. 마지막으로, 어떤 개인에서는 이러한 증상이 혼합되어 있는 양상을 보인다.

외상후 스트레스장애의 특정 진단기준에 대해 이어지는 논의는 성인에 대한 특정 진단기준에 준한다. 6세 이하 아동에 대한 진단기준은 이 연령 집단에 대해 적용할 수 있는 진단기준의 차이에 따라 진단기준 번호 부여에 차이가 있을 수 있다.

진단기준 A의 외상성 사건은 어떤 방식의 실제적이거나 위협적인 죽음, 심각한 부상 또는 성폭력에의 노출을 모두 포함하지만 어떻게 노출되는가에 따라 차이가 있다. 외상성 사건에 대해 직접적으로 경험하는 것(진단기준 A1), 그 사건이 다른 사람들에게 일어난 것을 생생하게 목격하는 것(진단기준 A2), 가족, 가까운 친척 또는 친한 친구에게 일어난 것을 알게 되는 것(진단기준 A3) 혹은 직업적 의무 중 사건의 기이한 세부 사항에 간접적 노출이 되는 것(진단기준 A4) 등이 가능하다. 스트레스 요인이 인간관계적이고 의도적일 때(예. 고문, 성폭력), 이 장애는 특히 심하거나 오래 지속될 수 있다.

진단기준 A에 포함되는 직접적으로 경험한 외상성 사건은 전투원 또는 시민으로 전쟁에 노출, 실제적이거나 위험이 급박하고 현실적으로 감지되는 위협적인 신체적 폭력(예. 신체적 공격, 약탈, 강도, 아동기 신체적 학대), 납치, 인질, 테러 공격, 고문, 전쟁 포로로서 감금, 자연적이거나 인간이 일으킨 재앙, 그리고 심각한 자동차 사고를 포함하지만, 이것에만 국한된 것은 아니다.

성적 외상은 실제적이거나 위협적인 성폭력 또는 성적 강압(예. 강제적 성적 침해; 알코올/약물로 촉진된 성적 침해; 그 외 원치 않는 성적 접촉; 외설물을 강제적으로 보게 하고, 노출증자의 성기를 보게 되거나,

원치 않는 외설물이나 성적 성질의 비디오 녹화 또는 이러한 외설물이나 비디오의 원치 않는 배포의 희생자가 되는 것과 같이 접촉이 없는 성적 경험)을 포함하지만, 이것에만 국한된 것은 아니다.

협박을 당하는 데 심각한 피해나 성폭력의 충분한 위협이 있을 때는 진단기준 A1로 가늠할 수 있다. 아동에서 성적으로 폭력적인 사건은 신체적 폭행 또는 부상이 없다고 하더라도 발달적으로 부적절한 성적 경험을 포함할 수 있다.

생명에 위협적인 질병 또는 쇠약하게 하는 의학적 상태가 반드시 외상성 사건으로 여겨지는 것은 아니다. 생명에 위협적인 의학적 응급(예, 급성 심근경색, 아나필락시스 쇼크)이거나 치료 중 테러, 통증, 무력감이나 급박한 죽음의 파국적인 감정을 불러일으키는 특별한 사건(예, 수술 중 각성, 심각한 화상 상처의 제거, 응급 심박정상화)은 이런 형태로 가늠되는 사건에 포함된다.

사건에 대한 목격(진단기준 A2)은 위협적이거나 심각한 부상, 비정상적인 죽음, 극심한 폭행에 의한 타인의 신체적 또는 성적 학대, 가정 폭력, 사고, 전쟁 또는 재앙을 포함하지만, 이것에만 국한된 것은 아니다. 예를 들어, 자녀가 급성으로 생명이 위험한 사고(예, 다이빙 사고) 또는 질병 경과나 진행되는 치료 동안에 의학적인 참사(예, 생명에 위협적인 출혈)에 빠진 것을 목격한 부모도 포함될 것이다.

사건에 대한 학습을 통한 간접적인 노출(진단기준 A3)은 가까운 친척 또는 친구에게 일어난 폭력적이거나 돌발적인 경험에 국한된다(즉, 자연적인 원인에 의한 죽음은 해당하지 않는다). 이러한 사건은 살인, 극심한 개인적 폭행, 전투, 테러리스트 공격, 성폭력, 자살, 그리고 심각한 사고나 부상을 포함한다.

전문가가 자신의 일에 따른 임무의 맥락으로 발생한 전쟁, 강간, 종족 학살이나 타인에게 가해진 학대적 폭력의 기이한 영향에 간접적으로 노출되는 것도 외상후 스트레스장애로 귀결될 수 있고, 따라서 합당한 성질의 외상으로 간주된다(진단기준 A4). 예로는 심각한 부상이나 죽음에 노출된 최초 대처자와 사체를 거두는 군요원이 포함된다. 간접적 노출은 사진, 비디오, 음성 기록이나 문자 기록(예, 범죄 기록을 검토하거나 범죄 피해자와 면담하는 경찰관, 드론 운영자, 외상성 사건을 다루는 뉴스미디어의 종사자, 그리고 환자의 외상성 경험의 세부 사항에 노출된 정신치료자) 등을 통해서 발생할 수 있다.

여러 가지 외상성 사건에 대한 노출이 보통이며 여러 가지 형태를 취할 수 있다. 어떤 경우에는 서로 다른 시점에 서로 다른 형식의 외상성 사건을 경험한다(예, 아동기에는 성폭력, 그리고 성인으로는 자연재해). 다른 경우에는 서로 다른 시점에 같은 형식의 외상성 사건을 경험하거나 장기간에 걸쳐 같은 사람/사람들에게 연속적으로 당한다(예, 아동 성적 또는 신체적 폭력, 친밀한 파트너에 의한 신체적 또는 성적 폭력). 또 다른 경우에는 장기적인 위태로운 기간 동안에 분쟁 지역에 배치되거나 살게 되면서 같거나 서로 다른 수많은 외상성 사건을 경험할 수 있다. 삶에서 여러 가지 외상성 사건을 경험한 개인에서 외상후 스트레스장애를 평가할 때는, 외상후 스트레스장애 진단기준 B와 진단기준 C의 증상적 표현이 외상성 사건(예, 외상성 사건의 반복적, 불수의적이고, 침습적인 고통스러운 회상)과 관련된다는 점에서, 최악의 경우로 간주하는 특정한, 개별적인 사례가 있는지를 결정하는 것이 유용하다. 그러나 최악의 사례를 지정하는 것이 어렵다면, 모든 노출이 진단기준 A에 부합하는 것으로 간주하는 것이 적절하다. 게다가 어떤 개별적인 사건은 몇 가지 외상성 사건 형식(예, 집단 발생 사건에 관여된 경우에 주요 부상을 입고, 다른 사람이 부상을 당하는 것을 목격하고 나서 나중에 가족 구성원이 그 사건으로 죽었다는 것을 알게 된다)을 포함할 수 있다.

외상성 사건은 다양한 방식으로 재경험될 수 있다. 대개 개인은 그 사건에 대하여 반복적, 불수의적이고, 침습적인 회상을 한다(진단기준 B1). 외상후 스트레스장애의 침습적인 기억은 우울성 반추와는 달리 오직 불수의적이고 침습적이며 고통스러운 기억에만 한정된다는 점에서 구별된다. 사건의 반복적인 기억에 대한 주안점은 사건이 대개 침습적이고, 생생하고, 감각적이고, 감정적인 행동 요소를 포함하는데, 단순한 반추가 아니라 고통스럽다는 것이다. 흔한 재경험 증상은 고통스러운 꿈이며, 그 꿈은 사건 자체를 반복하거나 외상성 사건의 주요한 위협을 대변하거나 주제상 관련된 것이다(진단기준 B2). 그 개인은 사건의 구성 요소가 다시 살아나는, 전형적으로 몇 초간 지속되며 긴 기간은 거의 지속되지 않는 해리 상태를 경험하게 되고 그는 마치 그 순간 사건이 일어나는 듯 행동한다(진단기준 B3). 그러한 사건은 현실 지남력의 상실 없이 외상성 사건의 한 부분에 대한 짧은 시각적 또는 다른 감각적 침습에서부터 현재 주위 상황에 대한 인식의 부분적 상실을 지나 완전한 상실에 이르는 연속선상에 나타난다. 이러한 삽화는 '플래시백'이라는 말로 자주 언급되는데, 전형적으로 짧지만 장기적인 고통 및 고조된 각성과 연관될 수 있다. 어린 아동의 경우에 외상과 관련된 사건의 재현은 놀이 또는 해리 상태에서 나타날 수 있다. 극심한 심리적 고통(진단기준 B4) 또는 생리학적 반응성(진단기준 B5)은 개인이 외상성 사건의 일면을 닮거나 상징하는 유발 사건이나 신체적 반응에 노출되었을 때 자주 발생한다(예, 태풍 후에 바람이 부는 날, 가해자와 닮은 사람을 목격). 유발 요인은 신체적 감각(예, 두부 외상을 입은 생존자의 어지러움, 이전에 외상을 당한 아동의 빠른 심장박동)이 될 수 있으며, 특히 신체적 표현을 높게 호소하는 개인에서 그러하다.

외상과 연관된 자극은 지속적으로 회피된다. 개인은 생각, 기억, 느낌을 피하기 위하여 보통 신중한 노력을 하고(예, 생각이 떠오르는 것을 피하기 위해 물질 사용을 포함하여 방해나 억제 기법을 사용한다; 진단기준 C1), 그 사건의 기억을 떠오르게 하는 활동, 대화, 물체, 상황 또는 사람들을 피한다(진단기준 C2).

사건과 연관된 인지 또는 기분의 부정적 변화가 외상성 사건에 노출된 이후 시작되거나 악화된다. 이러한 부정적 변화는 다양한 형태를 취할 수 있으며, 외상성 사건의 핵심적이고 감정적으로 고통스러운 부분을 기억하지 못하는 무능력을 포함한다. 이러한 기억상실은 전형적으로 해리성 기억상실에 기인한 것으로 두부 외상이나 약물 또는 알코올 사용으로 인한 기억의 저장 손상에 기인한 것이 아니다(진단기준 D1). 외상후 스트레스장애가 있는 개인은 종종 외상성 사건이 자신의 삶과 세계관을 되돌릴 수 없게 바꾸었다고 보고한다. 이는 자신, 타인, 세상 또는 미래에 적용되는 삶의 중요한 측면에 관한 지속적이고 과장된 부정적 예상이 특징적이다(진단기준 D2; 예, "나쁜 일은 언제나 나에게 일어난다." "세상은 위험한데, 나는 절대 적절히 보호받을 수 없다." "나는 다시는 아무도 믿을 수 없다." "내 삶은 영구적으로 망가졌다." "나는 미래의 행복에 대한 기회를 모두 놓쳤다." "내 삶은 짧게 끝날 것이다."). 외상후 스트레스장애가 있는 개인은 외상성 사건의 원인에 대하여 지속적으로 잘못된 인지를 할 수 있으며, 이는 자신 또는 다른 사람에 대한 비난으로 이어지게 된다(예, "삼촌이 나를 학대한 것은 모두 내 잘못이다."; 진단기준 D3). 지속적으로 부정적인 기분 상태(예, 공포, 불쾌, 경악, 화, 죄책감, 수치심)는 그 사건에 노출된 후에 시작되거나 악화된다(진단기준 D4). 그 개인은 이전에는 즐거워했던 활동에 대해 현저하게 저하된 흥미 또는 참여를 경험할 수 있거나(진단기준 D5), 다른 사람들과의 사이가 멀어지거나 소원해지는 느낌을 경험할 수 있거나(진단기준 D6), 또는 긍정적인 감정(특히 행복, 기쁨, 만족 또는 친밀감, 다정감과 성적 관심에 연관된 감정)을 느낄 수 없는 지속적인 무능력을 경험할 수 있다(진단기준 D7).

각성과 반응성의 부정적 변화 또한 외상성 사건에 노출된 이후 시작되거나 악화된다. 외상후 스트레스장애가 있는 개인은 과민하거나 화난 행동을 드러내며 자극이 거의 없거나 아예 없어도 공격적인 언어 또는 공격적인 행동을 보일 수 있다(예, 사람들에게 소리 지르기, 싸움 걸기, 물건 파괴하기; 진단기준 E1). 그들은 또한 위험하고, 자신이나 타인의 안전을 고려하지 않으며, 직접적으로 심각한 신체적 위해나 죽음을 야기하는, 무모하거나 자기파괴적인 행동을 자발적으로 할 수도 있다(진단기준 E2). 예로는 위험한 운전(예, 음주 운전, 위험할 정도로 빠른 스피드의 운전), 과도한 알코올 또는 약물 사용, 위험한 성관계(예, 후천성 면역결핍증 상태를 알 수 없는 파트너와의 보호되지 않은 성관계, 많은 성적 파트너)나 자살 행동을 포함한 자신을 향한 폭력을 포함하지만, 이것에만 국한된 것은 아니다. 진단기준 E2는 개인이 자신의 일의 한 부분으로 위험한 상황(예, 전투 상황의 군사 요원이거나 응급 상황의 일차적 대처자)에 관여해야만 하고 자신의 위험을 줄이기 위해 합리적인 안전 예방책을 취해야만 하는 상황 또는 개인이 어리석고 건강하지 않거나 재정적으로 위해할 수 있지만, 즉각적인 심각한 신체적 위해나 죽음의 직접적인 위험이 가해지지 않는 행동에 관여할 때(예, 병적 도박, 부족한 재정적 결정, 폭식, 건강하지 않은 생활방식)는 포함하지 않는다. 외상후 스트레스장애는 잠재적 위협에 대한 고조된 경계로 자주 특징지어지는데, 여기에는 외상성 경험과 관련된 것이 포함되기도 하며(예, 교통사고를 당한 후에 자동차나 트럭으로 인한 잠재적 위험에 대한 특별한 예민함), 외상성 사건과 관련된 것이 아니기도 하다(예, 심장발작을 겪는 것에 대한 공포)(진단기준 E3). 외상후 스트레스장애가 있는 개인은 기대하지 않은 자극에 큰 반응을 보일 수 있으며, 큰 소리나 예상되지 않은 움직임에 고조된 놀람 반응을 보이거나 조마조마하기도 한다(예, 전화벨 소리에 현저하게 조마조마함; 진단기준 E4). 놀람 반응은 불수의적이고 반사적이며(자동적, 순간적), 과도한 놀람 반응을 떠올리는 자극(진단기준 E4)이 외상성 사건과 관련될 필요는 전혀 없다. 놀람 반응은 진단기준 E5의 신호에 따른 생리적 각성 반응과는 구별되어, 생리적 반응을 일으키는 자극이 외상과 관련된다는 의식적 인식이 최소한 어느 정도는 필요하다. 일상 사건을 기억하는 데서의 어려움(예, 어떤 사람의 전화번호를 잊음) 또는 집중된 업무에 주의를 기울이는 데서의 어려움(예, 지속적인 기간의 시간 동안 대화를 따라가기)을 포함한 집중력의 문제가 흔하게 보고된다(진단기준 E5). 수면 개시와 유지의 어려움이 흔한데, 이는 악몽과 안전 염려 또는 적절한 수면을 방해하는 일반적으로 상승된 각성과 연관될 수 있다(진단기준 E6).

외상후 스트레스장애의 진단에는 진단기준 B, C, D와 E의 증상 기간이 1개월을 넘어야 하는 것(진단기준 F)이 요구된다. 현재의 외상후 스트레스장애의 진단을 위해서는 진단기준 B, C, D와 E 모두가 1개월을 넘어야만 하며, 최소한 지난 한 달 동안 만족되어야 한다. 생애 기간의 외상후 스트레스장애의 진단을 위해서는 진단기준 B, C, D와 E 모두가 동일한 1개월의 기간 동안 만족되는 1개월을 넘는 기간이 있어야 한다.

외상후 스트레스장애의 어떤 특별한 소그룹에서는 이인증(그들의 신체로부터 분리되는 경험) 또는 비현실감(그들의 세계에서 분리되는 경험) 같은 지속적인 해리 증상을 경험한다. 이것은 '해리 증상 동반'이라는 명시자를 사용하여 지정할 수 있다.

부수적 특징 Associated Features

어린 아동에서 언어의 상실 같은 발달적 퇴행이 일어날 수 있다. 한 사람 또는 그 이상의 목소리로 발화되는, 그 사람의 생각을 듣는 감각 경험 등의 가성 환청에 더하여 피해 사고 역시 존재할 수 있다. 장기적이고 반복되는 심각한 외상성 사건(예, 아동기 학대, 고문)에 노출된 개인은 감정을 조절하거나 안정적인 대인관계를 유지하는 데 장애가 있을 수 있고, 해리 증상을 겪을 수 있다. 외상성 사건이 개인과 가까운 관계가 있었던 사람의 폭력적인 죽음과 관여될 때, 지속적 비탄장애와 외상후 스트레스장애 모두의 증상이 나타날 수 있다.

유병률 Prevalence

미국 성인의 DSM-IV 기준에 따른 외상후 스트레스장애의 전국적 생애 유병률은 6.8%로 추정된다. 미국 청소년의 생애 유병률은 5.0%에서 8.1%에 이르며, 청소년의 지난 6개월 유병률은 4.9%다. DSM-5에 따른 확실하고 포괄적인 인구 집단-기반 자료는 유효하지 않지만, 결과물이 나오기 시작하고 있다. 2개의 미국 전국 역학 연구에서 생애 DSM-5 외상후 스트레스장애 유병률 추정치는 6.1%에서 8.3%에 이르며, 전국 12개월 DSM-5 외상후 스트레스장애 유병률 추정치는 두 연구 모두에서 4.7%다. 세계 정신건강 조사에 따른 24개국의 전국 생애 DSM-5 외상후 스트레스장애 유병률 추정치는 나라마다, 국가 소득 집단에 따라, 그리고 세계보건기구 지역별로 상당히 다양하지만, 전체적으로 3.9%다. 세계적으로 갈등의 영향을 받는 인구 집단에서는 기능의 손상이 있는 외상후 스트레스장애의 시점 유병률이 11%이고, 이는 연구들의 연령 차이를 보정한 후의 결과다.

외상후 스트레스장애의 비율은 참전용사와 직업이 외상성 노출의 위험성을 증가시키는 경우(예, 경찰, 소방관, 응급의료요원) 더 높다. 가장 높은 비율(노출된 경우의 1/3에서 1/2 이상)은 강간, 군사적 전투와 감금, 그리고 민족적 또는 정치적 동기로 인한 억류와 학살의 생존자에서 발견된다. 외상후 스트레스장애의 유병률은 발달에 따라 다양할 수 있다. 학령전기 아동을 비롯하여 아동과 청소년은 심각한 외상성 사건에 노출되고도 일반적으로 낮은 유병률을 보인다. 그러나 이것은 이전의 진단기준이 발달적으로 불충분하게 알려졌기 때문일 수 있다. DSM-IV 자료에 근거한 인종적 차이를 보면, 백인에 비해 라틴계 미국인, 아프리카계 미국인과 미국 원주민의 외상후 스트레스장애 비율이 더 높다. 이러한 유병률의 다양성에 대한 잠재적 이유는 과거의 역경 및 인종주의와 인종차별에 대한 노출과 같은 소인 요인이나 기능 요인에서의 차이와 치료의 이용 가능성이나 질, 사회적 지지,

사회경제적 지위, 그리고 회복을 촉진시키는 다른 사회적 자원의 차이를 포함하며 민족적이고 인종적 배경으로 복잡해진다.

발달 및 경과 Development and Course

외상후 스트레스장애는 생후 1년 이후를 시작으로 어떤 나이에도 나타날 수 있다. 증상은 대개 외상 후 첫 3개월 내에 시작하는데, 진단기준을 충족하기 전 수개월에서 수년 정도의 지연이 있을 수도 있다. DSM-IV에서는 '지연된 시작'으로 불렸으나 현재에 '지연된 표출'로 바뀌게 된 것에는, 몇몇 증상은 대개 즉시 시작되지만 모든 진단기준을 만족시키는 데는 시간이 걸린다는 사실이 여러 증거를 통해 밝혀졌기 때문이다.

외상의 즉각적인 여파로 한 개인의 외상에 대한 반응이 급성 스트레스장애의 기준을 초기에 만족하는 경우는 빈번하게 일어난다. 외상후 스트레스장애의 증상 및 각각 다른 증상의 상대적 우위는 시간이 흐르면서 다양해질 수 있다. 증상의 기간 역시 다양하여, 대개 반수의 성인에서는 3개월 안에 완전히 회복되지만, 어떤 개인에서는 12개월 이상, 그리고 가끔은 50년 이상 증상이 남아 있는 경우도 있다. 증상의 재발과 강화는 사건 자체의 암시, 진행 중인 생활 스트레스 또는 새롭게 경험한 외상성 사건에 대한 반응으로 나타날 수 있다.

재경험의 임상적 표현은 발달 과정에 걸쳐 다양할 수 있다. 임상적 표현의 발달적 다양성은 6세 이하의 아동과 그 연령을 넘는 개인에서 서로 다른 진단기준의 사용에 영향을 준다. 어린 아동은 외상성 사건에 대한 특정한 내용이 없는 무서운 꿈을 처음으로 꾸는 것으로 보고할 수 있다. 6세 이하의 아동은 생명을 위협하는 것으로 감지될 수 있는 심각한 감정적 학대(예, 유기의 위협)의 결과로 외상후 스트레스장애가 생길 수 있다. 생명을 위협하는 질병(예, 암, 고형 장기 이식)의 치료 기간 동안, 어린 아동이 치료의 심각성과 강도를 경험하는 것이 외상후 스트레스장애의 발생 위험성의 원인이 될 수 있다. 청소년에서는 위협에 대한 자기평가도 외상후 스트레스장애의 발생 위험성의 원인이 될 수 있다. 6세 전의 아동은 외상을 직접적으로 또는 상징적으로 언급하는 놀이를 통하여 재경험 증상을 표현할 가능성이 많다(6세 이하 아동의 외상후 스트레스장애 진단기준 참조). 그들은 노출 순간 또는 재경험을 하는 동안에 공포 반응을 보이지 않을 수도 있다. 부모는 넓은 영역에서의 아동의 감정적 또는 행동적 변화에 대해 보고할 수 있다. 아동은 그들의 놀이 또는 이야기 안의 상상적 개입에 초점을 맞출 수 있다. 회피에 더하여, 아동은 상기시키는 것에 집착하게 될 수도 있다. 아동의 생각 또는 감정 표현의 한계 때문에 기분 또는 인지의 부정적 변화는 우선적으로 기분 변화를 수반하는 경향이 있다. 아동은 함께 나타나는 외상(예, 신체적 학대, 가정 폭력 목격)을 경험할 가능성이 있고, 만성적 상황에서는 증상의 시작을 구분하는 데 어려움이 있을 수 있다. 회피 행동은 어린 아동에서 놀이나 탐험적 행동의 제한, 학령기 아동에서 새로운 활동에 대한 참여의 감소 또는 청소년에서 발달적 기회를 추구하는 것(예, 데이트하기, 운전하기)에 대한 저항과 관련이 있을 수 있다. 연령이 높은 아동과 청소년은 자기 스스로를 겁쟁이로 판단할 수도 있다. 청소년은 스스로가 사회적으로 바람직하지 않고 또래로부터 멀어지는 방식으로 달라졌다는 믿음을 품을 수도 있고 미래에 대한 열망을 잃을 수도 있다. 아동과 청소년의 경우에 과민하거나 공격적인 행동이 또래관계와 학교생활에서 지장을 일으킬 수 있다. 무모한 행동은 자신 또는 다른 사람에게 돌발적인 부상을 일으키거나, 스릴을 찾아다니거나 또는 위험성이 큰 행동을 하게 할 수도 있다. 나이 든 개인에서 이 장애는 건강에 대한 부정적 인식, 일차 돌봄 이용, 자살 사고와 연관이 있다. 게다가 건강의 저하, 인지기능의 악화와 사회적 고립이 외상후 스트레스 증상을 악화시킬 수 있다.

위험 및 예후 인자 Risk and Prognostic Factors
외상후 스트레스장애의 위험인자는 개인을 외상에 취약하게 하거나 외상 사건에 노출되었을 때 극심한 감정적 반응을 하게 만드는 것을 포함하여 여러 가지 방식으로 작동한다. 위험(그리고 보호)인자는 일반적으로 외상 전, 외상 중, 그리고 외상 후 인자로 나뉜다.

외상 전 인자
기질적. 고위험인자는 6세까지 아동기의 감정적 문제(예, 외현화 또는 불안 문제)와 이전의 정신질환(예, 공황장애, 우울장애, 외상후 스트레스장애 또는 강박장애)을 포함한다. 병전 성격의 개인 차이가 외상에 대한 반응과 치료 결과의 궤적에 영향을 미칠 수 있다. 우울 기분과 불안과 같은 부정적 감정 반응과 관련된 성격 특질은 외상후 스트레스장애의 위험인자를 대표한다. 이러한 특질은 표준화된 성격 척도에서 부정적 정서성(신경증적 경향성)으로 측정될 수 있다. 병전 충동 특질은 외상후 스트레스장애의 외현화로 드러나고, 물질사용장애나 공격적 장애를 포함하는 외현화 스펙트럼과 동반이환되는 경향이 있다.

환경적. 미국 민간인과 참전용사에서 입증되듯이, 이러한 위험인자는 낮은 사회경제적 상태, 낮은 교육, 이전의 외상에 대한 노출(특히 아동기 동안), 아동기의 역경(예, 경제적 박탈, 가족 역기능, 부모의 분리 또는 죽음), 낮은 지능, 민족차별과 인종차별, 그리고 정신과적 가족력을 포함한다. 사건 노출 이전의 사회적 지지가 보호적 인자다.

유전적, 생리적. 외상성 노출에 따른 외상후 스트레스장애 발생의 위험성은 쌍둥이 연구와 분자생물학적 연구에서 어느 정도는 유전적인 것으로 입증된다. 다민족 코호트의 전장유전체 관련 데이터는 외상후 스트레스장애의 유전성을 지지하며 지역적 혈통에 따라 다양한 세 군데의 유의한 전장유전체 부분을 보여 준다. 외상후 스트레스장애의 취약성은 후생유전인자에 의해서도 영향을 받을 수 있다. 미국 참전용사의 전장유전체 관련 데이터는 유럽 혈통 미국인에서 외상후 스트레스장애의 침습적인 재경험 증상과 연관된 여덟 군데의 유의한 영역을 찾아낸다. 영국의 데이터 역시 이러한 연관성을 지지한다.

외상 중 인자
환경적. 이것은 외상의 심각도(양), 생명 위협으로 인지됨, 개인적 부상, 대인관계적 폭력(특히 보호자가 저지른 외상 또는 아동에서 보호자에 대한 위협의 목격)을 포함하며, 군인의 경우 가해자가 되는 것, 잔혹 행위의 목격 또는 적군 살해를 포함한다. 마지막으로, 외상 도중에 나타나고 후에도 지속되는 해리, 공포, 공황과 기타 외상 중 반응은 위험인자다.

외상 후 인자
기질적. 이것은 부정적 평가, 부적절한 대처 기술, 그리고 급성 스트레스장애의 발전을 포함한다.

환경적. 이것은 반복적으로 속상하게 상기시키는 것, 차후의 부정적인 생활사건, 그리고 경제적이거나 다른 외상 관련 손실에 차후에 노출되는 것을 포함한다. 강제적 이주와 높은 수준의 일상 스트레스 요인과 같은 외상후 경험은 범문화적 맥락에서 외상후 스트레스장애의 서로 다른 조건적 위험을 야기할 수 있다. 인종적·민족적 차별에 노출되는 것은 아프리카계 미국인과 라틴계 성인의 더 만성적인 경과와 연관될 수 있다. 사회적 지지는 (아동에 대한 가족의 안정감을 포함하여) 외상 후의 결과를 조정하는 보호인자다.

문화와 관련된 진단적 쟁점 Culture-Related Diagnostic Issues
서로 다른 인구학적, 문화적, 그리고 직업적 집단은 외상성 사건에 대해 서로 다른 수준의 노출을 경험하며 비슷한 수준의 노출(예, 종교적 박해)에 따른 외상후 스트레스장애 발생의 상대적 위험도 문화적, 민족적, 그리고 인종적 집단에 따라 다양할 수 있다. 외상성 노출의 유형(예, 집단 학살), 외상성 사건에 부여된 의미가 질병 심각도에 미치는 충격(예, 대량 학살 이후 장례식을 수행할 수 없는 것), 지속되는 사회문화적 맥락(예, 분쟁 이후 상황에서 처벌받지 않은 가해자와 함께 거주하는 것), 인종적·민족적 차별에 노출, 그리고 다른 문화적 인자(예, 이민자의 문화 적응 스트레스)의 다양성이 문화적 집단에 따른 외상후 스트레스장애의 발병 위험성과 심각도에 영향을 줄 수 있다. 일부 집단은 한 번의 진단기준 A 사건이 아닌 만연하고 지속적인 외상성 환경에 노출된다. 이러한 집단에서는 각 외상성 사건이 외상후 스트레스장애로 발생하는 예측 강도가 줄어들 수 있다. 사회적 이미지(예, 가족의 '체면' 유지)가 강조되는 문화에서는 공적 명예훼손이나 수치가 진단기준 A 사건의 충격을 극대화할 수 있다. 어떤 문화에서는 외상후 스트레스장애 증후군을 부정적인 초자연적 경험으로 돌릴 수 있다.

외상후 스트레스장애의 증상 또는 증상군의 임상적 표현은 성인과 아동 모두에서 문화적으로 다양할 수 있다. 여러 비서구 국가 집단에서 회피는 덜 관찰되는 반면, 신체적 증상(예, 어지러움, 숨이 참, 열감)은 더 흔하다. 범문화적으로 다양한 다른 증상은 고통스러운 꿈, 두부 손상과 관련되지 않는 기억상실, 그리고 자살 이외의 무모한 행동이다. 부정적 기분, 특히 분노는 외상후 스트레스장애에서 범문화적으로 흔하며, 고통스러운 꿈과 수면 마비도 그렇다. 범문화적으로 신체적 증상이 아동과 성인 모두에서 흔한데, 특히 성적 외상 후에 그러하다. 외상후 스트레스장애와 관련하여 아동에서 범문화적으로 다양하게 나타나는 증상은 침습적 사고, 감소된 활동 참여, 긍정적 감정을 경험하지 못하는 것, 짜증, 공격성, 그리고 과잉 경계심이다. 아동에서 고통스러운 꿈, 플래시백, 외상 신호에 대한 노출에 따른 심리적 고통, 그리고 기억과 생각을 피하려는 노력은 범문화적으로 흔하다.

어떤 문화적 맥락에서는 외상성 사건에 대해 스스로에 대한 부정적 믿음이나 다른 사람에게 과장되어 보이는 영적 귀인으로 반응하는 것이 정상적일 수 있다. 예를 들어, 스스로를 비난하는 것이 남아시아와 동아시아에서는 카르마의 관념, 서부 아프리카에서는 운명이나 '망쳐진 메디신 법칙', 그리고 통제 소재와 자기 개념의 문화적 차이와 일치할 수 있다.

전 세계의 여러 인구 집단에서 외상후 스트레스장애와 비슷한 고통의 문화적 개념이 있으며, 놀랍거나 외상성 경험에 기인하는 심리적 고통의 다양한 발현이 특징적이다. 따라서 고통의 문화적 개념이 외상후 스트레스장애의 표현과 동반이환 장애의 범위에 영향을 미친다(III편의 '문화와 정신과적 진단' 참조).

성 및 젠더와 관련된 진단적 쟁점 Sex- and Gender-Related Diagnostic Issues

외상후 스트레스장애는 일생 동안 남성보다 여성에서 더 흔하다. DSM-5 진단기준을 이용한 2개의 미국 인구 집단 대상의 대단위 연구에 따르면, 외상후 스트레스장애의 평생 유병률이 여성에서는 8.0%에서 11.0%이며 남성에서는 4.1%에서 5.4%다. 여성에서 외상후 스트레스장애의 위험성 증가의 일부는 아동기 성적 학대, 성폭행, 그리고 다른 형태의 대인관계적 폭력에 노출 가능성이 더 높은 것에 기인한 것으로 보이는데, 이들은 외상후 스트레스장애의 가장 높은 위험성을 지닌다. 또한 일반 인구 중 여성이 남성에 비해 외상후 스트레스장애를 더 오랜 기간 경험한다. 그러나 여성에서 높은 유병률에 기여할 가능성이 있는 다른 요인은 생식 호르몬의 효과와 더불어 외상의 감정적 · 인지적 과정 처리의 젠더 차이를 포함한다. 특정한 스트레스 요인에 대한 남성과 여성의 반응을 비교할 때, 외상후 스트레스장애의 위험성에 대한 젠더 차이는 지속된다. 반면에 외상후 스트레스장애 증상의 양상이나 요인 구조는 남성과 여성에서 비슷하다.

자살 사고 혹은 행동과의 연관성 Association With Suicidal Thoughts or Behavior

아동기 학대나 성적 외상과 같은 외상성 사건은 민간인과 참전용사 모두에서 개인의 자살 위험을 증가시킨다. 외상후 스트레스장애는 자살 사고, 자살 시도와 자살에 따른 사망과 연관이 있다. 외상후 스트레스장애의 존재는 자살 사고에서 자살 계획이나 자살 시도로 전환하게 되는 가능성의 증가와 연관되며, 외상후 스트레스장애의 이러한 효과는 기분장애의 자살 행동의 가능성 증가 위험성과 독립적으로 나타난다. 청소년에서 동반이환의 효과를 보정한 후에도 외상후 스트레스장애와 자살 사고나 자살 행동 사이에는 유의한 상관관계가 있다.

외상후 스트레스장애의 기능적 결과
Functional Consequences of Posttraumatic Stress Disorder

외상후 스트레스장애는 사회적 · 직업적 · 신체적 기능의 상당한 손상, 삶의 질 감소, 그리고 신체적 건강 문제와 연관된다. 손상된 기능은 사회적, 대인관계적, 발달적, 교육적, 신체적 건강과 직업적 부분에 걸쳐 나타난다. 지역사회와 참전용사 표본에서, 외상후 스트레스장애는 빈곤한 사회적 ·

가족적 관계, 직장에의 잦은 결근, 낮은 수입, 그리고 낮은 교육적·직업적 성공과 연관된다.

감별진단 Differential Diagnosis

적응장애. 적응장애에서 스트레스 요인은 외상후 스트레스장애의 진단기준 A로 정해져 있는 실제적이거나 위협적인 죽음, 심각한 부상 또는 성폭력에의 노출에 비해 심각도와 유형이 다양할 수 있다. 적응장애의 진단은 외상후 스트레스장애의 진단기준 A를 만족하는 스트레스 요인에 대한 반응이 다른 외상후 스트레스장애의 기준(또는 다른 정신질환의 진단기준)을 모두 만족하지 않을 때 사용된다. 적응장애는 또한 외상후 스트레스장애의 증상 양식이 외상후 스트레스장애의 진단기준 A를 만족하지 않는 스트레스 요인(예, 배우자와의 이별, 해고)에 대한 반응일 때에도 진단된다.

기타 외상후 장애 및 상태. 극심한 스트레스 요인에 노출된 개인에서 나타나는 정신병리가 항상 외상후 스트레스장애에 기인해야 하는 것은 아니다. 외상후 스트레스장애 진단에는 외상의 노출이 적절한 증상의 시작 또는 악화보다 선행해야 한다는 것이 필요하다. 만약 극심한 스트레스 요인에 대한 반응 양식이 다른 정신질환의 기준에 합당하다면 다른 진단이 대신 내려지거나 외상후 스트레스장애에 더해져야 한다. 만약 외상후 스트레스장애로 더 잘 설명된다면 다른 진단과 상태는 제외된다(예, 오직 외상을 상기시키는 것에 대한 노출 후에만 발생하는 공황장애의 증상). 심하다면, 다른 정신질환의 기준을 충족하는 극심한 스트레스 요인에 대한 증상 반응 양식이 외상후 스트레스장애에 더해서 독립된 진단(예, 해리성 기억상실)의 근거가 될 수 있다.

급성 스트레스장애. 급성 스트레스장애는 증상 양식이 외상성 사건에 노출되고 3일에서 1개월이라는 기간으로 제한되기 때문에 외상후 스트레스장애와 구분된다.

불안장애와 강박장애. 강박장애에서는 반복적으로 침습하는 사고가 있으나, 이는 강박의 정의에 해당한다. 또한 침습적인 사고는 외상성 사건의 경험과 연관되지 않으며, 대개는 강박 행동이 존재하고, 전형적으로 외상후 스트레스장애나 급성 스트레스장애의 다른 증상은 없다. 공황장애의 각성과 해리 증상, 범불안장애의 회피, 과민성, 그리고 불안 모두 특정한 외상성 사건과 관련이 없다. 분리불안장애의 증상은 외상성 사건보다 분명히 집 또는 가족과의 분리와 관련된다.

주요우울장애. 주요우울증은 외상성 사건에 뒤따르거나 그렇지 않을 수 있으며 완전한 진단기준을 만족할 때 진단되어야 한다. 주요우울장애는 외상후 스트레스장애의 진단기준 B 또는 진단기준 C 증상을 포함하지 않는다. 외상후 스트레스장애의 진단기준 D 또는 진단기준 E도 포함하지 않는다. 그러나 외상후 스트레스장애의 완전한 진단기준 또한 만족한다면, 두 가지 진단 모두 내릴 수 있다.

주의력결핍 과잉행동장애. 주의력결핍 과잉행동장애와 외상후 스트레스장애 모두 주의력, 집중력, 그리고 학습의 문제를 포함할 수 있다. 주의력, 집중력, 학습의 문제가 12세 전에 시작되어야 하는 주의력결핍 과잉행동장애에 비하여, 외상후 스트레스장애에서는 증상의 시작이 진단기준 A의 외상성 사건에 대한 노출을 따른다. 외상후 스트레스장애에서는 개인의 주의력, 집중력의 와해가 위험에 대한 각성도와 외상을 상기시키는 것에 대한 과장된 놀람 반응에 기인할 수 있다.

성격장애. 외상성 사건에 노출된 후에 시작되거나 심하게 악화된 대인관계적 어려움은 성격장애보다는 외상후 스트레스장애의 징후일 수 있는데, 성격장애의 경우에는 그런 어려움이 어떤 외상성 노출과는 별개일 것으로 예상된다.

해리장애. 해리성 기억상실, 해리성 정체성장애와 이인성/비현실감 장애는 외상성 사건에 대한 노출에 뒤따를 수도 있고 그렇지 않을 수도 있으며, 또한 외상후 스트레스장애의 증상과 같이 있을 수도 있고 그렇지 않을 수도 있다. 그러나 외상후 스트레스장애의 기준에도 모두 부합한다면, 외상후 스트레스장애의 '해리 증상 동반' 아형을 고려해야만 한다.

기능성 신경학적 증상장애(전환장애). 신체 증상의 새로운 시작이 외상 후 고통의 맥락 내에 있는 것은 기능성 신경학적 증상장애(전환장애)보다 외상후 스트레스장애의 징후일 수 있다.

정신병적 장애. 외상후 스트레스장애에서의 플래시백은 조현병, 단기 정신병적 장애, 그리고 기타 정신병적 장애, 정신병적 양상을 동반한 우울 및 양극성 장애, 섬망, 물질/치료약물로 유발된 장애, 그리고 다른 의학적 상태로 인한 정신병적 장애에서 나타날 수 있는 착각, 환각, 그리고 기타 지각 장해와 구별되어야 한다. 외상후 스트레스장애의 플래시백은 외상성 경험과 직접적으로 관련되며 다른 정신병적 또는 물질로 유발된 양상이 없이 나타나기에 다른 지각 장해와 구별된다.

외상성 뇌손상. 외상성 사건의 일부 형태는 두부 손상(예, 군대 전투, 폭탄 폭발, 아동 신체적 학대, 친밀한 파트너의 폭력, 폭력적 범죄, 자동차 사고나 다른 사고)을 발생시켜서, 외상후 스트레스장애와 외상성 뇌손상 모두의 위험성을 증가시킨다. 그런 경우에 외상후 스트레스장애를 나타내는 개인이 외상성 뇌손상도 가질 수 있고, 외상성 뇌손상을 나타내는 개인 또한 외상후 스트레스장애를 가질 수 있다. 외상성 뇌손상도 가지고 있고 외상후 스트레스장애를 나타내는 개인은 지속적인 뇌진탕 후 증상(예, 두통, 어지러움, 빛이나 소리에 대한 민감성, 과민성, 집중력 결여)을 보일 수 있다. 그러나 그러한 증상은 뇌손상이 없는 인구 집단에서도 일어날 수 있다. 외상후 스트레스장애 및 외상성 뇌손상 관련 신경인지장애 증상은 겹쳐질 수 있기 때문에, 외상후 스트레스장애와 외상성 뇌손상에 기인한 신경인지적 증상의 감별진단은 각각의 발현에 특정적인 증상의 존재에 근거하여 가능할 수 있다. 재경험과 회피는 외상후 스트레스장애에 특징적이며 외상성 뇌손상의 영향이 아닌 반면, 지속적인 지남력장애와 혼란은 외상후 스트레스장애보다 외상성 뇌손상(신경인지적 결과)에 더 특징적이다. 외상성 사건과 관련된 외상성 뇌손상 관련 기억 문제는 손상과 관련된 정보저장의 불능인 데 반해, 외상후 스트레스장애 관련 기억 문제는 전형적으로 해리성 기억상실을 반영한다. 수면의 어려움은 두 장애에서 공통적이다.

동반이환 Comorbidity

외상후 스트레스장애가 있는 개인은 외상후 스트레스장애가 없는 개인에 비해 우울장애, 양극성 장애, 불안장애 또는 물질사용장애와 같은 최소한 한 가지의 다른 정신질환의 진단기준을 만족하는 증상이 있을 가능성이 높다. 외상후 스트레스장애는 주요 신경인지장애의 위험 증가와도 연관된다. 미국 기반 연구에서 경도의 외상성 뇌손상 이후 여성에서 외상후 스트레스장애가 더 많이 발생하였다. 외상후 스트레스장애가 있는 어린 아동은 최소한 한 가지의 다른 진단도 갖는데, 동반이환의 방식이 성인과는 차이가 있어서, 적대적 반항장애와 분리불안장애가 우세하다.

● 급성 스트레스장애
Acute Stress Disorder

진단기준	F43.0

A. 실제적이거나 위협적인 죽음, 심각한 부상 또는 성폭력에의 노출이 다음과 같은 방식 가운데 한 가지(또는 그 이상)에서 나타난다.
  1. 외상성 사건(들)에 대한 직접적인 경험
  2. 그 사건(들)이 다른 사람들에게 일어난 것을 생생하게 목격함
  3. 외상성 사건(들)이 가족, 가까운 친척 또는 친한 친구에게 일어난 것을 알게 됨. **주의점**: 가족, 친척 또는 친구에게 생긴 실제적이거나 위협적인 죽음의 경우에는 그 사건(들)이 폭력적이거나 돌발적으로 발생한 것이어야만 한다.
  4. 외상성 사건(들)의 혐오스러운 세부 사항에 대한 반복적이거나 지나친 노출의 경험(예, 변사체 처리의 최초 대처자, 아동 학대의 세부 사항에 반복적으로 노출된 경찰관)
     주의점: 진단기준 A4는 노출이 일과 관계된 것이 아닌 한, 전자미디어, 텔레비전, 영화 또는 사진을 통해 노출된 경우는 적용되지 않는다.
B. 외상성 사건이 일어난 후에 시작되거나 악화된 침습, 부정적 기분, 해리, 회피와 각성의 5개의 범주 중에서 어디서라도 다음 증상 중 9가지(또는 그 이상)에서 존재한다.
침습 증상
  1. 외상성 사건(들)의 반복적, 불수의적이고, 침습적인 고통스러운 기억. **주의점**: 아동에서는 외상성 사건(들)의 주제 또는 양상이 표현되는 반복적인 놀이가 나타날 수 있다.
  2. 꿈의 내용 및/또는 정동이 외상성 사건(들)과 관련되는 반복적으로 나타나는 고통스러운 꿈. **주의점**: 아동에서는 내용을 알 수 없는 악몽으로 나타나기도 한다.
  3. 외상성 사건(들)이 재생되는 것처럼 그 개인이 느끼고 행동하게 되는 해리성 반응(예, 플래시백) (그러한 반응은 연속선상에서 나타나며, 가장 극한 표현은 현재 주변 상황에 대한 인식의 완전한 소실일 수 있음) **주의점**: 아동에서는 외상의 특정한 재현이 놀이로 나타날 수 있다.
  4. 외상성 사건(들)을 상징하거나 닮은 내부 또는 외부의 단서에 노출되었을 때 나타나는 극심하거나 장기적인 심리적 고통 또는 현저한 생리적 반응
부정적 기분
  5. 긍정적 감정을 경험할 수 없는 지속적인 무능력(예, 행복, 만족 또는 사랑의 느낌을 경험할 수 없는 무능력)
해리 증상
  6. 주위 환경 또는 자기 자신에의 현실에 대한 변화된 감각(예, 스스로를 다른 사람의 시각에서 관찰, 혼란스러운 상태에 있는 것, 시간이 느리게 가는 것)
  7. 외상성 사건(들)의 중요한 부분을 기억하는 데의 장애(두부 외상, 알코올 또는 약물 등의 이유가 아니며 전형적으로 해리성 기억상실에 기인)
회피 증상
  8. 외상성 사건(들)에 대한 또는 밀접한 연관이 있는 고통스러운 기억, 생각 또는 감정을 회피하려는 노력
  9. 외상성 사건(들)에 대한 또는 밀접한 연관이 있는 고통스러운 기억, 생각 또는 감정을 불러일으키는 외부적 암

시(사람, 장소, 대화, 행동, 사물, 상황)를 회피하려는 노력

각성 증상

10. 수면 교란(예, 수면을 취하거나 유지하는 데 어려움, 불안한 수면)

11. 전형적으로 사람 또는 사물에 대한 언어적 또는 신체적 공격성으로 표현되는 민감한 행동과 분노폭발(자극이 거의 없거나 아예 없이)

12. 과각성

13. 집중력의 문제

14. 과장된 놀람 반응

C. 장해(진단기준 B의 증상)의 기간은 외상 노출 후 3일에서 1개월까지다.

주의점: 증상은 전형적으로 외상 후 즉시 시작하지만, 장애 기준을 만족하려면 최소 3일에서 1개월까지 증상이 지속되어야 한다.

D. 장해가 사회적, 직업적 또는 다른 중요한 기능 영역에서 임상적으로 현저한 고통이나 손상을 초래한다.

E. 장해는 물질(예, 치료약물이나 알코올)의 생리적 효과나 다른 의학적 상태(예, 경도 외상성 뇌손상)로 인한 것이 아니며 단기 정신병적 장애로 더 잘 설명되지 않는다.

진단적 특징 Diagnostic Features

급성 스트레스장애의 주요 특성은 한 가지 이상의 외상성 사건에의 노출(진단기준 A)에 따르는 3일에서 1개월까지 지속되는 특징적 증상의 발달인데, 이는 외상후 스트레스장애 진단기준 A에서 묘사된 것과 같은 형태의 노출이다(더 많은 정보는 외상후 스트레스장애의 '진단적 특징' 참조).

급성 스트레스장애의 임상적 발현은 개인마다 다양할 수 있으나 전형적으로는 외상성 사건에 대한 어떤 형태의 재경험 또는 반응성을 포함하는 불안 반응과 연관된다. 발현은 침습 증상, 부정적 기분, 해리 증상, 회피 증상, 그리고 각성 증상(진단기준 B1~B14)을 포함할 수 있다. 이들은 외상을 상기시키는 것에 대한 반응으로 강한 감정적 또는 생리적 반응성도 전형적으로 보일 것이지만, 어떤 개인에서는 해리 또는 분리된 상태가 두드러질 수 있다. 다른 개인들에서는 과민하거나 공격적인 반응이 특징인 강한 분노 반응이 있을 수 있다.

침습 증상(진단기준 B1~B4)은 외상후 스트레스장애 진단기준 B1~B5에서 묘사된 것과 같다(이 증상의 논의는 외상후 스트레스장애의 '진단적 특징' 참조; 급성 스트레스장애 진단기준 B4가 외상후 스트레스장애 진단기준 B4와 B5인 것에 주목). 급성 스트레스장애가 있는 개인은 긍정적인 감정(예, 행복, 기쁨, 만족 또는 친밀감, 다정감 및 성적 관심과 연관된 감정)을 느낄 수 없는 지속적인 무능력을 갖지만, 공포, 슬픔, 화, 죄책감 또는 수치심 같은 부정적 감정은 경험할 수 있다(진단기준 B5). 인식의 변화는 이인증, 즉 자신 스스로로부터 분리된 느낌(예, 방의 다른 곳에서 스스로를 지켜보는 것) 또는 **비현실감**, 즉 스스로의 환경에 대한 왜곡된 시각을 가지는 것(예, 물체가 느린 속도로 움직이는 것처럼 인지, 혼란스러운 상태로 물체를 보는 것, 정상적으로 알 수 있는 사건에 대해 인식하지 못하는 것)을 포함한다(진단기준 B6). 어떤 개인은 충분히 알 수 있는 외상성 사건의 중요한 부분을 기억할 수 없는 무능력을 보고하기도 한다. 이 증상은 해리성 기억상실에 기인하며, 두부 외상, 알코올 또는 약물에 기인하지 않는다(진단기준 B7). 외상과 연관된 자극은 지속적으로 회피된다. 개인은 보통 생각, 기억 또는 감정

을 회피하기 위해(예, 내적 상기를 피하기 위해서, 물질 사용을 포함한, 방해 전략과 억제 전략 사용; 진단기준 B8), 그리고 회상을 일으키는 활동, 대화, 물건, 상황 또는 사람들을 회피하기 위해(진단기준 B9) 세심한 노력을 기울인다.

급성 스트레스장애의 개인이 수면 개시 및 유지에 문제를 경험하는 것은 매우 흔한데, 이는 악몽과 안전에 대한 근심 또는 적절한 수면을 방해하는 일반적으로 상승된 각성도와 관련될 수 있다(진단기준 B10). 급성 스트레스 장애를 겪은 개인은 자극이 거의 없는데도 민감한 행동을 표출할 수 있고, 심지어 폭력적인 언어 및 행동 방식을 취할 수도 있다(예, 사람들에게 소리치기, 싸움에 참여, 사물 파괴; 진단기준 B11). 급성 스트레스장애는 종종 잠재적 위협에 대한 고조된 예민함으로 특징지어지는데, 이는 외상성 경험과 관련된 것(예, 교통사고 이후 자동차나 트럭으로 인한 잠재적 위협에 대해 특별히 민감한 상태)과 외상성 사건과 관련되지 않은 것(예, 심장발작으로 고통받는다는 공포)이 포함된다(진단기준 B12). 집중력의 장애(진단기준 B13)는 익숙한 사실(예, 전화번호 망각)이나 일상 사건(예, 책이나 신문의 일부를 최근에 읽은 것)을 기억하는 데 또는 집중된 업무(예, 지속적인 기간의 시간 동안 대화를 따라가기)에 주의를 기울이는 데 어려움을 포함한다.

급성 스트레스장애의 개인은 기대하지 않은 자극에 큰 반응을 보일 수 있으며, 큰 소리(예, 전화벨 소리에 대한 반응에서)나 예상되지 않은 움직임에 고조된 놀람 반응을 보이거나 신경에 거슬려 할 수 있다(진단기준 B14). 놀람 반응은 불수의적이고 반사적인데(자동적, 순간적), 과장된 놀람 반응을 촉발하는 자극(진단기준 B14)이 외상성 사건과 관련될 필요는 없다.

모든 증상이 외상성 사건 이후로부터 최소 3일 이상 존재하여야 하지만 1개월을 지나서 계속되지 않아야 한다(진단기준 C). 증상이 외상 후 즉시 발생하였으나 3일 미만에 해결된다면 급성 스트레스장애의 기준을 만족하지 않는다.

부수적 특징 Associated Features

급성 스트레스장애가 있는 개인은 외상성 사건에서 자신의 역할, 외상성 경험에 대한 자신의 반응 또는 미래의 피해 가능성에 대해 흔히 비극적이거나 극도로 부정적인 생각에 몰입한다. 예를 들어, 급성 스트레스장애가 있는 개인은 외상성 사건을 방지하지 못한 것 또는 그 경험에 더 성공적으로 대처하지 못한 것에 대해 극도의 죄책감을 느낄 수 있다. 급성 스트레스장애가 있는 개인은 또한 비극적인 방식으로 그들의 증상을 해석할 수도 있는데, 플래시백 기억 또는 감정적 둔화를 저하된 정신 능력의 한 징후로 해석하기도 한다. 급성 스트레스장애가 있는 개인이 외상성 노출 후 처음 1개월 동안 공황발작을 경험하는 것은 흔하고, 이는 외상을 상기시키는 것에 의해 유발되거나 명백히 자발적으로 발생할 수 있다. 또한 급성 스트레스장애의 개인은 혼돈스럽거나 충동적인 행동을 보일 수 있다. 예를 들어, 개인은 무모하게 운전을 하거나, 비이성적인 결정을 하거나, 도박을 지나치게 할 수 있다. 아동에서는 현저한 분리불안이 있을 수 있는데, 보호자에게 관심을 과하게 요구하는 것으로 드러날 수 있다. 외상성 상황에서 발생한 사별에 따르는 비탄의 경우에는 급성 스트레스장애의 증상이 급성 비탄 반응을 수반할 수 있다. 그런 경우에는 재경험, 해리, 그리고 각성 증상이

상실에 대한 반응을 수반할 수 있는데, 개인의 죽음의 상황에 대한 침습적 기억, 개인의 죽음에 대한 불신과 죽음에 대한 분노와 같은 것이다. 뇌진탕후 증상(예, 두통, 어지러움, 빛이나 소리에 대한 민감성, 과민성, 집중력 결여)은 경도의 외상성 뇌손상 후에 빈번하게 발생하는데, 급성 스트레스장애가 있는 개인에서도 빈번하게 관찰된다. 뇌진탕후 증상은 뇌손상과 뇌손상이 아닌 인구 집단에서 똑같이 흔하며, 뇌진탕후 증상의 빈번한 발생은 급성 스트레스장애 증상에 기인할 수 있다.

유병률 Prevalence

최근에 외상에 노출된 인구 집단(즉, 외상에 노출된 지 1개월 이내) 중에서 급성 스트레스장애의 유병률은 사건의 본질과 평가가 이루어진 전후 관계에 따라 다양하다. 호주, 영국, 그리고 미국에서 수행된 연구에서 급성 스트레스장애는 대인관계적 폭행이 제외된 외상성 사건에 따른 사례의 20% 미만에서 확인된다(예, 자동차 사고, 경도 외상성 뇌손상, 고도 화상, 그리고 산업재해). 보통 대인관계적 외상성 사건(예, 폭행, 강간) 이후에는 더 높은 비율(즉, 19~50%)로 확인된다.

발달 및 경과 Development and Course

정의에 따르면, 급성 스트레스장애는 외상성 사건 후 3일째 되는 날까지는 진단될 수 없다. 급성 스트레스장애가 1개월 뒤 외상후 스트레스장애로 진행될 수 있지만, 외상에 노출된 지 1개월 이내에 회복되는 일시적인 스트레스 반응일 수도 있기에 외상후 스트레스장애가 되지 않을 수도 있다. 궁극적으로는 외상후 스트레스장애로 발달하는 개인의 대략 반수 정도는 처음에는 급성 스트레스장애를 보인다. 장기적인 분석에 따르면 급성 스트레스장애 증상은 시간이 지나가면서 회복되거나, 일정하게 유지되거나 또는 악화될 수 있는데, 주로 진행하는 생활 스트레스 요인 또는 추가적으로 발생하는 외상성 사건의 결과다.

재경험의 방식은 발달 과정에 따라 다양할 수 있다. 성인 또는 청소년과 달리, 어린 아동은 외상의 양상을 명백하게 반영하는 내용이 없는 무서운 꿈을 보고할 수 있다(예, 외상의 여파로 무서운 꿈을 꾸고 깨지만 꿈의 내용을 외상성 사건과 연결 지을 수 없다). 6세 이하의 아동은 높은 연령의 아동과 비교하여 직접적으로 또는 상징적으로 외상과 관련이 있는 놀이를 통하여 재경험 증상을 표현하는 편이다. 예를 들어, 화재에서 살아남은 매우 어린 아동은 화염 그림을 그릴 수도 있다. 어린 아동은 또한 노출의 순간이나 재경험을 하는 동안조차 반드시 무서운 반응을 나타내는 것은 아니다. 부모들은 외상을 경험한 어린 아동에서 분노, 수치심 또는 위축 같은 영역의 감정적 표현과 과도하게 밝은 긍정적 정동까지도 전형적으로 보고한다. 아동은 외상을 상기시키는 것을 피할지도 모르지만, 때로는 집착하게 된다(예, 개에 물린 어린 아동이 끊임없이 개에 대해 이야기를 하지만 개와 마주치는 공포 때문에 밖으로 나가는 것을 피할 수 있다).

위험 및 예후 인자 Risk and Prognostic Factors

기질적. 위험인자는 이전의 정신질환, 우울한 기분과 불안(부정적 정서성이나 신경증적 경향성으로 불리기도 하는) 같은 높은 수준의 부정적 감정 반응, 대단하게 지각된 외상성 사건의 심각도, 그리고 회피성 대처 방식을 포함한다. 외상성 경험을 비극적으로 평가하는 경향성은 주로 미래의 피해에 대한 과장된 평가, 죄책감 또는 무망감이 특징이며 급성 스트레스장애를 강하게 예측한다.

환경적. 다른 무엇보다도 개인은 급성 스트레스장애의 위험이 있는 외상성 사건에 노출되어야만 한다. 장애의 위험인자는 이전의 외상력을 포함한다.

유전적, 생리적. 청각적 놀람 반응에 반영되듯이, 외상성 노출 이전의 높은 반응성은 급성 스트레스장애로 발달하는 위험을 증가시킨다.

문화와 관련된 진단적 쟁점 Culture-Related Diagnostic Issues

급성 스트레스장애의 증상 개요는 범문화적으로 다양할 수 있으며, 특히 해리 증상, 악몽, 회피, 그리고 신체 증상(예, 어지러움, 숨이 참, 열감, 통증 호소)에 대하여 그렇다. 급성 스트레스장애는 극도의 감정적 표현과 관련하여 특이한 상황에서조차 문화적 가치와 규준에 따라 형성될 수 있다. 고통의 문화적 개념이 급성 스트레스장애의 지역적 증상 개요를 형성한다. 어떤 문화적 집단은 외상 노출 후 첫 1개월 동안 빙의 또는 황홀경과 비슷한 행동처럼 해리 반응의 이형들을 보일 수 있다. 공황발작 증상은 캄보디아인의 급성 스트레스장애에 가장 두드러지는 증상일 수 있는데, 이는 외상성 노출이 공황과 비슷한 캘(khyâl) 발작과 관련이 있기 때문이며, 라틴 아메리카인에서의 아타케 데 네르비오스(ataque de nervios)도 역시 외상성 노출에 뒤따를 수 있다. 고통과 관련된 문화적 개념의 더 많은 정보는 III편의 '문화와 정신과적 진단'을 참조하시오.

성 및 젠더와 관련된 진단적 쟁점 Sex- and Gender-Related Diagnostic Issues

여러 나라에 걸친 연구에서 급성 스트레스장애는 남성보다 여성에서 더 흔하다. 여성에서 이 장애의 위험이 높은 것은 강간, 다른 대인관계적 폭력, 그리고 성적 학대를 비롯한 아동기 외상 같은 급성 스트레스장애의 조건적 위험이 높은 형태의 외상성 사건에 노출되는 가능성이 큰 것에 기인할 수 있다. 여성에서 높은 유병률에 기여하는 다른 요인은 외상에 대한 감정적 · 인지적 처리 과정의 젠더 차이를 포함한다. 사회문화적 요인과 더불어 스트레스 반응에서의 성과 관련된 신경생물학적 차이도 여성에서 급성 스트레스장애의 위험 증가에 기여할 수 있다.

급성 스트레스장애의 기능적 결과 Functional Consequences of Acute Stress Disorder

사회적, 대인관계적 또는 직업적 부분의 손상된 기능은 급성 스트레스장애가 발생한 사고, 폭력, 그리고 강간의 생존자에서 관찰된다. 급성 스트레스장애와 연관될 수 있는 극심한 수준의 불안은 수면, 에너지 수준, 그리고 과제에 집중하는 능력을 방해할 수도 있다. 급성 스트레스장애에서의 회피는 잠재적으로 위협이라고 지각되는 다양한 상황에서 보편적인 위축의 결과를 초래할 수 있고, 의학적 약속의 불참, 중요한 약속에 운전해서 가는 것의 회피, 직장에서의 잦은 결근 등으로 이어질 수 있다.

감별진단 Differential Diagnosis

적응장애. 적응장애에서 스트레스 요인은 급성 스트레스장애의 진단기준 A로 정해져 있는 심각도와 유형에 비해 심각도가 다양할 수 있다. 적응장애의 진단은 진단기준 A 사건에 대한 반응이 급성 스트레스장애(또는 다른 특정 정신질환)의 기준을 만족하지 않을 때와 급성 스트레스장애의 증상 양식이 실제적 또는 위협적 죽음, 심각한 부상 또는 성폭력에의 노출인 진단기준 A를 만족하지 않는 스트레스 요인(예, 배우자와의 이별, 해고)에 대한 반응일 때 이용된다. 예를 들어, 일부 급성 스트레스장애 증상을 포함하는, 생명을 위협하는 질병에 대한 심한 스트레스 반응은 적응장애로 묘사하는 것이 더 적절할 수 있다. 급성 스트레스 반응의 어떤 형태는 급성 스트레스장애 증상을 포함하지 않고 분노, 우울 또는 죄책감이 특징일 수도 있다. 이러한 반응은 우선적으로 적응장애로 묘사되는 것이 더 적절하다. 적응장애의 우울 또는 분노 반응은 외상성 사건에 대한 반추를 수반할 수 있는데, 급성 스트레스장애의 불수의적이고 침습적인 고통스러운 기억과는 반대된다.

공황장애. 급성 스트레스장애에서 자연적인 공황발작은 매우 흔하다. 그러나 공황장애는 오직 공황발작이 예기치 않게 일어나고 미래의 발작에 대한 불안 또는 발작의 결과에 대한 공포로 인하여 행동에 부적응적 변화가 일어나는 경우에만 진단된다.

해리장애. 심각한 해리 반응(특징적인 급성 스트레스장애 증상이 없는 경우)은 이인성/비현실감 장애로 진단될 수 있다. 만약 특징적인 급성 스트레스장애 증상이 없이 외상에 대한 심각한 기억상실이 지속되면, 해리성 기억상실의 진단이 제시될 수 있다.

외상후 스트레스장애. 급성 스트레스장애는 증상 양상이 외상성 사건 1개월 이내에 해결되어야 하기 때문에 외상후 스트레스장애와 구별된다. 만약 증상이 1개월 넘게 지속되고 외상후 스트레스장애 기준에 합당하다면, 급성 스트레스장애에서 외상후 스트레스장애로 진단이 바뀐다.

강박장애. 강박장애에서는 반복적으로 침습하는 사고가 있으나, 이는 강박의 정의에 해당한다. 또한 침습적인 사고는 외상성 사건의 경험과 관련이 없으며, 대개는 강박행동이 존재하고, 전형적으로 급성 스트레스장애의 다른 증상은 없다.

정신병적 장애. 급성 스트레스장애의 플래시백은 조현병, 기타 정신병적 장애, 정신병적 양상이 있는 우울 및 양극성 장애, 섬망, 물질/치료약물로 유발된 장애, 그리고 다른 의학적 상태로 인한 정신병적 장애에서 나타날 수 있는 착각, 환각, 그리고 다른 지각 장해와 구별되어야 한다. 급성 스트레스장애의 플래시백은 외상성 경험과 직접적으로 관련되며, 다른 정신병적 또는 물질로 유발된 양상이 없이 나타나기에 다른 지각 장해와 구별된다.

외상성 뇌손상. 외상성 사건의 맥락(예, 외상성 사고, 폭탄 폭발, 가속/감속 외상)에서 뇌손상이 발생하였을 때 급성 스트레스장애의 증상이 나타날 수 있다. 두부 손상을 일으키는 사건 역시 심리적 외상성 사건이 될 수 있으며, 외상성 뇌손상 관련 신경인지적 증상은 상호 간에 배타적이지 않고 동시에 나타날 수도 있다. 이전에 **뇌진탕후**로 불리었던 증상(예, 두통, 어지러움, 빛이나 소리에 대한 민감성, 과민성, 집중력 결여)은 급성 스트레스장애의 개인을 포함하여 뇌손상과 뇌손상이 아닌 경우 모두에서 나타날 수 있다. 급성 스트레스장애 및 외상성 뇌손상 관련 신경인지적 증상은 겹쳐질 수 있기 때문에, 급성 스트레스장애와 외상성 뇌손상에 기인한 신경인지장애 증상의 감별진단은 각각의 발현에 특정적인 증상의 존재에 근거하여 가능할 수 있다. 재경험과 회피는 급성 스트레스장애에 특정적이며 외상성 뇌손상의 결과가 아닌 반면, 지속적인 지남력장애와 혼란은 급성 스트레스장애보다 외상성 뇌손상(신경인지적 결과)에 더 특정적이다. 더욱이 급성 스트레스장애의 증상은 외상 노출에 따라 오직 1개월까지만 지속된다는 것이 감별에 도움이 된다.

● 적응장애
Adjustment Disorders

진단기준

A. 인식 가능한 스트레스 요인(들)에 대한 반응으로 감정적 또는 행동적 증상이 스트레스 요인(들)이 시작한 지 3개월 이내에 발생
B. 이러한 증상 또는 행동은 임상적으로 현저하며, 다음 중 한 가지 또는 모두에서 명백하다.
    1. 증상의 심각도와 발현에 영향을 미치는 외적 맥락과 문화적 요인을 고려할 때 스트레스 요인의 심각도 또는 강도와 균형이 맞지 않는 현저한 고통
    2. 사회적, 직업적 또는 다른 중요한 기능 영역에서 현저한 손상
C. 스트레스와 관련된 장해는 다른 정신질환의 기준을 만족하지 않으며 이미 존재하는 정신질환의 단순한 악화가 아니다.
D. 증상은 정상 애도 반응을 나타내는 것이 아니며 지속적 비탄장애로 더 잘 설명되지 않는다.
E. 스트레스 요인 또는 그 결과가 종료된 후에 증상이 6개월을 넘어 지속되지 않는다.
다음 중 하나를 명시할 것:
    F43.21 우울 기분 동반: 저하된 기분, 눈물이 남 또는 무망감이 두드러진다.
    F43.22 불안 동반: 신경과민, 걱정, 안절부절못함 또는 분리불안이 두드러진다.
    F43.23 불안 및 우울 기분 함께 동반: 우울과 불안의 조합이 두드러진다.
    F43.24 품행 장해 동반: 품행의 장해가 두드러진다.
    F43.25 정서 및 품행 장해 함께 동반: 정서 증상(예, 우울, 불안)과 품행의 장해가 모두 두드러진다.
    F43.20 명시되지 않는 경우: 적응장애의 특정한 아형의 하나로 분류할 수 없는 부적응 반응이 있다.
다음의 경우 명시할 것:
    급성: 이 명시자는 증상의 지속이 6개월 미만일 경우 사용될 수 있다.
    지속성(만성): 이 명시자는 증상의 지속이 6개월 이상인 경우 사용될 수 있다. 정의에 따라, 스트레스 요인이나 그 영향이 마감된 후 증상이 6개월을 넘어 지속될 수 없다. 따라서 지속성 명시자는 장해의 기간이 만성적 스트레스 요인이나 영향이 지속되는 스트레스 요인에 대한 반응으로 인해 6개월을 넘는 경우에 적용된다.

명시자 Specifiers
정의에 따르면, 적응장애는 스트레스 요인이나 그 영향이 마감된 후 6개월 미만에 해결되어야만 한다. 그러나 증상이 지속성 스트레스 요인(예, 만성적으로 장애를 초래하는 기타 의학적 상태)이나 영향이 지속되는 스트레스 요인(예, 이혼에 따른 경제적이고 감정적인 어려움)에 대한 반응으로 발생한다

면, 지속적인 기간(즉, 6개월을 넘어가는) 동안 유지될 수 있다. 적응장애 증상의 지속 기간은 급성이나 지속성(만성) 명시자를 사용하여 표시될 수 있다. 급성 명시자는 6개월 미만의 증상 지속을 표시하기 위해 사용된다. 지속성(만성) 명시자는 6개월 이상 증상의 지속을 표시하기 위해 사용된다. 따라서 지속성(만성) 명시자는 장해의 기간이 만성적 스트레스 요인이나 영향이 지속되는 스트레스 요인에 대한 반응으로 인해 6개월을 넘는 경우에 적용된다.

진단적 특징 Diagnostic Features

인식 가능한 스트레스 요인에 대한 반응으로 감정적 또는 행동적 증상이 존재하는 것이 적응장애의 필수적인 특성이다(진단기준 A). 스트레스 요인은 단일의 사건(예, 연인관계의 종결)일 수도 있고, 다양한 스트레스 요인(예, 현저한 직업적 어려움과 결혼생활 문제)이 있을 수도 있다. 스트레스 요인은 반복적일 수도 있고(예, 계절적인 업무상 위기, 성취감을 주지 못하는 성적 관계), 지속적일 수도 있다(예, 장애를 증가시키는 지속적으로 고통스러운 질병, 우범 지대 거주). 스트레스 요인은 한 사람에게 영향을 줄 수도 있고, 가족 전체 또는 더 큰 집단이나 사회에 영향을 미칠 수도 있다(예, 자연재해). 어떤 스트레스 요인은 특정한 발달적 사건에 동반할 수 있다(예, 등교, 부모와 떨어지기, 부모에게 다시 들어가기, 결혼하기, 부모 되기, 직업적 목표를 이루는 것의 실패, 은퇴).

적응장애는 사랑했던 사람의 사망에 따라 비탄 반응의 강도, 질 또는 지속의 정도가 문화적, 종교적 또는 연령에 적절한 규범을 고려할 때, 정상적으로 기대되는 정도보다 지나치며 비탄 반응이 지속적 비탄장애의 진단기준에 부합하지 않을 때 진단될 수 있다.

유병률 Prevalence

적응장애는 흔하나, 유병률은 연구된 인구 집단과 사용된 평가 방법에 따라 다양한 차이가 있을 수 있다. 미국의 외래 정신건강 치료에서 적응장애를 주 진단으로 받은 사람은 대략 5%에서 20% 정도다. 덴마크의 연구에 의하면, 적응장애의 비율은 여성에서 더 높을 수 있다. 호주, 캐나다, 이스라엘, 그리고 미국의 병원 정신과 자문 환경에서 적응장애는 종종 1990년대의 가장 흔한 진단이며, 자주 50%에 이른다.

발달 및 경과 Development and Course

정의에 따르면, 적응장애의 장해는 스트레스 요인이 발생한 지 3개월 이내에 시작한다. 만약 스트레스 요인이 급성적 사건(예, 직장에서 해고)이라면, 그 장해는 대개 즉시(즉, 며칠 이내) 시작하고 지속 기간은 상대적으로 짧다(즉, 몇 개월 이상 지속되지 않음). 만약 스트레스 요인 또는 그 영향이 지속된다면, 적응장애 역시 지속될 수 있으며 지속성 형태가 될 수 있다. 정의에 따르면, 증상이 스트레스 요인 또는 그 영향이 종료된 후 6개월을 넘어 지속된다면, 적응장애의 진단은 더 이상 적용되지 않는다.

위험 및 예후 인자 Risk and Prognostic Factors
환경적. 불리한 생활 환경의 개인은 스트레스 요인을 높은 비율로 경험하고 적응장애에 대한 위험성이 증가할 수 있다.

문화와 관련된 진단적 쟁점 Culture-Related Diagnostic Issues
스트레스 요인의 본질, 의미와 경험, 그리고 스트레스 요인에 대한 반응의 평가가 문화에 따라 다양할 수 있기에, 문화적 맥락은 적응 반응이 부적응적인지 여부를 결정하는 데 중요하다. 이주민과 난민은 이러한 평가를 힘들게 만들 수 있는 스트레스가 많은 맥락적이고 문화적인 주요 변화를 경험할 수 있다. 어떤 문화적 맥락에서는 고통을 정상적 삶의 내적 측면으로 간주하여, 스트레스가 많은 삶의 사건에 대한 고통스러운 반응을 부적응적이거나 치료할 가치가 있는 것으로 보지 않을 수 있다. 어떤 문화적 맥락에서는 자기희생 또한 적응장애와 연관된 위험일 수 있다.

자살 사고 혹은 행동과의 연관성 Association With Suicidal Thoughts or Behavior
적응장애는 자살 시도와 자살의 위험성 증가와 연관된다. 서유럽의 튀르키예 이주민과 걸프만 국가의 남아시아나 남동아시아 이주민을 포함한 이주 인구 집단에서, 적응장애가 자살 관련 행동과 연관된 가장 흔한 진단에 속하는 것으로 확인된다.

적응장애의 기능적 결과 Functional Consequences of Adjustment Disorders
적응장애와 연관된 주관적인 고통 또는 기능 영역의 손상은 직장 또는 학교에서의 성과가 감소되거나 사회적 관계의 일시적인 변화로 자주 발현된다. 적응장애는 다른 의학적 상태를 가지고 있는 개인에서 질병의 경과를 복잡하게 만들 수 있다(예, 권고한 의학요법에 대한 순응도 감소, 병원 체류 기간의 증가).

감별진단 Differential Diagnosis
주요우울장애. 만약 한 개인이 스트레스 요인에 대한 반응으로 주요우울장애의 기준을 만족하는 증상을 갖는다면 적응장애의 진단은 적용할 수 없다. 주요우울장애의 증상 개요는 적응장애와 주요우울장애를 구별한다.

외상후 스트레스장애와 급성 스트레스장애. 적응장애에서 스트레스 요인은 급성 스트레스장애와 외상후 스트레스장애의 진단기준 A로 정해져 있는 심각도와 유형에 비해 심각도가 다양할 수 있다. 이 2가지의 외상후 진단과 비교하여 적응장애를 구분하는 데에는 시기와 증상 개요 모두가 고려된다. 적응장애는 외상성 사건 노출 후 즉시 진단될 수 있고 6개월까지 지속될 수 있는 반면, 급성 스트레스장애는 노출 후 3일부터 1개월까지만 나타날 수 있으며, 외상후 스트레스장애는 외상성 스트레스 요인이 발생하고 최소한 1개월이 지나기 전까지는 진단될 수 없다. 외상후 스트레스장애와 급성 스트레스장애는 요구되는 증상 개요로 적응장애와 구별된다. 증상 개요와 관련하여,

외상성 사건에 따라 개인이 급성 스트레스장애나 외상후 스트레스장애의 진단 역치를 만족하거나 넘지 못하는 증상을 나타낼 때 적응장애가 진단될 수 있다. 적응장애는 스트레스 요인이나 그 영향이 마감된 후 6개월을 넘어서 지속될 수 없기에, 외상후 스트레스장애의 진단 역치에 미치지 못하는 외상성 사건에 반응하여 증상이 발생하고 6개월 넘게 지속되는 경우는 달리 명시되는 외상 및 스트레스 관련 장애로 진단되어야 한다. 외상후 스트레스장애 진단기준 A에 해당하는 외상성 사건에 노출되지는 않았지만, 급성 스트레스장애 또는 외상후 스트레스장애의 모든 증상 개요를 드러내는 개인에게도 적응장애가 진단되어야만 한다.

성격장애. 성격장애와 관련하여 어떤 성격 양상은 적응장애와 비슷해 보일 수 있는 상황적 고통에 대한 취약성과 연관이 있을 수도 있다. 과거 생활사에서의 성격 기능을 살펴보는 것은 고통받는 행동의 이해를 통해 오래 지속된 성격장애와 적응장애를 구분하는 데 도움을 줄 것이다. 게다가 어떤 성격장애는 고통에 대한 취약성을 야기하는가 하면, 스트레스 요인 자체가 성격장애 증상을 악화시킬 수도 있다. 성격장애가 존재하는 중에 만약 적응장애의 기준에 준하는 증상이 있고, 스트레스 관련 장해가 부적응적인 성격장애의 증상에 기인하는 것보다 더 과할 경우(즉, 진단기준 C에 부합), 적응장애의 진단이 내려져야 한다.

사별. 임상적으로 현저한 급성 사별 관련 고통이 가끔은 적응장애로 진단될 수 있는데, 사별이 예상되는 것을 훨씬 지나친다고 판단되거나 유의하게 자기관리와 대인관계에 손상을 미치는 경우다. 그러한 증상이 사망 이후 12개월이 넘도록 지속될 때는, 모든 진단기준이 부합한다면 지속적 비탄장애로 진단되며, 그렇지 않다면 달리 명시되는 외상 및 스트레스 장애로 진단된다.

기타 의학적 상태에 영향을 주는 심리적 요인. 기타 의학적 상태에 영향을 주는 심리적 요인에서 특정한 심리적 실체(예, 심리적 증상, 행동 또는 다른 요인들)는 의학적 상태를 악화시킨다. 이러한 심리적 요소는 촉발시키고 악화시키거나, 개인을 의학적 질병에 대한 위험에 놓이게 할 수 있고, 또한 기존의 상태를 더 악화시킬 수 있다. 반면에 적응장애는 스트레스 요인(예, 의학적 질병에 걸리는 것)에 대한 반응이다.

정상적인 스트레스 반응. 나쁜 일이 생겼을 때, 대부분의 사람은 당황한다. 이것은 적응장애가 아니다. 진단은 정신적 고통의 규모(예, 기분, 불안 또는 행동의 변화)가 정상적으로 예상되는 정도보다 더 과할 때(문화에 따른 차이가 다양할 수 있다), 또는 부정적인 사건이 기능적 손상을 촉발시킬 때에만 진단되어야만 한다.

동반이환 Comorbidity

적응장애는 대부분의 정신질환 및 어떠한 의학적 상태와도 동반할 수 있다. 적응장애는 다른 정신질환이 스트레스에 대한 반응으로 일어나는 특정한 증상을 설명하지 않기만 한다면 다른 정신질환에 추가적으로 진단될 수 있다. 예를 들어, 개인은 일자리를 잃은 후에 우울 기분을 동반한 적응장애가 발생할 수 있고, 동시에 강박장애의 진단을 가질 수 있다. 또는 개인이 양쪽 기준을 모두 만족시키는 한 우울 또는 양극성 장애와 적응장애의 진단을 받을 수 있다. 적응장애는 의학적 질병에 흔히 동반되며 의학적 상태의 주요한 심리적 반응일 수 있다.

● 지속적 비탄장애
Prolonged Grief Disorder

진단기준   F43.81

A. 사별을 당한 개인과 친밀했던 사람의 최소 12개월 전의 죽음(아동과 청소년에서는 최소 6개월 전).

B. 죽음 이후, 다음의 증상 중 한 가지나 둘 모두로 특징되며, 임상적으로 현저한 정도로 대부분의 날에 나타나는 지속적인 비탄 반응의 발생. 추가로, 증상(들)은 최소한 지난달 동안 거의 매일 발생한다.

    1. 죽은 사람에 대한 강한 갈망/동경

    2. 죽은 사람에 대한 생각과 기억에 집착(아동과 청소년에서는 집착이 죽음의 상황에 집중될 수 있다)

C. 죽음 이후, 다음의 증상 중 최소 3개 이상이 임상적으로 현저한 정도로 대부분의 날에 나타난다. 추가로, 증상들은 최소한 지난달 동안 거의 매일 발생한다.

    1. 죽음 이후 정체성 붕괴(예, 자신의 일부가 죽은 것처럼 느낌)

    2. 죽음에 관한 현저한 불신감

    3. 그 사람이 죽었다는 것을 상기시키는 것들에 대한 회피(아동과 청소년에서는 상기시키는 것을 피하려는 노력으로 특징될 수 있다)

    4. 죽음과 관련된 강한 감정적 고통(예, 분노, 통한, 슬픔)

    5. 죽음 이후 자신의 관계나 활동으로 재통합이 어려움(예, 친구와 관계 맺기, 흥미 추구나 미래에 대한 계획에 문제)

    6. 죽음의 결과로 감정적 마비(감정적 경험의 부재나 현저한 감소)

    7. 죽음의 결과로 삶이 의미 없다는 느낌

    8. 죽음의 결과로 강한 외로움

D. 장해가 사회적, 직업적 또는 다른 기능 영역에서 임상적으로 현저한 고통이나 손상을 초래한다.

E. 사별 반응의 기간과 심각도가 그 개인의 문화와 맥락에서 기대되는 사회적, 문화적 또는 종교적 규준을 분명히 넘어간다.

F. 증상이 주요우울장애나 외상후 스트레스장애와 같은 다른 정신질환으로 더 잘 설명되지 않으며, 물질(예, 치료약물, 알코올)이나 다른 의학적 상태의 생리적 효과에 기인하지 않는다.

진단적 특징 Diagnostic Features

지속적 비탄장애는 지속적인 비적응적 비탄 반응을 나타내는데, 사별한 사람과 친밀한 관계가 있던 누군가의 죽음 이후 최소 12개월(아동과 청소년은 6개월)이 지난 후에야 진단될 수 있다(진단기준 A). 일반적으로 이 시간 틀이 정상적 비탄과 계속해서 심각하게 손상을 주는 비탄을 확실히 구별해 준다 하더라도, 적응적 비탄의 기간은 개인적으로, 범문화적으로 다양할 수 있다. 조건은 죽은 사람에 대한 강한 갈망이나 동경으로 특징되는 지속적인 비탄 반응(종종 강한 슬픔과 빈번한 울음 동반)의 발생 또는 죽은 사람에 대한 생각이나 기억에 대한 집착인데, 아동과 청소년에서는 이 집착이 죽음 상황에 집중될 수 있다. 강한 갈망/동경 또는 집착은 임상적으로 현저한 정도로 거의 매일 나타나며, 최소한 지난달 동안에 거의 매일 발생한다(진단기준 B). 게다가 죽음 이후 최소한 3개의 추가 증상이 임상적으로 현저한 정도로 거의 매일 나타나며 최소한 지난달 동안에 거의 매일 발생한다. 이 증상은 죽음 이후 정체성 붕괴(예, 자신의 일부가 죽은 것처럼 느낌; 진단기준 C1), 죽음에 관한 현저한 불신감(진단기준 C2), 그 사람이 죽었다는 것을 상기시키는 것들에 대한 회피로, 아동과 청소년에서는 상기시키는 것을 피하려는 노력으로 특징될 수 있음(진단기준 C3), 죽음 이후의 강한 감정적 고통(예, 분노, 통한, 슬픔; 진단기준 C4), 죽음 이후 자신의 관계나 활동으로 재통합이 어려움(예, 친구와 관계 맺기, 흥미 추구나 미래에 대한 계획에 문제; 진단기준 C5), 죽음의 결과로 감정적 마비(감정적 경험의 부재나 현저한 감소; 진단기준 C6), 죽음의 결과로 삶이 의미 없다는 느낌(진단기준 C7), 또는 죽음의 결과로 강한 외로움(진단기준 C8)을 포함한다.

지속적 비탄장애의 증상은 사별한 개인의 사회적, 직업적 또는 다른 기능 영역에서 임상적으로 현저한 고통이나 손상을 초래해야 한다(진단기준 D). 사별 반응의 성질, 기간과 심각도가 그 개인의 문화와 맥락에서 기대되는 사회적, 문화적 또는 종교적 규준을 분명히 넘어가야 한다(진단기준 E). 비탄이 드러나는 방식은 다양하지만, 지속적 비탄장애의 증상은 젠더를 넘어 다양한 사회적 · 문화적 집단에서 발생한다.

부수적 특징 Associated Features

지속적 비탄장애의 증상이 있는 개인은 종종 자신에 대한 부적응적 인지, 죽음에 관한 죄책감과 미래의 기대수명 및 삶의 목적의 감소를 경험한다. 신체적 호소가 종종 그 상태에 동반하며, 동반 우울과 불안, 사회적 정체성 붕괴, 건강 보호 방문 증가와 관련될 수 있다. 신체적 증상은 죽은 사람이 경험한 것들(예, 식욕의 변화)과 연관될 수 있다. 자기관리 및 관심의 감소와 관련된 위해한 건강 행동 또한 지속적 비탄장애의 증상이 있는 개인에서 흔하다. 죽은 자에 관한 환청(예, 죽은 사람의 목소리를 듣는 것)은 정상 비탄 기간에 나타날 수 있으나 지속적 비탄장애의 증상이 있는 개인에서 더 흔하다. 지속적 비탄장애의 개인이 경험하는 환청은 죽음과 관련된 사회적 정체성 및 목적의 붕괴와 연관될 수 있다(예, 삶에서 자신의 역할에 관한 혼란, 무의미감). 지속적 비탄장애의 기타 부수적 특징은 통한, 분노 또는 안절부절못함; 죽음에 대하여 다른 사람 비난하기; 그리고 수면의 양과 질의 감소를 포함한다.

유병률 Prevalence

성인의 DSM-5 지속적 비탄장애의 유병률은 알려져 있지 않다. 지속적 비탄장애에 대하여 서로 다른 정의를 사용한 4개 대륙에 걸친 연구의 메타분석은 9.8%의 합동 유병률을 시사한다. 그러나 연구에 따라 막대한 방법론적 이질성(예, 증상의 정의, 측정, 사별의 기간)이 있어 유병률 결과에 영향을 준다. 외상에 증가된 노출이 있는 인구에서 높은 유병률이 있다. 지속적 비탄장애의 평균 유병률은 상위와 상중의 소득 아시아 국가보다 상위 소득 서구 국가에서 더 높을 수 있으나, 중국의 최근 연구는 높은 유병률과 막대한 다양성을 나타낸다. 미국 지역사회의 사별한 젊은이의 지속성 복합 사별장애(DSM-5 III편 '추가 연구가 필요한 진단적 상태'에 포함) 유병률은 18%로 추정된다.

발달 및 경과 Development and Course

지속적 비탄장애의 생애 전반에 걸친 경과에 대해서는 자료가 제한적이다. 일반적으로 증상들이 죽음 이후 몇 달 이내에 시작하지만, 완전한 증후군이 나타나기까지 지연이 있을 수 있다. 아동의 죽음 이후에 부모에서 경과가 특히 지속적이라는 것을 시사하는 기초적 증거가 있다. 지속적 비탄장애의 경과는 동반이환된 외상후 스트레스장애로 복잡해질 수 있으며, 이는 사랑하는 사람의 폭력적 죽음(예, 살인, 자살)에 이어지는 사별의 상황에서 더 흔한데, 유족의 애도가 개인적 삶에 위협 및/또는 폭력적이고 잠재적으로 섬뜩한 죽음의 목격과 동반되었을 때다. 노년은 사랑하는 사람의 죽음 이후 이 장애의 발달위험이 높은 것과 연관된다. 지속적 비탄장애가 있는 연령이 높은 성인은 점진적 인지 감퇴의 위험이 높다.

아동은 고통을 놀이와 행동, 발달적 퇴행, 그리고 분리 및 재회 시 불안이나 저항적인 행동으로 표현할 수 있다. 어린 아동은 연령 때문에 지속적 비탄장애의 증상을 특정한 방식으로 경험할 수 있다. 어린 아동에서 보호자 부재의 파괴적 영향을 고려할 때 주 보호자의 상실은 특히 외상적일 수 있다. 어린 아동은 일상적 돌봄 행위가 죽은 사람과 다를 때(예, 요리, 규칙, 취침 일상) 저항하거나 분노할 수 있다. 그들은 자신의 미래에 대해 강한 불안정감을 표현하는데, 종종 죽음에 대한 반복적인 질문과 함께 보호자의 건강이나 안전에 대한 걱정과 자신에 대한 걱정으로 드러난다. 그들은 죽음의 영속성을 이해하지 못하기에 죽은 사람을 찾는 데 몰두할 수 있다. 어린 아동은 수면, 섭식, 소화, 그리고 에너지 수준에의 장해와 같이 신체적으로 나타내는 경향이 있다. 그들은 고통스러운 신체적 분리를 극복하기 위해서 죽은 사람과 신체적으로 재결합하려는 바람으로 생각이나 놀이에서 갈망을 표현할 수 있다(예, 하늘로 가는 사다리 오르기, 부모 옆의 땅에 눕기). 어린 아동은 전형적으로 무감각증을 이해하거나 묘사하지 않지만, 청소년은 "아무 것도 느낄 수 없다."라고 묘사할 수 있다.

아동과 청소년에서 죽음의 상황에 계속 집착하는 것은 치명적 질병의 과정에서 신체적 악화의 고통스러운 측면 및/또는 보호자가 중요한 돌봄 기능을 수행할 수 없는 것에 집중하는 것을 포함한다. 정체성 파괴는 다른 사람과 엄청나게 다르게 느끼는 것을 포함하는데, 종종 상실을 상기시키는 것에 대한 반응에서 보인다(예, 학교에서 어머니의 날 카드 만들기, 친구가 형제와 같이 취미를 즐기는 것을 보기). 아동과 청소년은 언어적으로, 행동에서 또는 감정적 위축을 통하여 상실을 상기시키는 활동에서 성인과 함께하는 것에 대한 거부를 보인다. 그들은 계속되는 발달과제(예, 생리의 시작)에서 죽은 사람의 도움이 박탈되었다는('도둑맞은') 느낌으로 강한 감정적 고통을 경험할 수 있다. 어린 아동에서는 분리의 고통이 두드러질 수 있지만, 연령이 높은 아동과 청소년일수록 사회적 정체성의 고통(예, 삶의 목적에 대한 혼란)과 동반이환된 우울증의 위험성이 증가될 수 있다.

연령에 적합한 발달의 단계와 전환을 성취하지 못하는 것은 삶의 역할에 재통합하지 못하는 것을 나타낸다. 연령이 높은 아동과 청소년에서 죽은 사람 없이는 삶이 무의미하다는 느낌은 발달의 열망을 포기하거나(예, "그들이 여기에 없다면 시도할 가치가 없다."), 위험한 행동도 불사하거나("내가 다치거나 죽는다고 뭐?") 또는 자신의 미래가 '파멸되었다'고 느끼는 것을 포함한다. 연령이 높은 아동과 청소년은 조기 사망을 비롯하여 죽은 사람과 비슷한 운명을 공유하는 것에 대해 걱정할 수 있다. 가끔은 비탄 중인 보호자의 고통을 가중시키지 않으려고 또는 또래로부터 추정되는 오명을 피하고자, 비탄을 개인적으로 간직하여 외로움이 강화될 수 있다.

위험 및 예후 인자 Risk and Prognostic Factors

환경적. 지속적 비탄장애의 위험성은 죽음 이전에 죽은 사람에 대한 높은 의존성, 아이의 죽음, 폭력적이거나 예상치 못한 죽음, 그리고 경제적 스트레스 요인에 의해 높아진다. 이 장애의 유병률은 다른 친척의 죽음보다는 배우자/파트너나 아이의 죽음 이후에 더 높다. 보호자의 돌봄 가능성과 지지에 장해가 있으면 사별한 아이의 위험성은 높아진다.

문화와 관련된 진단적 쟁점 Culture-Related Diagnostic Issues

지속적 비탄장애의 증상은 범문화적 구조에 걸쳐 관찰되지만, 비탄 반응은 예상되는 기간을 비롯하여 문화적으로 특정한 방식으로 드러날 수 있으며 역사적 다양성을 보인다. 예를 들면, 범문화적으로 죽은 사람에 관한 악몽은 관련된 의미로 인해 특별히 고통스럽다. 죽은 사람의 환청이나 비탄 관련 신체 증상의 유병률은 다양할 수 있다. 지속적 비탄장애 관련 기능적 손상의 간접적 표현(예, 음주나 부족한 자기돌봄과 같은 건강하지 못한 행동)이 비탄의 직접적 표현보다 더 일반적일 수 있다. 어떤 문화에서는 아마도 죽은 사람의 영적 상태에 미치는 영향에 대한 해석 때문에, 장례식을 수행하지 못하는 것이 지속적 비탄장애의 증상을 악화시킬 수 있다. 일부 연구는 아프리카계 미국인에서 히스패닉이 아닌 백인과 비교하여 높은 지속적 비탄장애 증상의 유병률을 시사하는데, 이러한 증가의 원인을 밝히기 위해 갑작스럽거나 폭력적인 죽음에 대한 차별적 노출과 같은 영역의 향후 연구가 필요하다. 추모 관행의 차이가 특정한 비탄 표현의 문화적 규정과 금지의 원인이 될 수 있으며, 사별한 사람의 사회적 신분에 관한 문화적 규준이 비탄의 강도와 기간에 영향을 줄 수 있는데, 사별한 사람의 젠더에 따른 재혼에 대한 서로 다른 수준의 지지나 사회적 제재 같은 것이 그것이다. 이 장애의 진단은 지속적이고 심각한 반응이 비탄 반응의 문화적 규준을 넘어서야 하고 문화적으로 특정한 추모 의식에 의해 더 잘 설명되지 않는 것을 요구한다.

성 및 젠더와 관련된 진단적 쟁점 Sex-and Gender-Related Diagnostic Issues

일부 연구는 사별한 여성에서 더 높은 장애 유병률이나 증상 심각성을 발견하였지만, 다른 연구는 젠더 차이는 작거나 통계적으로 유의미하지 않다고 결론 내렸다.

자살 사고 혹은 행동과의 연관성 Association With Suicidal Thoughts or Behavior

지속적 비탄장애의 증상을 가진 개인은 주요우울증과 외상후 스트레스장애의 영향을 보정한 후에도 자살 사고의 높은 위험성이 있다. 지속적 비탄장애 증상과 자살 사고의 연관성은 생애 전반에 걸쳐, 그리고 범국가적으로 일관적이다. 그러나 기존의 문헌에는 지속적 비탄장애의 증상과 관련된 자살 사고가 자살 행동의 발생과 연결이 되는지 확립되지 않았다. 사별한 개인의 오명, 소외, 좌절된 소속감, 회피와 심리적 고통이 자살 사고와 연관된다. 사별이 비폭력적 원인인 개인과 비교하여 지속적 비탄장애 증상이 폭력적 상실(예, 살인, 자살, 사고)의 결과인 개인은 자살 사고의 더 큰 위험성이 있다. 비슷하게, 아동의 죽음을 경험한 개인인 경우, 특히 아동이 25세 미만인 경우에는 자살 사고와 연관된 지속적 비탄장애 증상이 더 잘 발달할 가능성이 높다.

지속적 비탄장애의 기능적 결과 Functional Consequences of Prolonged Grief Disorder

지속적 비탄장애의 증상은 직업과 사회적 기능의 손상 및 담배와 알코올 사용의 증가와 같은 건강에 해로운 행동과 연관된다. 그들은 또한 심장 질환, 고혈압, 암, 면역 결핍과 삶의 질 감소를 포함하는 심각한 의학적 상태의 위험성의 현저한 증가와 연관된다. 아동과 청소년의 장기적인 발달의 결과는 조기 학교 중단, 교육 열정 감소와 학업 성취 약화를 포함한다. 특히 젊은 여성은 성인기로 전환하면서 결혼을 주저할 수 있다. 특히 중년과 노년에서 손상된 인지기능이 지속적 비탄장애의 증상과 연관될 수 있다.

감별진단 Differential Diagnosis

정상적 비탄. 지속적 비탄장애는 사별한 개인과 친밀했던 사람의 죽음 이후 심각한 비탄 반응이 최소한 12개월(아동이나 청소년은 6개월)은 지속적으로 존재한다는 점에서 정상적 비탄과 구별된다. 심각한 수준의 비탄 반응이 죽음 이후 특정 기간 동안 지속되고, 개인이 기능하는 능력을 방해하며, 문화적, 사회적 또는 종교적 규준을 넘어설 때에만 지속적 비탄장애로 진단한다. 임상적으로 현저한 증상이 지난달의 대부분의 날에 존재해야 하는 요구사항을 평가하는데, 사망 추모일, 생일, 결혼기념일 및 휴일과 같이 상실을 상기시키는 날짜 근처의 정상적 비탄에 있어 비탄 심각도의 현저한 증가를 볼 수 있어야 한다. 이러한 비탄 심각도의 악화는 다른 시간에 지속적인 비탄이 없다면 그 자체로 지속적 비탄장애의 증거가 되지 않는다.

우울장애. 지속적 비탄장애, 주요우울장애, 그리고 지속성 우울장애는 기분 저하, 울음, 자살 사고를 포함한 몇 가지 증상을 공유한다. 그러나 지속적 비탄장애에서는 고통이 일반적인 기분 저하를 반영하기보다는 사랑하는 사람의 상실과 분리의 감정에 집중된다. 또한 주요우울장애는 지속적 비탄장애와 동반이환하거나, 동반하지 않고 사랑하는 사람의 죽음에 선행할 수 있다.

외상후 스트레스장애. 폭력적 죽음 또는 사고로 인한 죽음의 결과로서 사별을 경험한 개인에서 외상후 스트레스장애와 지속적 비탄장애 모두 발생할 수 있다. 두 상태 모두 침습 사고와 회피를 포함할 수 있다. 외상후 스트레스장애의 침습 사고는 외상성 사건(사랑하는 사람의 죽음을 야기한 것일 수 있는) 주변을 맴돌지만, 지속적 비탄장애의 침습 사고는 죽은 사람과의 관계의 긍정적 측면과 분리로 인한 고통을 포함하여, 관계의 다양한 측면에 관한 생각에 집중된다. 사랑하는 사람을 죽음으로 몰고 간 외상성 사건과 연관되는 기억, 사고나 감정의 회피로 드러나는 외상후 스트레스장애의 회피(예, 사랑하는 사람이 사망한 치명적인 자동차 사고의 기억)와는 달리, 지속적 비탄장애의 회피는 사랑하는 사람이 더 이상 존재하지 않는다는 것을 상기시키는 것과 연관된다(예, 죽은 사람과 같이했던 활동의 회피). 더구나 외상후 스트레스장애에서 재경험되는 기억은 더 영속적이어서, 기억이 마치 '지금-여기'에서 발생하는 것처럼 느껴진다고 호소하는데, 지속적 비탄장애의 경우에는 좀처럼 해당하지 않는 것이다. 또한 지속적 비탄장애에는 외상후 스트레스장애에는 없는, 죽은 사람에 대한 갈망이 있다.

분리불안장애. 분리불안장애는 현재 애착 인물로부터의 분리에 대한 불안을 특징으로 하는 반면, 지속적 비탄장애는 죽은 사람으로부터의 분리에 대한 고통과 관련된다.

정신병적 장애. 죽은 사람에 관한 환각(예, 죽은 사람이 좋아하는 의자에 앉아 있는 모습 보기)이나 죽은 사람의 존재에 관한 일시적 감각(예, 촉감, 목소리나 보기)은 범문화적으로 정상적 비탄 중에 흔한데, 안심을 시켜 주는 것으로 경험될 수 있으며, 종종 개인이 잠들 무렵(입면환각) 발생한다. 정신병적 장애의 진단을 받으려면 지속적 비탄장애가 있는 개인은 망상, 와해된 사고나 음성 증상과 같은 정신병의 다른 증상들도 증명해야만 한다.

동반이환 Comorbidity

지속적 비탄장애 증상과 함께 가장 흔하게 동반이환되는 장애는 주요우울장애, 외상후 스트레스장애와 물질사용장애다. 외상후 스트레스장애는 죽음이 폭력적이거나 사고 관련 상황에서 발생한 경우 더욱 빈번하게 지속적 비탄장애 증상과 동반이환된다. 살아 있는 주요한 애착 인물이 관여된 분리불안장애가 지속적 비탄장애 증상과 동반이환될 수 있다.

● 달리 명시되는 외상 및 스트레스 관련 장애
Other Specified Trauma- and Stressor-Related Disorder

F43.89

이 범주는 사회적, 직업적 또는 다른 중요한 기능 영역에서 임상적으로 현저한 고통이나 손상을 초래하는 외상 및 스트레스 관련 장애의 특징적인 증상들이 두드러지지만, 외상 및 스트레스 관련 장애의 진단분류에 속한 장애 중 어느 것에도 완전한 기준을 만족하지 않는 발현 징후들에 적용된다. 달리 명시되는 외상 및 스트레스 관련 장애 범주는 발현 징후가 어떤 특정 외상 및 스트레스 관련 장애의 기준에 맞지 않은 특정한 이유에 대해 의사소통하기 위해 임상의가 선택한 상황들에서 사용된다. 이는 '달리 명시되는 외상 및 스트레스 관련 장애'를 기록하고, 이어서 특정한 이유(예, '외상후 스트레스장애 유사 증상에 대한 지속성 반응')를 기록한다.

'달리 명시되는'이라는 지정 문구를 사용해 분류될 수 있는 발현 징후들의 예는 다음과 같다.

1. 스트레스 요인 후 3개월을 지나서 나타난 지연된 증상의 시작을 갖는 적응 유사 장애
2. 스트레스 요인이 연장된 기간이 없이 6개월을 넘어 연장된 기간을 갖는 적응 유사 장애
3. 외상후 스트레스장애 유사 증상에 대한 지속성 반응(즉, 외상후 스트레스장애의 진단 역치에 미치지 못하는 외상성 사건에 대한 반응으로 발생하며 6개월을 넘어 지속하는 증상으로, 때로는 '역치하/부분적 외상후 스트레스장애'라고 일컫는 것)

4. **아타케 데 네르비오스**: Ⅲ편의 '문화와 정신과적 진단' 참조
5. **기타 문화적 증후군**: Ⅲ편의 '문화와 정신과적 진단' 참조

● 명시되지 않는 외상 및 스트레스 관련 장애
Unspecified Trauma- and Stressor-Related Disorder

F43.9

이 범주는 사회적, 직업적 또는 다른 중요한 기능 영역에서 임상적으로 현저한 고통이나 손상을 초래하는 외상 및 스트레스 관련 장애의 특징적인 증상들이 두드러지지만, 외상 및 스트레스 관련 장애의 진단분류에 속한 장애 중 어느 것에도 완전한 기준을 만족하지 않는 발현 징후들에 적용된다. 명시되지 않는 외상 및 스트레스 관련 장애 범주는 기준이 특정 외상 및 스트레스 관련 장애의 기준에 맞지 않은 이유를 명시할 수 **없다고** 임상의가 선택한 상황들에서 사용되며, 좀 더 특정한 진단을 내리기에는 정보가 불충분한(예, 응급실 상황) 발현 징후들을 포함한다.

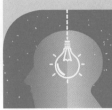

해리장애
Dissociative Disorders

해리장애는 의식, 기억, 정체성, 감정, 지각, 신체 표상, 운동 통제, 그리고 행동의 정상적 통합의 붕괴, 그리고/또는 비연속성을 특징으로 한다. 해리 증상은 잠재적으로 모든 심리 기능 영역을 붕괴시킬 수 있다. 이 장은 해리성 정체성장애, 해리성 기억상실, 이인성/비현실감 장애, 달리 명시되는 해리장애, 그리고 명시되지 않는 해리장애를 포함하고 있다.

해리장애는 아동, 청소년, 그리고 성인에서 아주 다양한 심리적 외상성 경험 이후에 흔히 관찰된다. 이 장 전체에 걸쳐, '외상성 경험'은 외상성 뇌손상을 야기할 수 있는 신체적 충격에 대비하여 심리적 후유증을 남기는 경험을 의미하는 것이다. 따라서 DSM-5에서 해리장애는 외상 및 스트레스 관련 장애와 진단분류상의 밀접한 관계를 갖는다는 것을 반영하여 그 옆에 위치하고 있지만, 한 부분으로서 여겨지지는 않는다. 급성 스트레스장애와 외상후 스트레스장애 모두 기억상실이나 플래시백, 마비감, 이인증/비현실감 등의 해리 증상을 포함한다.

해리 증상은 주관적 경험의 연속성 손실을 동반하는, 인식과 행동 영역으로의 예상 밖의 침습(즉, 정체성 분열, 이인증 및 비현실감과 같은 '양성' 해리 증상), 그리고/또는 정상적으로는 접근 혹은 통제가 쉽게 가능한 정보에 접근하지 못하거나 정신기능을 통제할 수 없는 무능력(즉, 기억상실과 같은 '음성' 해리 증상)으로 경험된다.

범문화적인 맥락에서 해리성 병리의 위험 요인은 초기 외상 발생; 보호자에 의한 방임과 성적, 신체적, 그리고 감정적 학대; 누적된 초기 생활 외상과 역경; 그리고 감금과 관련하여 반복되는 지속적인 외상이나 고문이다(예, 전쟁 포로, 밀매업의 피해자 경험).

이인성/비현실감 장애는 임상적으로 현저한 지속되거나 반복되는 이인증(즉, 비현실적이거나 개인의 마음, 자기 또는 신체로부터 분리되는 경험), 그리고/또는 비현실감(즉, 비현실적이거나 자신의 주변 환경과 분리되는 경험)을 특징으로 한다. 이러한 경험의 변화에는 현실 검증력이 유지된다. 이인증이 우세하게 나타나는 증상과 비현실감이 우세하게 나타나는 증상의 차이에 대한 증거는 없다. 이 장애가 있는 개인은 이인증, 비현실감 또는 2가지 모두를 가질 수 있다.

해리성 기억상실은 자전적 정보를 회상하는 능력의 상실을 특징으로 하며 정상적인 망각과는 일치하지 않는다. 기억상실은 국소적(즉, 어떠한 사건이나 일정 기간), 선택적(즉, 사건의 특별한 한 부분) 또는 전반적(즉, 정체성과 생활사)으로 나타날 수 있다. 해리성 기억상실에서 기억 결핍은 주로 후향적이며 외상성 경험과 관련된다(예, 유괴되어 인질로 잡혔을 때 3학년이었다는 기억의 결여). 기억상실이 있는 일부 개인들은 과거 기억의 공백이나 파편화된 감각을 즉각적으로 알아차리지만, 해리장애가 있는 대부분의 개인은 처음에는 그들의 기억상실에 대해 알아차리지 못하거나, 결핍을 최소화하거나, 합리화한다. 그들이 개인의 정체성을 기억하지 못하는 것을 깨닫거나 주변 상황에 의해 중요한 자전적 정보가 사라졌다는 것을 인식할 때(예, 그들이 기억할 수 없는 과거 사건에 대한 증거를 발견하거나 다른 사람들에게 들었을 때)에야 스스로의 기억상실을 인지하게 된다. 개인의 생활사, 그리고/또는 정체성의 대부분이나 전부를 상실하는 전반적 해리성 기억상실은 드물다.

해리성 정체성장애는, ① 둘 이상의 별개의 성격 상태 또는 빙의 경험, 그리고 ② 반복적인 기억상실의 삽화를 특징으로 한다. 정체성의 파편화/분열은 문화적 맥락(예, 빙의 형태의 발현)과 환경에 따라 다양하다. 따라서 개인들은 정체성과 기억에 대한 비연속성을 경험할 수 있지만, 즉각적으로는 다른 사람들에게 알려지지 않을 수 있거나 장애를 숨기려는 시도로 인해 모호해질 수 있다. 해리성 정체성장애가 있는 개인들은 그들의 의식 기능과 자기감각에 반복적, 불가해한 침습(예, 목소리들; 해리된 행동과 말; 침습적인 사고, 감정, 그리고 충동), 자기 감각의 변화(예, 태도, 선호도, 그리고 자신의 신체와 행동이 자신의 것이 아닌 듯한 느낌), 지각의 이상한 변화(예, 마치 바깥에서 자신의 신체를 보는 듯한 단절된 느낌과 같은 이인증 또는 비현실감), 그리고 간헐적인 기능성 신경학적 증상을 경험한다. 스트레스는 종종 일시적으로 해리 증상들의 악화를 유발해서 증상을 더욱 뚜렷하게 한다.

남은 분류로서 달리 명시되는 해리장애는 임상적으로 현저한 고통이나 손상을 초래하는 해리장애의 특징적인 증상들이 두드러지지만, 어떤 특정한 해리장애의 진단기준에도 부합하지 않는 발현 징후를 포함한다. 예로는 자기감각과 주체감에 현저하지는 않은 불연속성, 정체성의 교대 또는 해리성 기억상실 삽화의 보고가 없는 빙의 삽화와 연관된 정체성 장해; 종파나 테러조직에서 발생할 수 있는 지속적이고 강력한 강압적인 설득에 의한 정체성 장해; 1개월 미만 지속하는 스트레스성 사건에 대한 급성 해리성 반응; 그리고 환경적 자극에 대한 심중한 무반응성이나 무감각증으로 나타나는, 인접한 주변 환경에 대한 급성의 인식 축소나 인식 상실을 특징으로 하는 해리성 황홀경이 포함된다.

● 해리성 정체성장애
Dissociative Identity Disorder

진단기준   **F44.81**

A. 둘 이상의 별개의 성격 상태로 특징되는 정체성의 붕괴로, 어떤 문화권에서는 빙의 경험으로 설명된다. 정체성의 붕괴는 자기감각과 행위 주체감에 현저한 비연속성을 포함하는데, 관련된 변화가 정동, 행동, 의식, 기억, 지각, 인지, 그리고/또는 감각-운동 기능에 동반된다. 이러한 징후와 증상들은 다른 사람들의 관찰이나 개인의 보고에 의해 알 수 있다.

B. 매일의 사건이나 중요한 개인적 정보, 그리고/또는 외상적 사건의 회상에 반복적인 공백으로 통상적인 망각과는

일치하지 않는다.

C. 증상은 사회적, 직업적 또는 다른 중요한 기능 영역에서 임상적으로 현저한 고통이나 손상을 초래한다.

D. 장해는 널리 받아들여지는 문화적 또는 종교적 관례의 정상적인 요소가 아니다.

주의점: 아동에서 증상은 상상의 놀이 친구, 또는 다른 환상극으로 더 잘 설명되지 않는다.

E. 증상은 물질의 생리적 효과(예, 알코올 중독 상태에서의 일시적 기억상실 또는 혼돈된 행동)나 다른 의학적 상태 (예, 복합부분발작)로 인한 것이 아니다.

진단적 특징 Diagnostic Features

해리성 정체성장애의 정의적 특성은 둘 이상의 별개의 성격 상태 또는 빙의 경험이다(진단기준 A). 이러한 성격 상태는 다른 요인들 중에서 심리적 동기, 현재 스트레스 수준, 문화적 맥락, 내적 갈등과 역학, 그리고 감정적 회복 탄력성 등의 기능에 따라 명백하게 드러나거나 드러나지 않기도 한다. 정신사회적 압박이 심각하거나 계속될 때, 정체성의 혼란/교대가 지속될 수 있다. 개인이 외부 정체성(예, 영, 마귀)에 빙의되는 것으로 나타나는 해리성 정체성장애의 경우(빙의 형태의 해리성 정체성장애), 그리고 빙의되지 않은 형태의 일부 경우에서 정체성의 교대가 대단히 명백하게 나타난다. 빙의되지 않은 형태의 해리성 정체성장애가 있는 대부분의 개인은 그들의 정체성의 비연속성을 드러내 보이지 않거나 단지 미묘하게 드러내 보여, 단지 소수만 정체성의 교체가 관찰 가능하며 임상적 관심을 받는다. 다른 이름, 옷차림, 머리 모양, 필적, 억양 등으로 해리성 성격 상태를 정교하게 보이는 것은 빙의되지 않은 형태의 해리성 정체성장애가 있는 **일부**에서만 발생하며 진단에 필수적이지 **않다**. 교대로 나타나는 성격 상태가 직접적으로 관찰되지 않는 경우, 별개의 성격 상태의 존재는 개인의 자기감각과 행위 주체감의 갑작스러운 변화와 비연속성(진단기준 A), 그리고 반복적인 해리성 기억상실(진단기준 B)로 확인될 수 있다.

진단기준 A의 증상들은 개인의 기능의 어떤 영역에도 영향을 미칠 수 있는 경험의 비연속성과 관련이 있다. 해리성 정체성장애의 개인은 갑자기 그들 '자신의' 말과 행동에 대해 이인화된 관찰자가 된 것 같은 느낌을 보고할 수 있고, 이를 멈출 수 있는 힘이 없다고 느낄 수 있다(즉, 자기감각의 손상과 행위 주체감의 손상). 이러한 개인은 또한 목소리(예, 아이의 목소리, 개인의 생각이나 행동을 지적하는 목소리, 괴롭히는 목소리와 지시 환청)를 보고할 수 있다. 어떤 경우에는 목소리를 듣는 것은 특징적으로 부정하지만, 그 개인이 통제하지 못하는 다수의, 난처한, 독립적인 사고의 흐름을 보고한다. 해리성 정체성장애의 개인은 청각, 시각, 촉각, 후각, 미각의 모든 감각 양식의 환각을 보고할 수 있다.

강한 감정, 충동, 사고, 심지어 말 또는 다른 행동들도 개인적인 소유감이나 통제감을 벗어나 갑자기 생겨날 수 있다(즉, 행위 주체감의 결여). 반대로, 사고와 감정이 예상치 않게 사라져 버릴 수 있으며, 말과 행동이 갑자기 억제된다. 이러한 경험은 흔히 자아이질적이며 당혹스러운 느낌으로 보고된다. 태도, 관점, 그리고 개인적 선호(예, 음식, 활동, 젠더 정체성에 대한)도 갑자기 바뀔 수 있다. 개인은 그들의 신체가 다르게 느껴진다고(예, 작은 아이처럼, 반대의 젠더처럼, 동시에 여러 나이대인 것처럼) 보고할 수 있다. 자기감각과 주체감의 변화는 태도, 감정, 그리고 행동이(심지어 자신의 신체까지도) '나의 것이 아닌' 또는 '나의 통제를 벗어난' 느낌과 동반될 수 있다. 비록 진단기준 A에 해당하는 대부분의 증상은 주관적이지만 이러한 말, 정동, 그리고 행동의 갑작스러운 비연속성은 가족, 친구 또는 임상의에 의해 확인될 수 있다.

해리성 정체성장애가 있는 대부분의 개인에서 상태의 변환은 미묘하여 겉으로 표현되는 것은 오직 미묘한 변화일 수 있다. 빙의 형태의 해리성 정체성장애에서는 상태 변환이 겉으로 더 잘 나타날 수 있다. 일반적으로, 해리성 정체성장애의 개인은 자신을 여러 가지의 동시적으로 겹치고 방해하는 상태로 경험한다.

해리성 기억상실(진단기준 B)은 다음의 몇 가지 주요 영역에서 드러난다. ① 개인의 생활사건 기억에서의 어떤 측면에 공백(예, 결혼이나 출산과 같은 중요한 생활사건, 고등학교 이전의 모든 학교 경험의 기억 결여), ② 최근의 사건이나 잘 학습된 기술에 대한 기억의 퇴보(예, 작업 수행, 컴퓨터 사용, 요리 또는 운전 등의 방법), 그리고 ③ 한 번도 소유한 기억이 없는 소지품의 발견(예, 옷가지, 무기, 기구, 자신이 한 것이 틀림없는 글이나 그림). 여행에 대한 기억상실이 있는 해리성 둔주가 흔하다. 개인은 다른 도시, 직장에서 심지어 집의 옷장 안, 침대 밑 또는 집 밖으로 달려 나가는 자신을 갑자기 발견한다고 보고할 수 있다. 해리성 정체성장애가 있는 개인에서 기억상실은 스트레스성 또는 외상성 사건에만 한정되지 않으며, 일상의 사건도 포함할 수 있다. 개인은 진행되는 기억의 중대한 공백을 보고할 수 있다(예, 무언가를 하는 도중에 '시간 상실' '일시적 기억상실' 또는 '의식 회복'). 해리성 기억상실은 다른 사람들에게 명백해 보일 수 있다(예, 개인은 자신이 하거나 말한 것을 다른 사람은 확인하는데 기억하지 못하고, 자신의 이름을 기억하지 못하거나 또는 배우자, 아이들이나 친한 친구를 알아보지 못할 수 있다). 기억상실의 축소와 합리화가 흔하다.

해리성 정체성장애의 빙의 형태 정체성은 전형적으로 마치 '영혼', 초자연적 존재, 또는 외부의 사람이 통제를 하는 것처럼 행동으로 드러나는데, 개인은 명백하게 다른 방식으로 말하거나 행동한다. 예를 들면, 어떤 개인의 행동은 그녀의 정체성이 수년 전에 같은 지역사회에서 자살한 소녀의 '유령'으로 대체된 것 같은 양상을 보일 수 있는데, 마치 그 소녀가 아직 살아 있는 것처럼 말하고 행동하는 것이다. 빙의 형태의 해리성 정체성장애 동안 생겨난 정체성들은 반복적으로 나타나고, 원치 않는 불수의적인 것으로 임상적으로 현저한 고통이나 손상을 초래한다(진단기준 C). 그러나 전 세계적으로 발생하는 대다수의 빙의 상태는 보통 널리 받아들여지는 문화적 또는 종교적 관례의 일부이며, 따라서 해리성 정체성장애의 진단기준을 만족하지 않는다(진단기준 D).

부수적 특징 Associated Features

해리성 정체성장애가 있는 개인은 전형적으로 우울, 불안, 물질 남용, 자해 또는 다른 흔한 증상들을 동반하여 나타낸다. 비뇌전증 발작과 다른 기능성 신경학적 증상들이 해리성 정체성장애의 일부 발현에서 두드러지는데, 특히 일부 비서구 지역에서 그러하다. 일부 개인은 명백히 난치성 신경학적 증상을 보이는데, 두통, 경련 또는 다발성 경화증을 시사하는 증상들과 같은 것이며, 특히 서구 지역에서 그러하다.

해리성 정체성장애가 있는 개인은 종종 의식의 붕괴, 기억상실 또는 다른 해리 증상들을 숨기거나 또는 완전하게 인식하지 않는다. 해리성 정체성장애가 있는 많은 개인은 해리성 플래시백을 보고하는데, 이전 사건의 감각적 재경험을 마치 현재 일어나는 것과 같이 겪게 되며, 플래시백 동안에 정체성의 변화나 현실에 대한 부분적 또는 완전한 상실이나 지남력장애가 있고, 이어서 플래시백 내용에 대한 기억상실을 종종 동반한다. 이 장애가 있는 개인들은 전형적으로 아동기와 성인기에 다양한 유형의 대인관계적 학대를 경험한 것으로 보고한다. 다수의 장기간의 고통스러운, 생애 초기의 의학적 시술과 같이 다른 압도적인 생애 초기의 사건들도 보고될 수 있다. 비자살적 자해가 빈번하다. 표준화된 측정에 따르면 이러한 개인들은 다른 임상적 집단과 건강한 대조군에 비해 높은 수준의 최면 가능성과 해리성을 보고한다. 어떤 개인들은 일시적인 정신병적 현상이나 삽화를 경험한다.

성격 특성 중에서 회피성 성격 특성이 해리성 정체성장애가 있는 개인에서 가장 높으며, 어떤 개인은 아주 회피적이어서 혼자 있는 것을 더 선호한다. 조정이 되지 못할 때, 일부 해리성 정체성장애가 있는 개인은 경계성 성격장애의 양상(즉, 자기파괴적인 고위험 행동, 그리고 기분 불안정성)을 보인다. 해리성 정체성장애의 많은 경우 애착 문제를 보이지만, 전형적으로 버림받는 것을 회피하기 위해 정신없이 행동하지는 않는다. 일부는 스스로 빠져나오기 힘든 비기능적이고 학대적인 관계에 빈번하게 빠져들면서도 안정적인 장기적 관계를 유지한다. 해리성 정체성장애에서는 연극성 성격 특성보다 강박성 성격 특성이 더 흔하다. 일부 소집단의 해리성 정체성장애가 있는 개인은 자기애성 및/또는 반사회성 성격 특성을 가진다.

유병률 Prevalence

소규모 미국 지역사회 연구에서 성인 해리성 정체성장애의 12개월 유병률은 1.5%다. 중동의 튀르키예에서 지역사회 기반의 대표적인 여성 표본에서 해리성 정체성장애의 생애 유병률은 1.1%다.

발달 및 경과 Development and Course

장애는 이른 아동기에서 생의 후기까지 거의 모든 연령에서 처음으로 나타날 수 있다. 아동에서는 보통 정체성 전환으로 나타나지 않고, 대신 독립적으로 행동하기, 상상적 친구 또는 인격화된 '기분' 상태(진단기준 A 현상)로 주로 나타난다. 아동에서의 해리는 기억, 집중력과 애착의 문제를 야기할 수 있으며, 외상성 놀이와 연관될 수 있다. 청소년에서는 해리성 정체성장애가 보통은 외현화 증상, 자살이나 자기파괴적 행동 또는 빠른 행동 전환으로 임상적 관심을 끌게 되는데, 이들은 종종 주의력결핍 과잉행동장애나 아동기 양극성장애와 같은 다른 장애에 속한다. 해리성 정체성장애의 어떤 아동은 아주 공격적이고 과민할 수도 있다. 해리성 정체성장애가 있는 나이 많은 개인들은 생애 후기의 기분장애, 강박장애, 편집증, 정신병적 기분장애 또는 해리성 기억상실에 기인하는 인지 장애로 보이는 증상을 나타낼 수 있다.

명백한 정체성 변화와 혼란은 여러 요인으로 촉발될 수 있는데, 늦은 외상성 경험(예, 성폭행) 또는 가벼운 자동차 사고와 같이 외견상 심하지 않은 스트레스 요인일 수도 있다. 다른 중대하거나 누적되는 삶의 스트레스 요인의 경험도 증상을 악화시킬 수 있는데, 개인의 아이가 이전에 개인이 심각하게 학대 또는 외상을 겪은 것과 같은 연령에 도달하는 것 같은 생활사건을 포함한다. 개인을 학대한 사람(들)의 죽음이나 치명적 질병의 발병이 증상을 악화시키는 또 다른 예다. 해리성 정체성장애가 있는 개인은 강간, 친밀한 파트너 폭력, 그리고 성인 밀거래와 더불어 성인기로 이어지는 근친상간적 학대를 포함하는 성적 착취와 같은 성인 대인관계적 외상에 대한 위험도가 높다.

위험 및 예후 인자 Risk and Prognostic Factors

환경적. 가족 병리와 애착 병리의 맥락에서 어린 시절 외상(예, 보통 5~6세 이전의 방임과 신체적, 성적, 그리고 감정적 학대)은 해리성 정체성장애의 위험인자를 대표한다. 다양한 지리적 영역의 연구에서 장애가 있는 개인의 약 90%가 종종 청소년기 후기로 이어지는, 다양한 형태의 초기 방임과 아동기 학대를 보고한다. 어떤 개인은 심한 왕따를 비롯한 학대가 주로 집 밖의 학교, 교회나 이웃에서 발생한다고 보고한다. 다른 형태의 반복적인 초기 생활의 외상성 경험으로 다수의 고통스러운 아동기 내과적·외과적 시술, 전쟁, 테러 또는 아동기에 시작된 밀매가 포함된다. 확실한 방임이나 성적 또는 신체적 학대 없이 비기능적 가족 역동(예, 과잉 통제 양육, 불안정한 애착, 감정적 학대)에 지속적으로, 그리고 종종 세대를 걸쳐 노출된 후 발병하기도 한다.

유전적, 생리적. 쌍둥이 연구는 유전이 해리성 증상의 개인 간 변이의 45%에서 50%를 설명한다고 제시하는데, 공유되지 않은, 스트레스성이고 외상성인 환경적 경험이 부차적 변이의 대부분을 설명한다. 몇몇 뇌 영역이 해리성 정체성장애의 병태생리에 연루되는데, 안와전두엽 피질, 해마, 해마곁이랑, 그리고 편도체가 포함된다.

경과의 변경인자. 진행 중인 성적, 신체적, 그리고 감정적 외상은 종종 나중에 기능의 현저한 어려움으로 이어진다. 성인에서 심각한 정신사회적 스트레스 요인, 재피해, 진행되는 성적 또는 신체적 학대나 착취, 친밀한 파트너 폭력, 난치성 물질 사용, 섭식장애, 심각한 내과적 질병, 이전 학대 가족과 얽힘 또는 범죄 집단에 계속되는 연루는 보통 더 나쁜 결과와 연관된다. 또한 해리성 정체성장애가 있는 개인에 의한 아동 학대나 친밀한 파트너 폭력이 더 나쁜 기능과 관련될 수 있다.

문화와 관련된 진단적 쟁점 Culture-Related Diagnostic Issues

해리성 정체성장애의 많은 특성은 개인의 사회문화적 배경에 따라 영향을 받을 수 있다. 빙의가 흔한 환경(예, 저소득과 중위소득 국가의 시골 지역, 미국과 유럽의 특정 종교 집단)에서는 분열된 정체성의 전부나 일부가 빙의한 영혼, 신, 악마, 동물 또는 신화적 인물의 형태를 취할 수 있다. 문화 동화 또는 지속적 문화 간 상호 접촉은 다른 정체성의 특징(예, 인도의 경우 영어로만 말하며 서양 옷을 입는 것)을 형성할 수도 있다. 빙의 형태의 해리성 정체성장애는 불수의적이고, 고통스럽고, 통제 불가능하며, 개인과 그 주변의 가족, 사회 또는 작업 환경과의 갈등과 연관되고, 문화적 또는 종교적 규범과 맞지 않는 시간과 장소에서 드러난다는 점에서 문화적으로 받아들여지는 빙의 상태와 구별될 수 있다. 복합적인 해리성-정신병 삽화는 공동체의 폭력이나 억압이 뚜렷하고 교정의 기회가 제약되는 문화적 맥락에서 더 흔할 수 있다.

성 및 젠더와 관련된 진단적 쟁점 Sex- and Gender-Related Diagnostic Issues

해리성 정체성장애가 있는 여성들은 성인 임상 상황에서는 두드러지지만, 아동/청소년 임상 상황이나 일반 인구 집단 연구에서는 그렇지 않다. 해리성 정체성장애가 있는 남성과 여성의 비교에서 여성이 신체화의 비율이 더 높은 것을 제외하고, 증상 개요, 임상적 병력, 그리고 아동기 외상성 병력에서는 차이가 없었다.

자살 사고 혹은 행동과의 연관성 Association With Suicidal Thoughts or Behavior

자살 행동은 빈번하다. 해리성 정체성장애가 있는 외래 환자 중 70% 이상이 자살을 시도한다. 여러 번의 시도가 흔하며, 기타 자해 행동과 고위험 행동이 아주 빈번하다. 해리성 정체성장애가 있는 개인은 자기파괴적 행동과 자살 행동에 대해 상호작용하는 다양한 위험인자를 지닌다. 여기에는 누적되는 심각한 초기와 후기 생활 외상, 높은 비율로 동반이환된 외상후 스트레스장애, 우울장애, 그리고 물질사용장애 및 성격장애 특성이 포함된다. 해리 그 자체는 다수의 자살 시도에 대한 독립적 위험인자다. 해리장애가 있는 개인에서 해리성 증상 점수가 심할수록 자살 시도와 비자살적 자해의 빈도가 높아진다.

해리성 정체성장애의 기능적 결과
Functional Consequences of Dissociative Identity Disorder

해리성 정체성장애가 있는 일부 아동과 청소년은 학교와 인간관계에서 기능이 나쁠 수 있다. 다른 경우는 한숨 돌리기로 경험하면서 학교에서 잘 지낸다. 성인에서 손상은 외견상 극미한 수준(예, 고기능 전문가)에서 최고도 수준까지 광범위하게 다양하다. 높은 기능 수준의 개인들의 증상은 그들의 직업적이고 전문적인 생활 또한 영향을 받을 수 있지만, 그보다는 관계 기능, 부부 기능, 가족 기능, 그리고 부모로서의 기능에 손상을 줄 수 있다. 해리성 정체성장애가 있는 일부 개인은 대부분의 삶의 행위나 기능에서 만성적이고 지속적인 정신질환 수준의 손상이 있을 수 있지만, 손상이 있는 많은 개인에서 시간이 지나면서 직업적·개인적 기능의 현저한 호전을 보인다.

감별진단 Differential Diagnosis

해리성 기억상실. 해리성 정체성장애와 해리성 기억상실 모두 통상적인 망각과는 다르게 일상 사건, 중요한 개인정보나 외상성 사건 기억의 공백이 특징적이다. 해리성 정체성장애에는 둘 또는 그 이상의 별개의 성격 상태로 특징되는 정체성의 붕괴가 더 있다는 점에서 해리성 기억상실과 구별된다.

이인성/비현실감 장애. 이인성/비현실감 장애의 핵심적 특성은 지속적이거나 반복적인 이인증, 비현실감 또는 두 가지 모두의 삽화다. 이인성/비현실감 장애의 개인은 자신이나 주체감의 변환을 동반하는 성격/정체성 상태의 존재를 경험하지 않으며, 전형적으로 해리성 기억상실도 보고하지 않는다.

주요우울장애. 해리성 정체성장애가 있는 대부분의 개인은 종종 아동기에 발병하는 생애 전반에 걸친 부정적 외상후 감정 상태를 보이며, 증상이 주요우울장애의 진단에 부합하는 것으로 나타난다. 게다가 외상이 발생했을 때의 연중시간에 대한 반응성(기념일 반응)은 주로 더 심한 허탈감, 고통, 그리고 자살 사고로 드러나는데, 계절성 양상을 동반하는 주요우울장애로 보일 수도 있다. 그러나 주요우울장애 또는 지속성 우울장애의 개인은 자신과 주체감의 해리성 변동이나 해리성 기억상실을 경험하지는 않는다. 기분장애 증상이 어떤 정체성 상태에는 경험되지만 다른 경우는 아닐 수 있기 때문에, 기분장애 증상이 변동을 거듭할 수 있으므로 모든 또는 대부분의 정체성 상태에서 부정적 기분 상태를 경험하는지 평가하는 것이 중요하다.

양극성장애. 해리성 정체성장애는 종종 양극성장애로, 전형적으로 혼재성 양상 동반의 제II형 양극성장애로 잘못 진단된다. 해리성 정체성장애 개인의 행동 상태의 상대적으로 빠른 전환은 보통 수 분 또는 수 시간 이내인데, 양극성장애의 가장 빠른 순환형 개인에서조차 비전형적이다. 이러한 상태 전환은 빠르게 전환하는 해리성 상태나 변동하는 외상후 침습에 의한 것이다. 가끔은 이러한 전환이 활동성 수준의 변화를 동반하지만 보통 수 일이 아니라 수 분에서 수 시간 동안 지속되며, 특정한 정체성 상태의 활성화와 관련된다. 고양되거나 우울한 기분이 중첩/방해 현상을 통해 특정한 정체성에 들어 있는 것으로 경험될 수 있다. 보통 해리성 정체성장애의 개인은 전형적인 양극성 수면 교란(예, 수면에 대한 욕구 감소)을 겪지 않으며, 대신에 수면을 방해하는 만성적, 심각한 악몽과 심야 플래시백으로 고통받는다.

외상후 스트레스장애. 해리성 정체성장애가 있는 대부분의 개인은 외상후 스트레스장애의 진단기준에 부합하는 증상을 가질 것이다. 해리성 정체성장애의 특징적인 해리성 증상은 급성 스트레스장애, 외상후 스트레스장애 또는 외상후 스트레스장애의 해리성 아형에 특징적인 해리성 기억상실, 해리성 플래시백, 그리고 이인증/비현실감과 구별되어야 한다. 외상후 스트레스장애의 해리성 기억상실은 해리성 정체성장애에 전형적인 만성적·복합적 해리성 기억상실과는 반대로, 전형적으로 특정한 외상성 사건이나 외상성 사건의 양상에 대해서만 나타난다. 외상후 스트레스장애의 외상성 아형의 이인증/비현실감 증상은 외상을 상기시키는 특정한 것과 관련된다. 해리성 정체성장애의 이인증/비현실감 증상은 외상을 상기시키는 것에 대한 반응에서뿐 아니라 일상생활에서 진행하는 방식으로도 나타나는데, 스트레스성 대인 상호관계에 대한 반응, 그리고 상태 사이에 중첩/방해가 있을 때가 포함된다.

조현병 및 기타 정신병적 장애. 해리성 정체성장애의 개인은 피상적으로 정신병적 장애와 비슷해 보이는 증상을 경험할 수 있다. 이는 환청과 개인에게 성격 상태를 인식하게 하는 침습에 특징적인 증상을 포함한다. 이 증상은 이전에 조현병을 가리키던 슈나이더의 일급 증상의 일부(예, 사고전파, 사고주입, 사고탈취, 개인에 관해 계속 지적하는 목소리 듣기)와 비슷해 보인다. 예를 들어, 서로 다른 성격 상태가 개인에 대해 논의하는 것을 듣는 것은 조현병에서 논쟁하는 목소리의 환청과 비슷할 수 있다. 해리성 정체성장애가 있는 개인은 침습하는 성격 상태의 생각이나 감정 또한 경험할 수 있는데 이는 조현병의 사고주입과 비슷할 수 있으며, 더불어 이러한 생각이나 감정이 갑자기 사라지는 것을 경험할 수도 있는데 이는 사고탈취와 비슷할 수 있다. 조현병이 있는 개인에서 그러한 경험은 보통 그 증상(즉, 외부의 힘에 의해 주입되는 생각)의 원인과 관련한 망상적 믿음과 동반되는 반면, 해리성 정체성장애의 개인은 전형적으로 이런 증상을 자아이질적이고 두려운 것으로 경험한다. 해리성 정체성장애가 있는 개인들은 또한 환시, 환촉, 환후, 환미, 그리고 신체 환각을 다양하게 보고할 수 있고, 이러한 증상은 보통 부분 플래시백과 같은 자기최면적 요인, 외상후 요인, 그리고 해리성 요인과 관련되는데, 환각이 주로 환청이며 드물게 환시인 조현병과 대조된다. 따라서 해리성 정체성장애와 정신병적 장애는 그중 하나에는 특징적이지만 다른 것에는 없는 증상(예, 해리성 정체성장애에는 있고 정신병적 장애에는 없는 해리성 기억상실)으로 구별된다. 마지막으로, 조현병이 있는 개인은 낮은 최면 역량을 가진 반면, 해리성 정체성장애가 있는 개인은 모든 임상 집단 중 최고의 최면 역량을 가진다.

물질/치료약물로 유발된 장애. 해리성 정체성장애가 있는 개인은 현재 또는 과거의 물질사용장애의 병력이 흔하다. 문제가 되는 물질이 기억상실과 원인적으로 연관된다고 판단된다면 물질의 생리적 효과와 연관된 증상들은(예, 일시적 기억상실)은 해리성 정체성장애의 해리성 기억상실과 구별되어야 한다.

성격장애. 해리성 정체성장애가 있는 개인들은 성격장애, 특히 경계성 유형의 감별진단을 생각나게 하는, 다양한 고도의 성격장애 특성을 압축한 것으로 보이는 정체성들을 종종 나타낸다. 그러나 개인의 성격 양식의 장기적인 다양성(정체성들 사이의 불일치에 기인하는)은 성격장애가 있는 개인의 전형적인 정동 관리와 대인관계에 있어서 전반적이고 지속적인 기능부전과는 차이가 있다는 것이 중요하다.

뇌손상으로 인한 외상후 기억상실. 해리성 정체성장애와 외상성 뇌손상 모두 기억의 공백이 특징적이다. 외상성 뇌손상의 다른 특징은 의식의 상실, 지남력장애와 혼란 또는 좀 더 심각한 경우의 신경학적 징후와 증상이다. 외상성 뇌손상으로 인한 신경인지장애는 뇌손상 후 즉시 나타나거나 개인이 사고 후 의식을 회복한 후 즉시 나타나며 급성 손상 후 시기를 지나 지속된다. 외상성 뇌손상에 따른 신경인지장애의 인지적 발현은 다양하며, 복잡한 주의력, 실행 기능, 그리고 학습과 기억의 영역에서의 어려움과 더불어 정보처리의 속도 저하와 사회적 인지의 장해를 포함한다. 외상성 뇌손상에 따른 이인증은 드물지 않은 반면, 상기한 추가적인 신경인지적 특징이 해리성 정체성장애의 일부인 해리성 기억상실과 구별하는 데 도움을 준다. 게다가 해리성 정체성장애의 맥락에서 발생하는 해리성 기억상실은 자기 감각과 주체감의 현저한 불연속성을 동반하는데, 이는 외상성 뇌손상의 양상이 아니다.

기능성 신경학적 증상장애(전환장애). 기능성 신경학적 증상장애는 둘 이상의 별개의 성격 상태 또는 빙의 경험으로 특징되는 정체성 전환이 없는 것으로 해리성 정체성장애와 구별될 수 있다. 기능성 신경학적 증상장애의 해리성 기억상실은 경계가 더 한정적이고 국한되어 있다(예, 비뇌전증 발작에 대한 기억상실).

인위성장애와 꾀병. 해리성 정체성장애인 것처럼 가장하는 사람들은 그 장애의 특징적인 미묘한 침습적인 증상을 보고하지 않는다. 대신에 그들은 극적인 해리성 기억상실과 멜로드라마의 전환 행동과 같은 그 장애의 대중매체 기반 증상은 과하게 보고하는 반면, 우울증 같은 덜 대중화된 동반이환 증상은 덜 보고하는 경향이 있다. 해리성 정체성장애로 가장하는 사람들은 그 장애로 인해 상대적으로 고통받지 않는 경향이 있거나 심지어 그 장애를 '가진' 것을 즐기는 것처럼 보일 수도 있으며, 또는 임상의에게 외상성 기억을 '찾아내라고' 요구할 수도 있다. 반면에 실제 해리성 정체성장애가 있는 개인은 대부분 그들의 증상을 부끄럽게 여기고 증상에 압도되며, 진단을 부정하고, 증상을 축소하여 보고하고, 외상 병력을 최소화하고 회피한다.

해리성 정체성장애의 증상을 가장하는 사람들은 보통 제한적이고 고정적으로 교체되어 나타나는 정체성들을 만들어 내며, 이득이 있는 사건과 연관해서만 기억상실을 가장하는데, 표면적인 전환 행동과 보여질 때만 나타내는 기억상실 등이 그것이다. 그들은 범행의 무죄를 입증할 수 있기를 기대하여 '모두 좋은' 정체성과 '모두 나쁜' 정체성을 보일 수도 있다.

동반이환 Comorbidity

해리성 정체성장애와 동반이환하는 장애는 외상후 스트레스장애, 우울장애, 물질관련장애, 급식 및 섭식 장애, 강박장애, 반사회성 성격장애, 그리고 회피성 성격 특질, 강박성 성격 특질 또는 경계성 성격 특질을 가진 달리 명시되는 성격장애다. 기능성 신경학적 증상장애의 가장 흔한 형태는 비뇌전증 발작, 보행 장해와 마비를 포함한다. 가장 흔하게, 비뇌전증 발작은 대발작이나 측두엽 전원에서 유래된 복합부분발작과 비슷하다. 다른 것은 소발작이나 부분발작처럼 보일 수 있다.

● 해리성 기억상실
Dissociative Amnesia

진단기준	F44.0

A. 통상적인 망각과는 일치하지 않는, 보통 외상성 또는 스트레스성의, 중요한 자전적 정보를 회상하는 능력의 상실
   주의점: 해리성 기억상실에는 주로 특별한 사건이나 사건들에 대한 국소적 또는 선택적 기억상실이 있다. 또한 정체성과 생활사에 대한 전반적 기억상실도 있다.
B. 증상은 사회적, 직업적 또는 다른 중요한 기능 영역에서 임상적으로 현저한 고통이나 손상을 초래한다.
C. 장해는 물질(예, 알코올이나 기타 남용약물, 치료약물)의 생리적 효과나 신경학적 상태 또는 기타 의학적 상태(예, 복합부분발작, 일과성 전기억상실, 두부 손상에 의한 후유증/외상성 뇌손상, 기타 신경학적 상태)로 인한 것이 아니다.
D. 장해는 해리성 정체성장애, 외상후 스트레스장애, 급성 스트레스장애, 신체증상장애, 주요 또는 경도 신경인지장애로 더 잘 설명되지 않는다.

부호화 시 주의점: 해리성 둔주를 동반하지 않는 해리성의 부호는 기억상실 **F44.0**이다. 해리성 둔주를 동반한 해리성 기억상실의 부호는 **F44.1**이다.
다음의 경우 명시할 것:
F44.1 해리성 둔주 동반: 정체성 또는 다른 중요한 자전적 정보에 대한 기억상실과 연관된 외관상으로는 목적이 있어 보이는 여행 또는 어리둥절한 방랑

명시자 Specifiers

'해리성 둔주 동반' 명시자는 해리성 기억상실이 해리성 둔주의 맥락에서 발생할 때 적용하는데, 이는 정체성 또는 다른 중요한 자전적 정보에 대한 기억상실과 연관된 외관상으로는 목적이 있어 보이는 여행 또는 어리둥절한 방랑이 특징적이다.

진단적 특징 Diagnostic Features

해리성 기억상실의 정의적 특성은, ① 틀림없이 기억에 성공적으로 저장되고, ② 통상적으로는 자유롭게 기억되어야 할 중요한 자전적 정보를 회상하는 능력의 상실이다(진단기준 A). 해리성 기억상실은 잠재적으로 가역적인 기억 회상 결핍이다. 이 점에서 기억 저장 또는 회상에 손상을 주는 신경생리학적 손상이나 독성 물질에 의한 기억상실과는 다르다.

여러 가지 형식의 해리성 기억상실이 나타날 수 있다. 일반적으로 해리성 기억상실의 기억 결핍은 후향적으로, 드문 경우를 제외하고는 현재 생활사건에 대한 진행하는 기억상실과 연관되지 않는다. 후향적인 기억 손상은 외상성 경험의 기억상실뿐 아니라 외상이 발생하지 않았던 기간의 일상생활의 기억상실도 포함한다. 가장 흔하게, 외상성 기억상실의 개인은 국한된 기간 동안 일어났던 사건을 회상하지 못하는 국소적 기억상실을 보고하거나 국한된 기간 동안 일어났던 사건들 전체의 회상은 불가능하지만 일부분의 회상이 가능한 선택적 기억상실을 보고한다. 체계화된 기억상실에서 개인은 특정한 범주의 중요한 정보(예, 가정에서 자라난 것에 대해서는 파편화된 기억이지만 학교에 대해서는 지속적인 기억, 폭력적인 손위 형제에 대한 기억 없음, 개인의 아동기 집의 특정한 방에 대한 기억 결여)를 기억하지 못한다. 개인은 이러한 형태의 외상성 기억상실의 증상에 대해 거의 드러내어 호소하지 못하며 기억상실을 최소화하고 합리화하려고 한다.

전반적 해리성 기억상실은 자신의 생활사의 대부분 또는 전부에 대한 기억을 완전히 잃는 것이다. 전반적 기억상실의 개인은 개인적 정체성(예, 어떤 여성이 밀접한 친구로부터 성관계에 참여할 것을 반복적으로 압박을 받아 굴복한 후 자신의 전체 생활사에 대한 기억을 잃는다)을 잊을 수 있고, 세상에 대해 이전에 습득한 지식(예, 최근의 정치적 사건, 현대 기술을 사용하는 법)을 잊을 수 있고, 드물게는 잘 숙련된 기술(예, 콘택트렌즈가 무엇인지, 그리고 어떻게 착용하는지)에 접근하지 못할 수 있다. 전반적 해리성 기억상실은 급성으로 시작된다. 전반적 기억상실의 개인은 당혹감, 지남력장애, 그리고 목적 없는 방랑으로 보통 경찰이나 정신과적 응급 서비스의 주목을 받게 된다. 해리성 둔주는 보통 전반적 해리성 기억장애와 관련되며, '해리성 둔주 동반' 명시자를 이용하여 표시될 수 있다. 전반적 해리

성 기억상실은 전투 참여 용사, 성폭행 피해자, 그리고 극심한 감정적 스트레스나 갈등을 경험한 개인에서 더욱 흔하다. 계속되는 기억상실(즉, 전향적 해리성 기억상실)에서 개인은 각각의 새로운 사건이 발생하는 대로 잊는다.

해리성 기억상실이 있는 개인들은 빈번하게 그들의 기억에 문제가 있다는 사실을 인지하지 못한다(또는 단지 부분적으로만 인지한다). 그들은 어떤 외상성 사건은 기억할 수 있거나 외상성 사건의 부분은 기억하나 다른 것을 기억하지 못할 수 있다. 상당수가, 특히 국소적 기억상실의 경우에서 기억상실의 중요성에 대해 최소화하며 그러한 사실에 대해 이야기하게 하면 불편해할 수 있다.

부수적 특징 Associated Features

해리성 기억상실이 있는 많은 개인은 만족스러운 대인관계를 형성하고 유지하는 능력에 만성적 손상이 있다. 외상, 특히 아동 학대, 그리고 피해의 과거력이 흔하다. 해리성 기억상실의 어떤 개인들은 해리성 플래시백(즉, 외상성 사건에 대한 행동적 재경험)을 보고한다. 많은 경우 비자살적 자해, 자살 시도, 그리고 다른 위험성이 높은 행동의 과거력이 있다. 우울 증상과 기능성 신경학적 증상이 흔하고, 이인증, 자가최면 증상, 그리고 높은 최면 가능성도 흔하다. 성기능부전이 흔하다. 경도 외상성 뇌손상이 해리성 기억상실에 선행될 수 있다.

유병률 Prevalence

미국 소규모 지역사회 연구에서 성인의 해리성 기억상실에 대한 12개월 유병률은 1.8%였다.

발달 및 경과 Development and Course

해리성 기억상실은 어린 아동, 청소년, 성인, 그리고 노년기 인구 집단에서 관찰된다. 12세 미만의 아동들은 종종 기억상실에 대한 질문을 이해하는 데 어려움이 있어 기억상실을 평가하기가 가장 어려울 수 있고, 면담자는 특히 어린 아동에서, 아동에게 맞게 기억과 기억상실에 대한 질문을 구성하는 것이 어렵다는 것을 알 수 있다. 외견상의 해리성 기억상실을 관찰하는 것으로는 부주의, 몰입, 백일몽, 불안, 반항적 행동, 그리고 학습장애와 구별하기가 종종 어렵다. 아동의 기억상실을 진단하기 위해서는 여러 다른 정보원(예, 교사, 치료자, 사례관리자)의 보고가 필요할 수 있다. 해리성 기억장애가 있는 일부 외상을 입은 청소년은 낮은 수준의 외상후 스트레스장애 침습적 증상과 드문 외현화 행동으로 인해 의학적 관심을 적게 받을 가능성이 있다. 아동과 청소년의 해리성 둔주는 아동의 생활공간에 국한될 수 있다(예, 익숙하지 않은 동네로 자전거를 타고 간 후 '회복하는' 둔주에 빠진 아동, 근처 도시로 대중교통을 타고 가는 자신을 발견한 10대).

전반적 기억상실은 보통 갑자기 시작된다. 개인은 이런 형식의 다수의 해리성 기억상실 삽화를 경험할 수 있다. 단일 삽화가 미래 삽화에 소지를 줄 수 있다. 기억상실의 삽화 사이에 개인은 급성 증상을 겪을 수도 있다. 급성 전반적 기억상실의 일부 삽화는 빠르게 해결된다(예, 개인이 전투나 다른 스트레스 상황에서 벗어나거나 임상적 관심을 받게 될 때). 상당수의 일부 집단에서는 생활사를 '재학습'하더라도 기억상실이 호전되지 않을 정도로 심하게 손상을 주고 약화시키는 만성적 자전적 기억 결핍이 나타날 수 있다.

급성의 전반적인 해리성 기억상실을 일으키는 외상성 환경(예, 전투)에서 나오면서 기억이 빨리 돌아올 수 있다. 해리성 둔주가 있는 개인의 기억상실은 특히 난치성일 수 있다. 후기 삶의 외상, 생활 스트레스 또는 상실이 아동기나 성인 외상과 관련되는 장기 지속적인 자전적 기억 결핍의 발생에 선행할 수 있는데, 급성 외상후 스트레스장애, 기분장애, 물질 남용, 그리고 다른 증상 중에 자신과 타인에 대한 위험성으로 시작할 수 있다.

위험 및 예후 인자 Risk and Prognostic Factors
환경적. 심각한, 급성 또는 만성의 외상 충격이 해리성 기억상실의 주요 위험인자다. 누적되는 초기 생활 외상과 역경, 특히 신체적 · 성적 학대는 아동기와 청소년기 해리성 기억상실의 주요 위험인자다. 더욱 심각한 성적 학대, 다수의 아동기 성적 학대 삽화, 그리고 특히 친밀한 애착 인물의 배반을 동반하는 친척의 성적 학대는 아동기 자전적 기억 장해의 정도를 증가시킬 수 있다. 해리성 기억상실의 개인은 기억상실 사건 전과 후의 다른 비슷한 외상성 사건은 기억할 수 있으면서도, 특정한 아동기 외상(예, 성폭행)에 대해서는 의학적 또는 사회적 서비스 보고에 기록된 것인데도 기억을 부인할 수 있다. 심각하고 누적되는 성인 외상(예, 반복적인 전투, 밀매, 전쟁 포로나 포로수용소 경험) 또한 광범위한 국소적, 선택적 및/또는 체계화된 해리성 기억상실을 초래할 수 있다. 전반적 해리성 기억상실은 최근에 극심한 급성 외상(예, 종종 도망갈 수 없는 맥락의 잔인한 군사 전투, 강간, 고문)과 주요 사회적 재배치, 망명 신청 또는 난민 신분의 이력이 있는 개인에서 더 흔할 수 있다. 다른 경우 개인이 도망칠 수 없다고 느끼는 심중한 심리적 갈등의 맥락에서도 전반적 기억상실이 발생한다. 사실상 심리적 갈등의 맥락에서 전반적 해리성 기억상실이 발생한 모든 개인은 심각한 초기 생애 또는 성인 외상 충격의 과거력을 보고한다. 극심한 급성 외상성 경험 또한 주요 심리적 갈등을 일으킨다(예, 어떤 여성이 원하지 않는 임신을 야기한 잔인한 강간을 겪은 후 전반적 기억상실이 발생하고 자살을 하고자 한다. 평가에서 그녀는 자신의 종교가 낙태는 살인으로, 자살은 큰 죄로 본다고 실토한다).

유전적, 생리적. 양적인 유전 연구는 유전이 해리성 증상의 개체 사이의 변이를 약 50% 설명한다고 제시하며, 공유하지 않는, 스트레스성 환경적 경험은 추가 변이의 대부분을 설명한다. 후보 유전자 연구는 더욱 초기의 보다 만성적인 아동기 외상성 경험과 함께 유전자와 환경의 상호작용이 생의 후반의 해리성 증상의 유의한 증가로 이어진다고 제시한다.

문화와 관련된 진단적 쟁점 Culture-Related Diagnostic Issues
빙의가 규범적인 종교적 또는 영적 관례의 부분인 문화적 맥락에서 해리성 기억상실과 둔주는 병리적 빙의의 결과로 해석될 수 있다. 개인이 사회적 환경이나 문화적 전통에 의해 상당히 제한된다고 느끼는 맥락이나 상황에서 해리성 기억상실의 유발은 종종 노골적인 외상을 수반하지 않는다.

대신 기억상실에 앞서 심각한 심리적 스트레스 요인이나 갈등이 선행할 수 있다(예, 부부 갈등, 기타 가족 장해, 애착 문제 또는 제한이나 억압에 기인한 갈등).

자살 사고 혹은 행동과의 연관성 Association With Suicidal Thoughts or Behavior

자살과 다른 자기파괴적 행동이 해리성 기억상실의 개인에서 흔하다. 전반적 기억상실을 일으키는 심리적 힘은 극심할 수 있으며, 자살 사고, 자살 충동, 자살 계획, 그리고 자살 행동은 기억상실이 줄어들 때 위험하다. 사례보고에 의하면 자살 행동은 기억상실이 갑자기 회복되고 감당하기 힘든 기억으로 개인이 압도될 때 특히 위험할 수 있다.

해리성 기억상실의 기능적 결과 Functional Consequences of Dissociative Amnesia

아동기/청소년기의 외상 충격에서 비롯된 해리성 기억상실이 있는 개인의 손상은 한정된 정도에서 심각한 정도까지 다양하다. 이런 개인의 일부는 만족할 만한 애착을 형성하고 유지하는 능력이 만성적으로 손상될 수 있다. 일부는 직업적 기능에서 매우 성공적일 수 있지만 종종 강박적인 과로에 의한 것이다. 급성 전반적 해리성 기억상실이 있는 개인은 보통 모든 기능 영역에서 손상이 있다. 전반적 기억상실이 있는 상당수의 소집단에서는 그들의 생활사를 다시 배운다 해도 좋아지지 않는 매우 손상시키는 만성적 자전적 기억 결핍이 발생한다. 이러한 개인은 삶의 대부분의 영역에서 전체적으로 나쁜 기능을 보이며, 매우 쇠약하고 만성적인 경과를 경험한다.

감별진단 Differential Diagnosis

해리성 정체성장애. 반복적 삽화의 해리성 기억상실은 해리성 정체성장애에 기인할 수 있다. 해리성 기억상실이 있는 개인은 이인증과 자가최면 증상을 보고할 수 있는데 해리성 정체성장애의 개인도 그렇다. 해리성 정체성장애가 있는 개인들은 많은 다른 해리 증상과 함께 자기감각과 행위 주체감의 전반적 비연속성을 보고한다. 해리성 정체성장애의 기억상실은 후향적 자전적 기억 결핍을 비롯하여, 매일의 사건과 대인 상호관계에 대한 진행되는 기억상실('시간 상실'), 설명할 수 없는 소지품의 발견, 기술과 지식의 당혹스러운 중대한 변동, 그리고 대인 상호관계 동안의 빈번한 단기간의 기억상실로 인한 공백을 포함한다.

외상후 스트레스장애. 외상후 스트레스장애가 있는 어떤 개인들은 특정한 외상성 사건의 일부 또는 전부를 회상하지 못한다(예, 강간 당일 전체의 대부분의 사건을 회상할 수 없는 강간 피해자). 그러한 기억상실이 외상의 즉각적인 시간을 넘어 확대될 때는 해리성 기억상실의 동반이환 진단이 정당하다. 외상후 스트레스장애의 해리성 아형을 가진 개인 또한 이인증/비현실감을 비롯하여 해리성 기억상실도 보고할 수 있다.

신경인지장애. 주요 신경인지장애에는 전형적으로 신경 조직 손상의 증거가 있는데, 독립적인 일상 행위의 능력을 손상하는 주의력, 실행 기능, 학습과 기억, 언어, 그리고 지각적 운동 및 사회인지 등의 결핍과 함께 하는 인지기능의 저하가 동반된다. 개인적 정보에 대한 기억상실은 보통 인지 장해, 언어 장해, 정서 장해, 주의집중 장해, 그리고 행동 장해에 연루된다. 일반적으로 개인적 정체성에 대한 인식은 신경인지장애의 과정 후기까지 보존된다. 신경인지장애에서 후향적 기억상실은 거의 언제나 전향적 기억상실을 동반한다. 전향적 해리성 기억상실은 섬망과 혼돈될 수 있다. 그러나 영상검사를 포함하여 내과적, 실험실적, 독물학적, 그리고 신경학적 정밀검사는 정상이다. 오랜 시간에 걸친 주의 깊은 반복적인 평가가 다른 형태의 해리성 기억상실에서 그렇듯이, 진정한 신경인지 결핍은 없다는 것을 보여 줄 것이다.

물질관련장애. 알코올이나 다른 물질/치료약물의 반복적 중독에 관련해서 '일시적 기억상실' 또는 기억이 없거나 부분 기억('그레이아웃')만 있는 일정 기간의 삽화가 있을 수 있다. 이러한 삽화를 해리성 기억상실과 구별하기 위해서는 장기적인 병력에서 기억상실 삽화가 중독과 관련한 상황에서만 발생한다는 것을 보여 주어야 한다. 그러나 해리성 기억상실의 개인이 해리 증상을 악화시킬 수도 있는 스트레스 상황과 특별히 관련되어 알코올이나 다른 물질도 오용할 때에는 이러한 구분이 어려울 수 있다. 물질 사용이 일반적으로 가족 내 학대, 방임, 그리고 물질사용장애와 관련되어 아동기나 청소년기에 시작할 때는 이것이 더욱 복잡한 감별진단이 될 수 있다. 이런 개인에 대하여 해독 이후 주의 깊은 병력 청취를 비롯하여 계속되는 관찰을 하면 보통은 장기적으로 지속되는 물질 사용에 기인한 기억상실과 해리성 기억상실을 구별할 수 있다. 해리성 기억상실과 물질사용장애가 동반이환된 일부 개인은 그들의 해리성 기억상실은 최소화하고 기억 문제를 물질 사용 탓으로만 돌리려고 할 것이다. 알코올이나 다른 물질의 지속적 사용은 손상된 인지기능과 연관될 수 있는 물질로 유발된 신경인지장애를 초래할 수 있다. 그러나 이런 맥락에서 신경인지장애와 연관된 장기간에 걸친 물질 사용 병력과 지속적인 결핍이 해리성 기억상실과 구별하는 데 도움이 될 것이며, 해리성 기억상실에는 전형적으로 지적 기능에서의 지속적인 손상의 증거가 없다.

뇌손상으로 인한 외상후 기억상실. 기억상실은 외상성 뇌손상과 관련해서 발생할 수 있는데, 머리에 충격이 있거나 다른 기전으로 두개골 내의 뇌에 빠른 움직임이나 위치 변화가 있을 때다. 외상성 뇌손상의 다른 특징은 의식 상실, 지남력 저하와 혼돈 또는 더욱 심각한 경우의 신경학적 징후와 증상(예, 신경학적 영상의 이상, 새로 발생한 발작 또는 기존의 발작장애의 현저한 악화, 시야 단절, 무후각증)을 포함한다. 외상성 뇌손상에 기인한 신경인지장애는 반드시 뇌손상이 발생한 직후나 개인이 손상 이후 의식을 회복한 직후에 발현되어야 하고 급성 손상 후 시기를 지나서도 지속되어야 한다. 외상성 뇌손상에 뒤따르는 신경인지장애의 인지적 발현 양상은 다양하며, 느린 정보 처리 속도와 사회적 인지의 장해뿐 아니라 복잡한 주의력, 집행 기능, 학습과 기억 영역의 어려움을 포함한다. 기억 결핍의 양상은 신경인지장애에 전형적이다. 경도 외상성 뇌손상이 급성 해리성 기억상실 발현에 선행할 수 있지만, 해리성 기억 결핍은 외상성 뇌손상의 뇌손상 정도에 비해 과하고, 전형적으로 신경인지 방식이 아니라 해리성 방식을 따른다.

발작장애. 발작장애의 개인은 발작 중 또는 발작 이후 복잡한 행동을 보이며 이후 기억상실이 뒤따를 수 있다. 발작장애가 있는 어떤 개인들은 발작의 활동성 시기에 한하여 목적 없는 방랑에 몰입한다. 역으로, 해리성 둔주 중의 행동은 보통 목적이 있고 복잡하며 목표 지향적으로, 며칠, 몇 주 또는 그 이상 지속될 수 있다. 때때로 발작장애가 있는 개인들은 발작장애가 진행될수록 일부 자전적 기억들이 '씻겨 나갔다'고 보고할 것이다. 그러한 기억상실은 심리적 외상이나 역경과 연관이 없으며 무작위로 발생하는 것으로 보인다. 발작장애에서는 보통 연속적인 뇌파 소견에서 이상을 보인다. 원격 뇌파 모니터는 일반적으로 기억상실 삽화와 발작의 활동성 사이의 연관성을 보여 준다. 해리성 기억상실과 발작성 기억상실이 공존할 수 있다.

전기경련치료와 연관된 기억 결핍. 전기경련치료 후의 기억 결핍은 전기경련치료 당일 동안 가장 흔하게 나타난다. 전기경련치료 후 더 광범위한 후향적 기억상실과 심지어 전향적 기억상실은 보통 스트레스성 또는 외상성 생활 시기와 관련이 없으며, 일반적으로 전기경련치료 연속이 끝나고 나면 회복한다. 해리장애가 있는 심각한 우울증의 개인에서 전기경련치료는 해리를 악화하지 않으며, 우울증이 회복되면서 기억 접근이 향상된다.

긴장성 혼미. 긴장성 혼미에서의 함구증이 해리성 기억상실을 암시할 수 있지만, 보통은 회상의 실패는 없다. 보통은 다른 긴장성 증상들(예, 경직, 자세 이상, 거부증)이 존재한다. 아동의 긴장성 증상은 외상, 학대, 그리고/또는 박탈과 연관될 수 있다. 해리성 기억상실과는 달리 긴장성 기억상실의 양식은 긴장성 삽화 동안에만 있다.

스트레스 사건에 대한 급성 해리성 반응(달리 명시되는 해리장애). 달리 명시되는 해리장애의 스트레스 사건에 대한 급성 해리성 반응의 예는 스트레스 사건에 대한 반응으로 급성으로 함께 발생하며 전형적으로 1개월 미만 지속하는 해리성 증상의 조합이 특징적이다. 이러한 반응의 일부로 발생하는 기억상실 삽화는 다른 현저한 해리성 증상을 동반하며, 짧은 기간(수 시간 또는 수일) 유지되고, 개인 생활의 제한된 기간이나 사건에 국한되는 경향이 있다(미세 기억상실).

인위성장애와 꾀병. 해리성 기억상실과 가장된 기억상실을 항상 구별할 수 있는 검사나 시술은 없다. 가장된 기억상실은, ① 급성의 과도하게 꾸며진 해리성 기억상실, ② 재정적, 성적 또는 법적인 문제, ③ 스트레스 상황에서 벗어나려는 소망, ④ 더 흥미로운 환자로 보이고 싶은 열망, 그리고 ⑤ '회복된 기억'에 대한 소송에 참여하려는 계획을 가진 개인에서 더욱 흔하다. 그러나 해리성 기억상실도 이러한 같은 상황과 연관될 수 있으며 의도적인 가장된 기억상실과 공존할 수 있다. 기억상실을 꾀병으로 하는 많은 개인은 자발적으로 또는 직면했을 때 자백한다.

노화 또는 경도 신경인지장애의 기억 변화. 경도 신경인지장애의 기억력 저하는 해리성 기억상실과 다르다. 경도 신경인지장애에서는 기억 변화가 새로운 정보를 학습하고 유지하는 데 어려움으로 드러난다. 이는 종종 즉각적 회상과 지연 회상의 평가와 함께 어휘 목록이나 짧은 이야기의 언어 학습검사에서 측정된다. 정상적인 인지의 노화로, 개인은 새로운 정보의 즉각적 회상과 지연 회상에서 비슷한 취약점을 보일 수 있으며, 정상적인 노화도 정보처리 속도와 기억에 더해 다른 복잡한 실행 기능 과제에도 영향을 줄 수 있다.

동반이환 Comorbidity

외상의 과거력이 있는 개인에서 흔한데, 특히 해리성 기억상실이 회복되기 시작하면서 많은 동반이환이 해리성 기억상실과 병발한다. 불쾌감, 비탄, 분노, 수치심, 죄책감, 그리고 심리적 갈등과 혼란을 포함하는 매우 다양한 정서적 현상이 표면화한다. 개인은 비자살적 자해와 다른 고위험 행동에 몰입할 수 있다. 이러한 개인은 지속성 우울장애, 주요우울장애 또는 역치하 우울증(달리 명시되는 우울장애)의 진단기준을 만족하는 증상을 가질 수 있다. 해리성 기억상실이 있는 많은 개인은 그들의 생애 중 어떤 시점에 외상후 스트레스장애를 나타내게 되는데, 특히 그들의 기억상실의 선행사건이 된 외상에 대해 의식적으로 인식하게 될 때다. 이러한 개인의 많은 경우 외상후 스트레스장애 해리성 아형의 증상을 보일 수 있다. 해리성 기억상실이 있는 많은 개인은 동반이환된 신체증상 및 관련 장애(그리고 반대로도), 특히 기능성 신경학적 증상장애(전환장애)에 대한 진단기준을 만족하는 증상을 갖는다. 급식 및 섭식 장애, 성기능부전과 더불어 물질관련 및 중독 장애가 해리성 기억상실과 동반이환될 수 있다. 가장 흔하게 동반이환되는 성격장애는 달리 명시되는 성격장애(혼합형 성격장애 양상 동반)로, 종종 회피성, 강박성, 의존성, 그리고 경계성 특성을 포함한다.

● 이인성/비현실감 장애
Depersonalization/Derealization Disorder

진단기준   F48.1

A. 이인증, 비현실감 또는 2가지 모두에 대한 지속적이고 반복적인 경험의 존재
   1. **이인증**: 비현실감, 분리감 또는 자신의 사고, 느낌, 감각, 신체나 행동에 관하여 외부의 관찰자가 되는 경험(예, 인지적 변화, 왜곡된 시간 감각, 비현실적이거나 결핍된 자기, 감정적 및/또는 신체적 마비)
   2. **비현실감**: 비현실적이거나 자신의 주변 환경과 분리된 것 같은 경험(예, 개인 또는 사물이 비현실적이거나, 꿈속에 있는 것 같거나, 안개가 낀 것 같거나, 죽을 것 같거나, 시각적으로 왜곡된 것 같은 경험을 한다)
B. 이인증이나 비현실감을 경험하는 중에 현실 검증력은 본래대로 유지된다.
C. 증상은 사회적, 직업적 또는 다른 중요한 기능 영역에서 임상적으로 현저한 고통이나 손상을 초래한다.
D. 장해는 물질(예, 남용약물, 치료약물)의 생리적 효과나 다른 의학적 상태(예, 발작)로 인한 것이 아니다.
E. 장해는 조현병, 공황장애, 주요우울장애, 급성 스트레스장애, 외상후 스트레스장애 또는 다른 해리장애와 같은 다른 정신질환으로 더 잘 설명되지 않는다.

진단적 특징 Diagnostic Features

이인성/비현실감 장애의 주요한 특성은 이인증, 비현실감 또는 2가지 모두의 지속적이거나 반복적인 삽화다. 이인증 삽화는 비현실감을 느끼는 것 또는 개인의 전체 혹은 일부로부터 분리되거나 이를 낯설게 느끼는 것을 특징으로 한다(진단기준 A1). 개인은 자신의 전체 존재로부터 분리된 듯 느낄 수 있다(예, "나는 아무도 아니다." "나는 내면의 자기가 없다."). 또한 주관적으로 느낌(예, 저감정성: "나는 내가 감정을 갖고 있다는 것을 알지만 그것을 느끼지 못한다."), 사고(예, "내 생각이 나 자신의 생각 같

지가 않다." "머릿속이 솜으로 채워져 있다."), 전체 신체나 신체 일부분, 또는 감각(예, 촉각, 자기수용 감각, 배고픔, 목마름, 리비도)을 포함한 자기의 일면과 분리된 듯 느낄 수 있다. 주체감의 감소(예, 기계적인 로봇이 된 것 같은 느낌, 자신의 말이나 행동의 통제 능력 상실)도 있을 수 있다. 이인증 경험이 극도로 심한 경우에는 가끔 '신체 이탈 경험'으로 알려진, 어떤 한 부분은 행동하고 다른 부분은 관찰하는 분리된 자기의 하나가 되는 것일 수도 있다. '이인증'이라는 하나의 증상은 몇몇의 증상 요소, 이상한 신체 경험(즉, 자기에 대한 비현실감과 지각의 변화), 감정적 또는 신체적 마비, 그리고 이상한 주관적 회상을 동반한 일시적 왜곡으로 이루어진다.

비현실감 삽화는 그것이 개인이든, 무생물이든 또는 모든 주변 환경이든 관계없이 비현실감 또는 세상으로부터 분리되거나 낯설게 느껴지는 것을 특징으로 한다(진단기준 A2). 개인은 자신이 안개, 꿈 또는 거품 속에 있는 것처럼 느끼거나 마치 그들과 세상 사이에 베일이나 유리벽이 존재하는 듯이 느낄 수도 있다. 주변 환경은 마치 인공적이거나, 색채가 없거나, 생명이 없는 것처럼 경험될 수 있다. 비현실감은 흔히 주관적인 시각적 왜곡과 동반되며, 시야 흐림, 예리함, 시야가 넓어지거나 좁아짐, 이차원적이거나 평면과 같은 느낌, 3차원적 세상이 과장된 느낌 또는 물체의 거리나 크기의 변화(즉, 거시증 또는 미시증) 같은 것이 있다. 목소리나 소리가 약해지거나 오히려 강해지는 방식으로 청각적 왜곡 또한 발생할 수 있다. 그에 더하여서 진단기준 C에서는 증상이 사회적, 직업적 또는 다른 중요한 기능 영역에서 임상적으로 현저한 고통이나 손상을 초래하는 것이 요구되며, 진단기준 D와 E는 배제 진단을 기술하고 있다.

부수적 특징 Associated Features

이인성/비현실감 장애가 있는 개인들은 자신의 증상을 기술하는 것을 어려워할 수 있으며, 자신이 '미쳤다' 또는 '미쳐 간다'고 생각할 수 있다. 비가역적인 뇌손상에 대한 두려움 또한 흔히 경험한다. 과거의 기억을 생생하게 회상하고 그것들을 개인적이고 감정적으로 소유하는 데 대한 주관적인 어려움뿐만 아니라, 시간 감각의 주관적인 변화(즉, 너무 빠르거나 너무 느린)가 흔히 연관되는 증상이다. 머리가 무겁고 쑤시거나 어지러운 느낌 같은 모호한 신체 증상들은 드물지 않다. 개인들은 심한 반추 또는 강박적인 집착(예, 자신이 실제로 존재하는지 계속 강박적으로 생각하거나, 자신이 실제로 보이는지 알아내기 위해 확인하기)을 경험할 수 있다. 다양한 정도의 불안과 우울감 또한 흔한 부수적 특징들이다. 이 장애가 있는 개인들은 감정적 자극에 대해 생리적 저반응성을 가지는 것으로 확인되었다. 관심의 대상이 되는 신경계는 시상하부-뇌하수체-부신피질 축, 하두정소엽, 그리고 전전두엽 피질-변연계 회로를 포함한다.

유병률 Prevalence

몇 시간에서 며칠간 지속되는 일시적인 이인증/비현실감 증상은 일반 인구 집단에서 흔하다. 정밀한 평가는 없지만, 이인성/비현실감 장애의 12개월 유병률은 일시적 증상보다 현저하게 낮을 것으로 생각된다. 일반적으로 성인의 대략 절반 정도가 일생 동안 적어도 1회의 이인증/비현실감 삽화를 경험한다. 그러나 이인성/비현실감 장애의 모든 진단기준을 만족시키는 증후군은 일시적 증상보다 현저하게 적다. 영국의 1개월 유병률은 대략 1%에서 2%다.

발달 및 경과 Development and Course

비록 아동기 초기 또는 중기에 시작할 수 있지만, 이인성/비현실감 장애의 평균 발병 연령은 16세다. 소수에서는 이러한 증상이 없었던 때를 회상할 수 없다. 20세 이상에서 증상이 시작되는 경우는 20% 미만이며, 25세 이상에서는 단지 5%만 증상이 시작된다. 30대 또는 그 이후에 증상 발병이 되는 경우는 매우 드물다. 발병은 굉장히 갑작스러운 것에서 서서히 진행되는 것까지 다양할 수 있다. 이인성/비현실감 장애의 삽화 기간은 단시간(몇 시간 또는 며칠)에서 장기간(몇 주, 몇 달 또는 몇 년)까지 매우 다양할 수 있다. 40세 이후의 발병은 거의 드물어, 그런 경우에는 근원적인 의학적 상태(예, 뇌병변, 발작장애, 수면무호흡증)를 더욱 주의 깊게 검사해 보아야만 한다. 이 장애의 경과는 흔히 지속적이다. 약 1/3의 경우에는 구별된 삽화를 수반하고, 다른 1/3은 시작부터 연속적인 증상을 나타내며, 또 다른 1/3은 처음에는 삽화적 과정으로 시작하지만 결국은 연속적으로 된다.

어떤 개인들에서는 증상의 강도가 악화와 호전을 상당히 반복할 수 있지만, 다른 개인들은 극심한 경우에는 수년 또는 수십 년 동안 지속적으로 나타날 수 있는 변함없는 강도 수준을 보고한다. 증상 강도에 영향을 미치는 내부적 · 외부적 요인은 개인마다 다양하지만, 몇몇 전형적인 양식이 보고되었다. 증상의 악화는 스트레스, 기분 또는 불안 증상의 악화, 새롭거나 과자극적인 환경, 그리고 빛이나 수면 부족과 같은 물리적 요인에 의해 촉발될 수 있다.

위험 및 예후 인자 Risk and Prognostic Factors

기질적. 이인성/비현실감 장애가 있는 개인들은 위험 회피 기질, 미성숙한 방어, 그리고 단절 도식과 과연결 도식 2가지 모두를 특징으로 한다. 이상화/평가절하, 투사, 행동화와 같은 미성숙한 방어는 현실을 부인하고 적응에 어려움을 초래한다. 인지적 단절 도식은 불완전함과 감정적 억제를 반영하며 남용, 방임, 그리고 박탈의 주제를 포괄한다. 과연결 도식은 의존성, 취약성, 무능력의 주제와 함께 손상된 자율성을 포함한다.

환경적. 외상의 본질에서 연관성이 해리성 정체성장애와 같은 다른 해리장애들처럼 일반적이거나 극심하지는 않지만, 많은 예에서 이 장애와 아동기의 대인관계적 외상 사이에 명확한 연관성이 있다. 특히 정서적 학대와 정서적 방임은 가장 강력하게, 그리고 시종일관 이 장애와 연관되어 있다. 다른 스트레스 요인은 신체적 학대; 가정 폭력 목격, 심각하게 손상된, 정신적으로 병든 부모하에서 성장; 또는 가족 구성원이나 가까운 친구의 예기치 못한 죽음이나 자살 등을 포함할 수 있다. 성적 학대가 선행하는 경우는 훨씬 덜 흔하지만 관련될 수 있다. 이 장애의 가장 근접한 유발 요인은 심각한 스트레스(대인관계적, 재정적, 직업적), 우울, 불안(특히 공황발작), 그리고 불법 약물 사용이다. 증상들은 특히 테트라하이드로카나비놀(tetrahydrocannabinol), 환각제, 케타민, MDMA(3,4-메틸렌디옥시메스암페타민; '엑스터시'), 그리고 샐비어 같은 물질들에 의해 유발될 수 있다. 마리화나 사용은 새로 시작하는 공황발작과 이인증/비현실감 증상을 동시에 유발할 수 있다.

문화와 관련된 진단적 쟁점 Culture-Related Diagnostic Issues

의지적으로 유발되어 경험한 이인증/비현실감은 많은 종교적, 영적, 그리고 문화적 맥락에서 일반적인 명상적 관행의 한 부분일 수 있으며 장애로 진단되어서는 안 된다. 그러나 처음에는 이러한 상태를 의도적으로 유발하였으나 시간이 지날수록 그에 대한 통제력을 잃고 연관된 관행에 대해 두려움과 혐오감을 가지게 되는 경우가 있다. 문화적 체제는 자신이 '스스로의 마음을 잃어 간다'는 개인의 두려움을 호전시킬 수 있는 설명(예, 영적/초자연적 원인)을 제시함으로써 통제되지 않는 이인증/비현실감 경험과 연관된 고통이나 감지되는 심각도의 수준에 영향을 미칠 수 있다.

이인성/비현실감 장애의 기능적 결과
Functional Consequences of Depersonalization/Derealization Disorder

이인성/비현실감 장애의 증상은 매우 고통스럽고 주요 장애의 이환과 동반된다. 이러한 개인들이 자주 드러내는 정서적으로 둔마된, 로봇과 같은 행동은 이 장애에서 보고되는 극심한 정서적 고통과 일치하지 않는 것으로 보일 수 있다. 손상은 대인관계적 영역과 직업적 영역 모두에서 종종 경험되는데, 주로 다른 사람들과의 저감정성, 정보의 집중과 보전에서의 주관적 어려움, 그리고 생활로부터의 일반적 단절감에 따른 것이다.

감별진단 Differential Diagnosis

질병불안장애. 비록 이인성/비현실감 장애가 있는 개인들이 영구적인 뇌손상에 대한 두려움뿐 아니라 모호한 신체적 호소로 표현할 수 있지만, 이인성/비현실감 장애의 진단은 전형적인 이인증/비현실감 증상들의 배열이 있고 질병불안장애의 다른 발현이 없는 것을 특징으로 한다.

주요우울장애. 무감각, 활력 저하, 무감동, 그리고 꿈결 같은 상태의 느낌은 주요우울 삽화에서 드물지 않다. 그러나 이인성/비현실감 장애에서는 그런 증상들이 장애의 그 이상의 증상과 연관되어 있다. 만약 이인증/비현실감이 명확하게 주요우울 삽화의 시작보다 앞서거나 삽화의 호전 이후에도 지속되는 경우 이인성/비현실감 장애의 진단이 적용된다.

강박장애. 이인성/비현실감 장애가 있는 어떤 개인들은 강박적으로 그들의 주관적 경험에 집착하거나 그들의 증상 상태를 확인하는 의례를 개발할 수 있다. 그러나 이인증/비현실감과 관련이 없는 강박증의 다른 증상들은 없다.

기타 해리장애. 이인성/비현실감 장애를 진단하기 위해서는 증상들이 해리성 정체성장애와 같은 다른 해리장애와 관련해서 발생해서는 안 된다. 해리성 기억상실과 기능성 신경학적 증상장애(전환장애)와의 구별은 이들의 증상이 이인성/비현실감 장애의 증상과 겹치지 않아 더 간단하다.

공황발작. 이인증/비현실감은 공황발작의 증상 중 하나이며, 공황발작 심각도가 증가할수록 더욱 더 흔하다. 그러므로 이인성/비현실감 장애는 그 증상이 공황장애, 사회불안장애 또는 특정공포

중에서의 공황발작 시에만 나타날 때는 진단되어서는 안 된다. 게다가 이인증/비현실감 증상은 새로 발생한 공황발작과 관련해서 또는 공황장애가 진행되고 악화될 때 처음 시작되는 경우가 드물지 않다. 그러한 발현에서 이인성/비현실감 장애의 진단은 만일 ① 그 발현의 이인증/비현실감의 요소가 시작부터 매우 두드러지고, 기간과 강도에서 실제 공황발작의 발생을 명확하게 넘어선다면, 또는 ② 이인증/비현실감이 공황장애가 회복되거나 성공적으로 치료된 이후에도 지속된다면 내려질 수 있다.

정신병적 장애. 특히 이인증/비현실감 증상과 관련된 현실 검증력이 그대로 유지된다는 것이 이인성/비현실감 장애를 정신병적 장애와 구별하는 데 필수적이다. 드물게 허무망상과 같은 조현병의 양성 증상에 의해 진단에 어려움을 겪기도 한다. 예를 들어, 어떤 개인은 자신이 죽었거나 주변 세상이 현실이 아니라고 불평할 수 있는데, 이것은 그 개인이 사실이 아니라는 것을 알고 있는 주관적 경험일 수도 있고 망상적 확신일 수도 있다.

물질/치료약물로 유발된 장애. 이인증/비현실감은 물질의 급성 중독 또는 금단에 의한 생리적 효과와 연관하여 발생 가능하며 이러한 경우에는 이인성/비현실감 장애로 진단 내리지 않는다. 가장 흔한 유발 물질로 불법 약물인 마리화나, 환각제, 케타민, 엑스터시, 샐비어 등이 있다. 이인성/비현실감 장애의 약 15%에서 이러한 물질 섭취에 의해 증상이 유발된다. 만약 증상이 추가적인 다른 물질이나 치료약물 복용 없이 한동안 지속된다면 이인성/비현실감 장애로 진단할 수 있다. 이러한 증상 발현을 한 개인들 중 대다수가 증상을 유발한 물질에 대해 심한 두려움을 갖고 혐오하여 다시는 사용하지 않기 때문에 진단은 보통 쉽게 확립된다.

외상성 뇌손상. 이인증/비현실감 증상은 외상성 뇌손상에서 전형적이지만 발병이 외상성 뇌손상에 따르며 이인성/비현실감 장애의 다른 증상이 없기에 이인성/비현실감 장애와 구별된다.

다른 의학적 상태로 인한 해리성 증상. 40세 이후에 시작되거나 비전형적인 증상과 경과를 보이는 것 같은 특성은 기저의 의학적 상태의 가능성을 암시한다. 해리성 증상이 있는 경우 철저한 의학적·신경학적 평가를 수행하는 것이 필수적인데, 표준검사실검사, 바이러스 역가, 뇌파검사, 전정기능검사, 시각검사, 수면검사, 그리고/또는 뇌영상 등을 포함할 수 있다. 만약 기저의 발작장애가 의심되지만 확진하기 어려운 경우에는 이동용 뇌파가 바람직할 수 있다. 비록 측두엽 뇌전증이 가장 흔하게 관련되지만, 두정엽 및 전두엽 뇌전증 또한 연관이 있을 수 있다.

동반이환 Comorbidity

여러 이인증 연구에 참여한 성인 표본에서 평생 동반이환율은 단극성 우울장애와 여러 불안장애의 경우 높았으며, 표본의 유의한 비율에서 2가지 장애를 모두 가지고 있었다. 외상후 스트레스장애와의 동반이환율은 낮았다. 가장 흔히 동반되는 3가지 성격장애는 회피성 성격장애, 경계성 성격장애, 그리고 강박성 성격장애였다.

● 달리 명시되는 해리장애
Other Specified Dissociative Disorder

F44.89

이 범주는 사회적, 직업적 또는 다른 중요한 기능 영역에서 임상적으로 현저한 고통이나 손상을 초래하는 해리장애의 특징적인 증상들이 두드러지지만, 해리장애의 진단분류에 속한 장애 중 어느 것에도 완전한 기준을 만족하지 않는 발현 징후들에 적용된다. 달리 명시되는 해리장애 범주는 발현 징후가 어떤 특정 해리장애의 기준에 맞지 않은 특정한 이유에 대해 의사소통하기 위해 임상의가 선택한 상황들에서 사용된다. 이는 '달리 명시되는 해리장애'를 기록하고, 이어서 특정한 이유(예, '해리성 황홀경')를 기록한다.

'달리 명시되는'이라는 지정 문구를 사용해 분류될 수 있는 발현 징후들의 예는 다음과 같다.

1. **만성적이고 반복적인 혼합된 해리 증상**: 이 범주는 자기감각과 주체감에 현저하지는 않은 불연속성과 연관되는 정체성 장해 또는 해리성 기억상실을 보고하지 않는 개인에서의 정체성의 변화나 빙의 삽화를 포함한다.
2. **지속적이고 강력한 강압적인 설득에 의한 정체성 장해**: 강력한 강압적인 설득(예, 세뇌, 사상 개조, 억류, 그리고 고문, 장기간의 정치적 투옥, 어떤 종파나 테러 조직의 신입 행사 동안의 사상 주입 등)을 받은 개인들은 그들의 정체성에 장기간의 변화나 의식적 의문을 나타낼 수 있다.
3. **스트레스성 사건에 대한 급성 해리성 반응**: 이 범주는 전형적으로 1개월 미만, 가끔은 단지 몇 시간 또는 며칠간 지속되는 급성의 일시적인 상태에 대한 것이다. 이러한 상태는 의식의 수축, 이인증, 비현실감, 지각 장해(예, 시간이 천천히 흐르는 느낌, 거시증), 부분 기억상실, 일시적 혼미, 그리고/또는 감각-운동 기능의 변화(예, 통각 상실, 마비)를 특징으로 한다.
4. **해리성 황홀경**: 이 상태는 환경적 자극에 대한 심중한 무반응성이나 무감각증으로 나타나는, 인접한 주변 환경에 대한 급성의 인식 축소나 완전한 인식 상실을 특징으로 한다. 무반응성은 일시적 마비나 의식의 상실뿐만 아니라 가벼운 상동적 행동(예, 손가락 움직임)을 동반할 수 있는데, 그 개인은 인식하지 못하고 통제할 수 없다. 해리성 황홀경은 널리 받아들여지는 집단적인 문화적 또는 종교적 관행의 정상적인 부분이 아니다.

● 명시되지 않는 해리장애
Unspecified Dissociative Disorder

F44.9

이 범주는 사회적, 직업적 또는 다른 중요한 기능 영역에서 임상적으로 현저한 고통이나 손상을 초래하는 해리장애의 특징적인 증상들이 두드러지지만, 해리장애의 진단분류에 속한 장애 중 어느 것에도 완전한 기준을 만족하지 않는 발현 징후들에 적용된다. 명시되지 않는 해리장애 범주는 기준이 특정 해리장애의 기준에 맞지 않은 이유를 명시할 수 **없다고** 임상의가 선택한 상황들에서 사용되며, 좀 더 특정한 진단을 내리기에는 정보가 불충분한(예, 응급실 상황) 발현 징후들을 포함한다.

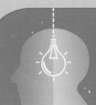

신체증상 및 관련 장애
Somatic Symptom and Related Disorders

이 장에는 신체증상장애, 질병불안장애, 기능성 신경학적 증상장애(전환장애), 기타 의학적 상태에 영향을 미치는 심리적 요인, 인위성장애, 달리 명시되는 신체증상 및 관련 장애, 그리고 명시되지 않는 신체증상 및 관련 장애의 진단들을 포함한다. 이 장에서 다루는 모든 장애는 신체 증상이나 심각한 고통 및 손상과 관련된 질병불안장애가 두드러지게 나타나는 유사성을 가지고 있다. 현저한 신체 증상들을 나타내는 장애가 있는 사람들은 흔히 일차 진료와 다른 의학적 환경에서 마주치게 되지만, 정신과와 다른 정신건강과 관련된 환경에서 마주치는 것은 흔치 않다. DSM-IV의 신체형장애의 진단의 재구성을 기반으로 하여 새롭게 재개념화된 진단들은 일차 진료와 다른 의학(비정신의학) 임상의들에게 더욱 유용할 것이다.

이 진단분류에서 주요 진단인 신체증상장애는 신체 증상들에 대한 의학적인 증거들이 없다는 것보다는 증상들과 징후들의 존재(고통스러운 신체 증상들 및 이러한 증상들에 반응하여 나타나는 비정상적인 사고, 느낌, 그리고 행동)을 기반으로 진단하는 것을 강조한다. 많은 신체증상장애 환자의 구별되는 특징은 신체 증상 자체가 아니며, 환자가 그 증상들을 표현하고 해석하는 방식이다. 감정적, 인지적, 그리고 행동적 구성 요소들을 신체증상장애의 진단기준에 통합해 넣음으로써 신체 증상의 호소만으로 평가하여 얻을 수 있는 것보다 실제 임상 양상을 더욱 종합적이고 정확하게 반영할 수 있게 되었다.

신체증상 및 관련 장애 진단이 DSM-IV에서 바뀌게 된 이면의 원리들은 DSM-5 진단을 이해하는 데 있어서 중요하다. DSM-IV에서 **신체형장애**라는 용어는 혼란스러웠는데, 이것이 **신체증상 및 관련 장애**로 대체되었다. DSM-IV에서는 신체형장애들이 많이 중복되었고 진단기준이 명확하지 않았다. 비록 이러한 장애가 있는 개인들이 일차적으로 정신건강과 관련된 환경보다는 내과적 진료 현장에 나타나지만, 정신과 의사가 아닌 의사들은 DSM-IV 신체형장애의 진단을 이해하고 사용하기가 어려웠다. 현재 DSM-5 분류는 하위 범주들뿐만 아니라 전체 장애의 종류를 줄임으로써 이러한 중복성을 인정한다.

이전의 진단기준은 공인된 병태생리학적 과정으로 설명 불가능한 증상들의 중요성을 지나치게 강조하였다. 그러한 증상들은 다양한 정도로 나타나는데, 특히 기능성 신경학적 증상장애에서 그렇다. 하지만 신체증상장애들은 공인된 의학적 상태(즉, 명백히 공인된 병태생리학적 과정과 관련된 장애들)를 동반할 수 있다. 신체 증상이 공인된 의학적 상태와 관련된 공인된 병태생리학적 과정으로 설명이 불가능하다고 판단하는 것의 신뢰성은 제한적이며, 설명을 할 수 없다는 사실에 기인한 진단은 문제가 될 수 있고, 이는 심신이원론을 더욱 강화할 수 있다. 공인된 의학적 상태가 드러나지 못하였다는 이유만으로 정신질환 진단을 내리는 것은 적절하지 않다. 또한 공인된 의학적 상태가 발견된다고 해서 신체증상 및 관련 장애를 포함하는 정신질환의 동반 가능성을 배제할 수 있는 것도 아니다. 어쩌면 DSM-IV가 의학적인 설명이 부족한 점에 초점을 맞추고 있기 때문에 사람들은 이러한 진단들이 그들의 신체적인 증상이 '실재'가 아니었음을 암시하는, 경멸적이고 모욕적인 것으로 간주하였다. DSM-5의 분류는 주요 진단인 신체증상장애를 양성 증상들(고통스러운 신체 증상들 및 이러한 증상들에 반응하여 나타나는 비정상적인 사고, 느낌, 그리고 행동)의 기반으로 정의한다. 기능성 신경학적 증상장애와 상상임신(달리 명시되는 신체증상 및 관련 장애)의 경우, 공인된 병태생리학적 과정과 양립하지 않는 임상적 증거를 입증하는 데 중점을 둔다.

일부 다른 정신질환들에서 초기 발현 증상이 신체 증상이라는 점에 주의할 필요가 있다(예, 주요 우울장애, 공황장애). 이러한 진단들이 신체 증상들의 원인이 될 수도 있지만, 이 장에서 다룰 신체증상 및 관련 장애 중 하나와 동반이환되어 나타난 것일 수도 있다. 신체화 증상 및 관련 장애를 보이는 사람들 중에도 상당히 많은 의학적 동반질환이 존재한다. 비록 신체 증상들이 흔히 심리적 고통 및 정신병리와 관련되어 있지만, 일부 신체증상 및 관련 장애는 심리적·정신적 관련성 없이 자발적으로 나타날 수 있으며, 그 이유가 잘 알려지지 않을 수 있다. 불안장애와 우울장애는 신체증상 및 관련 장애를 동반할 수도 있다. 신체 증상이 우울 및 불안 장애의 심각도와 복잡성을 높이고, 결국 증상이 심해지며, 기능 손상이 심화되고, 심지어 기존 치료의 반응을 떨어뜨리게 된다. 드물게 집착의 정도가 아주 심각한 경우 망상장애 진단을 고려하게 한다.

많은 요인이 신체증상 및 관련 장애에 기여할 수 있다. 여기에는 신체적인 고통에 비해서 정신적인 고통을 최소화하거나 낙인을 씌우는 사회문화적 규범뿐만 아니라, 유전적·생리적 취약성(예, 통증에 대해 증가된 민감성), 이전의 외상 경험(예, 폭력, 학대, 박탈), 의학적 의원성(예, 환자 역할에 대한 강화, 과다한 의뢰와 진단적 검사), 그리고 학습(예, 고통의 비신체적 표현에 대한 강화 결여)이 포함된다. 건강관리에 대한 문화적 맥락의 차이들이 이러한 신체적 증상들의 표현, 인식, 처치 등에 영향을 미친다. 증상 표현의 차이는 여러 요인의 상호작용의 결과일 가능성이 높은데, 사람이 신체적인 감각을 인식하고 분류하며, 질병을 받아들이고, 의학적 치료를 찾는 방식을 반영하는 문화적 맥락 내에서 그러하다.

이 모든 장애는 신체적 염려에 더욱 초점이 맞추어져 있고, 개인은 주로 처음에 정신과 진료보다는 내과 진료를 보게 된다. 신체증상장애와 질병불안장애는 과거에 신체화장애와 건강염려증으로 진단 내려졌던 사람들을 특징짓는 데 임상적으로 더 유용한 방식을 제공한다. 게다가 이전에 건강염려증으로 진단을 받았던 사람의 대략 2/3에서 3/4 정도가 신체증상장애의 진단에 포함된다. 그러나 이전에 건강염려증을 진단받은 환자의 남은 1/4에서 1/3 정도는 신체 증상 없이 높은 건강불안을 가지고 있고, 이러한 사람들의 증상들은 불안장애의 진단기준을 충족하지 않을 것이다. DSM-5의 질병불안장애는 후자를 위한 것이다. 질병불안장애는 신체증상 및 관련 장애 혹은 불안장애로 고려될 수 있다. 질병불안장애가 신체적 염려에 매우 초점을 맞추고 있고, 대부분 내과 진료에서 마주치게 되기 때문에, 편의를 위해 신체증상 및 관련 장애 분류에 포함된다. 기능성 신경학적 증상장애의 경우, 진단적 핵심은 임상적 평가의 양성 소견을 기반으로, 신경학적 병태생리와 양립할 수 없는 것으로 입증될 수 있는 신경학적 증상이다. 기타 의학적 상태들에 영향을 미치는 심리적 요인들 또한 이 장에 포함된다. 고통, 죽음 또는 장애의 위험을 증가시킴으로 인해 의학적 상태에 부정적인 영향을 미치고 임상적으로 현저한 심리적 또는 행동 요인들이 하나 이상 나타나는 것이 필수적인 양상이다. 다른 신체증상 및 관련 장애들과 같이, 인위성장애는 질병의 인식 및 정체성과 관련된 문제들이 지속된다. 본인에게 부여된 사례든, 타인에게 부여된 사례든, 인위성장애로 보고된 대부분의 사례에서 신체 증상 및 의학적 질병의 확신을 보인다. 그 결과, DSM-5에서 인위성장애는 신체증상 및 관련 장애에 포함된다. 달리 명시되는 신체증상 및 관련 장애, 그리고 명시되지 않는 신체증상 및 관련 장애는 상상임신뿐만 아니라 신체증상장애 또는 질병불안장애 기준의 일부지만 전부는 만족시키지 않는 것을 말한다.

● 신체증상장애
Somatic Symptom Disorder

진단기준	F45.1

A. 고통스럽거나 일상에 중대한 지장을 일으키는 하나 이상의 신체 증상이다.

B. 신체 증상 혹은 건강염려와 연관된 과도한 생각, 느낌 또는 행동이 다음 중 하나 이상으로 표현되어 나타난다.

    1. 증상의 심각성에 대해 편중되고 지속적인 생각

    2. 건강이나 증상에 대한 지속적으로 높은 단계의 불안

    3. 이러한 증상들 또는 건강염려에 대해서 과도한 시간과 에너지 소비

C. 어떠한 하나의 신체 증상이 지속적으로 나타나지 않더라도 증상이 있는 상태가 지속된다(전형적으로 6개월 이상).

다음의 경우 명시할 것:

    통증이 우세한 경우(과거, 동통장애): 이 명시자는 신체 증상이 통증으로 우세하게 나타난다.

다음의 경우 명시할 것:

    지속성: 지속적인 경과가 극심한 증상, 현저한 손상, 그리고 긴 기간(6개월 이상)으로 특징지어진다.

현재의 심각도를 명시할 것:

    경도: 진단기준 B의 구체적인 증상들을 단 한 가지만 만족한다.

    중등도: 진단기준 B의 구체적인 증상들을 2가지 이상 만족한다.

    고도: 진단기준 B의 구체적인 증상들을 2가지 이상 만족하고, 여러 가지 신체적 증상(또는 하나의 매우 심한 신체 증상)이 있다.

진단적 특징 Diagnostic Features

신체증상장애 환자들은 전형적으로 여러 가지 현존하는 신체 증상을 호소하며, 이는 고통스럽고 일상에서 중대한 지장을 초래하지만(진단기준 A), 때로는 단지 하나의 중증의 증상, 가장 흔하게는 통증이 나타나기도 한다. 증상들은 특이적(예, 국부적 통증)이거나 상대적으로 비특이적(예, 피로)일 수 있다. 증상들은 때로 정상 신체 감각 또는 일반적으로 심각한 질환을 의미하지는 않는 불편감을 나타낸다. 분명한 의학적 설명으로 설명할 수 없는 신체 증상만으로는 이 진단을 내리기에 충분하지 않다. 의학적으로 설명이 되든, 되지 않든 환자의 고통은 확실한 것이다.

증상들은 다른 의학적 상태와 연관이 될 수도 있고 되지 않을 수도 있다. 신체증상장애와 공존하는 의학적 질병의 진단은 상호배타적이지 않으며 흔히 함께 동반된다. 예를 들면, 합병증 없는 심근경색 후에 신체증상장애의 증상이 심각하게 나타날 수 있으며, 이는 심근경색 자체가 어느 장애도 초래하지 않았더라도 나타날 수 있다. 만약 다른 의학적 상태가 존재하거나 그 질병의 발병 가능성이 매우 높은 경우라면(예, 높은 가족력), 이러한 상태와 연관된 생각, 느낌, 그리고 행동이 과도할 수 있다(진단기준 B).

신체증상장애의 개인들은 질병에 대한 높은 수준의 걱정을 보이는 경향이 있다(진단기준 B). 그들은 그들의 신체적 증상들을 과도하게 위협적이고, 위험하며, 또는 골칫거리라고 간주하며, 종종 그들 건강에 대해 최악의 것을 생각한다. 심지어 반대되는 증거가 있음에도, 일부 사람은 여전히 증상을 심각히 여기고 두려워한다. 심각한 신체증상장애에서 건강염려는 그들의 삶의 중심축으로 여겨지고, 이는 그 사람만의 정체성의 특징이 되며, 사람들 간의 상호작용을 주도하게 된다.

사람들은 전형적으로 고통을 경험하는데, 이는 주로 신체 증상과 그 심각성에 초점이 맞추어져 있다. 직접적으로 그들의 고통에 대해서 물으면, 일부는 고통을 그들 생활의 다른 측면과 연관하여 묘사하는 반면에 다른 이들은 신체 증상 외에 다른 고통의 원인을 부인한다. 건강과 연관된 삶의 질은 신체적으로, 정신적으로 모두 떨어지게 된다. 진단은 호소 증상이 주로 통증을 수반하는지의 여부 및/또는 호소 증상이 지속적인 경과를 특징으로 하는지의 여부에 따라 추가적으로 명시될 수 있다. 고도의 신체증상장애에서 손상은 더 현저해지고, 증상이 지속될 때에 병적 허약 상태를 유발할 수 있다.

종종 높은 수준의 의학 치료가 활용되지만, 염려를 완화시키는 경우는 드물다. 그 결과로, 사람들은 동일한 증상으로 인해서 여러 의사의 진료를 받으려고 시도한다. 이러한 사람들은 흔히 의학적 처치에 반응이 없는 것처럼 보이며, 새로운 처치들은 오히려 드러난 증상들을 악화시킬지도 모른다. 이 장애가 있는 일부 사람은 유별나게 치료약물의 부작용에 예민한 것처럼 보인다. 일부는 그들이 받는 의학적 평가와 치료가 부적절하다고 느낀다.

신체증상장애의 진단기준은 아동과 청소년에 적용하기 적절한 것으로 보이나, 성인에 비해 거의 연구된 바가 없다.

부수적 특징 Associated Features

인지적 특징으로 신체 증상에 집중, 정상적인 신체 감각을 신체 질병에 귀속시킴(파국적 해석), 질병에 대한 걱정, 신체적 나약함에 대한 자기개념, 그리고 신체적 호소 증상에 대한 과민성을 포함한다. 정서적 특징들은 건강불안 외에 부정적 정서성, 자포자기, 그리고 신체 증상들과 관련된 의욕 저하를 포함한다. 관련된 부수적 행동 특징으로는 비정상에 대해 반복적인 신체 확인, 의학적 도움과 안심에 대한 반복적 추구, 신체적 활동의 회피 등이 포함된다. 이러한 행동 특징들은 고도의, 지속적인 신체증상장애에서 더욱 두드러진다. 이러한 특징들은 보통 다른 신체 증상들에 대한 의학적 도움을 자주 요구하는 것과 연관되어 있다. 이는 의학적인 협진을 하게 되는데, 신체 증상에 지나치게 관심이 맞추어져 있어서 다른 문제로 방향을 돌릴 수 없다. 증상들이 심각한 신체적 질병을 의미하는 것이 아니라고 의사가 안심시켜 주는 것에 대한 효과는 그리 오래가지 못하고, 이에 대해 의사가 자신의 증상을 충분히 심각하게 다루지 않는다고 느끼기도 한다. 신체 증상에 초점을 맞추는 것이 이 장애의 일차적 양상이기 때문에, 신체증상장애 환자들은 전형적으로 정신건강의학과 진료보다는 일반 의학적 진료를 받는다. 신체증상장애를 보이는 사람들은 정신건강의학과 전문가에게 의뢰되는 것에 대해서 놀라거나, 심지어는 노골적으로 거절하기도 한다.

유병률 Prevalence

신체증상장애의 유병률은 불명확하다. 신체증상장애의 유병률에 대한 추정치는 DSM-IV-TR의 신체화장애에 대한 제한된 역학 문헌으로부터 유래한다. 그러나 신체증상장애의 유병률은 더 제한적인 기준을 가진 DSM-IV의 신체화장애(1% 미만)보다는 높을 것으로 기대되지만, 미분화형 신체형장애(대략 19%)보다는 낮을 것으로 기대된다. 성인 및 청소년 표본에서 신체증상장애에 대한 DSM-5의 진단기준을 사용해 설문 기반 전략으로 평가한 보다 최근의 모집단 기반 연구는 6.7%에서 17.4% 사이의 유병률을 보고한다. 유럽과 북아메리카에서 진행된 연구에 기반하면, 일반 성인 모집단에서 신체증상장애의 유병률은 4~6%로 추정된다.

신체증상장애는 일반 모집단보다 일차 진료센터 환자들에게 더 빈번하게 나타난다. DSM-IV 또는 ICD-10 기준을 여전히 사용한 여러 국가의 연구 리뷰와 메타분석에 따르면, 일차 진료 환자의 신체증상장애 및 관련 상태의 12개월 유병률은 10%에서 20% 사이인 것으로 보인다. 심신 증상 또는 기능성 장애를 전문으로 하는 임상 환경에서 유병률은 더 높으며, 신체증상장애의 보고 빈도는 40%에서 60% 사이이다.

여성들은 신체 증상을 남성보다 더 많이 호소하는 것으로 보고되며, 그러므로 신체증상장애의 유병률은 여성에서 더 높을 것으로 예상된다.

발달 및 경과 Development and Course

5~7세 덴마크 아동을 대상으로 한 연구에서, 기능적 신체 증상은 흔한 건강 호소 문제였으며, 증상을 호소하는 사람들 중 상당수(약 1/5)는 고통, 손상, 학교 결석 또는 의학적 도움을 야기할 정도

로 심각하였다. 발병 연령은 질병 미치료 기간에 영향을 미치지 않는 것으로 보인다.

신체증상장애의 경과는 만성적이고 변동적이며 증상의 수, 개인의 연령, 손상의 정도, 그리고 공병에 의해 영향을 받는다. 경과는 또한 성격 특성에 의해 영향을 받는데, 낮은 위험회피와 높은 협력성은 더 빠른 관해와 관련된다.

아동에서 가장 흔한 증상은 반복되는 복통, 두통, 피로, 그리고 오심이다. 한 가지 현저한 증상을 호소하는 것은 성인보다 아동에서 더욱 흔하다. 어린 연령층에서 진단이 이루어질 때, 환자, 가족, 그리고 증상 표현에 대한 기타 평가(예, 학교)를 얻는 것이 중요하다. 부모의 증상에 대한 해석과 반응이 관련 고통의 수준, 의료 조사와 개입에 대한 요구, 그리고 학교를 쉬는 시간을 결정할 수 있기 때문에, 평가와 조정 중 환자와 보호자의 참여는 필수적이다.

노년층의 경우, 여러 신체 부위에 국한된 통증이 가장 흔한 증상인 것으로 보인다. 복합만성질환은 나이가 들수록 증가하기 때문에 신체 증상과 동시적으로 발생하는 의학적 질병은 흔하다. 신체증상장애의 유병률은 65세까지 안정적인 것으로 보이며 이후 감소할 수 있다. 노년층에서 진단을 내리기 위해서는, 신체 증상 혹은 건강염려와 관련된 과도한 생각, 느낌 또는 행동(진단기준 B)에 대한 요구 사항에 초점을 맞추는 것이 중요하다. 젊은 사람들보다 일반 의학적 질병과 치료약물 처방을 더 많이 보이는 노년층에게 질병불안은 '이해할 수 있는 것'으로 간주되거나 특정 신체 증상(예, 통증, 피로)은 정상적인 노화의 일부로 간주되기 때문에, 신체증상장애는 나이 든 성인에게서 과소진단될 수 있다.

위험 및 예후 인자 Risk and Prognostic Factors

기질적. 부정적 정서성(신경증적 경향성)의 성격 특질은 많은 신체 증상의 독립적인 관련 요인/위험 요인으로 간주되어 왔다. 동반된 불안 또는 우울은 흔하고, 증상과 손상을 악화시킬 수 있다.

환경적. 신체증상장애는 교육 기간이 짧고, 사회경제적 지위가 낮으며, 스트레스를 받거나 건강 관련 일상 사건들을 최근에 경험한 사람들에서 흔하다. 아동기 성적 학대 같은 초기 생애 역경 또한 성인의 신체증상장애의 위험 요소일 가능성이 높다.

경과의 변경인자. 지속적인 신체 증상들은 인구학적 특징(여성, 노인, 짧은 교육 기간, 낮은 사회경제적 지위, 실직), 보고된 성적 학대 또는 다른 아동기 어려움, 현존하는 만성적 신체 질병 혹은 정신과적 질환(우울, 불안, 지속성 우울장애, 공황), 사회적 스트레스, 그리고 질병 이득과 같은 증상을 강화시키는 사회적인 요인들이 연관되어 있다. 신체증상장애의 총체적 심각도는 아마도 여성 젠더, 불안, 우울, 그리고 일반 의학적 질병과 연관되어 있을 것이다. 임상 양상에 영향을 미치는 인지 요인들에는 통증에 대한 민감성, 신체적 감각에 과도한 집중, 신체 증상을 정상 반응이나 심리적인 스트레스로 받아들이기보다는 그럴듯한 의학적 질병으로 귀속하는 것 등이 포함된다.

문화와 관련된 진단적 쟁점 Culture-Related Diagnostic Issues

많은 수의 신체 증상은 전 세계적으로 인구 기반, 일차적 의료 연구에서 나타나는데, 신체 증상,

손상, 치료 추구 등이 비슷한 양상으로 흔하게 보고된다. 신체 증상의 수와 질병에 대한 걱정의 관계는 다른 문화권에서도 비슷하게 나타나며, 심한 질병에 대한 걱정은 여러 문화권에서 손상 및 치료 추구 행동과 연관된다. 많은 문화적 맥락에서, 우울장애 환자들은 흔히 신체적 증상을 함께 보인다.

이러한 유사성에도 불구하고, 문화 및 민족 집단 사이에 신체 증상의 차이가 있다. 사회문화적 요인, 특히 정신질환과 관련된 낙인은 문화적 맥락에 걸친 신체 증상 보고의 차이를 설명할 수 있을 것이다. 신체 증상의 묘사는 언어 및 다른 지역적 문화 요인들에 의해서 변한다. 이러한 신체적인 표현은 '고통의 방언'으로 표현되어 오는데, 이는 신체 증상들이 특별한 의미를 지니며, 환자-임상의 상호작용을 특정 문화적 맥락 속에서 형성하기 때문이다. 예를 들어, 무거운 감각, '가스'에 대한 증상 호소, 신체에 지나치게 많은 열, 또는 머리에서의 타는 느낌은 일부 문화 또는 민족 집단들에서 흔하게 나타나는 증상의 예시들이지만, 다른 곳에서는 드물다. 문화적 설명 또한 다양하며, 신체 증상들은 특정한 가족, 일(예, 소진), 또는 환경적 스트레스, 일반적인 의학적 질병, 분노와 억울한 느낌의 억제, 혹은 정액 소실과 같이 문화 특수적인 귀인의 결과로 여겨질 수도 있다. 특정 신체 증상은 주어진 문화적 맥락에서 특정 설명 모델의 일부일 수 있다. 예를 들어, 중국의 '셴징 슈에이루오우(shenjing shuairuo)'에 대한 전통적인 이해는 '신경쇠약(neurasthenia)'과 고온-냉한 불균형에 대한 개념을 피로 및 낮은 에너지와 같은 두드러진 증상들과 연결시킨다. 또한 의료 서비스에 대한 가변적 접근으로 인한 차이 외에도, 문화 집단 간 의료적 치료 추구와 비의료적, 전통적, 대안적, 그리고 보완적 치료를 활용하는 데 차이가 있을 수 있다. 문화적 신념, 이전 질병들, 보험 상태, 건강정보 이해 능력(health literacy), 그리고 의료 서비스 경험은 개인의 신체 증상과 의료 서비스 사용에 대한 개인의 인식에 영향을 미칠 수 있다. 일반 내과 의원에서 다양한 신체 증상에 대해 치료받는 것은 전 세계적으로 보편적인 현상이다.

성 및 젠더와 관련된 진단적 쟁점 Sex- and Gender-Related Diagnostic Issues

모집단 기반 연구들에서 여성은 남성보다 더 많은 신체 증상을 보고하며, 만성통증을 지닌 일차 진료 환자를 대상으로 한 한 연구에서 여성은 남성보다 더 심각한 신체 증상을 보고하였다. 성적 외상, 친밀한 파트너의 폭력 및 아동기 외상 경험이 여성과 남성 모두에서 높은 신체 증상 발현과 관련이 있는 반면, 아동기의 다양한 부정적 경험은 특히 여성에서 신체 증상을 발현시킬 가능성이 높다.

여성의 경우, 젠더는 신체증상장애의 지속적 증상으로 발전할 가능성이 증가하는 것과 연관이 있다. 젠더와 질병 미치료 기간 및 심리학적 또는 약리학적 치료에 대한 반응은 관련이 없는 것으로 보인다.

자살 사고 혹은 행동과의 연관성 Association With Suicidal Thoughts or Behavior

신체증상장애는 자살 사고 및 자살 시도와 관련이 있다. 자살 사고와 행동은 부분적으로 신체증상장애와 우울장애의 빈번한 공병과 진단적 중복으로 설명될 수 있다. 또한 역기능적인 질병 인식과 신체 증상의 심각도는 자살 사고의 위험 증가와 각각 연관이 있는 것으로 보인다.

신체증상장애의 기능적 결과 Functional Consequences of Somatic Symptom Disorder

장애는 건강 상태의 현저한 손상과 높은 심리학적 고통과 연관되어 있다. 고도의 신체증상장애가 있는 많은 사람은 손상된 건강 상태 척도 점수에서 일반 인구 집단의 2 표준편차보다 아래의 점수를 보인다. 다중 또는 심각한 증상이 있을 경우 특히 건강 상태가 손상된다.

감별진단 Differential Diagnosis

신체 증상들이 다른 정신질환(예, 공황장애)과 동반되고, 그 장애의 진단기준을 만족한다면, 그 정신질환은 다른 진단 또는 부가적인 진단으로 고려되어야 한다. 신체증상장애 및 다른 정신질환의 진단기준을 모두 만족시키는 경우가 흔하며, 두 장애 모두 치료를 필요로 할 수 있기 때문에 두 장애 모두 진단되어야 한다.

기타 의학적 상태. 불확실한 원인의 신체 증상이 나타났다고 해서 신체증상장애 진단을 내리기에는 불충분하다. 과민성 대장 증후군 또는 섬유근육통과 같은 질환을 가진 많은 사람의 증상은 신체증상장애로 진단하는 데에 필요한 기준(진단기준 B)을 만족하지 않을 수도 있다. 반대로, 확립된 의학적 장애(예, 당뇨 또는 심장 질환)에서 신체 증상이 나타났을 경우, 신체증상장애의 기준을 만족한다면 신체증상장애 진단을 배제해서는 안 된다. 신체증상장애 환자와 일반적인 의학적 상태만을 보이는 환자를 구별하는 요인으로는 진통제의 비효과성, 정신질환 병력, 불분명한 촉발 또는 완화 요인, 계속되는 증상, 그리고 스트레스가 있다.

기타 의학적 상태에 영향을 미치는 심리적 요인들. 신체증상장애는 고통스럽거나 지장을 일으키는 신체 증상을 필요로 하며, 이 증상들은 기타 의학적 상태와 연관이 있을 수도 없을 수도 있지만, 반드시 건강염려와 관련되거나 신체 증상과 관련된 과도하거나 편중된 생각, 느낌, 또는 행동을 동반해야 한다. 대조적으로, 기타 의학적 상태에 영향을 미치는 심리적 요인의 진단은 의학적 상태의 존재뿐만 아니라, 그 경과에 악영향을 미치거나 치료를 방해하는 심리적 요인의 존재를 요구한다.

공황장애. 공황장애에서 신체 증상들 및 건강에 대한 불안은 급성 삽화에서 나타나는 경향이 있지만, 신체증상장애에서는 불안 및 신체 증상이 더욱 지속적이다.

범불안장애. 범불안장애 환자들은 다양한 사건, 상황, 그리고 활동에 대해 걱정하고, 그중 하나가 그들의 건강에 관한 것일 수 있다. 주요 초점은 대개 신체 증상 또는 질병의 공포가 아니지만, 신체증상장애에서는 그러하다.

우울장애. 우울장애는 흔히 피곤, 두통, 관절통, 복통, 혹은 다른 통증과 같은 신체 증상들이 동반된다. 하지만 주요우울장애의 경우 우울한 기분 또는 활동에 대한 흥미 및 즐거움의 저하가 요구된다는 점에서 신체증상장애와 구별된다. 일부 문화적 맥락에서 우울장애의 진단기준을 충족하는 증상을 보이는 개인들에게 처음에는 이러한 핵심 증상이 거부되거나 간과될 수 있다. 그들은 대신 신체 증상 면에서 특이하며(예, 비통), 임상의에게 익숙하지 않은 신체 증상을 강조할 수 있다.

질병불안장애. 건강에 대해서 더욱 걱정을 하는 사람들이 신체 증상이 거의 없다면 질병불안장애를 고려해 보는 것이 더 적절하다.

기능성 신경학적 증상장애(전환장애). 기능성 신경학적 증상장애에서 나타나는 증상은 기능의 소실(예, 한쪽 팔다리)이지만, 신체증상장애에서는 특히 증상을 유발하는 고통에 초점이 맞추어져 있다. 신체증상장애의 진단기준 B에 나타나 있는 특징들은 두 진단을 감별하는 데 도움을 줄 수 있다.

망상장애. 신체증상장애에서 심각한 신체적 질병이 신체 증상의 원인이라는 믿음이 망상적 강도로 유지되지는 않는다. 그렇다 하더라도 사람의 신체 증상에 대한 믿음은 강하게 유지될 수 있다. 반대로, 망상장애의 신체적 아형에서 신체 증상이 심각한 기저 질환을 반영한다는 개인의 믿음은 신체증상장애에서 발견되는 것보다 더 강하다.

신체이형장애. 신체이형장애에서 사람들은 신체적인 외형의 결함을 인식하고 과도하게 걱정에 사로잡혀 있다. 반대로 신체증상장애에서는 신체 증상에 대한 우려가 원인이 되는 질병에 대한 공포로 반영되지만, 외형의 결함에 대해서는 그렇지 않다.

강박장애. 신체증상장애에서 신체 증상 또는 질병에 대해서 반복되는 생각은 덜 침습적이며, 이 질환의 사람들에서는 강박장애에서 흔히 보이는 불안을 감소시키기 위한 연관된 반복 행동이 나타나지 않는다.

인위성장애와 꾀병. 인위성장애와 꾀병에서 개인은 스스로를 병들거나 어려움을 겪는 것으로 드러내지만, 속일 의도로 신체적 징후와 증상을 거짓으로 나타낸다. 반대로 신체증상장애의 증상은 가장되거나 스스로 초래한 것이 아니며, 이러한 개인들은 그들의 신체적 호소로부터 진정으로 심각하게 고통을 받는다.

동반이환 Comorbidity

신체증상장애는 일반적인 의학적 상태뿐만 아니라 다른 정신질환과의 높은 공병과 관련이 있다. 가장 관련되어 동반되는 정신질환은 불안장애와 우울장애로, 각각 신체증상장애의 최대 50%에서 함께 발병하며 전반적인 기능 손상과 삶의 질 저하에 크게 기여한다. 신체증상장애와 동반되는 것으로 밝혀진 다른 정신질환들은 외상후 스트레스장애와 강박장애다. 다른 증거는 남성에 있어 성기능부전과의 연관성을 나타내기도 한다.

신체증상장애의 심리학적 특징(진단기준 B)이 상승하는 것은 여러 일반적인 의학적 상태에서 발견되어 왔다. 동반된 의학적 질병이 있을 때 손상의 정도는 신체 질병 단독으로 있을 때 예측되는 것보다 더 두드러진다. 게다가 의학적 질병의 신체화는 질병과 치료 결과, 질병의 유지 및 삶의 질을 악화시키며 의료 서비스 이용률을 증가시키는 것으로 나타났다.

● **질병불안장애**
Illness Anxiety Disorder

진단기준   F45.21

A. 심각한 질병에 걸려 있거나 걸리는 것에 대해 몰두한다.
B. 신체 증상들이 나타나지 않거나, 신체 증상이 있더라도 단지 경미한 정도다. 다른 의학적 상태가 나타나거나 의학적 상태가 악화될 위험(예, 강한 가족력이 있음)이 클 경우, 병에 대한 몰두가 분명히 지나치거나 부적절하다.
C. 건강에 대한 높은 수준의 불안이 있으며, 건강 상태에 대해 쉽게 경각심을 가진다.
D. 지나친 건강 관련 행동(예, 반복적으로 질병의 신체 징후를 확인함)을 보이거나 순응도가 떨어지는 회피 행동(예, 의사 예약과 병원을 회피함)을 보인다.
E. 질병에 대한 집착은 적어도 6개월 이상 지속되지만, 그 기간 동안 두려움을 느끼는 구체적인 질병은 변화할 수 있다.
F. 질병에 대해 집착하는 것이 다른 정신질환, 즉 신체증상장애, 공황장애, 범불안장애, 신체이형장애, 강박장애 또는 신체형 망상장애 등으로 더 잘 설명되지 않는다.
다음 중 하나를 명시할 것:
　진료추구형: 왕진 또는 검사와 시술을 진행하는 것을 포함하여 의학적 치료를 자주 이용한다.
　진료회피형: 의학적 치료를 거의 이용하지 않는다.

진단적 특징 Diagnostic Features
　이전에 DSM-IV를 통해 건강염려증(신체 증상에 대한 개인의 오해석으로 심각한 질병에 걸렸다는 생각에 집착)으로 진단되어 왔던 대부분의 사람은 현재 신체증상장애로 분류된다. 그러나 1/3의 경우에는 질병불안장애의 진단이 적용 가능하다.
　질병불안장애는 심각한 질병, 진단되지 않은 의학적 질병에 걸려 있거나, 걸리는 것에 대해 몰두하는 것을 포함한다(진단기준 A). 신체 증상들은 나타나지 않거나, 신체 증상이 있더라도 단지 경도다(진단기준 B). 철저한 평가를 하여도 환자가 걱정하는 심각한 의학적 상태는 밝혀지지 않는다. 그 걱정은 병리학적이지 않은 신체 징후나 감각에서 비롯된 것일 수 있지만, 사람이 느끼는 고통은 신체적인 호소 증상에서 일차적으로 유발되는 것이 아니고, 호소 증상(예, 추정되는 의학적 진단)의 의미, 중요성 또는 원인에 대한 불안감에서 나타나는 것이다. 만약 신체적인 징후나 증상이 나타난다면, 이는 종종 정상적인 생리학적 감각(예, 기립성 어지러움), 양성이고 스스로 통제되는 기능이상(예, 일시적인 이명), 일반적으로 질병을 의미하지 않는 신체적 불편감(예, 트림) 등이다. 만약 진단 가능한 의학적 상태가 나타난다면 사람의 불안과 몰두는 분명히 지나치고, 상태의 심각성에 비해 부적절하다(진단기준 B). 대부분의 경험적 증거와 기존 문헌은 이전에 정의된 DSM의 건강염려증 및 건강불안과 연관되어 있으며, 이 새로운 진단을 기술하는 데 어느 정도로, 얼마나 정확하게 적용되는지는 불분명하다.
　아프다는 생각에 대한 몰두는 건강과 질병에 대한 상당한 불안을 동반한다(진단기준 C). 질병불안장애 환자는 누군가가 병에 걸렸다는 것을 전해 듣거나, 건강 관련 뉴스를 읽음으로써 쉽게 질병에 대해 걱정하게 된다. 그들의 진단되지 않은 질환에 대한 걱정은 적절한 의학적 안심, 음성 진단검사 결과, 양호한 질병 경과 등에 반응하지 않는다. 의사의 안심시키려는 시도와 증상의 일시적인 완화는 일반적으로 이러한 사람의 걱정을 줄이지 못하고 오히려 고조시킬 수 있다. 질병에 대한 걱정은 이런 사람의 삶의 중요한 위치를 차지하여 일상 활동에 영향을 미치고 허약하게 만든다. 질병은 정체성과 자기 이미지의 중요한 특징이 되며, 일상적 대화의 중요 주제가 되고, 스트레스성 일상 사건의 특징적인 반응 패턴이 된다. 이 장애가 있는 사람은 종종 자신을 반복해서 점검한다(예, 거울을 보면서 목을 확인함; 진단기준 D). 의심되는 질환을 널리 조사하고(예, 인터넷을 통해), 반복적으로 가족, 친구 또는 의사에게 안심을 얻으려 한다. 이 끊임없는 걱정은 종종 다른 사람들에게 위협적일 수 있으며, 가족에게 상당한 부담을 줄 수 있다. 일부 사람은 불안으로 인해 상황(예, 아픈 가족 구성원을 만남)이나 활동(예, 운동)에 대한 부적절한 회피 행동을 보이는데, 이런 행동이 그들의 건강을 위협할 수도 있다.

부수적 특징 Associated Features

의학적으로 병이 있다고 믿기 때문에 질병불안장애가 있는 대부분의 사람은 정신건강 진료보다는 내과 진료를 더 찾는다. 질병불안장애가 있는 사람들 대다수는 의학적 진료에 만족을 하지 못하고, 일부는 매우 불안한 나머지 치료법을 찾기조차 힘들어하기도 한다. 그들은 일반적으로 내과적인 진료를 자주 받기는 하지만, 일반 인구에 비해서 정신건강 진료를 많이 받지는 않는다. 소수의 질병불안장애 사례에서, 개인은 너무 불안하여 치료를 받지 못하고 의학적 진료를 피한다.

그들은 종종 다양한 과의 의사에게 동일한 문제에 대해서 진료를 의뢰하고, 반복적으로 음성인 검사 결과를 얻는다. 동시에 치료를 받게 되면 역설적이게도 불안이 더 악화되거나, 진단적인 검사나 시술로부터 의인성(의사의 부주의로 생기는) 합병증을 얻기도 한다. 이 장애가 있는 사람들은 일반적으로 의학적인 치료에 만족하지 않고, 그것이 도움이 되지 않는다는 것을 깨달으며, 의사들이 자신을 위중하게 취급하지 않는다고 흔히 느낀다. 간혹 이러한 걱정은 정당화되기도 하는데, 의사들이 때때로 무시하는 태도를 갖거나, 좌절감이나 공격성을 보이며 반응하기 때문이다. 이러한 반응은 현존하는 의학적 상태를 진단하는 데 실패를 가져온다.

유병률 Prevalence

질병불안장애의 유병률은 DSM-III와 DSM-IV에서의 **건강염려증**과 건강불안 진단을 기준으로 평가된다. 지역 설문조사와 미국과 독일 같은 고소득 국가의 인구 기반 표본에서 건강불안 및 질병 확신의 1~2년의 유병률은 1.3%에서 10%에까지 이른다. 외래 환자군에서 6개월/1년 유병률은 다양한 국가에서 3%에서 8%였으며, 가중 평균 유병률은 3%였다. 반대로, 특수병동에 있는 환자 연구에 있어 1/5 정도의 사람이 질병불안장애를 보고하였다. 이 장애의 유병률은 남녀 간에 비슷하다.

발달 및 경과 Development and Course

질병불안장애의 발달 및 경과는 확실하지 않다. 일반적으로 질병불안장애는 만성적이고, 삽화적이며, 재발하는 상태로 여겨지며, 발병 연령은 성인기 초기 및 중기에서 시작한다. 건강 관련 불안의 시작은 아동기나 청소년기에 시작될 수 있지만, 이 질환은 아동에게는 드물 것으로 생각된다. 일부 인구 기반 표본에서 건강 관련 불안은 연령에 따라 증가하지만, 다른 표본에서는 건강불안이 중년에 최고조에 달했다가 노년에 감소하였다. 의료 환경에서 건강불안이 높은 개인의 연령은 동일한 환경에 있는 다른 개인들과 다르지 않은 것으로 보인다. 인구 기반 표본에서 건강 관련 불안은 연령에 따라 증가하지만, 병원에서 높은 건강불안을 보이는 집단의 연령은 다른 군의 연령과 크게 다르게 나타나지는 않는다. 노년층에서 건강과 관련된 불안은 종종 기억상실과 감각 상실에 초점을 둔다.

위험 및 예후 인자 Risk and Prognostic Factors

환경적. 질병불안장애는 때때로 주요 생활 스트레스 또는 위중하지만 궁극적으로는 양성인 건강 위협 요인에 의해서 촉발된다. 아동기의 학대 과거력 또는 심각한 질환, 부모의 심각한 질병, 또는 아동기에 부모가 질병으로 사망하는 것은 성인기에 이 장애로 발전할 소인이 된다.

경과의 변경인자. 대략 1/3에서 절반가량의 질병불안장애 환자는 일시적인 형태를 보이며, 이는 적은 정신과적 동반이환, 더 많은 의학적 동반이환, 덜 심한 질병불안장애와 연관된다.

문화와 관련된 진단적 쟁점 Culture-Related Diagnostic Issues

환자가 가지고 있는 질병에 대한 생각이 널리 받아들여지는 문화적 믿음에 부합할 경우 조심해서 진단해야 한다. 문화마다 다른 표현형에 대해서는 거의 알려진 게 없지만, 다른 나라에서도 유병률은 유사한 것으로 보인다.

신체증상장애의 기능적 결과 Functional Consequences of Illness Anxiety Disorder

질병불안장애는 상당한 역할 손실과 신체적인 기능 및 건강과 연관된 삶의 질 저하를 유발한다. 건강에 대한 염려는 종종 대인관계를 방해하고, 가족과의 삶에 지장을 주며, 직업적인 수행을 악화시킨다.

감별진단 Differential Diagnosis

기타 의학적 상태. 먼저 감별을 고려할 진단은 기저의 의학적 상태이며, 여기에는 신경학적 또는 내분비적 상태들, 잠재 악성 질환, 그리고 여러 신체 체계에 영향을 미치는 다른 질환들이 포함된다. 의학적 상태가 존재한다는 것이 질병불안장애의 동반 가능성을 배제하지는 않는다. 의학적 상태가 있는 경우, 건강 관련 불안과 질병에 대한 염려는 분명히 지나치다. 의학적 상태와 관련된 일시적인 몰두는 질병불안장애로 여겨지지는 않는다.

적응장애. 건강 관련 불안은 심각한 질병에 대한 정상적인 반응이고 정신질환은 아니다. 그러한 병리학적이지 않은 건강불안은 명백하게 의학적 상태와 관련되어 있으며, 전형적으로 일시적이다. 건강불안이 충분히 심각하다면 적응장애가 진단될 수도 있다. 그러나 만약 과도한 건강 관련 불안이 6개월 이상 지속되면 질병불안장애 진단이 적용될 수 있다.

신체증상장애. 신체증상장애와 질병불안장애는 모두 건강에 대한 높은 수준의 불안과 과도한 건강 관련 행동으로 특징지어질 수 있다. 이 둘은 질병불안장에서는 신체 증상이 나타나지 않거나 강도가 약한 반면, 신체증상장애에서는 고통스럽거나 일상생활에 중대한 지장을 초래하는 신체 증상의 존재를 요구한다는 점에서 구별된다.

불안장애. 범불안장애에서 환자들은 다양한 사건, 상황 또는 활동 등에 대해서 걱정을 하며, 이런 것 중 단지 하나만이 건강과 연관될 수 있다. 공황장애에서는 환자가 공황발작이 의학적 질병 때문일 것을 걱정할 수 있다. 하지만 공황장애에서 건강불안이 있더라도, 그 불안은 전형적으로 매우 급성이며 삽화적이다. 질병불안장애에서 건강불안과 공포는 더욱 지속적이며 오래 진행된다. 질병불안장애 환자들은 질병에 대한 걱정으로 인해서 촉발되는 공황발작을 경험할지도 모른다.

강박 및 관련 장애. 질병불안장애가 있는 사람들은 질병을 가지고 있다는 침습 사고를 가지고 있을 수도 있으며, 또한 강박행동(예, 안심 추구)과 연관되어 있을지도 모른다. 그러나 질병불안장애에서 몰두는 주로 질병에 걸렸다는 것인 반면, 강박장애에서는 사고들이 침습적이며 대개 미래에 질환에 걸리게 될 것이라는 공포들에 초점이 맞추어져 있다. 대부분의 강박장애 환자는 병에 걸릴 두려움뿐 아니라 다른 염려들이 포함된 강박사고 또는 강박행동을 가지고 있다. 신체이형장애에서는 걱정이 자신의 신체적 외형에 제한되어 있으며, 외모에 단점 또는 결함이 있다고 생각한다.

주요우울장애. 주요우울장애 환자들은 그들의 건강에 대해 반추하며, 질병에 대해서 과도하게 걱정한다. 만일 이 걱정이 주요우울 삽화 동안에만 일어난다면 질병불안장애가 구별되어 진단될 수 없다. 하지만 과도한 질병 걱정이 주요우울장애의 삽화가 관해된 후에도 지속된다면 질병불안장애의 진단이 고려되어야 한다.

정신병적 장애. 질병불안장애 환자들은 망상적이지 않으며 심각한 질환이 존재하지 않을 가능성을 인정한다. 이러한 생각들은 정신병적 장애(예, 조현병, 신체형 망상장애, 정신병적 양상을 동반한 주요우울장애 등)의 신체망상에서 보이는 경직성과 강도 수준에는 도달하지 않는다. 실제로 신체망상은 질병불안장애에서 보이는 걱정보다 일반적으로 더욱 기이하다(예, 장기가 썩어 가거나 죽었다). 질병불안장애에서 관찰되는 걱정들은 그럴듯하지만 실제로는 발견되지 않는다.

동반이환 Comorbidity

질병불안장애는 불안장애(특히 범불안장애와 공황장애), 강박장애 및 우울장애와 동반된다. 대략 질병불안장애 환자의 2/3는 최소 하나 이상의 동반되는 다른 주요 정신질환을 가지고 있는 것으로 보인다. 질병불안장애 환자들은 신체증상장애 및 성격장애의 위험도가 증가할 수 있다.

● 기능성 신경학적 증상장애(전환장애)
Functional Neurological Symptom Disorder (Conversion Disorder)

진단기준

A. 하나 이상의 변화된 수의적 운동이나 감각 기능의 증상이 있다.

B. 임상 소견이 증상과 인정된 신경학적 혹은 의학적 상태의 불일치에 대한 증거를 제공한다.

C. 증상이나 결함이 다른 의학적 장애 또는 정신질환으로 더 잘 설명되지 않는다.

D. 증상이나 결함이 사회적, 직업적 또는 다른 중요한 기능 영역에서 임상적으로 현저한 고통이나 손상을 초래하거나, 의학적 평가를 필요로 한다.

부호화 시 주의점: ICD-10-CM 부호는 증상 유형에 따라 달라짐(다음을 참조하시오).

증상 유형을 명시할 것:

　F44.4 쇠약감이나 마비 동반

　F44.4 이상 운동 동반(예, 떨림, 근육긴장이상, 간대성 근경련, 보행장애)

　F44.4 삼키기 증상 동반

　F44.4 언어 증상 동반(예, 발성곤란, 불분명한 언어)

　F44.5 발작이나 경련 동반

　F44.6 무감각증이나 감각 손실 동반

　F44.6 특정 감각 증상 동반(예, 시각, 후각 또는 청력 장해)

　F44.7 혼재성 증상 동반

다음의 경우 명시할 것:

　급성 삽화: 증상이 6개월 이하로 존재할 때

　지속성: 증상이 6개월이나 그 이상 지속될 때

다음의 경우 명시할 것:

　심리적 스트레스 요인을 동반하는 경우(스트레스 요인을 명시할 것)

　심리적 스트레스 요인을 동반하지 않는 경우

진단적 특징 Diagnostic Features

　기능성 신경학적 증상장애(전환장애)에는 1개 이상의 다양한 유형의 증상이 있을 수 있다. 운동 증상은 쇠약이나 마비, 떨림이나 근육긴장이상 같은 이상 운동, 보행 이상, 그리고 이상 사지 자세를 포함한다. 감각 증상은 변화된, 감소된 혹은 상실된 피부 감각, 시각 혹은 청각을 포함한다. 팔다리 움직임이 동반되거나 동반되지 않는 명백한 무반응 삽화는 뇌전증 발작, 실신, 혹은 혼수(해리성, 심인성, 혹은 비뇌전증 발작이라고도 불림)와 유사할 수 있다. 다른 증상들은 감소된 혹은 상실된 발성음량(발성곤란/발성불능), 변화된 발성 조음, 운율 혹은 유창성, 목구멍에 혹이 있는 것 같은 느낌(목이물감), 그리고 복시가 있다. 기능성 신경학적 증상장애는 이전 DSM에서뿐만 아니라 대부분의 정신의학 연구 문헌에서도 '전환장애'라고 불려 왔다. '전환'이라는 용어는 무의식적인 정신적 갈등이 신체적 증상으로 '전환'된다는 것을 제안하는 정신분석 이론에서 유래되었다.

　진단은 공인된 신경 질환과는 양립할 수 없는 명백한 증거를 보여 주는 임상 소견에 기초한다. 임상 소견은 일반적으로 신경학적 상태 진단에 대한 전문지식을 갖춘 의료 전문가에 의해 전체적인 임상적 추정의 맥락에서 도출되고 해석되어야 한다. 기능성 신경학적 증상장애 진단은 배제 사항이 아니며 뇌전증 또는 다발성 경화증과 같은 신경학적 질병을 가진 사람에게도 이루어질 수 있다. 기능성 신경학적 증상장애의 진단은 단지 검사 결과가 정상이거나 증상이 '괴이하다'는 이유로 진단되어서는 안 된다. 검사상에서 내적 일관성이 없는 것이 이런 불일치를 보여 주는 하나의 방법이다(예, 하나의 검사 방법으로 측정했을 때는 분명했던 신체적 증후가 다른 방법으로 측정하면 더 이상 존재하지 않는 것). 이와 같은 '양성 반응' 검사 소견의 예는 매우 많다. 공인된 신경계 질환과 불일치를 나타내는 검사 소견의 예는 다음과 같다:

- 기능성 사지 약화 또는 마비: 반대쪽 고관절이 저항을 이기고 굴곡하면 고관절 신전의 쇠약이 정상적인 강도를 보이는 후버 징후, 반대쪽 고관절이 저항을 이기고 외전하면 허벅지 외전의 쇠약이 정상적인 강도를 보이는 고관절 외전 징후, 침대에서의 수행(예, 발바닥 쪽 굽힘의 쇠약)과 다른 과제(예, 발끝으로 걸을 수 있는 능력이 있음)에서 격차를 보이는 경우
- 기능성 떨림: 수검자는 tremor entrainment test에서 정상인 손이나 발로 리드미컬한 검사자의 움직임을 따라 하며 주의가 분산되는데, 이때 이상이 있는 손이나 발의 떨림 증상에 변화가 나타난다. 검사는 이상이 있는 손이나 발이 정상인 손이나 발의 리듬을 따라 하게 되거나, 떨림이 억제되거나, 혹은 피험자가 정상인 손이나 발로 간단한 리드미컬한 움직임을 따라 할 수 없을 때 양성이다. 기능성 사지 떨림의 다른 특징에는 떨림의 빈도 혹은 방향이 가변적이라는 것을 포함한다.
- 기능성 근육긴장이상: 일반적으로 개인은 발목의 위치 반전, 움켜쥔 주먹, 광경근 수축을 나타내며 종종 갑작스럽게 발병한다.
- 뇌전증 발작이나 실신과 유사한 발작(기능성, 해리성[비뇌전증] 발작이라고도 불림): 기능성 신경학적 증상장애를 시사하는 특징으로는 눈을 뜨는 걸 저항하는 지속적인 눈 감기, 의식이 유지되는 상태에서의 양측성 운동 움직임, 혹은 5분 이상 지속되는 뇌발작이나 실신을 포함한다. 임상적인 특징은 일반적으로 결합되어야 하며, 정상적인 동시성 뇌전도(이것만으로 모든 형태의 뇌전증 또는 실신증이 배제되지는 않지만)는 근거가 될 수 있다.
- 기능적 발성 증상: 발성 조음과 발음에 있어 내적 불일치
- 기능성 시각 증상: 원통상 시야(즉, 터널 시야)와 'fogging test'와 같이 시력의 내적 불일치를 나타내는 검사(즉, 개인이 두 눈을 뜨고 차트를 보는 동안 '좋은' 눈을 살짝 흐리게 만들어 '나쁜' 눈으로만 시야를 보게 하는 것)에서 나타나는 시력의 불일치

기능성 신경학적 증상장애의 진단은 하나의 임상 소견이 아닌 전반적인 임상적 그림을 바탕으로 내려져야 하는 점을 명심해야 한다.

부수적 특징 Associated Features

구체적이지는 않더라도 연관된 여러 가지 특징이 기능성 신경학적 증상장애의 진단을 지지할 수 있다. 특히 통증과 피로를 동반하는 다른 기능성 신체 증상이나 장애의 과거력이 있을 수 있다. 초기 발병은 심리적 혹은 신체적 스트레스나 외상과 관련될 수 있다. 이러한 스트레스나 외상의 잠재적인 병인 관련성은 면밀한 시간적인 전후 관계를 조사함으로써 파악될 수 있을 것이다. 스트레스와 외상에 대한 측정이 중요하지만, 50%에 이르는 개인에게서 발견되지 않을 수 있으며, 스트레스나 외상 경험의 증거를 발견하지 못했다고 해서 진단이 보류되어서는 안 된다.

기능성 신경학적 증상장애는 특히 증상의 초기 발병이나 발작 중에 종종 이인증, 비현실감, 그리고 해리성 기억상실과 같은 해리 증상들과 관련이 되기도 한다.

만족스러운 무관심(la belle indifférence) 현상(즉, 증상의 성질과 의미에 대한 의식 부족)은 전환장애와 관련이 있지만, 기능성 신경학적 증상장애에만 특별히 나타나는 것은 아니기 때문에 진단을 내리는 데 고려되어서는 안 된다. 유사하게, 이차 이득이라는 개념(즉, 개인이 돈이나 책임으로부터의 회피와 같은 외적 이득을 얻는 것) 역시 기능성 신경학적 증상장애에만 국한되지 않으며, 특히 증상을 가장하는 것에 대한 명백한 증거가 있을 때는 인위성장애 혹은 꾀병을 포함한 다른 진단을 고려해 보아야 한다.

유병률 Prevalence

일시적인 기능성 신경학적 증상장애는 흔하지만, 이 장애에 대한 정확한 유병률은 알려져 있지 않다. 미국과 북유럽의 연구에 따르면, 개인의 지속적인 기능성 신경학적 증상의 발병률은 연간 4~12/100,000으로 추정된다. 예를 들어, 일본의 한 정신병원에 있는 9~17세 외래 환자의 5%와 오만의 정신과 입원병동에 입원한 성인과 청소년의 6%가 기능성 신경학적 증상장애와 일치하는 진단을 받았다. 스코틀랜드와 호주의 연구에 따르면 신경내과에서 약 5~15%의 사람들이 기능성 신경학적 증상장애를 진단받는다.

발달 및 경과 Development and Course

전환장애의 발병은 전체 연령에 걸쳐 보고되고 있다. 비뇌전증 발작의 발병은 20~29세 사이에 가장 많으며, 운동 증상들은 30~39세 사이에 가장 많이 발병한다. 증상은 일시적일 수도 있고 지속적일 수도 있다. 병의 예후는 청소년이나 성인보다 어린 아동에서 더 좋을 수 있다.

위험 및 예후 인자 Risk and Prognostic Factors

기질적. 부적응적 성격 특질, 특히 정서적 불안정성은 흔히 기능성 신경학적 증상장애와 관련이 있다.

환경적. 어린 시절 학대나 방임의 병력이 있을 수 있다. 신체적 상해를 포함해 스트레스를 주는 삶의 사건은 흔하지만 보편적인 촉발 요인은 아니다.

유전적, 생리적. 비슷한 증상을 일으키는 신경학적 질병의 존재가 위험 요인이 될 수 있다(예, 기능성[비뇌전증] 발작을 가진 사람의 5명 중 1명은 뇌전증 또한 가지고 있다).

경과의 변경인자. 증상의 기간이 짧고 환자가 진단을 받아들이는 것은 긍정적인 예후인자가 된다. 부적응적 성격 특질, 함께 동반된 신체적 질병의 존재와 장애에 대한 이득을 얻는 것이 예후에 대한 부정적인 예후인자다.

문화와 관련된 진단적 쟁점 Culture-Related Diagnostic Issues

무반응(발작 포함)과 운동 증상의 삽화는 문화적 맥락에서 가장 흔한 기능성 신경학적 증상이다. 기능성 신경학적 증상과 해리성 증상 사이의 높은 동반이환은 문화 간 공통적이며, 특히 비뇌전증 발작을 보이는 사람에게 나타난다. 기능성 신경학적(그리고 해리적인) 증상과 유사한 변종들이 문화적으로 승인된 특정 의식에서 흔하게 나타난다. 만약 증상이 특정 문화적 맥락 내에서 완벽하게 설명되고, 임상적으로 현저한 고통이나 장애를 일으키지 않는다면 기능성 신경학적 증상장애로 진단하지 않는다.

성 및 젠더와 관련된 진단적 쟁점 Sex- and Gender-Related Diagnostic Issues

기능성 신경학적 증상장애는 대부분의 증상 표현에 있어 여성에서 2~3배 더 흔하다. 한 대규모 임상연구는 남성에 있어 더 높은 비율의 인지적 손상과 취약성을, 여성에 있어 증가된 과거 성적 및 신체적 외상을 발견하였다.

자살 사고 혹은 행동과의 연관성 Association With Suicidal Thoughts or Behavior

기능성 신경학적 증상장애에 대한 코호트 연구는 대부분 자살 사고와 자살 시도의 비율이 더 높다는 것을 보여 준다. 신경과 클리닉에서 기능성 증상을 보이는 개인은 공인된 신경학적 질병을 보이는 개인보다 더 높은 자살 사고를 보였다. 기능성 신경학적 증상장애가 있는 100명의 외래 환자를 대상으로 한 튀르키예의 한 연구는 자살 시도 전력이 알코올의 위험한 사용, 아동기 학대의 과거력, 자살 시도를 하지 않은 사람들에 비해 더 심각한 해리 증상과 관련된다는 점을 발견하였다.

기능성 신경학적 증상장애의 기능적 결과
Functional Consequences of Functional Neurological Symptom Disorder

기능성 신경학적 증상장애가 있는 사람들은 심각한 신체장애를 가졌을 수 있다. 장애의 심각도는 실제 그 증상을 나타내는 공인된 의학적 질병을 가진 사람들이 겪는 것과 유사하다.

감별진단 Differential Diagnosis

공인된 신경학적 질병. 주된 감별진단은 증상을 더 잘 설명할 수 있는 공인된 신경학적 질병이다. 철저한 신경학적 검사를 시행한 후에 추적검사에서 예상치 못하게 증상의 원인이 되는 신경학적 질병이 발견되는 경우는 드물다. 그러나 증상이 더 진행되는 것처럼 보인다면 재검사가 요구될 수 있다. 기능성 신경학적 증상장애는 대개 공인된 신경학적 질병과 동반되며 일부 진행성 신경 질환의 전구 상태일 수 있다.

신체증상장애. 기능성 신경학적 증상장애는 신체증상장애에 추가적으로 진단될 수 있다. 신체증상 장애에서 보이는 대부분의 신체 증상은 공인된 신경학적 혹은 의학적 질병과 완전한 불일치를 보이지는 않는 데 반해, 기능성 신경학적 증상장애에서는 그와 같은 불일치가 진단을 위해 요구된다.

인위성장애와 꾀병. 기능성 신경학적 증상장애는 의도하여 생성되지 않은(즉, 가장되지 않은) 증상을 실제로 경험하는 것을 말한다. 그러나 개인의 의도가 명백한 외부적 보상을 얻기 위한 것일 경우 가장에 대한 명백한 증거(예, 보고된 일상생활 활동과 관찰된 일상생활 활동 사이의 현저한 불일치)는 꾀병을, 만약 보상이 없다면 인위성장애를 고려한다.

해리장애. 해리 증상은 기능성 신경학적 증상장애가 있는 사람에게서 흔하다. 만약 기능성 신경학적 증상장애와 해리장애 모두 있다면 2가지 모두를 진단해야 한다.

신체이형장애. 신체이형장애가 있는 사람들은 그들의 신체적인 결함에 대해서 과도하게 걱정하지만, 그들의 가장된 신체 부위에서 감각이나 운동 기능의 증상을 호소하지 않는다.

우울장애. 우울장애가 있는 사람들도 일반적인 사지의 무거움을 호소할 수 있는데, 기능성 신경학적 증상장애의 쇠약함은 보다 국소적이고 두드러진다. 우울장애는 또한 핵심적 우울 증상의 존재로 감별할 수 있다.

공황장애. 삽화적 신경학적 증상(예, 떨림이나 이상 감각)은 기능성 신경학적 증상장애와 공황장애 모두에서 나타날 수 있다. 공황장애에서 신경학적 증상들은 대개 일시적이고 특징적인 심폐 증상 및 의식이 유지된 상태에서 오는 급성적인 삽화 형태다. 발작에 대한 기억상실증과 함께 의식의 상실은 기능성 발작에서 발생하지만 공황발작에서는 발생하지 않는다.

동반이환 Comorbidity

불안장애, 특히 공황장애와 우울장애가 기능성 신경학적 증상장애와 함께 흔히 발생한다. 신체증상장애도 함께 발생할 수 있다. 기능성 신경학적 증상장애에서 보이는 성격장애는 일반 인구에 비해 더 흔하다. 신경학적 또는 기타 의학적 상태도 기능성 신경학적 증상장애와 흔히 공존한다.

기타 의학적 상태에 영향을 주는 심리적 요인
Psychological Factors Affecting Other Medical Conditions

진단기준   **F54**

A. 의학적 증상이나 상태(정신질환 외의)가 존재한다.

B. 심리적 혹은 행동적 요인이 다음과 같은 방식 중 하나로 의학적 상태에 악영향을 준다.

  1. 심리적 요인들과 의학적 상태의 발생, 악화 혹은 회복 지연과의 밀접한 시간적인 연관성을 볼 때, 요인들이 질병의 경과에 영향을 줌

  2. 요인들이 의학적 상태의 치료를 방해함(예, 나쁜 순응도)

  3. 요인들이 사람에게 확실히 알려진 추가적인 건강상의 위험이 됨

  4. 요인들이 기저의 병태생리에 영향을 주고, 증상을 유발하거나 악화시키며, 혹은 의학적 관심을 필요하게 함

C. 진단기준 B의 심리적이고 행동적 요인들이 다른 정신질환으로 더 잘 설명되지 않는다(예, 공황장애, 주요우울장애, 외상후 스트레스장애).

현재의 심각도를 명시할 것:

  경도: 의학적 위험을 증가시킨다(예, 고혈압 치료에 대한 비일관적인 순응).

  중등도: 기저의 의학적 상태를 악화시킨다(예, 천식을 악화시키는 불안).

  고도: 입원이나 응급실을 방문하게 되는 결과를 초래한다.

  극도: 심각하고 생명의 위협을 주는 위험을 초래한다(예, 심장마비 증상을 무시함).

진단적 특징 Diagnostic Features

기타 의학적 상태에 영향을 주는 심리적 요인들의 핵심 특징은 고통, 죽음 혹은 장애의 위협을 증가시킴으로써 의학적 상태에 악영향을 주는 하나 이상의 임상적으로 심각한 심리적 또는 행동적 요인의 존재다(진단기준 B). 이런 요인들은 경과나 치료에 영향을 주거나, 확실히 알려진 추가적인 건강상의 위험 요인이 되거나, 혹은 기저의 병태생리에 영향을 미쳐 증상을 유발하거나 악화시키고 혹은 의학적 관심을 필요하게 함으로써 의학적 상태에 악영향을 준다.

심리적 또는 행동적 요인들에는 심리적 고통, 대인관계의 패턴, 대처 양식, 그리고 증상에 대한 거부나 의학적 조언에 순응하지 않는 것과 같은 부적응적인 건강 행동이 포함된다. 흔한 임상 사례로는 불안을 악화시키는 천식, 급성 가슴 통증에 대한 치료 필요성의 거부, 그리고 체중 감량을 하고 싶은 당뇨병 환자가 인슐린을 조작하는 행위가 있다. 많은 다른 심리적 요인이 의학적 상태에 악영향을 주는 것으로 보인다. 우울이나 불안 증상, 스트레스성 생활사건, 대인관계 스타일, 성격 특질과 대처 양식이 그 예다. 악영향은 즉각적 의학적 결과를 가져오는 급성 증상(예, 타코츠보[Takotsubo] 심근증)에서부터 장기간에 걸쳐 발생하는 만성 증상(예, 고혈압의 위험을 높이는 만성적인 직장 스트레스)까지 다양하다. 영향을 받는 의학적 상태는 분명한 병태생리를 보이거나(예, 당뇨, 암, 관상동맥성 질환), 기능적 증후군(예, 두통, 과민성 대장 증후군, 섬유근육통), 혹은 특발성 의학적 증상들(예, 통증, 피로, 어지러움)로 나타난다.

의학적 상태에 대한 심리적 요인의 영향이 명백하고 심리적 요인이 의학적 상태의 진행과 결과에

미치는 영향이 임상적으로 심각한 경우에만 이 진단이 내려져야 한다. 의학적 상태에 대한 반응으로 생긴 심리적 혹은 행동적 이상 증상은 적응장애(분명한 스트레스 요인에 대한 임상적으로 심각한 심리적 반응)로 진단되는 것이 더 적절하다. 비록 심리적 요인들과 의학적 상태 사이의 직접적인 인과관계나 근본 원리에 대해서 밝히기 어려운 경우가 자주 있을 수 있지만, 심리적 요인과 의학적 상태의 관계성을 증명할 합리적인 증거가 있어야 한다.

유병률 Prevalence

기타 의학적 상태에 영향을 주는 심리적 요인들의 유병률은 분명하지 않다. 미국의 민영보험 청구 자료에서는 이 진단이 신체증상장애보다 더 흔하다.

발달 및 경과 Development and Course

기타 의학적 상태에 영향을 주는 심리적 요인들은 전 생애에 걸쳐 발병할 수 있다. 특히 어린아이들은 부모나 학교에서의 참고적인 병력이 진단적 평가에 도움이 된다. 어떤 상태들은 특정 삶의 단계에서 보이는 특징이다(예, 노인의 경우 아픈 배우자나 동반자의 보호자 역할을 하는 것과 연관되는 스트레스).

문화와 관련된 진단적 쟁점 Culture-Related Diagnostic Issues

많은 문화적 맥락 차이가 심리적 요인들과 이들이 의학적 상태에 미치는 영향에 관여할 수 있다. 그 예로, 언어, 의사소통 방식, 고통의 표현 방식, 질병에 대해 설명하는 방식, 의료 서비스를 찾는 패턴, 서비스의 접근성과 체계, 의사-환자의 관계와 다른 치료 방법, 가족과 성역할, 그리고 고통과 죽음에 대한 태도가 있다. 기타 의학적 상태에 영향을 주는 심리적 요인들은 신앙적이거나, 영적이거나, 혹은 전통적인 치유자를 방문하는 문화 특수적인 대처 행동이나 문화 속에서 인정될 수 있고, 의학적 상태를 돕고자 하는 노력을 반영하는 여러 가지 질병 관리 방법과는 구별되어야 한다. 대체 치료 방식의 사용은 의료 서비스의 사용을 지연시키고 결과에 영향을 미칠 수 있지만, 치료의 목적이 문화적으로 승인된 방식으로 문제를 해결하는 것일 때 이러한 관행들은 기타 의학적 조건에 영향을 미치는 심리적 요인으로 병리화되어서는 안 된다.

기타 의학적 상태에 영향을 주는 심리적 요인의 기능적 결과
Functional Consequences of Psychological Factors Affecting Other Medical Conditions

심리적 · 행동적 요인들은 많은 의학적 질병의 경과에 영향을 주는 것으로 보인다.

감별진단 Differential Diagnosis

다른 의학적 상태로 인한 정신질환. 정신질환의 증상과 의학적 상태 간의 시간적 연관성은 다른 의학적 상태로 인한 정신질환의 특징이기도 하지만, 예측되는 인과관계가 반대 방향이다. 다른 의학적 상태로 인한 정신질환의 경우, 의학적 상태가 직접적인 생리적 기제를 통해 정신질환을 일으킨다고 판단된다. 기타 의학적 상태에 영향을 주는 심리적 요인들의 경우, 심리적 혹은 행동적 요인들이 의학적 상태의 경과에 영향을 주는 것으로 판단된다.

적응장애. 의학적 상태에 대한 반응으로 생긴 심리적 혹은 행동적 이상 증상은 적응장애(분명한 스트레스 원인에 대한 임상적으로 심각한 심리적 반응)로 보다 적절히 부호화된다. 예를 들어, 한 사람의 협심증이 그가 화를 낼 때마다 발생한다면 기타 의학적 상태에 영향을 주는 심리적 요인을 가졌다고 진단될 수 있지만, 협심증을 가진 사람이 부적응적인 예기불안이 생겼다면 불안을 동반한 적응장애로 진단될 수 있다. 그러나 임상 현장에서는 심리적 요인과 의학적 상태가 동시에 악화되고(예, 불안이 협심증의 촉발 요인인 동시에 결과), 이런 경우 구별이 모호하다. 다른 정신질환은 특히 물질사용장애(예, 알코올사용장애, 담배사용장애) 같은 의학적 합병증을 초래한다. 만약 다른 의학적 상태를 유발하거나 악화시키는 주요 정신질환을 동시에 가진다면, 정신질환과 의학적 상태에 대한 진단이 충분히 가능하다. 기타 의학적 상태에 영향을 주는 심리적 요인들은 심리적 특질 혹은 행동들이 정신 진단기준을 충족하지 않을 때 진단된다.

신체증상장애. 신체증상장애는 고통을 주는 신체 증상과 그 증상 혹은 건강염려와 관련된 과도하고 부적응적인 사고, 감정, 그리고 행동의 조합으로 특징지어진다. 진단 가능한 의학적 상태가 있을 수도 있고 없을 수도 있다. 반면, 기타 의학적 상태에 영향을 주는 심리적 요인들의 경우 심리적 요인이 의학적 상태에 악영향을 준다. 사람의 사고, 감정, 그리고 행동이 과도할 필요는 없다. 차이는 분명한 구분보다 강조점을 어디에 두느냐에 있다. 기타 의학적 상태에 영향을 주는 심리적 요인들의 경우, 강조점은 의학적 상태의 악화에 있다(예, 불안해질 때마다 협심증이 생기는 사람). 신체증상장애의 경우에는 강조점이 부적응적인 사고, 감정, 그리고 행동에 있다(예, 자신에게 심장마비가 올까 봐 지속적으로 걱정하고, 하루에도 여러 번 혈압을 재고 행동을 제한하는 협심증을 가진 사람).

질병불안장애. 질병불안장애는 경미한 신체적 증상과 함께 일상생활에 고통을 주고 지장을 주는 과한 질병불안으로 특징지어진다. 임상적 관심은 질병에 걸리는 것에 대한 걱정이다. 그러나 대부분의 경우에서 심각한 질병은 없다. 기타 의학적 상태에 영향을 주는 심리적 요인들의 경우 불안이 의학적 상태에 영향을 주는 관련된 심리적 요인일 수 있지만, 임상적 관심은 의학적 상태에 미치는 부작용에 있다.

동반이환 Comorbidity

정의에 의하면, 기타 의학적 상태에 영향을 주는 심리적 요인들은 관련된 심리적 또는 행동적 증후 혹은 특질, 그리고 동반이환된 의학적 상태를 수반한다.

● 인위성장애
Factitious Disorder

진단기준

스스로에게 부여된 인위성장애   F68.10

A. 분명한 속임수와 관련되어 신체적 혹은 심리적인 징후나 증상을 허위로 조작하거나, 상처나 질병을 유도한다.

B. 다른 사람에게 자기 자신이 아프고, 장애가 있거나 부상당한 것처럼 표현한다.

C. 명백한 외적 보상이 없는 상태에서도 기만적 행위가 분명하다.

D. 행동이 망상장애나 다른 정신병적 장애와 같은 다른 정신질환으로 더 잘 설명되지 않는다.

다음의 경우 명시할 것:

　단일 삽화

　재발 삽화(질병을 조작하거나, 혹은 부상을 유도하는 2회 이상의 사건)

타인에게 부여된 인위성장애(과거, 대리인에 의한 인위성장애)   F68.A

A. 분명한 속임수와 관련되어 다른 사람에게 신체적 혹은 심리적인 징후나 증상을 허위로 조작하거나, 상처나 질병을 유도한다.

B. 제3자(피해자)가 아프고, 장애가 있거나 부상당한 것처럼 다른 사람에게 내보인다.

C. 명백한 외적 보상이 없는 상태에서도 기만적 행위가 분명하다.

D. 행동이 망상장애나 다른 정신병적 장애와 같은 다른 정신질환으로 더 잘 설명되지 않는다.

주의점: 가해자가 인위성장애 진단을 받는다. 피해자에게 내리는 진단이 아니다.

다음의 경우 명시할 것:

　단일 삽화

　재발 삽화(질병을 조작하거나 혹은 부상을 유도하는 2회 이상의 사건)

기록 절차 Recording Procedures

한 사람이 다른 이(예, 아동, 성인, 애완동물)의 질병을 꾸며 낼 때, 진단은 타인에게 부여된 인위성장애다. 가해자가 진단을 받으며, 피해자에게 내리는 진단은 아니다. 피해자는 학대 진단을 받을 수 있다(예, T74.12X; '임상적 관심의 초점이 될 수 있는 기타 상태' 장 참조). 만약 타인에게 부여된 인위성장애가 있는 개인이 자신의 질병이나 부상을 거짓으로 표현했다면, 스스로와 타인에게 부여된 인위성장애를 둘 다 진단할 수 있다.

진단적 특징 Diagnostic Features

인위성장애의 핵심 진단기준은 분명한 속임수와 관련되어 자신이나 타인의 의학적 혹은 심리학적인 징후와 증상을 허위로 꾸며 내는 것이다. 인위성장애가 있는 개인들은 부상이나 질병의 유도 후에 자신이나 타인을 위한 치료를 구할 수도 있다. 진단은 분명한 외적 보상이 없는 상황에서 질병이나 부상의 징후 또는 증상을 잘못 표현하거나 가장 또는 유발하는 은밀한 시도의 증거를 요구한다. 질병 위조 방법으로는 과장, 위조, 모방, 그리고 유도가 있다. 기존의 의학적 상태가 있다면, 속임수적 행위나 기만적 행위와 관련된 질병의 유도는 다른 사람이 볼 때 그 사람(혹은 타인에게 부여된 인위성장애의 경우, 희생양)을 더 아프거나 손상되어 보이게 하고, 이는 과도한 임상적 개입을 초래할 수 있다. 인위성장애가 있는 개인들은, 예를 들어 배우자가 죽지 않았거나 없음에도 불구하고 배우자의 죽음에 따른 우울 기분이나 자살 사고 및 자살 행동을 보일 수 있고, 허위적으로 신경학적 증상의 삽화(예, 발작, 어지러움, 기절)를 보고할 수도 있고, 검사실 검사를 비정상적으로 보이게 하기 위해 조작하고(예, 소변에 피를 섞는 것), 질병을 암시하기 위해 의학 기록을 위조하고, 질병이나 비정상적인 실험 결과를 유도하기 위해서 물질을 삼키고(예, 인슐린이나 와파린), 신체적으로 스스로에게 부상을 입히거나 자신이나 다른 사람에게 질병을 유도한다(예, 농양을 만들거나 패혈증을 유도하기 위해 대변을 주사하는 것). 비록 인위성장애가 있는 개인은 대부분 자신의 인위적 증상을 치료하기 위해 의료 전문가를 자주 방문하지만, 이 중 일부는 의료 전문가와 관여하지 않고 온라인으로 질병 또는 상해에 대해 커뮤니티 구성원을 오도하는 것을 선택한다.

부수적 특징 Associated Features

스스로에게 혹은 타인에게 부여된 인위성장애가 있는 사람들은 자기 스스로나 타인에게 상해를 입힘으로써 상당한 심리적 고통이나 기능적 손상을 경험할 위험이 있다. 가족, 친구, 그리고 건강관리 전문가들도 그들의 행동에 흔히 부정적으로 영향을 받는다(예, 증상을 가장한 사람을 위해 의료 및 정서적 지원을 제공하는 데 헌신한 시간, 주의 및 자원).

반면, 인위성장애의 몇몇 특징은 범죄 행위로 나타날 수 있는데(예, 타인에게 부여된 인위성장애에서 부모의 행동이 아동에 대한 남용과 학대로 표현되는 경우), 이런 범죄 행위와 정신질환은 상호배타적이지 않다. 인위성장애의 진단은 의도나 기저 동기에 대한 추론보다 질병의 징후나 증상 조작의 객관적인 증거를 강조한다. 더군다나 상해나 질병 유도와 같은 행위들은 사기와 관련이 있다.

유병률 Prevalence

인위성장애의 유병률은 알려져 있지 않은데, 이는 아마 인위성장애가 있는 사람들이 보이는 속임수 때문일 것이다. 유병률을 결정하기 위한 노력을 더욱 복잡하게 만드는 것은 의료 전문가가 공인된 사례에서도 진단 기록을 자주 하지 않는다는 사실이다.

정신과 상담에 의뢰된 미국의 종합병원 입원 환자를 대상으로 한 연구에 따르면, 1%에 가까운 환자들이 인위성장애의 진단기준을 충족하는 증상 표현을 보이는 것으로 추정된다. 스스로에게 혹은 타인에게 부여된 인위성장애는 일차 진료소보다 삼차 진료 환경에서 더 빈번하게 나타나는 것으로 보인다.

발달 및 경과 Development and Course

인위성장애의 경과는 주로 간헐적 삽화 양상을 보인다. 단일 삽화이거나 지속적이고 회복되지 않는 특징을 보이는 삽화는 흔치 않다. 발병은 주로 성인기 초기에 시작되며, 의학적 문제이거나 정신질환 때문에 입원한 후에 주로 발생한다. 타인에게 부여된 인위성장애의 경우, 그 사람의 아이나 다른 의존적 대상이 입원한 후에 시작될 수 있다. 질병의 징후나 증상에 대한 조작이나 상해를 유도하는 재발성 삽화를 가진 사람들의 경우, 이런 식의 의료진과의 지속적인 기만적 접촉(입원을 포함)은 평생 지속될 수 있다.

성 및 젠더와 관련된 진단적 쟁점 Sex- and Gender-Related Diagnostic Issues

유병률은 알려지지 않은 반면, 모든 사례와 연구를 합동 분석한 결과 인위성장애가 있는 개인의 2/3가 여성이며 1/3이 남성이다.

감별진단 Differential Diagnosis

법적 책임을 피하기 위한 속임. 순전히 법적 책임에서 스스로를 보호하기 위해 의존적 대상의 학대 상처에 대해서 거짓말을 하는 보호자는 법적 책임을 면하는 것이 외부 보상이기 때문에 타인에게 부여된 인위성장애로 진단되지 않는다(진단기준 C, 명백한 외적 보상이 없는 상태에서도 기만적 행위가 분명하다). 관찰, 의료 기록에 대한 분석, 그리고/또는 다른 사람들과의 면담을 통해서 즉각적 자기보호에 필요한 것보다 더 광범위하게 거짓말을 하고 있는 것으로 보이는 보호자의 경우에는 타인에게 부여된 인위성장애로 진단될 수 있다.

신체증상 및 관련 장애. 신체증상장애와 질병불안장애에서 진료추구형의 경우에는 자각한 의학적 걱정에 대한 과도한 주의와 치료를 찾는 행위가 있을 수 있지만, 거짓 정보를 제공하거나 기만적으로 행동한다는 증거는 없다.

꾀병. 꾀병은 개인적 이익(예, 돈, 휴가)을 위해 고의적으로 증상을 보고한다는 점에서 인위성장애와는 구별된다. 반면, 인위성장애의 진단은 질병의 위조가 외부 보상에 의해 완전히 설명되지 않을 것을 요구한다. 그러나 인위성장애와 꾀병은 상호배타적이지 않다. 어떤 경우든 동기는 여러 가지가 있을 수 있으며 다른 사람의 반응과 상황에 따라 달라질 수 있다.

기능성 신경학적 증상장애(전환장애). 기능성 신경학적 증상장애는 신경학적 병태생리학과 부합하지 않는 신경학적 증상으로 특징지어진다. 신경학적 증상을 가진 인위성장애의 경우 증상을 거짓으로 조작한다는 증거가 있다는 점에서 전환장애와 구별할 수 있다.

경계성 성격장애. 자살 의도가 없는 고의적인 신체 자해는 경계성 성격장애와 같은 다른 정신질환과 연관되어서도 일어날 수 있다. 인위성장애 진단은 속임수와 연관되어 상해를 유도할 것을 요구한다.

의도적 증상 조작과 연관되지 않은 의학적 상태나 정신질환. 분류 가능한 의학적 상태나 정신질환에 부합되지 않는 질병의 증상과 징후를 보여 주는 것은 인위성장애의 가능성을 높인다. 그러나 인위성장애가 있는 사람들에서 동반질환이 흔히 발생하기 때문에, 인위성장애의 진단에서 진짜 의학적 상태나 정신질환을 배제하지 않는다. 예를 들어, 증상을 만들기 위해서 혈당치를 조작한 사람이 실제로 당뇨를 가지고 있을 수도 있다.

● 달리 명시되는 신체증상 및 관련 장애
Other Specified Somatic Symptom and Related Disorder

F45.8

이 범주는 사회적, 직업적 또는 다른 중요한 기능 영역에서 임상적으로 현저한 고통이나 손상을 초래하는 신체증상 및 관련 장애의 특징적인 증상들이 두드러지지만, 신체증상 및 관련 장애의 진단분류에 속한 장애 중 어떤 것에도 완전한 기준을 만족하지 않는 발현 징후들에 적용된다.

'달리 명시되는'이라는 지정 문구를 사용해 분류될 수 있는 발현 징후들의 예는 다음과 같다.

1. **단기 신체증상장애**: 증상이 6개월 이하로 지속되는 경우
2. **단기 질병불안장애**: 증상이 6개월 이하로 지속되는 경우
3. **과도한 건강 연관 행동 혹은 부적응적인 회피가 나타나지 않는 질병불안장애**: 질병불안장애 진단기준 D를 충족하지 않는 경우
4. **상상임신**: 임신의 객관적인 징후 및 보고된 증상들과 연관된 임신을 했다는 잘못된 믿음

● 명시되지 않는 신체증상 및 관련 장애
Unspecified Somatic Symptom and Related Disorder

F45.9

이 범주는 사회적, 직업적 또는 다른 중요한 기능 영역에서 임상적으로 현저한 고통이나 손상을 초래하는 신체증상 및 관련 장애의 특징적인 증상들이 두드러지지만, 신체증상 및 관련 장애의 진단분류에 속한 장애 중 어떤 것에도 완전한 기준을 만족하지 않는 발현 징후들에 적용된다. 명시되지 않는 신체증상 및 관련 장애 범주는 부족한 정보로 인해 구체적인 진단을 내릴 수 없는 것이 분명한 드문 상황이 아니면 사용되지 말아야 한다.

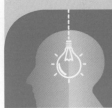

급식 및 섭식 장애
Feeding and Eating Disorders

급식 및 섭식 장애는 장기간 지속되는 섭식의 장해 혹은 섭식과 관련된 행동들로 인해 음식 소비 혹은 섭취의 변화가 생기고 신체적 건강과 정신사회적 기능에 심각한 손상을 가져오는 것으로 특징 지어진다. 이 장에서는 이식증, 되새김장애, 회피적/제한적 음식섭취장애, 신경성 식욕부진증, 신경 성 폭식증, 폭식장애에 대한 진단기준이 제공된다.

신경성 식욕부진증, 신경성 폭식증, 폭식장애의 진단기준은 상호배타적인 특징을 갖는 진단분류 이며, 단일 삽화에 대해서 하나의 진단명만을 적용할 수 있게 되어 있다. 이러한 접근 방식의 이유 는 공통되는 많은 정신적 · 행동적 증상에도 불구하고 각 진단명의 임상적 경과, 결과, 치료 필요성 이 매우 다르기 때문이다.

이 장에서 보고되는 몇몇 환자의 섭식 관련 증상들은 물질사용장애 환자에서 전형적으로 보이는 강박적인 패턴 및 갈망 증상과 비슷하다. 이러한 유사점은 두 질환 모두 자기관리와 보상의 조절 회 로에 관여하는 동일한 신경 시스템이 관여함을 반영한다. 그러나 섭식장애와 물질사용장애의 발달 과 영구화에 기여하는 유사점과 차별점은 불충분하게 이해되었다.

마지막으로, 비만은 DSM-5에 정신질환으로 포함되지 않았다. 비만(과도한 체지방)은 에너지 소비 에 비해 섭취가 많은 상태가 장기간 지속될 때 나타난다. 유전적 · 생리적 · 행동적 · 환경적 요인들 이 다양하게 얽혀 비만을 유발할 수 있으므로 비만을 정신질환으로 분류하지는 않는다. 그러나 비 만과 다른 정신질환 사이에는 강력한 연관성이 있다(예, 폭식장애, 우울장애, 양극성장애, 조현병). 향 정신성 치료약물의 부작용이 비만의 발현에 중요한 영향을 미치고, 비만은 몇몇 정신질환(예, 우울 장애)의 위험 요소가 될 수 있다.

● 이식증
Pica

진단기준

A. 적어도 1개월 동안 비영양성 · 비음식 물질을 계속 먹는다.

B. 비영양성 · 비음식 물질을 먹는 것이 발달수준에 비추어 볼 때 부적절하다.

C. 먹는 행동이 사회적 관습이 아니거나, 혹은 문화적 지지를 받지 못한다.

D. 만약 먹는 행동이 다른 정신질환(예, 지적발달장애[지적장애], 자폐스펙트럼장애, 조현병)이나 의학적 상태(임신 포함) 기간 중에만 나타난다면, 이 행동이 별도의 임상적 관심을 받아야 할 만큼 심각한 것이어야 한다.

부호화 시 주의점: ICD-10-CM의 이식증 부호는 아동에서는 **F98.3**이고 성인에서는 **F50.89**다.

다음의 경우 명시할 것:

　　관해 상태: 이전에는 이식증의 진단기준을 만족했으나, 현재는 일정 기간 동안 기준을 만족하지 않는다.

진단적 특징 Diagnostic Features

이식증의 핵심 증상은 영양분이 없고 음식도 아닌 하나 이상의 물질을 먹는 행동이 최소 1개월 이상 지속되는 것이며(진단기준 A), 이는 임상적 관심을 끌 만큼 충분히 심각해야 한다. 섭취되는 물질들은 나이와 가용성에 따라 다양하고, 종이, 비누, 천, 머리카락, 실, 모, 흙, 분필, 화장용 파우더(탤컴파우더), 페인트, 껌, 금속, 자갈, 숯 혹은 석탄, 찰흙, 녹말, 얼음을 포함한다. 비음식(nonfood)이라는 용어를 사용하는 이유는 최소한의 영양분을 가지는 식이요법제의 섭취에는 이식증을 진단하지 않기 때문이다. 비영양성 · 비음식 물질의 섭취가 발달학적으로 부적절하고(진단기준 B), 사회적 관습이 아니거나, 문화적으로 지지되지 않아야 한다(진단기준 C). 신생아 때 보이는 발달학적으로 정상적인, 물체를 입으로 가져가는 행동을 배제하기 위해 최소 2세 이상에서 진단을 한다. 비영양성 · 비음식 물질의 섭취는 다른 정신질환(예, 지적발달장애[지적장애], 자폐스펙트럼장애, 조현병)에서도 나타날 수 있다. 만약 섭식 행동이 다른 정신질환의 맥락에서 유독 나타나는 경우, 임상적으로 별도의 관심을 받아야 할 만큼 심각한 경우에만 이식증을 별도 진단한다(진단기준 D).

부수적 특징 Associated Features

비록 비타민 혹은 무기물(예, 아연, 철)의 결핍이 보고되지만, 보통 생물학적인 이상은 관찰되지 않는다. 몇몇 사례에서는 일반적인 의학적 문제(예, 기계적 장 문제, 위석으로 인한 장 폐색, 장 천공, 대변이나 먼지 섭취에 의한 톡소플라즈마와 톡소카라증 같은 감염, 납이 포함된 페인트 섭취에 의한 중독)로 주목을 받는다.

유병률 Prevalence

학령기 아동에서 이식증의 유병률은 약 5%다. 임신한 여성의 약 1/3에서, 특히 식량 불안(food insecurity; 즉, 영양가 높은 음식을 구하기 어려운 상황)을 가진 이들에게서 이식증이 나타나는 것으로 보인다. 이식증과 관련된 상황은 구할 수 있는 음식의 부족과 비타민 결핍이 포함된다.

발달 및 경과 Development and Course

이식증의 발병은 아동기, 청소년기, 성인기에서 가능하지만, 아동기의 발병이 가장 흔히 보고된다. 이식증은 다른 부분에서는 정상 발달을 보이는 아동에서 발병하지만, 성인에서는 지적발달장애나 기타 정신질환이 있는 경우에 발병하는 경향이 있다. 이식증은 오래 지속될 수 있고, 의학적 응급 상황(예, 장 폐색, 급성 체중 감소, 중독)을 야기할 수 있다. 이식증은 섭취하는 물질의 종류에 따라 치명적일 수 있다.

위험 및 예후 인자 Risk and Prognostic Factors
환경적. 방임, 감독의 부재, 발달지연은 이식증의 위험성을 증가시킨다.

문화와 관련된 진단적 쟁점 Culture-Related Diagnostic Issues
어떤 집단에서는 흙이나 비영양성 물질을 먹는 행위가 종교적이거나 의학적인 혹은 사회적 가치일 수 있고, 문화적으로 지지받거나 사회적 관습일 수 있다. 이런 행동은 이식증 진단의 근거가 될 수 없다(진단기준 C). 이식증 행동이 어떤 문화 집단에서 나타날 수 있지만, 추가적인 평가 없이 사회적 관습으로 여겨서는 안 된다.

성 및 젠더와 관련된 진단적 쟁점 Sex- and Gender-Related Diagnostic Issues
이식증은 두 젠더 모두에서 나타난다. 비영양성 · 비음식 물질의 섭취는 임신 중에도 나타날 수 있고, 특정한 갈망(예, 분필 혹은 얼음)이 나타날 수 있다. 임신 중의 이식증 진단은 이런 갈망이 비영양성 · 비음식 물질을 섭취하게 하고, 의학적 위험성을 야기할 때에만 가능하다. 전 세계 메타분석에 따르면, 임신 중 또는 산후 기간에서 이식증의 유병률은 28%로 나타났다.

진단적 표지자 Diagnostic Markers
복부의 평면 방사선 촬영, 초음파, 다른 스캔 방법으로 이식증과 관련된 폐색 현상을 밝혀낼 수 있다. 혈액검사와 기타 검사실 검사는 중독이나 감염의 정도를 알아내는 데 유용하다.

이식증의 기능적 결과 Functional Consequences of Pica
이식증은 신체 기능을 상당히 떨어뜨리지만, 사회적 기능 손상의 유일한 원인인 경우는 거의 없다. 이식증은 사회적 기능을 손상시키는 다른 질환과 흔히 동반되어 나타난다.

감별진단 Differential Diagnosis
비영양성 · 비음식 물질의 섭취는 다른 정신질환(예, 자폐스펙트럼장애, 조현병)의 경과 중에서도 나타날 수 있고, 클라인-레빈 증후군에서도 나타날 수 있다. 이런 경우, 섭식 행동이 충분한 기간 동안 지속되고 증상이 추가적인 임상적 주의를 요할 정도로 심각할 때에만 추가적인 이식증의 진단이 가능하다.

신경성 식욕부진증. 이식증은 비영양성 · 비음식 물질의 섭취로 인해 다른 급식 및 섭식 장애와 구분될 수 있다. 그러나 신경성 식욕부진증에서도 식욕을 조절하려는 목적으로 휴지 같은 비영양성·비음식 물질을 섭취하는 증상이 나타날 수도 있다. 이런 경우, 비영양성·비음식 물질의 섭취가 일차적으로 체중 조절을 위해 이루어졌다면 신경성 식욕부진증을 우선적으로 진단해야 한다.

인위성장애. 몇몇 인위성장애 환자는 신체 증상을 위조할 목적으로 이물질을 의도적으로 섭취한다. 이런 경우 손상이나 질병을 정교하게 조작하려는 기만적인 요소가 존재한다.

비자살적 자해와 성격장애에서 비자살적 자해 행동. 몇몇 환자는 성격장애나 비자살적 자해와 관련된 부적응적 행동 패턴의 맥락으로 해로운 물건(예, 핀, 바늘, 칼)을 삼킬 수 있다.

동반이환 Comorbidity

이식증과 가장 흔하게 동반되는 질환은 자폐스펙트럼장애와 지적발달장애(지적장애)이고, 이보다 적게 조현병 및 강박장애와 동반된다. 이식증은 발모광(털뽑기장애) 및 피부뜯기장애와 동반될 수 있다. 이 경우 주로 머리카락이나 피부를 섭취한다. 이식증은 또한 회피적/제한적 음식섭취장애와 연관이 될 수 있고, 특히 그들의 증상에 강한 감각적 요인을 가지는 환자에서 그러하다. 이식증을 가진 환자는 위장 합병증, 중독, 감염과 영양 결핍의 가능성을 고려하여 평가해야 한다.

● 되새김장애
Rumination Disorder

A. 적어도 1개월 동안 음식물의 반복적인 역류가 있다. 역류된 음식은 되씹거나, 되삼키거나, 뱉어 낼 수 있다.
B. 반복되는 역류는 동반되는 위장 상태 또는 기타 의학적 상태(예, 식도 역류, 유문협착증)로 인한 것이 아니다.
C. 섭식 장해는 신경성 식욕부진증, 신경성 폭식증, 폭식장애 혹은 회피적/제한적 음식섭취장애의 경과 중에만 발생되지는 않는다.
D. 만약 증상이 다른 정신질환(예, 지적발달장애[지적장애]나 다른 신경발달장애)과 관련하여 발생한다면 이 증상은 별도로 임상적 관심을 받아야 할 만큼 심각한 것이어야 한다.

다음의 경우 명시할 것:
    관해 상태: 이전에 되새김장애의 모든 진단기준을 만족한 후, 일정 기간 동안 진단기준을 만족시키지 않을 경우

진단적 특징 Diagnostic Features

되새김장애의 핵심 증상은 적어도 1개월 동안 급식 혹은 섭식 후 나타나는 음식의 반복적인 역류다(진단기준 A). 이전에 삼켜서 부분적으로 소화된 음식을 두드러진 오심, 비자발적 구역질, 역겨움 없이 입으로 토한다. 이 음식은 되씹힐 수 있고, 입에서 뱉어 내지거나 되삼켜질 수 있다. 되새김장애에서 나타나는 역류는 일반적으로 매일 나타나거나 적어도 일주일 동안 수차례 일어날 정도로 흔해야 한다. 이 행동은 동반되는 위장 상태 또는 기타 의학적 상태(예, 식도 역류, 유문협착증)에 의한 것이 아니고(진단기준 B), 신경성 식욕부진증, 신경성 폭식증, 폭식장애, 혹은 회피적/제한적 음식섭

취장애의 경과 중에만 발생하는 것은 아니다(진단기준 C). 만약 증상이 다른 정신질환(예, 지적발달장애[지적장애])과 관련하여 발생한다면 이 증상은 별도로 임상적 관심을 받아야 할 만큼 심각한 것이어야 하고(진단기준 D), 중재를 필요로 하는 우선적인 증상이어야 한다. 이 장애는 일생 중 어떤 시기에도 진단될 수 있고, 특히 지적발달장애가 있는 환자에서 그러하다. 많은 되새김장애 환자는 임상의에 의해 그 행동이 직접적으로 관찰될 수 있다. 다른 예로, 진단은 자가 보고 혹은 부모나 보호자의 확증적인 정보를 기반으로 하여 내려지기도 한다. 환자들은 이 행동을 습관이라고 하거나 조절이 불가능하다고 말한다.

부수적 특징 Associated Features
되새김장애가 있는 유아들은 자신의 혀로 빠는 동작을 하면서 머리를 뒤로 젖힌 채 등을 긴장시켜 활처럼 휘게 하는 특징적인 자세를 보인다. 그들은 이 행동을 통해 만족을 얻는 것 같은 인상을 준다. 그들은 역류 삽화 사이에 짜증을 내거나 배고파할 수 있다. 체중 감소와 목표 체중 미달은 되새김장애가 있는 유아에서 흔히 나타난다. 유아들의 뚜렷한 배고픔과 상대적으로 많은 양의 음식 섭취에도 불구하고 영양실조가 있을 수 있는데, 이러한 경우는 특히 심한 경우로 역류 증상이 매 식사 직후에 나타나고 역류된 음식을 뱉어 낼 때 나타난다. 영양실조는 연령이 많은 아동과 성인에서도 나타날 수 있고, 특히 역류와 함께 음식 섭취의 제한이 동반될 때 심하게 나타난다. 청소년과 성인은 손으로 입을 가리거나 기침을 하면서 역류 행동을 숨기려는 시도를 할 수 있다. 몇몇 환자는 이러한 사회적으로 탐탁지 않은 행동이 알려질까 봐 다른 사람들과 식사하는 것을 회피한다. 이것은 출근이나 등교같이 사회적 상황 전에 음식 섭취를 회피하는 행동으로도 나타날 수 있다(예, 역류가 나타나므로 아침을 거름).

유병률 Prevalence
되새김장애는 지적장애가 있는 환자들에서 주로 기술되었지만, 유병률에 대한 제한된 유럽 데이터는 장애가 초등학교 취학 연령 아동의 약 1~2%에서 발생할 수 있음을 시사한다.

발달 및 경과 Development and Course
되새김장애의 발병은 영유아기, 아동기, 청소년기, 성인기에 있을 수 있다. 영유아기에서 증상의 시작은 보통 3~12개월 사이다. 유아에서 이 장애는 종종 자연적으로 호전되지만, 증상이 지속되거나 의학적 응급(예, 심각한 영양실조)을 초래할 수 있다. 특히 영유아기에서 이 장애는 생명을 위협하는 것일 수 있다. 되새김장애는 삽화적인 경과를 보일 수 있고, 혹은 치료받기 전까지는 지속적인 양상으로 나타날 수 있다. 지적발달장애나 다른 신경발달장애가 있는 나이 든 환자뿐 아니라 유아에서도 역류와 되새김 행동은 자기위로 혹은 자기자극 기능을 하는 것처럼 보이는데, 이것은 머리 박기 같은 반복적인 행동과 마찬가지 기전이다.

위험 및 예후 인자 Risk and Prognostic Factors

환경적. 자극의 결여, 방임, 스트레스성 생활사건 같은 부모-자녀 갈등과 심리사회적 문제는 유아와 아동에서 촉발 요인일 수 있다.

되새김장애의 기능적 결과 Functional Consequences of Rumination Disorder

반복적인 역류에 의해 이차적으로 나타나는 영양실조는 성장 지연을 초래하고, 발달과 학습 능력에 부정적인 영향을 미친다. 몇몇 나이 든 환자들은 그들의 행동이 사회적으로 용납되지 않는다는 것을 알기 때문에 의도적으로 음식 섭취를 제한한다. 그래서 체중 감소나 저체중을 보일 수 있다. 고학년 아동, 청소년, 성인에서 사회적 기능이 부정적으로 영향을 받기 쉽다.

감별진단 Differential Diagnosis

위장관 질환. 되새김장애에서 나타나는 역류 증상을 위마비, 유문협착증, 식도열공 탈장, 유아기 샌디퍼 증후군과 같은 위식도 역류나 구토가 주 특징으로 나타나는 다른 질환과 감별하는 것은 중요하다. 이러한 다른 의학적 상태는 병력과 임상적 관찰에 기반하여 배제될 수 있다.

신경성 식욕부진증과 신경성 폭식증. 신경성 식욕부진증과 신경성 폭식증 환자들 역시 체중 증가에 대한 걱정 때문에 섭취된 칼로리를 제거하려는 목적으로 섭취된 음식을 역류하고 뱉어 낼 수 있다.

동반이환 Comorbidity

되새김과 연관된 역류는 동반된 의학적 상태나 다른 정신질환(예, 범불안장애)과 연관되어 나타날 수 있다. 이런 맥락에서 역류가 나타나면, 장해의 심각도가 상기 상태나 질환의 통상적 수준을 초과하거나 별도의 임상적 관심을 받아야 할 만큼 심각할 때만 되새김장애 진단을 내릴 수 있다.

● 회피적/제한적 음식섭취장애
Avoidant/Restrictive Food Intake Disorder

진단기준   F50.82

A. 섭식 또는 급식 장해(예, 음식 섭취에 대한 명백한 흥미 결여, 음식의 감각적 특성에 근거한 회피, 섭식의 부정적 결과에 대한 걱정)이며, 다음 중 한 가지 이상의 증상을 나타낸다.
   1. 심각한 체중 감소(혹은 아동에서 기대되는 체중에 미치지 못하거나 더딘 성장)
   2. 심각한 영양 결핍
   3. 위장관 급식 혹은 경구 영양 보충제에 대한 의존
   4. 심리사회적 기능에 현저한 방해
B. 장해는 구할 수 있는 음식이 없거나 문화적으로 허용되는 관습에 의해 더 잘 설명되지 않는다.
C. 섭식 장해는 신경성 식욕부진증이나 신경성 폭식증의 경과 중에 나타나는 것이 아니고, 사람의 체중이나 체형에 관한 장해의 증거가 없어야 한다.

D. 섭식 장해는 의학적 상태로 인한 것이 아니고, 다른 정신질환으로 더 잘 설명되지 않는다. 만약 이 섭식 장해가 다른 상태나 질환과 관련하여 발생한다면, 섭식 장해의 심각도는 일반적으로 나타나는 것보다 심해야 하거나 별도로 임상적 관심을 받아야 할 만큼 심각한 것이어야 한다.

다음의 경우 명시할 것:

관해 상태: 이전에 회피적/제한적 음식섭취장애의 모든 진단기준을 만족한 후 일정 기간 동안 진단기준을 만족시키지 않을 경우

진단적 특징 Diagnostic Features

회피적/제한적 음식섭취장애는 DSM-IV의 유아기 또는 소아기 초기의 급식장애에 대한 진단기준을 이후 아동기, 청소년기, 성인기를 포함하도록 대체하고 확장한다. 회피적/제한적 음식섭취장애의 주요 증상은 음식 섭취의 회피 혹은 제한이고, 이는 다음 중 하나 이상의 증상과 관련이 있다: 심각한 체중 감소, 심각한 영양 결핍(또는 건강에 미치는 영향과 관련된), 위장관 급식 혹은 경구 영양 보충제에 대한 의존, 심리사회적 기능에 현저한 방해(진단기준 A).

몇몇 환자에서 음식에 대한 회피와 제한은 음식의 모양, 색, 냄새, 식감, 온도, 맛에 대한 지나친 예민성과 같은 음식의 질에 관한 감각적 특징에 의한 것일 수 있다. 이 같은 행동은 '제한된 섭식' '선택적인 섭식' '까다로운 섭식' '(한 가지에) 집중된 섭식' '상습적인 음식 거부' '식품 기신증'과 같이 묘사되고, 특정 브랜드의 음식 먹기를 거부하거나 타인이 먹는 음식 냄새를 맡는 것을 거부하는 양상으로 나타난다. 자폐증과 관련이 있는 증가된 감각 예민성을 보이는 개인들도 비슷한 행동을 보일 수 있다.

다른 환자에서 음식에 대한 회피와 제한은 질식, 위장관 검사(식도경 검사)와 같은 고통스러운 시술, 또는 반복적인 구토와 같은 음식 섭취에 대한 부정적 경험에 의하거나 이러한 상황을 예견할 때 나타나는 조건화된 부정적인 반응일 수 있다. 기능성 연하곤란과 목 이물감이라는 용어가 이러한 상황에서 사용된다.

또 다른 환자에서 음식 회피와 제한은 섭식이나 음식에 대한 흥미 부족으로 나타날 수 있다.

체중 감소가 심각한 것인지에 대한 결정은 임상적 판단에 의한다(진단기준 A1). 성장이 아직 끝나지 않은 유아나 청소년의 경우는, 체중의 감소보다 체중과 키의 증가가 성장 발달단계에 적절하게 유지되지 않는 모습으로 나타날 수 있다.

심각한 영양 결핍에 대한 결정(진단기준 A2)도 임상 평가에 근거하고(예, 식이 섭취 평가, 신체검진, 검사실 검사), 신체적 건강에 주는 영향은 신경성 식욕부진증의 정도와 비슷할 수 있다(예, 저체온증, 서맥, 빈혈). 특히 유아에서, 심각한 경우에 영양실조는 생명에 위협이 될 수 있다. 위장관 급식 혹은 경구 영양 보충제에 대한 '의존'(진단기준 A3)은 적절한 섭취를 유지하기 위해 보충 급식이 요구된다는 것을 의미한다. 보충 급식을 요구하는 사람의 예는 비위관 급식이 요구되는 성장장애 영아, 영양학적으로 완전한 보충제에 의존하는 신경발달장애 아동, 그리고 의학적 기저 질환이 없는 상태에서 위루관 급식이나 경구 영양제에 완전히 의존하는 사람을 포함한다. 장해의 결과로 다른 사람과 함

께 밥을 먹거나, 학교나 직장에 다니거나, 관계를 유지하는 것 같은 정상적인 사회 활동이 안 되는 것은 심리사회적 기능에 현저한 방해를 의미할 것이다(진단기준 A4). 가족 기능의 상당한 혼란(예, 집에서 허용된 음식의 현저한 제한, 특정 식료품점 또는 식당에서만 과도한 음식 제공) 또한 진단기준 A4를 충족할 수 있다.

회피적/제한적 음식섭취장애는 구할 수 있는 음식이 없거나(예, 식량 불안) 문화적 관행(예, 종교적 단식이나 정상적인 다이어트)에 의한 것이 아니어야 하고(진단기준 B), 이 장해는 체중이나 외모에 대한 과도한 걱정(진단기준 C) 혹은 동시에 발생하는 의학적 요인이나 정신질환으로 더 잘 설명되지 않는다(진단기준 D).

부수적 특징 Associated Features

몇몇 특징은 음식 회피 혹은 감소된 음식 섭취와 연관되어 나타나고, 이러한 특징은 연령에 따라 다를 수 있다. 아주 어린 유아는 음식을 거부하거나 구역질 또는 토하는 행동을 나타낼 수 있다. 유아와 어린아이들은 급식 중 주 보호자와 어울리려 하지 않거나, 다른 활동을 좋아하면서 배고픔을 호소하지 않을 수 있다. 고학년 아동과 청소년에서 음식 회피 또는 제한은 불안장애, 우울장애 또는 양극성장애의 진단기준에 부합하지 않는 광범위한 정서적 어려움과 관련될 수 있고, 이는 때때로 '음식 회피 정서장애'로 불린다.

유병률 Prevalence

회피적/제한적 음식섭취장애의 유병률에 대해서는 거의 알려진 것이 없다. 호주의 한 연구는 15세 이상의 개인에서 0.3%의 빈도를 보고하였다.

발달 및 경과 Development and Course

불충분한 섭식이나 식욕 저하와 관련된 음식 회피 또는 제한은 가장 흔히 영유아기나 아동기 초기에 나타나고, 성인 때까지 지속될 수 있다. 마찬가지로 음식에 대한 감각적 특징을 기반으로 한 회피는 10세 이내에 나타나는 경향이 있지만 성인기까지 지속될 수 있다. 부정적 결과와 관련된 회피는 모든 연령에서 나타날 수 있다. 장기적 결과에 대한 연구는 부족하지만, 감각적 측면에 근거한 음식 회피 혹은 제한은 상대적으로 안정적이고 장기적으로 진행되는데, 성인기까지 유지되면 이런 회피/제한은 상대적으로 정상적 기능과 연관이 될 수 있다. 회피적/제한적 음식섭취장애와 이후 나타나는 섭식장애의 발병 간의 직접적인 관련성에 대한 증거는 현재 불충분하다.

회피적/제한적 음식섭취장애가 있는 유아는 급식 동안 예민하고 제어하기가 어려울 수 있고, 또는 무관심해 보이거나 위축되어 보일 수 있다. 몇몇 경우에서 보호자-아동 상호작용이 유아의 급식 문제를 일으킬 수 있다(예, 음식을 부적절하게 제공하거나, 유아의 행동을 공격성 혹은 거절의 행동으로 해석함). 불충분한 영양 섭취는 관련된 특징을 악화시킬 수 있고(과민성, 성장 지연), 나아가 급식장애에 기여할 수 있다. 관련된 요소는 유아의 섭식에 대한 반응을 감소시키는 유아의 기질적 또는 발달적 손상을 포함한다. 보호자가 바뀌었을 때 급식과 체중의 호전이 관찰된다면, 부모의 정신병리, 혹은 아동 학대나 방임을 의미할 수 있다. 영유아, 아동, 사춘기 전의 청소년에서 회피적/제한적 음식섭취장애는 성장 및 발달 지연과 관련이 있고, 영양 부족은 발달과 학습에 악영향을 미친다. 고학년 아동, 청소년, 성인에서는 사회 기능에 부정적 영향을 미친다. 식사 시간의 스트레스, 그리고 친구, 친척과 관련된 급식 혹은 섭식 상황에서 연령에 관계없이 가족 기능이 영향을 받을 수 있다.

회피적/제한적 음식섭취장애는 보통 성인보다 아동 및 청소년에서 명백하게 나타난다. 그리고 발병과 임상적 발현 사이에 긴 지연이 있을 수 있다. 발현의 유발 요인은 매우 다양하며, 신체적·사회적·정서적 어려움을 포함한다.

위험 및 예후 인자 Risk and Prognostic Factors

기질적. 불안장애, 자폐스펙트럼장애, 강박장애, 그리고 주의력결핍 과잉행동장애는 회피적/제한적 음식섭취장애에 대한 위험성과 장애에 의해 나타나는 섭식 행동의 위험성을 증가시킨다.

환경적. 회피적/제한적 음식섭취장애의 환경적 위험 요소는 가족의 불안을 포함한다. 급식 장해가 있는 어머니의 자녀들은 더 높은 급식장애의 비율을 나타낸다.

유전적, 생리적. 위장 상태, 위식도 역류, 구토, 다른 의학적 문제에 대한 병력은 회피적/제한적 음식섭취장애의 섭식 행동 특징과 관련이 있다.

문화와 관련된 진단적 쟁점 Culture-Related Diagnostic Issues

미국, 캐나다, 호주, 유럽, 일본, 중국과 같은 다양한 인구에서 회피적/제한적 음식섭취장애와 비슷한 증상이 나타날 수 있다. 섭식에 대한 회피가 특정 종교나 문화와 관련되어 있을 때는 회피적/제한적 음식섭취장애로 진단하지 않는다.

성 및 젠더와 관련된 진단적 쟁점 Sex- and Gender-Related Diagnostic Issues

회피적/제한적 음식섭취장애는 남아와 여아에서 거의 동등하게 나타나는 것으로 보인다. 하지만 자폐스펙트럼장애와 관련된 회피적/제한적 음식섭취장애는 남성의 비율이 더 우세하다. 감각적 민감성의 변화와 관련된 음식 회피 및 제한은 임신과 같은 몇몇의 생리적 조건에서 일어날 수 있지만, 일반적으로는 심하지 않고 진단기준을 만족하지 않는다.

회피적/제한적 음식섭취장애의 기능적 결과
Functional Consequences of Avoidant/Restrictive Food Intake Disorder

관련된 발달적·기능적 제한은 가족 기능에 현저한 부정적인 영향을 줄 수 있는 신체 발달 손상과 사회적 어려움을 포함한다.

감별진단 Differential Diagnosis

제한적 음식 섭취는 많은 정신질환과 의학적 상태에 동반되며, 발달적으로 적절할 수 있는 비특이적 증상이다. 만약 진단기준을 만족하고 섭식 장해가 별도의 임상적 주의가 요구된다면 다음의 장애들과 동시에 진단될 수 있다.

기타 의학적 상태(예, 위장관 질환, 음식 알러지, 음식에 대한 과민증, 잠재성 종양). 제한된 섭식은 구토, 식욕 저하, 오심, 복통, 설사와 같은 증상이 동반되는 기타 의학적 상태에서 일어나기도 한다. 회피적/제한적 음식섭취장애의 진단은 섭취의 장해가 다른 의학적 상태에서 나타나는 신체 증상으로 설명되는 것 이상으로 나타날 때 가능하다. 그리고 이는 의학적 상태에 의해 촉발된 이후 또는 해결된 이후에 지속되기도 한다.

잠재적인 질병 또는 동반되는 정신적 상태는 급식과 섭식을 어렵게 할 수 있다. 나이 든 사람, 수술받은 환자, 화학 요법을 받은 사람은 종종 식욕 저하를 일으키기 때문에, 회피적/제한적 음식섭취장애가 추가적으로 진단되려면 섭식 장해가 중재의 일차적 초점이 되어야 한다.

소아 급성 발병 신경정신 증후군(PANS)으로 인한 강박 및 관련 장애. 급성 발병 증상, 늦은 연령에 발병 또는 비전형적 증상은 소아 급성 발병 신경정신 증후군(Pediatric Acute-onset Neuropsychiatric Syndrome: PANS)으로 인한 강박 및 관련 장애의 진단을 배제하기 위한 엄격한 평가의 필요성을 시사한다. PANS는 추가적인 신경정신적 증상을 포함하여 강박 증상 또는 심각하게 제한된 음식 섭취의 갑작스럽고 극적인 발병으로 특징지어진다.

급식의 어려움과 관련 있는 특정 신경학/신경근, 구조적 또는 선천적 장애와 상태. 급식의 어려움은 종종 근력 저하, 혀 돌출, 위험한 연하 같은 구강/식도/인두의 구조와 기능에 대한 문제와 관련된 많은 선천적 · 신경학적 상태에서 일반적으로 나타난다. 회피적/제한적 음식섭취장애는 진단기준에 부합하기만 하다면 이 같은 증상을 가진 사람에서 진단될 수 있다.

반응성 애착장애. 어느 정도의 보호자에 대한 위축은 반응성 애착장애의 특징이고, 이것은 아이들의 섭식에 영향을 주는 보호자와 아이 사이의 상호작용에서 어려움을 야기한다. 회피적/제한적 음식섭취장애는 오직 모든 진단기준이 두 장애를 만족하고 급식 장해가 중재의 일차적 초점이 될 때만 함께 진단되어야 한다.

자폐스펙트럼장애. 자폐스펙트럼장애가 있는 사람은 흔히 경직된 섭식 행동과 높은 감각 예민성을 나타낸다. 하지만 이 같은 특징은 회피적/제한적 음식섭취장애의 진단을 위해 필요한 손상 수준을 항상 만족시키지는 않는다. 회피적/제한적 음식섭취장애는 오직 모든 진단기준에 두 질병을 만족할 때, 그리고 섭식 장해가 특정 치료를 필요로 할 때만 동시에 진단되어야 한다.

특정공포증, 사회불안장애(사회공포증) 및 기타 불안장애. 특정공포증의 기타 유형 중 '질식이나 구토를 일으킬 수 있는 상황'은 진단기준에 필요한 공포, 불안 또는 회피 같은 일차적 유발 요인을 나타낼 수 있다. 회피적/제한적 음식섭취장애와 특정공포증의 감별은 질식이나 구토에 대한 공포가 음식 회피로 나타날 때 어려울 수 있다. 질식이나 구토에 대한 명백한 공포로 인해 나타나는 음식 섭취의 회피와 제한은 특정공포증으로 진단될 수 있지만, 섭식 문제가 임상적 주의의 일차적인 초점이 된다면 회피적/제한적 음식섭취장애가 적절한 진단이 된다. 사회불안장애에서 환자는 식사하는 동안 다른 사람에 의해 관찰되는 것에 공포를 보일 수 있고, 이것은 회피적/제한적 음식섭취장애에서도 나타날 수 있다.

신경성 식욕부진증. 현저하게 낮은 체중을 유지하기 위해 요구되는 에너지 섭취의 제한은 신경성 식욕부진증의 핵심 증상이다. 하지만 신경성 식욕부진증을 가진 사람은 살이 찌는 것에 대한 두려움을 나타내거나 체중 증가를 방해하려는 행동을 지속할 뿐만 아니라 자신의 체중과 몸매에 대한 지각 및 경험과 관련되어 특별한 장해를 보인다. 이러한 특징들은 회피적/제한적 음식섭취장애에서 나타나지 않으며, 이 두 질병은 동시에 진단되어서는 안 된다. 이 두 질병은 많은 공통된 증상을 가지고 있기 때문에(음식 회피, 저체중), 특히 아동기 후기, 청소년기 초기에 회피적/제한적 음식섭취장애와 신경성 식욕부진증의 감별진단은 어렵다. 또한 비만에 대한 어떠한 공포도 부정하지만, 그럼에도 불구하고 체중 증가를 방지하는 행동들을 지속적으로 하고, 그들의 저체중에 대한 의학적 심각성을 깨닫지 못하는 신경성 식욕부진증 환자들—현재 '비만 공포 부재형 신경성 식욕부진증(non-fat phobic anorexia nervosa)'이라 불리는 이들—도 감별진단이 어렵다. 증상, 경과, 가족력의 충분한 고려가 필요하고, 진단은 오랜 시간에 걸친 치료 과정에서 가장 정확히 내려질 수 있다. 몇몇 환자에서 회피적/제한적 음식섭취장애는 신경성 식욕부진증의 발현에 앞서 나타날 수 있다

강박장애. 강박장애 환자들은 음식에 대한 집착 혹은 의례적인 섭식 행동과 관련하여 회피형 혹은 제한형 섭식 행동이 나타날 수 있다. 회피적/제한적 음식섭취장애의 진단은 두 장애의 진단기준을 모두 만족시키고, 해당인의 비정상적인 섭식이 특정 치료를 요하는 주된 임상적인 특징일 때에만 동시에 내려질 수 있다.

주요우울장애. 주요우울장애에서 식욕에 대한 증상은 심각한 음식 섭취의 제한으로 나타날 수 있고, 전체 에너지 섭취의 감소와 연관하여 체중 감소를 보일 수 있다. 보통 식욕 감소와 음식 섭취의 감소는 기분 증상의 호전과 함께 호전된다. 회피적/제한적 음식섭취장애는 오직 모든 진단기준이 두 질병을 모두 만족할 경우, 그리고 섭식 장해가 특정 치료를 필요로 할 때만 동시에 내려질 수 있다.

조현병 스펙트럼장애. 조현병, 망상장애 또는 기타 정신병적 장애가 있는 사람들은 괴이한 섭식 행동, 망상적 믿음에 의한 특정 음식 섭취의 회피를 보일 수 있고, 이는 회피 혹은 제한 섭취로 나타날 수 있다. 몇몇 사례에서 망상적 믿음은 어떤 음식을 섭취함으로써 나타나는 부정적인 결과에 대한 걱정의 원인이 될 수 있다. 회피적/제한적 음식섭취장애는 오직 모든 진단기준이 두 질병을 모두 만족할 경우, 그리고 섭식 장해가 특정 치료를 필요로 할 때만 동시에 내려질 수 있다.

인위성장애 또는 타인에게 부여된 인위성장애. 회피적/제한적 음식섭취장애는 인위성장애 혹은 타인에게 부여된 인위성장애와 감별해야 한다. 환자 역할을 지속하기 위해서 몇몇 환자는 의도적으로 그들의 식이 상태를 그들이 실제로 섭취하는 것보다 훨씬 더 제한적인 것처럼 설명한다. 또한 위장관 급식 혹은 영양 보충제가 필요하다거나, 정상 범위의 음식을 견딜 수 없고, 연령에 적합한

음식과 관련된 상황에 정상적으로 참여할 수 없는 증상들을 보고한다. 이런 증상의 보고는 극적이며, 증상들은 일관적이지 않을 수 있다. 타인에게 부여된 인위성장애에서 보호자는 회피적/제한적 음식섭취장애의 증상을 일관적으로 보고하거나 체중 증가의 실패 같은 신체 증상을 유도할 수 있다. 여느 타인에게 부여된 인위성장애에서 그런 것처럼 병이 부여된 대상보다 보호자가 진단을 받게 되고, 진단은 영향을 받은 부여된 대상, 보호자, 그리고 그들의 관계에 대한 조심스럽고 포괄적인 평가를 기반으로 내려져야 한다.

발달적 정상 행동. 정상 발달 동안 몇몇 유아와 아동의 경우 먹는 음식의 종류가 일시적으로 적어질 수 있다. 이러한 현상은 때때로 편식으로 여겨지는데, 대부분 특별한 개입 없이 자연스럽게 해결이 된다. 회피적/제한적 음식섭취장애는 적절한 영양 요구를 충족시키지 못하거나 유의한 기능 손상을 유발할 정도로 심각해지지 않는 한 이러한 발달적 정상 행동을 포함하지 않는다(진단기준 A).

동반이환 Comorbidity

회피적/제한적 음식섭취장애와 동반되는 가장 흔한 장애는 불안장애, 강박장애, 신경발달장애(구체적으로 자폐스펙트럼장애, 주의력결핍 과잉행동장애, 지적발달장애[지적장애])다.

● 신경성 식욕부진증
Anorexia Nervosa

진단기준

A. 필요한 양에 비해 지나친 음식물 섭취 제한으로 연령, 성, 발달 과정 및 신체적인 건강 상태에 비해 현저하게 저체중을 유발하게 된다. **현저한 저체중**은 최소한의 정상 수준보다 체중이 덜 나가는 것으로 정의되며, 아동과 청소년의 경우, 해당 발달단계에서 기대되는 최소한의 체중보다 체중이 적게 나가는 것을 의미한다.

B. 체중이 증가하거나 비만이 되는 것에 대한 극심한 두려움, 혹은 체중 증가를 방해하는 지속적인 행동. 이러한 행동은 지나친 저체중일 때도 이어진다.

C. 기대되는 개인의 체중이나 체형을 경험하는 방식에 장해, 자기평가에서 체중과 체형에 대한 지나친 압박, 혹은 현재의 저체중에 대한 심각성 인식의 지속적 결여가 있다.

부호화 시 주의점: ICD-10-CM에서는 다음의 아형에 따른다.

다음 중 하나를 명시할 것:

　F50.01 제한형: 지난 3개월 동안, 폭식 혹은 제거 행동(즉, 스스로 구토를 유도하거나 하제, 이뇨제, 관장제를 오용하는 것)이 반복적으로 나타나지 않는다. 해당 아형은 저체중이 주로 체중 관리, 단식 및 과도한 운동을 통해 유발된 경우를 말한다.

　F50.02 폭식/제거형: 지난 3개월 동안, 폭식 혹은 제거 행동(즉, 스스로 구토를 유도하거나 하제, 이뇨제, 관장제를 오용하는 것)이 반복적으로 나타났다.

다음의 경우 명시할 것:

　부분 관해 상태: 이전의 신경성 식욕부진증의 진단을 모두 만족한 후 진단기준 A(체중 감소)가 삽화 기간 동안

나타나지 않았으나, 진단기준 B(체중 증가 혹은 비만이 되는 것에 대한 극심한 두려움 혹은 체중 증가를 막기 위한 행동) 혹은 진단기준 C(체중과 체형에 대한 자기지각의 장해)가 지속되고 있는 경우를 말한다.

완전 관해 상태: 이전의 신경성 식욕부진증의 진단을 모두 만족한 후 삽화 기간 동안 진단기준에 해당되는 행동이 아무것도 나타나지 않는다.

현재의 심각도를 명시할 것:

성인의 경우, 심각도의 최저 수준은 현재의 체질량 지수(body mass index: BMI)를 기준으로 한다(다음을 참조하시오). 아동/청소년의 경우, BMI 백분위수를 기준으로 한다. 다음의 범위는 세계보건기구(WHO)에서 제공하는 성인의 마른 정도의 범주에 따른다. 아동/청소년의 경우 BMI 백분위수에 해당하는 기준을 사용한다. 심각도의 수준은 임상 증상, 기능적 장애 정도, 그리고 관리의 필요성을 반영하여 증가될 수도 있다.

경도: BMI ≥17kg/m²
중등도: BMI 16~16.99kg/m²
고도: BMI 15~15.99kg/m²
극도: BMI <15kg/m²

아형 Subtypes

대부분의 폭식/제거형 신경성 식욕부진증 환자는 폭식과 더불어 스스로 구토를 유도하거나, 하제, 이뇨제, 관장제를 오용하는 제거 행동이 함께 나타난다. 폭식/제거형의 일부는 폭식은 하지 않지만, 소량의 음식을 섭취한 후 규칙적으로 제거 행동을 한다.

장애 경과 동안 2가지 아형이 함께 나타나는 것은 드문 일이 아니다. 그래서 아형을 기술할 때는 장기적인 경과보다 현재의 증상을 중심으로 기술해야 한다.

진단적 특징 Diagnostic Features

신경성 식욕부진증에는 3가지 핵심적인 증상이 있다: 지속적인 음식물 섭취의 제한; 체중의 증가 혹은 비만이 되는 것에 대한 극심한 두려움, 혹은 체중 증가를 방해하는 행동의 지속; 그리고 체중과 체형에 대한 자기인식의 장해. 해당 장애가 있는 사람은 연령, 성, 발달 과정 및 신체적인 건강 상태에 비해 최소한의 정상 수준보다 낮은 체중을 유지한다(진단기준 A). 장애가 있는 개인의 체중은 흔히 심각한 체중 감소로 진단이 내려지지만, 아동과 청소년의 경우 체중의 감소가 아닌 정상 발달 과정상에 기대되는 체중 증가가 실패한 경우를 말한다(즉, 키에 비해 체중이 증가하지 않음).

진단기준 A의 경우 개인의 체중이 심각하게 적게 나가는 것에 대한 정의를 요구한다(즉, 최소한의 정상 수준보다 체중이 적게 나가는 것, 혹은 아동/청소년의 경우 최소한 기대되는 수준보다 체중이 적게 나가는 것). 체중의 평가는 논란이 될 수 있는데, 정상 체중의 범위는 개인 간에 차이가 있을 수 있고, 마름 혹은 체중 미달 상태를 정의하는 데 있어 다른 기준들이 제시되어 왔기 때문이다. 체질량 지수(BMI, 체중[kg]을 키의 제곱[m²]으로 나눠서 계산한 값)는 키에 대한 체중을 평가하는 데 유용한 측정값이다. 성인의 경우, 미국 질병통제예방센터(Center for Disease Control and Prevention: CDC)와 세계보건기구(WHO)에서 BMI 18.5kg/m²을 정상 체중의 하한선으로 정해 놓았다. 그러므로 BMI가 18.5kg/m²보다 높거나 같은 대다수의 성인의 경우에는 심각한 저체중으로 여겨지지 않는다. 반면에 BMI가 17.0kg/m²보다 낮은 경우 WHO 기준으로 중등도 또는 고도의 마름으로 간주된다. 그러므로 BMI가 17.0kg/m²보다 낮은 사람의 경우 심각한 저체중으로 여겨질 수 있다. BMI가 17.0~18.5kg/m² 사이에 속하거나 18.5kg/m² 이상인 경우, 만약 임상적인 과거력이 있거나 생리적인 정보가 해당 기준을 지지하는 경우 저체중으로 여겨질 수 있다. 인구 기반 기준으로 저체중이 아닌 성인들(예를 들어, BMI 19.0kg/m² 이상)은 신경성 식욕부진증으로 진단되어서는 안 된다. 이들은 달리 명시되는 급식 또는 섭식 장애(비전형적 신경성 식욕부진증)의 진단이 고려되어야 한다.

아동과 청소년의 경우, 연령에 따른 BMI 백분위를 사용하여 결정한다(예, 아동과 10대를 위한 CDC의 BMI 백분위 계산기를 참조; https://www.cdc.gov/healthyweight/bmi/calculator.html). 성인의 경우와는 달리 아동 혹은 청소년의 체중이 심각하게 적게 나가는지에 대해 판단하는 확고한 표준 기준을 규정하는 것은 불가능한 일이며, 유소년기(youth) 동안의 발달상의 변화로 인해 단순한 수치로 된 지침을 사용하는 것은 한계가 있다. CDC에서는 체중 미달을 정의하기 위해 연령에 따른 BMI를 다섯 단계의 백분위(5th percentile)로 나누어 사용하고 있다. 이 기준점보다 BMI가 높은 아동이나 청소년의 경우에도 성장 과정 중에 기대되는 체중을 유지하는 데 실패한다면 심각한 체중 미달로 판단할 수 있다. 그러나 연령에 따른 BMI 중위값보다 BMI가 더 높은 경우에는 신경성 식욕부진증으로 진단되어서는 안 된다. 이들은 달리 명시되는 급식 또는 섭식 장애(비전형적 신경성 식욕부진증)의 진단이 고려되어야 한다.

이 장애가 있는 개인은 전형적으로 체중 증가 혹은 비만이 되는 것에 대한 극심한 두려움을 보인다(진단기준 B). 비만이 되는 것에 대한 극심한 두려움은 대개는 체중이 감소한다고 해서 해소되지 않는다. 실제로 체중 증가에 대한 걱정은 체중이 빠지고 있는 동안에도 증가할 수 있다. 신경성 식욕부진증을 앓는 어린 환자뿐만 아니라 몇몇 성인의 경우에도 체중 증가의 공포를 인식하거나 인정하지 못할 수 있다. 심각한 저체중에 대한 또 다른 설명거리가 없는 경우, 임상의들은 부수적인 과거력, 관찰된 자료, 신체검진과 검사실 검사 결과, 체중 증가의 공포 혹은 체중 증가를 막기 위한 행동이 있었는지에 대한 장기적인 경과 등의 추가적인 정보를 통해 추론한 후 진단기준 B에 적합한지 판단해야 한다.

이러한 사람에게 있어 체중과 체형에 대한 경험과 심각성은 왜곡되어 있다(진단기준 C). 일부 사람은 자신이 전반적으로 과체중이라고 느낀다. 다른 사람들은 자신들이 말랐지만 특정 신체 부위, 특히 복부, 엉덩이, 그리고 허벅지에 대해서는 여전히 '너무 뚱뚱하다'고 걱정한다. 그들은 자신의 신체 사이즈 혹은 체중을 측정하기 위해 다양한 방법을 사용할 수 있다. 여기에는 빈번하게 체중을 재는 것, 강박적으로 신체 부위를 측정하는 것, 거울을 사용하여 '뚱뚱하다'고 지각되는 신체 부위를 계속해서 확인하는 방법이 포함된다. 신경성 식욕부진증을 가진 사람의 자존감은 자신에게 지각되는 체중과 체형에 상당한 영향을 받는다. 체중 감소는 때때로 인상적인 성공과 대단한 자기단련으로 여겨지는 반면, 체중 증가는 납득할 수 없는 자기조절의 실패로 지각된다. 비록 이 장애가 있는 일부 사람은 날씬해지고 있다는 것을 인정할 수 있지만, 대개 자신이 심각한 영양 부족 상태라는 의학적인 결과를 인식하지 못한다.

이러한 사람들은 주로 눈에 띄게 체중이 감소한 후(혹은 기대되는 체중 증가가 없는 경우) 가족에 의해 전문가에게 오게 된다. 만약 자기 스스로 도움을 청한다면, 이는 대부분 굶주림으로 인한 신체적·심리적 후유증에 따른 주관적인 고통 때문이다. 신경성 식욕부진증을 가진 사람이 체중 감소 그 자체에 불만을 가지는 일은 드물다. 실제로 신경성 식욕부진증을 가진 사람은 흔히 문제에 대한 통찰이 없거나 문제를 부정한다. 그러므로 체중 감소의 과거력이나 다른 질병에 대한 증상을 측정하기 위한 정보는 주로 가족이나 다른 사람들을 통해 얻을 필요가 있다.

부수적 특징 Associated Features

신경성 식욕부진증의 준기아 상태 및 제거 행동은 때로는 상당히 심각하고 치명적인 의학적 상태를 야기할 수 있다. 이 장애와 연관된(로부터 파생되는) 영양 상태는 대부분의 신체 주요 장기에 영향을 주고, 다양한 장해를 불러일으킬 수 있다. 무월경이나 비정상적 활성 징후를 포함한 생리학적 장해가 일반적으로 나타난다. 영양실조와 연관된 대부분의 생리학적 장해는 영양학적 재활을 통해 회복될 수 있지만, 골밀도 손실을 포함한 몇 가지 장애의 경우 보통은 완벽하게 회복할 수 없다. 스스로 구토를 유발하거나 하제, 이뇨제, 관장제를 오용하는 것과 같은 행동은 많은 수의 장해를 유발하며, 비정상적인 검사 결과를 불러올 수 있다. 그러나 신경성 식욕부진증 환자의 일부는 검사실 검사에서 이상을 보이지 않는다.

심한 저체중일 경우, 많은 신경성 식욕부진증 환자는 우울 기분, 사회적 위축, 과민성, 불면증, 성행위에 대한 흥미 감소와 같은 우울증적 징후와 증상을 나타낸다. 이러한 양상은 신경성 식욕부진증 없이 상당한 영양 결핍을 보이는 사람에게서도 관찰되기 때문에, 이러한 우울 양상들 가운데 많은 부분은 준기아 상태의 생리적 후유증으로 인한 이차적인 것일 수도 있다. 따라서 주요우울장애로 추가적인 진단을 내리기 위해서는 엄격한 검토가 따라야 할 것이다.

강박적 양상이 음식과 관계가 있든 없든 흔히 현저하게 나타난다. 대부분의 신경성 식욕부진증 환자는 음식과 관련된 사고에 집착한다. 몇몇 사람은 요리법을 모으거나 음식을 저장해 둔다. 굶주림과 관련된 행동들을 관찰해 보면 음식과 관련된 강박행동과 강박사고가 영양 부족에 의해 악화되는 것을 알 수 있다. 신경성 식욕부진증 환자가 보이는 강박사고와 강박행동이 음식, 체형 혹은 체중에 관련되어 있지 않다면, 추가적으로 강박장애의 진단이 내려질 수 있다.

신경성 식욕부진증과 연관되어 나타나는 다른 양상으로는 공공장소에서 먹는 것에 대한 걱정, 무능력한 느낌, 주변의 환경을 통제하고 싶은 강한 욕구, 경직된 사고, 사회적 자발성의 결여, 그리고 과도하게 억제된 정서 표현 등이 포함된다. 제한형 신경성 식욕부진증을 가진 환자에 비해 폭식/제거형의 환자들이 충동성 문제와 알코올 및 기타 약물 남용과 같은 문제를 보이는 경우가 더 많다.

신경성 식욕부진증을 가진 일부는 지나치게 과도한 신체적인 활동을 보인다. 신체적 활동의 증가는 주로 장애의 발병 전에 나타나고, 장애 경과 동안 증가된 활동은 체중 감소를 가속화한다. 치료 기간 동안에는 과도한 활동을 통제하기 어려울 수 있기 때문에 체중 회복이 어렵게 된다.

신경성 식욕부진증 환자는 복용량을 조작하는 것 같은 행동을 통해 체중 감소를 성공시키거나 체중 증가를 막기 위해 치료약물을 오용할 수 있다. 진성 당뇨병을 가진 환자의 경우 탄수화물 이용을 최소화하기 위해 인슐린 투여를 생략하거나 투여량을 줄이기도 한다.

유병률 Prevalence

지역사회 표본을 대상으로 한 미국의 역학 연구에 따르면, 신경성 식욕부진증의 1년 유병률은 0.0~0.05%에 이른다. 남성보다 여성에서 훨씬 더 높은 비율로 나타나며, 평생 유병률은 0.60~0.80%다. 그러나 청소년 대상의 한 연구에 따르면, 두 젠더에서 유병률이 비슷한 것으로 나타났다.

신경성 식욕부진증은 산업화되어 있는 고소득의 국가들, 예를 들면 미국, 많은 유럽 국가, 호주, 뉴질랜드, 일본에서 대부분 발병하는 것처럼 보인다. 비록 대부분의 저소득 혹은 중간 정도의 소득을 올리는 국가에서의 유병률은 불확실하지만, 아시아와 중동을 포함하여 많은 남반구의 저개발국에서 발병이 증가하고 있는 것으로 보인다. 신경성 식욕부진증은 미국의 민족 및 인종 전체에서 발생하지만 그 유병률은 비라틴계 백인보다 라틴계 및 비라틴계 흑인에서 더 낮은 것으로 보인다.

발달 및 경과 Development and Course

신경성 식욕부진증은 일반적으로 청소년기 혹은 성인기 초기에 시작된다. 사춘기 이전이나 40세 이후의 발병은 거의 나타나지 않지만, 이르거나 늦은 발병 사례 모두 존재한다. 이 장애의 발병은 종종 대학 진학을 위해 집을 떠나는 것과 같은 스트레스가 많은 생활사건과 연관되어 나타난다. 신경성 식욕부진증의 경과와 결과는 매우 다양하다. 어린 사람의 경우 비정형 증상을 나타내는데, 여기에는 '비만에 대한 공포'를 부정하는 것이 포함된다. 연령이 높을수록 질병의 지속 기간이 더욱 길었으며, 임상적 양상은 만성 질환의 징후와 증상을 포함한다. 임상의는 연령이 높다는 기준만으로 신경성 식욕부진증을 감별진단에서 배제해서는 안 될 것이다.

많은 사람은 장애의 모든 진단기준을 충족하기 전에 섭식 행동의 변화 단계를 거친다. 신경성 식욕부진증을 가진 일부 환자는 1회의 삽화 후 완전히 회복되고, 다른 일부의 경우 증상의 재발로 인해 체중 증가의 변동을 보이기도 하며, 또 다른 일부는 수년에 걸쳐 만성적인 경과를 보이기도 한다. 체중을 회복시키고 다른 합병증의 치료를 위해 입원치료가 필요한 경우도 있다. 신경성 식욕부진증을 가진 대부분의 사람은 5년 안에 관해를 경험한다. 병원에 입원한 환자들의 경우 전반적인 관해율은 낮을 수 있다. 신경성 식욕부진증으로 인한 자연 사망률(crude mortality rate: CMR)은 대략 10년에 5% 정도다. 사망은 대부분 장애 자체로 인한 의학적인 합병증 혹은 자살로 인한 것이다.

위험 및 예후 인자 Risk and Prognostic Factors

기질적. 불안장애로 발전하거나, 혹은 아동기의 강박증적인 특성을 보인 사람의 경우 신경성 식욕부진증으로 진행할 위험성이 높은 편이다.

환경적. 신경성 식욕부진증의 유병률에서 역사적 · 비교문화적 가변성은 이 장애가 날씬함이 평가받는 문화 및 환경과 관련됨을 지지한다. 직업과 여가 활동이 모델 활동이나 엘리트 체육과 같은 활동에 연관되어 있다면 장애 발생의 위험성을 높일 수 있다.

유전적, 생리적. 친척 중 신경성 식욕부진증을 가지고 있는 사람이 있을 경우 신경성 식욕부진증과 다른 섭식장애 및 정신질환의 위험성이 높다. 전장유전체 연관 분석(genome-wide association studies)은 다른 정신질환과 관련된 위치와 인슐린 저항성 및 지질 성분과 같은 대사적 특징과 관련된 위치를 포함하여 특정 위험 부위를 확인할 수 있다. fMRI, PET와 같은 뇌영상 기법을 사용한 연구 결과 신경성 식욕부진증에서 보상 처리 과정의 이상과 같은 일련의 뇌 이상이 관찰되었다. 이러한 기질적 이상이 영양실조에 관련된 것인지, 아니면 이 질환의 일차적 이상 때문인지는 아직 확실치 않다.

문화와 관련된 진단적 쟁점 Culture-Related Diagnostic Issues

신경성 식욕부진증은 문화와 사회를 가로질러 다양한 인구 집단에서 나타나는데, 발생과 발현에 비교문화적 다양성이 존재한다. 급식 및 섭식 장애가 있는 사람이 체중을 걱정하는 표현 양상은 문화적인 맥락의 영향을 받아 다양하게 나타날 수 있다. 종종 '비만 공포증(fat phobia)'이라고 칭해지는 체중 증가에 대한 극심한 공포의 부재는 아시아 인구 집단에서 더 흔하게 나타난다. 아시아에서 식사 제한의 근거는 흔히 위장의 불편감 같은 문화적으로 허용되는 형태로 나타난다. 미국에서는 섭식장애 환자 중 부당한 대우를 받는 민족 및 인종 집단에서 정신건강 서비스 이용이 현저히 낮다.

진단적 표지자 Diagnostic Markers

다음의 검사실 이상 소견이 신경성 식욕부진증에서 관찰될 수 있다. 이상 소견이 있으면 진단의 신뢰를 증가시킨다.

혈액학(hematology). 백혈구 감소가 흔하며, 모든 종류의 세포 손실과 흔히 명백한 림프구 증가가 관찰된다. 가벼운 빈혈이 생길 수 있으며, 추가적으로 혈소판 감소, 드물게 출혈 문제가 일어날 수 있다.

혈청화학치(serum chemistry). 탈수증이 증가된 혈중 요소 질소에 의해 나타날 수 있다. 고콜레스테롤혈증이 흔하게 나타난다. 간 효소가 증가될 수 있다. 저마그네슘증, 저아연증, 저인산증, 그리고 고아밀라아제증 소견도 종종 관찰된다. 스스로 구토를 유도하는 행동은 대사성 알칼리증(혈청 중탄산염의 증가), 저염소혈증, 그리고 저칼륨증을 불러일으킬 수 있다. 하제의 남용은 가벼운 대사성 산증을 유발할 수 있다.

내분비계(endocrine). 혈청 티록신(T_4) 수준은 일반적으로 낮음-정상 범위에 있다. 트리요오드티로닌(triiodothyronine; T_3) 수준은 감소하는 반면, 리버스 T_3(reverse T_3)의 수준은 증가한다. 여성은 낮은 혈청 에스트로겐 수치를 보이는 반면, 남성은 낮은 수준의 혈청 테스토스테론 수치를 보인다.

심전도검사(electrocardiography). 동서맥이 흔하게 관찰되며, 부정맥은 드물게 기록된다. 일부 사람에서는 교정된 QT 간격(QTc interval)의 현저한 증가가 관찰된다.

골량(bone mass). 낮은 골밀도가 흔히 보이며, 동시에 특정 영역에서 골연화증 혹은 골다공증이 나타난다. 골절의 위험성이 현저하게 증가한다.

뇌파검사. 대사성 뇌병증을 나타내는 전반적 이상이 현저한 수분 및 전해질 장해를 초래할 수 있다.

휴식기 에너지 소모. 휴식기의 에너지 소모가 종종 유의미하게 감소하는 것이 관찰된다.

신체적 징후와 증상. 굶주림으로 인해 신경성 식욕부진증에서는 많은 신체적 징후와 증상이 나타난다. 무월경은 흔한 증상으로 생리적 기능이상의 지표로서 나타난다. 무월경은 보통 체중 감소의 결과로 나타나지만, 소수의 사람은 체중이 감소하기 전부터 발생했을 수도 있다. 사춘기 이전의 여성은 초경이 늦춰질 수 있다. 무월경에 추가적으로 변비, 복통, 추위에 대한 내성 저하, 무기력증, 그리고 과도한 에너지 소모가 나타날 수 있다.

대부분의 신체검진에서 눈에 띄는 결과는 쇠약해지는 것이다. 일반적으로 심각한 저혈압, 저체온, 그리고 서맥이 발생한다. 일부 사람은 가느다란 솜털 같은 체모가 발생하기도 한다. 일부에서는 말초부종이 발생하는데, 특히 체중이 회복되고 있는 과정 중이나 혹은 하제와 이뇨제의 남용을 중단했을 때 나타난다. 드물게는 일반적으로 사지에 점상출혈이나 반상출혈과 같은 출혈성 소인을 나타내기도 한다. 몇몇 사람은 과카로틴혈증과 연관되어 피부가 노랗게 변하는 증상을 보인다. 신경성 폭식증을 보이는 사람처럼, 스스로 구토를 유도하는 신경성 식욕부진증 환자는 침샘, 특히 귀밑샘의 비대 증상을 보일 뿐만 아니라 치아의 법랑질에 침식이 일어난다. 일부 개인은 구토를 하기 위해 손을 사용할 경우 손등과 치아가 닿아 손등에 상처나 굳은살이 만들어지기도 한다.

자살 사고 혹은 행동과의 연관성 Association With Suicidal Thoughts or Behavior

신경성 식욕부진증에서는 자살 위험성이 높으며, 동일 연령과 젠더 집단에서 18배나 더 높은 것으로 알려졌다. 체계적 문헌연구에 따르면, 자살은 신경성 식욕부진증에 따른 사망의 두 번째 주요 원인으로 나타났다. 다른 문헌연구에 따르면, 신경성 식욕부진증 환자의 1/4~1/3이 자살 사고를 보였으며, 신경성 식욕부진증 환자의 약 9~25%는 자살을 시도한 것으로 나타났다. 섭식장애 환자의 자살 위험 증가 요인에는 성적 학대 노출 증가, 의사 결정 능력 손상, 높은 비자살적 자해율, 기분장애와의 동반이환이 포함된다.

신경성 식욕부진증의 기능적 결과 Functional Consequences of Anorexia Nervosa

신경성 식욕부진증 환자는 장애와 연관된 기능적인 제한을 보인다. 일부 환자의 경우 사회적이고 전문적인 기능을 활발히 유지하지만, 그렇지 않은 경우 현저한 사회적 고립과 학업 및 직업적 수행력의 실패를 보여 준다.

감별진단 Differential Diagnosis

감별진단의 일반적인 고려 사항에 더하여 특히 비정형적인 양상의 경우(예, 40세 이후 발병한 것) 심각한 저체중 또는 심각한 체중 감소의 다른 가능성을 고려하는 것이 중요하다.

기타 의학적 상태(예, 위장관 질환, 갑상선기능항진증, 잠재성 종양 및 후천성 면역결핍 증후군[AIDS]). 심각한 체중 감소는 의학적 상태에서 나타날 수 있다. 그러나 이러한 장애가 있는 사람은 일반적으로 체중 혹은 체형을 경험하는 방식에서의 장해나 체중 증가에 대한 극심한 두려움, 혹은 체중 증가를 방해하는 지속적 행동이 나타나지 않는다. 의학적 상태로 인한 급격한 체중 감소는 때로 신경성 식욕부진증의 발병이나 재발로 이어질 수 있다. 이런 경우 공병하는 의학적 상태로 인해 발병 초기에는 신경성 식욕부진증이 감춰질 수도 있다. 드물게 비만치료를 위한 수술 이후 신경성 식욕부진증이 발생할 수 있다.

주요우울장애. 주요우울장애에서 심각한 체중 감소가 나타날 수 있지만, 주요우울장애가 있는 사람들에게는 과도한 체중 감소에 대한 욕구 혹은 체중 증가에 대한 극심한 두려움이 존재하지 않는다.

조현병. 조현병을 가진 사람은 특이한 섭식 행동을 보이고 가끔은 유의미한 체중 감소를 경험한다. 그러나 이들은 신경성 식욕부진증 진단에 요구되는 체중 증가에 대한 두려움이나 신체 이미지에 대한 장해를 거의 보이지 않는다.

물질사용장애. 물질사용장애가 있는 사람은 빈약한 영양 섭취로 인해 저체중을 경험할 수 있다. 그러나 일반적으로 체중 증가에 대한 두려움을 느끼지 않으며 신체 이미지 장해를 보이지 않는다. 식욕을 감퇴시키는 약물(예, 코카인, 자극제)을 남용하면서, 체중 증가의 두려움을 표명하는 환자는 공존하는 신경성 식욕부진증의 가능성을 상당히 주의하여 평가하여야 한다. 왜냐하면 물질 사용이 체중 증가를 방해하는 지속적인 행동의 표현일 수 있기 때문이다.

사회불안장애, 강박장애 및 신체이형장애. 신경성 식욕부진증의 몇몇 양상은 사회불안장애, 강박장애, 그리고 신체이형장애의 진단기준과 겹친다. 특히 사회불안장애와 같이 공공장소에서 식사를 할 때 창피함을 느끼거나 당황스러움을 느낄 수 있다. 강박장애에서처럼 음식과 관련된 강박사고나 강박행동을 보일 수 있다. 혹은 신체이형장애에서처럼 외모의 가상적인 결점에 사로잡히기도 한다. 만약 신경성 식욕부진증이 있는 사람이 단지 섭식 행동에만 한정된 사회적 공포를 지니고 있을 경우에는 사회불안장애 진단을 내려서는 안 된다. 그러나 사회적인 공포가 식사 행동과 관련이 없을 경우(예, 공공장소에서 연설하는 것에 대한 극심한 공포) 사회불안장애의 추가 진단이 타당할 수 있다. 유사하게, 강박장애의 추가 진단은 강박사고와 강박행동이 음식과 관련되지 않았을 때만 고려되어야 한다(예, 오염에 대한 극심한 공포). 그리고 신체이형장애의 추가적인 진단은 체형 및 사이즈와 관련이 없는 왜곡이 있을 경우 고려되어야 한다(예, 코가 너무 크다는 사고에 대한 집착).

신경성 폭식증. 신경성 폭식증이 있는 사람은 반복적인 폭식 삽화를 보이며, 체중 증가를 피하기 위한 부적절한 행동(예, 스스로 구토를 유도하는 행동)을 하고, 체형과 체중에 대한 과도한 걱정을 한다. 그러나 신경성 식욕부진증의 폭식/제거형 환자와는 달리 신경성 폭식증 개인은 최소한 정상 수준이나 그 이상의 체중을 유지한다.

회피적/제한적 음식섭취장애. 이 장애가 있는 사람은 유의미한 체중의 감소 혹은 유의미한 영양학적 결핍을 보이지만, 체중 증가 혹은 비만이 되는 것에 대한 두려움을 가지지 않으며, 체형과 체중을 경험하는 방식에서 장해가 나타나지 않는다.

동반이환 Comorbidity

양극성장애, 우울장애, 그리고 불안장애의 경우 일반적으로 신경성 식욕부진증과 동시에 나타난다. 많은 신경성 식욕부진증 환자는 불안장애 혹은 불안 증상이 섭식장애 발병 이전부터 있었다고 보고한다. 강박장애는 일부 신경성 식욕부진증을 가진 사람에서 보고되는데, 특히 제한형에서 나타난다. 알코올사용장애와 다른 물질사용장애 또한 신경성 식욕부진증과 동반이환하는데, 특히 폭식/제거형에서 나타난다.

● 신경성 폭식증
Bulimia Nervosa

진단기준   F50.2

A. 반복되는 폭식 삽화. 폭식 삽화는 다음 2가지로 특징지어진다.
   1. 일정 시간 동안(예, 2시간 이내) 대부분의 사람이 유사한 상황에서 동일한 시간 동안 먹는 것보다 분명하게 많은 양의 음식을 먹음
   2. 삽화 중에 먹는 것에 대한 조절 능력의 상실감을 느낌(예, 먹는 것을 멈출 수 없거나, 무엇을 혹은 얼마나 많이 먹어야 할 것인지를 조절할 수 없는 느낌)
B. 체중이 증가하는 것을 막기 위한 반복적이고 부적절한 보상 행동. 예를 들면 스스로 유도한 구토, 이뇨제, 관장약, 다른 치료약물의 남용, 금식 혹은 과도한 운동 등이 나타난다.
C. 폭식과 부적절한 보상 행동이 둘 다, 평균적으로 적어도 3개월 동안 일주일에 1회 이상 일어난다.
D. 체형과 체중이 자기평가에 과도하게 영향을 미친다.
E. 이 장해가 신경성 식욕부진증의 삽화 기간 동안에만 발생하지 않는다.

다음의 경우 명시할 것:
   부분 관해 상태: 이전에 신경성 폭식증의 진단기준을 전부 만족시켰으며, 현재는 기준의 일부를 만족시키는 상태가 유지되고 있다.
   완전 관해 상태: 이전에 신경성 폭식증의 진단기준을 전부 만족시켰으며, 현재는 어떠한 기준도 만족시키지 않는 상태가 유지되고 있다.

현재의 심각도를 명시할 것:
심각도의 최저 수준은 부적절한 보상 행동(다음을 참조하시오)의 빈도를 기반으로 하고 있다. 심각도 수준은 다른 증상 및 기능적 장애의 정도를 반영하여 증가할 수 있다.
   경도: 평균적으로 일주일에 1~3회의 부적절한 보상 행동 삽화가 있다.
   중등도: 평균적으로 일주일에 4~7회의 부적절한 보상 행동 삽화가 있다.
   고도: 평균적으로 일주일에 8~13회의 부적절한 보상 행동 삽화가 있다.
   극도: 평균적으로 일주일에 14회 이상의 부적절한 보상 행동 삽화가 있다.

진단적 특징 Diagnostic Features

신경성 폭식증에는 다음 3가지의 핵심적 특징이 있다. 반복되는 폭식 삽화(진단기준 A), 체중 증가를 막기 위한 반복되는 부적절한 보상 행동(진단기준 B), 그리고 체형과 체중이 자기평가에 과도하게 영향을 미친다는 것이다(진단기준 D). 진단을 받기 위해서는 폭식과 부적절한 보상 행동이 반드시 일어나야 하며, 평균적으로 최소 지난 3개월 동안 주당 1회 이상 있어야 한다(진단기준 C).

'폭식 삽화'는 일정 시간 동안 대부분의 사람이 유사한 상황에서 동일한 시간 동안 먹는 것보다 분명하게 많은 양의 음식을 먹는 것으로 정의된다(진단기준 A1). 음식 섭취가 일어나는 상황은 이러한 섭취가 과도한지에 대한 임상의의 평가에 영향을 줄 수 있다. 예를 들면, 일반적 식사에서는 과도한 식사량으로 간주되는 식사가 기념 연회 혹은 휴일 같은 경우에는 정상적인 것일 수 있다. '일정 시간'은 일반적으로 2시간 미만의 제한된 기간을 의미한다. 1회의 폭식 삽화를 한 상황에만 한정시킬 필요는 없다. 예를 들어, 개인은 식당에서 폭식하기 시작해 집에 돌아온 후에도 계속 폭식을 할 수 있다. 하루 종일 소량의 가벼운 식사를 계속하는 경우에는 폭식으로 간주되지 않는다.

과도한 음식 섭취가 나타날 때, 폭식 삽화로 간주되기 위해서는 조절 능력의 상실감(진단기준 A2)이 반드시 동반되어야 한다. 폭식으로 여겨지기 위한 조절 능력의 상실감이란 음식 섭취를 참을 수 없거나 한번 먹기 시작하면 멈출 수 없게 되는 것이다. 일부 사람은 폭식 삽화 도중, 혹은 삽화 후에 해리 상태가 있음을 보고하기도 한다. 폭식과 관련된 조절 능력의 손상이 절대적이지는 않을 수 있다. 예를 들어, 어떤 사람은 전화벨이 울리는 동안은 폭식을 계속하지만, 룸메이트 혹은 배우자가 갑작스럽게 방으로 들어오는 경우 이를 중단할 수도 있다. 일부 환자는 그들의 폭식 삽화가 더 이상 급성 조절 능력의 상실로 특징지어지지 않으며, 좀 더 일반화된 통제되지 않는 섭식 패턴으로 특징지어진다고 보고한다. 만약 환자들이 섭식 통제 노력을 포기해 버렸다고 보고한다면, 조절 능력의 상실이 현재 존재하는 것으로 간주되어야만 한다. 폭식은 또한 어떤 경우에는 계획되어 나타날 수도 있다.

폭식하는 음식의 종류는 사람별로, 그리고 사람 내에서도 다양하게 나타난다. 폭식은 특정 종류의 영양소에 대한 갈망보다는 비정상적인 음식 섭취의 양으로 특징지어지는 듯 보인다. 그러나 폭식 기간 동안 사람들은 그들이 평소라면 먹지 않았을 음식을 먹는 경향이 있다.

신경성 폭식증이 있는 사람들은 보통 그들의 음식 섭취 문제를 부끄러워하며 그들의 증상을 숨기려는 경향이 있다. 그래서 폭식은 일반적으로 가능한 한 비밀스럽고 눈에 띄지 않게 일어나고, 종종 불편하거나 심지어 고통스러울 정도로 배가 찰 때까지 계속된다. 가장 일반적인 폭식의 선행 사건은 부정적 정동이며, 그 외에는 대인관계 스트레스, 음식 규제, 체중 및 체형과 관련된 부정적인 느낌, 지루함 등이 있다. 폭식은 단기적으로 폭식 삽화를 유발시키는 이러한 요인들을 경감시킬 수 있으나, 흔히 부정적인 자기평가나 불쾌감이 뒤따르게 된다.

신경성 폭식증의 또 다른 핵심적 특징은 체중 증가를 막기 위한 제거 행동으로, 반복적으로 부적절한 보상 행동을 하는 것이다(진단기준 B). 신경성 폭식증이 있는 많은 사람이 폭식을 보상하기 위한 시도로서 다양한 방법을 시도한다. 구토 유발은 일종의 보상 행동으로서, 가장 흔히 나타나는 부적절한 보상 행동이다. 구토는 즉각적으로 신체적 불편감과 체중 증가에 대한 공포심을 경감시키는 효과를 나타낸다. 일부 사례에서는 구토 자체가 목적이 되는데, 사람들은 구토하기 위한 목적으로 폭식을 하거나 아주 적은 양의 음식만 먹은 후에도 구토를 한다. 신경성 폭식증이 있는 사람들은 구토를 유도하기 위해 다양한 방법을 사용하는데, 구역 반사를 유도하기 위해 손가락이나 도구를 사용한다. 이들은 일반적으로 구토를 유도하는 데 익숙해져 결국에는 자신의 의지만으로 구토할 수 있게 된다. 드물게는 구토를 유도하기 위해 토근 시럽을 사용하기도 한다. 다른 제거 행동들에는 하제와 이뇨제의 남용이 포함되고, 드문 경우에 폭식 삽화 이후 관장제를 남용하기도 하지만 이 방법이 유일한 보상 방법으로 사용되는 경우는 드물다. 다른 몇몇 보상 행동이 드문 경우에서 사용되기도 한다. 몇몇 사람은 체중 증가를 피하기 위해 갑상선 호르몬을 복용하기도 한다. 당뇨병과 함께 신경성 폭식증이 있는 사람들은 폭식 동안 음식의 대사를 감소시키기 위해 인슐린 투여량을 줄이거나 생략하기도 한다. 신경성 폭식증이 있는 사람들은 폭식을 보상하기 위해 하루 또는 그 이상 금식하거나, 과도하게 운동을 하기도 한다. 운동이 다른 중요한 활동을 심각하게 방해하거나 부적절한 시간 및 상황에서 일어날 때, 혹은 부상이나 다른 의학적 합병증에도 불구하고 운동이 지속될 때 과도하다고 간주된다.

신경성 폭식증이 있는 개인들은 자기평가에서 체형과 체중을 지나치게 강조하며, 이러한 요인이 자존감을 결정하는 데 있어 가장 중요하다(진단기준 D). 이 장애를 지닌 사람들은 체중 증가를 두려워하고 체중 감소를 원하며, 그들의 신체에 대해 만족하지 못한다는 점이 신경성 식욕부진증과 유사하다. 그러나 이러한 장해가 단지 신경성 식욕부진증의 삽화 동안에만 발생하였을 경우 신경성 폭식증의 진단이 내려져서는 안 된다(진단기준 E).

부수적 특징 Associated Features

신경성 폭식증을 지닌 사람들은 전형적으로 정상 혹은 과체중 범위에 있다(성인 기준으로 BMI 18.5에서 30 사이). 비만인 사람들에게 이 장애가 발생하지 않는 것은 아니지만 드문 편이다. 폭식과 폭식 사이에, 신경성 폭식증이 있는 사람들은 전형적으로 그들의 총 칼로리 섭취량을 제한하고, 살찌거나 폭식을 유발한다고 인식하는 음식을 피하며, 동시에 저칼로리 음식('다이어트식')을 우선적으로 선택한다.

불규칙한 월경 또는 무월경이 신경성 폭식증을 지닌 여성에게서 발생한다. 그러나 이러한 장해가 체중 변동, 영양 결핍 또는 정서적 긴장과 연관되어 있는지는 확실치 않다. 제거 행동의 결과로 인한 수분 및 전해질의 장해가 어떤 경우에는 매우 심각하여 중대한 의학적 문제가 되기도 한다. 드물지만 치명적일 수 있는 합병증에는 식도 열상, 위 파열, 그리고 심부정맥 등이 있다. 심각한 심장 및 골격근 질환이 구토를 유발하기 위해 토근 시럽을 반복적으로 사용하는 사람들에서 보고되었다. 변비약을 만성적으로 남용한 사람들은 장운동을 자극하기 위해 변비약에 의존적이 될 수 있다. 신경성 폭식증은 일반적으로 위장 증상들과 관련되어 있으며, 직장 탈출증이 이 장애가 있는 사람들에서 종종 보고되고 있다.

유병률 Prevalence

지역사회 성인 표본을 대상으로 한 미국의 역학 연구에 따르면, 신경성 폭식증의 1년 유병률은 0.14~0.3%에 이른다. 남성보다 여성에서 훨씬 더 높은 비율로 나타나며(여성의 경우 0.22~0.5%; 남성의 경우 0.05~0.1%), 평생 유병률은 0.28~1.0%로 나타났다(여성의 경우 0.46~1.5%; 남성의 경우 0.05~0.08%). 13~18세 청소년을 대상으로 한 연구에 따르면, 평생 유병률은 여아와 남아에서 각각 1.3%와 0.5%로 나타났다.

미국의 경우, 신경성 폭식증의 유병률이 민족 및 인종 집단 전체에서 유사하게 나타난다. 신경성 폭식증의 유병률은 산업화되어 있는 고소득 국가들, 예를 들면 미국, 캐나다, 호주, 뉴질랜드, 많은 유럽 국가에서 가장 높은 것으로 보고되었다. 이들 국가 대부분에서 신경성 폭식증의 유병률이 거의 비슷한 것으로 나타났다.

라틴 아메리카 및 중앙아시아 일부 지역에서 신경성 폭식증의 유병률은 고소득 국가의 유병률과 유사하게 나타난다. 신경성 폭식증의 유병률은 대부분의 저소득 혹은 중간 정도의 소득을 올리는 국가에서 점차 증가하고 있는 것으로 보인다.

발달 및 경과 Development and Course

신경성 폭식증은 일반적으로 청소년기 혹은 성인기 초기에 시작된다. 사춘기 이전 발병이나 40세 이후 발병은 드물다. 폭식은 다이어트 중이나 후에 흔히 시작되며 다수의 스트레스를 유발하는 생활사건 경험 또한 신경성 폭식증의 발병을 유발할 수 있다.

임상 증례의 높은 비율에서 이상 섭식 행동이 최소한 몇 년간 지속된다. 경과는 만성적이거나 간헐적인데, 관해 기간과 폭식의 재발을 되풀이하게 된다. 치료가 임상 결과에 명확하게 영향을 주기는 하지만, 장기간 추적 연구를 보면 많은 사람의 증상이 치료를 받든 받지 않든 감소한 것으로 나타났다. 또한 관해 기간이 1년 이상일 때 더 좋은 장기적 성과를 기대할 수 있다.

유의하게 증가된 사망률(자살을 포함한 모든 사망)이 신경성 폭식증을 가진 사람들에서 보고되어 왔다. 신경성 폭식증에서의 자연 사망률(당해 전체 인구에 대한 1년 사망자 수 비율)은 10년 동안 2% 정도였다.

초기 신경성 폭식증에서 신경성 식욕부진증으로 교차 진단이 내려지는 경우는 전체 사례에서 일부다(10~15%). 신경성 식욕부진증을 교차 경험하게 되는 사람은 신경성 폭식증으로 되돌아가거나 두 장애를 복합적으로 가지게 된다. 폭식을 계속하지만 더 이상 부적절한 보상 행동을 하지 않는 사람들의 경우는 그들의 증상이 폭식장애 혹은 달리 명시되는 섭식장애의 진단기준에 맞게 된다. 진단은 현재 임상적 증상을 기준으로 내려져야 한다(즉, 지난 3개월).

위험 및 예후 인자 Risk and Prognostic Factors

기질적. 체중에 대한 염려, 낮은 자존감, 우울 증상, 사회불안장애, 그리고 아동기 범불안장애는 신경성 폭식증 발병의 위험성 증가와 연관되어 있다.

환경적. 날씬한 몸을 이상적 기준으로 내재화하는 것은 체중에 대한 염려의 위험성을 증가시키는 것으로 알려져 왔고, 이는 신경성 폭식증의 발병 위험을 증가시킨다. 아동기에 성적·신체적 학대를 경험한 사람들은 신경성 폭식증을 경험할 위험이 높다.

유전적, 생리적. 아동기 비만과 이른 사춘기 성숙은 신경성 폭식증 위험을 증가시킨다. 신경성 폭식증의 가계 전달은 물론 유전적 취약성 또한 존재한다.

경과의 변경인자. 동반된 정신과 질환의 심각도는 신경성 폭식증의 나쁜 장기적 결과를 예측한다.

문화와 관련된 진단적 쟁점 Culture-Related Diagnostic Issues

신경성 폭식증의 지역사회 기반 유병률은 미국 내 민족 및 인종 집단에 따라 크게 다르지 않았지만, 신경성 폭식증에 대한 치료는 비라틴계 백인 집단보다 부당한 대우를 받는 민족 및 인종 집단에서 더 낮게 나타난다.

성 및 젠더와 관련된 진단적 쟁점 Sex- and Gender-Related Diagnostic Issues

신경성 폭식증은 남아와 성인 남성보다 여아와 성인 여성에서 훨씬 더 흔하다. 남아와 성인 남성은 특히 치료를 받는 표본에서 소수이고, 아직 체계적으로 연구되지 못하고 있다.

진단적 표지자 Diagnostic Markers

현재 신경성 폭식증에 관한 구체적 진단적 검사는 존재하지 않는다. 하지만 몇몇 진단검사적 이상 소견이 제거의 결과로 나타날 수 있으며, 이를 이용하면 진단적 확실성을 높일 수 있다. 여기에는 저칼륨증(심장 부정맥을 유발할 수 있음), 저염소혈증, 저나트륨혈증과 같은 체액과 전해질 이상이 포함된다. 구토로 인한 위산 손실은 대사성 염기증(상승된 혈청 중탄산염)을 유발할 수 있고, 잦은 설사 유도 및 설사제와 이뇨제 남용은 대사성 산증을 일으킬 수 있다. 신경성 폭식증을 가진 어떤 사람들은 혈청 아밀라아제 수준이 경미하게 상승되어 있는데, 이것은 아마도 침의 동위효소 상승을 반영하는 결과일 것이다.

신체검진상 보통 어떠한 신체적 이상 결과도 나타나지 않는다. 그러나 입을 검사하면 반복적인 구토 때문에 특히 앞니의 설면에서 유의미하고 영속적인 치아 법랑질 손상이 관찰될 수 있다. 이런 치아는 조각나거나 '벌레 먹은 것'처럼 너덜너덜하게 보인다. 또한 충치가 증가한다. 어떤 사람들의 경우는 침샘, 특히 이하선이 눈에 띄게 확장되어 있다. 손으로 구역 반사를 자극함으로써 구토를 유도하는 사람들은 반복되는 치아와의 접촉 때문에 손등 부분에 굳은살이나 상처가 발생할 수도 있다. 구토를 유도하기 위해 토근 시럽을 반복적으로 사용한 환자들에서 심각한 심장과 골격의 근육병이 보고되어 왔다.

자살 사고 혹은 행동과의 연관성 Association With Suicidal Thoughts or Behavior

자살 위험이 신경성 폭식증 환자에서 증가한다. 문헌 연구에 따르면, 신경성 폭식증 환자의 약

1/4~1/3이 자살 사고를 가지고 있으며, 자살 시도를 한 것으로 나타났다.

신경적 폭식증의 기능적 결과 Functional Consequences of Bulimia Nervosa
신경성 폭식증을 가진 사람들은 이 장애와 연관된 여러 기능적 제한과 건강 관련 삶의 질이 감소하는 것을 보일 수 있다. 소수의 사람은 신경성 폭식증에 의해 사회생활에 악영향을 받으며 심각한 역할 손상을 보고한다.

감별진단 Differential Diagnosis
신경성 식욕부진증, 폭식/제거형. 신경성 식욕부진증 기간에만 폭식 행동을 나타내는 사람들은 신경성 식욕부진증 진단을 받게 된다. 폭식/제거형의 경우 역시 추가적으로 신경성 폭식증의 진단이 내려져서는 안 된다. 폭식과 제거를 하는 사람들 중 초기에 신경성 식욕부진증 진단을 받았지만 더 이상 신경성 식욕부진증 폭식/제거형의 전체 진단기준을 만족시키지 못하게 되는 경우(즉, 체중이 정상인 경우), 최소 지난 3개월 동안 신경성 폭식증의 진단기준을 전부 만족시키는 경우에만 신경성 폭식증의 진단을 다시 내리게 된다.
폭식장애. 폭식을 하지만 부적절한 보상 행동을 일정하게 하지 않는 사람의 경우 폭식장애 진단이 적절하다.
클라인-레빈 증후군. 클라인-레빈 증후군 같은 특정 신경학적 또는 기타 의학적 장애의 경우 섭식 행동에 장해가 있을 수 있으나, 체형이나 몸무게에 대한 과도한 걱정 같은 신경성 폭식증의 심리적 특징들은 나타나지 않는다.
주요우울장애, 비전형적 양상 동반. 과식은 주요우울장애의 비정형적 특징으로 흔히 나타난다. 그러나 이러한 사람들은 부적절한 보상 행동에 몰입하지 않으며, 신경성 폭식증의 특징인 체형과 몸무게에 대한 과도한 걱정 또한 특징적으로 나타나지 않는다. 만약 두 장애 모두 진단기준이 충족되는 경우, 두 장애의 진단이 동시에 내려질 수 있다.
경계성 성격장애. 폭식 행동은 경계성 성격장애의 주요 특징인 충동적인 행동의 정의에 포함될 수 있다. 만약 두 장애 모두 진단기준이 충족되는 경우, 두 장애 진단이 동시에 내려질 수 있다.

동반이환 Comorbidity
다른 정신질환과의 동반이환은 신경성 폭식증이 있는 사람들에서 흔하다. 최소 1개에서 여러 개의 동반질환을 경험하기도 하는데, 동반질환은 특정한 좁은 영역에 한정되어 나타나지 않고 넓은 정신질환의 범주 안에서 나타나게 된다. 신경성 폭식증이 있는 사람들에서 우울 증상(예, 낮은 자존감) 및 양극성장애 또는 우울장애들의 빈도가 높다. 많은 경우에 기분 장해는 신경성 폭식증의 발달과 함께 또는 곧이어 시작되며, 사람들은 그들의 기분 장해를 신경성 폭식증 때문으로 돌리게 된다. 그러나 일부 사람의 경우 기분 장해가 명확하게 신경성 폭식증에 선행하기도 한다. 또한 불안 증상(예, 사회적 상황에 대한 공포) 혹은 불안장애의 비율 또한 증가하게 되는데, 이러한 기분 및 불안 장해는 신경성 폭식증의 치료에 영향을 끼치게 된다. 물질사용장애, 특히 알코올사용장애 또는 자극제 사용장애의 유병률은 신경성 폭식증이 있는 사람들에서 최소 30% 정도다. 자극제 사용은 종종 식욕과 몸무게를 통제하려는 시도로서 시작된다. 신경성 폭식증을 지닌 사람들 중 상당한 비율이 하나 이상의 성격장애 진단기준에도 충족되고 있으며, 가장 많은 빈도는 경계성 성격장애다.

● 폭식장애
Binge-Eating Disorder

진단기준	F50.81

A. 반복되는 폭식 삽화. 폭식 삽화는 다음과 같이 특징지어진다.
  1. 일정 시간 동안(예, 2시간 이내) 대부분의 사람이 유사한 상황에서 동일한 시간 동안 먹는 것보다 분명하게 많은 양의 음식을 먹음
  2. 삽화 중에 먹는 것에 대한 조절 능력의 상실을 느낌(예, 먹는 것을 멈출 수 없거나, 무엇을 혹은 얼마나 많이 먹어야 할 것인지를 조절할 수 없는 느낌)
B. 폭식 삽화는 다음 중 3가지(혹은 그 이상)와 연관된다.
  1. 평소보다 많은 양을 급하게 먹음
  2. 불편하게 배가 부를 때까지 먹음
  3. 신체적으로 배고프지 않은데도 많은 양의 음식을 먹음
  4. 얼마나 많이 먹는지에 대한 부끄러운 느낌 때문에 혼자서 먹음
  5. 폭식 후 스스로에 대한 역겨운 느낌, 우울감 혹은 큰 죄책감을 느낌
C. 폭식으로 인해 현저한 고통이 있다고 여겨진다.
D. 폭식은 평균적으로 최소 3개월 동안 일주일에 1회 이상 발생한다.
E. 폭식은 신경성 폭식증에서 관찰되는 것과 같은 부적절한 보상 행동과 연관되어 있지 않으며, 신경성 폭식증 혹은 신경성 식욕부진증의 기간 동안에만 발생하지 않는다.

다음의 경우 명시할 것:
  부분 관해 상태: 이전에 폭식장애의 진단기준을 전부 만족시켰으며, 현재 일정 기간 동안 평균적으로 일주일에 1회보다 적은 빈도로 발생하고 있다.
  완전 관해 상태: 이전에 폭식장애의 진단기준을 전부 만족시켰으며, 현재 일정 기간 동안 어떠한 기준도 만족시키지 않는 상태가 유지되고 있다.

현재의 심각도를 명시할 것:
심각도의 최저 수준은 폭식 행동(다음을 참조하시오)의 빈도를 기반으로 하고 있다. 심각도 수준은 다른 증상 및 기능적 장애의 정도를 반영하여 높아질 수 있다.
  경도: 평균적으로 일주일에 1~3회의 부적절한 폭식 행동 삽화가 있다.
  중등도: 평균적으로 일주일에 4~7회의 부적절한 폭식 행동 삽화가 있다.
  고도: 평균적으로 일주일에 8~13회의 부적절한 폭식 행동 삽화가 있다.
  극도: 평균적으로 일주일에 14회 이상의 부적절한 폭식 행동 삽화가 있다.

진단적 특징 Diagnostic Features

폭식장애의 핵심적 특징은 반복되는 폭식 삽화가 평균적으로 최소한 3개월 동안 일주일에 1회 이상 발생해야 한다(진단기준 D). '폭식 삽화'는 일정 기간 동안 대부분의 사람이 유사한 상황에서 동일한 시간 동안 먹는 것보다 분명하게 많은 양의 음식을 먹는 것(진단기준 A1)으로 정의된다. 음식을 먹게 되는 상황은 이러한 섭취가 과도한지 임상의가 판단하는 데 영향을 줄 수 있다. 예를 들면, 일반적인 식사에서는 과도한 식사량으로 간주되는 식사가 기념 연회 혹은 휴일 같은 경우에는 정상적일 수 있다. '일정 시간'은 일반적으로 2시간 이내의 제한된 기간을 의미한다. 1회의 폭식 삽화를 한 상황에만 한정시킬 필요는 없다. 예를 들어, 개인은 식당에서 폭식하기 시작해 집에 돌아온 후에도 계속 폭식을 할 수 있다. 하루 종일 소량의 가벼운 식사를 계속하는 경우에는 폭식으로 간주되지 않는다.

과도한 음식 섭취가 나타날 때, 조절 능력의 상실감이 반드시 동반된다(진단기준 A2). 폭식으로 여겨지기 위한 조절 능력의 상실감이란 음식 섭취를 참을 수 없거나 한번 먹기 시작하면 멈출 수 없게 되는 것이다. 일부 사람은 폭식 삽화 도중 혹은 삽화 후에 해리 상태가 있음을 보고하기도 한다. 폭식과 관련된 조절 능력의 손상이 절대적이지는 않을 수 있다. 예를 들어, 어떤 사람은 전화벨이 울리는 동안은 폭식을 계속하지만, 룸메이트 혹은 배우자가 갑작스럽게 방으로 들어오는 경우 이를 중단할 수도 있다. 일부 환자는 그들의 폭식 삽화가 더 이상 급성 조절 능력의 상실로 특징지어지지 않으며, 좀 더 일반화된 통제되지 않는 섭식 패턴으로 특징지어진다고 보고하였다. 만약 사람들이 그들이 음식 섭취를 통제하는 것을 포기해 버렸다고 보고한다면, 조절 능력의 상실이 현재 존재하는 것으로 고려될 수 있다. 폭식은 또한 어떤 경우에는 계획되어 나타날 수도 있다.

폭식하는 음식의 종류는 개인별로, 그리고 개인 내에서도 다양하게 나타난다. 폭식은 특정 종류의 영양소에 대한 갈망보다는 비정상적인 음식 섭취의 양으로 특징지어지는 듯 보인다. 그러나 폭식 기간 동안 사람들은 그들이 평소라면 먹지 않았을 음식을 먹는 경향이 있다.

폭식은 현저한 고통으로 특징지어져야 하며(진단기준 C), 최소한 다음 중 3개의 특징을 나타내게 된다. 평소보다 많은 양을 급하게 먹고, 불편하게 배가 부를 때까지 먹으며, 신체적으로 배고프지 않은데도 많은 양의 음식을 먹으며, 얼마나 많이 먹는가에 대한 부끄러운 느낌 때문에 혼자 먹는다. 마지막으로, 자기 자신에 대한 역겨운 느낌, 우울감 혹은 폭식 후에 과도한 죄책감을 느낀다(진단기준 B).

폭식장애가 있는 개인들은 전형적으로 그들의 섭식 문제를 부끄러워하며 그들의 증상들을 숨기려는 경향이 있다. 폭식은 일반적으로 가능한 한 비밀스럽고 눈에 띄지 않게 일어난다. 가장 일반적인 폭식의 선행 사건은 부정적 정동이며, 그 외에는 대인관계 스트레스, 음식 규제, 체중 및 체형과 관련된 부정적인 느낌, 지루함 등이 있다. 폭식은 일시적으로 폭식 삽화를 유발시키는 이러한 요인들을 경감시킬 수 있으나, 흔히 부정적인 자기평가나 불쾌감이 결과적으로 뒤따르게 된다.

부수적 특징 Associated Features

폭식장애는 정상 체중/과체중, 그리고 비만인 사람들에서 나타난다. 치료를 찾는 이들 가운데 과체중 혹은 비만과 잘 연관되곤 한다. 그럼에도 불구하고 폭식장애와 비만은 별개다. 대부분의 비만인 사람은 반복적 폭식에 연루되지 않는다. 섭식 행동에 대한 실험 연구에서 체중을 일치시킨 폭식장애가 없는 비만인 사람과 비교하였을 때, 폭식장애가 있는 비만인 사람들은 더 많은 칼로리를 섭취하였고, 더 큰 기능 손상, 낮은 삶의 질, 더 큰 주관적 고통, 그리고 더 많은 정신과적 동반질환을 가지는 것으로 나타났다.

유병률 Prevalence

지역사회 표본을 대상으로 한 미국의 역학 연구에 따르면, 폭식장애의 1년 유병률은 0.44~1.2%에 이른다. 남성보다 여성에서 2배에서 3배 더 높은 비율로 나타나며(여성의 경우 0.6~1.6%; 남성의 경우 0.26~0.8%), 평생 유병률은 0.85~2.8%다(여성의 경우 1.25~3.5%; 남성의 경우 0.42~2.0%).

미국의 경우 폭식장애의 유병률은 민족인종적 집단 전체에서 유사하게 나타난다.

폭식장애는 산업화되어 있는 많은 고소득 국가, 예를 들면 미국, 캐나다, 많은 유럽 국가, 호주, 뉴질랜드에서 유병률이 유사한 것으로 보인다. 고소득 국가에서 폭식장애의 1년 유병률은 0.1~1.2%에 이른다. 비록 저소득 및 중간 정도의 소득을 올리는 국가에 대한 자료가 적지만, 라틴 아메리카 일부 지역의 폭식장애 유병률은 미국과 유럽만큼 높은 것으로 보인다. 미국에 거주하는 멕시코계 미국인은 멕시코에 거주하는 멕시코계 미국인보다 폭식장애의 유병률이 높게 나타났다.

발달 및 경과 Development and Course

폭식장애의 발생에 대해서는 거의 알려져 있지 않다. 폭식과 객관적으로 과도한 섭취가 없는 통제 상실 섭식이 아동에게 나타나며, 체지방 증가, 체중 증가, 심리적 증상의 증가와 관련이 있다. 폭식은 청소년과 대학생 나이대의 표본에서 흔하다. 통제 상실 섭식과 일화성 폭식은 어떤 사람에게서 섭식장애의 전구 단계일 수 있다.

폭식장애가 있는 많은 사람에서 폭식의 발생 후에 식이요법이 뒤따른다. (이것은 역기능적 식이요법이 폭식보다 보통 앞서는 신경성 폭식증과 반대다.) 폭식장애는 전형적으로 청소년기 또는 성인기 초기에 시작되지만 성인기 후기에 시작될 수도 있다. 폭식장애로 치료를 찾는 사람들은 신경성 식욕부진증 또는 신경성 폭식증으로 치료를 찾는 사람보다 보통 연령이 높다.

자연적 경과, 그리고 치료 결과로 인해 관해되는 비율은 신경성 폭식증 또는 신경성 식욕부진증보다 폭식장애에서 더 높다. 폭식장애의 경과는 가변적이고 아직 완전히 이해되지 않고 있다. 적어도 일부 환자들은 상대적으로 지속적이며 때때로 재발 및 완화되는 증상 궤적을 보이고, 강도나 기간 면에서 신경성 폭식증에 필적한다. 폭식장애에서 다른 섭식장애로 바뀌는 경우는 흔하지 않다.

위험 및 예후 인자 Risk and Prognostic Factors

유전적, 생리적. 폭식장애에는 가족력이 영향을 미치는 것으로 보이며, 이것은 아마도 유전적 영향을 반영하는 것으로 보인다.

문화와 관련된 진단적 쟁점 Culture-Related Diagnostic Issues

폭식장애의 임상적 증상은 미국 내 민족 및 인종 집단에 따라서 다르게 나타난다. 흑인은 백인에 비하여 폭식과 관련된 고통을 덜 보고하며, 치료에 더 높은 빈도로 나타날 수 있다.

자살 사고 혹은 행동과의 연관성 Association With Suicidal Thoughts or Behavior

폭식장애 환자의 약 25%가 자살 사고를 경험한 것으로 알려졌다.

폭식장애로 인한 기능적 결과 Functional Consequences of Binge-Eating Disorder

폭식장애는 체질량 지수를 맞춘 통제 집단과 비교하여 사회적 역할 적응 문제, 건강 관련 삶의 질, 그리고 삶의 만족 손상, 의학적 질병 이환율과 사망률 증가, 그리고 이와 연관된 건강관리 이용 증가와 같은 기능적 결과와 연관이 있다. 체중 증가, 그리고 비만 발병에 대한 증가된 위험과도 연관될 수 있다.

감별진단 Differential Diagnosis

신경성 폭식증. 폭식장애는 신경성 폭식증과 마찬가지로 반복적 폭식 행동을 보이지만 신경성 폭식증과는 근본적으로 다르다. 임상 양상의 관점에서는 신경성 폭식증에서 보이는 반복적인 부적절한 보상 행동(예, 제거, 과도한 운동)이 폭식장애에서는 존재하지 않는다. 신경성 폭식증을 가진 사람들과 달리, 폭식장애가 있는 사람들은 전형적으로 체중과 체형에 영향을 주기 위한 현저한 또는 지속적인 식이 제한을 폭식 삽화 사이에 보이지 않는다. 하지만 그들도 빈번한 다이어트 시도를 보일 수 있다. 폭식장애는 또한 치료 반응 면에서 신경성 폭식증과 다르다. 폭식장애가 있는 사람들의 회복률은 신경성 폭식증을 가진 사람보다 높다.

비만. 폭식장애는 과체중 및 비만과 연관되어 있지만 비만과 구별되는 여러 주요 특징을 가지고 있다. 첫째, 신체에 대한 과도한 가치를 부여하는 수준이 폭식장애를 가지지 않은 사람들보다 폭식장애가 있는 비만인 사람에서 더 높다. 둘째, 정신과적 동반질환 비율이 해당 장애가 없는 비만인 사람들보다 해당 장애가 있는 비만인 사람들에서 훨씬 더 높다. 셋째, 비만과 폭식장애를 동반이환하는 환자의 경우 폭식장애에 대한 근거기반 심리치료의 결과가 비만치료에 비해 훨씬 성공적이었다.

양극성 및 우울 장애. 식욕 증가와 체중 증가는 주요우울장애의 진단기준과 우울장애와 양극성장애의 비정형적 양상에 포함되어 있다. 주요우울 삽화에서 증가된 섭식은 통제 상실과 연관되어 있을 수도 있고 그렇지 않을 수도 있다. 만약 두 장애에 대해 완전한 진단기준이 충족된다면 두 진단 모두 내려질 수 있다. 폭식과 이상 섭식의 다른 증상들은 양극성장애와 연관되어 보인다. 만약 두 장애의 진단을 모두 충족한다면 두 진단 모두 내려져야 한다.

경계성 성격장애. 폭식은 경계성 성격장애 정의의 일부분인 충동적 행동에 포함된다. 만약 2가지 장애에 대한 진단기준을 모두 만족시킨다면, 두 진단 모두 내려져야 한다.

동반이환 Comorbidity

폭식장애는 신경성 폭식증과 신경성 식욕부진증에 필적하는 높은 정신과적 동반이환율을 보인다. 가장 흔한 동반질환은 주요우울장애와 알코올사용장애다. 정신과적 동반질환은 폭식의 심각도와 연관이 있고 비만 정도와는 연관이 없다.

● 달리 명시되는 급식 또는 섭식 장애
Other Specified Feeding or Eating Disorder

F50.89

이 범주는 사회적, 직업적 또는 다른 중요한 기능 영역에서 임상적으로 현저한 고통이나 손상을 초래하는 급식 또는 섭식 장애의 특징적인 증상들이 두드러지지만, 급식 또는 섭식 장애의 진단분류에 속한 장애 중 어느 것에도 완전한 기준을 만족하지 않는 발현 징후들에 적용된다. 달리 명시되는 급식 또는 섭식 장애 범주는 발현 징후가 어떤 특정 급식 또는 섭식 장애의 기준에 맞지 않은 특정한 이유에 대해 의사소통하기 위해 임상의가 선택한 상황들에서 사용된다. 이는 '달리 명시되는 급식 또는 섭식 장애'를 기록하고, 이어서 특정한 이유(예, '저빈도로 나타나는 신경성 폭식증')를 기록한다.

'달리 명시되는'이라는 지정 문구를 사용해 분류될 수 있는 발현 징후들의 예는 다음과 같다.

1. **비전형적 신경성 식욕부진증**: 현저한 체중 감소에도 불구하고 환자의 체중이 정상 범위 또는 정상보다 상위에 위치하는 것을 제외하고 신경성 식욕부진증의 모든 진단기준을 충족함. 비전형적 신경성 식욕부진증 환자는 신경성 식욕부진증과 관련된 많은 생리학적 합병증을 경험하기도 함

2. **신경성 폭식증(저빈도, 그리고/또는 제한된 기간)**: 폭식과 부적절한 보상 행동이 평균적으로 일주일에 1회 이하, 그리고/또는 3개월 이하로 나타나는 것을 제외하고 신경성 폭식증의 모든 진단기준을 충족함

3. **폭식장애(저빈도, 그리고/또는 제한된 기간)**: 폭식이 평균적으로 일주일에 1회 이하, 그리고/또는 3개월 이하로 나타나는 것을 제외하고 폭식장애의 모든 진단기준을 충족함

4. **제거장애**: 폭식이 없는 상태에서 체중이나 체형에 영향을 주기 위한 반복적인 제거 행동(예, 일부러 구토하기, 설사제, 이뇨제 또는 다른 치료약물 오용)

5. **야식 증후군**: 잠에서 깨어난 후 먹거나 저녁식사를 한 뒤 과도한 음식 섭취로 나타나는 반복적인 야식 삽화. 해당 섭취를 알고 기억함. 야식 행동이 수면-각성 주기의 변화나 지역사회 규범과 같은 외부 환경의 영향으로 더 잘 설명되지 않음. 야식 행동이 현저한 고통, 그리고/또는 기능상의 손상을 초래함. 이러한 이상 섭식 패턴이 폭식장애나 물질 남용을 포함한 다른 정신질환으로 더 잘 설명되지 않으며, 다른 의학적 상태나 치료약물로 인한 것이 아님

● 명시되지 않는 급식 또는 섭식 장애
Unspecified Feeding or Eating Disorder

F50.9

이 범주는 사회적, 직업적 또는 다른 중요한 기능 영역에서 임상적으로 현저한 고통이나 손상을 초래하는 급식 또는 섭식 장애의 특징적인 증상들이 두드러지지만, 급식 또는 섭식 장애의 진단분류에 속한 장애 중 어느 것에도 완전한 기준을 만족하지 않는 발현 징후들에 적용된다. 명시되지 않는 급식 또는 섭식 장애 범주는 기준이 특정 급식 또는 섭식 장애의 기준에 맞지 않은 이유를 명시할 수 없다고 임상의가 선택한 상황들에서 사용되며, 좀 더 특정한 진단을 내리기에는 정보가 불충분한(예, 응급실 상황) 발현 징후들을 포함한다.

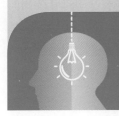

배설장애
Elimination Disorders

배설장애는 소변 또는 대변의 부적절한 배설을 포함하며 대개 아동·청소년기에 처음으로 진단된다. 이 장애군에는 부적절한 장소에서 반복적으로 소변을 보는 **유뇨증**과 부적절한 장소에서 반복적으로 대변을 보는 **유분증**이 포함된다. 유뇨증의 아형은 야간형과 주간형(즉, 깨어 있는 동안 소변을 보는 경우)으로 구별되며, 유분증의 경우에는 변비 및 변실금이 있는 것과 없는 것으로 구별된다. 2가지 장애 모두 최소 연령에 대한 진단적 요구가 있지만, 오로지 생활연령만을 기준으로 하는 것이 아니라 발달연령에 근거해서도 진단해야 한다. 두 장애 모두 의도적일 수도 있고 불수의적일 수도 있다. 이 장애들은 대개 개별적으로 발생하지만, 두 장애가 공존하는 경우도 있다.

● 유뇨증
Enuresis

진단기준   F98.0

A. 침구 또는 옷에 불수의적이든 의도적이든 반복적으로 소변을 본다.
B. 이러한 행동은 임상적으로 확연하게 나타나며, 적어도 연속된 3개월 동안 주 2회 이상의 빈도로 일어나고, 사회적, 학업적(직업적) 또는 다른 중요한 기능 영역에서 임상적으로 현저한 고통이나 손상을 초래한다.
C. 생활연령이 적어도 5세 이상이다(또는 이와 동일한 발달수준에 있음).
D. 이러한 행동은 물질(예, 이뇨제, 항정신병 치료약물)의 생리적 효과나 다른 의학적 상태(예, 당뇨, 척수이분증, 발작장애)로 인한 것이 아니다.

다음 중 하나를 명시할 것:
   야간형 단독: 야간 수면 시에만 소변 배출
   주간형 단독: 깨어 있는 시간 동안에 소변 배출
   주야간형 복합: 앞의 2가지 아형의 혼합형

아형 Subtypes
야간형은 때때로 단일증상성 유뇨증이라고도 불리는 가장 흔한 아형으로 요실금이 야간 수면 중

에만 나타나며, 전형적으로는 밤의 첫 1/3 동안 일어난다. 주간형은 야간 유뇨증이 나타나지 않으며, 간단히 요실금이라고 불린다. 이 아형의 경우 다시 두 군으로 나뉠 수 있다. '절박 요실금'을 보이는 군에서는 갑작스러운 절박 증상과 배뇨근의 불안정이 있는 반면, '배뇨 지연'을 보이는 군에서는 요실금이 생길 때까지 소변보는 것을 의식적으로 미룬다. 주야간형 복합은 비단일증상성 유뇨증(nonmonosymptomatic enuresis)이라고도 알려져 있다.

진단적 특징 Diagnostic Features

유뇨증의 특징적 증상은 낮이나 밤에 침구 또는 옷에 반복적으로 소변을 보는 것이다(진단기준 A). 불수의적 배뇨가 가장 흔하나, 가끔은 의도적일 수도 있다. 유뇨증의 진단에 적절하려면 이러한 행동이 적어도 연속된 3개월 동안 주 2회 이상의 빈도로 일어나고, 사회적, 학업적(직업적) 또는 다른 중요한 기능 영역에서 임상적으로 현저한 고통이나 손상을 초래해야 한다(진단기준 B). 개인의 연령은 소변을 가릴 수 있는 연령에 도달해야 한다(즉, 아동의 생활연령이 적어도 5세, 발달지연이 있는 아동에서는 정신연령이 적어도 5세가 되어야 한다; 진단기준 C). 요실금이 물질(예, 이뇨제, 항정신병 치료 약물)의 생리적 효과나 다른 의학적 상태(예, 당뇨, 척수이분증, 발작장애, 여성에 있어 이소성 요관, 남성에 있어 후방 요도 판막, 척수견인, 경련 질환)로 인한 것이 아니어야 한다(진단기준 D).

부수적 특징 Associated Features

야간 유뇨증은 종종 REM수면 단계 동안 일어나며, 아동은 소변보는 행동과 연관된 꿈을 기억하기도 한다. 주간 유뇨증 동안 아동은 때때로 사회적 불안 때문에 또는 학업이나 놀이에 열중하느라 화장실 가기를 싫어해서 요실금이 생길 때까지 소변보는 것을 미룬다. 유뇨증 사건은 수업이 있는 날의 이른 오후 혹은 하교 이후에 가장 흔하게 일어난다. 실행 기능의 문제나 파괴적 행동과 연관이 있는 기타 신경학적 문제를 지닌 아동들은 감각적 인식이 없는 주간 요실금에 높은 위험성을 보일 수 있다. 주간 요실금 및 주야간형 복합 아형의 유뇨증을 가진 아동에서 연관된 감염을 적절히 치료한 후에도 지속되는 경우는 드물지 않다.

유병률 Prevalence

주간 요실금의 유병률은 7세 아동의 경우 3.2%에서 9.0%, 11~13세 청소년은 1.1%에서 4.2%, 15~17세 청소년은 1.2%에서 3.0%로 나타난다.

사회 내 야간 유뇨증의 유병률은 나이에 따라 감소한다. 미국, 네덜란드, 홍콩을 포함한 몇몇 지리적 환경에서는 유병률이 5세에서는 5%에서 10%, 10세에서는 3%에서 5%, 그리고 15세 이상에서는 1% 정도로 나타난다. 미국 내 아프리카계 미국인이나 네덜란드 내 튀르키예 혹은 모로코 아동들에서 나타나듯, 소년들이나 사회적으로 탄압받는 집단의 구성원에서는 더 높은 유병률을 보인다. 이 질환은 학습장애 혹은 주의력결핍 과잉행동장애를 동반한 청소년에서 더 높은 유병률을 보인다.

발달 및 경과 Development and Course

유뇨증의 경과는 2가지를 따를 수 있다. 소변 가리기가 1회도 성취되지 않은 '일차성' 유뇨증과 소변을 가린 기간 후에 장해가 나타나는 '이차성' 유뇨증이 있다. 동반된 정신질환의 유병률은 두 아형 간에 차이가 없다. 정의에 의하면, 일차성 유뇨증은 5세에 시작된다. 이차성 유뇨증이 가장 흔히 발병하는 시기는 5세와 8세 사이지만, 어느 시기에도 발병할 수 있다. 5세 이후에는 자연 관해율이 연간 5~10%다. 이 장애가 있는 대부분의 아동은 청소년기에 소변을 가릴 수 있게 되지만, 약 1%는 성인기까지 지속된다. 주간형 유뇨증은 9세 이후에는 드물다. 아동기 중기에 간혹 주간 요실금이 있는 경우는 그다지 드물지 않으나, 인지행동 문제를 포함한 함께 나타나는 다른 정신건강 문제가 있는 아동에서 대체로 더 흔하다. 유뇨증이 아동기 후기나 청소년기까지 지속되는 경우에, 실금은 해결될 수 있으나 여성에서 빈뇨는 보통 지속되며 실금은 성인기 후반에 재발할 수 있다.

위험 및 예후 인자 Risk and Prognostic Factors

발달지연과 신경정신과적 문제들과 같은 방광 기능저하에 대한 몇 가지 소인이 제시되고 있다.

환경적. 방광 기능저하와 연관된 요소로 확인된 것에는 느슨한 소변 훈련과 정신사회적 스트레스가 있다.

유전적, 생리적. 야간 유뇨증은 야간 소변 생산, 야간 방광 저장 수용력, 그리고 수면에서 깨어나는 능력 사이의 불일치와 관련이 있다. 이러한 기전 아래에는 중추신경계 신호 처리나 기본 모드 네트워크의 장애가 있을 수 있다. 그러나 각성 역치의 증가가 아동들이 잠을 잘 자는 것을 의미하는 것은 아니다. 사실상 유뇨증을 가진 아동들의 수면의 질은 종종 좋지 않다. 야간 유뇨증은 유전적으로 이질적인 질환이다. 유전성은 가족, 쌍둥이 및 유전자 분리 분석에서 보여 왔다. 아동기 야간 유뇨증의 위험성은 유뇨증을 지닌 어머니의 자녀에서 대략 3.6배 높고, 아버지가 요실금이 있을 때 10.1배 높아진다. 야간 유뇨증과 주간 유뇨증의 위험의 정도는 유사하다.

문화와 관련된 진단적 쟁점 Culture-Related Diagnostic Issues

유뇨증은 미국뿐 아니라 유럽, 아프리카, 아시아의 다양한 국가에서 보고되고 있다. 국가적 단위의 유병률은 매우 유사하며, 다른 나라에서도 발달 궤적상의 매우 높은 유사성이 발견된다. 그러나 지역 학교 기반 조사에 따르면 아프리카, 남아시아, 유럽, 그리고 카리브해 지역에서 유병률에 있어 큰 범위의 차이를 보였고(4~50%), 이는 적어도 부분적으로는 방법론적 차이에 기인한다. 고아원 등 다른 거주 시설에서 생활하는 경우에 나타나는 높은 유뇨증의 비율은 이른 시기의 배변 훈련으로 설명되지 않는다.

문화적 맥락은 유뇨증의 밝혀진 원인론과 진단에 모두 영향을 미친다. 예를 들어, 전통적 중의학에서는 유뇨증을 신장에서의 만성적 양(남성적 에너지) 부족을 원인으로 꼽는다. 자녀의 양육에 경제적 한계가 있는 사회나 자녀의 수를 제한하는 사회 정책(예, 중국의 한 자녀 정책) 내에서 자녀 유뇨증의 부모에 대한 고조된 영향력은 부모의 정서장애의 위험으로 이어질 수 있는 것으로 보고되었다.

성 및 젠더와 관련된 진단적 쟁점 Sex- and Gender-Related Diagnostic Issues

야간 유뇨증은 여성에 비해 남성에서 더 흔하다(거의 2:1). 이러한 남성의 흔한 발병률은 특히 젊은 층에서, 경미한 증상의 사례들에서, 그리고 밤에만 발생하는 유뇨증의 경우에서 더 두드러진다. 요로 감염은 특히 여성에서 주간 소변 실수와 자주 연관되어 있다. 주간 요실금은 여성에서 더 흔하며 그 비율은 나이에 따라 증가한다. 이전에 유뇨증이 있었던 아버지의 경우 유뇨증이 있었던 어머니의 경우보다 자녀가 유뇨증을 갖게 될 상대적 위험도가 더 크다.

유뇨증의 기능적 결과 Functional Consequences of Enuresis

유뇨증과 연관된 손상의 정도는 아동의 사회적 활동에 대한 제한(예, 집 떠난 캠핑) 또는 아동의 자존감에의 영향, 또래들로부터 배척당함의 정도, 보호자의 분노, 처벌 및 거부와 연관된다.

감별진단 Differential Diagnosis

신경인성 방광 또는 다른 의학적 상태. 신경인성 방광(neurogenic bladder) 또는 다른 구조적 상태(후방 요도 판막 혹은 이소성 요관과 같은 상태) 혹은 빈뇨나 절박뇨를 야기하는 다른 의학적 상태(예, 치료하지 않은 당뇨나 요붕증), 급성 요로 감염의 기간 동안에는 유뇨증의 진단을 내려서는 안 된다. 그러나 요실금이 이러한 다른 의학적 상태 이전에 규칙적으로 나타났거나 의학적 상태에 대한 적절한 치료 후에도 지속될 때에는 2가지 진단 모두 성립할 수 있다.

치료약물 부작용. 유뇨증은 요실금으로 이어질 수 있는 변비, 빈뇨 또는 실행 기능의 변화를 야기할 수 있는 항정신병 치료약물, 이뇨제 기타 치료약물 사용 중에 발생할 수 있다. 이러한 경우에 단독으로 진단을 내려서는 안 되고, 치료약물 부작용(medication side effect)이라고 기록해야 한다. 그러나 만약 요실금이 이러한 치료약물 이전에 규칙적으로 나타났다면 유뇨증의 진단을 내릴 수 있다.

동반이환 Comorbidity

대부분의 유뇨증 환아에서 다른 정신질환이 동반되지는 않으나, 동반된 행동 증상의 유병률은 유뇨증이 없는 아동에 비해 주간과 야간 유뇨증이 있는 경우 모두에서 더 높다. 말, 언어, 학습과 운동 기술의 지연을 포함한 발달지연도 일부 유뇨증 아동에서 나타난다. 유분증과 변비는 주간과 야간 실금 모두에서 나타난다. 하지불안 증후군과 비급속안구운동수면 각성장애(몽유병, 야경증)와 같은 사건수면은 야간 유뇨증과 연관되어 있다. 추가적으로 야간 유뇨증과 심한 흡연 혹은 무호흡증과의 연관성도 나타났다. 수면호흡장애가 밝혀진 유뇨증 아동의 약 50%가 아데노이드 톤실 절제술 이후 치료되는 것으로 보인다. 요로 감염은 실금이 있는 아동에 비해 주간 유뇨증과 단증상이 아닌 야간 유뇨증, 특히 주간형에서 흔하다.

● 유분증
Encopresis

진단기준

A. 부적절한 장소(예, 옷, 바닥)에 불수의적이든 의도적이든 반복적으로 대변을 본다.

B. 이러한 상황이 적어도 3개월 동안에 월 1회 이상 나타난다.

C. 생활연령이 적어도 4세 이상이다(또는 이와 동일한 발달수준에 있음).

D. 이러한 행동은 물질(예, 완하제)의 생리적 효과나 변비를 일으키는 기전을 제외한 다른 의학적 상태로 인한 것이 아니다.

다음 중 하나를 명시할 것:

변비 및 범람 변실금을 동반하는 경우: 신체검진이나 병력상 변비의 증거가 있다.

변비 및 범람 변실금을 동반하지 않는 경우: 신체검진이나 병력상 변비의 증거가 없다.

아형 Subtypes

'변비 및 범람 변실금을 동반하는 경우' 아형에서의 대변은 특징적으로(항상 그런 것은 아니지만) 형태를 이루고 있지 않고 대변의 누출이 드물거나 지속적일 수도 있으며, 낮 동안 일어나고 밤에는 가끔 나타난다. 단지 대변의 소량만이 배변 시에 나오게 되고, 실금은 변비치료 후에는 사라진다.

'변비 및 범람 변실금을 동반하지 않는 경우' 아형에서의 대변은 정상적 형태와 점도를 유지하고, 배변은 간헐적이다. 대변을 특정한 장소에서만 보기도 한다. 보통 적대적 반항장애나 품행장애와 연관이 있고, 항문 자위 행위의 결과로 나타날 수 있다. 변비가 없는 경우는 변비가 있는 경우보다 덜 흔하게 나타난다.

진단적 특징 Diagnostic Features

유분증의 필수 증상은 부적절한 장소(예, 옷 또는 바닥)에 반복적으로 대변을 보는 것이다(진단기준 A). 대부분은 불수의적이지만 때로는 의도적이기도 하다. 이러한 사건은 적어도 3개월 동안 최소한 월 1회 발생해야 하며(진단기준 B), 아동의 생활연령은 최소한 4세가 되어야 한다(발달지연이 있는 아동에서는 최소한 4세의 정신연령; 진단기준 C). 대변 실금이 전적으로 물질(예, 완하제)의 생리적 효과로 인한 것이 아니어야 하고, 변비와 관련된 기전을 제외한 다른 의학적 상태로 인한 것이 아니어야 한다(진단기준 D).

배변이 의도적이 아니라 불수의적인 경우는 변비, 변 응고 또는 범람 변실금을 동반하는 변의 잔류와 흔히 관련이 있다. 대변보기를 피하거나 과도하게 의도적으로 변을 참는 심리적 원인(예, 특정 장소에서 변을 보는 것이 불안, 불안하거나 적대적 행동의 일반적 양상) 때문에 생기기도 한다. 변비에 대한 생리적 소인에는 비효과적인 힘주기나 배변 압박 시 외괄약근이나 골반저가 이완되는 것이 아니라 수축되는 역설적 배변 역학이 포함된다. 식습관(불충분한 수분 섭취와 같은), 복강 질환, 갑상선기능저하증, 혹은 치료약물 부작용 또한 변비를 일으킬 수 있다. 한번 변비가 생기면 치열, 배변 통증,

대변 정체가 생기면서 더 복잡해질 수 있다. 대변의 점성은 다양할 수 있다. 어떤 경우에서는 대변이 정상 또는 정상에 가까운 점성을 보이지만, 대변 잔류에 의해 이차적으로 변실금이 있는 경우에서는 묽은 점성을 보일 수 있다.

부수적 특징 Associated Features

유분증이 있는 아동은 수줍음이 많고, 난처한 일이 생길지 모르는 상황(예, 캠프, 학교)을 피하려고 한다. 손상의 정도는 아동의 사회적 활동에 대한 제한이나 아동의 자존감, 또래들의 사회적 배척과 보호자의 분노, 처벌 및 거부에 의해 영향을 받는다. 대변 묻힘은 의도적이거나 우발적일 수도 있으며, 불수의적으로 흘러나온 대변을 깨끗이 하거나 숨기려는 아동의 시도에 대한 결과일 수도 있다. 실금이 분명히 고의적인 경우는 적대적 반항장애나 품행장애의 특징이 나타나기도 한다. 유분증이 있는 많은 아동이 유뇨증을 경험하기도 하는데, 이것은 만성 요로 감염으로 이어질 수 있는 방광이나 요관에서의 소변 역류와 연관이 있고, 변비치료로 사라질 수 있다.

유병률 Prevalence

4세 이상 유분증 아동의 대부분이 '변비 및 범람 변실금을 동반하는 경우'인 것으로 추정된다. 유분증은 고소득 국가 아동의 1~4%에 영향을 미치는 반면, 일부 아시아 국가(이란, 한국, 스리랑카)에서는 2~8%의 유병률이 보고되고 있다. 유분증은 10~12세 사이의 아동(2% 미만)에 비해 4~6세 사이의 아동(4% 초과)에서 더 흔하다. 또한 조기 학대나 방임을 경험하거나 청소년기에 저소득인 경우 유병률이 더 높다.

발달 및 경과 Development and Course

유분증은 생활연령이 최소한 4세가 될 때까지는 진단이 내려지지 않는다(또는 발달지연이 있는 경우에는 최소한 4세의 정신연령). 부적절하고 일관성 없는 대소변 가리기 훈련과 정신사회적 스트레스(예, 입학, 동생의 출생)가 유발 요인이 될 수 있다. 2가지 유형의 경과는 다음과 같다. '일차성' 유분증은 대변 가리기가 이전에 성취되지 않았던 경우이며, '이차성' 유분증은 일정 기간 대변을 가린 후에 발생하는 경우다. 유분증은 몇 년 동안 간헐적으로 악화되면서 지속될 수 있다.

위험 및 예후 인자 Risk and Prognostic Factors

고통스러운 배변은 변비를 초래하고 배변을 보류하는 행동은 유분증으로 이어질 가능성이 높다. 사춘기 이전의 나이와 남성 젠더는 유분증의 위험 요인이다. 변실금의 발달에 몇 가지 요인이 기여하는 것으로 보이는데, 여기에 불안, 우울증, 행동장애, 심리적 스트레스 요인(예, 왕따, 학교 성적 부진), 그리고 낮은 사회경제적 지위가 포함된다.

문화와 관련된 진단적 쟁점 Culture-Related Diagnostic Issues

다른 문화권에서의 식품 및 음료 섭취의 차이, 열대 국가의 더운 기후 조건, 그리고 심리사회적 역경은 변비 발생, 설명되지 않는 복통, 그리고 유분증으로 이어지는 대변 유지에 영향을 미칠 수 있다. 일부 사회의 부모들은 사회문화적인 이유 때문에 유분증에 대해 의료 서비스를 추구하지 않을 수도 있다. 예를 들어, 네덜란드의 튀르키예와 모로코 부모들은 소변과 대변이 불결하다는 종교적 우려 때문에 유분증을 보고하지 않을 수도 있다.

성 및 젠더와 관련된 진단적 쟁점 Sex- and Gender-Related Diagnostic Issues

5세 미만 아동의 경우에는 유분증의 성비가 동일한 것으로 나타나지만, 그 이상 연령의 아동에서의 유분증은 여자보다 남자에서 더 흔한 경향이 있다. 이 비율은 (사회 및 병원 기반 연구에서) 전 세계적으로 차이가 나는데 2:1(미국의 경우)에서 6:1까지 다양하다.

진단적 표지자 Diagnostic Markers

유분증의 진단은 병력 및 신체검사에 기반한 임상적 진단으로 일반적으로 진단검사가 필요하지 않다. 직장수지검사를 통한 직장 내 분변매복의 발견은 변비 및 범람 변실금을 동반하는 경우의 유분증을 진단하는 데 도움이 될 수 있다. 유분증 진단의 적응증이 되지는 않지만, 분변매복을 볼 수 있는 복부 방사선 사진 또한 변비 및 범람 변실금을 동반하는 경우의 유분증 진단을 뒷받침할 수 있다. 대장 통과 시간을 측정하기 위해 조영제 복용 후 복부 영상 검사를 하는 대장 통과 검사가 변비 및 범람 변실금을 동반하는 경우와 동반하지 않는 경우의 유분증을 구별하는 데 도움이 될 수 있다. 조영제의 정체가 나타나는 복부 영상 검사는 변비 및 범람 변실금을 동반하는 경우의 유분증을 시사하는 반면, 조영제의 즉각적 배출은 변비 및 범람 변실금을 동반하지 않는 경우의 유분증을 나타낸다. 어떤 아동들에서는 항문내압검사가 유분증에 기여하는 생리적 요소들을 이해하는 데 도움이 될 수 있다. 항문내압검사는 항문 기능과 감각을 측정할 수 있게 한다. 난치성 증상이나 변실금으로 이어질 수 있는 기저 질환의 징후를 보이는 아동들에서는 추가적인 평가가 필요하다. 이러한 평가는 기타 의학적 상태를 배제하기 위함이다.

유분증의 기능적 결과 Functional Consequences of Encopresis

유분증은 특히 나이가 많은 아동에서, 건강과 관련된 삶의 질, 가족의 기능에 있어 현저한 저하와 연관되어 있다.

감별진단 Differential Diagnosis

다른 의학적 상태가 존재할 경우, 변비와 연관된 기전이 기타 의학적 상태로 설명되지 않을 때에만 유분증을 진단할 수 있다. 기타 의학적 상태(예, 만성 설사, 척수이분증, 항문협착증)와 관련이 있는 변실금은 DSM-5 유분증 진단기준에 합당하지 않다.

동반이환 Comorbidity

유뇨증이 종종 유분증이 있는 아동에서 나타나기도 하는데, 특히 변비 및 범람 변실금을 동반하지 않는 경우에 보인다.

● 달리 명시되는 배설장애
Other Specified Elimination Disorder

이 범주는 사회적, 직업적 또는 다른 중요한 기능 영역에서 임상적으로 현저한 고통이나 손상을 초래하는 배설장애의 특징적인 증상들이 두드러지지만, 배설장애의 진단분류에 속한 장애 중 어느 것에도 완전한 기준을 만족하지 않는 발현 징후들에 적용된다. 달리 명시되는 배설장애 범주는 발현 징후가 어떤 특정 배설장애의 기준에 맞지 않은 특정한 이유에 대해 의사소통하기 위해 임상의가 선택한 상황들에서 사용된다. 이는 '달리 명시되는 배설장애'를 기록하고, 이어서 특정한 이유(예, '저빈도로 나타나는 유뇨증')를 기록한다.

부호화 시 주의점: N39.498 소변 증상을 동반한 달리 명시되는 배설장애; R15.9 대변 증상을 동반한 달리 명시되는 배설장애

● 명시되지 않는 배설장애
Unspecified Elimination Disorder

이 범주는 사회적, 직업적 또는 다른 중요한 기능 영역에서 임상적으로 현저한 고통이나 손상을 초래하는 배설장애의 특징적인 증상들이 두드러지지만, 배설장애의 진단분류에 속한 장애 중 어느 것에도 완전한 기준을 만족하지 않는 발현 징후들에 적용된다. 명시되지 않는 배설장애 범주는 기준이 특정 배설장애의 기준에 맞지 않은 이유를 명시할 수 없다고 임상의가 선택한 상황들에서 사용되며, 좀 더 특정한 진단을 내리기에는 정보가 불충분한(예, 응급실 상황) 발현 징후들을 포함한다.

부호화 시 주의점: R32 소변 증상을 동반한 명시되지 않는 배설장애; R15.9 대변 증상을 동반한 명시되지 않는 배설장애

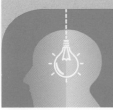

수면-각성장애
Sleep-Wake Disorders

수면-각성장애의 DSM-5 분류는 일반적인 정신건강의학과 의사와 일반 의사(성인, 노인, 아동 환자를 치료하는)를 위하여 만들어졌다. 수면-각성장애는 다음과 같은 10개의 장애 또는 장애군을 포함한다: 불면장애, 과다수면장애, 기면증, 호흡관련 수면장애, 일주기리듬 수면-각성장애, 비급속 안구운동(NREM)수면 각성장애, 악몽장애, 급속안구운동(REM)수면 행동장애, 하지불안 증후군, 물질/치료약물로 유발된 수면장애. 이런 장애가 있는 사람들은 일반적으로 수면의 질, 시간대와 수면량에 대한 불만족감을 호소한다. 그로 인해 발생하는 낮 시간의 불편과 기능저하의 발생이 모든 수면-각성장애의 핵심 양상이다.

이 장에서는 수면-각성 질환들의 감별진단이 용이하도록 구성하였고, 추가적인 평가 및 치료 계획 수립을 위하여 어떤 경우에 수면 전문가에게 의뢰하여야 하는지를 명시하였다. DSM-5 수면장애 질병 분류는 간단하고 임상적으로 유용한 접근법을 사용하며, DSM-IV 이후의 역학, 유전학, 병태생리학, 평가 및 중재 연구들의 과학적 성과를 반영한다. DSM-5의 수면-각성장애 분류에 대한 접근법은 '통합적(lumping) 대 분할적(splitting)'의 관점에서 이해되어야 한다. 예를 들어, 일부 범주(예, 불면장애)에서는 '통합적' 접근법이 채택되었다[즉, DSM-IV에서 나뉘어 있었던 3개의 범주(다른 정신질환에 동반된 불면증, 다른 의학적 상태에 동반된 불면증, 다른 수면장애와 동반된 불면증)는 모두 단일 불면장애의 범주에 포함되어 명시자(specifier)로 기술된다]. 반면에 다른 범주(예, 기면증)는 역학, 신경생물학 및 중재 연구들로부터 검증된 결과를 반영하여 '분할적' 접근 방식을 취하였다(즉, 기면증은 탈력발작 또는 하이포크레틴 결핍이 있는 아형 1, 탈력발작과 하이포크레틴 결핍이 없거나 측정되지 않은 아형 2 등 4개의 하위 아형으로 나뉜다).

DSM-5는 수면의학 전문가가 아닌 정신건강 및 일반 의학 임상의가 사용하도록 고안되었기 때문에 DSM-5는 수면-각성장애 분류를 단순화하고 광범위하게 덜 구분하여 진단을 통합하려고 하였다. 이와는 대조적으로, 『국제수면장애진단분류 3판(International Classification of Sleep Disorders, 3rd Edition: ICSD-3)』은 많은 진단 하위 아형을 상세히 설명하고, 수면 전문가들의 과학적 성과와 의견을 반영하며 수면 전문가용으로 마련되었다.

DSM-5의 수면-각성장애 진단에 대한 더 단순하고 덜 구분하는 접근법은 통합, 판별성 및 안면 타당도에서뿐만 아니라 평가자 간 신뢰도에도 우수성을 보인다. 각각의 DSM-5 수면-각성장애 진단기준 세트와 관련 본문 내용은 그에 상응하는 ICSD-3 장애들과 연결시켰다.

수면장애 분야는 DSM-IV 발간 시부터 이러한 방향을 지켜 왔다. 특히 기면증과 같은 과도한 졸림장애, 정규 수면검사(예, 수면다원검사)를 필요로 하는 호흡관련 수면장애, 수면 중 주기성 사지운동증이 흔히 나타나 이를 수면다원검사로 확인할 수 있는 하지불안 증후군 등의 예와 같이, 생물학적 유용성 평가 도구의 사용이 현재 DSM-5 수면-각성장애 분류에 깊이 관련 있다.

동시 발생하는 장애 및 감별진단 Co-Occurring Disorders and Differential Diagnosis

우울, 불안, 인지 저하는 수면장애에 흔히 동반되고, 이들은 치료 계획을 세우고 실제 치료에서 반드시 고려되어야 한다. 그뿐 아니라 지속적 수면 교란(불면과 과도한 졸림)은 이후의 정신질환(물질사용장애와 비물질사용장애 포함)과 다른 의학적 상태 발생의 위험 요소임이 알려져 있다. 수면장애는 정신질환 삽화의 전구기 증상으로 나타나기도 하므로 삽화의 진행을 선제적으로 막거나 진행된 삽화를 경감시키는 초기 중재가 가능할 수 있다.

수면-각성 문제에 대한 감별진단을 위해서는 다차원적인 접근이 필요하고, 공존 가능성이 있는 내과적 · 신경과적 상태를 고려해야 한다. 다른 임상적 문제를 동반하는 것은 상당히 흔하다. 수면 교란은 임상적으로 우울증 및 기타 흔한 정신질환을 동반하는 의학적 · 신경과적 질환의 유용한 지표로 사용된다. 이러한 동반질환으로는 호흡관련 수면장애, 심장과 폐의 장애(예, 울혈성 심부전, 만성 폐쇄성 폐질환), 신경퇴행성 질환(예, 알츠하이머병), 근골격계 장애(예, 골관절염)가 흔하다. 이러한 장애들은 수면을 방해할 뿐만 아니라 수면 중 증상이 악화되기도 한다(예, REM수면 중 무호흡이 길어지거나 심장부정맥 발생, 주요 신경인지장애 환자에서 혼돈 각성, 복합부분발작 환자에서 발작). REM수면 행동장애는 흔히 파킨슨병과 같은 신경퇴행성 질환(알파 시누클레인성 변성[alpha synucleinopathies])의 초기 지표가 된다. 감별진단, 동반이환, 치료 계획의 용이함 등의 여러 가지 이유로 인해 수면장애들이 DSM-5에 포함되었다.

중요 개념 및 용어 Key Concepts and Terms

수면다원검사에 의하여 평가되는 4개의 구분되는 수면 단계가 있다: REM수면과 NREM수면의 3단계(N1, N2, N3)

- REM수면, 전형적인 이야기 같은 꿈 대부분이 이 시기에 일어난다. 전체 수면의 20~25%를 차지한다.
- NREM수면 1단계(N1)는 각성에서 잠으로 이행하는 단계이며, 건강한 성인의 수면의 5%를 차지한다.
- NREM수면 2단계(N2)는 특징적인 뇌파 소견(수면방추체, sleep spindles), K복합체(K complexes)를 보이며, 전체 수면의 50%를 차지한다.

- NREM수면 3단계(N3)는 서파수면(slow-wave sleep)으로도 알려져 있으며, 가장 깊은 수면 단계이고, 건강한 젊은 성인의 수면의 20%를 차지한다.

이러한 수면 단계는 밤에 걸쳐 특징적인 시간적 구성을 보인다. N3는 밤 첫 1/3에서 1/2에 나타나는 경향이 있으며, 수면 부족 상태를 겪는 경우에는 더 길게 나타난다. REM수면은 밤새 순환적으로 나타나는데, 매 80~100분마다 NREM수면과 번갈아 나타난다. REM수면 기간은 아침으로 갈수록 길어진다.

인간의 수면은 또한 나이에 따라 특징적으로 변한다. 유년기와 청소년기 초기에 많은 양의 서파수면을 갖는 상대적인 안정적인 시기 이후에, 성인기에 걸쳐서 수면의 연속성과 깊이가 점점 악화된다. 이러한 퇴행은 각성 및 N1 수면의 증가와 N3 수면의 감소로 나타난다. 이 때문에 수면장애 여부를 진단함에 있어서도 나이가 고려되어야 한다.

수면다원검사(polysomnography)는 수면 중에 여러 전기생리학적 지표를 모니터링하는 것이다. 대부분의 수면다원검사는 개인의 보통 수면 시간, 즉 밤에 시행된다. 그러나 낮 시간의 수면다원검사가 낮 시간의 졸림을 정량화하기 위해 사용된다. 가장 흔한 낮검사는 수면잠복기검사(Multiple Sleep Latency Test: MSLT)로, 이 검사에서 개인은 어두운 방에 누워서 잠을 참지 않고 잠들도록 하며, 낮 동안 검사가 다섯 차례 반복해서 시도된다. 잠드는 데 걸리는 시간(수면잠복기)이 각 시도마다 측정되며 생리적인 졸림의 지표로 사용된다.

이 장의 본문 전반에 걸쳐 수면다원검사 측정에 관한 다음의 표준 용어가 사용되며, 다른 용어들도 논의에 맥락에 따라 사용될 것이다.

- **수면 연속성**(sleep continuity)은 하룻밤 수면 중 수면과 각성의 전체적인 균형을 의미한다. '더 나은' 수면연속성은 각성이나 파편화(fragmentation)가 거의 없는 견고한 수면을 지칭하며, '더 나쁜' 수면연속성은 더 많은 각성 및 파편화를 동반한 와해된 수면을 지칭한다.
- 구체적인 수면연속성 측정에는 **수면잠복기**[sleep latency, 잠드는 데까지 걸린 시간(분 단위로 표시)], **수면 시작 후 각성 시간**[wake after sleep onset(WASO), 처음 잠든 이후 최종 기상 사이에 깬 시간(분 단위로 표시)], **각성 횟수**(number of awakening), **수면효율성**[sleep efficiency, 실제 잠든 시간과 침대에서 누워 있었던 시간의 비율(%)로 표시되며, 높을수록 수면의 연속성이 좋음을 의미]이 포함된다.
- **수면구조**(sleep architecture)는 특정 수면 단계의 양과 분포를 의미한다. 수면구조의 측정에는 REM수면 단계 및 각 NREM수면 단계의 절대량(분 단위), REM수면 단계 및 NREM수면 단계들의 상대량(총 수면 시간 중 차지하는 %로 표시), 수면 시작 후 첫 번째 REM 기간까지 걸린 시간[REM 잠복기(REM latency)] 등이 포함된다. REM 잠복기가 15분 미만일 경우, **수면 개시 REM**(sleep-onset REM)과 **수면 개시 REM 기간**(Sleep-Onset REM Period: SOREMP)이라는 용어를 붙인다.

자살 사고 혹은 행동과의 연관성 Association With Suicidal Thoughts or Behavior

여러 연구를 검토한 결과, 불면증의 증상은 우울증의 영향을 보정한 후에도 자살 사고, 자살 행동, 사망의 위험을 증가시킬 수 있으며, 악몽은 자살 사고와 자살 행동의 위험을 증가시킨다. 대학생들을 대상으로 한 한 연구에서, 수면 문제가 있는 사람들의 31.3%는 자살 사고를 가지고 있었고, 반대로 자살 사고를 가진 거의 모든 사람(82.7%)은 수면 문제를 가지고 있었다. 미국수면의학회는 전문가 검토를 통해 10대들의 경우 8시간 미만의 수면이 자해, 자살 사고, 자살 행동의 위험 증가와 관련이 있다고 결론지었다.

● 불면장애
Insomnia Disorder

진단기준   F51.01

A. 수면의 양이나 질의 현저한 불만족감으로 다음 중 한 가지(또는 그 이상)의 증상과 연관된다.
   1. 수면 개시의 어려움(아동의 경우 보호자의 중재 없이는 수면 개시가 어려움으로 나타나기도 한다)
   2. 수면 유지의 어려움으로 자주 깨거나 깬 뒤에 다시 잠들기 어려운 양상으로 나타남(아동의 경우 보호자의 중재 없이는 다시 잠들기 어려운 것으로 나타나기도 함)
   3. 이른 아침 각성하여 다시 잠들기 어려움
B. 수면 교란이 사회적, 직업적, 교육적, 학업적, 행동적 또는 다른 중요한 기능 영역에서 임상적으로 현저한 고통이나 손상을 초래한다.
C. 수면 문제가 적어도 일주일에 3회 이상 발생한다.
D. 수면 문제가 적어도 3개월 이상 지속된다.
E. 수면 문제는 적절한 수면의 기회가 주어졌음에도 불구하고 발생한다.
F. 불면증이 다른 수면−각성장애(예, 기면증, 호흡관련 수면장애, 일주기리듬 수면−각성장애, 사건수면)로 더 잘 설명되지 않으며, 이러한 장애들의 경과 중에만 발생되지는 않는다.
G. 불면증은 물질(예, 남용약물, 치료약물)의 생리적 효과로 인한 것이 아니다.
H. 공존하는 정신질환과 의학적 상태가 현저한 불면증 호소를 충분히 설명할 수 없다.

다음의 경우 명시할 것:
   정신질환 동반, 물질사용장애 포함
   의학적 상태 동반
   다른 수면장애 동반
   부호화 시 주의점: 부호 F51.01은 3가지 명시자에 모두 적용할 수 있다. 연관된 정신질환, 의학적 상태 또는 기타 수면장애에 대해 관련성을 기술하기 위해 불면장애 부호 바로 뒤에 부호를 기재하시오.
다음의 경우 명시할 것:
   삽화성: 증상이 적어도 1개월 이상 3개월 미만으로 지속된다.
   지속성: 증상이 3개월 이상 지속된다.
   재발성: 2회 이상의 삽화가 1년 내에 발생한다.
주의점: 급성 및 단기 불면증(즉, 빈도, 강도, 고통, 그리고/또는 손상을 고려하였을 때 모든 진단기준을 만족하나 증상이 3개월 이내로 지속될 경우)은 달리 명시되는 불면장애로 부호화하시오.

주의점: 불면장애는 독립적으로 발생하는 경우에도 진단되며, 다른 정신질환(예, 주요우울장애), 의학적 상태(예, 통증), 또는 다른 수면장애(예, 호흡관련 수면장애)와 동반이환되는 경우에도 진단된다. 예를 들어, 불면증이 불안 및 우울 증상을 동반하는 경과를 보일 수 있으나 특정 정신질환의 진단기준을 만족하지 못할 수 있다. 불면증이 좀 더 두드러진 정신질환의 임상 양상의 하나로 나타날 수도 있다. 지속적인 불면증이 우울증의 위험 요소가 될 수도 있고, 우울증 치료 후 흔한 잔류 증상일 수도 있다. 동반이환된 불면증과 정신질환이 있는 경우, 2가지 상태 모두 치료 목표가 될 수 있다. 이렇게 다양한 경과가 존재하므로, 이러한 임상적 상태들 간 관계의 정확한 특성을 규명하는 것은 거의 불가능하다. 그러므로 불면증과 동반이환된 장애가 있는 경우 두 상태 간의 인과관계의 확인이 꼭 필요한 것은 아니다. 대신 임상적으로 동반된 공존질환을 명시한 상태에서 불면장애를 진단한다. 공존 불면증 진단은 불면증이 충분히 심각하여 독립적인 임상적 관심이 필요한 경우에만 고려된다. 그렇지 않을 경우에는 따로 진단할 필요는 없다.

기록 절차 Recording Procedures

'정신질환 동반(물질사용장애 포함)', '의학적 상태 동반' 및 '다른 수면장애 동반'이라는 명시자는 임상의가 임상적으로 관련된 공존질환을 기록하기 위해 사용할 수 있다. 이러한 경우, F51.01 불면장애 진단 다음에 [공존 상태 또는 장애명]을 그들 진단부호와 함께 기록한다(예, F51.01 불면장애, 중등도 코카인사용장애 및 3차신경통 동반; F14.20 중등도 코카인사용장애; G50.0 3차신경통).

진단적 특징 Diagnostic Features

불면장애의 필수 증상은 수면 개시나 유지의 어려움 호소를 동반한 수면의 양 또는 질의 불만족감이다. 수면의 어려움은 사회적, 직업적 또는 다른 중요한 기능 영역에서 임상적으로 현저한 고통이나 손상을 동반한다. 수면 교란은 다른 정신질환이나 의학적 상태의 경과 중에 발생할 수도 있고, 혹은 독립적으로 발생할 수도 있다.

불면증의 여러 양상은 수면 주기 중 다른 시기에 발생할 수 있다. 수면 개시 불면증(또는 초기 불면증)은 잠자리에 들 때 수면을 시작하는 것이 어려운 것을 말한다. 수면 유지 불면증(또는 중기 불면증)은 밤 시간 동안 빈번하게 혹은 지속적으로 각성되는 것을 말한다. **후기 불면증**은 이른 아침 각성되고 다시 잠들기 어려운 것을 말한다. 미국 국가 표본에 따르면, 수면 유지의 어려움은 불면증의 가장 흔한 단일 증상이며, 불면증 환자의 약 60%에서 나타나고, 그다음으로는 조기 각성과 잠들기 어려움이 흔하다. 결국 이 증상들이 함께 나타나는 것이 가장 흔하다. 수면 증상의 특정 유형은 시간이 지남에 따라 달라진다. 한때는 수면 개시의 어려움만을 호소하였던 개인이 나중에는 수면 유지의 어려움을 호소할 수 있고, 반대로 수면 유지의 어려움만을 호소하였던 개인이 나중에는 수면 개시의 어려움을 호소할 수도 있다. 수면 개시의 어려움과 수면 유지의 어려움은 개인의 후향적 자가 보고, 수면일지, 또는 활동기록기나 수면다원검사와 같은 기타 방법에 의해 정량화할 수 있다. 그러나 불면장애의 진단은 수면에 대한 환자의 주관적인 지각이나 보호자의 보고에 근거하여 이루어진다. 불면증 환자의 주관적 보고는 객관적 데이터(예, 수면다원검사)가 보여 주는 것보다 수면잠복기가 더 길고, 밤에 깨어 있는 시간이 더 길며, 총 수면 시간을 더 짧게 보고한다. 이러한 불일치의 이유는 잘 알려져 있지 않지만, 신경생리학적으로 과각성 또는 피질 활성화의 영향을 받는 것으로 여겨진다.

비회복성 수면은 충분한 시간 동안 수면을 취했음에도 일어났을 때 피로가 풀리지 않은 느낌을 주는 수면의 질 저하로, 수면 개시나 수면 유지의 어려움과 관련해 발생하고 단독으로 발생하는 경우는 드물다. 또한 이 증상은 다른 수면장애(예, 호흡관련 수면장애)와 관련하여 보고될 수도 있다. 만약 비회복성 수면이 독립적으로(예, 수면 개시, 그리고/또는 수면 유지의 어려움 없이) 발생하였으나 빈도, 기간, 낮 시간 고통 및 손상을 고려하였을 때 모든 진단기준을 만족한다면 달리 명시되는 불면장애 혹은 명시되지 않는 불면장애로 진단할 수 있다.

진단을 내리기 위한 빈도와 기간에 대한 진단기준 외에도, 추가적인 기준이 불면증의 심각도를 정량화하기 위해 사용된다. 이런 정량 기준은 임의적인 것으로 예를 들기 위한 목적으로만 사용된다. 그 예로, 수면 개시 문제는 주관적인 수면잠복기가 20~30분 초과인 경우로 정의되고, 수면 유지 문제는 수면 개시 이후에 20~30분 초과의 주관적인 각성으로 정의된다. 이른 아침 각성을 정의하는 기준은 없지만, 이 증상은 예정된 각성 시간보다 최소 1시간 이상 일찍 깨거나 전체 수면 시간이 6시간 30분이 안 되어 깨는 경우다. 마지막 각성 시간뿐만 아니라 전날 저녁 잠자리에 든 시간도 고려하는 것이 필수적이다. 새벽 4시에 깨는 것이 오후 9시에 잠드는 사람과 오후 11시에 잠드는 사람에서 같은 임상적 심각성을 의미하지는 않는다. 수면을 유지하는 능력이 연령에 따라 감소하고 주 수면 기간(main sleep period)의 시간대가 연령에 따라 변하기 때문에 이런 양상도 증상을 판단하는 데 고려되어야 한다. 이러한 정량적 기준은 연구 설계에 자주 사용되지만, 그 자체로 불면증이 있는 개인과 정상을 확실하게 구별하지는 못한다. 게다가 불면장애에 대한 주관적 진단기준을 충족하지 못하는 개인도 낮 시간의 기능이상뿐만 아니라 이들 파라미터에 의한 객관적인 장해를 계속 보일 수 있다.

불면장애는 야간의 수면 문제뿐만 아니라 주간 기능저하도 가져온다. 여기에는 피로, 덜 흔하게는 주간 졸림이 있다. 주간 졸림은 노인에서 좀 더 흔하고 불면증은 다른 의학적 상태(예, 만성 통증)나 수면장애(예, 수면무호흡)가 동반이환되었을 때 흔하다. 인지 능력의 손상으로 주의, 집중, 기억력, 심지어 단순한 손동작 수행 능력의 저하가 발생할 수 있다. 연관된 기분 장해로는 전형적으로 과민해지거나 기분의 변동성이 커지고, 때로는 우울이나 불안 증상이 발생하기도 한다. 야간 수면 교란을 겪는 모든 환자가 고통을 받거나 기능 손상이 발생하는 것은 아니다. 예를 들면, 수면의 연속성은 스스로 잠을 잘 자는 사람이라고 생각하는 건강한 성인에서도 분절될 수 있다. 불면장애의 진단은 야간 수면 문제와 관련하여 현저한 낮 시간 고통이나 기능저하가 발생한 경우에 한하여야 한다.

부수적 특징 Associated Features

불면증은 생리적·인지적 각성과 수면을 방해하는 조건화 요인을 흔히 동반하고 있다. 수면에 대한 몰두와 잠들지 못하는 데 대한 고통은 악순환을 만든다. 잠을 자려고 노력할수록, 좌절감이 더욱 잠을 이루지 못하게 한다. 그러므로 정상적인 수면 개시 기전을 무시하는 수면에 대한 과도한 집착과 노력은 불면증을 유발한다. 또한 지속되는 불면증이 있는 사람은 부적응적인 수면 습관(예, 침대에서 많은 시간을 보내는 것, 불규칙한 수면 일정, 낮잠)이나 부적응적인 인지(예, 불면에 대한 공포, 낮 시간 기능 손상에 대한 우려, 시간 확인)가 장애의 경과 중에 형성될 수 있다. 잠 못 이루는 밤을 보내는 환경에서 그러한 행동을 하는 것은 조건화된 각성을 더 악화시키고 수면 문제를 지속시킨다. 반대로, 잠을 이루려고 노력하지 않으면 좀 더 쉽게 잠들 수 있다. 어떤 개인은 자신의 침실이 아닌 곳에서 잠들 때 오히려 잠이 더 잘 온다고 보고한다.

불면증은 다양한 주간 호소와 피로감, 기력 저하, 기분 장해와 같은 다양한 증상과 동반되기도 한다. 불면장애 환자는 피곤하거나 초췌하거나 반대로 지나치게 흥분하고 초조한 것처럼 보일 수 있다. 스트레스 관련 정신생리학적 증상(예, 긴장성 두통, 근육 긴장 또는 통증, 위장관 증상)의 발생률이 증가할 수 있지만 신체검사에서는 일관되거나 특징적인 이상이 없다. 특정 정신질환의 진단기준을 만족하지는 않는 불안이나 우울과 같은 증상이 나타나기도 하고, 낮 시간의 기능에 미치는 수면 부족의 영향에 과도한 관심을 보이기도 한다.

불면증이 있는 개인들은 자가 보고 심리검사나 성격검사에서 경중의 우울이나 불안, 걱정이 많은 인지 양상, 감정 중심의 내재화 방식의 갈등 해소 및 신체에 몰두하는 양상의 항목에서 높은 점수를 보일 수 있다. 불면장애가 있는 개인에서 신경인지기능의 손상 양상의 일관성은 없으나, 복잡성을 요하거나 수행 전략을 자주 바꾸어야 하는 과제를 수행하는 데 있어서의 기능저하가 있을 수 있다. 불면증이 있는 개인들은 흔히 인지 능력을 유지하는 데 많은 노력이 필요하다.

유병률 Prevalence

인구 기반 추정치는 표본과 채택된 기준에 따라 다르지만, 여러 국가에서 성인의 약 1/3이 불면증 증상을 보고하고, 10~15%가 낮 시간 기능저하를 경험하고, 4~22%가 불면장애 기준을 충족하는 증상을 가지고 있으며, 평균적인 유병률은 10% 정도다. 불면장애는 모든 수면장애 중에서 가장 흔하다. 전 세계적으로 일차 진료 현장에서 약 20~40%의 환자가 심각한 불면증 증상을 호소한다. 내과적 질환 및 정신질환이 있는 경우에 유병률이 일반 인구에 비해 상당히 높은데, 특히 기분, 불안, 약물사용 장애가 있는 사람들 사이에서 높다. 불면증 환자의 40~50%가 공존하는 정신질환을 가지고 있다. 불면증은 남성보다 여성들 사이에서 더 흔한데, 다국적 표본에서 약 1.3:1의 젠더 비율을 보인다. 45세 이후에는 성비가 1.7:1로 높아진다. 노르웨이에서 16~18세 사이의 유병률은 여자아이들이 남자아이들에 비해 거의 2배다. 불면증은 하나의 증상이나 독립적인 질환일 수 있지만, 다른 내과적 질환이나 정신질환과 함께 동반되는 질환으로 가장 흔하게 관찰된다.

발달 및 경과 Development and Course

불면증은 일생 중 어느 시기에나 발생할 수 있으나, 첫 번째 삽화는 보통 청년기에 나타나는 것이 흔하다. 드물게는 아동 · 청소년기에 불면증이 시작되기도 한다. 여성에서는 폐경기에 불면증이 새로 발생할 수 있고, 다른 증상들(예, 홍조)이 해소된 후에도 불면증이 지속되기도 한다. 종종 다른 건강 관련 상태의 발생과 관련하여 늦은 연령에 불면증이 발생하기도 한다.

불면증은 일시적, 지속적 혹은 반복적일 수 있다. 일시적 혹은 급성 불면증은 보통 수일에서 수 주가량 증상이 지속되고 생활사건 혹은 수면 일정이나 수면 환경의 급격한 변동과 연관된 경우가 흔하다. 이 경우 처음의 유발 사건이 사라지면 증상은 해소된다. 수면 교란에 좀 더 취약한 것으로 생각되는 일부 개인의 경우에는 초기 유발 사건 이후에도 불면증이 오래 지속되기도 하며, 이는 조건화 요인과 증가된 각성 때문일 것이다. 불면증을 유발하는 요인은 불면증을 지속시키는 요인과는 다르다. 예를 들면, 통증이 심한 부상으로 병상에 누워 수면의 어려움을 겪는 개인에서 수면에 있어 부정적인 연관이 발생할 수 있다. 조건화된 각성이 계속될 수 있으며 이로 인해 불면증이 지속될 수 있다. 급성의 심리적인 압박감이나 정신질환의 기간 동안 발생되는 불면증에서도 비슷한 과정이 일어날 수 있다. 예를 들면, 주요우울장애의 삽화 동안 발생한 불면증이 부정적인 조건화를 가져오게 되고, 우울 삽화가 해결된 후에도 오랫동안 지속될 수 있다. 일부 경우에는 불면증이 명확한 유발 원인 없이 점진적으로 발생할 수도 있다.

불면증의 경과는 스트레스의 발생과 연관되어 나타나는 수면 문제의 반복적 삽화로 나타날 수도 있다. 1년에서 7년 추적 관찰을 하였을 때 만성화율은 45~75%다. 불면증의 경과가 만성화되었다 하더라도 밤마다 수면 양상은 변동성이 있으며, 수일간의 좋지 않은 수면 사이에 때때로 편안한 수면을 취하는 밤이 섞여 있다. 시간이 지남에 따라 불면증의 특성이 변화하기도 한다. 불면증이 있는 많은 개인은 좀 더 지속적인 수면 문제가 발생하기 전에 '선잠'에 들거나 쉽게 잠을 깨는 경험을 했던 과거력이 있다.

불면증은 중장년층에서 좀 더 호발한다. 불면증의 유형은 연령에 따라 변화하는데, 청년기에는 수면 개시의 어려움이 더욱 흔하고, 중장년층에서는 수면 유지의 문제가 더 흔히 발생한다.

수면 개시 및 유지의 어려움은 아동과 청소년에서도 발생할 수 있는데, 이 발달 시기의 유병률, 위험 요인, 동반이환에 대해서는 잘 알려져 있지 않다. 아동의 수면 문제는 조건화된 요인(예, 부모 없이 수면을 취하는 것을 훈련하지 않은 아동)이나 일관된 수면 일정 및 취침 전 일상 행동(bedtime routine)이 없음으로 인해 발생할 수 있다. 청소년의 불면증은 불규칙한 수면 일정(예, 위상 지연)에 의해 유발되거나 악화될 수 있다. 아동과 청소년에서 모두 심리적 · 의학적 요인이 불면증에 기여할 수 있다.

노인 불면증의 유병률 증가는 노화에 따른 높은 신체적 건강 문제 발생률에 의해 일부 설명된다. 정상 발달 과정에 따른 수면 양상의 변화와 연령에 의한 것을 넘어서는 수면 양상의 변화는 반드시 구별되어야 한다. 노인들은 주관적 불편이나 주간 결과와 연관되지 않는 수면 개시 지연이나 빈번한 각성을 경험할 수도 있다. 수면다원검사가 불면증의 일상적 검사로서는 제한적이지만 불면증의 병인(예, 수면무호흡)이 노인에서는 좀 더 흔히 확인 가능하다는 점을 고려해 보았을 때 노인 인구에서 불면증의 감별진단에는 수면다원검사가 유용할 것이다.

위험 및 예후 인자 Risk and Prognostic Factors

이 부분에서 다룰 위험인자와 예후인자가 불면증의 취약성을 증가시키는 반면, 이러한 성향이 있는 개인들이 주요 생활사건(예, 질병, 이별)이나 덜 심각하지만 만성적인 일상적 스트레스와 같은 유발 사건에 노출되었을 때 수면 교란이 일어날 가능성이 크다. 대부분의 사람은 처음 불면증을 유발했던 사건이 없어지면 정상 수면 양상으로 돌아가지만, 일부 불면증에 좀 더 취약한 사람들은 지속적인 수면 문제를 경험한다. 잘못된 수면 습관, 불규칙한 수면 일정, 수면을 이루지 못하는 데 대한 걱정과 같은 지속시키는 요인들은 불면 문제에 영향을 주고 지속적인 불면증을 유발하는 악순환에 기여할 것이다.

기질적. 불안 또는 걱정하는 경향이 있는 성격이나 인지 양상, 과각성하는 성향, 높은 스트레스 반응성, 감정을 억누르는 경향성은 불면증에 대한 취약성을 증가시킬 수 있다.

환경적. 소음, 빛, 불편할 정도로 높거나 낮은 온도, 높은 고도는 마찬가지로 불면증에 대한 취약성을 증가시킬 수 있다. 고도(altitude)가 높으면 수면 중 주기적인 호흡곤란으로 인한 불면증도 유발될 수 있다.

유전적, 생리적. 여성과 고연령은 불면증에 대한 취약성과 관련이 있다. 혼란된 수면과 불면증에 대한 소인은 가족력이 있다. 불면증 환자의 35~70%가 불면증 이력이 있는 일차 친족(가장 흔하게 어머니)을 1명 이상 가진다. 공존질환이 없는 불면장애의 경우가 유전성이 가장 높을 수 있다. 불면증의 유병률은 이란성 쌍둥이보다 일란성 쌍둥이에서 더 높다. 또한 일반 인구에서보다 일차 가족에서 불면증의 유병률이 더 높다. 스트레스에 대한 수면 반응성이 어느 정도 역할을 하는 것처럼 보이지만, 이러한 연관성이 유전적 소인에 의한 것인지, 부모의 행동 모델에 따라 학습된 것인지, 또는 다른 정신병리의 부산물로 나타난 것인지는 명확하지 않다.

경과 변경인자. 유해한 경과의 변경인자로는 불량한 수면위생 실행(예, 과도한 카페인 사용, 불규칙한 수면 일정)이 있다.

문화와 관련된 진단적 쟁점 Culture-Related Diagnostic Issues

불면증은 누구나 경험한다. 하지만 문제가 되는 불면증의 확인, 그에 대한 설명 모델, 관련해서 도움을 구하는 선택은 문화에 의해 영향을 받는다. 불면증은 정상적인 노화의 한 부분으로도 이해되고 스트레스 반응으로도 이해될 수 있으며, 도움을 청하지 않을 수도 사회적 지지와 기도하는 것 같은 전통적인 활동으로 극복하려고 할 수도 있다. 불면증의 설명 모델은 매우 다양한데, 환경(예, 습도)과 신체 과정(예, 혈액 순환의 불량, 내적 열감) 등에 의한 영향으로 해석하기도 하며 그로 인해 의학적이지 않은 치료 방법을 찾게 되기도 한다.

성 및 젠더와 관련된 진단적 쟁점 Sex- and Gender-Related Diagnostic Issues

불면증의 호소는 남성보다 여성에서 많고, 첫 발병은 보통 출산이나 폐경기와 관련 있다. 노인 여성에서 유병률이 더 높음에도 불구하고, 수면다원검사상 수면의 연속성과 서파수면은 노인 남성보다 노인 여성에서 더 잘 보존되어 있다.

진단적 표지자 Diagnostic Markers

수면다원검사에서 수면 연속성(예, 수면잠복기 및 수면 개시 후 각성 시간의 증가와 수면 효율[취침 중 실제 수면을 취한 비율]의 감소)의 손상을 흔히 관찰할 수 있고, 1단계 수면의 증가와 3단계 수면의 감소를 관찰할 수 있다. 수면 손상의 심각도가 개인의 임상 양상이나 불량한 수면에 대한 주관적인 호소와 항상 잘 맞는 것은 아니다. 왜냐하면 불면증이 있는 개인들은 흔히 수면다원검사 결과에 비해 수면 시간을 과소평가하고 각성을 과대평가하기 때문이다. 정량 뇌파 분석은 비록 소견이 나이와 젠더에 따라 차이가 나지만 불면증 환자들이 잘 자는 사람들에 비해 수면 개시 기간 및 비급속안구 운동수면 기간 모두에서 빠른 주파수 뇌파 파워의 증가를 보이고, 이는 뇌피질의 각성이 증가되어 있음을 보여 준다. 이 양상은 대뇌피질 각성의 증가에 합당하다. 신경영상연구들은 비록 해석의 어려움이 있지만, 불면증에서 과각성에 부합하는 뇌 부위의 기능 변화를 보여 주었다. 수면장애가 없는 사람들과 비교하였을 때 불면장애가 있는 환자들은 객관적인 수면검사실 설문상에서 수면 성향은 저하되지만 전형적으로 주간 졸림이 증가된 양상을 보이지는 않는다.

여러 검사실 측정에서 일관되지는 않지만 증가된 각성과 시상하부-뇌하수체-부신축의 전반적인 활성(예, 코르티솔 수치, 심장 박동 변동성, 스트레스에 대한 반응성, 대사율의 증가)을 관찰할 수 있다. 일반적으로 이러한 결과는 생리적 및 인지적 각성의 증가가 불면장애에서 중요한 역할을 한다는 가설과 부합한다.

자살 사고 혹은 행동과의 연관성 Association With Suicidal Thoughts or Behavior

불면증 증상은 자살 사고와 자살 행동의 독립적인 위험 요소로 확인이 된다.

불면장애의 기능적 결과 Functional Consequences of Insomnia Disorder

대인관계 · 사회적 · 직업적 문제가 불면증 혹은 수면에 대한 과도한 걱정, 증가된 주간 과민성, 그리고 불량한 집중력의 결과로 발생할 수 있다. 불면증에서는 주의 및 집중력의 저하가 흔하고, 이는 높은 사고율과 관련이 있다. 지속적인 불면증은 또한 장기적인 결과를 가져오는데, 새로이 발생하는 주요우울장애, 불안장애와 물질사용장애가 2배 이상 증가한다. 불면 증상은 또한 주요우울장애 재발의 위험 요인이다. 불면장애, 특히 객관적으로 짧은 수면 시간(6시간 미만)이 증명되는 경우에는 고혈압, 관상동맥 질환/심근경색, 울혈성심부전, 뇌혈관 질환과 같은 다양한 심혈관계 질환의 유의한 증가 위험 요인이 된다. 직장에서 결근의 증가와 생산성의 감소, 삶의 질 저하, 경제적 부담의 증가 또한 불면장애의 결과로 초래될 수 있다.

감별진단 Differential Diagnosis

정상 수면의 변이. 정상적인 수면 시간은 사람에 따라 상당히 다를 수 있다. 수면을 조금밖에 필요로 하지 않는 사람들('단면가')이 자신의 수면 시간에 대해 염려할 수도 있다. 단면가들은 입면과 수면 유지의 어려움이 없으며 특징적인 주간 증상(예, 피로감, 집중력 문제, 과민성)이 없다는 점에서 불면증 환자들과 다르다. 그러나 일부 단면가는 좀 더 긴 시간 동안 잠을 자기를 원하거나 자려고 노력할 수 있고, 침대에 오랜 시간 누워 있음으로 인해서 불면증과 비슷한 수면 양상을 보일수 있다. 임상적인 불면증은 또한 정상, 노화와 관련된 수면 변화와 구별되어야 한다. 예를 들어, 불면증은 응급 상황 혹은 직업적 환경, 가족 부양 의무로 인해 잠을 잘 수 없는 수면 환경이나 불충분한 수면 기회로 인하여 수면 박탈되는 것과는 반드시 구별되어야 한다.

상황적/급성 불면증. 상황적/급성 불면증은 수일에서 수 주간 지속되는 상태로, 생활사건이나 수면일정의 변화와 주로 관련이 있다. 급성 또는 단기간 불면 증상은 심각한 고통을 유발하거나 사회적 · 개인적 · 직업적 기능을 방해할 수 있다. 만약 이러한 증상이 충분히 자주 발생하고 3개월이라는 기간 외에는 모든 진단기준을 만족할 경우, 달리 명시되는 불면장애 혹은 명시되지 않는 불면장애로 진단할 수 있다. 장애는 보통 스트레스가 완화되거나 수면 일정의 변화에 적응이 되면호전되기는 하지만, 어떤 경우에는 생각과 행동에 있어 비적응적인 패턴을 발달시키는 경우에 만성 불면장애로 진행되게 된다.

일주기리듬 수면-각성장애의 뒤처진 수면위상형 및 교대근무형. 일주기리듬 수면-각성장애의 뒤처진 수면위상형은 사회적으로 정상적인 시간에 수면을 취하려고 할 때만 수면 개시 불면증을 호소한다. 그러나 이들은 잠드는 시간과 일어나는 시간이 지연되어 있고, 이 주기가 이들의 내부 일주기리듬과 일치할 때는 수면 개시의 어려움이나 수면 유지의 어려움을 호소하지는 않는다. 이 패턴은 특히 청소년과 젊은 성인에서 관찰된다. 교대근무형은 최근 교대근무 이력이 있다는 점에서불면장애와는 다르다.

하지불안 증후군. 하지불안 증후군은 흔히 수면 개시 및 유지 장애를 유발한다. 그러나 다리를 움직이고 싶은 충동과 동반된 불쾌한 하지 감각은 불면장애와 감별할 수 있는 특징이다.

호흡관련 수면장애. 호흡관련 수면장애가 있는 대부분의 사람은 큰 소리의 코골이, 수면 중 호흡 멈춤, 과도한 주간 졸림과 같은 병력이 있다. 그럼에도 불구하고 무호흡이 있는 사람들 중 50%는 불면 증상도 호소하며, 이는 여성과 노인에서 좀 더 흔하게 나타난다.

기면증. 기면증은 불면증을 유발할 수도 있다. 그러나 기면증은 과도한 주간 졸림, 탈력발작, 수면마비, 수면 관련 환각과 같은 두드러진 증상으로 불면장애와 구별할 수 있다.

사건수면. 사건수면은 간헐적인 각성과 다시 수면을 취하는 것의 어려움을 유발하는, 수면 중 특이한 행동이나 사건에 대한 보고가 특징적이다. 그러나 불면증 그 자체보다 이러한 행동 사건이 지배적인 임상 양상이다.

물질/치료약물로 유발된 수면장애, 불면형. 물질/치료약물로 유발된 수면장애, 불면형은 물질(즉, 남용약물, 치료약물 또는 독소에의 노출)이 불면증과 인과적으로 관련되어 있다고 판단된다는 점에 의해 불면장애와는 감별된다(이 장의 뒷부분에 나오는 '물질/치료약물로 유발된 수면장애' 참조). 예를 들어, 단지 심한 카페인 섭취로 발생된 불면증은 카페인으로 유발된 수면장애, 불면형, 중독 중 발병으로 진단할 수 있다.

동반이환 Comorbidity

불면증은 당뇨, 관상동맥 심장 질환, 만성 폐쇄성 폐질환, 관절염, 섬유근육통, 그리고 기타 만성 통증 상태와 같은 수많은 의학적 상태와 흔히 동반이환된다. 위험 관련성은 양방향으로 나타난다. 즉, 불면증은 의학적 상태의 위험을 증가시키고, 의학적 문제는 불면증의 위험을 증가시킨다. 관련성의 방향은 항상 명확하지는 않고 시간에 따라 변한다. 이런 이유로 동반이환된 불면증은 다른 의학적 상태(혹은 정신질환)와 공존하는 불면증으로 명명하는 것이 선호된다. 불면장애는 또한 많은 기타 수면장애와 공존한다. 불면증 환자 7명 중 1명은 중등도~고도 폐쇄성 수면무호흡증을 가지고 있다. 기면증 환자들 사이의 불면증 호소 비율은 약 50%로 추정된다.

불면장애가 있는 개인들은 동반이환된 정신질환, 특히 양극성장애, 우울장애, 불안장애가 있는 경우가 흔하다. 지속되는 불면증은 뒤이은 양극성장애, 우울장애, 불안장애, 그리고 물질사용장애의 위험 요인이 되기도 하고 초기 증상으로 나타나기도 한다. 불면장애가 있는 개인들은 야간 수면을 위하여 치료약물이나 알코올을, 긴장이나 불안을 줄이기 위해 항불안제를, 과도한 피로감을 줄이기 위해 카페인이나 기타 자극제를 흔히 오용한다. 이런 유형의 물질 사용은 불면증을 악화시킬 뿐만 아니라 일부는 물질사용장애로 진행되기도 한다.

국제수면장애진단분류와의 관련성
Relationship to International Classification of Sleep Disorders

『국제수면장애진단분류 제3판(ICSD-3)』은 만성 불면장애, 단기 불면장애, 기타 불면장애의 3가지 불면증 진단을 인정하고 있다. DSM-5 불면장애와 ICSD-3 만성 불면장애는 증상, 지속 시간, 빈도 기준에서 매우 유사하지만, DSM-5와 달리 ICSD-3는 물질/치료약물로 유발된 수면장애, 불면형 (substance/medication-induced sleep disorder, insomnia type)에 대한 별도의 명칭을 갖고 있지 않다.

● 과다수면장애
Hypersomnolence Disorder

진단기준	F51.11

A. 주요 수면 시간이 7시간 이상임에도 불구하고 과도한 졸림(과다수면)을 호소하며, 다음 중 한 가지 이상의 증상을 호소한다.
   1. 동일한 날에 반복적인 수면기를 보이거나 혹은 반복적으로 깜박 잠듦
   2. 하루에 주요 수면 삽화가 9시간 이상 지속되나 피로 해소가 되지 않음(즉, 개운하지 않음)
   3. 갑자기 깬 후에 완전히 각성 상태를 유지하기 어려움
B. 과다수면이 일주일에 3회 이상 발생하고, 적어도 3개월 이상 지속된다.
C. 과다수면이 인지적, 사회적, 직업적 또는 다른 중요한 기능 영역에서 현저한 고통이나 손상을 동반한다.
D. 과다수면이 다른 수면장애(예, 기면증, 호흡관련 수면장애, 일주기리듬 수면-각성장애 또는 사건수면)로 더 잘 설명되지 않으며, 다른 수면장애의 경과 중에만 발생되지는 않는다.

E. 과다수면 물질(예, 남용약물, 치료약물)의 생리적 효과로 인한 것이 아니다.

F. 공존하는 정신질환과 의학적 장애가 뚜렷한 과다수면 호소를 충분히 설명할 수 없다.

다음의 경우 명시할 것:

　정신질환 동반, 물질사용장애 포함

　의학적 상태 동반

　다른 수면장애 동반

　부호화 시 주의점: 부호 F51.11은 3가지 명시자 모두에 적용할 수 있다. 또한 밀접하게 관련이 있는 정신질환, 의학적 상태, 또는 기타 수면장애에 대한 관련성을 명시하기 위해 과다수면장애 부호 바로 뒤에 이들 질환을 부호화하시오.

다음의 경우 명시할 것:

　급성: 지속 시간이 1개월 미만이다.

　아급성: 지속 시간이 1~3개월이다.

　지속성: 지속 시간이 3개월 이상이다.

현재의 심각도를 명시할 것:

저항할 수 없는 졸림이 앉아 있거나, 운전거나, 친구를 만나거나, 일을 할 때 반복적으로 발생하는 것으로 나타나는 주간 각성을 유지하기 어려운 정도에 근거하여 심각도를 명시하시오.

　경도: 주간 각성 유지의 어려움이 주당 1~2일이다.

　중등도: 주간 각성 유지의 어려움이 주당 3~4일이다.

　고도: 주간 각성 유지의 어려움이 주당 5~7일이다.

기록 절차 Recording Procedures

'정신질환 동반(물질사용장애 포함)' '의학적 상태 동반' 및 '다른 수면장애 동반'이라는 명시자를 사용하여 임상의가 임상적으로 적절한 공존질환을 기록할 수 있다. 이러한 경우, F51.11 과다수면장애, [공존 상태 또는 장애] 동반, 뒤에 공존 상태 또는 장애의 진단부호(예, F51.11 과다수면장애, 주요우울장애 동반; F33.1 주요우울장애, 재발성, 중등도)를 기록해야 한다.

진단적 특징 Diagnostic Features

과다수면은 포괄적인 진단 용어로 과도한 양의 수면(예, 야간 수면이 늘어나 있거나 불수의적인 주간 수면), 각성의 질 악화(예, 잠에서 깨어나기 어렵거나 깨어 있는 상태가 요구될 때 각성을 유지하지 못하는 것과 같은 각성 중 수면 경향), 그리고 **수면무력증**(sleep inertia; 즉, 정규 수면 삽화나 낮잠 중에 깼을 때 수행에 손상이 생기거나 각성 상태가 감소된 상태 기간)과 같은 증상을 포함한다(진단기준 A). 이 장애가 있는 사람들은 빠르게 잠들며 수면 효율은 좋다(90% 초과). 이들은 일반적으로 갑작스러운 수면 '발작'을 경험하기보다는 서서히 졸음이 몰려오는 것을 느낀다. 의도하지 않은 수면 삽화는 일반적으로 앉아서 편히 있는 상황(예, 강의 참석, 독서, 텔레비전 시청 또는 장거리 운전)에서 발생하지만, 더 심각한 경우에는 업무 중, 회의 또는 사교 모임과 같이 집중력을 요하는 상황에서 나타날 수 있다. 지속적인 수면 욕구는 다음 날 거의 기억할 수 없는 자동적 행동(주로 일상적이고 복잡하지 않은 행동)을 유발할 수 있다. 예를 들어, 어떤 경우 원래 있었던 장소에서 몇 마일 떨어진 곳에서 운전하고 있는 자신을 발견하게 된다. 이들은 한동안 자신이 한 '자동적인' 운전을 기억하지 못한다.

과다수면장애 환자의 약 40%가 수면무력증(이를 'sleep drunkenness'라고 부르기도 한다)을 보일 수 있으며, 이 증상은 과다수면장애를 다른 원인의 졸음과 구별하는 데 도움이 될 수 있다. 그들은 아침에 일어나는 데 어려움을 겪을 수 있고, 때때로 혼란스럽고, 전투적이며, 운동실조증을 보일 수 있다. 이들은 아침 기상을 위해 알람시계를 여러 개 맞추거나 다른 사람의 도움에 의존할 수 있다. 수면무력증은 낮잠에서 깨어날 때 발생할 수도 있다. 그 기간 동안 깨어 있는 것처럼 보이지만, 협응 운동이 손상되고, 행동이 부적절할 수 있으며, 기억력 결핍, 시간과 공간 지남력의 상실, 무기력감이 발생할 수 있다. 이 기간은 수 분에서 수 시간 동안 지속될 수 있다.

과다수면장애가 있는 상당수에서 주요 수면 삽화(대부분 야간 수면)는 9시간 이상이다. 가장 심한 경우에 수면 삽화가 20시간까지 될 수도 있다. 그러나 수면을 통해 피로가 해소되지 않고 아침에 깨어나는 것을 어려워한다. 어떤 사람들은 주요 수면 삽화가 정상적인 야간 수면 시간(7~9시간)을 보이기도 하고, 그들은 비교적 긴 낮잠(1시간 초과)을 자지만 각성도를 개선시키지는 못한다. 과다수면 환자들은 야간 수면 시간에 관계없이 거의 매일 낮잠을 잔다. 많은 과다수면장애 환자가 주중에는 수면 시간을 줄일 수 있지만, 주말과 공휴일 수면 시간이 크게 늘어난다(3시간까지).

부수적 특징 Associated Features

과다수면증이 있는 개인들 중 약 80%에서 비회복 수면을 보이나, 이 증상은 비특이적이며 폐쇄성 수면무호흡증과 같은 잠을 방해하는 질환에서도 나타날 수 있다. 낮잠은 보통은 1시간 이상으로 길지만 개운하게 만들지 않으며, 짧은 낮잠(즉, 30분 이내)은 대부분 개운하지 않다. 과다수면증이 있는 사람들은 흔히 졸린 것처럼 보이고 진료 대기실에서 잠들기도 한다.

일부 과다수면장애 환자들은 과다수면증 가족력이 있으며, 반복적인 혈관성 두통, 말초혈관계의 반응성(레이노 현상), 실신과 같은 자율신경계 기능이상에 의한 증상을 보인다.

유병률 Prevalence

미국에서 주간 졸림으로 수면장애 클리닉에 오는 개인들 중 약 5~10%는 과다수면장애로 진단된다. 유럽과 미국 인구 중 약 1%에서 수면무력증 삽화를 겪는 것으로 추정된다. 과다수면증은 남성과 여성에서 비슷한 비율로 발생한다.

발달 및 경과 Development and Course

과다수면장애는 대부분 청소년기 후기나 성인기 초기에 증상이 전형적으로 나타나고, 평균 발병 연령은 17~24세이며, 수 주에서 수개월에 걸쳐서 서서히 진행한다. 자연적 경과에 대해서는 잘 알려져 있지 않지만, 대부분의 경우 치료를 시작하지 않는 한 경과는 지속적이며 변화가 없다. 5~7년 후에 11~25% 정도에서 저절로 관해된다. 과다수면장애 환자들은 평균적으로 첫 증상이 발생한 지 10~15년 후에 진단된다. 아동에서는 드물다. 다른 수면장애(예, 호흡관련 수면장애)의 발생이 졸림의 정도를 악화시킬 수 있다.

위험 및 예후 인자 Risk and Prognostic Factors

환경적. 과다수면증은 심리적인 스트레스와 알코올 사용으로 인해 일시적으로 증가될 수 있지만, 이들이 환경적 유발 요인으로 언급되지는 않는다. 바이러스성 감염은 약 10% 정도에서 과다수면증에 선행하거나 동반된다. 외상성 뇌손상 후 수개월 후에 과다수면증 발생이 흔하다.

유전적, 생리적. 과다수면증은 상염색체 우성유전 방식으로 가족성이 있을 수 있다.

진단적 표지자 Diagnostic Markers

야간수면다원검사는 정상보다 연장된 수면 시간, 짧은 수면잠복기, 그리고 정상보다 증가된 수면 연속성을 보인다. 급속안구운동(Rapid Eye Movement: REM)수면의 분포는 정상이다. 수면 효율은 보통 90% 이상이다. 수면잠복기 반복검사에서 평균 수면잠복기 수치가 8분 이내의 수면 경향성을 보인다. 과다수면장애에서 평균 수면잠복기는 보통 10분 이내로 대부분 8분 이내다. 수면 개시 REM 기간(SOREMPs; 즉, 수면 개시 후 20분 내에 REM수면 발생)이 나타날 수 있지만 흔하지는 않다. 불행하게도 수면잠복기 반복검사는 검사–재검사 신뢰도가 낮기 때문에 과다수면장애와 2형 기면증을 잘 구분하지 못한다.

2주간의 수면일지는 수면량과 시간대를 기록하는 데 도움을 준다. 활동기록기는 수면 패턴 습관에 대하여 보다 정확한 데이터를 제공한다. 32시간 침대에서 쉬게 하는 프로토콜로 시행된 실험에서 피험자로 하여금 원할 때 잠자게 했는데, 과다수면장애가 있는 사람은 정상피험자보다 4시간 이상을 더 잤다.

과다수면장애의 기능적 결과 Functional Consequences of Hypersomnolence Disorder

개인들이 졸음을 쫓는 동안 일어나는 낮은 수준의 각성은 주간 활동 도중 작업 효율의 저하, 집중력의 감소, 그리고 기억력의 감소를 유발한다. 과다수면증은 직업적 · 사회적 관계에서 현저한 고통이나 기능이상을 일으킬 수 있다. 야간 수면의 연장이나 깨어나기 어려움은 정시에 출근을 하는 것과 같은 아침의 의무를 지키는 것을 어렵게 한다. 뜻하지 않은 주간 수면 삽화는 당황스러울 수 있으며, 예컨대 운전 중이거나 기계 조작 중에 이러한 삽화가 발생한다면 매우 위험할 수도 있다.

감별진단 Differential Diagnosis

수면의 정상 변이. '정상적인' 수면 시간은 일반 인구에서 상당히 다양하다. '장면가(long sleeper, 평균 수면량보다 더 많은 수면을 필요로 하는 사람들)'는 그들이 필요로 하는 야간 수면의 양이 충족될 때는 과도한 주간 졸림, 수면무력증 또는 자동 행동을 보이지 않는다. 잠을 자고 나면 개운하다고 보고한다. 만약 사회적 혹은 직업적 요구 때문에 야간 수면 시간이 짧아진다면 주간 증상이 나타날 수 있다. 이와는 반대로 과다수면장애에서 과도한 졸림은 야간 수면 시간과는 무관하게 발생한다.

불충분한 양의 야간 수면 혹은 행동으로 유발된 수면 부족 증후군(behaviorally induced insufficient sleep syndrome)은 과다수면증과 매우 유사한 주간 졸림 증상을 유발할 수 있다. 미국에서 주중 평일 야간의 성인의 평균 수면 시간이 6.75시간으로 조사되지만, 야간에 평균 7시간 이내의 야간 수면 시간은 수면이 불충분하다는 것을 강하게 시사한다. 야간 수면을 불충분하게 취하는 사람들은 전형적으로 사회적 · 직업적 강요가 없어지거나 휴가를 보낼 때 더 긴 수면 시간으로 '따라잡기'를 한다. 야간 수면이 충분한지가 의문시될 때는 과다수면장애의 진단을 내려서는 안 된다. 진단적 · 치료적 시도로서 10~14일간 잠을 길게 자게 하면 진단이 명료해질 수 있다.

기면증. 과다수면장애에서처럼 기면증 환자는 만성적인 졸음을 가지고 있지만, 몇몇 임상적 및 실험실 소견이 이를 감별하는 데 도움이 된다. 과다수면장애와 대조적으로 기면증 환자는 매일 7~8시간 자는 경향이 있으며 아침에 일어나면 개운함을 느낀다. 기면증 환자는 일반적으로 15분에서 20분 정도 낮잠을 잔 후에 더 정신이 맑아진다고 느끼는 반면, 과다수면장애 환자는 낮잠을 더 오래 자는 경향이 있고 낮잠에서 깨는 데 어려움을 겪으며 그 후에는 정신을 차리지 못한다. 기면증 환자는 또한 다양한 정도의 탈력발작(cataplexy), 입면기 환각(hypnagogic hallucination), 가위눌림(sleep paralysis), 야간수면 분절을 보이지만, 과다수면장애에서 탈력발작은 일어나지 않으며, 다른 증상들도 흔하지 않다. 다중수면잠복기검사는 일반적으로 기면증에서 2회 이상의 수면 개시 REM수면 기간을 보여 준다.

다른 정신질환 또는 의학적 상태의 증상으로서의 피로. 과다수면장애는 다른 정신질환(예, 범불안장애) 또는 의학적 상태(예, 만성피로 증후군)의 증상일 수 있는 피로와 관련된 피곤함과는 구별되어야 한다. 과다수면증과는 달리 피곤함은 반드시 잠을 더 잔다고 해소되는 것은 아니며, 수면의 양이나 질과는 무관하다.

호흡관련 수면장애. 만성적인 졸림은 호흡관련 수면장애에서 흔하다. 과다수면증과 호흡관련 수면장애가 있는 개인들은 유사하게 과도한 졸림을 경험한다. 호흡관련 수면장애는 큰 소리의 코골이, 수면 중 호흡 정지, 개운하지 못한 수면 등의 과거력으로 의심할 수 있다. 진찰에서는 비만, 좁은 기도, 큰 목둘레 등이 나타날 수 있다. 고혈압이 흔하게 발생하며 일부 환자는 심부전 소견을 나타낼 수 있다. 수면다원검사에서 호흡관련 수면장애의 무호흡 증상이 나타나는 것(과다수면장애에서는 무호흡 증상이 없음)을 확인할 수 있다.

일주기리듬 수면-각성장애. 과다수면장애와는 달리 일주기리듬 수면-각성장애의 특정 아형의 환자들은 증상의 특정 시간적 패턴을 보인다. 예를 들어, 뒤처진 수면위상형들은 종종 아침에 수면 무력증과 졸림을 보이며, 저녁과 밤에 가장 각성도가 올라가며, 습관적으로 늦은 취침 시간을 갖는다. 반면에 앞당겨진 수면위상형 환자는 졸음이 몰려와 저녁에 일찍 잠자리에 들지만 아침 일찍 각성이 되고 쉽게 일어난다.

사건수면. NREM수면-각성장애(수면보행/야경증) 또는 REM수면 행동장애와 같은 사건수면은 과다수면장애의 특징인 장시간, 방해받지 않는 야간 수면 또는 주간 졸림을 거의 일으키지 않는다. 그러나 총 수면 시간을 크게 단축시킬 수 있는 악몽장애와 같은 사건수면은 낮 시간 졸음과 함께 나타날 수 있다.

다른 정신질환과 의학적 상태에서 과다수면증. 과다수면장애는 다른 정신질환(예, 주요우울장애, 특히 비정형 양상의 삽화) 또는 의학적 상태(예, 특정 암, 다발성 경화증)의 증상으로 발생하는 과다수면증과 구별되어야 한다. 과도한 졸음의 주된 증상이 다른 정신질환이나 의학적 상태에 의해 적절하게 설명된다면, 과다수면장애의 추가 진단은 필요하지 않다. 그러나 만약 과다수면증이 공존된 정신질환이나 의학적 상태에 의해 적절하게 설명되지 않는다면(예, 과다수면증의 심각도와 특성이 정신질환이나 의학적 상태에서 예상되는 것보다 훨씬 더 클 경우), 과다수면장애의 추가 진단이 필요하다.

동반이환 Comorbidity

과다수면장애가 있는 많은 개인은 우울장애의 진단기준을 충족시킬 수 있는 우울 증상을 가지고 있다. 이 현상은 수면 필요가 지속적으로 증가되기 때문에 생기는 정신사회적 결과와 관련이 있을 수 있다. 과다수면장애 환자의 절반 이상이 주의력결핍 과잉행동장애 증상을 가지고 있다. 과다수면장애가 있는 개인들은 물질관련장애, 특히 자극제와 같은 자가 치료약물 사용의 위험성도 있다. 이처럼 전반적인 특이성의 결여는 과다수면장애의 동일한 진단기준을 만족하는 증상을 가진 개인들이 매우 이질적인 특성을 보이는 데 기여한다. 알츠하이머병, 파킨슨병, 다계통 위축증과 같은 신경퇴행성 질환도 마찬가지로 과다수면증을 수반할 수 있다.

국제수면장애진단분류와의 관련성
Relationship to International Classification of Sleep Disorders

『국제수면장애진단분류 제3판(ICSD-3)』에서는 '중추성 과다수면증'의 9가지 아형을 구별하였고, DSM에서는 다루지 않는 클라인-레빈 증후군(과수면 삽화의 재발), 의학적/신경학적 상태 또는 물질 사용으로 인한 과다수면증, 수면 부족 증후군 등이 포함된다.

● 기면증
Narcolepsy

진단기준

A. 억누를 수 없는 수면 욕구, 깜박 잠이 드는 것, 또는 낮잠이 하루에 반복적으로 나타난다. 이런 양상은 3개월 동안 적어도 일주일에 3회 이상 발생한다.
B. 다음 중 한 가지 이상이 나타난다.
　1. (a)나 (b)로 정의되는 탈력발작이 1개월에 수차례 발생함
　　a. 장기간 유병된 환자의 경우, 웃음이나 농담에 의해 유발되는 짧은(수 초에서 수 분) 삽화의 의식이 있는 상태에서 양측 근육긴장의 갑작스러운 소실
　　b. 아동이나 발병 6개월 이내의 환자의 경우, 분명한 감정 계기 없이 혀를 내밀거나 근육긴장저하를 동반한 얼굴을 찡그리거나 턱이 처지는 삽화

2. 뇌척수액(CSF) 하이포크레틴-1(hypocretin-1) 면역반응성 수치를 이용하여 측정된 하이포크레틴 결핍증(동일한 검사에서 측정된 정상 수치의 1/3 이하 또는 110pg/mL 이하). 하이포크레틴-1의 낮은 CSF 수치는 급성 뇌손상, 염증, 감염으로 인한 경우에는 관찰되지 않음

3. 야간수면다원검사에서 급속안구운동(REM)수면잠복기가 15분 이내로 나타나거나, 또는 수면잠복기 반복검사에서 평균 수면잠복기가 8분 이내로 나타나고, 2회 이상의 수면 개시 REM수면이 나타남

다음 중 하나를 명시할 것:

G47.411 탈력발작이 있거나 하이포크레틴 결핍이 있는 기면증(1형): 진단기준 B1(탈력발작 삽화) 또는 진단기준 B2(낮은 CSF 하이포크레틴-1 수치)를 만족함

G47.419 탈력발작이 없으며 하이포크레틴 결핍이 없거나 측정이 안된 기면증(2형): 진단기준 B3(수면다원검사/수면잠복기 반복검사상 양성)을 만족하지만, 진단기준 B1을 만족하지 않고(즉, 탈력발작이 없음) 진단기준 B2도 만족하지 않음(즉, CSF 하이포크레틴-1 수치가 낮지 않거나 측정되지 않음)

G47.421 의학적 상태로 인한 탈력발작 또는 하이포크레틴 결핍이 있는 기면증

G47.429 의학적 상태로 인한 탈력발작과 하이포크레틴 결핍이 없는 기면증

부호화 시 주의점: 다음 두 아형, 즉 의학적 상태로 인한 탈력발작 또는 하이포크레틴 결핍이 있는 기면증, 의학적 상태로 인한 탈력발작과 하이포크레틴 결핍이 없는 기면증 진단 시에는 먼저 기저 의학적 상태를 부호화하시오(예, G71.11 근위축증; G47.429 근위축증으로 인한 탈력발작과 하이포크레틴 결핍이 없는 기면증)

현재의 심각도를 명시할 것:

경도: 하루에 1~2회의 낮잠 필요. 수면 교란이 있더라도 가벼움. 탈력발작이 있더라도 드묾(1주에 1회 이내 발생)

중등도: 매일 수차례 낮잠 필요. 중등도의 수면 교란, 탈력발작이 있으면 매일 또는 며칠마다 발생함

고도: 거의 지속적인 졸리고 흔히 매우 심한 야간 수면 교란(심한 몸의 움직임, 생생한 꿈이 나타날 수 있음). 탈력발작이 있는 경우에는 약물 저항성이며 하루에도 여러 차례 발생

아형 Subtypes

기면증 1형(NT1; 즉, 탈력발작 또는 하이포크레틴 결핍증 동반)의 진단은 흔히 반복되는 졸음과 탈력발작(뇌척수액[CSF] 하이포크레틴 측정이 쉽지 않음을 고려할 때)의 존재에 기초하게 된다. 그러나 탈력발작은 졸림이 시작된 지 몇 년이 지나서 나타날 수 있다. 따라서 일부 개인은 졸음 및 수면잠복기 반복검사(MSLT) 결과에 기초하여 기면증 2형(NT2; 즉, 탈력발작이 없고 하이포크레틴 결핍증이 없거나 미측정) 진단을 받을 수 있지만, 탈력발작 발생 후 NT1 진단으로 재진단될 수 있다. 낮은 CSF 하이포크레틴 농도가 입증될 경우 뚜렷한 탈력발작의 증거 없이도 NT1 진단이 확립될 수 있다. 과도한 낮 시간 졸림(예, 수면 부족, 교대근무, 기타 수면장애)과 근육 긴장의 급격한 손실(예, 발작, 다른 원인의 낙상, 전환장애와 같은 기능성 신경학적 증상장애)에 대하여 다른 원인 설명이 될 경우에는 배제해야 한다. NT2는 만성적인 낮 시간 졸림과 특징적인 야간수면다원검사 소견(예, 짧은 REM수면잠복기) 또는 짧은 평균 수면잠복기와 2개 이상의 SOREMP를 보여 주는 MSLT 소견에 기반하여 진단된다.

NT1과 NT2는 다른 신경학적, 감염성, 대사성, 유전학적 상태에서 발생할 수 있다. 유전성 장애, 종양, 그리고 두부 외상은 이차성 기면증의 가장 흔한 원인이다. 다른 경우에, 하이포크레틴 뉴런의 파괴는 외상이나 시상하부 수술에 의하여 이차적으로 발생할 수 있다. 그러나 중추신경계의 감염이나 두부 외상은 하이포크레틴 세포 손실 없이 CSF의 하이포크레틴-1 농도를 일시적으로 감소시킬 수 있어 진단을 복잡하게 할 수 있다.

다른 병인으로는 다발성 경화증과 급성 파종성 뇌수막염으로 인한 염증 병변, 뇌졸중과 같은 혈관 질환과 뇌염이 있다. 상염색체 우성 소뇌실조증, 난청과 기면증(Autosomal Dominant Cerebellar Ataxia, Deafness, and Narcolepsy: ADCA DN이라고도 함)은 DNA 메틸트랜스페라제(DNA methyltransferase: DNMT1) 유전자의 과오 돌연변이(missense mutation)로 인한 가족성 퇴행성 질환이다. 어느 정도의 졸음을 동반한 탈력발작은 프래더-윌리 증후군(Prader-Willi syndrome), 니만-픽 병 C형(Niemann-Pick disease type C), 뫼비우스 증후군(Möbius syndrome), 노리병(Norrie disease) 등 다른 신경학적 질환에 의해 발생할 수 있다. 하이포크레틴 결핍은 파킨슨병에서도 보고되었다. NT2와 유사한 생리 현상은 근위축증과 프래더-윌리 증후군에서 보고되었다.

진단적 특징 Diagnostic Features

기면증의 핵심적 특징은 일반적으로 매일 발생하지만 적어도 3개월 동안 일주일에 세 번 이상 일어나야 하는 반복적인 낮 시간의 낮잠 또는 깜박 잠드는 것이다(진단기준 A). 그리고 다음 중 하나 이상을 동반한다: 탈력발작(진단기준 B1), 하이포크레틴 결핍증(진단기준 B2), 또는 야간수면다원검사 또는 MSLT에 특징적인 이상 소견(진단기준 B3). NT1을 가진 대부분의 사람에서 나타나는 첫 번째 증상은 졸음이나 수면 욕구 증가이며, 이후에 탈력발작이 나타난다. 졸음은 앉아 있는 상황에서 더 심하며, 보통 10~20분 정도의 짧은 낮잠으로 해소된다.

NT1은 일반적으로 탈력발작을 동반하는데, 일반적으로 감정에 의하여 촉발되는 갑작스러운 양쪽 근육 긴장 상실의 짧은 삽화(수 초에서 최대 2분)가 나타난다. 다양한 긍정적인 감정이 탈력발작을 유발하는데, 웃음, 기대 또는 놀라움 등이 해당한다. 덜 흔하게, 탈력발작은 분노와 당황과 같은 부정적인 감정들에 의해서도 유발될 수 있다. 영향을 받는 근육은 목, 턱, 팔, 다리 또는 온몸으로, 머리가 흔들리거나 턱이 떨어지거나 완전히 넘어질 수 있다. 환자는 탈력발작 중에 깨어 있고 의식이 있다. 탈력발작은 운동 활동 중에 생리적으로 발생하는 '근력 저하'와 혼동해서는 안 되며, 정신병리적 현상일 수 있는 스트레스나 불안과 같은 비정상적인 감정적 요인 후에만 발생해서는 안 된다.

NT1 증상 발생 초기에 아동에서, 그리고 드물게는 성인에서도, 탈력발작이 강한 감정에 의해 유발되는 삽화성 근긴장 감소가 아닌 지속적인 근긴장 저하(hypotonia)로 나타날 수 있다. 이러한 지속적인 근긴장 저하는 보행 불안정, 안검하수, 턱이 처지는 증상을 초래할 수 있다. 이 근육약화에 더하여 일부 사람들은 혀가 튀어나오거나 얼굴을 찡그리는 것과 같은 현상을 보일 수 있다. 이러한 정적 탈력발작(static cataplexy)은 빠른 발병 후 6개월 이내에 가장 흔하다.

NT1은 하이포크레틴 (오렉신) 신경펩타이드를 생성하는 시상하부 뉴런의 손실로 인해 발생하며, CSF 하이포크레틴 수치는 일반적으로 대조군 값의 1/3 미만(대부분의 실험실에서 110pg/mL 미만)이다. 탈력발작을 가진 경우는 85~90%의 사례에서 낮은 CSF 하이포크레틴 수치를 가지고 있는 것으로 나타났다. 대조적으로, NT2 환자는 정상 또는 중간 수준의 CSF 하이포크레틴을 가지고 있다. 따라서 하이포크레틴 결핍은 NT1(진단기준 B2)에 대한 충분한 진단적 검사다. CSF 하이포크레틴이 측정되고 낮지 않다면, NT2 진단은 임상 증상(진단기준 A)과 진단기준 B3에 요약된 수면검사 데이터를 기반으로 한다.

야간수면다원검사와 연이은 MSLT는 NT1(하이포크레틴 검사를 할 수 없는 경우)과 NT2(진단기준 B3) 모두 진단을 확인하는 전통적인 방법이다. 이러한 검사는 개인이 모든 향정신성 약물(약물제거 반감기를 고려)을 중단하고 정상적 수면-기상 일정(수면일지 또는 활동기록기를 기록하며)에 따라 2주 동안 적절한 수면 시간을 얻은 후에 수행되어야 한다. 특히 항우울제, α-아드레날린 효현제 또는 자극제의 갑작스러운 중단이나 검사 중 이러한 약물의 사용은 REM수면 생리 현상을 변화시킬 수 있다.

NT2 진단을 위해서는 MSLT 결과가 양성이어야 하는데, 평균 수면잠복기는 8분 이하이고 최소 2개의 SOREMP를 보여야 한다. 또는 야간수면다원검사 중 SOREMP(nSOREMP; REM수면잠복기 15분 이하)가 있으면 확진하기에 충분하고 진단기준 B3을 충족한다. nSOREMP는 NT1에 매우 특이적이지만(95~97%), 단지 중등도의 민감도(54~57%)를 갖는다. SOREMP의 위양성 소견은 교대근무, 일주기리듬 수면-각성장애, 심각한 폐쇄성 수면무호흡증, 약물 효과 및 수면부족장애(insufficient sleep disorder)에서 발생할 수 있다.

야간수면다원검사와 MSLT는 진단적으로 제한적인데, 특히 NT2에서 그렇다. 진단적 MSLT 검사의 신뢰성은 NT1의 경우 85~95%로 상대적으로 높지만 NT2 진단의 신뢰성은 떨어진다. 시험-재시험 신뢰성은 50% 미만일 수 있다. 이러한 낮은 신뢰성은 NT2 생리의 일일 변동성과 수면다원검사와 MSLT 테스트의 기술적 측면, 특히 직전의 수면 시간/일정 및 치료약물/약물 사용에 대한 부적절한 주의 때문일 수 있다.

탈력발작이 있는 환자 중에 정상 또는 중등도 CSF 하이포크레틴 수치를 보이는 경우는 시간이 지남에 따라 수치가 감지할 수 없는 수준으로 감소할 수 있다.

부수적 특징 Associated Features

졸림이 심하면 기억이나 의식이 없는 몽롱한 상태에서 반자동 활동을 지속하는 자동 행동이 발생할 수 있다. 약 20~60%의 사람들이 잠이 들기 직전이나 잠이 들 무렵에 생생한 입면 시 환각을 경험하기도 하고, 막 잠에서 깨어난 후에 출면 시 환각을 경험하기도 한다. 이러한 환각은 일반적으로 환시 또는 환청이지만, 때로는 환촉일 수도 있다. 이들은 정상적인 수면을 가진 사람들에게 나타나는 수면 시작 시 덜 생생하고 환각적이지 않은 꿈과 같은 현상과는 구별된다.

약 20~60%의 사람들은 잠들 때나 깰 때 각성되어 있지만 움직이거나 말을 할 수 없는 수면 마비를 경험한다. 그러나 많은 정상 수면자도 간헐적인 수면 마비를 호소한다. 특히 스트레스가 있거나 수면 박탈이 있을 때 그렇다. 기면증이 있는 사람은 야간수면장애(잦은 짧은 각성), 생생하고 현실적인 꿈, 주기적인 사지 운동, REM수면 행동장애를 포함한 다양한 야간 수면 증상을 가질 수 있다. 야행성 식사가 발생할 수 있다. 비만이 흔하다. 환자들은 졸려 보이거나 대기실이나 임상검사 시에 잠이 들 수도 있다. 탈력발작이 있는 동안, 개인들은 의자에 풀썩 주저앉고 불분명하게 말하거나 눈꺼풀이 처진다. 만약 임상의가 탈력발작이 있는 동안(대부분 10초 이내임) 반사를 확인할 수 있다면 전신 탈력발작 동안 반사가 소실되어 있는데, 이것은 진짜 탈력발작을 기능성 신경학적 증상장애(전환장애)와 감별할 수 있는 중요한 특징이다.

IQ 검사는 기면증에서 일반적으로 정상이지만 작업기억과 실행 기능의 손상이 보고된다.

유병률 Prevalence

기면증-탈력발작(NT1)은 전 세계 성인 일반 인구의 0.02~0.05%가 이환되어 있으며, 미국에서는 인구 100,000명당 0.74명의 발병률을 보인다. 일부 국가에서 유병률의 차이가 보고되었는데, 이스라엘에서 낮고 일본의 경우 유럽과 미국보다 높게 보고된다. NT2의 실제 유병률은 진단적 가변성 때문에 잘 알려져 있지 않다. 기면증은 남녀 모두에서 이환될 수 있지만, 인구에 따라 다를 수 있다.

발달 및 경과 Development and Course

흔히 아동기, 청소년기, 성인기 초기에서 발병하나 드물게 노인에서 발병하기도 한다. 발병의 정점은 15~25세다. 갑작스럽게 발병할 수도 있고 점진적(수년간)으로 발병할 수도 있다. 아동에서 NT1 증상으로 갑자기 발병하였을 때 심각도가 가장 높고, 발병 후 첫 수년간 증상이 부분적으로 완화되는 경향이 있다. 사춘기 전의 어린 아동에서 갑자기 발병한다면 비만이나 성조숙증과 연관될 수 있다. 성인에서 발병한 기면증 환자의 50%가 아동기 또는 청소년기에 증상 발생을 기억하는데, 이는 진단의 지연 문제를 보여 준다. 장애가 한번 발생하면 경과는 지속적이고 평생 간다.

90%의 경우에 처음 발생하는 증상은 졸림 혹은 수면의 증가이며 탈력발작이 이어서 발생한다(1년 내 50%, 3년 내 85%). 졸림, 입면기 환각, 생생한 꿈, 그리고 REM수면 행동장애(REM수면 동안 음성 발화나 복잡한 행동)가 초기 증상이다. 과도한 잠이 낮 동안 각성 상태 유지의 어려움과 밤에 양질의 수면을 유지하기 어려움으로 빠르게 진행되나, 총 24시간 내 수면 필요의 증가는 뚜렷하지 않다. 첫 몇 달에는, 특히 소아에게 탈력발작은 비정형일 수 있으며, 감정적으로 유발되는 삽화성 힘빠짐보다는 지속적인 근긴장 저하로 나타난다. 일반적으로 기면증 증상은 상당히 안정적이지만 임신과 스트레스 요인 같은 생활사건에 따라 변동할 수 있다. 증상의 악화는 치료약물 순응도가 낮거나 수면무호흡증 같은 공존 수면질환의 발생을 시사하는데, 수면무호흡증은 기면증을 가진 사람의 약 1/4에서 확인된다.

기면증이 있는 어린 아동과 청소년은 종종 졸림과 야간 수면 방해로 인해 유발된 공격성 증가나 행동 문제가 발생한다. 학업량과 사회적 부담이 고등학교와 대학교 시기에 증가하고, 이로 인해 야간 수면 시간이 감소하게 된다. 임신은 증상에 영향을 주지 않는 것으로 보인다. 퇴직 후에는 대부분의 사람에게 낮잠을 잘 기회가 많아지고 자극제 처방의 필요가 줄어든다. 모든 연령에서 규칙적인 생활 일정을 유지하는 것이 도움이 된다.

위험 및 예후 인자 Risk and Prognostic Factors

기질적. 기면증 환자들은 흔히 다른 가족 구성원들보다 더 많은 수면이 필요하다고 보고한다.

환경적. A군 연쇄상구균 인두 감염, 인플루엔자(특히 범유행성 H1N1 2009) 또는 기타 겨울철 감염과 예방접종(특히 Pandemrix H1N1 예방접종)은 수개월 후 기면증을 유발하는 자가면역 과정을 촉발하는 경향이 있다. 두부 외상과 수면-각성 패턴의 갑작스러운 변화(예, 직업 변경, 스트레스)는 또 다른 계기가 될 수 있다.

유전적, 생리적. 일란성 쌍둥이에서 기면증의 일치율은 25~32%다. 일차 친족에서 기면증의 유병률은 1~2%(종합적으로 10~40배 증가)다. 기면증은 HLA DQB1*06:02('진단적 표지자' 참조)와 강하게 연관되어 있다. DQB1*06:02가 있을 때, DQB1*03:01은 기면증의 발생 위험을 증가시키고, 반대로 DQB1*05:01, DQB1*06:01, DQB1*06:03은 발생 위험을 감소시킨다. 마찬가지로 T-세포 수용체 알파 유전자와 다른 면역 조절 유전자의 다형성은 발생 위험에 다소 관여한다.

문화와 관련된 진단적 쟁점 Culture-Related Diagnostic Issues

기면증은 많은 민족인종적 집단과 여러 문화적 맥락에서 기술되어 왔다. 치료를 원하는 1,097명의 사람을 대상으로 한 연구는 아프리카계 미국인이 비라틴계 백인에 비해 탈력발작이 없거나 비정형적 탈력발작(CSF 하이포크레틴은 낮지만)을 보이고, 일찍 발병한다고 제안하였다. 이 인구에서 비만과 폐쇄성 수면무호흡증이 더 높게 나타나기 때문에 진단이 더욱 복잡해질 수 있는데, 음식 공급의 불안정, 신체 활동을 위한 안전한 장소의 제한 등 건강에 관한 사회적 요소에 대한 차등 노출과 관련될 수도 있다. 기면증 환자는 종종 수면 마비를 경험하는데, 이는 일부 문화적 맥락에서 초자연적인 힘(예, 귀신이 자는 사람의 가슴에 앉아 있는 것)에 기인한 것으로 생각될 수 있으며, 이것이 증상의 위험성을 인지하고 치료를 찾는 결정에 기여할 수도 있다.

진단적 표지자 Diagnostic Markers

야간수면다원검사와 수면잠복기 반복검사는 기면증 확진검사로 사용되며, 특히 기면증을 처음 진단할 때, 치료를 시작하기 전, 생화학적으로 하이포크레인 결핍증을 확인하지 못했을 때 특히 유용하다. 명확한 탈력발작이 있는 경우, 수면다원검사와 MSLT는 NT1 진단에 확정적이다. 탈력발작과 하이포크레틴 결핍증(측정된 경우)이 없는 경우, MSLT는 NT2에 진단적이다. 약물 또는 치료약물 효과(예, REM 억제성 항우울제 또는 진정제), 자극제 금단, 직전의 수면 박탈, 교대근무 또는 심한 우울증은 부정확한 MSLT 결과를 초래할 수 있으므로 MSLT를 시행하기 전에 배제해야 한다. 특히 만성적인 수면 부족은 흔한 문제로 반드시 고려해야 한다.

야간수면다원검사상 nSOREMP는 NT1에 매우 특이적(대조군에서 약 1%가 양성이 나옴)이지만 민감도는 중등도다(약 50%). 반대로, nSOREMP는 정상 하이포크레틴 수치를 가진 NT2 환자의 10~23%에서만 나타나며, 이는 이 유형에서 훨씬 더 낮은 민감도를 시사한다. 양성 MSLT 검사 결과는 평균 수면잠복기가 8분 이하이고, 4~5회의 낮잠검사 중 SOREMP가 2회 이상이다. 대조군에서 2~4% 정도 MSLT가 양성인 데 비해 NT1에서는 90~95%가 양성으로 나온다. 언급한 바와 같이 NT2에 대한 시험-재시험 신뢰성이 낮기 때문에 NT2에 대한 비교 가능한 데이터를 확정할 수 없다. 수면다원검사에서는 빈번한 각성, 수면 효율의 감소, 1단계 수면의 증가 소견을 추가적으로 관찰할 수 있다. 주기성 사지운동증(NT1 환자의 약 40%에서 보임)과 수면무호흡증이 종종 관찰된다.

하이포크레인 결핍증은 CSF 하이포크레인-1을 측정함으로써 확인한다. 이 검사는 유사탈력발작(pseudocataplexy) 의심 환자나 전형적인 탈력발작이 없는 환자, 또는 치료 저항성 환자의 경우에 특히 유용하다. 이 검사의 진단적 가치는 치료약물, 수면 박탈, 일주기 시간에 영향을 받지 않지만 공존하는 감염 또는 두부 외상이 심각하거나 혼수상태의 경우에는 검사 결과를 해석하는 것이 어렵다. CSF 세포검사, 단백질, 포도당 소견은 급성 발병 수 주 내에 검사하여도 정상 범위를 보인다. CSF 하이포크레인-1의 수치는 초기부터 대부분 이미 매우 감소되어 있거나 측정이 되지 않는다.

NT1 환자의 약 85~95%가 HLA DQB1*06:02 일배체형 양성 반응을 보인다. 이 유전자는 NT1의 기저에 자가면역 병태생리가 있음을 보여 주는 면역 시스템 항원 제시에 영향을 미친다. 특정 예방접종 및 감염 후 NT1의 과다 발생은 자가면역 병인을 더욱 뒷받침한다. NT1과 달리 NT2의 생체 표지자는 없다. NT2 환자 중 약 40~50%만이 DQB1*06:02에 양성 반응을 보인다. 일반 인구에서 12~38%가 DQB1*06:02 양성이기 때문에, 이 대립유전자에 대한 검사는 NT2 진단에는 큰 도움이 되지 않지만 NT1 선별에는 도움이 될 수 있다.

기면증의 기능적 결과 Functional Consequences of Narcolepsy

학교 성적, 운전, 일, 지속적인 주의를 요하는 기타 활동이 손상되기 때문에 기면증 환자는 자기 자신(예, 위험한 기계 작업) 또는 다른 사람(예, 버스 운전사, 조종사)을 위험에 처하게 할 수 있는 직업은 피해야 한다. 치료를 통해 기면증이 조절된다면 환자들은 보통 운전을 할 수 있으며, 드물게는 장거리 운전을 혼자서도 할 수 있다. 치료를 받지 않은 환자들 또한 사회적 고립과 자기 자신이나 다른 사람들에게 돌발적인 사고를 일으킬 위험에 놓여 있다. 감정을 유발하는 자극이나 감정을 지나치게 통제함으로써 탈력발작을 피하려고 애쓰기 때문에 사회적 관계도 영향을 받을 수 있다.

감별진단 Differential Diagnosis

기타 과다수면증. 과다수면장애(특발성 과다수면증으로도 알려진)와 기면증은 주간 졸림 정도, 발병 연령(일반적으로 청소년기 또는 성인기 초기), 그리고 시간에 따른 안정적인 경과에서 비슷한 면이 있지만 변별 가능한 임상적 및 검사상 특징에서 구별할 수 있다. 과다수면증 환자는 더 길고 덜 분절된 야간 수면을 취하며, 더 잠에서 깨어나기 어렵고, 더 지속되는 주간 졸림(기면증의 '수면 발작'과는 매우 다른), 길고 개운하지 않은 주간 수면 삽화, 그리고 낮잠을 자는 동안 거의 꿈을 꾸지 않는 양상을 보인다. 반대로, NT1 환자들은 일반적으로 탈력발작을 보인다. NT1과 NT2 모두가 수면과 각성의 이행기에 REM수면의 침입이 반복적으로 나타난다(예, 수면 관련 환각과 수면 마비). MSLT에서 기면증 환자들은 일반적으로 수면잠복기가 짧아지고(즉, 생리적인 졸림의 증가), SOREMP가 여러 차례 관찰된다.

수면 박탈과 불충분한 야간 수면. 수면 박탈과 불충분한 야간 수면은 청소년과 교대근무자에서 흔하다. 청소년에서 야간에 잠들기 어려움은 흔하며, 이로 인해 수면 박탈이 유발된다. 만약 개인이 수면이 박탈된 상태 또는 수면위상이 뒤처진 상태에서 MSLT를 시행하면 결과는 양성으로 나타날 수 있다.

수면무호흡 증후군. 폐쇄성 수면무호흡증은 일반인에서 흔하며, 비만 때문에 기면증 환자에서 나타날 수 있다. 폐쇄성 수면무호흡은 기면증보다 흔하기 때문에, 탈력발작이 간과될 수도 있고 없을 수도 있다. 기면증 진단은 수면무호흡증 치료에도 불구하고 지속적인 졸음이 있는 사람들에게 고려되어야 한다.

불면장애. 기면증 환자는 야간수면장애의 존재에 초점을 맞추고 낮의 졸음의 원인을 불면장애 때문으로 잘못 여길 수 있다. 기면증 환자는 불면장애 환자처럼 밤에 자주 깨어날 수 있지만, 불면장애 환자와는 달리 수면을 시작하거나 다시 자는 데 어려움이 없다. 게다가 불면장애는 일반적으로 기면증에서 관찰되는 심각한 낮의 졸음을 보이지는 않는다.

주요우울장애. 낮의 과도한 졸음은 주요우울장애 환자와 기면증 환자 모두에게 흔한 증상이다. 과도한 낮 시간 졸음의 심각성과 함께 탈력발작(주요우울장애의 특징이 아님)의 존재는 주요우울장애보다는 NT1의 진단을 시사한다. 또한 주요우울장애 환자에서 MSLT 결과는 보통 정상이며, MSLT 검사에서 평균 수면잠복기로 측정되는 객관적 졸림과 환자 스스로의 주관적 졸림 사이에 불일치가 있다. 졸음을 평가한 정신질환 환자를 대상으로 한 메타분석에서 25%가 MSLT에서 평균 수면잠복기가 8분 이내였던 반면, MSLT에서 2회 이상의 SOREMP는 거의 관찰되지 않았으며, 이는 보다 기면증의 특징적인 REM수면 기능이상임을 나타낸다.

기능성 신경학적 증상장애(전환장애; 유사탈력발작). 기능성 신경학적 증상장애가 있는 환자는 탈력발작을 의심하게 되는 위약감을 보일 수 있다. 그러나 기능성 신경학적 증상장애의 경우 그 위약감은 보통 오래 지속되고, 비정상적인 촉발 요인을 가지며, 자주 넘어질 수 있다. MSLT 검사 시 낮잠을 자는 동안 이들은 수면과 꿈을 보고하지만, MSLT에서는 특징적인 SOREMP를 보여 주지 않는다. 가정 비디오 녹화 및 수면검사 중 비디오 기록은 이러한 상태를 진정한 탈력발작과 구별하는 데 도움이 될 수 있다. 이 위약감은 부분발작이 없으면 유사탈력발작으로 여겨진다. 진찰 중에 분명하게 장시간 지속되는 유사탈력발작이 발생할 수 있으며, 이는 의사가 충분히 반사를 확인해야 하고, 이 경우 반사는 온전하게 유지된다.

주의력결핍 과잉행동장애 또는 기타 행동 문제. 아동과 청소년에서 졸림은 공격성이나 부주의와 같은 행동 문제를 유발할 수 있고, 이로 인해 주의력결핍 과잉행동장애로 오진할 수 있다.

무긴장 발작. 갑작스러운 근력 저하를 일으키는 발작의 일종인 무긴장 발작(atonic seizure)은 탈력발작과 구별되어야 한다. 무긴장 발작은 일반적으로 감정에 의해 유발되지 않으며, 탈력발작의 느린 '풀림' 특성보다는 갑작스러운 쓰러짐으로 나타나는 경향이 있다. 무긴장 발작은 보통 다른 추가적 발작 유형을 가진 경우에 발생하며 뇌파상에 뚜렷한 특징이 있다.

실신. 실신(syncope)처럼 탈력발작은 보통 수 초에 걸쳐 발생하지만, 탈력발작을 보이는 사람은 현기증, 터널 시야, 청각 변화 등의 전구 증상이 없다.

무도병과 운동장애. 소아에서, 특히 연쇄상구균의 인두 감염과 항스트렙토리신 O 항체 수치가 높게 나타나는 상황에서 탈력발작이 무도병이나 연쇄상구균 감염과 관련된 아동기 자가면역 신경정신질환(PANDAS)으로 오진되기도 한다. 일부 아동은 탈력발작이 발생할 무렵에 다른 운동장애가 같이 병발되기도 한다.

조현병. 현란하고 생생한 입면기 환각이 있는 경우, 기면증 환자들은 이러한 경험이 진짜라고 생각할 수 있다. 이 특징은 정말 환각을 특징으로 하는 조현병을 의심하게 한다. 그러나 조현병과 비교하여 기면증의 환각 경험 패턴에는 분명한 차이가 있다. 기면증 환자는 조현병 환자의 언어적-청각적 감각 모드보다는 수면과 관련된 다감각적 환각(시각적, 청각적, 촉각적)을 보고하는 경향이 있다. 게다가 기면증 환자에서 고용량의 자극제 치료는 피해망상을 일으킬 수 있다. 환각이나 망상을 동반한 탈력발작이 있는 경우, 조현병이 병발한 것으로 진단을 고려하기 전에 임상적으로 이러한 증상들이 기면증에 의하여 이차적으로 나타날 수 있음을 가정해야 한다.

동반이환 Comorbidity

기면증 환자들 사이에서 의학적 · 정신의학적 동반질환이 발생하는 것은 흔하며, 여기에는 비만, 이갈이, 유뇨증, 성조숙증(소아 기면증 환자에서), 기분장애, ADHD 등이 있다. 급격한 체중 증가는 갑작스럽게 기면증이 발병한 소아에서 흔하다. 기면증 환자에서 사건수면(예, 몽유병, REM수면 행동장애), 폐쇄성 수면무호흡증, 하지불안 증후군, 주기성 사지운동증 등이 흔하다. 기존의 기면증 증상이 갑자기 악화되는 경우 수면무호흡증이 병발했을 가능성이 고려되어야 한다.

국제수면장애진단분류와의 관계
Relationship to International Classification of Sleep Disorders

『국제수면장애진단분류 제3판(ICSD-3)』은 기면증의 2가지 아형을 구분한다: NT1(탈력발작 또는 하이포크레틴 결핍이 있는 기면증)과 NT2(탈력발작 또는 하이포크레틴 결핍이 없는 기면증). 다른 의학적 상태에 이차적으로 발생한 NT1(G47.421)과 다른 의학적 상태에 이차적으로 발생한 NT2(G47.429)가 이차성 기면증의 아형으로 ICSD-3에 기술된다.

호흡관련 수면장애
Breathing-Related Sleep Disorders

호흡관련 수면장애 분류는 3개의 상대적으로 구분되는 장애를 포함하고 있다. 폐쇄성 수면 무호흡 저호흡, 중추성 수면무호흡증, 그리고 수면관련 환기저하다.

● 폐쇄성 수면 무호흡 저호흡
Obstructive Sleep Apnea Hypopnea

진단기준   G47.33

A. (1) 또는 (2) 중 하나 이상이 있다.
  1. 수면다원검사에서 수면 시간당 적어도 5회 이상 폐쇄성 무호흡이나 저호흡이 있고 다음 중 한 가지 이상의 수면 증상이 있음
    a. 야간호흡 장해: 코골이, 거친 콧숨/헐떡임 또는 수면 중 호흡 정지
    b. 충분한 수면을 취했음에도 주간 졸림, 피로감 또는 개운하지 않은 수면으로, 다른 정신질환(수면장애 포함)으로 더 잘 설명되지 않으며 다른 의학적 상태로 인한 것이 아님
  2. 동반된 증상과 관계없이 수면다원검사에서 확인된 수면 시간당 15회 또는 그 이상 폐쇄성 무호흡, 그리고/또는 저호흡
현재의 심각도를 명시할 것:
  경도: 무호흡 저호흡 지수가 15 이내다.
  중등도: 무호흡 저호흡 지수가 15~30이다.
  고도: 무호흡 저호흡 지수가 30을 초과한다.

명시자 Specifiers
  질병 심각도는 수면다원검사나 기타 야간 모니터링을 이용하여 수면 시간당 무호흡과 저호흡의 횟수(무호흡 저호흡 지수)를 계산하여 측정한다. **무호흡**은 공기 흐름이 완전히 없는 것이고, **저호흡**은 공기 흐름이 줄어든 것으로 정의된다. 종합적인 심각도는 야간 산소불포화도 수치와 수면 분절(뇌피질 각성 빈도와 수면 단계에 의해 측정됨)과 관련된 증상 및 주간 손상의 정도를 통해서도 평가된다. 그러나 정확한 숫자와 역치는 사용되는 특정 측정 방법에 따라 달라질 수 있고, 시대에 따라 변할 수도 있다. 무호흡 저호흡 지수 자체와 상관없이, 이 장애는 심각한 산소 헤모글로빈 불포화도가 동반된 무호흡과 저호흡이 있거나(예, 수면 시간의 10% 이상에서 90% 미만의 불포화도를 보인 경우), 각성 지수의 증가(각성 지수 30 초과)로 나타나는 빈번한 수면 분절 또는 깊은 수면 단계의 감소(예, N3 단계[서파수면]가 5% 미만)가 있는 경우 더 중증인 것으로 간주된다.

진단적 특징 Diagnostic Features
  폐쇄성 수면 무호흡 저호흡은 가장 흔한 호흡관련 수면장애다. 수면 도중 반복되는 상기도(인두) 폐쇄(무호흡과 저호흡) 삽화가 특징적이다. 무호흡은 기류가 전적으로 없는 상태를 지칭하고, 저호흡은 기류의 감소를 지칭한다. 무호흡과 저호흡은 각각 성인에서 호흡이 10초 이상 감소되거나 아동에서 2회의 호흡 소실이 있는데, 이는 대부분 산소포화도의 3% 이상 감소 및/또는 뇌파검사상 각성을 일으킨다. 호흡관련(야간) 증상 및 각성 증상이 모두 흔하게 나타난다. 폐쇄성 수면 무호흡 저호흡의 주요 증상은 코골이와 주간 졸림이다.
  성인에서 폐쇄성 수면 무호흡 저호흡은 수면다원검사 결과(혹은 수면센터 외부에서 수행되는 수면검

사, 즉 검사실 외 수면검사(OCST)와 증상을 기반으로 진단한다. 증상에 근거한 진단은 ① 야간호흡 장해(즉, 수면 중 코골이, 거친 콧숨/헐떡임, 호흡 정지), 또는 ② 충분한 시간 수면을 하였음에도 불구하고 주간 졸림, 피로감, 개운하지 않은 수면이 다른 정신질환으로 더 잘 설명되지 않고, 다른 의학적 상태로 인한 것이 아니다, ③ 수면다원검사에서 수면 시간당 5회 이상의 폐쇄성 무호흡 또는 저호흡이 확인되어야 한다(진단기준 A1). 만약 수면다원검사에서 수면 시간당 15회 이상 폐쇄성 무호흡 또는 저호흡이 확인되면, 이런 증상들이 없이도 진단을 내릴 수 있다(진단기준 A2).

소아에서 폐쇄성 수면무호흡증의 진단기준은 성인의 진단기준과 다르다. 시간당 1회 이상의 폐쇄성 무호흡 저호흡 지수 또는 코골이와 연관된 폐쇄성 환기저하의 증거 또는 수면다원검사상 기도 막힘의 증거가 소아에서 폐쇄성 수면무호흡증 진단기준으로 사용된다. 소아에서 수면다원검사 소견은 성인에서와 다른데, 소아는 힘들게 숨을 쉬는 양상을 보이며, 주기적인 산소포화도 저하를 보이는 부분 폐쇄성 저환기(상부기도 흐름 제한으로 인한 환기량의 감소), 과탄산혈증(hypercapnia) 및 역설적인 호흡(paradoxical breathing)을 나타낼 수 있다.

대부분의 폐쇄성 수면무호흡증 환자는 적절히 진단되지 않고 있다. 따라서 코골이나 호흡 정지와 연관되어 발생하는 수면장애의 증상과 폐쇄성 수면무호흡증의 위험을 증가시키는 신체적 소견들(예, 복부 비만, 좁은 인두기도, 혈압 상승)에 대한 특별한 주의는 치료 가능한 수면무호흡증을 진단하는 데 실패할 가능성을 줄이는 데 중요하다.

부수적 특징 Associated Features

폐쇄성 수면 무호흡 저호흡에서 일어나는 빈번한 야간 각성으로 인해 개인들은 불면증을 호소할 수 있다. 폐쇄성 수면 무호흡 저호흡에서 흔하지만 비특이적인 다른 증상으로는 가슴 통증, 야뇨증, 아침 두통, 입마름, 발기부전, 성욕 저하가 있다. 드물게 개인들은 반듯이 누워 있거나 잘 때 호흡 곤란을 호소한다. 폐쇄성 수면 무호흡 저호흡 환자의 60% 이상에서 고혈압이 발생할 수 있다.

깨어 있는 동안 동맥혈가스 측정치는 보통 정상이지만, 일부 사람들은 깨어 있는 동안 저산소혈증이나 고탄산혈증을 보일 수 있다. 이 패턴은 공존하는 폐질환이나 저환기가 존재할 가능성을 경고하는 것이다. 영상검사에서 상기도의 협착을 발견할 수도 있다. 심장검사에서 심실 기능이 저하되었다는 증거가 나타날 수 있다. 동휴지기(sinus pause), 잦은 심방 및 심실 이소성(ectopic) 박동, 심방세동 등의 부정맥이 수면 중에 나타날 수 있다. 야간에 산소포화도 저하가 심한 사람은 헤모글로빈이나 헤마토크리트 값이 올라갈 수 있다.

유병률 Prevalence

폐쇄성 수면 무호흡 저호흡은 매우 흔한 질환이다. 특히 여성에 비하여 남성에서 유병률이 2:1에서 4:1까지 높게 나타난다. 여성, 노인, 특정 인종 및 민족 집단에서도 높을 수 있다. 유병률은 국가별로 다른데, 부분적으로는 평가 방법의 차이 때문일 수 있다. 그 장애는 비만과 강하게 연관되어 있기 때문에, 비만율의 상승은 이 장애의 유병률을 증가시키는 결과를 가져온다.

미국에서는 남성의 13%, 여성의 6%가 수면다원검사상 시간당 15회 이상의 폐쇄성 수면 무호흡 또는 저호흡을 가지고 있으며, 남성의 14%, 여성의 5%가 수면 시간당 5회 이상의 폐쇄성 수면 무호흡 또는 저호흡과 낮 시간 졸림을 동반한다. 젠더 간 차이는 노년기에 접어들면서 감소하는데, 이는 폐경 이후 여성에서 더 높은 유병률을 보이기 때문일 수 있다. 폐경 후 여성은 폐경 전에 비해 폐쇄성 수면무호흡증을 가질 확률이 2.6~3.5배 높다.

일반 지역사회, 이를 테면 미국에서 진단되지 않은 폐쇄성 수면 무호흡 저호흡의 유병률이 노인들에서 매우 높을 수 있다. 폐쇄성 수면무호흡증은 소아에서도 발생하며, 1~4%의 유병률을 보인다. 사춘기 이전 아동에서 남녀의 차이는 없다. 비만인 소아에서 더 높은 유병률을 보인다.

폐쇄성 수면무호흡증의 유병률은 미국의 비라틴계 백인보다 아프리카계 미국인들 사이에서 더 높은 것으로 보인다. 아프리카계 미국인, 미국 원주민, 히스패닉의 증가된 유병률은 더 높은 비만율과 관련이 있을 수 있으며, 음식 공급의 불안정, 식품 빈곤 지역, 신체 활동을 위한 안전한 장소의 제한 등 건강에 관한 사회적 요소에 대한 차등 노출과 연관될 수도 있다.

발달 및 경과 Development and Course

폐쇄성 수면 무호흡 저호흡의 연령 분포는 J형 분포를 보인다. 상기도에 비해 상대적으로 큰 편도 조직에 의해 비인두가 막힐 수 있는 3~8세 아동에서 유병률은 최고조에 이른다. 아동기 후기에 기도의 성장과 림프 조직의 퇴화와 함께 유병률이 감소한다. 그러나 청소년에서 비만이 증가함에 따라 이 연령군에서 두 번째 유병률이 정점에 도달한다. 마지막으로, 중년기에 비만 유병률이 증가하고 여성에서는 폐경기에 진입함에 따라 폐쇄성 수면 무호흡 저호흡은 다시 증가한다. 노인에서의 경과는 불분명하다. 이 장애의 유병률은 65세 이후에는 거의 변동이 없지만, 일부 개인에서 나이가 들면서 심각도가 악화될 수 있다. 무호흡과 저호흡의 발생과 연령이 어느 정도 관련이 있기 때문에 수면다원검사 결과는 다른 임상 자료를 함께 고려하여 해석해야 한다. 특히 불면증이나 과다수면증의 중요한 임상 증상은 연령과 상관없이 조사하여야 한다.

폐쇄성 수면 무호흡 저호흡은 보통 서서히 발병하고, 점진적으로 진행되며, 지속적인 경과를 가진다. 전형적으로 큰 코골이가 오랫동안(흔히 아동기부터) 존재하였어도, 코골이의 심각도가 증가해서야 이에 대한 평가를 원하게 된다. 체중 증가가 증상을 악화시킬 수 있다. 폐쇄성 수면 무호흡 저호흡은 어느 연령에서든 발생할 수 있지만 대부분 40~60대에 나타난다. 4~5년 동안 성인과 노인에서 평균 무호흡 저호흡 지수는 2씩 증가한다. 노인, 남성, 체질량 지수(BMI)가 높거나 BMI가 증가하는 사람에서 무호흡 저호흡 지수가 증가하고, 폐쇄성 수면 무호흡 저호흡이 발생하기 쉽다. 체중 감소, 특히 비만 수술 후의 체중 감소로 폐쇄성 수면 무호흡 저호흡이 자연 관해됨이 보고된다. 아동에서는 폐쇄성 수면 무호흡 저호흡의 계절적 변동성이 관찰되며, 성장함에 따라 호전된다.

어린 아동에서 폐쇄성 수면 무호흡 저호흡의 징후와 증상은 성인에 비해 감지하기 어렵고 이로 인해 진단을 내리기가 어렵다. 수면다원검사는 확진하는 데 유용하다. 수면다원검사에서 수면 분절이 성인에서처럼 명확하지 않을 수 있는데, 이는 아마도 아동에서 수면의 항상성 욕구

(homeostatic drive)가 높기 때문일 것이다. 코골이와 같은 증상은 흔히 부모에 의해 보고되므로 민감도는 떨어진다. 잦은 각성과 엎드려 자는 것과 같은 특이한 수면 자세를 보일 수 있다. 야뇨증이 발생할 수도 있는데, 만약 원래 야뇨증이 없었던 아동에서 야뇨증이 발생한다면 폐쇄성 수면 무호흡 저호흡을 의심해 보아야 한다. 아동에서 과도한 주간 졸림이 성인에서만큼 흔하지는 않지만 과도한 주간 졸림이 나타날 수도 있다. 주간 구강 호흡, 연하곤란, 발음 불량은 아동에서 흔한 양상이다. 5세 이하의 아동에서 행동 증상에 비해 무호흡이나 힘든 호흡 양상 같은 야간 증상이 더 흔하다(즉, 야간 증상이 더욱 두드러지고, 야간 증상으로 인해 임상적 관심을 가지게 된다). 5세 이상의 아동에서는 졸림과 행동 문제(예, 충동성과 과잉행동), 주의력결핍 과잉행동장애, 학습 문제, 아침 두통과 같은 주간 증상이 주요한 관심사다. 폐쇄성 수면 무호흡 저호흡이 있는 아동은 성장 지연, 성장장애와 발달지연이 나타날 수도 있다. 소아에서 비만은 덜 중요한 위험 요소이지만, 그럼에도 불구하고 폐쇄성 수면무호흡증 발생에 기여할 수 있다.

위험 및 예후 인자 Risk and Prognostic Factors

유전적, 생리적. 폐쇄성 수면 무호흡 저호흡의 가장 주요한 위험인자는 비만과 남성이다. 다른 위험 요인으로는 상하악 후퇴 또는 소악증, 수면무호흡의 가족력, 상기도 개방성을 감소시키는 증후군(예, 다운 증후군, 트리처콜린스 증후군), 편도 및 아데노이드 비대(특히 아동에서), 폐경(여성에서), 다양한 내분비 증후군(예, 말단비대증)이 있다. 폐경 전 여성과 비교하여 남성에서 폐쇄성 수면 무호흡 저호흡의 위험이 증가하는데, 이는 기도 구조의 젠더 차이와 함께 환기 조절과 체지방 분포에 있어 성 호르몬의 영향 때문일 것이다. 졸음을 유발하는 정신과 치료약물 및 의학적 상태에 대한 치료약물이 주의 깊게 조절되지 않는다면 무호흡 증상을 악화시킬 수 있다.

폐쇄성 수면 무호흡 저호흡은 무호흡 저호흡 지수의 가족 내 유사성이 높다는 점에서 강한 유전적 소인을 가지고 있다. 폐쇄성 수면 무호흡 저호흡의 유병률은 대조군에 비해 폐쇄성 수면 무호흡 저호흡이 있는 일차 친족에서 약 2배 정도 높다. 무호흡 저호흡 지수 변동성의 1/3이 공유된 가족 요인에 의해 설명된다. 유전자 표지자의 진단적 가치나 예후 가치는 아직 충분하지 않지만, 폐쇄성 수면 무호흡 저호흡의 가족력을 조사하는 것이 이 장애의 임상적 추정에 도움이 된다.

문화와 관련된 진단적 쟁점 Culture-Related Diagnostic Issues

문화에 따라서 졸림과 피로감을 다르게 표현하여 호소할 가능성이 있다. 어떤 집단에서는 코골이가 건강한 징후로 간주되어 별다른 걱정을 하지 않아서 덜 진단될 수 있다.

성 및 젠더와 관련된 진단적 쟁점 Sex- and Gender-Related Diagnostic Issues

폐경, 임신과 다낭성 난소 증후군이 여성에서 폐쇄성 수면무호흡증의 위험을 증가시킨다. 폐경 전으로부터 폐경 이후로 진행됨에 따라 폐쇄성 수면무호흡증의 심한 정도는 증가한다. 여성에서 졸림보다는 피로감, 기력 저하나 불면증을 더 흔히 호소하고, 코골이는 과소 보고할 수 있다.

진단적 표지자 Diagnostic Markers

수면다원검사를 통해 수면관련 호흡 장해의 빈도와 산소포화도 및 수면 연속성의 변화에 대한 정량적 자료를 얻을 수 있다. 검증된 수면 측정법(예, 수면잠복기 반복검사[MSLT], 각성 유지 검사[maintenance of wakefulness test])으로 졸림을 확인할 수 있다.

폐쇄성 수면 무호흡 저호흡의 기능적 결과
Functional Consequences of Obstructive Sleep Apnea Hypopnea

중등도에서 고도의 폐쇄성 수면 무호흡 저호흡 환자 중 50% 이상이 주간 졸림을 호소한다. 코골이 및 졸림 증상과 함께 업무상 재해의 위험이 2배 증가하는 것으로 보고되고 있다. 자동차 사고도 마찬가지로 무호흡 저호흡 지수가 높은 환자에서 7배 정도 증가하는 것으로 알려져 있다. 임상의들은 특히 상업적 운전자와 관련하여 주 정부에 이를 보고하여야 함을 인식하고 있어야 한다. 폐쇄성 수면 무호흡 저호흡이 있는 환자에서 건강과 관련한 삶의 질 척도 점수가 감소되어 있는 것은 흔하다. 가장 큰 기능 악화는 '활력(vitality)' 영역에서 나타나지만, 심한 폐쇄성 수면무호흡증은 전반적인 건강과 신체적·사회적 기능에도 부정적인 영향을 미친다.

감별진단 Differential Diagnosis

일차성 코골이와 기타 수면장애. 폐쇄성 수면 무호흡 저호흡이 있는 환자는 일차성 코골이 환자(즉, 증상 없이 코골이를 하고 야간수면다원검사에서 비정상 소견이 없는)와 감별하여야 한다. 폐쇄성 수면 무호흡 저호흡이 있는 환자들은 야간 헐떡임이나 질식을 호소하기도 한다. 졸림이나 다른 주간 증상들이 다른 원인에 의해 잘 설명되지 않는다는 것은 폐쇄성 수면 무호흡 저호흡을 시사하는 소견이지만, 이는 수면다원검사로 감별하여야 한다. 과다수면장애, 중추성 수면무호흡, 수면관련 환기저하, 폐쇄성 수면 무호흡 저호흡에 대한 최종적인 감별진단은 수면다원검사를 통해 이루어져야 한다.

　폐쇄성 수면 무호흡 저호흡은 기면증, 과다수면장애, 수면 부족, 일주기리듬 수면장애와 같은 다른 원인에 의한 졸림과 감별되어야 한다. 폐쇄성 수면 무호흡 저호흡은 탈력발작, 수면관련 환각, 수면 마비가 없고 코골이, 수면 중 헐떡임이나 무호흡이 관찰된다는 점에서 기면증과 구별할 수 있다. 기면증에서의 주간 수면 삽화는 특징적으로 짧고, 좀 더 개운하고, 꿈을 수반하는 경우가 많다. 폐쇄성 수면 무호흡 저호흡에서는 특징적으로 야간수면다원검사에서 무호흡과 저호흡이 나타나고, 산소포화도 저하를 볼 수 있다. 기면증에서는 MSLT를 하는 동안 수차례의 SOREMP를 관찰할 수 있다. 폐쇄성 수면 무호흡 저호흡과 마찬가지로 기면증도 비만과 연관이 있으며, 일부 환자들은 기면증과 폐쇄성 수면 무호흡 저호흡이 공존하고 있다. 기면증과 폐쇄성 수면 무호흡 저호흡이 함께 동반될 수 있으므로 기면증으로 진단하였다고 해서 폐쇄성 수면 무호흡 저호흡 진단을 배제할 수는 없다.

중추성 수면 무호흡증. 중추성 수면 무호흡증은 수면다원검사 기록에서 호흡 노력의 감소 또는 부재로 인한 반복적 무호흡 또는 저호흡의 발생에 의해 폐쇄성 수면무호흡증과 구별될 수 있다. 코골이가 있을 수 있지만, 폐쇄성 수면 무호흡증에서 관찰되는 것보다 덜 두드러지거나 아예 없을 수 있다. 중추성 수면무호흡증이 있는 사람들은 종종 단편화된 수면을 보이고 낮에 졸음을 호소하기도 한다. 중추성 수면 무호흡증은 울혈성 심부전(체인-스토크스 호흡) 또는 신경학적 질환이 있거나 아편계 약을 사용하는 사람에서 가장 흔하게 나타난다.

불면장애. 수면 개시 또는 수면 유지의 어려움이나 이른 아침 각성을 보이는 경우에서 불면장애는 코골이와 특징적인 병력, 징후, 증상이 없다는 점에서 폐쇄성 수면 무호흡 저호흡과 감별할 수 있다. 그러나 불면장애와 폐쇄성 수면 무호흡 저호흡은 공존할 수 있기 때문에, 만약 이들이 동반이환되어 있다면 수면을 호전시키기 위해 두 진단 모두 치료되어야 한다.

공황발작. 야간 공황발작의 증상으로 폐쇄성 수면 무호흡 저호흡과 임상적으로 구분하기 어려운 수면 중 헐떡임이나 질식과 같은 증상이 있을 수 있다. 그러나 보다 낮은 발생 빈도, 강렬한 자율신경계 각성, 과도한 졸림의 부재와 같은 특징으로 야간 공황발작과 폐쇄성 수면 무호흡 저호흡을 구별할 수 있다. 야간 공황발작이 있는 개인의 수면다원검사(또는 포터블 검사)에서는 전형적인 방식의 무호흡이나 산소불포화와 같은 폐쇄성 수면 무호흡 저호흡 특징을 확인할 수 없다. 폐쇄성 수면 무호흡 저호흡이 있는 개인들은 주간 공황발작과 같은 병력이 없다.

야간 천식. 야간 천식이 때때로 폐쇄성 수면무호흡증으로 인한 호흡곤란 증상과 구별이 안 되는 헐떡거리거나 질식 증상으로 잠에서 갑자기 깨어나게 할 수 있다. 그러나 이들은 보통 천식의 과거력을 갖고 있으며, 수면다원검사(또는 포터블 검사)에서 폐쇄성 무호흡을 나타내는 무호흡, 저호흡, 산소포화도 저하를 보이지 않는다. 그러나 야간 천식과 폐쇄성 수면무호흡증이 같이 공존할 수도 있으며, 이 경우 각 질환의 상대적 기여도를 판단하기 어려울 수도 있다.

주의력결핍 과잉행동장애. 아동에서 주의력결핍 과잉행동장애의 증상으로 부주의, 학업적 손상, 과잉행동, 그리고 내재화 행동이 있고, 이 증상들은 모두 마찬가지로 아동 폐쇄성 수면 무호흡 저호흡의 증상일 수 있다. 아동 폐쇄성 수면 무호흡 저호흡의 다른 증상과 징후의 발현(예, 수면 중 힘든 호흡 양상이나 코골이, 그리고 편도 및 아데노이드 비대증)은 폐쇄성 수면 무호흡 저호흡을 시사한다. 폐쇄성 수면 무호흡 저호흡과 주의력결핍 과잉행동장애는 흔히 동시에 발생하고, 이 두 질환 사이에 인과관계가 있을 수 있다. 그러므로 편도 비대, 비만, 또는 수면무호흡의 가족력과 같은 위험인자는 임상의들로 하여금 이 두 질환의 공존 가능성을 고려하는 데 도움이 된다.

물질/치료약물로 유발된 불면증 또는 과다수면증. 물질 사용과 물질 금단(치료약물 포함)은 불면증 또는 과다수면증을 유발할 수 있다. 보통 주의 깊은 병력 청취를 통해 관련 있는 물질/치료약물을 확인할 수 있고, 추적 조사를 하였을 때 물질/치료약물을 중단한 후 수면 교란이 개선됨을 볼 수 있다. 다른 경우에 물질/치료약물의 사용(예, 알코올, 바비튜레이트, 벤조디아제핀, 아편제)은 폐쇄성 수면 무호흡 저호흡을 악화시킨다고 알려져 있다. 폐쇄성 수면 무호흡 저호흡에 일치하는 증상과 징후가 있는 개인은 증상을 악화시키는 물질 사용이 동시에 있다 하더라도 폐쇄성 수면 무호흡 저호흡으로 진단을 내려야 한다.

동반이환 Comorbidity

전신성 고혈압, 관상동맥 질환, 심부전, 뇌졸중, 당뇨, 사망률 증가는 폐쇄성 수면 무호흡 저호흡과 연관이 있다. 중등도에서 고도의 폐쇄성 수면 무호흡 저호흡에서 이들의 위험도는 30%에서 300%까지 다양하게 추정된다. 폐쇄성 수면무호흡증과 심혈관 질환은 밀접한 관련이 있으며, 폐쇄성 수면무호흡증의 치료는 심혈관 질환의 이환율과 사망률을 감소시킨다. 적절한 건강관리를 받지 못한 민족 및 인종 집단은 폐쇄성 수면무호흡증과 연관된 간과된 심혈관 위험 요소에 더 노출될 위험이 크다. 폐동맥 고혈압과 우심심부전(예, 폐심장증, 발목 부종, 간 울혈)은 폐쇄성 수면 무호흡 저호흡에서는 드물고, 만약 이런 양상이 나타난다면 그것은 장애가 굉장히 심각하거나 환기저하 또는 심폐합병증에 의한 것임을 시사한다. 폐쇄성 수면 무호흡 저호흡은 다수의 의학적 또는 신경학적 상태(예, 뇌혈관 질환, 파킨슨병)와 관련하여 빈도가 증가한다. 신체검사 소견들은 이러한 상태의 동반을 시사한다.

폐쇄성 수면 무호흡 저호흡에 대한 평가를 위해 의뢰된 사람들 중 1/3 정도가 우울감을 호소하고, 10% 정도가 중등도에서 고도의 우울증에 해당하는 우울 척도 점수를 보인다. 무호흡 저호흡 지수에 의해 측정된 폐쇄성 수면 무호흡 저호흡의 심각도는 우울 증상의 심각도와 상관관계가 있다. 여성보다 남성에서 이런 연관성이 더 강하다.

국제수면장애진단분류와의 관련성
Relationship to International Classification of Sleep Disorders

『국제수면장애진단분류 제3판(ICSD-3)』은 '수면관련 호흡장애'를 11개 아형으로 구분하였는데, 중추성 수면무호흡증(CSA; 예, 일차성 CSA, 의학적/신경학적 상태로 인한 CSA, 물질 또는 치료약물로 인한 CSA), 폐쇄성 수면무호흡증(성인, 소아), 수면관련 환기저하 등을 포함한다.

● 중추성 수면무호흡증
Central Sleep Apnea

진단기준

A. 수면다원검사에서 수면 시간당 5회 이상의 중추성 무호흡이 존재한다.
B. 장애가 다른 수면장애로 더 잘 설명되지 않는다.
다음 중 하나를 명시할 것:
  G47.31 특발성 중추성 수면무호흡증: 기도 폐색의 증거 없이 호흡 노력의 변동성에 의해 발생하는 수면 중 무호흡증 또는 저호흡증의 반복적인 삽화가 특징이다.
  R06.3 체인-스토크스 호흡: 중추성 수면 무호흡증과 저호흡증을 수면 시간당 5회 이상 일으키는 1회 호흡량(tidal volume)이 주기적으로 점점 세지다가 점점 약해지는 변동 양상. 보통 빈번한 각성을 동반한다.
  G47.37 아편계 사용과 동반이환된 중추성 수면무호흡증: 이 아형의 발병 기전은 연수에 위치한 호흡리듬 발생 장치에 대한 아편계의 효과뿐 아니라 저산소 대 고탄산 호흡 구동에 대한 차별된 효과에 기인한다.

부호화 시 주의점(G47.37을 부호화할 때에 한함): 아편계사용장애가 있을 때, 아편계사용장애를 먼저 부호화한다. F11.10 경도 아편계사용장애 또는 F11.20 중등도 또는 고도 아편계사용장애, 그리고 G47.37 아편계 사용과 동반이환된 중추성 수면무호흡증을 부호화한다. 아편계사용장애가 없을 때(예, 1회의 심한 물질 사용 후), G47.37 아편계 사용과 동반이환된 중추성 수면무호흡증만을 부호화한다.

현재의 심각도를 명시할 것:
중추성 수면무호흡증의 심각도는 호흡 장해의 빈도뿐 아니라 반복적인 호흡 장해의 결과로서 발생하는 연관 산소불포화와 수면 분절의 정도에 따라 정해진다.

아형 Subtypes

중추성 수면무호흡증에는 몇 가지 아형이 존재한다. 특발성 중추성 수면무호흡증(원발성 중추성 수면무호흡증)과 체인-스토크스 호흡은 높은 루프 이득(high loop gain)으로도 불리는 환기 조절의 증가된 진폭을 특징으로 하는데, 이는 환기와 동맥혈 이산화탄소 분압($PaCO_2$)의 불안정성을 야기한다. 이러한 불안정성은 주기성 변동 호흡으로 일컬어지며 과호흡과 저호흡이 번갈아 나타난다. 이러한 장애가 있는 환자들은 대부분 깨어 있는 동안 약간의 저탄산혈증 또는 정상 pCO_2 수치를 보인다. 중추성 수면무호흡증은 폐쇄성 수면 무호흡 저호흡(치료 유발성 중추성 수면무호흡증)의 치료 개시 단계에도 나타날 수 있고, 폐쇄성 수면 무호흡 저호흡 증후군과 연관하여 발생할 수 있다. 폐쇄성 수면무호흡증과 연관하여 발생하는 중추성 수면무호흡증 역시 높은 루프 이득으로 인한 것으로 생각된다. 반면에 아편계 사용과 동반이환된 중추성 수면무호흡증의 발병 기전은 연수에 위치한 호흡리듬 발생 장치에 대한 아편계의 효과뿐 아니라 저산소 대 고탄산 호흡 구동에 대한 차별적 효과에 기인한다. 이러한 사람들은 깨어 있는 동안 높은 pCO_2를 가진다. 아편계 투약과 연관된 호흡장애가 졸림과 우울을 유발시키는 데 어떤 역할을 하는지 연구되지는 않았지만, 만성 메타돈 유지치료를 받고 있는 개인에서 졸림과 우울이 증가한다고 알려져 있다. 마찬가지로, 체인-스토크스 호흡을 동반하지 않은 의학적 장애로 인한 중추성 무호흡은 뇌간의 호흡기 조절 중추에 영향을 미치는 병리적 과정에 기인한 것이다.

명시자 Specifiers

중추성 무호흡 지수(즉, 수면 시간당 중추성 무호흡의 횟수)의 증가는 중추성 수면무호흡증의 심각도를 반영한다. NREM수면의 회복 수면의 감소(즉, 서파수면[3단계]의 감소)에 따라 수면의 연속성과 질은 현저하게 손상될 것이다. 중증의 체인-스토크스 호흡을 하는 개인들에서 그러한 양상은 안정 각성 시에도 관찰될 수 있는데, 이는 사망률 증가의 불량한 예후 표지자로 생각된다.

진단적 특징 Diagnostic Features

중추성 수면무호흡장애는 수면 중 호흡 노력의 변동성에 의해 발생하는 무호흡증과 저호흡증의 반복적인 삽화가 특징적이다. 이 장애들은 호흡 사건이 주기적 또는 간헐적으로 발생하는 환기 조절의 장애다. 특발성 중추성 수면무호흡증은 졸림, 불면, 수면 시간당 5회 이상의 중추성 무호흡과 연관된 호흡곤란으로 인한 각성이 특징이다. 심부전, 뇌졸중 또는 신부전을 가진 개인에서 발생하는 중추성 수면무호흡증은 전형적으로 체인-스토크스 호흡이라고 불리는 호흡 양상을 보이는데, 이는 빈번한 각성을 동반한 중추성 무호흡 저호흡을 수면 시간당 5회 이상 유발하는 1회 호흡량의 주기적인 증가-감소 변화의 패턴이 특징이다. 삽화들이 종종 각성과 연관이 있지만, 각성이 진단에 필요하지는 않다. 높은 고도(altitude)에서 관찰되는 중추성 수면무호흡증은 해발 2,500m 이상의 높은 고도로 올라갈 때 관찰되는 수면 무호흡증이다. 중추성 수면 무호흡증과 폐쇄성 수면 무호흡증이 공존할 수 있다. 중추성 수면 무호흡 저호흡의 진단은 총 호흡 삽화 중 50% 이상이 중추성이어야 한다.

호흡 신경근육 조절의 변화는 정신과적 질환이 있는 개인이 복용하는 치료약물이나 물질과 연관하여 발생할 수 있고, 이는 호흡리듬과 환기의 손상을 야기하거나 악화시킬 수 있다. 이러한 치료약물을 복용하는 개인들은 수면 교란과 졸림, 혼돈 및 우울과 같은 증상들을 발생시키는 데 기여하는 수면관련 호흡장애가 있다. 특히 장기 지속형 아편계 치료약물의 장기 투약은 중추성 수면무호흡증을 초래하는 호흡 조절의 손상을 종종 일으킨다.

부수적 특징 Associated Features

중추성 수면 무호흡 저호흡 환자들은 졸림이나 불면증을 보일 수 있다. 이들은 호흡곤란으로 깨게 되는 수면 분절을 호소할 수 있다. 일부에서는 증상이 없다. 폐쇄성 수면 무호흡 저호흡은 체인-스토크스 호흡과 공존할 수 있어서, 코골이와 갑자기 중단되는 무호흡증이 수면 중 관찰될 수 있다.

체인-스토크스 호흡 패턴을 가진 사람에게서 보이는 신체적 특징은 그것의 위험 요소와 관련이 있다. 경정맥 확장, S3 심장 소리, 청진상 폐 수포음(lung crackles), 하지 부종과 같은 심부전에 합당한 소견들이 있을 수 있다.

유병률 Prevalence

특발성 중추성 수면무호흡증의 유병률은 알려져 있지 않지만 드물 것으로 추정된다. 심실박출률이 감소된 개인에서 체인-스토크스 호흡의 유병률이 높다. 박출계수가 45% 미만인 개인들에서 유병률은 15%에서 44%까지 보고된다. 북미, 유럽, 호주에서 유병률의 젠더 차이는 폐쇄성 수면 무호흡 저호흡보다 남성에서 훨씬 흔하다. 유병률은 나이가 들수록 증가하며, 대부분의 사람은 60세 이상이다. 바르셀로나와 토론토에서 조사된 바에 따르면, 체인-스토크스 호흡은 급성 뇌졸중 환자의 약 20%에서 발생한다. 아편계 사용과 동반이환된 중추성 수면무호흡증은 비암성 통증으로 만성적으로 아편계를 복용하는 사람의 약 24%에서 발생하며, 몇몇 고소득 국가에서 볼 수 있는 것과 마찬가지로 메타돈 유지치료를 받는 사람의 경우에도 마찬가지다. 높은 아편계 용량은 특히 모르핀 당량 일일 용량 200mg 초과에서 더 큰 심각도를 보인다. 프랑스와 캐나다에서 평가된 아동에서 유병률은 4%에서 6%에 이른다.

발달 및 경과 Development and Course

중추성 수면무호흡증을 진단하기 위한 수면다원검사 파라미터는 아동의 경우 성인과 다르며, 다음 중 하나일 때다: ① 20초 이상의 기류 및 호흡 노력의 중단, 수면 중 각성과 관련된 2회 호흡 주기 또는 3% 초과의 산소포화도 저하, 또는 ② 서맥과 연관된 2회 호흡 주기.

체인-스토크스 호흡의 발생은 심부전의 진행과 연관이 있는 것으로 보인다. 체인-스토크스 호흡 양상은 심장 박동, 혈압과 산소불포화도의 변동성 진동을 보이며, 심부전의 진행을 촉진시킬 수 있는 교감신경 활성 증가와 연관이 있다. 뇌졸중에서 체인-스토크스 호흡의 임상적 중요성은 알려져 있지 않지만, 체인-스토크스 호흡은 급성 뇌졸중 후 시간이 경과함에 따라 해소되는 일과성 소견으로 생각된다. 아편계 사용과 동반이환된 중추성 수면무호흡증은 장기 사용 시(즉, 수개월) 보고된다.

위험 및 예후 인자 Risk and Prognostic Factors

유전적, 생리적. 체인-스토크스 호흡은 심부전을 가진 환자들에서 자주 발생한다. 심방세동이 공존할 때 더욱 위험도가 증가하며, 고령과 남성에서도 위험도가 증가한다. 체인-스토크스 호흡은 급성 뇌졸중과 연관되어서도 발생하고, 아마도 신부전(renal failure)과도 연관된다. 심부전 상태에서 기저의 환기 불안정성은 환기 화학감도(chemosensitivity)의 증가, 폐혈관 울혈과 순환 지연으로 인한 과호흡에도 기여한다. 중추성 수면무호흡증은 장기 지속형 아편계를 복용하는 개인에서 볼 수 있다. 아동에서 중추성 수면무호흡증은 선천성 이상, 특히 아놀드-키아리 기형(Arnold-Chiari malformation) 또는 위식도 역류 같은 동반이환된 의학적 상태에서 발견될 수 있다. 드물게 선천성 상태에서 기인한 중추성 수면무호흡증이 성년이 되어서야 나타날 수 있다(예, 아놀드-키아리 기형 및 선천성 중추성 환기저하).

진단적 표지자 Diagnostic Markers

야간수면다원검사는 각각의 호흡관련 수면장애 아형의 호흡 특성들을 구별할 수 있다. 중추성 수면무호흡증은 호흡 정지 기간이 10초 이상 발생할 때 기록된다. 체인-스토크스 호흡은 1회 호흡량(tidal volume)의 주기적인 증가-감소 변화의 패턴을 특징으로 하며 중추성 무호흡 저호흡을 일으키는데, 전체 무호흡 저호흡의 50% 이상이 중추성이며 시간당 최소 5회 발생 빈도로 발생한다. 체인-스토크스 호흡의 주기(또는 한 중추성 무호흡이 종료된 시점으로부터 다음 무호흡이 종료될 때까지의 시간)는 대략 60초다.

중추성 수면무호흡증의 기능적 결과 Functional Consequences of Central Sleep Apnea

특발성 중추성 수면무호흡증은 불면과 졸림을 포함하는 수면을 방해하는 증상들을 야기시킨다고 보고되어 왔다. 심부전과 동반이환된 체인-스토크스 호흡은 상당수에서 무증상일지라도 과도한 졸림, 피곤, 불면과 연관이 있다. 심부전과 체인-스토크스 호흡의 공존은 부정맥의 증가와 사망률 또는 심장 이식의 증가와 연관이 있다. 아편계 사용과 동반이환된 중추성 수면무호흡증을 가진 개인들은 졸림이나 불면 증상을 나타낼 수 있다.

감별진단 Differential Diagnosis

특발성 중추성 수면무호흡증은 수면 분절, 졸림, 피로를 유발하는 기타 호흡관련 수면장애, 기타 수면장애, 의학적 상태 및 정신질환과 구별하여야 한다. 이는 수면다원검사를 이용하여 이루어질 수 있다.

기타 호흡관련 수면장애와 수면장애. 중추성 수면무호흡은 중추성 무호흡이 수면 시간당 5회 이상 존재한다는 점에서 폐쇄성 수면 무호흡 저호흡과 구별된다. 두 상태는 동시에 발생할 수 있지만, 중추성 대 폐쇄성 호흡 사건의 비율에서 중추성이 50% 이상일 때 중추성 수면무호흡 우세로 평가된다.

체인-스토크스 호흡은 선행 질환(예, 심부전 또는 뇌졸중)이나 징후의 유무와 특징적인 호흡 양상의 야간수면다원검사의 증거를 기반으로 하여, 다른 수면장애를 포함하는 정신질환과 수면 분절, 졸림과 피로를 유발하는 기타 의학적 상태로부터 구별될 수 있다. 야간수면다원검사의 호흡 소견은 체인-스토크스 호흡을 기타 의학적 상태로 인한 불면증으로부터 구별하는 데 도움을 줄 수 있다. 예를 들어, 고지대 주기성 호흡은 체인-스토크스 호흡과 유사한 양상이지만 주기가 더 짧고, 고지대에서만 발생하며, 심부전과 연관성이 없다.

아편계 사용과 동반이환된 중추성 수면무호흡증은 중추성 무호흡과 주기성 또는 실조성(ataxic) 호흡이 야간수면다원검사에서 관찰되는 것과 함께 장기 지속형 아편계 약물치료를 한다는 것을 근거로 하여 다른 유형의 호흡관련 수면장애로부터 구별될 수 있다. 약물이나 물질 사용으로 인한 불면증과는 야간수면다원검사에서 중추성 수면무호흡이 관찰되는 것을 근거로 하여 구별될 수 있다.

동반이환 Comorbidity

중추성 수면무호흡증은 메타돈과 같은 장기 지속형 아편계 사용자에서 빈번하게 나타난다. 이러한 치료약물을 복용하는 사람에서는 수면관련 호흡장애가 발생하며, 이는 수면 교란 및 졸림, 혼돈, 우울과 같은 증상을 일으킬 수 있다. 환자가 잠들어 있는 동안 중추성 무호흡, 주기성 무호흡, 실조성 호흡과 같은 호흡 양상이 관찰될 수 있다. 폐쇄성 수면 무호흡 저호흡이 중추성 수면무호흡증과 공존할 수 있고, 폐쇄성 수면 무호흡 저호흡에 부합하는 임상 양상 또한 나타날 수 있다(앞의 '폐쇄성 수면 무호흡 저호흡' 참조). 체인-스토크스 호흡은 심부전, 뇌졸중, 신부전을 포함한 질환과 연관하여 더 흔하게 발견되고, 심방세동을 가진 개인들에서 훨씬 빈번하게 발견된다. 체인-스토크스 호흡을 가진 개인들은 폐쇄성 수면 무호흡 저호흡을 가진 개인들에 비해 고령, 남성, 저체중일 가능성이 더 높다.

국제수면장애진단분류와의 관련성
Relationship to International Classification of Sleep Disorders

『국제수면장애진단분류 제3판(ICSD-3)』에서 중추성 수면무호흡증은 8가지 아형을 포함하고 있다(체인-스토크스 호흡이 있는 중추성 수면무호흡증, 체인-스토크스 호흡이 없는 의학적 상태로 인한 중추성 수면무호흡증, 높은 고도에서 주기성 호흡으로 인한 중추성 수면무호흡증, 물질 또는 치료약물로 인한 중추성 수면무호흡증, 원발성 중추성 수면무호흡증, 유아기의 원발성 중추성 수면무호흡증, 미숙아의 원발성 중추성 수면무호흡증, 치료 유발성 중추성 수면무호흡증). DSM-5에서와 같이, 이러한 진단의 대부분은 수면 시간당 5회 이상의 중추성 삽화의 빈도를 필요로 한다. 또한 ICSD-3 기준도 징후 또는 증상(예, 불면증 또는 주간 졸림 증상)의 존재를 요구한다. 중추성 삽화는 무호흡과 저호흡의 전체 횟수의 50% 이상을 차지해야 한다. 유아기의 원발성 중추성 수면무호흡증과 미숙아의 원발성 중추성 수면무호흡증은 성인의 중추성 수면무호흡증과는 다른 고유한 기준을 가지고 있다.

● 수면관련 환기저하
Sleep-Related Hypoventilation

진단기준

A. 수면다원검사에서 이산화탄소 농도의 상승과 연관된 호흡저하 삽화들이 나타난다(**주의점**: 이산화탄소의 객관적인 측정이 없는 경우에는 무호흡/저호흡 사건과 연관 없이 지속적으로 헤모글로빈 산소포화도가 낮은 수치를 유지하는 것이 환기저하를 의미한다).
B. 장해가 현재의 다른 수면장애로 더 잘 설명되지 않는다.

다음 중 하나를 명시할 것:

    G47.34 특발성 환기저하: 이 아형은 이미 확인된 다른 상태로 인한 것이 아니다.

    G47.35 선천성 중추성 폐포 환기저하: 이 아형은 드문 선천성 장애로, 전형적으로 주산기에 얕은 호흡 또는 수면 중 청색증과 무호흡으로 나타난다.

    G47.36 동반이환된 수면관련 환기저하: 이 아형은 폐장애(예, 간질성 폐질환, 만성 폐쇄성 폐질환) 또는 신경근육이나 흉벽장애(예, 근육퇴행위축, 소아마비후 증후군, 척수 손상, 척추측후만증), 또는 치료약물(예, 벤조디아제핀, 아편제)과 같은 의학적 상태의 결과로 발생한다. 또한 이 아형은 비만으로 인해 발생하기도 하는데(비만성 환기저하장애), 이는 흉벽 탄성의 감소와 환기관류 불균형으로 인한 호흡 노력의 증가 및 다양한 정도로 저하된 환기동인(ventilatory drive)이 함께 영향을 미친다. 이러한 환자들은 대개 BMI가 30 이상이고, 각성 중 고탄산혈증(pCO_2가 45 이상)이 특징이다.

현재의 심각도를 명시할 것:

    심각도는 수면 중 나타나는 저산소혈증과 고탄산혈증의 정도와 이러한 이상으로 인한 종말기관(end organ) 손상의 증거(예, 우심실부전)에 따라 정해진다. 각성 시기에 존재하는 혈액 가스 이상은 심한 심각도의 지표다.

아형 Subtypes

수면관련 환기저하의 아형은 다음과 같다:

- 특발성 중추성 폐포성 환기저하라고도 불리는 특발성 환기저하는 1회 호흡량의 감소와 수면 중 이산화탄소의 증가에 의하여 특징지어지는데, 환기저하를 설명할 수 있는 어떠한 확인 가능한 공존질환이 없어야 한다.
- 선천성 중추성 폐포 환기저하는 PHOX2B 유전자 돌연변이와 연관된 드문 질환이다. 일반적으로 출생 시부터 증상이 나타난다.
- 공존성 수면관련 환기저하는 폐질환(예: 만성 폐쇄성 폐질환[COPD]), 흉벽 이상(예, 척추후만증), 신경근육 질환(예, 근위축성 측삭 경화증), 비만(비만성 환기저하로 지칭)을 포함한 수많은 잠재적 동반질환과 치료약물 또는 물질의 사용, 특히 아편계 사용 등의 여러 가지 원인에 의하여 생긴다.

진단적 특징 Diagnostic Features

수면관련 환기저하는 독립적으로 또는 더 흔히는 의학적 또는 신경학적 장애, 치료약물 사용 또는 물질사용장애와 동반이환되어 발생할 수 있다. 비록 증상들이 이 진단을 내리는 데 필수적이지는 않지만 개인들은 종종 과도한 주간 졸림, 수면 중 빈번한 각성과 깨어남, 아침 두통과 불면 증상들을 호소한다.

부수적 특징 Associated Features

수면관련 환기저하를 가진 개인들은 불면이나 졸림과 같은 수면관련 증상을 호소할 수 있다. 좌위호흡(orthopnea) 삽화는 횡격막 무력증을 가진 환자들에서 발생할 수 있다. 잠에서 깨어날 때 두통이 있을 수 있다. 수면 중 얕은 호흡의 삽화들을 관찰할 수 있고, 폐쇄성 수면 무호흡 저호흡 또는 중추성 수면무호흡증이 함께 존재할 수 있다. 환기 부족의 결과로 폐동맥고혈압, 폐심장증(우심실부전), 적혈구증가증과 신경인지기능이상이 나타날 수 있다. 환기 부족이 진행됨에 따라 혈액 가스 이상이 각성 중에도 지속될 수 있다. 수면관련 환기저하를 유발하는 의학적 상태의 증상 양상 또한 나타날 수 있다. 환기저하의 삽화들은 빈번한 각성 또는 서빈맥과 연관하여 나타날 수 있다. 환자들은 과도한 졸림과 불면증 또는 아침 두통을 호소할 수 있고, 신경인지기능이상 또는 우울 증상을 나타낼 수 있다. 환기저하는 각성 중에는 잘 나타나지 않는다.

유병률 Prevalence

성인에서 특발성 수면관련 환기저하는 매우 드물다. 선천성 중추성 폐포 환기저하의 유병률은 알려져 있지 않지만 드물다. 동반이환된 수면관련 환기저하(즉, 만성 폐쇄성 폐질환, 신경근육장애 또는 비만과 같은 다른 질환과 동반이환된 환기저하)는 더 흔하다.

일반 인구에서 비만으로 인한 공존성 수면관련 환기저하의 유병률은 국가 비만율과 여러 국가에서 폐쇄성 수면무호흡증의 유병률을 고려할 때 약 0.14~0.6%로 추정된다. 비만율이 증가하는 것이 비만으로 인한 공존성 수면관련 환기저하의 유병률 증가와 연관이 있다. 체질량 지수가 35kg/m² 이상인 수면 클리닉에 의뢰된 사람에서 유병률이 42% 정도로 높다.

발달 및 경과 Development and Course

특발성 수면관련 환기저하는 호흡 손상이 서서히 진행하는 장애로 생각된다. 이 장애가 다른 장애(예, 만성 폐쇄성 폐질환, 신경근육장애, 비만)와 동반이환되어 발생할 때, 병의 심각도는 선행 질환의 심각도와 연관 있으며, 질환이 악화됨에 따라 장애가 진행된다. 혈액 가스 이상의 심각도가 심해짐에 따라 폐동맥고혈압, 폐심장증, 심부정맥, 적혈구증가증, 신경인지기능이상, 호흡부전 악화와 같은 합병증이 발생할 수 있다.

선천성 중추성 폐포 환기저하는 보통은 출생 시에 얕고 불규칙한 호흡 또는 무호흡으로 증상이 나타난다. 이 장애는 PHOX2B 돌연변이의 발현 정도에 따라 영아기, 아동기, 성인기 동안에도 발생할 수 있다.

위험 및 예후 인자 Risk and Prognostic Factors

환경적. 벤조디아제핀, 아편제와 알코올을 포함한 중추신경계 억제제를 사용하는 개인에서 환기동인이 감소될 수 있다.

유전적, 생리적. 특발성 수면관련 환기저하는 이산화탄소에 대한 화학 반응 둔화(감소된 호흡동인[reduced respiratory drive], '호흡을 하지 않는')로 인한 감소된 환기동인과 연관이 있고, 환기 조절을 관리하는 중추에 기저의 신경학적 결함이 있음을 반영한다. 더 흔하게, 수면관련 환기저하는 폐장애, 신경근육 또는 흉벽 장애 또는 갑상선기능저하증과 같은 다른 의학적 상태 또는 치료약물(예, 벤조디아제핀, 아편제)의 사용에 동반된다. 이러한 상태에서 호흡 증가 및/또는 호흡근 기능의 손상(즉, '호흡할 수 없는'), 또는 감소된 호흡동인(즉, '호흡을 하지 않는')의 결과로 환기저하가 나타날 수 있다.

신경근육장애는 호흡운동 신경 손상 또는 호흡근 기능의 손상을 초래함으로써 호흡에 영향을 미친다. 이러한 신경근육장애로는 근위축측삭경화증, 척수 손상, 횡격막 마비, 중증근육무력증, 램버트-이튼 증후군, 독성 혹은 대사성 근육병증, 소아마비후 증후군과 샤르코-마리-투스 증후군과 같은 질환들이 해당된다.

선천성 중추성 폐포 환기저하는 배아의 자율신경계와 신경능선 유도체의 발달에 중요한 역할을 하는 유전자인 PHOX2B의 돌연변이에 의한 유전 질환이다. 선천성 중추성 폐포 환기저하를 가진 아동은 특히 NREM수면 시 고탄산혈증에 대해 환기 반응의 둔화를 보인다.

성 및 젠더와 관련된 진단적 쟁점 Sex- and Gender-Related Diagnostic Issues

동반이환된 질환과 연관하여 발생하는 수면관련 환기저하의 젠더 분포는 동반이환 질환의 젠더 분포를 반영한다. 즉, 만성 폐쇄성 폐질환은 남성에서 연령의 증가에 따라 더 많이 발생한다. 이전의 데이터와 달리, 비만성 환기저하는 현재 남녀 동등하게 발생하는 것으로 생각되며, 일부 연구에서는 여성에서 약간 더 많은 유병률을 보고한다.

진단적 표지자 Diagnostic Markers

수면관련 환기저하는 수면다원검사상 수면관련 저산소혈증과 고탄산혈증이 있고 이것이 다른 호흡관련 수면장애로 더 잘 설명되지 않을 때 진단된다. 수면 중 증가된 동맥혈 이산화탄소 분압이 55mmHg 초과이거나 동맥혈 이산화탄소 분압이 기상 후 바로 누운 상태보다 수면 중일 때 10mmHg 이상 증가(50mmHg보다는 높아야 함)되고 10분 이상 지속되는 것이 진단을 위한 절대 기준이다. 그러나 수면 중 동맥 혈액 가스를 측정하는 것은 비현실적이고, 수면 중 동맥혈 이산화탄소 분압에 대한 비침습적인 측정법은 타당성이 확립되지 않았기에 성인에서 수면다원검사를 할 때 잘 사용되지 않는다. 상기도 폐쇄의 증거 없이 연장되고 지속되는 산소포화도의 저하(최하가 적어도 85%인 5분 이상 지속되는 90% 미만의 산소포화도 또는 적어도 수면 시간의 30% 동안 지속되는 90% 미만의 산소포화도)는 종종 수면관련 환기저하의 표지자로 사용된다. 그러나 폐질환과 같이 저산소혈증의 다른 가능한 원인들이 있기 때문에 이 소견은 특이적이지 않다.

선천성 중추성 폐포 환기저하를 가진 아동은 자율신경계의 장애, 히르슈슈프룽병, 신경능선종양, 특징적인 상자 모양의 얼굴(즉, 얼굴이 너비에 비해 상대적으로 짧다)을 가질 가능성이 높다.

수면관련 환기저하의 기능적 결과
Functional Consequences of Sleep-Related Hypoventilation

수면관련 환기저하의 결과는 고탄산혈증과 저산소혈증에 대한 만성적인 노출의 효과와 관련이 있다. 이러한 혈액가스장애는 폐동맥고혈압을 초래하는 폐혈관계의 혈관수축을 야기시키고, 중증일 경우 우심실부전(폐심장증)을 발생시킬 수 있다. 저산소혈증은 인지기능이상, 적혈구증가증, 심부정맥과 같은 결과를 초래하는 뇌, 혈액, 심장과 같은 장기의 기능이상을 초래할 수 있다. 고탄산혈증은 환기동인을 억제하여 진행성 호흡부전을 초래할 수 있다.

감별진단 Differential Diagnosis

환기에 영향을 미치는 기타 의학적 상태. 성인에서 특발성 수면관련 환기저하는 매우 드물고 폐질환, 골격 기형, 신경근육장애, 다른 의학적 및 신경학적 장애 또는 환기에 영향을 미치는 치료약물의 존재를 배제하여야 확진된다. 수면관련 환기저하는 폐질환으로 인한 것과 같은 수면관련 저산소혈증의 다른 원인들과 감별되어야 한다.

기타 호흡관련 수면장애. 수면관련 환기저하는 임상 양상과 수면다원검사 소견을 근거로 하여 폐쇄성 수면 무호흡 저호흡 및 중추성 수면무호흡증과 구별될 수 있다. 수면관련 환기저하는 폐쇄성 수면 무호흡 저호흡과 중추성 수면무호흡증에서 보이는 주기성 삽화들보다는 전형적으로 산소불포화가 더 지속되어 나타난다. 또한 폐쇄성 수면 무호흡 저호흡과 중추성 수면무호흡증에서는 수면관련 환기저하에서는 나타나지 않는 반복적인 기류 감소의 분명한 삽화가 나타난다. 그러나 폐쇄성 및 중추성 무호흡 저호흡은 모두 수면관련 환기저하와 함께 발생할 수 있다. 비만성 환기저하에서는 대부분의 사람이 공존성 폐쇄성 수면무호흡증을 갖게 된다.

동반이환 Comorbidity

수면관련 환기저하는 종종 폐장애(예, 간질성 폐질환, 만성 폐쇄성 폐질환), 신경근육 또는 흉벽 장애(예, 근육퇴행위축, 소아마비후 증후군, 흉추 척수 손상, 척추측후만증), 비만 또는 임상의가 신경 써야 하는 것으로 치료약물(예, 벤조디아제핀, 아편제) 사용과 연관하여 발생한다. 선천성 중추성 폐포 환기저하는 종종 자율신경계 기능이상과 연관하여 발생하고, 히르슈슈프룽병과 연관하여 발생하기도 한다. 대개 흡연과 연관된 하기도 폐쇄장애인 만성 폐쇄성 폐질환은 수면관련 환기저하와 저산소혈증을 발생시킬 수 있다. 동시에 존재하는 폐쇄성 수면 무호흡 저호흡은 수면과 각성 시기에 저산소혈증과 고탄산혈증을 악화시키는 것으로 생각된다. 선천성 중추성 폐포 환기저하와 특발성 수면관련 환기저하의 관계는 명확하지 않다. 드물게 특발성 수면관련 환기저하는 늦게 발병하는 선천성 중추성 폐포 환기저하일 수도 있다.

국제수면장애진단분류와의 관련성
Relationship to International Classification of Sleep Disorders

『국제수면장애진단분류 제3판(ICSD-3)』은 6개 아형의 수면 환기저하장애를 인정하고 있다. 선천성 중추성 폐포 환기저하 증후군과 특발성 환기저하(ICSD-3의 특발성 중추성 폐포 환기저하)는 DSM-5와 ICSD-3에서 동일하게 분류된다. 그러나 ICSD-3 아형 비만성 환기저하 증후군, 치료약물 또는 물질로 인한 수면관련 환기저하, 의학적 질병으로 인한 수면관련 환기저하 등은 DSM-5에서 공존성 수면관련 환기저하에 속한다. 시상하부 기능부전이 있는 지발성 중추성 환기저하는 DSM-5에는 없다. 분류에 대한 DSM-5 접근법은 환기저하 및 저산소혈증을 유발하는 빈번한 공존장애를 반영한다. 대조적으로 ICSD-3의 분류는 환기저하를 유발하는 뚜렷한 수면관련 병태적 과정들이 존재한다는 증거를 반영한다.

● 일주기리듬 수면-각성장애
Circadian Rhythm Sleep-Wake Disorders

진단기준

A. 일차적으로 일주기리듬의 변화 또는 내인성 일주기리듬과 개인의 물리적 환경 또는 사회적·직업적 일정에 의해 요구되는 수면-각성 일정 사이의 조정 불량으로 인한 수면 교란이 지속되거나 반복되는 양상이 있다.

B. 수면 방해는 과도한 졸림 또는 불면, 또는 2가지 모두 초래한다.

C. 수면 교란은 사회적, 직업적 또는 다른 중요한 기능 영역에서 임상적으로 현저한 고통이나 손상을 초래한다.

다음 중 하나를 명시할 것:

G47.21 뒤처진 수면위상형: 수면 개시 및 각성 시간이 지연되어 있는 양상으로, 원하는 시간이나 통상적으로 받아들여지는 이른 시간에 잠들고 깨어날 수 없다.

다음의 경우 명시할 것:

가족성: 뒤처진 수면위상형의 가족력이 있다.

다음의 경우 명시할 것:

비24시간 수면-각성형과 중복: 뒤처진 수면위상형은 비24시간 수면-각성형의 다른 종류의 일주기리듬 수면-각성장애와 중복될 수 있다.

G47.22 앞당겨진 수면위상형: 기대되는 시간이나 통상적으로 받아들여지는 늦은 시간까지 깨어 있거나 잠들어 있을 수 없으며 일찍 자고 일찍 일어나는 양상이다.

다음의 경우 명시할 것:

가족성: 앞당겨진 수면위상형의 가족력이 있다.

G47.23 불규칙한 수면-각성형: 일시적으로 와해된 수면-각성 양상으로, 잠들어 있고 깨어 있는 기간이 24시간에 걸쳐 다양하다.

G47.24 비24시간 수면-각성형: 수면-각성 주기의 양상이 24시간 환경에 일치하지 않고, 일관된 일일 이동(대개 더 늦은 시간으로)이 있다.

G47.26 교대근무형: 교대근무(즉, 통상적이지 않은 근무 시간을 요하는)와 연관되는 주요 수면 시간 동안의 불면, 그리고/또는 보통 각성 시간 동안의 과도한 졸림(우발성 수면 포함)이 있다.

G47.20 명시되지 않는 유형

다음의 경우 명시할 것:

삽화성: 증상이 적어도 1개월 이상 3개월 미만으로 지속된다.

지속성: 증상이 3개월 이상 지속된다.

재발성: 2회 이상의 삽화가 1년 내에 발생한다.

뒤처진 수면위상형 Delayed Sleep Phase Type

진단적 특징 Diagnostic Features

뒤처진 수면위상형은 주로 원하는 수면 시간과 기상 시간에 비해 주요 수면 주기의 시간대가 지연(대개 2시간 이상)되어 있고 이로 인해 불면과 과도한 졸림이 발생한 과거력에 의해 진단한다. 그들에게서 스스로 일정을 짜도록 내버려 두면 뒤처진 수면위상형을 가진 개인의 수면의 질과 양은 그 연령에 합당하다. 수면 개시 불면, 아침에 깨어 있기 어려움, 과도한 아침 시간의 졸림 증상이 두드러진다.

부수적 특징 Associated Features

뒤처진 수면위상형에서 흔하게 동반되는 양상은 정신질환의 과거력 또는 현재의 정신질환의 공존이다. 아침 시간에 혼돈을 동반한 길고 심한 기상의 어려움도 흔하다. 정신생리학적 불면증이 비적응적 행동의 결과로서 발생할 수 있는데, 이는 일찍 잠들기 위한 반복적인 시도로 인해 수면에 방해를 주고 각성이 증가되는 것에 기인한다.

유병률 Prevalence

뒤처진 수면위상형의 유병률은 청소년과 젊은 성인에서 가장 높으며, 노르웨이와 스웨덴에서 3.3%에서 4.6% 사이로 추정되었다. 성인의 유병률에 대한 조사는 노르웨이와 뉴질랜드에서 0.2~1.7%로 추정되어 훨씬 낮다. 가족성 뒤처진 수면위상형의 유병률은 확립되지는 않았지만, 종종 뒤

진단은 주요 수면의 시간대가 원하는 수면-각성 시각에 비해 앞당겨진(대개 2시간 이상) 과거력을 바탕으로 한다. 이들은 이른 아침 불면이나 과도한 주간 졸림 증상을 동반한다. 스스로 일정을 짜도록 내버려 두면 앞당겨진 수면위상형을 가진 이들은 연령 대비 정상적인 수면의 질과 수면량을 보인다.

부수적 특징 Associated Features

앞당겨진 수면위상형을 가진 개인들은 '아침형'이고, 이른 수면-각성 시간을 가지며, 멜라토닌과 심부체온의 리듬과 같은 일주기 생체 표지자의 시간이 정상에 비해 2~4시간 일찍 당겨져 있다. 취침 시간을 미루도록 하는 일반적인 수면 일정을 지키도록 요구해도, 이들은 계속 일찍 일어나게 되어 지속적인 수면 박탈과 주간 졸림을 경험하게 될 것이다. 수면 유지 불면에 대하여 수면유도제 또는 알코올을 사용하거나 주간 졸림을 줄이기 위해 자극제를 사용하는 것은 물질 남용을 초래할 수 있다.

유병률 Prevalence

앞당겨진 수면위상형의 유병률 추정치는 미국의 중년 성인에서 대략 1%다. 노인에서는 수면-각성 시간과 일주기 위상이 앞당겨지기 때문에 유병률이 증가한다.

발달 및 경과 Development and Course

대개 성인기 후기에 발병한다. 가족성의 경우 발병은 더 이를 수 있다. 경과는 전형적으로 지속적이고 3개월 이상 지속되지만, 심각도는 직업과 사회적 일정에 따라 달라질 수 있다. 앞당겨진 수면위상형은 노인에서 더 흔하다.

증상 발현은 사회적 · 학업적 · 직업적 의무에 따라 일생에 걸쳐서 다양할 수 있다. 이들에서 업무 일정을 앞당겨진 일주기 수면과 기상 시간에 맞춰서 바꾼다면 증상의 관해를 경험할 수 있다. 연령의 증가가 수면 단계를 앞당기는 경향이 있지만, 보통의 노화와 연관된 '앞당겨진 수면위상형'이 일주기 시간대(circadian timing)의 변화(가족성에서 나타나는)에 의해서만으로 생기는지, 아니면 이른 각성을 야기하는 노화관련 수면항상성 조절(homeostatic sleep regulation) 이상도 연관되는지는 확실하지 않다. 증상의 심각도, 관해, 재발은 수면-각성 구조와 빛 노출을 조정하는 행동-환경치료에 대한 순응도의 부족에 기인한다.

위험 및 예후 인자 Risk and Prognostic Factors

환경적. 감소된 늦은 오후/이른 저녁의 빛 노출, 그리고/또는 이른 아침 기상으로 인한 아침 빛 노출은 일주기리듬을 앞당김으로써 앞당겨진 수면위상형의 위험을 증가시킬 수 있다. 일찍 취침하는 것은 일주기 곡선의 위상 지연 영역에서 빛에 노출되지 않게 되어 앞당겨진 수면위상을 지속하게 만든다. 가족성 앞당겨진 수면위상형에서는 일주기가 연령에 따라 차차 짧아지지는 않음에도, 짧은 내인성 일주기가 앞당겨진 수면위상을 초래한다.

유전적, 생리적. 앞당겨진 수면위상형은 상염색체 우성유전 방식을 따르고, PER2 단백질의 저인산화를 일으키는 PER2 유전자 돌연변이와 CKI의 과오 돌연변이가 여기에 해당된다.

진단적 표지자 Diagnostic Markers

뒤처진 수면위상형에서 이미 설명했듯이, 수면일지와 활동기록기가 진단적 표지자로 사용될 수 있다.

앞당겨진 수면위상형의 기능적 결과
Functional Consequences of Advanced Sleep Phase Type

앞당겨진 수면위상과 연관된 과도한 졸림은 인지 수행, 사회적 상호작용, 안전에 대해 부정적인 효과를 가질 수 있다. 졸림을 방지하기 위한 각성 유도제의 사용이나 조기 기상을 방지하기 위한 진정제의 사용은 물질 남용의 가능성을 높일 수 있다.

감별진단 Differential Diagnosis

수면에서 정상적 변동. 불규칙한 수면 일정, 자발적인 이른 기상, 이른 아침의 빛 노출과 같은 행동적 요소들이 특히 노인에게 고려되어야 한다.

이른 아침 기상을 가져오는 기타 장애들. 기타 수면-각성장애(예, 불면장애), 기타 정신질환(예, 우울장애, 양극성장애) 및 이른 아침 기상을 가져올 수 있는 의학적 상태를 배제하기 위해 세심한 주의를 기울여야 한다.

동반이환 Comorbidity

잠을 다시 자려는 반복적인 시도와 부적응적 인지 및 수면 관련 행동의 발생은 임상적 주의가 필요한 공존성 불면장애의 발생을 가져올 수 있다.

불규칙한 수면-각성형 Irregular Sleep-Wake Type

진단적 특징 Diagnostic Features

불규칙한 수면-각성형은 식별 가능한 수면-기상 일주기리듬의 소실이 특징이다. 불규칙한 수면-각성형의 진단은 주로 야간(보통의 수면 시간 동안) 불면 증상과 낮 동안의 과도하게 졸려하는(낮잠) 과거력을 근거로 내려진다. 불규칙한 수면-각성형은 구별 가능한 수면-각성 일주기의 결핍이 특징적이다. 주요 수면 기간이 없고, 24시간 동안 수면은 적어도 세 기간으로 분절되어 있다. 가장 긴 수면 시간은 오전 2시에서 6시 사이에 발생하는 경향이 있으며, 보통 4시간 미만이다.

부수적 특징 Associated Features

이 장애와 연관하여 격리와 은둔의 과거력이 있을 수 있는데, 이는 정상적 형태로 생물학적 주기를 바꾸는 데 도움을 주는 외부 자극을 부족하게 함으로써 증상에 기여할 수 있다. 이들 스스로 또는 보호자들은 낮 시간 내내 빈번하게 낮잠을 잔다고 보고한다. 불규칙한 수면-각성형은 주요 신경인지장애와 같은 신경퇴행성 질환과 가장 흔하게 연관되어 있으며, 아동에서 많은 신경발달장애와 관련이 있다.

유병률 Prevalence

일반 인구에서 불규칙한 수면-각성형의 유병률은 알려져 있지 않다.

발달 및 경과 Development and Course

불규칙한 수면-각성형의 경과는 지속적이다. 발병 연령은 다양하지만 노인에서 더 흔하다.

위험 및 예후 인자 Risk and Prognostic Factors

환경적. 환경적인 빛 노출과 규칙적인 낮 활동의 감소는 낮은 진폭의 일주기리듬과 연관이 있을 수 있다. 시설에 입원한 사람에게는 일주기리듬에 대한 외부의 동조화 자극이 약해지기 쉽다. 병원 밖의 환경에서도 주요 신경인지장애 환자들은 밝은 빛에 훨씬 적게 노출된다.

유전적, 생리적. 알츠하이머병, 파킨슨병, 헌팅턴병과 같은 신경퇴행성 질환과 어린이의 신경발달장애는 불규칙한 수면-각성형의 위험을 높인다.

진단적 표지자 Diagnostic Markers

자세한 수면력과 수면일지(보호자에 의한)나 활동기록기는 불규칙한 수면-각성형을 확진하는 데 도움을 준다.

불규칙한 수면-각성형의 기능적 결과
Functional Consequences of Irregular Sleep-Wake Type

불규칙한 수면-각성형에서 명확히 구분 가능한 주요 수면 및 각성 기간의 부재는 하루 중 시간에 따라 불면 또는 과도한 졸림을 야기한다. 보호자의 수면을 방해하는 것 역시 흔히 발생하고 중요하게 고려해야 할 사항이다.

감별진단 Differential Diagnosis

수면의 정상 변이. 불규칙한 수면-각성형은 불면과 과도한 졸림을 초래할 수 있는 자발적인 불규칙한 수면-각성 일정 및 불량한 수면위생과 구분되어야 한다.

기타 의학적 상태 및 정신질환. 동반이환된 의학적 상태를 비롯하여 정신질환이나 치료약물을 포함한 불면과 주간 졸림의 기타 원인들이 고려되어야 한다.

동반이환 Comorbidity

불규칙한 수면-각성형은 종종 주요 신경인지장애, 지적발달장애(지적장애), 외상성 뇌손상과 같은 신경퇴행성 질환, 신경발달장애와 동반이환된다. 또한 사회적 격리, 그리고/또는 빛과 규칙적인 활동이 부족한 기타 의학적 상태 및 정신질환과 동반이환된다.

비24시간 수면-각성형 Non-24-Hour Sleep-Wake Type

진단적 특징 Diagnostic Features

비24시간 수면-각성형의 진단은 주로 24시간 광-암 주기와 내인성 일주기리듬 간의 비정상적인 동기화에 의한 불면 또는 과도한 졸림 증상을 보인 과거력을 근거로 한다. 이들은 전형적으로 불면과 과도한 졸림 기간이 짧은 무증상 기간과 번갈아 가면서 나타난다. 무증상 기간이 시작되면 이들의 수면위상이 외부 환경에 맞추어 조정되지만, 수면잠복기가 점차 늘어나게 되고, 이들은 수면을 시작하기 어려운 불면 증상을 호소하게 된다. 수면위상이 계속 이동하여 수면 시간이 낮 시간대에 이루어지면 이들은 낮 동안 각성을 유지하는 데 어려움을 겪게 되고 졸림 증상을 호소할 것이다. 일주기리듬이 외부의 24시간 환경에 맞추어 조정되지 않기 때문에, 증상은 수면 경향성의 일주기리듬 상황에서 이들이 언제 잠들려 하는지에 따라 달라진다.

부수적 특징 Associated Features

비24시간 수면-각성형은 맹인들이나 빛 감각이 저하된 시각 손상을 가진 개인들 사이에서 가장 흔하다. 정상 시각의 개인(비맹인)에서는 뒤처진 수면위상의 과거력과 빛 노출 및 사회적·신체적·규칙적 활동 감소의 과거력을 흔히 갖고 있다. 비맹인 비24시간 수면-각성형인 개인들은 마찬가지로 수면 시간의 증가를 보인다.

유병률 Prevalence

일반 인구에서 비24시간 수면-각성형의 유병률은 확실하지 않지만 비맹인에서는 드물다. 미국 내 맹인에서의 유병률은 50% 정도로 추정된다.

발달 및 경과 Development and Course

비24시간 수면-각성형의 경과는 지속적이고, 일생에 걸쳐 직업적·사회적 일정의 변화로 인해 때때로 관해와 악화를 보인다. 발병 연령은 시각 손상의 발병에 따라 다양하다. 비맹인에서는 뒤처진 수면위상형과 중복되기 때문에 비24시간 수면-각성형이 청소년기나 성인기 초기에 발병한다. 맹인과 비맹인에서 증상의 관해와 재발은 규칙적 수면-각성과 빛 노출을 조절하기 위한 치료에 대한 순응 여부에 따라 크게 달라진다.

임상 증상의 발현은 사회적·학업적·직업적 의무에 따라 생애에 걸쳐 다양할 수 있다. 청소년과 성인에서, 불규칙한 수면-각성과 빛 노출 또는 중요한 시간대에 빛의 결핍은 수면 부족의 영향을 악화시키고 일주기리듬 동조화를 방해할 수 있다. 결과적으로 불면, 주간 졸림과 학업적·직업적·대인관계적 기능이 악화된다.

위험 및 예후 인자 Risk and Prognostic Factors

환경적. 비맹인에서 빛 또는 사회적·신체적 활동 신호에 대한 노출 감소와 민감성 감소는 일주기 리듬의 자유진행(free-running)을 가져올 수 있다. 사회적 고립과 연관된 정신질환과 수면 습관의 변화(예, 야간 교대근무, 실직) 이후에 비24시간 수면-각성형이 흔하게 발생한다는 점을 고려할 때, 비맹인에서 생리적 경향과 함께 행동적 요인이 이 장애를 촉발시키고 지속시킨다. 신경계 및 정신계 질환으로 입원한 환자들은 사회적 신호에 둔감해질 수 있어서 비24시간 수면-각성형이 유발될 수 있다.

유전적, 생리적. 실명은 비24시간 수면-각성형의 위험인자다. 비24시간 수면-각성형은 외상성 뇌손상과도 연관이 있다.

진단적 표지자 Diagnostic Markers

진단은 과거력과 긴 기간 동안의 수면일지 또는 활동기록기에 의해 내려진다. 맹인과 비맹인 모두에서 수면위상 표지자(예, 멜라토닌)의 연속된 측정이 일주기 위상을 결정하는 데 도움이 된다.

비24시간 수면-각성형의 기능적 결과
Functional Consequences of Non-24-Hour Sleep-Wake Type

불면(수면 개시와 수면 유지), 과도한 졸림 증상의 호소가 두드러진다. 잠이 들고 깨는 시간의 예측 불가능(전형적으로 매일 지연 변동)은 학교에 출석하거나 직업을 유지하기 어렵게 만들고 사회적 고립의 가능성을 증가시킨다.

감별진단 Differential Diagnosis

기타 일주기리듬 수면-각성장애. 비맹인에서 비24시간 수면-각성형은 뒤처진 수면위상형과 감별되어야 하는데, 뒤처진 수면위상형을 가진 개인들도 며칠에 걸쳐서 비슷한 수면의 진행성 지연을 보일 수 있기 때문이다.

우울장애. 우울장애가 비슷한 일주기 조절 이상과 증상을 초래할 수 있다.

동반이환 Comorbidity

실명은 흔히 비24시간 수면-각성형을 동반한다. 이는 우울장애와 양극성장애가 사회적 고립을 가져오는 것과 비슷한 상황이다.

교대근무형 Shift Work Type

진단적 특징 Diagnostic Features

이 진단은 정규 근무 일정상(즉, 비초과근무) 정상적인 오전 8시부터 저녁 6시까지의 낮 시간 범위를 벗어나(특히 야간) 일을 하는 개인들의 과거력에 근거하여 내려진다. 직장에서는 과도한 졸림이, 집에서는 수면 기능저하가 지속적으로 두드러지게 나타난다. 두 상황 모두에서 증상이 나타나는 것이 교대근무형의 진단에 필수적이다. 전형적으로 낮 근무 일상으로 되돌아갈 때 증상은 해소된다.

유병률 Prevalence

교대근무형의 유병률은 확실하지 않지만 미국 인구의 야간 근무자 집단(노동자의 16~20%)에서 대략 5~10%일 것으로 추정된다. 유병률은 중년 이후로 연령이 높아질수록 증가한다.

발달 및 경과 Development and Course

교대근무형은 어떤 연령에서든 나타날 수 있지만, 50세 이상에서 유병률이 더 높고 일정하지 않은 근무 시간이 지속된다면 시간이 경과할수록 전형적으로 증상은 악화된다. 노인들은 일반적으로 변화에 따른 일주기 위상 적응 속도가 초기 성인과 비슷하지만, 일주기 위상 이동의 결과로 발생하는 수면 방해를 더 심하게 경험한다.

위험 및 예후 인자 Risk and Prognostic Factors

기질적. 선행 요인으로는 아침형 특성, 잘 쉬었다는 느낌을 받기 위해서는 긴 수면 시간(즉, 8시간 이상)을 필요로 한다.

환경적. 사회와 가정의 요구가 심각하게 상충될 경우(예, 아동의 부모) 등이다. 야간 생활방식에 적응할 수 있고, 낮 지향적 요구가 크지 않은 사람은 교대근무형 발생의 위험도가 낮은 것으로 보인다.

유전적, 생리적. 교대근무자들은 주간 근무자에 비해 비만인 경우가 많기 때문에 폐쇄성 수면무호흡증이 나타날 수 있고 증상이 악화될 수 있다.

진단적 표지자 Diagnostic Markers

앞서 뒤처진 수면위상형에서 설명한 바대로, 병력 청취와 수면일지 또는 활동기록기가 진단에 유용하다.

교대근무형의 기능적 결과 Functional Consequences of Shift Work Type

교대근무형인 사람들은 직장에서 수행이 저하될 수 있을 뿐 아니라 업무 및 귀가 운전 중에 사고가 일어날 위험도가 증가할 수 있다. 양극성장애의 병력이 있는 사람들은 밤에 잠을 자지 않음으로써 발생하는 교대근무형 관련 조증 삽화에 특히 취약하다. 교대근무형은 종종 대인관계 문제를 초래한다.

감별진단 Differential Diagnosis

교대근무에 따른 수면의 정상적 변동. 교대근무형의 진단은 교대근무 자체의 '정상적인' 어려움과는 다른 상당한 증상의 심각도, 그리고/또는 개인이 겪는 고통 정도에 기반하여 진단되어야 한다.

다른 수면장애. 교대근무형 증상이 때로 수 주 동안 낮에 일상생활이 가능한 상황에도 지속되는 경우는 수면무호흡증, 불면증, 기면증과 같은 기타 수면장애의 존재를 시사하며, 진단 시 배제되어야 한다.

시차적응. 매우 빈번하게 많은 시간대를 여행하는 개인은 교대근무를 하는 교대근무 유형의 개인이 경험하는 것과 유사한 효과를 경험할 수 있다. 여행 이력에 따라 잘 감별해야 한다.

동반이환 Comorbidity

교대근무형은 알코올사용장애, 기타 물질사용장애, 우울증의 증가와 연관이 있다. 다양한 신체적 건강 문제(예, 위장관계장애, 심혈관계 질환, 당뇨병, 암)가 교대근무에 장기간 노출되는 것과 관련 있음이 알려져 있다.

국제수면장애진단분류와의 관련성
Relationship to International Classification of Sleep Disorders

『국제수면장애진단분류 제3판(ICSD-3)』에서 일주기리듬 수면-각성장애는 DSM-5와 매우 유사하지만 시차 유형(jet lag type)을 포함하고 있다.

사건수면
Parasomnias

사건수면은 수면, 특정 수면 단계 또는 수면-각성 이행과 연관하여 발생하는 비정상적인 행동, 경험 또는 생리적 사건이 특징이다. 가장 흔한 사건수면은 NREM수면 각성장애와 REM수면 행동장애다. 이러한 장애들은 각각 뚜렷한 병태생리학, 임상적 특성, 그리고 각 질환에 다음 섹션에서 논의되는 특징적인 예후 및 치료적 고려 사항을 가지고 있다.

● 비급속안구운동수면 각성장애
Non-Rapid Eye Movement Sleep Arousal Disorders

A. 대개 주요 수면 삽화의 초기 1/3 동안에 발생하는 잠에서 불완전하게 깨는 반복적인 삽화가 있고, 다음 중 한 가지 이상이 동반된다.

    1. **수면보행증**: 수면 동안 침대에서 일어나서 걸어 다니는 반복적인 삽화. 수면 중 보행 동안 개인은 무표정하게 응시하는 얼굴을 보이고, 대화하려는 다른 사람의 노력에 비교적 반응을 보이지 않음. 깨우기가 매우 어려움

    2. **야경증**: 돌발적인 비명과 함께 시작되는, 수면 중 급작스럽게 잠이 깨는 반복적인 삽화. 각 삽화 동안 심한 공포와 동공산대, 빈맥, 빈호흡, 발한 같은 자율신경계 반응의 징후가 있고, 삽화 동안 안심시키려는 다른 사람의 노력에 잘 반응하지 않음

B. 꿈 이미지를 전혀 또는 거의(예, 단지 시각적 한 장면) 회상하지 못한다.

C. 삽화를 기억하지 못한다.

D. 삽화가 사회적, 직업적 또는 다른 중요한 기능 영역에서 임상적으로 현저한 고통이나 손상을 초래한다.

E. 장해가 물질(예, 남용약물, 치료약물)의 생리적 효과로 인한 것이 아니다.

F. 공존하는 정신질환과 의학적 상태가 수면보행증이나 야경증 삽화를 충분히 설명할 수 없다.

다음 중 하나를 명시할 것:
    F51.3 수면보행증형
    다음의 경우 명시할 것:
        수면관련 섭식 동반
        수면관련 성적 행동 동반(수면섹스장애)
    F51.4 야경증형

진단적 특징 Diagnostic Features

NREM수면 각성장애의 필수적인 양상은 반복적으로 발생하는 불완전한 각성인데, 이는 대개 주요 수면 삽화의 초기 1/3 동안에 시작하며(진단기준 A), 전형적으로는 짧게 1~10분 정도 지속되나 길어지면 1시간까지도 지속될 수도 있다. 한 사건의 최대 지속 기간은 알려져 있지 않다. 이러한 사건 동안 대부분은 눈을 뜨고 있다. 많은 사람이 경우에 따라 2가지 아형이 모두 나타나기도 하며, 이는 단일 기저 병태생리를 강하게 시사한다. 아형들은 다양한 정도의 각성과 NREM수면의 동시 발생을 반영하며, 이는 다양한 정도의 의식 자각, 운동 활동과 자율신경계 활성화 등의 각성 시 발생하는 복합적 행동을 보인다.

수면보행증의 핵심적인 양상은 수면 중 시작되는 복합적 행동의 반복적인 삽화로 침대에서 일어나서 걸어 다니는 행동을 포함한다(진단기준 A1). 수면보행증 삽화는 NREM수면의 모든 단계에서 시작할 수 있지만, 서파수면 동안 가장 흔히 시작되므로 야간 수면 시간의 초기 1/3에서 가장 흔하게 일어난다. 삽화 동안 개인은 각성 및 반응이 감소되어 있고, 멍하니 응시하며 타인들과의 의사소통이나 타인들이 깨우려는 노력에 거의 반응을 보이지 않는다. 만약 삽화 동안 깨어난다면(또는 다음 날 아침 기상 시) 이들은 삽화에 대해 부분적으로만 회상한다. 삽화 후 짧은 시간 동안 혼돈이나 지남

력에 문제가 발생하고, 이후 인지기능과 적절한 행동이 완전히 회복된다.

　야경증의 핵심적인 양상은 보통 공포에 질려 돌발적인 비명을 지르거나 울면서 시작되는 급작스러운 수면 중 각성의 반복적 발생이다(진단기준 A2). 야경증은 보통 주요 수면 시간의 초기 1/3 동안에 시작되고 1~10분간 지속되지만, 특히 아동에서는 상당히 오래 지속될 수 있다. 삽화 동안 두드러진 자율신경계 반응과 강렬한 공포의 행동 표현이 나타난다. 삽화 동안 잠에서 깨어나거나 편안해지기가 어렵다. 야경증이 일어난 후 잠에서 깨어나면 개인은 꿈을 회상하지 못하거나, 단지 단편적으로 하나의 이미지만 회상한다. 전형적인 야경증 삽화 동안 개인은 비명을 지르거나 울면서 갑자기 침대에서 일어나 앉고, 놀란 표정과 심한 자율신경계 불안 증상을 보인다(예, 빈맥, 빈호흡, 발한, 동공산대). 이들은 다른 사람들이 깨우거나 달래려는 노력에 반응하지 않는다. 야경증(sleep terrors)은 'night terrors' 또는 'pavor nocturnus'라고도 불린다.

　NREM수면 각성장애의 두 아형 모두에 대해 '장애'로 판단할지의 결정은 여러 요인에 따라 달라지며, 이는 개인에 따라 달라질 수 있고, 사건의 빈도, 폭력 또는 상해의 가능성, 당황스러운 상황, 다른 가족 구성원의 불편 등에 따라 달라진다. 심각도 결정은 단순히 빈도보다는 행동의 특성이나 결과에 따라 결정되어야 한다.

부수적 특징 Associated Features

　수면보행증 삽화는 다양한 행동을 포함한다. 삽화는 혼돈으로 시작한다. 개인들은 단순히 침대에 앉거나, 주위를 둘러보거나, 이불이나 침대보를 잡아당기기도 한다. 이러한 행동들은 점진적으로 복잡해진다. 개인들은 실제로 침대를 벗어나서 벽장으로 걸어가고, 방을 나가고, 심지어 건물 밖으로 나가기도 한다. 욕실에 들어가고, 먹고, 말을 하고, 더 복잡한 행동들을 하기도 한다. 닥친 위협을 벗어나려고 달리거나 흥분하여 도망하려고 시도할 수도 있다. 수면보행증 삽화 동안의 행동은 대부분 일상적인 것으로 복잡하지 않다. 그러나 잠긴 문을 열고 기계 조작을 하는 경우(자동차 운전)도 보고되었다. 수면보행증이 부적절한 행동(예, 흔히 벽장이나 쓰레기통에 오줌 누기)으로 나타나기도 한다. 대부분의 삽화는 몇 분에서 반 시간 정도 지속되지만 더 연장될 수 있다. 수면이 상대적인 통각 상실 상태이기 때문에 수면보행증 동안에 생긴 통증을 동반한 부상은 사건 후에 깨어날 때까지 자각되지 않는다.

　수면보행증은 '특정화된' 2가지 형태로 나타나기도 한다. 수면관련 섭식 행동과 수면관련 성적 행동(수면섹스장애 또는 수면 섹스)이다. **수면관련 섭식장애** 환자들은 의도하지 않은 반복적인 식이 삽화를 경험하는데, 전혀 인식하지 못하는 것부터 모두 인식하지만 먹는 것을 멈출 수 없는 것까지 다양한 정도의 기억상실을 동반한다. 삽화 동안 부적절한 음식(즉, 사탕 포장지, 작은 음식 상자 또는 작은 장난감)이 섭취될 수 있다. 수면관련 섭식장애 환자는 다음 날 아침이 되어서야 그들이 간밤에 먹은 흔적을 발견하곤 한다. **수면섹스장애**에서는 의식적인 지각 없이 수면 중 발생하는 복합적 행동들로서 다양한 정도의 성적인 행동(예, 자위, 애무, 더듬기, 성행위)이 발생한다. 이 상태는 남성에서 더 흔하고, 심각한 대인관계 문제나 법의학적 문제를 초래할 수 있다.

야경증의 전형적인 삽화 동안, 종종 공포에 압도당하는 느낌으로 탈출하려는 강박 행동을 보이기도 한다. 단편적인 생생한 꿈 장면을 경험할 수 있지만, 악몽에서와 같이 이야기로 연결되는 꿈은 보고되지 않는다. 가장 흔하게 완전히 잠에서 깨지 않은 상태에서 다시 잠들게 되고, 다음 날 아침에 깼을 때 삽화를 기억하지 못한다. 보통은 하룻밤 동안 단지 1회의 삽화가 일어난다. 가끔은 밤 동안에 몇 번의 삽화가 시간 간격을 두고 일어날 수 있다. 이러한 사건은 낮잠 동안에는 매우 드물다.

유병률 Prevalence

단편적인 또는 드물게 발생하는 NREM수면 각성장애는 일반 인구 집단에서 매우 흔하다. 10%에서 30%의 아동이 적어도 한 번의 수면보행증 삽화를 경험했으며, 아동의 수면보행증에 대한 세계적 12개월 유병률은 약 5%다. 수면보행증 삽화(수면보행장애가 아님)의 유병률은 캐나다 아동의 12~14.5%, 영국 성인의 1.0~7.0%로 추정되며, 주간~월간 발병률은 성인의 0.5~0.7%에 불과하다. 전 세계적으로 약 6.9%에서 29.2%의 수면보행증 평생 유병률을 보이고 있으며, 성인의 경우 수면보행증의 지난 1년간의 유병률이 1.5%에서 3.6%였다.

일반 인구에서 야경장애의 유병률은 알려져 있지 않다. 야경증 삽화의 유병률(재발과 고통 또는 장애가 있는 야경장애와는 대조적으로)은 캐나다 유아의 18개월에서 약 34.4~36.9%, 30개월에서 약 19.7%, 캐나다와 영국 성인의 2.2%다.

발달 및 경과 Development and Course

NREM수면 각성장애는 유년기에 가장 흔하게 발생하며 나이가 들수록 빈도가 감소한다. 수면보행증과 야경증은 유아기와 아동기에 흔히 급증하다가 청소년기에 감소한다. 관해율이 50%에서 65% 사이다. 10~18세의 경우 수면보행증이 1.1%, 야경증이 0.6%로 나타난다.

수면보행증 삽화 중 폭력적이거나 성적인 행동은 성인에서 발생할 가능성이 더 높다. 어린 시절 수면보행증의 과거력 없는 성인의 수면보행증의 발병은 폐쇄성 수면무호흡증, 야간발작 또는 치료 약물 영향과 같은 특정 원인을 조사해 봐야 한다.

완전히 기억을 못하거나 모호한 공포감만을 보고하는 어린 아동에 비해 나이 든 아동과 성인은 야경증에 동반된 무서운 장면에 대해 더 자세히 기억한다.

위험 및 예후 인자 Risk and Prognostic Factors

환경적. 진정제 사용, 수면 박탈, 수면-각성 일정 교란, 피로, 신체적 또는 감정적 스트레스가 삽화의 가능성을 증가시킨다. 발열과 수면 박탈은 NREM수면 각성장애의 빈도를 증가시킨다.

유전적, 생리적. 수면보행증이 있는 개인의 80%에서 수면보행증 또는 야경증의 가족력이 있다. 수면보행증의 위험은 양쪽 부모가 이 장애의 병력을 가지고 있을 때 더욱(자녀의 60%까지) 증가한다. 부모의 수면보행증의 과거력이 그들의 자녀에게 일시적 또는 지속적인 야경증의 발생을 예측할 수 있게 하므로, 야경증과 수면보행증의 가족적 집적(familial aggregation)이 보고되었다. 야경증이 있는 이들은 흔히 야경증이나 수면보행증의 가족력을 가지고 있고, 생물학적 일차 친족에서 이 장애의 유병률이 10배 증가한다. 야경증은 이란성 쌍둥이에 비해 일란성 쌍둥이에서 훨씬 더 흔하다. 정확한 유전 방식은 알려져 있지 않다.

성 및 젠더와 관련된 진단적 쟁점 Sex- and Gender-Related Diagnostic Issues

수면보행증 삽화 동안 음식을 먹는 것은 여성에서 더 흔하게 나타난다. 수면보행증은 아동기 동안에는 여성에서 더 빈번하게 발생하지만 성인기 동안에는 남성에서 더 빈번하게 발생한다.

아동에서 야경증은 여아보다 남아에서 더 흔하다. 성인에서 성비는 같다.

진단적 표지자 Diagnostic Markers

NREM수면 각성장애는 NREM수면의 어느 단계에서나 발생하지만 깊은 NREM수면(서파수면)에서 가장 흔하다. 야간 수면의 초기 1/3에서 가장 잘 발생하고 주간 낮잠 동안에는 보통 발생하지 않는다. 삽화 동안 움직임으로 인한 인공물(artifact)로 수면다원검사 결과가 모호해질 수 있다. 이러한 인공물이 없을 경우 뇌파(EEG)는 부분적이거나 불완전한 각성을 나타내는 리듬 델타 활동에서 각성으로 이어지는 것을 포함하여 다양한 패턴을 보여 줄 수 있다. 또는 다르게 세타, 알파 또는 혼재성 주파수의 EEG 활동이 삽화 동안에 관찰될 수 있으며, 서파수면 동안에 잦은 서파/혼재성 주파수 뇌파를 보이는 각성이 정상인에서보다 흔히 발생한다. 간질발작과 달리 각성의 NREM수면 사건수면장애가 삽화 동안 EEG 리듬의 시공간적 변화의 특징을 보여 주지 않는다.

시청각 모니터링을 갖춘 수면다원검사가 수면보행증 삽화를 기록하는 데 사용될 수 있다. 수면다원검사를 기록하는 동안 실제 사건을 포착하지 못할 경우, 수면보행증에 대한 표지자 역할을 하는 수면다원검사 양상은 없다. 수면 박탈은 사건을 포착할 가능성을 높인다. 수면 중 보행하는 개인들은 깊은 NREM수면의 불안정성을 보이지만, 이는 수면보행증이 없는 개인들에서도 관찰되는 양상이므로 진단을 하는 데 이 표지자의 사용은 불가능하다. 각성에 앞서 심장 박동수와 호흡의 증가 소견을 보이는 악몽과 연관된 REM수면에서의 각성과는 달리, 야경증의 NREM수면 각성은 수면 중 갑자기 발생하고 선행하는 자율신경계 변화가 없다. 각성은 심장 박동수가 2배 또는 3배로 빨라지는 현저한 자율신경 활성을 동반한다. 병태생리는 잘 알려져 있지 않지만 깊은 NREM수면에서의 불안정성 때문일 것으로 보인다. 정규 수면검사 동안 사건을 포착할 수 없다면, 야경증 경향성에 대한 믿을 만한 수면다원검사상의 표지자는 없다.

NREM수면 각성장애의 기능적 결과
Functional Consequences of Non-REM Sleep Arousal Disorders

NREM수면 각성장애를 진단하기 위해서는 그 사람이나 가족들이 임상적으로 현저한 고통이나 손상을 경험해야 한다. 사건수면 증상은 정상인에서도 간혹 발생할 수 있지만 이들은 진단기준에 부합하지는 못한다. 삽화로 인한 당혹감은 대인관계에 손상을 줄 수 있다. 사회적 고립이나 업무상 어려움이 초래될 수도 있다. 흔하지는 않지만 NREM수면 각성장애가 자기 자신이나 돌보는 사람에게 심각한 손상을 초래하기도 한다. 다른 사람에게 손상을 입히는 것은 근처에 있는 사람에게 국한되어 발생한다. 누군가를 찾아 나서서 손상을 입히지는 않는다. 보통은 아동과 성인 모두에서 수면보행증이 심각한 정신질환과 연관되지는 않는다. 수면관련 섭식 행동을 가진 개인들은 수면 중 자신도 모르게 음식을 준비하거나 먹는 행동으로 인하여 불량한 당 조절, 체중 증가, 부상(베임과 화상) 또는 위험하거나 독성이 있는 것을 먹는 것과 같은 문제들을 일으킬 수 있다. NREM수면 각성장애가 법의학적 문제가 되는 폭력적이거나 손상을 입히는 행동으로 나타나는 경우는 매우 드물다.

감별진단 Differential Diagnosis

악몽장애. NREM수면 각성장애와는 대조적으로 악몽장애에서는 대부분 쉽고 완전히 잠에서 깨어나서 삽화에 동반된 생생한 이야기 같은 꿈을 보고하며, 수면의 후반부에 삽화를 경험하는 경향이 있다. NREM수면 각성장애는 NREM수면 동안에 발생하는 반면에 악몽은 REM수면 동안 발생한다. NREM수면 각성장애 환아의 부모들은 파편화된 장면을 보고하는 것을 악몽으로 잘못 해석할 수 있다.

호흡관련 수면장애. 수면 중 호흡장애는 혼돈된 각성을 유발할 수 있고 기억상실이 뒤따르기도 한다. 그러나 호흡관련 수면장애는 코골이, 호흡 중단, 주간 졸림과 같은 증상이 특징적이다. 일부 개인들에 있어서는 호흡관련 수면장애가 수면보행증을 촉발시킬 수 있다.

REM수면 행동장애. REM수면 행동장애는 NREM수면 각성장애와 구별하기 어렵다. REM수면 행동장애는 흔히 손상을 초래하는 두드러지고 복잡한 행동 삽화를 특징으로 한다. NREM수면 각성장애와 대조적으로 REM수면 행동장애는 REM수면 동안 발생한다. REM수면 행동장애가 있는 개인들은 쉽게 깨고, NREM수면 각성장애가 있는 개인들보다 더 자세하고 생생한 꿈의 내용을 보고한다. 그들은 보통 '꿈을 행동으로 옮겼다'고 보고한다.

사건수면 중복 증후군. 사건수면 중복 증후군은 임상 및 수면다원검사상에서 수면보행증과 REM수면 행동장애 양상이 둘 다 나타난다.

수면관련 발작. 발작의 일부 유형은 수면 중에 주로 발생하거나 수면 중에만 발생하는 매우 특이한 행동의 삽화를 보일 수 있다. 야간발작은 NREM수면 각성장애와 상당히 비슷하지만 더 상동증적이고, 야간에 수차례 발생하고, 낮잠을 잘 때 더 잘 발생하는 경향이 있다. 수면관련 발작이 있다고 해서 NREM수면 각성장애를 배제할 수는 없다. 수면관련 발작은 뇌전증의 한 형태로 분류되어야 한다.

알코올로 유발된 일시적 기억상실. 알코올로 유발된 일시적 기억상실에서도 취한 것처럼 보이지 않고 매우 복잡한 행동을 보일 수 있다. 알코올로 유발된 일시적 기억상실은 의식 상실 없이 음주를 하는 동안의 사건에 대한 국한된 기억의 손상이 있다. 병력만으로는 NREM수면 각성장애에서 보이는 행동들과 알코올로 유발된 일시적 기억상실에서 보이는 행동들을 구분하기 어려울 수 있다.

해리성 둔주를 동반한 해리성 기억상실. 해리성 둔주를 수면보행증과 구별하는 것은 매우 어렵다.

모든 다른 사건수면과 달리, 야간 해리성 둔주는 각성 없이 수면 중에 갑자기 발생하기보다는 수면 중 깨어 있는 시기에 발생한다. 아동기에 반복적인 신체적 또는 성적 학대의 과거력을 흔히 볼 수 있다(그러나 이러한 병력을 얻기 어려울 수 있다).

꾀병 또는 기타 자발적 행동. 해리성 둔주처럼, 꾀병이나 기타 자발적 행동이 각성 시기에 있을 수 있다.

공황장애. 공황발작이 깊은 NREM수면으로부터의 공포를 동반한 갑작스러운 각성을 유발할 수 있지만, 이러한 삽화들은 NREM수면 각성장애의 전형적인 혼돈, 기억상실 또는 운동 활동을 동반하지 않고 빠르게 완전히 각성된다.

치료약물로 유발된 복합 행동. NREM수면 각성장애에서의 행동과 비슷한 행동들이 물질 또는 치료약물(예, 벤조디아제핀, 비벤조디아제핀 진정수면제, 아편제, 코카인, 니코틴, 항정신병약물 또는 도파민 수용체 차단제, 삼환계 항우울제, 포수클로랄)의 사용 또는 금단에 의해 유발될 수 있다. 그러한 행동들은 수면 기간에 발생할 수 있고 대단히 복잡할 수도 있다. 기저의 병태생리는 단편성 기억상실인 것처럼 보인다. 이런 경우, 물질/치료약물로 유발된 수면장애, 사건수면형으로 진단되어야 한다(이 장 뒷부분의 '물질/치료약물로 유발된 수면장애' 참조).

야식 증후군. 수면으로부터의 불완전한 각성 상태 기간에 음식을 먹는 삽화가 반복되는 것이 특징인 수면보행증의 수면관련 식사 형태와 달리, 야식 증후군은 식사 타이밍의 일주기리듬에 이상이 있는 것으로 간주되며, 수면 시작은 정상적인 일주기 시간에 이루어지나, 한밤중에 잠에서 깨서 과식을 한다.

동반이환 Comorbidity

일반적으로 어린이와 성인 모두 수면보행증은 심각한 정신질환과 관련이 없다. 그러나 성인에서 수면보행증과 주요우울 삽화 및 강박장애는 연관성이 있다. 야경증이 있는 아동 또는 성인은 성격 검사에서 우울과 불안 점수가 상승되어 있다.

국제수면장애진단분류와의 관련성
Relationship to International Classification of Sleep Disorders

『국제수면장애진단분류 제3판(ICSD-3)』은 NREM수면 각성장애로 '혼돈 각성, 야경증, 수면보행증'을 포함하고 있다.

● 악몽장애
Nightmare Disorder

진단기준   F51.5

A. 대개 생존, 안전, 신체적 온전함에 대한 위협을 피하고자 노력하는 광범위하고 극도로 불쾌하며 생생하게 기억나는 꿈들의 반복적 발생이 일반적으로 주요 수면 삽화의 1/2 동안 일어난다.

B. 불쾌한 꿈으로부터 깨어나면 빠르게 지남력을 회복하고 각성한다.

C. 수면 교란이 사회적, 직업적 또는 다른 중요한 기능 영역에서 임상적으로 현저한 고통이나 손상을 초래한다.

D. 악몽 증상이 물질(예, 남용약물, 치료약물)의 생리적 효과로 인한 것이 아니다.

E. 공존하는 정신질환과 의학적 상태가 불쾌한 꿈에 대한 호소를 충분히 설명할 수 없다.

다음의 경우 명시할 것:

    수면 개시 중 발생

다음의 경우 명시할 것:

    정신질환 동반, 물질사용장애 포함

    의학적 상태 동반

    다른 수면장애 동반

    부호화 시 주의점: 부호 F51.5는 모든 세 명시자에 적용된다. 이러한 연관성을 표시하기 위하여 악몽장애의 부호 바로 뒤에 적절하게 관련된 정신질환, 의학적 상태 또는 기타 수면장애를 부호화해야 한다.

다음의 경우 명시할 것:

    급성: 악몽기의 지속 기간이 1개월 이하다.

    아급성: 악몽기의 지속 기간이 1개월 초과, 6개월 미만이다.

    지속성: 악몽기의 지속 기간이 6개월 이상이다.

현재의 심각도를 명시할 것:

    심각도는 악몽이 발생하는 빈도에 의해 평가될 수 있다.

    경도: 평균적으로 주당 1회 미만의 삽화가 발생한다.

    중등도: 주당 1회 이상의 삽화가 발생하지만 매일 밤마다 발생하지는 않는다.

    고도: 매일 밤마다 발생한다.

기록 절차 Recording Procedures

'정신질환 동반, 물질사용장애 포함', '의학적 상태 동반' 및 '다른 수면장애 동반'이라는 명시자를 사용하여 임상의가 임상적으로 적절한 공존질환을 기록할 수 있다. 이러한 경우, F51.5 악몽장애를 기록하고, 다음에 [공존 상태 또는 장애명]을 적으며 공통 상태 또는 장애에 대한 진단부호도 적는다(예, F51.5 악몽장애, 중등도 알코올사용장애 및 REM수면 행동장애 동반; F10.20 중등도 알코올사용장애; G47.52 REM수면 행동장애).

진단적 특징 Diagnostic Features

악몽은 일반적으로 길고, 정교하며, 꿈의 영상이 이야기처럼 연결된다. 이는 실제처럼 여겨지고 불안, 공포 또는 다른 불쾌한 감정을 유발한다. 악몽의 내용은 일반적으로 급박한 위험을 피하거나 이에 대처하기 위한 시도에 초점을 맞추고 있지만, 다른 부정적인 감정을 불러일으키는 주제를 포함할 수 있다. 외상 경험 후에 발생한 악몽은 위협적 상황('재현 악몽')과 유사할 수 있지만, 대부분은 그렇지 않다. 깨어날 때 악몽이 잘 기억나며, 이를 상세하게 설명할 수 있다. 악몽은 대부분 급속안구운동(REM)수면 중에 발생하고 전체 수면 중 전·후반 모두 발생할 수 있지만, 꿈이 길고 더욱 강렬할 때에는 수면의 후반에 나타날 가능성이 더 높다. 수면의 분절이나 박탈, 시차, 그리고 REM수면에 민감한 치료약물 등과 같이 수면 초기 REM 강도를 증가시키는 요인들은 좀 더 일찍 악몽이 나타나도록 할 수 있고, 수면 개시 시에도 악몽을 촉발할 수 있다.

악몽은 대개 기상으로 종료되며, 완전한 각성으로 빠르게 돌아온다. 그러나 불쾌한 감정은 기상 후에도 지속될 수 있으며, 다시 잠을 자기 어렵게 하거나 낮 동안 고통이 지속되게 한다. '나쁜 꿈'이라고 알려진 일부 악몽은 각성을 유발하지 않고 나중에 회상된다. 악몽이 수면 개시 REM 기간(입면기) 동안 발생하는 경우, 깨어 있지만 자발적으로 움직일 수 없는 상태(단독 수면 마비)를 경험함으로 인하여 불쾌감이 흔히 동반된다. 이는 이전의 꿈이나 악몽 없이도 독립적으로 발생할 수 있다.

부수적 특징 Associated Features

발한, 빈맥, 빈호흡을 포함하는 가벼운 자율신경 각성은 악몽의 특징일 수 있다. REM수면관련 골격근 긴장의 소실로 인하여 몸의 움직임과 발성은 보이지 않는다. 악몽장애에서 말하거나 감정 반응이 있을 때, 목소리나 몸을 움직이는 짧은 사건이 나타나면 보통 악몽은 끝나게 된다. 이러한 움직임이나 발성과 달리, 진짜 꿈을 행동화하는 것은 정상적인 REM 무긴장증(atonia)이 상실될 때(REM수면 행동장애) 발생할 수 있다.

유병률 Prevalence

아동기 악몽의 유병률은 약 1~5%다. 학부모의 1.3%에서 3.9%가 취학 전 자녀가 '자주' 또는 '항상' 악몽을 꾼다고 보고하였다. 5~15세 아동의 유병률은 5.2%로 증가한다. 악몽의 가족력, 사건수면 증상, 다혈질 성격/기분 장해 및 학업 성적 저하로 인한 낮 시간의 결과는 아동기와 청소년기의 잦은 악몽과 연관이 있으며, 악몽이 잦은 아동의 약 20%에서 불면증이 동반한다. 성인 중 적어도 1개월에 1회 악몽을 꾸는 유병률은 6%다. 여러 국가의 성인 중 주간 악몽 유병률은 2~6%인 반면, 빈번한 악몽의 유병률은 1~5%다. 추정치는 특발성과 외상후 악몽을 구별하지 않고 합친 것이다.

발달 및 경과 Development and Course

악몽은 흔히 3~6세 사이에 시작하지만 청소년기 후기나 성인기 초기에 유병률과 심각도가 최고에 이른다. 악몽은 대부분 급성 또는 만성 정신사회적 스트레스 요인에 노출된 아동에서 나타나며, 자연적으로 완화되지 않을 수 있다. 소수에서 빈번한 악몽이 성인기까지 지속되어 일생에 걸친 장해를 초래하기도 한다. 연령에 따라 악몽의 주제로 특정한 내용이 나타나기도 하지만, 악몽장애의 필수적인 양상은 연령 집단에 관계없이 동일하다.

위험 및 예후 인자 Risk and Prognostic Factors

일반 지역사회 인구에서 중년 성인의 잦은 악몽은 저소득, 기분 장해, 불면증 또는 수면호흡장애, 항우울제 사용 또는 잦은 심한 알코올 사용과 관련이 있는 것으로 홍콩과 핀란드의 두 연구에서 보고되었다.

환경적. 수면 박탈 또는 분절, 그리고 REM수면의 시간, 강도 또는 양을 변화시키는 불규칙한 수면-각성 주기는 악몽의 발생 위험을 높일 수 있다. 악몽을 경험하는 이들은 과거의 안 좋은 사건을 더 보고하지만, 반드시 트라우마가 있는 것은 아니다.

유전적, 생리적. 쌍둥이 연구들이 악몽의 발생 성향에 대한 유전적 영향과 다른 야간 행동(예, 잠꼬대)과의 동시 발생에 대하여 보고하였다.

경과의 변경인자. 악몽을 꾼 아이를 달래는 부모의 적응적인 침실 대처가 만성적 악몽으로의 진행을 막을 수 있다.

문화와 관련된 진단적 쟁점 Culture-Related Diagnostic Issues

악몽의 의미는 문화권에 따라 다양하며, 이러한 믿음에 대한 민감성이 악몽을 더 쉽게 보고하게 할 수 있다. 여러 문화적 맥락에서 악몽은 개인의 영적 지위나 사망한 사람들의 상태를 보여 주는 중요한 지표로 간주될 수 있다(예, 인도네시아 내전 생존자, 미국 원주민 상이군인, 캄보디아 난민들 사이에서). 캄보디아 난민들 사이에서 빈번한 악몽은 외상후 스트레스장애(PTSD)가 있음을 강하게 시사하며, 악몽장애를 따로 진단하는 것이 타당한지 여부를 결정하기 위해 다른 증상과 관련된 악몽의 시간적 순서와 심각도에 대한 평가가 필요하다. 미국으로 이주한 흐몽(Hmong) 이민자들 사이에서 잦은 악몽 발생은 같은 지역의 비라틴계 백인들 사이에서보다 더 흔하며, 트라우마 경험과 수면 마비, 불안정한 수면과 같은 수면장애와 관련이 있다.

성 및 젠더와 관련된 진단적 쟁점 Sex- and Gender-Related Diagnostic Issues

성인 여성은 성인 남성보다 더 자주 악몽을 보고한다. 하지만 이러한 젠더 차이는 소아와 노인에서는 관찰되지 않는다. 악몽의 내용은 성인 여성에서는 성희롱이나 사랑하는 사람의 상실/죽음과 같은 주제를 보고하는 경향이 있고, 성인 남성에서는 신체적 공격이나 전쟁/테러와 같은 주제를 보고하는 경향이 있어 젠더에 따른 차이가 있다.

진단적 표지자 Diagnostic Markers

수면다원검사에서 주로 수면 후반부 REM수면으로부터의 갑작스러운 각성을 관찰할 수 있다. 각성 전에 심장 박동수, 호흡수, 그리고 안구운동 속도는 빨라지거나 변동성이 증가할 수 있다. 또한 외상 사건 후의 악몽은 NREM수면, 특히 2단계 수면 중에 발생할 수 있다. 악몽을 꾸는 사람의 일반적인 수면은 경미하게 손상되는데(예, 감소된 수면 효율, 적은 서파수면, 잦은 각성), 수면 중 더욱 빈번한 주기성 사지운동증이 나타나며, REM수면 박탈 후 약간의 교감신경계 활성화를 보인다.

자살 사고 혹은 행동과의 연관성 Association With Suicidal Thoughts or Behavior

악몽을 자주 꾸는 사람들은 젠더와 정신질환을 고려하더라도 자살 사고나 자살 행동에 대한 위험이 상당히 크다.

악몽장애의 기능적 결과 Functional Consequences of Nightmare Disorder

악몽은 드러나는 사회적 · 직업적 손상보다 더 상당한 주관적 고통을 초래한다. 그러나 각성이 빈번하거나 잠자는 것을 회피하게 된다면, 과도한 주간 졸림, 집중력 저하, 우울증, 불안이나 과민성 등을 겪게 될 수 있다. 빈번한 아동기의 악몽(예, 주당 수차례)은 부모와 아이에게 상당한 고통을 일으킬 수 있다.

감별진단 Differential Diagnosis

야경장애. 악몽장애와 야경장애 모두 공포 및 자율신경계 활성화를 동반한 각성 혹은 부분적 각성을 일으키지만 두 장애는 감별 가능하다. 악몽은 대부분 수면 후반부 REM수면 동안 발생하고, 생생하고 줄거리가 있는 명확하게 회상되는 꿈, 경미한 자율신경계 각성, 그리고 완전한 각성을 보인다. 야경증은 전형적으로 야간 수면 시간의 초기 1/3 동안 N3 수면에서 발생하고, 꿈을 전혀 기억하지 못하거나 정교한 이야기 전개가 아닌 영상들만을 기억한다. 야경증은 부분적인 각성을 유발하고, 개인은 혼돈되고, 지남력이 상실되어 있으며, 오직 부분적으로만 반응하고, 상당한 자율신경계 각성이 동반된다. 일반적으로 아침에 깨어났을 때 사건에 대한 기억상실이 있다.

REM수면 행동장애. 무서운 꿈을 꾸는 동안 복잡한 음성 및 움직임이 나타나면 REM수면 행동장애에 대한 추가 평가를 시행해야 한다. 이는 늦은 중년과 노년층 남성들 사이에서 일반적으로 더 많이 발생하지만 여성들에서도 발생한다. 악몽은 REM수면 행동장애의 일반적인 특징이지만, 악몽장애와 달리 REM수면 행동장애는 야간에 부상을 유발할 수 있는 꿈의 행동화를 보이게 된다. 악몽이 REM수면 행동장애보다 앞서고 독립적인 임상적 관심을 가질 필요가 있는 경우, 악몽장애의 추가 진단이 내려질 수 있다.

애도. 불쾌한 꿈이 애도 중에 나타날 수 있지만 일반적으로 상실과 슬픔을 수반하며, 잠에서 깨어날 때 고통보다는 자기성찰과 통찰이 뒤따른다.

PTSD 또는 급성 스트레스장애. 꿈의 내용이나 영향이 트라우마 사건과 관련이 있는 악몽은 PTSD나 급성 스트레스장애의 구성 요소일 수 있다. 악몽의 심각성이나 빈도가 독립적인 임상적 관심을 필요로 할 경우 악몽장애에 대한 추가 진단이 필요하다.

기면증. 기면증 환자들은 악몽을 흔히 호소하지만, 탈력발작이 있든 없든 간에 과도한 졸림이 있다는 점이 악몽과 다른 점이다.

수면관련 발작(sleep-related seizure). 야간발작은 보통 상동적인 운동 증상을 수반한다. 관련 악몽을 기억한다면 반복적인 상동성을 보이거나, 뇌전증 유발 양상들, 즉 주간의 전조 증상으로서 인광(phosphenes, 빛이 없는 상태에서 시각 감각) 또는 발작 영상(ictal imagery)을 보일 수 있다.

호흡관련 수면장애. 호흡관련 수면장애는 자율신경계 각성을 동반한 각성을 초래할 수 있지만, 일반적으로 악몽의 회상을 동반하지는 않는다.

공황장애. 수면 중 발생하는 공황발작 시에 자율신경계 각성 및 공포를 동반하는 각성이 발생할 수 있지만 악몽은 일반적으로 보고되지 않으며, 증상은 깨어 있는 동안에 발생하는 공황발작과 유사하다.

수면관련 해리장애. 이 장애가 있는 개인들은 뇌파 기록으로 확인된 각성 상태에서 실제 신체적 또는 감정적 외상을 '꿈'이라고 회상할 수 있다.

물질 또는 치료약물 사용. 도파민 작용제, 베타 아드레날린성 길항제와 기타 항고혈압제, 암페타민류 물질, 코카인, 그리고 기타 자극제, 항우울제, 금연 보조제, 그리고 멜라토닌을 포함한 많은 물질/치료약물이 악몽을 유발할 수 있다. REM수면을 억제하는 치료약물(예, 항우울제)과 알코올의 중단은 악몽을 동반하는 REM수면 반동을 유발할 수 있다. 악몽이 별도로 임상적 관심을 받아야 할 만큼 심각하다면 물질/치료약물로 유발된 수면장애의 진단이 고려되어야 한다.

동반이환 Comorbidity

악몽은 관상동맥 심장 질환, 암, 파킨슨증, 통증 등과 같은 심각한 의학적 상태와 동반될 수 있으며, 혈액 투석과 같은 의학적 치료, 또는 치료약물이나 남용물질을 중단하는 것에 동반될 수 있다. 악몽은 자주 PTSD, 급성 스트레스장애, 불면장애, REM수면 행동장애, 정신병, 기분장애, 불안장애, 적응장애, 성격장애, 사별로 인한 비탄 등과 같은 다른 정신질환과 동반된다. 공존하는 악몽장애의 진단은 별도로 임상적 관심을 받아야 할 경우에만 고려되어야 한다. 이러한 조건은 적절한 공존질환 범주 명시자와 함께 나열되어야 한다(예, 'REM수면 행동장애 동반'). 또한 '기록 절차'를 참조하시오.

국제수면장애진단분류와의 관련성
Relationship to International Classification of Sleep Disorders

『국제수면장애진단분류 제3판(ICSD-3)』에는 악몽장애에 대한 유사한 진단기준이 제시되어 있다.

● 급속안구운동수면 행동장애
Rapid Eye Movement Sleep Behavior Disorder

진단기준	G47.52

A. 발성 및 복합 운동 행동과 연관된 수면 중 각성의 반복적인 삽화

B. 이러한 행동들은 REM수면 중 발생하므로 보통 적어도 수면 개시 후 90분 이후에 발생하며, 수면 후반부에 빈번하고, 낮잠 중에는 드물게 발생한다.

C. 이러한 삽화로부터 깨어날 때, 개인은 완전히 깨어나고 명료하며, 혼돈되거나 지남력을 상실하지 않는다.

D. 다음 중 하나를 만족한다.

1. 수면다원검사 기록상 무긴장증이 없는 REM수면
2. REM수면 행동장애를 시사하는 과거력 및 확정된 시누클레인병증에 의한 신경퇴행성 질환의 진단(예, 파킨슨병, 다계통 위축증)

E. 이러한 행동들은 사회적, 직업적 또는 다른 중요한 기능 영역에서 임상적으로 현저한 고통이나 손상을 초래한다 (자신 또는 침대를 같이 쓰는 사람에게 해를 끼치는 것을 포함한다).

F. 장해는 물질(예, 남용약물, 치료약물)의 생리적 효과나 다른 의학적 상태로 인한 것이 아니다.

G. 공존하는 정신질환 및 의학적 상태가 이 삽화를 설명할 수 없다.

진단적 특징 Diagnostic Features

REM수면 행동장애의 필수적인 특징은 REM수면에서 발생하는 발성 및 복합 운동 행동을 동반하는 반복적인 삽화다(진단기준 A). 이러한 행동들은 종종 행동이 많은 꿈 내용, 공격을 받는 폭력적인 꿈, 또는 위협적인 상황으로부터 탈출을 시도하는 운동 반응으로 나타난다. 이는 꿈을 행동으로 옮기는 것이라 할 수 있다. 발성은 종종 크고, 감정으로 가득 차 있으며, 불경스럽다. 이러한 행동은 개인과 침대 파트너를 매우 성가시게 할 수 있으며 심각한 부상을 초래할 수 있다(예, 넘어지거나, 뛰어내리거나, 침대에서 몸을 날린다; 뛰기, 주먹질, 찌르기, 때리기 또는 발길질). 그러나 REM수면 행동장애가 있는 사람이 REM수면 동안 다소 미묘한 음성 또는 움직임을 보일 수 있는데, 이는 일반적으로 제일 흔한 증상 호소는 아니며, 병력 청취, 수면다원검사 시행, 신경과 및 정신과 임상 평가를 통해 알게 된다. 깨어날 때는 즉시 깨고 정신이 명료해지며, 지남력이 유지되고(진단기준 C), 흔히 관찰된 행동과 관련된 꿈 내용을 회상할 수 있다. 이러한 사건 동안 눈은 일반적으로 감긴 채로 있다. 수면다원검사 시 무긴장증(atonia)이 없는 REM수면의 존재는 일반적으로 REM수면 행동장애의 진단에 필요하다. 또는 수면다원검사를 시행하지 않은 경우, 다음의 경우에 REM수면 행동장애에 대한 잠정적인 진단이 내려질 수 있는데, 시누클레인병증(synucleinopathy)의 진단(예, 파킨슨병, 다계통 위축증 [multiple system atrophy])이 내려졌으며 REM수면 행동장애를 시사하는 과거력이 있는 경우다(진단기준 D). REM수면 행동장애의 진단은 임상적으로 현저한 고통이나 손상이 있어야 한다(진단기준 E). 진단은 사건의 빈도, 폭력이나 위해 행동의 잠재력, 당혹감, 그리고 다른 가족 구성원의 고통을 포함한 다양한 요인에 의해 결정된다.

심각도 결정은 단순히 빈도보다는 행동의 특성이나 결과에 따라 이루어지는 것이 최선이다. 보통은 이런 행동들이 일반적으로는 두드러지고 폭력적이지만, 덜 심한 행동들이 나타날 수도 있다.

유병률 Prevalence

REM수면 행동장애의 유병률은 스위스의 중장년층 일반 인구 표본에서 약 1%, 한국의 고령층 일반 인구 표본에서 약 2%였다. 한 유병률 연구는 50세 미만의 개인에서 남성과 여성 사이에 동등한 유병률을 보였고, 다른 연구는 평균 연령 59세의 인구에서 남성과 여성 사이에 차이가 없이 1%를 조금 넘는 유병률을 보고하였다. 정신질환이 있는 사람의 유병률은 더 높은데, 정신질환에 처방된 치료약물과 관련이 있을 수 있다.

발달 및 경과 Development and Course

REM수면 행동장애의 발병은 점진적이거나 급격할 수 있다. 기저의 신경퇴행성 질환이 나타날 가능성이 매우 높기 때문에 REM수면 행동장애가 있는 개인의 신경학적 상태는 면밀하게 관찰되어야 한다. 특발성 REM수면 행동장애가 있는 개인에서 신경퇴행성 질환, 보통은 시누클레인병증(즉, 파킨슨병, 루이소체 주요 또는 경도 신경인지장애, 다계통 위축증)의 발병 위험은 진단 후 10~15년 이내에 약 75%이며, 연간 발병 위험은 해마다 약 6~7%다.

젊은 사람들, 특히 젊은 여성에서 증상이 발생한다면 기면증; 물질/치료약물로 유발된 수면장애, 사건수면형; 뇌간(brain stem)병변; 또는 자가면역성 뇌병증일 가능성이 높다.

문화와 관련된 진단적 쟁점 Culture-Related Diagnostic Issues

대만의 한 신경학 서비스에 의해 REM수면 행동장애로 진단된 중국인들은 미국의 비라틴계 백인들과 유사한 임상적·검사실적 특징을 가지고 있었다. 그러나 그들은 더 높은 야간 보행증과 더 낮은 수면관련 상해율을 가지고 있다는 점에서 차이를 보였는데, 이는 아마도 가족이 일찍이 발견한 결과일 수 있다.

성 및 젠더와 관련된 진단적 쟁점 Sex- and Gender-Related Diagnostic Issues

REM수면 행동장애는 50세 이상의 남성에서 더 흔하지만, 여성과 젊은이에서 점점 더 많이 확인되고 있다. 여성은 발병 연령과 진단 연령에서 남성보다 젊다.

진단적 표지자 Diagnostic Markers

수면다원검사에서 연관된 검사 소견은 정상적으로 근육 무긴장증이 있어야 할 REM수면 동안에 tonic/phasic REM의 근전도의 증가를 보인다는 것이다. 증가된 근활동은 여러 근육군에 다양하게 영향을 주며, 일반적인 수면검사에서 사용되는 것보다 더욱 광범위한 근전도 감시가 요구된다. 팔 근전도 검사(예, 이두박근)의 보다 광범위한 근전도 모니터링이 고려되어야 한다. 이 측정이 REM수면 행동장애 진단에 더 특이적이기 때문이다. 턱밑근, 양측 발가락 신근, 그리고 양측 앞정강근군을 포함한 근전도 감시가 제안되었다. 지속적인 비디오 감시는 필수적이다. 다른 수면다원검사 소견은 NREM수면 중에 매우 빈번한 주기적이고 비주기적인 사지 근전도 활동을 포함할 수 있다. **무긴장증(atonia) 없는 REM수면**이라 불리는 특징적 수면다원검사 소견이 REM수면 행동장애의 거의 모든 경우에 실제로 나타나지만, 증상이 없으면서 수면다원검사 소견을 보일 수도 있다. 단발성의 무긴장증이 없는 REM수면이 REM수면 행동장애의 전구 상태인지는 밝혀져 있지 않지만, 한 예비연구는 무긴장증 없는 단발성의 REM수면이 신경퇴행성 표지자(즉, 후각감퇴증[hyposmia], 기립성 저혈압, 색각이상 [color vision loss])와 관련이 있을 수 있다고 제안했고, 단발성 무긴장증 없는 REM수면을 가진 사람의

7~14%가 추후에 REM수면장애가 발생한다고 제안하였다. 경계 사례와 신경학적 상태를 추가로 모니터링해야 하는 경우를 구별하게 하는 근긴장증 없는 REM수면의 정상치의 임계값도 발표되었다.

REM수면 행동장애의 기능적 결과
Functional Consequences of Rapid Eye Movement Sleep Behavior Disorder

REM수면 행동장애의 가장 심각한 결과는 꿈을 행동으로 옮기는 것 때문에 자신이나 동침자의 부상을 일으키는 단기적 위험과 신경퇴행성 질환이라는 장기적인 위험이다. 환자와 동침자를 대상으로 한 조사에 따르면, REM수면 행동장애 환자의 55%가 자신의 공격 결과 부상을 경험했고, 부상의 12%가 심각했으며(장골 또는 갈비뼈 골절, 경막하혈종 등), 의학적 치료가 필요하였다.

감별진단 Differential Diagnosis

기타 사건수면. 혼돈 각성, 수면보행증과 야경증은 REM수면 행동장애와 쉽게 혼동될 수 있다. 일반적으로 이러한 장애들은 젊은 사람에서 발생한다. REM수면 행동장애와는 달리, 그들은 깊은 NREM수면에서 발생하기 때문에 수면 주기의 초반에 발생하는 경향이 있다. 혼돈 각성으로부터 깨어날 때, 혼돈, 지남력장애, 행동에 동반된 꿈의 불완전한 회상을 보인다. 이런 각성의 장애에서 수면다원검사는 공존하는 사건수면이 없는 한 정상적인 REM 무긴장증 소견을 보인다.

치료약물로 인한 수면장애, 사건수면형. 삼환계 항우울제, 선택적 세로토닌 재흡수 억제제, 세로토닌-노르에피네프린 재흡수 억제제를 포함하여 널리 처방되는 많은 약물은 치료약물로 인한 수면장애, 사건수면형으로 진단되는 수면다원검사상에서만 확인되는 무긴장증 없는 REM수면장애나 실제 REM수면 행동장애를 초래할 수 있으며, 이들이 치료약물로 인한 수면장애, 사건수면형으로 진단된다. 치료약물 자체가 무긴장증 없는 REM수면 및/또는 REM수면 행동장애를 초래하는지, 또는 기저에 존재했던 성향이 드러난 것인지는 확실하지 않다.

무증상 무긴장증 없는 REM수면(asymptomatic REM sleep without atonia). 임상적으로 꿈을 행동으로 옮기는 행동이 수면다원검사상 무긴장증 없는 REM수면 소견과 함께 있어야 REM수면 행동장애를 진단할 수 있다. 꿈을 행동으로 옮기는 과거력이 없는 무긴장증 없는 REM수면은 단순히 무증상 수면다원검사 소견이며, 아직 임상적 의미는 알 수 없다.

야간발작. 야간발작은 REM수면 행동장애와 거의 유사하지만 일반적으로 동작이 상동적이다. 전체 뇌파 발작 몽타주를 사용하는 수면다원검사 모니터링을 통해 이 2가지를 구별할 수 있다. 무긴장증 없는 REM수면 소견은 뇌전증 환자의 수면다원검사에서 나타나지 않는다.

폐쇄성 수면무호흡증. 폐쇄성 수면무호흡증은 말하기나 움직임과 같이 REM수면 행동장애와 매우 유사한 행동을 보이기도 한다. 즉, 불쾌한 꿈에 동반하여 말하기, 소리치기, 몸짓하기, 주먹질하기 등을 보이기도 한다. 이 2가지 장애를 구별하기 위해서는 수면다원검사 모니터링이 필요하다. REM수면 행동장애에서는 무긴장증 없는 REM수면 기간 동안 사건수면 증상이 나타난다. 폐쇄성 수면무호흡증에서 사건수면 증상은 수면무호흡 삽화가 끝날 때 각성 동안에만 나타난다. 양압기

등의 수면무호흡증의 효과적 치료에 의하여 호전된다. 무긴장증 없는 REM수면은 폐쇄성 수면무
호흡증에서는 일반적으로 관찰되지 않는다.

달리 명시되는 해리장애(수면관련 심인성 해리장애). NREM 또는 REM 수면에서 급격히 발생하는 사실
상 다른 모든 사건수면과 달리, 심인성 해리성 행동은 수면 기간 중 명확한 각성 기간에 발생한
다. REM수면 행동장애와 달리 젊은 여성에서 더 잘 발생한다.

꾀병. 꾀병의 많은 경우 REM수면 행동장애의 임상적 특징을 거의 완벽하게 모방하여 수면 문제 행
동을 보고한다. 이 경우 수면다원검사가 필수적이다.

동반이환 Comorbidity

REM수면 행동장애는 기면증 환자의 약 30%에서 동반된다. REM수면 행동장애가 기면증에서 발
생할 때, 인구통계학적으로 기면증이 더 젊은 연령에서, 남성과 여성에서 동일한 빈도로 발생하므
로 마찬가지의 인구통계학적 특징을 보인다. 수면 클리닉에 내원하는 환자들로부터의 결과를 근거
해서 보면, 초기에 '특발성' REM수면 행동장애를 가지고 있는 대부분의 환자(70% 초과)는 결국, 특
히 시누클레인병증에 의한 신경퇴행성 질환(파킨슨병, 다계통 위축증, 루이소체 주요 또는 경도 신경인
지장애)이 발생하는 것으로 생각된다. REM수면 행동장애가 흔히 이러한 장애의 다른 어떤 징후보
다 수년(때로 10년 이상) 선행하여 나타난다.

국제수면장애진단분류와의 관련성
Relationship to International Classification of Sleep Disorders

REM수면 행동장애는 『국제수면장애진단분류 제3판(ICSD-3)』의 REM수면 행동장애의 진단기준
과 동일하다.

● 하지불안 증후군
Restless Legs Syndrome

진단기준   G25.81

A. 대개 다리에 불편하고 불쾌한 감각을 동반하거나 이에 대한 반응으로 나타나는 다리를 움직이고 싶은 충동이 다
   음 항목 모두를 충족한다.
   1. 다리를 움직이고 싶은 충동이 쉬고 있거나 활동을 하지 않는 동안에 시작되거나 악화됨
   2. 다리를 움직이고 싶은 충동이 움직임에 의해 부분적으로 또는 완전히 완화됨
   3. 다리를 움직이고 싶은 충동이 낮보다 저녁이나 밤에 악화되거나 저녁이나 밤에만 발생함
B. 진단기준 A의 증상이 일주일에 적어도 3회 이상 발생하고, 3개월 이상 지속됨
C. 진단기준 A의 증상이 사회적, 직업적, 교육적, 학업적, 행동적 또는 다른 중요한 기능 영역에서 현저한 고통이나
   손상을 동반한다.
D. 진단기준 A의 증상이 다른 정신질환이나 의학적 상태(예, 관절염, 하지 부종, 말초 허혈, 하지 경련)로 인한 것이

아니며, 행동 문제(예. 자세 불편감, 습관적으로 발을 구르는 것)로 더 잘 설명되지 않는다.

E. 증상이 남용약물이나 치료약물의 생리적 효과로 인한 것이 아니다(예. 좌불안석).

진단적 특징 Diagnostic Features

하지불안 증후군(RLS)은 다리 또는 팔을 움직이고 싶은 충동이 특징인 감각운동성 · 신경학적 수면장애이며, 흔히 전형적으로 근질거림, 스멀거림, 따끔거림, 타는 듯하거나, 가려움으로 표현되는 불쾌한 감각을 동반한다(진단기준 A). 불쾌한 감각을 완화하기 위한 노력으로 다리를 자주 움직이게 된다. 낮에 증상이 나타날 수 있지만 보통 늦은 오후나 저녁 시간에 발생하며, 일부 개인에서는 저녁이나 밤에만 증상이 나타난다. 증상이 가장 심할 때는 침대에 앉거나 누워 있는 등 개인이 휴식을 취하고 있는 밤에 나타나는 경우가 많다. 저녁 악화는 활동의 차이와 무관하게 발생한다. RLS의 진단은 주로 환자의 자가 보고와 병력 청취에 기초한다. 증상이 저녁에 악화되는 것은 활동상의 차이와 무관하게 발생한다. RLS와 자세 불편감, 하지 경련과 같은 기타 상태를 감별하는 것이 중요하다(진단기준 D).

RLS 증상은 수면의 시작을 지연시킬 수 있고, 잠에서 깨게 하기도 하며, 심각한 수면 분절을 일으키기도 한다. 다리를 움직임으로써 증상이 완화되는 것은 증상이 심한 경우에는 잘 나타나지 않을 수도 있다. RLS는 주간 졸림을 일으키며, 자주 임상적으로 현저한 고통이나 손상을 동반한다.

부수적 특징 Associated Features

수면 중 주기성 사지운동증(Periodic Leg Movements in Sleep: PLMS)은 RLS를 확증하는 단서가 될 수 있는데, 여러 밤에 걸쳐 기록을 할 때 RLS 환자의 90%까지 PLMS를 보였다. 깨어 있는 동안의 주기성 사지운동은 RLS 진단에 도움이 된다. 수면을 시작하고 유지하는 것에 어려움을 보이는 것을 보고하는 것과 과도한 주간 졸림 호소도 RLS의 진단에 도움이 될 수 있다. 추가적인 보조적 특징으로는 일차 친족 중 RLS의 가족력과 도파민성 치료에 의해 적어도 초반에 증상이 완화되는 것 등이 있다.

유병률 Prevalence

RLS의 유병률은 넓은 기준을 사용할 때 매우 다양하게 보고된다. 증상의 빈도가 1주일에 3회 이상이고 중등도 또는 고도의 고통을 동반할 경우 미국과 유럽의 유병률은 1.6%로 추정된다. 기능을 현저하게 손상시키거나 우울증 및 불안을 포함한 정신질환과 관련된 RLS는 서유럽, 미국 및 한국에서 평가된 바와 같이 인구의 약 2~3%에서 발생한다. RLS는 여성에서 남성보다 약 2배 더 흔하며, 연령에 따라 유병률이 증가한다. RLS에 대한 보고는 지역에 따라 다양하며, 몇몇 아시아 인구(예. 일본, 한국)에서 더 낮은 유병률을 보인다.

발달 및 경과 Development and Course

RLS의 발병은 일반적으로 10대 또는 20대에서 발생한다. 성인기에 RLS를 진단받은 사람의 약 40%가 20세 이전에 증상을 경험하였다고 보고하며, 20%는 10세 이전에 증상을 경험하였다고 보고한다. RLS의 유병률은 60세 정도까지 점차 증가하며, 증상은 변화 없이 유지되거나 노년에 약간 감소한다. 가족력이 없는 경우에 비해 가족력이 있는 RLS는 대개 젊은 연령에 발병하고, 천천히 진행하는 경과를 가진다. RLS의 임상 경과는 발병 연령에 따라 다르다. 발병이 45세 이전일 때, 보통 증상은 천천히 진행한다. 발병이 늦을 경우 급속한 진행이 일반적이며, 악화 요인을 갖는 것이 흔하다. RLS의 증상은 일생 동안 비슷하게 나타난다.

자가 보고 방식으로는 아동에서 RLS의 진단이 어려울 수 있다. 성인에서 진단기준 A는 '움직이고 싶은 충동(urge to move)'을 환자가 표현하는 것을 가정하기 때문에, 아동에서도 진단을 위해서 부모나 보호자보다 아동 스스로의 언어로 표현하는 것을 요구한다. 일반적으로 6세 이상의 아동은 RLS에 대해 상세하고 적절하게 표현할 수 있다. 그러나 아동이 '충동(urge)'이라는 단어를 쓰거나 이해하는 것은 드물며, 대신에 그들의 다리를 '움직여야 한다' '움직이게 된다'고 보고한다. 또한 수업 시간 중 앉아 있는 시간이 길어질 때 아동과 청소년의 2/3가 낮 동안 다리의 감각을 보고한다. 따라서 진단기준 A3에 대해, 저녁이나 밤에 앉아 있거나 누워 있는 것과 낮 동안 앉아 있거나 누워 있는 동일한 기간을 비교해서 평가하는 것이 중요하다. 아동 RLS에서도 야간 증상 악화 경향은 유지된다. 성인 RLS와 마찬가지로, 수면, 기분, 인지 및 기능에 상당히 부정적인 영향이 있다. 아동 · 청소년에서의 기능적 손상은 행동 및 교육 영역에서 더 자주 나타난다.

위험 및 예후 인자 Risk and Prognostic Factors

유전적, 생리적. 소인적 요소로는 여성, 고령, 유전적 위험 변이, 그리고 RLS의 가족력이 포함된다. 소인적 요소는 종종 철 결핍과 같이 한시적이기도 한데, 이 경우 대부분의 개인은 초기의 유발 사건이 사라진 후 정상 수면 패턴을 다시 보인다. 유전적 위험 변이는 또한 요독증과 같은 질환에서 이차적으로 발생하는 RLS에 있어 중요한 역할을 하는데, 이는 유전적인 감수성을 가진 개인이 추가적인 위험 요인이 존재할 때 RLS가 발생한다는 것을 시사한다.

전장유전체 연관 연구는 RLS가 인트론 또는 유전자 간 영역의 여러 유전자 변이와 유의하게 연관되어 있다는 것을 발견하였다. MEIS1의 변이는 이 유전자들 중에서 RLS와 가장 강한 연관성을 보였고, 유럽인 표본 중 이 다형성이 인구의 7%에서 나타나며, RLS의 위험이 거의 2배 가까이 된다.

RLS의 병태생리학적 기전은 또한 중추 도파민 및 아편계 시스템의 장해와 철 대사의 장해를 포함한다. 도파민계 약물, 아편계, 철의 치료 효과는 이들 시스템이 RLS의 병태생리에서 역할을 한다는 것을 추가적으로 뒷받침한다. RLS는 우울증을 유발시킬 수 있고, RLS의 효과적인 치료는 우울증 증상을 상당히 경감시킬 수 있다. 그러나 세로토닌계 항우울제는 일부 개인에서 RLS를 유발하거나 악화시킬 수 있다.

문화와 관련된 진단적 쟁점 Culture-Related Diagnostic Issues

미국 사회에 대한 낮은 적응력을 가진 멕시코계 미국인을 포함한 미국의 토착 라틴 아메리카 성인 인구 중에서 보고된 RLS의 유병률은 더 높은 적응력을 가진 멕시코계 미국인과 비교할 때 더 낮은 것으로 보인다. 대규모 인구 기반 설문조사에서 RLS를 보고한 사람 중 RLS와 관련된 위험 요소는 멕시코계 미국인(여성과 흡연자에서 더 높음)과 비라틴계 백인(48세 이상의 고령에서 더 높음)이 서로 달랐다.

성 및 젠더와 관련된 진단적 쟁점 Sex- and Gender-Related Diagnostic Issues

RLS는 남성보다 여성에서 호발하지만, 젠더에 따른 진단 차이는 없다. 그러나 임신 중 RLS의 유병률은 일반 인구에 비해 2~3배다. 임신과 관련된 RLS는 임신 3분기 중에 최고치에 도달하며, 대부분의 경우 분만 후 즉시 호전되거나 해소된다. RLS의 유병률에 있어서의 성 차이는 적어도 부분적으로는 출산력에 의해 설명되는데, 초산부 여성은 동일 연령의 남성과 RLS의 위험도가 같다.

진단적 표지자 Diagnostic Markers

RLS는 수면다원검사상 상당한 이상 소견이 나타나는데, 일반적으로 수면잠복기가 증가하고 높은 각성 지수를 보인다. 주기성 사지운동증이 RLS의 운동 징후이고 보통 야간수면다원검사상에 나타나게 되며, 각성 중 움직임 억제 검사(immobilization test)와 가만히 쉬게 할 경우에도 나타날 수 있다. 두 경우 모두 RLS 증상을 유발하게 된다.

하지불안 증후군의 기능적 결과 Functional Consequences of Restless Legs Syndrome

경도의 증상은 그 영향이 덜 특징적이지만, RLS를 가진 사람은 일상생활의 적어도 한 가지 활동에서 방해를 호소하는데, 50% 정도까지 기분에 부정적인 영향과 에너지 부족을 보고한다. RLS의 흔한 결과는 수면 교란이며, 잠들기 어렵고 수면이 분절되며 총 수면 시간이 줄어든다. RLS는 또한 삶의 질의 손상을 가져온다. RLS는 주간 졸림이나 피로를 초래할 수 있으며, 자주 정서적, 사회적, 직업적, 교육적, 학업적, 행동적 또는 인지기능에서의 현저한 고통이나 손상을 동반한다.

감별진단 Differential Diagnosis

RLS의 감별진단에서 가장 중요한 상태는 하지 경련, 자세 불편감, 관절통/관절염, 근육통, 자세 허혈(무감각), 하지 부종, 말초신경병증, 신경근병증, 그리고 습관적으로 발을 구르는 것이다. 근육의 '뻣뻣해짐(경련)', 자세 변경에 의한 완화, 한 관절에 제한, 촉지 시 통증(근육통), 그리고 신체검진상 다른 이상 소견들은 RLS에서 나타나지 않는다. RLS와 달리 야간 하지 경련은 일반적으로 사지를 움직이고 싶은 충동이 나타나지 않으며, 사지의 움직임이 자주 나타나지 않는다. 덜 흔하지만 RLS와 감별되어야 할 상황으로는 치료약물로 인한 좌불안석, 척수병증, 증상이 있는 정맥부전, 말초동맥 질환, 습진, 기타 정형외과적 문제들, 그리고 불안으로 인한 안절부절증이 있다. 밤중에 악화되고 주기적 사지운동을 보이는 것은 치료약물로 유발된 좌불안석이나 말초신경병증보다 RLS에서 더 흔하다.

RLS 증상이 다른 의학적 또는 행동적 상태로 단순히 설명되지 않는다는 것이 중요하지만, RLS 환자에서도 이들과 유사한 상태가 발생할 수 있다는 것 또한 알고 있어야 한다. 진단 과정과 영향을 평가할 때에 각각의 가능한 상태에 대한 독립된 관심이 필요하다. RLS의 진단이 명확하지 않은 경우, PLMS나 RLS의 가족력과 같은 RLS의 보조적 특징에 대한 평가가 도움이 될 수 있다. 도파민성 제제에 대한 반응과 RLS의 가족력 등과 같은 임상적 특징이 감별진단에 도움을 줄 수 있다.

동반이환 Comorbidity

RLS는 우울증, 범불안장애, 공황장애, PTSD의 높은 유병률과 연관이 있다. RLS와 동반되는 주된 의학적 장애는 심혈관계 질환이다. 고혈압, 편두통, 파킨슨병, 다발성 경화증, 말초신경병증, 당뇨병, 섬유근육통, 골다공증, 비만, 갑상선 질환, 암 등 수많은 기타 의학적 상태가 연관이 있으며, 또한 기면증, 폐쇄성 수면무호흡증과 같은 기타 수면장애와도 연관이 있다. RLS는 철 결핍, 임신, 만성 신부전에서 흔히 발생하며, 이들 일단 상태가 호전되면 현저하게 증상이 호전된다.

국제수면장애진단분류와의 관련성
Relationship to International Classification of Sleep Disorders

『국제수면장애진단분류 제3판(ICSD-3)』은 RLS에 대해 비슷한 진단기준을 제시하지만 증상의 빈도나 지속 기간을 구체적으로 명시한 진단기준은 갖고 있지 않다.

● 물질/치료약물로 유발된 수면장애
Substance/Medication-Induced Sleep Disorder

진단기준

A. 수면에 있어서 현저하고 심각한 장해가 있다.
B. 병력, 신체검진 또는 검사 소견에 (1)과 (2) 둘 다의 증거가 있다.
   1. 진단기준 A의 증상이 물질 중독이나 물질 금단 동안 혹은 직후에, 혹은 치료약물 노출 후에 발생한다.
   2. 수반된 물질/치료약물이 진단기준 A의 증상을 일으킬 수 있다.
C. 장해가 물질/치료약물로 유발된 것이 아닌 수면장애로 더 잘 설명되지 않는다. 독립적인 수면장애라는 증거로 다음이 포함될 수 있다.
      증상이 물질/치료약물 사용 시작보다 선행한다. 증상이 급성 금단 혹은 고도 중독의 중단 이후에도 상당한 기간(예, 약 1개월) 동안 계속된다. 혹은 독립적인 비물질/치료약물로 유발된 수면장애의 다른 증거(예, 재발성 비물질/치료약물 관련 삽화의 병력)가 있다.
D. 장해가 섬망의 경과 중에만 발생되지는 않는다.
E. 장해가 사회적, 직업적 또는 다른 중요한 기능 영역에서 임상적으로 현저한 고통이나 손상을 초래한다.
주의점: 이 진단은 진단기준 A의 증상이 임상 양상에서 두드러지고 임상적 관심을 보증할 정도로 충분히 심할 때에

만 물질 중독이나 물질 금단의 진단 대신에 내려져야 한다.

부호화 시 주의점: [특정 물질/치료약물]로 유발된 수면장애에 대한 ICD-10-CM 부호는 다음 표에 제시되어 있다. ICD-10-CM 부호는 동일 종류의 물질에 대한 물질사용장애의 동반이환 여부에 따라 달라진다는 점에 주의한다. 어떤 경우에도, 물질사용장애에 대한 추가적인 별도 진단은 주어지지 않는다. 만약 경도 물질사용장애가 물질로 유발된 수면장애와 동반이환된다면 네 번째 자리의 글자는 '1'이고, 임상의는 물질로 유발된 수면장애 앞에 '경도 [물질]사용장애'를 기록해야 한다(예, '경도 코카인사용장애, 코카인으로 유발된 수면장애 동반'). 만약 중등도 또는 고도 물질사용장애가 물질로 유발된 수면장애와 동반이환된다면 네 번째 자리의 글자는 '2'이고, 임상의는 동반이환하는 물질사용장애의 심각도에 따라 '중등도 [물질]사용장애' 또는 '고도 [물질]사용장애'를 기록해야 한다. 만약 동반이환하는 물질사용장애가 없다면(예, 1회의 심한 물질 사용 후) 네 번째 자리의 글자는 '9'이며 임상의는 물질로 유발된 수면장애만을 기록해야 한다.

카페인과 담배로 유발된 수면장애에 적용되는데 이 부호화 규약에는 2가지 예외가 있다. 카페인사용장애는 공식적인 DSM-5 범주가 아니기 때문에 카페인으로 유발된 수면장애에 대한 ICD-10-CM 부호는 F15.982가 유일하다. 또한 ICD-10-CM은 담배로 유발된 수면장애가 중등도 또는 고도 담배사용장애의 상황에서만 발생할 수 있다고 가정하고 있으므로, 담배로 유발된 수면장애에 대한 ICD-10-CM 부호는 F17.208이다.

	ICD-10-CM		
	경도 사용장애 동반	중등도 또는 고도 사용장애 동반	사용장애 미동반
알코올	F10.182	F10.282	F10.982
카페인	NA	NA	F15.982
대마	F12.188	F12.288	F12.988
아편계	F11.182	F11.282	F11.982
진정제, 수면제 또는 항불안제	F13.182	F13.282	F13.982
암페타민류 물질(또는 기타 자극제)	F15.182	F15.282	F15.982
코카인	F14.182	F14.282	F14.982
담배	NA	F17.208	NA
기타(또는 미상의) 물질	F19.182	F19.282	F19.982

다음 중 하나를 명시할 것:
불면형: 잠에 들거나 잠을 유지하는 것의 어려움, 잦은 야간 각성 또는 개운하지 않은 수면이 특징적이다.
주간졸림형: 깨어 있는 기간 또는 드물지만 긴 수면 기간 동안에 과도한 졸림/피로 호소가 특징이다.
사건수면형: 수면 중 비정상적인 행동 사건이 특징적이다.
혼재형: 다양한 유형의 수면 증상, 물질/치료약물로 유발된 수면 문제가 특징적이나, 명백히 우세한 증상은 없다.
다음을 명시할 것('중독 중 발병' 및/또는 '금단 중 발병'이 특정 물질 종류에 적용되는지 여부를 나타내는 '물질관련 및 중독 장애' 장의 〈표 1〉을 참조하거나 '치료약물 사용 후 발병'을 명시하시오.)
중독 중 발병: 기준이 물질 중독에 맞고, 증상이 중독 동안에 발생하는 경우
금단 중 발병: 기준이 물질 금단에 맞고, 증상이 금단 동안 혹은 금단 직후 발생하는 경우
치료약물 사용 후 발병: 증상이 치료약물의 시작, 치료약물의 교체 또는 치료약물의 금단 중에 발생하는 경우

기록 절차 Recording Procedures

물질/치료약물로 유발된 수면장애의 이름은 수면 교란을 일으키는 것으로 추정되는 특정물질명(예, 알코올)으로 시작된다. 해당 약물 종류에 해당하는 ICD-10-CM 부호는 진단기준 세트에 포함된 표에서 선택된다. 어떤 종류에도 맞지 않는 물질(예, 플루옥세틴)의 경우는 기타(또는 미상의) 물질종류에 대한 ICD-10-CM 부호를 사용해야 하며, 특정 물질의 이름(예, F19.982 플루옥세틴으로 유발된 수면장애, 불면형)이 기록되어야 한다. 어떤 물질이 원인 요인으로 판단되지만 특정 물질을 알 수 없는 경우에는 기타(또는 미상의) 물질 등급의 ICD-10-CM 부호를 사용하고 그 물질이 미상임을 기록한다(예, F19.982 미상의 물질로 유발된 수면장애, 과다수면증형).

질환의 이름을 기록하기 위해, 공존 물질사용장애가 있는 경우 먼저 적게 되고, '물질/치료약물로 유발된 수면장애'(특정 원인 물질/치료약물의 이름을 포함)가 그다음, 발병(즉, 중독 중 발병, 금단 중 발병, 치료약물 사용 후 발병)과 아형(즉, 불면형, 주간졸림형, 사건수면형, 혼재형)이 그 뒤를 따른다. 예를들어, 심각한 로라제팜사용장애가 있는 남성에서 금단 시 발생하는 불면증의 경우, 진단은 F13.282 고도 로라제팜사용장애, 로라제팜으로 유발된 수면장애 동반, 금단 중 발병, 불면형이다. 공존성 고도 로라제팜사용장애에 대한 별도의 진단은 주어지지 않는다. 물질로 유발된 수면장애가 동반되는 물질사용장애 없이 발생하는 경우(예, 처방된 치료약물에 의해), 물질사용장애는 동반되지 않는다(예, F19.982 부프로피온으로 유발된 수면장애, 치료약물 사용 중 발병, 불면형). 하나 이상의 물질이 수면 교란의 발생에 중요한 역할을 한다고 판단되는 경우, 각각을 별도로 나열해야 한다(예, F10.282 고도 알코올사용장애, 알코올로 유발된 수면장애 동반, 중독 중 발병, 불면형; F14.282 고도 코카인사용장애, 코카인으로 유발된 수면장애 동반, 중독 중 발병, 불면형).

명시자 Specifiers

관련 물질에 따라 4가지 수면 교란 유형 중 하나가 나타난다. 불면형과 주간졸림형이 가장 흔하고 사건수면형은 덜 흔하다. 혼재형은 수면 교란과 관련된 증상이 하나 이상 있고 어느 것도 우세하지 않을 때다.

진단적 특징 Diagnostic Features

물질/치료약물로 유발된 수면장애의 필수적 특징은 별도로 임상적인 관심을 받아야 할 만큼 심각해야 한다는 것이다(진단기준 A). 수면 교란은 불면증, 주간 졸림, 사건수면, 또는 이들의 조합으로 특징지어질 수 있다. 수면 교란은 주로 물질의 약리학적 영향(즉, 남용약물, 치료약물, 독소 노출)과 관련이 있는 것으로 판단된다(진단기준 B). 이 장해는 물질/치료약물로 유발되지 않는 또 다른 수면장애로 더 잘 설명되어서는 안 된다(진단기준 C). 물질/치료약물로 유발된 수면장애는 발병 및 경과에 있어 불면장애 또는 과도한 주간 졸림과 연관된 장애와 차이가 난다. 남용약물로 인한 수면장애가 진단 내려지려면 중독이나 금단의 병력, 신체검진 또는 검사 소견상 증거가 있어야만 한다. 기타 수면장애는 물질 사용의 시작에 선행하거나 지속적으로 물질을 사용하지 않는 동안에도 일어날 수 있는 반면, 물질/치료약물로 유발된 수면장애는 중독이나 중단/금단 상태와 연관이 있을 때에만 일어난다. 어떤 물질을 중단/금단한 상태는 오래 지속될 수 있기 때문에 수면 교란의 발병은 물질 사용을 중단한 후 4주까지도 발생할 수 있으며, 장해는 다른 수면 교란의 비전형적인 특징을 보일 수 있다(예, 발병이나 경과에 비전형적인 나이). 만약 수면 교란이 섬망의 경과 중에만 발생된다면 이 진단은 내려지지 않는다(진단기준 D). 증상이 사회적, 직업적 또는 다른 중요한 기능 영역에서 임상적으로 현저한 고통이나 손상을 초래해야 한다(진단기준 E). 이 진단은 진단기준 A의 증상이 임상에서 우세하고 증상이 별도로 임상적인 관심을 받아야 할 만큼 심각할 경우에만 물질 중독 또는 물질 금단 진단 대신에 내려진다.

부수적 특징 Associated Features

물질/치료약물 사용, 중독 또는 금단 기간 동안 개인은 우울 및 불안과 같은 불쾌 기분, 과민성, 인지 손상, 집중력 저하, 그리고 피로를 자주 호소한다.

두드러지고 심각한 수면 교란은 다음과 같은 물질군의 중독과 연관하여 발생할 수 있다: 알코올; 카페인; 대마; 아편계; 진정제, 수면제 또는 항불안제; 자극제(코카인 포함); 그리고 기타(또는 미상의) 물질들. 두드러지고 심각한 수면 교란은 다음과 같은 물질군의 금단과 연관하여 발생할 수 있다: 알코올; 카페인; 대마; 아편계; 진정제, 수면제 또는 항불안제; 자극제(코카인 포함); 담배; 그리고 기타(또는 미상의) 물질들. 수면 교란을 유발하는 일부 치료약물에는 아드레날린 효현제와 길항제, 도파민 효현제와 길항제, 콜린성 효현제와 길항제, 세로토닌성 효현제와 길항제, 항히스타민제, 코르티코스테로이드 등이 포함된다.

알코올. 알코올로 유발된 수면장애는 전형적으로 불면형으로 나타난다. 급성 중독 상태에서 알코올은 농도에 따라(1g/kg 이상) 즉각적인 진정 효과를 일으키는데, 2, 3단계 NREM수면(N2, N3)이 증가되고 REM수면이 감소된다. 이러한 초기 효과에 이어서 나머지 수면 기간 동안 증가된 각성 상태, 불안정한 수면, 그리고 생생하고 불안한 꿈이 나타날 수 있다. 동시에 N2, N3 수면은 감소하고, 각성 상태와 REM수면은 밤의 후반기에 증가한다. 습관적으로 사용할 경우 알코올은 밤의 전반기 동안 단기간의 진정 효과를 보이고, 이어서 후반기 동안 수면의 연속성을 방해하게 된다. 급성 알코올 금단 상태에서 수면의 연속성은 심하게 손상받고, REM수면의 양과 강도가 증가하며, 빈번하게 생생한 꿈과 연관되는데, 가장 심한 예는 알코올 금단 섬망의 일부가 되는 것이다. 급성 금단 이후 만성적인 알코올 사용자들은 지속적인 수면잠복기의 증가와 서파수면의 부족을 보이며 수개월에서 수년까지 얕고 분절된 수면을 호소할 수 있다. 알코올은 또한 폐쇄성 수면무호흡증과 수면관련 환기저하를 포함한 호흡관련 수면장애를 악화시킨다.

카페인. 아침 시간의 소량에서 중등도 양의 카페인 섭취는 일반적으로 정상적으로 자는 사람이나 불면증 환자의 야간 수면에 큰 영향을 미치지 않는다. 카페인은 특히 늦은 낮이나 저녁 시간에 많은 양을 섭취할 때 용량 및 타이밍에 따라 불면증을 일으킬 수 있다. 수면잠복기가 길어지고, 서파수면의 감소, 야간 각성의 증가, 수면 시간의 감소 등이 보고된다. 일부 개인, 특히 고용량 복용자는 금단 현상과 관련된 주간 졸림과 수행력장애를 보일 수 있다.

대마. 대마의 급성 투여는 수면잠복기를 짧게 하지만, 수면잠복기의 증가를 동반한 각성 효과 또한 발생시킬 수 있다. 대마는 급성 투여 시 서파수면을 증가시키고 REM수면을 억제한다. 만성 사용자의 경우 수면 유도와 서파수면 증가 효과에 대한 내성이 발생한다. 금단 시에 수면 문제와 불쾌한 꿈이 수 주 동안 지속된다고 보고되고 있다. 이 기간 동안 수면다원검사는 서파수면의 감소와 REM수면의 증가를 보여 준다.

아편계. 아편계는 급성으로 단기 사용 시에 졸림과 주관적인 수면 깊이의 증가, 그리고 REM수면의 감소를 일으킨다. 지속적으로 투여하면 아편계의 진정 효과에 대한 내성이 생기고 불면증을 호소하게 된다. 수면다원검사는 수면 효율과 총 수면 시간의 감소를 보여 주며, 서파수면의 감소와 REM수면의 감소 경향을 보여 준다. 아편계는 호흡저하 효과에 의하여 폐쇄성 수면무호흡증을 악화시킨다. 중추성 수면무호흡증의 발생도 관찰되며, 특히 긴 작용 시간을 가진 아편계 약물을 장기간 사용할 때 그렇다.

진정제, 수면제 또는 항불안제. 진정제, 수면제, 그리고 항불안제(예, 바비튜레이트, 벤조디아제핀 수용체 효현제, 메프로바메이트, 글루테티마이드, 메틸프릴론)는 수면에 있어서 아편계와 유사한 효과를 가진다. 급성 중독 상태에서 진정수면제는 기대되는 바와 같이 졸림의 증가와 각성의 감소를 일으킨다. 낮에 졸리는 것은 주로 작용 시간이 긴 약물에서 나타날 수 있다. 만성적인 벤조디아제핀 사용은 내성의 발생, 반동성 불면증 및 잠재적으로 심한 금단 효과를 가져올 수 있다. 졸피뎀과 에스조피클론과 같은 새로운 벤조디아제핀 수용체 효현제는 용량 증량이나 주요 금단 증상 없이 6개월에서 2년의 기간에 걸쳐 효능을 유지하는 것으로 나타났다. 라멜테온, 저용량의 독세핀, 수보렉산트와 같은 새로운 수면제들은 심각한 남용 가능성, 호흡억제 또는 주요 금단 증후군을 가지고 있지 않은 것으로 보인다. 작용 기간이 짧은 진정제, 수면제 또는 항불안제는 대개 반동 불면증을 일으킬 가능성이 높다. 벤조디아제핀과 벤조디아제핀 수용체 효현제 모두 폐쇄성 수면무호흡증을 확실히 악화시킨다고 밝혀지지는 않았지만, 일부 진정수면제는 폐쇄성 수면무호흡 사건의 횟수와 심각도를 증가시킬 수 있다. 환기저하가 취약한 개인에서는 악화될 수 있다. 사건수면(수면보행과 수면관련 섭식)은 벤조디아제핀 수용체 효현제를 사용하는 것과 연관이 있으며, 특히 이러한 치료약물을 고용량으로 복용할 때와 다른 진정제와 병용될 때 더욱 그러하다.

암페타민류 물질, 기타 자극제, 그리고 MDMA. 암페타민류 물질 및 기타 자극제로 유발된 수면장애는 중독 상태에서의 불면증과 금단 상태에서의 과도한 졸림이 특징이다. 급성 중독 상태에서 자극제는 수면의 총량을 감소시키고, 수면의 잠복기를 증가시키며, 수면의 지속성을 방해하고, REM수면을 감소시킨다. 서파수면은 감소되는 경향이 있다. 만성적 자극제 사용 후 금단 시, 야간 수면 시간이 길어지고 지나친 주간 졸림이 발생한다. 수면잠복기 반복검사는 금단기 동안 주간 졸림이 증가하는 것을 보여 줄 수 있다. 3,4-메틸렌디옥시메스암페타민(3,4-methylenedioxymethamphetamine: MDMA, '엑스터시')과 같은 약물과 그와 관련된 물질은 섭취 48시간 이내에 불안정하고 손상된 수면을 유발한다. 이러한 화합물의 빈번한 사용은 장기간 사용을 중단한 상태에서도 불안, 우울 및 수면 교란과 같은 증상이 지속될 수 있는 것과 연관이 있다. 또한 젊은 MDMA 사용자들에서 약물 중단 기간 이후에도 폐쇄성 수면무호흡의 빈도가 증가했음을 시사하는 증거가 있다.

담배. 만성적인 담배 사용은 주로 불면증, 수면 효율의 저하와 서파수면의 감소, 그리고 주간 졸림의 증가와 연관된다. 담배의 금단도 수면 손상을 유발할 수 있다. 흡연자들은 담배에 대한 갈망에 의해 유발되는 규칙적인 야간 각성을 경험할 수 있다.

기타 또는 미상의 물질/치료약물. 기타 물질/치료약물, 특히 중추신경계나 자율신경계에 영향을 미치는 치료약물(예, 아드레날린 효현제 및 길항제, 도파민 효현제 및 길항제, 콜린성 효현제 및 길항제, 세로토닌성 효현제 및 길항제, 항히스타민제, 코르티코스테로이드)은 수면 교란을 일으킬 수 있다.

발달 및 경과 Development and Course

아동에서의 불면증은 부모나 아동에 의해 확인될 수 있다. 종종 아동에서 투약의 시작과 관련하여 명백한 수면 교란을 보이며, 부모에 의해 수면 교란이 관찰되더라도 아동은 이를 보고하지 않을 수 있다. 일부 불법 물질(예, 대마, 엑스터시)의 사용은 청소년기와 성인기 초기에 흔하다. 이 연령 집단에서 나타날 수 있는 불면증이나 기타 모든 수면 교란은 그것이 물질 사용에 의한 것인지를 주의 깊게 고려해야 한다. 이 연령 집단에서 수면 교란에 대한 도움 추구 행동은 드물며, 따라서 확증적인 보고는 부모, 보호자 또는 교사로부터 얻어진다. 나이가 들면 더 많은 치료약물을 복용하며, 물질/치료약물로 유발된 수면장애가 발생할 위험이 증가한다. 그들은 수면 교란을 정상적인 노화의 한 부분으로 이해하고 증상을 보고하지 않을 수 있다. 주요 신경인지장애(예, 치매)를 가진 개인은 물질/치료약물로 유발된 수면장애의 위험이 높지만 증상을 보고하지 않을 수 있으며, 보호자로부터의 확증적인 보고가 특히 중요하다.

위험 및 예후 인자 Risk and Prognostic Factors

물질 또는 치료약물 사용에 연관된 위험 및 예후 인자는 특정 연령 집단마다 표준이 있다. 그것들은 발생한 수면 교란의 유형에 따라 적절하며 적용될 수 있다(각각의 물질사용장애에 대해 설명되어 있는 '물질관련 및 중독 장애' 장을 참조하시오).

기질적. 물질 사용은 일반적으로 취약한 개인에서 불면증을 일으키거나 동반하게 한다. 따라서 스트레스 또는 수면 환경이나 시간의 변화로 인한 불면증의 발생은 물질/치료약물로 유발된 수면장애가 발생할 위험을 나타낼 수 있다. 유사한 위험이 다른 수면장애가 있는 개인에서 존재할 수 있다(예, 자극제를 사용하는 과다수면증 환자).

성 및 젠더와 관련된 진단적 쟁점 Sex- and Gender-Related Diagnostic Issues

예를 들어, 간 기능의 성 차이에 따라 특정 물질의 소비량과 지속 기간이 같아도 남성과 여성에서 매우 다른 수면과 관련된 결과를 유발할 수 있다.

진단적 표지자 Diagnostic Markers

각각의 물질/치료약물로 유발된 수면장애는 다른 장애들과 관련은 있지만 진단을 고려하기는 어려운 뇌파상 수면 양상을 보인다. 각 물질에 대한 뇌파상 수면 특성은 섭취/중독, 만성적 사용, 또는 중단에 따른 금단과 같은 물질의 사용 단계와 관련된다. 다중 수면잠복기 검사가 주간 졸림의 심각도에 대한 정보를 제공하는 반면, 야간수면다원검사는 불면증의 심각도를 정의하는 데 도움을 줄 수 있다. 수면다원검사를 통해 야간 호흡과 주기성 사지운동을 감시하는 것은 야간 호흡과 운동 행동에 대한 물질의 영향을 확인할 수 있다. 2주 동안의 수면일지와 활동기록기는 물질/치료약물로 유발된 수면장애의 존재를 확인하는 데 도움이 될 수 있는데, 특히 불면형이 의심되는 경우에 그렇다. 약물 선별 검사는 개인이 물질의 섭취와 관련된 정보를 알지 못하거나 꺼리는 경우 사용될 수 있다.

물질/치료약물로 유발된 수면장애의 기능적 결과
Functional Consequences of Substance/Medication-Induced Sleep Disorder

수면장애와 연관된 많은 기능적 결과가 있지만, 물질/치료약물로 유발된 수면장애의 고유한 결과는 재발 위험이 높다는 것이다. 예를 들어, 알코올 금단 상태에서 수면 교란의 정도(예, REM수면 반동은 음주 재발의 위험을 예측한다)가 그렇다. 금단 중과 금단 이후의 수면의 질과 주간 졸림을 감시하는 것은 개인에서 재발의 위험에 대한 임상적으로 중요한 정보를 제공할 수 있다.

감별진단 Differential Diagnosis

물질 중독 또는 물질 금단. 수면 교란은 흔히 물질 중독이나 물질 금단 상태에서 일어나게 된다. 수면 교란이 임상에서 두드러지고 별도의 임상적인 관심을 받아야 할 만큼 심각한 경우에만 물질 중독 또는 물질 금단 대신 물질/치료약물로 유발된 수면장애의 진단을 내릴 수 있다.

섬망. 만약 물질/치료약물로 유발된 수면 교란이 섬망의 경과 중에만 발생된다면 수면 교란은 별도로 진단 내리지 않는다.

기타 수면장애. 물질/치료약물이 증상과 인과적으로 관계가 있다고 판단된다면, 물질/치료약물로 유발된 수면장애는 다른 수면장애와 구별될 수 있다. 정신질환이나 의학적 상태에 대해 처방된 치료약물에 기인한 물질/치료약물로 유발된 수면장애는 개인이 치료약물을 투약받는 동안에 발생해야만 하고, 만약 치료약물과 연관된 중단/금단 증후군이 있다면 금단 동안에 발생해야 한다. 치료가 중단되면 수면 교란은 대개 수일에서 수 주 이내에 회복된다. 만약 증상이 4주를 넘어서도 지속된다면 수면 교란과 관련된 증상의 다른 원인을 반드시 생각해야 한다. 드물지 않게 다른 수면장애가 있는 개인들이 증상을 스스로 치료하기 위해 치료약물이나 남용약물을 사용한다(예, 불면증 치료를 위한 알코올 사용). 만약 물질/치료약물이 수면 교란의 악화에 중요한 역할을 했다고 판단된다면 물질/치료약물로 유발된 수면장애의 추가 진단을 내릴 수 있다.

다른 의학적 상태와 연관된 수면장애. 물질/치료약물로 유발된 수면장애와 다른 의학적 상태와 연관된 수면장애(즉, 불면장애, 과다수면장애, 악몽장애)는 불면증, 주간 졸림 또는 악몽과 유사한 증상을 일으킬 수 있다. 수면 교란을 유발하는 기타 의학적 상태를 가진 많은 개인이 수면 교란을 유발할 수 있는 치료약물로 치료를 받고 있다. 증상들에 대한 발생 순서가 수면 증상의 이러한 2가지 원인을 구별해 줄 수 있는 가장 중요한 요소다. 의학적 상태를 치료하는 약물을 사용하기 이전에 수면에 어려움이 선행된 것이 분명한 경우, 불면장애, 과다수면증, 악몽장애 진단을 고려해 볼 수 있으며, 해당 진단에는 '[특정 의학적 상태] 동반'의 명시자가 적용될 수 있다. 이와 반대로, 특정 물질/치료약물로 치료를 시작한 이후에 수면 증상이 나타났다면, 이는 물질/치료약물로 유발된 수면장애를 시사한다. 만약 이러한 수면 교란이 다른 의학적 상태와 동반되고 물질 사용에 의해 악화되었다면 2가지 진단(즉, 불면장애, 과다수면증, 악몽장애는 각각 '[특정 의학적 상태] 동반'과 [특정 물질/치료약물]로 유발된 수면장애)이 모두 내려질 수 있다. 수면 교란이 물질/치료약물이나 의학적 상태로 인한 것인지, 또는 독립적(즉, 물질/치료약물이나 의학적 상태로 인한 것이 아닐 때)인지를 구별하기에 증거가 불충분하다면, 명시되지 않는 수면-각성장애로 진단 내려진다.

동반이환 Comorbidity

이 장에서 불면장애, 과다수면장애, 중추성 수면무호흡증, 수면관련 호흡저하, 그리고 일주기리듬 수면-각성장애, 교대근무형을 포함한 다른 수면장애에 대한 '동반이환' 부분을 참조하시오.

국제수면장애진단분류와의 관련성
Relationship to International Classification of Sleep Disorders

『국제수면장애진단분류 제3판(ICSD-3)』은 '치료약물 또는 물질로 인한' 수면장애를 각각의 표현형(예, 과다수면, 운동장애, 사건수면)으로 분류한다. ICSD-3는 만성 불면증에 대한 특정 단일 병인인자를 구별하는 신뢰성이 낮다는 증거에 기초하여 '치료약물 또는 물질로 인한 불면증'에 대한 별도의 진단을 구분하지 않는다.

● 달리 명시되는 불면장애
Other Specified Insomnia Disorder

G47.09

이 범주는 사회적, 직업적 또는 다른 중요한 기능 영역에서 임상적으로 현저한 고통이나 손상을 초래하는 불면장애의 특징적인 증상들이 두드러지지만, 불면장애 또는 수면-각성장애의 진단분류에 속한 장애 중 어느 것에도 완전한 기준을 만족하지 않는 발현 징후들에 적용된다. 달리 명시되는 불면장애 범주는 임상의가 발현 징후가 불면장애 또는 어떤 특정 수면-각성장애의 기준에 맞지 않은 특정한 이유에 대해 설명하고자 할 때 사용된다. 이는 '달리 명시되는 불면장애'를 기록하고, 이어서 특정한 이유(예, '단기 불면장애')를 기록한다.

'달리 명시되는'이라는 지정 문구를 사용해 분류될 수 있는 발현 징후들의 예는 다음과 같다.

1. **단기 불면장애**: 지속 기간은 3개월 미만

2. **비회복성 수면에 국한된**: 지배적인 증상은 비회복성 수면이며, 잠에 들거나 수면을 유지하는 데 있어서의 어려움과 같은 다른 수면 증상을 동반하지 않음

● 명시되지 않는 불면장애
Unspecified Insomnia Disorder

G47.00

이 범주는 사회적, 직업적 또는 다른 중요한 기능 영역에서 임상적으로 현저한 고통이나 손상을 초래하는 불면장애의 특징적인 증상들이 두드러지지만, 불면장애 또는 수면-각성장애의 진단분류에 속한 장애 중 어느 것에도 완전한 기준을 만족하지 않는 발현 징후들에 적용된다. 명시되지 않는 불면장애 범주는 기준이 불면장애 또는 특정 수면-각성장애의 기준에 맞지 않은 이유를 명시하지 않고자 할 때 사용되어 이 범주는 좀 더 특정한 진단을 내리기에는 정보가 불충분한 발현 징후들을 포함한다.

● 달리 명시되는 과다수면장애
Other Specified Hypersomnolence Disorder

G47.19

이 범주는 사회적, 직업적 또는 다른 중요한 기능 영역에서 임상적으로 현저한 고통이나 손상을 초래하는 과다수면장애의 특징적인 증상들이 두드러지지만, 과다수면장애 또는 수면-각성장애의 진단분류에 속한 장애 중 어느 것에도 완전한 기준을 만족하지 않는 발현 징후들에 적용된다. 달리 명시되는 과다수면장애 범주는 임상의가 발현 징후가 과다수면장애 또는 어떤 특정 수면-각성장애의 기준에 맞지 않은 특정한 이유에 대해 설명하고자 할 때 사용된다. 이는 '달리 명시되는 과다수면장애'를 기록하고, 이어서 특정한 이유(예. 클라인-레빈 증후군에서의 '단기간 과다수면')를 기록한다.

● 명시되지 않는 과다수면장애
Unspecified Hypersomnolence Disorder

G47.10

이 범주는 사회적, 직업적 또는 다른 중요한 기능 영역에서 임상적으로 현저한 고통이나 손상을 초래하는 과다수면장애의 특징적인 증상들이 두드러지지만, 과다수면장애 또는 수면-각성장애의 진단분류에 속한 장애 중 어느 것에도 완전한 기준을 만족하지 않는 발현 징후들에 적용된다. 명시되지 않는 과다수면장애 범주는 임상의가 과다수면장애 또는 특정 수면-각성장애의 기준에 맞지 않은 이유를 명시하고자 하지 않을 때 사용되며, 이 범주는 좀 더 특정한 진단을 내리기에는 정보가 불충분한 발현 징후들을 포함한다.

● 달리 명시되는 수면-각성장애
Other Specified Sleep-Wake Disorder

G47.8

이 범주는 사회적, 직업적 또는 다른 중요한 기능 영역에서 임상적으로 현저한 고통이나 손상을 초래하는 수면-각성장애의 특징적인 증상들이 두드러지지만, 수면-각성장애의 진단분류에 속한 장애 중 어느 것에도 완전한 기준을 만족하지 않는 발현 징후들에 적용된다. 달리 명시되는 수면-각성장애 범주는 임상의가 발현 징후가 어떤 특정 수면-각성장애의 기준에 맞지 않은 특정한 이유를 설명하고자 할 때 사용된다. 이는 '달리 명시되는 수면-각성장애'를 기록하고, 이어서 특정한 이유(예, '수면다원검사 또는 파킨슨병이나 다른 시누클레인병증에 의한 신경퇴행성 질환의 병력 없이 REM수면 동안에 반복되는 각성')를 기록한다.

● 명시되지 않는 수면-각성장애
Unspecified Sleep-Wake Disorder

G47.9

이 범주는 사회적, 직업적 또는 다른 중요한 기능 영역에서 임상적으로 현저한 고통이나 손상을 초래하는 수면-각성장애의 특징적인 증상들이 두드러지지만, 수면-각성장애의 진단분류에 속한 장애 중 어느 것에도 완전한 기준을 만족하지 않는 발현 징후들에 적용된다. 명시되지 않는 수면-각성장애 범주는 임상의가 특정 수면-각성장애의 기준에 맞지 않은 이유를 명시하지 않고자 할 때 사용되며, 이 범주는 좀 더 특정한 진단을 내리기에는 정보가 불충분한 발현 징후들을 포함한다.

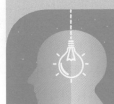

성기능부전
Sexual Dysfunctions

성기능부전은 사정지연, 발기장애, 여성극치감장애, 여성 성적 관심/흥분장애, 성기-골반통/삽입장애, 남성성욕감퇴장애, 조기사정, 물질/치료약물로 유발된 성기능부전, 달리 명시되는 성기능부전, 명시되지 않는 성기능부전 등이 포함된다. 성기능부전은 여러 장애로 구성된 이질적 집단이며, 보통 임상적으로 개인의 성적 반응 또는 성적 즐거움을 경험하는 능력에 현저한 장해가 있다는 특징이 있다. 한 개인은 동시에 여러 가지 성기능부전을 가질 수도 있다. 이러한 경우에는 모든 기능부전이 진단되어야 한다.

성적 문제가 불충분한 성적 자극 때문에 생겨난 문제가 아닌지를 임상적으로 판단하여야 한다. 이 경우 치료는 필요할 수 있지만 성기능부전으로 진단해서는 안 된다. 이러한 경우에는 효과적인 자극 방법을 몰라서 각성이나 오르가슴을 경험하지 못하게 되는 상황을 포함해 다른 여러 상황이 있다.

아형의 진단에 발병 시점이 이용된다. 많은 성기능부전 환자의 경우 발병 시점에 따라 병인과 치료 방법이 다르다. **평생형**(lifelong)은 성 문제가 첫 번째 성경험 때부터 존재해 온 것을 말하고, **후천형**(acquired)은 성기능부전이 상대적으로 정상 성기능 시기 이후에 발생함을 나타낸다. **전반형**(generalized)은 성적 어려움이 특정한 종류의 자극, 상황 또는 파트너에 관계없이 발생하는 경우를 지칭하고, **상황형**(situational)은 성적 어려움이 특정한 종류의 자극, 상황 또는 파트너와 관계가 있을 때를 가리킨다.

평생형/후천형 및 전반형/상황형의 아형 이외에도, 성기능부전을 평가할 때는 많은 요인이 고려되어야 한다. 다음에서 설명하는 여러 요인은 병인 또는 치료와 관련이 있을 수도 있고, 개인마다 다양한 질병의 심각성에 기여할 수도 있다. ① 파트너 요인(예, 파트너의 성적 문제, 파트너의 건강 상태 등), ② 관계 요인(예, 불량한 의사소통, 성적 행위에 대한 욕구의 불일치), ③ 개인의 취약성 요인(예, 불량한 신체상, 성적 또는 정서적 학대의 과거력), 정신과적 동반이환(예, 우울증, 불안) 또는 스트레스 요인(예, 실직, 사별), ④ 문화적 또는 종교적 요인(예, 성적 행위나 즐거움에 대한 금기로 인한 억제, 성에 대한 태도 등), ⑤ 예후, 경과 또는 치료와 관계된 의학적 요인 등이 있다.

성기능부전의 임상적 진단은 문화적 요인을 고려해야 한다. 이는 기대감에 영향을 미칠 수 있고, 성적으로 즐거운 경험에 금기를 만들 수도 있다. 노화, 파트너와의 관계 유지 기간은 성적 반응의 정상적인 감소와 연관이 있을 수 있다.

성적 반응은 아직은 대개 개인내적 · 대인관계적 · 문화적 맥락에서 경험하는 것으로 여겨지지만, 생물학적 근거가 필수다. 성적 기능은 생물학적 · 사회문화적 · 심리적 요인들 간의 복잡한 상호작용이 관련되어 있다. 많은 임상적 상황에서 성적 문제의 병인에 대한 정확한 견해는 밝혀지지 않았다. 그렇더라도 성기능부전의 진단은 물질의 효과(예, 약물 또는 치료약물)에 의하거나, 의학적 상태(예, 골반신경 손상), 심각한 관계의 고통, 파트너의 폭력, 다른 스트레스 요인 또는 비성적인 정신질환(nonsexual mental disorder)으로 설명 가능한 문제인지 배제할 필요가 있다.

다양한 젠더 집단(트랜스젠더, 논바이너리[nonbinary], 아젠더[agender]를 포함한)에서는 이 장에서 설명하는 기존의 성 및 젠더 기반의 진단범주와 같지 않거나 일치하지 않을 수도 있다. 남성성욕감퇴장애와 여성 성적 관심/흥분장애라는 명칭에도 불구하고, 진단기준은 개인의 특정 성이나 젠더에 국한하지 않은 증상과 경험들로 기술되어 있다. 따라서 모든 진단은 임상적 판단에 근거하여 다양한 젠더 집단에도 적용될 수 있다. 생식기 해부학과 관련된 진단(예, 발기부전, 조기사정, 사정지연, 성기-골반통/삽입장애)의 경우, 진단은 출생 시 젠더가 아니라 개인의 현재 해부학을 기반으로 해야 한다. 다양한 젠더의 사람들을 대상으로 성기능부전을 이해하려면 훨씬 더 많은 연구가 필요하고, 그동안 DSM의 모든 범주와 마찬가지로 임상의는 최선의 판단을 내려야 한다.

만약 성기능부전이 다른 비성적인 정신질환(예, 우울장애 또는 양극성장애, 불안장애, 외상후 스트레스장애, 정신병적 장애)으로 설명이 가능하다면, 다른 정신질환의 진단이 우선되어야 한다. 만약 문제가 약물이나 물질의 사용/오용 또는 중단으로 인해 더 잘 설명 가능하다면 물질/치료약물로 유발된 성기능부전으로 올바르게 진단되어야 한다. 만약 성기능부전이 다른 의학적 상태(예, 말초신경염)로 설명된다면 정신과적 진단이 내려져서는 안 된다. 만약 심각한 관계의 고통이 있거나, 파트너의 폭력, 또는 심각한 스트레스 요인으로 성기능 문제를 설명할 수 있다면 성기능부전은 진단되어서는 안 되고, 알맞은 Z부호의 관계 문제(예, Z63.0 배우자나 친밀 동반자와의 관계 고충) 또는 스트레스 요인의 목록을 찾아야 한다. '임상적 관심의 초점이 될 수 있는 기타 상태' 장을 참조하시오. 여러 상태(예, 의학적 상태)에서 성기능부전과 정확한 병인관계가 입증되지 않은 경우가 많다. 이 경우 성기능부전과 의학적 상태, 비성적 정신질환, 약물 또는 물질의 사용/오용 또는 중단을 공존진단으로 병기할 수 있다. 또한 하나 이상의 성기능부전 진단도 가능하다.

● 사정지연
Delayed Ejaculation

진단기준   F52.32

A. 파트너와의 성적 행위(상황상 인정되는 맥락이 있거나, 일반적으로는 모든 맥락에서)에서 개인의 지연 욕구가 없는데도 거의 모든 또는 모든 경우에(약 75~100%), 다음 증상 중 적어도 하나를 경험한다.

  1. 현저한 사정지연
  2. 사정 빈도의 현저한 감소 또는 사정의 부재
B. 진단기준 A의 증상은 최소한 6개월 이상 지속되어야 한다.
C. 진단기준 A의 증상은 개인에게 임상적으로 현저한 고통을 초래한다.
D. 성기능부전은 비성적인 정신질환이나 심각한 대인관계 스트레스 혹은 다른 유의미한 스트레스 요인으로 더 잘 설명되지 않으며, 물질/치료약물의 효과나 다른 의학적 상태로 인한 것이 아니다.
다음 중 하나를 명시할 것:
  평생형: 장해가 개인이 성적으로 활동하기 시작할 때부터 존재
  후천형: 장해는 상대적으로 정상적인 성기능의 시기 이후에 발생
다음 중 하나를 명시할 것:
  전반형: 특정한 종류의 상황, 자극, 파트너에 국한되지 않음
  상황형: 특정한 종류의 상황, 자극, 파트너에 국한됨
현재의 심각도를 명시할 것:
  경도: 진단기준 A의 증상이 경한 고통을 유발
  중등도: 진단기준 A의 증상들이 중등도의 고통을 유발
  고도: 진단기준 A의 증상들이 고도 또는 극도의 고통을 유발

진단적 특징 Diagnostic Features

사정지연의 핵심 양상은 적절한 성적 자극이 있고 사정하고 싶은 욕구가 있음에도 불구하고 파트너와 성적 행위를 하는 모든 경우 또는 거의 모든 경우에 사정이 현저하게 지연되거나, 불가능하거나 또는 사정 빈도가 현저히 감소한 것이다(진단기준 A). 사정지연에 대한 DSM-5 진단을 받기 위해서는 증상이 최소 약 6개월 동안 지속되어야 하고(진단기준 B), 개인에게 임상적으로 현저한 고통을 초래해야 한다(진단기준 C). 파트너와의 성적 행위에는 손 이용(manual), 구강, 성교 또는 항문 자극이 포함될 수 있다. 대부분의 경우 진단은 자가 보고에 의해 이루어지지만, 이성애 파트너 관계에 있는 남성의 경우 흔히 여성 파트너의 고통이 치료의 동기가 된다. 일반적으로 지연된 사정이 있는 남성은 자위로 사정을 할 수 있지만 파트너와 성적 행위를 하는 동안에는 그렇지 않다.

극치감에 도달하는 합리적인 시간이나 대부분의 남성과 성 파트너에게 허용될 수 없을 정도의 긴 시간에 대한 합의가 없기 때문에, '지연'의 정의에 대한 정확한 경계가 없다. 지연된 사정의 정의는 이성애 지향과 동성애 지향 모두에 동일하게 적용되지만, 대다수 연구의 초점은 질 내 잠복기의 개념에 기반을 두고 있어, 남성과 여성의 성교에 중점을 둔다. 연구 결과에 따르면 남성의 질 내 사정 잠복 시간(Intravaginal Ejaculatory Latency Time: IELT) 범위는 대부분 약 4~10분이다. 또한 성기능부전과 정상적인 노화로 인한 사정지연을 식별하는 명확한 진단적 기술이 없다. 따라서 사정지연의 진단은 개인의 정신성(psychosexual) 병력과 신체 병력, 연령, 관계 맥락(relationship context), 성적 자극 유형 및 행동을 고려하여 임상적 판단에 기초한다. 개인의 불만족이 전적으로 비현실적인 기대에 기인한다고 판단될 경우 임상의는 사정지연의 진단을 내리지 말아야 한다.

부수적 특징 Associated Features

남성과 파트너는 극치감에 도달하기 위한 오랜 시간의 삽입 행위를 결국은 중단하게 되는데, 기진맥진하거나 성기에 불편감이 생기거나 때로 자신 및/또는 파트너에게 부상을 입히기도 한다. 일부의 남성은 반복되는 사정의 어려움 패턴 때문에 성적 행위를 피하기도 한다.

사정지연은 매우 빈번한 자위 행위, 파트너가 쉽게 해 줄 수 없는 자위 행위의 요구, 자위 중 성적 환상과 파트너와 실제 성관계 사이의 현저한 차이 등과 관련이 있다.

사정이 지연된 남성은 일반적으로 성적으로 잘 기능하는 남성에 비해서 삽입 성 활동이 적고, 관계 고통 수준, 성적 불만, 주관적 성적 흥분, 성적 수행에 대한 불안 및 일반 건강 문제가 높다고 알려져 있다.

게다가 적용 가능한 하위유형(즉, 개인이 성생활을 하게 된 이후 또는 비교적 정상적인 성기능의 시기 이후에 시작된 사정지연이 존재했는지 여부, 사정지연이 일반적인지 특정 유형의 자극, 상황, 파트너에서만 발생하는지 여부)도 참작해야 하며, 사정지연을 평가할 때는 다음 요소를 중요하게 고려해야 한다: ① 파트너 요인(예, 파트너의 성적 문제 또는 건강), ② 관계 요인(예, 불량한 의사소통, 성적 행위에 대한 욕구의 불일치), ③ 개인의 취약성 요인(예, 성욕 저하), 정신과적 동반이환(예, 우울증, 불안) 또는 실직이나 스트레스와 같은 스트레스 요인, ④ 문화적/종교적 요인(예, 성적 행위에 대한 금기로 인한 억제, 성에 대한 태도), ⑤ 의학적 요인, 특히 성선기능저하증 또는 신경학적 장애(예, 다발성 경화증, 당뇨병성 신경병증) 및 ⑥ 사정을 억제할 수 있는 물질 또는 치료약물의 사용(예, 세로토닌성 약물의 사용).

유병률 Prevalence

미국에서 사정지연의 유병률은 1~5%로 추정되는데 국제 연구에서는 최고 11%까지 보고된다. 연구마다 이 증후군에 대한 다양한 정의가 유병률 차이에 기여했을 수 있다.

발달 및 경과 Development and Course

평생형 사정지연은 초기의 성적 경험에서 시작되고, 일생 동안 지속된다. 정의에 따르면 후천형 사정지연은 정상적인 성기능의 시기 이후에 발생한다. 많은 신체의학적 · 심리사회적 · 문화적 요인이 평생형 또는 후천형 사정지연의 소인이나 유지에 기여할 수 있으며('위험 및 예후 인자' 부분 참조), 두 하위유형 모두 본질적으로 전반형이거나 상황형 중 하나에 해당한다.

사정지연의 유병률은 나이가 들수록 증가한다. 남성은 나이가 들어 감에 따라 사정량, 강직 강도 및 감각 감소, '불응 시간' 증가를 포함한 여러 사정 기능의 변화를 점진적으로 더 많이 경험하게 될 가능성이 높다. 남성의 경우 외과적 · 의학적 · 약물학적 합병증과 노화로 인해 불응성 잠복기가 증가한다.

위험 및 예후 인자 Risk and Prognostic Factors

사정 잠복기는 다양한 범주의 요인들에 의해 결정되는 마지막 단계의 결과다. 많은 심리사회적 요인이 개인이 사정지연을 경험할 확률을 증가시키는데, 우울증과 관계 불만족이 주된 기여 요인이다.

유전적, 생리적. 암 치료를 위한 근치적 전립선 절제술과 같이 생식기 부위에 교감신경 또는 체세포 신경분포를 방해하는 상태를 포함한 다양한 의학적 상태로 인해 사정지연이 일어날 수 있다. 척수 손상, 뇌졸중, 다발성 경화증, 골반 부위 수술, 중증 당뇨병, 뇌전증, 호르몬 이상, 수면무호흡증, 알코올 남용, 내장기능장애, 대마초 사용, 그리고 여러 환경적 요인을 포함한 신경 및 내분비 장애 또한 사정지연과 연관이 있다.

또한 사정 시스템에서 α-아드레날린성 신경분포를 억제하는 약물(예, 탐수로신), 항고혈압제, 항우울제(예, 선택적 세로토닌 재흡수 억제제) 및 항정신병약물도 사정지연과 연관이 있다.

연령과 관련된 신속전도 말초감각신경의 손실 및 성 스테로이드 분비의 감소는 나이가 들면서 발생하는 남성의 사정지연 증가와 연관이 있을 수 있다. 나이가 들면서 감소된 안드로겐 수치 또한 사정지연과 관련될 수 있다.

성 및 젠더와 관련된 진단적 쟁점 Sex- and Gender-Related Diagnostic Issues

정의상 사정지연의 진단은 남성에게만 내려진다. 여성에서 발생하는 극치감의 어려움은 여성극치감장애로 진단된다.

사정지연의 기능적 결과 Functional Consequences of Delayed Ejaculation

사정지연은 종종 한쪽 또는 양쪽 파트너에게 상당한 심리적 고통을 유발한다.

사정의 어려움은 불임의 요인이 될 수 있다. 사정의 부족은 의사가 직접 문의하지 않는 한 개인이 자발적으로 논의하지 않기 때문에 생식 능력 평가에서 중요한 요인이다.

감별진단 Differential Diagnosis

다른 의학적 상태 또는 손상, 이에 대한 치료(동반되거나 별개로). 진단에서 주요한 어려움은 다른 의학적 상태 또는 손상(또는 치료)에 의해 전적으로 설명되는 사정지연과 다양한 신체의학적-심리사회적 및 문화적 요인들이 기인하는 사정지연을 구별하는 것이다. 심리사회적 및 문화적 문제와는 상관없이 상당히 많은 의학적 상태 또는 손상, 그리고 이에 대한 치료가 사정을 지연시킬 수 있다.

사정지연은 퇴행성 사정 또는 무사정(anejaculation)을 포함한 많은 비뇨기과적 상태(특히 기타 사정장애)와 구별되어야 한다. 이 상태는 일반적으로 사정관 폐쇄 및 기타 비뇨기과 장애를 포함하여 호르몬 이상부터 신경학적 및/또는 해부학적 이상에 이르는 여러 병인의 결과다.

물질/치료약물 사용. 항우울제, 항정신병약물, α-교감신경 약물, 알코올 및 아편유사제와 같은 많은 약물학적 제제가 사정 문제를 일으킬 수 있다. 이 경우 사정지연이 아니라 물질/치료약물로 유발된 성기능부전으로 진단된다.

극치감 기능부전. 주호소가 사정지연에 대한 것인지, 극치감에 대한 것인지 또는 둘 다인지 병력 청취를 통해 확실히 하는 것이 중요하다. 사정은 성기에서 일어나는 반면에 극치감의 경험은 주로 주관적이라고 여겨진다. 사정과 극치감은 대부분 함께 발생하지만 항상 그런 것은 아니다. 예를 들어, 정상적인 사정 유형을 가진 사람도 극치감의 감소를 호소할 수 있다(즉, 무쾌감적 사정). 이러한 호소들은 사정지연으로 부호가 부여되지는 않고, 달리 명시되는 성기능부전 또는 명시되지 않는 성기능부전으로 진단부호가 부여될 수 있다.

동반이환 Comorbidity

사정지연은 심각한 형태의 주요우울장애에서 동반될 수 있다는 몇몇 보고가 있다.

● 발기장애
Erectile Disorder

진단기준	F52.21

A. 거의 모든 또는 모든(약 75~100%) 성적 행위(상황상 인정되는 맥락이 있거나, 일반적으로는 모든 맥락에서)에서 다음 증상 3가지 중 적어도 하나를 경험한다.
    1. 성적 행위 중에 발기하는 데 심각한 어려움을 겪음
    2. 성적 행위를 끝낼 때까지 발기를 유지하는 데 심각한 어려움이 있음
    3. 발기 후 강직도가 감소함
B. 진단기준 A의 증상은 최소한 6개월 이상 지속되어야 한다.
C. 진단기준 A의 증상은 개인에게 임상적으로 현저한 고통을 초래한다.
D. 성기능부전은 비성적인 정신질환이나 심각한 대인관계 스트레스, 혹은 다른 유의미한 스트레스 요인으로 더 잘 설명되지 않으며, 물질/치료약물의 효과나 다른 의학적 상태로 인한 것이 아니다.

다음 중 하나를 명시할 것:
  평생형: 장해가 개인이 성적으로 활동하기 시작할 때부터 존재
  후천형: 장해는 상대적으로 정상적인 성기능 시기 이후에 발생
다음 중 하나를 명시할 것:
  전반형: 특정한 종류의 자극, 상황 또는 파트너에 국한되지 않음
  상황형: 특정한 종류의 자극, 상황 또는 파트너에 국한됨
현재의 심각도를 명시할 것:
  경도: 진단기준 A의 증상이 경한 고통을 유발
  중등도: 진단기준 A의 증상이 중등도의 고통을 유발
  고도: 진단기준 A의 증상이 고도 또는 극도의 고통을 유발

진단적 특징 Diagnostic Features

발기장애의 핵심 양상은 적어도 6개월 동안 지속되고(진단기준 B), 모든 또는 거의 모든 경우의 성적 행위(진단기준 A)에서 발기를 하거나 유지하는 데 현저한 어려움 또는 발기 강직도의 현저한 감

소이며, 개인에게 임상적으로 현저한 고통을 초래한다(진단기준 C). 문제가 오랜 기간(즉, 적어도 대략 6개월) 있어 왔고, 성적 상황 대부분(즉, 적어도 75%의 시간)에서 발생했음을 밝히는 데는 주의 깊은 성적 병력 청취가 필요하다. 증상들은 특정한 형태의 자극이나 특정 파트너 등과 같이 특정한 상황에서 발생할 수도 있고, 일반적인 방법이나 모든 방식의 상황, 자극 또는 파트너와의 관계에서 발생할 수도 있다.

이 장에서는 동의어가 아닌 별개로 **발기장애**와 **발기부전**(erectile dysfunction)이라는 용어를 사용한다. 발기부전은 발기를 얻고 유지하는 데 어려움을 나타내는 널리 사용되는 용어(ICD-10 포함)다. 발기장애는 발기부전이 최소 6개월 동안 지속되고 개인에게 고통을 유발하는 보다 구체적인 DSM-5 진단범주다.

부수적 특징 Associated Features

발기장애가 있는 많은 남성은 자존감과 자신감이 낮고, 남성다움이 감소한 느낌을 가지며, 우울한 기분을 경험할 수 있다. 발기부전은 또한 죄책감, 자책감, 좌절감, 분노 및 파트너를 실망시키는 것에 대한 걱정과 강하게 연관되어 있다. 향후 성적 상황에 대한 두려움 및/또는 회피가 발생할 수 있다. 파트너의 성적 만족도와 성적 욕망의 감소가 흔하다.

적용 가능한 하위유형(즉, 개인이 성생활을 하게 된 이후에 발기부전이 존재했는지 또는 비교적 정상적인 성기능 시기 이후에 시작된 것인지 여부, 발기부전이 전반적인지 특정 유형의 자극, 상황, 파트너에서만 발생하는지 여부)을 고려하여야 한다. 다음은 발기장애의 평가에서 고려해야 할 요소다: ① 파트너 요인(예, 파트너의 성적 문제 또는 건강), ② 관계 요인(예, 불량한 의사소통, 성적 행위에 대한 욕구의 불일치), ③ 개인의 취약성 요인(예, 성욕 저하), 정신과적 동반이환(예, 우울증, 불안) 또는 실직이나 스트레스와 같은 스트레스 요인, ④ 문화적/종교적 요인(예, 성적 행위에 대한 금기로 인한 억제, 성에 대한 태도), ⑤ 의학적 요인, 특히 수술(예, 전립선의 경요도 절제술), 성선기능저하증 또는 신경학적 상태(예, 다발성 경화증, 당뇨병성 신경병증) 및 ⑥ 사정을 억제할 수 있는 물질 또는 치료약물의 사용(예, 세로토닌성 약물의 사용).

유병률 Prevalence

평생형 발기장애와 후천형 발기장애의 유병률은 알려져 있지 않다. 두 유형 모두의 유병률과 발병률은 연령과 상당히 관련이 있는데, 특히 50세 이후에 그렇다. 국제적으로 일반 인구의 발기장애 유병률은 40~80세 남성의 약 13~21%다. 40세 미만 남성의 경우 10% 미만, 60대 남성의 경우 약 20~40%, 70세 이상 남성의 경우 50~75% 정도로 나타난다. 호주의 종단 연구에서 70세 이상 남성의 80%가 발기장애를 경험하였다. 주로 서구 국가의 연구를 검토한 결과, 약 20%의 남성이 첫 성경험 시 발기 문제를 두려워하였고, 약 8%는 첫 성경험 시 삽입을 방해할 정도의 발기 문제를 경험하였다. 미국에서 실시된 온라인 설문조사에서 인종에 따른 발기장애의 유병률에는 통계적으로 유의한 차이가 없었다. 미국 전역 데이터에 의하면 동성애자와 양성애자 노인 남성의 발기부전 유병률은 유사하였다.

발달 및 경과 Development and Course

성행위 시에 처음 발기부전이 나타나는 것은 이전에 잘 알지 못했던 파트너와의 성행위, 특히 약물이나 음주 상태에서, 혹은 성행위를 원하지 않는 상태에서 동료 집단의 사회적 압력으로 이루어지는 성행위와 관련이 깊다. 대부분 전문가의 중재 없이 자연스럽게 문제가 해결되나, 어떤 남성들은 삽화 형식으로 문제가 지속되기도 한다. 반대로, 후천형 발기장애는 당뇨나 심혈관계 질환과 같은 생물학적 요인과 종종 연관되기도 한다. 후천형 발기장애는 대부분의 남성에서 지속되는 경향이 있다.

평생형 발기장애의 자연 경과는 잘 알려져 있지 않다. 임상에서 관찰되는 바에 의하면 평생형 발기장애는 자기에게 국한되어 있거나 심리적인 중재로 반응을 보이는 심리적 요인과 연관이 있다. 반면, 앞에서 언급한 대로 후천형 발기부전은 생물학적 요인과 보다 관련이 있고 더 지속적이다. 발기장애의 발생률은 연령에 따라 증가한다. 중등도로 진단된 발기장애 환자 중 소수는 의학적 중재 없이 증상이 저절로 관해되기도 한다. 발기장애로 인한 고통은 젊은 사람에 비해 노인에서 보다 낮다.

위험 및 예후 인자 Risk and Prognostic Factors

경과의 변경인자. 연령, 흡연, 운동 부족, 당뇨, 성욕 감소 등이 후천형 발기장애(발기부전)의 위험 요인이다.

문화와 관련된 진단적 쟁점 Culture-Related Diagnostic Issues

발기장애의 유병률은 국가마다 다르다. 이러한 차이가 발기부전 빈도의 진정한 차이라기보다 문화적 기대의 차이 때문인지도 불분명하다. 문화적 차이를 지지하는 것은 유약해 보인다거나 덜 남성적으로 보이는 염려에 대한 문화적 차이, 건강한 노화에 따른 발기 기능의 변화에 대한 다양한 문화적 규범과 관련이 있을 수 있다. 결혼관계, 성행위, 다산 및 성역할에 대한 문화적 기대는 발기장애에 기여할 수 있는 불안에 영향을 미칠 수 있다. 온라인 설문 응답에 따르면 발기장애는 미국과 중동에서 성기 크기에 대한 우려와 연관이 있었고, 중동 남성이 보다 더 불임에 대한 두려움을 가졌다.

성 및 젠더와 관련된 진단적 쟁점 Sex- and Gender-Related Diagnostic Issues

정의에 의하면 발기부전의 진단은 남성에게만 내려진다. 여성의 성적 흥분과 관련된 고통스러운 어려움은 여성 성적 관심/흥분장애로 진단된다.

진단적 표지자 Diagnostic Markers

야간음경팽창검사(nocturnal penile tumescence test)를 통해 수면 시 발기 팽창 정도를 측정하는 것은 발기부전이 기질적 문제인지 심리적 문제인지를 구분하는 데 도움을 준다. REM수면 동안 발기가 적절하다면 이는 발기 문제가 심인성이라는 것이다. 몇 가지 다른 진단 절차 또한 환자의 연령, 동반된 의학적 문제들, 임상 양상들의 적절성에 대한 임상의의 평가에 도움을 준다. 도플러 초음파나 혈관 확장제의 혈관 내 주입뿐만 아니라 음경해면 조영술과 같은 침습적인 방법들도 혈관 상태를 평가하기 위해 이용된다. 말초성 신경장애가 의심될 때는 체성감각 유발 전위를 측정하는 외음부 신경전도검사를 활용할 수 있다. 혈청 또는 유리 테스토스테론 검사상 낮은 수치는 특히 당뇨병이 있는 경우, 욕구 저하가 있는 남성 또는 포스포다이에스테라제 5형 억제제에 반응하지 않는 사람들에게 적합하다. 갑상샘 기능도 평가할 수 있다. 공복 혈청 포도당의 측정은 당뇨병의 존재를 선별하는 데 유용하다. 40세 이상 남성의 발기장애는 향후 관상동맥 질환의 위험을 예측할 수 있으므로 혈청 지질에 대한 평가도 중요하다.

자살 사고 혹은 행동과의 연관성 Association With Suicidal Thoughts or Behavior

우울증을 동반한 발기장애 치료를 받는 남성들 사이에서 자살 사고나 자살 행동의 비율이 증가하는 것으로 관찰되었다. 자살 충동이 있는 남성들은 이를 발기장애 때문이라고 탓을 돌리지만 우울증이 기여 요인일 가능성도 있다. 전립선암이 있는 남성의 자살률 증가는 부분적으로 치료 연관 발기부전 및 그에 따른 우울 증상과 관련이 있을 수 있다.

발기장애의 기능적 결과 Functional Consequences of Erectile Disorder

발기장애는 불임과 관계가 깊고 개인뿐만 아니라 대인관계의 고통을 유발한다. 성적인 만남에 대한 두려움이나 회피는 친밀한 관계를 발전시키는 능력을 방해할 수 있다. 발기장애가 있는 남성에게 상당한 심리적 고통이 발생할 수 있다.

감별진단 Differential Diagnosis

비성적 정신질환. 주요우울장애와 발기장애는 깊게 연관이 있으며, 심각한 우울장애와 발기장애가 동반되어 나타날 수 있다. 발기부전이 주요우울증과 같은 다른 정신질환으로 더 잘 설명되면 발기장애로 진단되지 않는다.

정상 발기 기능. 정상적인 발기 기능을 가지고 있는데도 발기에 대한 기대치가 높은 환자를 감별진단으로 고려하여야 한다.

물질/치료약물 사용. 물질/치료약물 사용의 시작과 동시에 시작되고 물질/치료약물의 중단 또는 용량 감소와 함께 소멸되는 발기부전의 발병은 물질/치료약물로 유발된 성기능부전을 암시하며, 이는 발기장애 대신 진단되어야 한다.

다른 의학적 상태. 발기부전의 감별진단에서 가장 어려운 부분은 의학적 요인으로 충분히 설명되는 발기 문제들을 배제하는 것이다. 이 경우는 정신질환으로 진단받을 수 없다. 정신질환으로서 발기장애와 다른 의학적 상태의 결과로서 발기부전 사이의 차이점은 대체로 명확하지 않으며, 많은 경우에 두 요인이 복합적이거나 상호작용한다. 만약 환자가 40세에서 50세 이상이고(혹은) 의학적 문제가 함께 있는 경우, 감별진단은 의학적 병인, 특히 혈관성 질환을 고려하여야 한다. 발기 문제를 유발하는 것으로 알려진 기질적인 질환이 있다고 해서 의학적 문제와의 인과관계가 확실해지는 것은 아니다. 예를 들어, 당뇨가 있는 남자가 심리적 스트레스로 인해 발기장애가 발생할 수 있다. 일반적으로, 기질적인 문제로 인한 발기부전은 서서히 진행된다. 단, 성기에 분포하는 신경에 외상적 손상을 입은 후의 발기 문제는 제외된다(예, 척수 손상). 상황에 따라 일관되지 않고 스트레스가 많은 생활사건 이후에 급성으로 시작되는 발기 문제는 대부분 심리적 사건에 기인한다. 40세 미만의 연령에서 발기 문제는 심리적 병인을 시사한다.

동반이환 Comorbidity

발기장애는 조기사정이나 남성성욕감퇴장애처럼 성과 관련된 진단들뿐만 아니라 불안장애, 우울장애와 동반될 수 있다. 우울증의 위험은 발기장애가 있는 남성에서 유의하게 더 높으며, 발병 후 첫해에 우울증의 위험이 현저히 더 높다. 외상후 스트레스장애로 진단된 남성은 발기 문제가 흔하다. 발기장애는 전립선 비대와 연관된 하부 비뇨기 증상을 가진 남성에서 흔하다. 발기장애는 이상지질혈증, 심혈관계 질환, 생식샘 저하증, 다발성 경화증, 당뇨, 그리고 정상 발기를 위해 필수적인 혈관성, 신경성 혹은 내분비성 기능을 저해할 수 있는 여러 다른 질환과 공존하기도 한다.

● 여성극치감장애
Female Orgasmic Disorder

진단기준	F52.31

A. 거의 모든 또는 모든(대략 75~100%) 성적 행위(상황상 인정되는 맥락이 있거나, 일반적으로는 모든 맥락에서)에서 다음 증상 중 적어도 하나를 경험한다.
  1. 현저한 극치감의 지연, 결여 또는 부재
  2. 현저히 감소된 극치감 감각의 강도
B. 진단기준 A의 증상은 대략적으로 최소 6개월 이상 지속되어야 한다.
C. 진단기준 A의 증상은 개인에게 임상적으로 현저한 고통을 초래한다.
D. 성기능부전은 비성적인 정신질환이나 심각한 대인관계 스트레스(예, 파트너의 폭력), 혹은 다른 유의미한 스트레스 요인으로 더 잘 설명되지 않으며 물질/치료약물의 효과나 다른 의학적 상태로 인한 것이 아니다.

다음 중 하나를 명시할 것:
  평생형: 장해가 개인이 성적으로 활동하기 시작할 때부터 존재
  후천형: 장해는 상대적으로 정상적인 성기능 시기 이후에 발생
다음 중 하나를 명시할 것:
  전반형: 특정한 종류의 자극, 상황 또는 파트너에 국한되지 않음
  상황형: 특정한 종류의 자극, 상황 또는 파트너에 국한됨
다음의 경우 명시할 것:

어떠한 상황에서도 극치감을 전혀 경험하지 못함
현재의 심각도를 명시할 것:
　　경도: 진단기준 A의 증상이 경한 고통을 유발
　　중등도: 진단기준 A의 증상이 중등도의 고통을 유발
　　고도: 진단기준 A의 증상이 고도 또는 극도의 고통을 유발

진단적 특징 Diagnostic Features

여성극치감장애는 극치감을 경험하기 어려움, 그리고/또는 극치감 감각의 강도가 확연히 감소되는 것을 특징으로 한다(진단기준 A). 여성의 극치감을 유발하는 자극의 유형과 강도는 매우 다양하다. 비슷하게 극치감의 주관적 묘사 또한 매우 다양하여, 여성들 사이에서뿐만 아니라 한 여성에서도 상황에 따라 경험이 다양할 수 있다. 여성극치감장애 진단을 위해서는, 증상이 성적 행위(일반적인 모든 행위 혹은 특정 상황)의 거의 대부분 또는 모든 경우(약 75~100%)에서 경험되어야 하며, 증상은 대략 최소 6개월 이상의 기간을 가져야 한다. 심각도와 기간에 대한 최소한의 진단기준을 마련한 것은 지속되는 극치감 기능부전과 일시적인 극치감 문제를 구별하기 위한 의도다. 진단기준 B의 '대략적으로'라는 문구는 6개월의 기준에 맞지 않더라도 임상의의 판단에 따라 진단이 허용되는 근거가 된다.

여성극치감장애로 진단된 여성들은 임상적으로 현저한 고통이 증상과 반드시 동반되어야 한다(진단기준 C). 극치감 문제들의 많은 사례에서, 그 원인이 여러 가지이거나 결론 내릴 수 없다. 여성극치감장애가 다른 정신질환, 물질/치료약물의 효과 또는 다른 의학적 상태로 더 잘 설명되는 경우 여성극치감장애로 진단되지 않는다. 마지막으로, 만약 심각한 관계 문제로 인한 고통, 친밀한 파트너의 폭력 혹은 다른 심각한 스트레스 요인과 같이 맥락상 대인관계와 연관된 요인이 존재한다면, 이 역시 여성극치감장애로 진단될 수 없다.

극치감에 도달하기 위해 많은 여성에서 음핵 자극이 필요한데, 상대적으로 적은 수의 여성에서만 음경과 질이 접촉할 때 극치감을 경험한다고 보고한다. 그러므로 음경과 질이 접촉하는 동안이 아닌 음핵 자극을 통해 극치감을 경험한다면 여성극치감장애로 진단되지 않는다. 부적절한 성적 자극의 결과로 극치감을 느끼기 어려운지 여부를 고려하는 것 또한 중요하다. 이 경우에는 치료가 필요하지만 여성극치감장애로 진단 내리지는 않는다.

부수적 특징 Associated Features

성격 기질이나 정신병리의 특정 유형과 극치감 기능부전 간의 연관성은 일반적으로 입증되지 않았다. 정상 여성과 비교했을 때, 여성극치감장애가 있는 여성은 성적인 주제에 대해 대화하는 것을 어려워할 수 있다. 그런데 전반적인 성적 만족도는 극치감과 강하게 관련되어 있지는 않다. 많은 여성은 거의 혹은 전혀 극치감을 경험하지 못했음에도 불구하고 높은 수준의 성적 만족을 느끼고 있다고 보고하였다. 극치감을 느끼는 데 어려움을 겪는 여성들은 종종 성적 관심 혹은 성적 흥분과 관

련된 문제들을 동시에 가지고 있다.

'평생형/후천형' 및 '전반형/상황형' 아형에 더해 여성극치감장애의 병인 또는 치료와 관련된 다음의 5가지 요인은 여성극치감장애를 진단하고 평가하는 데 반드시 고려되어야 한다: ① 파트너 요인(예, 파트너의 성적 문제 또는 건강 상태), ② 관계 요인(예, 불량한 의사소통, 성적 행위에 대한 욕구의 불일치), ③ 개인의 취약성 요인(예, 불량한 신체상, 성적 또는 정서적 학대의 과거력), 정신과적 동반이환(예, 우울증, 불안 등) 또는 스트레스 요인(예, 실직, 사별), ④ 문화적/종교적 요인(예, 성적 행위에 대한 금기로 인한 억제, 성에 대한 태도), ⑤ 예후, 경과 또는 치료와 관계된 의학적 요인. 이러한 각각의 요인은 이 질환이 있는 각 여성에서 다양한 증상이 나타나도록 한다.

유병률 Prevalence

폐경 전 여성의 극치감 문제에 대해 보고된 유병률은 여러 요인(예, 연령, 문화적 배경 및 맥락, 기간, 증상의 심각도)에 따라 8%에서 72%까지 다양하다. 하지만 이러한 추정치는 고통의 존재를 고려하지 않은 것이다. 극치감 어려움을 경험하는 일부 여성만이 연관된 고통을 보고한다. 증상을 평가하는 방법의 차이(예, 증상 지속 기간 및 회상 기간)도 유병률에 영향을 미친다. 국제적으로는 약 10%의 여성이 평생 동안 극치감을 경험하지 못한다.

발달 및 경과 Development and Course

정의에 의하면, 평생형 여성극치감장애는 극치감의 어려움이 항상 있어 왔던 것을 뜻하며, 후천형 여성극치감장애는 여성이 정상 극치감 기능을 보인 후에 극치감에 어려움을 느낄 때 내려지는 진단이다.

여성에서 최초의 극치감 경험은 사춘기 전부터 완전한 성인이 될 때까지 기간에 상관없이 발생할 수 있다. 여성은 남성보다 첫 극치감을 경험하는 연령대가 다양하며, 연령이 증가할수록 여성의 극치감 경험도 증가한다고 보고되었다. 많은 여성은 그들의 신체에 대한 지식을 획득하고 여러 다양한 자극을 경험함에 따라 극치감을 학습한다. 여성들이 '보통 또는 항상' 극치감을 느끼게 되는 정도는 파트너와의 성적 행위 동안보다 자위 행위에서 더 높다.

위험 및 예후 인자 Risk and Prognostic Factors

기질적. 임신에 대한 불안과 걱정 같은 여러 다양한 심리적 요인이 여성이 극치감을 경험하는 능력에 잠재적으로 방해가 될 수 있다.

환경적. 여성에서 극치감 문제는 관계 문제, 신체건강, 그리고 정신건강과 강한 연관성을 보인다. 사회문화적 요인들(예, 성역할의 기대와 종교적 규범) 또한 극치감을 경험하는 데 중요하게 영향을 준다.

유전적, 생리적. 의학적 상태와 치료약물을 포함한 많은 생리적 요인이 여성의 극치감 경험에 영향을 준다. 다발성 경화증, 근치적 자궁절제술로 인한 골반신경 손상, 그리고 척추 손상은 여성의 극치감 기능에 모두 영향을 줄 수 있다. 선택적 세로토닌 재흡수 억제제는 여성의 극치감을 지연시키거나 억제하는 것으로 알려져 있다. 음문질위축증(질 건조, 가려움, 그리고 통증이 특정적임) 여성들은 음문질위축증이 없는 여성들에 비해 극치감의 어려움을 보다 더 보고한다. 폐경 상태는 일관되게 극치감 문제와는 연관성이 없다. 아마도 여성 극치감 기능의 다양성에 유전적 요인이 중요하게 작용할 수도 있다. 그러나 심리적, 사회문화적, 그리고 생리적 요인들이 복잡한 방식으로 상호작용하여 여성의 극치감 경험과 문제에 영향을 줄 가능성이 높다.

문화와 관련된 진단적 쟁점 Culture-Related Diagnostic Issues

여성의 극치감 부족을 치료가 필요한 문제로 간주하는 정도는 문화적 맥락에 따라 다를 수 있다. 여성의 성적 만족을 과소평가하거나 결혼생활을 즐거운 활동보다 여성의 의무로 인식하는 문화에서 도움을 요청하는 비율은 낮다. 또한 극치감이 성적 만족에 얼마나 중요한지는 여성마다 다르다. 여성의 극치감 능력에는 현저한 사회문화적 · 세대적 차이가 있을 수 있다. 예를 들어, 극치감에 도달하지 못하는 유병률에 대한 보고는 전 세계에서 지역에 따라 2배 이상의 차이를 보이는 등 다양하다.

성 및 젠더와 관련된 진단적 쟁점 Sex- and Gender-Related Diagnostic Issues

정의에 따르면 여성극치감장애의 진단은 여성에게만 내려진다. 남성의 극치감에 대한 어려움은 사정지연을 고려한다.

진단적 표지자 Diagnostic Markers

비록 여성이 극치감을 경험하는 동안 측정 가능한 생리적 변화들로 호르몬 변화, 골반기저부 근육조직, 그리고 뇌 활성이 있지만, 이 극치감 표지자들은 여성들마다 상당히 다르다. 임상적 상황에서 여성극치감장애의 진단은 여성의 자가 보고에 기반을 둔다.

자살 사고 혹은 행동과의 연관성 Association With Suicidal Thoughts or Behavior

현역과 퇴역 여군에서 성적 흥분 및 만족의 기능부전은 외상후 스트레스장애 의증, 우울증 의증, 파병 이력, 결혼 여부, 연령, 군 복무 기간과 같은 요인을 조정한 후에도 자살 사고와 상관을 보여주었다.

여성극치감장애의 기능적 결과 Functional Consequences of Female Orgasmic Disorder

여성극치감장애의 기능적 결과는 명확하지 않다. 비록 여성들에서 관계 문제와 극치감 어려움 사이에 강한 연관성이 있지만, 관계 요인이 극치감 문제의 위험 요인인지 혹은 극치감 문제로 인한 결과인지에 대해서는 명확하지 않다.

감별진단 Differential Diagnosis

비성적 정신질환. 만약 극치감 문제가 주요우울장애와 같은 다른 정신질환으로 더 잘 설명된다면 여성극치감장애로 진단될 수 없다.

물질/치료약물로 유발된 성기능부전. 물질/치료약물 사용의 시작과 일치하고 물질/치료약물 중단 또는 용량 감소와 함께 사라지는 극치감 기능부전의 발병은 여성극치감장애 대신 진단되어야 하는 물질/치료약물로 유발된 성기능부전을 암시한다.

다른 의학적 상태. 만약 장애가 다른 의학적 상태(예, 다발성 경화증, 척추 손상)에 기인한다면, 여성극치감장애로 진단될 수 없다.

대인관계 요인. 만약 심각한 관계 고통, 친밀한 파트너의 폭력 또는 다른 명백한 스트레스 요인과 같은 대인관계나 유의미한 맥락적 요인이 극치감 어려움과 연관이 있다면 여성극치감장애의 진단을 내릴 수 없다.

기타 성기능부전. 여성극치감장애는 다른 성기능부전(예, 여성 성적 관심/흥분장애)과 연관되어 나타날 수 있다. 다른 성기능부전이 있다고 해서 여성극치감장애 진단을 배제하지 않는다. 임상적으로 현저한 고통이나 손상을 동반하지 않는 단기간 드물게 일어나는 간헐적인 극치감 문제는 여성극치감장애로 진단하지 않는다. 만약 불충분한 성적 자극의 결과로 문제가 발생한다면 이 또한 진단을 내리기에 적합하지 않다.

동반이환 Comorbidity

여성극치감장애가 있는 여성은 성적 관심/흥분장애를 동반하는 경우가 종종 있다. 주요우울장애 등 다른 비성적인 정신질환을 가진 여성은 낮은 성적 관심/흥분을 경험하기도 하고, 이는 간접적으로 극치감장애의 가능성을 높이기도 한다.

● 여성 성적 관심/흥분장애
Female Sexual Interest/Arousal Disorder

진단기준   F52.22

A. 성적 관심/흥분의 결핍 또는 현저한 감소가 있으며, 다음 중 적어도 3가지에 의해 나타난다.
   1. 성적 행위에 대한 관심의 부재/감소
   2. 성적/성애적 사고나 환상의 부재/감소
   3. 성적 행위 개시의 부재/감소, 전형적으로 파트너가 성적 행위를 개시하려는 시도에 반응하지 않음
   4. 거의 모든 혹은 모든(대략 75~100%) 성적 경험(확인된 상황적 맥락 또는 일반적으로는 모든 맥락에서) 중 성적 행위 동안 성적 쾌감/즐거움의 부재/감소
   5. 어떤 내적 또는 외적 성적/성애적 암시(예, 글, 말, 시각)의 반응으로 성적 관심/흥분의 부재/감소
   6. 거의 모든 또는 모든(대략 75~100%) 성적 경험 중 성적 행위 동안 성기 또는 성기 외 감각의 부재/감소
B. 진단기준 A의 증상은 최소한 대략 6개월의 기간 동안 지속되어야 한다.

C. 진단기준 A의 증상은 개인에게 임상적으로 현저한 고통을 초래한다.

D. 성기능부전은 비성적인 정신질환이나 심각한 대인관계 스트레스(예, 파트너의 폭력)의 결과 혹은 다른 유의미한 스트레스 요인으로 더 잘 설명되지 않으며, 물질/치료약물의 효과나 다른 의학적 상태로 인한 것이 아니다.

다음 중 하나를 명시할 것:

  평생형: 장해가 개인이 성적으로 활동하기 시작할 때부터 존재

  후천형: 장해는 상대적으로 정상적인 성기능 시기 이후에 발생

다음 중 하나를 명시할 것:

  전반형: 특정한 종류의 자극, 상황 또는 파트너에 국한되지 않음

  상황형: 특정한 종류의 자극, 상황 또는 파트너에 국한됨

현재의 심각도를 명시할 것:

  경도: 진단기준 A의 증상이 경한 고통을 유발

  중등도: 진단기준 A의 증상이 중등의 고통을 유발

  고도: 진단기준 A의 증상이 고도 또는 극도의 고통을 유발

진단적 특징 Diagnostic Features

여성 성적 관심/흥분장애를 평가하기 위해서는 대인관계 상황이 반드시 고려되어야 한다. 성적 행위 시 여성이 성적 파트너에 비해서 낮은 욕구를 보이는 '욕구 불일치'는 여성 성적 관심/흥분장애를 진단하기에 충분하지 않다. 장애의 진단기준을 충족하기 위해서 최소 대략 6개월 동안(진단기준 B) 적어도 6개의 기준 중 3개 이상(진단기준 A)이 없거나, 혹은 빈도나 강도의 감소가 있어야 한다. 여성 사이에서도 성적 관심이나 흥분이 어떻게 표출되는지에 대해서는 다양할 뿐 아니라, 각기 다른 증상 양상으로 나타날 수 있다. 예컨대, 어떤 여성에게 있어 성적 관심/흥분장애는 성적 행위에 대한 관심의 부재, 성적 또는 성애적 사고의 부재, 성적 행위를 개시하는 것 또는 성적 파트너의 성적 행위 개시를 좋아하지 않는 것으로 표현될 수 있다. 다른 여성의 경우 성적으로 흥분하지 못하거나, 성적 욕구로 성적 자극에 반응하지 못하거나, 이에 상응하는 신체적 성적 흥분의 징후가 없는 것이 주요 특징일 수 있다. 성욕을 상실한 여성은 성적 쾌감이나 흥분을 상실할 가능성이 9배 더 높을 수 있기 때문에 성욕과 성적 흥분의 어려움이 동시에 발생할 수도 있다. 성적 관심과 흥분의 단기간 변화는 흔하고 삶에서 여러 사건으로 인한 적응 반응일 수도 있어 성기능부전은 아니다. 여성 성적 관심/흥분장애를 진단하기 위해서는 증상이 최소한 6개월가량 지속되어야 한다는 점은 증상이 지속적인 문제여야만 한다는 것을 반영한다. 6개월의 기간을 확실하게 알 수 없을 경우 기간에 대한 평가는 임상적 판단에 따라 결정된다.

성행위에 대한 관심의 빈도 또는 강도가 부재하거나 감소할 수 있다(진단기준 A1)는 것은 이전에 **성욕저하장애**(hypoactive sexual desire disorder)의 단일 기준이었다. 이 상태는 이제 여성 성적 관심/흥분장애로 대체되었다. 성적 및 성애적 사고나 환상의 빈도와 강도가 부재하거나 감소할 수 있다(진단기준 A2). 성적 환상의 표현은 여성들마다 상당히 다양하고, 과거 성적 경험의 기억들이 포함되기도 한다. 이 기준을 적용할 때는 나이가 들어 감에 따른 정상적인 성적 사고의 감소를 반드시 고려하여야 한다. 성적 행위를 개시하는 빈도와 파트너의 성적 초대에 응하는 수용성의 부재 또는 감

소(진단기준 A3)는 행동에 초점을 맞춘 기준이다. 성행위를 개시하는 유형에 대한 연인들의 믿음이나 선호는 이 진단기준의 평가에 매우 많이 관련되어 있다. 성적 행위 중 거의 모든 또는 모든(대략 75~100%) 성적 경험에서 성적 쾌감이나 즐거움의 부재나 감소가 있을 수 있다(진단기준 A4). 임상에서 성적 욕구가 낮은 여성들의 흔한 호소는 성적 즐거움의 결핍이다. 낮은 성욕을 보고하는 여성들에게는 성적 관심이나 흥분을 불러일으키는 성적 혹은 성애적 신호가 거의 없다. 즉, '반응적 욕구(responsive desire)'가 결핍되어 있다. 여성의 성적 관심/흥분장애는 적어도 2가지 유형이 있다는 증거가 있다. 하나는 성적 신호에 대한 낮은 민감도에 기반하고 다른 하나는 성적 억제의 과잉 활성화에 기반한다. 성적 자극의 적절성에 대한 평가가 반응성 성적 욕구에 어려움이 있는지 없는지를 결정하는 데 도움이 된다(진단기준 A5). 성적 행위 중 성기 또는 성기 외 감각의 빈도나 강도는 부재하거나 감소될 수 있다(진단기준 A6). 이는 질 내 윤활이나 혈관 울혈의 감소가 포함되어 있는데, 성기에서 성 반응을 생리학적으로 측정하는 것은 성적 흥분 문제를 호소하는 여성과 그렇지 않은 여성을 감별할 수 없기 때문에 성기 또는 성기 외 감각의 감소나 부재에 대한 자가 보고식 방법으로도 충분하다.

여성 성적 관심/흥분장애의 진단을 위해서는 임상적으로 현저한 고통이 진단기준 A의 증상에 수반되어야 한다. 고통은 성적 관심/흥분의 결핍 때문에 유발될 수도 있고, 여성의 삶이나 행복에 상당한 문제를 유발해서 경험할 수도 있다. 만약 평생 성욕이 없었던 것을 '무성욕자(asexual)'인 자신의 정체성으로 더 잘 설명할 수 있다면 여성 성적 관심/흥분장애의 진단은 내리지 않는다.

부수적 특징 Associated Features

여성 성적 관심/흥분장애는 종종 극치감 문제, 성교통, 드문 성적 행위, 그리고 연인 간의 성욕 불일치와 관련이 있다. 관계의 어려움이나 만성 스트레스, 기분장애 역시 여성 성적 관심/흥분장애와 특징적으로 연관되어 있다. 성적으로 미숙한 기술 및 성에 대한 정보 부족과 더불어 '적절한' 수준의 성적 관심과 흥분에 대한 비현실적인 기대와 기준들이 여성 성적 관심/흥분장애 환자들에서 두드러지게 나타난다. 후자와 함께 성역할에 대한 규범적인 믿음은 중요하게 고려해야 할 요인이다.

'평생형/후천형' 및 '전반형/상황형' 아형에 더해 여성 성적 관심/흥분장애의 병인, 그리고/또는 치료와 관련된 다음의 5가지 요인은 여성 성적 관심/흥분장애를 진단하고 평가하는 데 반드시 고려되어야 한다: ① 파트너 요인(예, 파트너의 성적 문제, 파트너의 건강 상태, 파트너와 관련된 고통), ② 관계 요인(예, 불량한 의사소통, 성적 행위에 대한 욕구의 불일치, 관계 지속 기간), ③ 개인의 취약성 요인(예, 불량한 신체상, 성적 또는 정서적 학대의 과거력), 정신과적 동반이환(예, 우울증, 불안) 또는 스트레스 요인(예, 실직, 사별), ④ 문화적/종교적 요인(예, 성적 행위에 대한 금기로 인한 억제, 성에 대한 태도), ⑤ 예후, 경과 또는 치료와 관계된 의학적 요인. 이러한 각각의 요인은 이러한 질환이 있는 여성에서 다양한 증상이 나타나도록 한다.

유병률 Prevalence

약 30%의 여성이 만성적인 욕구 감소를 경험하는데, 이들 중 약 절반은 심각한 파트너와 관련된 고통을 경험하고 1/4은 개인적인 고통을 경험한다. 낮은 성적 욕망과 성적 흥분 문제(연관된 고통이 있거나 없는)의 유병률은 연령, 문화적 맥락, 증상의 지속 기간 및 고통의 존재와 관련하여 현저하게 다를 수 있다. 증상의 기간을 고려할 때 성적 관심 결핍과 관련된 단기간의 문제와 지속적 문제 간에는 유병률에서 현격한 차이가 있다. 성기능에 대한 고통이 고려될 때는 추정유병률은 현격하게 낮아진다. 낮은 욕망과 연령 사이에는 강한 상관관계가 있지만, 낮은 욕망과 연관된 성 관련 고통의 유병률은 여성이 나이가 들수록 감소한다.

발달 및 경과 Development and Course

정의에 의하면, 평생형 여성 성적 관심/흥분장애는 여성의 전체 성생활 동안 성적 관심 혹은 흥분이 결핍되어 왔음을 의미한다. 평생형의 아형에서는 개인의 첫 번째 성경험 이후부터 성적 행위 동안의 기능을 평가하는 진단기준 A3, A4, A6가 지속되었음을 의미한다. 후천형의 아형은 문제가 없는 성기능의 일정 기간 이후에 발생하는 성적 관심과 흥분의 어려움을 의미한다. 적응적이고 규범적인 성기능의 변화는 파트너와 관련해서, 대인관계적 혹은 개인사 때문에 발생할 수 있으며 대개 일시적이다. 하지만 6개월 이상 증상이 지속되면 성기능부전에 해당된다.

성적 관심과 흥분에 대한 규범은 일생을 거쳐 변화한다. 그뿐만 아니라 연인관계를 오래 유지하는 여성들의 경우, 관계의 기간이 짧은 여성에 비해 성행위를 개시할 때 명백한 성욕이 없을지라도 보다 더 성행위를 가진다고 보고된다. 고령의 여성에서의 질 건조증은 연령 및 폐경 상태와 연관이 있다.

위험 및 예후 인자 Risk and Prognostic Factors

기질적. 기질적 요인에는 성에 대한 부정적 인지 및 태도와 정신질환의 과거력이 있다. 성적 흥분과 억제에 대한 성향의 차이는 성적 문제의 발병 가능성을 예측할 수 있게 한다.

환경적. 환경적 요인에는 관계 형성의 어려움, 파트너의 성기능, 보호자(양육자)와의 초기 관계나 어린 시절 스트레스 등의 발달력이 있다.

유전적, 생리적. 일부 의학적 상태(예, 당뇨병, 갑상샘 기능부전)는 여성 성적 관심/흥분장애의 위험 요인이 될 수 있다. 여성에서 성적 문제의 취약성은 유전적 요인과 강한 연관이 있는 것처럼 보인다. 질 광혈류 측정기를 이용한 정신생리학적 연구에서 성기 흥분의 감각적 결핍이 있는 여성과 없는 여성 간에는 차이가 발견되지 않았다.

문화와 관련된 진단적 쟁점 Culture-Related Diagnostic Issues

낮은 성적 욕구의 유병률은 전 세계에 걸쳐 다양하여 26%에서 43%에 이른다. 일부 민족인종적 집단과 이주 집단에서 낮은 수준의 성욕이 보고되었다. 성욕과 흥분의 수준이 낮다는 것은 성에 대한 관심이 낮다는 것일 수도 있지만, 비혼, 갱년기, 과부 여성이 성적 행위를 제대로 보고하는가처럼 반응에 영향을 미치는 문화적 요인과 욕망을 정량화하는 평가의 오류 때문일 수도 있다. 특정 민족문화적 배경을 가진 여성이 낮은 성욕을 보고했다면, 여성 성적 관심/흥분장애의 기준을 충족하는지 여부에 대한 판단은 문화 집단에 따라 성행동에 대한 규범과 기대치가 다를 수 있다는 점을 감안해야 한다.

성 및 젠더와 관련된 진단적 쟁점 Sex- and Gender-Related Diagnostic Issues

정의에 따르면, 여성 성적 관심/흥분장애에 대한 진단은 여성에게만 내려진다. 남성의 성욕에 대한 고통스러운 어려움은 남성성욕감퇴장애를 고려한다. 이성애자와 레즈비언 여성 사이에 여성 성적 관심/흥분장애의 유병률이나 표현 양상이 다르다는 것을 보여 주는 자료는 없다.

자살 사고 혹은 행동과의 연관성 Association With Suicidal Thoughts or Behavior

현역과 퇴역 여군에서 성적 흥분과 만족의 기능부전은 외상후 스트레스장애 의증, 우울증 의증, 파병 경력, 기혼 상태, 연령, 군 복무 기간, 인종 요인을 조정한 후에도 자살 사고와 연관이 있었다.

여성 성적 관심/흥분장애의 기능적 결과
Functional Consequences of Female Sexual Interest/Arousal Disorder

여성 성적 관심/흥분장애는 종종 관계 만족의 감소와 연관된다.

감별진단 Differential Diagnosis

비성적 정신질환. '모든 혹은 거의 모든 활동에 대한 관심이나 즐거움의 현저한 감소가 매일, 거의 매일 나타나는' 주요우울장애 같은 비성적인 정신질환은 성적 관심/흥분의 결핍을 설명할 수 있다. 관심이나 흥분의 결핍이 완벽하게 다른 정신질환으로 인한 것이라면 여성 성적 관심/흥분장애의 진단이 내려져서는 안 된다.

물질/치료약물 사용. 물질/치료약물 사용의 시작과 일치하고 물질/치료약물의 중단 또는 용량 감소와 함께 사라지는 욕구 또는 흥분의 어려움은 여성 성적 관심/흥분장애 대신 진단되어야 하는 물질/치료약물로 유발된 성기능부전을 암시한다.

다른 의학적 상태. 만약 성적 증상이 거의 전적으로 다른 의학적 상태(예, 당뇨병, 자궁내막 질환, 갑상샘 기능부전, 뇌신경 계통 질병)의 영향에 의한 것으로 여겨진다면 여성 성적 관심/흥분장애의 진단이 내려져서는 안 된다.

대인관계 요인. 만약 대인관계 혹은 심각한 상황적 요인, 예를 들면 심각한 관계 고통, 친밀한 파트너의 폭력 또는 다른 명백한 스트레스 요인 등이 성적 관심/흥분장애 증상을 설명할 수 있다면 여성 성적 관심/흥분장애의 진단이 내려져서는 안 된다.

기타 성기능부전. 다른 성기능부전이 있어도 여성 성적 관심/흥분장애의 진단을 배제하지는 않는다. 여성이 하나 이상의 성기능부전을 경험하는 것은 흔하다. 예를 들어, 만성 음부통은 성적 행위의 욕구를 감소시킬 수 있다. 성적 행위 동안 성적 관심 또는 흥분의 결핍은 극치감에 문제를 야기할 수 있다. 일부 여성에서는 모든 성적 반응이 불만족스럽고 고통스러울 수 있다.

불충분하거나 결핍된 성적 자극. 감별진단을 고려할 때 여성의 성경험 내에서 성적 자극의 적절성을 평가하는 것이 중요하다. 불충분하거나 결핍된 성적 자극이 임상적 양상의 원인이 되는 경우에는 의학적 치료에 대한 근거는 될 수 있지만 성기능부전 진단을 내려서는 안 된다. 유사하게, 중요한 삶 혹은 개인적인 사건에 이차적으로 수반되는 성기능의 일시적이고 적응적인 변화는 감별진단으로 고려되어야 한다.

동반이환 Comorbidity

성적 관심/흥분 문제와 다른 성적 문제 사이의 동반이환은 매우 흔하다. 성생활에서 성적 고통과 불만족 역시 낮은 성욕을 가진 여성에서 상당히 많이 나타난다. 고통스러운 낮은 성욕은 우울증, 갑상샘 문제, 불안, 요실금, 그리고 다른 의학적 요인과 연관이 있다. 관절염과 염증성 혹은 과민성 장질환은 역시 성적 흥분 문제와 연관이 있다. 낮은 성욕은 우울증, 성인기의 성적 혹은 신체적 학대, 알코올 사용과 공존하여 나타난다.

● 성기-골반통/삽입장애
Genito-Pelvic Pain/Penetration Disorder

진단기준	F52.6

A. 다음 중 하나 이상의 증상이 지속되거나 재발되는 어려움이 있다.
  1. 성교 중 삽입통
  2. 성교 중이나 삽입 시도 중 현저한 음부나 질의 통증 혹은 골반통
  3. 질 내 삽입을 예상하거나, 질 내 삽입 중이거나, 질 내 삽입의 결과로 인한 음부나 질의 통증 혹은 골반통에 대한 현저한 두려움 또는 불안
  4. 질 내 삽입의 시도 동안 골반기저근의 현저한 긴장 혹은 수축
B. 진단기준 A의 증상은 최소 약 6개월 이상 지속되어야 한다.
C. 진단기준 A의 증상은 개인에게 임상적으로 현저한 고통을 초래한다.
D. 성기능부전은 비성적인 정신질환이나 심각한 대인관계 고통(예, 파트너의 폭력) 혹은 다른 유의미한 스트레스 요인으로 더 잘 설명되지 않으며, 물질/치료약물의 효과나 다른 의학적 상태로 인한 것이 아니다.

다음 중 하나를 명시할 것:
  평생형: 장해가 개인이 성적으로 활동하기 시작할 때부터 존재
  후천형: 장해는 상대적으로 정상적인 성기능 시기 이후에 발생
현재의 심각도를 명시할 것:
  경도: 진단기준 A의 증상들이 경한 고통을 유발
  중등도: 진단기준 A의 증상들이 중등도의 고통을 유발
  고도: 진단기준 A의 증상들이 고도 또는 극도의 고통을 유발

진단적 특징 Diagnostic Features

성기-골반통/삽입장애에는 동반되는 4개의 증상 차원이 언급된다: ① 성교의 어려움, ② 성기-골반통, ③ 질 내 삽입이나 통증에 대한 두려움, ④ 골반기저근(pelvic floor muscle)의 긴장(진단기준 A). 이 증상 차원들 중 어떤 하나라도 주요한 증상으로 나타나면 임상적으로 현저한 고통을 겪을 수 있기 때문에 진단을 내릴 수 있다. 하지만 단지 1개의 증상 차원으로 진단을 내릴 수 있게 된다 하더라도, 4개의 증상 차원 모두를 평가하여야 한다.

질 성교/질 내 삽입 시 현저한 어려움(진단기준 A1)은 어떤 상황(예, 성교, 부인과적 검사, 탐폰 삽입)에서든 질 내 삽입이 완전히 불가능한 경우부터, 어떤 상황에서는 삽입의 어려움을 겪고 다른 상황에서는 겪지 않는 등 다양하게 나타날 수 있다. 가장 흔한 임상적 상황은 여성이 파트너와의 성교나 삽입을 경험할 수 없는 것인데, 부인과적 검사를 받은 경우에도 역시 어려움을 겪을 수 있다. 성교 중이나 삽입 시도 중 현저한 음부나 질의 통증 혹은 골반통(진단기준 A2)은 성기-골반 주위의 각기 다른 위치에서 발생하는 통증을 의미한다. 통증의 강도뿐 아니라 위치도 평가되어야 한다. 일반적으로 통증은 표재통(성교 시 외음부나 질에서 발생)일 수도 있고, 심부통(골반, 즉 보다 깊이 삽입 시 통증 발생)일 수도 있다. 통증의 강도는 종종 성교나 다른 성적 행위 때의 고통이나 어려움과 비례하지 않는다. 성기-골반통이 자극되었을 때(즉, 성교나 물리적인 자극에 의해)에만 발생하기도 하고, 또 다른 경우에는 자극되었을 때뿐만 아니라 자연적으로도 발생하기도 한다. 성기-골반통의 특성을 질적으로(예, '타는 듯이' '살을 에는 듯이' '쑤시듯이' '욱신거리는') 설명하는 것이 유용하기도 하다. 통증은 성행위가 끝난 뒤에도 지속될 수 있으며, 배뇨 시 발생할 수도 있다. 일반적으로 성행위 시에 경험한 통증은 부인과적 검사 때 다시 발생하기도 한다.

질 내 삽입을 예상하거나, 질 내 삽입 중이거나, 질 내 삽입의 결과로 인한 음부나 질의 통증 혹은 골반통에 대한 현저한 두려움 또는 불안(진단기준 A3)은 성행위 동안 주기적으로 통증을 경험한 여성에서 흔하게 보고된다. 이 '정상적인' 반응은 성적인/친밀한 상황의 회피로 이어질 수 있다. 다른 경우에는 이 뚜렷한 공포가 통증의 경험과는 크게 상관없어 보일지라도 성행위나 질 내 삽입 상황을 회피하게 만들 수 있다. 어떤 사람들은 대상이 질 내 삽입이나 통증에 대한 공포라는 것을 제외하고 이것이 공포 반응과 비슷하다고 묘사하기도 한다.

질 내 삽입의 시도 동안 골반기저근의 현저한 긴장 혹은 수축(진단기준 A4)은 질 내 삽입에 대한 반응으로 골반기저근에 반사성 연축이 발생하는 것에서부터 반복된 고통 경험이나 예상 혹은 공포나 불안에 대한 반응으로 나타나는 '정상/수의적' 근긴장 방어까지 다양하다. '정상/방어' 반응은 이완된 환경에서는 삽입이 가능할 수 있다. 골반기저근 기능부전에 대한 특성과 평가는 부인과 전문의와 골반기저근 물리치료사들이 가장 잘 수행한다.

성기-골반통/삽입장애에서의 증상은 **성교통**(dyspareunia, 성교 중 통증) 및 **질 경련**(vaginismus, 삽입을 고통스럽게 하거나 불가능하게 하는 근육의 비자발적 수축)이 포함된 이전의 용어들로 특징지어진다. 외음부 통증(최소 3개월 지속되는 만성 특발성 외음부 통증) 및 유발성 전정통(vestibulodynia, 외음부 전정에 국한된 접촉 유발 외음부 통증)과 같은 특정 의학적 장애는 성기-골반통/삽입장애의 주요 원인이 될 수 있으며, 이 질병 연구에서 초점이 된다. 이러한 여러 상태로 진단된 여성은 심각한 고통을 보고하고 성기-골반통/삽입장애의 진단기준을 충족할 가능성이 있다.

부수적 특징 Associated Features

성기-골반통/삽입장애는 특히 저하된 성욕이나 흥미(여성 성적 관심/흥분장애)와 같은 다른 성기능부전과 흔하게 연관된다. 때때로 삽입이 필요하지 않거나, 통증이 없는 성적인 상황에서는 성욕 또는 성적 관심이 보존되기도 한다. 성기-골반통/삽입장애가 있는 사람이 성적인 흥미/동기를 보고는 하지만, 성적인 상황이나 기회를 회피하는 행동이 흔하게 있다. 의학적 권고에도 불구하고 부인과적 검진을 회피하는 것도 역시 흔하다. 회피의 양상은 공포증에서 보이는 것과 유사하다. 성공적으로 질 내 삽입을 하지 못하는 여성이 임신을 원할 때만 치료를 받으려는 경우도 흔하다. 성기-골반통/삽입장애가 있는 많은 여성은 연관된 관계/결혼의 문제들을 겪을 수 있다. 이들은 증상들이 여성성(femininity)에 대한 느낌을 현저히 감소시킨다고 보고한다.

'평생형/후천형'의 아형에 더해 성기-골반통/삽입장애의 병인, 그리고/또는 치료와 관련된 다음의 5가지 요인은 성기-골반통/삽입장애를 진단하고 평가하는 데 반드시 고려되어야 한다: ① 파트너 요인(예, 파트너의 성적 문제, 파트너의 건강 상태), ② 관계 요인(예, 고통에 대한 파트너의 반응[심각한 반응, 부정적인 반응, 촉진적인 반응 포함], 성적 행위에 대한 욕구의 불일치), ③ 개인의 취약성 요인(예, 불량한 신체상, 성적 또는 정서적 학대의 과거력), 정신과적 동반이환(예, 우울증, 불안) 또는 스트레스 요인(예, 실직, 사별), ④ 문화적/종교적 요인(예, 성적 행위에 대한 금기로 인한 억제, 성에 대한 태도), ⑤ 예후, 경과 또는 치료와 관계된 의학적 요인. 이러한 각각의 요인은 이 질환이 있는 여성에서 증상이 다양하게 나타나도록 한다.

유병률 Prevalence

성기-골반통/삽입장애의 유병률은 알려져 있지 않다. 그런데 미국에서는 10~28% 정도의 가임기 여성이 성행위 시 반복된 통증이 있다고 보고한다. 흔히 성행위 시 어려움으로 성기능부전 클리닉이나 전문가를 찾게 된다. 국제적으로 성교 시 성기-골반통의 유병률은 가임기 여성의 8~28% 범위이며 국가마다 다르다.

질 내 삽입을 포함한 성행위 중 성기-골반통의 유병률은 이성애 여성에 비해 동성애 여성의 경우 불확실하지만 비슷하거나 더 낮을 수 있다. 트랜스젠더 여성을 포함한 다른 성 소수자 사이의 유병률은 알려져 있지 않다.

발달 및 경과 Development and Course

성기-골반통/삽입장애의 발생과 경과는 불명확하다. 여성은 보통 성기능 문제를 겪기 전까지는 치료를 받으려 하지 않기 때문에, 일반적으로 성기-골반통/삽입장애가 평생형(일차성)인지, 후천형(이차성)인지 특징적으로 구분하는 것이 어려울 수 있다. 비록 여성들이 임상적 관심을 받게 되는 것은 성적 행위를 시작한 이후이지만, 흔하게 초기 임상적 징후들이 있다. 예를 들어, 탐폰의 사용이 어렵거나 사용을 회피하는 것은 이후 문제들의 중요한 예측인자다. 질 내 삽입의 어려움(불가능 또는 공포 또는 통증)은 성행위 중 성교를 시도하기 전까지는 확실하지 않을 수 있다. 일단 성교 시도를 할지라도, 시도의 빈도가 의미 없거나 규칙적이지 않을 수 있다. 평생형인지 후천형인지 결정하기가 힘든 상황에서는 성공적으로 통증, 공포, 그리고 긴장이 없는 성행위를 할 수 있었던 지속적인 기간이 있었는지 여부를 묻는 것이 유용하다. 만약 그러한 경험이 있었다면 성기-골반통/삽입장애가 후천형이라고 할 수 있다. 증상이 약 6개월간 지속된 것이 확인되면 증상이 자연적으로 유의미하게 관해될 가능성은 줄어드는 것으로 나타난다.

성기-골반통에 관련된 불편은 성인기 초기와 폐경 전후기에 최고조를 보인다. 성기-골반통과 관련한 증상이 출산 후에 증가할 수 있다.

위험 및 예후 인자 Risk and Prognostic Factors

기질적. 선행된 기분장애와 불안장애가 있는 여성은 없는 여성에 비해 성기-골반통/삽입장애의 증상이 나타날 가능성이 4배 더 높다. 심리사회적 요인(예, 통증의 파국화, 통증 자기효능감, 통증 회피, 부정적인 기분) 및 대인관계 요인(예, 불안정 애착, 고통에 대한 파트너의 부정적인 반응, 부정적인 관계 결과를 피하는 데 초점을 둔 성적 동기)이 증상을 악화시키고 유지시킬 수 있다.

환경적. 성기-골반통/삽입장애가 있는 여성은 이 장애가 없는 여성보다 성적 및/또는 신체적 학대의 병력과 학대에 대한 두려움을 보고할 가능성이 더 높다. 하지만 증상을 표현하는 모든 여성이 이러한 병력을 가지고 있는 것은 아니다.

유전적, 생리적. 성교를 하는 동안 표재통을 경험하는 여성은 종종 질 감염 후에 통증이 발생했다고 보고한다. 감염이 회복되고 잔류 신체 징후가 없을지라도 통증이 지속된다. 성적 접촉을 시도하기 이전에라도 탐폰을 삽입할 때 통증을 느끼거나 탐폰을 삽입하지 못하는 것은 성기-골반통/삽입장애의 중요한 위험인자다.

추가적인 신체의학적 위험 요인에는 성조숙증, 염증, 경구 피임약의 조기 사용, 외음부 통증 수용체 증식(즉, 수용체 수의 증가) 및 민감성(즉, 접촉이 통증으로 인식될 수 있음), 낮은 접촉 및 통증 역치가 있다. 과긴장성, 불량한 근육 조절, 과민성 및 수축성 변화를 포함한 안정 시 골반기저근의 이상은 질의 틈새를 닫아 삽입을 방해할 수 있다.

문화와 관련된 진단적 쟁점 Culture-Related Diagnostic Issues

문화적 맥락은 성교와 관련된 성기-골반통/삽입장애의 경험과 보고에 영향을 미칠 수 있다. 이 장애가 있는 여성은 남성의 성적 욕망과 삽입 성교를 우선시하는 압박이나 성교를 쉽고 자연스러운 것으로만 묘사하는 것들이 나열된 여성다움(womanhood), 성 성향(sexuality), 여성성에 대한 사회적 담화와 관련되어 부정적인 영향을 경험한다. 여성의 성적 경험을 평가 절하하는 문화적 견해는 여성이 성교 중 고통의 경험을 해석하는 방식, 도움-요청 선택, 보호자와 증상에 대해 논의하는 방식에 영향을 미칠 수 있다. 예를 들어, 일부 여성은 성기-골반통을 구체적으로 보고하기보다 결혼생활이 불행하다고 언급한다.

미국에서 히스패닉계 여성은 비히스패닉계 여성에 비해 훨씬 더 높은 비율의 성기-골반통을 보고하고, 첫 성교 시 통증(즉, 원발성 성기-골반통/삽입장애)을 보고할 가능성이 높다. 미네소타주 미니애폴리스에서 실시한 조사에서 성기-골반통이 있는 여성의 약 절반만이 치료를 받으려고 했으며, 종종 낙인 찍혔다는 느낌을 받았다고 보고하였다. 이러한 경험은 성적 소수자, 소외된 민족 및 인종 집단(특히 여성과 아프리카계 미국인에 대한 통증 치료에 대한 불평등한 증거를 고려해 보면)에서 증가된다.

성 및 젠더와 관련된 진단적 쟁점 Sex- and Gender-Related Diagnostic Issues

여성 자신의 필요나 욕구보다 삽입 성교와 남성의 성적 욕망을 우선시하는 것을 포함하여 여성스러움과 여성성을 강조하는 성역할의 사회 구조는 성기-골반통/삽입장애의 경험과 관련이 있다. 이 장애는 수치심 및 여성으로서의 부적절함과 연관된 심리적인 고통을 더욱 심화시킨다.

정의에 따르면, 성기-골반통/삽입장애의 진단은 여성에게만 내릴 수 있다. 비뇨기과적으로 남성의 만성 골반통 증후군에 대한 비교적 최근의 연구들은 남성도 일정 비율로 비슷한 문제를 경험할수 있다는 것을 시사하고 있다. 남성의 성기-골반통 유병률은 전 세계적으로 2.2~9.7%로 추정된다. 이 진단을 남성에게 적용할 수 있을 만큼 연구와 임상적인 경험이 충분히 이루어지지 않았다. 이 유형에 들어맞는다면 남성에게서 달리 명시되는 성기능부전 혹은 명시되지 않는 성기능부전으로 진단할 수 있다.

진단적 표지자 Diagnostic Markers

검증된 생리학적 측정으로 진단기준 A2 증상(성교 중이나 삽입 시도 중 현저한 음부나 질의 통증 혹은 골반통)을 실시간으로 평가할 수 있다(예, 면봉검사, 외음부 통증 측정기[vulvalgesiometer], 탐폰검사). 이러한 측정은 삽입 시도 중 통증 강도에 대해 잘 검증은 되었지만, 통증을 경험하는 성적 맥락에 접근하는 것은 아니어서 오직 자가 보고를 통해서만 평가할 수 있다. 진단기준 A4 증상(질 내 삽입의 시도 동안 골반기저근의 현저한 긴장 혹은 수축)도 측정할 수 있다(예, 자격을 갖춘 물리치료사에 의한 근전도 진폭, 동력계[dynamometer], 4차원 초음파를 통해). 진단기준 A1 또는 A3 증상은 검증된 생리학적 측정은 없다. 검증된 심리 측정 목록을 사용하여 성기-골반통/삽입장애와 관련된 통증 및 불안 요소를 형식에 맞게 평가할 수 있다.

성기-골반통/삽입장애의 기능적 결과
Functional Consequences of Genito-Pelvic Pain/Penetration Disorder

성기-골반통/삽입장애의 기능적 어려움은 종종 연인관계의 다양한 측면(연인관계의 시작에서 음경/질 성행위를 통한 임신 능력에 이르기까지)을 방해하는 것과 관련이 있다.

감별진단 Differential Diagnosis

다른 의학적 상태. 다양한 사례에서 성기-골반통/삽입장애가 있는 여성은 다른 의학적 상태(예, 경화성 태선, 자궁내막증, 골반염, 외음부 위축)를 함께 진단받을 수 있다. 일부 사례에서는 의학적 상태를 치료하는 것이 성기-골반통/삽입장애를 완화시키기도 한다. 하지만 대다수 사례에서는 그렇지 않다. 임상의가 의학적 상태와 성기-골반통/삽입장애 중 무엇이 일차적인지를 알 수 있게 하는 신뢰도 있는 도구나 진단적 방법은 없다. 종종 연관된 의학적 상태의 진단과 치료가 어려울 수 있다. 예를 들어, 폐경 후 성교 시 통증이 증가하는 것은 때때로 에스트로겐 농도의 감소와 연관된 질 건조나 질 자극과 관련되어 있을 수도 있다. 그러나 생식기 증상, 에스트로겐 농도, 통증 정도의 관계는 잘 알려져 있지 않다.

신체증상 및 관련 장애. 성기-골반통/삽입장애가 있는 어떤 여성들은 신체증상장애(somatic symptom disorder)로도 진단이 가능하다. 성기-골반통/삽입장애와 신체증상 및 관련 장애 모두가 DSM-5에서 새로운 진단이기 때문에 신뢰도 있게 감별하는 것이 아직은 불명확하다. 성기-골반통/삽입장애로 진단되는 어떤 여성들은 특정공포증으로도 진단받을 수 있다.

부적절한 성적 자극. 감별진단을 하는 데 있어 여성이 성경험을 할 때 적절한 성적 자극이 있었는지를 평가하는 것은 임상의에게 중요하다. 충분하지 않은 전희, 불충분한 성적 흥분이 있는 상황은 삽입의 어려움, 통증 혹은 회피를 유발할 수 있다. 남성 파트너의 발기부전과 조루도 삽입에 어려움을 유발할 수 있다. 이러한 상태는 조심스럽게 평가되어야 한다. 어떤 상황에서는 성기-골반통/삽입장애로 진단하는 것이 부적절할 수 있다.

동반이환 Comorbidity

성기-골반통/삽입장애와 다른 성적 어려움의 공존은 흔하다. 관계의 고통과 같이 나타나는 것도 흔하며, 전형적으로 고통 자체보다는 성적 친밀감의 부족과 관련이 있다. 원하는 상대와 성교를 가지는 것(통증 없는)이 불가능하거나 성적 기회를 회피하는 것이 다른 성적 문제와 관계 문제의 원인이 되거나 결과가 된다는 것은 놀라운 일이 아니다. 골반기저 증상이 성기-골반통/삽입장애의 진단에 관련되기 때문에 골반기저기관이나 생식기관과 관련된 다른 장애(예, 간질성 방광염, 변비, 질 감염, 자궁내막증, 과민성 대장 증후군)의 유병률이 높을 가능성이 있다. 성기-골반통/삽입장애가 있는 여성은 만성 통증 상태(예, 섬유근육통, 만성 두통)를 흔히 동반하고, 이러한 동반 질병의 유병률은 외음부 통증 증상이 심각할수록 증가한다.

레즈비언 여성 또한 성행위 중 성기-골반통과 삽입의 어려움을 보고한다. 비이성애 여성의 성기-골반통/삽입 증상의 빈도는 이성애 여성보다 적거나 같은 것으로 나타났다.

남성성욕감퇴장애
Male Hypoactive Sexual Desire Disorder

진단기준 F52.0

A. 성적/성애적 사고나 환상, 그리고 성적 행위에 대한 욕망이 지속적으로 또는 반복적으로 결여(또는 부재). 결여에 대한 판단은 연령이나 개인 삶 전반과 사회문화적 맥락에서 성적 기능에 영향을 미치는 요인들을 고려하여 임상의에 의해 이루어진다.

B. 진단기준 A의 증상은 최소 대략 6개월간 지속되어야 한다.

C. 진단기준 A의 증상은 개인에게 임상적으로 현저한 고통을 초래한다.

D. 성기능부전은 비성적인 정신질환이나 심각한 대인관계 스트레스 혹은 다른 유의미한 스트레스 요인으로 더 잘 설명되지 않으며, 물질/치료약물의 효과나 다른 의학적 상태로 인한 것이 아니다.

다음 중 하나를 명시할 것:

　평생형: 장해가 개인이 성적으로 활동하기 시작할 때부터 존재

　후천형: 장해는 상대적으로 정상적인 성기능 시기 이후에 발생

다음 중 하나를 명시할 것:

　전반형: 특정한 종류의 자극, 상황 또는 파트너에 국한되지 않음

　상황형: 특정한 종류의 자극, 상황 또는 파트너에 국한됨

현재의 심각도를 명시할 것:

　경도: 진단기준 A의 증상들이 경한 고통을 유발

　중등도: 진단기준 A의 증상들이 중등도의 고통을 유발

　고도: 진단기준 A의 증상들이 고도 또는 극도의 고통을 유발

진단적 특징 Diagnostic Features

남성성욕감퇴장애를 평가할 때는 대인관계 상황이 반드시 고려되어야 한다. 남성이 파트너보다 성적 행위에 대한 욕구가 더 낮은 '욕구의 불일치(desire discrepancy)'는 남성성욕감퇴장애를 진단하는 데 충분하지 않다. 성적 행위에 대한 결여된/부재한 욕구, 성적인 생각이나 환상의 결여/부재(진단기준 A) 모두가 이 장애를 진단하는 데 필요하다. 성적 욕구를 표현하는 방법은 남성마다 다양할 수 있다.

성적 행위에 대한 욕구의 부족과 성애적 사고나 환상의 결여/부재는 지속되거나 반복적이어야 하고, 최소 대략 6개월간 나타나야 한다. 기간 기준을 포함시킨 것은 삶의 부정적인 상태에 대한 적응적인 반응으로 남성의 성욕이 낮을 때 이 진단을 내리는 것을 방지하기 위해서다. 예를 들어, 남성의 낮은 성욕은 극심한 스트레스 요인이나 자존감 상실(예, 직장에서 해고되거나 사업 실패와 같은 재정적인 어려움을 경험)과 관련이 있을 수 있다. 이러한 스트레스 요인이 낮은 성욕과 함께 6개월 이상 지속되었을 때 남성성욕감퇴장애 진단이 적절한지는 임상의가 판단한다.

부수적 특징 Associated Features

남성성욕감퇴장애는 때로 발기 혹은 사정에 대한 염려와 관련이 있다. 예를 들어, 지속적인 발기의 어려움은 남성이 성적 행위에 흥미를 잃게 만든다. 남성성욕감퇴장애가 있는 남성은 흔히 더 이상 성적 행위를 개시하지 않고 상대가 성적 행위를 하려는 시도를 최소한으로만 받아들인다. 낮은 성욕에도 불구하고 때로는 성적 행위(예, 자위나 파트너가 있는 성적 행위)가 있을 수 있다. 남성성욕감퇴장애를 진단하는 데 성적 행위 개시 유형과 관련된 관계 특이적 선호를 반드시 고려하여야 한다. 남성들이 성적 행위를 개시할 가능성이 더 많아 성적 행위를 시작하지 않는 것이 낮은 욕구 유형으로 특징지어질 수 있지만, 많은 남성은 파트너가 성적 행위를 개시하는 것을 선호할 수도 있다. 그 상황에서는 남성이 상대방의 개시를 받아들이는 것이 부족한가를 낮은 욕구를 평가할 때 반드시 고려하여야 한다.

'평생형/후천형' 및 '전반형/상황형'의 아형에 더해 남성성욕감퇴장애의 병인, 그리고/또는 치료와 관련된 다음의 5가지 요인은 남성성욕감퇴장애를 진단하고 평가하는 데 반드시 고려되어야 한다: ① 파트너 요인(예, 파트너의 성적 문제, 파트너의 건강 상태), ② 관계 요인(예, 불량한 의사소통, 성적 행위에 대한 욕구의 불일치), ③ 개인의 취약성 요인(예, 불량한 신체상, 성적 또는 정서적 학대의 과거력), 정신과적 동반이환(예, 우울증, 불안) 또는 스트레스 요인(예, 실직, 사별), ④ 문화적/종교적 요인(예, 성적 행위에 대한 금기로 인한 억제, 성에 대한 태도), ⑤ 예후, 경과 또는 치료와 관계된 의학적 요인. 이러한 각각의 요인은 이 질환이 있는 각 남성에서 다양한 증상이 나타나도록 한다.

유병률 Prevalence

남성성욕감퇴장애의 유병률은 국가와 평가 방법에 따라 다양하다. 대표적인 표본에서 유병률 추정치는 3~17%다. 성욕 문제는 젊은 남성(16~24세)은 덜하여 유병률이 3~14%인데, 노인 남성(60~74세)은 16~28%다. 그러나 6개월 이상 지속되는 성에 대한 지속적인 흥미 부족은 더 적은 비율의 남성(6%)에게 영향을 미친다. 또한 남성의 2% 미만에서 낮은 욕구와 연관된 임상적으로 현저한 고통을 보고한다. 도움-요청 행동에 대한 연구에 따르면 직전 연도에 성적인 문제가 있었던 남성의 10.5%만이 도움을 요청하였다.

발달 및 경과 Development and Course

정의에 따르면, 평생형 남성성욕감퇴장애는 항상 성욕이 낮거나 혹은 전혀 없었다는 것을 뜻한다. 만약 남성의 낮은 욕구가 정상 욕구가 있었던 기간 후에 발생하였다면 후천형 아형이 주어진다. 낮은 욕구가 대략 6개월 혹은 그 이상 지속되었다는 진단기준을 충족하여야 한다. 따라서 성욕의 단기간 변화는 남성성욕감퇴장애로 진단해서는 안 된다.

성욕은 나이가 들면서 정상적으로 감소한다. 남성에서 낮은 성욕의 유병률은 27세는 약 5.2%이고 50세는 18.5%인데, 나이가 들수록 증가한다. 여성처럼 남성도 다양한 성욕 유발 요인이 있어 성적 행위를 하기로 선택한 이유로 수많은 것을 대기도 한다. 성적인 시각 자극이 젊은 남성에게 더 효과적인 욕구 유발 요인일 수 있는데, 이 성적 자극의 효율성은 연령에 따라 감소할 수 있어 남성 성욕감퇴장애를 평가할 때 반드시 고려해야 한다.

위험 및 예후 인자 Risk and Prognostic Factors

기질적. 기분과 불안 증상이 남성의 낮은 욕구의 강력한 예측인자로 여겨진다. 정신의학적 증상의 과거력이 있었던 남성의 반 정도까지가 중등도 또는 고도의 욕구 상실이 있을 수 있고, 이는 과거력이 없는 남성의 단지 15%만이 이러한 증상이 있다는 것과 대조적이다. 남성의 자신에 대한 느낌, 자신에 대해 파트너가 갖는 욕구에 대한 스스로의 인지, 정서적으로 연결되었다는 느낌, 그리고 상황적 변수들이 모두 부정적으로(뿐만 아니라 긍정적으로도) 성욕에 영향을 미친다.

성생활에 대한 믿음(특히 엄격한 성적 태도나 보수적인 믿음)은 일반적으로 남성의 낮은 성욕과 연관이 있다. 게다가 성적 행위 중 성애적 생각의 부족이나 발기 염려는 낮은 성욕뿐만 아니라 발기 기능에 대한 낮은 확신에 중요한 예측인자다.

환경적. 음주는 낮은 욕구의 발생률을 높인다. 낮은 성욕의 다른 환경 결정 요인에는 문제가 있는 이성관계, 파트너에 대한 매력 감소, 장기간 관계를 유지하며 생활, 성적 지루함 및 직업적 스트레스가 포함된다. 대규모 사회적 수준에서 실시된 일부 고소득 국가의 코호트 연구는 최근 수십년 동안 남성의 성욕 감소 추세를 보여 준다.

유전적, 생리적. 고프로락틴 혈중과 성선기능저하증 같은 내분비 질환은 남성의 성욕에 심각하게 영향을 미친다. 연령도 남성의 낮은 욕구의 중요한 위험 요인이다. 낮은 욕구를 가진 남성이 비정상적으로 낮은 테스토스테론 수치를 나타내는지의 진위는 불명확하다. 하지만 성선기능저하증이 있는 남성(hypogonadal men)에서는 낮은 욕구가 흔하다. 또한 결정적인 역치가 있어서 그 역치보다 낮은 테스토스테론은 남성에서 성적 욕구에 영향을 미치고, 역치보다 높은 테스토스테론은 남성의 성적 욕구에 거의 영향을 미치지 않게 된다.

문화와 관련된 진단적 쟁점 Culture-Related Diagnostic Issues

낮은 욕구의 유병률은 문화에 따라 뚜렷하게 차이가 나는데, 그 범위가 40~80대 남성에서 북유럽 남성의 12.5%에서 동남아시아 남성의 28%에까지 이른다. 유럽 3개국(포르투갈, 크로아티아, 노르웨이)에 걸친 웹 기반 조사에서 성욕 부족에 대한 고통은 사회문화적 맥락(예, 직업적 스트레스)과 상당히 연관이 있었다.

성 및 젠더와 관련된 진단적 쟁점 Sex- and Gender-Related Diagnostic Issues

여성에서 성기능부전 분류와는 대조적으로, 남성에서는 성욕과 흥분에 관련된 장애는 별개의 개념으로 유지되었다. 남성과 여성에서 성욕은 유사한 점이 많고 시간에 따라 변하며 상황적인 요인에 종속된다는 점에서 비슷하나, 남성은 여성에 비해 성욕이 더욱 강하고 빈도가 잦은 것으로 보고된다. 그러나 예비 조사에 따르면 성욕과 성적 흥분(발기 기능)이 겹치는 것은 남성에서는 매우 흔한

데, 특히 성적 문제에 관한 도움을 요청할 때 그러하다. 성적 지향에 관한 자료를 살펴보면 낮은 성욕은 이성애 남성(9%)보다 동성애 남성(19%)에서 더 흔하게 보고된다.

감별진단 Differential Diagnosis

비성적 정신질환. 비성적인 정신질환, 예를 들어 '활동이나 대부분의 일에서 흥미나 즐거움의 현저한 감소'가 특징인 주요우울장애는 성욕의 감소를 보여 준다. 만약 성욕의 감소가 다른 정신질환으로 더 잘 설명될 수 있다면 남성성욕감퇴장애 진단은 하지 않는다.

물질/치료약물 사용. 물질/치료약물 사용 시작 동시에 남성 성욕 저하가 시작되고, 물질/치료약물 중단 또는 용량 감소와 함께 소멸하는 것은 남성성욕감퇴장애 대신 물질/치료약물로 유발된 성기능부전이 진단되어야 한다.

다른 의학적 상태. 만약 성욕의 결여/부재 또는 성애적 사고나 공상의 결여/부재가 다른 의학적 상태(예, 성기능저하, 당뇨, 갑상샘 기능부전, 중추신경계 질환)로 더 잘 설명될 수 있다면 남성성욕감퇴장애 진단은 하지 않는다.

대인관계 요인. 만약 대인관계 또는 중요한 상황적 요인, 예를 들어 심각한 관계 고통 또는 다른 심각한 스트레스 요인 등이 남성의 성욕 저하와 연관되어 있다면 남성성욕감퇴장애 진단은 하지 않는다.

기타 성기능부전. 다른 성기능부전이 있어도 남성의 성욕감퇴 진단은 배제되지 않는다. 성적 욕구 감퇴 환자의 절반 정도까지는 발기 문제도 동반되어 있으며, 더 소수에서는 사정 문제도 동반되어 있다. 만약 남성이 스스로를 무성애자라고 인정하고 이것이 성욕 감퇴를 더 잘 설명할 수 있다면 남성성욕감퇴장애는 진단되지 않는다.

동반이환 Comorbidity

남성성욕감퇴장애가 남성에게 유일한 성기능부전 진단이 되는 경우는 드물다. 발기부전, 사정지연, 조기사정이 종종 동반 진단된다. 내분비적 요인은 물론 우울증, 다른 정신질환이 있는 경우 남성성욕감퇴장애가 동반될 수 있다.

● 조기사정
Premature (Early) Ejaculation

진단기준   F52.4

A. 파트너와의 성적 행위 동안 질 내 삽입 후 개인이 원하기 이전인 대략 1분 내에 사정을 하는 유형이 지속되거나 반복된다.

  주의점: 질 내 삽입이 아니더라도 조기사정은 진단될 수 있다. 이 경우 특정한 시간 기준은 입증되지 않았다.

B. 진단기준 A의 증상을 최소한 6개월간 성적 행위(상황상 인정되는 맥락이 있거나, 일반적으로는 모든 맥락에서)

의 거의 모든 혹은 모든(대략 75~100%) 상황에서 경험한다.

C. 진단기준 A의 증상이 개인에게 임상적으로 현저한 고통을 초래한다.

D. 성기능부전은 비성적인 정신질환이나 심각한 대인관계 스트레스 혹은 다른 유의미한 스트레스 요인으로 더 잘 설명되지 않으며, 물질/치료약물의 효과나 다른 의학적 상태로 인한 것이 아니다.

다음 중 하나를 명시할 것:

  평생형: 장해가 개인이 성적으로 활동하기 시작할 때부터 존재

  후천형: 장해는 상대적으로 정상적인 성기능 시기 이후에 발생

다음 중 하나를 명시할 것:

  전반형: 특정한 종류의 자극, 상황 또는 파트너에 국한되지 않음

  상황형: 특정한 종류의 자극, 상황 또는 파트너에 국한됨

현재의 심각도를 명시할 것:

  경도: 질 내 삽입 후 약 30초~1분 내에 사정이 일어나는 경우

  중등도: 질 내 삽입 후 약 15~30초 내에 사정이 일어나는 경우

  고도: 사정이 성적 행위에 앞서 일어나거나 성적 행위를 시작할 때, 또는 질 내 삽입 후 약 15초 내에 일어나는 경우

진단적 특징 Diagnostic Features

조기사정은 질 내 삽입 이전 또는 직후에 개인이 추정한 사정 잠복기(ejaculation latency; 즉, 사정하기까지의 경과 시간) 이전에 사정이 일어나는 것이다. 진단기준은 음경-질 성교를 특정하지만 사정 잠복기에 대한 유사한 추정치가 동성과 성교를 갖는 남성뿐만 아니라 기타 성적 행위에도 적용된다고 가정하는 것이 합리적이다. 사정 잠복기가 짧을수록 추정 시간과 측정 시간의 상관이 높아 자가보고식으로 사정 잠복기를 추정하는 것으로도 진단을 내리기에 충분하다. 지금까지 남성의 평생형 조기사정을 진단하는 데 질 내 사정 잠복기를 60초로 설정하는 것이 적절한 것으로 간주되었지만, 현재 전문가들은 잠복 시간이 너무 짧은 것으로 간주하여 대신에 120초 역치를 권장한다.

부수적 특징 Associated Features

많은 남성 조기사정 환자는 사정에 대한 통제력 상실을 호소하고 앞으로 성적 행위에서 사정을 지연시키지 못할 수도 있다는 예측 때문에 불안해한다.

다음의 요인들은 성기능부전을 평가하는 데 있어 관련이 있을 수 있다: ① 파트너 요인(예, 파트너의 성적 문제, 파트너의 건강 상태), ② 관계 요인(예, 불량한 의사소통, 성적 행위에 대한 욕구의 불일치), ③ 개인의 취약성 요인(예, 성적 또는 정서적 학대의 과거력), 정신과적 동반이환(예, 우울증, 불안) 또는 스트레스 요인(예, 실직, 사별), ④ 문화적/종교적 요인(예, 사생활 결여, 성적 행위에 대한 금기로 인한 억제, 성에 대한 태도), ⑤ 예후, 경과 또는 치료와 관계된 의학적 요인.

유병률 Prevalence

조기사정 유병률은 어떠한 기준과 정의를 사용하는지에 따라 크게 달라질 수 있다. 세계적으로

전체 연령대의 남성들에서 8~30%의 유병률이 보고되었고, 다른 연구들에서는 더 낮거나 더 높은 비율이 보고되었다. 조기사정 유병률은 나이가 들수록 증가할 수 있다. 예를 들어, 스위스와 튀르키예에서 18~30세 남성의 유병률은 9~11%인 반면, 미국에서 50~59세 남성의 유병률은 55%에 이르는 것으로 보고되었다. 조기사정을 질 삽입 후 약 1분 이내에 발생하는 사정으로 정의할 경우, 1~3%의 남성만이 조기사정으로 진단된다.

발달 및 경과 Development and Course

정의에 따르면, 평생형 조기사정은 남성이 첫 성경험 때 발생하여 그 이후로도 지속된다. 어떤 남성들은 첫 성경험에서 조기사정을 경험하지만 시간이 지남에 따라 사정을 조절하는 능력을 가진다. 조기사정은 6개월 이상 지속될 때 진단할 수 있다. 반대로, 후천형 조기사정의 경우 정상적인 사정지연을 경험한 이후에 장애가 생기는 경우다. 후천형 조기사정은 평생형 조기사정에 비해 알려진 바가 별로 없다. 후천형 조기사정은 주로 늦게 발병하고, 40대 이후에 발생한다. 평생형은 비교적 일생 동안 지속된다.

위험 및 예후 인자 Risk and Prognostic Factors

기질적. 조기사정은 불안장애, 특히 사회불안장애가 있는 남성에서 더 흔히 나타날 수 있다.

유전적, 생리적. 평생형 조기사정은 중등도의 유전적 원인이 있다. 조기사정은 도파민 수송체 또는 세로토닌 수송체에 관련된 유전자 다형성(gene polymorphism)과 연관되어 있을 가능성이 있다. 갑상샘 질환, 전립선염, 약물 금단 현상도 후천형 조기사정과 연관이 있다. 사정하는 동안 양전자단층촬영(positron emission tomography)을 이용한 국소 뇌 혈류 측정에서 복측 피개부(ventral tegmental area)를 포함한 중뇌의 전이 부위(mesocephalic transition zone)에서 주된 활성을 보였다.

문화와 관련된 진단적 쟁점 Culture-Related Diagnostic Issues

정상적인 사정 잠복기를 구성하는 여러 요소에 대한 인식은 문화에 따라 다르다. 이는 성기능부전에 대한 다양한 의식 정도, 성교 실패에 대한 우려, 성교의 중요성에 대한 인식의 정도와 관련이 있다. 사정 잠복기 측정도 국가에 따라 다를 수 있다. 문화적 또는 종교적 요인이 이러한 차이에 기여한다. 예를 들어, 조기사정에 대한 보고는 가족의 압력에 의한 불안, 혼전 성경험 부족과 같은 요인들 때문에 중매결혼에서 더 흔하다.

성 및 젠더와 관련된 진단적 쟁점 Sex- and Gender-Related Diagnostic Issues

조기사정은 남성에서 나타나는 성기능부전이다. 남성과 파트너의 수용할 수 있는 사정 잠복기에 대한 지각은 다를 수 있다. 여성들에서 파트너의 조기사정에 대한 염려가 증가하고 있는데, 이는 여성들의 성적 행위에 대한 사회적 태도 변화를 반영하는 것일 수 있다.

진단적 표지자 Diagnostic Markers

비록 실제 성적 상황하고는 맞지 않을지라도 사정 잠복기는 주로 연구 상황에서 파트너가 시간측정 도구(예, 초시계)를 사용하여 측정한다. 임상에서는 초시계 측정 대신 남성의 질 내 삽입과 사정 사이의 추정 시간을 받아들여야 한다.

자살 사고 혹은 행동과의 연관성 Association With Suicidal Thoughts or Behavior

조기사정 치료를 받는 환자 중에 우울증이 동반되면 자살 사고 또는 자살 행동이 증가되는 것이 관찰되었다. 비록 영향을 받은 남성들이 자살 증상을 그들의 조기사정 탓으로 돌렸지만, 우울증이 기여하는 요인일 가능성이 높다.

조기사정의 기능적 결과 Functional Consequences of Premature (Early) Ejaculation

조기사정은 자존감과 자신감의 감소, 통제력 상실, 파트너와 관계에 끼치는 부정적인 영향과 연관이 있다. 이것은 파트너에게 개인적인 고통과 성생활 불만족을 야기할 수 있다. 조기사정은 새로운 관계를 찾고 유지하는 데 방해가 되기 때문에 독신 남성이 파트너가 있는 남성보다 더 괴로워한다. 삽입 전의 사정은 임신의 어려움과 연관될 수 있다.

감별진단 Differential Diagnosis

물질/치료약물로 유발된 성기능부전. 조기사정이 기타 원인 없이 물질 사용, 중독 또는 금단에 의해 발생했을 때 물질/치료약물로 유발된 성기능부전이 진단되어야 한다.

진단기준에 맞지 않는 사정 문제들. 정상 사정 잠복기이지만 더 오랜 사정 잠복기를 원하는 남성과 간헐적으로 조기사정을 보이는 남성들을 확인하는 것이 필요하다(예, 새로운 파트너와 처음 성적 행위를 하는 동안 짧은 사정 잠복기를 보이는 것은 흔하고 정상적인 반응일 수 있다). 이러한 상황들이 몇몇 남성에게는 고통스러울지라도 어떠한 상황도 조기사정으로 진단해서는 안 된다.

동반이환 Comorbidity

조기사정은 발기 문제와 연관될 수 있다. 많은 경우 이 둘 중의 어떠한 문제가 먼저인지 구분하기 어렵다. 평생형 조기사정은 불안장애와 연관될 수 있다. 후천형 조기사정은 전립선염, 갑상샘 질환 또는 약물 금단(예, 아편계 금단 기간)과 연관될 수 있다.

물질/치료약물로 유발된 성기능부전
Substance/Medication-Induced Sexual Dysfunction

진단기준

A. 임상적으로 현저한 성기능 장해가 임상 양상에서 두드러진다.
B. 병력, 신체검진 또는 검사 소견에 (1)과 (2) 둘 다의 증거가 있다.
  1. 진단기준 A의 증상이 물질 중독이나 물질 금단 동안 혹은 직후에, 혹은 치료약물 노출 후나 금단 후에 발생한다.
  2. 관련된 물질/치료약물이 진단기준 A의 증상을 일으킬 수 있다.
C. 장해가 물질/치료약물로 유발된 것이 아닌 성기능부전으로 더 잘 설명되지 않는다. 별개의 성기능부전의 증거는 다음과 같다.
  증상이 물질/치료약물 사용 시작보다 선행한다. 증상이 급성 금단 혹은 심한 중독의 중단 이후에도 상당한 기간(예, 약 1개월) 동안 계속된다. 혹은 물질/치료약물로 유발된 것이 아닌 독립적인 성기능부전이라는 다른 증거(예, 물질/치료약물과 관련 없는 재발성 삽화의 병력)가 있다.
D. 장해가 섬망의 경과 중에만 발생되지는 않는다.
E. 장해가 개인에게 임상적으로 현저한 고통을 초래한다.
주의점: 이 진단은 진단기준 A의 증상이 임상 양상에서 두드러지고 임상적 주목을 받을 정도로 충분히 심할 때에만 물질 중독이나 물질 금단의 진단 대신에 내려져야 한다.
부호화 시 주의점: [특정 물질/치료약물]로 유발된 성기능부전에 대한 ICD-10-CM 부호는 다음 표에 제시되어 있다. ICD-10-CM 부호는 동일 종류의 물질에 대한 물질사용장애의 동반이환 여부에 따라 달라진다는 점에 주의한다. 만약 경도의 물질사용장애가 물질로 유발된 성기능부전과 동반이환된다면 네 번째 자리의 글자는 '1'이고, 임상의는 물질로 유발된 성기능부전 앞에 '경도 [물질]사용장애'를 기록해야 한다(예, '경도 코카인사용장애, 코카인으로 유발된 성기능부전 동반'). 만약 중등도 또는 고도 물질사용장애가 물질로 유발된 성기능부전과 동반이환된다면 네 번째 자리의 글자는 '2'이고, 임상의는 동반이환하는 물질사용장애의 심각도에 따라 '중등도 [물질]사용장애' 또는 '고도 [물질]사용장애'를 기록해야 한다. 만약 동반이환하는 물질사용장애가 없다면(예, 1회의 심한 물질 사용 후) 네 번째 자리의 글자는 '9'이며 임상의는 물질로 유발된 성기능부전만을 기록해야 한다.

	ICD-10-CM		
	경도 사용장애 동반	중증도 또는 고도 사용장애 동반	사용장애 미동반
알코올	F10.181	F10.281	F10.981
아편계	F11.181	F11.281	F11.981
진정제, 수면제 또는 항불안제	F13.181	F13.281	F13.981
암페타민류 물질 (또는 기타 자극제)	F15.181	F15.281	F15.981
코카인	F14.181	F14.281	F14.981
기타(또는 미상의) 물질	F19.181	F19.281	F19.981

다음의 경우 명시할 것(물질 종류와 연관된 진단을 위해서는 '중독 중 발병' 및/또는 '금단 중 발병'이 특정 물질 등급에 적용되는지 여부를 나타내는 '물질관련 및 중독 장애' 장의 〈표 1〉을 참조하시오; 혹은 '치료약물 사용 후 발병'을 명시하시오):
  중독 중 발병: 기준이 물질 중독에 맞고, 증상이 중독 동안에 발생하는 경우

금단 중 발병: 기준이 물질 금단에 맞고, 증상이 금단 동안 혹은 금단 직후 발생하는 경우
치료약물 사용 후 발병: 증상이 치료약물의 시작, 치료약물의 교체 또는 치료약물의 금단 중에 발생하는 경우
현재의 심각도를 명시할 것:
경도: 성적 행위 중 25~50% 빈도로 나타남
중등도: 성적 행위 중 50~75% 빈도로 나타남
고도: 성적 행위 중 75% 이상의 빈도로 나타남

기록 절차 Recording Procedures

물질/치료약물로 유발된 성기능부전의 이름은 성기능부전의 원인으로 가정되는 특정 물질(예, 알코올)로 시작한다. ICD-10-CM 진단부호는 약물 종류에 기초한 진단기준 세트에 포함된 표에서 선택된다. 어느 종류에도 부합하지 않는 약물(예, 플루옥세틴)의 경우 기타(또는 미상의) 물질을 위한 ICD-10-CM 부호를 사용해야 하며, 특정 물질의 이름을 기록해야 한다(예, F19.981 플루옥세틴으로 유발된 성기능부전). 어떤 물질이 병인인자로 판단되나 특정 물질이 알려지지 않은 경우 기타(또는 미상의) 물질 분류에 대한 ICD-10-CM 부호를 사용하고, 해당 물질이 알려지지 않은 사실을 기록한다(예, F19.981 미상의 물질로 유발된 성기능부전).

장애의 이름을 기록할 때는 동반 물질사용장애를 (있다면) 먼저 기재하고, 이어서 '동반'이라는 단어와 함께 물질로 유발된 성기능부전의 이름이 뒤따르며, 그다음으로 발병에 대한 명시 사항(즉, 중독 중 발병, 금단 중 발병, 치료약물 사용 후 발병), 세분화한 심각도(예, 경도, 중등도, 고도)를 적는다. 예를 들어, 고도 알코올사용장애가 있는 사람에서 중독 중 발병한 발기부전의 경우 진단은 F10.281 알코올로 유발된 성기능부전을 동반하는 고도 알코올사용장애, 중독 중 발병, 중등도다. 동반된 고도 알코올사용장애에 대한 별도의 진단은 부여되지 않는다. 만약 물질로 유발된 성기능부전이 동반된 물질사용장애 없이 일어난 경우라면(예, 1회의 심한 물질 사용 후) 부수의 물질사용장애는 기록되지 않는다(예, F15.981 암페타민으로 유발된 성기능부전, 중독 중 발병). 한 가지 이상의 물질이 성기능부전의 발생에 상당한 역할을 한 것으로 여겨질 때는 각각을 모두 별도로 나열해야 한다(예, F14.181 코카인으로 유발된 성기능부전을 동반하는 경도 코카인사용장애, 중독 중 발병, 중등도; F19.981 플루옥세틴으로 유발된 성기능부전, 치료약물 사용 후 발병, 중등도).

진단적 특징 Diagnostic Features

물질/치료약물로 유발된 성기능부전의 핵심 양상은 물질(예, 남용약물이나 치료약물)의 영향으로 판단되는 임상 양상(진단기준 A)에서 두드러지게 나타나는 임상적으로 현저한 성기능 장해다. 성기능부전은 물질 중독이나 금단 직후, 또는 치료약물 노출 후나 금단 후에 발생하여야 하며, 물질 또는 치료약물이 증상을 발생시킬 수 있어야 한다(진단기준 B2). 처방된 치료로 인한 물질/치료약물로 유발된 성기능부전 또는 다른 의학적 상태는 개인이 치료약물을 복용하는 동안(또는 금단이 치료약물과 연관된 경우 금단 동안) 발병해야 한다. 치료가 중단되면 성기능부전은 일반적으로 수일에서 수주 이내에 개선되거나 완화된다(물질/치료약물의 반감기와 금단의 유무에 따라 다름). 성기능부전의 발

병이 물질/치료약물 중독 또는 금단 현상보다 먼저 발생하거나 증상이 심각한 중독 또는 금단 상태로부터 상당한 기간(즉, 일반적으로 1개월 이상) 지속되는 경우 물질/치료약물로 유발된 성기능부전의 진단을 내리지 않아야 한다.

부수적 특징 Associated Features

성기능부전은 다음과 같은 종류의 물질 중독과 연관되어 일어날 수 있다: 알코올; 아편계; 진정제, 수면제 또는 항불안제; 자극제(코카인을 포함한); 기타(또는 미상의) 물질. 성기능부전은 다음과 같은 종류의 물질 금단과 연관되어 일어날 수 있다: 알코올; 아편계; 진정제, 수면제 또는 항불안제; 기타(또는 미상의) 물질. 성기능부전을 유발할 수 있는 치료약물에는 항우울제, 항정신병약물, 그리고 호르몬 피임제가 포함된다.

가장 흔하게 보고되는 항우울제의 부작용은 남성의 경우 극치감 또는 사정의 어려움이고, 여성의 경우 흥분의 어려움이다. 성욕과 발기 문제는 덜 흔하다. 성기능부전에 대한 항우울제의 효과는 우울증 심각성에 관계없이 발생한다. 성적 호소의 약 30%가 임상적으로 의미가 있다. 특정한 약제(즉, 부프로피온, 미르타자핀, 네파조돈, 빌라조돈)는 다른 항우울제보다 성적 부작용과 관계가 없어 보인다.

성욕 및 발기, 윤활, 사정 또는 극치감 문제와 같은 항정신병약물과 연관된 성적 문제는 비전형 약물과 전형 약물에서 모두 일어난다. 하지만 프로락틴에 영향을 주지 않는 항정신병약물이나 도파민 수용체를 차단하지 않는 항정신병약물에서는 문제가 덜 흔하다.

성적 기능에 대한 기분 조절제의 효과는 불확실하지만 라모트리진을 제외한 리튬과 항경련제는 성욕에 부정적인 효과를 보인다. 가바펜틴도 극치감 문제를 유발할 수 있다. 유사하게 벤조디아제핀과 연관된 발기와 극치감 문제도 높은 빈도를 보이는 것 같다. 부스피론에 관하여는 그러한 보고가 없다.

심혈관, 세포독성(cytotoxin), 위장관, 호르몬 제제와 같은 많은 비정신과적 치료약물도 성기능의 장해와 연관되어 있다. 5-α-환원효소 억제제(예, 두타스테라이드, 피나스테라이드)의 사용은 남성의 발기 기능, 사정 기능 및 성욕을 감소시킬 수 있다.

불법 물질 사용은 성욕 감소, 발기부전, 극치감 도달의 어려움과 연관되어 있다. 성기능부전은 또한 메타돈을 투여받은 사람에서도 볼 수 있지만, 부프레노르핀을 투여받은 개인에서는 거의 보고되지 않는다. 만성적 니코틴 남용 또는 만성적 알코올 남용도 발기 문제와 연관되어 있다. 대마는 알코올과 마찬가지로 중추신경계 억제제인데, 성기능부전의 위험 요소가 될 수 있다. 하지만 극치감의 만족도는 향상시킬 수 있다는 의견도 있다.

유병률 Prevalence

물질/치료약물로 유발된 성기능부전의 유병률과 빈도는 확실하지 않은데, 이것은 아마도 치료적으로 응급을 요하는 성적 부작용을 적게 보고하기 때문인 것 같다. 물질/치료약물로 유발된 성기능부전에 대한 자료는 대개 항우울제의 영향에 관한 것들이다. 항우울제로 유발된 성기능부전의 유병률은 어느 정도는 어떤 약제를 사용하느냐에 따라 달라진다. 모노아민 산화 억제제, 삼환계 항우울제, 세로토닌성 항우울제, 그리고 세로토닌-아드레날린성이 결합된 항우울제를 투여받은 사람들의 약 25~80%가 성적 부작용을 보고한다. 몇몇 세로토닌, 그리고 아드레날린-세로토닌 결합 항우울제 간에도 성적 부작용의 발생률에 차이가 있으며, 시탈로프람, 플루옥세틴, 플루복사민, 파록세틴, 설트랄린, 벤라팍신과 같은 약물은 성기능부전의 비율이 가장 높다.

항정신병 치료약물을 복용하는 환자들 중 약 50%는 성욕, 발기, 윤활, 사정 또는 극치감 문제와 같은 성적 부작용을 경험한다. 각각의 항정신병약물에서 나타나는 이러한 부작용의 발생률은 명확하지 않다.

심혈관, 세포 독성, 위장관, 그리고 호르몬 제제와 같은 비정신과적 치료약물을 복용하는 사람들에서 나타나는 성기능부전의 정확한 유병률과 발생률은 알려지지 않았다. 성기능부전의 비율이 높게 보고되는 치료약물은 통증 치료에 사용되는 고용량의 아편계 약물이다. 높은 빈도의 성욕 감소, 발기부전, 극치감 도달의 어려움은 불법 물질 사용과 연관이 있다. 성적 문제의 유병률은 만성적 약물 남용과 관련이 있는 것으로 보이며, 암페타민류 물질이나 3,4-메틸렌디옥시메스암페타민(3,4-methylenedioxymethamphetamine; 즉, MDMA, 엑스터시)을 남용하는 사람보다는 헤로인을 남용하는 사람(약 60~70%)에서 높게 나타난다. 성기능부전은 메타돈을 복용하는 사람에서 높은 비율로 나타나지만, 부프레노르핀을 복용하는 환자에서는 거의 보고되지 않는다. 만성적 알코올 남용과 만성적 니코틴 남용은 발기 문제의 비율이 높게 나타나는 것과 관련이 있다.

발달 및 경과 Development and Course

항우울제로 유발된 성기능부전은 치료약물을 복용한 후 빠르면 8일 만에 나타난다. 경도에서 중등도의 극치감 지연을 보이는 환자들 중 약 30%는 6개월 내에 장애가 자연 관해되는 것을 경험한다. 어떤 경우에는 세로토닌 재흡수 억제제로 유발된 성기능부전이 약물치료를 중단한 이후에도 지속될 수 있다. 항정신병약물 투약이나 약물 남용이 시작된 후 언제 성기능부전이 발생하는지는 알려지지 않았다. 니코틴과 알코올의 부작용은 수년간 사용한 후에도 나타나지 않을 가능성도 있다. 조기사정은 때때로 아편계 사용 중단 후에 나타나기도 한다. 나이가 들면서 물질/치료약물 사용과 관계된 성기능의 장해가 증가한다는 몇몇 증거가 있다.

문화와 관련된 진단적 쟁점 Culture-Related Diagnostic Issues

문화적 요인과 성기능에 대한 치료약물의 영향 및 개인의 반응 사이에 어떤 상호작용이 있을 수 있다.

성 및 젠더와 관련된 진단적 쟁점 Sex- and Gender-Related Diagnostic Issues

물질과 치료약물로 인한 성적 부작용의 일부 젠더 차이가 존재할 수 있다. 예를 들어, 남성은 항우울제 사용 후 욕구와 극치감의 손상을 더 자주 보고하고, 여성은 성적 흥분의 어려움을 더 자주 보고할 수 있다.

물질/치료약물로 유발된 성기능부전의 기능적 결과
Functional Consequences of Substance/Medication-Induced Sexual Dysfunction

치료약물로 유발된 성기능부전은 치료약물을 중단하거나 불규칙적으로 복용하는 등 치료약물 비순응을 유발할 수 있어 항우울제의 효능이 떨어지는 원인이 될 수 있다.

감별진단 Differential Diagnosis

비물질/치료약물로 유발된 성기능부전. 우울장애, 양극성장애, 불안장애, 정신병적 장애 같은 많은 정신질환이 성기능의 장해와 연관되어 있다. 따라서 물질/치료약물로 유발된 성기능부전을 기저의 정신질환에서 나타나는 증상들과 구별하는 것은 상당히 어려울 수 있다. 물질/치료약물의 시작 또는 중단과 밀접한 관계가 입증된다면 보통 진단을 내릴 수 있다. 물질/치료약물 시작 후에 문제가 일어나고, 물질/치료약물을 중단함으로써 없어지며, 같은 제제를 사용함으로써 다시 발생한다면 분명히 진단할 수 있다. 대부분의 물질/치료약물로 유발된 부작용은 시작하거나 중단한 이후에 즉시 발생한다. 물질/치료약물의 만성적 사용 후에 일어나는 성적 부작용은 확신을 가지고 진단을 내리기가 매우 어렵다.

● 달리 명시되는 성기능부전
Other Specified Sexual Dysfunction

F52.8

이 범주는 사회적, 직업적 또는 다른 중요한 기능 영역에서 임상적으로 현저한 고통이나 손상을 초래하는 성기능부전의 특징적인 증상들이 두드러지지만, 성기능부전의 진단분류에 속한 장애 중 어느 것에도 완전한 기준을 만족하지 않는 발현 징후들에 적용된다. 달리 명시되는 성기능부전 범주는 발현 징후가 어떤 특정 성기능부전의 기준에 맞지 않은 특정한 이유를 의사소통하기 위해 임상의가 선택한 상황들에서 사용된다. 이는 '달리 명시되는 성기능부전'을 기록하고, 이어서 특정한 이유(예, '성적 혐오')를 기록한다.

● 명시되지 않는 성기능부전
Unspecified Sexual Dysfunction

F52.9

이 범주는 사회적, 직업적 또는 다른 중요한 기능 영역에서 임상적으로 현저한 고통을 초래하는 성기능부전의 특징적인 증상들이 두드러지지만, 성기능부전의 진단분류에 속한 장애 중 어느 것에도 완전한 기준을 만족하지 않는 발현 징후들에 적용된다. 명시되지 않는 성기능부전 범주는 기준이 특정 성기능부전의 기준에 맞지 않은 이유를 명시할 수 없다고 임상의가 선택한 상황들에서 사용되며, 좀 더 특정한 진단을 내리기에는 정보가 불충분한 발현 징후들을 포함한다.

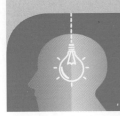

젠더 불쾌감
Gender Dysphoria

이 장은 젠더 불쾌감이라는 아주 중요한 진단에 대한 것이다. 이 진단은 아동, 청소년, 성인기마다 발달학적으로 적절한 개별화된 진단기준이 있다. 성(sex)과 젠더(gender)의 영역은 논쟁의 여지가 많고 시간이 지남에 따라, 학제 내 또는 학제 간에 의미가 다른 용어들의 확산으로 이어졌다. 혼동을 초래하는 또 다른 근원은 영어로 'sex'가 남성/여성의 구분과 섹슈얼리티(sexuality) 둘 다를 내포하기 때문이다. 이 장에서는 젠더 불쾌감 치료에 전문성을 가진 다양한 분야의 임상의들이 널리 사용하는 단어나 용어를 사용한다. 이 장에서 sex와 sexual은 남성과 여성의 생물학적 표시자(biological indicator)를 일컬으며(생식 능력의 맥락으로 이해되는), 성염색체, 생식샘, 성 호르몬, 명료한 내부와 외부의 생식기를 의미한다. 성발달장애 또는 성발달 차이(Disorders of Sex Development or Differences of Sex Development: DSDs)에는 역사적 용어인 **자웅동체**(hermaphroditism) 및 **가성 자웅동체**(pseudohermaphroditism)라는 용어가 있다. DSDs에는 선천적으로 모호한 생식기의 발달(예, 음핵 비대, 소음경), 내부 및 외부 생식기관의 선천적 분리(예, 완전 안드로겐 무감성 증후군), 생식기관의 불완전한 발달(예, 생식선 무형성), 성 염색체 이상(예, 터너 증후군, 클라인펠터 증후군) 또는 생식선 발달장애(예, 난소 고환) 등과 같은 신체적 중성(intersex) 상태들이 있다.

젠더는 소년/소녀, 남성/여성, 기타 젠더의 역할로 살고 있는 대중적이고 사회문화적(항상 법적으로 인정되는)인 용어로 사용된다. 생물학적 요인이 사회적 · 심리학적 요소와 상호작용을 통해 젠더 발달에 기여하는 것으로 여겨진다. **젠더 부여**(gender assignment)는 남성 또는 여성으로 부여되는 것을 말한다. 이것은 일반적으로 표현형 성(phenotype sex)을 기반으로 출생 시 이루어지므로 **출생-부여 젠더**(birth-assigned gender)가 된다. 역사적으로는 '생물학적 성(biological sex)' 또는 더 최근에는 '출생 젠더(natal gender)'라는 용어가 사용되었다. **출생-부여 성**(birth-assigned sex)은 종종 출생-부여 젠더와 같은 의미로 쓰인다. 부여된 성(assigned sex) 및 부여된 젠더(assigned gender)라는 용어는 출생으로 부여된 성/젠더를 포함하지만, 일반적으로 중성의 경우 출생 후 유아기 또는 아동기 초기에 이루어진 성/젠더 부여 및 재부여도 포함한다. **젠더 비전형**(gender-atypical)은 특정 사회와 역사적 시대에 동일한 젠더를 부여받은 개인에서 전형적이지 않은(통계적 의미에서) 신체적 특징 또는 행동을 의미한다. **젠더 비순응**(gender-nonconforming), **젠더 변이**(gender variant) 및 **젠더 다양성**(gender diverse)이 대체할 수 있는 비진단적 용어다. **젠더 재부여**(gender reassignment)는 젠더의 공식적인(때때로 법률적인) 변화를 나타낸다. **젠더 확정 치료**(gender-affirming treatment)는 개인의 신체적 특성을 개인이 경험하고 있는 젠더와 일치시키는 것을 목표로 하는 의학적 시술(호르몬이나 수술 혹은 둘 다)이다. **젠더 정체성**(gender identity)은 사회적 정체성의 범주인데, 남성, 여성, 둘 사이에 있는 일부 범주(즉, 젠더 유동체[gender fluid]) 또는 남성, 여성이 아닌 다른 범주(즉, 젠더 중립[gender neutral])로서 개인의 정체성을 말한다. 최근 수년간 젠더 정체성의 개념에 확장이 있었다. **젠더 불쾌감**은 일반적인 기술 용어로 개인의 경험되고 표현되는 젠더와 부여된 젠더 사이의 불일치로 인한 고통을 말한다. 그러나 진단범주로 사용될 때 더 구체적으로 정의된다. 낙인이 고통의 원인이 되는 것은 분명하지만, 낙인과 관련된 고통을 의미하지는 않는다. **트랜스젠더**(transgender)는 젠더 정체성이 출생-부여 젠더와 다른 광범위한 사람들을 가리킨다. **시스젠더**(cisgender)는 젠더 표현이 출생-부여 젠더와 일치하는 개인(또한 비트랜스젠더[non-trangender])을 설명한다. **성전환자**(transsexual)는 역사적인 용어로, 남성에서 여성으로 또는 여성에서 남성으로 사회적 변화를 추구하거나, 실행에 옮기고 있거나, 실행에 옮긴 개인을 일컫는데, 모두는 아니지만 많은 경우 성전환 호르몬 치료와 생식기, 유방 또는 그 외 젠더를 확정하는 수술(과거 성 재부여 수술[sex reassignment surgery]이라고 불린)에 의한 신체적 변화가 포함된다.

모든 개인이 그러한 불일치의 결과로 고통을 경험하지는 않지만 많은 이가 호르몬, 그리고/또는 수술과 같은 신체적 중재가 가능하지 않은 경우 고통을 받는다. 현재 사용되는 용어는 이전 DSM-IV 용어인 **젠더 정체감 장애**(gender identity disorder)보다는 더 기술적이며, 정체성 그 자체가 아닌 임상적 문제로서 불쾌감에 초점을 맞추고 있다.

● 젠더 불쾌감
Gender Dysphoria

진단기준

아동에서 젠더 불쾌감   F64.2
A. 자신의 경험된/표현되는 젠더와 부여된 젠더 사이의 현저한 불일치가 최소 6개월 동안 다음 중 최소 6가지를 보인다(진단기준 A1은 반드시 포함).
   1. 다른 젠더가 되고 싶은 강한 욕구 또는 자신이 다른 젠더(또는 부여된 젠더와 다른 어떤 대체 젠더)라고 주장함
   2. 남자아이(부여된 젠더)는 여자아이 옷을 입거나 여자아이 옷처럼 보이게 하는 것을 강하게 선호하고, 여자아이(부여된 젠더)는 전형적인 남자아이 옷만 강하게 선호하고 전형적인 여자아이 옷에는 강한 저항을 보임
   3. 가상 놀이 또는 환상 놀이에서 다른 젠더의 역할을 강하게 선호함
   4. 다른 젠더가 전형적으로 사용하거나 관여하는 장난감, 게임, 활동을 강하게 선호함
   5. 다른 젠더의 놀이 친구를 강하게 선호
   6. 남자아이(부여된 젠더)는 전형적으로 남성적인 장난감, 게임, 활동에 대해 강한 거부감과 난폭한 놀이에 강한 회피, 여자아이(부여된 젠더)는 전형적으로 여성적인 장난감, 게임, 활동에 대한 강한 거부감을 보임

7. 자신의 해부학적 성에 강한 혐오

8. 자신이 경험하고 있는 젠더와 일치하고자 하는 일차, 그리고/또는 이차 성징에 대한 강한 욕구

B. 이 상태는 사회, 학교 또는 다른 중요한 기능 영역에서 임상적으로 현저한 고통이나 손상과 연관된다.

다음의 경우 명시할 것:

성발달장애/차이 동반(예, [E25.0] 선천성 부신 과형성 또는 [E34.50] 안드로겐 무감성 증후군 같은 선천성 부신 성기장애)

부호화 시 주의점: 젠더 불쾌감뿐만 아니라 성발달장애/차이도 부호화하시오.

청소년과 성인에서 젠더 불쾌감   F64.0

A. 자신의 경험된/표현되는 젠더와 부여된 젠더 사이의 현저한 불일치가 최소 6개월 동안 다음 중 최소 2가지를 보인다.

1. 자신의 경험된/표현되는 젠더의 일차, 그리고/또는 이차 성징(또는 어린 청소년에서 기대되는 이차 성징) 사이의 현저한 불일치

2. 자신의 경험된/표현되는 젠더(또는 어린 청소년에서 기대되는 이차 성징의 발달을 막고자 하는 욕구)의 현저한 불일치로 인해 자신의 일차, 그리고/또는 이차 성징을 제거하고자 하는 강한 욕구

3. 다른 젠더의 일차, 그리고/또는 이차 성징에 대한 강한 욕구

4. 다른 젠더(또는 자신에게 부여된 젠더와는 다른 어떤 대체 젠더)가 되고 싶은 강한 욕구

5. 다른 젠더(또는 자신에게 부여된 젠더와는 다른 어떤 대체 젠더)로 대우받고 싶은 강한 욕구

6. 자신이 다른 젠더(또는 자신에게 부여된 젠더와는 다른 어떤 대체 젠더)의 전형적인 느낌과 반응을 가지고 있다는 강한 확신

B. 이 상태는 사회적, 직업적 또는 다른 중요한 기능 영역에서 임상적으로 현저한 고통이나 손상과 연관된다.

다음의 경우 명시할 것:

성발달장애/차이 동반(예, [E25.0] 선천성 부신 과형성 또는 [E34.50] 안드로겐 무감성 증후군 같은 선천성 부신 성기장애)

부호화 시 주의점: 젠더 불쾌감뿐만 아니라 성발달장애/차이도 부호화하시오.

다음의 경우 명시할 것:

성전환 후: 최소한 하나의 젠더를 확정하는 의학적 시술이나 치료요법—즉, 경험하고 있는 젠더로 확정하기 위한 규칙적인 젠더 확정 호르몬 치료나 젠더 재부여 수술(예, 출생 시 부여된 남성에서 유방 확대 수술 및/또는 외음부 성형술; 출생 시 부여된 여성에서 성전환 가슴 수술 및/또는 남근 성형술 또는 유륜 성형술)—을 통하여 경험하고 있는 젠더로 온종일 살아가기 위해 성전환을 했거나(젠더 변화에 적법성이 있든지 없든지 간에), 준비하고 있다.

명시자 Specifiers

'성발달장애/차이 동반'이라는 명시자는 의무기록에 기록된 특정적이고 부호 부여가 가능한 성발달장애/차이가 있는 개인에서 맥락에 맞게 사용해야 한다.

'성전환 후'라는 명시자는 새로 부여된 젠더를 유지하기 위한 방편으로 치료적 방법을 지속하는 경우에 사용될 수 있다.

진단적 특징 Diagnostic Features

젠더 불쾌감 환자들은 태어나면서 부여된 젠더(일반적으로 출생 시 표현형 젠더를 기반으로 **출생–부여 젠더라 불리는**)와 그들이 경험하고 표현하는 젠더 사이에 뚜렷한 불일치를 보인다. 이 차이가 진단의 핵심 사항이다. 또한 이 불일치로 인해 고통받는다는 증거가 있어야 한다. 경험하는 젠더는 이분법적인 고정 틀을 벗어난 또 다른 젠더 정체성이 포함될 수 있다. 결과적으로 고통은 개인이 출생 시 부여된 젠더가 아닌 남성 또는 여성 젠더라는 경험뿐만 아니라 개인이 출생 시 부여된 젠더와 다른 중간 또는 대체 젠더의 경험도 포함된다.

젠더 불쾌감은 연령에 따라 다른 형태로 표현된다. 젠더에 대한 고정관념이 적은 환경에서 자란 아이에게는 다음의 예시들이 덜 두드러질 수 있다.

출생 시 여성으로 부여된 사춘기 전의 젠더 불쾌감 아이들은 자신이 소년이라는 뚜렷하고 지속적인 감정이나 확신을 표현하고 소녀라는 생각에 대한 혐오감을 표현하며 자라서 남자가 될 것이라고 주장한다. 그들은 남아의 옷과 머리 스타일을 더 선호하고, 종종 낯선 이로부터 소년이라고 인식되기도 하며, 남자의 이름으로 불러 달라고 요구할지도 모른다. 대개 이 아이들은 부모가 여자 옷을 입히거나 치장하려 할 때 강한 거부감을 보일 것이다. 어떤 소녀들은 여자 옷을 입어야만 하는 학교나 사회 행사에 참석하는 것을 거부하기도 한다. 이 아이들은 역할극, 꿈, 젠더에 따른 놀이, 장난감 선호, 스타일, 버릇, 환상, 또래 선호에서 뚜렷한 젠더 비순응을 보일 수 있다. 접촉 스포츠, 난투적인 놀이, 전통적인 남아들의 게임, 남자아이와 노는 것을 더 선호한다. 그들은 정형화된 여성 장난감(예, 인형)이나 활동(예, 여자처럼 차려입고 역할 놀이를 하는 것)에 거의 관심을 보이지 않는다. 때때로 그들은 앉은 자세로 소변을 보는 것을 거부한다. 일부 소녀는 남성 성기를 가졌으면 하는 소원을 표현하거나, 그들에게도 남성 성기가 있다거나, 그들이 나이가 들면 남성 성기를 갖게 해 달라고 요구하기도 한다. 그들은 유방의 발달이나 월경은 원하지 않는다고 말한다.

출생 시 남성으로 부여된 사춘기 전의 젠더 불쾌감 아이들은 자신이 소녀라는 뚜렷하고 지속적인 감정이나 확신을 표현하고 크면 여자가 될 것이라고 주장한다. 그들은 소년이라는 생각에 혐오감을 나타낸다. 소녀나 여성의 옷을 입기를 선호하고 사용 가능한 것들(예, 수건, 앞치마, 긴 머리를 위한 스카프나 치마를 사용하여)로 옷을 꾸미는 것을 선호한다. 이 아이들은 젠더에 따른 놀이, 장난감 선호, 스타일, 버릇, 또래 선호에서 뚜렷한 젠더 비순응을 보일 수 있다. 이 아이들은 역할 놀이에서 여성의 역할을 하고(예, '엄마' 역할), 종종 환상 속의 여성 인물에 진지하게 흥미를 가진다. 전통적으로 여성의 활동이나 게임, 취미(예, '집에서 노는 것', 여자 그림을 그리는 것, 여성 캐릭터가 나오는 텔레비전이나 비디오를 보는 것)를 선호한다. 전형적인 여성 인형(예, 바비 인형)이 종종 가장 좋아하는 장난감이고, 친구로 여성을 선호한다. 그들은 거칠고 위험한 게임과 경쟁적인 운동 경기를 피하고, 남성적인 장난감(예, 자동차, 트럭)에는 거의 흥미가 없다. 그들은 남성 성기나 고환이 혐오스럽다고 느끼거나, 그것을 제거하기를 원하거나 또는 여성 성기를 가지기를 원한다고 말한다.

젠더 불쾌감이 있는 자녀가 이미 사회적으로 젠더가 전환되고 나서 전문 클리닉을 찾아오는 부모들이 늘고 있다.

출생 시 부여된 젠더가 여자인 경우 사춘기 시작은 9세에서 13세 사이이고, 출생 시 부여된 젠더가 남자인 경우 사춘기 시작은 11세에서 14세 사이이기 때문에, 그들의 증상과 걱정은 유년기와 청소년기 사이의 발달단계에서 발생할 수 있다. 이차 성징이 완전히 나타나지 않은 청소년에서는, 그들이 이차 성징을 싫어한다고 말하지는 않지만 곧 나타날 신체적 변화를 두드러지게 괴로워한다.

청소년, 그리고 성인 젠더 불쾌감 환자들은 경험되는 젠더와 생물학적 성의 불일치를 경험하지만 항상 일차, 그리고/또는 이차 성징을 제거하고 다른 젠더의 일차, 그리고/또는 이차 성징을 갖기를 원하지는 않는다. 정도는 각기 다르지만, 나이 든 청소년들과 성인 젠더 불쾌감 환자들은 자신이 경험하는 젠더의 행동, 의복, 버릇을 사용한다. 그들은 다른 사람들이 자신을 출생 시 젠더로 취급하고 사회에서 자신의 출생 시 젠더로 기능해야 한다는 사실에 불편함을 느낀다. 어떤 성인들과 청소년들은 다른 젠더가 되기를 강하게 희망하며 다른 젠더로 대해지기를 원한다. 그리고 그들은 의학적으로 몸의 특성을 바꾸는 것을 추구하지 않고도 경험하는 젠더로 느끼고 반응하는 내적 확실성을 가지고 있다. 그들은 경험하고 표현하는 젠더와 부여된 젠더 사이의 부조화를 부분적으로나마 자신이 원하는 젠더 역할로 살아가거나 전통적인 여성도 남성도 아닌 젠더 역할을 선택하는 방법으로 이를 해소한다.

부수적 특징 Associated Features

사춘기에 가시적인 징후가 발달함에 따라 출생 시 부여된 젠더가 남자인 개인은 발모가 시작되면 얼굴, 몸, 그리고 다리의 털을 제모한다. 그들은 가끔 발기를 덜 보이게 하기 위해 그들의 성기를 싸매기도 한다. 출생 시 부여된 젠더가 여자인 개인은 그들의 유방을 붕대 등으로 감거나, 구부정하게 걷거나, 유방이 덜 보이도록 하기 위해 헐렁한 스웨터를 입기도 한다. 점차적으로 청소년들은 의학적인 처방과 감독 없이 생식샘 스테로이드 생성을 억제하거나(예, 생식샘 자극 호르몬[gonadotropin-releasing hormone: GnRH] 효현제), 생식샘 호르몬의 작용을 억제하는 약물(예, 스피로노락톤)을 요구하거나 구하기도 한다. 임상적으로 의뢰된 청소년들은 흔히 호르몬 치료나 젠더 확정 수술을 받기를 원한다. 그들이 받아들여지는 환경에 사는 청소년들은 경험하는 젠더가 되고 싶다는 것을 개방적으로 표현하고 그렇게 대해지기를 원하며, 경험하는 젠더로 옷을 입고 머리 스타일을 하며, 다른 젠더의 친구를 찾기를 선호하고, 젠더에 맞는 새로운 이름을 쓰기도 한다. 조금 더 연령이 높은 청소년들은 성적 행위를 할 때 파트너에게 자신의 성기를 보여 주거나 만지게 하는 것을 허락하지 않는다. 그들의 성기를 혐오하는 성인들에서는 파트너에게 성기를 보여 주거나 만지게 하지 않기 때문에 성적 행위가 제한된다. 드물지 않게 성인들은 호르몬 치료(종종 의학적 처방이나 감독 없이)나 젠더 확정 수술을 추구한다. 다른 이들은 호르몬 치료나 젠더 확정 수술 중 하나에 만족하기도 하고, 어떤 이들은 어떠한 젠더 확정 시술 없이도 만족하기도 한다.

젠더 불쾌감이 있는 아동, 청소년, 성인에게서 자폐 스펙트럼의 특성이 더 많이 표현되는 것이 관찰되었다. 또한 자폐스펙트럼장애가 있는 사람들은 젠더 다양성을 보일 가능성이 더 높다.

젠더 확정 치료나 법적인 젠더 변경 전의 젠더 불쾌감을 가진 청소년과 성인은 자살 사고, 자살 시도, 자살을 포함한 정신건강 문제를 가질 위험성이 높다. 젠더 재부여 이후 적응의 정도는 다양하고, 자살 위험과 정신건강 문제는 지속될 수 있다.

사춘기 전 아동의 경우 나이가 들수록 행동 또는 정서적 문제가 더 많이 발생하며, 이것은 다른 사람들이 젠더 비순응적 행동을 점점 더 용납하지 않는 것과 연관이 있다. 자신의 젠더 비순응에 대해 지지와 수용을 받는 아동 및 청소년은 심리적 문제를 거의 또는 전혀 나타내지 않을 수 있다.

유병률 Prevalence

젠더 불쾌감에 대한 대규모 연구는 없다. 젠더 확정 치료를 하려고 하는 모집단에 기초하여, 출생 시 남성으로 부여된 개인과 출생 시 여성으로 부여된 개인 모두에서 젠더 불쾌감 진단의 유병률은 1/1,000 미만(즉, 0.1% 미만)으로 평가되었다. 젠더 불쾌감이 있는 대다수의 성인은 전문 치료 프로그램에서 치료를 받지 않기 때문에, 유병률은 과소평가될 가능성이 있다. 연구에 따라 평가 방법이 다양하므로 연구 간 비교에 어려움이 있기는 하나, 미국과 유럽에서 실시된 자가 보고형 일반 모집단 표본 조사에 기초한 유병률 추정치는 더 높은 것으로 나타났다. 스스로 트랜스젠더라고 인식하는 경우는 0.5%에서 0.6%이고, 젠더 정체성이 일치하지 않는다고 느끼는 경우는 0.6%에서 1.1%, 자신이 다른 젠더를 가진 사람이라고 느끼는 경우는 2.1%에서 2.6%이며, 의학적인 치료를 받고자 하는 사람은 0.2%에서 0.6%였다.

발달 및 경과 Development and Course

젠더 불쾌감의 증상은 연령에 따라 다르기 때문에 아동, 청소년, 성인에서 진단기준이 나뉘어 있다. 아동에서 진단기준은 청소년과 성인보다 구체적이고 행동적인 특성을 명시하고 있다. 어린 아동들은 조금 더 나이 든 아동이나 청소년, 성인보다 심하고 지속적인 해부학적 불쾌감을 덜 표현한다. 청소년과 성인에서는 경험하는 젠더와 부여된 젠더의 불일치가 진단의 핵심 요소다. 이것과 연관된 고통과 손상 또한 연령에 따라 다양하다. 아주 어린 아동은 부모가 자기에게 자신의 젠더가 '정말로' 다른 젠더인 것이 아니라 단지 아이가 반대 젠더가 되고 싶다고 '바라는' 것뿐이라고 이야기할 때 괴로움(예, 강한 울음)을 나타낸다. 고통은 아동의 젠더 비순응성을 지지하는 사회적 환경에서 나타나지 않을 수 있으며 아동의 젠더 차이에 대한 부모/사회적 간섭이 있는 경우에만 나타날 수 있다. 청소년과 성인에서 고통은 경험하는 젠더와 출생-부여 젠더의 강한 불일치 때문에 나타난다. 그러나 이러한 고통은 지지적인 환경이나 불일치를 줄일 수 있는 생물학적 치료에 대한 지식이 있을 때 완화될 수 있다. 손상(예, 등교 거부, 우울증의 발병, 불안, 또래와 행동 문제, 물질 남용)은 젠더 불쾌감과 연관될 수 있다.

성발달장애를 동반하지 않는 젠더 불쾌감. 캐나다와 네덜란드에서 진행된 연구에 따르면, 병원으로 의뢰된 아동들의 경우 젠더 비순응적 행동을 시작하는 시기는 2세에서 4세 사이다. 이것은 대부분의 아동이 성적 행동과 관심을 표현하는 시기와 일치한다. 학령전기의 아동들에서 두드러지게 지속적으로 젠더 비특이적인 행동을 보이고 다른 젠더가 되기 원하는 욕구 표현이 동시에 나타날 수 있으며, 더 드물게는 스스로를 다른 젠더의 일원으로 부르는 경우도 있다. 다른 경우는 젠더 표현이 늦게 보여 대개 초등학교 입학 무렵 나타난다. 아동들은 때때로 그들의 해부학적 성에 대해 불편함을 표현하고 경험하는 젠더에 부응하는 해부학적 성을 가지기 원한다고 표현한다('해부학적 불쾌감'). 젠더 불쾌감 아동이 사춘기가 가까워지거나 예상될 때 해부학적 불쾌감을 더 흔하게 표현한다.

아동기 젠더 변이 행동이 청소년 또는 성인에서 어떤 결과로 나타나는지에 대한 일반 모집단 연구는 없다. 다른 젠더에 대한 욕망을 표현하는 일부 사춘기 전 아동은 사춘기에 도달했을 때 젠더를 확정하는 신체적인 치료를 찾지 않을 수도 있다. 청소년기/청년기의 트랜스젠더 정체성이 반드시 필요한 것은 아니지만, 그들은 비이성애적인 성향과 젠더 비순응적 행동을 자주 보여 주기도 한다. 젠더 불쾌감이 있는 일부 아동의 경우 청소년기에 이것이 완화되었다가 성인기에 불쾌감이 재발하는 것을 경험하기도 한다.

북아메리카와 네덜란드에서 진행된 연구에 따르면 출생 시 부여 젠더가 남자인 사람에서 지속 비율은 2~39%다. 출생 시 부여 젠더가 여성인 사람에서 지속 비율은 12~50%다. 젠더 불쾌감의 지속 여부는 아동기 때 기초 평가에 사용된 차원적 평가에서 확인된 심각도와 다소 관련이 있다. 또한 조기 사회적 전환은 청소년기에 젠더 불쾌감이 지속되는 요인이 될 수 있다.

연구들은 사춘기 전 아이들에서 젠더 불쾌감의 향후 경로와 상관없이 출생 시 부여된 젠더에 성적 끌림을 느끼는 사례가 높다는 것을 보여 준다. 젠더 불쾌감이 청소년기와 그 이후까지 지속되는 아이들 대부분의 자기 정체성은 이성애자다. 청소년기에 더 이상 젠더 불쾌감이 지속되지 않는 아이들 중 대다수는 자기 정체성을 동성애자, 레즈비언 또는 양성애자라 한다.

남성 또는 여성의 정체감을 가진 젠더 불쾌감은 크게 2가지의 진행 경로를 보인다.

젠더 비순응적인 아동들과는 반대로, 사춘기 전에 발생하는 젠더 불쾌감(prepubertal-onset gender dysphoria) 아동들은 유년기에 젠더 불쾌감의 진단기준을 만족한다. 불쾌감은 청소년기, 그리고 성인기까지 지속될 수 있으나 어떤 사람들은 젠더 불쾌감이 사라지거나 그것을 거부하는 시기를 겪기도 한다. 그 시기에 아동들은 자신이 게이 혹은 레즈비언이라고 생각하거나, 어떤 사람들은 자신을 양성애자나 시스젠더와 동일시하기도 한다. 하지만 이들 중 일부는 인생의 더 후반기에 젠더 불쾌감을 다시 경험할 가능성이 있다.

젠더 불쾌감이 지속되거나 사라지는 것과 관계없이, 사춘기의 시작이나 사춘기가 이차 성징의 발달로 시작될 것이라는 인식은 젠더 불일치(gender incongruence)의 고통스러운 감정을 불러일으킬 수 있으며, 이로 인해 젠더 불쾌감이 악화될 수 있다.

초기/사춘기 전에 발생하는 젠더 불쾌감 아동들은 종종 소아기, 청소년기 또는 성인기 초기에 젠더 확정 치료를 위해 치료자를 찾게 된다. 이는 후기/사춘기 이후에 발생하는 젠더 불쾌감 사람들에 비해 더 강한 젠더 불쾌감을 반영할 수 있으며, 후기/사춘기 이후에 발생하는 젠더 불쾌감 사람들의 고통은 더 가변적이고 덜 심할 수 있다.

후기 발생 또는 사춘기/사춘기 이후에 발생하는 젠더 불쾌감은 사춘기 근처 또는 인생의 후반기에 나타난다. 이러한 사람들 중 일부는 아동기 때부터 다른 젠더가 되고자 하는 욕구는 있었으나 다른 사람에게 말로 표현하지 못했다고 보고하거나 어린 시절에 젠더 불쾌감에 대한 완전한 기준을 충족하지 못하는 젠더 비순응적인 행동을 하기도 하였다. 일부 사람들은 어린 시절의 젠더 불쾌감의 징후를 기억하지 못한다. 사춘기/사춘기 이후에 발생하는 젠더 불쾌감을 가진 사람의 부모들은 아이가 아동기에는 젠더 불쾌감에 대한 징후를 나타내지 않았으므로 종종 놀라게 된다.

성발달장애와 연관된 젠더 불쾌감. 젠더 부여에 대한 조기 의료 개입 또는 결정이 필요한 DSDs 개인들은 이른 나이에 의학적 관심을 받게 된다. 상태에 따라 그들은 사춘기 이전에 (보통 미래의 악성 종양 발생의 위험 때문에) 생식샘 절제술을 시행하게 되어 사춘기를 유도하기 위한 외인성 호르몬의 투여가 일반적인 관리의 일부가 될 수 있다. 불임은 개인의 상태 때문이든 생식샘 절제 때문이든 흔히 나타나며, 생식기 수술은 그 개인과 보호자에게 부여된 젠더를 확정할 목적으로 유아기 또는 소아기에 시행되기도 한다.

이들은 특정 DSD 증후군과 젠더 부여에 따라 예측 가능한 방식으로 유아기부터 젠더 비순응적 행동을 보일 수 있으며, 미성년자가 사회적 · 의학적 젠더 전환을 지원하는 문턱은 DSDs가 없는 사람에 비해 훨씬 낮다. 일부 DSD 증후군을 가진 개인들은 그들의 의학적 병력과 상태를 알게 되면 그들이 반대의 젠더라는 강한 확신을 가지는 것과는 반대로 젠더에 대한 불확실성을 경험하기도 한다. 젠더 불쾌감이 발생하고 젠더 전환으로 진행되는 비율은 특정 증후군과 젠더 부여에 따라 매우 다양하다.

위험 및 예후 인자 Risk and Prognostic Factors

기질적. 사춘기 전에 발생한 젠더 불쾌감 개인들의 젠더 변이 행동은 취학 전 연령에서부터 발생할 수 있다. 연구에 따르면 젠더 비순응이 더 심하고 나이가 많을수록 청소년기와 성인기까지 젠더 불쾌감이 지속될 가능성이 더 높다고 한다. 특히 사춘기 이후에 시작된 젠더 불쾌감 개인(청소년기와 성인기)에서 추가로 고려해야 할 요인은 자가 여성애(autogynephilia; 즉, 자기 자신을 여성으로 생각하거나 상상하며 성적 흥분을 느끼는 것)로 발전 가능한 습관적인 복장도착(transvestism)의 병력이다.

환경적. DSD가 없는 출생 시 남성으로 부여된 젠더 불쾌감 개인들은 시스젠더 남성들에 비해 친형이 있는 경우가 흔하다.

유전적, 생리적. DSD를 동반하지 않는 젠더 불쾌감 개인에서 쌍둥이가 아닌 형제에서 젠더 불쾌감의 (약한) 가족력을 가지고, 이란성 쌍둥이보다 일란성 쌍둥이에서 젠더 불쾌감의 일치가 증가하며, 젠더 불쾌감에 어느 정도의 유전성이 있다는 점 때문에 일부 유전적 경향이 있을 것이라 추측한다. 연구에 따르면 젠더 불쾌감은 여러 유전자의 상호작용과 뇌의 자궁 내 성적 분화에 영향을 미칠 수 있는 다형성(polymorphism)을 포함한 다유전학적 근거(polygenetic basis)가 있으며, 출생 시 남성으로 부여된 개인의 젠더 불쾌감에 기여한다.

젠더 불쾌감 환자들을 대상으로 한 내분비학적 연구 결과들에 따르면, 46, XY 개체에서 성 호르몬 수치에 관련된 어떠한 내분비 시스템의 기형도 발견되지 않은 반면, 46, XX 개체에서는 안 드로겐 수치(털이 많은 여성에서 나타나는 범위 정도였으며 정상 남성보다는 낮은 수치)가 증가되어 있 었다. 결과적으로 현재로서는 DSD를 동반하지 않는 젠더 불쾌감을 중추신경계에 문제가 있는 간 성(intersexuality)의 형태라고 보기에는 증거가 부족하다.

DSD와 연관이 있는 젠더 불쾌감에서 출생 전 안드로겐의 생성과 이용(수용체 민감성을 통해)이 동일한 젠더를 부여받은 개인에 비해서 상당히 비전형적이라면, 이후 젠더 불쾌감의 발생 가능성 이 높아진다. 출생 전 노출된 호르몬 환경이 정상이었지만 출생 후 비호르몬적 결함(배설강 방광 외반증 또는 남성 성기의 무발생)을 가지고 있어 여성으로 성이 결정된 46, XY 환자를 예로 들 수 있 다. 젠더 불쾌감의 가능성은 5-알파 환원-2 결핍(5-alpha reductase-2 deficiency) 또는 17-베타- 하이드록시스테로이드 탈수소효소-3 결핍(17-beta-hydroxysteroid dehydrogenase-3 deficiency)을 동반한 여성으로 양육된 46, XY나 오랜 기간 글루코코르티코이드 대체치료를 받지 않고 여성으 로 양육된 선천적 부신 증식증 46, XX 환자들에서 나타날 수 있는 것처럼 출생 후 지속적으로 부 가되는 젠더 변이 안드로겐에 노출되어 신체적 남성화가 동반된 경우에 증가한다. 그러나 출생 전 안드로겐 환경은 젠더 정체성보다는 성적 행동과 더 관련이 있다. DSDs와 뚜렷한 젠더 변이 행동을 보이는 많은 사람은 젠더 불쾌감으로 발달하지 않는다. 그러므로 젠더 비순응적 행동 그 자체를 현재 또는 미래의 젠더 불쾌감의 지표로 해석해서는 안 된다. 출생 전 남성화 호르몬에 충 분히 노출된 개인에서 젠더 불쾌감이 더 높고, 자신의 의도에 의한 젠더 변화는 출생 시 남성으로 부여된 개인이 여성으로 바꾸는 것보다 출생 시 여성으로 부여된 개인이 남성으로 바꾸는 비율이 더 높다.

문화와 관련된 진단적 쟁점 Culture-Related Diagnostic Issues

전 세계의 많은 나라와 문화적 맥락에 걸쳐 젠더 불쾌감을 가진 사람들에 대한 보고가 있다. 인 도, 스리랑카, 미얀마, 오만, 사모아, 태국, 북아메리카 원주민들과 같이 남성/소년 또는 여성/소녀 이외의 제도화된 젠더 정체성 범주를 가지며, 젠더에 비순응하는 발달을 허용하는 문화적 맥락에 사는 개인에서도 젠더 불쾌감과 유사한 상태가 보고되었다. 그러나 이러한 문화적 맥락에서 젠더 불쾌감에 대한 진단기준이 이 개인에게 충족될지는 불분명하다.

공존하는 정신질환의 유병률은 문화마다 다르며, 이러한 차이는 아동, 청소년, 성인의 젠더 비순 응에 대한 태도의 차이와도 관련이 있을 수 있다. 그러나 일부 비서구 문화권에서도 젠더 불쾌감이 있는 개인, 심지어 젠더 변이 행동을 받아들이는 문화권에서도 불안감은 상대적으로 흔한 것으로 확인되었다.

성 및 젠더와 관련된 진단적 쟁점 Sex- and Gender-Related Diagnostic Issues

전문 클리닉에 의뢰되는 성비는 연령대별로 다르다. 아동의 경우 출생 시 남성으로 부여된 개인 과 여성으로 부여된 개인의 성비는 1.25:1∼4.3:1 사이이다. 연구에 따르면 전문 클리닉에 내원하는 아동 및 청소년의 수가 증가하고, 더 어린 나이에 내원하며, 조기 사회적 전환이 더 빈번하다. 청소년 및 젊은 성인에서 출생 시 남성으로 부여된 개인보다 출생 시 여성으로 부여된 개인이 더 많이 젠더 이동을 한다. 성인의 경우 미국과 유럽의 대부분의 연구에 따르면, 1:1~6.1:1의 비율로 출생 시 남성으로 부여된 개인이 일반적으로 젠더 확정 치료를 더 많이 찾는 것으로 추정된다.

자살 사고 혹은 행동과의 연관성 Association With Suicidal Thoughts or Behavior

트랜스젠더의 자살 및 자살 시도 비율은 30~80%에 이르고, 과거 학대의 경험, 성희롱, 우울증, 약물 남용, 어린 나이 등이 위험 요인인 것으로 보고된다. 젠더 클리닉에 의뢰된 트랜스젠더 청소년들은 의뢰되지 않은 청소년들에 비해 자살 사고와 자살 행동의 비율이 상당히 높다. 젠더 확정 치료와 법적 젠더 전환을 받기 전에, 젠더 불쾌감을 가진 청소년과 성인은 자살 사고와 자살 시도에 대한 위험이 증가한다. 젠더 확정 치료 후 개인이 적응하는 정도는 다양하며, 공존 증상의 개선이 종종 보이기도 하는 반면, 일부 환자들은 현저한 불안과 정서적 증상을 계속 경험하고 자살 위험성이 높은 상태로 남아 있다.

캐나다에서 젠더 정체성 문제로 의뢰된 572명의 아동과 다른 고소득 국가의 몇몇 비교 집단(형제자매, 기타 의뢰된 아동, 의뢰되지 않은 아동)을 대상으로 시행된 연구에서 의뢰된 아동들이 아동기 후반에 보여 주는 전반적인 문제와 또래관계 문제 요인들을 조정한 후에도 비교 대상이 된 아동들보다 자해나 자살 시도를 할 가능성이 8.6배 더 높다는 것을 발견하였다. 청소년들 사이에는 젊은 트랜스젠더 남성에서 자살 시도 비율이 가장 높으며, 자신을 남성도 여성도 아니라고 정의하는 사람들이 그 뒤를 잇는다.

젠더 불쾌감의 기능적 결과 Functional Consequences of Gender Dysphoria

젠더 비순응은 아동기의 처음 2~3년 이후에는 어떤 연령에서도 일어날 수 있고, 일상의 기능을 방해할 수 있다. 아동기 후기의 젠더 비순응은 또래관계에 영향을 미치기 때문에 아동이 또래 집단에서 소외당하게 되고 그 때문에 고통을 받게 된다. 많은 아동이 친구들로부터 놀림 또는 괴롭힘을 당하거나 출생 시 부여된 성에 알맞은 복장을 입도록 압력을 받는데, 특히 지지적이지 않거나 비수용적인 환경에서 더 잘 나타난다. 이는 청소년 및 성인기에서도 마찬가지여서, 젠더 불일치에 의한 고통은 일상생활의 기능을 방해할 수 있다. 성적 관계를 포함한 관계의 문제가 흔하고, 학교와 직장에서의 기능저하가 많다. 젠더 불쾌감의 경우 높은 수준의 사회적 낙인, 차별, 희생과 연관이 있고, 이는 부정적인 자아개념의 발달로 이어지며, 우울감, 자살 사고와 같은 다른 정신질환과 동반되고, 자퇴, 실직을 포함한 경제 활동의 사회적 소외와도 연관이 있어, 특히 가족이나 사회적 지지가 없는 경우 사회적 · 정신건강적 위험 요소가 증가한다. 게다가 이러한 환자들은 보호시설의 불편함 혹은 전문가들의 해당 환자군 치료의 경험 부족이나 그들에 대한 적개심과 같은 구조적인 장애로 인해 건강 서비스와 정신건강 서비스를 사용하는 데 있어 어려움을 겪는다.

감별진단 Differential Diagnosis

젠더 역할에 대한 비순응. 젠더 불쾌감은 전형적인 젠더 역할에 대한 단순한 비순응적인 행동과는 당연히 구별되어야 하고, 이는 자신에게 부여된 젠더보다는 다른 젠더가 되고 싶은 강한 욕구, 젠더 변이 행동과 흥미의 정도 및 만연 정도에 따라 구별되어야 한다. 진단은 단순히 정형화된 젠더 역할 행동에 대한 비순응(예, 소녀들에서의 '남자 같은 소녀', 소년들에서의 '소녀 같은 소년', 그리고 성인 남성에서 때때로 보이는 여장)을 묘사하는 것을 의미하지는 않는다. 전체적인 트랜스젠더 스펙트럼 전 영역의 사람들이 표현하는 다양한 젠더 표현에 대한 개방성이 증가한다는 점을 고려해서, 임상적 진단은 고통과 손상이 특정 진단을 충족하는 사람들에게만 제한적으로 내리는 것이 중요하다.

복장도착장애. 복장도착장애는 남성(여성에서는 드물다) 이성애자(혹은 양성애자)에서 자신에게 부여된 젠더에 이의를 제기하는 것과 상관없이 여성의 옷을 입는 행위가 성적 흥분을 야기하고 이로 인해 고통, 그리고/또는 손상이 초래되는 것을 말한다. 이는 때때로 젠더 불쾌감과 동반된다. 복장도착자 중에서도 젠더 불쾌감과 동반되는 경우 양쪽 진단을 모두 내릴 수 있다. 사춘기 이후에 발생하는 젠더 불쾌감의 경우 여성에게 성적인 매력을 느끼는 출생 시 부여된 남성이 성적 흥분으로 여장을 하는 것은 젠더 불쾌감 진단의 전조 증상일 수 있다.

신체이형장애. 신체이형장애가 있는 개인은 특이한 신체 부위의 성형 혹은 제거를 지속적으로 원하는데, 이는 자신에게 부여된 젠더를 거부하기 때문이라기보다는 그 신체 부위가 잘못 만들어졌다고 생각하기 때문이다. 만약 개인이 젠더 불쾌감과 신체이형장애의 진단기준을 모두 만족한다면 모든 진단이 가능하다. 좀 더 '완벽'하다고 느끼기를 원해서 건강한 신체를 절단하기 바라는 개인의 경우(보통 신체통합 정체성장애[body integrity identity disorder]로 불림)에서도 대개의 경우 그들은 젠더를 바꾸는 것을 원하지 않고, 오히려 손발을 잃은 사람이나 장애인으로 살기를 바란다.

자폐스펙트럼장애. 자폐스펙트럼장애가 있는 개인에서 젠더 불쾌감을 진단하는 것은 까다롭다. 젠더 역할에 대한 경직된 사고와 사회적 관계에 대한 이해 부족을 특징으로 하는 자폐스펙트럼장애의 경우 동시에 발생이 가능한 젠더 불쾌감과 자폐적인 집착을 구별하기 어려울 수 있다.

조현병과 기타 정신병적 장애. 조현병에서 다른 젠더가 되기를 원하는 망상은 흔하지 않다. 정신병적 증상이 부재한 상태에서, 그 혹은 그녀가 이성이 되기를 원하는 것은 망상으로 생각하지 않는다. 조현병(또는 기타 정신병적 장애)과 젠더 불쾌감은 동시에 발병하기도 한다. 젠더를 주제로 한 망상은 조현병 환자의 최대 20%에서 발생할 수 있다. 그들은 일반적으로 기괴한 내용을 가지고 있으며, 정신병적 삽화가 완화 및 악화를 보인다는 점에서 젠더 불쾌감과 구별될 수 있다.

기타 임상적 발현. 남성 외부성기를 제거하고 싶은 욕구가 있으면서 남성도 아니고 여성도 아닌 또 다른 젠더 정체성이 발달된 일부 사람들은 젠더 불쾌감증의 진단기준을 충족하는 임상 표현을 보인다. 그러나 어떤 남성들은 남성 정체성에 대한 변화 없이 미학적인 관점이나 남성 호르몬의 심리적 영향을 없애기 위해 생식기 수술을 원할 수도 있는데, 이와 같은 경우에는 젠더 불쾌감에 해당하지 않는다.

동반이환 Comorbidity

임상적으로 젠더 불쾌감으로 진단받은 아동들은 높은 수준의 불안장애, 파괴적 충동조절장애 및 우울장애를 보인다. 젠더 불쾌감으로 인해 병원에 내원하는 아동들에서는 일반 인구보다 자폐스펙트럼장애를 갖는 경우가 흔하다. 젠더 불쾌감으로 병원에 의뢰되는 청소년들의 경우 다른 동반 정신질환을 갖는 경우가 많은데, 불안장애와 우울장애가 가장 흔하다. 괴롭힘과 폭력을 경험한 사람들에서는 외상후 스트레스장애 또한 발생할 수 있다.

● 달리 명시되는 젠더 불쾌감
Other Specified Gender Dysphoria

F64.8

이 범주는 사회적, 직업적 또는 다른 중요한 기능 영역에서 임상적으로 현저한 고통이나 손상을 초래하는 젠더 불쾌감의 특징적인 증상들이 두드러지지만, 젠더 불쾌감의 진단분류에 속한 장애 중 어느 것에도 완전한 기준을 만족하지 않는 발현 징후들에 적용된다. 달리 명시되는 젠더 불쾌감 범주는 발현 징후가 어떤 특정 젠더 불쾌감의 기준에 맞지 않은 특정한 이유에 대해 의사소통하기 위해 임상의가 선택한 상황들에서 사용된다. 이는 '달리 명시되는 젠더 불쾌감'을 기록하고, 이어서 특정한 이유(예, '단기 젠더 불쾌감' 증상들이 젠더 불쾌감의 진단기준을 충분히 만족하나, 증상의 기간이 6개월 미만일 때)를 기록한다.

● 명시되지 않는 젠더 불쾌감
Unspecified Gender Dysphoria

F64.9

이 범주는 사회적, 직업적 또는 다른 중요한 기능 영역에서 임상적으로 현저한 고통이나 손상을 초래하는 젠더 불쾌감의 특징적인 증상들이 두드러지지만, 젠더 불쾌감의 진단분류에 속한 장애 중 어느 것에도 완전한 기준을 만족하지 않는 발현 징후들에 적용된다. 명시되지 않는 젠더 불쾌감 범주는 기준이 특정 젠더 불쾌감의 기준에 맞지 않은 이유를 명시할 수 없다고 임상의가 선택한 상황들에서 사용되며, 좀 더 특정한 진단을 내리기에는 정보가 불충분한 발현 징후들을 포함한다.

파괴적, 충동조절, 그리고 품행 장애
Disruptive, Impulse-Control, and Conduct Disorders

파괴적, 충동조절, 그리고 품행 장애는 정서 및 행동에 대한 자기조절 문제와 관련된 상태들을 포함한다. DSM-5의 다른 장애들도 정서 및 행동 조절 문제를 포함하고 있기는 하지만, 이 장에서 기술하는 장애와 관련된 문제들은 다른 사람의 권리를 침해하는 것(예, 공격성, 재산파괴), 그리고/혹은 사회적 규범, 권위자나 어른과 상당한 갈등을 유발하는 행동을 보인다는 점에서 특징적이다. 정서 및 행동에 대한 자기조절 문제의 기저 원인은 각 장애마다 매우 다르며, 진단범주 내에서도 개인에 따라 다양하다.

이 장에서는 '적대적 반항장애' '간헐적 폭발장애' '품행장애' '반사회성 성격장애'(종전에 '성격장애' 부분으로 기술되었음), '병적 방화' '병적 도벽', 그리고 '달리 명시되는/명시되지 않는 파괴적, 충동조절, 그리고 품행 장애'를 포함한다. 이 장의 모든 장애가 정서 및 행동 조절에 대한 문제를 포함하고 있기는 하지만, 2가지 유형의 자기-조절 중 상대적으로 어디에 더 중점을 두는지에 따라 각 장애들 간에 차이가 있다. 예를 들면, 품행장애의 진단기준은 주로 타인의 권리 침해나 사회적 규범의 위반과 같은 잘 통제되지 않는 행동에 초점을 맞추고 있다. 이러한 행동들은 제대로 통제되지 않은 감정에서 비롯될 수도 있고, 그렇지 않을 수도 있다. 품행장애의 일부 증상들(예, 특정 형태의 공격성)은 위축된 감정 반응으로 인해 나타날 수도 있다. 또 다른 극단인 간헐적 폭발장애의 진단기준은 정서조절의 어려움과 주로 관련되며, 이러한 분노 표출이 대인관계 스트레스, 다른 유발 자극이나 기타 심리사회적 스트레스에 비례하지는 않는다.

이 두 장애의 중간에 해당되는 적대적 반항장애의 진단기준은 정서(분노와 과민성)와 행동(논쟁적이고 반항적인 특성) 조절의 어려움 모두를 더 고르게 포함하고 있다. 병적 방화나 병적 도벽은 흔한 진단은 아니지만, 내적 긴장을 완화시켜 주는 특정 행동(방화나 절도)과 관련된 충동조절의 어려움을 특징적으로 보인다. 달리 명시되는 파괴적, 충동조절, 그리고 품행 장애는 품행장애, 적대적 반항장애나 다른 파괴적, 행동조절, 그리고 품행 장애의 조건에 해당하는 증상들이 존재하고 이런 증상들로 인한 임상적으로 심각한 손상의 증거가 있지만, 그 증상의 개수가 진단의 역치를 충족시키지 못하는 경우다.

파괴적, 충동조절, 그리고 품행 장애는 여성보다는 남성에서 더 흔히 보인다. 그러나 남성에서 상대적으로 더 우세한 정도는 장애의 종류에 따라 다르고, 같은 장애 내에서도 연령대에 따라 차이가 있다. 이 장에서 기술되는 장애들은 아동기나 청소년기에 처음으로 발병하는 경향이 있다. 실제로, 품행장애나 적대적 반항장애가 성인기에 처음으로 발병하는 경우는 매우 드물다. 적대적 반항장애와 품행장애는 발달적 관계가 있다. 적어도 청소년기 이전에 품행장애를 보인 대부분의 경우, 적대적 반항장애의 진단기준을 충족시켰던 과거력을 가지고 있다. 그러나 적대적 반항장애가 있는 아동들이라고 해서 모두 품행장애로 발전하는 것은 아니다. 더 나아가 적대적 반항장애 아동들은 품행장애로 진행될 위험뿐만 아니라 불안장애나 우울장애를 동반하게 될 위험도 있다.

파괴적, 충동조절, 그리고 품행 장애에서 기술하는 많은 증상은 전형적인 발달단계에서 어느 정도 보일 수 있는 행동들이다. 따라서 증상이 장애에 부합하는지를 결정할 때, 진단기준과 관련되는 행동의 빈도, 지속성, 다양한 상황에 만연된 정도, 손상의 정도를 개인의 연령, 젠더 및 그 개인이 속한 문화에서 정상 규준이 무엇인지에 입각하여 상대적으로 고려하는 것이 중요하다.

파괴적, 충동조절, 그리고 품행 장애는 흔히 탈억제 및 부정적 정서성의 성격 차원과 연관되어 있고, 위축 및 우호성 성격 차원과는 역으로 연관된 외현화 행동 스펙트럼과 관련되어 있다. 이렇게 공유된 성격적 차원이 상술한 장애들 간의 높은 공병률 및 물질사용장애나 반사회성 성격장애와의 높은 공병률을 설명해 줄 수 있다. 그러나 외현화 행동 스펙트럼을 구성하는 병적 특질의 구체적인 특성은 아직 알려져 있지 않다.

● 적대적 반항장애
Oppositional Defiant Disorders

진단기준   F91.3

A. 분노/과민한 기분, 논쟁적/반항적 행동, 또는 보복적인 양상이 적어도 6개월 이상 지속되고, 다음 중 적어도 4가지 이상의 증상이 존재한다. 이러한 증상은 형제나 자매가 아닌 적어도 한 명 이상의 다른 사람과의 상호작용에서 나타나야 한다.

분노/과민한 기분
1. 자주 욱하고 화를 낸다.
2. 자주 과민하고 쉽게 짜증을 낸다.
3. 자주 화를 내고 분개한다.

논쟁적인/반항적인 행동
4. 자주 권위자와 논쟁을 한다. 아동이나 청소년의 경우는 어른과 논쟁한다.
5. 자주 적극적으로 권위자의 요구나 규칙을 무시하거나 거절한다.
6. 자주 고의적으로 타인을 귀찮게 한다.
7. 자주 자신의 실수나 잘못된 행동을 남의 탓으로 돌린다.

보복적인 특성
8. 지난 6개월 안에 적어도 두 번 이상 악의에 차 있거나 앙심을 품고 있다.

주의점: 진단에 부합하는 행동의 지속성 및 빈도는 정상적 범위 내에 있는 행동과 구별되어야 한다. 다른 언급이 없다면, 5세 이하의 아동인 경우에는 최소한 6개월 동안 거의 매일 상기 행동이 나타나야 한다(진단기준 A8).

5세 이상의 아동인 경우에는 6개월 동안 일주일에 최소한 한 번 이상 상기 행동이 나타나야 한다(진단기준 A8). 이런 빈도에 대한 기준은 증상을 기술하기 위한 최소 기준을 제공한 것일 뿐이며, 반항적 행동이 동일한 발달수준에 있고 젠더나 문화적 배경이 같은 다른 사람들에서 전형적으로 관찰되는 것보다 더 빈번하고 강도가 높은지와 같은 다른 요인들도 고려해야 한다.

B. 행동의 장해가 개인 자신에게, 또는 자신에게 직접적으로 관련 있는 사회적 맥락(예, 가족, 또래 집단, 동료) 내에 있는 상대방에게 고통을 주며, 그 결과 사회적, 학업적, 직업적, 그리고 다른 주요한 영역에서의 기능에 부정적인 영향을 준다.

C. 이 행동은 정신병적 장애, 약물사용장애, 우울장애 또는 양극성장애의 경과 중에만 국한에서 나타나지 않는다. 또한 파괴적 기분조절부전장애의 진단기준을 충족시키지 않아야 한다.

현재의 심각도를 명시할 것:

　경도: 증상이 단지 한 가지 상황(예, 집, 학교, 직장, 또래 집단)에서만 나타나는 경우

　중등도: 증상이 적어도 2가지 상황에서 나타나는 경우

　고도: 증상이 3가지 이상의 상황에서 나타나는 경우

명시자 Specifiers

적대적 반항장애 진단을 받은 개인이 집에서만 또는 가족 구성원들에게만 증상을 나타내는 경우도 드물지 않다. 그러나 증상이 여러 상황에 만연된 정도는 장애의 심각도를 나타낸다.

진단적 특징 Diagnostic Features

적대적 반항장애의 핵심 특징은 분노/과민한 기분, 논쟁적인/반항적인 행동, 또는 보복적인 특성이 빈번하고 지속되는 것이다(진단기준 A). 적대적 반항장애에서는 부정적 기분 문제가 수반되지 않고 행동 문제만 보이는 경우도 드물지 않다. 그러나 분노/과민한 기분 증상을 보이는 개인들은 전형적으로 행동적 문제들도 함께 보인다.

적대적 반항장애의 증상들은 한 가지 상황에서만 제한적으로 나타날 수도 있으며, 집에서만 문제를 보이는 경우가 가장 흔하다. 집에서만 이런 문제를 보인다 하더라도 진단적 역치를 충족시키는 충분한 증상이 있다면 사회적 기능의 상당한 손상이 있을 수 있다. 그러나 좀 더 심한 경우에는 이러한 증상을 다양한 상황에서 보이게 된다. 증상이 여러 상황에 만연된 정도가 장애의 심각도 지표가 된다는 점을 고려할 때, 개인이 다양한 상황이나 대인관계에서 보이는 행동을 평가하는 것이 중요하다. 반항 행동은 형제자매간에서는 흔히 보일 수 있기 때문에 형제자매가 아닌 다른 사람들과의 상호작용에서도 관찰되는지 확인해야 한다. 또한 이 장애의 증상은 전형적으로 어른과의 상호작용이나 친숙한 또래관계에서 나타나는 경향이 있으므로, 임상 면담이나 검사 장면에서는 명확하게 드러나지 않을 수도 있다.

적대적 반항장애를 가지고 있지 않은 사람들도 이러한 증상들은 어느 정도 보일 수 있기 때문에, 그러한 행동이 적대적 반항장애 증상에 부합하는지를 결정하기 위해 고려해야 할 몇 가지 중요한 사항이 있다. 첫째, 지난 6개월 동안 적어도 진단적 역치를 넘어서는 4개 이상의 증상이 존재해야 한다. 둘째, 그 행동은 연령, 젠더, 문화적 조건이 같은 다른 사람들에서 전형적으로 관찰되는 것보

다 더 지속적이고 빈번해야 한다. 예를 들면, 미취학 아동들이 분노발작을 보인다면 이는 유별난 것은 아니다. 미취학 아동들의 분노발작을 적대적 반항장애의 증상으로 간주하려면, 분노발작이 지난 6개월 동안 거의 매일 관찰되며, 적어도 3개 이상의 다른 진단기준에 부합되고, 장애와 관련된 심각한 손상(예, 분노발작 동안 재산 파괴가 있어, 그 결과 유치원을 그만두라는 요구를 받은 경우)을 초래해야 한다. 버럭 화를 내는 것에 항상 통제력을 상실한 분노 행동이 포함될 필요는 없으며, 화난 얼굴 표정, 언어로 분노를 표현하는 것, 전형적으로 분노폭발로 간주되지 않았던 주관적인 분노감으로 표현될 수도 있다.

이 장애의 증상은 종종 부적응적인 상호작용 양상으로 나타나기도 한다. 게다가 대개 이 장애가 있는 사람들은 자기 자신이 화를 잘 내거나 반항적이라고 생각하지 않는다. 그 대신, 자신의 이런 행동을 부당한 요구나 분위기에 대한 반응이라고 정당화한다. 따라서 이 장애와 관련된 개인적 요인과 그 개인이 경험하는 부적응적인 상호작용 간의 상대적인 기여도를 구분하는 것이 어려울 수 있다. 예를 들면, 적대적 반항장애가 있는 아동은 적대적인 양육을 경험해 왔을 수 있다. 이런 경우 아동의 행동 때문에 부모가 아이에게 적대적으로 대하게 된 것인지, 또는 부모의 적대감이 아동의 문제행동을 유발한 것인지, 아니면 이 2가지 요인이 복합적으로 작용했는지를 결정하는 것은 불가능하다. 임상가가 잠재적 원인 요인의 상대적 기여도를 분리시킬 수 있는지 없는지 여부가 진단의 유무에 영향을 주어서는 안 된다. 만일 아동이 무시나 학대를 당하는 열악한 조건(예, 보호시설 환경)에서 살아온 경우라면, 임상적으로는 그러한 환경적 영향을 감소키는 방향으로 주의를 기울이면 도움이 될 것이다.

부수적 특징 Associated Features
적대적 반항장애와 함께 보이는 장애로는 주의력결핍 과잉행동장애(ADHD)와 품행장애가 있다('동반이환' 부분 참조). 동반이환의 효과를 통제하고 나서도 적대적 반항장애는 자살 시도 위험의 증가와 관련되어 있다.

유병률 Prevalence
적대적 반항장애의 유병률은 1~11%이며, 평균 유병률은 약 3.3%로 추정된다. 적대적 반항장애의 유병률은 연령과 젠더에 따라 다양하다. 청소년기 이전의 적대적 반항장애는 여아보다 남아에서 다소 더 빈번하게 나타나는 경향이 있다(남아:여아=1.59:1). 이러한 남성 우세성은 청소년기 또는 성인기 표본에서는 일관적으로 나타나지 않는다.

발달 및 경과 Development and Course
적대적 반항장애의 첫 증상은 보통 취학 전에 나타나며, 청소년기 초기 이후에 발병하는 경우는 매우 드물다. 적대적 반항장애는 품행장애보다 발달적으로 먼저 보이게 되며, 특히 아동기에 발병한 품행장애의 경우에 그렇다. 그러나 적대적 반항장애가 있는 아동 및 청소년이 모두 품행장애로 발전하는 것은 아니다. 적대적 반항장애는 품행장애뿐만 아니라 불안장애, 우울장애로도 발전할 수 있다. 대부분 반항적이고, 논쟁적이거나, 보복적인 증상은 품행장애의 위험 요인이 되고, 분노 및 과민한 기분 증상은 기분 및 불안 장애의 위험 요인이 된다.

장애의 징후는 발달단계에 걸쳐 일관적으로 나타난다. 적대적 반항장애가 있는 아동 및 청소년은 성인으로 적응하는 데 있어서 기능적인 손상(예, 가족, 동료, 이성파트너와의 관계에서의 문제), 적대적 반항장애의 지속 및 반사회적 행동, 충동조절 문제, 물질 오용, 불안 및 우울 등과 같은 기타 정신병리를 포함하는 많은 문제를 보일 위험이 높다.

적대적 반항장애와 관련이 있는 많은 문제 행동은 보통 취학 전과 청소년기에 그 빈도가 증가한다. 따라서 발달단계에 있는 아동이나 청소년들을 적대적 반항장애로 진단할 때는 그 나이 또래에서 보이는 정상적인 수준의 행동 빈도와 강도를 고려하는 것이 중요하다. 예를 들어, 취학 전 아동이 일주일에 한 번 생떼를 부리고 화를 내는 것은 드문 일이 아니나, 매일 화를 내고 생떼를 부리는 것은 오직 취학 전 아동의 약 10%에서만 나타난다.

위험 및 예후 인자 Risk and Prognostic Factors

기질적. 정서조절 문제(예, 높은 정서적 반응성, 낮은 좌절 인내력)와 관련된 기질적 요인은 적대적 반항장애를 예측해 주는 요인이 된다.

환경적. 적대적 반항장애를 보이는 아이들은 환경의 영향을 받지만, 또 영향을 주기도 한다. 예를 들어, 엄격하고 비일관적이며 방임적인 양육은 이러한 증상의 증가를 예측하지만, 적대적인 행동이 가혹하고 비일관적인 양육을 증가시킬 가능성도 있다. 아동기와 청소년기에서, 적대적 반항장애는 연속적으로 다른 양육자로 바뀌는 혼란스러운 양육 환경 내에서 더욱 빈번하게 나타난다. 적대적 반항장애 아동은 친구들로부터 괴롭힘을 당하거나 반대로 친구들을 괴롭힐 위험성이 상당하다. 적대적 반항장애가 있는 아동 및 청소년의 가정 환경은 엄격하거나 비일관적이고 방임적인 양육을 하는 경우가 흔하며, 이러한 부모의 양육 방식이 이 장애를 유발하는 데 중요한 역할을 한다.

유전적, 생리적. 다양한 신경생물학적 지표(예, 낮은 심박률과 피부 전도도; 감소된 기저 코티졸 반응성; 전두엽피질 및 편도체 이상)가 적대적 반항장애와 관련이 있다. 연구들은 우울장애, 범불안장애가 동반된 적대적 반항장애의 짜증과 분노 증상에 대해 중첩된 유전적 영향이 있음을 보여 주었다. 지금까지 대다수의 연구는 품행장애가 있는 아동들로부터 적대적 반항장애 아동들을 분리시키지 않았다. 적대적 반항장애에 특정한 표지자에 대한 추후 연구가 필요하다.

문화와 관련된 진단적 쟁점 Culture-Related Diagnostic Issues

아동 및 청소년기의 적대적 반항장애 유병률은 인종이나 민족이 다른 나라에 걸쳐 비교적 일관적이다. 적대적 반항장애 또는 기타 파괴적 장애의 보고된 유병률은 어떤 문화적 배경을 가진 개인에 대한 오진 또는 과잉진단에 의해 영향을 받을 수 있다. 사회적 규범은 장애의 유병률과 아동 · 청소년기에 남성 유병률이 우세한 것에 영향을 줄 수 있다. 아동기 중기의 유병률에 대한 메타분석은 서구 문화에서는 여아에 비해 남아의 유병률이 더 높지만 비서구 문화에서는 남녀 간에 유병률이 유사함을 발견하였다. 또한 역경에도 불구하고, 1세대 이민자들과 난민들에서 적대적 반항장애 증상을 보일 위험이 감소되어 있기도 하다.

성 및 젠더와 관련된 진단적 쟁점 Sex- and Gender-Related Diagnostic Issues

품행장애와 비교했을 때 적대적 반항장애에서 성이나 젠더 차이가 거의 없다는 연구도 있다. 위험인자들에 있어서 약간의 젠더 차가 있을 수 있다. 예를 들어, 혹독한 양육이 소년들이 아닌 소녀들에서만 더 높게 적대적 반항장애와 연관이 있다.

적대적 반항장애의 기능적 결과
Functional Consequences of Oppositional Defiant Disorder

적대적 반항장애가 발달단계에 걸쳐 지속되는 경우에, 적대적 반항장애가 있는 개인들은 부모, 교사, 감독자, 동료(또래), 그리고 이성친구와의 관계에서 빈번한 갈등을 경험하게 된다. 이런 문제는 결국 개인의 정서적, 사회적, 학업적, 그리고 직업적 적응에 상당한 손상을 초래한다.

감별진단 Differential Diagnosis

품행장애. 품행장애와 적대적 반항장애는 모두 어른이나 권위자(예, 교사, 상사)와의 갈등을 초래하는 품행 문제들과 관련되어 있다. 적대적 반항장애의 행동은 품행장애의 행동에 비해 덜 심각하고, 전형적으로 사람이나 동물에 대한 공격, 재산 파괴, 절도 또는 사기 행동을 포함하지 않는다. 아울러 적대적 반항장애는 정서조절의 문제(즉, 분노 및 과민한 기분)를 포함하는데, 이는 품행장애의 정의에는 포함되지 않는다.

적응장애. 환경 및 가족 스트레스 요인은 정서조절곤란의 외현화된 표현과 관련될 수 있다. 이는 아동의 경우에 짜증과 적대적인 행동으로 나타날 수 있다. 청소년의 경우, 공격적인 행동(예, 반항과 도전)으로 나타난다. 스트레스 요인과의 시간적인 연관성 및 스트레스 요인의 해결 후 6개월 미만의 증상 지속 기간은 적대적 반항장애와 적응장애를 구별하는 데 도움이 될 수 있다.

외상후 스트레스장애. 6세 미만의 아동의 경우, 외상후 스트레스장애는 초기에는 조절되지 않은 행동, 반항 및 생떼부리기로 나타날 수 있다. 외상성 사건 및 기타 특정 증상(외상적인 놀이)과의 연관성은 진단을 확립하는 데 중요하다. 청소년의 경우, 외상의 재연과 위험 감수는 반항과 저항 또는 품행 문제로 잘못 해석될 수 있다.

주의력결핍 과잉행동장애. ADHD는 주로 적대적 반항장애를 동반한다. 적대적 반항장애를 추가적으로 진단하기 위해서는 타인의 요구에 따르지 않는 것이 전적으로 지속적인 노력이나 주의를 유지해야 하는 상황, 또는 가만히 앉아 있는 것이 요구되는 상황에서만 나타나는 것이 아니라는 점이 중요하다.

우울 및 양극성 장애. 우울 및 양극성 장애는 부정적 정서성 및 과민성과 관련되어 있다. 따라서 만일 증상이 기분장애 기간에 국한해서 나타난다면, 별도로 적대적 반항장애가 진단되어서는 안 된다.

파괴적 기분조절부전장애. 적대적 반항장애와 파괴적 기분조절부전장애는 만성적인 부정적 기분 및 분노발작 증상을 공유한다. 그러나 과민한 기분 및 다른 증상이 파괴적 기분조절부전장애의 진단기준을 충분히 충족할 때는, 증상이 적대적 반항장애의 진단기준을 모두 충족한다고 하더라도 적대적 반항장애라고 진단 내리지 않는다.

간헐적 폭발장애. 간헐적 폭발장애는 강한 분노와 관련되어 있다. 간헐적 폭발장애에서는 타인을 향한 심한 공격성을 보이지만, 이는 적대적 반항장애의 정의에 포함되지 않는다.

지적발달장애(지적장애). 지적발달장애가 있는 사람들의 경우에는 동일한 정신연령 및 지적장애의 심각도가 유사한 수준의 개인들이 보이는 문제 행동 이상으로 현저하게 반항 행동을 보이는 경우에만 적대적 반항장애 진단을 내릴 수 있다.

언어장애. 적대적 반항장애 진단 시 언어적 이해력의 손상으로 인해 지시를 따르기 어려운 경우를 반드시 배제해야 한다.

사회불안장애. 적대적 반항장애는 사회불안장애에서 보이는 부정적 평가에 대한 두려움 때문에 유발되는 반항과는 구별되어야 한다.

동반이환 Comorbidity

ADHD가 있는 아동, 청소년 및 성인 집단에서 모두 적대적 반항장애의 비율이 상당히 높은데, 이는 아마도 기질적 위험 요인을 공유하기 때문일 것이다. 또한 적대적 반항장애는 종종 품행장애를 보이기 이전에 발생하는데, 이러한 경향성은 주로 아동기 발병 아형에서 가장 흔하게 나타난다. 적대적 반항장애가 있는 사람들은 불안장애나 주요우울장애를 보일 위험도 높은데, 이는 주로 분노-과민한 기분 증상 때문인 것으로 보인다. 파괴적 기분조절부전장애와 적대적 반항장애의 특징적인 증상은 동반이환율이 매우 높은 것으로 보고되었으며, 파괴적 기분조절부전장애가 있는 대부분의 사람은 적대적 반항장애의 기준을 충족하는 증상을 보인다(예, 논쟁적인/반항적인 증상을 보임). 그러나 만일 파괴적 기분조절부전장애의 기준 또한 충족되면 적대적 반항장애로 진단할 수 없기 때문에 그러한 경우에는 파괴적 기분조절곤란으로만 진단된다. 적대적 반항장애가 있는 청소년과 성인들은 또한 더 높은 비율의 물질사용장애를 보이지만, 이러한 관계가 품행장애의 동반이환과 독립적인지는 확실하지 않다.

● 간헐적 폭발장애
Intermittent Explosive Disorders

A. 공격적인 충동을 조절하지 못하여 보이는 반복적인 행동폭발로, 다음의 항목 중 하나를 특징적으로 보인다.

    1. 언어적 공격성(예, 분노발작, 장황한 비난, 논쟁이나 언어적 다툼) 또는 재산, 동물, 타인에게 가하는 신체적 공격성이 3개월 동안 평균적으로 일주일에 두 번 발생한다. 신체적 공격성은 재산 피해나 재산 파괴를 초래하지 않으며, 동물이나 다른 사람에게 상해를 입히지 않는다.

    2. 재산 피해나 파괴, 그리고/또는 동물이나 다른 사람에게 상해를 입힐 수 있는 신체적 폭행을 포함하는 폭발적 행동을 12개월 이내에 세 번 보인다.

B. 반복적인 행동폭발 동안 표현된 공격성의 정도는 심리사회적 스트레스 요인에 의해 촉발되거나 유발되는 정도를 심하게 넘어선 것이다.

C. 반복적인 공격적 행동폭발은 미리 계획된 것이 아니며(즉, 그것은 충동적, 그리고/혹은 분노로 유발된 행동), 가시적인 목표를 달성하기 위해 저질러진 행동이 아니다(예, 돈, 권력, 협박).

D. 반복적인 공격적 행동폭발은 개인에게 심각한 심리적 고통을 유발하거나, 직업적 또는 대인관계 기능에 손상을 주거나, 혹은 재정적 또는 법적인 문제와 관련된다.

E. 생활연령(chronological age)은 적어도 6세 이상이다(또는 6세에 상응하는 발달단계 수준).

F. 반복적인 공격적 행동폭발이 다른 정신질환에 의해 더 잘 설명되지 않으며(예, 주요우울장애, 양극성장애, 파괴적 기분조절부전장애, 정신병적 장애, 반사회성 성격장애, 경계성 성격장애), 다른 의학적 상태(예, 두부 외상, 알츠하이머병)나 물질(예, 남용약물, 치료약물)에 의한 직접적인 생리적 효과로 인한 것이 아니다. 6~18세 아동의 경우에 적응장애의 일부로 보이는 공격적 행동을 이 진단으로 고려해서는 안 된다.

주의점: 반복적이고 충동적인 공격적 행동폭발이 주의력결핍 과잉행동장애, 품행장애, 적대적 반항장애, 자폐스펙트럼장애들에서 보일 수 있는 정도를 초과하고 독립적인 임상적 주의가 요구될 때 상기 진단에 더해서 간헐적 폭발장애를 추가적으로 진단 내릴 수 있다.

진단적 특징 Diagnostic Features

    간헐적 폭발장애에서 보이는 충동적인(또는 분노로 유발된) 공격적 행동폭발은 급성으로 발병하며, 전형적으로 전구기가 거의 혹은 전혀 없다. 행동폭발은 전형적으로 30분 이하로 지속되며, 매우 친하거나 관계가 있는 사람에 의해 유발된 사소한 촉발 자극에 대한 반응으로 발생한다. 간헐적 폭발장애가 있는 사람은 언어적 공격, 혹은 손상을 주지 않거나, 비파괴적이거나, 또는 해를 가하지 않는 신체적 공격성과 같이 덜 심각한 삽화(진단기준 A1)를 더 심각하고 파괴적이고 공격적인 삽화(진단기준 A2) 사이에 보일 수도 있다. 진단기준 A1은 빈번한(즉, 3개월 동안 평균적으로 매주 2회) 공격적 행동폭발로 정의된다. 여기서 공격적 행동폭발은 분노발작, 장황한 비난, 논쟁이나 언어적 다툼, 기물 파손을 보이지 않고 동물 및 타인에게 상해를 입히지 않는 공격 행동이 특징적이다. 진단기준 A2는 덜 빈번한(즉, 1년에 3회) 충동적인 공격적 행동폭발로 정의된다. 충동적인 공격적 행동폭발은 그것이 유형적인 대상이든 아니든 상관없이 대상을 손상시키거나 파괴하기도 하고, 사람이나 동물을 공격하거나 때리거나 상해를 입히는 것이 특징적이다. 충동적인 공격적 행동폭발의 본질적인 특성과는 상관없이, 간헐적 폭발장애의 핵심 특성은 전형적으로 공격적 행동폭발을 유발하지 않는 주관적인 촉발 자극(즉, 심리사회적 스트레스 요인들)에 대한 반응으로 충동적인 공격 행동을 조절하지 못하는 것이다(진단기준 B). 공격적 행동폭발은 일반적으로 계획적이거나 도구적이기보다는 충동적이고 분노에 의해 유발된 것으로(진단기준 C), 직업적 또는 대인관계 기능에 손상을 주거나, 재정적 또는 법적 결과와 관련된다(진단기준 D). 간헐적 폭발장애는 6세 이하이거나 이에 준하는 발달단계에 있는 개인에게는 진단을 내릴 수 없으며(진단기준 E), 공격적 행동폭발이 다른 정신질환에 의해 더 잘 설명되는 경우는 배제해야 한다(진단기준 F). 파괴적 기분조절부전장애가 있는 사람이나 또 다른 의학적 상태나 물질에 의한 직접적인 생리적 효과로 인해 충동적인 공격적 행동폭발을 보이는 사람들에게는 간헐적 폭발장애 진단을 내릴 수 없다(진단기준 F). 아울러 6~18세 연령의 아동이나 청소년의 경우, 적응장애 맥락 내에서 충동적인 공격적 행동폭발이 나타난다면 간헐적 폭발장애라고 진단할 수 없다(진단기준 F).

부수적 특징 Associated Features

우울장애, 불안장애, 그리고 물질사용장애가 간헐적 폭발장애와 관련이 있다. 그러나 전형적으로는 간헐적 폭발장애가 발병한 이후에 우울장애, 불안장애, 그리고 물질사용장애가 발병한다.

간헐적 폭발장애가 있는 사람의 뇌에서 전체적으로, 특히 변연계(전측대상회) 및 안와전두피질 영역에서 세로토닌 이상이 존재한다는 것에 대한 신경생물학적 지지를 제공하는 연구들이 있다. 기능적 자기공명영상에서 건강한 사람에 비해 간헐적 폭발장애가 있는 사람이 분노 자극에 대한 편도체 반응이 더 크다. 게다가 간헐적 폭발장애가 있는 사람에서 여러 전두변연계 영역의 회백질 부피가 감소되어 있고, 그것이 공격성 측정치와 역상관이 있다는 결과가 있지만, 이러한 뇌의 차이가 항상 관찰되지는 않는다.

유병률 Prevalence

미국에서 간헐적 폭발장애의 1년 유병률은 약 2.6%이며, 평생 유병률은 4.0%다. 아프리카계 미국인과 카리브해 흑인 청소년, 특히 남성의 경우 1년 유병률이 3.9%와 6.69%(협의의 정의)로 높다. 이는 이민자 카리브해 흑인 남성과 2세대 및 3세대 자녀들 중에서 12개월 동안의 정신질환 비율과 일치하며, 사회적 이동의 감소와 인종차별의 영향과 관련될 수 있다. 그러나 보고된 품행장애 또는 기타 파괴적 장애의 유병률은 어떤 문화적 배경을 가진 개인에 대한 오진 또는 과잉진단에 의해 영향을 받을 수 있다. 간헐적 폭발장애는 50세 이상, 또는 고등학교 혹은 그 이하의 학력을 가진 사람에 비해 젊은 개인(예, 35~40세 미만)에서 더 많이 발생한다. 몇몇 연구에서는 간헐적 폭발장애의 유병률이 여성과 소녀보다 남성과 소년에서 더 높았으나, 다른 연구들에서는 성 혹은 젠더 차이가 발견되지 않았다.

발달 및 경과 Development and Course

반복적이고 충동적이며 문제가 되는 공격 행동은 대개 아동기 후반이나 청소년기에 시작되며, 40세 이상의 사람들에서 처음 나타나는 경우는 드물다. 간헐적 폭발장애의 경과에서 충동적인 공격적 행동폭발이 반복되는 삽화로 나타날 수 있다. 이 장애는 수년에 걸쳐 만성적이고 지속적인 경과를 따르는 것으로 보인다. 또한 이 장애는 주의력결핍 과잉행동장애 또는 다른 파괴적, 충동조절, 그리고 품행 장애(예, 품행장애, 적대적 반항장애)의 존재 여부와 관계없이 상당히 흔하게 발생한다.

위험 및 예후 인자 Risk and Prognostic Factors

환경적. 생애 초기 20년 동안 신체적, 그리고 정서적 외상을 경험한 사람들은 간헐적 폭발장애를 보일 위험이 높다. 고향으로부터 장기간의 추방과 가족 구성원과의 이별은 몇몇 난민 집단 환경에서 이 장애의 위험 요소다.

유전적, 생리적. 간헐적 폭발장애가 있는 일차 친족이 있는 경우에 이 장애를 보일 위험이 높다. 쌍둥이 연구에서도 충동적인 공격성에 미치는 유전적 요인이 상당히 큰 것으로 밝혀졌다.

문화와 관련된 진단적 쟁점 Culture-Related Diagnostic Issues

몇몇 지역(아시아, 중동)이나 국가(루마니아, 나이지리아)에서 간헐적 폭발장애의 유병률이 미국에 비해 더 낮다는 사실은 그러한 지역에서 반복적이고 충동적이며 문제를 유발하는 공격 행동에 대한 문제 제기가 되지 않았기 때문일 수 있고, 문화적 요인으로 인해 실제로 이런 행동을 덜 보일 수도 있다는 점을 시사한다.

자살 사고 혹은 행동과의 연관성 Association With Suicidal Thoughts or Behavior

1,460명의 연구 지원자를 대상으로 한 연구에서 외상후 스트레스장애가 동반된 간헐적 폭발장애는 평생 자살 시도 비율의 현저한 증가와 연관이 있는 것으로 나타났다(41%). 외상후 스트레스장애와 간헐적 폭발장애는 비록 다변량 분석 결과에서 간헐적 폭발장애의 역할이 덜 명확했지만, 자살 사고를 가진 군인들 중에서 자살 시도와 관련된 유일한 장애들이었다.

간헐적 폭발장애의 기능적 결과
Functional Consequences of Intermittent Explosive Disorder

간헐적 폭발장애의 결과로 흔히 사회적(예, 친구 및 친척의 상실, 불안정한 결혼), 직업적(예, 좌천, 실직), 재정적(예, 기물 파손), 법적(예, 타인이나 소유물에 대한 공격적 행동의 결과로 인한 민사소송, 폭행으로 인한 형사고발) 문제가 발생한다.

감별진단 Differential Diagnosis

다른 정신질환(예, 주요우울장애, 양극성장애, 정신병적 장애)의 삽화 중에만 진단기준 A1이나 A2를 충족시키는 경우, 또는 다른 의학적 상태나 물질 혹은 치료약물로 인한 생리적 효과에 의해 충동적인 공격적 행동폭발이 일어나는 경우에는 간헐적 폭발장애 진단을 내리지 않는다. 특히 6~18세 아동이나 청소년의 경우에 적응장애 맥락 내에서 충동적인 공격적 행동폭발을 보인다면 간헐적 폭발장애의 진단을 배제해야 한다.

파괴적 기분조절부전장애. 간헐적 폭발장애와 대조적으로 파괴적 기분조절부전장애는 충동적인 공격적 행동폭발 사이에 거의 매일 부정적 기분 상태(즉, 과민성, 분노)를 지속적으로 보인다는 점이 특징적이다. 반복적이고 충동적이며 문제가 되는 공격적 행동폭발의 발병이 10세 이전일 때만 파괴적 기분조절부전장애가 진단될 수 있다. 즉, 18세 이후에 처음 발병하는 경우에는 파괴적 기분조절부전장애 진단이 내려질 수 없다. 달리 말하면, 이들 두 장애는 서로 상호배타적이다.

반사회성 성격장애 또는 경계성 성격장애. 반사회성 성격장애나 경계성 성격장애가 있는 사람들도 반복적이고 충동적이며 문제가 되는 공격적 행동폭발을 자주 보인다. 그러나 반사회성 성격장애나 경계성 성격장애에서 보이는 충동적인 공격성의 수준은 간헐적 폭발장애가 있는 사람의 충동적인 공격성 수준보다 더 낮다.

섬망, 주요 신경인지장애 및 다른 의학적 상태로 인한 성격 변화, 공격형. 공격적 행동폭발이 다른 의학적 상태(예, 공격적 행동폭발을 특징으로 하는 성격 변화와 관련 있는 뇌손상, 복합 부분 뇌전증)의 생리적 효과에 의한 것이라면 간헐적 폭발장애로 진단하지 않는다. 신경학적 검사에서의 비특이적 이상(예, '가벼운 징후')과 EEG에서의 비특이적인 변화가 간헐적 폭발장애에서도 나타날 수 있다. 그러나 충동적인 공격적 행동폭발이 의학적 상태로 더 잘 설명되지 않는 경우에만 간헐적 폭발장애 진단을 내릴 수 있다.

물질 중독 또는 물질 금단. 충동적인 공격적 행동폭발이 거의 항상 물질(예, 알코올, 펜시클리딘, 코카인 및 기타 흥분제, 바비튜레이트, 흡입제)로 인한 중독이나 금단 증상과 관련이 있는 경우에는 간헐적 폭발장애로 진단하지 않는다. 그러나 물질 중독이나 금단 기간 이외에도 충동적인 공격적 행동폭발이 충분히 많이 발생하고, 그러한 행동에 대해 독립적으로 임상의의 주의가 요구될 때는 간헐적 폭발장애로 진단을 내릴 수 있다.

주의력결핍 과잉행동장애, 품행장애, 적대적 반항장애, 또는 자폐스펙트럼장애. 아동기에 발병하는 이러한 장애들 중에서 어떠한 장애든지 가진 사람은 충동적인 공격적 행동폭발을 보일 수 있다. ADHD가 있는 사람은 전형적으로 충동적이므로 충동적인 공격적 행동폭발을 보일 수 있다. 한편, 품행장애가 있는 사람들도 충동적인 공격적 행동폭발을 보이는데, 진단기준에 따르면 그러한 공격성의 형태가 치밀하고 약탈적이다. 적대적 반항장애에서 보이는 공격성은 분노발작과 권위자와의 논쟁을 특징으로 하는 반면, 간헐적 폭발장애의 공격성은 신체적 공격을 포함하여 다양한 촉발 자극에 대한 반응이라는 점이 특징적이다. 간헐적 폭발장애의 진단기준 A~E를 모두 충족하는 사람과 비교했을 때, 앞의 장애들 중 하나 이상의 과거력이 있는 사람들에서 보이는 충동적인 공격성 수준은 더 낮은 것으로 보고되어 왔다. 따라서 진단기준 A에서 E까지를 모두 충족하며, 충동적인 공격적 행동폭발에 대해 독립적으로 임상의의 주의가 요구된다면 간헐적 폭발장애 진단이 내려질 수 있다.

동반이환 Comorbidity

우울장애, 불안장애, 외상후 스트레스장애, 신경성 폭식증, 폭식장애 및 물질사용장애는 지역사회 표본에서 가장 흔히 간헐적 폭발장애와 동반이환한다. 또한 반사회성 성격장애나 경계성 성격장애 및 파괴적 행동을 수반하는 장애(예, ADHD, 품행장애, 적대적 반항장애)의 과거력이 있는 사람들의 경우에는 간헐적 폭발장애가 동반이환될 위험이 더 크다.

● 품행장애
Conduct Disorder

진단기준

A. 다른 사람의 기본적 권리를 침해하고 연령에 적절한 사회적 규범 및 규칙을 위반하는 지속적이고 반복적인 행동 양상으로, 지난 12개월 동안 다음의 15개 기준 중 적어도 3개 이상에 해당되고, 지난 6개월 동안 적어도 1개 이상의 기준에 해당된다.

사람과 동물에 대한 공격성
1. 자주 다른 사람을 괴롭히거나, 위협하거나, 협박한다.
2. 자주 신체적인 싸움을 건다.
3. 다른 사람에게 심각한 신체적 손상을 입힐 수 있는 무기를 사용한다(예, 방망이, 벽돌, 깨진 병, 칼, 총).
4. 다른 사람에게 신체적으로 잔인하게 대한다.
5. 동물에게 신체적으로 잔인하게 대한다.
6. 피해자가 보는 앞에서 도둑질을 한다(예, 노상강도, 소매치기, 강탈, 무장강도).
7. 다른 사람에게 성적 행동을 강요한다.

재산 파괴
8. 심각한 손상을 입히려는 의도로 고의적으로 불을 지른다.
9. 다른 사람의 재산을 고의적으로 파괴한다(방화로 인한 것은 제외).

사기 또는 절도
10. 다른 사람의 집, 건물 또는 자동차에 무단으로 침입한다.
11. 어떤 물건을 얻거나 환심을 사기 위해, 또는 의무를 피하기 위해 거짓말을 자주 한다(즉, 다른 사람을 속인다).
12. 피해자와 대면하지 않은 상황에서 귀중품을 훔친다(예, 부수거나 침입하지 않고 상점에서 물건 훔치기, 문서 위조).

심각한 규칙 위반
13. 부모의 제지에도 불구하고 13세 이전부터 자주 밤늦게까지 집에 들어오지 않는다.
14. 친부모 또는 부모 대리인 가정에서 사는 동안 밤에 적어도 2회 이상 가출한다. 또는 장기간 귀가하지 않는 가출이 1회 있다.
15. 13세 이전부터 무단결석을 자주 한다.

B. 행동의 장해가 사회적, 학업적 또는 직업적 기능에 임상적으로 현저한 손상을 초래한다.

C. 18세 이상일 경우, 반사회성 성격장애의 기준에 부합되지 않는다.

다음 중 하나를 명시할 것

F91.1 아동기 발병 유형: 10세 이전에 품행장애의 특징적인 증상 중 적어도 1개 이상을 보이는 경우

F91.2 청소년기 발병 유형: 10세 이전에는 품행장애의 특징적인 증상을 전혀 보이지 않은 경우

F91.9 명시되지 않는 발병: 품행장애의 진단기준에 충족되지만, 첫 증상을 10세 이전에 보였는지 또는 10세 이후에 보였는지에 대한 정보가 없어서 확실히 결정하기 어려운 경우

다음의 경우 명시할 것:

제한된 친사회적 정서: 이 명시자를 진단하려면, 적어도 12개월 이상 다양한 대인관계나 사회적 장면에서 다음 중 적어도 2개 이상의 특징을 보여야 한다. 이러한 특성은 해당 기간 동안 그 개인의 대인관계적, 그리고 정서적 기능의 전형적인 형태를 반영해 주며, 몇몇 상황에서만 가끔 발생하는 것이 아니다. 따라서 명시자를 평가하기 위해서는 다양한 출처에서 정보를 얻는 것이 필수적이다. 자기-보고뿐만 아니라 그 개인을 장기간 동안 알고 있는 사람들(예, 부모, 교사, 동료, 친척, 또래)의 보고를 반드시 고려해야 한다.

후회나 죄책감 결여: 본인이 잘못을 저질러도 후회나 죄책감을 느끼지 않는다(붙잡히거나 처벌을 받는 상황에서만 양심의 가책을 표현하는 경우는 배제해야 한다). 자신의 행동으로 인한 부정적인 결과에 대해 일반적으로 염려가 결여되어 있다. 예를 들면, 다른 사람을 다치게 하고도 자책하지 않거나 규칙을 어겨 발생하는 결과에 대해 신경을 쓰지 않는다.

냉담-공감의 결여: 다른 사람의 감정을 무시하거나 관심이 없다. 다른 사람들은 이들을 차갑고 무정한 사람으로 묘사한다. 심지어 자신이 다른 사람에게 상당한 피해를 주는 경우에도, 자신이 타인에게 미치는 영향보다는 자기 자신에게 미치는 영향에 더 관심이 있어 보인다.

수행에 대한 무관심: 학교나 직장, 또는 다른 중요한 활동에서 자신이 저조한 수행을 보이는 것을 개의치 않는다. 심지어 충분히 예상 가능한 상황에서도, 좋은 성과를 보이기 위해 필요한 노력을 기울이지 않으며, 전형적으로 자신의 저조한 수행을 다른 사람의 탓으로 돌린다.

피상적이거나 결여된 정서: 피상적이거나, 진실되지 않고, 깊이가 없는 정서(예, 행동과 상반되는 정서 표현; 빠르게 '전환되는 감정')를 제외하고는 다른 사람에게 자신의 기분이나 정서를 표현하지 않는다. 또는 얻고자 하는 것이 있을 때만 정서를 표현한다(예, 다른 사람을 조종하거나 위협하고자 할 때 보이는 정서 표현).

현재의 심각도를 명시할 것:

경도: 진단을 충족시키는 품행 문제가 있더라도, 품행 문제의 수가 적고, 다른 사람에게 가벼운 해를 끼치는 경우(예, 거짓말, 무단결석, 허락 없이 밤늦게까지 집에 들어가지 않는 것, 기타 규칙 위반)

중등도: 품행 문제의 수와 다른 사람에게 끼치는 영향의 정도가 '경도'와 '고도'의 중간에 해당되는 경우(예, 피해자와 대면하지 않는 상황에서 도둑질하기, 공공기물 파손)

고도: 진단을 충족시키는 품행 문제가 많거나, 또는 다른 사람에게 심각한 해를 끼치는 경우(예, 강요된 성관계, 신체적 잔인함, 무기 사용, 피해자가 보는 앞에서 도둑질, 파괴와 침입)

아형 Subtypes

품행장애의 아형은 발병 연령에 입각한 것이다. 아동기 발병 유형 및 청소년기 발병 유형 모두 경도, 중등도, 고도로 보일 수 있다. 명시되지 않는 발병 아형은 발병 연령을 결정하기 위한 충분한 정보가 없을 때 내려진다.

아동기 발병 유형의 품행장애가 있는 경우, 대개는 남아이고, 또래관계에 어려움이 있으며, 아동기 초기 동안 적대적 반항장애가 있었고, 흔히 사춘기 이전에 품행장애의 진단기준을 충족하는 증상이 있다. 아동기 발병 유형은 청소년기 발병 유형에서보다 다른 사람에 대한 공격성을 보일 가능성이 더 높은 경향이 있다. 또한 이 유형에 속하는 아동들은 주의력결핍 과잉행동장애(ADHD)나 다

른 신경발달학적 어려움이 있는 경우가 많다. 아동기 발병 유형은 청소년기 발병 유형에 비해 품행 장애가 성인기까지 지속되는 경향이 있다. 청소년 발병 유형은 더 표준적인 또래관계를 맺는 경향이 있다(비록 다른 사람들과의 관계에서는 종종 품행 문제를 보이지만).

명시자 Specifiers

품행장애가 있는 사람들 중 소수만이 '제한된 친사회적 정서' 명시자를 충족시키는 특성을 보인다. 연구에서는 이 명시자 지표를 냉담하고 감정이 없는 특질로 명명해 왔다. 자극 추구, 대담성 및 처벌에 대한 둔감성 같은 다른 성격 특질은 이 명시자에서 설명하는 특성과 구별될 수 있다. 품행장애가 있는 다른 사람들과 비교할 때, 이 명시자에 속하는 사람들은 이득을 얻기 위한 도구적인 계획으로 공격을 하는 경향이 있다. 어떤 아형이나 어떤 심각도 수준의 품행장애가 있는 사람들도 '제한된 친사회적 정서' 명시자에 부합될 수 있지만, 이 명시자로 진단받은 사람들은 아동기 발병 유형과 고도 수준의 심각도를 가질 가능성이 더 높다.

명시자의 존재를 평가하는 데 있어서 자기-보고의 타당성이 몇몇 연구에서 지지되었지만, '제한된 친사회적 정서' 명시자가 있는 개인은 임상 면접에서 그 특질을 쉽게 인정하지 않는 경향이 있다. 따라서 명시자의 기준을 평가하기 위해서는 다양한 출처에서 정보를 얻는 것이 필수적이다. 또한 이 명시자의 지표가 개인의 전형적인 대인관계 및 정서적 기능의 패턴을 반영하기 때문에, 그 개인을 오랜 기간 동안 알고 지낸 사람, 또는 다양한 관계나 장면에서 봐 온 사람(예, 부모, 교사, 동료, 친척, 또래)으로부터 얻은 정보에 입각하여 판단하는 것이 중요하다.

진단적 특징 Diagnostic Features

품행장애의 핵심 특징은 다른 사람의 기본 권리를 침해하고 연령에 적절한 사회적 규범 및 규칙을 위반하는, 지속적이고 반복적인 행동 양상이다(진단기준 A). 이런 행동은 크게 4가지 영역으로 구분된다. 다른 사람이나 동물에게 신체적 손상을 주는 공격 행동(진단기준 A1~A7), 재산 손실이나 파괴를 초래하는 비공격적인 행동(진단기준 A8~A9), 사기 또는 절도(진단기준 A10~12), 심각한 규칙 위반(진단기준 A13~15). 이 중 3가지 이상의 행동이 지난 12개월 동안 존재해야 하며, 적어도 1개 이상의 행동이 지난 6개월 동안 존재해야 한다. 이러한 행동의 장해는 사회적, 학업적 또는 직업적 기능에 임상적으로 현저한 손상을 초래한다(진단기준 B). 이런 행동 양상은 보통 가정, 학교, 지역사회와 같은 다양한 장면에서 관찰된다. 품행장애가 있는 사람은 자신의 품행 문제를 축소하려는 경향이 있으므로, 임상의는 추가적인 정보원에 입각하여 판단해야 한다. 그러나 정보제공자가 품행장애가 있는 사람에 대해 보고할 때, 만일 그 개인에 대한 관찰이 불충분하거나 그 개인이 증상 행동을 감추려는 경우에 개인의 품행 문제에 대한 정보에 제한이 있을 수 있다.

품행장애가 있는 사람은 흔히 공격적 행동을 취하고, 다른 사람들에게 공격적으로 반응한다. 다른 사람을 괴롭히고, 위협하거나, 협박하고(웹-기반 소셜 미디어상에서 문자를 통한 괴롭힘이 포함됨; 진단기준 A1); 자주 신체적인 싸움을 걸고(진단기준 A2); 다른 사람에게 심각한 신체적 손상을 입힐 수 있는 무기를 사용하고(예, 방망이, 벽돌, 깨진 병, 칼, 총; 진단기준 A3); 사람(진단기준 A4)이나 동물(진단기준 A5)에게 신체적으로 잔인하게 대하고; 피해자가 보는 앞에서 도둑질을 하고(예, 노상강도, 소매치기, 강탈, 무장강도; 진단기준 A6); 다른 사람에게 성적 행동을 강요한다(진단기준 A7). 신체적인 폭력은 강간, 폭행의 형태를 취하기도 하며, 드물게는 살인을 하기도 한다. 고의적인 재산 파괴에는 심한 손해를 입힐 목적으로 일부러 방화를 계획하는 경우(진단기준 A8)와 다른 방식으로(예, 자동차 창문을 가격하기, 학교 기물을 파손하기) 고의로 타인의 재산을 파괴하는 경우(진단기준 A9)가 포함된다. 사기 또는 절도 행위에는 다른 사람의 집, 건물 또는 자동차에 침입하는 것(진단기준 A10)과 어떤 물건을 얻거나 환심을 사기 위해, 또는 의무를 피하기 위해 자주 거짓말을 하거나 약속을 어기는 것(예, 다른 사람을 '속이는 것'; 진단기준 A11), 그리고 피해자와 대면하지 않은 상황에서 귀중품을 훔치는 것(예, 파괴와 침입이 없는 도둑질, 문서위조, 사기; 진단기준 A12)이 포함된다.

품행장애가 있는 사람은 자주 심각한 규칙 위반을 보인다(예, 학교, 부모, 직장에서). 품행장애 아동들은 부모의 제지에도 불구하고 13세 이전부터 자주 밤늦게까지 들어오지 않는다(진단기준 A13). 또한 집에서 가출하는 양상을 보이기도 한다(진단기준 A14). 품행장애의 증상으로 간주되기 위해서는, 최소 두 번 이상의 가출을 해야 한다(또는 장기간 귀가하지 않는 가출을 한 번 보인다). 가출 삽화가 신체적 또는 성적 학대의 직접적인 결과로 발생했다면 전형적으로는 이 기준을 충족시키지 못한다. 품행장애가 있는 아동은 13세 이전부터 자주 무단결석을 하기도 한다(진단기준 A15).

부수적 특징 Associated Features

품행장애가 있는 공격적인 사람들은, 특히 모호한 상황에서 타인의 의도를 실제보다 좀 더 적대적이고 위협적으로 오해석하는 일이 빈번하기 때문에 자신의 공격적인 반응이 합리적이고 정당하다고 생각한다. 좌절에 대한 낮은 감내력, 과민성, 분노발작, 의심, 처벌에 대한 둔감성, 자극 추구, 무모함을 포함하는 부정적 감정성과 자기-조절의 어려움과 같은 성격 특질이 품행장애에서 흔히 동반된다. 특히 여자 청소년의 경우에는 물질 남용이 이 장애와 자주 연관되어 있다.

유병률 Prevalence

미국 및 기타 고소득 국가에서 1년 유병률은 2%에서 10% 이상의 범위이며, 중앙값은 4%다. 미국에서 평생 유병률은 남성에서 12.0%, 여성에서는 7.1%인 것으로 나타났다. 대부분의 서구 표본에서 품행장애의 유병률은 여러 나라에 걸쳐 상당히 일관적이다. 유병률은 아동기에서 청소년기로 갈수록 증가한다. 청소년기 발병 유형 품행장애의 유병률은 더 빈번히 심리사회적 스트레스 요인-예를 들어, 차별대우를 받는 사회적으로 억압된 민족 집단의 구성원인 것-과 연관되어 있다. 품행장애가 있는 아동들이 치료를 받는 경우는 드물다.

발달 및 경과 Development and Course

품행장애는 취학 전과 같이 어린 시기에도 발병할 수 있으나, 보통 아동기 중기에서 청소년기 중기 사이에 처음으로 증상이 분명하게 드러난다. 아동기 발병 유형의 경우, 흔히 적대적 반항장애가 품행장애의 전조가 된다. 아동기에는 신체적으로 공격적인 증상이 비공격적인 증상보다 더 보편적이지만, 청소년기에는 공격적인 증상보다 비공격적인 증상이 더 보편적이 된다.

품행장애는 성인기에도 진단될 수 있지만, 대개 아동기나 청소년기에 품행장애 증상이 나타나게 되며, 16세 이후에 발병하는 경우는 드물다. 품행장애의 경과는 다양하게 나타난다. 대부분의 경우, 장애는 성인기가 되면 관해된다. 특히 청소년기 발병 유형 품행장애가 있으면서, 증상이 별로 없거나 경미한 경우에는 성인으로서 적절한 사회적, 그리고 직업적 적응을 보일 수 있다. 그러나 아동기 발병 유형은 성인기에 더 예후가 나쁘고 범죄 행동, 품행장애, 그리고 물질관련장애를 보일 위험이 더 높다. 품행장애가 있는 아동 및 청소년들은 이후 성인이 되었을 때 기분장애, 불안장애, 외상후 스트레스장애, 충동조절장애, 정신병적 장애, 신체증상장애, 그리고 물질관련장애를 보일 위험이 높다.

개인의 체력과 인지 능력이 발달하고 성적인 성숙이 이루어짐에 따라 이 장애의 증상도 연령에 따라 달라진다. 초기 증상은 덜 심각한 반면(예, 거짓말, 상점에서 물건 훔치기), 나중에 나타나는 증상들은 더 심각해지는(예, 강간, 피해자가 보는 앞에서 도둑질하기) 경향이 있다. 그러나 이는 개인에 따라 매우 다르며, 몇몇 경우는 어린 나이에 더 큰 피해를 주는 심각한 행동에 관여하기도 한다(이런 경우 예후가 더 나쁘다). 품행장애가 있는 사람이 성인이 되었을 때, 공격성, 재산 파괴, 사기, 규칙 위반 등의 증상을 계속 보이고, 동료, 배우자, 아이들을 대상으로 폭력을 행사하는 일이 직장이나 가정에서 관찰되는 경우에는 반사회성 성격장애를 고려할 수 있다.

위험 및 예후 인자 Risk and Prognostic Factors
기질적. 까다롭고 통제하기 어려운 유아 기질, 보통 수준 이하의 인지기능, 특히 낮은 언어성 IQ가 기질적 위험 요인에 포함된다.

환경적. 가족 수준에서의 위험 요인에는 부모의 거부와 방임, 비일관적인 양육 방식, 엄격한 훈육, 신체적 또는 성적 학대, 지도감독의 부족, 초기에 보육시설에 거주한 경우, 양육자가 자주 바뀌는 경우, 대가족, 부모의 범죄, 가족 내 특정 정신병리(예, 물질관련장애)가 포함된다. 지역사회 수준에서의 위험 요인에는 또래의 거부, 비행 집단에 연루된 경우, 이웃의 폭력에 노출된 경우가 포함된다. 이 2가지 위험 요인은 모두 아동기 발병 유형에서 더욱 심각하고 흔한 경향이 있다. 반면, 부모의 이민은 부모와 함께 이민 간 아동뿐만 아니라 본국에 남겨진 아동에게도 위험 요인이며, 품행 문제는 문화적 적응 과정에 귀인될 수 있다. 그럼에도 불구하고 1세대 이민자와 난민들은 종종 그들의 또래보다 더 적은 품행 문제를 보인다.

유전적, 생리적. 유전 및 환경적 요인 모두가 품행장애에 영향을 준다. 유전적 요인은 공격적인 증상과 더 강하게 연관되어 있을 수 있다. 친부모나 양부모, 또는 형제자매가 품행장애가 있는 아동의 경우에 품행장애의 발병 위험이 증가한다. 친부모가 심한 알코올사용장애, 우울장애나 양극성장애, 조현병이 있거나 친부모가 이전에 ADHD나 품행장애의 과거력이 있었던 아동의 경우 이 장애의 발병이 더 흔한 경향이 있다. 특히 가족력이 아동기 발병 유형의 품행장애를 특징짓는다. 휴지기에 느린 심박률이 품행장애가 없는 사람에 비해 장애가 있는 사람들에서 더 신뢰롭게 관찰되었는데, 다른 정신질환에서는 이러한 지표를 특징적으로 보이지 않는다. 자율신경계 공포조건화의 감소, 특히 낮은 피부 전도도와 관련된 증거가 많이 있다. 그러나 이러한 심리생리적 결과로는 이 장애를 진단할 수 없다. 품행장애가 없는 사람들과 비교해서, 정서조절이나 정서처리와 관련된 뇌 영역, 특히 뇌의 복측전전두피질과 편도체를 포함하는 전두측두엽-변연계 회로의 구조적이고 기능적인 차이가 있음이 품행장애가 있는 개인들에서 일관되게 관찰되어 왔다. 그러나 뇌영상 결과들이 이 장애의 진단적인 지표가 되지는 않는다.

경과 조절인자. 아동기 발병 유형이나 '제한된 친사회적 정서' 명시자에 해당된 사람에서 품행장애가 더 오래 지속되는 경향이 있다. 또한 품행장애의 위험성이 지속된다면, 약물 남용이나 ADHD의 공병도 증가한다.

문화와 관련된 진단적 쟁점 Culture-Related Diagnostic Issues

파괴적인 행동 양상이 거의 정상적으로 간주되는 환경(예, 아주 위협적이고, 범죄 위험이 높은 지역이나 전쟁 중인 지역)에 있는 개인들에게 때때로 품행장애의 진단이 잘못 적용될 수 있다. 따라서 바람직하지 못한 행동이 발생하는 맥락을 반드시 고려해야 한다. 인종차별을 받는 민족 집단 출신의 청소년들의 경우에, 인종차별에 대해 분노하고 저항하는 대처 반응이 청소년기 품행장애로 잘못 진단될 수 있으며, 이는 이러한 집단에서 차별 경험과 청소년기 발병 유형 품행장애와의 연관성에 의해 시사된 바 있다.

성 및 젠더와 관련된 진단적 쟁점 Sex- and Gender-Related Diagnostic Issues

품행장애가 있는 소년과 남성들은 자주 싸움, 도둑질, 공공기물 파손, 학교 규율 문제를 보인다. 이 장애가 있는 소녀와 여성들은 거짓말, 무단결석, 가출, 물질 사용 및 성매매와 같은 문제를 더 보이는 경향이 있다. 소년, 소녀, 남성과 여성들은 모두 관계적 공격성(타인과의 사회적 관계에 피해를 주는 행동)을 보이지만, 소녀와 여성들은 소년과 남성들보다 신체적 공격성을 상당히 덜 보인다.

자살 사고 혹은 행동과의 연관성 Association With Suicidal Thoughts or Behavior

자살 사고, 자살 시도, 자살은 품행장애가 있는 사람들에서 예상된 비율보다 더 자주 발생한다. 품행장애 청소년을 10년간 추적한 대만에서 진행된 대규모 연구에 따르면, 품행장애는 동반이환된 기분장애, 불안장애 및 물질사용장애의 영향을 보정한 후에도 높은 자살 시도율과 관련이 있는 것으로 나타났다.

품행장애의 기능적 결과 Functional Consequences of Conduct Disorder

품행장애는 정학이나 퇴학, 직장 적응의 문제, 법적인 문제, 성적으로 전염되는 질병, 계획하지 않은 임신, 사고나 싸움으로 인한 상해 등을 야기할 수 있다. 이런 문제로 인해 정상적인 학교생활 및 가정생활을 지속하기 어렵다. 품행장애는 종종 이른 시기의 성적 행동, 음주, 흡연, 불법적인 약물 사용 및 무모하고 위험한 행동의 발생과 관련이 있다. 품행장애가 없는 사람들에 비해 장애가 있는 사람들에서 사고율도 더 높게 나타난다. 품행장애의 기능적 결과를 고려하면, 이들은 중년기에 이르렀을 때 건강상의 문제가 수반될 것이라는 예측을 할 수 있다. 또한 불법 행동에 연루되어 형사 처벌을 받게 되는 경우도 흔하다. 품행장애는 아동 정신건강시설에서, 특히 법의학적 장면에서 아동의 치료를 위해 흔히 의뢰되고 진단되는 사유가 된다. 이 장애는 다른 임상 장면에서 의뢰되는 아동들에 비해 더 심각하고 만성적인 손상과 연관되어 있다.

감별진단 Differential Diagnosis

적대적 반항장애. 품행장애와 적대적 반항장애는 모두 어른과 권위자(예, 부모, 교사, 상사)와의 갈등을 초래하는 품행 문제와 관련이 있다. 적대적 반항장애의 행동은 품행장애의 행동에 비해 덜 심각하고, 전형적으로 사람이나 동물에 대한 공격, 재산 파괴, 절도 또는 사기 행동을 포함하지 않는다. 아울러, 적대적 반항장애는 정서조절의 문제(즉, 분노 및 과민한 기분)를 포함하는데, 이는 품행장애의 정의에는 해당되지 않는다. 적대적 반항장애와 품행장애의 진단기준을 모두 충족시키는 경우에는 두 진단을 모두 내릴 수 있다.

주의력결핍 과잉행동장애. ADHD가 있는 아동들도 파괴적일 수 있는 과잉행동 및 충동적 행동을 보일 수 있지만, 그러한 행동 자체가 사회적 규범을 위반하거나 타인의 권리를 침해하지는 않기 때문에 품행장애의 진단기준을 충족시키지는 않는다. ADHD와 품행장애의 진단기준을 모두 충족시키는 경우에는 두 진단을 모두 내릴 수 있다.

우울 및 양극성 장애. 과민성, 공격성, 품행 문제는 주요우울장애나 양극성장애, 또는 파괴적 기분조절부전장애가 있는 아동이나 청소년에서도 발생할 수 있다. 기분장애에서 보이는 행동 문제와 품행장애에서 보이는 품행 문제 패턴은 경과에 따라 구별할 수 있다. 구체적으로, 품행장애가 있는 개인은 과거력상 기분 장해가 없는 기간 동안에도 상당한 수준의 공격적 또는 비공격적 품행 문제를 보일 것이다. 또는 기분 장해가 발생하기 이전에 미리 계획된 어떤 품행 문제를 보였거나, 강렬한 정서적 각성 상태 동안에는 품행 문제를 동시에 보이지 않을 것이다. 품행장애와 기분장애의 진단기준을 모두 충족시키는 경우에는 두 진단을 모두 내릴 수 있다.

간헐적 폭발장애. 품행장애와 간헐적 폭발장애는 강한 분노와 관련된다. 그러나 간헐적 폭발장애는 충동적인 공격성만 보이며, 계획적이지 않고, 가시적인 목표를 달성하기 위해(예, 돈, 권력, 협박) 행동 문제를 저지르지는 않는다. 또한 간헐적 폭발장애에서는 품행장애의 비공격적인 증상을 포함하지 않는다. 만약 이 두 장애의 진단기준을 모두 충족시키는 경우에는 반복적이고 충동적인 공격적 행동폭발이 별도로 임상가의 주의가 요구되는 경우에 한해서만 간헐적 폭발장애를 진단할 수 있다.

적응장애. 다른 특정 장애의 진단기준을 충족하지 않는 임상적으로 유의미한 품행 문제가 심리사회적 스트레스 요인이 시작된 것과 명백히 관련이 있고, 이 스트레스 요인의 종결(또는 스트레스 요인의 결과) 6개월 내에 해결되었을 때, 적응장애(품행 문제가 수반된 적응장애 또는 정서와 품행 문제가 혼합된 적응장애)의 진단을 고려해야 한다. 품행장애는 사회적, 학업적 또는 직업적 기능의 손상과 관련이 있는 품행 문제가 반복적이고 지속적인 양상으로 나타날 때만 진단할 수 있다.

동반이환 Comorbidity

품행장애는 ADHD와 적대적 반항장애와의 공병이 흔하며, 이런 경우 예후는 더욱 나쁘다. 반사회성 성격장애와 관련된 성격 특징을 보이는 사람들은 타인의 기본 권리를 자주 침해하거나 연령에 적절한 사회적 규범을 위반하며, 이런 행동 양상은 품행장애의 진단기준을 충족시킨다. 또한 품행장애는 다음의 정신질환 중 하나 이상과 공존할 수 있다: 특정학습장애, 불안장애, 우울 또는 양극성 장애, 그리고 물질관련장애. 학업 성취는 특히 읽기나 다른 언어적 기술에서, 연령과 지능에서 기대되는 수준에 비해 종종 낮은 편이며, 특정 학습장애나 의사소통장애의 부가적인 진단이 타당할 수 있다.

● 반사회성 성격장애
Antisocial Personality Disorder

반사회성 성격장애에 대한 진단기준 및 본문 내용은 '성격장애' 장에 수록되어 있다. 이 장애는 '물질–관련 및 중독 장애'뿐만 아니라 '외현화된' 품행장애의 스펙트럼과 밀접하게 연관되어 있기 때문에 '성격장애' 장에서뿐만 아니라 여기의 진단목록에도 등재된 것이다.

● 병적 방화
Pyromania

진단기준   F63.1

A. 1회 이상의 고의적이고 목적 있는 방화
B. 방화 행위 전의 긴장 또는 정서적인 흥분
C. 불에 대한, 그리고 불과 연관된 상황적 맥락에 대한 매혹, 흥미, 호기심 또는 매력(예. 방화용품, 그것의 사용, 방화 결과)
D. 불을 지르거나, 불이 난 것을 목격하거나, 그것의 여파에 참여할 때의 기쁨, 만족 또는 안도감
E. 방화는 금전적 이득, 사회정치적 이념의 표현, 범죄 행위 은폐, 분노나 복수심 표현, 생활 환경 개선, 망상이나 환각에 대한 반응, 또는 손상된 판단력의 결과(예. 주요 신경인지장애, 지적발달장애[지적장애], 물질 중독)에 기인하는 것이 아니다.
F. 방화는 품행장애, 조증 삽화 또는 반사회성 성격장애로 더 잘 설명되지 않는다.

진단적 특징 Diagnostic Features

병적 방화의 필수 증상은 고의적이고 목적이 있는, 수차례의 방화 삽화가 존재하는 것이다(진단기준 A). 이 장애가 있는 사람은 방화 전에 긴장감이나 정서적인 흥분을 경험한다(진단기준 B). 불에 대한, 그리고 불과 연관되는 상황에 대한 매혹, 흥미, 호기심 또는 매력을 느낀다(예, 방화용품, 그것의 사용, 방화 결과; 진단기준 C). 이 장애가 있는 사람은 이웃집에 불이 나면 언제나 '구경꾼'이고, 때로는 가짜 경보를 누르기도 하고, 불과 관련이 있는 시설, 용품, 그리고 소방관들을 보면 기쁨을 느낀다. 그들은 지역 소방서에서 시간을 보내기도 하고, 소방서와 관련을 맺기 위해 방화를 하기도 하며, 심지어는 소방관이 되기도 한다. 이 장애가 있는 사람들은 불을 지르거나 그 효과를 목격하거나 참여할 때 기쁨과 만족감을 느끼고, 긴장이 완화되는 것을 경험한다(진단기준 D). 병적 방화는 금전적 이득, 사회정치적 이념의 표현, 범죄 행위 은폐, 분노나 복수심 표현, 생활 환경 개선, 망상이나 환각에 대한 반응에 기인하는 것이 아니다(진단기준 E). 방화는 손상된 판단력(예, 주요 신경인지장애 또는 지적발달장애[지적장애])의 결과에 기인하는 것이 아니다. 방화가 품행장애, 조증 삽화 또는 반사회성 성격장애로 더 잘 설명되는 경우에는 이 진단을 내리지 않는다(진단기준 F).

부수적 특징 Associated Features

병적 방화가 있는 사람들은 방화를 하기 위해 사전에 충분한 준비를 한다. 그들은 방화로 인해 생명을 잃는 것이나 재산 손실에는 관심이 없거나, 재산을 파괴함으로써 만족감을 얻을 수 있다. 이러한 행동은 방화자나 타인에게 재산 피해나 법적 문제를 일으키고, 신체적 손상을 초래하거나, 생명을 잃게 할 수도 있다. 충동적으로 방화를 저지르는 사람들(병적 방화가 있을 수도 있고, 없을 수도 있음)은 현재 또는 과거에 알코올사용장애가 있는 경우가 흔하다.

유병률 Prevalence

병적 방화의 유병률에 대해서는 알려진 바가 없다. 단지 병적 방화의 한 요소이며 그 자체로는 진단에 충족되지 않는 방화 행동의 평생 유병률은 모집단 표본에서 1.0~1.1%로 보고되었다. 방화 행동은 여성보다 남성에서 더 자주 발생한다(평생 유병률 1.7% 대 0.4%). 그러나 이것이 병적 방화에도 해당되는지에 대한 여부는 알려지지 않았다. 또한 방화의 가장 흔한 공병질환은 반사회성 성격장애, 물질사용장애, 양극성장애, 도박장애다. 방화 행동에 비해서, 주 진단으로서 병적 방화 진단이 내려지는 경우는 매우 드물다. 반복적인 방화로 인해 핀란드 형사 시스템 내의 병원에 있는 표본 중에서 3.3%만이 병적 방화의 모든 기준을 충족시켰다. 미국 연구에 따르면, 정신과적인 문제로 입원한 성인 표본의 3.4%가 현재의 병적 방화 진단기준을 완전히 충족시켰다.

발달 및 경과 Development and Course

비록 자료가 제한되어 있기는 하나, 몇몇 연구에서 청소년기 후기가 병적 방화의 전형적인 발병 연령일 것이라고 제시하였다. 아동기 방화와 성인기 방화 간의 관계에 대해 보고된 바는 없다. 병적 방화를 보이는 개인들에서 방화 사건은 삽화적이고 그 빈도는 증가와 감소를 반복적으로 보인다. 장기적인 경과에 대해 알려진 것은 없다. 비록 방화가 아동, 청소년들에서 주된 문제이지만(미국에서 방화범으로 체포된 사람들 중 40% 이상이 18세보다 어리다), 아동기 병적 방화는 드물다. 청소년기의 방화는 보통 품행장애, 주의력결핍 과잉행동장애 또는 적응장애와 관련되어 있다.

성 및 젠더와 관련된 진단적 쟁점 Sex- and Gender-Related Diagnostic Issues

비록 방화가 남성과 여성에서 반사회적 행동과 연관이 있지만, 방화를 동반하는 일부 반사회적 행동에서 젠더 차이가 있다. 이것이 병적 방화에도 해당되는지, 방화가 동반된 반사회적 행동의 하위 집합인지 여부는 알려져 있지 않다.

자살 사고 혹은 행동과의 연관성 Association With Suicidal Thoughts or Behavior

정신감정을 받은 남성 방화범들의 표본에 대한 연속적인 연구에서 각각의 사례들을 4개의 연령 범주, 성, 그리고 출생지를 일치시킨 대조군들과 비교하였는데, 방화가 추적 조사 기간에서 더 높은 자살률 및 자살 시도와 관련이 있다는 것을 발견하였다. 이러한 차이가 병적 방화에 적용되는지는 알려지지 않았다.

감별진단 Differential Diagnosis

다른 이유로 인한 의도적인 방화. 병적 방화를 진단하기 전에 방화의 다른 원인을 진단에서 배제하는 것이 중요하다. 의도적인 방화는 이득, 방해 공작, 또는 복수를 위해 보일 수도 있고, 범죄를 숨기기 위해, 정치적 성명을 위해(예, 테러나 저항 행위), 또는 주의를 끌고 인정을 받기 위해(예, 눈에 띄기 위한, 또는 도움을 받기 위한 방화) 저지를 수도 있다. 또한 아동기에는 발달적인 실험의 일환으로 나타날 수 있다(예, 성냥이나 라이터, 불을 가지고 놀기).

다른 정신질환. 품행장애, 조증 삽화 또는 반사회성 성격장애의 일부로, 또는 망상이나 환각에 대한 반응으로(예, 조현병에서) 방화를 하거나, 기타 의학적 상태(예, 뇌전증)의 생리적인 영향에 기인된 것일 때는 별도로 병적 방화를 진단하지 않는다. 또한 주요 신경인지장애, 지적발달장애, 또는 물질 중독과 연관된 판단력의 손상으로 인한 방화도 병적 방화로 진단 내릴 수 없다.

동반이환 Comorbidity

물질사용장애; 도박장애; 우울 및 양극성 장애; 다른 파괴적, 충동조절, 그리고 품행 장애는 병적 방화와 높은 공병을 보인다.

● # 병적 도벽
Kleptomania

진단기준   F63.2

A. 개인적인 용도로 쓸모가 없거나 금전적으로 가치가 없는 물건을 훔치려는 충동을 저지하는 데 반복적인 실패
B. 훔치기 직전에 고조되는 긴장감
C. 훔쳤을 때의 기쁨, 만족감 또는 안도감
D. 훔치는 행위를 분노나 복수를 표현하거나 망상이나 환각에 대한 반응으로 하는 것이 아니다.
E. 훔치는 행위가 품행장애, 조증 삽화 또는 반사회성 성격장애에 의해 더 잘 설명되지 않는다.

진단적 특징 Diagnostic Features

병적 도벽의 필수 증상은 개인적인 용도로 쓸모가 없거나 금전적으로 가치가 없는 물건임에도 불구하고 훔치려는 충동을 저지하는 데 반복적으로 실패하는 것이다(진단기준 A). 개인은 훔치기 전에 주관적인 긴장감이 고조되는 것을 경험하고(진단기준 B), 훔친 후에는 기쁨, 만족감, 안도감을 느끼게 된다(진단기준 C). 훔치는 행위가 분노나 복수를 표현하기 위한 것이 아니고, 망상이나 환각에 대한 반응도 아니며(진단기준 D), 품행장애, 조증 삽화, 반사회성 성격장애에 의해 더 잘 설명되지 않는다(진단기준 E). 물건이 개인적으로 전혀 가치가 없고, 충분히 지불할 능력이 있고, 심지어 훔치고 나서 남에게 주거나 버리게 되면서도 훔친다. 훔친 물건을 모으거나 몰래 다시 돌려주는 경우도 간혹 있다. 이 장애가 있는 사람들은 즉시 체포될 위험이 있을 때는 훔치는 행위를 피하려고 하겠지만(예, 경찰관의 감시), 그들은 보통 도둑질을 미리 계획하지 않고 체포 위험에 대해서도 충분히 고려하지 않는다. 타인의 보조나 협력 없이 도둑질을 한다.

부수적 특징 Associated Features

병적 도벽이 있는 사람들은 전형적으로 훔치고 싶은 충동을 억제하고자 시도하며, 이런 행동이 잘못되고 비상식적인 것이라는 점을 인지하고 있다. 그들은 체포될 것을 자주 염려하며, 도둑질에 대해 우울해하거나 죄책감을 느낀다. 세로토닌, 도파민, 아편계를 포함한 중독 행동과 관련된 신경전달물질 경로가 병적 도벽과 관련된 것으로 보인다.

유병률 Prevalence

미국과 캐나다에서 병적 도벽의 유병률은 상점에서 물건을 훔치는 행위로 체포된 사람들 중 약 4~24%에서 나타난다. 미국 일반 모집단에서 유병률은 약 0.3~0.6%로 매우 드물다. 남성에 비해 여성의 유병률이 높다(남:여=1:3).

발달 및 경과 Development and Course

병적 도벽의 발병 연령은 다양하게 보고되고 있으나, 보통 청소년기에 시작된다. 이 장애는 아동기, 청소년기 또는 성인기에서 모두 시작될 수 있으나, 성인기 후기에 발생하는 경우는 드물다. 병적 도벽의 경과에 대한 체계적인 정보는 거의 없으나, 3개의 전형적인 경과가 기술되고 있다. 산발적인 단기 삽화와 긴 관해 기간, 도벽 기간이 긴 삽화와 관해 기간, 기복이 있는 만성적인 경우다. 상점에서 물건을 훔치는 행위로 인해 여러 번 유죄 판결을 받더라도, 이 장애가 수년간 지속될 수 있다.

위험 및 예후 인자 Risk and Prognostic Factors

유전적, 생리적. 일반 모집단에서보다 병적 도벽을 가진 사람들의 일급 친척들에서 알코올사용장애의 비율이 더 높게 나타난다.

자살 사고 혹은 행동과의 연관성 Association With Suicidal Thoughts or Behavior

병적 도벽은 자살 시도의 위험 증가와 관련되어 있다.

병적 도벽의 기능적 결과 Functional Consequences of Kleptomania

병적 도벽은 법, 가족, 직업상의 문제 및 개인적 문제를 야기한다.

감별진단 Differential Diagnosis

통상적인 도둑질. 병적 도벽은 통상적인 도둑질이나 상점에서 물건을 훔치는 것과는 구분되어야 한다. 통상적인 도둑질(충동적이거나 계획적인)은 의도적인 행위이고, 물건의 유용성이나 금전적인 가치에 의해 절도가 동기화된다. 일부 개인들, 특히 청소년들의 경우, 반항의 일환으로 또는 통과의례로 과감하게 도둑질을 하는 경우가 있는데, 만일 병적 도벽의 다른 특징적인 양상이 없다면 이 진단은 내려지지 않는다. 상점에서 물건을 훔치는 것은 비교적 흔하지만, 병적 도벽은 매우 드물다.

꾀병. 형사 고발을 피하기 위해 병적 도벽 증상을 가장할 수 있다.

반사회성 성격장애 및 품행장애. 반사회성 성격장애와 품행장애는 반사회적 행동의 일반적인 양상에 의해 병적 도벽과 구분된다.

조증 삽화, 정신증적 삽화 및 주요 신경인지장애. 병적 도벽은 조증 삽화 동안 일어나거나, 망상이나 환각(예, 조현병에서)에 대한 반응 또는 주요 신경인지장애에 기인한 결과로 일어날 수 있는, 의도적이거나 무심코 저지른 도둑질과는 구별되어야 한다.

동반이환 Comorbidity

병적 도벽은 충동구매뿐만 아니라 우울장애 및 양극성장애(특히 주요우울장애); 불안장애; 섭식장애(특히 신경성 폭식증); 성격장애; 물질사용장애(특히 알코올사용장애); 그리고 다른 파괴적, 충동조절, 그리고 품행 장애와 관련될 수 있다.

● 달리 명시되는 파괴적, 충동조절, 그리고 품행 장애
Other Specified Disruptive, Impulse-Control, and Conduct Disorder

F91.8

이 범주는 사회적, 직업적 또는 다른 중요한 기능 영역에서 임상적으로 현저한 고통이나 손상을 초래하는 파괴적, 충동조절, 그리고 품행 장애의 특징적인 증상들을 보이지만, 파괴적, 충동조절, 그리고 품행 장애 진단분류에 속한 장애 중 어느 장애의 기준도 완전히 충족시키지 않는다. 임상의들이 어떠한 특정 파괴적, 충동조절, 그리고 품행 장애의 진단기준을 충족시키지 않는 특정한 이유에 대해 의사소통하는 상황에서, 달리 명시되는 파괴적, 충동조절, 그리고 품행 장애 진단이 사용된다. 이는 '달리 명시되는 파괴적, 충동조절, 그리고 품행 장애'로 표기하고 그 뒤에 특정 이유를 제시한다(예. 불충분한 빈도로 보이는 반복적인 행동폭발).

● 명시되지 않는 파괴적, 충동조절, 그리고 품행 장애
Unspecified Disruptive, Impulse-Control, and Conduct Disorder

F91.9

이 범주는 사회적, 직업적 또는 다른 중요한 기능 영역에서 임상적으로 현저한 고통이나 손상을 초래하는 파괴적, 충동조절, 그리고 품행 장애의 특징적인 증상들을 보이지만, 파괴적, 충동조절, 그리고 품행 장애 진단분류에 속한 장애 중 어느 것에도 완전한 기준을 만족하지 않는 증상 특징들에 적용된다. 임상의들이 어떠한 특정 파괴적, 충동조절, 그리고 품행 장애의 진단기준을 충족시키지 않는 상세한 이유를 결정할 수 없고, 좀 더 세부적인 진단을 내리기에는 정보가 불충분한 경우(예, 응급실 상황)에 명시되지 않는 파괴적, 충동조절, 그리고 품행 장애 진단이 사용된다.

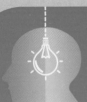

물질관련 및 중독 장애
Substance-Related and Addictive Disorders

물질관련장애는 10가지 서로 다른 종류의 약물을 포함한다. 알코올, 카페인, 대마, 환각제(단, 펜시클리딘[혹은 유사 작용을 하는 아릴사이클로헥실아민]과 이외의 환각제들은 구별된 범주로 진단), 흡입제, 아편계, 진정제, 수면제 또는 항불안제, 자극제(암페타민류 물질들, 코카인, 그리고 기타 자극제들), 담배, 그리고 기타(또는 미상의) 물질로 나뉜다. 이 10가지 종류는 완전히 구별되지는 않는다. 모든 약물은 공통적으로 과량 복용할 때 행동과 기억 생성을 강화하는 뇌 보상 체계를 직접 활성화한다. 이들은 이처럼 강력하게 보상 체계를 자극하기 때문에 정상적으로 일어나는 뇌 활성화 신호들은 무시된다. 적응적인 행동을 통해 보상 체계를 활성화하는 대신, 남용약물을 통해 직접적으로 보상 회로를 활성화한다. 각각의 약물이 보상을 만들어 내는 정신약리학적 기제는 다르지만, 약물들은 보통 보상 체계를 활성화하고, 종종 '고양감(high)'이라고 불리는 쾌락을 만든다. 게다가 연구 결과들에 따르면 물질사용장애가 발생하기 한참 전부터 어떤 개인들의 행동에서는 물질사용장애의 신경생물학적인 뿌리가 관찰될 수 있다(예, 자기조절 능력의 저하는 뇌의 억제 체계 손상을 반영할 수 있다). 물질 사용 자체가 뇌의 억제 체계에 부정적인 영향을 미칠 수도 있다.

비록 많은 국가에서 강박적이고 습관적으로 물질을 사용하는 심각한 문제를 언급할 때 흔히 '중독(drug addiction)'이라는 단어를 사용하지만, 이 분류에서는 진단적 용어로 사용하지 않는 것에 유의한다. 좀 더 중립적 단어인 **물질사용장애**(substance use disorder)는 경도부터 만성적으로 재발하고 강박적으로 약물을 사용하는 고도까지 넓은 범위의 장애를 설명할 때 쓰인다. 일부 임상의는 '중독(drug addiction)'을 좀 더 심한 상태를 기술하기 위해 사용하는데, 이는 잠재적으로 부정적 뜻을 내포하는 불확실한 정의이기 때문에 공식적으로 DSM-5 물질사용장애 용어에서 제외되었다.

이 장에는 물질관련장애뿐만 아니라 도박장애도 포함된다. 이는 도박 행위와 남용약물이 보상 체계를 활성화한다는 것과 장애로 인한 행동 증상들이 유사하다는 증거들을 반영한 것이다. 이 장에서는 인터넷게임과 같은 과도한 행동 패턴도 기술하였지만('추가 연구가 필요한 진단' 참조), 이에 대한 연구 결과와 행동 증후군은 아직 불확실하다. 그래서 '성행위 중독' '운동 중독' '쇼핑 중독'과 같은 반복적인 행위를 보이는 **행위 중독**('성 중독' '운동 중독' '쇼핑 중독'과 같은 하위 범주들)은 포함시키지 않았다. 현재까지는 이 행위들을 정신질환으로 규정하기 위해 필요한 진단기준을 만들고 경과에 대한 기술을 하기에 전문가의 심사가 이루어진 증거들이 불충분하기 때문이다.

물질관련장애는 물질사용장애와 물질로 유발된 장애의 두 그룹으로 나뉜다. 물질로 유발된 상태에는 중독, 금단, 그리고 기타 물질/치료약물로 유발된 정신질환(정신병적 장애, 양극성 및 관련 장애, 우울장애, 수면장애, 성기능부전, 강박 및 관련 장애, 신경인지장애에 대한 진단기준과 설명은 이 매뉴얼에서 제공하고 있다)이 있다. **물질/치료약물로 유발된 정신질환**이라 함은 외부 물질이 중추신경계에 미친 생리적인 효과로 인한 증상 표현들을 일컫는데, 전형적인 중독제(intoxicant; 예, 알코올, 흡입제, 코카인), 약물(예, 자극제, 진정제-수면제), 기타 약물(예, 스테로이드), 환경 독소(예, 유기인산화합물 살충제)를 포함한다.

이 장에서는 우선 사용장애, 중독과 금단, 그리고 기타 물질/치료약물로 유발된 정신질환 등의 진단들에 대한 전반적인 논의로 시작하겠다. 이 진단들 중 최소한 일부는 물질 종류와 상관없이 적용 가능하다. 그 이후에는 10가지 물질 종류별로 각각의 고유의 특성들을 기술하며 정리하겠다. 감별 진단을 손쉽게 하기 위해, 이 장에서 언급하지 않은 물질/치료약물로 유발된 정신질환들은 표현되는 모습이 유사한 장애들을 기술한 본문과 진단기준에 포함시켰다(예, 물질/치료약물로 유발된 우울장애는 '우울장애' 장에 포함). 각 물질 종류에 따라 묶인 더 넓은 진단범주는 〈표 1〉에 나와 있다.

〈표 1〉 각 물질과 연관된 진단명

	정신병적 장애	양극성 장애	우울 장애	불안 장애	강박 및 관련 장애	수면 장애	성기능 부전	섬망	신경인지 장애	물질사용 장애	물질 중독	물질 금단
알코올	중/금	중/금	중/금	중/금	—	중/금	중/금	중/금	X(경도,주요)	X	X	X
카페인	—	—	—	중	—	중/금	—	—	—	—	X	X
대마	중	—	—	중	—	중/금	—	중	—	X	X	X
환각제	—	—	—	—	—	—	—	—	—	X	—	—
펜시클리딘	중	중	중	중	—	—	—	중	—	X	X	—
기타 환각제	중*	중	중	중	—	—	—	중	—	X	X	—
흡입제	중	—	중/금	중	—	—	—	중	X(경도,주요)	X	X	—
아편계	—	—	중/금	금	—	중/금	중/금	중/금	—	X	X	X
진정제, 수면제 또는 항불안제	중/금	중/금	중/금	금	—	중/금	중/금	중/금	X(경도,주요)	X	X	X
자극제**	중	중/금	중/금	중/금	—	중/금	중	중	X(경도)	X	X	X
담배	—	—	—	—	—	금	—	—	—	X	—	X
기타(또는 미상의)	중/금	중/금	중/금	중/금	중/금	중/금	중/금	중/금	X(경도,주요)	X	X	X

주의점:
X: DSM-5에서 인정한 진단명
중: 명시자 '중독 중 발병'을 표기함
금: 명시자 '금단 중 발병'을 표기함
중/금: 명시자 '중독 중 발병' 또는 '금단 중 발병'을 표기함
주요: 주요 신경인지장애; 경도: 경도 신경인지장애
* 환각제 지속성 지각장애(플래시백)를 포함함
** 암페타민류 물질, 코카인, 그리고 기타 또는 명시되지 않는 자극제를 포함함

물질관련장애
Substance-Related Disorders

물질사용장애
Substance Use Disorders

진단적 특징 Diagnostic Features

물질사용장애의 필수적인 특징은 중요한 물질 관련 문제들이 있음에도 불구하고 개인이 지속적으로 물질을 사용하고 있음을 나타내는 인지적, 행동적, 그리고 생리적 증상군이다. 〈표 1〉에 나와 있듯이, 물질사용장애 진단은 카페인을 제외한 10가지 종류의 물질에 모두 적용된다. 그중 어떤 물질은 일부 증상이 비교적 덜 현저하고, 어떤 물질은 모든 증상이 적용되지 않기도 한다(예, 금단 증상은 펜시클리딘사용장애, 기타 환각제사용장애 혹은 흡입제사용장애에는 명시하지 않는다). 물론 의사 처방이 필요한 약물을 포함한 물질의 소비는 문화적 배경, 물질에 대한 접근성, 특정 지역의 약물 규정에 따라 부분적으로 달라질 수 있다. 따라서 지역적 또는 문화적 요인에 따른 노출의 차이가 있을 수 있다(예, 알코올 또는 기타 물질 사용에 대한 문화적 금지가 있는 국가는 물질관련장애의 유병률이 낮을 수 있다).

물질사용장애의 중요한 특징은 뇌 회로의 기저 변화인데, 이는 특히 심한 장애가 있는 경우 해독 기간을 지나도 지속된다. 뇌 회로의 변화로 인한 행동 결과는 반복되는 재발 또는 약물 관련 자극에 노출되었을 때 유발되는 강한 갈망감으로 표현된다. 이런 지속적인 약물의 영향은 장기간의 치료 접근을 통해 도움을 받을 수 있다.

전반적으로 물질사용장애 진단은 물질 사용과 관련된 병적인 행동양식에 기초한다. 이를 조직적으로 보면, 진단기준 A는 조절 능력 손상, 사회적 손상, 위험한 사용, 그리고 약물학적 진단기준으로 묶어서 나눌 수 있다. 물질 사용의 조절 능력 손상은 첫 번째 진단기준 묶음이다(진단기준 1~4). 개인은 원래 의도했던 것보다 많은 양이나 더 오랜 기간 동안 물질을 사용한다(진단기준 1). 개인은 물질 사용을 끊거나 조절하려는 지속적인 요구를 표현하지만, 물질 사용을 감량하거나 끊으려는 많은 노력에도 계속 실패한다고 보고한다(진단기준 2). 이들은 물질을 얻고, 사용하고, 또 물질 효과로부터 벗어나기 위해 많은 시간을 할애한다(진단기준 3). 더 심한 물질사용장애의 경우에는, 개인은 실질적으로 하루 대부분의 생활을 물질 중심으로 보내게 된다. 갈망(진단기준 4)은 약물을 사용하고자 하는 강렬한 욕구이며, 언제나 나타날 수 있지만 주로 전에 약물을 얻었거나 사용했던 적이 있는 환경에서 발생한다. 또한 갈망은 고전적 조건화와 관련된 것으로 나타났고, 뇌의 특정 보상 구조들의 활성화와 관련되어 있다. 갈망 여부는 이전에 다른 어떤 생각도 할 수 없을 만큼 약물에 대한 강한 욕구를 느낀 적이 있는지 물어서 확인할 수 있다. 현재의 갈망을 치료 성과를 측정하는 도구로 종종 사용하는데, 이는 갈망이 잠재적 재발의 신호가 될 수 있기 때문이다.

사회적 손상은 두 번째 진단기준 묶음이다(진단기준 5~7). 반복해서 물질을 사용하는 개인은 직장, 학교 혹은 집에서 해야 할 중요한 역할 수행에 실패하게 된다(진단기준 5). 개인은 물질 사용으로 인해 발생하거나 악화되는, 지속적이거나 반복되는 사회적 혹은 대인관계 문제가 있음에도 물질 사용을 지속한다(진단기준 6). 물질 사용으로 인해 중요한 사회적, 직업적 혹은 여가 활동들을 줄이거나 포기한다(진단기준 7). 물질 사용 때문에 개인은 가족 활동과 취미 활동이 줄어든다.

위험한 물질 사용은 세 번째 진단기준 묶음이다(진단기준 8~9). 이는 신체적으로 해가 되는 상황임에도 반복적으로 물질을 사용하는 형태로 나타난다(진단기준 8). 개인은 물질로 인해 지속되거나 반복되는 신체적 혹은 심리적 문제가 발생하거나 악화된다는 것을 알면서도 물질 사용을 지속한다(진단기준 9). 이 기준에 합당한지 평가하는 중요한 사안은 문제가 있느냐가 아니라, 물질 사용으로 인해 유발되는 어려움에도 불구하고 물질을 끊는 데 실패하느냐에 있다.

약물학적 진단기준은 마지막 묶음이다(진단기준 10, 11). 내성(진단기준 10)은 원하는 효과를 얻기 위해 현저히 많은 용량의 물질이 필요하거나, 보통 소모되는 용량의 물질을 사용해서는 효과가 현저히 감소된 상태다. 내성의 정도는 물질에 따라 다를 뿐 아니라 각 개인의 따른 차이도 매우 크며, 다양한 중추신경계와 관련되어 있다. 예를 들어, 호흡 억제에 대한 내성과 진정에 대한 내성, 운동 협응 기능에 대한 내성은 어떤 물질인지에 따라 다른 속도로 발생한다. 내성은 병력 청취 단독으로 판단하기 어렵고, 검사실 검사가 도움이 될 수 있다(예, 물질의 혈중 농도가 높은 상태에서 중독 상태의 증거들이 관찰되지 않을 때 내성이 있음을 시사한다). 내성은 또한 처음 사용할 때 나타나는 효과에 대한 민감성의 개인차와는 구별되어야 한다. 예를 들어, 처음 술을 마셨을 때 서너 잔을 마셔도 어떤 사람은 중독 증상이 나타나지 않지만, 체중과 음주 과거력이 비슷한 다른 사람은 불분명한 언어와 운동실조를 보일 수 있다.

금단(진단기준 11)은 오랫동안 과다하게 물질을 사용한 개인이 혈액이나 조직에 물질 농도가 저하되었을 때 나타나는 증후군이다. 일단 금단 증상들이 나타나기 시작하면, 이후에 개인은 그 증상들을 완화시키기 위해 물질을 사용하게 된다. 금단 증상은 물질의 종류에 따라 다르고, 약물 종류에 따른 개별적인 금단 기준이 제시된다. 일반적으로 쉽게 측정되는 뚜렷한 금단 생리적 징후는 알코올, 아편계, 진정제, 수면제 또는 항불안제에서 공통적이다. 자극제(암페타민류와 코카인, 기타 또는 명시되지 않는 자극제), 담배, 그리고 대마는 금단 징후와 증상들이 있긴 하지만 현저하지 않다. 펜시클리딘, 기타 환각제들, 흡입제들은 반복된 사용 후에도 현저한 금단 증상이 보고되지 않아서 이 물질들에 대한 금단의 내용은 진단기준에 포함하지 않는다. 내성이나 금단은 물질사용장애의 필수 진단 조건이 아니다. 그러나 대부분의 물질 종류에서 금단 과거력이 있는 경우 더 심각한 임상 결과를 보인다(즉, 물질사용장애가 더 빨리 시작되고, 물질 복용량이 더 많으며, 물질 관련 문제가 더 많다).

적절한 의학적 치료를 위해 처방된 치료약물(예, 마약성 진통제, 진정제, 자극제)로 인해 발생하는 내성이나 금단 증상들은 물질사용장애 진단기준에 해당되지 않는다. 의학적 치료 과정 중에 정상적으로 나타나는, 예상 가능한 약리학적 내성이나 금단이 증상들만으로 '중독(addiction)'으로 잘못 진단되는 경우들이 있다. 의학적 치료의 결과로 내성 및 금단 증상을 보이는 경우에 이 증상들만을 근거로 진단할 수 없다. 하지만 처방된 치료약물이 부적절하게 사용되거나, 강박적으로 약물을 찾는 증상을 보일 경우 올바르게 진단할 수 있다.

심각도와 명시자 Severity and Specifiers

물질사용장애는 진단기준에 해당되는 증상의 개수에 따라 경도부터 고도까지 넓은 범위의 심각도를 나타낸다. 일반적인 심각도 평가에 따르면, **경도**의 물질사용장애는 2~3개, **중등도**는 4~5개, 그리고 고도는 6개 이상의 증상을 나타낸다. 시간이 지남에 따른 심각도의 변화는 개인 스스로의 보고, 지인들의 보고, 임상의의 관찰, 생물학적 검사로 평가한 물질의 사용 빈도와 양의 증가 혹은 감소 양상을 반영한다. 다음에 나오는 경과 명시자와 기술적 특징 명시자는 물질사용장애에도 쓸 수 있다: '조기 관해 상태' '지속적 관해 상태' '유지치료 중' '통제된 환경에 있음'. 각각의 정의는 각각의 진단 묶음에서 제공된다.

기록 절차 Recording Procedures

임상의는 물질이 해당하는 종류에 맞는 부호를 사용하지만, **특정 물질의 이름을 기록해야 한다.** 예를 들어, 임상의는 F13.20 중등도 알프라졸람사용장애라고 기록한다(중등도 진정제, 수면제 또는 항불안제 사용장애라고 쓰지 않는다). 혹은 경도 메스암페타민사용장애라고 적는다(경도 자극제사용장애라고 쓰지 않는다). 어느 종류에도 해당되지 않는 물질들(예, 단백동화 스테로이드)은 '기타 물질사용장애'에 해당하는 부호를 사용해야 하고, 특정 물질이 명시되어야 한다(예, F19.10 단백동화 스테로이드사용장애). 만약 개인이 사용한 물질이 어떤 것인지 모를 때는 '기타(또는 미상의)'에 해당하는 부호를 사용해야 한다(예, F19.20 고도 미상의 물질사용장애). 만약 한 가지 이상의 물질사용장애에 해당되면 모두 진단해야 한다(예, F11.20 고도 헤로인사용장애; F14.20 중등도 코카인사용장애).

ICD-10-CM에 맞는 물질사용장애 부호를 정하는 것은 다른 동반한 물질로 유발된 장애(중독과 금단 포함)가 있는지에 따라 결정된다. 앞의 예시처럼 중등도 알프라졸람사용장애에 F13.20을 붙이는 것은, 동반한 다른 알프라졸람으로 유발된 정신질환이 없다는 것을 의미한다. 부호를 붙이는 추가적 정보는 각 물질 명시자 내용을 참조하시오.

물질로 유발된 장애
Substance-Induced Disorders

전반적인 물질로 유발된 장애의 범주는 중독, 금단, 그리고 기타 물질/치료약물로 유발된 정신질환들(예, 물질로 유발된 정신병적 장애, 물질로 유발된 우울장애)을 포함한다. 물질 중독과 물질 금단은 정신질환으로 알려져 있지만, 이 장에서 명료하게 논의하기 위해서는 **물질/치료약물로 유발된 정신질환**(예, 알코올로 유발된 우울장애, 메스암페타민으로 유발된 불안장애)이라는 이름을 물질 중독 및 물질 금단과 구분하기 위한 목적으로 사용할 것이다.

물질 중독과 물질 금단 Substance Intoxication and Substance Withdrawal

물질 중독의 진단기준은 각 물질에 대한 세부 내용에 포함되어 있다. 필수적 특징은 최근 물질 섭취로 인해 가역적인 물질 특이 증후군이 발생했다는 것이다(진단기준 A). 임상적으로 중독과 동반한 심각한 문제적 행동 변화 및 심리적 변화(예, 공격성, 기분 가변성, 판단력 손상)는 물질이 중추신경계에 작용한 생리적 효과로 인한 것이고, 물질 사용을 하는 동안 혹은 사용 직후에 발생한다(진단기준 B). 이러한 증상들은 다른 의학적 상태로 인한 것이 아니고, 다른 정신질환으로 더 잘 설명되지 않아야 한다(진단기준 D). 물질 중독은 물질사용장애에서 흔하지만, 물질사용장애가 없는 사람에게도 종종 발생할 수 있다. 이 범주는 담배에는 적용되지 않는다.

중독에서 보이는 가장 흔한 변화에는 지각, 각성, 집중, 생각, 판단, 정신운동 행동, 그리고 대인관계상의 행동 장해가 포함된다. 단기간 중독, 즉 '급성' 중독은 지속성 중독, 즉 '만성' 중독과 다른 증상과 징후를 보인다. 예를 들어, 중등도 양의 코카인을 사용했을 때 처음에는 사교적인 상태가 되지만, 이 용량을 자주 반복적으로 며칠 혹은 몇 주에 걸쳐 사용했을 때는 사회적 위축이 일어날 수 있다.

생리적 관점에서 볼 때 중독이라는 용어는 여기서 정의된 물질 중독보다 더 광범위한 상태를 말한다. 많은 물질이 생리적 · 심리적 변화를 일으키지만 반드시 문제가 되는 것은 아니다. 예를 들어, 과도한 카페인 사용으로 빈맥이 나타나면 물질 사용으로 인한 생리적 효과이지만, 부적응적인 행동 없이 이런 증상만 나타난다면 중독 진단을 붙이지 않는다. 중독은 때로는 물질이 몸에서 검출되지 않는 상태에서 지속되기도 한다. 이는 중추신경계가 물질의 영향으로부터 회복되는 것이 물질을 제거하는 것보다 오랜 시간이 필요하기 때문이다. 이런 장기적 효과는 금단(즉, 물질이 혈액과 조직에서 농도가 떨어지면서 나타나는 증상)과는 반드시 구분되어야 한다.

물질 금단의 진단기준은 각 물질에 대한 세부 내용에 포함되어 있다. 필수적 특징은 과도하게 장기간 사용해 온 물질의 사용 중단 혹은 감량으로 인해 생리적 · 인지적 장애와 더불어 물질 특유의 부적응 행동 변화가 발생하는 것이다(진단기준 A). 이런 물질 특유의 증후군(진단기준 B)은 사회적, 직업적 또는 다른 중요한 기능 영역에서 임상적으로 현저한 고통이나 손상을 초래한다(진단기준 C). 이러한 증상들은 다른 의학적 상태로 인한 것이 아니고 다른 정신질환으로 더 잘 설명되지 않아야 한다(진단기준 D). 항상 그런 것은 아니지만, 금단은 보통 물질사용장애와 관련이 있다. 또한 물질사용장애를 진단할 때는 치료의 일환으로 제공된 적합한 약물(예, 아편류 진통제, 진정제, 자극제)의 사용 중에 금단 증상이 발생하는 것은 특별히 계산하지 않는다는 것을 강조하는 것이 중요하다. 금단을 겪는 대부분의 사람은 증상을 줄이기 위해 물질을 다시 사용하고 싶은 충동이 생긴다.

투여 경로와 약효의 속도 Route of Administration and Speed of Substance Effects

더 빠르고 효율적으로 혈류에 흡수되는 투약 방법(예, 정맥주사, 흡연, '비강' 흡입)은 더 강력한 중독을 일으키기 쉽고, 금단에 이르는 물질 사용 양식을 가속화하기 쉽다. 유사하게, 급성으로 작용하는 물질들은 천천히 작용하는 물질보다 즉각적 중독을 일으키기 쉽다.

약효의 지속 기간 Duration of Effects

같은 범주의 약물 중 상대적으로 단기간 작용하는 물질들은 장기간 작용하는 물질들에 비해 쉽게 금단이 발생하는 경향이 있다. 하지만 장기간 작용하는 물질들은 더 오랫동안 금단 증상이 나타나는 경향이 있다. 물질의 반감기는 금단의 양상과 평행관계다. 약효가 길게 나타날수록 끊은 뒤 금단이 나타날 때까지의 시간이 길고 금단 기간도 길다. 일반적으로 급성 금단 기간이 길수록 증후군의 강도는 약한 경향이 있다.

복합 물질 사용 Use of Multiple Substances

물질 중독과 금단은 종종 여러 물질을 동시에 혹은 순차적으로 사용하는 것과 관련이 있다. 이런 경우, 각 진단은 개별적으로 기록되어야 한다.

관련된 검사 소견 Associated Laboratory Findings

혈액과 소변검체에 대한 검사실 분석은 최근 물질 사용 여부를 판단하는 데 도움을 준다. 하지만 검사실 분석 결과의 양성 반응만으로 개인이 물질로 유발된 장애 혹은 물질사용장애 양상을 보인다고 할 수 없고, 음성 반응이라도 물질관련장애 진단을 배제하면 안 된다.

검사실 검사는 금단을 확인하는 데 유용하게 쓰일 수 있다. 개인이 알지 못하는 물질에 대한 금단 증상을 보인다면, 검사실 검사를 통해 물질이 무엇인지 알아낼 수 있고, 다른 정신질환으로부터 금단 증상을 감별진단할 수 있다. 더불어 높은 혈중 물질 농도에도 정상적 기능을 보이는 것은 내성이 있음을 시사한다.

발달 및 경과 Development and Course

실질적으로 모든 물질의 사용은 18~24세에서 상대적으로 유병률이 높다. 중독은 주로 물질관련장애의 초기에 나타나고, 10대에 시작된다. 금단은 충분한 양의 약물을 오랫동안 사용하면 어떤 연령대에도 나타날 수 있다.

물질 중독 및 물질 금단의 기록 절차
Recording Procedures for Substance Intoxication and Substance Withdrawal

임상의는 물질이 해당하는 그룹의 부호를 사용해야 하지만, **특정 물질의 이름을 기록해야 한다.** 예를 들면, F13.230 세코바르비탈 금단이라고 기록하고(진정제, 수면제 또는 항불안제 금단이 아닌), F15.120 메스암페타민 중독(암페타민류 물질 중독이 아닌)이라고 기록한다. 물질 중독 및 물질 금단에 ICD-10-CM에 맞는 부호를 붙이는 것은 동반한 다른 물질사용장애가 있는지에 따라 결정된다. 메스암페타민 중독에 F15.120을 붙이는 경우는 동반한 경도 메스암페타민사용장애가 있다는 것을 말한다. 만약 동반한 메스암페타민사용장애가 없을 경우(지각 장해도 없는 경우), 진단부호는 F15.920이다. 실제로 특정 물질에 따른 중독과 금단 증후군의 부호를 선택하는 조건에 대해서는 부호화 시 주의점에 나와 있다.

어느 종류에도 해당되지 않는 물질(예, 단백동화 스테로이드)의 경우, 기타(또는 미상의) 물질 중독 또는 기타(또는 미상의) 물질 금단에 해당하는 적절한 부호를 사용해야 하고 특정 물질이 명시되어야 한다(예, F19.920 단백동화 스테로이드 중독). 만약 개인이 사용한 물질이 어떤 것인지 모를 때는 '기타(또는 미상의)'에 해당하는 부호를 사용해야 한다(예, F19.920 미상의 물질 중독). 만약 특정 물질과 관련된 증상이나 문제가 있지만 어떤 물질 특유 장애의 진단기준도 충족시키지 못한다면, 명시되지 않는 범주를 사용할 수 있다(예, F12.99 명시되지 않는 대마관련장애).

앞에 언급한 것과 같이 ICD-10-CM의 물질 관련 부호들은 임상적인 물질사용장애 양상과 물질로 유발된 양상을 하나의 합쳐진 부호로 통합한다. 따라서 만약 헤로인 금단과 중등도 헤로인사용장애 둘 다 가지고 있다면, 두 양상 모두를 포함시키기 위해서 단일 부호인 F11.23이 주어진다. 부호를 붙이는 추가적 정보는 각 물질에 대한 세부 내용을 참고한다.

물질/치료약물로 유발된 정신질환
Substance/Medication-Induced Mental Disorders

물질/치료약물로 유발된 정신질환은 남용물질, 치료약물 또는 몇몇 독소로 인해 발생하는 잠재적으로 심하고, 주로는 일시적이지만, 때로 지속되기도 하는 중추신경계 증후군이다. 이는 현저한 물질 관련 문제들에도 불구하고 물질 사용을 지속하게 되는 인지적·행동적·생리적 증상의 집합체인 물질사용장애와는 구분된다. 물질/치료약물로 유발된 정신질환들은 물질사용장애를 일으키는 10가지 종류의 물질로 인해 유발되기도 하고, 의학적 치료를 위해 사용되는 다양한 종류의 치료약물로 인해 생기기도 한다. 각 물질로 유발된 정신질환은 관련 장에서 기술한다(예, '우울장애' 장에 있는 물질/치료약물로 유발된 우울장애). 그래서 여기서는 간단히만 기술한다. 모든 물질/치료약물로 유발된 장애는 비슷한 특징들을 가진다. 이 공통적 특징들은 이 장애들을 발견하는 데 도움이 된다. 특징들은 다음과 같다.

A. 장애는 관련된 정신질환의 증상적인 표현이 임상적으로 현저하게 나타난다.
B. 병력, 신체검진 또는 검사 소견에서 다음의 2가지 증거가 있다.
    1. 장애는 물질 중독 상태 혹은 금단 상태 혹은 치료약물을 복용한 상태에서 발생하거나, 혹은 그로부터 1개월 이내에 발생하고
    2. 관련된 물질/치료약물은 정신질환을 일으킬 수 있다.
C. 장해는 독립적인 정신질환(즉, 물질 혹은 치료약물로 유발된 질환이 아닌)으로 더 잘 설명되지 않는다. 독립적인 정신질환의 증거들은 다음의 내용을 포함한다.

1. 심한 중독 상태 혹은 금단 상태 혹은 치료약물에 노출되는 시기보다 장해 발생이 선행한다.
2. 급성 금단 혹은 심한 중독 상태나 치료약물을 복용한 상태가 지나고 상당 기간 동안(예, 최소한 1개월 이상) 장해가 지속된다. 이 기준은 급성 중독 또는 금단이 종료된 이후에도 지속되는 물질로 유발된 신경인지장애 또는 환각제 지속성 지각장애에는 적용되지 않는다.

D. 장해는 섬망의 경과 중에만 발생되지는 않는다.
E. 장해는 사회적, 직업적 또는 다른 중요한 기능 영역에서 임상적으로 현저한 고통이나 손상을 초래한다.

진단적 및 부수적 특징 Diagnostic and Associated Features

물질들은 임상적으로 관련된 물질로 유발된 정신질환을 일으킬 수 있는지에 따른 분류를 고려해 일부분 일반화할 수 있다. 일반적으로 진정 작용이 있는 약물들(진정제, 수면제 또는 항불안제, 알코올)은 중독 상태에서 현저하고, 임상적으로 심각한 우울장애를 유발할 수 있는 반면, 금단 상태에서는 불안 상태가 관찰되는 편이다. 또한 흥분 작용이 있는 물질들(예, 암페타민, 코카인)은 중독 상태 동안 물질로 유발된 정신병적 장애와 물질로 유발된 불안장애가 동반되기 쉽고, 금단 상태에서 물질로 유발된 주요우울 삽화가 동반되기 쉽다. 진정 작용과 흥분 작용을 둘 다 가진 약물들은 일시적이지만 현저한 수면 교란, 성적 장해를 유발하기 쉽다. 특정 물질의 범주와 특정 정신과적 증후군과의 관계의 개요는 〈표 1〉에 나와 있다.

치료약물로 유발된 상태는 중추신경계의 개인 특이 반응과 여러 의학적 질환에 넓은 범위로 사용되는 치료약물에 상대적으로 극단적인 부작용의 예도 포함한다. 여기에는 마취제, 항히스타민제, 혈압강하제 및 다양한 기타 치료약물과 독소(예, 유기인제, 살충제, 일산화탄소)가 포함되고, 이들은 신경인지장애 장에서 언급된다. 정신병적 증후군은 자극제, 진정제, 처방약 혹은 일반 의약품뿐 아니라 항콜린제, 심혈관계 치료약물, 스테로이드 약물에 의해서도 일시적으로 나타날 수 있다. 넓은 범위의 약물들(스테로이드, 혈압강하제, 디설피람, 그리고 진정제나 자극제와 유사한 처방약 혹은 일반 의약품)로 인해 일시적이지만 심한 기분 장해가 나타날 수도 있다. 유사한 범위의 치료약물들이 일시적인 불안 증후군, 성기능부전, 수면 교란과 연관될 수도 있다.

일반적으로 물질/치료약물로 유발된 정신질환을 고려할 때는 장애가 다른 독립적인 정신적 상태에 의해 더 잘 설명되지 않는다는 증거가 있어야 한다. 후자의 경우는 대부분 심한 중독 혹은 금단 상태 혹은 치료약물 투여 상태이기 이전에 나타나고, 〈표 1〉에 열거한 몇몇 물질로 유발된 지속성 장애들을 제외하면 급성 금단 상태, 심한 중독 상태, 혹은 치료약물 사용 후 1개월이 지난 뒤까지 지속된다. 증상이 섬망이 지속되는 상태에서만 관찰되면(예, 알코올 금단 섬망), 이 정신질환은 섬망으로 진단하고, 섬망 중에 발생하는 정신 증후군은 안절부절못하고 혼돈스러운 상태에서 많은 증상(예, 기분·불안·현실 검증력 장해를 포함)이 흔히 관찰될 수 있기 때문에 개별적인 진단을 붙이지 않는다. 각각의 관련 주 정신질환의 특징들은 독립적인 정신질환 또는 물질/치료약물로 유발된 정신질환에 상관없이 유사하게 나타난다. 하지만 물질/치료약물로 유발된 정신질환을 가진 개인은 물질 혹은 치료약물의 범주와 관련된 특징들도 나타나며, 이는 이 장의 세부 항목 부분에 기술되어 있다.

발달 및 경과 Development and Course

물질로 유발된 정신질환은 물질 중독이나 물질 남용으로 인한 금단으로 발생하고, 치료약물로 유발된 정신질환은 제시된 용량으로 복용한 처방약 혹은 일반 의약품으로 발생한다. 2가지 상태 모두 주로 일시적이고 급성 금단, 심한 중독, 치료약물 사용 후 1개월 이내에 사라지는 편이다. 이런 일반화가 적용되지 않는 예외에는 알코올로 유발된 신경인지장애, 흡입제로 유발된 신경인지장애, 진정제, 수면제 또는 항불안제로 유발된 신경인지장애, 환각제 지속성 지각장애('플래시백'; 이 장의 뒤에 나오는 '환각제관련장애' 항목 참조)가 있다. 하지만 대부분의 기타 물질/치료약물로 유발된 정신질환은 증상의 심각도와 상관없이 사용을 중단하면 즉각 회복되는 편이고, 사용을 완전히 중단한 지 1개월이 지나서까지 임상적 관련성이 지속되지 않는 편이다.

과한 용량으로 물질을 사용했을 때 어떤 사람들은 특정 물질로 유발된 장애에 더 가까워지지만, 다른 사람들은 덜 그런 것이 사실이다. 유사한 타고난 성향으로 인해 어떤 사람은 일부 치료약물 유형에 부작용이 더 잘 발생할 수 있다. 하지만 가족력 혹은 이전의 독립적인 정신 증후군 병력과 물질로 유발된 증후군 발생 사이의 인과관계는 불확실하고, 물질로 유발된 증후군을 유발할 만큼 물질 사용의 양과 빈도가 충분한지를 고려해야 한다.

기존에 있던 정신질환과 관련해서 물질 남용이나 일부 치료약물로 인한 정신과적 부작용이 발생하면, 이는 기존의 정신질환이 심해지는 징후일 수 있다. 물질/치료약물로 유발된 정신질환 발생의 위험은 관련 물질의 소비량과 빈도에 따라 증가한다.

물질/치료약물로 유발된 정신질환 증상의 윤곽은 독립적인 정신질환과 유사하다. 비록 물질/치료약물로 유발된 정신질환이 독립적인 정신질환의 증상들과 동일할 수도 있고(예, 망상, 환각, 정신병, 주요우울 삽화, 불안 증후군), 동일한 심각한 결과(예, 자살)가 나타날 수도 있지만, 대부분 물질로 유발된 정신질환의 경우에는 며칠이나 몇 주 동안 사용을 중단하면 증상이 호전된다.

물질/치료약물로 유발된 정신질환은 독립적인 정신과적 질환의 감별진단에 중요한 부분이다. 유발 정신질환을 알아내는 것의 중요성은 독립적인 정신질환을 진단하기 전에 특정 질병이나 치료약물 반응으로 가능한 역할을 밝히는 것의 타당성과 유사하다. 물질로 유발된 정신질환, 치료약물로 유발된 정신질환의 증상들은 독립적인 정신질환 증상들과 단면적으로 동일할 수 있지만, 치료 방법과 예후가 다르다.

물질/치료약물로 유발된 정신질환의 기능적 결과
Functional Consequences Substance/Medication–Induced Mental Disorders

연관된 독립적인 정신질환의 증상들과 동일한 결과(예, 자살 시도)가 나타날 수 있지만, 대부분은 물질 사용을 중단한 지 1개월 이내에 사라진다. 비슷하게, 물질로 유발된 정신질환에서도 연관 물질사용장애와 유사한 기능적 결과가 나타난다.

물질/치료약물로 유발된 정신질환의 기록 절차
Recording Procedures for Substance/Medication-Induced Mental Disorders

특정 물질/치료약물로 유발된 정신질환들의 진단기준, 부호화와 기록 절차는 표현형을 공유하는 각 장애의 장에서 제공한다(물질/치료약물로 유발된 정신질환은 '조현병 스펙트럼 및 기타 정신병적 장애' '양극성 및 관련 장애' '우울장애' '불안장애' '강박 및 관련 장애' '수면-각성장애' '성기능부전' '신경인지장애' 장 참조). 물질/치료약물로 유발된 정신질환을 물질사용장애와 함께 기록하는 경우, 물질의 종류와 물질에 의해 유발된 정신질환의 종류, 그리고 물질사용장애의 심각도를 반영하는 단일 진단을 붙인다(예, 고도의 코카인사용장애를 동반한 코카인으로 유발된 정신병적 장애). 공존 물질사용장애가 없는 상태에서 발생하는 물질로 유발된 정신질환의 경우(예, 물질 또는 치료약물의 일회성 사용으로 질환이 유발된 경우) 물질/치료약물로 유발된 정신질환만 붙인다(예, 코르티코스테로이드로 유발된 우울장애). 물질/치료약물로 유발된 정신질환의 진단명을 기록하는 것에 추가적으로 필요한 정보는 각 물질/치료약물로 유발된 정신질환의 '기록 절차' 부분에서 제공한다.

알코올관련장애
Alcohol-Related Disorders

알코올사용장애

알코올 중독

알코올 금단

알코올로 유발된 정신질환

명시되지 않는 알코올관련장애

● 알코올사용장애
Alcohol Use Disorders

진단기준

A. 임상적으로 현저한 손상이나 고통을 초래하는 문제적 알코올 사용 양상이 지난 12개월 사이에 다음의 항목 중 최소한 2개 이상으로 나타난다.
   1. 알코올을 종종 의도했던 것보다 많은 양, 혹은 오랜 기간 동안 사용함
   2. 알코올 사용을 줄이거나 조절하려는 지속적인 욕구가 있음. 혹은 사용을 줄이거나 조절하려고 노력했지만 실

패한 경험들이 있음

3. 알코올을 구하거나, 사용하거나, 그 효과에서 벗어나기 위한 활동에 많은 시간을 보냄

4. 알코올에 대한 갈망감, 혹은 강한 바람, 혹은 욕구

5. 반복적인 알코올 사용으로 인해 직장, 학교 혹은 가정에서의 주요한 역할 책임 수행에 실패함

6. 알코올의 영향으로 지속적으로, 혹은 반복적으로 사회적 혹은 대인관계 문제가 발생하거나 악화됨에도 불구하고 알코올 사용을 지속함

7. 알코올 사용으로 인해 중요한 사회적, 직업적 혹은 여가 활동을 포기하거나 줄임

8. 신체적으로 해가 되는 상황에서도 반복적으로 알코올을 사용함

9. 알코올 사용으로 인해 지속적으로, 혹은 반복적으로 신체적·심리적 문제가 유발되거나 악화될 가능성이 높다는 것을 알면서도 계속 알코올을 사용함

10. 내성, 다음 중 하나로 정의됨

    a. 중독이나 원하는 효과를 얻기 위해 알코올 사용량의 뚜렷한 증가가 필요

    b. 동일한 용량의 알코올을 계속 사용할 경우 효과가 현저히 감소

11. 금단, 다음 중 하나로 나타남

    a. 알코올의 특징적인 금단 증후군(알코올 금단의 진단기준 A, B를 참조하시오.)

    b. 금단 증상을 완화하거나 피하기 위해 알코올(혹은 벤조디아제핀 같은 비슷한 관련 물질)을 사용

다음의 경우 명시할 것:

  조기 관해 상태: 이전에 알코올사용장애의 진단기준을 만족했고, 최소 3개월 이상 최대 12개월 이내의 기간 동안 진단기준에 맞는 항목이 전혀 없는 경우(진단기준 A4의 '알코올에 대한 갈망감, 혹은 강한 바람, 혹은 욕구'는 예외) 사용됨

  지속적 관해 상태: 이전에 알코올사용장애의 진단기준을 만족했고, 12개월 이상의 기간 동안 어떤 시기에도 진단기준에 맞는 항목이 전혀 없는 경우(진단기준 A4의 '알코올에 대한 갈망감, 혹은 강한 바람, 혹은 욕구'는 예외) 사용됨

다음의 경우 명시할 것:

  통제된 환경에 있음: 이 부가적인 명시자는 개인이 알코올에 대한 접근이 제한된 환경에 있을 때 사용된다.

현재의 심각도/관해에 따른 부호화: 만약 알코올 중독, 알코올 금단 혹은 알코올로 유발된 정신질환이 같이 있으면, 알코올사용장애에 대한 다음의 부호를 쓰지 않는다. 대신 동반한 알코올사용장애는 알코올로 유발된 장애 부호의 네 번째 글자에 표시한다(알코올 중독, 알코올 금단 혹은 특정 알코올로 유발된 정신질환의 부호화 시 주의점 참조). 예를 들어, 만약 알코올 중독과 알코올사용장애가 동반되면 알코올 중독 부호만 쓰고, 동반한 알코올사용장애가 경도인지, 중등도인지, 고도인지를 네 번째 글자에 표시한다. 알코올 중독이 동반된 경도 알코올사용장애에는 F10.129를 사용하고, 알코올 중독이 동반된 중등도 또는 고도 알코올사용장애에는 F10.229를 사용한다.

현재의 심각도/관해를 명시할 것:

  F10.10 경도: 2~3개의 증상이 있다.

  F10.11 경도, 조기 관해 상태

  F10.11 경도, 지속적 관해 상태

  F10.20 중등도: 4~5개의 증상이 있다.

  F10.21 중등도, 조기 관해 상태

  F10.21 중등도, 지속적 관해 상태

  F10.20 고도: 6개 이상의 증상이 있다.

  F10.21 고도, 조기 관해 상태

  F10.21 고도, 지속적 관해 상태

명시자 Specifier

'통제된 환경에 있음'은 개인이 통제된 환경에서 관해 상태로 있을 때 세분화해서 적용한다(즉, 조기 관해 상태로 통제된 환경에 있음, 또는 지속적 관해 상태로 통제된 환경에 있음). 이런 환경의 예로는 철저히 감시되고 물질을 구할 수 없는 감옥, 치료적 공동체, 폐쇄 병동 등이 있다.

장애의 심각도는 만족하는 진단기준의 개수로 평가한다. 심각도는 시간이 지남에 따른 음주 횟수(예, 1개월 이내에 음주하는 횟수) 또는 양(예, 하루에 마시는 음주 단위)에 대한 자가 보고와 지인들의 보고, 임상의의 관찰, 그리고 생물학적 검사(예, 검사상의 혈중 농도 증가에 대한 내용은 이 장애의 '진단적 표지자'에서 기술한다)의 변화에 따라 달라진다.

진단적 특징 Diagnostic Features

알코올사용장애는 금단, 내성, 그리고 갈망감이 포함된 행동과 신체 증상들의 집합체로 정의된다. 알코올 금단은 과도하게 장기간 음주하던 것을 중단하거나 양을 줄인 지 4~12시간 정도 후에 금단 증상들이 나타나는 것이 특징이다. 알코올로 인한 금단은 불쾌하고 강렬하기 때문에 개인은 부작용에도 불구하고 금단 증상들을 피하거나 경감시키기 위해 음주를 지속하게 된다. 일부 금단 증상(예, 수면 문제)은 몇 달간 강도가 약한 정도로 지속될 수 있고, 재발의 원인이 될 수도 있다. 1회 반복되고 강한 사용 양상이 발생하면, 알코올사용장애가 있는 사람은 상당 기간 동안 알코올성 음료를 얻고 소비하는 데 몰두하게 된다.

알코올에 대한 금단은 다른 것을 생각하기 어려울 만큼 강한 음주 욕구를 말하며, 주로 음주의 시작으로 이어진다. 급성 중독의 영향 혹은 음주 이후의 효과로 인해 학업적 혹은 직업적 수행에 어려움을 겪고, 육아나 집안일도 소홀해지고, 음주와 관련하여 학교나 직장을 빠질 수도 있다. 이들은 신체적으로 위험한 상황에도 음주한다(예, 운전, 수영, 중독 상태에서 기계 조작). 결국 알코올사용장애가 있는 사람들은 지속되는 음주로 인한 신체적(예, 일시적 기억상실, 간 질환), 정신적(예, 우울), 사회적 혹은 대인관계적 문제(예, 중독 상태에서 배우자와 과격한 언쟁, 아동 학대)가 있다는 사실을 알면서도 음주를 지속한다.

부수적 특징 Associated Features

알코올사용장애는 다른 물질(예, 대마; 코카인; 헤로인; 암페타민; 진정제, 수면제 또는 항불안제)과 연관된 문제를 가지는 경우가 많다. 알코올은 이런 다른 물질 사용으로 인한 부작용을 완화시키기 위해 사용하기도 하고, 다른 물질을 사용할 수 없을 때 대체물로 사용하기도 한다. 품행 문제, 우울, 불안, 불면은 과도한 음주와 흔히 동반되고, 때로는 선행하기도 한다.

반복되는 폭음은 거의 모든 신체 장기에 영향을 미치지만, 그중에서도 특히 소화기계, 심혈관계, 그리고 중추-말초신경계에 영향을 미친다. 소화기계의 영향은 위염, 위 혹은 십이지장 궤양이 있고, 심한 음주를 하는 약 15% 정도는 간경화, 그리고/또는 췌장염이 생긴다. 또한 식도, 위, 다른 소화기계 암 발생 확률을 높인다. 가장 흔한 관련 상태는 경한 고혈압이다. 심근염과 다른 근육병은 덜 흔하지만 매우 과도하게 음주하는 사람에서 발생률이 높아진다. 이런 요인들은 중성지방과 저밀도 지방단백 콜레스테롤의 현저한 증가와 동반해서 심장 질환의 위험도를 증가시킨다. 말초신경염은 근육약화, 이상 감각, 말초 감각 저하로 나타난다. 보다 지속적인 중추신경계 영향은 인지 결함, 심각한 기억 손상, 소뇌의 퇴행성 변화가 있다. 이런 영향들은 알코올 자체의 직접적 영향이거나 외상, 비타민 결핍(특히 티아민을 포함한 비타민 B)과 연관된다. 드물지만 가장 심한 중추신경계의 영향은 알코올로 유발된 지속성 기억상실장애 혹은 베르니케 코르사코프 증후군으로, 새로운 기억을 입력하는 능력에 심각한 손상을 일으킨다. 이 상태는 '신경인지장애' 장에서 기술하고, 물질/치료약물로 유발된 신경인지장애로 칭한다.

알코올사용장애는 심한 중독 상태에서 자살 위험을 높이는 중요한 원인인데, 심한 중독 상태에서 혹은 일시적인 알코올로 유발된 우울 또는 양극성 장애 상태에서 발생한다. 장애로 인해 자살 완수뿐 아니라 자살 행동 발생률 역시 증가한다.

유병률 Prevalence

알코올사용장애는 흔하다. 미국에서는 DSM-5의 알코올사용장애 성인 평생 유병률이 29.1%로 추산되었으며, 심각도에 따라 경도는 8.6%, 중등도는 6.6%, 고도는 13.9%였다. 호주에서는 DSM-5의 알코올사용장애 성인 평생 유병률이 31.0%로 추산되었다.

유병률은 젠더와 나이에 따라 다양하다. 미국에서 유병률은 여자(평생 유병률 22.7%)에 비해 남자(평생 유병률 36.0%)에서 더 높다. 미국에서는 DSM-IV의 12개월 유병률이 12~17세에서는 4.6%, 18~29세에서는 16.2%, 65세 이상에서는 1.5%였다.

미국 인구의 12개월 유병률은 민족인종적 집단에 따라 현저하게 다양하다. 12~17세의 경우, DSM-IV 알코올사용장애 12개월 유병률이 아시아계 미국인(1.6%), 2개 이상의 인종(1.6%), 히스패닉계(1.5%), 아프리카계 미국인(0.8%)에 비해서 미국 원주민(2.8%)과 비라틴계 백인(2.2%)에서 상대적으로 높았다. 성인의 경우, 대규모 미국 인구 기반 연구에 따르면 DSM-5 알코올사용장애 12개월 유병률은 아프리카계 미국인 14.4%, 비히스패닉계 백인 14.0%, 히스패닉계 13.6%, 아시아계 미국인과 태평양제도민 10.6%였다. 남서와 북부 평원에 사는 미국 원주민 지역사회 기반 연구에 따르면 DSM-IV 알코올 남용과 의존의 12개월 유병률은 4.1%에서 9.8%였다. 알코올 남용과 의존의 유병률과 양상은 570개가 넘는 미국 원주민과 알래스카 원주민들의 지역사회에 따라 아주 다양하며, 술을 마시지 않는 비율이 아주 높은 지역 사회들도 있다. 강탈, 복속, 계속되는 차별의 역사적인 경험들은 증상 발병의 위험성 증가와 연관이 있다. 부족의 다양성을 고려했을 때 미국 원주민에서의 알코올사용장애 유병률을 해석할 때는 주의가 필요하다.

발달 및 경과 Development and Course

알코올 중독의 첫 삽화는 10대 중반에 일어나기 쉽다. 사용장애의 진단기준을 충분히 만족하지 않는 알코올 관련 문제 혹은 별개의 문제들은 20대 이전에 생길 수 있지만, 알코올사용장애 발병으로 2개 이상의 진단기준 묶음에 해당되는 것은 주로 10대 후반이나 20대 초·중반에 일어난다. 알코올관련장애가 발병하는 시기는 대부분 30대 후반이다. 금단의 첫 징후는 여러 가지 알코올사용장애의 다른 여러 면이 발생할 때까지는 나타나지 않는 경향이 있다. 알코올사용장애가 빨리 발병하는 것은 청소년기에 품행 문제가 있었거나 중독을 일찍 경험한 경우에 관찰된다.

　알코올사용장애는 빈번한 관해와 재발을 반복하며 다양한 경과를 보인다. 위기에 대한 반응으로 금주 결심을 하면, 몇 주 또는 그 이상의 기간 동안 금주를 하고 이후 한정된 기간 동안은 절제되고 문제적이지 않은 음주를 하는 경우가 많다. 하지만 일단 알코올을 다시 섭취하게 되면 음주량이 급속도로 늘어나고, 다시 심각한 문제를 일으키기 시작한다.

　알코올사용장애가 치료 불가능한 것이라고 잘못 인식되는 경우가 많은데, 이는 아마도 보통 치료를 받으러 오는 사람들이 과거 몇 년 동안 심각한 알코올 관련 문제를 가지고 있다는 사실에 근거한 것일 수 있다. 그러나 이렇게 극도로 심한 경우는 단지 일부이며, 보통 알코올사용장애가 있는 사람은 훨씬 좋은 예후를 보인다.

　청소년들의 경우에는 품행장애와 반복되는 반사회성 행동이 알코올, 그리고 다른 물질관련장애와 자주 동반한다. 대부분의 알코올사용장애가 40세 이전에 발병하지만, 10% 정도는 그 이후에 발병한다. 나이가 들수록 연령에 따른 신체적 변화로 인해 알코올에 의한 뇌 억제 효과에 더 취약해지고, 알코올을 포함한 다양한 물질에 대한 간 대사 속도가 늦어지고, 체내 수분 비율이 낮아진다. 이런 변화 때문에 노인들은 더 낮은 수준의 음주로도 더 심한 중독과 이후의 문제들을 일으킬 수 있다. 또한 노인의 알코올 관련 문제는 특히 다른 의학적 합병증과 연관되기 쉽다.

위험 및 예후 인자 Risk and Prognostic Factors

환경적.　환경적 위험 요인과 예후 요인은 빈곤 및 차별(예를 들어, 수감률의 차이 및 중독치료 약물에 대한 접근성의 차이와 같은 구조적 불평등), 실업 및 낮은 교육 수준, 음주와 중독에 대한 문화적 태도, 주류에 대한 접근도(가격 포함), 알코올로 인해 얻었던 개인적 경험들, 스트레스 수준이 포함된다. 취약성이 있는 개인이 알코올 문제가 생기게 되는 것을 추가적으로 매개하는 잠재적 요인들에는 과도하게 물질을 사용하는 동료, 알코올 효과에 대한 과도한 긍정적 기대, 불충분한 스트레스 대처 방법이 있다.

유전적, 생리적.　알코올사용장애는 가족력이 있고, 40~60%의 위험도는 유전적 영향으로 설명된다. 알코올사용장애의 위험성은 가까운 친족에게 알코올 의존이 있는 경우가 3~4배 높고, 이환된 친족의 수가 많을수록, 가까운 친족일수록, 알코올 관련 문제가 심각할수록 위험성이 높아진다. 알코올사용장애가 있는 개인의 일란성 쌍둥이는 이란성 쌍둥이에 비해 장애를 가질 위험성이 유의미하게 높다. 알코올사용장애가 있는 부모에게서 태어난 아이는 태어나자마자 장애가 없는 양부모에게 입양되어도 알코올사용장애 발생의 위험도가 3~4배 증가한다.

　유전자들이 중개적 특징들(혹은 표현형)을 통해 알코올사용장애의 위험도에 영향을 끼친다는 사실에 대한 이해가 높아지면서, 알코올사용장애의 저위험군과 고위험군을 구별할 수 있게 되었

다. 저위험 표현형은 급성 알코올 관련 피부홍조(주로 아시아인에서 보임)가 나타난다. 높은 취약성
은 기존의 조현병 혹은 양극성장애뿐 아니라 충동성(모든 물질사용장애와 도박장애의 확률을 높임)
과 연관되고, 특히 알코올사용장애에서는 알코올에 대한 낮은 수준의 반응(낮은 민감성)이 관련성
이 높다. 많은 유전자 변형이 알코올에 대한 반응과 도파민 보상 시스템의 변화와 관련될 수 있지
만, 중요한 것은 어떤 1개의 유전자 변형은 겨우 1~2%의 위험도를 변화시키는 수준이라는 것이
다. 유전-환경 상호작용은 유전자 변이의 영향을 조절한다. 예를 들어, 사회적 제약이 최소화될
때(예, 부모의 감시가 낮을 때) 또는 환경이 알코올에 대한 접근이 쉽거나 알코올 사용을 장려할 때
(예, 동료들과의 일탈이 높을 때) 유전적 영향은 더 두드러진다.

경과의 변경인자. 일반적으로 높은 수준의 충동성은 알코올사용장애의 이른 발병 및 고도의 심각
도와 관련이 있다.

문화와 관련된 진단적 쟁점 Culture-Related Diagnostic Issues

대부분의 문화권에서 알코올은 가장 흔히 중독 물질로 사용되고, 이환율과 사망률에 상당히 기
여한다. 전 세계적으로 280만 명의 사망에 알코올이 기여하였으며, 이는 여성 연령 표준화 사망의
2.2%, 남성의 6.8%에 해당된다. 전 세계적으로 2억 370만 명의 남성과 4,600만 명의 여성이 알코올
사용장애를 가지고 있으며, 유럽 지역에 사는 남성과 여성(14.8%와 3.5%), 아메리카 지역에 사는 남
성과 여성(11.5%와 5.1%)에서 가장 높다. 일반적으로 소득이 높은 나라에서 유병률이 가장 높다. 미
국 사회에서 이민자의 미국 문화화가 높을수록 알코올사용장애의 유병률은 증가하며, 특히 여성에
서 그렇다. 높은 인종 밀도(같은 인종 배경을 가진 사람들이 모여 사는 경우)는 알코올사용장애의 유병
률을 낮출 수 있는데, 이는 사회적 지지가 높고 차별의 영향이 완충되기 때문이다. 하지만 지역사회
분리는 장애의 위험성을 증가시킬 수 있는데, 이는 알코올 광고와 소매점의 높은 밀도 등 다른 위험
요인들과 연관이 있다.

알코올 대사 효소인 알코올탈수소화효소와 알데하이드탈수소효소의 유전자 다형성은 아시아 인
종에서 가장 흔하게 나타나고, 이는 알코올 반응에 영향을 준다. 이런 유전적 다형성을 가진 사람이
음주를 하면 얼굴 달아오름과 빈맥을 경험하고, 이런 반응은 매우 심각해서 이후 음주를 제한하거
나 피하게 되며, 알코올사용장애의 위험도가 낮아진다. 예를 들어, 이 유전적 다형성은 일본인, 중
국인, 한국인, 그리고 전 세계에 있는 관련 집단에서 40%까지 발견되고, 이는 알코올사용장애의 위
험성을 낮추는 것과 관련된다. 하지만 최근 일본, 중국, 한국의 서구화와 여성 음주에 대한 인식 변
화와 연관해 알코올사용장애의 유병률이 증가하는 것에서 나타나듯이 유전적인 보호 효과가 사회
문화적 요인들로 인해 바뀔 수 있다.

각 진단기준 항목의 사소한 차이는 있을 수 있으나, 진단기준은 대부분의 인종/민족 집단에 동등
하게 잘 적용된다.

성 및 젠더와 관련된 진단적 쟁점 Sex- and Gender-Related Diagnostic Issues

남성은 여성보다 음주와 알코올사용장애의 비율이 높다. 하지만 여성이 음주를 시작하는 연령이 낮아지면서 이러한 젠더의 차이는 점점 좁혀지고 있다. 여성이 남성에 비해 체중이 적고, 체내 지방이 높고 수분이 낮으며, 식도와 위에서 알코올을 적게 대사하기 때문에 술을 마실 때 혈중알코올농도가 높게 올라간다. 술을 많이 마시는 여성은 남성보다 알코올로 인한 기억상실, 간질환을 포함한 알코올로 인한 신체적인 결과에 더 취약할 수 있다. 게다가 알코올 위험성에 대한 유전적 기전은 남녀가 공통적이지만 이러한 위험성에 기여하는 환경적인 요인들은 성 간에 다를 수 있다. 특히 사춘기 시절에는 다를 수 있다. 임신 기간에 음주가 줄어드는 경향이 있는데, 여전히 임신 기간에 술을 마시는 것은 알코올사용장애의 신호일 수 있다.

진단적 표지자 Diagnostic Markers

과도한 음주로 인해 알코올사용장애의 위험성이 높아진 사람은 표준화된 설문지와 혈액검사의 높아진 수치를 통해 정기적으로 과도하게 음주하는 것을 확인할 수 있다. 이런 수치들로 알코올사용장애 진단을 내릴 수는 없지만, 개인에 대한 정보가 더 필요한 경우에 유용하게 사용될 수 있다. 가장 직접적으로 음주를 측정할 수 있는 단면적 지표는 **혈중 알코올 농도**이며, 알코올 내성 여부 판단을 위해 쓰일 수 있다. 예를 들어, 혈중 알코올이 1dl당 150mg으로 측정된 개인이 에탄올 중독 징후를 보이지 않는다면, 최소한 어느 정도 수준의 알코올에 대한 내성을 가지고 있다고 추정할 수 있다. 200mg/dl의 농도에서 대부분의 내성이 없는 개인은 심한 중독 상태를 보인다.

검사실 검사 중 과도한 음주에 대한 민감한 검사 지표는 감마글루타밀트랜스페라제(GGT)다. 이는 단지 검사실적인 수치일 수 있다. GGT 수치가 높게 확인된(35단위 초과) 사람들 중 최소 70%가 지속적인 과도한 음주를 하고 있다(즉, 정기적으로 하루 8잔 이상의 음주). 이와 비슷하거나 심지어 더 높은 수준의 민감도와 특이도를 보이는 두 번째 검사는 탄수화물결핍트랜스페린(CDT)이며, 20단위 이상일 때 정기적으로 하루 8잔 이상 음주를 하고 있다고 확인할 수 있다. 이 2가지 수치(GGT, CDT) 모두 음주를 중단하면 수일에서 수 주 이내에 정상 수치로 돌아오기 때문에, 금주를 유지하고 있는지 감시하는 데 유용하고, 특히 시간이 지나면서 수치가 감소해야 하는데 증가한다면 이는 다시 과도한 음주를 시작했다고 봐야 한다. GGT, CDT 검사를 같이 시행하면 둘 중 한 가지만 할 때보다 민감도와 특이도가 높아진다. 추가적으로 유용한 검사는 평균혈구용적(MCV)으로, 과도한 음주를 하는 개인에서 높은 정상 수치까지 상승하는데, 이는 알코올의 적혈구 생성에 대한 직접적인 독성으로 인한 것이다. 평균혈구용적을 검사하는 것이 심하게 음주하는 개인을 확인하는 데 도움을 줄 수 있지만, 적혈구의 긴 반감기 때문에 금주를 감시하는 방법으로는 좋지 않다. 간기능 검사(예, 알라닌 아미노트랜스페라제[ALT], 알카라인포스파타제[ALP])는 과도한 음주로 인한 간 손상 결과를 나타낸다. 과도한 음주에 대한 다른 가능한 지표로는 혈중 지질 농도의 상승(예, 트라이글리세라이드와 고밀도 지질단백 콜레스테롤)과 높은 정상치의 요산이 있다. 이들은 비교적 알코올 비특이적 반응이지만, 임상의가 음주의 영향에 대한 가능성을 고려하는 데 도움이 된다.

부수적인 진단적 표지자는 지속적인 과도한 음주와 연관된 결과를 반영하는 징후와 증상이다. 예를 들어, 소화불량, 오심, 팽만은 위염을 동반하며, 간 비대, 식도 정맥류와 치질은 알코올로 유발된 간의 변화와 동반한다. 다른 신체적 징후는 떨림, 불안정한 보행, 불면, 발기부전 등이 있다. 만성 알코올사용장애가 있는 남성은 테스토스테론 수준의 감소와 관련하여 고환 크기의 감소와 여성화 효과를 나타낼 수 있다. 여성의 반복된 과도한 음주는 생리불순과 관련이 있고, 임신 시에는 자연유산, 태아 알코올 증후군과 연관이 있다. 뇌전증이나 심한 두부 손상의 과거력이 있는 개인은 알코올 관련 발작을 일으킬 수 있다. 알코올 금단은 오심, 구토, 위염, 토혈, 구갈, 붓고 얼룩덜룩한 안색, 경도의 말초 부종과 연관이 있을 수 있다.

자살 사고 혹은 행동과의 연관성 Association With Suicidal Thoughts or Behavior

자살과 알코올에 대한 대부분의 연구는 알코올사용장애보다는 음주량을 조사한다. 하지만 호주의 심리 부검 연구에서 공격성, 정신과적 공존질환, 그리고 최근 대인관계 갈등이 알코올사용장애 환자의 자살 위험 요인이라고 밝혔다. 미국을 포함한 여러 나라에서 1999년부터 2014년 사이에 진행되었던 연구들을 검토한 결과에 따르면 중독(intoxication)과 만성 과음 모두 자살과 연관이 높으며, 대규모 인구 기반 자료에서도 알코올과 자살은 연계되어 있다. 알코올에 대한 엄격한 정책이 일반 인구에서 자살을 예방한다는 증거도 있다. 미국과 여러 나라에서 시행된 1996년부터 2015년 사이의 연구들에 대한 메타분석에 따르면 술을 마시지 않는 개인과 비교했을 때, 알코올의 급성 사용은 자살을 시도할 위험을 거의 7배 높였다. 이 메타분석에 따르면, 24시간 이내의 과음은 술을 적게 마신 경우에 비해 자살 시도의 훨씬 강력한 위험 요인이었으며, 이는 미국에서 시행한 환자 대조군 연구에서도 밝혀졌다. 미국 미시시피 코호트 환자에 따르면 알코올 단독보다는 알코올과 수면제를 급성으로 같이 사용한 경우 자살 시도의 연관성이 더 높아진다. 미국을 포함한 여러 나라에서 1975년부터 2014년 사이에 시행한 연구들에 대한 체계적 문헌고찰과 메타분석에 따르면 음주는 총기 소유와 연관이 있었으며, 술을 마시는 사람은 비음주자(nondrinker)에 비해 총기로 자살할 위험이 4~6배 더 높았고, 과음하는 사람(heavy drinker)은 비음주자에 비해 자살의 도구로 총기를 선택할 위험이 더 높았다.

알코올사용장애의 기능적 결과 Functional Consequences of Alcohol Use Disorder

알코올사용장애의 진단적 특징은 삶의 중요한 영역의 기능에 장애가 발생한다는 것을 강조한다. 이는 운전, 기계 조작, 학교, 직장, 대인관계와 의사소통, 건강을 포함한다. 알코올관련장애는 직장에서의 잦은 결근, 직업과 관련된 사고들, 낮은 고용 생산성의 원인이 된다. 노숙자의 비율이 높아지는 것은 사회적 · 직업적 기능이 급락하는 것을 반영하지만, 알코올관련장애가 있는 대부분의 개인은 가족과 함께 살며 직업 기능을 유지한다.

알코올사용장애는 사고, 폭력, 자살의 위험성을 상당히 높인다. 어떤 도시의 집중치료실(ICU) 치료를 받는 경우의 1/5이 음주와 관련이 있다고 추정되고, 미국인의 40%가 알코올 관련 사고를 평생

1회 이상 경험한다고 하며, 치명적인 자동차 사고의 55%까지 음주 때문에 일어난다고 한다. 특히 반사회성 성격장애가 있는 고도의 알코올사용장애는 범죄를 저지르는 것과 연관되고, 이 중에는 살인도 포함된다. 또한 심각한 문제적 음주는 자제력 약화와 슬픔과 과민성을 불러일으켜 자살 시도와 자살에 일조한다.

입원 환자에서 알코올사용장애를 간과하여 예상치 못한 알코올 금단이 발생하면 위험성이 커지고 입원 비용과 입원 기간이 늘어나게 된다.

감별진단 Differential Diagnosis

병적이지 않은 알코올 사용. 알코올사용장애 진단의 핵심 요소는 과도한 음주로 인해서 현저한 고통이나 기능적 손상이 반복적으로 발생한다는 것이다. 대부분의 술을 마시는 사람이 때때로 중독을 느낄 만큼 음주를 하지만, 오직 소수(20% 이하)만이 알코올사용장애로 발전한다. 그러므로 매일 음주하더라도, 적은 양을 마시고 가끔 중독을 보이는 것만으로 진단을 내릴 수는 없다.

알코올 중독, 알코올 금단, 알코올로 유발된 정신질환. 알코올사용장애는 알코올 중독, 알코올 금단, 그리고 알코올로 유발된 정신질환(예, 알코올로 유발된 우울장애)과 구별이 된다. 알코올사용장애는 알코올 사용에 대한 손상된 조절 능력, 알코올로 인한 사회적 기능 손상, 위험한 알코올 사용(예, 음주 운전), 그리고 약리학적인 증상(내성 또는 금단의 악화)과 관련된 알코올의 문제 있는 사용 양상인 데 반해 알코올 중독, 알코올 금단, 그리고 알코올로 유발된 정신질환은 과음인 상태에서 나타나는 정신과적 증상들을 일컫는다. 알코올 중독, 알코올 금단, 그리고 알코올로 유발된 정신질환은 알코올사용장애 개인에서 흔하게 나타난다. 이런 경우 알코올사용장애라는 진단에 더하여 알코올 중독, 알코올 금단, 그리고 알코올로 유발된 정신질환을 추가로 진단한다.

진정제, 수면제 또는 항불안제 사용장애. 알코올사용장애의 징후와 증상은 진정제, 수면제 또는 항불안제 사용장애에서 관찰되는 것과 비슷하다. 하지만 두 장애는 반드시 구분되어야 하는데, 특히 의학적 문제에 있어 다른 경과를 보일 수 있기 때문이다.

아동기 품행장애와 성인 반사회성 성격장애. 알코올사용장애는 다른 물질사용장애들과 더불어 반사회성 성격장애와 기존에 존재하던 품행장애가 있는 다수의 개인에서 나타난다. 이 진단들은 알코올사용장애의 이른 발병과 관련될 뿐 아니라 나쁜 예후와 관련되기 때문에 이 2가지 상태를 확인하는 것이 중요하다.

동반이환 Comorbidity

양극성장애, 조현병, 반사회성 성격장애는 알코올사용장애의 발생률을 현저하게 높이고, 몇몇 불안장애와 우울장애도 알코올사용장애 발병과 관련이 있다. 우울증과 중등도에서 고도의 알코올사용장애의 보고된 연관성은 최소한 일부는 급성 알코올 중독 혹은 금단의 영향으로 인한 일시적인 알코올로 유발된 동반 우울 증상 때문일 것이다. 또한 심하게 반복되는 알코올 중독은 면역 체계를 억제시켜 감염 가능성을 높이고, 암 발생의 위험을 증가시킨다.

● 알코올 중독
Alcohol Intoxication

A. 최근의 알코올 섭취가 있다.

B. 알코올을 섭취하는 동안, 또는 그 직후에 임상적으로 심각한 문제적 행동 변화 및 심리적 변화가 발생한다(예, 부적절한 성적 또는 공격적 행동, 기분 가변성, 판단력 손상).

C. 알코올을 사용하는 동안 또는 그 직후에 다음 징후 혹은 증상 중 한 가지(혹은 그 이상)가 나타난다.

1. 불분명한 언어	2. 운동실조	3. 불안정한 보행
4. 안구진탕	5. 집중력 또는 기억력 손상	6. 혼미 또는 혼수

D. 징후 또는 증상은 다른 의학적 상태로 인한 것이 아니며, 다른 물질 중독을 포함한 다른 정신질환으로 더 잘 설명되지 않는다.

부호화 시 주의점: ICD-10-CM 부호는 동반된 알코올사용장애에 따라 정해진다. 만약 경도 알코올사용장애가 동반되면 ICD-10-CM 부호는 **F10.120**이며, 만약 중등도 또는 고도 알코올사용장애가 동반되면 ICD-10-CM 부호는 **F10.220**이다. 만약 동반이환된 알코올사용장애가 없으면 ICD-10-CM 부호는 **F10.920**이다.

진단적 특징 Diagnostic Features

알코올 중독의 필수적인 특징은 임상적으로 심각한 문제적 행동 변화 및 심리적 변화(예, 부적절한 성적 혹은 공격적 행동, 기분 가변성, 판단력 손상)가 알코올을 섭취하는 동안 혹은 직후에 발생한다는 것이다(진단기준 B). 이런 변화들은 기능 손상, 판단력 손상의 증거들과 동반되고, 만약 중독이 심하면 생명을 위협하는 혼수상태가 될 수도 있다. 이 증상들은 다른 의학적 상태(예, 당뇨병성 케톤산증) 때문이어서는 안 되고, 섬망과 같은 상태를 반영하는 것이 다른 진정 작용이 있는 약물(예, 벤조디아제핀)의 중독과 연관된 것이 아니어야 한다(진단기준 D). 운동실조의 정도는 운전 기능 수행과 일상생활 수행을 방해해서 사고를 유발할 수 있는 정도를 말한다. 알코올 사용의 증거는 개인의 호흡에서 알코올 냄새를 맡아서 알 수 있고, 개인이나 다른 관찰자에게서 병력을 밝힐 수도 있고, 필요시에는 호흡, 혈액 혹은 소변 표본으로 독성 분석을 할 수도 있다.

부수적 특징 Associated Features

중독으로 인한 징후와 증상들은 대개 혈중 알코올 농도가 내려갈 때보다 올라갈 때 더 강하게 나타난다. 중독이 지속되는 시간은 어느 정도 기간에 걸쳐 어느 정도의 양을 마셨는지에 따라 결정된다. 일반적으로 몸은 대략 1시간 동안 한 잔의 알코올을 대사할 수 있는데, 이에 따라 혈중 알코올 농도는 보통 1시간에 15~20mg/dL 떨어진다.

비록 경도의 알코올 중독 상태라도, 다른 시점에서 다른 증상들이 관찰될 수 있다. 경도 알코올 중독의 증거는 대부분의 개인에게서 대략 2잔(각 표준 잔은 약 10~12g의 알코올을 포함하고, 혈중 알코올 농도를 약 20mg/dL 높임)의 술을 마신 후 관찰될 수 있다. 음주 초반에는 혈중 알코올 농도가 높아지면서 말이 많아지고, 안녕감, 쾌활한 팽창 기분이 증상으로 나타난다. 후반부에는 혈중 알코올 농도가 떨어지면서 개인은 점차 더 우울해지고, 위축되며, 인지 손상이 생긴다.

알코올 중독은 때때로 중독의 경과 중에 발생하는 시간에 대한 일시적 기억상실(필름 끊김, blackout)과 연관된다. 이 현상은 혈중 알코올 농도가 높을 때 나타나고, 높은 농도에 얼마나 빨리 도달하는지와 연관이 있는 것으로 보인다. 급성 알코올 중독은 대사 변화(예, 저혈당증, 전해질 불균형)를 일으킬 수 있으며, 심혈관, 호흡기, 그리고 소화기에 심각한 영향을 미칠 수 있다. 매우 높은 혈중 알코올 농도(예, 200~300mg/dL)에서 알코올에 내성이 생기지 않은 개인은 잠이 들고, 마취의 첫 번째 단계로 들어간다. 이보다 더 높은 혈중 알코올 농도(예, 300~400mg/dL 이상)에서는 호흡과 맥박이 저하되고 심지어 내성이 없는 개인은 사망할 수도 있다.

알코올 중독은 대인관계에서의 폭력과 자살 행동에 기여하는 중요한 원인이다. 알코올에 중독되어 있을 때 사고로 인한 손상(변질된 판단력, 자해, 폭력과 연관된 행동으로 인한 죽음도 포함), 자살 행동, 자살의 발생률이 높아진다.

유병률 Prevalence

음주자의 대부분이 일생 중 어떤 시점에 어느 정도 수준의 중독 상태를 경험한다. 예를 들어, 2018년에는 미국 12학년 학생의 43%가 평생 최소한 한 번은 술에 취한 적이 있었다고 하며, 17.5%는 최근 30일 동안 최소한 한 번은 '술에 취한' 적이 있었다고 보고하였다. 여자는 표준음주잔 4잔 이상, 남자는 표준음주잔 5잔 이상 마신 날을 중독이라고 정의한다면, 미국 성인에서의 고위험 음주의 12개월 유병률은 미국 원주민에서 17.4%, 아프리카계 미국인에서 15.1%, 라틴계에서 13.5%, 비라틴계 백인에서 12.3%, 아시아계와 태평양제도민에서 7.2%다.

발달 및 경과 Development and Course

중독은 대개 음주 후 몇 분에서 몇 시간 지난 뒤 주로 삽화적으로 발생하며, 보통 수 시간 지속된다. 미국에서는 첫 중독을 경험하는 평균 연령이 대략 15세 정도이고, 18~25세의 유병률이 가장 높다. 빈도와 강도는 대개 나이가 들수록 감소한다. 주기적인 중독이 빨리 시작될수록 알코올사용장애로 발전할 가능성이 높아진다.

위험 및 예후 인자 Risk and Prognostic Factors

기질적. 감각 추구 및 충동성 성격 특성이 있으면 알코올 중독 삽화가 많아진다.

환경적. 과음하는 동료들과 있는 경우, 과음이 즐거움을 즐기는 데 중요한 요소라고 믿는 경우, 스트레스에 대처하기 위해 알코올을 사용하는 경우에는 알코올 중독 삽화가 증가한다.

문화와 관련된 진단적 쟁점 Culture-Related Diagnostic Issues

주 쟁점은 전반적인 음주에 대한 문화적 차이와 유사하다. 예를 들어, 일부 대학의 사교 클럽과 여학생 클럽은 알코올 중독을 부추긴다. 또한 이런 상태는 문화권에서 중요한 어떤 날(예, 새해 전날)이거나 어떤 집단에서의 특별한 행사 동안(예, 장례식 이후) 빈번해진다. 비록 아직 일부 집단(예, 모르몬교인, 기독교 근본주의자, 이슬람교인)에서는 강하게 음주 또는 중독을 막기도 하지만, 일부 종교적 축하 행사(예, 유대교와 가톨릭 축일)에서는 음주를 부추기기도 한다.

성 및 젠더와 관련된 진단적 쟁점 Sex- and Gender-Related Diagnostic Issues

역사적으로 많은 서구 사회에서 여성보다 남성의 음주 및 술 취한 상태를 좀 더 관용적으로 받아들여 왔다. 하지만 이런 차이는 최근 몇 년간 상당히 덜해졌고, 특히 청소년과 초기 성인에서 그렇다. 일반적으로 여성은 남성에 비해 같은 양의 술에 대해서 내성이 약하다.

진단적 표지자 Diagnostic Markers

중독은 개인의 행동을 관찰하고 호흡에서 알코올 냄새를 맡는 것으로 확인할 수 있다. 개인의 혈중 혹은 호흡의 알코올 농도가 증가함에 따라 중독의 정도가 심해지고, 특히 진정 효과가 있는 다른 치료약물을 함께 복용했을 때 더 심해진다.

자살 사고 혹은 행동과의 연관성 Association With Suicidal Thoughts or Behavior

17개국 응급실을 대상으로 진행된 공동 국제 연구에 따르면 급성 알코올 사용은 만성 사용과는 별개로 자살 시도의 위험성을 높이는데, 한 잔을 마실 때마다 위험이 30% 증가한다. 더 자세한 정보를 위해서는 알코올사용장애 섹션의 '자살 사고 혹은 행동과의 연관성'을 참조하시오.

알코올 중독의 기능적 결과 Functional Consequences of Alcohol Intoxication

알코올 중독은 2011년부터 2015년까지 미국에서 매년 9만 5천 명의 사망과 280만 년의 잠재적 수명 손실을 초래하였으며, 사망한 경우 평균 30년의 수명을 단축시켰다. 더욱이 알코올 중독은 음주 운전과 관련한 막대한 손실을 일으키고, 학교와 직장을 빠지게 할 뿐 아니라 대인관계의 갈등과 신체적 싸움을 일으킨다.

감별진단 Differential Diagnosis

기타 의학적 상태. 몇몇 질병(예, 당뇨병성 케톤산증)과 신경과적 상태(예, 소뇌 실조, 다발성 경화증)는 일시적으로 알코올 중독과 비슷할 수 있다.

알코올로 유발된 정신질환. 알코올 중독이 알코올로 유발된 정신질환(예, 알코올로 유발된 우울장애, 중독 중 발병)과 구별이 가능한 이유는 후자의 경우 증상(예, 우울 기분)이 더 과도하고, 임상 증상으로서 뚜렷하고, 임상적인 주의를 필요로 할 정도로 심각하기 때문이다.

진정제, 수면제 또는 항불안제 중독. 진정제, 수면제 또는 항불안제 중독이나 다른 진정 작용이 있는 물질(예, 항히스타민제, 항콜린제)의 중독은 알코올 중독으로 오인될 수 있다. 감별을 위해서는 호흡에서 알코올 냄새가 나는지 확인하고, 혈중이나 호흡의 알코올 농도를 측정하고, 내과적 정밀 검사를 지시하고, 상세한 병력을 얻어야 한다. 진정수면제 중독의 징후와 증상은 알코올 중독과 매우 유사하고, 유사한 문제적 행동 변화와 심리적 변화를 포함한다. 이런 변화는 기능적 손상과 판단력 손상의 증거와 동반되고, 심한 경우에는 생명을 위협하는 혼수상태에 빠질 수 있다. 그리고 운동실조의 수준은 운전 능력을 떨어뜨리고, 일상 수행을 방해할 수 있다. 하지만 알코올 냄새가 나지 않으면, 혈액이나 소변의 독성 검사에서 진정 작용이 있는 약물을 오용한 증거가 나올 가능성이 있다.

동반이환 Comorbidity

알코올 중독은 다른 물질 중독과 동반하여 나타날 수 있고, 특히 품행장애나 반사회성 성격장애가 동반되기 쉽다. 알코올 중독과 알코올사용장애의 일반적인 동반이환을 고려할 때, 동반되는 상태에 대한 자세한 내용은 알코올사용장애의 '동반이환'을 참조하시오.

● 알코올 금단
Alcohol Withdrawal

진단기준

A. 알코올을 과도하게 장기적으로 사용하다가 중단(혹은 감량)한다.
B. 진단기준 A에서 기술된 것처럼 알코올을 사용하다가 중단(혹은 감량)한 지 수 시간 혹은 수일 이내에 다음 항목 중 2가지(혹은 그 이상)가 나타난다.
   1. 자율신경계 항진(예. 발한, 또는 분당 100회 이상의 빈맥)
   2. 손 떨림 증가
   3. 불면
   4. 오심 또는 구토
   5. 일시적인 시각적 · 촉각적 · 청각적 환각이나 착각
   6. 정신운동 초조
   7. 불안
   8. 대발작
C. 진단기준 B의 징후 또는 증상이 사회적, 직업적 또는 다른 중요한 기능 영역에서 임상적으로 현저한 고통이나 손상을 초래한다.
D. 징후 또는 증상은 다른 의학적 상태로 인한 것이 아니며, 다른 물질 중독 및 금단을 포함한 다른 정신질환으로 더 잘 설명되지 않는다.
다음의 경우 명시할 것:
   지각 장해 동반: 이 명시자는 드물게 환각(주로 환시 혹은 환촉)이 현실 검증력이 손상되지 않은 상태에서 생기거나, 청각적, 시각적 혹은 촉각적 착각이 섬망 없이 발생할 때 적용한다.
부호화 시 주의점: ICD-10-CM 부호는 동반한 알코올사용장애가 있는지와 지각 장해 동반 여부에 따라 달라진다.
   지각 장해를 동반하지 않는 알코올 금단: 만약 경도 알코올사용장애가 동반되면 ICD-10-CM 부호는 **F10.130**

이며, 만약 중등도 또는 고도 알코올사용장애가 동반되면 ICD-10-CM 부호는 **F10.230**이다. 만약 동반이환된 알코올사용장애가 없으면 ICD-10-CM 부호는 **F10.930**이다.

지각 장해를 동반하는 알코올 금단: 만약 경도 알코올사용장애가 동반되면 ICD-10-CM 부호는 **F10.132**이며, 만약 중등도 또는 고도 알코올사용장애가 동반되면 ICD-10-CM 부호는 **F10.232**다. 만약 동반이환된 알코올사용장애가 없으면 ICD-10-CM 부호는 **F10.932**다.

명시자 Specifiers

만약 섬망이 없는 상태에서 환각이 발생하면(즉, 감각이 명확한 상태에서), 물질/치료약물로 유발된 정신병적 장애를 고려해야 한다.

진단적 특징 Diagnostic Features

알코올 금단의 필수적 특징은 많은 양의 알코올을 지속적으로 사용하다가 중단한(혹은 감량한) 후 수 시간 혹은 수일 이내에 특정적 금단 증후군이 나타난다는 것이다(진단기준 A와 B). 이러한 금단 증후군은 자율신경계 항진과 불안 등의 진단기준 B에 나와 있는 항목 중 2개 이상을 포함하고, 위장관계 증상을 동반한다.

금단 증상들은 사회적, 직업적 또는 다른 중요한 기능 영역에서 임상적으로 현저한 고통이나 손상을 초래한다(진단기준 C). 이 증상들은 다른 의학적 상태로 인한 것이 아니며, 다른 물질 중독 및 금단(예, 진정제, 수면제 또는 항불안제 금단)을 포함한 다른 정신질환(예, 범불안장애)으로 더 잘 설명되지 않는다(진단기준 D).

증상들은 알코올이나 벤조디아제핀(예, 다이아제팜)을 투여하면 경감된다. 금단 증상들은 전형적으로 알코올 사용이 중단되거나 줄어들었을 때, 혈중 알코올 농도가 급속히 떨어질 때(즉, 4~12시간 이내) 시작된다. 알코올이 상대적으로 반감기가 짧기 때문에, 금주 후 이틀째 금단 증상의 강도가 가장 심하고, 4~5일 사이에 상당히 호전된다. 그러나 급성 금단이 지난 후에도, 불안, 불면, 자율신경계 기능이상은 강도가 낮아진 상태에서 최대 3~6개월 동안 지속될 수 있다.

알코올 금단이 발생한 개인의 10% 미만이 극심한 증상(예, 심한 자율신경계 항진, 떨림, 알코올 금단 섬망)을 나타낼 수 있다. 대발작은 3% 미만에서 나타난다.

부수적 특징 Associated Features

비록 혼동과 의식 변화가 알코올 금단의 핵심 기준은 아니지만, 알코올 금단 섬망('섬망'은 '신경인지장애' 장을 참조)은 금단의 맥락에서 발생할 수 있다. 금단 섬망은 원인과 상관없이 안절부절못하는 동요, 혼동 상태 및 의식과 인지 장애를 동반하고, 환시, 환촉 혹은 (드물게) 환청(진전 섬망)을 포함한다. 알코올 금단 섬망의 발생은 임상적으로 관련된 의학적 상태(예, 간 부전, 폐렴, 위장관 출혈, 두부 손상 후유증, 저혈당, 전해질 불균형, 수술 후 상태)가 있는 경우가 많다.

유병률 Prevalence

알코올사용장애가 있는 중산층의 높은 기능 수준을 유지하는 개인 중 50%가 완전한 알코올 금단 증후군을 경험한 적이 있다고 추정된다. 알코올사용장애가 있는 사람 중 입원 중이거나 노숙자인 사람들은 80% 이상이 알코올 금단을 경험한다. 금단을 경험한 사람 중 10% 미만이 알코올 금단 섬 망이나 금단 발작을 경험한다. 알코올 금단의 유병률은 미국 인종에 따라 변함이 없는 것 같다.

발달 및 경과 Development and Course

급성 알코올 금단은 삽화적으로 발생해서 4~5일 정도 지속되고, 과도한 음주를 오래 지속한 이 후에만 생긴다. 금단은 상대적으로 30세 미만에서는 드물고, 나이가 들수록 발생 위험과 심각도 수 준이 높아진다.

위험 및 예후 인자 Risk and Prognostic Factors

알코올 금단은 음주량이 많을수록 발생할 위험이 높아지며, 품행장애와 반사회성 성격장애가 있 는 개인에서 더 자주 관찰된다. 금단 상태는 다른 억제 약물(진정제–수면제)에도 의존된 개인과 과 거에 알코올 금단 경험이 많았던 개인에서 더 심하다. 심한 알코올 금단을 예측하는 인자는 알코올 금단 섬망, 심한 금단 증상의 과거력, 저칼륨혈증, 감소된 혈소판, 수축기 고혈압이다.

환경적. 알코올 금단 발생의 확률은 알코올 섭취의 양과 빈도에 따라 높아진다. 대부분은 매일 술 을 마시고, 자주 과도한 양의 음주(대략 하루에 8잔 이상)를 한다. 하지만 개인차가 있어서 동반한 의학적 문제가 있을 경우, 알코올 금단의 가족력(즉, 유전적 요인)이 있는 경우, 이전에 금단 병력 이 있는 경우, 진정제, 수면제 또는 항불안제를 복용하는 경우 알코올 금단 발생 위험이 높아진다.

진단적 표지자 Diagnostic Markers

혈중 알코올 농도가 중간 정도로 높지만 떨어지고 있는 상태에서 나타나는 자율신경계 항진이나 과도한 양을 오랫동안 음주한 과거 병력은 알코올 금단이 일어나기 쉬운 상태임을 뜻한다.

알코올 금단의 기능적 결과 Functional Consequences of Alcohol Withdrawal

금단 증상들은 음주를 지속시키는 요인으로 작용하고, 재발의 원인이 되며, 지속적으로 사회적 · 직업적 기능을 저하시킨다. 해독치료가 필요한 정도의 증상들은 입원과 업무 생산성 상실로 이어 진다. 종합적으로 봤을 때, 금단 증상은 보다 심각한 기능 손상 및 나쁜 예후와 연관이 있다.

감별진단 Differential Diagnosis

기타 의학적 상태. 알코올 금단 증상은 일부 질병과 유사할 수 있다(예, 저혈당, 당뇨병성 케톤산증). 종종 가족력이 있는 본태 떨림은 알코올 금단과 연관된 손 떨림으로 오인될 수 있다.

알코올로 유발된 정신질환. 알코올 금단이 알코올로 유발된 정신질환(예, 알코올로 유발된 불안장애,

금단 중 발병)과 구별이 가능한 이유는 후자의 경우 증상(예, 불안)이 더 과도하고, 임상 증상으로서 뚜렷하며, 임상적인 주의를 필요로 할 정도로 심각하기 때문이다.

진정제, 수면제 또는 항불안제 금단. 진정제, 수면제 또는 항불안제 금단은 알코올 금단과 매우 유사한 증후군을 나타낸다.

동반이환 Comorbidity

금단은 과도한 음주와 동반해서 발생하기 쉽고, 품행장애나 반사회성 성격장애가 있는 개인에서 가장 자주 관찰될 수 있다. 금단 상태는 연령이 높을수록 다른 진정 작용이 있는 약물(진정수면제)에 함께 의존되어 있거나, 과거에 알코올 금단을 경험한 적이 많을수록 더 심하게 나타난다.

알코올로 유발된 정신질환
Alcohol-Induced Mental Disorders

다음의 알코올로 유발된 정신질환들은 현상학적으로 동일한 증상을 공유하고 있는 이 편람의 다른 장애 부분에서 기술된다(각 장의 물질/치료약물로 유발된 정신질환 참조): 알코올로 유발된 정신병적 장애('조현병 스펙트럼 및 기타 정신병적 장애'), 알코올로 유발된 양극성장애('양극성 및 관련 장애'), 알코올로 유발된 우울장애('우울장애'), 알코올로 유발된 불안장애('불안장애'), 알코올로 유발된 수면장애('수면-각성장애'), 알코올로 유발된 성기능부전('성기능부전'), 알코올로 유발된 주요 또는 경도 신경인지장애('신경인지장애'). 알코올 중독 섬망과 알코올 금단 섬망은 '신경인지장애' 장의 섬망의 진단기준과 논의에서 설명한다. 이러한 알코올로 유발된 정신질환은 증상이 상당히 심해서 독립적인 임상적 주의를 필요로 할 때만 알코올 중독이나 알코올 금단 대신 진단 내린다.

진단적 및 부수적 특징 Diagnostic and Associated Features

알코올로 유발된 질환의 증상들의 면모는 이 매뉴얼의 다른 장에서 기술된 독립적인 정신질환들과 유사하다. 더욱이 알코올로 유발된 질환은 독립적인 정신질환과 동일한 심각한 결과를 초래할 수 있지만(예, 자살 시도), 정식으로 치료하지 않아도 심한 중독이나 금단이 끝난 지 수일에서 수 주 내에 회복되는 경우가 많다.

각 알코올로 유발된 정신질환은 관련 진단 부분에 언급되어 있기 때문에, 여기서는 간단히 기술만 한다. 이들 알코올로 유발된 정신질환은 고도 알코올 중독, 그리고/또는 알코올 금단의 맥락에서 발생한다.

알코올로 유발된 정신질환이 같은 진단범주에 해당하는 독립적인 정신질환과 증상이 유사한 것을 생각하면, 이들은 음주와 정신과적 증상의 시간적인 관계에 따라 구별해야 한다. 알코올로 유발된 정신질환은 알코올사용장애와 연관된 특징들도 함께 나타나며, 이는 이 장의 세부 항목에 기술되어 있다.

현재 보이는 장애가 다른 독립적인 정신질환으로는 설명되지 않는다는 증거가 있어야 한다. 후자의 경우는 심한 중독이나 금단 이전에 정신질환이 발생하거나, 심한 중독이나 금단이 끝난 뒤 1개월 이상이 지나도 증상이 지속되는 경우가 많다. 증상이 섬망 기간에 국한해서 관찰될 때는 안절부절못하고 혼돈 상태일 경우 많은 증상(기분 · 불안 · 현실 검증력 장해를 포함)이 관찰될 수 있으므로 섬망에 포함되는 증상인지를 반드시 고려한 뒤 따로 진단하지 않도록 한다. 알코올로 유발된 정신질환은 임상적으로 연관된 현저한 고통과 기능 손상을 초래해야 한다. 마지막으로, 기존에 가지고 있던 정신질환으로 인한 물질 남용은 기존의 독립적인 증후군을 악화시키는 경우가 많다.

알코올로 유발된 정신질환의 비율은 진단적 범주에 따라 다양하다. 예를 들어, 알코올사용장애가 있는 개인이 평생 주요우울 삽화를 보일 위험도는 40%이지만, 중독 질환과 무관하게 독립적인 주요우울 증후군을 겪을 가능성은 1/3에서 1/4 정도밖에 되지 않는다. 알코올로 유발된 수면장애와 불안장애도 비슷한 비율이지만, 알코올로 유발된 정신병적 삽화는 알코올사용장애가 있는 개인의 5% 미만에서 나타나는 것으로 추정된다.

발달 및 경과 Development and Course

알코올로 유발된 정신질환의 증상이 한번 나타나면, 개인이 심한 중독이나 금단이 지속되는 한 임상적으로 관련이 있다. 이는 비록 관련 독립적인 정신질환(예, 정신병, 주요우울장애)과 증상이 같고, 동등한 심각한 결과(예, 자살 시도)를 초래할 수 있지만, 알코올로 유발된 신경인지장애 중에서 기억상실과 작화증이 동반된 유형(알코올로 유발된 지속성 기억상실장애)을 제외하고는 모든 알코올로 유발된 정신질환은 심각도와 상관없이 상대적으로 빨리 회복되고, 고도 중독, 그리고/또는 금단이 끝난 후 1개월 이상 증상이 남아 있는 경우가 드물다.

알코올로 유발된 정신질환은 해당 장애와 독립된 감별진단이 중요하다. 독립적인 조현병, 주요우울장애, 양극성장애, 공황장애와 같은 불안장애는 증상 지속 기간이 훨씬 길고, 증상 호전과 회복을 위해 치료약물을 최적화하는 데 더 긴 시간이 필요할 가능성이 높다. 한편, 알코올로 유발된 정신질환은 증상 기간이 훨씬 짧고, 향정신성 치료약물을 사용하지 않아도 고도 중독, 그리고/또는 금단 상태가 끝난 후부터 며칠에서 1개월 이내에 증상이 사라지는 경우가 많다.

알코올로 유발된 정신질환 여부를 알아내는 것의 중요성은 독립적인 정신질환을 진단하기 전에 어떤 내분비적 상태나 치료약물 반응의 가능성을 알아내는 것의 중요성과 유사하다. 전 세계적으로 알코올사용장애의 유병률이 높다는 것을 감안할 때, 독립적인 정신질환의 진단 전에 알코올로 유발된 정신질환을 고려하는 것이 중요하다.

● 명시되지 않는 알코올관련장애
Unspecified Alcohol–Related Disorder

F10.99

이 범주는 사회적, 직업적 또는 다른 중요한 기능 영역에서 임상적으로 현저한 고통이나 손상을 초래하는 알코올관련장애의 특징적인 증상들이 두드러지지만, 어떤 특정 알코올관련장애 또는 물질관련 및 중독 장애의 진단분류에 속한 장애 중 어느 것에도 완전한 기준을 만족하지 않는 발현 징후들에 적용된다.

카페인관련장애
Caffeine-Related Disorders

카페인 중독

카페인 금단

카페인으로 유발된 정신질환

명시되지 않는 카페인관련장애

● 카페인 중독
Caffeine Intoxication

진단기준 F15.920

A. 최근의 카페인 섭취가 있다(보통 250mg 이상을 초과하는 고용량).
B. 카페인을 사용하는 동안, 또는 그 직후에 다음 징후 혹은 증상 중 5가지(혹은 그 이상)가 나타난다.

1. 안절부절	2. 신경과민
3. 흥분	4. 불면
5. 안면홍조	6. 이뇨
7. 위장관 장해	8. 근육연축
9. 사고와 언어의 두서없는 흐름	10. 빈맥 혹은 심부정맥
11. 지칠 줄 모르는 기간	12. 정신운동 초조

C. 진단기준 B의 징후나 증상이 사회적, 직업적 또는 다른 중요한 기능 영역에서 임상적으로 현저한 고통이나 손상을 초래한다.
D. 징후 또는 증상은 다른 의학적 상태로 인한 것이 아니며, 다른 물질 중독을 포함한 다른 정신질환으로 더 잘 설명되지 않는다.

진단적 특징 Diagnostic Features

카페인은 커피, 차, 카페인이 든 소다음료, '에너지' 음료, 처방전 없이 구입할 수 있는 진통제와 감기약, 체중 감량 보조제, 초콜릿과 같이 다양한 형태로 섭취된다. 또한 비타민이나 가공 식품에 첨가되는 카페인의 사용이 증가하고 있다. 85% 이상의 아동과 성인이 규칙적으로 카페인을 섭취한다. 일부 카페인 사용자는 내성 및 금단(이 장의 뒷부분 '카페인 금단' 참조)과 같은 문제적 사용에 부합하는 증상을 나타낸다. 하지만 증상을 보일 당시의 자료를 구하기 어렵기 때문에 카페인사용장애 진단에 합당한 현저한 임상적 변화 유무와 유병률을 파악하기 어렵다. 반면, 카페인 금단과 중독이 임상적으로 유의미하고 충분히 널리 퍼져 있다는 증거도 있다.

카페인 중독의 필수적 특징은 최근 카페인을 소비했고, 카페인 사용 중 혹은 직후에 5개 이상의 징후나 증상이 나타나는 것이다(진단기준 A와 B). 증상은 안절부절, 신경과민, 흥분, 불면, 안면홍조, 이뇨, 위장관 장애를 포함하며, 노인 혹은 아동이거나 이전에 카페인에 노출된 적 없는 취약한 개인에서는 낮은 용량(예, 200mg)에서도 발생할 수 있다. 하루 1g 이상 카페인 섭취 시 보통 나타나는 증상은 근육연축, 사고와 언어의 두서없는 흐름, 빈맥 혹은 심부정맥, 지칠 줄 모르는 기간, 정신운동 초조다. 내성이 생기면 고용량의 카페인을 섭취해도 카페인 중독이 나타나지 않을 수 있다. 징후와 증상은 사회적, 직업적 또는 다른 중요한 기능 영역에서 임상적으로 현저한 고통이나 손상을 초래해야 한다(진단기준 C). 징후 또는 증상은 다른 의학적 상태로 인한 것이 아니며, 다른 물질 중독이나 다른 정신질환(예, 불안장애)으로 더 잘 설명되지 않아야 한다(진단기준 D).

부수적 특징 Associated Features

고용량의 카페인 섭취 시 경미한 감각 장해(예, 귀 울림, 섬광이 비침)가 발생할 수 있다. 고용량의 카페인 섭취 시 심장 박동이 증가할 수 있지만, 적은 용량에서는 오히려 느려질 수도 있다. 과도한 카페인 섭취가 두통을 유발하는지 여부는 확실치 않다. 신체검진상 불안, 안절부절, 발한, 빈맥, 안면홍조, 장 운동성 증가가 나타날 수 있다. 비록 카페인 반응의 개인차로 인해 혈중 카페인 농도가 진단적으로 쓰일 수는 없지만, 병력이 불충분할 때는 진단에 중요한 정보를 제공할 수 있다.

유병률 Prevalence

전 인구의 카페인 중독 유병률은 불확실하다. 미국에서는 인구의 약 7%가 카페인 중독 진단기준 5개 이상의 증상과 이에 부합하는 기능적 손상을 경험한다고 한다.

카페인을 함유한 에너지 음료의 소비는 흔히 술과 동반되며, 중독으로 이어지는 경우가 고소득 국가의 청소년과 젊은 성인에서 증가하고 있다. 카페인을 함유한 에너지 음료와 관련해서 미국 응급실을 내원한 경우가 2007년과 2011년 사이에 2배 증가하였다.

발달 및 경과 Development and Course

카페인의 반감기는 4~6시간이기 때문에, 대부분의 중독 증상은 카페인 섭취 첫날 사라지고, 오래 지속되는 어떤 결과도 알려진 바가 없다. 하지만 매우 고용량(즉, 5~10g)의 카페인을 섭취하면 치명적일 수 있기 때문에 즉각적인 의학적 주의가 필요할 수 있다.

나이가 들수록 개인은 강한 카페인 반응이 나타나는 일이 늘어나고, 수면이나 감각 과각성에 대한 불편이 늘어난다. 젊은 사람들은 고용량 카페인 제품이나 에너지 음료를 복용한 뒤 카페인 중독 증상이 관찰된다. 아동이나 청소년들은 체중이 적고, 내성이 없고, 카페인의 약리학적 효과에 대한 지식 부족 때문에 카페인 중독의 위험성이 높아질 수 있다.

위험 및 예후 인자 Risk and Prognostic Factors

환경적. 카페인 중독은 가끔 카페인을 복용하는 사람이나 최근 복용량을 늘린 사람에서 종종 관찰된다. 더욱이 경구 피임약은 카페인 배출을 상당히 저하시키고 결과적으로 중독의 위험성을 높일 수 있다.

유전적, 생리적. 유전적 요인은 카페인 중독의 위험성에 영향을 줄 수 있다.

카페인 중독의 기능적 결과 Functional Consequences of Caffeine Intoxication

카페인 중독으로 인한 손상은 직장과 학교에서의 기능이상, 사회적 경솔함, 역할 책임 수행의 실패 같은 심각한 결과를 초래할 수 있다. 더욱이 극도로 높은 용량의 카페인은 치명적일 수 있다. 일부의 경우에는 카페인 중독이 카페인으로 유발된 장애의 원인이 될 수도 있다.

감별진단 Differential Diagnosis

독립적인 정신질환. 카페인 중독의 특징적 증상(예, 공황발작)은 원발성 정신질환과 유사하다. 카페인 중독의 진단기준에 합당하기 위해서는 증상이 다른 의학적 상태나 정신질환(예, 불안장애)과 연관된 것이 아니고, 이것으로 더 잘 설명되어서도 안 된다. 조증 삽화, 공황장애, 범불안장애, 암페타민 중독, 진정제, 수면제 또는 항불안제 금단, 혹은 담배 금단, 수면장애, 치료약물로 유발된 부작용(예, 좌불안석)은 카페인 중독과 비슷한 임상적 모습을 유발할 수 있다.

카페인으로 유발된 정신질환. 카페인 사용량 증가나 사용 중단과 증상 발생의 시간적 연관성은 진단을 확립하는 데 도움을 줄 수 있다. 카페인 중독은 '카페인으로 유발된 불안장애, 중독 중 발병'('불안장애' 장의 '물질/치료약물로 유발된 불안장애' 참조), '카페인으로 유발된 수면장애, 중독 중 발병'('수면-각성장애' 장의 '물질/치료약물로 유발된 수면장애' 참조)과 다른데, 후자의 경우 흔히 카페인 중독과 관련된 정도보다 심한 증상(예, 각각 불안과 불면)을 보이고, 독립적인 임상적 주의가 필요할 만큼 심각하기 때문이다.

동반이환 Comorbidity

일반적인 용량의 카페인 섭취는 의학적인 문제와 연관되지 않는다. 하지만 고용량(즉, 400mg 초과)의 사용은 불안, 신체 증상과 위장관계 문제를 유발하거나 악화시킬 수 있다. 극도의 고용량 카페인을 급성으로 섭취하면 대발작 경련이나 호흡 부전을 일으켜 사망에 이를 수 있다. 과도한 카페인 사용은 우울장애, 양극성장애, 섭식장애, 정신병적 장애, 수면장애, 그리고 물질관련장애를 유발할 수 있는데, 불안장애가 있는 경우는 오히려 카페인 섭취를 피하기 쉽다.

● 카페인 금단
Caffeine Withdrawal

진단기준   F15.93

A. 장기적으로 매일 카페인을 사용한다.
B. 카페인 사용을 갑자기 끊거나 줄인 뒤 24시간 이내에 다음의 징후나 증상 중 3가지(혹은 그 이상)가 나타난다.
  1. 두통   2. 현저한 피로나 졸음
  3. 불쾌 기분, 우울 기분 혹은 과민성   4. 집중력 저하
  5. 독감 유사 증상(오심, 구토 혹은 근육의 통증이나 뻣뻣함)
C. 진단기준 B의 징후 또는 증상이 사회적, 직업적 또는 다른 중요한 기능 영역에서 임상적으로 현저한 고통이나 손상을 초래한다.
D. 징후 또는 증상은 다른 의학적 상태(예, 편두통, 바이러스 감염성 질환)의 생리적 효과로 인한 것이 아니고, 다른 물질 중독 및 금단을 포함한 다른 정신질환으로 더 잘 설명되지 않는다.

진단적 특징 Diagnostic Features

카페인 금단의 필수적 특징은 갑작스럽게 오랫동안 매일 섭취하던 카페인을 끊거나 상당히 줄인 이후 특정적 금단 증후군이 발생하는 것이다(진단기준 B). 개인들은 커피, 콜라, 에너지 음료를 넘어 카페인이 함유된 광범위한 제품(예, 처방전 없이 구입할 수 있는 진통제와 감기약, 체중 감량 보조제, 초콜릿)을 의식하지 못하기 때문에 그들은 카페인 금단 증상을 이러한 물질의 사용과 연관시키지 못할 수도 있다. 카페인 금단 증후군은 다음에 열거된 증상 중 3가지 이상이 나타나는데(진단기준 B), 두통, 현저한 피로나 졸음, 불쾌 기분, 우울 기분 혹은 과민성, 집중력 저하, 독감 유사 증상(오심, 구토 혹은 근육의 통증이나 뻣뻣함)이 있다. 금단 증후군은 사회적, 직업적 또는 다른 중요한 기능 영역에서 임상적으로 현저한 고통이나 손상을 초래한다(진단기준 C). 이 증상들은 다른 의학적 상태의 생리적 효과로 인한 것이 아니고, 다른 정신질환으로 더 잘 설명되지 않아야 한다(진단기준 D).

두통은 카페인 금단의 전형적인 특징이고, 점차적으로 퍼지는 양상으로 시작해서, 고동치는 듯 심해지고, 움직임에 민감해진다. 하지만 두통 없이 다른 카페인 금단 증상이 생길 수도 있다. 카페인은 전 세계적으로 널리 사용되는 행동적 활성 약물이고, 다양한 종류의 음료(예, 커피, 차, 마테, 청량 음료, 에너지 음료), 음식, 에너지 보강제, 치료약물, 건강보조식품에 들어 있다. 카페인 섭취는 종종 사회적 습관과 일상적인 의례(예, 커피 브레이크, 티타임)와 통합되어 있기 때문에, 일부 카페인 소비자는 그들의 카페인에 대한 신체적 의존을 알아채지 못할 수 있다. 그렇기 때문에 카페인 금단 증

상을 예상하지 못해서 다른 원인(예, 감기, 편두통)으로 인한 증상으로 잘못 생각할 수 있다. 그뿐만 아니라 카페인 금단 증후군은 개인이 의학적 시술을 앞두고 있어서 음식이나 음료 섭취를 당분간 중단해야 하는 상황이거나, 일상의 변화(예, 여행 중, 주말)로 인해 평소보다 카페인 섭취를 줄였을 때 발생할 수 있다.

카페인 금단의 가능성과 심각도는 일반적으로 하루 카페인 섭취량의 함수로 증가한다. 하지만 금단 증상의 발생, 심각도 및 시간 경과는 개인에 따른 편차가 크며, 같은 사람이라도 삽화에 따라 다를 수 있다. 카페인 금단 증상은 상대적으로 낮은 카페인 일일 용량(즉, 100mg)을 갑자기 끊은 이후에도 나타날 수 있다.

부수적 특징 Associated Features

카페인 중단은 행동적·인지적 수행(예, 지속적 주의력)의 장애와 연관될 수 있다. 뇌전도 연구들에서 카페인 금단 증상은 유의미한 세타 파워의 증가와 베타-2 파워의 감소와 연관되어 있음이 나타났다. 카페인 금단 동안 일에 대한 의욕이 줄어들고 사회성이 감소한다는 연구 결과도 보고되었다. 카페인 금단 기간 동안 진통제의 사용이 늘어난다는 연구 결과도 보고되었다.

유병률 Prevalence

미국의 성인과 아동 85% 이상이 규칙적으로 카페인을 섭취하고, 성인 카페인 섭취자는 하루 평균 280mg을 섭취한다. 전 인구의 카페인 금단 증후군 유병률은 불확실하다. 미국에서는 카페인을 중단한 사람의 약 50%가 두통을 경험한다. 영구적으로 카페인 섭취를 중단하려고 시도한 경우에는 70% 이상이 최소 한 가지 이상의 카페인 금단을 경험하고(아마도 47%는 두통), 24%는 두통과 동반한 1개 이상의 증상뿐 아니라 금단으로 인한 기능 손상을 경험한다. 영구적으로 카페인을 끊으려는 것은 아니지만, 최소 하루 이상 카페인 섭취를 중단한 사람 중 11%는 두통과 동반한 1개 이상의 증상과 금단으로 인한 기능 손상을 경험한다. 카페인을 섭취하는 사람은 매일 카페인을 섭취하거나 불규칙적으로 섭취(예, 이틀 이상 연속으로 섭취하지 않음)하는 것으로 카페인 금단의 가능성을 낮출 수 있다. 며칠이나 몇 주에 걸쳐 점차적으로 카페인 섭취량을 줄이는 것으로 카페인 금단의 발생 가능성과 심각도를 낮출 수 있다.

발달 및 경과 Development and Course

증상은 주로 마지막 카페인 복용 후 12~24시간 후에 발생하고, 1~2일 후에 정점에 달한다. 카페인 금단 증상은 2~9일 동안 지속되고, 금단 두통은 21일까지 지속될 수도 있다. 증상은 대개 카페인을 다시 섭취하면 급속도로(30~60분 내에) 사라진다. 개인이 평소에 섭취하는 용량보다 현저하게 적은 양의 카페인으로도 카페인 금단 증상을 예방하거나 약화시키기에 충분할 수 있다(예, 매일 300mg을 섭취하는 개인이 25mg을 섭취).

카페인은 거의 모든 연령대에서 섭취하는 행동적 활성 약물이라는 점에서 독특하다. 카페인을 섭취하는 비율과 전반적인 카페인 소비 정도는 30대 초·중반까지 연령이 높아질수록 증가하다가 그 이후부터는 유지된다. 비록 아동과 청소년 중에도 카페인 금단이 보고된 적이 있지만, 상대적으로 이 연령대의 카페인 금단의 위험 요인에 대해서는 알려진 바가 거의 없다. 카페인 함량이 많은 에너지 음료의 사용이 젊은이들 사이에서 늘어나고 있는 것이 카페인 금단의 위험을 높일 수 있다.

위험 및 예후 인자 Risk and Prognostic Factors

기질적. 과도한 카페인 사용은 섭식장애, 알코올 및 기타 물질 사용장애와 같은 정신질환이 있는 사람뿐만 아니라 흡연자와 수감자에서도 나타난다. 그러므로 이들이 갑자기 카페인 사용을 중단할 경우 카페인 금단이 나타날 위험성이 높아진다.

환경적. 카페인을 구할 수 없는 환경은 금단 증상이 나타날 위험 요인이다. 카페인은 합법적이고 전 세계적으로 사용 가능하지만, 의학적 시술, 임신, 입원, 종교 의식, 전쟁, 여행, 연구 참여와 같은 상태에서는 사용이 제한된다. 이러한 외부 환경 상황은 취약한 사람들에게 금단 증후군을 유발할 수 있다.

유전적, 생리적. 유전적 인자는 카페인 금단의 취약성을 증가시킬 수 있지만, 관련된 특정 유전자가 밝혀지지는 않았다.

문화와 관련된 진단적 쟁점 Culture-Related Diagnostic Issues

습관적으로 카페인을 섭취하는 사람 중 종교적인 이유로 금식하는 경우 카페인 금단이 나타날 위험이 높아질 수 있다.

성 및 젠더와 관련된 진단적 쟁점 Sex- and Gender-Related Diagnostic Issues

경구 피임약을 복용하는 여성과 월경 주기의 황체기인 여성에서는 카페인의 대사가 느려진다. 임신하지 않았을 때와 임신 제1삼분기에 비해 임신 제2삼분기와 제3삼분기에서는 카페인 대사가 점점 느려진다. 이들은 카페인의 청소율을 낮추고 금단 증상을 줄일 수도 있지만, 카페인 관련 부정적인 증상들의 기간을 늘릴 수도 있다. 카페인과 연관된 임신 중의 부정적인 생식기계 증상들은 300mg/일보다 작은 용량에서는 드물다.

카페인 금단의 기능적 결과
Functional Consequences of Caffeine Withdrawal

카페인 금단 증상은 경미한 단계부터 극심한 단계까지 다양하고, 보통의 일상생활 수행에서 기능적 손상을 일으킬 수 있다. 기능적 손상의 비율은 10%에서 55%(평균 13%) 사이이고, 카페인 사용으로 인한 다른 문제적 양상을 보이는 사람 중에는 73%에 이른다. 기능적 손상의 예로는 일, 운동, 육아를 하지 못하는 것, 하루 종일 침대에 누워 있는 것, 종교 행사 불참, 휴가를 일찍 끝내는 것, 사회적 모임을 취소하는 것이 있다. 카페인 금단 두통을 겪어 본 사람들은 '지금까지 경험한 것 중' 최악의 두통이라고 한다. 인지적 수행과 운동 수행의 저하도 관찰된다.

감별진단 Differential Diagnosis

기타 정신질환과 의학적 부작용. 카페인 금단은 편두통과 다른 종류의 두통, 바이러스성 질환, 부비
강 질환, 긴장, 다른 약물 금단 상태(예, 암페타민 금단, 코카인 금단)와 비슷할 수 있다. 카페인 금단
의 최종적 확진은 카페인 섭취 패턴과 양, 카페인 사용 중단과 증상 발생 사이의 시간 간격, 개인
마다 나타나는 개별적인 임상 특징에 근거하여 결정되어야 한다. 확진을 위해 시험적으로 카페인
을 복용하게 해서 증상이 호전되는지 확인하는 방법도 사용할 수 있다.

카페인으로 유발된 수면장애. 카페인 금단이 카페인으로 유발된 수면장애(예, 카페인으로 유발된 수면
장애, 불면형, 금단 중 발병)와 구별이 가능한 이유는 후자의 경우 수면 증상이 더 과도하고, 임상 증
상으로서 뚜렷하며, 임상적인 주의를 필요로 할 정도로 심각하기 때문이다.

동반이환 Comorbidity

카페인 금단은 주요우울장애, 범불안장애, 공황장애, 반사회성 성격장애, 중등도에서 고도의 알
코올사용장애, 대마 및 코카인 사용과 연관되어 나타날 수 있다.

카페인으로 유발된 정신질환
Caffeine-Induced Mental Disorders

다음의 카페인으로 유발된 정신질환들은 현상학적으로 동일한 증상을 공유하고 있는 이 편람의
다른 장애 부분에서 기술된다(각 장의 물질/치료약물로 유발된 정신질환 참조): 카페인으로 유발된 불
안장애('불안장애'), 카페인으로 유발된 수면장애('수면-각성장애'). 이러한 카페인으로 유발된 정신질
환은 증상이 상당히 심해서 독립적인 임상적 주의를 필요로 할 때만 카페인 중독이나 카페인 금단
대신 진단 내린다.

● 명시되지 않는 카페인관련장애
Unspecified Caffeine-Related Disorder

F15.99

이 범주는 사회적, 직업적 또는 다른 중요한 기능 영역에서 임상적으로 현저한 고통이나 손상을 초래하는 카페인관
련장애의 특징적인 증상들이 두드러지지만, 어떤 특정 카페인관련장애 또는 물질관련 및 중독 장애의 진단분류에
속한 장애 중 어느 것에도 완전한 기준을 만족하지 않는 발현 징후들에 적용된다.

대마관련장애
Cannabis-Related Disorders

대마사용장애

대마 중독

대마 금단

대마로 유발된 정신질환

명시되지 않는 대마관련장애

● 대마사용장애
Cannabis Use Disorder

진단기준

A. 임상적으로 현저한 손상이나 고통을 초래하는 문제적 대마 사용 양상이 지난 12개월 사이에 다음의 항목 중 최소한 2개 이상으로 나타난다.
   1. 대마를 종종 의도했던 것보다 많은 양 혹은 오랜 기간 동안 사용함
   2. 대마 사용을 줄이거나 조절하려는 지속적인 욕구가 있음. 혹은 사용을 줄이거나 조절하려고 노력했지만 실패한 경험들이 있음
   3. 대마를 구하거나, 사용하거나, 그 효과에서 벗어나기 위한 활동에 많은 시간을 보냄
   4. 대마에 대한 갈망감, 혹은 강한 바람, 혹은 욕구
   5. 반복적인 대마 사용으로 인해 직장, 학교 혹은 가정에서의 주요한 역할 책임 수행에 실패함
   6. 대마의 영향으로 지속적으로, 혹은 반복적으로 사회적 혹은 대인관계 문제가 발생하거나 악화됨에도 불구하고 대마 사용을 지속함
   7. 대마 사용으로 인해 중요한 사회적, 직업적 혹은 여가 활동을 포기하거나 줄임
   8. 신체적으로 해가 되는 상황에서도 반복적으로 대마를 사용함
   9. 대마 사용으로 인해 지속적으로, 혹은 반복적으로 신체적 혹은 심리적 문제가 유발되거나 악화될 가능성이 높다는 것을 알면서도 계속 대마를 사용함
   10. 내성, 다음 중 하나로 정의됨
       a. 중독 혹은 원하는 효과를 얻기 위해 대마 사용량의 뚜렷한 증가가 필요
       b. 동일한 용량의 대마를 계속 사용할 경우 효과가 현저히 감소
   11. 금단, 다음 중 하나로 나타남
       a. 대마의 특징적인 금단 증후군(대마 금단 진단기준 A와 B를 참조하시오)
       b. 금단 증상을 완화하거나 피하기 위해 대마(혹은 비슷한 관련 물질)를 사용

다음의 경우 명시할 것:

   조기 관해 상태: 이전에 대마사용장애의 진단기준을 만족했고, 최소 3개월 이상 최대 12개월 이내의 기간 동안 진단기준에 맞는 항목이 전혀 없는 경우(진단기준 A4의 '대마에 대한 갈망감, 혹은 강한 바람, 혹은 욕구'는 예외)

사용된다.

지속적 관해 상태: 이전에 대마사용장애의 진단기준을 만족했고, 12개월 이상의 기간 동안 어떤 시기에도 진단기준에 맞는 항목이 전혀 없는 경우(진단기준 A4의 '대마에 대한 갈망감, 혹은 강한 바람, 혹은 욕구'는 예외) 사용된다.

다음의 경우 명시할 것:

통제된 환경에 있음: 이 부가적인 명시자는 개인이 대마에 대한 접근이 제한된 환경에 있을 때 사용된다.

현재의 심각도/관해에 따른 부호화: 만약 대마 중독, 대마 금단 혹은 다른 대마로 유발된 정신질환이 같이 있으면, 대마사용장애에 대한 다음의 부호를 쓰지 않는다. 대신 동반한 대마사용장애는 대마로 유발된 장애 부호의 네 번째 글자에 표시한다(대마 중독, 대마 금단 혹은 특정 대마로 유발된 정신질환의 부호화 시 주의점 참조). 예를 들어, 만약 대마로 유발된 불안장애와 대마사용장애가 동반되면 대마로 유발된 불안장애 부호만 쓰고, 동반한 대마사용장애가 경도인지, 중등도인지, 고도인지를 네 번째 글자에 표시한다. 대마로 유발된 불안장애가 동반된 경도 대마사용장애에는 F12.180을 사용하고, 대마로 유발된 불안장애가 동반된 중등도 또는 고도 대마사용장애에는 F12.280을 사용한다.

현재의 심각도/관해를 명시할 것:

F12.10 경도: 2~3개의 증상이 있다.

F12.10 경도, 조기 관해 상태

F12.10 경도, 지속적 관해 상태

F12.20 중등도: 4~5개의 증상이 있다.

F12.20 중등도, 조기 관해 상태

F12.20 중등도, 지속적 관해 상태

F12.20 고도: 6개 이상의 증상이 있다.

F12.20 고도, 조기 관해 상태

F12.20 고도, 지속적 관해 상태

명시자 Specifiers

'통제된 환경에 있음'은 개인이 통제된 환경에서 관해 상태로 있을 때 세분화해서 적용한다(즉, 조기 관해 상태로 통제된 환경에 있음, 또는 지속적 관해 상태로 통제된 환경에 있음). 이런 환경의 예로는 철저히 감시되고 물질을 구할 수 없는 감옥, 치료적 공동체, 폐쇄 병동 등이 있다.

장애의 심각도는 시간이 지남에 따른 대마 사용 빈도(예, 1개월 이내에 사용한 날 수, 혹은 하루 사용 횟수), 그리고/또는 대마 용량(예, 한 삽화에 사용한 용량)에 대한 개인의 자가 보고와 지인들의 보고, 임상의의 관찰, 그리고 생물학적 검사의 변화에 따라 달라진다.

진단적 특징 Diagnostic Features

대마사용장애는 대마초로부터 추출된 물질과 대마와 화학적으로 비슷한 합성화합물로 인한 문제들을 포함한다. 이들 물질에서 정신활성화 효과(와 중독 위험성)가 있는 주 물질은 카나비노이드 델타-9-테트라하이드로카나비놀(delta-9-THC 또는 THC)이다. 카나비노이드는 뇌에 다양하게 작용하는데, 중추신경계 전반에 분포하는 CB_1, CB_2 카나비노이드 수용체에 현저하게 작용한다.

대마는 다양한 형태로 사용된다. 담배와 같은 형태로 피우는 것이 가장 흔하고(종종 'joints' 또는

'reefers'라고 함), 파이프, 워터파이프(bongs 또는 hookahs) 혹은 속이 비어 있는 시가도 있다. 최근에 개발된 방법들은 대마초를 태우지 않고 열을 가해서 정신활성화 성분을 추출하여 흡입할 수 있는 'vaping'(기화)과 THC로부터 부탄을 추출해서 얻은 농축된 대마 산물(부탄해쉬오일)에 열을 가하여 흡입하는 'dabbing'이 있다. 이 두 방식은 특히 젊은 사람들 사이에서 점점 인기를 얻고 있다. 대마는 음식(edibles)이나 음료를 통해서 경구로 섭취할 수 있다. 경구로 섭취하는 것보다 흡입하는 방법이 훨씬 더 빠르고 강한 효과를 유발한다. 대마초로부터 얻은 농축된 추출물인 해쉬쉬(hashish) 또는 해쉬오일을 사용하기도 한다. 대마의 효력(potency; THC의 농도)은 제품에 따라 다양한데, 전형적인 대마초는 평균 10~15%, 해쉬쉬는 30~40%, 해쉬오일은 50~55%다. 지난 20년 동안 압수된 불법 대마초의 효력은 점점 강해지고 있으며, 합법적인 대마 제품들은 이보다 더 높은 THC 효력을 가지고 있다(예, 대마초는 20%, 대마 추출물은 68%). 합성한 THC 경구 제제들(알약/캡슐/스프레이)은 다양한 의학적 용도(만성 통증, 화학 요법 또는 식욕부진으로 인한 오심과 구토, AIDS로 인한 체중 감소)로 사용할 수 있다. 전혀 다른 불법 대마 화합물들(예, K2, Spice, JWH-018, JWH-073)은 식물 형태로 분무형 제제다. 이런 합성 카나비노이드는 대마와 유사한 효과를 보이도록 설계되었지만, 이들의 화합 구성, 효력, 효과, 작용 지속 시간은 예측할 수 없으며, 경련, 심장 문제, 정신병, 사망 같은 대마초보다 훨씬 심각한 부작용을 유발할 수도 있다.

대마는 미국 연방법에서는 여전히 불법 물질이지만 대마의 법적인 지위는 주마다 다양하다. 따라서 주 법에 대마 사용은 불법적인 제품, 의학 사용이 승인된 제품, 합법적인 제품을 포함할 수 있다. 대마 사용의 가장 흔한 의학적 적응증은 만성 통증이며, 의학용 대마가 승인된 적응증은 각 주마다 다르다. 대마 또는 카나비노이드를 의학적 용도로 사용할 때, 내성과 금단(생리적 의존)은 대마사용장애를 진단하는 일차적인 근거가 되어서는 안 된다. 다른 의학적 상태에 대한 대마의 효능은 계속 논의되고 있다. 대마사용장애 진단을 고려할 때는 의학적인 이유로 대마를 사용하는 경우를 염두에 두어야 한다.

대마 사용 양상은 가끔 적게 사용하는 경우부터 자주 많이 사용하는 경우까지 다양하다. DSM-5 대마사용장애가 있는 사람은 대마를 자주 사용하며(매주 평균 4일 이상), 어떤 사람은 수개월 또는 수년 동안 하루 종일 사용하기도 한다. 대마는 해롭지 않다는 대중의 인식이 증가하면서 대마사용장애의 증상들(예, 금단)이 대마와 관련이 있다는 것을 깨닫지 못할 수 있다. 게다가 여러 물질사용장애가 있는 사람들은 어떤 증상이 대마와 연관된 증상인지가 불명확하기 때문에 대마사용장애의 증상을 적게 보고할 수 있다.

대마사용장애는 다른 물질사용장애와 동일한 11개의 진단기준으로 정의되며, 상당한 실증적 증거에 의해 뒷받침되어 있다. 생리적 · 행동적 증상들의 집합인 진단기준들은 임상적으로 현저한 손상 또는 고통으로 이어진다. 그리고 금단, 내성, 갈망감, 물질과 관련된 활동에 상당히 많은 시간을 사용함, 그리고 위험한 사용(예, 물질의 영향을 받은 상태에서 운전)을 포함한다. 대마를 하루에 여러 번 사용하는 사람들 중에 자신은 대마의 영향 아래 또는 대마의 효과로부터 회복되는 데 과도한 시간을 보내고 있다고 스스로를 생각하지 않을 수도 있다. 이들은 대마에 중독되어 있거나 대마의 효과로부터 회복되면서 대부분의 날, 대부분의 시간을 보내면서 그렇지 않다고 생각할 수 있다. 심각한 대마사용장애의 중요한 지표는 다른 중요한 활동이나 관계(예, 학교, 직장, 스포츠, 연인 또는 부모 관계)에 대한 부정적인 영향에도 불구하고 지속적으로 사용하는 것이다.

대마를 규칙적으로 사용하는 사람들은 급성 대마 효과에 대해서는 내성이 생기며, 규칙적인 사용을 멈추면 일반적으로 대마 금단 증상이 나타난다. 대마 금단 증상은 심각한 고통을 일으키는데, 이는 대마를 끊지 못하고 금단 증상을 해소하기 위한 지속적 사용 또는 재발로 이어진다.

부수적 특징 Associated Features

주기적으로 대마를 사용하는 사람들은 흔히 기분, 수면, 통증 혹은 다른 생리적 · 정신적 문제를 견디기 위해 대마를 사용한다고 보고하며, 대마사용장애를 진단받은 사람들은 다른 정신질환을 함께 가지고 있는 경우가 자주 있다. 주의 깊게 평가해 보면 보통 대마의 사용으로 인해 이러한 증상들이 악화된다는 것이 드러나고, 자주 사용하게 되는 다른 이유들(예, 다행감 경험, 문제들을 잊기 위해, 분노에 대한 반응, 즐거운 사회 활동을 위해)도 마찬가지다. 만성적인 대마 섭취는 지속적 우울장애와 유사하게 무의욕증을 유발할 수 있다.

일부 대마 사용자들은 자신이 사용하는 양과 빈도를 축소해서 보고하기 때문에 사용 정도를 더 잘 평가하기 위해서는 대마 사용과 중독에서 흔한 징후와 증상을 잘 감지하는 것이 중요하다. 급성 및 만성 사용 징후에는 붉은 눈(결막 충혈), 옷에서 나는 대마 냄새, 노란 손가락 끝(대마 흡연으로 인해), 만성 기침, 향 피우기(대마 냄새를 감추기 위해서), 가끔 낮 혹은 밤 중 이상한 시간대에 나타나는 특정 음식에 대한 과도한 갈망과 충동이 있다.

유병률 Prevalence

카나비노이드, 특히 대마는 미국에서 가장 널리 사용하는 불법적인 정신활성물질이다. 다음의 유병률 자료는 미국에서 진행한 연구에서 인용하였으며, 그렇지 않은 경우에는 별도로 기술하였다. 12~17세에서 DSM-IV 대마사용장애 전년도 유병률은 2.7~3.1%다. 18세 이상 성인에서 유병률은 1.5~2.9%다. 대마를 사용하는 사람들 중에서 DSM-IV 대마사용장애의 유병률은 12~17세에서 20.4%, 18세 이상 성인에서는 30.6%다. DSM-5 대마사용장애의 12개월 유병률은 성인에서 대략 2.5%다(경도, 중등도, 고도의 유병률은 각각 1.4%, 0.6%, 0.6%다). 최근 10년 사이에 청소년에서 대마사용장애의 유병률은 감소하였다. 이에 반해 일부 연구에서는 성인의 경우, 대마사용장애의 유병률이 유지되거나 증가했음을 보여 준다(예, 일반 인구의 성인, 입원 환자, 재향군인 보건청[VHA] 환자). 전 세계적으로 연령 표준화된 대마사용장애의 비율은 2016년 기준으로 10만 명당 289.7명이었는데, 이는 1990년과 비교해서 25.6% 증가한 수치다. 유병률은 지역에 따라 편차가 크며, 사하라 이남 서부 아프리카에서 가장 낮고, 북아메리카에서 가장 높다.

나이에 따르면 미국에서 대마사용장애 유병률이 가장 높은 나이는 18~29세(6.9%)이며, 가장 낮은 나이는 45세 이상(0.8%)이다. 대마사용장애 비율은 성인 여자보다는 성인 남자에서 높으며(1.7%

대 3.5%), 12~17세에서도 여자보다 남자에서 높았다(2.8% 대 3.4%). 최근 여러 나라의 코호트 연구에 따르면 젠더 간 격차는 줄어들고 있다. 인종에 따른 차이를 살펴보면, 12~17세 청소년에서는 히스패닉계에서 가장 높고(3.8%), 백인(3.1%), 아프리카계 미국인(2.9%), 다른 인종(2.3%)이 뒤를 이었다. 성인에서는 아프리카계 원주민과 알래스카 원주민에서 5.3%, 아프리카계 미국인에서 2.6%, 히스패닉계에서 2.6%, 백인에서 2.2%, 아시아계와 태평양제도민에서 1.3%였다.

미국과 다른 고소득 국가에서 대마 관련 문제로 치료를 찾는 사람들이 1990년대 이후 증가하고 있다. 하지만 전년도 기준으로 대마사용장애가 있는 성인의 7~8%만이 대마에 특화된 치료를 받았다. 대마사용장애는 심각한 수준으로 치료를 제대로 받지 않고 있는 장애다.

발달 및 경과 Development and Course

대마사용장애의 발병은 청소년기 혹은 이후의 어느 시점에도 일어날 수 있지만, 청소년기 혹은 성인기 초기가 가장 흔하다. 최근 '의학적·오락적 마리화나'의 사용과 유용성이 허가된 것이 노인의 대마사용장애의 발병 비율을 높일 수 있다.

일반적으로 대마사용장애는 긴 시간에 걸쳐 발생하지만, 청소년들은 더 빠르게 진행하고, 특히 만연한 품행 문제가 있을 경우에 더욱 그렇다. 대마사용장애가 발병한 대부분의 사람은 보통 점차적으로 대마 사용의 빈도와 양을 늘려 가는 양상을 보인다. 2010년 즈음부터 대마초는 알코올과 담배를 대신하여 미국에서 청소년들이 가장 먼저 사용하는 정신활성물질이 되고 있다. 이것은 청소년과 성인들 사이에서 대마 사용의 유해성이 감소하고, 많은 사람이 대마 사용이 알코올이나 담배 사용보다 덜 유해하다고 인식하는 사실에 기인할 수 있다.

사춘기 이전 아동, 청소년, 그리고 초기 성인의 대마사용장애는 참신함 추구와 위험 감수, 기타 불법 행동 및 품행장애에 대한 선호와 연관이 있다. 경미한 경우는 주로 다른 또래들이나 학교 관리, 가족의 반대와 관련된 명백한 문제에도 불구하고 대마를 사용하는 모습으로 나타나는데, 이로 인해 청소년들은 신체적 혹은 행동상의 위험한 결과에 이를 수 있다. 더 심각한 경우는 혼자 사용하고 온종일 사용하는 것으로 발전하는 것인데, 이는 일상 기능을 방해하고 이전에 확립된 사회적 활동을 대체하게 된다.

성인 대마 사용자들은 보통 매일 대마를 사용하는 패턴이 굳어져 있고, 분명한 정신사회적 혹은 의학적 문제에도 불구하고 사용을 지속한다. 많은 성인 대마 사용자는 반복된 끊고 싶은 갈망이나 끊으려는 시도의 실패 경험이 있다. 경도인 성인의 사용 양상은 흔히 청소년에서 나타나는 양상과 비슷할 수 있는데, 대마 사용이 잦거나 과도하지는 않지만 지속된 사용으로 인해 심각한 결과가 발생할 잠재 가능성이 있음에도 불구하고 사용을 지속하는 것이다. 미국의 중년 이상 성인에서 대마 사용 비율이 높아지고 있는데, 이는 1960년대 후반과 1970년대 젊은 성인들 사이에서 대마 사용 유병률이 높은 것으로 인한 '베이비부머' 코호트 효과 때문으로 보인다.

대마 사용의 이른 시작(예, 15세 이전)은 대마사용장애, 다른 종류의 물질사용장애, 정신질환이 성인기 초기에 발병하는 것에 대한 강력한 예측 변수다. 이런 이른 사용은 다른 외부적 문제와 관련되어 함께 나타나며, 주로 품행장애 증상과의 동반이 뚜렷하다. 하지만 이른 대마 사용은 내적 문제의 예측 변수이기도 하고, 이는 정신건강 질환 발달의 일반적 위험 요인을 반영한다고 볼 수도 있다.

위험 및 예후 인자 Risk and Prognostic Factors

기질적. 유년기 혹은 청소년기의 품행장애 병력과 반사회성 성격장애는 대마사용장애를 포함한 많은 물질관련장애 발생의 위험 요인이다. 다른 위험 요인에는 아동기 혹은 청소년기의 외적 혹은 내적 장애들이 있다. 행동 억제 불능 점수가 높은 젊은이들은 대마사용장애와 복합 물질 관여를 포함한 조기 발병 물질사용장애와 조기 품행 문제를 나타낸다.

환경적. 위험 요인에는 불안정하거나 학대적인 가족 환경, 가까운 가족 구성원의 대마 사용, 어린 시절의 정서적·신체적 학대 또는 가까운 가족이나 친구의 폭력적인 죽음, 물질사용장애의 가족력, 낮은 사회경제적 지위가 있다. 다른 모든 물질 남용이 그렇듯 물질 가용이 쉬운 것은 사용장애 발생의 위험 요인이다. 대마는 비교적 많은 문화권에서 얻기 쉬운 편이며, 이는 대마사용장애의 발생 위험을 높인다. 대마의 의학용과 오락용 사용을 미국 주의 법률들이 점점 허용하면서 대마 접근을 막는 장벽들이 미국 주의 2/3에서 낮아지고 있다. 대마의 오락적 사용을 합법화한 주에서 거주하는 것은 성인 대마사용장애의 위험을 증가시킨다. 대마를 사용하고 있는 사람들 중에서 발병하는 위험은 전년도 기준으로 비히스패닉계 백인과 비교했을 때 흑인, 미국 원주민, 히스패닉, 아시아계 미국인 성인과 청소년에서 상대적으로 높다.

유전적, 생리적. 유전적 영향력은 대마사용장애의 발생에 기여한다. 유전적 요인들은 대마사용장애 위험도의 전체 변화에 30%에서 80%까지 영향을 미친다. 하지만 아직까지 여기에 관여하는 정확한 유전적 변이는 명확하게 밝혀지지는 않았다. 대마와 다른 종류의 물질사용장애가 공유하는 유전적·환경적 영향들은 대마를 포함한 물질사용장애에 관여하는 공통 기전이 있음을 시사한다.

문화와 관련된 진단적 쟁점 Culture-Related Diagnostic Issues

대마를 의학용과 오락용으로 수용하는 정도는 시대에 따라, 문화적 상황에 따라 다양하였다. 현재 대마는 세계에서 가장 흔하게 사용하는 정신활성물질이다. 어떤 문화권에서는 대마 사용이 인종, 종교, 사회문화적 관습, 정치적인 운동의 영향을 받는다.

성 및 젠더와 관련된 진단적 쟁점 Sex- and Gender-Related Diagnostic Issues

남성과 비교해서 여성들은 더 심한 대마 금단 증상, 특히 이자극성, 가만히 있지 못함, 분노와 같은 기분 증상과 복통, 오심과 같은 소화기 계통 증상을 보고한다. 이는 여성에서 대마를 처음 사용한 이후 대마사용장애로의 진행이 더 빠른 것(telescoping)에 기여할 수 있다.

미국 전역을 대상으로 진행되었던 2016~2017 조사에 따르면 전월 대마 사용은 임신한 여성에서 7.0%였다. 비임신 여성과 비교하면 임신한 여성에서 대마 사용 비율은 낮아지지만, 임신 중에 끊었던 사람들의 대부분은 출산 이후에 다시 사용한다.

진단적 표지자 Diagnostic Markers

소변에서 11-노-9-카복시-델타-9-테트라하이드로카나비놀(11-nor-9-carboxy-delta-9-tetrahydrocannabinol: THCCOOH)을 검출하는 방법이 대마 사용의 생물학적 지표로 사용되고 있다. 자주 사용하는 사람의 경우, 소변 THCCOOH 검사에서 마지막 사용 이후 수 주 동안 양성으로 나오기 때문에 이런 검사의 사용은 제한적일 수 있으며(예, 관해 상태), 결과의 신뢰 높은 해석을 위해서는 소변 검사 방법의 전문 지식이 필요하다. 하지만 가족과 친구들의 걱정에도 불구하고 사용을 전면 부인하는 사람들을 진료할 때는 양성 반응이 유용할 수 있다. 더 정교한 결과를 제공할 수 있는 혈액에서 대마 성분을 검출하는 검사들은 활발하게 개발하는 단계에 있으며, 구강 점액을 이용한 검사는 안전 운전 단속을 위해 사용할 도로 검사로 사용될 가능성이 있다.

자살 사고 혹은 행동과의 연관성 Association With Suicidal Thoughts or Behavior

이라크/아프카니스탄 전쟁에 참여했던 퇴역군인들을 대상으로 한 연구에 따르면, 다양한 사회인구학적 요인, 정신과 및 다른 물질 공존질환, 전투 경험을 포함한 과거 외상을 통제한 이후에도 대마사용장애는 자살 및 비자살적 자해의 위험성을 높였다. 미국 재향군인 보건청 환자를 대상으로 한 2005년 연구에서는 어떤 종류이든 물질사용장애는 자살률의 상승과 연관이 있었으며, 여성에서 더 두드러졌다. 특히 대마사용장애가 있는 남성은 매년 10만 명당 79명, 대마사용장애가 있는 여성은 매년 10만 명당 47명의 자살률을 보였다. 1990년부터 2015년까지의 국제 논문에 대한 메타분석과 종설에 따르면, 급성은 아니지만 만성적인 대마 사용이 자살 사고 및 자살 행동과 연관이 있었다.

대마사용장애의 기능적 결과 Functional Consequences of Cannabis Use Disorder

대마사용장애의 기능적 결과들은 진단기준의 일부다. 많은 정신사회적, 인지적, 건강 기능 영역이 대마사용장애와 관련하여 위태로워진다. 비록 대마 중독(intoxication)으로 인한 단기 손상과 대마사용장애로 인한 장기 기능적 결과를 감별하는 것은 어렵지만, 중독 상태가 아니더라도 누적 용량 상관관계에 따라 대마 사용자의 인지기능, 특히 고위 실행 기능은 손상될 수 있으며, 이는 학교와 직장에서의 어려움에 기여할 수 있다. 대마의 영향을 받는 상태에서 위험할 수 있는 활동들(예, 운전, 스포츠, 일)로 인한 사고들 또한 주의가 필요하다. 특히 위약 대조군 연구와 대규모 역학 연구에 따르면, 대마는 운전자의 반응 시간, 공간 지각 능력, 의사 결정 능력을 손상시킨다. 대마 사용은 또한 목적 지향 활동의 감소, 자기효능감의 저하와 연관이 있다. 이를 무의욕 증후군(amotivational syndrome)이라 부르며, 학교나 직장에서 저조한 수행으로 나타난다. 유사한 방식으로 대마사용장애가 있는 사람들은 사회관계에서도 대마 관련 문제들이 흔히 보고된다. 대마 사용은 삶에 대한 만족감의 저하, 정신건강 문제로 인한 치료와 입원의 증가와 연관이 있다.

감별진단 Differential Diagnosis

문제가 되지 않는 대마 사용. 비록 대마를 사용하는 사람의 대다수는 대마 사용으로 인한 문제가 없지만, 대마 사용자의 20~30%는 대마사용장애와 일치하는 증상 및 연관 결과를 경험한다. 문제가 되지 않는 대마 사용과 대마사용장애를 구분하는 것은 어려울 수 있다. 왜냐하면 많은 개인, 특히 여러 물질을 사용하는 개인들이 대마와 관련된 사회적·행동적·심리적 문제를 대마로 인한 것이라고 생각하지 않기 때문이다. 또한 대마를 심하게 사용하면서 이와 연관된 문제로 타인(즉, 학교, 가족, 직장, 형사 사법 제도)에 의해 치료를 받는 개인들이 대마의 역할을 인정하지 않기 때문이다.

대마 중독, 대마 금단, 대마로 유발된 정신질환. 대마사용장애는 대마 사용에 대한 조절 능력 손상, 대마 사용으로 인한 사회적 기능 손상, 위험한 대마 사용(예, 운전), 약리학적 증상(내성 또는 금단의 발생)을 포함하며, 대마 중독, 대마 금단, 대마로 유발된 정신질환과 구별된다(예, 대마로 유발된 불안장애). 이에 반해 대마 중독, 대마 금단, 대마로 유발된 정신질환은 대마를 많이 사용하는 상황에서 나타나는 정신과적 증상들이다. 대마 중독, 대마 금단, 대마로 유발된 정신질환은 흔히 대마사용장애가 있는 개인에서 나타난다. 이런 경우에 대마 중독, 대마 금단, 대마로 유발된 정신질환은 대마사용장애 진단에 추가해서 진단하며, 진단부호에 표기를 한다.

동반이환 Comorbidity

대마사용장애는 다른 물질사용장애(예, 알코올, 코카인, 아편)와 공존하는 비율이 높다. 예를 들어, 대마사용장애가 없는 성인과 비교했을 때, 대마사용장애는 다른 물질사용장애의 위험이 9배 증가한다. 대마는 흔히 '입구(gateway)' 약물로 여겨지는데, 이는 빈번하게 대마를 사용하는 사람이 사용하지 않는 사람보다 일생 동안 아편이나 코카인 같은 더 위험한 물질을 사용할 가능성이 훨씬 높기 때문이다. 대마사용장애 치료를 받고자 하는 성인들 가운데 많은 경우(63%)가 알코올, 코카인, 메스암페타민/암페타민, 헤로인 등 이차 또는 삼차 약물 사용 문제가 있다. 다른 물질사용장애가 있는 사람들에게 대마사용장애가 이차 또는 삼차 문제인 경우도 자주 있다. 치료를 받는 청소년에서 대마가 주된 남용물질인 경우가 흔하다(76%).

DSM-5 대마사용장애가 있는 성인들 가운데 64%가 전년도 담배사용장애가 공존했으며, 대마사용장애 심각도가 증가할수록 담배사용장애가 공존할 가능성이 급격히 증가하였다.

대마사용장애가 있는 개인들에게는 주요우울장애, 제I형 또는 제II형 양극성 정동장애, 불안장애, 외상후 스트레스장애, 성격장애 등 공존 정신질환이 흔하게 있다. 미네소타 쌍둥이 연구에 따르면, 대마사용장애가 있는 청소년의 절반에서 내재화 장애(예, 불안, 우울, 외상후 스트레스장애)가 있었으며, 64%가 외현화 장애(예, 품행장애, 주의력결핍 과잉행동장애)가 있었다.

조현병과 다른 정신병적 장애의 위험 요인으로 대마사용장애에 대한 상당한 우려가 제기되었다. 중요한 시기에 대마를 사용하는 경우 정신병의 위험성이 3배 증가한다. 매일 대마를 사용하는 빈도 및 효능이 대마 품종의 차이로 인해 11개 유럽 기관에서 정신병 발병률의 현저한 차이를 보였을 것이다. 칠레에서 정기적인 대마가 정신병으로 인한 입원에 기여하는 인구 집단 기여 위험도는 17.7%로 추산되었다(95% CI: 1.2~45.5%). 다른 한편으로, 어린 시절 학대가 대마 남용과 정신병 위험 증가에 기여하는 결정 요인이라고 시사하는 데이터도 있다. 전반적으로 대마 사용은 급성 정신병적 삽화의 발병에 기여할 수 있으며, 어떤 증상들은 악화시킬 수 있고, 주요 정신병적 질환의 치료에 악영향을 미칠 수 있다.

내과적인 상태를 고려하면, 대마 과다오심(hyperemesis) 증후군은 정기적인 대마 사용과 연관된 오심 및 주기적인 구토가 나타나는 증후군이며, 대마 사용 유병률이 높을수록 응급실에서 자주 볼 수 있다. 또한 호흡기 질환들(예, 천식, 만성 폐쇄성 폐질환, 폐렴)과 일부 심혈관계 문제들은 정기적인 대마 사용과 연관이 있으며(흡연, 베이핑, 전자담배로), 이는 담배 사용과는 무관하다.

● 대마 중독
Cannabis Intoxication

진단기준

A. 최근의 대마 사용이 있다.

B. 대마를 사용하는 동안 또는 그 직후에 임상적으로 심각한 문제적 행동 변화 및 심리적 변화가 발생한다(예, 운동 실조, 다행감, 불안, 시간이 느리게 가는 느낌, 판단력 손상, 사회적 위축).

C. 대마 사용 후 2시간 이내에 다음 징후 혹은 증상 중 2가지(혹은 그 이상)가 나타난다.

   1. 결막 충혈　　　2. 식욕 증가　　　3. 입마름　　　4. 빈맥

D. 징후 또는 증상은 다른 의학적 상태로 인한 것이 아니며, 다른 물질 중독을 포함한 다른 정신질환으로 더 잘 설명되지 않는다.

다음의 경우 명시할 것:

　지각 장해 동반: 현실 검증력이 보존된 상태에서 발생하는 환각이 있거나, 혹은 섬망이 없는 상태에서 청각적ㆍ시각적 혹은 촉각적 착각이 발생했을 때 적용한다.

부호화 시 주의점: ICD-10-CM 부호는 동반된 대마사용장애와 지각 장해 유무에 따라 정해진다.

　지각 장해를 동반하지 않는 대마 중독: 만약 경도 대마사용장애가 동반되면 ICD-10-CM 부호는 **F12.120**이다. 만약 중등도 또는 고도 대마사용장애가 동반되면 ICD-10-CM 부호는 **F12.220**이다. 만약 동반이환된 대마사용장애가 없으면 ICD-10-CM 부호는 **F12.920**이다.

　지각 장해를 동반하는 대마 중독: 만약 경도 대마사용장애가 동반되면 ICD-10-CM 부호는 **F12.122**다. 만약 중등도 또는 고도 대마사용장애가 동반되면 ICD-10-CM 부호는 **F12.222**다. 만약 동반이환된 대마사용장애가 없으면 ICD-10-CM 부호는 **F12.922**다.

명시자 Specifiers

만약 환각이 현실 검증력이 온전하지 않은 상태에서 발생한다면 물질/치료약물로 유발된 정신병적 장애 진단을 반드시 고려해야 한다.

진단적 특징 Diagnostic Features

대마 중독의 필수적인 특징은 임상적으로 심각한 문제적 행동 변화 및 심리적 변화가 대마를 섭

취하는 동안이나 직후에 발생한다는 것이다(진단기준 B). 중독은 전형적으로 '고양감(high)'으로 시작되고, 부적절한 웃음을 동반한 다행감, 과대성, 진정, 기면, 단기기억 손상, 복잡한 정신기능 수행 장애, 판단력 손상, 왜곡된 감각 지각, 운동 수행 손상, 시간이 천천히 흐르는 느낌이 뒤따른다. 때때로 불안(심각해지기도 하는), 불쾌감 혹은 사회적 위축이 나타나기도 한다. 이러한 정신활성 효과는 대마 사용 2시간 이내에 다음에 언급하는 징후 중에서 2가지 이상과 동반된다: 결막 충혈, 식욕 증가, 입마름, 빈맥(진단기준 C).

대마를 흡연하는 경우에는 몇 분 내에 중독이 나타나지만, 경구로 복용하면 수 시간이 지난 뒤 나타나기도 한다. 이 효과는 주로 3~4시간 정도 유지되고, 경구로 복용하면 좀 더 오래 지속된다. 행동 변화와 심리적 변화의 정도는 용량, 투여 방법에 따라 달라지고, 흡수 속도 내성, 물질의 효과에 대한 민감성과 같은 물질을 사용하는 개인의 특성에 따라 달라진다. 델타-9-THC를 포함하는 카나비노이드는 대부분 지용성이기 때문에, 대마와 해시시 효과는 때때로 지방 조직 혹은 장간 순환으로부터 느리게 방출되는 정신활성물질 때문에 12~24시간 동안 지속되거나 다시 나타날 수 있다.

최근에 보편적이 된 합성 카나비노이드(예, Spice)는 행복감, 말수의 증가, 기쁨과 웃음의 감정, 이완 등의 급성 효과를 일으킨다. 정신활성 효과라는 측면에서 합성 카나비노이드와 다른 종류의 대마 제품들은 비슷하다. 고용량의 합성 카나비노이드에서는 망상과 환각 증상들이 더 잘 나타날 수 있다.

유병률 Prevalence

대마 중독 실제 삽화를 겪는 일반 인구의 유병률은 알려져 있지 않다. 하지만 대부분의 대마 사용자는 어느 시점에 대마 중독의 진단기준에 합당할 가능성이 높다. 이를 고려해 볼 때, 대마 사용자들의 유병률과 대마 중독을 경험한 사람들의 유병률은 비슷할 것으로 보인다.

대마 중독의 기능적 결과 Functional Consequences of Cannabis Intoxication

대마 중독으로 인한 손상은 직장이나 학교에서의 기능이상, 사회적으로 무분별한 행동, 역할 책임 수행 실패, 교통사고, 안전하지 않은 성행위와 같은 심각한 결과를 초래할 수 있다. 드물게 대마 중독은 지속 기간이 다양한 정신병을 유발할 수 있다.

감별진단 Differential Diagnosis

현실 검증력이 온전하지 않은 상태에서 발생한 환각이 임상적으로 나타날 때는 물질/치료약물로 유발된 정신병적 장애 진단을 반드시 고려해야 하는 것에 유의한다.

기타 물질 중독. 대마 중독은 다른 종류의 물질 중독과 비슷하게 보일 수 있다. 하지만 대마 중독과는 반대로, 알코올 중독과 진정제, 수면제 또는 항불안제 중독은 식욕 저하, 공격적 행동이 늘어나고, 안구진탕 혹은 실조가 나타나는 경우가 자주 있다. 환각제는 대마 중독과 유사환 임상 양상을 일으킬 수 있다. 대마와 마찬가지로 펜시클리딘은 피울 수 있고 지각 변화를 일으키기도 하지만, 펜시클리딘 중독은 실조와 공격적 행동을 일으키는 경우가 더 흔하다.

대마로 유발된 정신질환. 대마 중독은 대마로 유발된 정신질환(예, 대마로 유발된 불안장애, 중독 중 발병)과 구별이 된다. 후자 장애의 증상들(예, 불안)은 대마 중독과 관련된 증상보다 과도하고, 임상적 표현이 두드러지며, 독립적인 임상적 주의가 필요할 만큼 심각하기 때문이다.

동반이환 Comorbidity

대마 중독과 대마사용장애의 일반적인 동반이환을 고려할 때, 동반되는 상태에 대한 자세한 내용은 대마사용장애의 '동반이환'을 참조하시오.

● 대마 금단
Cannabis Withdrawal

진단기준

A. 대마를 과도하게 장기적으로 사용하다가 중단(즉, 주로 매일 혹은 최소한 몇 개월 이상의 기간에 걸쳐 거의 매일 사용)한 상태다.

B. 진단기준 A 상태 이후 약 1주 이내에 다음의 징후나 증상 중 3가지(혹은 그 이상)가 나타난다.

    1. 과민성, 분노 또는 공격성   2. 신경과민 또는 불안
    3. 수면 문제(예, 불면, 뒤숭숭한 꿈)   4. 식욕 감퇴 또는 체중 감소
    5. 안절부절   6. 우울 기분
    7. 다음에 열거된 신체적 증상 중 최소 한 가지 이상으로 인해 심각한 불편을 겪음: 복통, 흔들림/떨림, 발한, 열, 오한 혹은 두통

C. 진단기준 B의 징후 또는 증상이 사회적, 직업적 또는 다른 중요한 기능 영역에서 임상적으로 현저한 고통이나 손상을 초래한다.

D. 징후 또는 증상은 다른 의학적 상태로 인한 것이 아니며, 다른 물질 중독 및 금단을 포함한 다른 정신질환으로 더 잘 설명되지 않는다.

부호화 시 주의점: ICD-10-CM 부호는 대마사용장애 동반이환 여부에 따라 달라진다. 경도 대마사용장애가 동반되면 ICD-10-CM 부호는 **F12.13**이다. 중등도 또는 고도 대마사용장애가 동반되면 ICD-10-CM 부호는 **F12.23**이다. 대마사용장애 없이 대마 금단이 발생하면(예, 환자가 의학적으로 적합한 복약지도에 따라 대마를 복용하는 경우) ICD-10-CM 부호는 **F12.93**이다.

진단적 특징 Diagnostic Features

대마 금단의 필수적 특징은 대마를 정기적으로 사용하다가 중단한 이후에 나타나는 특징적 금단 증후군이다. 정기적으로 대마를 사용하는 사람들은 대마의 급성 효과에 대해서 내성이 생기며, 정기적인 사용의 중단은 대마 금단 증상으로 이어질 수 있다. 흔한 대마 금단 증상들은 이자극성, 우울한 기분, 불안, 안절부절, 수면의 어려움, 식욕 감소 또는 체중 감소를 포함한다. 대마 금단은 현저한 고통을 초래할 수 있으며, 이는 금단 증상을 완화시키기 위한 지속적인 사용, 중단하기 어려

움, 재발로 이어질 수 있다. 다른 물질(즉, 아편, 알코올, 진정제)의 금단과는 달리 신체적인 증상(예, 떨림, 발한)보다는 행동과 정서적인 증상(예, 불안, 과민성, 수면의 어려움)이 종종 더 흔하다.

부수적 특징 Associated Features
대마 금단은 관찰되는 피로, 하품, 집중력의 어려움, 초기 단계의 식욕 저하 및 불면 이후에 반발해서 나타나는 식욕 증가와 과수면이 있다.

유병률 Prevalence
미국과 다른 나라의 연구에 따르면 성인과 청소년 사용자들에서 대마 금단의 유병률은 35%에서 95%로 편차가 크다고 추산하고 있다. 이러한 차이는 평가하는 도구로 인한 것으로 추정되며, 대상자들의 차이로 인한 것도 있다. 일반 인구 집단에서의 대마를 사용하는 성인의 경우, 12%는 DSM-5 대마 금단의 증후군을 온전히 만족하는 징후와 증상을 보고한다. 비라틴계 백인(10%), 아프리카계 미국인(15.3%), 아시아계 미국인, 하와이 원주민, 태평양 제도민(31%)에 따라 조금씩 차이가 있다. 치료에 의뢰되거나 지나치게 많은 양의 대마를 사용하는 성인과 청소년 중 50~95%가 대마 금단을 보고한다. 이런 결과는 정기적 대마 사용자들이 사용을 끊으려고 할 때 상당한 비율이 대마 금단을 겪을 것이라는 것을 보여 준다.

발달 및 경과 Development and Course
금단은 전형적으로 사용을 중단하고 24~48시간 이내에 나타난다. 2~5일 이내에 최고조에 달하고 1~2주 이내에 호전되지만, 수면 교란은 더 지속될 수 있다. 어느 정도의 양, 기간, 빈도로 대마를 사용해야 끊으려고 할 때 금단 증상이 나타나는지에 대해서는 잘 알려져 있지 않지만, 만성적이고 빈번한 대마 사용은 금단 증상의 양 및 심각도와 연관이 있다. 대마 금단은 성인과 청소년에서 발생할 수 있다. 여성은 남성에 비해 더 심한 대마 금단을 경험할 수 있다.

위험 및 예후 인자 Risk and Prognostic Factors
대마를 사용하는 사람들 중에서 대마 금단을 경험할 가능성은 중등도의 유전적인 영향을 받는다. 대마 금단의 유병률과 심각도는 더 과량의 대마를 사용하는 개인들, 특히 대마사용장애 치료를 받기 위해 찾아오는 개인들에서 더 높다. 또한 금단의 심각도는 동반한 정신질환의 증상이 심각도와 관련된 것으로 보인다.

대마 금단의 기능적 결과 Functional Consequences of Cannabis Withdrawal
대마 사용자들은 금단 증상을 완화하기 위해서 대마를 사용한다고 보고하고 있으며, 금단은 대마사용장애를 지속시키는 원인이 된다. 이 때문에 대마 금단은 신약 개발의 목표가 될 수 있다. 나쁜 예후는 심한 금단과 관련이 있을 수 있다. 수면의 어려움은 대마 사용의 재발과 가장 연관이 높은 금단 증상으로 보고되고 있다. 대마 사용자들은 대마 금단 증상으로부터 벗어나기 위해 다시 대마를 사용하거나, 다른 약물(예, 신경안정제) 사용을 시작하게 된다고 보고한다.

감별진단 Differential Diagnosis

많은 대마 금단의 증상이 다른 물질의 금단 증후군이나 우울 또는 양극성 장애의 증상과 같기 때문에, 이 증상들이 다른 물질의 중단(예, 담배나 알코올 금단)으로 유발되거나 다른 정신질환(범불안장애, 주요우울장애) 혹은 다른 의학적 상태로 인한 것으로 더 잘 설명되는 것이 아닌지에 초점을 맞추어 주의 깊게 평가해야 한다. 대마는 유해하지 않다는 대중적인 인식이 확산되면서 대마 금단을 경험하는 사용자들이 자신의 금단 증상을 인식하지 못하게 되어 대마를 자가치료의 형태로 지속적으로 사용할 수 있다.

동반이환 Comorbidity

대마를 빈번하게 사용하는 성인들에서 대마 금단은 우울, 불안, 반사회성 성격장애의 동반이환과 상관이 있다. 대마 금단과 대마사용장애의 일반적인 동반이환을 고려할 때, 동반되는 상태에 대한 자세한 내용은 대마사용장애의 '동반이환'을 참조하시오.

대마로 유발된 정신질환
Cannabis-Induced Mental Disorders

다음의 대마로 유발된 정신질환들은 현상학적으로 동일한 증상을 공유하고 있는 이 편람의 다른 장애 부분에서 기술된다(각 장의 물질/치료약물로 유발된 정신질환 참조): 대마로 유발된 정신병적 장애('조현병 스펙트럼 및 기타 정신병적 장애'), 대마로 유발된 불안장애('불안장애'), 대마로 유발된 수면장애('수면-각성장애'). 대마 중독 섬망은 '신경인지장애' 장의 섬망의 진단기준과 논의에서 설명한다. 이러한 대마로 유발된 정신질환은 증상이 상당히 심해서 독립적인 임상적 주의를 필요로 할 때만 대마 중독이나 대마 금단 대신 진단 내린다.

● 명시되지 않는 대마관련장애
Unspecified Cannabis-Related Disorder

F12.99

이 범주는 사회적, 직업적 또는 다른 중요한 기능 영역에서 임상적으로 현저한 고통이나 손상을 초래하는 대마관련장애의 특징적인 증상들이 두드러지지만, 어떤 특정 대마관련장애 또는 물질관련 및 중독 장애의 진단분류에 속한 장애 중 어느 것에도 완전한 기준을 만족하지 않는 발현 징후들에 적용된다.

환각제관련장애
Hallucinogen-Related Disorders

● 펜시클리딘사용장애
Phencyclidine Use Disorder

진단기준

A. 임상적으로 현저한 손상이나 고통을 초래하는 문제적 펜시클리딘(혹은 약리학적으로 유사한 물질) 사용 양상이 지난 12개월 사이에 다음의 항목 중 최소한 2개 이상으로 나타난다.

1. 펜시클리딘을 종종 의도했던 것보다 많은 양 혹은 오랜 기간 동안 사용함

2. 펜시클리딘 사용을 줄이거나 조절하려는 지속적인 욕구가 있음. 혹은 사용을 줄이거나 조절하려고 노력했지만 실패한 경험들이 있음

3. 펜시클리딘을 구하거나, 사용하거나, 그 효과에서 벗어나기 위한 활동에 많은 시간을 보냄

4. 펜시클리딘에 대한 갈망감, 혹은 강한 바람, 혹은 욕구

5. 반복적인 펜시클리딘 사용으로 인해 직장, 학교 혹은 가정에서의 주요한 역할 책임 수행에 실패함(예, 펜시클리딘 사용과 관련된 반복되는 결근 혹은 업무 수행 능력 저하; 펜시클리딘 관련 학교 결석 · 정학 · 퇴학; 자녀 혹은 가사 방임)

6. 펜시클리딘의 영향으로 지속적 혹은 반복적으로 사회적 혹은 대인관계 문제가 발생하거나 악화됨에도 불구하고 펜시클리딘 사용을 지속함(예, 배우자와 중독의 결과에 대한 문제로 다툼; 신체적 싸움)

7. 펜시클리딘 사용으로 인해 중요한 사회적, 직업적 혹은 여가 활동을 포기하거나 줄임

8. 신체적으로 해가 되는 상황에서도 반복적으로 펜시클리딘을 사용함(예, 펜시클리딘으로 인한 장애가 있는 상태에서 자동차 운전 혹은 기계 조작).

9. 펜시클리딘 사용으로 인해 지속적이거나 반복적으로 신체적 · 심리적 문제가 유발되거나 악화될 가능성이 높다는 것을 알면서도 계속 펜시클리딘을 사용함

10. 내성, 다음 중 하나로 정의됨

    a. 중독이나 원하는 효과를 얻기 위해 펜시클리딘 사용량의 뚜렷한 증가가 필요

    b. 동일한 용량의 펜시클리딘을 계속 사용할 경우 효과가 현저히 감소

주의점: 금단 증상이나 징후는 펜시클리딘에서 확립되지 않아서, 이 진단기준은 적용하지 않는다. (펜시클리딘 금단은 동물에서는 보고되었지만, 사람에서는 보고되지 않았다.)

다음의 경우 명시할 것:

  조기 관해 상태: 이전에 펜시클리딘사용장애의 진단기준을 만족했고, 최소 3개월 이상 최대 12개월 이내의 기간 동안 진단기준에 맞는 항목이 전혀 없는 경우(진단기준 A4의 '펜시클리딘에 대한 갈망감, 혹은 강한 바람, 혹은 욕구'는 예외) 사용된다.

  지속적 관해 상태: 이전에 펜시클리딘사용장애의 진단기준을 만족했고, 12개월 이상의 기간 동안 어떤 시기에도 진단기준에 맞는 항목이 전혀 없는 경우(진단기준 A4의 '펜시클리딘에 대한 갈망감, 혹은 강한 바람, 혹은 욕구'는 예외) 사용된다.

다음의 경우 명시할 것:

  통제된 환경에 있음: 이 부가적인 명시자는 개인이 펜시클리딘에 대한 접근이 제한된 환경에 있을 때 사용된다.

현재의 심각도/관해에 따른 부호화: 만약 펜시클리딘 중독 혹은 다른 펜시클리딘으로 유발된 정신질환이 같이 있으면, 펜시클리딘사용장애에 대한 다음의 부호를 쓰지 않는다. 대신 동반한 펜시클리딘사용장애는 펜시클리딘으로 유발된 장애 부호의 네 번째 글자에 표시한다(펜시클리딘 중독 혹은 특정 펜시클리딘으로 유발된 정신질환의 부호화 시 주의점 참조). 예를 들어, 만약 펜시클리딘 중독과 펜시클리딘사용장애가 동반되면, 펜시클리딘 중독 부호만 쓰고, 동반한 펜시클리딘사용장애가 경도인지, 중등도인지, 고도인지를 네 번째 글자에 표시한다. 펜시클리딘 중독이 동반된 경도 펜시클리딘사용장애에는 F16.159를 사용하고, 펜시클리딘 중독이 동반된 중등도 또는 고도 펜시클리딘사용장애에는 F16.259를 사용한다.

현재의 심각도/관해를 명시할 것:

  F16.10 경도: 2~3개의 증상이 있다.

  F16.11 경도, 조기 관해 상태

  F16.11 경도, 지속적 관해 상태

  F16.20 중등도: 4~5개의 증상이 있다.

  F16.21 중등도, 조기 관해 상태

  F16.21 중등도, 지속적 관해 상태

  F16.20 고도: 6개 이상의 증상이 있다.

  F16.21 고도, 조기 관해 상태

  F16.21 고도, 지속적 관해 상태

명시자 Specifiers

'통제된 환경에 있음'은 개인이 통제된 환경에서 관해 상태로 있을 때 세분화해서 적용한다(즉, 조기 관해 상태로 통제된 환경에 있음, 또는 지속적 관해 상태로 통제된 환경에 있음). 이런 환경의 예로는 철저히 감시되고 물질을 구할 수 없는 감옥, 치료적 공동체, 폐쇄 병동 등이 있다.

진단적 특징 Diagnostic Features

펜시클리딘계(혹은 펜시클리딘 유사 물질)에는 펜시클리딘(예, PCP, 'angel dust')과 이보다 효력이 약하지만 유사한 작용을 하는 화합물인 케타민, 사이클로헥사민(cyclohexamine), 디조실핀(dizocilpine)

이 포함된다. 이런 물질들은 1950년대에 해리성 마취약으로 개발되었고, 1960년대에 길거리 마약이 되었다. 낮은 용량을 사용할 때는 몸과 마음으로부터 분리되는 느낌(그래서 '해리')을 일으키고, 높은 용량에서는 혼미, 혼수를 일으킨다. 이런 물질들은 주로 흡연하거나 경구로 복용하지만, 코로 흡입하거나 정맥주사로 맞기도 한다. 비록 PCP의 일차적 정신활성 효과는 수 시간 동안만 지속되지만, 이 약물이 완전히 몸에서 배출되기까지는 8일 이상의 시간이 걸린다. 취약한 사람에게서 환각 효과는 몇 주 동안 지속되기도 하며, 조현병과 비슷한 지속성 정신병적 삽화를 촉발시키기도 한다. 케타민은 주요우울장애 치료에 유용한 것으로 나타났다. 금단 증상은 사람에서는 명백하게 확립되지 않았기 때문에, 펜시클리딘사용장애의 진단에 금단에 대한 진단기준은 포함시키지 않았다.

부수적 특징 Associated Features
펜시클리딘은 소변에서 8일째까지 검출될 수 있고, 고용량을 사용했을 때는 더 오랫동안 검출될 수도 있다. 이에 추가적으로 사용 여부를 밝히기 위해서 펜시클리딘 혹은 관련 물질의 중독으로 인한 특징적인 증상들을 확인하는 것이 진단에 도움을 줄 수 있다. 펜시클리딘은 해리 증상, 진통, 안구진탕, 고혈압/저혈압의 위험성과 쇼크, 다행감, 환시/환청, 비현실감, 이상한 사고 내용을 유발할 수 있다. 또한 공격적인 행동이 나타날 수 있는데, 이는 중독 상태에서 자신이 공격받는다고 믿기 때문인 것으로 보인다.

유병률 Prevalence
펜시클리딘사용장애의 유병률에 대한 데이터는 없지만, (환각제사용장애 전체 범주의 유병률이 12세 이상 미국인에서 0.1%인 것을 감안했을 때) 낮을 것으로 보인다. 게다가 미국 물질 사용 치료 기관에 입원한 사람들 중에서 단 0.3%만이 펜시클리딘을 일차 약물이라고 보고하였다.

위험 및 예후 인자 Risk and Prognostic Factors
호주 일반 인구 연구에 따르면, 케타민 사용자들은 남성일 가능성이 높았으며, 하루에 표준음주잔 11잔 이상을 마실 가능성이 높았다.

성 및 젠더와 관련된 진단적 쟁점 Sex- and Gender-Related Diagnostic Issues
펜시클리딘의 젠더 비율은 알려져 있지 않다. 하지만 미국 물질 사용 치료 기관에 입원한 사람들 중에서 펜시클리딘을 일차 약물이라고 보고한 사람의 62%가 남성이었다.

진단적 표지자 Diagnostic Markers
펜시클리딘은 중독되었던 사람에게서 섭취 후 8일까지 소변에서 검출될 수 있기 때문에, 검사실 검사가 유용할 수 있다. 개인의 병력과 안구진탕, 진통, 현저한 고혈압 같은 신체적 징후들이 펜시클리딘으로 인한 임상적 양상을 다른 환각제로 인한 임상적 양상과 구분하는 데 도움을 줄 수 있다.

펜시클리딘사용장애의 기능적 결과
Functional Consequences of Phencyclidine Use Disorder

펜시클리딘사용장애가 있는 개인은 사고나 싸움 혹은 낙상으로 인한 신체적 상해의 흔적이 있을 수 있다. 만성적 펜시클리딘 사용은 급성 또는 지속적인 인지 손상, 비뇨기와 소화기 증상, 복통, 흉통, 가슴 두근거림과 빈맥, 호흡 저하, 수면장애, 우울증으로 이어질 수 있다.

감별진단 Differential Diagnosis

기타 물질사용장애. 펜시클리딘의 효과와 다른 물질의 효과를 구분하는 것이 중요한데, 이는 펜시클리딘이 흔히 다른 물질(예, 대마, 코카인)에 더해서 함께 사용되는 물질이기 때문이다.

펜시클리딘 중독과 펜시클리딘으로 유발된 정신질환. 펜시클리딘사용장애는 펜시클리딘 사용에 대한 조절 능력의 손상, 펜시클리딘 사용으로 인한 사회적 기능의 손상, 위험한 펜시클리딘 사용(예, 중독된 상태에서 운전), 약리학적 증상(내성의 발생)이 나타나는 펜시클리딘 사용의 문제적 양상인데 반해, 펜시클리딘 중독과 펜시클리딘으로 유발된 정신질환(예, 펜시클리딘으로 유발된 정신병적 장애)은 과량 사용했을 때 나타나는 정신병적 증상들이기 때문에 구별을 할 수 있다. 펜시클리딘 중독과 펜시클리딘으로 유발된 정신질환은 흔히 펜시클리딘사용장애가 있는 개인에게서 발병한다. 이런 경우에는 펜시클리딘 중독과 펜시클리딘으로 유발된 정신질환은 진단부호에 기술된 것처럼 펜시클리딘사용장애에 추가해서 진단을 내려야 한다.

독립적인 정신질환. 펜시클리딘과 관련 물질들의 일부 효과는 정신병적 증상(조현병), 저조한 기분(주요우울장애), 폭력적이고 공격적인 행동(품행장애, 반사회성 성격장애)과 같이 다른 정신질환의 증상과 유사하다. 이런 행동들이 약물을 복용하기 전에 나타났는지 여부를 알아내는 것이 기존 정신질환에 급성 약물 효과가 추가되어 나타난 것인지를 구별하는 데 중요한 점이다.

동반이환 Comorbidity

청소년에서 품행장애와 반사회성 성격장애는 펜시클리딘 사용과 연관이 있을 수 있다. 다른 물질사용장애, 특히 알코올, 코카인, 암페타민 사용장애는 펜시클리딘사용장애와 공존하는 경우가 흔하다.

● 기타 환각제사용장애
Other Hallucinogen Use Disorder

진단기준

A. 임상적으로 현저한 손상이나 고통을 초래하는 문제적 환각제(펜시클리딘 이외) 사용 양상이 지난 12개월 사이에 다음의 항목 중 최소한 2개 이상으로 나타난다.
　　1. 환각제를 종종 의도했던 것보다 많은 양이나 오랜 기간 동안 사용함
　　2. 환각제 사용을 줄이거나 조절하려는 지속적인 욕구가 있음. 혹은 사용을 줄이거나 조절하려고 노력했지만 실

패한 경험들이 있음

3. 환각제를 구하거나, 사용하거나, 그 효과에서 벗어나기 위한 활동에 많은 시간을 보냄

4. 환각제에 대한 갈망감, 혹은 강한 바람, 혹은 욕구

5. 반복적인 환각제 사용으로 인해 직장, 학교 혹은 가정에서의 주요한 역할 책임 수행에 실패함(예, 환각제 사용과 관련된 반복되는 결근 혹은 업무 수행 능력 저하; 환각제 관련 학교 결석 · 정학 · 퇴학; 자녀 혹은 가사 방임)

6. 환각제의 영향으로 지속적으로, 혹은 반복적으로 사회적 혹은 대인관계 문제가 발생하거나 악화됨에도 불구하고 환각제 사용을 지속함(예, 배우자와 중독의 결과에 대한 문제로 다툼; 신체적 싸움)

7. 환각제 사용으로 인해 중요한 사회적, 직업적 혹은 여가 활동을 포기하거나 줄임

8. 신체적으로 해가 되는 상황에서도 반복적으로 환각제를 사용함(예, 환각제로 인한 장애가 있는 상태에서 자동차 운전 혹은 기계 조작)

9. 환각제 사용으로 인해 지속적으로, 혹은 반복적으로 신체적 · 심리적 문제가 유발되거나 악화될 가능성이 높다는 것을 알면서도 계속 환각제를 사용함

10. 내성, 다음 중 하나로 정의됨

    a. 중독이나 원하는 효과를 얻기 위해 환각제 사용량의 뚜렷한 증가가 필요

    b. 동일한 용량의 환각제를 계속 사용할 경우 효과가 현저히 감소

주의점: 금단 증상이나 징후는 환각제에서 확립되지 않아서, 이 진단기준은 적용하지 않는다.

특정 환각제를 명시할 것

다음의 경우 명시할 것:

    조기 관해 상태: 이전에 환각제사용장애의 진단기준은 만족했고, 최소 3개월 이상 최대 12개월 이내의 기간 동안 진단기준에 맞는 항목이 전혀 없는 경우(진단기준 A4의 '환각제에 대한 갈망감, 혹은 강한 바람, 혹은 욕구'는 예외) 사용된다.

    지속적 관해 상태: 이전에 환각제사용장애의 진단기준을 만족했고, 12개월 이상의 기간 동안 어떤 시기에도 진단기준에 맞는 항목이 전혀 없는 경우(진단기준 A4의 '환각제에 대한 갈망감, 혹은 강한 바람, 혹은 욕구'는 예외) 사용된다.

다음의 경우 명시할 것:

    통제된 환경에 있음: 이 부가적인 명시자는 개인이 환각제에 대한 접근이 제한된 환경에 있을 때 사용된다.

현재의 심각도/관해에 따른 부호화: 만약 환각제 중독 혹은 다른 환각제로 유발된 정신질환이 같이 있으면, 환각제사용장애에 대한 다음의 부호를 쓰지 않는다. 대신 동반한 환각제사용장애는 환각제로 유발된 장애 부호의 네 번째 글자에 표시한다(환각제 중독 혹은 특정 환각제로 유발된 정신질환의 부호화 시 주의점 참조). 예를 들어, 만약 환각제로 유발된 정신병적 장애와 환각제사용장애가 동반되면 환각제로 유발된 정신병적 장애 부호만 쓰고, 동반한 환각제사용장애가 경도인지, 중등도인지, 고도인지를 네 번째 글자에 표시한다. 환각제로 유발된 정신병적 장애가 동반된 경도 환각제사용장애에는 F16.159를 사용하고, 환각제로 유발된 정신병적 장애가 동반된 중등도 또는 고도 환각제사용장애에는 F16.259를 사용한다.

현재의 심각도/관해를 명시할 것:

    F16.10 경도: 2~3개의 증상이 있다.

    F16.11 경도, 조기 관해 상태

    F16.11 경도, 지속적 관해 상태

    F16.20 중등도: 4~5개의 증상이 있다.

    F16.21 중등도, 조기 관해 상태

    F16.21 중등도, 지속적 관해 상태

    F16.20 고도: 6개 이상의 증상이 있다.

    F16.21 고도, 조기 관해 상태

    F16.21 고도, 지속적 관해 상태

명시자 Specifiers

'통제된 환경에 있음'은 개인이 통제된 환경에서 관해 상태로 있을 때 세분화해서 적용한다(즉, 조기 관해 상태로 통제된 환경에 있음, 또는 지속적 관해 상태로 통제된 환경에 있음). 이런 환경의 예로는 철저히 감시되고 물질을 구할 수 없는 감옥, 치료적 공동체, 폐쇄 병동 등이 있다.

진단적 특징 Diagnostic Features

환각제는 다양한 물질 집단으로 구성되어 각자 다른 화학 구조와 다른 분자 기전에 관여하지만, 사용자들에게 비슷한 지각, 기분, 인지의 변화를 유발한다. 포함된 환각제에는 페닐알킬아민(예, 메스칼린, DOM[2,5-디메톡시-4-메틸암페타민(2,5-dimethoxy-4-methylamphetamine)], MDMA[3,4-메틸렌디옥시메스암페타민(3,4-methylenedioxymethamphetamine), 엑스터시로 불림]), 실로시빈(즉, 실로신), DMT와 같은 인돌아민계, 리세그르산 디에틸아미드(lysergic acid diethylamide[LSD])와 나팔꽃 씨와 같은 에골린계가 있다. 또한 다른 여러 종류의 식물 화합물도 '환각제'로 분류되는데, 그 2가지 예로는 샐비어 디비노럼(salvia divinorum)과 흰독말풀이 있다. 환각제 집단에서 제외되는 것은 대마와 관련 활성 화합물, 델타-9-테트라하이드로카나비놀(THC)이 있다('대마관련장애' 참조). 이런 물질들은 환각제 효과를 가지지만 고유의 현저하게 다른 심리적·행동적 효과를 나타내기 때문에 구분하여 진단한다.

환각제는 주로 경구로 복용하지만, 흡연의 형태로 사용하거나(예, DMT, 샐비어), 혹은 (드물게는) 코로 흡입하거나 정맥주사로 맞기도 한다(예, 엑스터시). 약 효력의 지속 기간은 환각제 종류에 따라 다양하다. 일부 물질(즉, LSD, MDMA)은 반감기가 길며 지속 기간이 길기 때문에 약물의 효과에서 벗어나 회복되기까지 수 시간에서 수일까지 걸린다. 하지만 다른 환각제(예, DMT, 샐비어)는 속효성이다. 반복되는 사용은 환각제에 대한 내성을 유발하고, 자율신경계, 심리적 효과 모두에 내성이 생긴다.

MDMA/엑스터시는 환각제로서 환각제 특성과 자극제 특성이라는 다른 2가지 효과를 모두 나타낸다. 엑스터시를 사용하는 사람들은 다른 환각제를 사용하는 사람들보다 환각제사용장애가 발생할 위험이 더 높다. 청소년 및 성인 엑스터시 사용자, 그리고 기타 환각제 사용자 모두에서 가장 자주 보고되는 환각제사용장애의 진단기준들은 내성, 위험한 사용, 정서 또는 건강 문제에도 불구하고 사용, 다른 활동을 포기하면서 사용, 환각제를 구하거나 사용하거나 그 효과에서 벗어나기 위해 많은 시간을 보내는 것이다. 다른 물질들과 마찬가지로, 기타 환각제사용장애의 진단기준은 심각도에 따라 하나의 연속선상에 놓인다.

임상적으로 유의미한 금단 증상이 인간에서 일관되게 보고되지 않았기에 이 매뉴얼에서는 환각제 금단 증후군이라는 진단은 포함되지 않았으며, 환각제사용장애 진단기준의 일부분이 아니다. 하지만 2개 이상의 금단 증상(예, 불쾌감, 식욕 곤란, 기분 변화[불안, 우울, 과민함], 집중력 저하, 수면장애)이 나타나거나 미국과 국제적으로 엑스터시를 사용하는 사람들의 절반 이상에서 관찰되는 금단 회피처럼 MDMA에 의한 금단의 증거는 있다.

부수적 특징 Associated Features

일부 환각제의 특징적인 증상 양상들은 소변 혹은 혈액 독소 검사를 할 수 없을 때 진단을 내리는 데 도움이 된다. 예를 들어, LSD를 사용하는 개인은 환시를 경험할 수 있고 이는 매우 무서울 수 있다.

유병률 Prevalence

기타 환각제사용장애는 드물다. 2018년 미국 일반 인구에서 12세 이상의 0.1%에서 12개월 환각제사용장애의 증상이 있었다고 하며, 유병률은 12~17세에서는 0.2%, 18~25세에서는 0.4%, 26세 이상에서는 0.1% 미만이었다. 미국 임상 표본에서 유병률은 더 높으며(예, 치료받는 청소년은 19%), 미국과 호주에서 환각제를 자주 사용하는 일부 특정 집단(예, 최근 과다한 엑스터시 사용자)에서 성인의 73.5%, 청소년의 77%가 기타 환각제사용장애에 해당하는 문제 양상이 나타난다.

발달 및 경과 Development and Course

청소년에서 나이에 따른 기타 환각제사용장애의 유병률은 알려져 있지 않다. 미국에서 18세 이상의 성인의 경우, 기타 환각제사용장애가 있는 개인의 대부분(90%)이 18~29세에 해당되었는데, 이는 이 장애가 지속되는 경우가 흔하지 않고 젊은 성인에 집중되어 있다는 것을 시사한다.

위험 및 예후 인자 Risk and Prognostic Factors

기질적. 특정 환각제(즉, 엑스터시, 샐비어)의 사용은 높은 자극 추구성과 연관이 있다.

환경적. 미국 연구에 따르면, 기타 환각제사용장애의 환경적 위험인자들은 높은 수입, 낮은 교육 수준, 미혼, 도시 지역 거주를 포함한다. 환각제 사용의 빠른 시작은 환각제사용장애로의 이환과 연관이 있다. 기타 약물의 또래 집단 사용은 엑스터시와 샐비어의 사용과 높은 연관성이 있다.

유전적, 생리적. 남성 쌍둥이들 중 유전적인 요인들에 의해 설명되는 부분이 26%에서 79%의 범위로 추정되며, 공유한 환경적 요인의 영향력에 대한 증거는 일관되지 않는다.

문화와 관련된 진단적 쟁점 Culture-Related Diagnostic Issues

역사적으로, 미국 원주민 교회와 멕시코에서 페요테 선인장에서 채취한 마약을 사용하는 것처럼 종교적 의식의 일부로 환각제가 사용되었다. 특정 종류의 버섯에서 채취한 실로시빈은 남미, 멕시코, 미국 일부 지역 토착민 종교 의식에 사용하며, 아야화스카(ayahuasca)는 산또 다이메(Santo Daime)와 우니요 데 베게탈(União de Vegetal) 종교 집단에서 사용한다.

성 및 젠더와 관련된 진단적 쟁점 Sex- and Gender-Related Diagnostic Issues

미국 청소년에서 소년은 소녀에 비해 기타 환각제사용장애의 12개월 유병률이 높다. 이러한 젠더 차이는 LSD, MDMA, 실로시빈, 샐비어 디비노럼을 포함해서 특정 환각제에도 적용된다. 미국 성인에서는 기타 환각제사용장애의 60%가 남성이다. 국제 연구에 따르면 MDMA를 맞은 여성은 의식의 변화, 불안, 우울 등 더 큰 주관적인 효과가 나타날 수 있다. 국제 연구에서 기타 환각제사용장애에서의 젠더 차이를 시사하는 정보는 없다.

진단적 표지자 Diagnostic Markers

검사실 검사들은 환각제의 종류를 구별하는 데 유용할 수 있다. 하지만 어떤 물질(예, LSD)은 효력이 강해서 75mg 정도의 적은 용량으로도 매우 강력한 반응을 일으킬 수 있기 때문에, 일반적인 독성 검사로 어떤 물질을 사용했는지 항상 알아낼 수는 없다.

기타 환각제사용장애의 기능적 결과
Functional Consequences of Other Hallucinogen Use Disorder

비록 기타 환각제사용장애의 기능적 결과를 명료하게 기술하기에는 충분한 정보가 부족하지만, 이런 물질 사용의 합병증들은 확인되고 있다. 기타 환각제의 중독(intoxication)을 포함해서 사용과 연관된 부작용으로는 고체온증, 심박수 증가, 기흉, 고나트륨혈증, 운동부조화, 안구진탕, 안절부절, 환각/망상, 동공산대, 각성 증가, 고혈압이 있다. 기타 환각제의 반복된 사용으로 인한 더 심각한 반응으로는 신부전, 간부전, 경련, 뇌경색, 횡문근융해증, 심장 합병증, 간독성이 있다.

MDMA/엑스터시의 사용은 장기적인 신경독성이 있다는 증거가 있으며, 기억 손상, 심리적 기능 손상, 신경 내분비 기능 손상, 세로토닌 시스템 기능이상, 수면 교란, 뇌 미세혈관과 백질 성숙의 부작용, 신경축색돌기 손상이 포함된다.

감별진단 Differential Diagnosis

기타 물질장애. 환각제의 영향은 다른 물질(예, 암페타민사용장애, 알코올 또는 진정제 금단)의 영향과 구분해야 하는데, 특히 환각제가 다른 약물과 혼용되는 일이 상대적으로 흔하기 때문이다.

환각제 중독과 환각제로 유발된 정신질환. 환각제사용장애는 환각제 사용에 대한 조절 능력의 손상, 환각제 사용으로 인한 사회적 기능의 손상, 위험한 환각제 사용(예, 중독된 상태에서 운전), 약리학적 증상(내성의 발생)이 나타나는 환각제 사용의 문제적 양상인 데 반해, 환각제 중독과 환각제로 유발된 정신질환(예, 환각제로 유발된 정신병적 장애)은 과량 사용했을 때 나타나는 정신병적 증상들이기 때문에 구별을 할 수 있다. 환각제 중독과 환각제로 유발된 정신질환은 흔히 환각제사용장애가 있는 개인에서 발병한다. 이런 경우에 환각제 중독과 환각제로 유발된 정신질환은 진단부호에 기술된 것처럼 환각제사용장애에 추가해서 진단을 내려야 한다.

독립적인 정신질환. 환각제 사용의 일부 효과는 조현병, 주요우울장애, 양극성 정동장애와 같이 독립적인 정신질환의 증상과 유사할 수 있다. 이런 행동들이 약물을 복용하기 전에 나타났는지 여부를 알아내는 것이 기존 정신질환에 급성 약물 효과가 추가되어 나타난 것인지를 구별하는 데 중요한 점이다. 특히 조현병은 배제되어야 하는데, 일부 환자(예, 피해망상이 있는 조현병 환자)는 자신의 증상을 환각제 사용으로 인한 것이라고 오인할 수 있다.

동반이환 Comorbidity

기타 환각제사용장애는 코카인사용장애, 자극제사용장애, 기타 물질사용장애, 담배사용장애, 성격장애, 외상후 스트레스장애, 공황발작과 공존할 수 있다.

● 펜시클리딘 중독
Phencyclidine Intoxication

진단기준

A. 최근의 펜시클리딘(혹은 약리학적으로 유사한 물질) 사용이 있다.

B. 펜시클리딘을 사용하는 동안 또는 그 직후에 임상적으로 현저한 문제적 행동 변화 및 심리적 변화가 발생한다 (예, 호전성, 공격성, 충동성, 예측 불가능성, 정신운동 초조, 판단력 손상).

C. 사용 후 1시간 이내에 다음 징후 혹은 증상 중 2가지(혹은 그 이상)가 나타난다.

   주의점: 약물을 '코로 흡입', 흡연하거나, 정맥으로 투여할 때는 더 빨리 나타날 수 있다.

   1. 수직적 또는 수평적 안구진탕
   2. 고혈압 혹은 빈맥
   3. 감각 이상 또는 통증에 대한 반응 감소
   4. 실조
   5. 구음곤란
   6. 근육경직
   7. 발작 또는 혼수
   8. 청각과민

D. 징후 또는 증상은 다른 의학적 상태로 인한 것이 아니며, 다른 물질 중독을 포함한 다른 정신질환으로 더 잘 설명되지 않는다.

부호화 시 주의점: ICD-10-CM 부호는 동반된 펜시클리딘사용장애 유무에 따라 정해진다. 만약 경도 펜시클리딘사용장애가 동반되면 ICD-10-CM 부호는 **F16.120**이며, 만약 중등도 또는 고도 펜시클리딘사용장애가 동반되면 ICD-10-CM 부호는 **F16.220**이다. 만약 동반이환된 펜시클리딘사용장애가 없으면 ICD-10-CM 부호는 **F16.920**이다.

주의점: '펜시클리딘사용장애의 기능적 결과'에 추가하여 펜시클리딘사용장애 설명에서 해당 내용을 참조하시오.

진단적 특징 Diagnostic Features

펜시클리딘 중독은 이 물질(혹은 약리학적으로 유사한 물질)을 복용한 직후 임상적으로 심각한 행동 변화가 있는 상태를 말한다. 펜시클리딘 중독의 가장 흔한 모습은 지남력장애, 환각 없는 혼돈, 안구진탕, 감각 이상 또는 통증에 대한 반응 감소, 실조, 구음곤란, 근육경직, 청각과민, 그리고 혼수까지 다양하다. 펜시클리딘 중독과 연관된 기타 임상적으로 중요한 행동 변화들은 공격적인 행동, 극단적인 불안, 피해망상, 다행감, 후향적 기억상실, 고혈압이 있다.

유병률 Prevalence

펜시클리딘 혹은 관련 물질(예, 케타민) 사용의 비율은 펜시클리딘 중독의 유병률 추정치와 같다고 보면 된다. 펜시클리딘의 사용은 드물다. 미국 12세 이상에서 전년도 12개월 유병률은 2018년에 0.1% 미만이었다. 미국 학생과 젊은 성인들을 고등학교부터 추적한 결과, 다른 물질과 별개로 조사한 케타민의 전년도 12개월 유병률은 12학년에서는 1.2%, 19~28세 젊은 성인에서는 0.5%였다.

진단적 표지자 Diagnostic Markers

검사실 검사는 펜시클리딘을 사용하면 8일까지 소변에서 검출되기 때문에 유용할 수 있지만, 수치는 개인의 임상 발현과 관련성이 매우 약하기 때문에 사례 관리에는 유용하지 않다. 크레아틴포스포인산화효소(CPK)와 아스파르트산아미노기전달효소(AST) 수치가 올라갈 수도 있다.

펜시클리딘 중독의 기능적 결과 Functional Consequences of Phencyclidine Intoxication

펜시클리딘 중독은 광범위한 심혈관계와 신경계(예, 발작, 근육긴장이상, 운동이상, 강경증, 저체온증 혹은 고체온증) 독성을 유발한다.

감별진단 Differential Diagnosis

특히 현실 검증력이 온전하지 않은 상태일 때(즉, 어떤 지각장애에 대한 병식이 없는 상태)는 추가적인 펜시클리딘으로 유발된 정신병적 장애 진단을 반드시 고려해야 한다.

기타 물질 중독. 펜시클리딘 중독은 기타 환각제(암페타민, 코카인), 기타 자극제, 항콜린제 중독 및 벤조디아제핀 금단과 감별해야 한다. 안구진탕과 기이하고 난폭한 행동은 다른 물질 중독과 펜시클리딘 중독을 구분할 수 있는 증상이다. 독성 검사는 펜시클리딘이 사용 후 8일까지 소변 검사에서 검출되기 때문에 이를 식별하는 데 유용할 수 있다. 하지만 펜시클리딘의 정량적 독성 수치와 임상적 발현의 연관성이 약하기 때문에 환자 관리를 위한 검사실 검사의 유용성은 낮다.

펜시클리딘으로 유발된 정신질환. 펜시클리딘 중독이 펜시클리딘으로 유발된 정신질환(예, 펜시클리딘으로 유발된 우울장애, 중독 중 발병)과 감별이 가능한 이유는 후자의 경우 증상들(예, 우울 기분)이 펜시클리딕 중독으로 인한 증상보다 더 과도하고, 임상 증상으로서 뚜렷하며, 임상적인 주의를 필요로 할 정도로 심각하기 때문이다.

기타 질환. 고려해야 할 기타 질환에는 조현병, 우울증, 다른 약물의 금단(예, 진정제, 알코올), 저혈당과 저나트륨혈증 같은 특정 대사장애, 중추신경계 종양, 발작장애, 패혈증, 신경이완제 악성 증후군, 혈관 손상이 있다.

동반이환 Comorbidity

펜시클리딘 중독과 펜시클리딘사용장애의 일반적인 동반이환을 고려할 때, 동반되는 상태에 대한 자세한 내용은 펜시클리딘사용장애의 '동반이환'을 참조하시오.

● 기타 환각제 중독
Other Hallucinogen Intoxication

진단기준

A. 최근의 환각제 사용(펜시클리딘 이외)이 있다.

B. 환각제를 사용하는 동안 또는 그 직후에 임상적으로 현저한 문제적 행동 변화 및 심리적 변화가 발생한다(예, 심각한 불안 또는 우울, 관계사고, '정신을 잃을 것 같은' 두려움, 편집성 사고, 판단력 손상).

C. 환각제를 사용하는 동안 또는 그 직후에 완전히 깨어 의식이 명료한 상태에서 나타나는 지각적 변화(예, 주관적 지각 강화, 이인증, 비현실감, 착각, 환각, 공감각)

D. 환각제를 사용하는 동안 또는 그 직후에 다음 징후 혹은 증상 중 2가지(혹은 그 이상)가 나타난다.

    1. 동공산대   2. 빈맥
    3. 발한   4. 가슴 두근거림
    5. 눈이 침침함   6. 떨림
    7. 운동실조

E. 징후 또는 증상은 다른 의학적 상태로 인한 것이 아니며, 다른 물질 중독을 포함한 다른 정신질환으로 더 잘 설명되지 않는다.

부호화 시 주의점: ICD-10-CM 부호는 동반된 환각제사용장애 유무에 따라 정해진다. 만약 경도 환각제사용장애가 동반되면 ICD-10-CM 부호는 **F16.120**이며, 만약 중등도 또는 고도 환각제사용장애가 동반되면 ICD-10-CM 부호는 **F16.220**이다. 만약 동반이환된 환각제사용장애가 없으면 ICD-10-CM 부호는 **F16.920**이다.

주의점: 부수적 특징, 문화와 관련된 진단적 쟁점은 기타 환각제사용장애의 해당 내용을 참조하시오.

진단적 특징 Diagnostic Features

기타 환각제 중독은 환각제를 섭취한 직후에 발생하는 임상적으로 심각한 문제적 행동 변화 및 심리적 변화를 나타낸다. 어떤 환각제인지에 따라서 중독은 몇 분 이내에 끝날 수도 있고(예, 샐비어), 수 시간 이상 지속될 수도 있다(예, LSD 혹은 MDMA).

유병률 Prevalence

기타 환각제 중독의 유병률은 완전히 알려지지 않았지만 물질 사용의 유병률에 따라 대략적으로 추측할 수 있다. 2018년 미국에서 12~17세의 1.5%가 전년도에 환각제를 사용했다고 보고하였으며, 18~25세에서 6.9%, 26세 이상에서는 1.3%가 사용하였다. 모든 연령대에서 일관적으로 여성보다 남성에서 비율이 높았다.

자살 사고 혹은 행동과의 연관성 Association With Suicidal Thoughts or Behavior

환각제 사용자들의 자살은 드문 일이지만, 기타 환각제 중독은 자살 사고나 행동을 증가시킬 수 있다. 주목할 것은 환각제를 사용하는 19,000명 이상의 개인을 포함하여 무작위로 선발된 135,000명 이상의 미국 성인에 대한 연구에서 사회인구학적 요인, 다른 약물 사용, 어린 시절 우울증을 통계학적으로 통제하면 평생 환각제 사용이 정신건강 문제, 자살 사고 또는 자살 시도의 독립적인 위험 요

인이라는 증거를 찾지 못하였다는 것이다. 게다가 미국의 한 대규모 설문에 따르면 평생 환각제 사용력이 낮은 정신적인 고통과 자살 사고 또는 자살 행동과 연관성이 있었다. 하지만 환각제 약물과 낮은 고통 사이의 인과관계는 이 연구로 추론할 수 없었다. 이러한 결과들을 고려할 때, 기타 환각제 사용과 자살 사고 또는 자살 행동의 관계는 불명확하다.

기타 환각제 중독의 기능적 결과
Functional Consequences of Other Hallucinogen Intoxication

기타 환각제 중독은 심각한 결과를 초래할 수 있다. 기타 환각제 중독과 관련된 지각 장해와 판단력 손상은 자동차 사고로 인한 상해 혹은 사망, 신체적 싸움, 혹은 의도하지 않은 자해(예, 자상, 공간 · 지각 능력 손상으로 인한 낙상)를 일으킬 수 있다. 기타 환각제를 다른 물질(알코올을 포함한)과 함께 사용하면 기타 환각제를 단독으로 사용할 때와 비교해서 훨씬 더 길고 심각한 혼수가 나타날 수 있다. 지속적인 환각제의 사용은, 특히 MDMA의 경우 신경독성과 연관되어 있다. 기타 환각제의 부작용으로는 고체온증, 심박수 증가, 기흉, 고나트륨혈증, 운동부조화, 안구진탕, 안절부절, 환각/망상, 동공산대, 각성 증가, 고혈압이 있다. 기타 환각제의 반복된 사용으로 인한 더 심각한 반응으로는 신부전, 간부전, 발작, 뇌경색, 횡문근융해증, 심장 합병증, 간독성이 있다.

감별진단 Differential Diagnosis

기타 물질 중독. 기타 환각제 중독은 암페타민류 물질, 코카인 또는 기타 자극제, 항콜린제, 흡입제, 펜시클리딘 중독과 감별되어야 한다. 독성 검사는 이들 사이의 차이를 알아내고, 투약 경로를 알아내는 데 유용하다.

기타 질환. 고려해야 할 기타 장애와 질환에는 조현병, 우울증, 다른 약물의 금단(예, 진정제, 알코올), 특정 대사장애(예, 저혈당), 발작장애, 중추신경계 종양, 혈관 손상이 있다.

환각제 지속성 지각장애. 환각제 지속성 지각장애의 증상은 가장 최근 중독 상태 이후 수 주(혹은 그 이상)간 삽화적 혹은 지속적으로 나타나기 때문에 기타 환각제 중독과 구분된다.

환각제로 유발된 정신질환. 기타 환각제 중독이 환각제로 유발된 정신질환(예, 환각제로 유발된 불안장애, 중독 중 발병)과 감별이 가능한 이유는 후자의 경우 증상들(예, 불안)이 기타 환각제 중독으로 인한 증상보다 더 과도하고, 임상 증상으로서 뚜렷하며, 임상적인 주의를 필요로 할 정도로 심각하기 때문이다.

동반이환 Comorbidity

기타 환각제 중독과 기타 환각제사용장애의 일반적인 동반이환을 고려할 때, 동반되는 상태에 대한 자세한 내용은 기타 환각제사용장애의 '동반이환'을 참조하시오.

● 환각제 지속성 지각장애
Hallucinogen Persisting Perception Disorder

진단기준   F16.983

A. 환각제 사용 중단 후, 환각제 중독 상태에서 경험했던 지각 증상(예, 기하학적 환각, 주변 시야에서의 움직임에
   대한 잘못된 지각, 색채의 섬광, 강렬한 색감, 움직이는 물체의 잔상, 양성 잔상, 대상 주위의 후광, 거시증, 미시
   증) 중 한 가지 이상의 증상을 재경험한다.
B. 진단기준 A의 증상이 사회적, 직업적 또는 다른 중요한 기능 영역에서 임상적으로 현저한 고통이나 손상을 초래
   한다.
C. 증상이 다른 의학적 상태(예, 뇌의 해부학적 병변과 감염, 시각 뇌전증)로 인한 것이 아니며, 다른 정신질환(예, 섬
   망, 주요 신경인지장애, 조현병)이나 출면환각으로 더 잘 설명되지 않는다.

진단적 특징 Diagnostic Features
환각제 지속성 지각장애의 특징은 개인이 환각제에 중독되었을 때 경험한 지각 장해를 환각제에
중독되지 않은 상태에서 재경험하는 것이다(진단기준 A). 증상 중에는 어떠한 지각적 동요도 포함
될 수 있지만 시각적 장해가 두드러지는 경향이 있다. 비정상적 시각에는 기하학적 환각, 주변 시야
의 움직임에 대한 잘못된 지각, 색채의 섬광, 강렬한 색감, 움직이는 물체의 잔상(즉, 스트로보 사진술
에서 보이는 것처럼 움직이는 물체의 남겨진 상), 전체 대상의 지각, 양성 잔상(즉, 대상이 없어진 후 남아
있는 대상과 같은 색 혹은 보색의 '그림자'가 남는 것), 대상 주위의 후광, 사물을 너무 크게(거시증), 너무
작게(미시증) 잘못 지각하는 것이 있다. 시각 장해는 삽화적으로 나타날 수도 있고, 거의 지속적으
로 나타날 수도 있으며, 반드시 사회적, 직업적 또는 다른 중요한 기능 영역에서 임상적으로 현저한
고통이나 손상을 초래해야 한다(진단기준 B). 이런 장해는 수 주, 수개월 혹은 수년간 지속될 수 있
다. 장해를 유발할 만한 다른 원인들(예, 뇌병변, 기존의 정신병, 발작장애, 두통이 없는 편두통의 전조)은
반드시 배제되어야 한다(진단기준 C).
환각제 지속성 지각장애는 LSD 사용 후에 주로 나타나지만, LSD만 유발하는 것은 아니다. 환각
제 지속성 지각장애와 환각제 사용 횟수 사이에는 강한 연관성이 없으며, 환각제 지속성 지각장애
는 개인에 따라 환각제의 최소 용량에 노출되어도 나타날 수 있다. 몇몇의 경우 환각제 지속성 지각
장애는 다른 물질(예, 대마 혹은 알코올), 어두운 환경에 적응, 운동, 소음에 노출, 눈부심에 의해 유발
될 수도 있다.

부수적 특징 Associated Features
환각제 지속성 지각장애의 경우 현실 검증력은 보존되어 있다(즉, 개인은 이런 장해가 약물의 효과와
연관되어 있음을 지각하고 있다). 이러한 경우가 아니라면 비정상적인 지각은 다른 장애로 인한 것일
가능성이 높다.

유병률 Prevalence

환각제 지속성 지각장애의 유병률은 알려져 있지 않다. 환각제를 사용한 개인들 중 초반 유병률은 약 4.2%로 추정된다.

발달 및 경과 Development and Course

환각제 지속성 지각장애의 발생에 대해서는 알려진 것이 거의 없다. 경과는 진단명과 같이 지속적이고 개인에 따라 몇 주, 몇 달, 몇 년이 지속될 수 있다.

위험 및 예후 인자 Risk and Prognostic Factors

환각제 지속성 지각장애의 위험인자에 대한 근거 자료는 거의 없지만, LSD의 영향으로 환각제 지속성 지각장애가 유발되는 취약성에 관련된 유전적 요인이 제시되고 있다.

환각제 지속성 지각장애의 기능적 결과
Functional Consequences of Hallucinogen Persisting Perception Disorder

환각제 지속성 지각장애는 몇몇 경우에서 만성적인 경과를 밟지만, 대부분의 경우 장해를 견디며 정상적인 기능을 유지할 수 있다.

감별진단 Differential Diagnosis

감별해야 할 질환에는 조현병, 기타 약물 효과, 신경퇴행성 질환, 뇌졸중, 뇌종양, 감염, 두부 손상이 있다. 환각제 지속성 지각장애에서 뇌영상 검사는 보통 특이 소견이 없다. 앞에서 언급했듯이 현실 검증력은 온전하기 때문에(즉, 개인은 장해의 원인이 약물과 연관되어 있음을 알고 있다), 현실 검증력이 온전하지 않은 경우에는 비정상적인 지각을 다른 장애(예, 정신병적 장애, 다른 의학적 상태)로 인한 것으로 설명하는 것이 더 적합할 것이다.

동반이환 Comorbidity

환각제 지속성 지각장애와 흔히 동반되는 질환으로는 공황장애, 알코올사용장애, 주요우울장애, 제I형 양극성장애, 조현병 스펙트럼장애가 있다.

펜시클리딘으로 유발된 정신질환
Phencyclidine-Induced Mental Disorders

기타 펜시클리딘으로 유발된 정신질환은 현상학적으로 동일한 증상을 공유하고 있는 이 편람의 다른 장애 부분에서 기술된다(각 장의 물질/치료약물로 유발된 정신질환 참조): 펜시클리딘으로 유발된 정신병적 장애('조현병 스펙트럼 및 기타 정신병적 장애), 펜시클리딘으로 유발된 양극성장애('양극성 및 관련 장애'), 펜시클리딘으로 유발된 우울장애('우울장애'), 펜시클리딘으로 유발된 불안장애('불안장애'). 펜시클리딘 중독 섬망은 '신경인지장애' 장의 섬망의 진단기준과 논의에서 설명한다. 이러한 펜시클리딘으로 유발된 정신질환은 증상이 상당히 심해서 독립적인 임상적 주의를 필요로 할 때만 펜시클리딘 중독 대신 진단 내린다.

환각제로 유발된 정신질환
Hallucinogen-Induced Mental Disorders

다음의 기타 환각제로 유발된 정신질환은 현상학적으로 동일한 증상을 공유하고 있는 이 편람의 다른 장애 부분에서 기술된다(각 장의 물질/치료약물로 유발된 정신질환 참조): 기타 환각제로 유발된 정신병적 장애('조현병 스펙트럼 및 기타 정신병적 장애'), 기타 환각제로 유발된 양극성장애('양극성 및 관련 장애'), 기타 환각제로 유발된 우울장애('우울장애'), 기타 환각제로 유발된 불안장애('불안장애'). 기타 환각제 중독 섬망은 '신경인지장애' 장의 섬망의 진단기준과 논의에서 설명한다. 이러한 환각제로 유발된 정신질환은 증상이 상당히 심해서 독립적인 임상적 주의를 필요로 할 때만 기타 환각제 중독 대신 진단 내린다.

● 명시되지 않는 펜시클리딘관련장애
Unspecified Phencyclidine-Related Disorder

F16.99

이 범주는 사회적, 직업적 또는 다른 중요한 기능 영역에서 임상적으로 현저한 고통이나 손상을 초래하는 펜시클리딘관련장애의 특징적인 증상들이 두드러지지만, 어떤 특정 펜시클리딘관련장애 또는 물질관련 및 중독 장애의 진단분류에 속한 장애 중 어느 것에도 완전한 기준을 만족하지 않는 발현 징후들에 적용된다.

● 명시되지 않는 환각제관련장애
Unspecified Hallucinogen-Related Disorder

F16.99

이 범주는 사회적, 직업적 또는 다른 중요한 기능 영역에서 임상적으로 현저한 고통이나 손상을 초래하는 환각제관련장애의 특징적인 증상들이 두드러지지만, 어떤 특정 환각제관련장애 또는 물질관련 및 중독 장애의 진단분류에 속한 장애 중 어느 것에도 완전한 기준을 만족하지 않는 발현 징후들에 적용된다.

흡입제관련장애
Inhalant-Related Disorders

흡입제사용장애

흡입제 중독

흡입제로 유발된 정신질환

명시되지 않는 흡입제관련장애

● 흡입제사용장애
Inhalant Use Disorder

진단기준

A. 임상적으로 현저한 손상이나 고통을 초래하는 문제적 탄화수소류 흡입제 물질 사용 양상이 지난 12개월 사이에 다음의 항목 중 최소한 2개 이상으로 나타난다.

  1. 흡입제를 종종 의도했던 것보다 더 많은 양, 혹은 더 오랜 기간 동안 사용함

  2. 흡입제 사용을 줄이거나 조절하려는 지속적인 욕구가 있음. 혹은 사용을 줄이거나 조절하려고 노력했지만 실패한 경험들이 있음

  3. 흡입제를 구하거나, 사용하거나, 그 효과에서 벗어나기 위한 활동에 많은 시간을 보냄

  4. 흡입제에 대한 갈망감, 혹은 강한 바람, 혹은 욕구

  5. 반복적인 흡입제 사용으로 인해 직장, 학교 혹은 가정에서의 주요한 역할 책임 수행에 실패함

  6. 흡입제의 영향으로 지속적으로, 혹은 반복적으로 사회적 혹은 대인관계 문제가 발생하거나 악화됨에도 불구하고 흡입제 사용을 지속함

  7. 흡입제 물질 사용으로 인해 중요한 사회적, 직업적 혹은 여가 활동을 포기하거나 줄임

  8. 신체적으로 해가 되는 상황에서 반복적으로 흡입제를 사용함

  9. 흡입제 사용으로 인해 지속적으로, 혹은 반복적으로 신체적·심리적 문제가 유발되거나 악화될 가능성이 높다는 것을 알면서도 계속 흡입제를 사용함

  10. 내성, 다음 중 하나로 정의됨

      a. 중독이나 원하는 효과를 얻기 위해 흡입제 사용량의 뚜렷한 증가가 필요

      b. 동일한 용량의 흡입제를 계속 사용할 경우 효과가 현저히 감소

특정 흡입제를 명시할 것: 가능한 경우에는 연관된 특정 물질을 명시한다(예, '솔벤트[solvent]사용장애').

다음의 경우 명시할 것:

  조기 관해 상태: 이전에 흡입제사용장애의 모든 진단기준을 만족했고, 최소 3개월 이상 최대 12개월 이내의 기한 동안 진단기준에 맞는 항목이 전혀 없는 경우(진단기준 A4의 '흡입제에 대한 갈망감, 혹은 강한 바람, 혹은 욕구'는 예외) 사용된다.

  지속적 관해 상태: 이전에 흡입제사용장애의 모든 진단기준을 만족했고, 12개월 이상의 기간 동안 어떤 시기에도 진단기준에 맞는 항목이 전혀 없는 경우(진단기준 A4의 '흡입제에 대한 갈망감, 혹은 강한 바람, 혹은 욕구'는 예외) 사용된다.

다음의 경우 명시할 것:

통제된 환경에 있음: 이 부가적인 명시자는 개인이 흡입제에 대한 접근이 제한된 환경에 있을 때 사용된다.

현재의 심각도/관해에 따른 부호화: 만약 흡입제 중독이나 다른 흡입제로 유발된 정신질환이 같이 있으면 흡입제사용장애에 대한 다음의 부호를 쓰지 않는다. 대신 동반한 흡입제사용장애는 흡입제로 유발된 질환 부호의 네 번째 글자에 표시한다(흡입제 중독 혹은 특정 흡입제로 유발된 정신질환 부호화 시 주의점 참조). 예를 들어, 만약 흡입제로 유발된 우울장애와 흡입제사용장애가 동반되면 흡입제로 유발된 우울장애 부호만 쓰고, 동반한 흡입제사용장애의 심각도가 경도인지, 중등도인지, 고도인지를 네 번째 글자에 표시한다. 흡입제로 유발된 우울장애가 동반된 경도 흡입제사용장애에는 F18.14를 사용하고, 흡입제로 유발된 우울장애가 동반된 중등도 또는 고도 흡입제사용장애에는 F18.24를 사용한다.

현재의 심각도/관해를 명시할 것:

F18.10 경도: 2~3개의 증상이 있다.

F18.11 경도, 조기 관해 상태

F18.11 경도, 지속적 관해 상태

F18.20 중등도: 4~5개의 증상이 있다.

F18.21 중등도, 조기 관해 상태

F18.21 중등도, 지속적 관해 상태

F18.20 고도: 6개 이상의 증상이 있다.

F18.21 고도, 조기 관해 상태

F18.21 고도, 지속적 관해 상태

명시자 Specifiers

'통제된 환경에 있음'은 개인이 통제된 환경에서 관해 상태로 있을 때 명시해서 표기한다(즉, 조기 관해 상태로 통제된 환경에 있음, 또는 지속적 관해 상태로 통제된 환경에 있음). 이런 환경의 예로는 철저히 감시되고 물질을 구할 수 없는 감옥, 치료적 공동체, 폐쇄 병동 등이 있다.

개인의 흡입제사용장애의 심각도는 만족하는 진단기준의 개수로 평가한다. 시간 경과에 따라 개인의 심각도 명시자에 변화를 주고자 할 때는 개인의 자가 보고, 지인들의 보고, 임상의의 관찰, 그리고 생물학적 검사(가능할 때)를 통해 사용 빈도(예, 1개월 동안 며칠 사용하는지) 및 양(예, 1일 동안 몇 통을 사용하는지)을 평가하고 이를 근거로 적용한다.

진단적 특징 Diagnostic Features

흡입제 물질의 예로 접착제, 연료, 페인트로부터 독성 가스를 구성하는 휘발성 탄화수소(volatile hydrocarbon)와 다른 휘발성 화합물이 있다. 가능한 경우에는 특정한 물질의 이름을 표기하는 것이 좋다(예, '톨루엔사용장애[toluene use disorder]'). 하지만 흡입되는 대부분의 화합물은 대개 정신활성 효과가 있는 여러 개의 물질을 섞은 것이기 때문에 장애가 정확하게 어떤 물질로 인한 것인지 구분하기 어려운 경우가 많다. 섞이지 않은 단일한 물질을 사용했다는 명확한 증거가 없으면 흡입제라는 일반적인 용어로 진단을 표기한다. 아산화질소(nitrous oxide), 아밀(amyl-), 부틸(butyl-), 질산이소부틸(isobutylnitrite) 흡입과 관련된 장애들은 기타(또는 미상의) 물질사용장애로 간주한다.

흡입제사용장애의 특징에는 물질이 개인에게 심각한 문제들을 일으키고 있다는 사실을 알고 있음에도 불구하고 반복적으로 흡입제를 사용하는 것이 포함된다(진단기준 A9). 이러한 문제들은 진단기준에 반영되어 있다.

결근, 결석 혹은 직장, 학교에서 보통 수준의 책임을 수행할 수 없는 경우(진단기준 A5), 가족이나 친구와의 논쟁, 다툼, 다른 사회적 문제, 대인관계 문제들을 유발함에도 불구하고 흡입제를 지속적으로 사용하는 경우(진단기준 A6)가 흡입제사용장애에서 나타날 수 있다. 가족과의 연락, 직장이나 학교에서의 의무적 활동들, 여가 활동들(예, 운동, 게임, 취미)의 제한(진단기준 A7)이 있을 수 있다. 운전을 하거나 위험한 기계 장비를 다룰 때 흡입제를 사용하는 경우(진단기준 A8)도 있다.

내성(진단기준 A10)은 흡입제를 사용하는 개인의 약 10%에서 보고되고 있다. 흡입제 사용으로 임상적으로 현저한 금단 증후군이 확립되지 않았기 때문에, 흡입제 금단이라는 진단은 없으며, 금단 증상에 해당되는 진단기준이 흡입제사용장애에 포함되지 않는다. 그러나 금단 증상은 흡입제 사용자 및 흡입제사용장애가 있는 사람들 사이에서 발생할 수 있으며, 이러한 증상은 중등도와 고도 코카인사용장애가 있는 사람들의 금단 증상 빈도와 유사한 것으로 보인다.

부수적 특징 Associated Features

다음과 같은 특징들은 흡입제사용장애 진단을 뒷받침한다. 표준 약물 검사(흡입제를 검출하지 못함)에서는 음성 반응이 나오지만 반복되는 중독 삽화들이 있는 경우, 흡입제를 소지하고 있거나 찌든 냄새가 나는 경우, 입이나 코 주위에 접착제 흡입자에서 나타나는 특징적인 발진('glue sniffer's rash')이 있는 경우, 흡입제 사용이 만연한 집단에 속해 있는 경우(예, 미국 원주민 혹은 호주 원주민의 일부 공동체, 갱 조직에 들어간 가출 청소년들), 특정 흡입제 물질에 접근이 쉬운 경우, 마약 사용에 필요한 도구들을 소지하고 있는 경우, 특정적인 의학적 합병증들(예, 뇌백색질 병변, 횡문근융해)이 있는 경우, 복합 물질사용장애가 있는 경우 등이다. 흡입제사용장애가 있는 개인에게는 악성 빈혈, 아급성 척수 복합 변성, 주요 또는 경도 신경인지장애, 뇌 위축, 백질뇌증, 기타 많은 신경계장애가 나타날 수 있다.

유병률 Prevalence

미국 12~17세 청소년의 2.3%에서 전년 12개월 동안 흡입제를 사용하였으며, 0.1%는 흡입제사용장애의 진단기준에 해당되는 행동 양상이 있다. 미국 18세 이상 성인의 0.21%가 전년 12개월 동안 흡입제를 사용하였으며, 0.04%는 흡입제사용장애의 진단기준에 해당되는 행동 양상이 있다. 청소년의 경우, 12개월 흡입제 사용의 유병률은 비히스패닉계 백인과 1개 이상의 인종 정체성을 가진 개인들에서 가장 높았으며, 미국 원주민/알래스카 원주민에서 가장 낮았다. 12개월 흡입제 사용과 흡입제사용장애의 유병률은 비히스패닉계 백인에서 가장 높았으며, 비히스패닉계 흑인과 미국 원주민/알래스카 원주민에서 가장 낮았다.

발달 및 경과 Development and Course

미국에서 흡입제 사용과 사용장애의 유병률이 청소년기 이후에 감소하는 현상(흡입제 사용은 청소년기 2.3%에서 성인기 초기 0.1%까지, 흡입제사용장애는 0.1%에서 0.04%까지)은 이 장애가 대개 성인기 초기에 호전됨을 시사한다. 흡입제사용장애는 사춘기 이전의 어린이에서는 드물며, 청소년과 젊은 성인에서 가장 흔하고, 나이가 더 많은 사람에서는 흔하지 않다. 중독센터로 걸려온 전화들 중에서 흡입제의 '의도적인 남용'은 14세에서 정점에 달한다. 성인기까지 흡입제사용장애가 지속되는 사람들은 흡입제 시작 연령이 낮고, 여러 흡입제의 사용, 보다 빈번한 흡입제의 사용을 보인다.

위험 및 예후 인자 Risk and Prognostic Factors

기질적. 흡입제사용장애의 예측인자에는 자극 추구성과 충동성이 포함된다.

환경적. 흡입제 가스는 합법적으로 접근하는 것이 광범위하게 용이해서 오용의 위험이 높다. 어린 시절의 학대 혹은 외상은 어린 시절에 흡입제 비사용에서 흡입제사용장애로 발전하는 것과 연관이 있다.

유전적, 생리적. 행동 탈억제(behavioral disinhibition)는 사회적으로 허용되는 방향으로 행동이 통제되지 않고, 사회적인 규범과 규칙을 어기고, 위험한 모험을 하고, 나쁜 결과가 초래될 위험에도 불구하고 지나치게 보상을 추구하는 유전적인 경향이다. 행동 탈억제가 강한 청소년들은 흡입제사용장애의 위험 요인들을 나타낸다. 즉, 물질사용장애 초발 연령이 어리고, 여러 종류의 물질을 사용하며, 품행 문제들이 일찍 나타난다. 행동 탈억제는 유전적인 영향이 강하기 때문에 물질 사용과 반사회성 행동 가족력이 있는 청소년은 흡입제사용장애 위험성이 높은 상태에 있다.

문화와 관련된 진단적 쟁점 Culture-Related Diagnostic Issues

국제적으로 고립된 특정 토착 공동체들은 높은 유병률의 흡입제 문제들을 경험하였다. 또한 소득 수준이 낮거나 중간 수준인 나라에서 집 없이 길거리에서 사는 어린이들에게 광범위한 흡입제 사용 문제가 있는데, 그 이유는 가난, 물질의 높은 접근성과 낮은 가격, 그리고 집 없는 상태에 대응하기 위함이다.

성 및 젠더와 관련된 진단적 쟁점 Sex- and Gender-Related Diagnostic Issues

미국에서 흡입제사용장애의 전년 12개월 유병률은 소년과 소녀에서 거의 동일한 반면, 이 장애는 성인 여성에서는 매우 드물다.

진단적 표지자 Diagnostic Markers

소변, 호흡, 타액 검사는 비흡입제 물질을 함께 사용하는 개인의 경우 유용할 수 있다. 하지만 기술적인 문제와 분석 비용을 고려한다면 흡입제 때문에 생물학적 검사를 자주 시행하는 것은 실용적이지 않다.

자살 사고 혹은 행동과의 연관성 Association With Suicidal Thoughts or Behavior

미국에서 청소년과 성인의 흡입제 사용과 흡입제사용장애는 자살 사고 및 행동과 연관이 있으며, 특히 불안과 우울 증상을 보고하고 외상의 과거력이 있는 개인에서 연관이 있다.

흡입제사용장애의 기능적 결과 Functional Consequences of Inhalant Use Disorder

고유의 독성으로 인해 흡입제 사용은 치명적일 수 있다. 사망은 무산소증, 심장기능이상, 극심한 알레르기 반응, 심각한 폐 손상, 구토, 사고 또는 부상, 중추신경계 억제로 인해 발생할 수 있다. 더욱이 심장 부정맥으로 인한 '흡입급사(sudden sniffing death)'는 어떠한 종류의 휘발성 탄화수소 물질로도 유발될 수 있다. 흡입제 사용은 신경행동 기능을 손상시키고, 다양한 신경계·소화기계·심혈관계·호흡기계 문제를 유발한다.

장기간 흡입제를 사용하는 경우 결핵, HIV 감염/AIDS, 성병, 우울, 불안, 기관지염, 천식, 부비강염의 위험성이 증가한다.

감별진단 Differential Diagnosis

산업재해 또는 기타 사고로 인한 (의도하지 않은) 흡입제 노출. 흡입제사용장애는 흡입제 노출이 의도적인 경우에만 진단할 수 있다.

흡입제사용장애 진단기준을 만족하지 않는 흡입제 중독. 흡입제사용장애 중에는 흡입제 중독이 자주 일어나지만, 흡입제사용장애 진단기준을 만족하지 않는 개인들에서도 자주 일어난다.

흡입제사용장애 진단기준을 만족하는 흡입제 중독, 그리고 흡입제로 유발된 정신질환. 흡입제사용장애는 흡입제 사용에 대한 조절 능력 손상, 흡입제 사용으로 인한 사회적 기능 손상, 위험한 흡입제 사용(예, 의학적 부작용에도 불구하고 흡입제 사용), 약리학적 증상(내성의 발생)을 포함하며, 흡입제 중독, 흡입제로 유발된 정신질환(예, 흡입제로 유발된 우울장애)과 구별된다. 이에 반해 흡입제 중독, 흡입제로 유발된 정신질환은 과다하게 사용하는 상황에서 나타나는 정신과적 증상들이다. 흡입제 중독, 흡입제로 유발된 정신질환은 흔히 흡입제사용장애가 있는 개인에서 나타난다. 이런 경우에 흡입제 중독 또는 흡입제로 유발된 정신질환은 흡입제사용장애 진단에 추가해서 진단해야 하며, 진단부호에 표기를 한다.

특히 진정제 물질(예, 알코올, 벤조디아제핀, 바비튜레이트)과 연관이 있는 기타 물질사용장애. 흡입제사용장애는 다른 물질사용장애들과 동반되는 경우가 흔하며, 증상들이 유사하거나 겹칠 수가 있다. 증상의 양상을 구분하기 위해서는 일부 물질을 사용하지 않았던 기간에도 유지되었던 증상들이 무엇인지 물어보는 것이 도움이 된다.

동반이환 Comorbidity

임상적인 치료를 받는 흡입제사용장애 환자들은 흔히 다른 종류의 물질사용장애들, 기분·불안·성격 장애를 가지고 있다. 흡입제사용장애는 청소년기 품행장애 및 성인 반사회성 성격장애와 혼히 동반된다. 흡입제사용장애가 있는 개인들은 간 손상, 신장 손상, 횡문근융해증, 매트헤모글로빈혈증의 동반 증상들이 있을 수 있으며, 기타 소화기계, 심혈관계, 호흡기계 질환의 증상들이 나타날 수 있다.

● 흡입제 중독
Inhalant Intoxication

진단기준

A. 의도적이든 의도적이지 않든 최근에 단기간, 고용량의 톨루엔이나 휘발유와 같은 휘발성 탄화수소를 포함하는 흡입제 물질에 노출되었다.

B. 흡입제에 노출되는 동안, 또는 그 직후에 임상적으로 현저한 문제적 행동 변화 및 심리적 변화가 발생한다(예, 호전성, 공격성, 무감동, 판단력 손상).

C. 흡입제에 노출되는 동안 또는 그 직후에 다음 징후 혹은 증상 중 2가지(혹은 그 이상)가 나타난다.

1. 현기증	2. 안구진탕	3. 운동실조
4. 불분명한 언어	5. 불안정한 보행	6. 졸음
7. 반사 감소	8. 정신운동지연	9. 떨림
10. 전반적인 근육약화	11. 흐린 시력 및 복시	12. 혼미 또는 혼수
13. 다행감		

D. 징후 또는 증상은 다른 의학적 상태로 인한 것이 아니며, 다른 물질 중독을 포함한 다른 정신질환으로 더 잘 설명되지 않는다.

부호화 시 주의점: ICD-10-CM 부호는 동반된 흡입제사용장애 유무에 따라 정해진다. 만약 경도 흡입제사용장애가 동반되면 ICD-10-CM 부호는 **F18.120**이며, 만약 중등도 또는 고도 흡입제사용장애가 동반되면 ICD-10-CM 부호는 **F18.220**이다. 만약 동반이환된 흡입제사용장애가 없으면 ICD-10-CM 부호는 **F18.920**이다.

주의점: 발달 및 경과, 위험 및 예후 인자, 문화와 관련된 진단적 쟁점과 진단적 표지자는 흡입제사용장애의 해당 내용을 참조하시오.

진단적 특징 Diagnostic Features

흡입제 중독의 본질적인 특징은 의도적이든 의도적이지 않은 휘발성 탄화수소 물질을 흡입하는 도중 혹은 그 직후에 발생하는 임상적으로 중요한 문제 행동 또는 심리적인 변화의 존재다. 가능한 경우에는 물질의 정확한 명칭을 표기한다(예, 톨루엔 중독). 중독은 대개 노출이 끝나고 수 분에서 수 시간 내에 호전된다. 따라서 흡입제 중독은 추가적인 흡입 사용과 함께 대개 짧은 삽화로 재발한다.

부수적 특징 Associated Features

흡입제(예, 접착제, 페인트, 휘발유, 부탄 라이터)를 소지하고 있거나 찌든 냄새가 나는 경우는 흡입제 중독을 시사하는 증거일 수 있다. 기타 특징으로 다행감, 이완감, 두통, 빠른 심박수, 혼란, 말이 많음, 흐릿한 시야, 건망증, 어눌한 말투, 이자극성, 오심, 피로, 눈 또는 목의 화끈거림, 과대성, 흥통, 환청, 환시, 해리가 있다.

유병률 Prevalence

흡입제 중독의 실제 삽화 유병률은 알려져 있지 않지만, 흡입제를 사용하는 대부분의 개인은 때때로 흡입제 중독의 진단기준을 만족시키는 행동적 또는 심리적 변화와 증상을 나타낼 가능성이 있다. 따라서 흡입제사용장애와 흡입제 중독의 유병률은 비슷할 것이다. 2017년에 12세 이상의 미국인 중 0.6%가 지난 1년 동안 흡입제를 사용한 경험이 있다고 보고하였고, 젊은 연령층에서 유병률이 가장 높았다(12~17세에서 2.3%, 18~25세에서 1.6%, 26세 이상에서 0.3%).

성 및 젠더와 관련된 진단적 쟁점 Sex- and Gender-Related Diagnostic Issues

흡입제 중독 유병률의 젠더 차이는 알려져 있지 않다. 미국에서 흡입제 사용 유병률의 젠더 차이를 보면 12세 이상 남성에서 0.8%와 12세 이상 여성에서 0.5%가 지난 1년 동안 흡입제를 사용하였는데, 낮은 연령대에서는 차이가 거의 없거나 여성에서 약간 더 높다(예, 12~17세에서 여성은 2.4%, 남성은 2.2%가 지난 1년 동안 흡입제를 사용하였다).

흡입제 중독의 기능적 결과 Functional Consequences of Inhalant Intoxication

폐쇄된 용기를 이용해서 흡입제를 사용하는 경우(예, 머리에 플라스틱 봉지를 뒤집어쓰는 경우)에는 의식을 잃거나 무산소증, 사망으로 이어질 수 있다. 부정맥이나 심장마비로 인한 '흡입급사'가 발생할 수 있다. 부탄이나 프로판과 같은 일부 휘발성 흡입제의 독성은 치명적일 수 있다. 비록 흡입제 중독 자체는 단기간이지만 이로 인해, 특히 반복해서 사용하는 경우에는 지속적인 내과적·신경학적 문제를 유발할 수 있다. 흡입제 중독과 유의한 상관관계를 보이는 무모한 행동들(예, 어리석은 위험을 감수하기, 싸움에 휘말리기, 안전하지 않은 성관계), 반사회적인 행동들(잔인함, 재산파괴, 체포)이 있다.

감별진단 Differential Diagnosis

기타 물질, 특히 진정제 물질(예, 알코올, 벤조디아제핀, 바비튜레이트)과 연관이 있는 중독. 이들 장애는 유사한 징후 혹은 증상이 보이지만, 독성 검사를 통해서 중독의 원인 물질을 검출할 수 있다. 중독의 원인을 감별하기 위해 흡입제사용장애에서 설명한 흡입제 노출의 증거들을 확인해야 한다. 예를 들어, 흡입제(예, 접착제, 페인트, 휘발유, 부탄 라이터)를 소지하고 있거나 찌든 냄새가 나는 경우, 마약 사용에 필요한 도구들(예, 접착제 연기를 집중시키기 위한 걸레나 가방)을 소지하고 있는 경우, 입이나 코 주위에 접착제를 흡입하는 사람에서 관찰되는 특징적인 발진('glue-sniffer's rash')이 있는 경우, 가족들이나 친구들로부터 중독된 개인이 흡입제를 소지하거나 사용했다고 보고하는 경우, 표준 약물 검사에서는 음성 반응(흡입제를 검출하지 못함)이 나오지만 외견상 중독으로 보이는 경우다.

흡입제로 유발된 정신질환. 흡입제 중독이 흡입제로 유발된 정신질환(예, 흡입제로 유발된 불안장애,

중독 중 발병)과 구별이 가능한 이유는 후자의 경우 증상(예, 불안)이 더 과도하고, 임상 증상으로서 뚜렷하며, 임상적인 주의를 필요로 할 정도로 심각하기 때문이다.

뇌 기능 및 인지를 손상시키는 기타 독소 · 대사 · 외상 · 종양 · 감염 장애. 수많은 신경학적 · 기타 의학적 상태가 흡입제 중독에서 특징적으로 나타나는 임상적으로 현저한 행동 변화 및 심리적 변화(예, 호전성, 공격성, 무감동, 판단력 손상)를 유발할 수 있다.

동반이환 Comorbidity

흡입제 중독과 흡입제사용장애의 일반적인 동반이환을 고려할 때, 동반되는 상태에 대한 자세한 내용은 흡입제사용장애의 '동반이환'을 참조하시오.

흡입제로 유발된 정신질환
Inhalant-Induced Mental Disorders

다음의 흡입제로 유발된 정신질환들은 현상학적으로 동일한 증상을 공유하고 있는 이 편람의 다른 장애 부분에서 기술된다(각 장의 물질/치료약물로 유발된 정신질환 참조): 흡입제로 유발된 정신병적 장애('조현병 스펙트럼 및 기타 정신병적 장애'), 흡입제로 유발된 우울장애('우울장애'). 흡입제로 유발된 불안장애('불안장애'), 흡입제로 유발된 주요 또는 경도 신경인지장애('신경인지장애'). 흡입제 중독 섬망은 '신경인지장애' 장의 섬망의 진단기준과 논의에서 설명한다. 이러한 흡입제로 유발된 정신질환은 증상이 상당히 심해서 독립적인 임상적 주의를 필요로 할 때만 흡입제 중독 대신 진단 내린다.

● 명시되지 않는 흡입제관련장애
Unspecified Inhalant-Induced Disorders

F18.99

이 범주는 사회적, 직업적 또는 다른 중요한 기능 영역에서 임상적으로 현저한 고통이나 손상을 초래하는 흡입제관련장애의 특징적인 증상들이 두드러지지만, 어느 특정 흡입제관련장애 또는 물질관련 및 중독 장애의 진단분류에 속한 장애 중 어느 것에도 완전한 기준을 만족하지 않는 발현 징후들에 적용된다.

아편계관련장애
Opioid-Related Disorders

아편계사용장애

아편계 중독

아편계 금단

아편계로 유발된 정신질환

명시되지 않는 아편계관련장애

● ## 아편계사용장애
Opioid Use Disorder

진단기준

A. 임상적으로 현저한 손상이나 고통을 초래하는 문제적 아편계 사용 양상이 지난 12개월 사이에 다음의 항목 중 최소한 2개 이상으로 나타난다.
1. 아편계를 종종 의도했던 것보다 더 많은 양, 혹은 오랜 기간 동안 사용함
2. 아편계 사용을 줄이거나 조절하려는 지속적인 욕구가 있음. 혹은 사용을 줄이거나 조절하려고 노력했지만 실패한 경험들이 있음
3. 아편계를 구하거나, 사용하거나, 그 효과에서 벗어나기 위한 활동에 많은 시간을 보냄
4. 아편계에 대한 갈망감, 혹은 강한 바람, 혹은 욕구
5. 반복적인 아편계 사용으로 인해 직장, 학교 혹은 가정에서의 주요한 역할 책임 수행에 실패함
6. 아편계의 영향으로 인해 지속적으로, 혹은 반복적으로 사회적 혹은 대인관계 문제가 발생하거나 악화됨에도 불구하고 아편계 사용을 지속함
7. 아편계 사용으로 인해 중요한 사회적, 직업적 혹은 여가 활동을 포기하거나 줄임
8. 신체적으로 해가 되는 상황에서도 반복적으로 아편계를 사용함
9. 아편계 사용으로 인해 지속적으로, 혹은 반복적으로 신체적·심리적 문제가 유발되거나 악화될 가능성이 높다는 것을 알면서도 계속 아편계를 사용함
10. 내성, 다음 중 하나로 정의됨
    a. 중독이나 원하는 효과를 얻기 위해 아편계 사용량의 뚜렷한 증가가 필요
    b. 동일한 용량의 아편계를 계속 사용할 경우 효과가 현저히 감소
    주의점: 이 진단기준은 적절한 의학적 감독하에서 아편계를 복용하는 사람들에게는 해당되지 않는 것으로 간주된다.
11. 금단, 다음 중 하나로 나타남
    a. 아편계의 특징적인 금단 증후군(아편계 금단 진단기준 A와 B를 참조하시오)
    b. 금단 증상을 완화하거나 피하기 위해 아편계(혹은 비슷한 관련 물질)를 사용
    주의점: 이 진단기준은 의학적 감독하에 아편계를 사용하는 경우에는 적용하지 않는다.

다음의 경우 명시할 것:

조기 관해 상태: 이전에 아편계사용장애의 진단기준을 만족했고, 최소 3개월 이상 최대 12개월 이내의 기간 동안 진단기준에 맞는 항목이 전혀 없는 경우(진단기준 A4의 '아편계에 대한 갈망감, 혹은 강한 바람, 혹은 욕구'는 예외) 사용된다.

지속적 관해 상태: 이전에 아편계사용장애의 진단기준을 만족했고, 12개월 이상의 기간 동안 어떤 시기에도 진단기준에 맞는 항목이 전혀 없는 경우(진단기준 A4의 '아편계에 대한 갈망감, 혹은 강한 바람, 혹은 욕구'는 예외) 사용된다.

다음의 경우 명시할 것:

유지치료 중: 이 부가적인 명시자는 메타돈이나 부프레노르핀과 같은 작용제를 처방받아 사용하고 있으면서 아편계사용장애의 진단기준을 전혀 만족하지 않는 경우에 적용할 수 있다(단, 효현제에 대한 내성이나 금단은 제외). 이 범주는 부분 효현제, 효현-길항제, 길항제(날트렉손 경구제제나 날트렉손 디포 주사제제)를 사용하는 경우에도 적용할 수 있다.

통제된 환경에 있음: 이 부가적인 명시자는 개인이 아편계에 대한 접근이 제한된 환경에 있을 때 사용된다.

현재의 심각도/관해에 따른 부호화: 만약 아편계 중독, 아편계 금단 혹은 다른 아편계로 유발된 정신질환이 같이 있으면, 아편계사용장애에 대한 다음의 부호를 쓰지 않는다. 대신 동반한 아편계사용장애는 아편계로 유발된 장애 부호의 네 번째 글자에 표시한다(아편계 중독, 아편계 금단 혹은 특정 아편계로 유발된 정신질환의 부호화 시 주의점 참조). 예를 들어, 만약 아편계로 유발된 우울장애와 아편계사용장애가 동반되면 아편계로 유발된 우울장애 부호만 쓰고, 동반한 아편계사용장애가 경도인지, 중등도인지, 고도인지를 네 번째 글자에 표시한다. 아편계로 유발된 우울장애가 동반된 경도 아편계사용장애에는 F11.14를 사용하고, 아편계로 유발된 우울장애가 동반된 중등도 또는 고도 아편계사용장애에는 F11.24를 사용한다.

현재의 심각도/관해를 명시할 것:

F11.10 경도: 2~3개의 증상이 있다.

F11.11 경도, 조기 관해 상태

F11.11 경도, 지속적 관해 상태

F11.20 중등도: 4~5개의 증상이 있다.

F11.21 중등도, 조기 관해 상태

F11.21 중등도, 지속적 관해 상태

F11.20 고도: 6개 이상의 증상이 있다.

F11.21 고도, 조기 관해 상태

F11.21 고도, 지속적 관해 상태

명시자 Specifiers

'유지치료 중'은 개인이 관해되고 유지치료 중인 경우에 적용한다. '통제된 환경에 있음'은 개인이 통제된 환경에서 관해 상태로 있을 때 세분화해서 적용한다(즉, 조기 관해 상태로 통제된 환경에 있음, 또는 지속적 관해 상태로 통제된 환경에 있음). 이런 환경의 예로는 철저히 감시되고 물질을 구할 수 없는 감옥, 치료적 공동체, 폐쇄 병동 등이 있다.

심각도는 시간이 지남에 따른 빈도(예, 1개월 이내에 물질을 사용하는 횟수)와 양(예, 정맥주사 횟수나 약의 알 수)에 대한 자가 보고와 지인들의 보고, 임상의의 관찰, 그리고 생물학적 검사의 변화에 따라 달라진다.

진단적 특징 Diagnostic Features

아편계는 천연 아편(예, 모르핀, 코데인), 반합성제제(예, 헤로인, 옥시코돈, 하이드로코돈, 하이드로모르폰, 옥시모르폰), 모르핀 유사 합성제제(예, 메타돈, 메페리딘, 트라마돌, 펜타닐, 카르펜타닐)를 포함한다. 펜타조신과 부프레노르핀처럼 아편 효현제와 길항제 효과를 모두 가지고 있는 약물들도 여기에 포함되는데, 그 이유는 효현제 특징들이 특히 저용량에서 고전적인 아편 효현제와 유사한 생리적·행동적 효과를 보이기 때문이다. 아편은 진통제, 마취제, 지사제, 기침 억제제로 처방된다. 헤로인은 가장 흔히 남용되는 물질이며, 대개 주사를 통해서 사용하지만 특히 순수한 헤로인을 사용하는 경우에는 담배로 피우거나 코로 흡입하기도 한다. 펜타닐은 특징적으로 주사를 맞으며, 의학적인 용도로 피부 또는 점막을 통해 흡수하는 제제들도 있다. 기침 억제제와 지사제는 경구를 통해 복용한다. 다른 아편들은 일반적으로 주사와 경구를 통해 사용한다.

아편계사용장애는 처방용 아편 또는 불법 아편(예, 헤로인, 그리고 특히 최근에는 펜타닐 관련 합성 아편)에 의해 나타날 수 있다. 아편계사용장애는 합법적인 의학적 용도이든 '비의학적'인 용도(즉, 의학적 용도의 처방 용량보다 훨씬 상회하는 용량)이든 아편계 물질을 강박적으로 지속적으로 자가 투여했다는 증상과 징후로 이루어져 있다. 예를 들어, 통증 완화를 위해 적정 용량의 아편계 진통제를 처방받은 개인이 지속되는 통증 완화 목적 외에 처방받은 용량을 훨씬 초과하는 용량을 복용하는 경우에는 비의학적인 아편 사용으로 진행되고 있는 것이며 아편계사용장애가 있을 수 있다. 아편계사용장애가 있는 사람은 유의미한 수준의 내성을 가지고 있으며 아편계 물질을 갑자기 중단하는 경우에는 금단 증상을 경험한다. 다른 정신활성물질과 함께 발생하는 과정과 유사하게, 아편계사용장애가 있는 사람은 약물 관련 자극(예, 약물 이미지나 기구를 보고 유발되는 자극-반응적 갈망)에 대해 조건화된 반응을 가지게 되는 경우가 흔하다. 이런 반응들은 재발을 일으키고, 없애는 것이 힘들며, 보통 해독이 끝난 이후에도 오래 지속된다.

아편계사용장애가 있는 개인들은 아편계를 구하고 복용하는 일을 중심으로 일상 활동이 전개되는, 강박적인 약물 사용의 고정된 행태를 보이는 경향이 있다. 아편계는 보통 불법 암거래 시장에서 구입하거나, 의학적인 상태를 과장하거나 허위로 조작해서 의사로부터 구하기도 하고, 여러 의사에게 같은 처방을 받아서 모으기도 한다. 의료계에 종사하는 개인들은 그들 스스로 처방전을 발행하여 구하기도 하고, 다른 환자에게 처방된 아편계를 빼돌리거나 제약 공급처로부터 구하기도 한다.

부수적 특징 Associated Features

아편 중독 상태에 도달하고자 했던 시도가 치명적인 또는 비치명적인 아편 과다 복용을 초래할 수 있다. 아편 과다 복용은 혼수, 호흡 억제, 점상 동공이 특징적이다. 하지만 아편 과다 복용은 중독 상태를 추구하고자 했던 경우가 아니어도 나타날 수 있다. 미국에서는 1999년부터 아편 과다 사용이 기하급수적으로 늘어났다. 2009년까지의 과다 복용은 주로 처방용 아편으로 인한 것이었지만, 2010년부터 헤로인으로 인한 과다 복용이 급격히 늘어났으며, 2015년부터 메타돈이 아닌 합성 아편제제(주로 펜타닐)로 인한 경우가 처방용 아편으로 인한 경우보다 수적으로 많아졌다.

아편계사용장애는 약물 관련 범죄 경력과 연관이 있을 수 있다(예, 불법 치료약물 소지 및 유포, 위조, 가택침입, 강도, 강탈, 절도, 장물 취급). 법적 관리 약물에 접근이 가능한 의료계 종사자들 및 개인들 사이에는 면허심사위원회, 병원 임원, 기타 행정기관 등과 관련된 불법적인 활동들이 이루어진다. 부부 불화 및 이혼, 실직, 혹은 비정기적인 고용은 사회경제적 계층에 상관없이 아편계사용장애와 관련이 있다.

유병률 Prevalence

미국에서 처방용 아편의 비의학적 사용 유병률은 18세 이상 성인에서 4.1∼4.7%이며, 18∼25세 성인의 유병률이 26세 이상 성인의 유병률보다 높다(각각 5.5% 대 3.4%). 미국에서 헤로인 사용의 유병률은 0.3∼0.4%이며, 다른 연령대에 비해 18∼25세 성인에서 가장 높다(0.5∼0.7%). 미국에서는 12∼17세 청소년의 2.8∼3.9%에서 처방용 아편을 비의학적으로 사용하는데 중학교 청소년보다 고등학교 청소년에서 더 높다. 청소년에서 헤로인 사용은 상당히 낮다(0.05%∼0.1% 미만).

미국에서 처방용 아편의 아편계사용장애 유병률은 18세 이상 성인에서 0.6∼0.9%(DSM-IV 또는 DSM-5 진단기준)이며, 헤로인사용장애 유병률은 0.1∼0.3%(DSM-IV 또는 DSM-5 진단기준)이다. 12∼17세에서 처방용 아편사용장애 유병률은 0.4%이고, 헤로인사용장애 유병률은 드물다(0%). 미국에서 아편계사용장애(처방용 아편과 헤로인)의 유병률은 여성보다는 남성에서 높고, 중년 성인보다는 청년 성인에서 높으며, 저소득 또는 저학력 개인에서 더 높다. 미국 성인에서 2012∼2013년 처방용 아편의 비의학적 아편계사용장애의 유병률은 인종에 따라 다양하다. 미국 원주민은 1.42%, 아프리카계 미국인은 1.04%, 비라틴계 백인은 0.96%, 라틴계는 0.70%, 아시아계 미국인과 태평양제도민은 0.16%다. 가구 조사에 기반한 유병률은 감옥이나 기관에서 수감되어 있는 개인들은 포함되지 않기 때문에 전국 유병률을 과소평가할 가능성이 있다.

전 세계적으로 2016년에 2,680만 명이 DSM-IV 아편계 의존이었으며, 연령 표준화 유병률은 10만 명당 353명이었다. 지리적 지역에 따라 아편계 의존은 0.14∼0.46%의 범위였다.

발달 및 경과 Development and Course

아편계사용장애는 어느 연령에서든 시작될 수 있다. 미국에서는 아편계 사용과 연관된 문제들이 가장 흔하게 10대 후반 또는 20대 초반에 처음 관찰된다. 첫 아편계 사용부터 장애가 발병되기까지 걸리는 기간은 처방용 아편이 헤로인보다는 길다. 조기 사용은 삶으로 인한 스트레스 또는 심리적인 고통을 완화하고 싶은 욕구를 반영할 수 있다. 장기 연구들에 따르면 치료를 요할 수준의 아편계사용장애가 발병을 하면 수년간 지속될 수 있다. 예외적으로 베트남 전쟁에 참전했던 미국 군인들 중에서 아편에 의존되었던 경우, 미국으로 돌아온 후에 90%가 장기간 아편을 끊었다고 한다. 하지만 이들 중에서 많은 사람이 알코올, 암페타민, 자살 사고 또는 행동 문제들을 경험하였다.

위험 및 예후 인자 Risk and Prognostic Factors

처방용 아편의 비의학적 사용이 더 빈번할수록 연관성이 높다는 것에 더하여 성인 처방용 아편계 사용장애는 다른 물질사용장애와 가장 연관성이 높다. 아편계사용장애는 외현화 특성, 예를 들어 새로운 자극을 추구하는 경향, 충동성, 탈억제와 연관성이 높다. 가족, 또래 집단, 사회적 환경 요인 모두 아편계사용장애의 위험을 높인다. 가족과 쌍둥이 연구에 따르면 유전적인 요인이 아편계사용 장애 위험에 기여를 한다. 하지만 유전적 위험성에 기여하는 특정 유전 변이를 규명하는 작업은 더 디다. 또래 요인은 개인이 또래를 포함한 환경을 선택하는 방법의 측면에서 유전적 소인과 관련될 수 있다.

문화와 관련된 진단적 쟁점 Culture-Related Diagnostic Issues

사회적으로 억압받았던 민족 집단의 개인들은 역사적으로 아편계사용장애 환자로 과도하게 대표 되었다. 하지만 세월이 흐르면서 아편계사용장애는 백인에서 더 흔해졌는데, 이는 아편의 접근도가 확대되고 다른 사회적 요인들(예, 빈곤과 실업률의 변화)이 유병률에 영향을 미친다는 것을 시사한다. 아편계사용장애의 정신 측정 성능에서 민족 집단 간의 작은 차이에도 불구하고, 이런 요인들과 일 관되게 아편계사용장애의 진단기준은 민족 집단들에 동등하게 적용된다.

성 및 젠더와 관련된 진단적 쟁점 Sex- and Gender-Related Diagnostic Issues

아편계사용장애가 있는 여성은 남성에 비해 성폭행이나 폭력에 대한 반응으로 아편을 처음 사용 하게 되었을 가능성이 높으며, 파트너로부터 권유를 받았을 가능성도 높다. 남성에 비해 여성이 첫 사용 이후 사용장애로 더 빨리 진행된다는 상당한 증거가 있다. 여성은 남성에 비해 치료 기관에 입 원할 때 병이 더 심한 것 같다는 것이 이탈리아 헤로인 연구의 결과였다.

진단적 표지자 Diagnostic Markers

소변 독소 검사를 하면 아편계사용장애가 있는 개인들은 양성 반응이 자주 나온다. 대부분의 아 편계(예, 헤로인, 모르핀, 코데인, 옥시코돈, 프로폭시펜)는 투약 후 12~36시간 동안 양성 반응이 나타 난다. 어떤 아편들, 예를 들어 펜타닐과 옥시코돈은 (모르핀을 검출하기 위한) 일반 소변 독소 검사에 서는 발견되지 않고 특수한 검사 과정을 통해 수일 동안 검출이 가능하다. 유사하게 메타돈, 부프레 노르핀(혹은 부프레노르핀/날록손 합성물)도 일반 소변 약물 검사에서는 검출되지 않고 특수한 검사 를 시행해야 하며, 수일에서 일주일 이상 지난 시점에서도 검출될 수 있다.

비록 아편계사용장애의 특징적인 표지자는 아니지만, 다른 물질(예, 코카인, 대마, 알코올, 암페타민, 벤조디아제핀)이 헤로인 사용자에서 양성 반응이 나오는 경우도 흔하다. 정맥주사 아편계 사용자들 에서 A형 · B형 · C형 간염에 대한 양성 반응—간염항원(활성 감염을 의미) 혹은 간염항체(과거 감염 을 의미)—이 나타난다. 간염을 앓았다가 호전된 결과로서, 혹은 주사된 아편계와 혼합되어 있던 오 염물로 인한 간독성 손상 때문에 간기능 검사 수치가 다소 상승되는 경우가 흔하다. HIV 감염도 정맥주사용 아편계 사용자들에서 흔하다. 코르티솔 분비 양상과 체온 조절의 미묘한 변화가 아편계가 해독된 이후 6개월까지 관찰될 수 있다.

자살 사고 혹은 행동과의 연관성 Association With Suicidal Thoughts or Behavior

아편계사용장애는 자살 시도 및 자살의 높아진 위험성과 연관이 있다. 일부 자살 위험 요인들은 아편계사용장애의 위험 요인과 중복된다. 게다가 반복된 아편 중독 또는 금단은 심한 우울증과 연관이 있을 수 있다. 우울증은 비록 일시적이지만 자살 시도나 자살로 이어질 정도로 강렬할 수 있다. 비치명적인 우발적 아편 과다 사용과 자살 시도는 별개의 현상이지만 구분하기 힘들 수가 있다. 하지만 가능하면, 서로 다른 것으로 오인되어서는 안 된다.

2010년 세계 질병 부담 연구의 결과에 따르면, 남용되는 약물들 중에서 자살은 아편계 정기 사용자들의 가장 흔한 사인이다. 아편계로 죽은 독살 통계에서 자살은 실제로 적게 보고되거나 잘못 분류되고 있다고 시사하는 증거들이 있다. 재향군인 보건청 의무기록 연구에 따르면, 정신과 공존질환을 통계학적으로 보정한 결과 아편계사용장애는 남성보다는 특히 여성에서 자살 사망률의 위험을 높였다. 또 다른 재향군인 보건청 의무기록 연구에 따르면, 인구학적 임상적 요인들을 고려한다고 해도 만성 통증 때문에 아편을 처방받은 재향군인의 자살 사망률은 처방 용량이 높을수록 증가하였다. 아편계 과용량 복용의 과거력이 있는 성인을 추적 관찰한 미국 코호트 연구에 따르면 자살의 표준 사망 비율(연구 집단에서 실제 관측된 사망자 숫자와 예측했던 사망자 숫자의 비율)은 25.9였으며, 남성보다는 여성에서 더 높았다. 한 종설에서는 아편계 사용자에서 자살의 증가된 위험성은 공통된 위험 요인들, 다시 말해 공존 정신질환과 통증 때문이라고 제안하였다.

아편계사용장애의 기능적 결과 Functional Consequences of Opioid Use Disorder

생리학적으로 아편계 사용은 구강 및 비강의 건조의 원인이 되는 점막 분비물 결핍과 연관이 있다. 위장관 활동의 저하 및 장관 운동의 저하는 심한 변비를 유발할 수 있다. 급성 투여할 경우 동공 축소로 인한 시력 저하가 일어날 수 있다. 아편계를 주사로 맞는 사람들은 팔의 아랫부분에 경화된 정맥('tracks')과 주사 자국이 흔하다. 정맥 경화가 심한 경우에는 말단 부종이 발생하게 되며, 주사 맞는 부위를 다리, 목 혹은 서혜부로 옮긴다. 여기에 있는 정맥들도 이용할 수 없는 경우에는 피하지방에 직접 주사하는데('skin-popping'), 이로 인해 봉와직염 또는 농양이 생기거나 치유된 피부 병변에 원형 반흔이 남는다. 파상풍이나 **클로스트리디움 보툴리눔**은 상대적으로 희귀하지만 오염된 바늘을 이용하는 경우에 아주 심각한 결과를 초래할 수 있다. 이 밖에 세균성 내막염, 간염, HIV 감염과 같이 다른 장기에도 감염이 일어날 수 있다. C형 간염의 경우 아편계를 주사 맞는 사람의 90%에서 발생할 수 있다. 예를 들어, HIV 감염도 약물 주사를 맞는 사람들에서 유병률이 높은데, 그중 상당수는 아편계사용장애다. 미국 및 러시아 연방의 일부 지역에서는 아편계사용장애가 있는 헤로인 사용자의 60%에서 HIV 감염이 동반된다고 한다. 한편, 위생적인 주사기 및 약물 보관이 잘 되는 지역에서는 유병률이 훨씬 낮을 수도 있다.

결핵은 특히 치료약물을 정맥주사로 맞는 사람들에게 심각한 문제인데, 특히 헤로인에 의존되어 있는 경우에는 대개 증상이 없으며 투베르쿨린 피부 검사에 의해서만 알 수 있다(인터페론감마 분비 검사). 하지만 많은 활성 결핵이 발견되기도 하는데, 이는 대개 HIV 감염자들이다. 이들은 새롭게 감염되는 경우도 있지만 면역 기능이 저하되면서 이전의 감염이 재활성화되는 경우도 있다.

헤로인 및 기타 아편계를 코로 흡입하는 사람들은 흔히 비점막 자극 증상을 보이며, 가끔 비중격 천공이 동반된다. 성 기능 문제는 흔하다. 남성들은 중독 상태 혹은 만성적으로 사용했을 때 발기부전을 흔히 경험한다. 여성들은 생식 기능의 장해와 불규칙적 월경 주기가 흔하다.

급성 아편계 사용은 진통 효과가 있지만, 만성 사용은 통증 과민증(아편계로 유발된 통증 과민증)을 유발할 수 있는데, 이는 통증에 대한 민감도가 특징적으로 증가된 상태다. 아편계사용장애가 있는 여성이 출산한 영아의 절반에서 아편계 생리적 의존이 있을 수 있다. 이는 신생아에서 의학적 치료를 요하는 심한 금단 증상을 유발할 수 있으며, 유병률이 확연하게 증가하였다.

아편계사용장애가 있는 개인의 사망률은 일반 대중에 비해 6~20배 높다. 처방용 아편계로 인한 치명적 과다 복용은 1999년 이후 확연하게 증가하였다. 지금까지 거의 40만 명이 죽었으며, 1999년에 비해 과다 복용의 비율은 5배 높아졌다. 헤로인으로 인한 치명적 과다 복용은 2010년부터 급격히 증가하였으며, 2013년부터 합성 아편계(예, 펜타닐)로 인한 치명적 과다 복용이 급속히 증가하여 2017년에는 처방용 아편계와 헤로인 과다 복용의 거의 2배가 되었다. 입원과 응급실 내원으로 이어지는 비치명적 아편계 과다 복용도 마찬가지로 증가하였다. 비록 아편계사용장애와 아편계 과다 복용의 모든 위험 요인이 동일하지는 않지만, 상당한 중복이 존재하며, 이는 과다 복용의 위험을 아편계사용장애의 가장 심각한 잠재적 결과 중 하나로 만든다. 아편계사용장애가 있는 개인들에서 많은 의학적 상태(예, 간염, HIV 감염, 결핵, 심혈관 질환)로 인한 사망률의 위험이 증가한다. 사고, 상해, 기타 일반 의학적 합병증으로 인해 사망할 수도 있다.

감별진단 Differential Diagnosis
아편계 중독, 아편계 금단, 아편계로 유발된 정신질환. 아편계사용장애는 아편계 중독, 아편계 금단, 그리고 아편계로 유발된 정신질환(예, 아편계로 유발된 우울장애)과 구별이 된다. 아편계사용장애는 아편계 사용에 대한 손상된 조절 능력, 아편계로 인한 사회적 기능 손상, 위험한 아편계 사용(예, 의학적 합병증에도 불구하고 계속 사용), 그리고 약리학적인 증상(내성 또는 금단의 발생)과 관련된 아편계의 문제 있는 사용 양상인 데 반해 아편계 중독, 아편계 금단, 그리고 아편계로 유발된 정신질환은 과다 복용한 상태에서 나타나는 정신과적 증상들을 일컫는다. 아편계 중독, 아편계 금단, 그리고 아편계로 유발된 정신질환은 아편계사용장애 개인에서 흔하게 나타난다. 이런 경우 아편계사용장애라는 진단에 더하여 아편계 중독, 아편계 금단, 그리고 아편계로 유발된 정신질환을 추가로 진단한다.

기타 물질 중독. 알코올 중독과 진정제, 수면제 또는 항불안제 중독은 아편계 중독과 유사한 임상 양상을 보일 수 있다. 알코올 혹은 진정제, 수면제 또는 항불안제 중독의 진단은 동공축소가 없다는 점, 혹은 날록손 검사 음성 반응을 근거로 내릴 수 있다. 아편계가 알코올 혹은 다른 진정제와 같이 중독된 경우도 있는데, 이 경우에는 날록손이 모든 진정 효과를 호전시키지는 못한다.

기타 금단장애. 아편계 금단과 연관된 불안과 안절부절증은 진정제-수면제 금단 증상과 유사하다. 하지만 아편계 금단은 진정제 금단에서 관찰되지 않는 콧물 흘림, 눈물 흘림, 동공산대가 동반된다. 동공산대는 환각제 중독과 중추신경계 자극제 중독에서 관찰되지만 오심, 구토, 설사, 복통, 콧물 흘림, 눈물 흘림 등과 같은 아편계 금단 징후 또는 증상들은 나타나지 않는다.

독립적인 정신질환. 어떤 아편계 사용은 독립적인 정신질환(independent mental disorders; 예, 지속성 우울장애)의 증상(예, 우울 기분)과 유사하게 보일 수 있다. 아편계는 남용되는 다른 대부분의 물질에 비해 정신질환 증상을 덜 유발한다.

동반이환 Comorbidity

과다 복용을 제외하면 아편계사용장애와 가장 흔히 동반되는 의학적 질병은 바이러스성(예, HIV 감염, C형 간염)과 박테리아성 감염이며, 특히 아편계 주사 사용자에게 흔하다. 이런 감염은 처방전으로 구입할 수 있는 아편계 사용자들에서는 덜 흔하다.

미국 인구를 대변하는 전국 표본 연구에 따르면, 아편계사용장애는 다른 물질사용장애들과 종종 관련되어 있는데, 특히 담배, 알코올, 대마, 자극제, 그리고 벤조디아제핀계 사용장애다. 아편계사용장애 개인들은 지속성 우울장애 혹은 주요우울장애가 발병할 위험이 있다. 이 우울 증상들은 아편계로 유발된 우울장애 혹은 기존의 우울장애 증상들의 악화로 인한 것일 수도 있다. 우울증은 특히 만성적인 중독 상태에서 흔하고, 아편계사용장애와 관련된 신체적·심리적 스트레스 요인과 연관이 있는 경우가 많다. 불면증은 흔한데, 특히 금단 중에 잘 나타난다. 아편계사용장애는 또한 제I형 양극성장애, 외상후 스트레스장애, 반사회성 성격장애, 경계성 성격장애, 조현형 성격장애와 연관이 있다. 아동기 또는 청소년기의 품행장애 과거력은 물질관련장애, 특히 아편계 의존에 있어서 주요 위험 요인이 되고 있다. 더 나아가 처방용 아편계사용장애와 헤로인사용장애는 일반적으로 심각한 정신질환과 관련이 있으며, 주요 활동을 실질적으로 제한하거나 방해하는 심각한 기능장애를 초래하는 물질사용장애 이외의 정신질환으로 정의된다.

● 아편계 중독
Opioid Intoxication

진단기준

A. 최근의 아편계 사용이 있다.

B. 아편계를 사용하는 동안, 또는 그 직후에 임상적으로 현저한 문제적 행동 변화 및 심리적 변화가 발생한다(예, 초기 다행감에 뒤따르는 무감동, 불쾌감, 정신운동 초조 또는 지연, 판단력 손상).

C. 아편계를 사용하는 동안, 또는 그 직후에 나타나는 동공축소(혹은 심한 과용량 사용에 따른 저산소증으로 인한

동공확대)와 다음 징후 혹은 증상 중 한 가지(혹은 그 이상)가 나타난다.
1. 졸음 또는 혼수   2. 불분명한 언어   3. 집중력 또는 기억력 손상
D. 징후 또는 증상은 다른 의학적 상태로 인한 것이 아니며, 다른 물질 중독을 포함한 다른 정신질환으로 더 잘 설명되지 않는다.

다음의 경우 명시할 것:
    지각 장해 동반: 이 명시자는 현실 검증력이 보존된 상태에서 환각이 있거나, 혹은 섬망이 없는 상태에서 청각적·시각적·촉각적 착각이 발생했을 때 적용한다.
    부호화 시 주의점: ICD-10-CM 부호는 동반된 아편계사용장애와 지각 장해 유무에 따라 정해진다.
        지각 장해를 동반하지 않는 아편계 중독: 만약 경도 아편계사용장애가 동반되면 ICD-10-CM 부호는 **F11.120**이며, 만약 중등도 또는 고도 아편계사용장애가 동반되면 ICD-10-CM 부호는 **F11.220**이다. 만약 동반이환된 아편계사용장애가 없으면 ICD-10-CM 부호는 **F11.920**이다.
        지각 장해를 동반하는 아편계 중독: 만약 경도 아편계사용장애가 동반되면 ICD-10-CM 부호는 **F11.122**이며, 만약 중등도 또는 고도 아편계사용장애가 동반되면 ICD-10-CM 부호는 **F11.222**다. 만약 동반이환된 아편계사용장애가 없으면 ICD-10-CM 부호는 **F11.922**다.

진단적 특징 Diagnostic Features

아편계 중독의 핵심 증상은 아편계 사용 중 혹은 그 직후에 발생하는 임상적으로 심각한 부적응적 행동 변화 및 심리적 변화(예, 초기 다행감에 뒤따르는 무감동, 불쾌감, 정신운동 초조 또는 지연, 판단력 손상)의 발현이다(진단기준 A와 B). 중독은 동공축소(만약 저산소증과 동공산대를 일으키는 심한 과용량 상태가 아니라면)와 다음 징후들 가운데 하나 이상이 나타난다: 졸음('꾸벅거리다'라고 기술됨) 또는 혼수, 불분명한 언어, 집중력 또는 기억력 손상(진단기준 C). 아편계 중독이 있는 개인들은 잠재적으로 위험한 사건들을 무시할 정도로까지 주변 환경에 주의를 기울이지 않는다. 징후 또는 증상은 다른 의학적 상태로 인한 것이 아니어야 하며, 다른 정신질환으로 더 잘 설명되지 않아야 한다(진단기준 D).

2009년까지 아편계 과다 복용은 주로 처방용 아편계로 인한 것이었는데, 2010년부터 헤로인으로 인한 과다 복용이 급격히 증가했고, 2015년 이후로는 메타돈을 제외한 합성 아편계(일반적으로 펜타닐)로 인한 치명적 과다 복용이 처방용 아편계로 인한 과다 복용보다 수가 많아졌다.

부수적 특징 Associated Features

아편계 중독은 호흡수와 혈압의 감소, 경도의 저체온증을 포함할 수 있다. 아편계 중독의 지속 시간은 복용한 아편계의 약동학 함수에 따라 달라질 수 있다. 아편계 중독은 치명적 또는 비치명적인 아편계 과다 복용을 초래할 수 있다. 아편계 과다 복용은 의식을 잃음, 호흡 억제, 점상 동공이 특징적이다. 치명적인 아편계 과다 복용은 1999년 이후 미국에서 기하급수적으로 증가하였다.

발달 및 경과 Development and Course

아편계 중독은 아편계를 처음 복용한 개인, 간헐적으로 사용한 개인, 그리고 생리학적으로 아편

계에 의존된 개인에서 나타날 수 있다. 아편계 중독을 경험할 가능성에 비례하여 소비되는 아편계 용량은 개인의 아편계 노출 이력과 상태(즉, 내성)에 따라 달라진다. 개인들은 종종 아편계 중독의 질적으로 즐거운 경험이 아편계 사용을 반복한 후에 감소한다고 보고한다.

감별진단 Differential Diagnosis

기타 물질 중독. 알코올 중독과 진정수면제 중독은 아편계 중독과 유사한 임상 양상을 일으킬 수 있다. 알코올 혹은 진정수면제 중독은 동공축소가 없다는 점과 날록손 검사 음성 반응을 근거로 진단할 수 있다. 아편계가 알코올 혹은 다른 진정제와 같이 중독된 경우도 있는데, 이 경우에는 날록손이 모든 진정 효과를 호전시키지는 못한다. 날록손의 투여에 대한 반응은 아편계 중독의 진단을 지원할 수 있지만, 무반응은 아편계와 다른 약물(예, 벤조디아제핀, 알코올)의 공동 복용 또는 높은 용량/효력의 아편계(예, 펜타닐) 복용에 의한 것일 수 있다.

아편계로 유발된 정신질환. 아편계 중독이 아편계로 유발된 정신질환(예, 아편계로 유발된 우울장애, 중독 중 발병)과 구별이 가능한 이유는 후자의 경우 증상(예, 우울 기분)은 보통 아편계 중독과 연관된 것보다 더 과도하고, 임상 증상으로서 뚜렷하며, 임상적인 주의를 필요로 할 정도로 심각하기 때문이다.

동반이환 Comorbidity

아편계 중독과 아편계사용장애의 일반적인 동반이환을 고려할 때, 동반되는 상태에 대한 자세한 내용은 아편계사용장애의 '동반이환'을 참조하시오.

● 아편계 금단
Opioid Withdrawal

진단기준

A. 다음 중 하나가 있다.
    1. 심하게 지속적으로(즉, 수 주 이상) 사용하던 아편계의 중단(혹은 감량)
    2. 아편계 사용 기간 후에 아편계 길항제의 투여
B. 진단기준 A 이후 수 분에서 수일 이내에 다음 항목 중에서 3가지(혹은 그 이상)가 나타난다.
    1. 불쾌 기분   2. 오심 또는 구토
    3. 근육통   4. 눈물 흘림, 콧물 흘림
    5. 동공산대, 입모(털이 곤두서는 것) 또는 발한 증가   6. 설사
    7. 하품   8. 발열
    9. 불면
C. 진단기준 B의 징후 또는 증상이 사회적, 직업적 또는 다른 중요한 기능 영역에서 임상적으로 현저한 고통이나 손상을 초래한다.

D. 징후 또는 증상은 다른 의학적 상태로 인한 것이 아니며, 다른 물질 중독 및 금단을 포함한 다른 정신질환으로 더 잘 설명되지 않는다.

부호화 시 주의점: ICD-10-CM 부호는 아편계사용장애 동반이환 여부에 따라 달라진다. 경도 아편계사용장애가 동반되면 ICD-10-CM 부호는 F11.13이다. 중등도 또는 고도 아편계사용장애가 동반되면 ICD-10-CM 부호는 F11.23이다. 아편계사용장애 없이 아편계 금단이 발생하면(예, 환자가 의학적으로 적합한 복약지도에 따라 아편계를 복용하는 경우) ICD-10-CM 부호는 F11.93이다.

진단적 특징 Diagnostic Features

아편계 금단의 핵심 증상은 과도하게 장기적으로 사용하던 아편계 사용을 중단(혹은 감량)한 후에 나타나는 특정적인 금단 증후군의 발현이다(진단기준 A1). 또한 금단 증후군은 아편계 사용 이후에 아편계 길항제(예, 날록손, 날트렉손, 날메펜)의 투여에 의해 나타날 수 있다(진단기준 A2). 이것은 현재 아편계 효현제를 사용하는 사람에게 부프레노르핀과 같은 부분효현제를 투여한 이후에도 나타날 수 있다.

아편계 금단은 급성 작용제 효과와는 반대되는 양상의 징후와 증상으로 특징지어진다. 이 가운데 첫 번째는 불안, 좌불안석 및 등과 다리에 오는 '아픈 느낌'에 대한 주관적인 호소로서 이자극성 및 고통에 대한 과민성 증가와 동반된다. 아편계 금단을 진단하기 위해서는 다음 증상들 중에서 3가지 이상이 나타나야 한다: 불쾌 기분; 오심 또는 구토; 근육통; 눈물을 흘리거나 콧물을 흘림; 동공산대, 입모(털이 곤두서는 것) 또는 발한 증가; 설사; 하품; 발열; 그리고 불면(진단기준 B). 입모와 발열은 심한 금단 증상과 연관되어 있으며, 아편계 의존이 있는 사람들은 보통 금단이 꽤 진행되기 이전에 이미 물질을 복용하기 때문에 실제 임상에서는 거의 볼 수가 없다. 이러한 아편계 금단 증상은 사회적, 직업적 또는 다른 중요한 기능 영역에서 임상적으로 현저한 고통이나 손상을 초래한다(진단기준 C). 증상들은 다른 의학적 상태로 인한 것이 아니어야 하며, 다른 정신질환으로 더 잘 설명되지 않아야 한다(진단기준 D). 아편계 금단의 진단기준을 만족하는 것만으로는 아편계사용장애라고 진단을 할 수는 없다. 갈망감과 약물 추구 행동들이 동반되는 경우에는 아편계사용장애가 함께 있다는 것을 시사한다.

부수적 특징 Associated Features

아편계 금단은 아편계를 반복적으로 사용하다가 중단한 개인이라면 누구에게나 나타날 수 있다. 예를 들어, 통증에 대한 의학적인 관리를 위해서 사용한 경우, 아편계사용장애를 치료하기 위해서 효현제를 복용한 경우, 불법적으로 사용한 경우, 또는 정신질환 증상 때문에 아편계를 자가 복용한 경우가 있을 수 있다. 아편계 금단은 아편계 중독 또는 아편계사용장애와 구별이 되며, 진단을 하기 위해서 아편계사용장애와 관련된 약물 추구 행동이 반드시 나타나지 않는다. 따라서 아편계 금단은 아편계사용장애가 없는 개인에게 나타날 수 있으며, 혼동해서는 안 된다. 아편계 금단이 있는 남성은 입모, 발한, 그리고 각성 상태에서의 자발적 사정을 경험할 수 있다.

유병률 Prevalence

미국의 다양한 임상 상황을 고려했을 때, 최근 12개월 내에 헤로인을 단 1회라도 사용한 사람의 60%에서 아편계 금단이 나타난다. 아편계를 일정 기간 정기적으로 사용하는(예, 통증을 위한 처방용 아편계, 불법 아편계) 개인들은 사용을 중단하거나 뚜렷한 감량을 했을 때 금단을 포함한 생리적 의존이 나타날 위험이 있다.

발달 및 경과 Development and Course

아편과 관련된 금단의 속도와 심각도는 사용한 아편계의 반감기에 달려 있다. 헤로인처럼 반감기가 짧은 아편계에 생리적으로 의존된 많은 개인은 마지막 용량 이후 6~12시간 이내에 금단 증상들이 나타나기 시작한다. 메타돈이나 부프레노르핀처럼 반감기가 긴 약물의 경우에는 증상이 나타나는 데 2~4일이 걸릴 수도 있다. 헤로인처럼 반감기가 짧은 아편계의 급성 금단 증상들은 1~3일 이내에 정점에 도달하고, 5~7일에 걸쳐 서서히 가라앉는다. 만성 증상들(예, 불안, 불쾌감, 무쾌감증, 갈망감, 불면증)은 수 주에서 수개월 지속될 수 있다. 금단 증상의 심각도는 아편계를 사용했던 시간에 따라 달라질 수 있다. 통증에 대해서 장기간 아편계 약물치료를 받았던 개인들에게 나타나는 아편계 금단 증상들은 약을 서서히 감량함으로써 최소화할 수 있다.

아편계사용장애가 있는 사람들에서 아편계 금단과 아편계 금단을 완화시키기 위한 시도들은 특징적으로 나타난다. 금단 경과는 금단 증상을 완화시키기 위해 아편계를 사용하면서 점점 고조되는 양상의 일부일 수 있으며, 이는 나중에 반복되는 금단 삽화로 이어지게 된다.

감별진단 Differential Diagnosis

기타 금단장애. 아편계 금단과 관련된 불안과 안절부절증은 진정수면제 금단 증상들과 유사하다. 하지만 아편계 금단은 진정제 금단에서 보이지 않는 콧물, 눈물 및 동공산대가 동반된다.

기타 물질 중독. 동공산대는 환각제 중독과 자극제 중독에서도 관찰된다. 하지만 아편계 금단의 다른 징후 또는 증상들, 예를 들어 오심, 구토, 설사, 복통, 콧물, 눈물은 환각제 중독과 자극제 중독에서 관찰되지 않는다.

아편계로 유발된 정신질환. 아편계 금단이 아편계로 유발된 정신질환(예, 아편계로 유발된 우울장애, 금단 중 발병)과 구별이 가능한 이유는 후자의 경우 증상(예, 우울 기분)은 보통 아편계 금단과 연관된 것보다 더 과도하고, 임상 증상으로서 뚜렷하며, 임상적인 주의를 필요로 할 정도로 심각하기 때문이다.

동반이환 Comorbidity

아편계 금단과 아편계사용장애의 일반적인 동반이환을 고려할 때, 동반되는 상태에 대한 자세한 내용은 아편계사용장애의 '동반이환'을 참조하시오.

아편계로 유발된 정신질환
Opioid-Induced Mental Disorders

　다음의 아편계로 유발된 정신질환들은 현상학적으로 동일한 증상을 공유하고 있는 이 편람의 다른 장애 부분에서 기술된다(각 장의 물질/치료약물로 유발된 정신질환 참조): 아편계로 유발된 우울장애('우울장애'), 아편계로 유발된 불안장애('불안장애'), 아편계로 유발된 수면장애('수면-각성장애'), 그리고 아편계로 유발된 성기능부전('성기능부전'). 아편계 중독 섬망, 아편계 금단 섬망, 처방용 아편계로 인한 섬망은 '신경인지장애' 장의 섬망의 진단기준과 논의에서 설명한다. 이러한 아편계로 유발된 정신질환은 증상이 상당히 심해서 독립적인 임상적 주의를 필요로 할 때만 아편계 중독이나 아편계 금단 대신 진단 내린다.

● 명시되지 않는 아편계관련장애
Unspecified Opioid-Related Disorders

F11.99

이 범주는 사회적, 직업적 또는 다른 중요한 기능 영역에서 임상적으로 현저한 고통이나 손상을 초래하는 아편계관련장애의 특징적인 증상들이 두드러지지만, 어떤 특정 아편계관련장애 또는 물질관련 및 중독 장애의 진단분류에 속한 장애 중 어느 것에도 완전한 기준을 만족하지 않는 발현 징후들에 적용된다.

진정제, 수면제 또는 항불안제 관련장애
Sedative-, Hypnotic-, or Anxiolytic-Related Disorders

진정제, 수면제 또는 항불안제 사용장애

진정제, 수면제 또는 항불안제 중독

진정제, 수면제 또는 항불안제 금단

진정제, 수면제 또는 항불안제로 유발된 정신질환

명시되지 않는 진정제, 수면제 또는 항불안제 관련장애

진정제, 수면제 또는 항불안제 사용장애
Sedative, Hypnotic, or Anxiolytic Use Disorder

진단기준

A. 임상적으로 현저한 손상이나 고통을 초래하는 문제적 진정제, 수면제 또는 항불안제 사용이 지난 12개월 사이에 다음의 항목 중 최소한 2개 이상으로 나타난다.

1. 진정제, 수면제 또는 항불안제를 종종 의도했던 것보다 많은 양, 혹은 오랜 기간 동안 사용함

2. 진정제, 수면제 또는 항불안제 사용을 줄이거나 조절하려는 지속적인 욕구가 있음. 혹은 사용을 줄이거나 조절하려고 노력했지만 실패한 경험들이 있음

3. 진정제, 수면제 또는 항불안제를 구하거나, 사용하거나, 그 효과에서 벗어나기 위한 활동에 많은 시간을 보냄

4. 진정제, 수면제 또는 항불안제에 대한 갈망감, 혹은 강한 바람, 혹은 욕구

5. 반복적인 진정제, 수면제 또는 항불안제 사용으로 인해 직장, 학교, 가정에서의 주요한 역할 책임 수행에 실패함(예, 진정제, 수면제 또는 항불안제 사용과 연관된 결근 혹은 업무 수행 능력 저하; 진정제, 수면제 또는 항불안제 사용과 관련된 학교 결석ㆍ정학ㆍ퇴학; 자녀 혹은 가사 방임)

6. 진정제, 수면제 또는 항불안제의 영향으로 지속적으로, 혹은 반복적으로 사회적 혹은 대인관계 문제가 발생하거나 악화됨에도 불구하고 진정제, 수면제 또는 항불안제 사용을 지속함(예, 배우자와 중독의 결과에 대한 문제로 다툼; 신체적 싸움)

7. 진정제, 수면제 또는 항불안제 사용으로 인해 중요한 사회적, 직업적 활동 혹은 여가 활동을 포기하거나 줄임

8. 신체적으로 해가 되는 상황에서도 반복적으로 진정제, 수면제 또는 항불안제를 사용함(예, 진정제, 수면제 또는 항불안제 사용으로 인한 장애가 있는 상태에서 자동차 운전 혹은 기계 조작).

9. 진정제, 수면제 또는 항불안제 사용으로 인해 지속적으로, 혹은 반복적으로 신체적ㆍ심리적 문제가 유발되거나 악화될 가능성이 높다는 것을 알면서도 계속 진정제, 수면제 또는 항불안제를 사용함

10. 내성, 다음 중 하나로 정의됨

    a. 중독 혹은 원하는 효과를 얻기 위해 진정제, 수면제 또는 항불안제 사용량의 뚜렷한 증가가 필요

    b. 동일한 용량의 진정제, 수면제 또는 항불안제를 계속 사용할 경우 효과가 현저히 감소

    주의점: 이 진단기준은 의학적 감독하에 진정제, 수면제 또는 항불안제를 사용하는 경우에는 적용하지 않는다.

11. 금단, 다음 중 하나로 나타남

    a. 진정제, 수면제 또는 항불안제의 특징적인 금단 증후군(진정제, 수면제 또는 항불안제 금단 진단기준 A와 B를 참조하시오)

    b. 금단 증상을 완화하거나 피하기 위해 진정제, 수면제 또는 항불안제(혹은 알코올 같은 비슷한 관련 물질)를 사용

    주의점: 이 진단기준은 의학적 감독하에 진정제, 수면제 또는 항불안제를 사용하는 경우에는 적용하지 않는다.

다음의 경우 명시할 것:

    조기 관해 상태: 이전에 진정제, 수면제 또는 항불안제 사용장애의 진단기준을 만족했고, 최소 3개월 이상 최대 12개월 이내의 기간 동안 진단기준에 맞는 항목이 전혀 없는 경우(진단기준 A4의 '진정제, 수면제 또는 항불안제에 대한 갈망감, 혹은 강한 바람, 혹은 욕구'는 예외) 사용된다.

    지속적 관해 상태: 이전에 진정제, 수면제 또는 항불안제 사용장애의 진단기준을 만족했고, 12개월 이상의 기간 동안 어떤 시기에도 진단기준에 맞는 항목이 전혀 없는 경우(진단기준 A4의 '진정제, 수면제 또는 항불안제에 대한 갈망감, 혹은 강한 바람, 혹은 욕구'는 예외) 사용된다.

다음의 경우 명시할 것:

통제된 환경에 있음: 이 부가적인 명시자는 개인이 진정제, 수면제 또는 항불안제에 대한 접근이 제한된 환경에 있을 때 사용된다.

현재의 심각도/관해에 따른 부호화: 만약 진정제, 수면제 또는 항불안제 중독; 진정제, 수면제 또는 항불안제 금단; 혹은 다른 진정제, 수면제 또는 항불안제로 유발된 정신질환이 같이 있으면 진정제, 수면제 또는 항불안제 사용장애에 대한 다음의 부호를 쓰지 않는다. 대신 동반한 진정제, 수면제 또는 항불안제 사용장애는 진정제, 수면제 또는 항불안제로 유발된 장애 부호의 네 번째 글자에 표시한다(진정제, 수면제 또는 항불안제 중독; 진정제, 수면제 또는 항불안제 금단; 혹은 특정 진정제, 수면제 또는 항불안제로 유발된 정신질환의 부호화 시 주의점 참조). 예를 들어, 만약 진정제, 수면제 또는 항불안제로 유발된 우울장애와 진정제, 수면제 또는 항불안제 사용장애가 동반되면 진정제, 수면제 또는 항불안제로 유발된 우울장애 부호만 쓰고, 동반한 진정제, 수면제 또는 항불안제 사용장애가 경도인지, 중등도인지, 고도인지를 네 번째 글자에 표시한다. 진정제, 수면제 또는 항불안제로 유발된 우울장애가 동반된 경도 진정제, 수면제 또는 항불안제 사용장애에는 F13.14를 사용하고, 진정제, 수면제 또는 항불안제로 유발된 우울장애가 동반된 중등도 또는 고도 진정제, 수면제 또는 항불안제 사용장애에는 F13.24를 사용한다.

현재의 심각도/관해를 명시할 것:

F13.10 경도: 2~3개의 증상이 있다.

F13.11 경도, 조기 관해 상태

F13.11 경도, 지속적 관해 상태

F13.20 중등도: 4~5개의 증상이 있다.

F13.21 중등도, 조기 관해 상태

F13.21 중등도, 지속적 관해 상태

F13.20 고도: 6개 이상의 증상이 있다.

F13.21 고도, 조기 관해 상태

F13.21 고도, 지속적 관해 상태

명시자 Specifiers

'통제된 환경에 있음'은 개인이 통제된 환경에서 관해 상태로 있을 때 세분화해서 적용한다(즉, 조기 관해 상태로 통제된 환경에 있음, 또는 지속적 관해 상태로 통제된 환경에 있음). 이런 환경의 예로는 철저히 감시되고 물질을 구할 수 없는 감옥, 치료적 공동체, 폐쇄 병동 등이 있다.

진단적 특징 Diagnostic Features

진정제, 수면제 또는 항불안제 물질은 벤조디아제핀, 벤조디아제핀 유사 약물(예, 졸피뎀, 잘레플론), 카바메이트(예, 글루테티마이드, 메프로바메이트), 바비튜레이트(예, 세코바르비탈), 그리고 바비튜레이트 유사 수면제(예, 글루테티마이드, 메타콸론)를 포함한다. 이 범주의 물질들은 처방 가능한 수면제와 거의 모든 항불안제를 포함한다. 벤조디아제핀계가 아닌 항불안제(예, 부스피론, 게피론)는 유의미한 오용과 관련이 없어 이 범주에 포함되지 않는다.

알코올과 마찬가지로 이 치료약물들은 뇌 억제제로서 유사한 물질/치료약물로 유발된 장애 및 물질사용장애를 유발할 수 있다. 진정제, 수면제 또는 항불안제는 처방전을 통해서, 혹은 불법적으로 구할 수 있다. 이들 물질을 처방전을 통해 구하는 사람들 중 일부는 진정제, 수면제 또는 항불안제 사용장애로 이환되는 데 반해, 다른 일부는 이들 물질을 오용하고 일시적인 중독을 위해 사용하지만 사용장애로까지는 발전하지 않는다. 특히 발현 시간이 빠른 혹은 작용 시간이 짧은 진정제, 수면제 또는 항불안제들은 중독을 목적으로 사용할 수 있다. 작용 시간이 긴 이 범주의 물질들도 중독을 목적으로 사용되기도 한다.

사용하는 중이거나 금단 중에 느끼는 갈망감(진단기준 A4)은 진정제, 수면제 또는 항불안제 사용장애의 전형적인 특징이다. 이 범주 물질의 오용은 단독으로 이루어질 수도 있고, 다른 범주의 물질과 함께 일어날 수도 있다. 예를 들어, 코카인이나 암페타민으로부터 '진정하기(come down)' 위해 중독을 일으킬 수 있을 정도의 고용량 진정제 혹은 벤조디아제핀을 사용하기도 하고, 메타돈의 효과를 '증진(boost)'시키기 위해 고용량 벤조디아제핀을 사용한다.

반복된 결근 혹은 업무 수행 능력 저하, 정학(정직)이나 퇴학, 자녀 혹은 가사 방임(진단기준 A5)과 중독의 후유증으로 인한 배우자와의 다툼이나 신체적 싸움에도 불구하고 지속적으로 물질을 사용하는 것(진단기준 A6)은 진정제, 수면제 또는 항불안제 사용장애와 연관이 있을 수 있다. 가족, 친척과 만나는 것을 제한하고, 학교와 직장을 피하고, 취미, 스포츠, 게임에 참여하는 것을 중단하는 것(진단기준 A7), 중독된 상태에서 자동차를 운전하거나 기계를 조작함에도 불구하고 반복적으로 사용하는 것(진단기준 A8)도 진정제, 수면제 또는 항불안제 사용장애에서 관찰된다.

진정제, 수면제 또는 항불안제에 대해서는 아주 심각한 수준의 내성과 금단이 생길 수 있다. 진정제, 수면제 또는 항불안제 사용장애는 아니지만 치료 용량으로 장기간 약물을 복용했다가 중단한 경우에도 내성과 금단이 나타날 수 있다. 이런 경우에는 다른 진단기준을 만족하는 경우에만 사용장애 진단을 한다. 진정제, 수면제 또는 항불안제는 적합한 의학적 용도로 처방될 수 있는데, 용량에 따라 내성과 금단이 생길 수 있다. 만약 적합한 의학적 용도로 처방된 것이고, 처방받은 대로 사용했음에도 불구하고 내성 혹은 금단이 생겼을 때는 물질사용장애의 진단기준을 만족한다고 볼 수 없다. 하지만 약물이 적합하게 처방되었는지, 처방받은 대로 사용했는지를 확인하는 것은 필요하다(예, 약물을 처방받기 위해 허위로 증상을 꾸미는 경우, 처방받은 용량보다 더 많은 양을 사용하는 경우, 여러 명의 의사로부터 약을 받으면서 다른 의사들에게는 비밀로 하는 경우).

진정제, 수면제 또는 항불안제 증상들의 일차원적 특징을 감안한다면, 심각도는 만족하는 진단기준의 개수에 근거한다.

부수적 특징 Associated Features

미국 인구를 대변하는 전국 표본 연구에 따르면 진정제, 수면제 또는 항불안제 사용장애는 다른 물질사용장애(예, 알코올 · 대마 · 아편계 · 자극제 사용장애)와 자주 관련이 있다. 진정제는 다른 물질의 원하지 않는 효과를 경감시키기 위해 자주 사용한다. 물질을 반복적으로 사용하는 경우, 진정 효과에 대한 내성이 생기게 되고 점차 고용량을 사용하게 된다. 하지만 뇌간 억제 효과에 대한 내성은 상대적으로 천천히 생기기 때문에 개인이 쾌감을 느끼거나 원하는 효과를 얻기 위해 고용량을 사용하다가 갑자기 호흡 억제나 저혈압이 나타나 사망에 이를 수 있다. 강한 혹은 반복적인 진정제, 수면제 또는 항불안제 중독은 심한 우울증과 연관이 있을 수 있으며, 이것이 일시적이라 할지라도 자살 시도 및 자살로 이어질 수 있다.

유병률 Prevalence

DSM-IV에 따른 진정제, 수면제, 항불안제 사용장애의 12개월 유병률은 12~17세 청소년에서는 0.3%, 18세 이상 성인에서는 0.2%로 추정된다. 이러한 유병률은 치료약물의 처방률 증가에도 불구하고 미국에서는 유지되고 있다. 미국에서의 DSM-IV 진정제, 최면제 또는 항불안제 사용장애는 젠더에 따라 일관되게 달라지는 것을 보여 주지 않지만, 다른 국가에서는 일반적으로 소년과 남자보다 소녀와 여자에서 유병률이 더 높다. 미국에서 DSM-IV에 따른 진정제, 수면제 또는 항불안제 사용장애 12개월 유병률은 연령에 따라 감소하는데 18~29세에서 가장 높고(0.5%), 65세 이상에서 가장 낮다(0.04%).

DSM-IV에 따른 진정제, 수면제 또는 항불안제 사용, 오용(예, 처방 없이 사용) 혹은 장애의 12개월 유병률은 미국 인종에 따라 차이가 있다. 예를 들어, 진정제, 수면제 또는 항불안제 오용의 12개월 유병률은 인종에 따라 12~17세 청소년에서는 0.6%에서 2.5% 사이에 분포하며, 성인에서는 0.7%에서 10.1% 사이에 분포한다.

발달 및 경과 Development and Course

진정제, 수면제 또는 항불안제 사용장애를 가지고 있는 개인의 일반적인 경과는 10대 혹은 20대에 시작해서 사용 빈도가 점차적으로 높아지다가 어느 시점에 진단기준을 만족할 만한 문제를 유발하게 된다. 이런 행태는 다른 물질사용장애(예, 알코올, 아편계, 자극제)가 있는 개인에서 특히 잘 나타난다. 초기에는 파티 등에서 사교 용도로 간헐적으로 사용하던 것으로 시작해서 매일 사용하게 되고, 높은 수준의 내성을 나타내는 단계까지 이를 수 있다. 일단 이런 일이 한번 발생하면, 대인관계의 어려움의 정도가 심해지고, 이와 함께 인지기능이상과 생리적인 금단이 나타나는 삽화들이 증가할 가능성이 높다.

상대적으로 덜 흔하지만, 두 번째 임상 경과는 불안, 불면 혹은 신체 불편감을 치료하기 위해 의사로부터 치료약물을 처방받으면서 복용을 시작하는 개인이 내성이 생기거나 더 고용량의 치료약물이 필요하게 되어서 자가복용하게 되는 횟수와 용량이 점차적으로 늘어나게 되는 경우다. 당사자는 본인의 불안과 불면처럼 치료약물을 처음 복용하게 된 증상들을 내세우며 자신의 사용을 정당화하지만, 물질 추구 행위가 점점 심해지고, 충분한 양을 얻기 위해 여러 명의 의사를 찾게 된다. 높은 수준의 내성과 금단(발작과 금단 섬망을 포함)이 생길 수 있다.

다른 물질사용장애들과 마찬가지로 진정제, 수면제 또는 항불안제 사용장애는 일반적으로 청소년기 혹은 성인기 초기에 발병한다. 비록 30세 이하에는 오용과 사용장애의 위험이 감소하지만, 정신활성물질과 연관된 부작용은 나이가 들면서 증가할 수 있다. 특히 나이가 들면서 인지기능이 손상되는 부작용이 많아지고, 진정제, 수면제 또는 항불안제의 대사가 느려진다. 연령으로 인한 약동학적·약력학적 변화들로 인해 이들 치료약물의 급성 및 만성 중독 효과들(특히 인지, 기억, 운동 협응에 영향을 미치는 효과들)이 증가하게 된다. 주요 신경인지장애를 동반하는 개인은 저용량에서도 중독이나 생리적 기능 손상이 나타날 가능성이 높다. 진정제, 수면제 또는 항불안제는 다른 정신활성물질과 조합해서 함께 자주 사용하기 때문에 기능적 결과들이 단일 물질(예, 진정제)로부터 기인된 것인지, 여러 물질의 사용으로 인한 것인지를 확인하기가 어려울 수 있다.

'고양감(high)'을 느끼기 위한 중독은 10대나 20대에서 더 흔하게 관찰된다. 처방받은 용량보다 고용량을 복용하는 40대 이상의 개인들에서도 진정제, 수면제 또는 항불안제와 연관된 문제들이 관찰된다. 그보다 더 연령이 높은 개인들의 경우, 중독이 진행 중인 주요 신경인지장애와 유사하게 보일 수 있다.

위험 및 예후 인자 Risk and Prognostic Factors

기질적. 충동성과 자극을 추구하는 성향은 물질사용장애로 이환될 가능성과 관련이 있지만, 이 성향들은 유전적으로 결정된다. 성격장애 또한 진정제, 수면제 또는 항불안제의 오용 또는 사용장애 위험을 증가시킬 수 있다.

환경적. 진정제, 수면제 또는 항불안제는 제조된 약들이기 때문에 핵심 위험 요인은 물질에 대한 접근성과 관련이 있다. 미국에서는 역사적으로 진정제, 수면제 또는 항불안제의 오용 행태가 다양한 처방전 행태와 관련이 있다. 예를 들어, 바비튜레이트 처방의 뚜렷한 감소는 벤조디아제핀 처방의 뚜렷한 상승과 연관이 있었다. 동료 요인도 개인이 자기의 환경을 어떻게 선택하느냐의 유전적인 성향과 연관이 있다. 알코올 관련 불안 혹은 불면 때문에 반복적으로 처방을 받는 알코올사용장애가 있는 개인들도 위험성이 높다.

유전적, 생리적. 다른 물질사용장애들과 마찬가지로 진정제, 수면제 또는 항불안제 사용장애의 위험은 개인, 가족, 동료, 사회환경적 영역들과 관련되어 있을 수 있다. 이 영역들 중에서 유전적 요인들이 특히 직간접적으로 중요한 역할을 한다. 발달상에서 전반적으로 봤을 때, 유전적 요인들은 개인이 사춘기에서 성인으로 성장하는 동안 진정제, 수면제 또는 항불안제 사용장애가 발병하는 데 큰 역할을 한다.

경과의 변경인자. 미국 전국 표본 연구에 따르면, 진정제, 수면제 또는 항불안제 복용을 어린 나이에 시작할수록 사용장애로 이환될 가능성이 높아진다.

문화와 관련된 진단적 쟁점 Culture-Related Diagnostic Issues

이 범주의 물질은 나라와 인구 집단마다 처방 행태와 접근성이 천차만별이며, 이러한 차이들이 진정제, 수면제 또는 항불안제 사용장애 유병률의 차이로 이어진다. 미국에서는 벤조디아제핀 사용이 라틴계나 아프리카계 미국인보다는 비라틴계 백인에서 더 높다는 보고들이 많다. 하지만 장애의 위험성은 이 물질에 노출되는 인구 집단에 따라 다를 수 있다. 예를 들어, 미국에서 벤조디아제핀을 사용한 개인들의 DSM-IV 벤조디아제핀사용장애 12개월 유병률은 비라틴계 백인(1.3%)보다는 아프리카계 미국인(3.0%)과 '기타' 비라틴계(2.6%)에서 더 높다.

성 및 젠더와 관련된 진단적 쟁점 Sex- and Gender-Related Diagnostic Issues
개별적인 연구의 추정치들은 편차가 있지만, 진정제, 수면제 또는 항불안제의 유병률은 젠더에 따른 차이가 없는 것으로 보인다.

진단적 표지자 Diagnostic Markers
거의 모든 종류의 진정제, 수면제 또는 항불안제는 소변 혹은 혈액 검사를 통해서 검출할 수 있다 (혈액검사는 신체에 있는 물질의 양을 정량화할 수 있다). 소변 검사는 지속적 작용성의 물질(예, 디아제팜, 플루라제팜)을 사용한 경우에는 약 일주일 동안 양성 반응을 보인다.

자살 사고 혹은 행동과의 연관성 Association With Suicidal Thoughts or Behavior
미국의 역학 연구들은 수면제가 자살과 연관이 있다고 한다. 하지만 이러한 연관성이 우울증이나 불면증처럼 그 자체가 자살의 위험 요인인 기저 질환으로 인한 것인지는 명확하지 않다.

진정제, 수면제 또는 항불안제 사용장애의 기능적 결과
Functional Consequences of Sedative, Hypnotic, or Anxiolytic Use Disorder
진정제, 수면제 또는 항불안제 사용장애의 사회적·대인관계적 결과는 탈억제된 행동으로 인한 것일 가능성이 있다는 측면에서 알코올사용장애와 유사하다. 사고, 대인관계상 어려움, 직장과 학교에서의 기능저하 등이 흔한 결과다. 알코올처럼 이들 치료약물의 탈억제 효과는 공격적인 행동으로 이어질 가능성이 있으며, 그 결과로서 대인관계 혹은 법적인 문제를 유발할 수 있다. 신체검진상 자율신경계의 거의 모든 영역에서의 억제가 관찰된다. 예를 들어, 느려진 맥박, 호흡수의 경미한 감소, (특히 자세 변화에 민감한) 저혈압의 경미한 감소가 있다.

급성 중독은 사고로 인한 부상과 자동차 사고를 유발할 수 있다. 중독된 상태에서 일어난 사고로 인한 외상 후유증(예, 내부 장기출혈, 경막하혈종)이 있을 수 있다. 노인의 경우, 처방 용량의 진정제를 단기간 사용하는 것도 인지 문제와 낙상의 위험을 증가시킬 수 있다. 진정제, 수면제 또는 항불안제가 주요 신경인지장애의 위험성을 증가시킨다는 연관성은 아직 명확하지 않다.

진정제, 수면제 또는 항불안제는 고용량에서 치명적이 될 수 있다. 특정 물질에 따라 치사량은 상당히 다르지만, 특히 다른 중추신경계 억제제, 예를 들어 아편계 또는 알코올과 함께 사용하는 경우에 위험하다. 이 물질을 정맥 투여로 사용하는 경우 감염된 바늘과 연관된 의학적 합병증(예, 간염, HIV 감염)이 발생할 수 있다.

알코올사용장애 혹은 반복적인 알코올 중독에서 관찰되는 것과 유사하게 이들 치료약물들을 우발적으로 혹은 계획적으로 과량 사용하는 경우들이 있다. 과다 복용은 임박한 의료 응급 상황을 시사하는 활력 징후의 악화와 연관이 있을 수 있다(예, 바비튜레이트로 인한 호흡 억제). 단독으로 사용할 경우에는 안전 한계 용량이 높은 데 반해, 알코올과 함께 사용하는 경우에는 특히 위험할 수 있으며, 우발적인 과량 사용이 미국 데이터에서는 흔히 보고된다. 우발적인 과량 사용은 계획적으로 바비튜레이트 혹은 벤조디아제핀이 아닌 치료약물(예, 메타콸론)을 오용하는 개인들에서 보고된다. 하지만 이들 치료약물에 대한 접근도가 벤조디아제핀에 비해 떨어지기 때문에 과량 사용의 빈도는 대개 낮은 편이다.

감별진단 Differential Diagnosis

진정제, 수면제 또는 항불안제 중독; 진정제, 수면제 또는 항불안제 금단; 진정제, 수면제 또는 항불안제 로 유발된 정신질환. 진정제, 수면제 또는 항불안제 사용장애는 진정제, 수면제 또는 항불안제 중독; 진정제, 수면제 또는 항불안제 금단; 그리고 진정제, 수면제 또는 항불안제로 유발된 정신질환(예, 진정제, 수면제 또는 항불안제로 유발된 우울장애)과 구별이 된다. 진정제, 수면제 또는 항불안제 사용장애는 진정제, 수면제 또는 항불안제 사용에 대한 손상된 조절 능력 손상; 진정제, 수면제 또는 항불안제로 인한 사회적 기능 손상; 위험한 진정제, 수면제 또는 항불안제 사용(예, 중독된 상태에서 운전); 그리고 약리학적인 증상(내성 또는 금단의 발생)과 관련된 진정제, 수면제 또는 항불안제의 문제 있는 사용 양상인 데 반해, 진정제, 수면제 또는 항불안제 중독; 진정제, 수면제 또는 항불안제 금단; 그리고 진정제, 수면제 또는 항불안제로 유발된 정신질환은 과다 사용 상태에서 나타나는 정신과적 증상들을 일컫는다. 진정제, 수면제 또는 항불안제 중독; 진정제, 수면제 또는 항불안제 금단; 그리고 진정제, 수면제 또는 항불안제로 유발된 정신질환은 진정제, 수면제 또는 항불안제 사용장애 개인에서 흔하게 나타난다. 이런 경우 진정제, 수면제 또는 항불안제 사용장애라는 진단에 더하여 진정제, 수면제 또는 항불안제 중독; 진정제, 수면제 또는 항불안제 금단; 그리고 진정제, 수면제 또는 항불안제로 유발된 정신질환을 추가로 진단한다.

기타 의학적 상태. 불분명한 언어, 운동실조, 그리고 기타 진정제, 수면제 또는 항불안제 중독의 특징들 은 다른 의학적 상태(예, 다발성 경화증) 혹은 과거의 두부 외상(예, 경막하혈종)으로 인한 것일 수 있다.

알코올사용장애. 진정제, 수면제 또는 항불안제 사용장애는 반드시 알코올사용장애와 감별해야 한 다. 비록 간 손상과 기타 만성 알코올 독성으로 인한 잠재적 징후들(예, 심근병증)은 진정제, 수면 제 또는 항불안제 사용장애보다는 알코올사용장애를 시사하지만, 감별진단은 대부분 병력 청취 를 통해서 결정한다.

진정제, 수면제 또는 항불안제의 임상적으로 적절한 사용. 의사의 지시하에 합법적인 적응증 치료를 위해 장기간 벤조디아제핀 사용을 유지할 수 있다. 비록 내성이나 금단에 해당되는 신체 징후가 나타나더라도, 물질을 구하는 것에 사로잡혀 있지 않고 사회직업적 기능에 방해가 되지 않기 때문 에 진정제, 수면제 또는 항불안제 사용장애 진단기준을 만족하는 증상들로 발전하지는 않는다.

동반이환 Comorbidity

진정제, 수면제 또는 항불안제의 비의학적 사용은 알코올사용장애, 담배사용장애, 그리고 일반적 으로 불법 약물 사용과 연관이 있다. 진정제, 수면제 또는 항불안제 사용장애는 반사회성 성격장애, 우울장애, 양극성장애, 불안장애, 그리고 알코올 및 불법 약물 사용장애 같은 기타 물질사용장애와 동반될 수 있다. 반사회성 행동과 반사회성 성격장애는 특히 치료약물을 불법적으로 구한 경우에 진정제, 수면제 또는 항불안제 사용장애와 연관이 있다. 기타 물질사용장애와 기타 정신과적 장애와의 동반이환은 진정제, 수면제 또는 항불안제 사용에서 진정제, 수면제 또는 항불안제 사용장애로 이환될 위험을 높이고, 관해의 가능성을 줄인다.

● 진정제, 수면제 또는 항불안제 중독
Sedative, Hypnotic, or Anxiolytic Intoxication

진단기준

A. 최근의 진정제, 수면제 또는 항불안제 사용이 있다.
B. 진정제, 수면제 또는 항불안제를 사용하는 동안, 또는 그 직후에 임상적으로 현저한 부적응적 행동 변화 및 심리적 변화가 발생한다(예, 부절적한 성적 또는 공격적 행동, 기분 가변성, 판단력 손상).
C. 진정제, 수면제 또는 항불안제를 사용하는 동안 또는 그 직후에 다음 징후 혹은 증상 중 한 가지(혹은 그 이상)가 나타난다.
1. 불분명한 언어
2. 운동실조
3. 불안정한 보행
4. 안구진탕
5. 인지기능 손상(예, 집중력, 기억력)
6. 혼미 또는 혼수
D. 징후 또는 증상은 다른 의학적 상태로 인한 것이 아니며, 다른 물질 중독을 포함한 다른 정신질환으로 더 잘 설명되지 않는다.

부호화 시 주의점: ICD-10-CM 부호는 동반된 진정제, 수면제 또는 항불안제 사용장애에 따라 정해진다. 만약 경도 진정제, 수면제 또는 항불안제 사용장애가 동반되면 ICD-10-CM 부호는 **F13.120**이며, 만약 중등도 또는 고도 진정제, 수면제 또는 항불안제 사용장애가 동반되면 ICD-10-CM 부호는 **F13.220**이다. 만약 동반이환된 진정제, 수면제 또는 항불안제 사용장애가 없으면 ICD-10-CM 부호는 **F13.920**이다.

주의점: 발달 및 경과; 위험 및 예후 인자; 문화와 관련된 진단적 쟁점; 진단적 표지자; 진정제, 수면제 또는 항불안제 중독의 기능적 결과; 동반이환은 진정제, 수면제 또는 항불안제 사용장애 설명에서 해당하는 내용을 참조하시오.

진단적 특징 Diagnostic Features

진정제, 수면제 또는 항불안제 중독의 핵심 특징은 치료약물을 사용하는 중, 혹은 직후에 일어나는 임상적으로 심각한 부적응적 행동 변화 및 심리적 변화다(예, 부적절한 성적 또는 공격적 행동, 기분 가변성, 판단력 손상, 사회적·직업적 기능 손상; 진단기준 A와 B). 알코올과 같은 뇌 억제제들과 마찬가지로 이런 행동들은 불분명한 언어, 운동실조(일상 활동이나 운전 중에 낙상이나 교통사고를 일으킬 수 있는 정도), 불안정한 보행, 안구진탕, 인지기능 손상(예, 집중력 또는 기억력 문제), 혼미 혹은 혼수 등이 있다(진단기준 C). 기억 손상은 진정제, 수면제 또는 항불안제 중독의 뚜렷한 특징으로 알코올성 일시적 기억상실('필름 끊김[alcoholic blackout]')과 유사한 선행성 기억상실이 가장 흔하게 나타나며, 이로 인한 불편을 일으킨다. 증상들은 다른 의학적 상태나 정신질환으로 인한 것이 아니어야 하며, 다른 정신질환으로 더 잘 설명되지 않아야 한다(진단기준 D). 중독은 처방전을 통해 치료약물을 구하는 사람, 친구나 친척으로부터 치료약물을 얻어서 복용하는 사람, 중독을 경험하기 위해 의도적으로 복용하는 사람 등 다양한 경우에서 나타날 수 있다. 진정제, 수면제 또는 항불안제는 다른 정신활성물질과 함께 사용하는 경우들이 많기 때문에, 기능적 결과들이 진정제, 수면제 또는 항불안제로 인한 것인지 아니면 여러 물질 사용으로 인한 것인지를 확인하기가 어렵다.

부수적 특징 Associated Features

연관된 특징으로는 처방받은 용량보다 더 많은 용량을 복용하는 것, 여러 종류의 다른 치료약물을 함께 복용하는 것, 알코올과 함께 복용하는 것 등이 있으며, 이들은 치료약물의 효과를 뚜렷하게 상승시킨다.

유병률 Prevalence

일반 인구에서 진정제, 수면제 또는 항불안제 중독의 유병률은 알려져 있지 않다. 하지만 진정제, 수면제 또는 항불안제를 비의학적 용도로 사용하는 대부분의 개인은 1회 정도 중독의 진단기준을 만족하는 징후나 증상을 보일 가능성이 높다. 만약 그렇다면 진정제, 수면제 또는 항불안제의 비의학적 사용 유병률이 진정제, 수면제 또는 항불안제 중독 유병률과 비슷할 것이다. 예를 들어, 2018년 미국에서 12세 이상 개인의 2.4%, 18~25세의 4.9%가 신경안정제(tranquilizer)와 진정제를 비의학적으로 사용하였다.

감별진단 Differential Diagnosis

알코올사용장애. 임상적인 양상은 동일할 수 있기 때문에 알코올사용장애로부터 진정제, 수면제 또는 항불안제 사용장애를 감별하기 위해서는 본인이나 정보제공자의 보고, 혹은 독성 검사를 통해서 치료약물을 최근에 복용한 증거가 필요하다. 진정제, 수면제 또는 항불안제를 오용하는 많은 개인은 알코올이나 다른 물질을 오용하는 경우들이 많기 때문에 여러 가지의 중독 진단을 같이 내릴 수 있다.

알코올 중독. 알코올 중독은 숨 쉴 때 나는 알코올 냄새를 통해서 진정제, 수면제 또는 항불안제 중독과 감별할 수 있다. 그 외에는 두 장애의 양상이 매우 유사하다.

진정제, 수면제 또는 항불안제로 유발된 정신질환. 진정제, 수면제 또는 항불안제 중독은 다른 진정제, 수면제 또는 항불안제로 유발된 정신질환들(예, 진정제, 수면제 또는 항불안제로 유발된 불안장애, 금단 중 발병)과 감별이 되는데, 그 이유는 후자로 인한 증상들(예, 불안)이 임상적인 양상에 더 큰 영향을 미치고 별도의 의학적 치료를 요할 만큼 심각하기 때문이다.

신경인지장애. 인지 손상, 외상성 뇌손상, 섬망이 있는 경우에는 적은 용량에서도 진정제, 수면제 또는 항불안제 중독이 일어날 수 있다. 이렇게 복합적인 경우에는 가장 두드러지는 증상에 따라 감별진단을 한다. 이런 질병들이 동반된 경우에는 비록 적은 용량을 복용했더라도 진정제, 수면제 또는 항불안제 중독 진단을 추가로 내리는 것이 적합할 수 있다.

동반이환 Comorbidity

진정제, 수면제 또는 항불안제 중독과 진정제, 수면제 또는 항불안제 사용장애의 일반적인 동반이환을 고려할 때, 동반되는 상태에 대한 자세한 내용은 진정제, 수면제 또는 항불안제 사용장애의 '동반이환'을 참조하시오.

● 진정제, 수면제 또는 항불안제 금단
Sedative, Hypnotic, or Anxiolytic Withdrawal

진단기준

A. 진정제, 수면제 또는 항불안제를 장기적으로 사용하다가 중단(혹은 감량)한다.

B. 진단기준 A에서 기술된 것처럼 진정제, 수면제 또는 항불안제를 사용하다가 중단(혹은 감량)한 지 수 분에서 수일 이내에 다음 항목 중 진정제, 수면제 또는 항불안제 금단 2가지(혹은 그 이상)가 나타난다.

1. 자율신경계 항진(예, 발한 혹은 분당 100회 이상의 빈맥)　　2. 손 떨림

3. 불면　　　　　　　　　　　　　　　　　　　　　　　　　4. 오심 또는 구토

5. 일시적인 시각적·촉각적·청각적 환각 또는 착각　　　　　　6. 정신운동 초조

7. 불안　　　　　　　　　　　　　　　　　　　　　　　　　8. 대발작

C. 진단기준 B의 징후 또는 증상이 사회적, 직업적 또는 다른 중요한 기능 영역에서 임상적으로 현저한 고통이나 손상을 초래한다.

D. 징후 또는 증상은 다른 의학적 상태로 인한 것이 아니며, 다른 물질 중독 및 금단을 포함한 다른 정신질환으로 더 잘 설명되지 않는다.

다음의 경우 명시할 것:

　　지각 장해 동반: 이 명시자는 드물게 환각이 현실 검증력이 손상되지 않은 상태에서 생기거나, 청각적, 시각적 혹은 촉각적 착각이 섬망 없이 발생할 때 적용한다.

부호화 시 주의점: ICD-10-CM 부호는 동반한 진정제, 수면제 또는 항불안제 사용장애가 있는지와 지각 장해 동반 여부에 따라 달라진다.

　　지각 장해를 동반하지 않는 진정제, 수면제 또는 항불안제 금단: 만약 경도 진정제, 수면제 또는 항불안제 사용장애가 동반되면 ICD-10-CM 부호는 **F13.130**이며, 만약 중등도 또는 고도 진정제, 수면제 또는 항불안제 사용장애가 동반되면 ICD-10-CM 부호는 **F13.230**이다. 만약 동반이환된 진정제, 수면제 또는 항불안제 사용장애가 없으면(예, 환자가 의학적으로 적합한 복약지도에 따라 진정제, 수면제 또는 항불안제를 복용하는 경우) ICD-10-CM 부호는 **F13.930**이다.

　　지각 장해를 동반하는 진정제, 수면제 또는 항불안제 금단: 만약 경도 진정제, 수면제 또는 항불안제 사용장애가 동반되면 ICD-10-CM 부호는 **F13.132**이며, 만약 중등도 또는 고도 진정제, 수면제 또는 항불안제 사용장애가 동반되면 ICD-10-CM 부호는 **F13.232**다. 만약 동반이환된 진정제, 수면제 또는 항불안제 사용장애가 없으면(예, 환자가 의학적으로 적합한 복약지도에 따라 진정제, 수면제 또는 항불안제를 복용하는 경우) ICD-10-CM 부호는 **F13.932**다.

주의점: 발달 및 경과; 위험 및 예후 인자; 문화와 관련된 진단적 쟁점; 진단적 표지자; 진정제, 수면제 또는 항불안제 금단의 기능적 결과; 동반이환은 진정제, 수면제 또는 항불안제 사용장애 설명에서 해당하는 내용을 참조하시오.

진단적 특징 Diagnostic Features

진정제, 수면제 또는 항불안제 금단의 핵심 증상은 수 주 이상 정기적으로 사용하던 치료약물을 중단하거나 줄인 후에 나타나는 특징적인 증상의 발현이다(진단기준 A와 B). 금단 증후군은 자율신경계 항진(예, 심박수, 호흡수, 혈압, 체온 상승 및 발한), 손 떨림, 불면, 오심, 때때로 구토를 동반, 불안, 그리고 정신운동 초조 등을 포함한 증상들 중에서 2가지 이상이 특징적으로 있어야 한다(알코올 금단과 유사). 대발작은 치료받지 않은 금단을 경험하는 개인의 20~30%에서 나타날 수 있다. 심한 금단인 경우, 시각적 · 촉각적 · 청각적 환각이나 착각이 있을 수 있지만, 대개 금단 섬망의 경과 중에 나타난다. 개인의 현실 검증력이 보존되어 있고(즉, 개인이 물질로 인한 환각이라는 사실을 알고 있는 경우), 착각이 정신이 명료한 상태에서 일어난 것이라면 '지각 장해 동반'이라는 명시자를 붙일 수 있다. 만약 현실 검증력이 손상된 상태에서 환각이 발생한다면, 물질/치료약물로 유발된 정신병적 장애를 고려해야 한다. 금단 증상은 사회적, 직업적 또는 다른 중요한 기능 영역에서 임상적으로 현저한 고통이나 손상을 초래한다(진단기준 C). 증상들은 다른 의학적 상태로 인한 것이 아니어야 하며, 다른 정신질환(예, 알코올 금단, 범불안장애)으로 더 잘 설명되지 않아야 한다(진단기준 D). 진정제, 수면제 또는 항불안제를 처방함으로써 금단 증상이 완화된다면 이는 진정제, 수면제 또는 항불안제 금단 진단을 지지하는 것이다.

부수적 특징 Associated Features

금단 증후군의 시간과 심각도는 특정 물질과 그 물질의 약력학적 · 약동학적 특징에 따라 다르게 나타난다. 예를 들어, 빠르게 흡수되고 활동성 대사 물질이 없는 속효성 치료약물들(예, 트리아졸람)은 금단 증상이 치료약물을 중단한 지 수 시간 이내에 나타날 수 있다. 작용 시간이 긴 대사 물질이 있는 치료약물들(예, 디아제팜)은 1~2일 이내에 나타나지 않을 수도 있다. 이 범주에 속한 물질로 인해 발생한 금단 증후군은 생명을 위협할 수 있는 섬망이 생길 수 있다는 특징이 있다. 장기간 치료 용량으로 처방을 받다가 갑자기 벤조디아제핀을 끊은 개인에서 벤조디아제핀사용장애라는 진단 없이 내성과 금단의 증거가 보일 수 있다.

금단 증후군의 경과는 일반적으로 물질의 반감기에 따라 예측할 수 있다. 작용 시간이 10시간 혹은 그 이내인 치료약물들(예, 로라제팜, 옥사제팜, 테마제팜)은 혈중 치료약물 농도가 감소하면서 6~8시간 이내에 증상이 시작되어서 2일째에 최고조에 달했다가 4~5일째에 호전된다. 보다 긴 반감기를 가진 치료약물들(예, 디아제팜)은 일주일 이상 금단 증상들이 나타나지 않을 수 있으며, 2주째에 최고조에 달했다가 3~4주째에 호전된다. 보다 장기적인 금단 증상들은 훨씬 더 낮은 수준으로 수개월 동안 지속될 수도 있다.

물질을 오랜 기간 복용했을수록, 그리고 많은 용량을 복용했을수록 심한 금단이 나타날 가능성이 높다. 하지만 디아제팜 15mg(혹은 이에 상응하는 다른 벤조디아제핀)의 용량을 수개월 복용했음에도 불구하고 금단이 나타났다는 보고가 있다. 디아제팜 40mg(혹은 이에 상응하는 용량)은 임상적으로 더 의미 있는 금단 증상을 유발시킬 가능성이 높으며, 더 높은 용량(예, 디아제팜 100mg)은 금단 발작이나 섬망이 동반될 가능성이 높다. 진정제, 수면제 또는 항불안제 금단 섬망은 의식 및 인지의 혼탁과 함께 시각적·촉각적·청각적 환각이 나타나는 것이 특징적이다. 이런 증상들이 나타날 때는 금단이라는 진단 대신 금단 섬망이라는 진단을 내려야 한다.

유병률 Prevalence

진정제, 수면제 또는 항불안제 금단의 유병률은 알려져 있지 않다.

진단적 표지자 Diagnostic Markers

진정제, 수면제 또는 항불안제를 오랫동안 복용했던 과거력이 있는 상황에서 발작과 자율신경계 불안정성이 있는 경우 진정제, 수면제 또는 항불안제 금단일 가능성이 강하게 시사된다.

감별진단 Differential Diagnosis

기타 의학적 상태. 진정제, 수면제 또는 항불안제 금단 증상들은 다른 의학적 상태(예, 저혈당, 당뇨병성 케톤산증)의 증상과 유사하다. 발작이 있는 경우에는 다른 다양한 원인을 감별진단해야 한다(예, 감염, 두부 외상, 독약).

본태 떨림. 가족력이 있는 신경학적 상태인 본태 떨림을 보고 진정제, 수면제 또는 항불안제 금단과 연관된 떨림이라고 오판할 수 있다.

알코올 금단. 알코올 금단은 진정제, 수면제 또는 항불안제 금단과 매우 유사한 증상들을 유발시킨다. 비록 간 손상과 기타 만성 알코올 독성으로 인한 잠재적 징후들(예, 심근병증)은 진정제, 수면제 또는 항불안제 금단보다는 알코올 금단을 시사하지만, 감별진단은 대부분 병력 청취를 통해서 결정한다.

진정제, 수면제 또는 항불안제로 유발된 정신질환. 진정제, 수면제 또는 항불안제 금단은 진정제, 수면제 또는 항불안제로 유발된 정신질환(예, 진정제, 수면제 또는 항불안제로 유발된 불안장애, 금단 중 발병)과 구별되는데, 그 이유는 후자로 인한 증상들(예, 불안)이 임상적인 양상에 더 큰 영향을 미치고 별도의 의학적 치료를 요할 만큼 심각하기 때문이다.

불안장애. 기존에 있던 불안장애가 재발하거나 악화되는 경우에는 진정제, 수면제 또는 항불안제 금단과 유사한 증상들이 나타난다. 하지만 진전 섬망이나 진성 발작처럼 금단의 가장 극단적인 징후들은 불안장애의 증상들은 아니다. 금단은 진정제, 수면제 또는 항불안제의 갑작스러운 용량 감소가 있는 경우에 의심한다. 용량을 감량하는 중에는 금단 증후군과 잠재되어 있는 불안장애를 구별하는 것이 어렵다. 알코올과 마찬가지로 오랫동안 지속되는 금단 증상들(예, 불안, 변덕스러운 기분, 불면)은 독립적인 불안 또는 우울 장애(예, 범불안장애)로 오인될 수 있다.

동반이환 Comorbidity

진정제, 수면제 또는 항불안제 금단과 진정제, 수면제 또는 항불안제 사용장애의 일반적인 동반이환을 고려할 때, 동반되는 상태에 대한 자세한 내용은 진정제, 수면제 또는 항불안제 사용장애의 '동반이환'을 참조하시오.

진정제, 수면제 또는 항불안제로 유발된 정신질환
Sedative-, Hypnotic-, or Anxiolytic-Induced Mental Disorders

다음의 진정제, 수면제 또는 항불안제로 유발된 정신질환들은 현상학적으로 동일한 증상을 공유하고 있는 이 편람의 다른 장애 부분에서 기술된다(각 장의 물질/치료약물로 유발된 정신질환 참조): 진정제, 수면제 또는 항불안제로 유발된 정신병적 장애('조현병 스펙트럼 및 기타 정신병적 장애'); 진정제, 수면제 또는 항불안제로 유발된 양극성 및 관련 장애('양극성 및 관련 장애'); 진정제, 수면제 또는 항불안제로 유발된 우울장애('우울장애'); 진정제, 수면제 또는 항불안제로 유발된 불안장애('불안장애'); 진정제, 수면제 또는 항불안제로 유발된 수면장애('수면-각성장애'); 진정제, 수면제 또는 항불안제로 유발된 성기능부전('성기능부전'); 진정제, 수면제 또는 항불안제로 유발된 주요 또는 경도 신경인지장애('신경인지장애'). 진정제, 수면제 또는 항불안제 중독 섬망과 진정제, 수면제 또는 항불안제 금단 섬망은 '신경인지장애' 장의 섬망의 진단기준과 논의에서 설명한다. 이러한 진정제, 수면제 또는 항불안제로 유발된 정신질환은 증상이 상당히 심해서 독립적인 임상적 주의를 필요로 할 때만 진정제, 수면제 또는 항불안제 중독이나 진정제, 수면제 또는 항불안제 금단 대신 진단 내린다.

● 명시되지 않는 진정제, 수면제 또는 항불안제 관련장애
Unspecified Sedative-, Hypnotic-, or Anxiolytic-Related Disorder

F13.99

이 범주는 사회적, 직업적 또는 다른 중요한 기능 영역에서 임상적으로 현저한 고통이나 손상을 초래하는 진정제, 수면제 또는 항불안제 관련장애의 특징적인 증상들이 두드러지지만, 어떤 특정 진정제, 수면제 또는 항불안제 관련장애 또는 물질관련 및 중독 장애의 진단분류에 속한 장애 중 어느 것에도 완전한 기준을 만족하지 않는 발현 징후들에 적용된다.

자극제관련장애
Stimulant-Related Disorders

자극제사용장애

자극제 중독

자극제 금단

자극제로 유발된 정신질환

명시되지 않는 자극제관련장애

● 자극제사용장애
Stimulant Use Disorder

진단기준

A. 임상적으로 현저한 손상이나 고통을 초래하는 암페타민류 물질, 코카인 또는 기타 자극제 사용 양상이 지난 12개월 사이에 다음의 항목 중 최소한 2개 이상으로 나타난다.
   1. 자극제를 종종 의도했던 것보다 많은 양, 혹은 오랜 기간 동안 사용함
   2. 자극제 사용을 줄이거나 조절하려는 지속적인 욕구가 있음. 혹은 사용을 줄이거나 조절하려고 노력했지만 실패한 경험들이 있음
   3. 자극제를 구하거나, 사용하거나, 그 효과에서 벗어나기 위한 활동에 많은 시간을 보냄
   4. 자극제에 대한 갈망감, 혹은 강한 바람, 혹은 욕구
   5. 반복적인 자극제 사용으로 인해 직장, 학교 혹은 가정에서의 주요한 역할 책임 수행에 실패함
   6. 자극제의 영향으로 지속적으로, 혹은 반복적으로 사회적 혹은 대인관계 문제가 발생하거나 악화됨에도 불구하고 자극제 사용을 지속함
   7. 자극제 사용으로 인해 중요한 사회적, 직업적 혹은 여가 활동을 포기하거나 줄임
   8. 신체적으로 해가 되는 상황에서도 반복적으로 자극제를 사용함
   9. 자극제 사용으로 인해 지속적으로, 혹은 반복적으로 신체적·심리적 문제가 유발되거나 악화될 가능성이 높다는 것을 알면서도 계속 자극제를 사용함
   10. 내성, 다음 중 하나로 정의됨
       a. 중독이나 원하는 효과를 얻기 위해 알코올 사용량의 뚜렷한 증가가 필요
       b. 동일한 용량의 자극제를 계속 사용할 경우 효과가 현저히 감소
       주의점: 이 진단기준은 주의력결핍 과잉행동장애나 기면증에 쓰이는 약물과 같이 적절한 의학적 감독하에 사용되는 경우는 포함하지 않는다.
   11. 금단, 다음 중 하나로 나타남
       a. 자극제의 특징적인 금단 증후군(자극제 금단 진단기준 A와 B를 참조하시오)
       b. 금단 증상을 완화하거나 피하기 위해 자극제(혹은 비슷한 관련 물질)를 사용
       주의점: 이 기준은 주의력결핍 과잉행동장애나 기면증에 쓰이는 치료약물과 같이 적절한 의학적 감독하에 사

용되는 경우는 포함하지 않는다.

다음의 경우 명시할 것:

조기 관해 상태: 이전에 자극제사용장애의 진단기준을 만족했고, 최소 3개월 이상 최대 12개월 이내의 기간 동안 진단기준에 맞는 항목이 전혀 없는 경우(진단기준 A4의 '자극제에 대한 갈망감, 혹은 강한 바람, 혹은 욕구'는 제외) 사용된다.

지속적 관해 상태: 이전에 자극제사용장애의 진단기준을 만족했고, 12개월 이상의 기간 동안 어떤 시기에도 진단기준에 맞는 항목이 전혀 없는 경우(진단기준 A4의 '자극제에 대한 갈망감, 혹은 강한 바람, 혹은 욕구'는 제외) 사용된다.

다음의 경우 명시할 것:

통제된 환경에 있음: 이 부가적인 명시자는 개인이 자극제에 대한 접근이 제한된 환경에 있을 때 사용된다.

현재 심각도/관해에 따른 부호화: 만약 암페타민류 물질 중독, 암페타민류 물질 금단, 혹은 암페타민류 물질로 유발된 정신질환이 같이 있으면, 암페타민류 물질사용장애에 대한 다음의 부호를 쓰지 않는다. 대신 동반한 암페타민류 물질사용장애는 암페타민으로 유발된 장애 부호의 네 번째 글자에 표시한다(암페타민류 물질 중독, 암페타민류 물질 금단, 특정 암페타민류 물질로 유발된 정신질환의 부호화 시 주의점 참조). 예를 들어, 만약 암페타민으로 유발된 우울장애와 암페타민사용장애가 동반되면 암페타민으로 유발된 우울장애 부호만 쓰고, 동반한 암페타민사용장애가 경도인지, 중등도인지, 고도인지 여부를 네 번째 글자에 표시한다. 암페타민으로 유발된 우울장애를 동반한 경도 암페타민사용장애는 F15.14를 사용하고, 암페타민으로 유발된 우울장애를 동반한 중등도 또는 고도 암페타민사용장애는 F15.24를 사용한다. (암페타민류 물질에 대한 지침은 기타 혹은 명시되지 않는 자극제 중독, 기타 혹은 명시되지 않는 자극제 금단, 기타 혹은 명시되지 않는 자극제로 유발된 정신질환에도 적용된다.) 유사하게, 만약 코카인으로 유발된 우울장애와 코카인사용장애가 동반되면 코카인으로 유발된 우울장애 부호만 쓰되, 동반하는 코카인사용장애가 경도인지, 중등도인지, 고도인지를 네 번째 글자에 표시한다. 코카인으로 유발된 우울장애를 동반한 경도 코카인사용장애는 F14.14를 사용하고, 코카인으로 유발된 우울장애를 동반한 중등도 또는 고도 코카인사용장애는 F14.24를 사용한다.

현재의 심각도/관해를 명시할 것:

경도: 2~3개의 증상이 있다.

F15.10 암페타민류 물질

F14.10 코카인

F15.10 기타 또는 명시되지 않는 자극제

경도, 조기 관해 상태

F15.11 암페타민류 물질

F14.11 코카인

F15.11 기타 혹은 명시되지 않는 자극제

경도, 지속적 관해 상태

F15.11 암페타민류 물질

F14.11 코카인

F15.11 기타 혹은 명시되지 않는 자극제

중등도: 4~5개의 증상이 있다.

F15.20 암페타민류 물질

F14.20 코카인

F15.20 기타 또는 명시되지 않는 자극제

중등도, 조기 관해 상태

F15.21 암페타민류 물질

F14.21 코카인

F15.21 기타 혹은 명시되지 않는 자극제

중등도, 지속적 관해 상태

F15.21 암페타민류 물질

F14.21 코카인

F15.21 기타 혹은 명시되지 않는 자극제

고도: 6개 이상의 증상이 있다.

F15.20 암페타민류 물질

F14.20 코카인

F15.20 기타 또는 명시되지 않는 자극제

고도, 조기 관해 상태

F15.21 암페타민류 물질

F14.21 코카인

F15.21 기타 또는 명시되지 않는 자극제

고도, 지속적 관해 상태

F15.21 암페타민류 물질

F14.21 코카인

F15.21 기타 또는 명시되지 않는 자극제

명시자 Specifiers

'통제된 환경에 있음'은 개인이 통제된 환경에서 관해 상태로 있을 때 세분화해서 적용한다(즉, 조기 관해 상태로 통제된 환경에 있음, 또는 지속적 관해 상태로 통제된 환경에 있음). 이런 환경의 예로는 철저히 감시되고 물질을 구할 수 없는 감옥, 치료적 공동체, 폐쇄 병동 등이 있다.

진단적 특징 Diagnostic Features

자극제는 뇌의 활동을 증가시키고 일시적으로 경계심, 기분, 의식을 향상시킬 수 있는 일종의 정신활성물질이다. 이 장에서 다루는 자극제는 암페타민과 그와 유사한 영향을 미치는 자극제(예, 메틸페니데이트) 및 코카인을 포함한다. 자극제 특성을 가진 다른 물질과 관련된 물질관련장애는 이 장의 다른 섹션에 분류된다. 여기에는 카페인(카페인 관련 장애 부분에 있는), 니코틴(담배관련장애에 있는), 자극제와 환각제 영향을 둘다 미치는 MDMA(기타 환각제관련장애에 있는 3-4 메틸렌디옥시메스암페타민)를 포함한다.

암페타민류 물질이 코카인의 효과와 비슷하다는 점에서 암페타민관련장애와 코카인관련장애는 동일한 '자극제관련장애'로 분류된다. 암페타민류 물질(그리고 기타 혹은 명시되지 않는 자극제)과 코카인은 ICD-10-CM에서 다른 부호를 가진다(예, F15.10 경도 암페타민류 물질사용장애, F14.10 경도 코카인사용장애). 개인이 사용하는 특정 자극제는 진단에 기록된다(예, '메스암페타민 중독' '메틸페니데이트사용장애' '코카인 중독').

암페타민류 물질은 암페타민, 덱스트로암페타민 및 메스암페타민과 같이 대체된 페닐에틸아민 구조를 가진 자극제를 포함한다. 메틸페니데이트, 모다피닐 및 아모다피닐과 같이 구조적으로 다르지만 유사한 효과를 미치는 물질들 또한 포함된다. 이러한 물질은 주로 경구나 정맥으로 투여되며, 메스암페타민은 비강내로도 투여할 수 있다. 합성 암페타민류 혼합물 외에도, 캇(khât)이라 불리는 식물 유래의 자연 발생적인 자극제와 카티논이라고 불리는 캇의 유사물인 합성 화학물질이 있다.

암페타민과 기타 자극제는 비만, 주의력결핍 과잉행동장애, 기면증의 처방을 통해 구해지기도 한다. 결과적으로 처방된 자극제는 불법 시장으로 흘러갈 수 있다.

코카나무에서 자연 발생적으로 생산되는 코카인은 순도와 작용 시간에 차이가 있어 효과가 다른 여러 형태로 소비된다(예, 코카 잎, 코카 반죽, 코카인 염산염, 프리베이스나 크랙과 같은 코카인 알칼로이드). 그러나 이 모든 형태에서 코카인은 유효 성분이다. 코카인 염산염 가루는 '코로 흡입'하거나 물에 녹여 정맥에 주사할 수 있다. 크랙과 다른 코카인 알칼로이드는 쉽게 증발되고 흡입되기 때문에, 그 효과는 매우 빠르게 나타난다.

암페타민류 물질이나 코카인에 노출되면, 항상 빠른 건 아니지만 대부분 일주일 내로 빠르게 자극제사용장애로 발전할 수 있다. 투여 경로에 관계없이 반복된 사용으로 내성이 생긴다. 금단 증후군, 특히 과다수면, 식욕 증가, 불쾌감(dysphoria) 증상이 생길 수 있고 이것이 갈망을 강화시킨다. 자극제사용장애 환자의 대부분은 이러한 내성이나 금단을 경험한다.

사용 패턴과 경과는 암페타민류 물질이나 코카인 관련장애에서 유사한데, 두 물질 모두 중추신경계에 강한 영향을 미친다. 이는 비슷한 정신활성 및 교감신경작용 효과를 가지기 때문이다. 암페타민류 물질은 코카인에 비해 긴 작용 시간을 가져 하루 사용 횟수가 적다. 사용은 만성적이고 삽화적이며, 고용량 사용 삽화 사이사이에 짧은 중단 기간이 존재하기도 한다. 고용량이 흡인되거나, 경구나 정맥 내로 투여되면 공격적이고 폭력적인 행동이 자주 일어난다. 강한 일시적인 불안은 공황장애나 범불안장애와 유사하며, 편집성 사고나 정신병적 삽화는 조현병과 유사한데 고용량에서 흔하다.

금단 상태는 일시적이지만 강한 우울감과 관련되며, 이는 주요우울 삽화 증상과 유사하다. 우울 증상은 보통 일주일 내로 해소된다. 암페타민류의 물질에 대한 내성이 발생하며 복용량의 증가가 유발된다. 대조적으로 어떤 사용자에서는 암페타민류 물질이 민감화를 유발하여 효과가 증가할 수도 있다.

부수적 특징 Associated Features

주사하거나 코로 흡입할 때 자극제는 전형적으로 안녕감, 자신감, 다행감을 강하게 유발한다. 자극제사용장애로 극적인 행동 변화가 빠르게 나타날 수 있다. 혼돈스러운 행동, 사회적 격리, 공격적 행동, 성기능부전은 장기적 자극제사용장애 때문에 발생한다.

급성 중독은 횡설수설, 두통, 일시적인 관계 사고, 이명 증상을 보인다. 편집성 사고, 명료한 의식 중에 나타나는 환청, 환촉 등을 보이며, 환자들은 이를 약물의 작용 때문이라고 여긴다. 위협이나 공격적인 행동 또한 발생할 수 있다. 우울감, 자살 사고, 과민성, 무쾌감, 감정적 동요, 혹은 주의 및 집중의 장해 또한 금단 증상으로 흔하게 보인다. 코카인 사용과 연관된 정신질환은 보통 사용을 중단한 후 수 시간에서 수일 동안에 사라지나 1개월 이상 지속될 수도 있다. 자극제 금단 동안 나타나는 증상은 중독 기간에 보이는 증상과 반대되며 때때로 서맥을 유발한다. 일시적인 우울 증상들은 우울 삽화 진단기준의 증상과 기간을 만족할 수 있다. 반복된 공황발작, 사회불안장애(사회공포증 유사 행동), 범불안 유사 증후군과 같은 증상도 흔히 보이고 섭식장애도 동반될 수 있다. 자극제 중독의 극단적인 예는 자극제로 유발된 정신병적 장애이고, 이는 망상과 환각을 동반하며 조현병의 증상과 유사하다.

자극제사용장애 환자는 종종 약물에 대한 조건화된 반응을 보이기도 한다(예, 하얀 가루를 보는 것에 대한 갈망). 이러한 반응은 재발을 잘하고, 완전히 없애기 어려우며, 해독 기간을 거친 후에도 지속된다.

자살 사고나 자살 행동을 동반하는 우울 증상들은 자극제 금단 기간 동안에 가장 흔히 보이는 심각한 증상이다.

유병률 Prevalence

자극제사용장애: 암페타민류 물질. 미국에서 암페타민류 물질사용장애의 12개월 평균 유병률은 12세 이상에서 0.4%다. 12~17세에서 12개월 유병률은 0.1%이며, 18~25세에서 0.5%, 26세 이상에서 0.4%다. 남성의 경우 0.5%, 여성의 경우 0.2%의 비율을 차지한다. 비율은 히스패닉계 및 비히스패닉계 백인에서 약 0.4%, 아프리카계 및 아시아계 미국인에서 약 0.1%다. 미국 원주민/알래스카 원주민 및 하와이 원주민/태평양제도민의 경우 표본이 작아 유병률 추정치를 결정하기 어렵지만, 미국 원주민/알래스카 원주민에서 더 높은 비율에 대한 증거가 있다.

미국 성인의 경우 총 6.6%(연평균)가 처방된 자극제를 사용했으며, 이 중 4.5%는 오용 없이 사용했으며, 1.9%는 사용장애 없는 오용을, 0.2%는 사용장애를 보였다. 비히스패닉계 백인은 처방된 자극제를 비의학적으로 사용할 가능성이 더 높은 반면, 히스패닉계는 자극제를 더 자주 복용하는 경향이 있고 처방된 자극제사용장애의 비율이 더 높다.

자극제사용장애: 코카인. 미국에서 코카인사용장애의 12개월 평균 유병률은 12세 이상에서 0.4%다. 12~17세의 비율은 0.1%, 18~25세의 비율은 0.7%, 26세 이상의 비율은 0.3%다. 남성의 경우 0.5%, 여성의 경우 0.2%의 비율을 차지한다. 비율은 아프리카계 미국인 및 비히스패닉계 백인에서 0.4%, 히스패닉계에서 0.3%, 아시아계 미국인에서 0.1% 미만이다.

발달 및 경과 Development and Course

미국에서 자극제사용장애는 모든 사회적 계층에서 나타나며, 18~25세 사이가 12~17세 혹은 26세 이상에서보다 흔하게 발생한다. 평균적으로, 치료받는 사람에서 첫 사용은 대략 23세 정도로 보고된다. 메스암페타민으로 인한 첫 치료 입원의 평균 연령은 대략 34세이며, 코카인으로 인한 첫 치료 입원의 평균 연령은 흡연 코카인의 경우 44세, 다른 경로의 경우 37세다.

몇몇 사람은 체중 감량을 위해 또는 직장이나 학교, 운동 경기에서 능력 향상을 위해 사용을 시작한다. 이는 주의력결핍 과잉행동장애 치료를 위해 다른 사람에게 처방된 메틸페니데이트나 암페타민염을 얻는 것을 포함한다. 미국에서 암페타민류 물질 사용으로 첫 치료 입원한 사람 중 61%가 흡연을, 26%가 주입을, 9%가 코로 흡입을 보고했으며, 이는 자극제사용장애가 다양한 형태의 투여로 발전할 수 있다는 것을 시사한다.

사용 패턴은 삽화적이거나 매일(거의 매일) 사용하였다. 삽화적 사용은 2일 이상 사용하지 않는 기간으로 구분된다(예, 주말에 집중적으로 사용 혹은 주중 1회 이상 사용). '과도한 사용'은 수 시간, 수일 이상의 고용량 사용을 말하며, 신체적 의존과 관련된다. 과도한 사용은 자극제의 공급이 끊기거나 탈진 상태가 되어야 중단된다. 만성적인 매일의 사용은 고용량 혹은 저용량과 관련되며, 시간이 지나면서 점차 용량이 증가한다.

자극제 흡연이나 정맥 내 사용은 수 주에서 수개월 내에 심각한 단계의 자극제사용장애로 빠르게 진행된다. 코카인을 비강으로 흡입하는 것이나 암페타민류 물질의 경구 사용은 수개월에서 수년에 걸쳐 보다 점진적인 진행을 보인다. 지속적인 사용으로 내성이 생겨 유쾌한 효과가 감소하고 불쾌감 효과가 증가한다.

위험 및 예후 인자 Risk and Prognostic Factors

기질적. 동반되는 양극성장애, 조현병, 반사회성 성격장애와 다른 물질사용장애들은 자극제사용장애 발생의 위험인자일 뿐만 아니라 치료 표본에서 코카인 사용 재발의 위험 요인이다. 높은 스트레스에 대한 반응성은 일부 미국 치료 표본에서 코카인의 사용 빈도와 연관되었다. 아동기 품행장애와 반사회성 성격장애는 자극제관련장애의 발생과 연관된다. 미국에서 과거 기타 물질의 사용, 남성인 것, B군 성격장애를 보이는 것, 물질사용장애의 가족력, 별거, 이혼, 혹은 미망인이 되는 것은 모두 코카인 사용의 위험을 증가시킨다. 남성과 성관계를 가지는 남성 또한 메스암페타민 사용의 더 높은 위험성을 가지고 있다.

환경적. 미국 10대 코호트 집단의 코카인 사용 예측 요인들은 출생 시 코카인 노출, 출생 후 부모에 의한 코카인 사용, 아동기 동안의 지역사회 폭력 노출 등이다. 선진국 연구는 친밀한 파트너의 폭력이나 아동 학대에 대한 노출이 특히 여성에 있어 자극제 사용과 동반된다는 점을 시사한다. 여성을 종단적으로 추적한 미국의 코호트 집단에서, 식량 불안정성을 포함한 사회경제적 지위는 자극제 사용 위험에 투여량 의존 영향을 미쳤다. 청소년기, 특히 여성에서 불안정한 가정환경, 정신질환 상태, 범죄 행동, 마약 거래자나 사용자와 연관되어 사는 것 등이 위험 요인이다.

문화와 관련된 진단적 쟁점 Culture-Related Diagnostic Issues

미국 내 코카인 사용 유병률은 2001~2002년과 2012~2013년 사이 비라틴계 백인, 아프리카계 미국인, 라틴계 미국인 사이에서 증가했지만, 코카인사용장애 유병률은 백인 사이에서만 증가하였다. 작은 차이가 있지만, 코카인과 기타 자극제 사용장애의 진단적 기준은 젠더와 민족인종적 집단에 동일하게 적용된다. 유병률 추정치에 대한 제한된 자료에서, 미국 원주민/알래스카 원주민은 비히스패닉계 백인보다 메스암페타민사용장애에 더 높은 위험을 가지고 있는 것으로 보이며, 그보다는 덜하지만 코카인사용장애에도 높은 위험을 가지고 있는 것으로 보인다. 반면, 하와이 원주민/태평양제도민들은 비히스패닉계 백인들과 비슷한 위험을 가지고 있는 것으로 보인다.

첫 메스암페타민/암페타민 관련장애에 대한 공적 자금 지원을 받는 약물 남용 치료 프로그램에 가입한 사람의 64%가 비히스패닉계 백인이고, 그 뒤로 20%의 히스패닉계, 3%의 아시아계 및 태평양제도민, 6%의 비히스패닉계 흑인이 뒤따랐다. 흡연 코카인과 관련된 첫 치료 입원의 경우, 51%는 비히스패닉계 흑인, 35%는 비히스패닉계 백인, 8%는 히스패닉계, 1%는 아시아계/태평양제도민이었다. 다른 코카인 투여 방식과 관련된 입원의 경우, 47%가 비히스패닉계 백인, 31%가 비히스패닉계 흑인, 17%가 히스패닉계, 1%가 아시아계/태평양제도민이었다. 임상 표본의 장애 비율은 서비스에 대한 차별적 접근과 이용, 치료의 경로, 범죄화, 오명, 그리고 치료를 위한 진단 및 의뢰에서의 인종 편견에 의해 영향을 받을 수 있기 때문에 주의하여 해석되어야 한다.

성 및 젠더와 관련된 진단적 쟁점 Sex- and Gender-Related Diagnostic Issues

미국에서 코카인사용장애 여성은 남성에 비해 우울장애와 외상후 스트레스장애와 같은 정신질환을 더 자주 동반한다. 생식샘 호르몬은 남성의 코카인에 대한 반응에 영향을 미친다. 코카인사용장애를 보이고 프로게스테론 수치가 높은 여성은 코카인사용장애를 보이고 프로게스테론 수치가 낮은 여성보다 스트레스로 유발되거나 단서로 유발된 코카인 갈망이 낮고 단서로 유발된 혈압의 변화가 낮았다. 이것이 임산부가 비임산부보다 코카인 사용이 낮은 원인일 수 있다.

진단적 표지자 Diagnostic Markers

코카인 대사물인 벤조일렉고닌(benzoylecgonine)은 전형적으로 단일 용량 복용 후 1~3일 동안 소변에 남아 있고, 반복된 고용량 사용에서는 7~12일 동안 나타난다. 경하게 증가된 간기능 검사 수치들은 코카인 주사를 하였거나 동시에 음주를 하였을 경우 보일 수 있다. 진단에 신경생물학적 표지자는 아직 없다. 만성적으로 코카인을 사용하다가 중단하는 경우 뇌파의 변화, 프로락틴 분비 패턴의 이상, 도파민 수용체의 하향 조절과 연관이 있을 수 있다.

짧은 반감기의 암페타민류 물질들(예, 메스암페타민)은 1~3일 동안 검출 가능하며, 용량과 대사에 따라 4일까지도 가능하다. 모발 샘플은 90일까지 암페타민류 물질의 존재를 검출하는 데 사용될 수 있다. 신체검진과 기타 의학적 상태(예, 체중 감소, 영양실조, 위생 상태 불량) 같은 기타 검사실 검사도 코카인이나 암페타민류 물질사용장애에서 비슷하다.

자살 사고 혹은 행동과의 연관성 Association With Suicidal Thoughts or Behavior

자살 사고와 행동을 조사하는 대부분의 연구가 자극제사용장애보다는 자극제의 사용을 조사하기 때문에, 자극제사용장애와 자살의 연관성에 대한 자료는 거의 없다. 한 체계적인 리뷰는 규칙적이거나 문제가 있는 암페타민 사용(주로 암페타민을 주입하는 개인 및/또는 암페타민 사용에 대한 치료로 입원한 개인을 검사하는 것)이 자살 사망률 증가와 관련된다는 것을 발견하였다. 미국의 성인을 대상으로 한 일반 모집단 연구는 자살 사고와 처방된 자극제사용장애 간의 연관성을 발견하였다. 물질 사용 치료로 입원한 사람들을 대상으로 한 연구에서 코카인사용장애가 있는 사람들은 다른 물질사용장애를 보이는 사람들보다 자살 사고를 보고하는 경향이 훨씬 더 높았다. 미국 재향군인 보건청의 건강관리 시스템에서 남성과 여성 모두를 대상으로 한 연구에서 코카인과 암페타민 사용장애는 각각 자살 사망률 증가와 연관이 있었다.

자극제사용장애의 기능적 결과 Functional Consequences of Stimulant Use Disorder

다양한 의학적 상태가 투여 경로에 따라 발생할 수 있다. 비강내 사용은 부비동염, 자극, 코피, 비중격 천공을 유발할 수 있다. 자극제 흡연은 호흡기 문제(예, 기침, 기관지염, 폐렴)의 위험도를 높인다. 주사는 대부분 전완부에 시행하며 구멍 자국과 'track'이 있다. 안전하지 않은 성적 활동이나 정맥 내 주사는 HIV 감염의 위험성을 높인다. 다른 성병, B형 간염, 결핵, 기타 폐 질환도 나타날 수 있다. 체중 감소, 영양 결핍 또한 흔하다.

자극제 중독 동안에는 흉통도 흔한 증상이다. 심근경색, 빈맥과 부정맥, 호흡기 혹은 심장 마비로 인한 급사, 뇌졸중은 청년과 건강한 개인에서도 자극제 사용과 연관되어 관찰된다. 흡연된 연기를 더 잘 흡수시키기 위해 발살바(Valsalva) 유사 행위를 함으로써 기흉도 발생할 수 있다. 코카인 사용은 태반의 혈류 이상, 태반 조기 박리, 조기 진통 및 조산과 연관이 있고, 초미숙아의 유병률을 증가시킨다.

자극제사용장애가 있는 개인은 약물을 구하거나 약물 구입을 위한 돈을 얻기 위해 도둑질, 성매매, 약물 밀매와 관련될 수 있다. 폭력적인 행동으로 인한 외상성 상해는 마약을 밀매하는 사람들 사이에서는 흔하다.

주의력의 결핍, 충동성, 언어 학습/기억력, 작업기억 및 집행 기능을 포함한 신경인지 손상은 메스암페타민과 코카인 사용자에서 흔하다. 코카인이나 메스암페타민의 만성적인 사용과 함께 일시적인 정신병과 발작이 보고되었으며, 이는 사용 패턴이나 기존에 지니고 있던 취약성의 악화와 관련이 있을 수 있다. 암페타민 사용은 체온 상승과 관련된 독성 효과를 일으킬 수 있으며, 만성적인 사용이 도파민성 뉴런의 신경염증과 신경독성을 유발한다는 증거가 있다. 구강 건강 문제는 '메스마우스(meth mouth)'와 잇몸 질환, 충치, 흡연으로 인한 독성 작용 및 이갈이와 관련된 구강 궤양을 포함한다. 비록 메스암페타민 사용은 여전히 폐동맥고혈압의 위험과 연관이 있지만, 암페타민류 물질 사용에서는 호흡기 부작용이 덜 흔한데 이는 하루에 더 적은 횟수만 흡연을 하기 때문이다. 자극제 관련 정신질환 증상들과 상해, 피부 감염, 치과 문제로 응급실을 찾는 일이 흔하다. 미국에서 자극제사용장애의 진단은 '어떠한 이유'로 입원한 후 후속 평가에서 30일 동안 재입원하게 되는 비율을 20% 증가시키는 것과 관련된다(전반적인 병원 치료 질의 표준 측정 지표).

감별진단 Differential Diagnosis

펜시클리딘 중독. 펜시클리딘('PCP' 혹은 'angel dust') 또는 메페드론('배스솔트[bath salts]'를 포함한 여러 이름으로 알려진)과 같은 합성 '디자이너 약물(designer drugs)'은 자극제 중독과 유사한 증상을 야기할 수 있다. 소변이나 혈장 샘플에 코카인이나 암페타민류 물질 대사물이 존재하는 경우에만 자극제 중독과 구분할 수 있다.

자극제 중독, 자극제 금단 및 자극제로 유발된 정신질환. 자극제 중독, 자극제 금단 및 자극제로 유발된 정신질환이 과도한 사용과 관련된 정신의학적 증후군을 기술하는 반면, 자극제사용장애는 자극제 사용에 대한 손상된 통제력, 자극제 사용으로 인한 사회적 손상, 위험한 자극제 사용(예, 의학적 합병증에도 불구하고 지속되는 자극제 사용) 및 약리학적 증상(내성 혹은 금단의 발생)을 포함하는 자극제 사용의 문제가 있는 패턴을 기술한다는 점에서 자극제 중독, 자극제 금단 및 자극제로 유발된 정신질환(예, 자극제로 유발된 우울장애)과 구별된다. 자극제 중독, 자극제 금단 및 자극제로 유발된 정신질환은 자극제사용장애가 있는 사람들에서 자주 동반된다. 이러한 경우에 자극제 중독, 자극제 금단 및 자극제로 유발된 정신질환의 진단은 자극제사용장애 진단 외에 진단부호에 존재 여부가 표시되어야 한다.

독립적인 정신질환. 자극제 사용의 영향 중 일부는 정신질환(조현병) 및 기분의 저하(주요우울장애)와 같은 독립적인 정신질환의 증상과 유사할 수 있다. 이러한 행동이 약물을 복용하기 전에 발생했는지 여부를 확인하는 것은 기존 정신질환으로부터 급성 약물 효과를 구별하는 데 중요하다.

동반이환 Comorbidity

자극제관련장애들은 종종 기타 물질사용장애와 동반되는데, 특히 불면과 예민함, 기타 불쾌한 부작용을 경감시키기 위해 복용하는 진정 효과를 갖는 물질들과 관련된다. 코카인 사용으로 치료를 받기 위해 입원한 사람들은 헤로인, PCP 또는 알코올을 사용할 가능성이 높으며, 암페타민류 물질사용장애로 입원한 사람들은 마리화나, 헤로인 또는 알코올을 사용할 가능성이 높다. 자극제사용장애는 외상후 스트레스장애, 반사회성 성격장애, 주의력결핍 과잉행동장애, 도박장애와 연관이 있다. 심혈관계 문제가 코카인 관련 문제로 치료를 찾는 사람에서 흔히 관찰되며, 특히 흉통이 가장 흔하다. 약을 '끊기' 위해 사용되는 유사한 치료약물 사용으로 인한 의학적 문제도 발생한다. 코카인 사용자가 끊기 위해 사용하는 가축용 항생제인 레바미솔(levamisole)은 무과립구혈증과 열성 호중성구 감소증을 야기할 수 있다.

● 자극제 중독
Stimulant Intoxication

A. 최근의 암페타민류 물질, 코카인, 기타 자극제의 반복적 사용이 있다.

B. 자극제를 사용하는 동안 또는 그 직후에 임상적으로 현저한 문제적 행동 변화 및 심리적 변화가 발생한다(예, 다행감 또는 정동 둔화, 사회성 변화, 과다경계, 대인관계 민감성, 불안, 긴장, 분노, 상동적 행동, 판단력 손상).

C. 자극제를 사용하는 동안 또는 그 직후에 다음 징후 혹은 증상 중 2가지(혹은 그 이상)가 나타난다.

  1. 빈맥 또는 서맥   2. 동공확장
  3. 혈압의 상승이나 저하   4. 발한 또는 오한
  5. 오심 또는 구토   6. 체중 감소의 증거
  7. 정신운동 초조 또는 지연   8. 근육약화, 호흡억제, 흉통 또는 심부정맥
  9. 혼돈, 발작, 운동이상, 근육긴장이상 또는 혼수

D. 증상 및 징후는 다른 의학적 상태로 인한 것이 아니며, 다른 물질 중독을 포함한 다른 정신질환으로 더 잘 설명되지 않는다.

특정 중독 물질을 명시할 것(즉, 암페타민류 물질, 코카인 또는 기타 자극제)

다음의 경우 명시할 것:

  지각 장해 동반: 현실 검증력이 보존되어 있는 상태에서 발생하는 환각이 있거나, 혹은 섬망이 없는 상태에서 청각적 · 시각적 · 촉각적 착각이 발생했을 때 적용한다.

부호화 시 주의점: ICD-10-CM 부호는 자극제가 암페타민류 물질, 코카인 또는 기타 자극제인지에 따라; 동반이환된 암페타민류 물질, 코카인 또는 기타 자극제 사용장애에 따라; 지각 장해 유무에 따라 정해진다.

  지각 장해를 동반하지 않는 암페타민류 물질, 코카인 또는 기타 자극제 중독: 만약 경도 암페타민류 물질 또는 기타 자극제 사용장애가 동반되면 ICD-10-CM 부호는 **F15.120**이며, 만약 중등도 또는 고도 암페타민류 물질 또는 기타 자극제 사용장애가 동반되면 ICD-10-CM 부호는 **F15.220**이다. 만약 동반이환된 암페타민류 물질 또는 기타 자극제 사용장애가 없으면 ICD-10-CM 부호는 **F15.920**이다. 유사하게, 만약 경도 코카인사용장애가 동반되면 ICD-10-CM 부호는 **F14.120**이며, 만약 중등도 또는 고도 코카인사용장애가 동반되면 ICD-10-CM 부호는 **F14.220**이다. 만약 동반이환된 코카인사용장애가 없으면 ICD-10-CM 부호는 **F14.920**이다.

  지각 장해를 동반하는 암페타민류 물질, 코카인 또는 기타 자극제 중독: 만약 경도 암페타민류 물질 또는 기타 자극제 사용장애가 동반되면 ICD-10-CM 부호는 **F15.122**이며, 만약 중등도 또는 고도 암페타민류 물질 또는 기타 자극제 사용장애가 동반되면 ICD-10-CM 부호는 **F15.222**다. 만약 동반이환된 암페타민류 물질 또는 기타 자극제 사용장애가 없으면 ICD-10-CM 부호는 **F15.922**다. 유사하게, 만약 경도 코카인사용장애가 동반되면 ICD-10-CM 부호는 **F14.122**이며, 만약 중등도 또는 고도 코카인사용장애가 동반되면 ICD-10-CM 부호는 **F14.222**다. 만약 동반이환된 코카인사용장애가 없으면 ICD-10-CM 부호는 **F14.922**다.

진단적 특징 Diagnostic Features

  암페타민류 물질 및 코카인과 관련된 자극제 중독의 핵심 증상은 물질의 사용 동안, 혹은 사용 직후 발생하는 임상적으로 심각한 행동 변화 및 심리적 변화다(진단기준 A와 B). 환청과 편집성 사고가 두드러지게 나타날 수 있는데, 조현병 같은 독립적인 정신병적 장애와 구별되어야 한다. 자극제 중독은 보통 '고양감(high)'과 함께 시작되고 다음 증상 중 한 가지 이상을 포함한다: 활력 증가를 포

함한 다행감, 사교성, 과잉활동, 안절부절, 과다경계, 대인관계 민감성, 다변, 불안, 긴장, 각성, 과대성, 상동적인 반복적 행동, 분노, 판단력 손상이며, 만성 중독의 경우 피로와 슬픔이 동반된 감정둔마, 사회적 고립을 보인다. 이러한 행동 변화, 심리적 변화는 자극제 사용 직후나 사용 중에 다음 중 2가지 이상의 증상이나 징후를 동반한다: 빈맥 혹은 서맥; 동공확장; 혈압의 상승이나 저하; 발한 또는 오한; 오심 또는 구토; 체중 감소의 증거; 정신운동 초조 또는 지연; 근육약화, 호흡억제, 흉통 또는 심부정맥; 혼돈, 발작, 운동이상, 근육긴장이상 또는 혼수(진단기준 C). 중독은 급성이든 만성이든 손상된 사회적·직업적 기능을 동반한다. 심한 중독에서는 경련, 심부정맥, 초고열, 사망까지 일어날 수 있다. 자극제 중독의 진단을 위해서는 증상이 다른 의학적 상태로 인한 것이 아니어야 하며, 다른 정신질환으로 더 잘 설명되지 않아야 한다(진단기준 D). 자극제 중독은 자극제사용장애에서 나타나지만, 중독이 자극제사용장애의 진단기준 중 하나는 아니며, 사용장애의 11가지 진단기준 중 2가지 이상을 만족하면 진단된다.

부수적 특징 Associated Features

행동 변화와 심리적 변화는 사용된 용량, 물질 사용자의 특징과 전후 사정 등(예, 내성, 흡수율, 사용 기간, 투약하는 상황) 많은 변수에 따라 달라진다. 다행감, 맥박과 혈압의 증가, 정신운동 활동 증가와 같은 자극 효과가 가장 흔하게 관찰된다. 슬픔, 서맥, 혈압 감소, 정신운동 활동 감소와 같은 우울 효과는 덜 흔하고, 만성적 고용량 사용에서만 일반적으로 관찰된다.

유병률 Prevalence

자극제 중독의 유병률은 알려져 있지 않지만, 자극제 사용의 유병률은 근사치로 사용될 수 있다. 자극제를 사용하는 많은 개인은 '임상적으로 중대한 문제 행동이나 심리적인 변화'를 요구하는 자극제 중독 기준에 완전히 부합하는 증상을 보이지 않을 수 있다. 따라서 자극제 사용률은 자극제 중독 유병률의 상한선으로 고려될 수 있다.

미국에서 코카인 사용의 12개월 평균 유병률은 12세 이상 개인에서 2.2%이며(12~17세 개인에서 0.5%, 18~25세 개인에서 1.7%, 26세 이상에서 1.7%), 이 중 3%의 남성 및 남아와 1.4%의 여성 및 여아가 지난 12개월 동안 코카인을 사용하였다. 코카인 사용의 12개월 평균 유병률은 백인에서 2.3%, 히스패닉계에서 2.2%, 아프리카계 미국인에서 1.7%, 아시아계 미국인에서 1%다.

미국에서 메스암페타민 사용의 12개월 평균 유병률은 12세 이상 개인에서 0.6%다(12~17세 개인에서 0.2%, 18~25세 개인에서 1.1%, 26세 이상에서 0.6%). 메스암페타민 사용의 12개월 평균 유병률은 남성 및 남아에서 0.8%이고 여성 및 여아에서 0.4%다. 메스암페타민 사용의 12개월 평균 유병률은 백인에서 0.7%, 히스패닉계에서 0.6%, 아프리카계 미국인에서 0.2%, 아시아계 미국인에서 0.1%다. 표본 크기가 작기 때문에 미국 원주민/알래스카 원주민 내의 비율은 추정하기 어렵다.

감별진단 Differential Diagnosis

자극제로 유발된 정신질환. 자극제 중독은 자극제로 유발된 정신질환들(예, 자극제로 유발된 불안장애, 중독 중 발병)과 구별되는데, 자극제로 유발된 정신질환들의 증상(예, 불안)이 자극제 중독에서 일반적으로 나타나는 증상보다 과도하고, 임상적 표현에서 우세하며, 관련 장애에 대한 전체 기준을 충족하기 때문이다.

독립적인 정신질환. 자극제 중독과 연관되어 두드러지는 정신질환들은 이 매뉴얼에 서술한 대로 조현병, 양극성 및 우울 장애, 범불안장애, 공황장애와 구별되어야 한다.

동반이환 Comorbidity

자극제 중독과 자극제사용장애의 일반적인 동반이환을 고려할 때, 동반되는 상태에 대한 자세한 내용은 자극제사용장애의 '동반이환'을 참조하시오.

● 자극제 금단
Stimulant Withdrawal

진단기준

A. 암페타민류 물질, 코카인 또는 기타 자극제를 장기적으로 사용하다가 중단(혹은 감량)한다.

B. 진단기준 A 상태 이후 불쾌 기분과 다음의 생리적 변화 중 2가지(혹은 그 이상) 증상이 수 시간에서 수일 이내에 나타난다.

    1. 피로   2. 생생하고 불쾌한 꿈

    3. 불면 또는 과다수면   4. 식욕 증가

    5. 정신운동지연 또는 초조

C. 진단기준 B의 징후 또는 증상이 사회적, 직업적 또는 다른 중요한 기능 영역에서 임상적으로 현저한 고통이나 손상을 초래한다.

D. 징후 또는 증상은 다른 의학적 상태로 인한 것이 아니며, 다른 물질 중독 및 금단을 포함한 다른 정신질환으로 더 잘 설명되지 않는다.

금단 증후군을 야기하는 특정 물질을 명시할 것(즉, 암페타민류 물질, 코카인 또는 기타 자극제)

부호화 시 주의점: ICD-10-CM 부호는 자극제가 암페타민류 물질, 코카인 또는 기타 자극제인지, 그리고 동반된 암페타민류 물질, 코카인 또는 기타 자극제사용장애가 있는지 여부에 따라 달라진다. 만약 경도 암페타민류 물질 혹은 기타 자극제 사용장애가 동반될 때, ICD-10-CM의 부호는 **F15.13**이다. 만약 중등도 또는 고도 암페타민류 물질 혹은 기타 자극제 사용장애가 동반될 때, ICD-10-CM의 부호는 **F15.23**이다. 암페타민류 물질 또는 기타 자극제 사용장애(예, 적절한 의료 감독하에 암페타민을 단독으로 복용하는 환자의 경우)의 ICD-10-CM의 부호는 **F15.93**이다. 만약 경도 코카인사용장애가 동반되면, ICD-10-CM 부호는 **F14.13**이다. 만약 중등도 또는 고도 코카인사용장애가 동반되면, ICD-10-CM 부호는 **F14.23**이다. 코카인사용장애 없이 발생하는 코카인 금단의 경우, ICD-10-CM의 부호는 **F14.93**이다.

진단적 특징 Diagnostic Features

자극제 금단의 필수적 특징은 진단기준 A에서 보듯 오래 지속되던 자극제 사용(일반적으로 고용량)에서 갑작스러운 사용 감소 혹은 중단 후에 수 시간에서 수일 내에 일어나는 금단 증후군이다. 금단 증후군은 불쾌 기분과 동반하는 다음 중 2개 이상의 심리적 변화를 포함한다: 피로, 생생하고 불쾌한 꿈, 불면 또는 과다수면, 식욕 증가, 정신운동지연 또는 초조(진단기준 B). 서맥은 종종 발생하고 자극제 금단에서 믿을 만한 측정 지표다.

무쾌감증과 약물에 대한 갈망이 종종 관찰되지만 진단기준의 일부는 아니다. 이러한 증상들은 사회적, 직업적 또는 다른 중요한 기능 영역에서 임상적으로 현저한 고통이나 손상을 초래한다(진단기준 C). 증상은 다른 의학적 상태로 인한 것이 아니어야 하며, 다른 정신질환으로 더 잘 설명되지 않아야 한다(진단기준 D).

부수적 특징 Associated Features

급성 금단 증상들('a crash')은 반복적인 고용량 사용('runs' 혹은 'binges') 후에 흔히 관찰된다. 이 기간 동안 강하고 불쾌하게 느껴지는 나른한 기분과 우울감, 식욕 증가를 보이며 일반적으로 회복하는 데 수일이 걸린다. 자살 사고나 자살 행동을 포함한 우울 증상들은 crash 또는 다른 여러 자극제 금단 기간 동안 관찰되는 가장 심각한 문제들이다. 대부분의 자극제사용장애 환자는 어느 시점에는 금단 증후군을 경험하며, 거의 모두 내성을 보고한다.

감별진단 Differential Diagnosis

자극제로 유발된 정신질환. 자극제 금단은 자극제로 유발된 정신질환들(예, 자극제로 유발된 우울장애, 금단 중 발병)과 구별되는데, 자극제로 유발된 정신질환들의 증상(예, 우울 기분)이 자극제 금단에서 일반적으로 나타나는 증상보다 과도하고, 임상적 표현에서 우세하며, 임상적 관심을 필요로 할 정도로 심하기 때문이다.

동반이환 Comorbidity

자극제 금단과 자극제사용장애의 일반적인 동반이환을 고려할 때, 동반되는 상태에 대한 자세한 내용은 자극제사용장애의 '동반이환'을 참조하시오.

자극제로 유발된 정신질환
Stimulant-Induced Mental Disorders

다음의 자극제로 유발된 정신질환들(암페타민류 물질, 코카인, 기타 자극제로 유발된 정신질환을 포함)은 현상학적으로 동일한 증상을 공유하고 있는 장애 부분에서 서술된다(각 장의 물질/치료약물로 유발된 정신질환 참조): 자극제로 유발된 정신병적 장애('조현병 스펙트럼 및 기타 정신병적 장애'), 자극제로 유발된 양극성 및 관련 장애('양극성 및 관련 장애'), 자극제로 유발된 우울장애('우울장애'), 자극제로 유발된 불안장애('불안장애'), 자극제로 유발된 강박장애('강박 및 관련 장애'), 자극제로 유발된 수면장애('수면-각성장애'), 자극제로 유발된 성기능부전('성기능부전') 및 자극제로 유발된 경도 신경인지장애('신경인지장애'). 자극제 중독 섬망과 처방된 자극제로 유발된 섬망은 '신경인지장애' 장의 섬망의 진단기준과 논의에서 설명한다. 이러한 자극제로 유발된 정신질환은 증상이 상당히 심해서 독립적인 임상적 주의를 필요로 할 때만 자극제 중독이나 자극제 금단 대신 진단 내린다.

● 명시되지 않는 자극제관련장애
Unspecified Stimulant-Related Disorder

이 범주는 사회적, 직업적 또는 다른 중요한 기능 영역에서 임상적으로 현저한 고통이나 손상을 초래하는 자극제관련장애의 특징적인 증상들이 두드러지지만, 어떤 특정 자극제관련장애 또는 물질관련 및 중독 장애의 진단분류에 속한 장애 중 어느 것에도 완전한 기준을 만족하지 않는 발현 징후들에 적용된다.

부호화 시 주의점: ICD-10-CM 부호는 자극제가 암페타민류 물질, 코카인 또는 기타 자극제인지 여부에 따라 달라진다. 명시되지 않는 암페타민류 물질 또는 기타 자극제 관련장애의 ICD-10-CM 부호는 **F15.99**다. 명시되지 않는 코카인관련장애의 ICD-10-CM 부호는 **F14.99**다.

담배관련장애
Tobacco-Related Disorders

담배사용장애

담배 금단

담배로 유발된 정신질환

명시되지 않는 담배관련장애

● 담배사용장애
Tobacco Use Disorder

진단기준

A. 임상적으로 현저한 손상이나 고통을 초래하는 문제적 담배 사용 양상이 지난 12개월 사이에 다음의 항목 중 최

소한 2개 이상으로 나타난다.

1. 담배를 종종 의도했던 것보다 많은 양, 혹은 오랜 기간 동안 사용함
2. 담배 사용을 줄이거나 조절하려는 지속적인 욕구가 있음. 혹은 사용을 줄이거나 조절하려고 노력했지만 실패한 경험들이 있음
3. 담배를 구하거나 피우기 위한 활동에 많은 시간을 보냄
4. 담배에 대한 갈망감, 혹은 강한 바람, 혹은 욕구
5. 반복적인 담배 사용으로 인해 직장, 학교 혹은 가정에서의 주요한 역할 책임 수행에 실패함(예, 업무 수행에 방해가 됨)
6. 담배의 영향으로 지속적으로, 혹은 반복적으로 사회적 혹은 대인관계 문제가 발생하거나 악화됨에도 불구하고 담배 사용을 지속함(예, 다른 사람과 담배 사용에 대한 문제로 다툼)
7. 담배 사용으로 인해 중요한 사회적, 직업적 혹은 여가 활동을 포기하거나 줄임
8. 신체적으로 해가 되는 상황에서도 반복적으로 담배를 사용함
9. 담배 사용으로 인해 지속적으로, 혹은 반복적으로 신체적 · 심리적 문제가 유발되거나 악화될 가능성이 높다는 것을 알면서도 계속 담배를 사용함
10. 내성, 다음 중 하나로 정의됨
    a. 중독이나 원하는 효과를 얻기 위해 담배 사용량의 뚜렷한 증가가 필요
    b. 동일한 용량의 담배를 계속 사용할 경우 효과가 현저히 감소
11. 금단, 다음 중 하나로 나타남
    a. 담배의 특징적인 금단 증후군(담배 금단 진단기준 A와 B를 참조하시오)
    b. 금단 증상을 완화하거나 피하기 위해 담배(혹은 니코틴과 같은 비슷한 관련 물질)를 사용

다음의 경우 명시할 것:

조기 관해 상태: 이전에 담배사용장애의 진단기준을 만족했고, 최소 3개월 이상 최대 12개월 이내의 기간 동안 진단기준에 맞는 항목이 전혀 없는 경우(진단기준 A4의 '담배에 대한 갈망감, 혹은 강한 바람, 혹은 욕구'는 예외) 사용한다.

지속적 관해 상태: 이전에 담배사용장애의 진단기준을 만족했고, 12개월 이상의 기간 동안 어떤 시기에도 진단기준에 맞는 항목이 전혀 없는 경우(진단기준 A4의 '담배에 대한 갈망감, 혹은 강한 바람, 혹은 욕구'는 예외) 사용한다.

다음의 경우 명시할 것:

유지치료 중: 개인이 니코틴 대체 치료약물과 같은 장기 유지 치료약물을 복용하고 있고 담배사용장애에 대한 진단기준에 맞지 않았던 경우다(니코틴 대체 치료약물에 대한 내성 또는 금단 제외).

통제된 환경에 있음: 이 부가적인 명시자는 개인이 담배에 대한 접근이 제한된 환경에 있을 때 사용된다.

현재의 심각도/관해에 따른 부호화: 만약 담배 금단, 담배로 유발된 수면장애가 같이 있으면, 담배사용장애에 대한 다음의 부호를 쓰지 않는다. 대신 동반한 담배사용장애는 담배로 유발된 장애 부호의 네 번째 글자에 표시한다(담배 금단 혹은 담배로 유발된 수면장애의 부호화 시 주의점 참조). 예를 들어, 만약 담배로 유발된 수면장애와 담배사용장애가 동반되면 담배로 유발된 수면장애 부호만 쓰고, 동반한 담배사용장애가 경도인지, 중등도인지, 고도인지를 네 번째 글자에 표시한다. 담배로 유발된 수면장애가 동반된 중등도 또는 고도 담배사용장애에는 F17.208을 사용한다. 담배로 유발된 수면장애가 동반된 경도 담배사용장애는 부호로 허용되지 않는다.

현재의 심각도/관해를 명시할 것:

Z72.0 경도: 2~3개의 증상이 있다.

F17.200 중등도: 4~5개의 증상이 있다.

F17.201 중등도, 조기 관해 상태

F17.201 중등도, 지속적 관해 상태

F17.200 고도: 6개 이상의 증상이 있다.

F17.201 고도, 조기 관해 상태
F17.201 고도, 지속적 관해 상태

명시자 Specifiers

'유지치료 중'은 개인이 유지치료 중에 있는 동시에 관해 상태에 있는 경우 '관해'의 부가적인 명시자가 될 수 있다. '통제된 환경에 있음'은 개인이 통제된 환경에서 관해 상태로 있을 때 세분화해서 적용한다(즉, 조기 관해 상태로 통제된 환경에 있음, 또는 지속적 관해 상태로 통제된 환경에 있음). 이런 환경의 예로는 철저히 감시되고 물질을 구할 수 없는 감옥, 치료적 공동체, 폐쇄 병동 등이 있다.

진단적 특징 Diagnostic Features

담배사용장애는 모든 형태의 담배(예, 궐련, 씹는 담배, 코담배, 파이프, 시가 및 전자담배[e-cigarettes]와 같은 전자 니코틴 전달 장치)와 니코틴 함유 약물(니코틴 검과 패치)의 처방으로 발생할 수 있다. 담배사용장애를 발생시키거나 금단을 유도하는 이러한 제품의 상대적인 능력은 투여 경로의 신속성(경피보다는 구강이, 구강보다는 흡연이 더 신속)과 제품의 니코틴 내용물과 관련이 있다. 이 물질 범주의 이름은 DSM-5 이전 버전의 '니코틴'에서 '담배(tobacco)'로 변경되었는데, 이는 중독이 주로 담배와 관련이 있고 니코틴은 훨씬 덜하기 때문이다.

담배사용장애는 궐련(cigarette)이나 무연 담배를 매일 사용하는 사람에서 흔하며, 전자담배를 사용하는 사람에서는 덜 흔하고, 담배를 매일 사용하지 않거나 니코틴 약물을 사용하는 사람에서는 흔하지 않다. 담배에 대한 내성은 담배를 사용했음에도 오심이나 현기증이 없는 경우와 하루 중 처음 담배를 사용할 때보다 담배의 강도가 높아지는 경우를 예로 들 수 있다. 담배 사용의 중단은 잘 정의된 금단 증후군을 일으킬 수 있다. 담배사용장애를 지닌 사람은 금단 증상을 피하거나 감소시키기 위해 담배를 사용한다(예, 사용이 제한되는 상황이 지난 후에), 담배를 사용하는 많은 사람은 담배 관련 신체 증상이나 질병을 가지고 있으면서도 계속해서 흡연을 한다. 상당수가 그들이 몇 시간 동안 흡연하지 못하면 흡연에 대한 갈망을 보고한다. 담배 사용에 과도한 시간을 소비하는 좋은 예로는 줄담배가 있다(즉, 담배 한 대를 피운 후 간격 없이 바로 다른 담배를 피움). 담배의 구입이 용이하고 법적으로 인정되기 때문에, 그리고 니코틴 중독은 매우 드물기 때문에, 담배 조달과 흡연 효과로부터의 회복을 위해 많은 시간을 소비하지 않는다. 중요한 사회적, 직업적 또는 여가 활동을 포기하게 되는 경우는 개인이 담배 사용이 제한된 지역에서 그러한 활동을 포기할 때 발생할 수 있다. 담배의 사용은 좀처럼 주요한 책임을 수행하는 데 실패를 가져오지는 않지만(예, 직업이나 가정에서의 책임 방해), 지속적인 사회적 혹은 대인관계적 문제(예, 담배 사용에 대해 다른 사람과 말다툼을 함, 다른 사람이 담배 사용을 허용하지 않기 때문에 사회적 상황을 회피)나 신체적으로 위험한 사용(예, 침대에서의 흡연, 인화 물질 주변에서의 흡연)은 중등도의 유병률을 보인다. 비록 이러한 기준을 만족시키는 흡연자들은 흔하지 않지만, 만약 이 진단이 내려진다면 그것은 더 심각한 장애가 있음을 시사한다.

부수적 특징 Associated Features

기상 후 30분 이내의 흡연, 매일 흡연, 하루당 더 많은 담배를 피우는 것, 흡연을 위해 밤에 깨는 것이 담배사용장애와 관련되어 있다. 환경적인 단서들이 담배에 대한 갈망과 금단을 유발할 수 있다. 심각한 의학적 상태는 종종 발생하는데, 여기에는 폐와 다른 암, 심장과 폐 질환, 주산기 문제, 기침, 호흡곤란, 피부 노화가 포함된다.

유병률 Prevalence

궐련은 가장 널리 사용되는 흡연 제품이지만, 다른 흡연 제품(특히 전자담배)의 사용은 더 흔해졌다. 지난해 미국에서는 성인의 19%가 흡연 제품을 사용했고, 19%가 1개 이상의 제품을 사용했으며, 14%가 궐련을, 4%가 시가를, 3%가 전자담배를, 2%가 무연담배를 사용하였다. 현재 미국 흡연자의 1/4(24%)은 담배를 매일 피우지는 않는다.

2012~2013년 미국의 DSM-5 담배사용장애의 12개월 유병률은 18세 이상 성인에서 20%, 미국 원주민에서 29.6%, 비라틴계 백인에서 22.3%, 아프리카계 미국인에서 20.1%, 라틴계에서 12.2%, 아시아계 미국인과 태평양제도민에서 11.2%였다. 남성들 사이에서 유병률이 더 높았는데, 이들은 연령은 젊고, 미혼이고, 교육 수준이 낮고, 가난하거나 미국 남부에 거주하는 사람이었으며, 거의 대부분 정신질환을 가지고 있었다. 매일 흡연하는 사람 중에서 유병률은 대략 50%다.

세계 모든 지리적 지역에서 연령 표준화된 매일 흡연하는 사람의 유병률은 여성보다 남성에서 더 높지만, 성비는 동아시아의 16.9:1부터 호주의 1.2:1까지 차이가 크다.

발달 및 경과 Development and Course

미국 고등학교 3학년생의 약 20%가 궐련를 피운 적이 있다고 보고했으며, 약 5%가 지난 30일 동안 궐련을 피운 적이 있다고 보고하였다. 적어도 한 달에 한 번은 담배를 피우는 청소년들 사이에서, 대부분은 미래에 매일 담배를 사용할 것이다. 21세 이후에 흡연을 시작하는 경우는 드물다. 일부 담배사용장애 진단기준의 증상(예, 갈망)은 담배 사용을 시작한 직후에 발생하며, 이는 중독 절차가 초기 사용에서 시작됨을 시사하지만, DSM 진단기준을 충족시키는 것은 일반적으로 몇 년에 걸쳐 발생한다. 매일 담배를 피우지는 않는 흡연은 1990년대 후반부터 미국에서 더 많아졌으며, 특히 18~34세의 사람들, 흑인, 히스패닉계 및 최소한 대학 교육을 받은 사람들 사이에서 더 그러하다.

위험 및 예후 인자 Risk and Prognostic Factors

기질적. 외현적 성격 특질을 가진 사람은 보다 쉽게 담배 사용을 시작한다. 주의력결핍 과잉행동 장애나 품행장애가 있는 아동 및 우울장애, 양극성장애, 불안장애, 성격장애, 정신병적 장애 또는 기타 물질사용장애가 있는 성인은 담배 사용을 시작하고 지속할 위험이 높고 담배사용장애의 위험도 높다.

환경적. 수입이 적고 학력이 낮은 계층에서 담배를 보다 쉽게 시작하고 끊기도 쉽지 않다.

유전적, 생리적. 유전적 요인이 담배 사용의 시작 시점과 지속 여부, 그리고 담배사용장애의 발생에 영향을 주는데, 기타 물질사용장애에서 관찰되는 유전 가능성(즉, 약 50%)에 상응하는 정도다. 이러한 위험의 일부는 담배에 국한되며, 몇몇 위험은 모든 물질사용장애 발생에 공통적인 취약성이다.

문화와 관련된 진단적 쟁점 Culture-Related Diagnostic Issues

담배 사용에 대한 수용은 문화적 맥락에 따라 다르다. 연령 표준화된 일일 흡연의 유병률은 서사하라 사막 이남 아프리카의 4.7%에서 동유럽의 24.2%까지 지역에 따라 크게 다르다. 이러한 지리적 차이가 국가의 소득, 교육 및 담배 통제 활동의 결과에 따라 어느 정도로 달라지는지는 불분명하다. 미국에서 담배 사용의 유병률은 연령, 젠더, 민족인종적 배경에 따라 다르며, 흑인 청소년, 특히 젊은 여성들 사이에서 흡연 시작률과 일상적인 흡연으로의 진행률은 낮다. 간 효소 다형성은 민족에 따라 다양하게 나타나며, 니코틴 대사에 영향을 미쳐 흡연 행동의 변화에 기여할 수 있다. 더 높은 담배사용장애 유병률은 또한 인종차별주의와 민족 차별에 대한 노출 경험과 관련이 있다. DSM-IV 니코틴 의존의 유병률은 성인 레즈비언, 게이, 양성애자의 경우 이성애자보다 더 높으며, 아마 성적 지향과 관련된 차별에 대한 노출 경험과 연관이 있기 때문일 것이다. DSM-IV 니코틴 의존의 경우, 낮은 수입과 교육은 장애의 지속과 연관된다.

성 및 젠더와 관련된 진단적 쟁점 Sex- and Gender-Related Diagnostic Issues

미국 흡연자의 남녀 비율은 약 1.4:1이며, 2004년부터 2014년 사이에 안정적으로 유지되고 있다. 이 비율은 일반적으로 다양한 소득 및 교육 수준에 걸쳐 일관적이다. 나이가 들수록 흡연하는 사람이 줄어들면서 노년층에서는 흡연율이 감소한다. 미국의 여러 환경 조건에서 보고된 문헌은 흡연이 남성보다 여성에게 더 부적 강화(즉, 흡연이 부정적 정서를 완화시킴)로서 작용한다는 점을 보여 준다. 월경 주기가 흡연에 미치는 효과는 일관성이 없으나, 황체기에서의 금단 현상이 여포기보다 더 심한 것으로 보인다. 임산부는 비임산부보다 흡연율이 낮지만 분만 후 빠른 속도로 흡연으로 돌아간다.

진단적 표지자 Diagnostic Markers

다음의 생물학적 지표는 담배나 니코틴 사용 정도를 측정하는 데 사용될 수 있다: 호흡 시 일산화탄소와 혈액, 타액, 소변에 있는 니코틴과 니코틴 대사산물인 코티닌. 그러나 이러한 수치는 담배사용장애와 약한 연관성만을 보여 준다.

자살 사고 혹은 행동과의 연관성 Association With Suicidal Thoughts or Behavior

미국의 설문 자료에 따르면, 지난 1년 동안의 궐련 사용은 자살 사고와 자살 행동의 2~3배 증가된 위험과 관련이 있으며, 더 이른 연령의 첫 담배 사용은 위험을 증가시키는 것으로 나타났다. 미국 재향군인 보건청의 증거는 공변량 조정 후에도 담배사용장애가 자살의 위험 증가와 연관이 있다는 점을 보여 준다. 핀란드의 대규모 쌍둥이 연구는 흡연과 자살 사이의 관계가 용량 반응 방식으로 증가했으며, 한쪽만 담배를 사용하는 일란성 쌍둥이의 경우, 담배 사용이 자살 위험의 6배 증가와 관련된다는 점을 발견하였다.

담배사용장애의 기능적 결과 Functional Consequences of Tobacco Use Disorder

담배 사용의 의학적 결과는 담배 사용자가 40대에 접어들었을 때 흔히 시작되고, 일반적으로 시간이 경과함에 따라 점진적으로 더욱 쇠약해진다. 담배를 끊지 않는 흡연자의 절반은 담배 관련 질병으로 일찍 죽게 되고, 흡연 관련 질병 이환은 담배 사용자의 반 이상에서 나타난다. 대부분의 의학적 상태는 일산화탄소, 타르, 담배의 니코틴 이외 성분들에 대한 노출의 결과다. 가역성의 주요 예측 요인은 흡연 기간이다. 간접흡연은 심장병과 암의 위험을 30%가량 증가시킨다. 장기간의 니코틴 약물 사용은 의학적 손상을 일으키지는 않는 것으로 보인다.

동반이환 Comorbidity

흡연에서 가장 흔한 의학적 질병은 심혈관계 질병, 만성 폐쇄성 폐질환, 그리고 암이다. 흡연은 또한 출산 시 저체중아, 유산과 같은 주산기 문제를 증가시킨다. 흡연의 유병률은 주요우울장애 환자에서 거의 2배나 높으며, 미국에서 흡연 유병률은 사회경제적 지위가 낮은 사람들 사이에서 더 높지만, 우울증이 있는 사람들 사이에서 흡연의 유병률이 증가하는 것은 사회경제적 지위와 무관하다. 가장 흔한 정신과적 동반이환은 알코올과 기타 물질장애, 우울장애, 양극성장애, 불안장애, 성격장애, 주의력결핍 과잉행동장애다. 정신과적 장애가 있는 사람들은 다른 사람들보다 담배사용장애를 가질 가능성이 3배나 더 높다. DSM-5 담배사용장애가 있는 성인은 다른 성인에 비해 DSM-5의 물질사용장애, 주요우울장애, 제I형 양극성장애, 공황장애, 범불안장애, 외상후 스트레스장애, 경계성 및 반사회성 성격장애를 포함해 다른 정신과적 장애가 동반될 가능성이 상당히 높다.

● 담배 금단
Tobacco Withdrawal

진단기준	F17.203

A. 최소 수 주 동안 매일 담배를 사용한다.

B. 갑작스러운 담배 사용 중단 혹은 담배 사용량의 감소 후 24시간 내에 다음 징후 또는 증상 중 4가지(혹은 그 이상)가 나타난다.

1. 과민성, 좌절 또는 화	2. 불안	3. 집중곤란	4. 식욕 증가
5. 안절부절	6. 우울 기분	7. 불면	

C. 진단기준 B의 징후 또는 증상이 사회적, 직업적 또는 다른 중요한 기능 영역에서 임상적으로 현저한 고통이나 손

상을 초래한다.

D. 징후 또는 증상은 다른 의학적 상태로 인한 것이 아니며, 다른 물질 중독 및 금단을 포함하는 다른 정신질환으로 더 잘 설명되지 않는다.

부호화 시 주의점: 담배 금단에 대한 ICD-10-CM 부호는 **F17.203**이다. ICD-10-CM 부호는 담배 금단이 중등도 또는 고도 담배사용장애가 있을 때만 발생한다는 사실을 반영해서, 동반이환된 담배사용장애가 중등도 또는 고도임을 나타낸다는 것에 주의한다. 담배 금단이 경도의 담배사용장애와 동반되는 것은 부호로 허용되지 않는다.

진단적 특징 Diagnostic Features

금단 증상은 담배 사용을 중단할 능력을 손상시킨다. 담배 중단 후 증상은 대부분 니코틴 박탈 때문이다. 담배 금단은 담배 사용을 중단하거나 줄이는 일일 담배 사용자들 사이에서 흔하다. 궐련을 피우고 무연 담배나 전자담배를 매일 피우는 개인에서 나타나는 금단 증상이 더욱 강하다. 이 증상의 강도는 더욱 빠른 발병과 궐련 담배 사용으로 인한 더욱 높은 수준의 니코틴에 기인한다. 담배를 매일 피우지 않거나 니코틴 약만 복용하는 사람들 사이에서 현저한 금단 현상은 흔치 않다.

일반적으로 흡연을 중단한 처음 며칠에는 심장 박동(bpm)이 분당 5~12회 정도 줄어들고, 몸무게는 흡연을 중단한 지 1년 정도에 평균적으로 4~7lb(2~3kg)가 증가한다. 담배 금단은 임상적으로 현저한 기분 변화와 기능적 손상을 야기할 수 있다. 조건화 효과 때문에, 금단은 다른 사람들이 담배를 피우는 것을 보는 것과 같은 환경적 단서들에 의해 촉발될 수 있다. 담배를 점차적으로 줄이는 것은 금단 증상의 심각도를 감소시킨다.

부수적 특징 Associated Features

담배나 궐련에 대한 갈망은 금연 중에 매우 흔하며, 금연 상태를 유지하는 능력에 큰 영향을 미친다. 담배나 니코틴에 대한 금연은 또한 달고 설탕이 든 음식에 대한 갈망을 증가시키고, 경각을 요구하는 과제의 수행을 저해하는 것으로 보인다. 흡연은 정신질환을 다루기 위해 사용되는 많은 치료약물의 대사를 증가시킨다. 따라서 흡연의 중단은 이러한 치료약물의 혈중 농도를 높이고, 이것은 임상적으로 심각한 결과를 가져올 수 있다. 이 영향은 니코틴 때문이 아니고 담배의 다른 성분 때문에 나타난다.

유병률 Prevalence

2일 이상 담배를 끊은 사용자의 약 50%가 담배 금단의 4가지 이상의 증상을 보일 것이다. 가장 흔히 나타나는 증상과 징후는 불안, 과민성, 집중곤란이다. 가장 흔하지 않은 증상은 우울과 불면이다.

발달 및 경과 Development and Course

담배 금단 증상은 보통 담배를 끊거나 줄인 지 24시간 이내에 시작되고, 중단 후 2~3일 후에 정점을 이루며, 2~3주간 지속된다. 담배 금단 증상은 심지어 담배를 매일 사용하기 이전인 청소년 흡연자에서도 발생할 수 있다. 1개월이 넘어가는 장기화된 증상은 흔하지 않다.

위험 및 예후 인자 Risk and Prognostic Factors

기질적. 우울장애, 양극성장애, 불안장애, 주의력결핍 과잉행동장애, 다른 물질사용장애가 있는 흡연자는 더욱 심한 금단 증상을 보인다.

유전적, 생리적. 유전형은 금연에 따른 금단 증상 발생 가능성에 영향을 줄 수 있다.

진단적 표지자 Diagnostic Markers

다음의 생물학적 지표는 담배나 궐련의 사용 범위를 측정하는 데 사용될 수 있지만 담배 금단과는 약하게 연관되어 있다: 호흡 시 일산화탄소와 혈액, 타액, 소변에 있는 니코틴과 니코틴 대사산물인 코티닌.

담배 금단의 기능적 결과 Functional Consequences of Tobacco Withdrawal

담배 금단은 소수의 흡연자들에게 심각한 고통과 기능장애를 일으킬 수 있지만, 이것은 드문 일일 수 있다. 금단은 담배 사용을 멈추거나 조절하는 능력을 손상시킨다. 담배 금단이 새로운 정신질환을 유발하거나 혹은 정신질환의 재발을 유발하는지는 논쟁의 여지가 있지만, 만약 그렇다 하더라도 이것은 담배 사용자의 소수에서 그럴 것이다.

감별진단 Differential Diagnosis

담배 금단의 증상은 다른 물질 금단 증후군(예, 알코올 금단; 진정제, 수면제 또는 항불안제 금단; 자극제 금단; 카페인 금단; 아편계 금단), 카페인 중독, 불안장애, 우울장애, 양극성장애, 수면장애, 치료약물로 유발된 좌불안석의 증상과 겹친다. 흡연 금지 입원 병동이나 자발적인 흡연 중지는 다른 장애의 증상 혹은 정신질환 치료를 위해 사용되는 치료약물의 부작용을 모방, 강화, 가장할 수 있다(예, 알코올 금단으로 생각되는 과민성이 담배 금단에 의한 것일 수 있다). 니코틴 치료약물을 사용하여 관련 증상이 감소하면 이 진단을 확증한다.

동반이환 Comorbidity

담배 금단과 담배사용장애의 일반적인 동반이환을 고려할 때, 동반되는 상태에 대한 자세한 내용은 담배사용장애의 '동반이환'을 참조하시오.

담배로 유발된 정신질환
Tobacco-Induced Mental Disorders

담배로 유발된 수면장애는 '수면-각성장애' 장에서 다룬다('물질/치료약물로 유발된 수면장애' 참조).

● 명시되지 않는 담배관련장애
Unspecified Tobacco-Related Disorder

F17.209

이 범주는 사회적, 직업적 또는 다른 중요한 기능 영역에서 임상적으로 현저한 고통이나 손상을 초래하는 담배관련장애의 특징적인 증상들이 두드러지지만, 어떤 특정 담배관련장애 또는 물질관련 및 중독 장애의 진단분류에 속한 장애 중 어느 것에도 완전한 기준을 만족하지 않는 발현 징후들에 적용된다.

기타(또는 미상의) 물질관련장애
Other (Or Unknown) Subatance-Related Disorders

기타(또는 미상의) 물질사용장애

기타(또는 미상의) 물질 중독

기타(또는 미상의) 물질 금단

기타(또는 미상의) 물질로 유발된 정신질환

명시되지 않는 기타(또는 미상의) 물질관련장애

● 기타(또는 미상의) 물질사용장애
Other (or Unknown) Substance Use Disorder

진단기준

A. 임상적으로 현저한 손상이나 고통을 일으키는 문제적 알코올; 카페인; 대마; 환각제(펜시클리딘 등); 흡입제; 아편계; 진정제, 수면제 또는 항불안제; 자극제; 혹은 담배로 분류될 수 없는 중독성 물질 사용의 양상이 지난 12개월 사이에 다음의 항목 중 최소한 2개 이상으로 나타난다.
   1. 물질을 종종 의도했던 것보다 더 많은 양, 혹은 오랜 기간 동안 사용함
   2. 물질 사용을 줄이거나 조절하려는 지속적인 욕구가 있음. 혹은 사용을 줄이거나 조절하려고 노력했지만 실패한 경험들이 있음

3. 물질을 구하거나, 사용하거나, 그 효과에서 벗어나기 위한 활동에 많은 시간을 보냄

4. 물질에 대한 갈망감, 혹은 강함 바람, 혹은 욕구

5. 반복적인 물질 사용으로 인해 직장, 학교 혹은 가정에서의 주요한 역할 책임 수행에 실패함

6. 물질의 영향으로 지속적으로, 혹은 반복적으로 사회적 혹은 대인관계 문제가 발생하거나 악화됨에도 불구하고 물질 사용을 지속함

7. 물질 사용으로 인해 중요한 사회적, 직업적 혹은 여가 활동을 포기하거나 줄임

8. 신체적으로 해가 되는 상황에서도 반복적으로 물질을 사용함

9. 물질 사용으로 인해 지속적으로, 혹은 반복적으로 신체적 · 심리적 문제가 유발되거나 악화될 가능성이 높다는 것을 알면서도 계속 물질을 사용함

10. 내성, 다음 중 하나로 정의됨

    a. 중독이나 원하는 효과를 얻기 위해 물질 사용량의 뚜렷한 증가가 필요

    b. 동일한 용량의 물질을 계속 사용할 경우 효과가 현저히 감소

11. 금단, 다음 중 하나로 나타남

    a. 기타(또는 미상의) 물질의 특징적인 금단 증후군(기타[또는 미상의] 물질 금단 진단기준 A와 B를 참조하시오)

    b. 금단 증상을 완화하거나 피하기 위해 물질(혹은 비슷한 관련 물질)을 사용

다음의 경우 명시할 것:

조기 관해 상태: 이전에 기타(또는 미상의) 물질사용장애의 진단기준을 만족했고, 최소 3개월 이상 최대 12개월 이내의 기간 동안 진단기준에 맞는 항목이 전혀 없는 경우(진단기준 A4의 '물질에 대한 갈망감, 혹은 강한 바람, 혹은 욕구'는 예외) 사용된다.

지속적 관해 상태: 이전에 기타(또는 미상의 물질사용장애의 진단기준을 만족했고, 12개월 이상의 기간 동안 어떤 시기에도 진단기준에 맞는 항목이 전혀 없는 경우(진단기준 A4의 '물질에 대한 갈망감, 혹은 강한, 바람 혹은 욕구'는 예외) 사용된다.

다음의 경우 명시할 것:

통제된 환경에 있음: 이 부가적인 명시자는 개인이 물질에 대한 접근이 제한된 환경에 있을 때 사용된다.

현재의 심각도/관해에 따른 부호화: 만약 기타(또는 미상의) 물질 중독, 기타(또는 미상의) 물질 금단, 또는 기타(또는 미상의) 물질로 유발된 정신질환이 같이 있으면, 기타(또는 미상의) 물질사용장애에 대한 다음의 부호를 쓰지 않는다. 대신 동반한 기타(또는 미상의) 물질사용장애는 기타(또는 미상의) 물질사용장애 부호의 네 번째 글자에 표시한다(기타[또는 미상의] 물질 중독, 기타[또는 미상의] 물질 금단 또는 특정 기타[또는 미상의] 물질로 유발된 정신질환의 부호화 시 주의점 참조). 예를 들어, 만약 기타(또는 미상의) 물질로 유발된 우울장애와 기타(또는 미상의) 물질사용장애가 동반되면 기타(또는 미상의) 물질로 유발된 우울장애 부호만 쓰고, 동반한 기타(또는 미상의) 물질사용장애가 경도인지, 중등도인지, 고도인지를 네 번째 글자에 표시한다. 기타(또는 미상의) 물질로 유발된 우울장애가 동반된 경도 기타(또는 미상의) 물질사용장애에는 F19.14를 사용하고, 기타(또는 미상의) 물질로 유발된 우울장애가 동반된 중등도 또는 고도 기타(또는 미상의) 물질사용장애에는 F19.24를 사용한다.

현재의 심각도/관해를 명시할 것:

F19.10 경도: 2~3개의 증상이 있다.

F19.11 경도, 조기 관해 상태

F19.11 경도, 지속적 관해 상태

F19.20 중등도: 4~5개의 증상이 있다.

F19.21 중등도, 조기 관해 상태

F19.21 중등도, 지속적 관해 상태

F19.20 고도: 6개 이상의 증상이 있다.

F19.21 고도, 조기 관해 상태

F19.21 고도, 지속적 관해 상태

명시자 Specifiers

'통제된 환경에 있음'은 개인이 통제된 환경에서 관해 상태로 있을 때 세분화해서 적용한다(즉, 조기 관해 상태로 통제된 환경에 있음, 또는 지속적 관해 상태로 통제된 환경에 있음). 이런 환경의 예로는 철저히 감시되고 물질을 구할 수 없는 감옥, 치료적 공동체, 폐쇄 병동 등이 있다.

진단적 특징 Diagnostic Features

기타(또는 미상의) 물질관련장애의 진단적 분류는 이 장에서 이전에 제시된 9가지 물질 분류에 포함되지 않은 물질에 적용된다(즉, 알코올; 카페인; 대마; 환각제[펜시클리딘 등]; 흡입제; 아편계; 진정제, 수면제 또는 항불안제; 자극제 또는 담배). 이러한 물질은 아나볼릭 스테로이드, 비스테로이드계 소염제, 코르티솔, 항파킨슨제, 항히스타민제, 마취제, 아산화질소, 아밀 · 부틸 · 이소부틸 아질산염, 여러 문화에서 약간의 다행감과 떠 있는 감각을 유발하는 씹어서 사용되는 빈랑나무 열매(betel nut), 건강에 영향(예, 경미한 간염, 폐 이상)을 미칠 뿐만 아니라 경미한 희열, 진정, 운동실조 및 체중 감소를 야기하는 카바(남태평양 pepper plant로 만듦)를 포함한다. 기체 물질은 탄화수소제일 경우에만 흡입제 분류에 포함되며, 기타 기체 물질(앞에서 언급한 아산화질소 포함)은 기타(또는 미상의) 물질 분류에 포함된다. 미상의 물질관련장애는 미확인 물질과 관련되며, 이는 사람이 섭취한 약물을 확인할 수 없을 때, 혹은 새롭게 암시장에 나온 확인되지 않은 약물이거나 가짜 이름으로 불법적으로 판매되는 익숙한 약물들과 관련된 중독을 말한다.

물질 분류 중 하나의 범주에 포함되는 물질은 해당 물질 분류 내에서 부호화되어야 하며, '기타 물질' 범주에 포함하기에는 부적절하다는 점에 유의하여야 한다. 예를 들어, 다음 물질들은 특정 물질 분류에 명시적으로 포함되어 '기타 물질' 범주에 포함되지 않아야 한다. 합성 카나비노이드는 대마 범주에 포함되고, 프로포폴은 진정제, 수면제 또는 항불안제 범주에 포함되며, 카티논(식물제 및 합성 화학 유도체 포함)은 흥분제 범주에 포함된다.

기타(또는 미상의) 물질사용장애는 약물이 본인에게 심각한 문제를 야기한다는 사실을 알면서도 기타 또는 미상의 약물을 지속적으로 사용하는 정신질환이다. 이러한 문제는 진단기준에 반영되어 있다. 물질이 밝혀졌지만 기타 9가지 물질 분류에 해당되지 않는 경우, 기타(또는 미상의) 물질사용장애에 해당되는 부호를 사용하여 장애의 이름을 기록 및 부호화할 때(예, '아산화질소사용장애') 이를 반영해야 한다.

부수적 특징 Associated Features

기타(또는 미상의) 물질사용장애에 대한 진단은 다음 중 하나에 의해 지지된다: 개인이 보고한 증상이 이 장에 실린 9개의 분류에 포함되지 않을 때, 중독의 반복적인 삽화가 있지만 표준 약물 검사(새로운 혹은 거의 사용되지 않는 물질을 탐지하지 못하는)에서 음성 결과를 보일 때, 그리고 개인이 속한 공동체에서 새로 나타난 정체불명 물질의 증상 특징을 보일 때.

아산화질소('웃음가스')에 대한 접근이 쉬워졌기 때문에, 특정 전문가 집단에서는 물질의 빈번한 사용 및 아산화질소사용장애의 진단과 연관될 수 있다. 마취제로서 이 가스의 역할은 몇몇 의학, 치과 전문가에 의해 오용된다. 휘핑크림 용기와 같은 상품의 추진 연료로 사용되기 때문에 식품 서비스 종사자에서 오용될 수 있다. 최근 가정용 휘핑 디스펜서에 사용되는 'whippet' 카트리지 내에 존재하는 아산화질소가 폭넓게 접근 가능해짐에 따라, 청소년과 초기 성인의 아산화질소 오용이 심각하며, 아산화질소를 자주 사용하는 일부 사람들은 골수신경병증, 척수 아급성 복합변성, 말초신경병증 및 정신병을 포함한 의학적 합병증과 정신상태를 나타낼 수 있다.

아밀 · 부틸 · 이소부틸 아질산염(그리고 유사한) 가스의 사용은 동성애 남성들과 특히 품행장애를 지닌 몇몇 청소년에서 나타난다.

물질사용장애는 일반적으로 자살 위험성 증가와 연관되어 있으나, 기타(또는 미상의) 물질사용장애에서 자살 위험 요인의 증거는 없다.

유병률 Prevalence

극도로 제한적인 자료에 근거하면, 대부분의 기타(또는 미상의) 물질사용장애의 유병률은 이 장에서 언급한 9가지 물질 분류를 포함하는 물질사용장애의 유병률보다 낮을 것으로 보인다. 특정 기체 물질의 경우, 사용 유병률은 드물진 않지만(12세 이상 미국 가구원의 평생 유병률은 아산화질소의 경우 4.6%, 아질산염의 경우 2.5%로 추정된다), 사용장애 진단을 위해 사용 패턴이 얼마나 빈번해야 하는가에 대해서는 알려진 것이 없다.

발달 및 경과 Development and Course

어떠한 단일한 발생과 경과 양상이 약물학적으로 다양한 기타(또는 미상의) 물질사용장애를 특징 짓지 못한다. 미상의 물질사용장애는 물질의 정체가 확인되면 재분류된다.

위험 및 예후 인자 Risk and Prognostic Factors

기타(또는 미상의) 물질사용장애 위험 및 예후 인자는 대부분의 물질사용장애 위험 및 예후 인자와 유사한 것으로 생각되며, 다른 물질사용장애, 품행장애, 혹은 개인이나 가족 내 반사회성 성격장애, 물질 문제의 이른 시작, 주거 환경에서 물질 사용의 용이성, 아동기 학대나 외상, 그리고 어린 시절 자기조절력의 결함과 행동 탈억제의 증거를 포함한다.

문화와 관련된 진단적 쟁점 Culture-Related Diagnostic Issues

특정 문화는 빈랑나무 열매와 같이 특정 지역 내에서 섭취하는 물질을 포함하는 기타(또는 미상의) 물질사용장애와 연관되어 있다.

진단적 표지자 Diagnostic Markers

소변, 호흡 혹은 타액 검사는 마치 새로운 상품처럼 판매된 물질을 정확하게 확인할 수 있다. 하지만 일상적인 임상 검사는 매우 드물게 사용되거나 새로운 약물을 확인할 수는 없으며, 이를 위해서는 보통 전문화된 검사실 검사를 필요로 한다.

감별진단 Differential Diagnosis

기타(또는 미상의) 물질사용장애 진단기준을 만족하지 않는 기타 또는 미상의 물질 사용. 미상의 물질 사용은 청소년에서 드물지 않지만, 대부분 전년도 동안 기타(또는 미상의) 물질사용장애의 진단기준을 2개 이상 충족하지 못한다.

물질사용장애. 기타(또는 미상의) 물질사용장애는 이 장에서 앞서 제시된 9가지 물질 분류에 포함되는 다양한 물질사용장애와 함께 나타날 수 있고, 그 장애들의 증상은 유사하거나 겹칠 수 있다. 증상 양상을 구분하기 위해서는 물질 중 일부가 사용되지 않은 기간 동안 지속된 증상에 대해 질문하는 것이 도움이 된다.

기타(또는 미상의) 물질 중독, 기타(또는 미상의) 물질 금단 및 기타(또는 미상의) 물질로 유발된 정신질환. 기타(또는 미상의) 물질 중독, 기타(또는 미상의) 물질 금단 및 기타(또는 미상의) 물질로 유발된 정신질환이 과도한 사용과 관련된 정신의학적 증후군을 기술하는 반면, 기타(또는 미상의) 물질사용장애는 기타(또는 미상의) 물질 사용에 대한 손상된 통제력, 물질 사용으로 인한 사회적 손상, 위험한 자극제 사용(예, 의학적 합병증에도 불구하고 지속되는 사용) 및 약리학적 증상(내성 혹은 금단의 발생)을 포함하는 물질 사용의 문제가 있는 패턴을 기술한다는 점에서 기타(또는 미상의) 물질 중독, 기타(또는 미상의) 물질 금단 및 기타(또는 미상의) 물질로 유발된 정신질환(예, 코르티코스테로이드로 유발된 양극성 및 관련 질환)과 구별된다. 기타(또는 미상의) 물질 중독, 기타(또는 미상의) 물질 금단 및 기타(또는 미상의) 물질로 유발된 정신질환은 기타(또는 미상의) 물질사용장애가 있는 사람들에서 자주 동반된다. 이러한 경우에 기타(또는 미상의) 물질 중독, 기타(또는 미상의) 물질 금단 및 기타(또는 미상의) 물질로 유발된 정신질환의 진단은 기타(또는 미상의) 물질사용장애 진단 외에 진단부호에 존재 여부가 표시되어야 한다.

동반이환 Comorbidity

기타(또는 미상의) 물질사용장애를 포함하는 물질사용장애는 일반적으로 다른 물질사용장애, 청소년기 품행장애 및 반사회성 성격장애와 동반된다.

● 기타(또는 미상의) 물질 중독
Other (or Unknown) Substance Intoxication

진단기준

A. 목록에 없거나 알려지지 않은 최근의 물질 섭취(또는 노출)로 인한 가역적인 물질 특이적 증후군이 발생한다.

B. 물질을 사용하는 동안 또는 그 직후에 물질의 중추신경계 작용으로 인한 임상적으로 심각한 문제적 행동 변화 및 심리적 변화가 발생한다(예, 손상된 운동 협응, 정신운동 초조 또는 지연, 다행감, 불안, 적대감, 기분 가변성, 인지 손상, 판단력 손상, 사회적 위축).

C. 징후 또는 증상은 다른 의학적 상태로 인한 것이 아니며, 다른 물질 중독을 포함한 다른 정신질환으로 더 잘 설명되지 않는다.

다음의 경우 명시할 것:

지각 장해 동반: 이 명시자는 환각이 현실 검증력이 손상되지 않은 상태에서 생기거나, 청각적, 시각적 혹은 촉각적 착각이 섬망 없이 발생할 때 적용한다.

부호화 시 주의점: ICD-10-CM 부호는 동일한 물질과 관련된 동반된 기타(또는 미상의) 물질사용장애의 유무와 지각 장해의 유무에 따라 정해진다.

지각 장해를 동반하지 않는 기타(또는 미상의) 물질 중독: 만약 경도 기타(또는 미상의) 물질사용장애가 동반되면 ICD-10-CM 부호는 **F19.120**이며, 중등도 또는 고도 기타(또는 미상의) 물질사용장애가 동반되면 ICD-10-CM 부호는 **F19.220**이다. 만약 동일한 물질과 관련된 동반된 기타(또는 미상의) 물질사용장애가 없으면 ICD-10-CM 부호는 **F19.920**이다.

지각 장해를 동반하는 기타(또는 미상의) 물질 중독: 만약 경도 기타(또는 미상의) 물질사용장애가 동반되면 ICD-10-CM 부호는 **F19.122**이며, 중등도 또는 고도 기타(또는 미상의) 물질사용장애가 동반되면 ICD-10-CM 부호는 **F19.222**다. 만약 동일한 물질과 관련된 동반된 기타(또는 미상의) 물질사용장애가 없으면 ICD-10-CM 부호는 **F19.922**다.

주의점: 위험 및 예후 인자, 문화와 관련된 진단적 쟁점, 진단적 표지자에 대한 정보는 기타(또는 미상의) 물질사용장애의 해당 내용을 참조하시오.

진단적 특징 Diagnostic Features

기타(또는 미상의) 물질 중독의 본질적인 특징은 ① 이 장에 제시된 9가지 물질 분류 중 하나에 포함되지 않은 물질을 사용하거나(즉, 알코올; 카페인; 대마; 펜시클리딘과 다른 환각제; 흡입제; 아편계; 진정제, 수면제 또는 항불안제; 자극제 혹은 담배), ② 미상의 물질을 사용하는 동안, 또는 사용 직후에 발생하는 임상적으로 유의미한 행동 또는 심리적 변화가 있다는 것이다. 물질이 알려진 경우, 부호화 시 장애의 이름에 물질이 반영되어야 한다(예, '카바 중독').

기타(또는 미상의) 물질 중독을 진단하는 것은 매우 어려운 일이다. 진단기준 A에서 가역적인 '물질 특이적 증후군'을 요구하는데, 하지만 물질이 알려져 있지 않다면 증후군에 대해서도 잘 알려져 있지 않다. 이러한 문제를 해결하기 위해 임상의들은 환자가 같은 '거리'에서 판매된 혹은 같은 공급처의 물질을 사용한 후에 유사한 삽화를 경험하였는지 주변 사람에게 묻거나 혹은 부수적인 병력을 얻어야 한다. 비슷하게, 이전에는 미상의 물질로 취급되던 물질로 인한 심각하고 익숙지 않은 중독 증상들이 수일에 걸쳐 병원 응급실에서 관찰되기도 한다. 중독 물질의 다양성 때문에, 진단기준 B는 중독의 넓은 증상과 징후를 제시할 뿐, 진단의 기준이 되는 증상의 개수나 진단의 결정으로 이끌어 줄 임상적인 판단에 대한 언급은 없다. 진단기준 C는 기타 의학적 상태와 정신과적 상태 혹은 중독을 감별진단하기 위해 필요하다.

유병률 Prevalence

기타(또는 미상의) 물질 중독의 유병률은 알려져 있지 않다.

발달 및 경과 Development and Course

중독은 흔히 물질을 사용한 지 수 분에서 수 시간 후에 정점에 이르게 되지만, 시작과 경과는 물질에 따라, 그리고 물질의 투여 경로에 따라 다양하다. 일반적으로 호흡기를 통한 흡인과 정맥 내 주사는 가장 빠른 발현을 보이며, 경구로 섭취되고 활성물질에 의한 대사를 필요로 하는 경우는 훨씬 더 느리다(예, 특정 버섯을 섭취한 경우, 점진적으로 치명적인 중독의 첫 번째 신호가 며칠간 나타나지 않을 수 있다). 중독 효과는 수 시간에서 수일까지 다양한 시간 내에 회복된다. 그러나 아산화질소와 같은 마취 가스의 경우에는 사용을 끝낸 지 단지 몇 분 내에 몸에서 완전하게 사라지게 된다. 다른 극단적인 예로, 일부 'hit and run' 중독 물질들은 신체를 중독시키고 영구적인 손상을 남긴다. 예를 들어, MPTP(1-메틸-4-페닐-1,2,3,6-테트라하이드로피리딘[1-methyl-4-phenyl-1,2,3,6-tetrahydropyridine]) 같은 특정 아편계 합성 과정의 오염된 부산물은 아편 중독 환자의 도파민성 세포를 파괴하고 영구적인 파킨슨증을 일으킨다.

기타(또는 미상의) 물질 중독의 기능적 결과
Functional Consequences of Other (or Unknown) Substance Intoxication

물질 중독으로 인한 손상은 직장에서의 기능이상, 사회적으로 무분별한 행동, 대인관계에서의 문제, 역할 책임 완수 실패, 교통사고, 싸움, 위험한 행동(즉, 보호되지 않은 성행위), 물질 또는 치료약물의 과다 복용과 같은 심각한 결과를 일으킨다. 초래되는 결과는 특정 물질에 따라 다양할 것이다.

감별진단 Differential Diagnosis

기타(또는 미상의) 물질 중독 진단기준을 만족하지 않는 기타 또는 미상의 물질 사용. 기타 또는 미상의 물질을 사용하지만, 진단하기 위해 필요한 진단적 기준을 만족시킬 정도의 증상을 만들기에는 불충분한 정도의 용량인 경우다.

물질 중독 또는 기타 물질/치료약물로 유발된 정신질환. 익숙한 물질들이 암시장에서 새로운 상품인 양 판매될 수 있고, 사람들은 이러한 물질들로 중독을 경험할 수 있다. 병력 청취, 독성학적 검사, 화학적 검사가 진단에 도움이 될 수 있다. 기타 물질 중독은 기타 물질/치료약물로 유발된 정신질환(예, 코르티코스테로이드로 유발된 불안장애)과 구별되는데, 기타 물질/치료약물로 유발된 정신질환들의 증상(예, 불안)이 기타 물질 중독에서 일반적으로 연관되는 증상(만약 알려졌다면)보다 과도하고, 임상적 표현에서 우세하며, 임상적 주의를 필요로 할 정도로 심하기 때문이다.

뇌 기능 및 인지를 손상시키는 기타 독성·대사·외상·종양·혈관·감염 장애. 다양한 신경학적·기타 의학적 상태에서 진단기준 B의 예를 포함한, 중독과 유사한 빠른 증상과 징후를 보일 수 있다. 역설적으로 약물의 금단 증상도 감별되어야 하는데, 예를 들어 무기력한 증상은 어떠한 약물의 금단 또는 기타 물질의 중독을 나타내는 것일 수 있기 때문이다.

동반이환 Comorbidity

물질관련장애, 청소년기 품행장애, 성인 반사회성 성격장애, 그리고 기타 물질사용장애가 기타 (또는 미상의) 물질 중독과 함께 발생하는 경향성이 있다.

● 기타(또는 미상의) 물질 금단
Other (or Unknown) Substance Withdrawal

진단기준

A. 물질을 과도하게 장기적으로 사용하다가 중단(혹은 감량)한다.
B. 물질 사용을 중단(혹은 감량)한 이후 곧바로 물질 특이적 증후군이 나타난다.
C. 물질 특이적 증후군이 사회적, 직업적 또는 다른 중요한 기능 영역에서 임상적으로 현저한 고통이나 손상을 초래한다.
D. 증상은 다른 의학적 상태로 인한 것이 아니며, 다른 물질의 금단을 포함하는 다른 정신질환으로 더 잘 설명되지 않는다.
E. 물질은 다른 어떠한 물질의 범주(알코올; 카페인; 대마; 아편계; 진정제, 수면제 또는 항불안제; 자극제; 혹은 담배) 하위로 분류되지 않거나, 혹은 알려져 있지 않다.

다음의 경우 명시할 것:
　지각 장해 동반: 이 명시자는 환각이 현실 검증력이 손상되지 않은 상태에서 생기거나, 청각적, 시각적 혹은 촉각적 착각이 섬망 없이 발생할 때 적용한다.

부호화 시 주의점: ICD-10-CM 부호는 동일한 물질과 관련된 동반된 기타(또는 미상의) 물질사용장애의 유무와 지각 장해의 유무에 따라 정해진다.
　지각 장해를 동반하지 않는 기타(또는 미상의) 물질 금단: 만약 경도 기타(또는 미상의) 물질사용장애가 동반되면 ICD-10-CM 부호는 F19.130이며, 중등도 또는 고도 기타(또는 미상의) 물질사용장애가 동반되면 ICD-10-CM 부호는 F19.230이다. 동일한 물질과 관련된 동반된 기타(또는 미상의) 물질사용장애가 없으면 ICD-10-CM 부호는 F19.930이다.
　지각 장해를 동반하는 기타(또는 미상의) 물질 금단: 만약 경도 기타(또는 미상의) 물질사용장애가 동반되면 ICD-10-CM 부호는 F19.132이며, 중등도 또는 고도 기타(또는 미상의) 물질사용장애가 동반되면 ICD-10-CM 부호는 F19.232다. 만약 동반된 기타(또는 미상의) 물질사용장애가 없는 경우(예, 적절한 의료감독하에 기타[또는 미상의] 물질을 복용하는 환자), ICD-10-CM 부호는 F19.932다.

주의점: 위험 및 예후 인자, 문화와 관련된 진단적 쟁점, 진단적 표지자에 대한 정보는 기타(또는 미상의) 물질사용장애의 해당 내용을 참조하시오.

진단적 특징 Diagnostic Features

기타(또는 미상의) 물질 금단은 물질의 용량을 줄이거나 중단한 후 몇 시간에서 수일 내에 나타나는 임상적으로 심각한 정신질환이다(진단기준 A와 B). 비록 최근의 용량 감소나 중단의 과거력이 명확하지만, 약물이 미상인 경우라면 다른 진단 과정은 매우 어려울 수 있다. 진단기준 B는 '물질 특이적 증후군'(즉, 환자의 증상과 징후가 반드시 최근 중단된 약물에 의한 알려진 금단 증후군과 일치해야 한다)의 발생을 요구하는데, 미상의 물질에서는 진단기준과 부합되는 경우가 거의 없다. 결과적으로, 이렇게 정보가 제한된 상황에서는 임상적 판정으로 진단해야 한다. 진단기준 D는 기타 의학적 상태, 정신질환, 혹은 익숙한 물질들에 의한 금단 증상에 대한 배제 진단이다. 만약 물질이 알려진 것이라면, 그 물질의 이름은 부호에 따라 진단에 반영되어야 한다(예, '빈랑나무 열매 금단').

유병률 Prevalence
기타(또는 미상의) 물질 금단의 유병률은 알려져 있지 않다.

발달 및 경과 Development and Course
금단 징후는 일반적으로 물질 사용을 중단한 지 수 시간 이후에 나타나지만, 징후 시작과 경과는 사용된 용량과 신체에서 특정 물질의 제거율에 따라 다양하다. 어떤 물질의 금단 증상은 가장 심할 때에도 단지 중등도의 불편감만 나타날 수 있지만, 다른 물질의 금단은 치명적일 수 있다. 금단 관련 불쾌감은 종종 물질 사용의 동기가 된다. 금단 증상은 약물의 종류와 내성이 생기는 용량에 따라 수일, 수 주 혹은 수개월에 걸쳐 서서히 약화된다.

기타(또는 미상의) 물질 금단의 기능적 결과
Functional Consequences of Other (or Unknown) Substance Withdrawal
물질 금단 증상은 신체적 징후와 증상(예, 권태감, 생체 징후의 변화, 복부 불편감, 두통), 극심한 약물 갈망, 불안감, 우울감, 초조, 정신병적 증상 혹은 인지 손상을 포함한 심각한 결과를 야기한다. 이러한 결과들은 직장에서의 기능이상, 대인관계에서의 문제, 역할 책임 수행 실패, 교통사고, 싸움, 위험한 행동(예, 보호되지 않은 성행위), 물질 또는 치료약물의 과다 사용과 같은 심각한 결과를 일으킨다. 문제 유발 패턴은 특정 물질에 따라 다양할 것이다.

감별진단 Differential Diagnosis
과도한 용량 사용 이후에 감량하지만 기타(또는 미상의) 물질 금단 진단기준을 만족하지 않음. 기타(또는 미상의) 물질을 사용한 개인이 진단에 필수적인 기준을 만족시킬 정도의 증상을 만들어 내기에 불충분한 용량을 사용한 경우다.

물질 금단 또는 기타 물질/치료약물로 유발된 정신질환. 익숙한 물질들이 암시장에서 마치 새로운 상품으로 판매되고, 사람들은 이러한 물질을 끊을 때 금단을 경험할 수 있다. 병력 청취, 독성학적 검사, 화학적 검사가 진단에 도움을 준다. 기타 물질 금단은 기타 물질/치료약물로 유발된 정신질환(예, 벤라팍신으로 유발된 불안장애, 금단 중 발병)과 구별되는데, 기타 물질/치료약물로 유발된 정신질환들의 증상(예, 불안)이 기타 물질 금단에서 일반적으로 연관되는 증상(만약 알려졌다면)

보다 과도하고, 임상적 표현에서 우세하며, 임상적 주의를 필요로 할 정도로 심하기 때문이다.

뇌 기능 및 인지를 손상시키는 기타 독성·대사·외상·종양·혈관·감염 장애. 다양한 신경학적·기타 의학적 상태에서 이러한 물질들의 금단과 유사한 빠른 징후와 증상을 보일 수 있다. 역설적으로 약물의 중독 증상도 감별되어야 하는데, 예를 들어 무기력증은 어떠한 약물의 금단 또는 기타 약물의 중독을 나타내는 것일 수 있기 때문이다.

동반이환 Comorbidity

물질관련장애, 청소년기 품행장애, 반사회성 성격장애, 그리고 기타 물질사용장애가 기타(또는 미상의) 물질 금단과 함께 발생하는 경향성이 있다.

기타(또는 미상의) 물질로 유발된 정신질환
Other (or Unknown) Substance-Induced Mental Disorders

기타(또는 미상의) 물질의 범주가 불분명하기 때문에 그로 인해 유발된 정신질환도 정도와 범위가 명확하지 않다. 그럼에도 기타(또는 미상의) 물질로 유발된 정신질환의 진단은 가능하며, 증상을 동반하는 이 편람의 다른 장애에서 기술된다(각 장의 물질/치료약물로 유발된 정신질환 참조): 기타(또는 미상의) 물질로 유발된 정신병적 장애('조현병 스펙트럼 및 기타 정신병적 장애'), 기타(또는 미상의) 물질로 유발된 양극성 및 관련 장애('양극성 및 관련 장애'), 기타(또는 미상의) 물질로 유발된 우울장애('우울장애'), 기타(또는 미상의) 물질로 유발된 불안장애('불안장애'), 기타(또는 미상의) 물질로 유발된 강박장애('강박 및 관련 장애'), 기타(또는 미상의) 물질로 유발된 수면장애('수면-각성장애'), 기타(또는 미상의) 물질로 유발된 성기능부전('성기능부전'), 기타(또는 미상의) 물질/치료약물로 유발된 주요 또는 경도 신경인지장애('신경인지장애'). 기타(또는 미상의) 물질로 유발된 중독 섬망, 기타(또는 미상의) 물질로 유발된 금단 섬망 및 처방된 기타(또는 미상의) 물질로 유발된 섬망은 '신경인지장애' 장의 섬망의 기준과 논의에서 설명한다. 이러한 기타(또는 미상의) 물질로 유발된 정신질환은 증상이 상당히 심해서 독립적인 임상적 주의를 필요로 할 때만 기타(또는 미상의) 물질 중독이나 기타(또는 미상의) 물질 금단 대신 진단 내린다.

● 명시되지 않는 기타(또는 미상의) 물질관련장애
Unspecified Other (or Unknown) Substance-Related Disorder

F19.99

이 범주는 사회적, 직업적 또는 다른 중요한 기능 영역에서 임상적으로 현저한 고통이나 손상을 초래하는 기타(또는 미상의) 물질관련장애의 특징적인 증상들이 두드러지지만, 어떤 특정 기타(또는 미상의) 물질관련장애 또는 물질관련 및 중독 장애의 진단분류에 속한 장애 중 어느 것에도 완전한 기준을 만족하지 않는 발현 징후들에 적용된다.

비물질관련장애
Non-Substance-Related Disorders

● 도박장애
Gambling Disorder

진단기준   F63.0

A. 지속적이고 반복적인 문제적 도박 행동이 임상적으로 현저한 손상이나 고통을 초래하고, 지난 12개월 동안 다음의 항목 중 4가지(또는 그 이상)가 나타난다.
  1. 원하는 흥분을 얻기 위해 액수를 늘리면서 도박하려는 욕구
  2. 도박을 줄이거나 중지시키려고 시도할 때 안절부절못하거나 과민해짐
  3. 도박을 조절하거나, 줄이거나, 중지시키려는 노력이 반복적으로 실패함
  4. 종종 도박에 집착함(예, 과거의 도박 경험을 되새기고, 다음 도박의 승산을 예견해 보거나 계획하고, 도박으로 돈을 벌 수 있는 방법을 생각)
  5. 괴로움(예, 무기력감, 죄책감, 불안감, 우울감)을 느낄 때 도박함
  6. 도박으로 돈을 잃은 후, 흔히 만회하기 위해 다음날 다시 도박함(손실을 '쫓아감')
  7. 도박에 관여된 정도를 숨기기 위해 거짓말을 함
  8. 도박으로 인해 중요한 관계, 일자리, 교육적 또는 직업적 기회를 상실하거나 위험에 빠뜨림
  9. 도박으로 야기된 절망적인 경제 상태에서 벗어나기 위한 돈 조달을 남에게 의존함
B. 도박 행동이 조증 삽화로 더 잘 설명되지 않는다.

다음의 경우 명시할 것:
  삽화성: 진단기준을 만족하는 것이 1회 이상이며, 도박장애 사이에 적어도 수개월 동안 증상이 줄어든 시기가 있는 경우
  지속성: 진단기준을 수년간 만족시키는 증상이 지속되는 경우

다음의 경우 명시할 것:
  조기 관해 상태: 이전에 도박장애의 모든 진단기준을 만족했고, 최소 3개월 이상 12개월 이내의 기간 동안 진단기준에 맞는 항목이 전혀 없는 경우
  지속적 관해 상태: 이전에 도박장애의 모든 진단기준을 만족했고, 12개월 이상의 기간 동안 진단기준에 맞는 항목이 전혀 없는 경우

현재의 심각도를 명시할 것:
  경도: 4~5개의 진단기준을 만족한다.
  중등도: 6~7개의 진단기준을 만족한다.
  고도: 8~9개의 진단기준을 만족한다.

주의점: 비록 물질 복용과 관련되지 않은 일부 행동 양상이 물질관련장애의 양상과 유사하지만, 도박장애 하나만으로도 이 장에 기술될 만큼의 충분한 자료가 존재한다.

명시자 Specifiers

질환의 심각도는 만족하는 진단기준의 수에 따른다. 경도 도박장애가 있는 사람은 단지 4~5개의 진단기준을 나타내며, 흔히 나타내는 증상은 도박의 몰두와 돈을 잃은 후 다시 도박을 하는 것이다. 중등도는 더 많은 진단기준(즉, 6~7개)을 만족한다. 고도의 환자들은 9개의 진단기준 전부 혹은 대부분(즉, 8~9개)을 만족한다. 도박으로 인해 중요한 관계나 직업적 기회가 위태로워지거나 도박으로 잃은 돈에 대한 조달을 남에게 의존하는 증상은 흔하게 만족되는 기준이 아니며 고도의 도박장애에서 잘 나타난다. 도박으로 치료를 받는 사람들은 주로 중등도에서 고도의 환자들이다.

진단적 특징 Diagnostic Features

도박은 더 큰 가치가 있는 것을 얻기 위해 가치 있는 무언가를 거는 것이다. 여러 문화적 환경에서 사람들은 게임이나 이벤트로 도박을 하고, 대부분은 문제를 경험하지 않는다. 하지만 어떤 사람들은 도박 행동과 관련된 상당한 손상으로 나아간다. 도박장애의 필수적인 특징은 개인, 가족, 그리고 직업적 장애를 유발하는 지속적이고 반복적인 부적응적 도박 행동이다(진단기준 A). 도박장애는 12개월 동안 진단기준 A에 기재된 4개 이상의 증상을 만족하는 경우로 정의될 수 있다.

'손실을 쫓는' 패턴이 나타날 수 있으며, 손실을 보상하기 위해 도박을 지속한다(더 큰 내기를 걸거나 더 큰 위험을 무릅쓰게 된다). 사람들은 그들의 도박 전략을 버리고, 잃은 것을 모두 한번에 되찾기 위해 시도하기도 한다. 많은 도박꾼은 단기간 동안만 손실을 쫓지만, 도박장애의 특징인 점차 장기적이고 흔한 '쫓는' 행동이 나타난다(진단기준 A6). 환자들은 그들의 가족, 치료자들 또는 기타 사람들에게 도박 행동에 관여된 정도를 숨기기 위해 거짓말을 하게 된다. 이러한 속임수에는 도박에 필요한 돈을 얻기 위한 위조, 사기, 절도 혹은 횡령과 같은 불법 행동들을 감추기 위한 행동이 포함되지만, 꼭 이런 행동에만 제한되지는 않는다(진단기준 A7). 환자들은 '긴급 구제' 행동도 보이는데, 이는 도박으로 인해 생긴 절망적인 경제적 상황에서 벗어나기 위해 가족들 혹은 다른 사람들에게 도움을 요청하는 것이다(진단기준 A9).

파킨슨병 치료약물과 같은 도파민성 치료약물 복용의 직접적인 생리학적 결과로 도박장애 진단기준에 부합하는 증상이 나타날 수 있다. 그러한 증상이 약물치료에 의해 유발될 때 이러한 경우는 도박장애로 진단될 수 있다.

부수적 특징 Associated Features

도박을 하는 사람들에게는 사고의 왜곡(예, 부정, 미신, 우연한 기회를 통제할 수 있는 힘이 있다는 느낌, 지나친 자신감)이 나타날 수 있다. 도박장애가 있는 많은 사람은 돈이 그들 문제의 원인이자 해결책이라고 믿고 있다. 도박을 하는 사람들은 흔히 충동적·경쟁적이고, 에너지가 넘치며, 쉬지 않고, 쉽게 싫증을 내는 성격을 가지고 있다. 그들은 다른 사람들에게 인정받는 것을 중요하게 여기고, 자신이 승리했을 때는 사치스러울 정도로 관대해진다. 다른 도박장애를 겪는 사람들은 우울하고 외롭다고 느끼고, 그들이 무력감, 죄책감 혹은 우울감을 느낄 때 도박을 한다.

유병률 Prevalence

전년도 도박장애의 유병률은 미국 일반 인구 집단에서 약 0.2~0.3%이며, 국제 연구에서 0.1~0.7%의 범위에 속한다. 미국 일반 인구 집단에서 일생 동안의 유병률은 약 0.4~1%였다. 여성에서 평생 유병률은 약 0.2%였고, 남성에서는 0.6%였다. 미국에서 DSM-5 도박장애의 12개월 유병률은 인종별로 차이가 있는데, 아프리카계 미국인은 0.52%, 라틴계는 0.25%, 비라틴계 백인은 0.23%다.

발달 및 경과 Development and Course

도박장애의 발생은 흔히 청소년기 혹은 성인기 초기에서 나타나지만, 중년 혹은 심지어 노년기에도 나타날 수 있다. 일반적으로 도박장애는 수년의 경과를 거쳐 발생하지만, 남성보다 여성에서 더 빠른 진행을 보인다. 미국과 캐나다의 국가 자료에 따르면, 도박장애가 있는 대부분의 사람은 도박의 빈도와 판돈의 양이 점차 증가하는 패턴을 보인다. 확실히 경도의 장애가 고도의 사례로 발전할 수 있다. 대부분의 도박장애 환자는 한두 가지 도박이 자신들에게 가장 문제가 된다고 보고하지만, 일부는 여러 형태의 도박과 관련된다. 환자들은 특정 종류의 도박(예, 복권을 매일 사는 것)에 다른 종류의 것(예, 매주 카지노에서 슬롯머신이나 블랙잭을 하는 것)보다 더 자주 관여된다. 관여되는 도박의 빈도는 심각도보다 도박의 종류와 더 관련되어 있다. 예를 들어, 매일 하나의 복권을 사는 것은 문제가 되지 않을 수 있지만, 덜 자주 하더라도 카지노, 스포츠 혹은 카드 도박은 도박장애의 일부일 수 있다. 유사하게, 도박에 거는 판돈의 양이 도박장애를 시사하는 것은 아니다. 어떤 사람들은 도박장애가 없어도 1개월에 수천 달러의 판돈을 걸기도 하고, 더 적은 판돈이어도 도박과 관련된 어려움을 경험할 수 있다.

도박의 패턴은 주기적 또는 삽화적일 수 있으며, 도박장애는 지속적 혹은 관해 상태일 수 있다. 도박은 스트레스나 우울한 시기, 그리고 물질 사용 혹은 금단기에 더 증가할 수 있다. 심한 도박과 여러 문제를 일으키는 시기, 완전한 금단기, 그리고 별 문제가 없는 도박 시기가 있을 수 있다. 도박장애는 때때로 갑작스러운 장기간의 관해기를 가지기도 한다. 그럼에도 불구하고 어떤 개인들은 스스로가 도박장애에 취약하다는 것과 관해기 이후에 다시 도박장애로 되돌아갈 확률이 높다는 사실을 과소평가한다. 관해기 동안 환자들은 자신이 도박과 관련된 문제가 없을 것이고, 문제가 되지 않을 정도의 도박을 할 수 있을 것이라는 잘못된 생각을 하는데, 결국 도박장애로 되돌아갈 뿐이다.

젊은 여성에 비해 젊은 남성(18~21세)에서 조기에 도박장애가 나타나게 된다. 어린 시절에 도박을 시작하게 된 개인들은 가족들이나 친구들과 함께 하게 된다. 조기 도박장애의 발생은 충동성 및 물질 남용과 연관되어 있다. 인터넷 도박은 청소년들 사이에서 위험하고 문제가 있는 도박과 연결되어 있으며, 보다 고립적인(즉, 친구가 없는) 방식으로 수행될 수 있다. 일부 비디오 게임의 특징들(예, 무작위 뽑기 상자[loot boxes of loot crates containing]는 가치의 높음, 낮음 또는 선호도가 우연히 결정되는 상품을 포함한다)은 도박 행동과 중첩되고, 도박장애의 경과에 영향을 미칠 수 있다. 도박장애를 갖게 된 많은 고등학생과 대학생이 시간이 지남에 따라 도박장애에서 벗어나기도 하지만, 일부에서는 평생 지속되는 문제로 남는다. 중년기 이후에 시작된 도박장애는 남성보다 여성에서 더 흔하다.

　도박장애에 있어 도박 행위와 유병률은 연령과 젠더에 따라 다양하다. 미국에서 도박장애는 노인에 비해 젊은 사람들과 중년에서 더 흔하다. 미국의 젊은 성인층(18~21세)에서, 장애는 여성에 비해 남성에서 더 흔하다. 나이 든 성인들이 슬롯머신과 빙고 도박을 즐기는 반면, 더 어린 사람들은 다른 형태의 도박(예, 스포츠 배팅)을 즐긴다. 도박장애가 있는 사람들은 모든 연령대에서 치료율이 낮지만, 나이가 어릴수록 특히 더 낮다.

위험 및 예후 인자 Risk and Prognostic Factors

기질적.　아동기나 청소년기 초기에 도박을 하게 되는 경우 도박장애의 비율이 증가한다. 도박장애는 반사회성 성격장애, 우울장애와 양극성장애, 기타 물질사용장애, 특히 알코올사용장애와 동반된다.

유전적, 생리적.　도박장애는 가족적 경향을 보일 수 있고, 환경적·유전적 요인의 영향을 받는다. 도박 문제는 이란성 쌍둥이에 비해 일란성 쌍둥이에서 더 흔하게 나타난다. 도박장애는 일반 인구보다 중등도에서 고도의 심각한 알코올사용장애가 있는 사람의 일차 친족에서 더 흔히 나타난다.

경과의 변경인자.　많은 청소년과 초기 성인이 긴 시간에 걸쳐 도박장애를 해결하지만, 미래 도박 문제의 가장 강력한 예측 요인은 이전의 도박 문제다. 주의력결핍 과잉행동장애와 불안장애를 포함한 정신병리는 도박을 하는 사람들의 도박 시작 위험 증가와 시간이 지남에 따라 도박장애 증상이 지속되는 것과 연관이 있는 것으로 밝혀졌다.

문화와 관련된 진단적 쟁점 Culture-Related Diagnostic Issues

　도박 활동의 유형은 문화적 맥락과 민족인종적 집단(예, 파이거우, 닭싸움, 블랙잭, 경마)에 따라 다양하다. 캐나다, 뉴질랜드, 미국의 일부 원주민들은 도박 문제의 높은 유병률을 가지고 있는데, 이는 아마도 제한된 경제적 기회, 도박이 사회적 목표를 발전시키는 데 도움이 될 수 있다는 기대 및 일부 미국의 부족민들의 땅에 카지노를 세우려는 것과 관련이 있을 수 있다. 미국에서 태어난 사람들은 미국으로 이민 온 1세대보다 도박 문제의 비율이 더 높다. 구체적인 장애의 진단기준에 대한 응답은 민족인종적 집단에 따라 다를 수 있다. 예를 들어, 도박 문제를 가진 사람들 중에서 아시아계 미국인들은 다른 집단보다 도박에 집착하는 것(진단기준 A4)에 덜 응답하는 반면, 아프리카계 미국인들과 라틴계들은 도박을 통제하기 위한 반복적인 노력의 실패(진단기준 A3)에 응답할 가능성이 더 높을 수 있다.

성 및 젠더와 관련된 진단적 쟁점 Sex- and Gender-Related Diagnostic Issues

　젠더 간의 차이는 매우 적었지만, 여성에 비해 남성에서 도박장애의 유병률이 높았다. 일반 인구 데이터는 남성이 여성보다 병적인 도박으로 더 빨리 진행된다는 것을 나타냈지만, 치료를 탐색하는 모집단으로부터 얻어진 자료는 여성들이 도박이 시작된 후 더 빠르게 도박 문제를 발전시킬 수 있다는 점(흔히 텔레스코핑이라고 불리는)을 시사하였다. 비록 여성이 남성보다 더 빨리 치료를 받지만, 미국 국가 조사에서 치료를 받는 비율은 젠더에 관계없이 도박장애가 있는 사람들 사이에서 낮았다 (10% 미만).

여성은 부정적인 정서에 대한 부적응적인 접근법으로 도박을 하는 반면, 남자는 도박의 스릴을 위해 더 많은 도박을 할 수 있다. 남성과 비교했을 때, 여성은 또한 도박과 관련된 더 많은 수치심을 경험할 수 있다. 남성은 여성과는 다른 종류의 도박을 하는데, 카드, 스포츠, 경마는 남성에서 더 흔하고 슬롯머신이나 빙고 도박은 여성에서 더 흔하다. 도박장애가 있는 여성은 도박장애가 있는 남성보다 우울장애, 양극성장애 및 불안장애를 가질 가능성이 높다.

자살 사고 혹은 행동과의 연관성 Association With Suicidal Thoughts or Behavior

미국의 한 연구에 따르면, 코네티컷에서 도박장애로 치료를 받고 있는 사람들의 절반 이상이 자살에 대한 사고를 보고했고, 약 17%가 자살 시도를 보고하였다. 스웨덴의 전국적인 기록 연구는 도박장애가 없는 개인에 비해 20~74세의 도박장애가 있는 개인은 자살 사망률이 15배 증가한다는 것을 보여 주었다.

도박장애의 기능적 결과 Functional Consequences of Gambling Disorder

정신사회적, 건강, 그리고 정신건강 기능 영역에서 도박장애는 부정적인 영향을 미친다. 특히 도박장애가 있는 사람들은 그들의 도박과의 연관성 때문에 가족과 친구들과의 중요한 인간관계를 위태롭게 하거나 잃어버린다. 이러한 문제들은 도박의 정도를 숨기기 위해 반복적으로 거짓말을 하고, 도박을 하기 위한, 혹은 도박 빚을 갚기 위한 돈을 요구하면서 생긴다. 직업적 혹은 교육적 활동도 도박장애로 인해 부정적인 영향을 받는다. 도박장애는 결석, 직장이나 학교 수행 불량으로 나타날 수 있는데, 업무 혹은 수업 시간 동안 도박을 하거나, 업무 및 공부를 해야 하는 시간 동안 도박에 집착하거나, 도박의 후유증으로 영향을 받기 때문이다. 도박장애가 있는 사람들은 건강 상태가 나쁘며 병원을 찾는 비율이 높다.

감별진단 Differential Diagnosis

장애가 아닌 도박. 도박장애는 전문적 도박, 사회적 도박과는 구분되어야 한다. 전문적인 도박의 경우, 위험은 제한되어 있고 원칙이 중요시된다. 사회적 도박은 전형적으로 친구들이나 동료들끼리 하는 것이고, 제한된 시간 동안 수용 가능한 정도의 손해 범위에서 진행된다. 몇몇의 사람은 도박으로 인한 문제를 경험하지만(예, 단기간 동안 쫓는 행동이나 조절 상실), 도박장애의 전체 진단 기준을 만족하지 않는다.

조증 삽화. 판단의 결여와 과도한 도박은 조증 삽화 기간 동안 나타날 수 있다. 도박 행동이 조증 삽화로 더 잘 설명되지 못하는 경우(예, 조증 삽화 기간 이외에 부적응적인 도박 행동의 과거력)에만 도박장애의 진단이 추가로 주어질 수 있다. 도박장애가 있는 개인은 도박을 하는 동안 조증 삽화와 유사한 행동을 보일 수 있지만, 도박에서 멀어지면 이러한 조증 유사 증상은 사라진다.

성격장애. 도박의 문제는 반사회성 성격장애와 다른 성격장애가 있는 개인에서 나타날 수 있다. 만약 진단기준이 둘 모두를 만족한다면 둘 다 진단된다.

도파민 약물로 인한 도박 증상. 도파민성 치료약물(예, 파킨슨병을 위해)을 복용하는 일부 개인은 도박장애의 기준을 충족할 정도로 괴롭거나 손상을 야기하는 도박에 대한 충동을 경험할 수 있다. 이 경우에 도박장애의 진단이 내려진다.

동반이환 Comorbidity

도박장애는 불량한 일반적 건강 상태와 연관되어 있다. 또한 담배사용장애와 같은 물질사용장애를 통제한 후에도 빈맥과 협심증과 같은 몇몇의 의학적 진단은 일반 인구 집단보다 도박장애가 있는 사람들에서 더 흔히 나타난다. 미국의 국가 설문에서 도박장애가 있는 개인들은 물질사용장애, 우울장애, 불안장애, 성격장애와 같은 정신질환과의 동반이환율이 높다. 어떤 개인에서는 다른 정신질환이 도박장애에 선행하는데, 도박장애의 발현 기간 동안 나타나거나 사라질 수 있다. 도박장애는 다른 정신질환, 특히 양극성 및 관련 장애, 불안장애와 물질사용장애 발병보다 먼저 나타날 수 있다. 미국의 한 국가 설문에서 도박장애와 또 다른 정신질환을 보이는 사람의 약 3/4의 사례에서 다른 정신병리가 도박장애보다 앞선 것으로 나타났다.

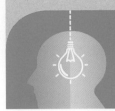

신경인지장애
Neurocognitive Disorders

신경인지장애(Neurocognitive Disdorers: NCDs)에서는 먼저 섬망을 기술하고, 이어서 주요 NCD, 경도 NCD, 그리고 이들의 병인에 따른 아형의 증후군들을 기술한다. 주요 또는 경도 NCD의 아형에는 알츠하이머병으로 인한 NCD, 혈관성 NCD, 루이소체 NCD, 파킨슨병으로 인한 NCD, 전두측두엽 NCD, 외상성 뇌손상으로 인한 NCD, HIV 감염으로 인한 NCD, 물질/치료약물로 유발된 NCD, 헌팅턴병으로 인한 NCD, 프라이온병으로 인한 NCD, 다른 의학적 상태로 인한 NCD, 다중 병인으로 인한 NCD, 그리고 미상의 병인으로 인한 NCD가 있다. NCD 범주는 인지기능 손상을 주된 임상적 특징으로 하는 장애군을 망라하는데, 이는 발달상의 장애라기보다는 후천적 장애다. 인지 결손은 비록 모든 정신질환이 아니라도 여러 정신질환(예, 조현병, 양극성장애)에서 보이지만, 핵심적 특징이 인지적 장애여야만 NCD 범주에 포함시킨다. NCDs는 인지 손상이 출생 또는 생애 매우 이른 시기부터 존재하는 것이 아니라, 이미 획득한 기능 수준으로부터의 감퇴를 의미한다.

NCDs는 기저의 병리와 흔히 병인까지도 잠재적으로 밝혀질 수 있는 증후군이라는 점에서 다른 DSM-5 범주들에 비해 특별하다. 다양한 기저 질병은 모두 광범위한 연구, 임상적 경험, 그리고 진단기준에 관한 전문가 합의의 대상이 되어 왔다. 이런 장애들의 DSM-5 기준은 각 질병에 대한 전문가 집단들과 면밀히 협의하면서 발전되어 왔으며, 각각에 대해 가능한 한 최근의 합의 기준에 맞추어 조정하였다. 또한 생체 표지자들의 잠재적 유용성도 진단과 관련하여 논의한다. 치매라는 용어는 일반적인 용어이므로 병인적 아형에서 이 용어의 사용을 배제하지 않지만, **치매**는 이제 새롭게 명명한 주요 신경인지장애에 포함시킨다. 그뿐 아니라 DSM-5에서는 인지 손상의 수준이 덜 심하지만, 역시 치료의 초점이 될 수 있는 **경도 신경인지장애**를 인정하고 있다. 주요 NCD와 경도 NCD 증후군 각각에 대한 진단기준을 기술하고, 그다음에 각기 다른 병인적 아형에 따른 진단기준을 기술한다. 몇 가지 NCDs는 빈번히 상호 공존하는데, 이들의 관계는 이 장의 각기 다른 부제들, 즉 '감별진단'(예, 알츠하이머병으로 인한 NCD 대 혈관성 NCD), '위험 및 예후 인자'(예, 알츠하이머병의 임상적 발현을 증가시키는 혈관 병리), 또는 '동반이환'(예, 혼합성 알츠하이머병-혈관 병리)에서 다각적으로 묘사될 것이다.

치매라는 용어는 연속성을 위해 DSM-5에서 유지하며, 의사와 환자가 이 용어에 익숙한 환경에서 사용할 수 있다. 치매는 보통 노인에게 영향을 미치는 퇴행성 치매와 같은 장애에 대해 관습적으로 사용하는 용어인 데 반하여, 신경인지장애라는 용어는 외상성 뇌손상이나 HIV 감염에 따른 이차적 손상과 같이 보다 젊은 사람에게 영향을 미치는 상태에 대해 널리 사용하고 흔히 선호된다. 게다가 ICD-10과 ICD-11(그리고 이전 DSM-IV)에서는 다중 인지 결손이 있어야 치매로 진단했던 반면, 주요 NCD는 단지 한 인지 영역에서 현저한 저하가 있어도 진단을 내릴 수 있다는 점에서 치매라는 용어보다 다소 광범위하다. 따라서 ICD-10과 ICD-11(그리고 이전 DSM-IV)에서 기억상실장애(다른 인지 결손이 없는 기억력 손상)의 진단에 부합하는 경우 DSM-5에서는 주요 NCD로 진단된다.

주요 및 경도 NCDs의 경우, 병인에 따른 아형의 몇몇 진단기준이 의학적 상태의 존재 가능성에 대한 확실성과 그 의학적 상태와 NCD 사이의 인과관계의 강도를 명명할 수 있도록 한다. 알츠하이머병으로 인한 NCD, 전두측두엽 NCD, 그리고 루이소체 NCD의 경우, 이러한 의학적 상태의 존재 여부를 확인하는 것이 매우 어려울 수 있으며, 때로는 병인을 사후에만 확실하게 밝힐 수 있다. 이러한 아형의 경우, '거의 확실한/가능성 있는'의 명칭은 의학적 상태의 이름 앞에 표기한다(예, 가능성 있는 알츠하이머병으로 인한 경도 NCD, 거의 확실한 전두측두엽 변성으로 인한 주요 NCD). 혈관성 NCD와 파킨슨병으로 인한 NCD의 진단기준은 각각 혈관 질환 또는 파킨슨병이 존재한다는 명확한 증거를 요구한다. 따라서 이러한 아형의 경우, 불확실성은 의학적 상태와 NCD 사이의 인과관계에 대한 것이다. 이러한 아형의 경우, '거의 확실한 ～으로 인한'과 '가능성 있는 ～으로 인한'으로 명칭을 표기한다.

신경인지 영역 Neurocognitive Domains

다양한 NCDs의 기준은 정의된 인지 영역들에 근거를 둔다. 〈표 1〉은 각각의 주요 영역에 대해 실용적 정의, 일상 활동에서의 손상과 관련된 증상이나 관찰의 예, 평가의 예를 제시한다. 이렇게 정의된 영역들은 임상적 역치에 대한 지침과 함께 NCDs 및 그 수준과 아형을 진단할 수 있는 기반이 된다.

〈표 1〉 신경인지 영역

인지 영역	증상 또는 관찰의 예	평가의 예
복합적 주의 (지속적 주의, 분할 주의, 선택적 주의, 처리 속도)	주요: 다양한 자극(TV, 라디오, 대화)이 있는 환경에서 어려움이 커진다. 주변에서 경합적으로 일어나는 사건들에 의해 쉽게 산만해진다. 입력되는 정보가 제한되고 단순화되지 않으면 주의를 기울일 수 없다. 방금 주어진 전화번호나 주소를 회상하거나 방금 들은 것을 보고하지 못하는 것처럼 새로운 정보를 유지하는 데 어려움이 있다. 암산을 할 수 없다. 모든 생각하기가 평소보다 더 오래 걸리고, 처리할 구성 요소를 하나 또는 몇 개로 단순화해야 한다. 경도: 평범한 일을 하는 데 이전보다 시간이 더 오래 걸린다. 일상적인 일에서 실수를 발견하기 시작한다. 일을 할 때 이전보다 더 자주 재확인을 필요로 함을 발견한다. 생각하기가 다른 일들(라디오, TV, 다른 대화, 휴대전화, 운전)과 경합하지 않을 때 더 용이하다.	지속적 주의: 시간이 흐르는 동안 주의를 유지하기(예, 일정한 시간 동안 신호가 들릴 때마다 버튼을 누르기) 선택적 주의: 경합하는 자극들 또는 방해 자극들이 있음에도 불구하고 주의를 유지하기: 읽어 주는 숫자와 문자를 들으면서 문자만을 세도록 함 분할 주의: 동일한 시간 내에 2가지 과제에 주의를 기울이기: 읽어 주는 이야기를 따라하면서 손가락을 빠르게 두드림. 처리 속도는 어떤 과제에서나 그 시간을 측정하여 정량화할 수 있다(예, 블록으로 모양을 만드는 데 걸리는 시간, 숫자와 기호를 짝짓는 데 걸리는 시간, 계산 속도 혹은 숫자 3을 연속해서 빼는 반응속도).
실행 기능 (계획, 의사결정, 작업 기억, 피드백에 대한 반응/오류 수정, 우선적인 습관/억제, 정신적 유연성)	주요: 복잡한 계획을 포기한다. 한 번에 하나의 일에 초점을 맞추어야 한다. 일상생활에서 도구를 사용하는 활동을 계획하거나 결정을 내리기 위해서 다른 사람에게 의존해야 한다. 경도: 다단계의 계획을 완료하는 데 더 많은 노력이 필요하다. 한 번에 여러 가지 일을 처리하는 데 또는 방문객이나 전화 때문에 중단되었던 일을 재개하는 데 어려움이 더 커진다. 일을 조직하고, 계획하고, 결정하는 데 더 많은 노력이 필요하기 때문에 피로감이 더 심해진다고 호소할 수 있다. 큰 사교 모임에서는 바삐는 대화 주제를 따라가는 데 더 많은 노력을 기울여야 하므로 그런 모임이 더 부담스럽거나 덜 즐겁다고 보고할 수 있다.	계획: 미로의 출구를 찾는 능력, 연속된 그림이나 배열된 물건을 해석하는 능력 의사결정: 경합하는 여러 대안이 있을 때 결정 과정을 평가하는 과제 수행(예, 모의 도박) 작업기억: 단기간 정보를 유지하고 그것을 다루는 능력(예, 숫자 목록을 더하거나 일련의 숫자나 단어를 거꾸로 하기) 피드백/오류 활용: 문제해결을 위한 규칙을 추론하기 위해 피드백을 통해 도움을 얻는 능력 우선적인 습관/억제: 보다 복잡하고 노력하고 느린 해결책을 바르게 선택하는 능력(예, 화살표가 가리키는 방향과 다른 방향을 보기; 단어의 뜻 그대로 말하지 않고 활자의 색깔을 말하기) 정신적/인지적 유연성: 2개의 개념, 과제 혹은 반응 규칙 사이에서 전환하는 능력(예, 숫자에서 글자로, 언어적 반응에서 키를 눌러 반응하기로, 숫자 더하기에서 숫자를 순서대로 하기로, 물건을 크기에 따라 정리하다가 색상에 따라 정리하기로)

학습과 기억
(즉각 기억, 최신 기억[자유 회상, 단서 회상, 그리고 재인기억을 포함함], 초장기 기억(의미적, 자전적), 암묵적 학습)

주요: 대화를 하면서 자신의 말을 되풀이하고, 종종 같은 대화 안에서도 되풀이한다. 쇼핑 품목의 짧은 목록이나 하루 계획을 기억하지 못한다. 당면한 일에서 벗어나지 않도록 자주 상기시킬 필요가 있다.

경도: 최근 사건들을 회상하기 어렵고, 목록 작성이나 달력에 더 많이 의존한다. 영화나 소설에서 등장인물을 계속 파악하기 위해 가끔씩 상기시켜 주거나 다시 읽기가 필요하다. 가끔 몇 주에 걸쳐 같은 사람에게 자신의 말을 되풀이한다. 계산서를 이미 지불했는지를 기억하지 못한다.

주의점: 심한 형태의 주요 신경인지장애가 아니면 의미적, 자전적, 그리고 암묵적 기억은 최근 기억에 비해 비교적 잘 보존된다.

즉각 기억폭: 낱말이나 숫자 목록을 반복하는 능력

주의점: 즉각 기억은 때로 '작업 기억'에 포함된다('집행 기능' 참조).

최신 기억: 새로운 정보(예, 단어 목록, 짧은 이야기 혹은 도형)를 부호화하는 과정을 평가한다. 평가할 최근 기억의 측면들에는 ① 자유 회상(될 수 있는 한 많이 회상하도록 한다); ② 단서 회상(평가자가 "그 목록에서 음식 품목을 말해 보세요." 처럼 의미적 단서를 제공하여 회상을 돕는다); 그리고 ③ 재인 기억(평가자가 특정한 품목에 대해 묻는다. 예, "그 목록에 '사과'가 있었나요?") 이 있다. 평가할 기억의 다른 측면들에는 의미적 기억(사실에 대한 기억), 자전적 기억(개인적 사건이나 사람에 대한 기억), 그리고 암묵적(절차적) 학습(기술이 무의식적 학습이) 이 있다.

언어
(표현성 언어[이름대기, 단어 찾기, 문법, 유창성, 문법, 그리고 구문]과 수용성 언어)

주요: 표현성 또는 수용성 언어에 현저한 어려움이 있다. 종종 "거시기", 그리고 "무슨 말인지" 같이 일상적으로 통용되는 구절을 종종 사용하고, 이름을 말하는 것보다 일반 대명사를 더 사용한다. 심한 손상인 경우, 가까운 친구와 가족의 이름조차 회상하지 못할 수 있다. 특이한 단어 사용이나 문법적 오류가 나타나고, 혼잣말을 하고 말수가 줄어든다. 상동언어가 자동적 언어나 보통 함구증보다 먼저 나타난다.

경도: 단어 찾기의 어려움이 분명하다. 특정 용어를 일반적인 용어로 대체한다. 아는 사람의 구체적인 이름의 사용을 피한다. 문법적 오류는 관사, 전치사, 조동사 등의 미묘한 생략이나 부정확한 사용을 수반한다.

표현성 이름대기(물건이나 그림의 이름대기): 유창성(예, 의미적[예, 동물] 또는 음소적[예, 'ㅇ'으로 시작하는 단어] 범주의 품목을 1분 동안에 가능한 한 많이 이름대기)

문법과 구문(예, 관사, 전치사, 조동사의 생략 또는 부정확한 사용): 이름 대기나 유창성 검사를 하는 동안 관찰되는 오류는 규준과 비교하여 오류 빈도를 평가하고 정상적인 실수인지를 알아본다.

수용성 언어: 이해(예, 생물 및 무생물 자극과 관련하여 단어의 뜻을 이해하고 그 대상을 지목하는 과제): 언어적 지시에 따른 행위/활동 수행

인지영역	주요	경도	평가 예시
지각-운동 (시각적 지각, 시각구조적, 지각-운동, 실행, 그리고 인식과 같은 용어에 내포된 능력들을 포함한다)	이전에 익숙한 활동(도구 사용, 자동차 운전)이나 친숙한 환경에서 길을 찾는 데 현저한 어려움이 있다. 그림자와 어두워진 불빛으로 지각 변화가 일어나는 해질녘에 종종 더 심해진다.	방향을 찾기 위해 지도나 다른 무언가에 더 많이 의존할 수 있다. 새로운 장소에 가려면 메모를 하거나 다른 사람을 따라간다. 일에 집중하고 있지 않을 때는 자신이 헤매고 있거나 돌아가고 있음을 알 수 있다. 주차가 덜 정확하다. 목수일, 조립, 바느질 또는 뜨개질과 같은 공간적인 일을 할 때는 더 많은 노력을 기울여야 한다.	시각적 지각: 기본적 시각 결손이나 주의 무시를 탐지하기 위해서는 선을 이등분하는 과제를 이용할 수 있다. 운동성이 필요 없는 지각 과제(얼굴 인식 포함)는 형태의 식별, 그리고/또는 짝짓기가 필요로 하며, 이 과제는 언어로 전달할 수 없을 때에 가장 좋다(예, 형태는 물체가 아니다); 어떤 경우에는 형태가 차원을 바탕으로 '진짜'인지 아닌지의 판단이 필요로 한다. 시각구조: 그리기, 베끼기 및 블록 조립처럼 손과 눈의 협응을 필요로 하는 과제들의 모음 지각-운동: 지각을 목적 있는 운동과 통합하기(예, 시각적 단서 없이 행동에 블록을 끼우기, 구멍 통틀이 보드에 못을 빼내기 넣기) 실행: 운동작을 흉내 내거나(작별인사로 손을 흔들기) 지시에 따라 물건의 사용을 몸짓으로 표연하는("망치를 어떻게 사용하는지 보여 주세요.") 능력과 같이 학습된 동작의 온전함 인식: 얼굴과 색깔의 인식과 같이 의식과 인식의 지각적 온전함
사회인지 (감정의 인식, 마음이론)	사회적으로 허용하는 범위를 분명하게 벗어나는 행동, 복장이 단정함이나 정치적·종교적·성적 주제의 사회적 기준에 둔감함을 보인다. 모임에서 다른 사람이 무관심하거나 직접적 제지에도 불구하고 과도하게 한 가지 주제에 초점을 맞춘다. 행동이 의도가 가족이나 친구를 교려하지 않는다. 안전을 교려하지 않고 결정한다(예, 날씨나 사회적 상황에 부적절한 옷차림). 보통 이런 변화를 거의 알아채지 못한다.	행동이나 태도의 미묘한 변화를 보여 종종 성격의 변화로 묘사되며, 여기에는 사회적 신호를 인식하거나 얼굴 표정을 읽어 내는 능력의 저하, 공감의 감소, 외향성이나 내향성의 증가, 억제력의 감소, 미세하거나 삽화적 무감동 또는 무감동 또는 안절부절못함 등이 있다.	감정의 인식: 다양한 긍정적 및 부정적 감정을 나타내는 얼굴 이미지에서 감정을 식별 마음이론: 다른 사람의 정신상태(사고, 욕망, 의도)나 경험을 고려할 수 있는 능력 "소녀는 잃어버린 가방을 어디에서 찾을까요?" 또는 "소년은 왜 슬프죠?"와 같이 묘사된 인물의 정신상태에 대한 정보를 이끌어 내는 질문들을 할 수 있는 이야기 카드

● 섬망
Delirium

A. 환경에 대한 인식 감소를 동반한 주의의 장해(즉, 주의를 기울이고, 집중, 유지 및 전환하는 능력의 감소)

B. 장해는 단기간에 걸쳐 발생하고(대개 몇 시간이나 며칠), 기저 상태의 주의와 의식으로부터 변화를 보이며, 하루 경과 중 심각도가 변동하는 경향이 있다.

C. 부가적 인지 장해(예, 기억 결손, 지남력장애, 언어, 시공간 능력 또는 지각)

D. 진단기준 A와 C의 장해는 이미 존재하거나, 확진되었거나, 진행 중인 다른 신경인지장애로 더 잘 설명되지 않고, 혼수와 같이 각성 수준이 심하게 저하된 상황에서는 일어나지 않는다.

E. 병력, 신체검진 또는 검사 소견에서 장해가 다른 의학적 상태, 물질 중독이나 금단(즉, 남용약물 또는 치료약물로 인한) 또는 독소 노출로 인한 직접적 · 생리적 결과이거나, 또는 다중 병인 때문이라는 증거가 있다.

다음의 경우 명시할 것:

    급성: 몇 시간이나 며칠 지속하는 경우

    지속성: 몇 주나 몇 개월 지속하는 경우

다음의 경우 명시할 것:

    과활동성: 정신운동 활동 수준이 과잉되어 기분 가변성, 초조, 그리고/또는 의학적 치료에 대한 협조 거부를 동반할 수 있다.

    저활동성: 정신운동 활동 수준이 저조하여 혼미에 가깝게 축 늘어지거나 무기력을 동반할 수 있다.

    혼재성 활동 수준: 비록 주의와 의식의 장해가 있지만, 정신운동 활동은 보통 수준이다. 또한 활동 수준이 빠르게 변동하는 경우도 포함한다.

다음 중 하나를 명시할 것:

    물질 중독 섬망: 이 진단은 진단기준 A와 C의 증상이 임상 양상에서 두드러지고 임상적 관심을 보증할 정도로 충분히 심할 때에만 물질 중독 진단 대신에 내려져야 한다.

        부호화 시 주의점: [특정 물질] 중독 섬망에 대한 ICD-10-CM 부호는 다음 표에 제시되어 있다. ICD-10-CM 부호는 동일 종류의 물질에 대한 물질사용장애의 동반이환 여부에 따라 달라진다는 점에 주의한다. 만약 경도 물질사용장애가 물질 중독 섬망과 동반이환된다면 네 번째 자리의 글자는 '1'이고, 임상의는 물질 중독 섬망 앞에 '경도 [물질]사용장애'를 기록해야 한다(예, '경도 코카인사용장애, 코카인 중독 섬망 동반'). 만약 중등도 또는 고도 물질사용장애가 물질 중독 섬망과 동반이환된다면 네 번째 자리의 글자는 '2'이고, 임상의는 동반이환하는 물질사용장애의 심각도에 따라 '중등도 [물질]사용장애 또는 고도 [물질]사용장애'를 기록해야 한다. 만약 동반이환하는 물질사용장애가 없다면(예, 1회의 심한 물질 사용 후) 네 번째 자리의 글자는 '9'이며 임상의는 물질 중독 섬망만을 기록해야 한다.

물질 중독 섬망	ICD-10-CM		
	경도 사용장애 동반	중등도 또는 고도 사용장애 동반	사용장애 미동반
알코올	F10.121	F10.221	F10.921
대마	F12.121	F12.221	F12.921
펜시클리딘	F16.121	F16.221	F16.921
기타 환각제	F16.121	F16.221	F16.921

흡입제	F18.121	F18.221	F18.921
아편계	F11.121	F11.221	F11.921
진정제, 수면제 또는 항불안제	F13.121	F13.221	F13.921
암페타민류 물질(또는 기타 자극제)	F15.121	F15.221	F15.921
코카인	F14.121	F14.221	F14.921
기타(또는 미상의) 물질	F19.121	F19.221	F19.921

물질 금단 섬망: 이 진단은 진단기준 A와 C의 증상들이 임상 양상에서 두드러지고 임상적 관심을 보증할 정도로 충분히 심할 때에만 물질 금단 진단 대신에 내려져야 한다.

　　부호화 시 주의점: [특정 물질] 금단 섬망에 대한 ICD-10-CM 부호는 다음 표에 제시되어 있다. ICD-10-CM 부호는 동일 종류의 물질에 대한 물질사용장애의 동반이환 여부에 따라 달라진다는 점에 주의한다. 만약 경도 물질사용장애가 물질 금단 섬망과 동반이환된다면 네 번째 자리의 글자는 '1'이고, 임상의는 물질 금단 섬망 앞에 '경도 [물질]사용장애'를 기록해야 한다(예, '경도 알코올사용장애, 알코올 금단 섬망 동반'). 만약 중등도 또는 고도 물질사용장애가 물질 금단 섬망과 동반이환된다면 네 번째 자리의 글자는 '2'이고, 임상의는 동반이환하는 물질사용장애의 심각도에 따라 '중등도 [물질]사용장애 또는 고도 [물질]사용장애'를 기록해야 한다. 만약 동반이환하는 물질사용장애가 없다면(예, 처방받은 항불안 물질을 규칙적으로 사용 후) 네 번째 자리의 글자는 '9'이며, 임상의는 물질 금단 섬망만을 기록해야 한다.

	ICD-10-CM		
물질 금단 섬망	경도 사용장애 동반	중등도 또는 고도 사용장애 동반	사용장애 미동반
알코올	F10.131	F10.231	F10.931
아편계	F11.188	F11.288	F11.988
진정제, 수면제 또는 항불안제	F13.131	F13.231	F13.931
기타(또는 미상의) 물질	F19.131	F19.231	F19.931

치료약물로 유발된 섬망: 이 진단은 진단기준 A와 C의 증상들이 처방받아 복용 중인 치료약물의 부작용으로서 발생할 때에 적용한다.

　　부호[특정 치료약물]로 유발된 섬망: **F11.921** 처방받아 복용 중인 아편계(또는 만약 처방받아 복용 중인 아편계의 금단 기간인 경우 **F11.988**); **F12.921** 처방받아 복용 중인 약용 대마 수용체 효현제; **F13.921** 처방받아 복용 중인 진정제, 수면제 또는 항불안제(또는 만약 처방받아 복용 중인 진정제, 수면제 또는 항불안제의 금단 기간인 경우 **F13.931**); **F15.921** 처방받아 복용 중인 암페타민류 물질 또는 기타 자극제; **F16.921** 처방받았거나 의학적 이유로 복용 중인 케타민 또는 기타 환각제; **F19.921** 어떠한 종류에도 부합하지 않는 치료약물(예, 덱사메타손); 병인적 인자로 판단되지만 그 물질의 구체적 종류를 모르는 경우(또는 만약 처방받아 복용하였고, 어떠한 종류에도 부합하지 않은 치료약물의 금단 기간인 경우 **F19.931**).

F05 다른 의학적 상태로 인한 섬망: 병력, 신체검진 또는 검사 소견에서 장해가 다른 의학적 상태의 생리적 결과에 기인한다는 증거가 있다.

　　부호화 시 주의점: 섬망의 진단명에 기타 의학적 상태의 명칭을 포함시킨다(예, F05 간성뇌병증으로 인한 섬망). 기타 의학적 상태도 다른 의학적 상태로 인한 섬망 바로 앞에 별개로 부호화하여 기록해야 한다(예, K76.82 간성뇌병증; F05 간성뇌병증으로 인한 섬망).

F05 다중 병인으로 인한 섬망: 병력, 신체검진 또는 검사 소견에서 섬망이 한 가지 이상의 병인을 가지고 있다

는 증거가 있다(예, 한 가지 이상의 병인이 되는 의학적 상태, 다른 의학적 상태에 더해지는 물질 중독이나 치료 약물의 부작용).

부호화 시 주의점: 특정한 섬망의 병인을 반영하는 여러 가지 개별 부호를 사용한다(예, K76.82 간성뇌병증; F05 간부전으로 인한 섬망; F10.231 고도 알코올사용장애, 알코올 금단 섬망 동반). 병인이 되는 의학적 상태는 섬망의 부호 앞에 별개의 부호로서 표기하고, 또한 규정대로 다른 의학적 상태로 인한 섬망으로 대치하여 표기한다는 점에 주의한다.

기록 절차 Recording Procedures

물질 중독 섬망. 물질 중독 섬망의 이름은 섬망의 원인으로 가정되는 특정 물질(예, 코카인)로 시작한다. 진단부호는 진단기준 세트에 포함된 표에서 선택되며, 이 진단기준은 약물 종류와 동반이환하는 물질사용장애 여부에 기초한 것이다. 어느 종류에도 부합하지 않는 물질(예, 덱사메타손)의 경우 '기타 물질'을 위한 부호를 사용해야 한다. 물질이 원인 요소라고 여겨지나 물질의 특정 종류를 알 수 없는 경우에는 '미상의 물질' 범주를 사용해야 한다.

장애의 이름을 기록할 때는 동반 물질사용장애를(있다면) 먼저 기재하고, 이어서 '동반'이라는 단어와 함께 물질 중독 섬망의 이름이 뒤따르며, 그다음으로 경과(즉, 급성, 지속성)와 정신운동 활동 수준을 나타내는 명시자(즉, 과활동성, 저활동성, 혼재성 활동 수준)를 적는다. 예를 들어, 고도 코카인사용장애가 있는 사람에서 급성 과활동성 중독 섬망이 발생한 경우 진단은 F14.221 고도 코카인사용장애, 코카인 중독 섬망 동반, 급성, 과활동성이다. 동반된 고도 코카인사용장애에 대한 별도의 진단은 부여되지 않는다. 만약 중독 섬망이 동반된 물질사용장애 없이 일어난 경우라면(예, 1회의 심한 물질 사용 후) 부수의 물질사용장애는 기록되지 않는다(예, F16.921 펜시클리딘 중독 섬망, 급성, 저활동성).

물질 금단 섬망. 물질 금단 섬망의 이름은 금단 섬망의 원인으로 가정되는 특정 물질(예, 알코올)로 시작한다. 진단부호는 진단기준 세트 내의 부호화 시 주의점에 있는 물질 특정 부호에서 선택한다. 장애의 이름을 기록할 때는 물질사용장애를(있다면) 먼저 기재하고, 이어서 '동반'이라는 단어와 함께 물질 금단 섬망의 이름이 뒤따르며, 그다음으로 경과(즉, 급성, 지속성)와 정신운동 활동 수준을 나타내는 명시자(즉, 과활동성, 저활동성, 혼재성 활동 수준)를 적는다. 예를 들어, 고도 알코올사용장애가 있는 사람에서 급성 과활동성 금단 섬망이 발생한 경우 진단은 F10.231 고도 알코올사용장애, 알코올 금단 섬망 동반, 급성, 과활동성이다. 동반된 고도 알코올사용장애에 대한 별도의 진단은 부여되지 않는다.

치료약물로 유발된 섬망. 치료약물로 유발된 섬망의 이름은 섬망의 원인으로 가정되는 특정 물질(예, 덱사메타손)로 시작한다. 장애의 이름 뒤에 경과(즉, 급성, 지속성)와 정신운동 활동 수준을 나타내는 명시자(즉, 과활동성, 저활동성, 혼재성 활동 수준)를 적는다. 예를 들어, 덱사메타손을 처방받은 대로 사용한 사람에서 급성 과활동성 치료약물로 유발된 섬망이 발생한 경우, 진단은 F19.921 덱사메타손으로 유발된 섬망, 급성, 과활동성이다.

명시자 Specifiers

경과를 보면, 섬망은 병원 환경에서 대개 일주일 정도 지속되지만, 일부 증상은 흔히 퇴원 후에도 지속된다.

섬망이 있는 사람은 과활동성 상태와 저활동성 상태 사이에서 빠르게 변화할 수 있다. 과활동성 상태는 더 흔하거나 더 자주 발견되며, 치료약물의 부작용 및 약물 금단과 자주 관련이 된다. 저활동성 상태는 노인에서 더 빈번히 발생할 수 있고, 응급실과 병원에 있는 노인에서는 종종 인지되지 못한다.

진단적 특징 Diagnostic Features

섬망의 필수적 특징은 급성 의식 손상으로, 주의의 장해와 환경에 대한 인식 감소가 동반하는데, 이는 정상적인 의식의 2가지 핵심 특징이다. 이러한 결손은 대뇌피질의 수많은 고위 대뇌피질 기능에 영향을 주는 변화된 의식 상태를 반영하기 때문에, 이미 존재하거나 진행 중인 신경인지장애(NCD)로는 더 잘 설명될 수 없는 다른 인지기능의 변화를 동반한다. 주의의 장해(진단기준 A)는 주의를 기울이고, 집중, 유지, 전환하는 능력의 감소로 나타난다. 주의가 산만하여 질문을 반복해야 하거나, 주의를 적절하게 전환하지 못하고 이전 질문에 대한 대답을 반복하기도 한다. 관련 없는 자극에 의해 쉽게 산만해진다. 인식의 장해는 외부 환경에서 일어나는 일에 대한 이해를 어렵게 할 뿐만 아니라 내적 사고와 통찰력 모두에 영향을 미친다.

이 장해는 대개 몇 시간에서 며칠 정도의 단기간에 걸쳐 발생하고 하루 경과 중 변동하는 경향이 있는데, 흔히 외부의 방향 자극이 감소하는 저녁과 밤에 심해진다(진단기준 B). 병력, 신체검진 또는 검사 소견으로부터 장해가 기저의 의학적 상태, 물질 중독이나 금단, 치료약물의 사용, 독소 노출, 또는 이런 요인들이 혼합되어 일어난 생리적 결과라는 증거가 있다(진단기준 E). 원인은 병인학적으로 적합한 아형에 따라 부호화되어야 한다(즉, 물질 또는 치료약물 중독, 물질 금단, 다른 의학적 상태 또는 다중 병인). 섬망은 흔히 기저에 NCD가 있는 상태에서 발생한다. 경도 및 주요 NCD가 있는 사람들에서는 손상된 뇌 기능이 그들을 섬망에 더 취약하게 만든다.

적어도 1개 이상의 다른 영역에서 변화가 동반되는데, 여기에는 기억과 학습(특히 최근 기억), 지남력장애(특히 시간과 장소), 언어의 변화(특히 의미적 이해), 지각의 왜곡 또는 지각-운동 장해를 포함한다(진단기준 C). 섬망에 수반된 지각 장해는 오해, 착각 또는 환각을 포함한다. 이런 장해는 전형적으로 시각적이지만 다른 양상으로 나타날 수 있으며, 단순하고 균일한 양상부터 매우 복잡한 양상까지 다양하다.

정상적인 주의/각성, 섬망, 그리고 혼수는 연속선상에 있다. **혼수**는 인지 혹은 수면-각성 주기가 없는 무의식 상태로 정의되며, 언어 또는 신체 자극에 대해 어떠한 의미 있는 반응이 없다. **섬망**은 피질이 각성된 환경에서의 손상된 의식 상태다. 섬망의 진단을 위한 인지 평가를 받을 수 있는 역량은 언어 자극에 반응할 정도로 충분한 피질의 각성과 깨어남의 수준에 달려 있다. 그러므로 섬망은 혼수상태에서는 진단하지 않아야 한다(진단기준 D). 혼미한 상태에 있는 사람들 역시 뇌 각성의 수준이 감소하지만 혼수상태에서 보이는 완전한 무의식의 정도는 아니다. 혼수와 혼미는 신경학적인 상태로 인하거나 중환자실(Intensive Care Unit: ICU) 환경이나 전신마취 시의 의인성 깊은 진정과 같이 약물에 의해 유도될 수 있다. 언어 또는 신체 자극에 단지 아주 작은 반응만을 보이는 그런 사람들은 표준화된 검사나 심지어 면담의 시도에도 참여할 수가 없다. 이처럼 검사나 면담에 참여하지 못할 정도라면 섬망이 아닌 혼수나 혼미와 같은 각성의 장애로 분류해야 한다. 그러나 섬망은 혼수나 혼미에서 변화하는 단계일 수 있으며, 특히 혼수가 신경학적인 상태로 인한 결과일 경우에 그렇다. 나아가 섬망의 일주기리듬 장해인 수면-각성 주기 장해의 특성은 개인이 수면 주기에 있는 경우 평가를 방해할 수 있는데, 뇌 각성장애와는 구별되어야 한다.

부수적 특징 Associated Features

섬망은 흔히 수면-각성 주기의 장해를 보인다. 여기에는 주간 졸림, 야간 초조, 입면의 어려움, 온종일 과도한 졸림 또는 밤새 각성이 포함된다. 어떤 경우에는 밤-낮의 수면-각성 주기가 완전히 뒤바뀔 수도 있다. 수면-각성 주기의 장해는 섬망에서 매우 흔하며, 진단의 핵심적 기준으로 제안되어 왔다.

섬망이 있는 사람은 불안, 공포, 우울, 과민성, 분노, 다행감 및 무감동과 같은 감정 장해를 보일 수 있다. 하나의 감정 상태에서 다른 감정 상태로 빠르고 예측할 수 없게 변하기도 한다. 또한 감정 상태의 장해는 큰 소리, 악쓰기, 욕설, 투덜거림, 신음소리 또는 다른 소리 내기로 눈에 띄게 나타날 수 있다. 이런 행동들은 야간에, 그리고 자극과 환경적 단서가 부족한 조건에서 특히 잘 나타난다.

유병률 Prevalence

섬망의 유병률은 입원한 노인에서 가장 높고, 개인의 특징, 치료 환경, 그리고 탐색 방법의 민감도에 따라 다양하다. 미국과 핀란드의 자료에 의하면 지역사회에서 섬망의 유병률은 전체적으로 낮다(1~2%). 북미 응급실에 내원하는 노인의 유병률은 8~17%이며, 응급실에서의 섬망은 흔히 의학적 질환이 있음을 시사한다.

다양한 국가의 데이터에 의하면, 병원에 입원할 때 섬망의 유병률은 18~35%이며 입원 기간에 섬망이 발생하는 경우는 종합병원 환자에서 29~64%로 추정된다. 국제적으로, 섬망은 수술 후 노인의 11~51%에서 발생하며, 집중치료실에 있는 노인의 최대 81%까지 발생한다. 양로원이나 급성기 이후의 치료 환경에서 섬망의 유병률은 20~22%이며, 생의 마지막의 말기 질환 환자에서 최대 88%까지 발생한다. 심혈관 질환, 패혈증, 호흡부전과 같은 섬망의 위험인자를 갖고 있음에도 불구하고, 미국의 대규모 ICU 환자 사례연구에서 젊은 아프리카계 미국인들은 비슷한 연령대의 백인에 비해 섬망 발생률이 더 낮은 경향을 보였다.

발달 및 경과 Development and Course

섬망이 있는 대부분의 사람은 치료와 상관없이 완전히 회복하는데, 특히 노인이 아닌 경우에 그러하다. 섬망은 특히 발견되지 않거나 기저의 원인이 치료되지 않은 채로 계속된다면, 혼미, 혼수, 발작 또는 사망으로까지 진행할 수 있다.

　장기간의 추적 관찰에서 섬망이 노인, 특히 기저의 인지 손상이 있는 사람들의 인지 저하 또는 주요 NCD와 연관될 수 있다는 증거가 늘어나고 있다. 섬망이 있는 입원 환자의 사망률은 높은 편인데, 섬망 환자의 38~41% 정도는 진단 후 1년 이내에 사망한다. 특히 악성 종양과 기저에 다른 심각한 의학적 질병이 있는 경우에 사망 위험이 매우 높다.

위험 및 예후 인자 Risk and Prognostic Factors

　섬망은 기능 손상, 기존의 인지 손상, 감각 손상(예, 시력/청력), 연령의 증가, 질병의 심각도 또는 동반이환, 감염, 우울증, 뇌졸중 병력, 알코올 사용 병력의 상황에서 증가할 수 있다. 주요 및 경도 NCDs는 섬망의 위험성을 높이고, 경과를 복잡하게 만들 수 있다. 낙상은 섬망의 결과일 수 있지만 위험인자는 아니다. 1990년부터 2016년까지의 메타분석에서 항콜린제의 사용은 섬망의 검증된 예측인자가 아니었다.

　노인은 젊은 사람에 비해서 섬망에 특히 민감하다. 소아 중에서 영유아기부터 아동기의 섬망에 대한 민감성은 현저한 질병 이환율 및 사망률과 연관될 수 있다. 반면에 성인기 초기와 중기의 사람들은 섬망에 대한 민감성과 사망 위험이 낮을 수 있다.

성 및 젠더와 관련된 진단적 쟁점 Sex- and Gender-Related Diagnostic Issues

　섬망과 연관된 증상은 남성과 여성에서 다를 수 있다. 남성은 운동 초조와 불안정한 정동이 더 흔히 나타나지만, 여성은 저활동성 섬망이 더 흔하다. 남성은 섬망의 위험인자이며, 성 또는 젠더와 관련된 인자는 다른 위험인자와 상호작용할 수 있다.

진단적 표지자 Diagnostic Markers

　기저의 의학적 상태(또는 중독이나 금단 상태)에 특징적인 검사 소견 외에도, 뇌파 검사에서 흔히 전반적인 불규칙한 세타 서파를 보이는데 가끔 속파가 발견된다(예, 알코올 금단 섬망의 일부 증례). 그러나 서파가 비정상적인 세타파 또는 델타파 주파수 범위에 있지 않은 이상, 질병 전의 기저 알파 리듬과의 비교 없이 섬망과 연관된 서파를 찾아낼 수 없다.

섬망의 기능적 결과 Functional Consequences of Delirium

　섬망이 있으면 그 자체가 기능저하를 심화시키고 보호시설에 배치될 위험성이 높아진다. 65세 이상의 입원 환자가 섬망이 있으면 퇴원 후 사망, 시설 입소, 치매 진단을 포함하는 좋지 않은 결과를 초래할 위험이 크다.

감별진단 Differential Diagnosis

정신병적 양상을 동반하는 정신병적 장애와 양극성 및 우울 장애. 생생한 환각, 망상, 언어 장해 및 초조를 특징으로 하는 섬망은 단기 정신병적 장애, 조현병, 조현양상장애 및 기타 정신병적 장애 외에도 정신병적 양상이 있는 조증 또는 주요우울 삽화와 반드시 구별해야 한다.

급성 스트레스장애. 공포, 불안, 그리고 이인증과 같은 해리 증상이 있는 섬망은 반드시 심한 외상적 사건의 노출에 의해 촉발된 급성 스트레스장애와 구별되어야 한다.

꾀병과 인위성장애. 꾀병과 인위성장애는 흔히 임상 증상이 비정형적이며, 분명한 인지 장해의 원인이 될 수 있는 다른 의학적 상태나 물질이 없음을 근거로 섬망과 구별될 수 있다.

기타 신경인지장애. 노인에서 혼돈을 평가할 때 가장 흔히 부딪히는 감별진단의 쟁점은 섬망과 주요 NCD 증상을 구분하는 것이다. 임상의는 반드시 섬망이 존재하는지, 알츠하이머병으로 인한 NCD와 같이 기존에 있는 NCD에 중첩된 섬망인지, 또는 섬망이 없는 NCD인지를 알아내야 한다. 섬망과 주요 NCD의 통상적 구별은 발병의 급성 여부 및 시간적 경과에 따른다. 하지만 이런 구별 방법으로는 이전부터 NCD가 있었지만 이를 알지 못했던 노인 또는 섬망 삽화 이후에 지속적으로 인지 손상이 일어나는 노인에서 섬망과 주요 NCD의 구별이 특히 어렵다. 섬망과 주요 NCD가 동반하는 경우 일반적으로 섬망의 치료가 우선되어야 한다.

● 달리 명시되는 섬망
Other Specified Delirium

F05

이 범주는 사회적, 직업적 또는 다른 중요한 기능 영역에서 임상적으로 현저한 고통이나 손상을 초래하는 섬망의 특징적인 증상들이 두드러지지만, 섬망 또는 신경인지장애의 진단분류에 속한 장애 중 어느 것에도 완전한 기준을 만족하지 않는 발현 징후들에 적용된다. 달리 명시되는 섬망 범주는 발현 징후가 섬망 또는 어떤 특정 신경인지장애의 기준에 맞지 않은 특정한 이유에 대해 의사소통하기 위해 임상의가 선택한 상황들에서 사용된다. 이는 '달리 명시되는 섬망'을 기록하고, 이어서 특정한 이유(예, '아증후 섬망')를 기록한다.

'달리 명시되는 섬망'이라는 지정 문구를 사용해 분류될 수 있는 발현 징후들의 예는 다음과 같다.

아증후 섬망: 섬망과 유사한 증상인 주의력, 고위 기능 사고, 일주기리듬의 장해를 나타내나 인지 손상의 심각도가 섬망 진단에 필요한 정도에 미치지 못한다.

● 명시되지 않는 섬망
Unspecified Delirium

F05

이 범주는 사회적, 직업적 또는 다른 중요한 기능 영역에서 임상적으로 현저한 고통이나 손상을 초래하는 섬망의 특징적인 증상들이 두드러지지만, 섬망 또는 신경인지장애의 진단분류에 속한 장애 중 어느 것에도 완전한 기준을 만족하지 않는 발현 징후들에 적용된다. 명시되지 않는 섬망 범주는 기준이 특정 섬망 또는 신경인지장애의 기준에 맞지 않은 이유를 명시할 수 없다고 임상의가 선택한 상황들에서 사용되며, 좀 더 특정한 진단을 내리기에는 정보가 불충분한(예, 응급실 상황) 발현 징후들을 포함한다.

● 주요 및 경도 신경인지장애
Major and Mild Neurocognitive Disorders

주요 신경인지장애
Major Neurocognitive Disorder

진단기준

A. 1개 이상의 인지 영역(복합적 주의, 집행 기능, 학습과 기억, 언어, 지각−운동 또는 사회인지)에서 인지 저하가 이전의 수행 수준에 비해 현저하다는 증거는 다음에 근거한다.
    1. 환자, 환자를 잘 아는 정보제공자 또는 임상의가 현저한 인지기능저하를 걱정, 그리고
    2. 인지 수행의 현저한 손상이 가급적이면 표준화된 신경심리검사에 의해, 또는 그것이 없다면 다른 정량적 임상 평가에 의해 입증
B. 인지 결손은 일상 활동에서 독립성을 방해한다(즉, 최소한 계산서 지불이나 치료약물 관리와 같은 일상생활의 복잡한 도구적 활동에서 도움을 필요로 함).
C. 인지 결손은 오직 섬망이 있는 상황에서만 발생하는 것이 아니다.
D. 인지 결손은 다른 정신질환(예, 주요우울장애, 조현병)으로 더 잘 설명되지 않는다.

병인에 따라 다음 중 하나를 명시할 것:

    주의점: 나열된 각 아형에는 특정 진단기준과 해당하는 본문이 있으며, 이는 주요 및 경도 신경인지장애의 일반적 논의 후에 이어진다.

        알츠하이머병
        전두측두엽 변성
        루이소체병
        혈관 질환
        외상성 뇌손상
        물질/치료약물 사용
        HIV 감염
        프라이온병
        파킨슨병
        헌팅턴병
        다른 의학적 상태
        다중 병인
        미상의 병인

부호화 시 주의점: 병인이 되는 의학적 상태가 알려진 경우, 748~749쪽 부호화 표와 같이, 대부분 주요 신경인지장애의 진단부호 바로 앞에 추가적인 부호를 기록한다. '가능성 있는'으로 판단되는 의학적 병인은 추가적인 부호를 사용하지 않는다(즉, 가능성 있는 알츠하이머병으로 인한 주요 NCD, 가능성 있는 전두측두엽 변성으로 인한 주요

NCD, 가능성 있는 루이소체병으로 인한 주요 NCD, 가능성 있는 혈관 질환으로 인한 주요 NCD, 가능성 있는 파킨슨병으로 인한 주요 NCD).

현재의 심각도를 명시할 것(자세한 내용은 부호화 표 참조):

　　경도: 일상생활의 도구적 활동의 어려움(예, 집안일, 돈 관리)이 있다.

　　중등도: 일상생활의 기본적 활동의 어려움(예, 음식 섭취, 옷 입기)이 있다.

　　고도: 완전히 의존적인 상태다.

다음의 경우 명시할 것(자세한 내용은 부호화 표 참조):

　　초조 동반: 인지 장해가 임상적으로 현저한 초조감을 동반하는 경우

　　불안 동반: 인지 장해가 임상적으로 현저한 불안증을 동반하는 경우

　　기분 증상 동반: 인지 장해가 임상적으로 현저한 기분 증상을 동반하는 경우(예, 불쾌감, 과민성, 다행감)

　　정신병적 장해 동반: 인지 장해가 망상 또는 환각을 동반하는 경우

　　기타 행동 또는 심리적 장해 동반: 인지 장해가 다른 임상적으로 현저한 행동 또는 심리적 장해를 동반하는 경우(예, 무감동, 공격성, 탈억제, 파괴적 행동 또는 언어, 수면 또는 식욕/섭식 장해).

　　행동 또는 심리적 장해를 동반하지 않음: 인지 장해가 임상적으로 현저한 어떠한 행동 또는 정신병적 장해와도 동반하지 않는 경우

부호화와 기록 절차

다음은 서로 다른 유형별 주요 NCD의 부호화와 기록의 예다. 하나 이상의 연관된 행동 또는 심리적 장해가 있는 경우, 각각의 장해를 따로 부호화한다(자세한 내용은 748~749쪽 부호화 표와 주요 및 경도 NCD 각 아형의 특정 진단기준의 부호화 시 주의점을 참조하시오):

　　거의 확실한 알츠하이머병으로 인한 주요 신경인지장애, 경도, 불안 동반: G30.9 알츠하이머병, F02.A4 거의 확실한 알츠하이머병으로 인한 주요 신경인지장애, 경도, 불안 동반

　　가능성 있는 알츠하이머병으로 인한 주요 신경인지장애, 중등도, 기분 증상 동반: F03.B3 가능성 있는 알츠하이머병으로 인한 주요 신경인지장애, 중등도, 기분 증상 동반

　　외상성 뇌손상으로 인한 주요 신경인지장애, 중등도, 정신병적 장해와 초조 동반: S06.2XAS 불특정 기간 의식 상실이 있는 광범위한 외상성 뇌손상, 후유증; F02.B2 외상성 뇌손상으로 인한 주요 신경인지장애, 중등도, 정신병적 장해 동반; F02.B11 외상성 뇌손상으로 인한 주요 신경인지장애, 중등도, 초조 동반

　　미상의 병인으로 인한 주요 신경인지장애, 고도, 기분 증상 동반: F03.C3 미상의 병인으로 인한 주요 신경인지장애, 고도, 기분 증상 동반

경도 신경인지장애
Mild Neurocognitive Disorder

진단기준

A. 1개 이상의 인지 영역(복합적 주의, 집행 기능, 학습과 기억, 언어, 지각-운동 또는 사회인지)에서 인지 저하가 이전의 수행 수준에 비해 경미하게 있다는 증거는 다음에 근거한다.

　1. 환자, 환자를 잘 아는 정보제공자 또는 임상의가 경도 인지기능저하를 걱정, 그리고

　2. 인지 수행의 경미한 손상이 가급적이면 표준화된 신경심리검사에 의해, 또는 그것이 없다면 다른 정량적 임상 평가에 의해 입증

B. 인지 결손은 일상 활동에서 독립적 능력을 방해하지 않는다(예, 계산서 지불이나 치료약물 관리와 같은 일상생활의 복잡한 도구적 활동은 보존되지만 더 많은 노력, 보상 전략 및 조정이 필요할 수 있다).

C. 인지 결손은 오직 섬망이 있는 상황에서만 발생하는 것이 아니다.

D. 인지 결손은 다른 정신질환(예, 주요우울장애, 조현병)으로 더 잘 설명되지 않는다.

병인에 따라 다음 중 하나를 명시할 것:

　　주의점: 나열된 각 아형에는 특정 진단기준과 해당하는 본문이 있으며, 이는 주요 및 경도 신경인지장애의 일반적 논의 후에 이어진다.

　　　　알츠하이머병
　　　　전두측두엽 변성
　　　　루이소체병
　　　　혈관 질환
　　　　외상성 뇌손상
　　　　물질/치료약물 사용
　　　　HIV 감염
　　　　프라이온병
　　　　파킨슨병
　　　　헌팅턴병
　　　　다른 의학적 상태
　　　　다중 병인
　　　　미상의 병인

부호화 시 주의점: 병인이 되는 의학적 상태나 물질에 근거하여 부호화한다. 병인이 되는 의학적 상태를 나타내는 추가적인 부호는 의학적 병인으로 인한 경도 NCD 진단부호인 **F06.7z**의 바로 앞에 기록한다. '가능성 있는'으로 판단되는 의학적 병인은 추가적인 부호를 사용하지 않는다(즉, 가능성 있는 알츠하이머병으로 인한 경도 NCD, 가능성 있는 전두측두엽 변성으로 인한 경도 NCD, 가능성 있는 루이소체병으로 인한 경도 NCD, 가능성 있는 혈관 질환으로 인한 경도 NCD, 가능성 있는 파킨슨병으로 인한 경도 NCD). 748~749쪽 부호화 표를 참조하시오. 물질/치료약물로 유발된 경도 NCD의 경우, 물질의 유형에 근거하여 부호화한다. '물질/치료약물로 유발된 주요 또는 경도 신경인지장애'를 참조한다. **주의점**: **G31.84**는 미상의 병인으로 인한 경도 NCD와 가능성 있는 의학적 병인으로 인한 경도 NCD(예, 가능성 있는 알츠하이머병)에 사용한다. 의학적 또는 물질적 병인의 추가적인 부호는 사용하지 않는다.

다음의 경우 명시할 것(자세한 내용은 부호화 표 참조):

　　행동 장해를 동반하지 않는 경우: 인지 장해가 임상적으로 현저한 어떤 행동 장해도 동반하지 않는 경우
　　행동 장해를 동반하는 경우(장해를 명시한다): 인지 장해가 임상적으로 현저한 행동 장해(예, 무감동, 초조, 불안, 기분 증상들, 정신병적 장해 또는 기타 행동 증상들)를 동반하는 경우

부호화 시 주의점: 경도 NCD의 원인이 되는 동일한 의학적 상태로 인해 발생한 임상적으로 현저한 정신과적 증상을 나타내기 위하여 추가적인 부호를 사용한다(예, **F06.2** 외상성 뇌손상으로 인한 정신병적 장애, 망상 동반; **F06.32** HIV병으로 인한 우울장애, 주요우울 유사 삽화 동반). **주의점**: 다른 의학적 상태로 인한 정신질환은 현상학을 공유하는 장애에 포함된다(예, 다른 의학적 상태로 인한 우울장애의 경우 '우울장애' 장 참조).

부호화와 기록 절차

　　다음은 서로 다른 유형별 경도 NCDs의 부호화와 기록의 예다. (자세한 내용은 748~749쪽 부호화 표와 주요 및 경도 NCD 각 아형의 특정 진단기준의 부호화 시 주의점을 참조하시오):

　　거의 확실한 알츠하이머병으로 인한 경도 신경인지장애, 행동 장해를 동반하지 않는 경우: **G30.9** 알츠하이머병; **F06.70** 거의 확실한 알츠하이머병으로 인한 경도 신경인지장애, 행동 장해를 동반하지 않는 경우
　　가능성 있는 알츠하이머병으로 인한 경도 신경인지장애, 행동 장해를 동반하지 않는 경우: **G31.84** 가능성 있는 알츠하이머병으로 인한 경도 신경인지장애, 행동 장해를 동반하지 않는 경우
　　외상성 뇌손상으로 인한 경도 신경인지장애, 행동 장해를 동반하는 경우: **S06.2XAS** 불특정 기간 의식 상실이 있는 광범위한 외상성 뇌손상, 후유증; **F06.71** 외상성 뇌손상으로 인한 경도 신경인지장애, 행동 장해를 동반하는 경우[**우울이 있는 장해**]; **F06.31** 외상성 뇌손상으로 인한 우울장애, 우울 양상을 동반하는 경우

병인적 아형	주요 또는 경도 신경인지장애(NCD)와 연관된 병인적 의학적 부호	주요 NCD 부호	경도 NCD 부호
알츠하이머병, 거의 확실한	G30.9[a]	F02.xy[b,c]	F06.7z[d]
알츠하이머병, 가능성 있는	추가적인 의학적 부호 없음	F03.xy[b,c]	G31.84
전두측두엽 변성, 거의 확실한	G31.09[a]	F02.xy[b,c]	F06.7z[d]
전두측두엽 변성, 가능성 있는	추가적인 의학적 부호 없음	F03.xy[b,c]	G31.84
루이소체병, 거의 확실한	G31.83[a]	F02.xy[b,c]	F06.7z[d]
루이소체병, 가능성 있는	추가적인 의학적 부호 없음	F03.xy[b,c]	G31.84
혈관 질환, 거의 확실한	I67.9(경도 혈관성 NCD에만 적용한다)	F01.xy[b,c] 추가적인 의학적 부호를 사용하지 않는다.	F06.7z[d]
혈관 질환, 가능성 있는	추가적인 의학적 부호 없음	F03.xy[b,c]	G31.84
외상성 뇌손상	S06.2XAS[a]	F02.xy[b,c]	F06.7z[d]
물질/치료약물로 유발된	추가적인 의학적 부호 없음	주요 NCD를 일으키는 물질 유형에 근거한 부호[e,f,g]	경도 NCD를 일으키는 물질 유형에 근거한 부호[e,g]
HIV 감염	B20[a]	F02.xy[b,c]	F06.7z[d]
프라이온병	A81.9[a]	F02.xy[b,c]	F06.7z[d]
파킨슨병, 거의 확실한	G20.C[a]	F02.xy[b,c]	F06.7z[d]
파킨슨병, 가능성 있는	추가적인 의학적 부호 없음	F03.xy[b,c]	G31.84
헌팅턴병	G10[a]	F02.xy[b,c]	F06.7z[d]
다른 의학적 상태로 인한	다른 의학적 상태를 먼저 부호화한다(예, G35 다발성 경화증).	F02.xy[b,c]	F06.7z[d]

다중 병인으로 인한	모든 병인적 의학적 상태를 먼저 부호화한다. 혈관 질환이 경도 NCD의 원인인 경우, I67.9(뇌혈관 질환)와 기타 병인적 의학적 상태를 부호화한다. I67.9는 주요 혈관성 NCD에는 사용하지 않는다.	F02.xy[b,c](모든 병인적 의학적 상태로 인한 주요 NCD는 한 번만 부호화한다.) 거의 확실한 혈관 질환으로 인한 주요 NCD가 있다면 F01.xy[b,c]도 부호화한다. 만약 물질이나 치료약물이 병인으로 역할을 한다면 관련된 물질/치료약물로 유발된 주요 NCDs도 부호화한다.	F06.7z[d](거의 확실한 혈관 질환으로 인한 경도 NCD를 포함하는 모든 병인적 의학적 상태로 인한 경도 NCD는 한 번만 부호화한다.) 만약 물질이나 치료약물이 병인으로 역할을 한다면 관련된 물질/치료약물로 유발된 경도 NCDs도 부호화한다.
미상의 병인으로 인한	추가적인 의학적 부호 없음	F03.xy[b,c]	G31.84

주의점: 각주 a~d는 물질/치료약물로 유발된 NCD에 적용하지 않는다.
[a]제일 먼저, 병인적 의학적 상태를 부호화한다(즉, 주요 또는 경도 NCD 부호 앞에 기록).
[b]주요 NCD: 그다음으로, 심각도(네 번째 자리의 글자[앞의 표의 기호 'x'])를 다음과 같이 부호화한다: .Ay 경도, .By 중등도, .Cy 고도. (**기호 'y'는 동반하는 행동 또는 심리적 장해를 나타내며, 다음 각주 c에 나와 있다.**)
[c]주요 NCD: 그리고 동반하는 행동 또는 심리적 장해(다섯 번째와 여섯 번째 자리의 글자[앞의 표의 기호 'y'])를 부호화한다: .x11 초조 동반; .x4 불안 동반; .x3 기분 증상 동반; .x2 정신병적 장해 동반; .x18 기타 행동 또는 심리적 장해 동반(예, 무감동); .x0 행동 또는 심리적 장해를 동반하지 않음
[d]경도 NCD: 동반하는 행동 장해에 근거하여 부호화하는데(다섯 번째 자리의 글자[앞의 표의 기호 'z']), F06.70 행동 장해를 동반하지 않는 경우 또는 F06.71 행동 장해를 동반하는 경우(예, 무감동, 초조, 불안, 기분 증상, 정신병적 장해, 또는 기타 행동 증상)이다.
[e]ICD-10-CM 부호는 '물질/치료약물로 유발된 주요 또는 경도 신경인지장애'의 부호화 표를 참조하시오.
[f]심각도 명시자인 '경도' '중등도' '고도'는 물질/치료약물로 유발된 주요 NCD에서 부호화할 수 없으나 기록은 해야 한다.
[g]동반 증상 명시자인 '초조 동반' '불안 동반' '기분 증상 동반' '정신병적 장해 동반' '기타 행동 또는 심리적 장해 동반' '행동 또는 심리적 장해를 동반하지 않음'은 부호화할 수 없으나 기록은 해야 한다.
부호화 시 주의점: [의학적 병인]으로 인한 주요 NCD와 **거의 확실한** 병인에서 임상적으로 현저한 여러 행동 및 심리적 장해가 발생하는 경우, **여러 ICD-10-CM 부호가 필요하다.** 예를 들어, 거의 확실한 알츠하이머병으로 인한 주요 NCD, 고도, 초조, 망상, 우울을 동반하는 경우 4개의 부호가 필요하다: G30.9 알츠하이머병; F02.C11(초조 동반); F02.C2(정신병적 장해 동반); F02.C3(기분 증상 동반).

미상의 병인으로 인한 주요 NCD와 **가능성 있는** 병인에서 임상적으로 현저한 여러 행동 및 심리적 장해가 발생하는 경우, **여러 ICD-10-CM 부호가 필요하다.** 예를 들어, 가능성 있는 알츠하이머병으로 인한 주요 NCD, 고도, 초조, 망상, 우울을 동반하는 경우 3개의 부호가 필요하다: F03.C11(초조 동반); F03.C2(정신병적 장해 동반); F03.C3(기분 증상 동반).

아형 Subtypes

주요 및 경도 신경인지장애(NCDs)는 주로 인지 저하의 기저에 있는, 알려져 있거나 추정되는 병인적/병리학적 실체나 실체들에 따라 여러 아형으로 분류된다. 이런 아형들은 시간의 경과, 영향을 받는 특유의 영역, 부수적 증상 등을 근거로 구별된다. 어떤 병인적 아형에서 그 진단은 잠재적으로 원인이 되는 실체의 존재에 상당히 의존한다. 예를 들면, 파킨슨병, 헌팅턴병, 외상성 뇌손상 또는

뇌졸중은 적절한 시기에 그런 아형의 진단이 내려진다. 다른 병인적 아형(일반적으로 알츠하이머병, 전두측두엽 변성 및 루이소체병과 같은 신경퇴행성 질환)은 그 진단이 주로 인지, 행동 및 기능적 증상들에 근거한다. 이런 증후군들은 개별적으로 확인 가능한 병인적 실체가 부족하기 때문에, 이들의 감별은 일반적으로 경도 NCD의 수준보다는 주요 NCD의 수준에 이르러서야 더 분명해진다. 하지만 가끔은 특징적 증상과 부수적 특징이 경도 수준에서도 나타난다.

　NCDs는 흔히 여러 전문 분야의 임상의들에 의해 다루어진다. 여러 아형에 대해 여러 전문 분야의 국제 전문가 집단은 기저의 뇌병리와 임상병리학적 상관관계에 근거하여 전문화된 합의 기준을 발전시켜 왔다. 여기서 아형 기준은 그러한 전문가 집단의 기준과 조화가 되도록 하였다.

명시자 Specifiers

　NCDs의 확연한 행동 특징의 증거는 특히 정신병적 증상과 우울증의 영역에서 확인된다. 정신병적 양상은 여러 NCDs에서 흔한데, 특히 알츠하이머병, 루이소체병, 그리고 전두측두엽 변성으로 인한 주요 NCDs의 경도 내지 중등도 단계에서 흔하다. 만약 정신병적 증상이 알츠하이머병, 루이소체병 또는 전두측두엽 변성에 의한 것으로 판단된다면 알츠하이머병으로 인한 정신병적 장애, 루이소체병으로 인한 정신병적 장애 또는 전두측두엽 변성으로 인한 정신병적 장애를 추가로 진단해야 한다. 편집증 및 그 외의 망상도 흔한 특징인데, 망상적 사고는 보통 피해 사고를 주제로 하는 것이 두드러진다. 이른 나이에 발병하는 정신병적 장애(예, 조현병)와는 달리 와해된 언어와 와해된 행동은 NCDs의 정신병의 특징이 아니다. 환각은 어떤 형태로든 발생할 수 있지만, 환시는 NCDs에서 우울장애, 양극성장애 또는 정신병적 장애보다 더 흔하다.

　우울, 불안 및 들뜸과 같은 기분 장해가 발생할 수 있다. 우울증은 알츠하이머병과 파킨슨병으로 인한 NCD의 경과 초기(경도 NCD 수준을 포함한)에 흔한 반면, 들뜸은 전두측두엽 변성에서 더 흔하게 나타난다. 만약 기분 장해가 알츠하이머병, 파킨슨병 또는 전두측두엽 변성에 의한 것으로 판단된다면 알츠하이머병으로 인한 우울장애, 파킨슨병으로 인한 우울장애 또는 전두측두엽 변성으로 인한 양극성 및 관련 장애를 추가로 진단해야 한다. 기분 증상들은 경도 NCDs의 가장 초기 단계에서 현저한 특징으로 점차 인식되고 있으므로 이에 대해 임상적 확인과 중재가 중요할 수 있다.

　초조는 다양한 NCDs에서 흔히 발생한다. 특히 심각도가 중등도 내지 고도인 주요 NCD에서 흔하며, 혼돈이나 좌절의 상황에서 자주 나타난다. 이는 호전적 행동으로 나타날 수도 있는데, 특히 목욕 및 옷 입기와 같은 간병에 저항하는 형태로 나타난다. 초조는 파괴적 동작이나 목소리가 특징이며, 모든 NCDs에서 인지 손상이 진행된 단계에서 발생하는 경향이 있다.

　NCD가 있는 사람은 치료의 초점이 되는 아주 다양한 행동 증상을 보일 수 있다. 수면 교란은 임상적으로 주의가 필요한 흔한 증상이며, 여기에는 불면증, 과다수면증 및 일주기리듬 장해의 증상들이 있다.

　무감동은 경도 및 주요 NCD에서 흔히 발생한다. 특히 알츠하이머병으로 인한 NCD에서 잘 관찰되고, 전두측두엽 변성으로 인한 NCD의 뚜렷한 특징일 수도 있다. 무감동은 그 전형적 특징이 동기 감소와 목적 지향적 행동의 감소인데, 감정 반응도 줄어든다. 무감동 증상들은 NCD의 경과 초기에 나타날 수 있는데, 이때는 일상 활동이나 취미를 계속하려는 동기의 상실을 관찰할 수 있다.

다른 중요한 행동 증상들에는 배회, 탈억제, 과식증 및 물건 저장하기가 있다. 이런 증상들의 일부는 특정 장애들의 특징으로서 관련 부분에서 논의된다. 하나 이상의 행동 장해가 관찰되면, 각 유형은 '행동 장해를 동반하는 경우'의 명시자와 함께 글로 기입해야 한다.

진단적 특징 Diagnostic Features

주요 및 경도 NCDs는 인지 및 기능 손상의 한 스펙트럼에 존재한다. 주요 NCD는 ICD-10 및 ICD-11(그리고 DSM-IV)에서 치매로 표기된 상태에 대략 해당한다. NCDs의 핵심적 특징은 1개 이상의 인지 영역에서의 후천적 인지 저하(진단기준 A)인데, 이는 다음 2가지에 근거한다: ① 환자, 환자를 잘 아는 정보제공자 또는 임상의의 편에서 인지에 대한 걱정, ② 수행 능력이 객관적 평가에서 기대하는 수준 이하로 떨어지거나 또는 시간이 지나면서 저하가 관찰됨. 걱정과 객관적 증거는 서로 보완적이기 때문에 2가지 모두가 필요하다. 객관적 검사에만 절대적으로 초점을 맞추면, 본래 기능이 뛰어난 사람에게는 현재 '평균' 수준의 수행이 실제로는 상당한 능력 저하에 해당할지라도 장애가 진단되지 않을 수 있다. 마찬가지로 현재 '낮은' 수준의 수행이 본래 자신의 고유한 기본 수준으로부터의 변화가 아니라도 또는 검사 조건이나 일시적인 질병과 같은 외적 요인의 결과일지라도 질병이 있다고 잘못 진단될 수 있다. 반면에 주관적 증상들에 과도하게 초점을 맞추면, 병식이 부족한 사람에서나 혹은 정보제공자가 증상들을 부정하거나 알아채지 못한 경우에 이 진단을 내리지 못할 수 있으며, 또는 소위 '걱정을 잘하는 사람'에게는 이 진단이 지나치게 민감하게 내려질 수 있다.

인지기능에 대한 걱정은 자발적으로 말을 할 수도 있고 안 할 수도 있다는 점에서 호소와는 다르다. 인지 결손이 있는 사람에서 흔히 나타나는 특정 증상들에 대해 조심스럽게 질문함으로써 인지에 대한 걱정을 이끌어 낼 필요가 있다(이 장의 서두에 있는 〈표 1〉 참조). 예를 들면, 기억력에 대한 걱정에는 짧은 식료품 목록을 기억하거나 텔레비전 프로그램의 줄거리를 따라가는 데 어려움이 있다. 집행 기능에 대한 걱정에는 중단되었던 작업을 다시 시작하거나, 세금 명세서를 정리하거나, 휴일 식사를 계획하는 데 어려움이 있다. 경도 NCD 단계의 사람은 이런 일들이 더 어렵다거나 혹은 더 많은 시간이나 노력 또는 보상 전략이 필요하다고 표현하는 경향이 있다. 주요 NCD 단계에서 그런 일들은 도움을 받아야만 완수할 수 있고, 아니면 모두 포기할 수도 있다. 경도 NCD 단계에서 환자 및 그의 가족은 그런 증상들을 알아채지 못하거나 정상으로 여길 수도 있는데, 특히 노인에서 그러하다. 그러므로 세심한 과거력 청취가 매우 중요하다. 그러한 어려움들은 평생에 걸친 패턴이 아니라 변화를 나타내야 한다. 환자나 정보제공자가 이런 쟁점을 명확히 말해 주거나, 임상의가 환자의 이전 경험이나 직업적 단서 또는 다른 단서를 통해 변화를 추론할 수 있다. 또한 그러한 어려움들은 운동이나 감각의 문제가 아니라 인지적 손실과 관련되어 있음을 알아내는 것도 중요하다.

신경심리검사는 NCDs의 표준평가 중 일부이며, 특히 경도 NCD의 평가에서 중요하다. 신경심리검사는 수행 결과를 개인의 연령, 성, 교육 수준 및 문화적 배경에 적합한 규준과 비교한다. 검사는 많은 인종/민족과 언어적 배경을 가진 인구 집단에서 사용할 수 있는 문화적으로 검증된 평가 도구의 사용이 선호된다. 주요 NCD에서 수행 결과는 적합한 규준에서 보통 표준편차 2 이상으로 낮다(백분위수 3 이하). 경도 NCD에서 수행 결과는 보통 표준편차 1과 2 범위 내에 있다(백분위수 3과 16 사이). 그러나 신경심리검사는 모든 환경에서 유용한 것은 아니며, 신경심리학적 역치는 검사 조건, 감각 제한, 병발하는 질병뿐 아니라 적용하는 특정 검사 및 규준에 민감하다. 신경심리학적 검사들이 유용하지 않거나 실행 불가능한 환경에서는 〈표 1〉에서 설명한 대로 사무실 기반의 또는 '침대 옆'에서의 다양하고 간단한 평가가 객관적 자료를 제공할 수 있다. 인지에 대한 걱정과 마찬가지로, 객관적 수행은 어떤 경우에나 개인의 이전 수행을 반영하여 해석해야 한다. 이런 정보는 이전에 실시한 동일 검사로부터 구해지는 것이 최선이지만, 흔히 개인의 교육 과거력, 직업 및 다른 인자들과 함께 적합한 규준에 근거하여 추론해야 한다. 교육 수준이 매우 높거나 낮은 사람, 그리고 자신의 고유한 언어와 문화적 배경이 다른 곳에서 검사받는 사람에게는 규준을 적용하기가 더욱 어려워진다.

진단기준 B는 일상생활 기능에서 개인의 독립 수준과 관련된다. 주요 NCD가 있는 사람은 독립성을 방해받을 정도로 충분히 심각한 손상이 있어서, 이전에는 자신이 혼자서 끝낼 수 있었던 일들을 다른 사람들이 대신해야 할 것이다. 경도 NCD가 있는 사람은 기능에 미세한 어려움이 있거나, 일할 때에 이전보다 더 많은 노력이 들거나, 시간이 더 걸린다고 보고할 수 있지만, 독립성은 보존되어 있다.

주요 및 경도 NCD 사이의 구별은 본질적으로 임의적이며, 이 장애들은 연속선상에 있다. 그러므로 정확한 역치를 정하기가 어렵다. 세심한 과거력 청취, 관찰, 그리고 다른 소견들과의 통합이 필요하고, 개인의 임상 증상이 경계선상에 놓여 있을 때는 진단을 내리는 것에 함축된 의미를 숙고해야 한다.

부수적 특징 Associated Features

주요 또는 경도 NCD의 진단을 지지하는 부수적 특징들은 일반적으로 병인적 아형에 특이적이다(예, 루이소체병으로 인한 NCD에서 보이는 신경이완제 민감성과 환시). 각각의 아형에 특이한 진단적 특징은 관련 부분에서 찾을 수 있다.

유병률 Prevalence

NCD의 유병률은 연령과 병인적 아형에 따라 매우 다양하다. 전반적 추정유병률은 일반적으로 노인 인구에서만 적용이 가능하다. 60세 이상에서의 유병률은 연령의 증가에 따라 가파르게 증가한다. 따라서 추정유병률은 '65세 이상'(여기서 평균 연령은 대상 인구의 기대수명에 따라 매우 다양할 수 있다)과 같이 넓은 범주보다는 좁은 연령대에서 더 정확하다. 전 생애에 걸쳐 발생하는 병인적 아형에 대해서도, 만약 관련된 조건(예, 외상성 뇌손상, HIV 감염)이 있는 사람 중에서 NCD가 발생한 사람의 분율이라면, NCD의 추정유병률은 구할 수 있을 것 같다.

여성은 일반적으로 치매, 특히 알츠하이머병의 높은 유병률과 연관이 있다. 이런 젠더 차이는 비록 전부는 아니지만 대체로 여성이 훨씬 더 장수하기 때문이다.

전반적으로, 국제적인 치매의 추정유병률(이는 주요 NCD와 대체로 일치한다)은 65세에서 약 1~2%이며, 85세에는 30%로 높아진다. 경도 NCD의 유병률은 장애의 정의에 매우 민감한데, 특히 평가가 덜 정밀한 지역사회 환경에서 그러하다. 또한 인지에 대한 걱정이 크기 때문에 치료를 찾는 임상 환경과는 대조적으로, 지역사회 환경에서는 본래 기능으로부터의 저하가 다소 불분명할 수 있다. 노인에서 경도인지장애(mild cognitive impairment; 이는 실질적으로 경도 NCD와 일치한다)의 유병률 추정은 꽤 다양하여 65세에는 2~10%이며, 85세에는 5~25%에 이른다.

방법론적 차이로 비교가 어렵지만, 치매의 유병률과 발병률은 국가 간에, 그리고 미국의 민족과 인종 집단에 따라 다양하다. 일부 미국 연구에 따르면, 발병률은 아프리카계 미국인에서 가장 높고 미국 원주민/알래스카 원주민, 라틴계, 태평양제도민, 비라틴계 백인과 아시아계 미국인이 그 뒤를 이었다. 아시아계 미국인 중에서는 필리핀계 미국인의 발병률이 가장 높았고, 일본계 미국인, 중국계 미국인, 그리고 아시아-인도계 미국인이 그 뒤를 이었다. 미국의 라틴계 집단에서는 치매의 유병률과 발병률이 상당히 다양한 것으로 밝혀졌다. 일부 미국 연구에서 카리브해 히스패닉은 멕시코계 미국인보다 치매 비율이 훨씬 높았다.

발달 및 경과 Development and Course

NCD의 경과는 병인적 아형에 따라 다양하고, 이런 차이는 감별진단에 유용할 수 있다. 일부 아형(예, 외상성 뇌손상이나 뇌졸중과 관련된 아형들)은 전형적으로 특정 시기에 시작하며, (적어도 염증이나 부종과 관련된 초기 증상들이 가라앉은 후에는) 고정되어 유지된다. 다른 아형들은 시간이 지나면서 변동한다(변동이 일어나면 NCD에 섬망이 중첩되었을 가능성을 고려해야 하겠지만). 알츠하이머병이나 전두측두엽 변성과 같은 신경퇴행성 질환으로 인한 NCDs는 전형적으로 서서히 발병하고 점진적 진행이 뚜렷하며, 인지 결손이 시작되는 형태 및 부수적 특징들이 감별하는 데 도움이 된다.

아동기와 청소년기에 발병하는 NCDs는 사회성 및 지적 발달에 광범위한 영향을 미친다. 이런 상황에서는 임상 양상을 진단적으로 충분히 포착하고 광범위한 서비스 제공을 보장하기 위하여 지적발달장애(지적장애) 또는 다른 신경발달장애의 진단을 함께 내릴 수 있다. 노인에서는 NCDs가 의학적 질병, 허약함 및 감각 상실의 상태에서 흔히 발생하므로 진단과 치료에서 임상 양상을 복잡하게 만든다.

인지 상실이 청년기 내지 중년기에 발생하는 경우, 그 사람과 가족들은 치료를 받고자 한다. 비록 일부 상황에서는 꾀병이나 인위성장애를 고려해야겠지만, 젊은 사람에서 NCDs를 식별하기는 일반적으로 매우 쉽다. 매우 고령이 되면 인지 증상들은 걱정을 일으키지 않거나 눈에 띄지 않고 그냥 넘어갈 수도 있다. 정상적 노화 때문이라고 여겨졌던 결손의 상당 부분은 다양한 NCDs의 전구 단계일 가능성이 있다. 그렇지만 노년에서의 경도 NCD는 '정상적 노화'에서 일어나는 별로 대수롭지 않은 약간의 결손과 구별해야 한다. 또한 연령이 증가하면서 의학적 질병과 감각 결손의 유병률이 증가하기 때문에 경도 NCD를 인식하기는 더 어려워진다. 연령이 증가하면서 신경인지 저하에는 여러 가지 잠재적 원인이 존재하기 때문에 아형들을 감별하기는 더 어려워진다.

위험 및 예후 인자 Risk and Prognostic Factors

위험인자들은 병인적 아형에 따라서, 또한 병인적 아형 내에서도 발병 연령에 따라서 다양하다. 일부 아형은 전 생애에 걸쳐 어느 시기에나 발생하지만, 다른 아형은 오직 또는 주로 노년에 발생한다. 노령의 NCDs 내에서도 상대적 유병률은 연령에 따라 다양하다. 알츠하이머병은 60세 이전에는 흔하지 않다가 그 후로는 유병률이 급격히 증가하는 반면, 전반적으로 덜 흔한 전두측두엽 변성은 더 일찍 발병하고, 연령이 높아지면 NCDs에서 차지하는 부분은 점차 적어진다. 주요 및 경도 NCDs의 가장 강력한 위험인자는 연령이다. 이는 주로 연령이 높아지면 신경퇴행성 및 뇌혈관 질환의 위험이 증가하기 때문이다.

NCDs의 위험은 민족과 인종적 배경에 따라 다르며 기저질환(예, 고혈압, 당뇨), 소인적 상태(예, 두부 손상), 환경(예, 영양이 풍부한 음식에 대한 접근성, 안전한 운동 공간) 및 기타 다른 인자와 연관이 있다. 예를 들어, 미국에서 아프리카계 미국인과 라틴계는 백인보다 혈관성 치매에 걸릴 위험이 더 높은 경향이 있다. 낮은 교육과 문맹률 또한 민족인종적 집단에 따라 다른 NCDs의 위험인자인데, 이는 건강과 관련된 부정적인 사회적 결정 요인에 대한 노출 정도가 다르기 때문이다.

문화와 관련된 진단적 쟁점 Culture-Related Diagnostic Issues

개인과 가족들이 신경인지 증상들에 대해 인식하고 걱정하는 정도는 민족, 인종과 직업군에 따라 다양하다. 인지 능력의 감소가 노화의 정상적인 부분으로 간주되는지('정상화')와 치매 관련 낙인의 문화적 차이는 문제점에 대한 가족의 인지를 늦추고, 인지 상실의 초기 단계에 있는 개인의 도움 추구 행동을 감소시킬 수 있다. 예를 들어, 사회적 낙인은 일부 소외된 민족과 인종 집단(예, 중국계 미국인, 한국계 미국인)에서 인지 손상에 대한 서비스 활용도가 낮은 것과 연관되는 것으로 보인다.

복잡한 직업, 가사 또는 오락 활동에 참여하는 사람에서는 신경인지 증상들이 특히 경도 수준에서 더 쉽게 발견된다. 또한 신경심리검사의 규준은 광범위한 인구 집단을 위해서만 유용한 경향이 있기 때문에, 교육 수준이 고등학교 미만인 사람 또는 자신의 모국어나 문화를 벗어나서 평가받는 사람에게는 쉽게 적용할 수 없다. 문화와 관련된 진단적 난관에는 평가를 해석할 때 민족 내 차이를 설명하는 과정이 포함된다. 이는 신경심리검사에 ① 응시자의 고정관념 위협(즉, 저조한 성적으로 인해 민족 또는 인종 집단의 부정적인 고정관념을 확인할 것이라는 우려에서 오는 불안), 그리고/또는 ② 검사 해석에 대한 임상의의 암묵적(무의식적) 편견의 영향을 평가하는 것과 이중 언어를 구사하는 개인을 평가할 때 적절한 언어를 선택하는 것이 포함된다.

이중 언어 치매 환자들은 그들이 습득한 비모국어 구사 능력을 상실할 수 있으며, 이는 간병인과의 의사소통에 영향을 미칠 수 있다. 간병 환경은 노인 돌봄에 대한 가족 책임의 문화적 규범에 의해 영향을 받을 수 있는데, 예를 들어 NCD가 있는 노인을 집에서 돌볼 것인지 요양 시설에서 돌볼 것인지를 결정하는 데 영향을 미친다. 일부 문화권에서는 성인 자녀들이 노부모를 돌보도록 기대하기(예, 효도) 때문에 기능적인 제한이 의존적인 노인이나 가족에게 명백하게 나타나지 않을 수 있다.

성 및 젠더와 관련된 진단적 쟁점 Sex- and Gender-Related Diagnostic Issues

일부 연구에 따르면 남성과 여성은 주요 및 경도 NCD를 다르게 경험한다. 성 및 젠더 관련 인자는 주요 및 경도 NCD의 발병률과 유병률, 병인(위험인자와 보호인자), 그리고 임상 증상에 영향을 미칠 수 있다. 긴 수명으로 인해 남성에 비해 더 많은 여성이 주요 NCD를 경험한다. 따라서 특정 연령의 여성은 동일 연령의 남성보다 사망 전에 주요 NCD가 발생할 누적 위험이 더 높다. 발병률의 차이는 덜 명확하며 젠더 관련 인자로 인해 모집단과 시간에 따라 달라질 수 있다. 예를 들어, 일부 고소득 국가의 치매 발병률은 지난 30년 동안 감소했으며, 나라마다 남성과 여성에서 감소 정도가 달랐다. 여성은 더 넓은 범위의 증상을 표현하는 경향이 있다. 특히 여성은 우울, 불안, 망상 등의 정신과적 증상을 더 많이 나타낸다. 남성은 공격성, 무감동, 생장 증상을 더 많이 보이는 경향이 있다.

성 및 젠더 쟁점은 연령, 문화, 그리고 직업과 마찬가지로 인지 증상들에 대한 걱정과 인식의 수준에 영향을 미칠 수 있다. 게다가 노년의 NCDs에서 여성은 연령이 더 높고, 의학적 동반이환이 더 많고, 독거할 가능성이 더 높기 때문에 평가와 치료를 더 복잡하게 만들 수 있다. 또한 일부 병인적 아형은 그 빈도에서 성 및 젠더 차이가 있다.

진단적 표지자 Diagnostic Markers

자세한 과거력 외에도 신경심리학적 평가는 NCD의 진단에 매우 핵심적인 방법이다. 특히 기능 변화가 경미하고 증상들이 더 미세한 경도 수준에서 그러하다. 이상적이라면 개인은 정형화된 신경심리검사에 의뢰되어 모든 관련된 영역을 정량적으로 평가받아야 한다. 검사 결과는 진단에 도움을 줄 뿐 아니라 가족에게는 그 사람에게 더 많은 지지를 필요로 하는 영역을 알려 줄 것이며, 또한 향후의 인지 저하나 치료 반응에 대한 기준을 제공할 것이다. 그러한 검사가 유용하지 않거나 가능하지 않을 경우, 〈표 1〉에 있는 간단한 평가가 각 영역에 대한 통찰을 제공할 수 있다. 보다 포괄적이며 간단한 정신상태 검사 역시 도움이 되겠지만, 이는 특히 한 영역에서 약간의 변화만 있거나 병전 능력이 높은 사람에서는 민감하지 않을 수 있고, 병전 능력이 낮은 사람에서는 과도하게 민감할 수 있다.

병인적 아형의 구별에 있어서, 특히 자기공명영상과 양전자방출 단층촬영 같은 뇌영상이 부가적인 진단적 표지자 역할을 할 수 있다. 또한 특이적 표지자들이 특정 아형의 평가와 연관될 수 있는데, 이들은 시간이 지나면서 연구 소견이 추가적으로 축적되면 더 중요한 역할을 할 것이다. 이에 대해서는 관련 부분에서 논의된다.

자살 사고 혹은 행동과의 연관성 Association With Suicidal Thoughts or Behavior

대규모 연구에 따르면, NCD가 없는 사람에 비해 다양한 병인으로 인한 NCD가 있는 사람의 자살 행동 비율이 높다. 대만의 한 전국적인 연구는 노년기의 자살 시도가 이후에 발생하는 치매와 연관된다고 보고하였다.

주요 및 경도 신경인지장애의 기능적 결과
Functional Consequences of Major and Mild Neurocognitive Disorders

인지가 인간 생활에서 중추적 역할을 한다는 점을 고려해 보면, 주요 및 경도 NCDs는 당연히 기능에 영향을 미친다. 따라서 이 장애들의 기준, 그리고 경도와 주요 NCD의 감별 역치는 부분적으로 기능 평가에 근거한다. 심각도 명시자에서 기술하듯이 주요 NCD 내에서도 기능 손상이 광범위하다. 또한 제대로 발휘되지 못하는 특정 기능들은 어떠한 인지 영역이 영향을 받았는지 확인하는 데 도움이 될 수 있는데, 특히 신경심리검사가 가능하지 않거나 해석하기 어려운 경우에 그러하다.

감별진단 Differential Diagnosis

정상적 인지. 정상적 인지와 경도 NCD 사이의 감별진단은 경도 및 주요 NCD 사이의 감별진단처럼, 경계가 본질적으로 임의적이기 때문에 간단하지 않다. 세밀한 과거력 청취와 객관적 평가는 이들을 구별하는 데 중요하다. 정량화된 평가를 이용한 추적 평가가 경도 NCD를 탐지하는 데 핵심적일 수 있다.

섬망. 경도 및 주요 NCD는 모두 지속적인 섬망과 감별하기가 어려운데, 섬망은 NCD와 동시에 일어날 수도 있다. 주의와 각성에 대한 세심한 평가가 구별하는 데 도움이 될 것이다.

주요우울장애. 경도 NCD와 주요우울장애의 구별 역시 쉽지 않다. 이 둘은 함께 일어날 수도 있다. 특정한 형태의 인지 결손이 감별에 도움이 된다. 예를 들면, 알츠하이머병에서는 전형적으로 기억과 집행 기능의 결손이 일관되지만, 주요우울증에서는 수행 능력이 비특이적이고 그 변화가 더 심하다. 다른 방법으로서 우울장애를 치료하면서 시간의 경과에 따라 관찰을 반복해 보는 것이 진단에 필요할 수도 있다.

특정학습장애와 기타 신경발달장애. 개인의 기저 상태를 철저하고 명확히 알아내는 것이 NCD를 특정학습장애나 기타 신경발달장애와 구별하는 데 도움이 된다. 부가적인 쟁점들이 특정한 병인적 아형의 감별에 도움을 줄 수 있다. 이에 대해서는 관련 부분에서 논의된다.

동반이환 Comorbidity

NCDs는 노인에서 흔하고, 따라서 매우 다양한 노화관련 질환과 흔히 병발하는데, 이 때문에 진단이나 치료가 복잡해질 수 있다. 이들 중 가장 주목할 만한 것은 섬망인데, NCD가 그 위험성을 증가시킨다. 노인에서 많은 경우는 입원 중에 보이는 섬망 때문에 처음으로 NCD를 발견하게 된다. 그렇지만 과거력을 세심하게 청취해 보면, 보다 이전에 인지 저하가 있었다는 증거를 자주 밝혀낼 수 있다. 나이가 들면서 많은 질병의 유병률이 증가하듯이 혼합성 NCDs 역시 노인에서 흔하다. 젊은 사람에서는 NCD가 신경발달장애와 자주 병발한다. 예를 들면, 학령기 이전 아동의 두부 손상은 현저한 발달 및 학습 문제들을 발생시킬 수 있다. NCD의 부가적 동반이환은 흔히 병인적 아형과 관련되는데, 이에 대해서는 관련 부분에서 논의된다.

알츠하이머병으로 인한 주요 또는 경도 신경인지장애
Major or Mild Neurocognitive Disorder Due to Alzheimer's Disease

진단기준

A. 주요 또는 경도 신경인지장애의 기준을 충족한다.
B. 1개 이상의 인지 영역에서 손상이 서서히 시작하고 점진적으로 진행한다(주요 신경인지장애에서는 적어도 2개 영역에서 손상이 있어야 한다).
C. 진단기준이 다음과 같이 거의 확실한 또는 가능성 있는 알츠하이머병 둘 중 하나를 충족한다.
  주요 신경인지장애의 경우:
  거의 확실한 알츠하이머병은 다음 둘 중 어느 하나라도 있는 경우에 진단한다. 그렇지 않으면 **가능성 있는 알츠하이머병**으로 진단해야 한다.
  1. 가족력이나 유전자 검사에서 알츠하이머병의 원인이 되는 유전적 돌연변이의 증거
  2. 다음 3개가 모두 존재함
     a. 기억과 학습, 그리고 적어도 1개의 다른 인지 영역에서 저하의 명백한 증거(자세한 과거력이나 연속적 신경심리검사에 근거하여)
     b. 인지 저하는 장기간의 안정기가 없이 꾸준히 진행하고 점진적임
     c. 혼합성 병인의 증거가 없음(즉, 인지 저하의 원인이 될 만한 다른 신경퇴행성 · 뇌혈관 질환 또는 다른 신경학적 · 정신 · 전신 질환이나 상태가 없음)
  경도 신경인지장애의 경우:
  거의 확실한 알츠하이머병은 유전자 검사나 가족력에서 알츠하이머병의 원인이 되는 유전적 돌연변이의 증거가 있다면 진단한다.
  가능성 있는 알츠하이머병은 유전자 검사나 가족력에서 알츠하이머병의 원인이 되는 유전적 돌연변이의 증거가 없고, 다음의 3개가 모두 존재한다면 진단한다.
  1. 기억 및 학습 저하의 명백한 증거
  2. 인지 저하는 장기간의 안정기가 없이 꾸준히 진행하고 점진적임
  3. 혼합성 병인의 증거가 없음(즉, 인지 저하의 원인이 될 만한 다른 신경퇴행성 · 뇌혈관 질환 또는 다른 신경학적 · 전신 질환이나 상태가 없음)
D. 장해는 뇌혈관 질환, 다른 신경퇴행성 질환, 물질의 효과, 또는 다른 정신질환 및 신경학적 장애, 전신장애로 더 잘 설명되지 않는다.
부호화 시 주의점(748~749쪽 부호화 표 참조):
거의 확실한 알츠하이머병으로 인한 주요 신경인지장애(NCD)의 경우: ① 먼저 **G30.9** 알츠하이머병을 부호화하고, ② 그 뒤에 **F02**를, ③ 그리고 인지 장해의 현재 심각도(경도, 중등도, 고도)를 부호화하고, ④ 마지막으로, 동반하는 행동 또는 심리적 장해 여부를 부호화한다. 예를 들어, 거의 확실한 알츠하이머병으로 인한 주요 NCD, 중등도, 정신병적 장해 동반의 경우, ICD-10-CM 부호는 **F02.B2**다.

가능성 있는 알츠하이머병으로 인한 주요 NCD의 경우: ① 먼저 **F03**(추가적인 의학적 부호는 없다)을 부호화한다. ② 그 뒤에 인지 장해의 현재 심각도(경도, 중등도, 고도)를 부호화하고, ③ 동반하는 행동 또는 심리적 장해 여부를 부호화한다. 예를 들어, 가능성 있는 알츠하이머병으로 인한 주요 NCD, 경도, 기분 증상 동반의 경우, ICD-10-CM 부호는 **F03.A3**이다.

거의 확실한 알츠하이머병으로 인한 경도 NCD의 경우: ① 먼저 **G30.9** 알츠하이머병을 부호화하고, ② 그 뒤에 **F06.70** 행동 장해를 동반하지 않는 알츠하이머병으로 인한 경도 NCD 또는 **F06.71** 행동 장해를 동반하는 알츠하이머병으로 인한 경도 NCD를 부호화한다. 알츠하이머병으로 인해 발생한 임상적으로 현저한 정신과적 증상을 나타내기 위하여 추가적인 부호를 사용한다(예, **F06.2** 알츠하이머병으로 인한 정신병적 장애, 망상 동반; **F06.32** 알츠하이머병으로 인한 우울장애, 주요우울 유사 삽화 동반).
가능성 있는 알츠하이머병으로 인한 경도 NCD의 경우, **G31.84**를 부호화한다. (**주의점**: 추가적인 의학적 부호는 없다. '행동 장해를 동반하는 경우'와 '행동 장해를 동반하지 않는 경우'는 부호화할 수 없으나 기록은 해야 한다.)

진단적 특징 Diagnostic Features

알츠하이머병으로 인한 주요 또는 경도 신경인지장애(NCD)의 핵심적 특징은 NCD 증후군(진단기준 A) 이외에, 인지 및 행동 증상들이 서서히 시작하고 점진적으로 진행하는 것을 포함하고 있다(진단기준 B). 전형적인 증상은 기억상실이다(즉, 기억과 학습에서의 손상). 또한 기억상실이 아닌 특이한 증상을 보이는데, 특히 시공간적, 그리고 논리 결핍적 실어증 변형이 나타난다. 거의 절반 이상의 상당한 사람들에서, 인지 증상이 발생하기 전에 행동 증상이 먼저 나타난다. 행동 장해가 있는 경우에는 적절한 명시자 부호를 사용해야 한다. 경도 NCD 단계에서 알츠하이머병은 기억과 학습의 손상이 전형적으로 나타나며, 때로 집행 기능의 결손을 동반한다. 주요 NCD 단계에서는 시각 구조적/지각-운동 능력과 언어(예, 단어 인출) 역시 손상을 받는데, 특히 NCD가 중등도 내지 고도인 경우에 그러하다. 사회인지는 질환의 경과에서 말기까지 보존되는 편이지만, 현저한 집행 기능 문제와 행동 장해를 동반하는 덜 흔한 변형에서는 예외다.

진단의 확실성 수준을 위해 알츠하이머병을 '거의 확실한' 또는 '가능성 있는' 병인으로 표시하여 명시해야 한다(진단기준 C). **거의 확실한 알츠하이머병**은 알츠하이머병의 원인이 되는 유전자의 증거가 있으면 주요 및 경도 NCD 모두에서 진단을 내릴 수 있다. 유전자 증거는 본인의 유전자 검사, 또는 이 병에 이환된 가족 구성원의 유전자 검사나 부검 확진에 의한 상염색체 우성의 가족력으로 확인한다. 현 시점에서는 '거의 확실한'이라는 명칭이 현 진단 체계 내에서 가장 높은 수준의 진단적 확신도를 나타낸다. 그러나 생체 표지자가 발전하면서 진단적 확신도는 계속 높아지고 있다(예, 뇌 양전자방출 단층촬영[Positron Emission Tomography: PET] 스캔이 영상이나 뇌척수액[Cerebrospinal Fluid: CSF] 분석에 의한 아밀로이드, 그리고/또는 타우 침착의 증거와 같은 알츠하이머 병리를 밝힐 수 있는 경우). 주요 NCD에서 장기간에 걸친 안정기나 혼합성 병인의 증거가 없는 전형적인 임상 양상도 역시 알츠하이머병을 거의 확실한 원인이라고 진단할 수 있다. 그러나 일부 개인의 경우에는 매우 느리거나 미세한 진행이 장기간 지속될 수 있다. 경도 NCD에서 인지 결손이 진행한다는 확실성이 다소 낮은 경우라면, 이런 특징들은 단지 알츠하이머병이 가능성 있는 병인임을 충족하는 데 불과하다. 그러나 앞서 언급했듯이, 새로운 생체 표지자가 경도 신경인지장애에서 '거의 확실한', 그리고 '가능성 있는'이라는 명칭을 사용하는 데 영향을 줄 수 있다. 병인이 혼합성이라고 여겨지면, 다중 병인으로 인한 경도 NCD로 진단해야 한다. 어떤 경우든 알츠하이머병에 의한 경도 및 주요 NCD는 그 임상적 특징이 NCD의 다른 주된 병인을 시사해서는 안 된다(진단기준 D). 생체 표지자 데이터가 기저 병리의 본질에 대한 정보를 계속해서 제공하기 때문에, 미래에는 다중 병인을 더 체계화함으로써 다중 병인으로 인한 NCD의 진단적 변동성을 더 잘 식별할 수 있을 것이다.

부수적 특징 Associated Features

알츠하이머병으로 인한 NCD 환자의 경우, 증상은 인지 결손뿐만 아니라 초조, 무감동, 우울증, 망상, 수면장애와 같은 신경정신과적 증상까지 포함한다. 신경정신과적 증상은 또한 치매의 행동 및 심리적 증상으로 기술될 수 있으며, 모든 병인의 신경인지장애에서 관찰된다. 이러한 증상들이 알츠하이머병에서 거의 보편적으로 나타난다는 사실이 2개의 미국 인구 표본에서 밝혀졌는데, 5년간 추적 관찰한 한 보고에서 알츠하이머병으로 인한 NCD 환자의 98%에서 신경정신과적 증상이 발생하였다. 신경정신과적 증상은 불능 상태, 삶의 질 악화, 일상 활동의 심한 손상, 인지 및 기능의 빠른 저하, 심한 간병 부담, 조기 시설화 및 사망률의 가속화로 이어진다. 신경정신과적 증상은 인지 증상보다 더 고통을 초래하고, 의료 서비스를 찾는 흔한 이유가 된다. 이 증상들은 경도 NCD 단계에서 빈번하게 나타나며, 치매에 걸린 사람들 중 절반 이상이 신경정신과적 증상으로 시작한다는 것을 시사하는 증거가 있다. 경도 NCD 단계 또는 주요 NCD의 가장 경한 단계에서 우울증, 과민성, 그리고/또는 무감동이 자주 관찰된다. 중등도의 고도 주요 NCD에서는 망상, 초조, 호전성, 배회 등이 흔하다. 질병의 말기에는 보행 장해, 연하곤란, 실금, 간대성 근경련, 발작 등이 관찰된다.

유병률 Prevalence

전반적인 알츠하이머병으로 인한 NCD의 유병률은 연령의 증가에 따라 급격하게 증가한다. 소득수준이 높은 국가에서는 60~69세에 5~10%, 그 후의 연령에서는 적어도 25%까지 이른다. 2016년 모든 연령대의 미국인 중 약 540만 명이 알츠하이머병으로 인한 치매가 있는 것으로 추산되었고, 이 중 약 20만 명은 65세 이전에 질병이 시작되었다. 알츠하이머병으로 인한 치매는 65세 이상 인구의 11%, 85세 이상 인구의 32%에서 발견된다. 미국 인구조사 자료에 적용하여 알츠하이머병으로 인한 치매의 발병률을 추산했을 때, 이 질병이 있는 사람의 81% 이상이 75세 이상이었다. 알츠하이머병으로 인한 치매의 백분율은 환경과 진단기준에 따라 약 60%에서 90% 이상까지 다양하다. 알츠하이머병으로 인한 경도 NCD는 경도인지장애(Mild Cognitive Impairment: MCI)의 상당 부분을 차지할 것 같다.

연구들에 따르면, 알츠하이머병으로 인한 치매의 유병률은 민족인종적 배경에 따라 달라지는 경향이 있다. 예를 들어, 미국에서 65세 이상 사람들의 유병률은 민족인종적 집단, 연령 및 평가 방법에 따라 3.5~14.4% 사이다. 젠더와 임상적 동반질환을 보정한 이후에 아프리카계 미국인과 카리브해 미국 라틴계에서 높은 유병률이 확인되었다.

발달 및 경과 Development and Course

알츠하이머병으로 인한 주요 또는 경도 NCD는 점진적으로 진행하는데, 때로는 짧은 안정기도 가지면서 심한 치매를 거쳐 사망에 이른다. 진단 후 평균 생존 기간은 약 10년인데, 이는 질환의 경과를 반영하기보다는 대부분이 고령임을 의미한다. 일부는 20년이나 질환을 가지고 살기도 한다. 말기가 되면 결국 말을 하지 못하고 침대에 누워서 지내게 된다. 모든 경과를 넘기며 생존한 사람들에게서 가장 흔한 사망 원인은 흡인이다. 알츠하이머병으로 인한 경도 NCD에서 손상은 시간 경과에 따라 증가하는데, 증상들이 주요 NCD의 진단 역치에 도달할 때까지 기능 상태는 점진적으로 떨어진다.

증상들은 보통 70세부터 89세 사이에 시작된다. 40~59세에서 나타나는 조기 발병형은, 기존에 알려진 원인 유전자 돌연변이와 연관된 경우가 흔하지만, 항상 그런 것은 아니다. 증상들과 병리는 발병 연령에 따라 뚜렷하게 다르지는 않다. 그러나 보다 젊은 사람은 질환의 전 경과를 생존해 가는 경향이 있는 반면, 더 나이 든 사람은 질병의 경과와 관리에 영향을 미치는 여러 가지 의학적 동반이환을 갖는 경향이 있다. 더 나이 든 사람에서는 진단이 더 복잡한데, 이는 의학적 질환의 동반이환 및 혼합성 병리가 존재할 가능성이 더 높아지기 때문이다. 민족인종적 배경에 따라서 증상 발병 연령, 인지 저하 속도, 생존률이 다양한 것으로 나타났다. 예를 들어, 비라틴계 백인과 비교했을 때, 미국의 라틴계에서 알츠하이머병이 최대 4년 일찍 발병할 수 있고, 아프리카계 미국인에서는 인지기능이 더 서서히 저하되는 경향이 있으며, 두 취약 집단 모두 비라틴계 백인에 비해 더 긴 생존 기간을 가질 수 있다.

위험 및 예후 인자 Risk and Prognostic Factors

많은 위험인자가 밝혀졌으며, 여기에는 낮은 교육 수준, 중년기의 고혈압, 비만, 청력 소실, 인생 후반기의 흡연, 우울, 사회적 고립, 당뇨가 포함된다. 또한 다중 혈관 위험인자가 동시에 발생하면 알츠하이머병의 위험을 증가시키고, 뇌혈관 병리를 촉진시키거나 알츠하이머병의 병리에 직접적으로 영향을 미침으로써 작용할 수 있다. 외상성 뇌손상은 특히 남성에서 알츠하이머병으로 인한 주요 또는 경도 NCD의 위험을 높이지만, 그 관계는 논쟁의 여지가 있다.

유전적, 생리적. 추정유병률이 보여 주듯이 연령은 알츠하이머병의 가장 강력한 위험인자다. 강한 유전적 소인(기여위험도 60~80%)이 밝혀졌다. 1, 14, 21번 염색체의 희귀 돌연변이는 멘델 유전을 따라 상염색체 우성이 된다. 다운 증후군(21번 삼염색체성)이 있는 사람이 중년기까지 생존한다면 알츠하이머병이 발생할 수 있다. 가장 흔한 위험인자는 다유전자성이며, 45개가 넘는 유전자/유전자 자리가 밝혀졌고, 대개 위험에 미치는 영향력은 작다. 유전적 감수성이 가장 강한 다형태 아포지질단백질 E4(APOE*E4)는 위험을 높이고 발병 연령을 낮추는데, 특히 동종접합 유전자를 갖는 사람에서 그렇다. 그러나 동종접합 유전자를 가진 사람들 중 일부는 고령까지 증상 없이 생존하기도 한다.

인종과 민족, 국적은 알츠하이머병의 유전적 감수성 프로파일과 관련된다. APOE*E4가 알츠하이머병의 위험과 연관성이 있지만, 이 연관성이 모든 민족과 인종 집단에서 일관되지는 않았다. 예를 들어, 일부 연구에서는 알츠하이머병이 있는 푸에르토리코의 자손에서 Gly206Ala 프리세닐린 1(presenilin 1) 유전자의 독특한 돌연변이를 발견하였고, 이는 또한 조기 발병과 관련된다. 게다가 일부 연구에서는 단백질 전달체 유전자인 ABCA7과 강한 연관성을 발견했는데, 이는 미국의 백인보다 아프리카계 미국인에서 더 높았다.

문화와 관련된 진단적 쟁점 Culture-Related Diagnostic Issues

고령에서 기억상실을 정상으로 간주하거나, 노인이 일상생활에서 인지적 요구에 덜 직면하거나, 또는 매우 낮은 교육 수준 때문에 객관적 인지 평가가 어려운 문화적 및 사회경제적 환경에서는 NCD의 발견이 더욱 어려울 수 있다.

성 및 젠더와 관련된 진단적 쟁점 Sex- and Gender-Related Diagnostic Issues

일부 유럽 연구에서 여성은 알츠하이머병 발병률이 남성보다 높았지만, 대부분의 북미 지역 연구에서는 남성과 여성의 발병률이 유사하였다. 어떤 연구에 따르면 남성보다 여성에서 치매 증상이 더 빠르게 진행되었다. 그러나 언어적 기억력 검사에서 동일 연령대의 여성이 남성보다 더 잘 수행하기 때문에, 젠더 차이는 진단을 뒷받침하기 위해 사용된 검사의 절단점을 반영할 수도 있다. 경도 인지장애를 평가할 때 남성과 여성에서 다른 절단점을 사용하는 것이 유용할 수 있다.

진단적 표지자 Diagnostic Markers

아밀로이드 우세 신경판, 타우 우세 신경원섬유매듭, 신경 손실이 미시적으로 관찰되거나 국소적 피질 위축(예, 해마, 두정엽, 전두엽)으로 나타나는 것이 알츠하이머병의 병리학적 진단의 특징이며, 이는 사후 조직병리학적 검사를 통해 확인할 수 있다. 상염색체 우성유전인 조기 발병의 경우에는 알츠하이머병의 원인으로 알려진 유전자들, 즉 아밀로이드 전구 단백질(Amyloid Precursor Protein: APP), 프리세닐린 1(presenilin 1: PSEN1) 또는 프리세닐린 2(presenilin 2: PSEN2) 중 하나에서 돌연변이가 있을 수 있다. 이런 돌연변이에 대한 유전자 검사는 상용화가 가능한데, 일반적으로 임상적 유용성은 없다. APOE*E4는 위험인자(즉, 발병에 필수적이거나 충분한 조건이 아니므로)이기 때문에 진단적 표지자로 사용할 수는 없지만, 드물게 이 유전자 자리에서의 유전자 검사가 임상 환경에서 유용할 수 있다.

뇌에서 아밀로이드 베타-42 침착은 병태생리학적 연쇄 반응의 초기에 일어나기 때문에, 뇌 PET 스캔에서 아밀로이드 영상 및 CSF에서 아밀로이드 베타-42의 농도 감소와 같은 아밀로이드에 기반을 둔 진단검사는 진단적 가치를 가질 수도 있다. 유사하게, 총 타우 또는 인산화된 타우 수치의 상승에 대해 타우 PET 영상 또는 CSF 분석을 임상적으로 사용할 수 있다. 자기공명영상 검사에서 보이는 해마와 측두두정엽 피질 위축, 플루오로데옥시글루코스(fluorodeoxyglucose) PET 검사에서 보이는 측두두정엽 대사 저하와 같은 신경세포 손상의 징후는 신경세포 손상의 증거를 제공하지만, 알츠하이머병에는 덜 특이적이다. 대부분의 이런 생체 표지자가 검증되었으며, 3차 의료기관에서 널리 이용 가능하다. 알츠하이머병에 대한 혈액 유래 생체 표지자들이 개발되고 있으며, 진단, 예후, 치료 진단 지표로서 임상적으로 이용 가능할 것 같다.

자살 사고 혹은 행동과의 연관성 Association With Suicidal Thoughts or Behavior

알츠하이머병은 진단 후 수년이 지나도 중등도의 자살 위험과 관련이 있으므로, 기분과 자살 경향성에 대한 지속적인 평가가 필요하다. 덴마크의 한 대규모 인구조사에서는 병원에서 치매 진단을 받은 사람들의 자살 위험이 치매가 없는 사람들에 비해 3배에서 8배 더 높다는 것을 발견하였다. 대조적으로, 일부 다른 연구들은 알츠하이머병이 있는 사람들의 자살 위험에 관한 일관되지 않은 결과들을 발견하였다. 노인 자살의 신경생물학에 대한 검토에서 특히 의사결정장애와 인지 억제 감소에 관한 인지 결손과 노인 자살 행동과의 연관성에 대한 예비 증거가 발견되었다.

알츠하이머병으로 인한 주요 또는 경도 신경인지장애의 기능적 결과 Functional Consequences of Major or Mild Neurocognitive Disorder Due to Alzheimer's Disease

인지, 행동, 기능에 미치는 영향 때문에 알츠하이머병으로 인한 NCD는 환자, 간병인, 가족에게 심각하고 상당한 영향을 미친다. 질병 과정 초기의 기억상실, 지남력장애, 기분 증상은 독립에 부정적인 영향을 미치고 안전 문제(예: 운전 관련)를 일으킨다. 젊은 나이에 발병하는 사람들의 경우, 알츠하이머병으로 인한 NCD는 조기 은퇴로 이어질 수 있다. 질병이 진행됨에 따라, 환자들은 도구적 및 기본적 일상 활동에서 점점 더 장애를 갖게 되어 서서히 다른 사람들에게 완전히 의존하게 된다. 알츠하이머병으로 인한 NCD 환자들의 간병인들은 흔히 환자의 사회관계망이 악화되고 일련의 건강 및 정신건강 문제가 발생하는 것을 보게 되는데, 이는 NCD 환자와 간병인 모두에게 부정적인 영향을 미칠 수 있다.

감별진단 Differential Diagnosis

기타 신경인지장애. 기타 신경퇴행성 과정으로 인한 주요 및 경도 NCDs(예, 루이소체병, 전두측두엽 변성)는 알츠하이머병처럼 서서히 발병하고 점진적으로 저하하는 특성을 공유하지만, 그들 각 질병에 고유한 특유의 핵심적 특징이 있다(항상 존재하지는 않음). 예를 들어, 루이소체 NCD는 전형적으로 질병 초기에 인지기능의 빈번한 변동, 파킨슨병의 양상, 보행 불균형, 환시가 특징적이다. 전두측두엽 NCD가 있는 사람은 뚜렷한 행동 또는 언어의 변형을 보일 수 있다. 행동 변형은 일반적으로 먼저 탈억제, 무감동, 반복적인 행동과 같은 사회적 행동의 현저한 변화를 나타내며, 이는 드물게 일차 정신의학적 진단으로 이어지지 않을 수 있다. 대조적으로, 전두측두엽 NCD의 언어 변형은 표현 언어 또는 단어 이해의 손상을 보일 수 있다.

　혈관성 주요 또는 경도 NCD는 전형적으로 인지 손상의 시작과 시간적으로 관련되는 뇌졸중의 과거력이 존재하고, 뇌영상에서 경색 또는 혈철소(hemosiderin) 침착이 관찰된다면 임상 양상을 설명하는 데 충분하다고 판단될 수 있다. 그러나 혈관성 주요 또는 경도 NCD는 알츠하이머병과 많은 임상적 특징을 공유한다. 흔히 알츠하이머 병리가 단독으로 또는 혈관 병리와 함께 존재한다. 다른 진단적 고려사항이 알츠하이머병으로 인한 NCD의 진단을 뒷받침하는 경우, 백질 변화만으로는 혼합된 병인을 제안하기에 충분한 뇌혈관 질환의 증거가 되지 않는다는 점에 유의해야 한다. 신경영상에서 피질하 허혈성 변화의 존재는 병발된 알츠하이머병의 존재 여부를 고려하여 신중하게 해석되어야 한다.

기타 병발하는, 활동성 신경학적 또는 전신 질병.　임상 양상을 설명하기에 적합한 시간적 연관성과 심각도가 있다면 다른 신경학적 또는 전신 질병을 반드시 고려해야 한다. 경도 NCD 수준에서는 알츠하이머병이 원인인지, 혹은 다른 의학적 상태(예, 갑상선장애, 비타민 B_{12} 결핍)가 원인인지 구별하기가 어려울 수 있다.

주요우울장애.　특히 경도 NCD 수준에서는 감별진단에 주요우울증을 포함해야 한다. 우울증이 있으면 일상의 기능저하와 집중력 저하가 나타나 NCD와 비슷하게 보일 수도 있다. 그러나 우울증 치료에 의한 호전은 이들을 구별하는 데 유용할 수 있다. 주요우울 삽화의 기준을 충족하는 증상이 알츠하이머병의 생리학적 영향에 의한 것으로 판단된다면, 주요우울장애 대신 알츠하이머병으로 인한 우울장애, 주요우울 유사 삽화 동반으로 진단을 내려야 한다.

동반이환 Comorbidity

알츠하이머병이 있는 대부분의 사람은 노인이고, 여러 가지 의학적 상태를 갖고 있어 진단을 어렵게 하며, 임상 경과에 영향을 줄 수 있다. 알츠하이머병으로 인한 주요 또는 경도 NCD는 임상 양상에 영향을 미치는 뇌혈관 질환과 흔히 병발한다. 동반이환 상태가 알츠하이머병이 있는 사람의 NCD에 영향을 미칠 때에는 다중 병인으로 인한 NCD로 진단해야 한다.

● 전두측두엽 주요 또는 경도 신경인지장애
Major or Mild Frontotemporal Neurocognitive Disorder

진단기준

A. 주요 또는 경도 신경인지장애의 기준을 충족한다.
B. 장해는 서서히 시작하고 점진적으로 진행한다.
C. (1) 또는 (2)를 충족한다.
　1. 행동 변형
　　a. 다음 행동 증상들 중 3개 이상:

      i. 행동 탈억제

      ii. 무감동 또는 무기력

      iii. 동정 또는 공감의 상실

      iv. 반복적 · 상동적 또는 강박적/의례적 행동

      v. 과탐식과 식이 변화

    b. 사회인지, 그리고/또는 집행 능력의 뚜렷한 저하

  2. 언어 변형

    a. 언어 생산, 단어 찾기, 물건 이름대기, 문법 또는 단어 이해에서 언어 능력의 뚜렷한 저하

D. 학습, 기억, 그리고 지각-운동 기능의 상대적 보존

E. 장해는 뇌혈관 질환, 다른 신경퇴행성 질환, 물질의 효과, 또는 다른 정신질환 및 신경학적 장애, 전신장애로 더 잘 설명되지 않는다.

거의 확실한 전두측두엽 신경인지장애는 다음 둘 중 어느 하나라도 있는 경우에 진단한다. 그렇지 않으면 **가능성 있는 전두측두엽 신경인지장애**로 진단해야 한다.

1. 가족력 또는 유전자 검사에서 전두측두엽 신경인지장애의 원인이 되는 유전적 돌연변이의 증거

2. 뇌영상에서 전두엽, 그리고/또는 측두엽에 치우쳐 침범된 병변의 증거

가능성 있는 전두측두엽 신경인지장애는 유전적 돌연변이의 증거가 없고 뇌영상이 수행되지 않았을 때 진단한다.

부호화 시 주의점(748~749쪽 부호화 표 참조):

거의 확실한 전두측두엽 변성으로 인한 주요 신경인지장애(NCD)의 경우: ① 먼저 **G31.09** 전두측두엽 변성을 부호화하고, ② 그 뒤에 **F02**를, ③ 그리고 인지 장해의 현재 심각도(경도, 중등도, 고도)를 부호화하고, ④ 마지막으로, 동반하는 행동 또는 심리적 장해 여부를 부호화한다. 예를 들어, 거의 확실한 전두측두엽 변성으로 인한 주요 NCD, 중등도, 정신병적 장해 동반의 경우, ICD-10-CM 부호는 **F02.B2**다.

가능성 있는 전두측두엽 변성으로 인한 주요 NCD의 경우: ① 먼저 **F03**(추가적인 의학적 부호는 없다)을 부호화한다. ② 그 뒤에 인지 장해의 현재 심각도(경도, 중등도, 고도)를 부호화하고, ③ 동반하는 행동 또는 심리적 장해 여부를 부호화한다. 예를 들어, 가능성 있는 전두측두엽 변성으로 인한 주요 NCD, 경도, 기분 증상 동반의 경우, ICD-10-CM 부호는 **F03.A3**이다.

거의 확실한 전두측두엽 변성으로 인한 경도 NCD의 경우: ① 먼저 **G31.09** 전두측두엽 변성을 부호화하고, ② 그 뒤에 **F06.70** 행동 장해를 동반하지 않는 전두측두엽 변성으로 인한 경도 NCD 또는 **F06.71** 행동 장해를 동반하는 전두측두엽 변성으로 인한 경도 NCD를 부호화한다. 전두측두엽 변성으로 인해 발생한 임상적으로 현저한 정신과적 증상을 나타내기 위하여 추가적인 부호를 사용한다(예, **F06.33** 전두측두엽 변성으로 인한 양극성 및 관련 장애, 조증 양상 동반; **F07.0** 전두측두엽 변성으로 인한 성격 변화, 탈억제형).

가능성 있는 전두측두엽 변성으로 인한 경도 NCD의 경우, **G31.84**를 부호화한다. (**주의점**: 추가적인 의학적 부호는 없다. '행동 장해를 동반하는 경우'와 '행동 장해를 동반하지 않는 경우'는 부호화할 수 없으나 기록은 해야 한다.)

진단적 특징 Diagnostic Features

전두측두엽 주요 또는 경도 신경인지장애(NCD)는 행동 및 성격 변화의 점진적 발생, 그리고/또는 언어 손상을 특징으로 하는 다수의 증후군 변형으로 구성된다. 행동 변형과 2가지 언어 변형(의미적, 그리고 비어법적/비유창성)은 독특한 형태의 뇌 위축 및 약간의 독특한 신경병리를 보인다. 진단을 내리기 위해서는 반드시 행동이나 언어 변형 중 어느 하나의 기준을 충족해야 하지만, 많은 사람은 이 2가지 특징을 함께 보인다.

행동 변형의 전두측두엽 주요 또는 경도 NCD가 있는 사람은 다양한 정도의 무감동이나 탈억제를 보인다. 그들은 사회화, 자기돌봄 및 개인적 책임감에 대해 관심을 잃거나, 사회적으로 부적절한 행동을 보일 수 있다. 보통 병식이 손상되어 있으므로, 흔히 의학적 자문이 늦어진다. 처음에는 대개 정신건강의학과 의사에게 의뢰된다. 그들은 반복적 동작, 물건 저장하기, 식사 행동의 변화 및 과탐식과 함께 사회적 방식과 종교 및 정치적 믿음에 변화를 보일 수 있다. 말기에는 괄약근 조절의 상실이 나타날 수 있다. 초기에는 인지 저하가 덜 뚜렷하고 정형화된 검사에서도 결손이 비교적 적을 수 있다. 흔한 신경인지 증상들은 계획성과 구성력의 부족, 주의산만 및 판단력 부족이다. 정신 유연성, 추상적 추론 및 반응 억제에 대한 검사들에서 저조한 수행을 보이는 것과 같이 집행 기능의 결손이 나타난다. 그러나 학습과 기억은 상대적으로 손상받지 않으며, 지각-운동 능력이 초기에는 거의 항상 보존되어 있다.

언어 변형의 전두측두엽 주요 또는 경도 NCD가 있는 사람은 점진적으로 시작하는 원발성 진행 실어증을 보이는데, 보통 2가지 아형이 기술된다. 즉, 의미적 변형, 그리고 비어법적/비유창성 변형이다. 각 변형은 확연한 특징과 이에 상응하는 신경병리를 갖는다. 논리결핍 진행실어증이라고 불리는 진행성 언어 저하의 세 번째 형태는 좌측 측두두정엽 기능이상과 관련이 있으며 종종 알츠하이머병의 병리에 의해 유발된다.

'거의 확실한'과 '가능성 있는' 전두측두엽 NCD의 감별은 원인이 되는 유전적 요인의 존재(예, 미세관과 관련된 타우 단백질을 부호화하는 유전자의 돌연변이) 또는 구조적이나 기능적 영상에서 전두측두엽 부위에 뚜렷한 위축이나 활성 감소의 존재 여부에 따라 구별된다.

부수적 특징 Associated Features
일부 증례에서는 추체외로 증상이 뚜렷할 수 있는데, 이는 진행핵상마비 및 피질기저핵변성 같은 증후군과 겹쳐서 나타날 수 있다. 일부 증례에서는 운동신경세포병의 특징이 나타날 수 있다(예, 근육 위축·약화). 일부 사람에서는 환시가 발생한다.

유병률 Prevalence
전두측두엽 주요 또는 경도 NCD는 65세 미만의 사람에서 나타나는 조기 발병 NCD의 흔한 원인이다. 국제 연구들에서 인구 집단 추정유병률은 10만 명당 2~31명 정도이며, 일반적으로 남성과 여성의 비율이 동일하지만, 연구마다 차이가 있다. 전두측두엽 NCD 증례의 약 20~25%는 65세 이후에 발생한다. 전두측두엽 NCD는 일련의 비선택적 부검에서 모든 치매 증례의 약 5%를 차지한다. 행동 변형은 전두측두엽 NCD의 가장 일반적인 형태이며, 약 60%에서 발생한다.

발달 및 경과 Development and Course
전두측두엽 주요 또는 경도 NCD가 있는 사람은 발병 연령이 20대에서 80대까지 다양하지만, 흔히 50대에서 나타난다. 이 질환은 점진적으로 진행하며, 평균 생존은 증상 시작 후 6~11년이고 진단 후 3~4년이다. 전두측두엽 주요 또는 경도 NCD는 전형적인 알츠하이머병보다 생존 기간이 더 짧고 기능저하가 더 빠르다.

위험 및 예후 인자 Risk and Prognostic Factors

유전적, 생리적. 전두측두엽 주요 또는 경도 NCD가 있는 사람의 약 40%는 조기 발병 NCD의 가족력을 가지며, 약 10%는 상염색체 우성유전 양식을 보인다. 다수의 유전인자가 확인되었는데, 여기에는 미세관과 관련된 타우 단백질을 암호화하는 유전자(MAPT), 과립소 유전자(GRN), 그리고 C9ORF72 유전자(C9orf72)의 돌연변이가 있다. 원인이 되는 돌연변이가 있는 다수의 가족이 확인되었으나(이 장애의 '진단적 표지자' 부분 참조), 가계 전달로 알려진 많은 사람이 알려진 돌연변이를 갖고 있는 것은 아니다. 운동신경세포병이 있으면 황폐화가 좀 더 빨리 일어난다.

진단적 표지자 Diagnostic Markers

컴퓨터단층촬영(Computed Tomography: CT) 또는 구조적 자기공명영상(Magnetic Resonance Imaging: MRI)은 뚜렷한 형태의 위축을 보여 줄 수 있다. 행동 변형의 전두측두엽 주요 또는 경도 NCD에서는 양쪽의 전두엽(특히 내측 전두엽)과 앞쪽 측두엽이 위축되어 있다. 의미적 언어 변형의 전두측두엽 주요 및 경도 NCD에서는 측두엽의 중간, 아래쪽, 그리고 앞쪽이 양측에서 비대칭적으로 위축되어 있는데, 보통 왼쪽이 더 영향을 받는다. 비유창성 언어 변형의 전두측두엽 주요 또는 경도 NCD에서는 주로 왼쪽 뒤쪽의 전두엽-도회가 위축되어 있다. 기능적 영상은 앞에서 기술한 뇌 영역과 일치하는 부위에 저관류, 그리고/또는 피질의 대사 저하를 보여 주는데, 이런 소견은 구조적 이상이 없는 초기에도 나타날 수 있다. 알츠하이머병에 대한 최근의 생체 표지자들(예, 뇌척수액의 베타-아밀로이드 및 타우 농도, 그리고 아밀로이드 영상)은 감별진단에 도움을 줄 수 있으나 알츠하이머병과의 뚜렷한 구별이 아직은 어렵다.

전두측두엽 NCD의 가족 증례에서는 유전적 돌연변이를 확인하는 것이 확진하는 데 도움을 줄 수 있다. 전두측두엽 NCD와 관련되는 돌연변이에는 미세관과 관련된 타우 단백질(Microtubule-Associated Protein Tau: MAPT) 및 과립소(Granulin: GRN)를 암호화하는 유전자들, C9ORF72, 43 kDa의 교류반응 DNA-결합 단백질(Transactive Response DNA-Binding Protein of 43 kDa: TDP-43 또는 TARDBP), 발로신 함유 단백질(Valosin-Containing Protein: VCP), 염색질 수정 단백질 2B(Chromatin Modifying Protein 2B: CHMP2B), 그리고 융합된 육종 단백질(Fused in Sarcoma Protein: FUS) 등이 있다.

전두측두엽 주요 또는 경도 신경인지장애의 기능적 결과
Functional Consequences of Major or Mild Frontotemporal Neurocognitive Disorder

이 장애는 비교적 이른 나이에 발병하기 때문에 직장 및 가정 생활에 자주 영향을 미친다. 언어, 그리고/또는 행동에 문제가 있으므로 흔히 기능은 비교적 경과 초기에 더 심각하게 손상을 받는다. 행동 변화가 있는 사람은 진단이 확실해지기 이전에 사회적으로 부적절한 행동들 때문에 가족붕괴가 현저하고, 법적 문제에 연루되며, 직장에서도 문제가 있을 수 있다. 과탐식, 충동적 배회, 그리고 다른 탈억제된 행동을 포함하는 행동 변화와 언어 기능이상으로 인한 기능 손상은 인지 장해로 인한 기능 손상보다 훨씬 더 심각할 수 있고, 이 때문에 요양원이나 보호시설로 보내질 수 있다. 이런 행동들은 심지어 구조화된 치료 환경에서도 심각하게 파괴적일 수 있는데, 환자가 다른 측면에서는 건강하고, 허약하지 않으며, 다른 의학적 동반이환이 없을 때 특히 그러하다.

감별진단 Differential Diagnosis

기타 신경인지장애. 다른 신경퇴행성 질환들은 그들의 전형적 특징으로 전두측두엽 주요 또는 경도 NCD와 구별할 수 있다. 알츠하이머병으로 인한 주요 또는 경도 NCD에서는 학습 및 기억의 저하가 초기 특징이다. 그러나 전두측두엽 주요 또는 경도 NCD를 시사하는 증후군이 있는 환자의 10~30%에서는 부검에서 알츠하이머병의 병리를 보인다. 이런 현상은 행동 변화나 운동장애가 없으면서 진행성 집행장애 증후군이 있는 환자나 논리 결핍적 변형이 있는 환자에서 더 빈번하게 일어난다.

루이소체 주요 또는 경도 NCD에서는 루이소체의 핵심적 및 시사적 특징이 존재해야 한다. 파킨슨병으로 인한 주요 또는 경도 NCD에서는 자발성 파킨슨증이 인지 저하보다 훨씬 전에 출현한다. 혈관성 주요 또는 경도 NCD에서도 영향받은 뇌 영역에 따라 집행 능력의 상실과 무감동 같은 행동 변화가 있을 수 있으므로, 감별진단에서 이 장애를 반드시 고려해야 한다. 하지만 혈관성 주요 또는 경도 NCD에서는 뇌혈관 사건의 과거력이 인지 손상의 시작과 시간적으로 연관되어 있고, 뇌영상에서 임상 양상을 설명하기에 충분한 경색이나 백질 병변이 보인다.

기타 신경학적 상태. 전두측두엽 주요 또는 경도 NCD는 진행핵상마비, 피질기저핵변성 및 운동신경세포병과 병리학적으로나 임상적으로 중첩된다. 진행핵상마비는 핵상주시마비와 축 우세 파킨슨증이 특징적이다. 가성연수 징후가 나타날 수 있고, 흔히 뒤로 비틀거림(뒤쪽 방향으로 균형 상실)이 두드러진다. 신경인지 평가는 정신운동지연, 작업기억의 저하 및 집행기능이상을 보여 준다. 피질기저핵변성은 비대칭적 강직, 사지 실행증, 자세 불안정, 간대성 근경련, 통제불능 사지 현상, 그리고 피질 감각상실을 보인다. 행동 변형의 전두측두엽 주요 또는 경도 NCD가 있는 많은 사람은 운동신경세포병의 특징들을 보이는데, 이는 상위보다는 주로 하위가 우세한 혼합 운동신경세포병으로 보이는 경향이 있다.

기타 정신질환 및 기타 의학적 상태. 행동 변형의 전두측두엽 주요 또는 경도 NCD는 주요우울증, 양극성장애 또는 조현병과 같은 원발성 정신질환으로 오진될 수 있고, 이런 변형이 있는 사람은 흔히 처음에는 정신건강의학과를 방문한다. 시간이 지나면서 진행하는 신경인지장애의 발생이 감별에 도움이 될 것이다. 세밀한 의학적 평가는 대사 장해, 영양 결핍, 그리고 감염과 같이 치료 가능한 NCD의 원인을 배제하는 데 도움이 될 것이다. 원발성 정신질환의 특징적인 증상(예, 망상)이 전두측두엽 변성의 생리학적 영향에 의한 것으로 판단된다면, 원발성 정신질환 대신 전두측두엽 변성으로 인한 정신질환으로 적절하게 진단되어야 한다(예, 전두측두엽 변성으로 인한 정신병적 장애, 망상 동반).

● 루이소체 주요 또는 경도 신경인지장애
Major or Mild Neurocognitive Disorder With Lewy Bodies

A. 주요 또는 경도 신경인지장애의 기준을 충족한다.

B. 장애는 서서히 발병하고 점진적으로 진행한다.

C. 장애는 거의 확실한 또는 가능성 있는 루이소체 신경인지장애의 핵심적 진단 특징과 시사적 진단 특징의 조합을 충족한다.

거의 확실한 루이소체 주요 또는 경도 신경인지장애의 경우, 2개의 핵심적 특징을 갖거나 1개 이상의 핵심적 특징과 1개의 시사적 특징을 갖는다.

가능성 있는 루이소체 주요 또는 경도 신경인지장애의 경우, 단 1개의 핵심적 특징을 갖거나 1개 이상의 시사적 특징을 갖는다.

1. 핵심적 진단 특징
   a. 주의와 각성의 현저한 변이가 동반된 변동성 인지
   b. 잘 형성되고 상세한 환시의 반복
   c. 인지 저하가 발생한 이후에 발병하는 자발성 파킨슨증
2. 시사적 진단 특징
   a. REM수면 행동장애의 기준 충족
   b. 심각한 신경이완제 민감도

D. 장해는 뇌혈관 질환, 다른 신경퇴행성 질환, 물질의 효과, 또는 다른 정신질환 및 신경학적 장애, 전신장애로 더 잘 설명되지 않는다.

부호화 시 주의점(748~749쪽 부호화 표 참조):

거의 확실한 루이소체 주요 신경인지장애(NCD)의 경우: ① 먼저 **G31.83** 루이소체병을 부호화하고, ② 그 뒤에 **F02** 를. ③ 그리고 인지 장해의 현재 심각도(경도, 중등도, 고도)를 부호화하고, ④ 마지막으로, 동반하는 행동 또는 심리적 장해 여부를 부호화한다. 예를 들어, 거의 확실한 루이소체 주요 NCD, 중등도, 정신병적 장해 동반의 경우, ICD-10-CM 부호는 **F02.B2**다.

가능성 있는 루이소체 주요 NCD의 경우: ① 먼저 **F03**(추가적인 의학적 부호는 없다)을 부호화한다. ② 그 뒤에 인지 장해의 현재 심각도(경도, 중등도, 고도)를 부호화하고, ③ 동반하는 행동 또는 심리적 장해 여부를 부호화한다. 예를 들어, 가능성 있는 루이소체 주요 NCD, 경도, 기분 증상 동반의 경우, ICD-10-CM 부호는 **F03.A3**이다.

거의 확실한 루이소체 경도 NCD의 경우: ① 먼저 **G31.83** 루이소체병을 부호화하고, ② 그 뒤에 **F06.70** 행동 장해 를 동반하지 않는 루이소체 경도 NCD 또는 **F06.71** 행동 장해를 동반하는 루이소체 경도 NCD를 부호화한다. 루이 소체병으로 인해 발생한 임상적으로 현저한 정신과적 증상을 나타내기 위하여 추가적인 부호를 사용한다(예, **F06.0** 루이소체병으로 인한 정신병적 장해, 환각 동반; **F06.31** 루이소체병으로 인한 우울장애, 우울 양상 동반).

가능성 있는 루이소체 경도 NCD의 경우, **G31.84**를 부호화한다. (**주의점**: 추가적인 의학적 부호는 없다. '행동 장해 를 동반하는 경우'와 '행동 장해를 동반하지 않는 경우'는 부호화할 수 없으나 기록은 해야 한다.)

진단적 특징 Diagnostic Features

루이소체 주요 신경인지장애는 루이소체 치매(Dementia with Lewy Bodies: DLB)로 알려진 상태에 해당한다. 전반적인 루이소체 주요 또는 경도 신경인지장애(Neurocognitive Disorder with Lewy

Bodies: NCDLB) 범주는 점진적 인지 손상(초기 변화는 학습과 기억보다는 주의와 집행 기능, 시지각 능력에서 나타남)뿐만 아니라 반복되는, 복잡한, 환시를 포함한다. 그리고 동시에 REM수면 행동장애 증상들이 발생한다(이는 매우 초기의 징후일 수 있다). 또한 다른 감각 형태의 환각, 무감동, 불안, 우울증 및 망상이 나타날 수 있다. 인지 증상들은 섬망과 유사하게 변동하는 양상을 보일 수 있으며, 이에 대한 적절한 촉발인자가 발견될 수도 있고 발견되지 않을 수도 있다. NCDLB의 증상들은 다양하게 나타나므로 짧은 병원 방문 동안에 모든 증상을 관찰할 가능성이 낮다. 간병인의 관찰을 포함하여 철저하게 평가할 필요가 있다. 변동성을 평가하기 위해 특별히 고안된 평가척도의 사용이 진단에 도움이 될 수 있다. 다른 핵심적 특징은 자발성 파킨슨증인데 이는 비교적 경증이 흔하며, 레보도파 치료에 대한 반응 정도는 다양하다. 가능성 있는 NCDLB가 있는 사람의 최대 25%는 전혀 추체외로 징후가 발생하지 않을 수 있으며, 이는 진단에 필수적인 것은 아니다. 파킨슨증은 신경이완제로 유발된 추체외로 징후와는 구별되어야 한다. 루이소체 신경인지장애가 있는 사람의 약 50%에서 신경이완제에 심한 민감도를 보이기 때문에 안전한 치료 계획 수립을 위해서 정확한 진단이 필수적이며, 이런 치료약물은 NCDLB 진단이 의심되는 사람들에게는 각별히 주의하여 사용해야 한다.

경도 NCDLB의 진단은 특히 비기억성 인지 결손이 두드러진 경우, 인지나 기능의 손상이 주요 NCD의 기준을 충족할 만큼 충분히 심각하지 않은 단계에서 핵심적 임상 특징을 보이는 사람에게 적합하다. 그러나 모든 경도 NCDs에서는 흔히 어떤 단일한 병인을 정당화할 증거가 불충분하며, 이때는 미상의 병인으로 인한 경도 NCD를 사용하는 것이 가장 적합하다.

부수적 특징 Associated Features

NCDLB가 있는 사람은 반복되는 낙상과 실신, 그리고 무반응을 보이는 일과성 삽화를 경험한다. 기립성 저혈압, 변비, 요실금과 같은 자율신경계의 기능이상도 관찰될 수 있으며, 과다수면과 후각 저하도 관찰될 수 있다.

유병률 Prevalence

일부 고소득 및 중저소득 국가의 제한된 자료에 따르면, NCDLB에 대한 인구 기반 추정유병률은 일반 노인 인구의 0~1.2% 사이이며, 모든 치매 사례의 0~9.7% 사이다. 주요 NCDLB의 평균 유병률은 지역사회 전체 치매의 4.2%였으며, 진료실 기반 연구에서 이는 전체 치매의 7.5%로 증가하였다. 치매 환자 중 주요 NCDLB의 임상적 유병률은 연령이나 성에 의해 크게 영향을 받지 않는 것으로 보인다. 미국과 영국의 연구에서 루이소체로 알려진 병리학적 병변은 치매 사례의 20~35%에 존재한다. 의무기록에 의한 미네소타의 인구 기반 연구에서 NCDLB의 발병률은 65세 이상에서 남성이 여성보다 약 3배 더 높았다.

발달 및 경과 Development and Course

NCDLB는 서서히 발병하며 점진적으로 진행하는 장애다. 그러나 질병이나 수술에 의해 촉발될 수 있는 급성으로 발병하는 혼돈 삽화(섬망)의 전구 증상 과거력이 흔히 있다. 루이소체가 주로 변연계(신피질의 병변에 관계없이)에 위치하는 NCDLB와 병리가 주로 뇌간에서 시작하는 파킨슨병으로 인한 주요 또는 경도 NCD의 차이는 인지와 운동 증상들이 출현하는 순서에 있다. NCDLB에서 인지 저하는 질병 경과의 초기에 나타난다(이 장애의 '감별진단' 부분 참조).

증상의 발병은 일반적으로 50~89세 사람들에서 관찰되고, 대부분의 사례는 70대 중반에서 발병한다. 질환의 경과는 가끔 안정기를 보이나, 결국 진행하여 심각한 치매를 거쳐 사망에 이르는 특징을 보인다. 평균 생존 기간은 인지 저하가 시작된 후부터 5.5~7.7년이다.

위험 및 예후 인자 Risk and Prognostic Factors
유전적, 생리적. 가족집적성이 일어날 수 있고, 몇몇 위험 유전자가 확인되었으나, NCDLB의 증례 대부분은 가족력이 없다. 이용 가능한 연구들은 유전적 위험인자들이 NCDLB에서 알츠하이머병이나 파킨슨병과 같이 중요하다는 것을 제안한다.

진단적 표지자 Diagnostic Markers
NCDLB를 나타내는 생체 표지자는 핵심적 임상 특징과 동등한 진단적 비중을 갖는 것으로 간주될 수 있다. 여기에는 단일광자방출 컴퓨터단층촬영(Single Photon Emission Computed Tomography: SPECT) 또는 양전자방출 단층촬영(PET) 스캔에서 선조체의 낮은 도파민 전달체 흡수, 심장 교감신경차단을 시사하는 MIBG 심근 신티그래피(myocardial scintigraphy)에서 비정상(낮은 흡수), 수면다원검사에서 무긴장증이 없는 REM수면이 포함된다. 부수적 상태인 REM수면 행동장애는 공식적인 수면검사를 통해 진단되거나 환자 및 정보제공자에게 관련 증상들을 질문함으로써 확인할 수 있다. 기저의 신경퇴행성 질환은 일차적으로 알파 시누클레인이 잘못 접히고 응집되는 것과 관련이 있으며, 이는 사후에 조직병리학적 검사를 통해 확인될 수 있다. 간단한 선별 도구의 사용을 능가하는 신경심리검사가 인지 결손을 명확하게 밝히는 데 필요할 수 있다. 변동성을 측정하기 위해 개발된 평가척도가 유용할 수 있다.

NCDLB를 지지하지만 진단적 가치의 증거가 더 제한적인 생체 표지자는 다음을 포함한다: 자기공명영상(MRI)에서 알츠하이머병에 비해 내측 측두엽 용적의 상대적 보존, SPECT/PET 관류 스캔에서 띠이랑 섬 징후(cingulate island sign; 플루오로데옥시글루코스-PET 영상에서 쐐기앞소엽과 쐐기소엽에 비해 뒤쪽 띠이랑피질의 보존)와 관계없는 후두엽 활성 저하와 함께 전반적 흡수 저하, 뇌파도에서 프리알파/세타 범위에서 주기적 변동성이 있는 현저한 서파 활동.

루이소체 주요 또는 경도 신경인지장애의 기능적 결과 Functional Consequences of Major or Mild Neurocognitive Disorder With Lewy Bodies
NCDLB가 있는 사람은 알츠하이머병과 같은 다른 신경퇴행성 질환이 있는 사람과 비교하여 기능적 손상이 인지 결손으로부터 예상되는 정도보다 더 심하다. 이는 운동과 자율신경이 손상을 받아

용변 보기, 이동하기, 식사 등에서 주로 문제를 일으키기 때문이다. 수면장애와 현저한 정신의학적 증상들 또한 기능적 문제를 악화시킬 수 있다. 결과적으로 NCDLB가 있는 사람에서 삶의 질은 흔히 알츠하이머병이 있는 사람보다 현저하게 더 나쁘다.

감별진단 Differential Diagnosis
파킨슨병으로 인한 주요 또는 경도 신경인지장애. NCDLB와 파킨슨병으로 인한 NCD의 구별은 주로 운동 증상 및 인지 증상들의 시점과 순서에 기초를 둔다. DLB의 합의 기준은 NCDLB와 파킨슨병으로 인한 NCD를 구별하는데, 파킨슨병에서 기인한 치매의 경우는 인지 저하가 주요 NCD의 수준에 도달하기 전 적어도 1년 동안 파킨슨병의 진단이 있어야 하는 반면, NCDLB의 경우에는 인지 증상이 파킨슨증 이전이나 함께 또는 파킨슨증 없이 시작할 수 있다는 것을 명시하였다. 대조적으로, 파킨슨병에 대한 전문가 합의 기준에서는 운동 증상의 진단 이전에 인지 저하가 발생하더라도 여전히 파킨슨병 진단을 내릴 수 있다고 제안한다. 따라서 임상의는 인지 저하가 파킨슨병으로 기인한 것으로 보고, 파킨슨병으로 인한 NCD로 진단할 수 있다. 결과적으로 임상의는 파킨슨병으로 인한 NCD 진단을 선택하거나 파킨슨병 이전 또는 12개월 이내에 시작되는 주요 NCD 환자의 경우에는 NCDLB 진단을 선택할 수 있다. 이런 상황에서 임상의는 어떤 진단이 더 적절한지 결정한다. 인지 증상이 시작되기 최소 1년 전에 파킨슨병이 진단된 경우 2가지 전문가 기준 모두에서 파킨슨병으로 인한 NCD가 일반적으로 적절한 진단이라는 것에 동의한다. 파킨슨증과 경도 NCD의 시점와 순서는 특히 결정하기 어려울 수 있으며, 임상 경과가 분명해질 때까지 미상의 병인으로 인한 NCD를 진단해야 할 수도 있다.

동반이환 Comorbidity
루이소체 병리는 흔히 알츠하이머병, 교류반응 DNA-결합 단백질 43(TDP-43) 관련 병리, 뇌혈관 질환 병리와 공존하는데, 특히 초고령 집단에서 그러하다. TDP-43은 근위축 측삭경화증 및 전두엽측두엽 변성을 포함한 다양한 신경변성 질환에서 단백병증의 원인으로 확인된 단백질이다. 다수의 병적 병변의 존재는 질병 예후에 영향을 미치며, 보다 빠른 인지 저하와 더 짧은 생존 기간과 연관될 수 있다.

● 혈관성 주요 또는 경도 신경인지장애
Major or Mild Vascular Neurocognitive Disorder

진단기준

A. 주요 또는 경도 신경인지장애의 기준을 충족한다.
B. 임상적 특징은 다음 중 어느 하나가 제시하는 바와 같이 혈관성 병인과 일치한다.

1. 인지 결손의 시작이 하나 이상의 뇌혈관 사건과 시간적으로 연관됨
2. 복합적 주의(처리 속도 포함)와 전두엽 집행 기능에서 저하의 증거가 뚜렷함

C. 병력, 신체검진, 그리고/또는 뇌영상에서 신경인지 결손을 설명하기에 충분하다고 여겨지는 뇌혈관 질환이 존재한다는 증거가 있다.

D. 증상들은 다른 뇌 질환이나 전신장애로 더 잘 설명되지 않는다.

거의 확실한 혈관성 신경인지장애는 다음 중 하나가 존재하면 진단할 수 있다. 그렇지 않으면 **가능성 있는 혈관성 신경인지장애**로 진단해야 한다.

1. (뇌영상으로 지지되는) 뇌혈관 질환으로 인해 현저한 뇌 실질 손상이 있다는 뇌영상 증거가 임상적 기준을 지지함
2. 신경인지 증후군은 하나 이상의 분명한 뇌혈관 사건과 시간적으로 관련됨
3. 뇌혈관 질환의 임상적 및 유전적(예. 피질하경색과 백질뇌병증이 있는 상염색체 우성 뇌동맥병증) 증거가 2가지 모두 존재함

가능성 있는 혈관성 신경인지장애는 임상적 기준을 충족하지만 뇌영상을 이용할 수 없고, 신경인지 증후군이 하나 이상의 뇌혈관 사건과 시간적으로 연관성이 확실하지 않으면 진단한다.

부호화 시 주의점(748~749쪽 부호화 표 참조):

거의 확실한 혈관 질환으로 인한 주요 신경인지장애(NCD)의 경우: ① 먼저 **F01**(추가적인 의학적 부호는 없다)을 부호화한다. ② 그 뒤에 인지 장해의 현재 심각도(경도, 중등도, 고도)를 부호화하고, ③ 동반하는 행동 또는 심리적 장해 여부를 부호화한다. 예를 들어, 거의 확실한 혈관 질환으로 인한 주요 NCD, 중등도, 정신병적 장해 동반의 경우, ICD−10−CM 부호는 **F01.B2**다.

가능성 있는 혈관 질환으로 인한 주요 NCD의 경우: ① 먼저 **F03**(추가적인 의학적 부호는 없다)을 부호화한다. ② 그 뒤에 인지 장해의 현재 심각도(경도, 중등도, 고도)를 부호화하고, ③ 동반하는 행동 또는 심리적 장해 여부를 부호화한다. 예를 들어, 가능성 있는 혈관 질환으로 인한 주요 NCD, 경도, 기분 증상 동반의 경우, ICD−10−CM 부호는 **F03.A3**이다.

거의 확실한 혈관 질환으로 인한 경도 NCD의 경우: ① 먼저 **I67.9** 뇌혈관 질환을 부호화하고, ② 그 뒤에 **F06.70** 행동 장해를 동반하지 않는 혈관성 경도 NCD 또는 **F06.71** 행동 장해를 동반하는 혈관성 경도 NCD를 부호화한다. 뇌혈관 질환으로 인해 발생한 임상적으로 현저한 정신과적 증상을 나타내기 위하여 추가적인 부호를 사용한다(예. **F06.2** 뇌혈관 질환으로 인한 정신병적 장해, 망상 동반; **F06.32** 뇌혈관 질환으로 인한 우울장애, 주요우울 유사 삽화 동반).

가능성 있는 혈관 질환으로 인한 경도 NCD의 경우, **G31.84**를 부호화한다. (**주의점:** 추가적인 의학적 부호는 없다. '행동 장해를 동반하는 경우'와 '행동 장해를 동반하지 않는 경우'는 부호화할 수 없으나 기록은 해야 한다.)

진단적 특징 Diagnostic Features

혈관성 주요 또는 경도 신경인지장애(NCD)의 진단을 위해서는 NCD가 확실하며(진단기준 A), 뇌혈관 질환이 인지 결손을 설명하는 병리로서 유일하지는 않더라도 우세하다는 것을 밝혀야 한다(진단기준 B와 C). 혈관성 병인은 대혈관 뇌졸중부터 미세혈관 질환까지 다양하다. 그러므로 혈관 병변의 유형, 그 범위 및 위치에 따라 증상이 매우 이질적으로 나타난다. 병변은 국소적·다발적 또는 광범위할 수 있고, 다양하게 조합되어 나타날 수도 있다. 뇌실질 손상의 원인이 되는 병원성 기전에는 관류 저하, 저산소증, 산화 스트레스 및 염증으로 인한 내피세포 기능이상, 자동조절 기능의 손상 및 신경혈관 접합의 파괴가 포함된다.

혈관성 주요 또는 경도 NCD가 있는 많은 사람에서는 다발경색증이 존재하는데, 이들에서 인지 저하는 급격한 계단식이나 변동성을 보이고, 도중에 안정기와 심지어는 일부 호전을 보이는 기간도 있다. 다른 사람에서는 점진적으로 발병하여 느린 진행을 보이거나, 급속한 결손이 발생한 다음에 비교적 안정 상태를 보이거나, 또 다른 복합적인 양상을 보인다. 점진적 발병과 느린 진행을 보이는 혈관성 주요 또는 경도 NCD는 일반적으로 백질, 기저핵, 그리고/또는 시상 등에 병변을 야기하는 소혈관 질환 때문이다. 이런 점진적 진행에는 흔히 미세한 신경학적 결손을 남기는 급성 사건들이 간간이 끼어든다. 이런 경우에 인지 결손은 피질-피질하 회로의 파괴 때문이라고 생각되며, 복합적 주의, 특히 정보 처리 속도와 집행 기능이 영향받을 가능성이 있다. 혈관성 NCD의 임상적 아형이 기술되었으며, ① 뇌졸중 후 NCD, 뇌졸중 직후 발현; ② 피질하 허혈성 혈관성 NCD; ③ 다중-경색(피질) NCD; ④ 피질-피질하 혈관성 NCD를 포함한다.

뇌혈관 질환의 유무에 대한 평가는 병력, 신체검진, 뇌영상에 의존한다(진단기준 C). 병인을 확실히 하려면 뇌영상에서 이상을 입증해야 한다. 뇌영상이 없으면 '증상이 없는' 뇌경색과 백질 병변을 간과하게 되어 매우 부정확한 진단을 초래할 수 있다. 그러나 신경인지 손상이 하나 이상의 잘 입증된 뇌졸중과 시간적으로 연관되어 있다면, 뇌영상이 없어도 거의 확실한 진단을 내릴 수 있다. 뇌혈관 질환의 임상적 증거에는 뇌졸중의 분명한 과거력을 포함한다. 그 과거력에는 뇌졸중과 시간적으로 연관되어 있는 인지 저하나 뇌졸중과 일치하는 신체적 징후(예, 반신불완전마비; 가성연수 증후군, 시야 결손)가 있다. 뇌혈관 질환의 뇌영상(자기공명영상[MRI] 또는 컴퓨터단층촬영[CT]) 증거는 다음의 하나 이상으로 구성된다: 하나 이상의 대혈관 경색이나 출혈, 주요 부위의 단일 경색이나 출혈(예, 각회, 시상, 기저전뇌), 뇌간 밖에서 2개 이상의 열공경색 또는 범위가 넓고 합쳐진 백질 병변. 후자는 임상적 뇌영상 평가에서 흔히 소혈관 질환 또는 피질하 허혈성 변화라고 일컫는다. MRI는 신경영상에서 선호되며, 대뇌 미세출혈, 피질 미세경색, 확장된 혈관 주위 공간 및 확산-기반의 백질 경로와 관계망 연결의 분석을 발견하기 위해 특수 MRI 기술을 사용하는 데 관심이 있어 왔다.

혈관성 경도 NCD의 경우, 일반적으로 단 하나의 뇌졸중이나 광범위한 백질 질환의 과거력이 있으면 충분하다. 혈관성 주요 NCD의 경우, 일반적으로 2개 이상의 뇌졸중, 주요 부위의 뇌졸중 또는 백질 질환에 더하여 1개 이상의 열공이 있어야 한다. 그러나 신경영상에서 확인 가능한 뇌의 혈관병리와 인지 증상 사이의 관계는 불완전하며, 일반적으로 혈관 병변을 인지 증후군과 연관시키기 위해서는 임상적 판단이 필요하다.

신경인지 증상들은 다른 의학적 상태나 정신질환으로 더 잘 설명되지 않아야 한다. 예를 들면, 경과 초기에 뚜렷한 기억 결손이 있으면 알츠하이머병으로 인한 NCD를 시사하고, 초기에 뚜렷한 파킨슨증의 특징이 있으면 파킨슨병으로 인한 NCD를 시사하며, 인지와 우울 증상의 발병 사이에 밀접한 연관성이 있으면 우울증의 결과로 인한 인지 손상을 시사한다.

많은 국제 전문가 집단이 혈관성 NCD를 비슷하게 정의하고 분류했으며, 이는 DSM-5 기준과 대체로 일치한다.

부수적 특징 Associated Features

신경학적 평가에 의해 뇌졸중 또는 일과성 허혈 삽화의 과거력 및 뇌경색을 시사하는 징후를 흔히 밝힐 수 있다. 또한 성격 및 기분 변화, 의지력 결여, 우울증, 감정 가변성 등도 흔히 연관된다. 정신운동지연과 집행기능이상을 동반하는 후기 발병 우울 증상들은 진행성 소혈관 허혈성 질환이 있는 고령에서 흔히 보이는 임상 양상이다(소위 '혈관성 우울증').

유병률 Prevalence

혈관 질환은 알츠하이머병에 이어 두 번째로 흔한 NCD의 원인이다. 미국에서 혈관성 치매의 인구 집단 추정유병률은 71~79세에서 0.98%, 80~89세에서 4.09%, 90세 이상이면 6.19%에 이른다. 뇌졸중 이후 3개월 이내에 20~30%의 사람에서 치매가 진단된다. 유럽에서 60~103세의 사망자를 부검한 결과, 순수한 혈관성 치매의 유병률은 12.3%였다. 60~69세에서는 유병률이 15.0%로 90세 이상(8.7%)보다 높았다. 혼합형 치매(알츠하이머와 혈관성 병리)는 전체 코호트의 5.5%에서 나타났으며, 60~69세(5.2%)에 비해 90세 이상(10.6%)에서 더 높은 유병률을 보였다. 아프리카계 미국인, 멕시코계 미국인, 그리고 남아시아계 미국인에서 비라틴계 백인보다 혈관성 치매의 유병률이 더 높았으며, 이는 당뇨병 및 심혈관 질환과 같은 위험인자의 비율이 더 높기 때문일 것이다. 일본 및 일부 다른 여러 아시아 국가에서 알츠하이머병으로 인한 치매의 유병률은 혈관성 치매와 비교해 시간이 지남에 따라 증가하였다. 현재 일본계 미국인의 알츠하이머병으로 인한 치매 유병률은 혈관성 치매보다 2.6배 높다.

뇌졸중은 65세까지는 남성에서 더 흔하지만, 65세 이후에는 여성에서 더 흔하다. 전반적으로, 일부 연구에서 혈관성 NCD의 비율은 남성이 더 높았다.

발달 및 경과 Development and Course

혈관성 주요 또는 경도 NCD는 그 유병률이 65세 이후에 급속히 증가하지만, 어느 연령에서나 발생할 수 있다. 고령에서는 또 다른 병리가 거의 대부분 존재하며 신경인지 결손을 일부 설명할 수 있다. 경과는 부분적 개선을 보이는 급성 발병에서부터 다양한 기간의 변동과 안정기를 보이는 계단식 저하 혹은 점진적 저하까지 다양하다. 순수한 피질하 혈관성 주요 또는 경도 NCD는 알츠하이머병으로 인한 주요 또는 경도 NCD에서처럼 느리게 진행하는 경과를 보일 수 있다. 허혈성 뇌졸중이 5년 이내에 혈관성 NCD로 진행될 위험은 아프리카계 미국인이 미국의 비라틴계 백인보다 거의 2배나 더 높았으며 더 어린 나이에 발생하였다. 이는 높은 비율의 고혈압, 당뇨, 제한된 정규 교육 및 낮은 사회경제적 지위와 같이 치매 위험을 악화시키는 것으로 알려진 정신건강의 부정적인 사회적 결정 요인의 영향일 수 있다.

위험 및 예후 인자 Risk and Prognostic Factors

환경적. 혈관성 뇌손상의 신경인지적 결과는 교육, 신체적 운동 및 정신적 활동과 같은 신경가소성

인자에 의해 영향을 받는다.

유전적, 생리적. 혈관성 주요 또는 경도 NCD의 주된 위험인자는 뇌혈관 질환과 뇌졸중의 위험인자와 동일한데, 여기에는 고혈압, 당뇨, 흡연, 비만, 높은 콜레스테롤 수치, 높은 호모시스테인 수치, 죽상경화증과 세동맥경화증의 기타 위험인자, 심방세동, 뇌색전의 위험을 높이는 기타 상태 등이 있다. 동맥 혈관 내에서 아밀로이드 축적이 일어나는 뇌아밀로이드혈관병증은 뇌출혈을 일으키는 중요한 위험인자다. 유전적 위험인자로는 유전적 상태로서 피질하경색과 백질뇌병증을 동반한 상염색체 우성 뇌동맥증(Cerebral Autosomal Dominant Arteriopathy with Subcortical Infarcts and Leukoencephalopathy: CADASIL)이 있다. 혈관성 NCD와 관련된 다른 드문 형태의 유전 질환이 존재하지만, 유전적 기여는 전반적으로 적다.

진단적 표지자 Diagnostic Markers

MRI 또는 CT를 이용한 구조적 영상은 진단적 과정에서 중요한 역할을 한다. 이 외에 혈관성 주요 또는 경도 NCD 진단을 위한 다른 확립된 생체 표지자는 없다.

혈관성 주요 또는 경도 신경인지장애의 기능적 결과
Functional Consequences of Major or Mild Vascular Neurocognitive Disorder

혈관성 주요 또는 경도 NCD는 흔히 신체적 결함과 연관되어 부가적 장애를 일으킨다.

감별진단 Differential Diagnosis

기타 신경인지장애. 고령에서는 우연히 발생하는 뇌경색과 백질 병변이 흔하기 때문에, 백질에 병변이 있는 사람에서 NCD가 나타나면 다른 가능한 병인을 고려하는 것이 중요하다. 경과 초기에 기억 결손을 보인 과거력이 있고 뇌영상에서 상응하는 국소 병변 없이 기억, 언어, 집행 기능 및 지각-운동 능력이 점진적으로 악화를 보이면 주된 진단으로 알츠하이머병을 시사한다. 베타-아밀로이드와 인산화된 타우의 뇌척수액 농도 및 아밀로이드 영상과 같이 현재 알츠하이머병에서 입증된 잠재적 생체 표지자들은 감별진단에 도움이 될 수 있다. 루이소체 NCD는 변동하는 인지, 환시, 그리고 자발성 파킨슨증과 같은 핵심적 특징에 의해 혈관성 주요 또는 경도 NCD와 구별된다. 혈관성 주요 또는 경도 NCD에서는 집행 기능 및 언어 결손이 발생한다. 반면에 전두측두엽 NCD에서는 행동 특징이나 언어 손상이 서서히 시작하고 점진적으로 진행하는 것이 특징으로서, 이는 혈관성 병인에서는 전형적이지 않다.

기타 의학적 상태. 다른 질환(예, 뇌종양, 다발성 경화증, 뇌염, 독성 또는 대사 장애)이 존재하고, 인지 손상을 설명하기에 충분히 심각하다면, 혈관성 주요 또는 경도 NCD의 진단을 내리지 않는다.

기타 정신질환. 섬망은 가끔 기존의 혈관성 주요 또는 경도 NCD에 중첩되어 나타날 수 있는데, 이런 경우에는 2개의 진단이 가능하다. 하지만 증상들이 전적으로 섬망에 기인한다면, 혈관성 주요 또는 경도 NCD의 진단은 부적절하다. 주요우울장애의 기준을 충족하면서 인지 손상이 우울증의 발병과 시간적으로 연관된다면, 혈관성 주요 또는 경도 NCD로 진단해서는 안 된다. 그러나 NCD 가 우울증의 발생에 선행하였거나, 또는 인지 손상의 심각도가 우울증의 심각도와 부합하지 않으면 뇌혈관 질환으로 인한 우울장애가 주요우울장애 대신에 진단되어야 한다.

동반이환 Comorbidity

알츠하이머병으로 인한 주요 또는 경도 NCD는 혈관성 주요 또는 경도 NCD와 흔히 함께 나타나며, 이런 경우에는 2개의 진단을 함께 내려야 한다. 혈관성 주요 또는 경도 NCD와 우울증은 흔히 함께 발생한다.

● 외상성 뇌손상으로 인한 주요 또는 경도 신경인지장애
Major or Mild Neurocognitive Disorder Due to Traumatic Brain Injury

진단기준

A. 주요 또는 경도 신경인지장애의 기준을 충족한다.
B. 외상성 뇌손상의 증거가 있다. 즉, 두부에 대한 충격 또는 두개골 내에서 뇌를 급격히 움직이거나 전위시키는 다른 기전의 증거가 있고, 다음 중 1개 이상이 있다.
　　1. 의식 상실
　　2. 외상 후 기억상실
　　3. 지남력장애와 혼돈
　　4. 신경학적 징후(예, 손상을 입증하는 뇌영상, 시야 결손, 후각상실증, 반신불완전마비, 반신감각 상실, 피질성 실명, 실어증, 실행증, 무기력, 균형 상실, 말초 신경이나 다른 원인으로 설명할 수 없는 기타 감각 상실)
C. 신경인지장애는 외상성 뇌손상 발생 직후 또는 의식 회복 직후 나타나며, 손상 후 급성기가 지나서도 지속된다.
부호화 시 주의점(748~749쪽 부호화 표 참조):
외상성 뇌손상으로 인한 주요 신경인지장애(NCD)의 경우: ① 먼저 **S06.2XAS** 불특정 기간 의식 상실이 있는 광범위한 외상성 뇌손상, 후유증을 부호화하고; ② 그 뒤에 **F02**를, ③ 그리고 인지 장해의 현재 심각도(경도, 중등도, 고도)를 부호화하고, ④ 마지막으로, 동반하는 행동 또는 심리적 장해 여부를 부호화한다. 예를 들어, 외상성 뇌손상으로 인한 주요 NCD, 중등도, 정신병적 장해 동반의 경우, ICD-10-CM 부호는 **F02.B2**다.
여러 임상적으로 현저한 행동 및 심리적 장해가 주요 NCD에 동반하는 경우, 여러 ICD-10-CM 부호가 필요하다. 예를 들어, 외상성 뇌손상으로 인한 주요 NCD, 고도, 초조, 망상, 우울 동반의 경우, 4개의 부호가 필요하다: **S06.2XAS** 불특정 기간 의식 상실이 있는 광범위한 외상성 뇌손상, 후유증; **F02.C11**(초조 동반); **F02.C2**(정신병적 장해 동반); **F02.C3**(기분 증상 동반).

외상성 뇌손상으로 인한 경도 NCD의 경우: ① 먼저 **S06.2XAS** 불특정 기간 의식 상실이 있는 광범위한 외상성 뇌손상, 후유증을 부호화하고; ② 그 뒤에 **F06.70** 행동 장해를 동반하지 않는 외상성 뇌손상으로 인한 경도 NCD 또는 **F06.71** 행동 장해를 동반하는 외상성 뇌손상으로 인한 경도 NCD를 부호화한다. 외상성 뇌손상으로 인해 발생한 임상적으로 현저한 정신과적 증상을 나타내기 위하여 추가적인 부호를 사용한다(예, **F06.0** 외상성 뇌손상으로 인한 정신병적 장애, 환각 동반; **F06.31** 외상성 뇌손상으로 인한 우울장애, 우울 양상 동반).

명시자 Specifiers

기저의 외상성 뇌손상이 아니라 신경인지장애(NCD)의 심각도를 평가한다(이 장애의 '발달 및 경과' 참조).

진단적 특징 Diagnostic Features

외상성 뇌손상(Traumatic Brain Injury: TBI)으로 인한 주요 또는 경도 NCD는 외상성 뇌손상으로 인한 후천적이고 지속적인 인지장애를 나타낸다. 외상성 뇌손상은 생체역학적 힘(가속/감속력 및 폭발-관련 힘 포함)의 적용으로 인한 뇌 구조, 그리고/또는 기능의 파괴로 정의되며, 다음 임상 징후 중 하나 이상이 즉각적으로 나타난다. 의식 상실, 손상 직전 또는 직후 사건에 대한 기억상실(외상 후 기억상실), 정신상태의 변화(예, 혼돈, 지남력장애, 느린 사고), 또는 국소 신경학적 징후(예, 반신마비, 반신 감각 상실, 피질성 실명, 실어증, 실행증, 무기력, 균형 상실, 말초 신경이나 다른 원인으로 설명할 수 없는 기타 감각 상실)(진단기준 B). TBI의 이러한 소견은 반드시 알코올, 기타 약물 또는 치료약물, 기타 부상 혹은 부상의 치료(예, 안면 부상, 기관 삽관 또는 신체/전신 부상), 심리적 외상, 언어 장벽 또는 동반 의학적 상태로 인한 것이 아니어야 한다.

TBI의 심각도는 〈표 2〉의 역치에 따라 경도, 복합 경도, 중등도 또는 고도로 분류된다. 손상이 현상학적으로 경도 TBI의 기준에 부합하지만 급성기의 컴퓨터단층촬영 또는 자기공명영상에서 TBI 후 급성기에 외상성 두개내 이상(즉, 외상성 경막외 또는 경막하 혈종, 지주막하 또는 뇌내 출혈, 뇌진탕 또는 열상)이 밝혀진다면 복합 경도 TBI로 분류된다. 복합 경도 TBI가 있는 사람들의 결과는 비복합 경도 TBI보다는 중등도 TBI와 더 비슷하다.

〈표 2〉 외상성 뇌손상의 심각도에 따른 분류

TBI의 심각도	경도 TBI	복합 경도 TBI	중등도 TBI	고도 TBI
의식 상실의 기간	30분 이내	30분 이내	30분 초과~24시간 미만	24시간 이상
외상 후 기억상실 (심하게 손상된 학습 능력)	1일 이내	1일 이내	1일 초과~7일 미만	7일 이상
의식 지속 기간의 변화 (예, 혼돈, 지남력장애, 느린 사고)	1일 이내	1일 이내	1일 초과~7일 미만	7일 이상
글래스고 혼수 척도(Glasgow Coma Scale) 점수(사고 후 30분)	13~15	13~15	9~12	3~8
뇌 컴퓨터단층촬영 또는 자기공명영상	정상	비정상	정상 또는 비정상	정상 또는 비정상

TBI가 원인이 되기 위해서는 NCD는 뇌손상 발생 직후에 또는 손상 후 의식을 회복한 직후에 나타나야 하며, 손상 후 급성기가 지나서도 지속되어야 한다(진단기준 C).

TBI로 인한 주요 또는 경도 NCD와 연관된 특정 인지 손상은 다양하지만 복합 주의력, 처리 속도, 학습 및 기억, 집행 기능의 손상은 사회인지 장해와 마찬가지로 일반적이다. 뇌 타박상, 두개내 출혈 또는 관통상이 있는 더 심각한 TBI에서는 영향을 받은 뇌의 부위 및 소실된 뇌 조직의 양과 연관된 추가적인 신경인지 손상이 있을 수 있다(예, 실어증, 실행증, 지각-운동 기능 장해).

부수적 특징 Associated Features

진단은 미묘한 신경학적 징후(예, 미간 반사, 입술 반사, 손바닥-턱 반사와 같은 다수의 원시반사) 또는 복합 주의력 문제, 느린 처리 속도, 손상된 기억 인출 또는 집행기능이상과 같은 전두엽 매개 인지 손상과 동시에 발생하는 신속안구운동 결손과 원활추종 안구운동(smooth-pursuit eye movements)의 결손에 의해 뒷받침될 수 있다. 특히 관통성 TBI의 일부 경우에, TBI로 인한 NCD의 진단은 개인이 손상을 보이는 인지 영역의 해부학적 위치와 일치하는 외상 후 국소 뇌전증에 의해 뒷받침될 수 있다(예, 내측 측두엽-발병 발작과 삽화적 기억장애, 전두엽 발작과 집행기능이상 또는 사회인지 손상).

유병률 Prevalence

TBI로 인한 주요 및 경도 NCD의 유병률은 손상 심각도 및 손상 후 시간에 따라 다르며, 더 심각한 손상을 입은 사람들 중에서와 손상 후 급성기/아급성기 동안에 가장 높은 빈도로 나타난다. 미국에서는 연간 287만 건 이상의 TBIs가 발생하는데, 그중 소아에서 83만 7천 건 이상의 TBIs가 있다. 이러한 TBIs는 연간 250만 명이 응급실을 방문하고, 28만 8천 명이 입원하며, 5만 6천 명 이상이 사망한다. 응급실에 내원하는 사람들 중 TBI가 있는 남성은 10만 명당 547.6명, 여성은 10만 명당 385.9명이다. 75세까지의 모든 연령대에서 여성보다 남성의 TBI 비율이 높으며, 그 이후에는 남성과 여성 사이의 TBI 비율이 동등하게 근접한다. 미국에서 TBI의 주요 원인은 추락(10만 명당 178.4명), 이동 또는 정지된 물체와의 충돌('맞는/부딪히는' 사고로 불림; 10만 명당 92.7명), 자동차 충돌(10만 명당 74.7명), 폭행(10만 명당 50.6명)이다. 스포츠에서의 뇌진탕은 경도 TBI의 원인으로 점점 더 인식되고 있다.

청년 및 성인 인구에서 남성은 여성에 비해 TBI를 경험할 가능성이 약 40% 더 높지만, 65세 이후에 TBI의 위험은 여성이 더 높을 수 있다. 중등도 또는 고도 TBI가 있는 남성이 같은 수준의 심각도를 가진 여성보다 더 예후가 나쁘다고 제안되었지만, 연구 결과들은 일관되지 않았다. TBI의 원인도 성 및 젠더에 따라 다르다. 남성은 직업 활동, 자동차 사고, 군대 활동 중 손상을 입을 확률이 높은 반면, 여성은 폭행과 가정 폭력으로 손상을 입을 가능성이 높다.

발달 및 경과 Development and Course

TBI에서 회복되는 과정은 손상의 세부 사항뿐만 아니라 손상 전, 손상 후 인자들에 따라 가변적이다. 이러한 인자들은 회복을 촉진하거나 방해할 수 있으며, 다음을 포함한다: 연령; TBI의 과거력; 신경학적, 정신과적, 물질 사용 동반질환 및 합병증; 유전; 의학 및 재활 개입의 적시성과 효과; 심리사회적 지원 등.

신경인지 손상은 TBI 이후 급성기에 가장 심각하며 감정과 행동의 장해를 동반할 수 있다. TBI 심각도의 스펙트럼 전반에 걸쳐, 신경인지 및 연관된 정신과적·신경학적 증상과 징후에서 상당한 개선이 예상된다. 회복의 정도와 신경인지 결과의 가변성은 TBI의 심각도를 반영하는 경향이 있으며, 완전한 회복은 경도 TBI 후에 일반적이고 더 가변적이며 종종 불완전한 회복은 보다 심한 TBI 후에 나타난다.

경도 TBI와 관련된 신경인지 손상은 일반적으로 손상 후 수일에서 수 주 내에 해소되며, 손상 후 3~12개월 이내에 완전히 해소된다. 신경인지 증상과 잠재적으로 함께 발생할 수 있는 다른 증상(예, 우울증, 과민성, 피로, 두통, 광과민성, 수면 교란)도 경도 TBI 이후 수 주 안에 해소되는 경향이 있다. 경도 TBI 이후 또는 이에 따른 신경인지 퇴화 후 지속적인 증상은 신경인지 증상과 기능적 제한을 유발하는 다른 잠재적 원인임을 고려해야 하며, 주요우울장애, 외상후 스트레스장애(PTSD), 불안장애, 물질사용장애, 수면 교란, 부정적 손상 인식, 회복에 대한 나쁜 기대를 포함한다. 다른 잠재적 원인에 대한 치료에도 불구하고 경도 TBI(반복적 경도 TBI를 포함) 후에도 신경인지 증상과 기능적 제한이 지속될 경우, TBI로 인한 NCD 진단이 적절할 수 있다.

중등도 및 고도 TBI에 의해 발생하는 신경인지 손상과 연관된 기능적 제한은 일반적으로 손상 후 수 주에서 수개월 사이에 개선되지만, 보다 심각한 손상을 입은 사람들에서 장기간의 신경인지 회복은 종종 불완전하다. 그렇더라도 신경인지 및 기능적 개선은 중등도 또는 고도 TBI 후에도 수년 동안 계속될 수 있으며, 손상 후 처음 5년 동안은 인지적으로 쇠퇴하는 사람보다는 개선되는 사람이 더 많다. 중등도와 고도의 TBI에서는 지속적인 신경인지 결손 외에도 신경학적, 의학적, 감정적 및 행동학적 합병증을 보일 수 있다. 여기에는 발작(특히 첫 해에), 광과민성, 청각과민증, 과민성, 공격성, 우울증, 수면 교란, 피로, 무감동, 손상 이전의 수준으로 직업적·사회적 기능 회복의 어려움, 대인관계의 황폐화 등이 있다. 중등도와 고도의 TBI는 우울증, 공격성, 그리고 아마도 알츠하이머병, 루이소체병, 전두측두엽 변성과 같은 신경퇴행성 질환의 위험성을 높인다.

TBI로 인한 지속적인 주요 또는 경도 NCD의 특징은 연령, 손상의 세부 내용 및 보조 요인에 따라 다양하다. 유아 또는 아동에서는 TBI 관련 손상이 지속되어 발달이정표(예, 언어 습득) 도달의 지연, 학습 수행의 저하, 그리고 아마도 사회성 발달의 손상으로 반영될 수 있다. 10대 후반과 성인에서는 지속적인 증상들로서 다양한 신경인지 결손, 과민성, 빛과 소리에 대한 과민성, 쉽게 피로해짐, 그리고 우울증, 불안, 적개심 또는 무감동 등의 기분 변화가 있을 수 있다. 노인의 경우, 경도 TBI는 젊은 성인의 중등도 또는 고도 TBI와 연관된 신경인지적 결과를 초래할 수 있다.

위험 및 예후 인자 Risk and Prognostic Factors

TBI 후 부정적인 인지적 결과에 대한 위험인자에는 40세 이상의 나이, 손상 전 낮은 인지 능력(특히 교육 또는 학업 능력을 지수화한), 손상 전 우울 증상, 손상 전 실업, 손상 심각도가 포함된다. 부정적인 인지 결과에 대한 다른 위험인자로는 외상 후 긴 기억상실의 지속 기간, 초기 컴퓨터단층촬영 또는 자기공명영상(MRI) 연구들에서 외상성 두개내 이상의 증거(예, 외상성 경막외 또는 경막하 출혈, 지주막하 또는 뇌내 출혈, 뇌진탕 또는 열상, 미만성 축삭 손상)와 신경유전학적 특징(예, APOE*E4 대립유전자 운반체 상태, 카테콜-O-메틸트렌스페라제[catechol-O-methyltransferase] 유전자형, ANKK1 Taq1A 대립유전자 상태)이 있다. 손상 전 알코올 또는 물질 사용장애는 기억 손상 및 집행기능이상을 포함한 부정적인 인지 결과의 위험뿐만 아니라 TBI가 지속될 위험을 증가시킨다.

진단적 표지자 Diagnostic Markers

TBI로 인한 주요 또는 경도 NCD의 진단은 개인이 손상을 보이는 특정 인지 영역을 보조하는 뇌 영역 또는 관계망에서 컴퓨터단층촬영 또는 MRI 소견(예, 국소 위축, 뇌연화증, 신경교증, 백질 이상)이 동시에 나타나는 것에 의해 뒷받침될 수 있다. 진단은 또한 미묘한 신경학적 징후(예, 미간 반사, 입술 반사, 손바닥-턱 반사와 같은 다수의 원시반사) 또는 복합 주의력 문제, 느린 처리 속도, 손상된 기억 인출 또는 집행기능이상과 같은 전두엽 매개 인지 손상과 동시에 발생하는 신속안구운동 결손 및 원활추종 안구운동의 결손에 의해 뒷받침될 수 있다. 특히 관통성 TBI의 일부 경우에, TBI로 인한 NCD의 진단은 개인이 손상을 보이는 인지 영역의 해부학적 위치와 일치하는 외상성 국소 뇌전증에 의해 뒷받침될 수 있다(예, 내측 측두엽-발병 발작과 삽화적 기억 손상, 전두엽 발작과 집행기능이상 또는 사회인지 손상).

전반적인 인지기능 선별 측정에 흔히 사용되는 수행은, 특히 대규모 인구 기반 규범 데이터를 사용하여 해석할 때, 추가적인 신경진단 평가가 필요한 개인을 유용하게 식별할 수 있다. 그러나 TBI로 인한 주요 또는 경도 NCD의 진단은 개인의 이전 수행(예, 부상 전 인지 능력의 신경심리학적 추정 또는 적절한 규범)과 기능 상태 평가에 비추어 해석된 영역별 인지 평가의 수행에 달려 있다.

신경영상 및 기타 임상 평가(예, 미묘한 신경학적 징후)는 지지적 정보를 제공할 수 있지만, TBI로 인한 NCD를 독립적으로 진단할 수는 없다. 현재 TBI로 인한 주요 또는 경도 NCD의 다른 확립된 생체 표지자는 없다.

자살 사고 혹은 행동과의 연관성 Association With Suicidal Thoughts or Behavior

중등도나 고도의 TBI를 포함하는 TBI가 있는 사람은 장기적으로 자살 위험이 높아진다. 우울증은 이 위험성에 상당히 기여하지만, 완전히 설명하지는 못한다. 자살 사고율은 10%에 달하며, 자살 시도율은 TBI 이후 처음 20년 동안 0.8~1.7%다. 손상 후 1년째 발생한 우울증, 그리고/또는 자살 행동은 TBI 5년 후의 일관되게 높은 우울증 및 자살 행동의 비율과 연관된다. TBI 이후 인지 손상과 자살 위험 사이의 관계는 복잡하지만, 자살 위험 평가는 TBI로 인한 주요 또는 경도 NCD 환자들을 평가하는 데 중요한 요소다.

뇌진탕을 겪은 청소년들은 자살 행동의 위험이 더 높을 수 있다. TBI가 있는 참전 군인 코호트와 민간 코호트 모두에서 자살 위험이 증가하며, 정신건강 관리를 찾는 사람들은 TBI의 과거력이 있을 수 있다. TBI를 위한 재활 서비스를 찾는 사람들 또한 자살 사고와 행동에 대한 높은 위험에 처해 있다.

외상성 뇌손상으로 인한 주요 또는 경도 신경인지장애의 기능적 결과 Functional Consequences of Major or Mild Neurocognitive Disorder Due to Traumatic Brain Injury

미국에서 약 317만 명(인구의 약 1.1%)이 TBI 관련 장애를 가지고 살아간다. TBI 관련 장애에는 신경인지 손상이 포함되는데, 이는 일하거나 일상 활동을 수행하는 능력을 손상시키고 지속적인 의료적 처치, 재활, 지원과 서비스를 필요하게 한다. 인지 손상은 기능적 독립, 생산적 고용, 지역사회 참여를 방해하며 삶에 대한 만족도를 감소시킬 수 있다. 기능 상태에 대한 인지 손상의 영향은 손상의 유형과 심각도; 동반하는 정신적, 물질 사용, 신경학적, 의학적 질환의 존재 및 심각도; 그리고 가족, 기타 심리사회적, 의학적 지원에 따라 다르다.

TBI로 인한 경도 NCD가 있는 사람은 인지 효율의 저하, 집중의 어려움, 일상 활동의 수행 능력 저하 등을 보고할 수 있다. TBI로 인한 주요 NCD가 있는 사람은 독립적인 생활과 자기관리의 어려움이 있을 수 있다. TBI로 인한 주요 NCD에서는 심각한 운동실조, 실조, 운동 감속 같은 신경운동 특징이 뚜렷하게 나타날 수 있고, 이는 기능적 문제를 증가시킬 수 있다.

TBI의 과거력이 있는 사람은 우울과 불안 증상들을 더 많이 보고하며, 이는 인지에 대한 호소를 증폭시키고 기능적 결과에 악영향을 미칠 수 있다. 또한 공격적이거나 부적절한 정동과 무감동 등의 감정조절 상실은 심각한 신경인지 손상이 있는 더 고도의 TBI 이후에 나타날 수 있다. 이런 특징들 때문에 기능적 독립과 자기관리가 매우 어려울 수 있다.

감별진단 Differential Diagnosis

기타 정신질환 및 의학적 상태. 정신질환(예, 주요우울장애, 불안장애, PTSD, 알코올 및 기타 물질 사용장애, 수면 교란), 처방된 치료약물(예, 정형 항정신병제, 벤조디아제핀, 항콜린성 약제, 항경련제), 기타 의학적 상태는 TBI가 있는 사람의 인지 손상을 설명하거나 기여할 수 있으며, TBI로 인한 주요 또는 경도 NCD의 감별진단에서 고려될 필요가 있다.

인위성장애와 꾀병. 신경인지 증상에 대한 대안적 설명은 신경인지 증상의 심각도와 기능적 제한이 TBI 이후 예상되는 인지 결과와 일치하지 않을 때(특히 경도 TBI), 신경심리학적 평가에서 노력이 부족하거나 해석이 유효하지 않을 때 고려되어야 한다. 이런 상황에서는 인위성장애 또는 꾀병(특히 금전적 보상을 받는 것과 같은 외적 유인이 있을 수 있는 상황)의 가능성을 고려해야 한다.

동반이환 Comorbidity

TBI로 인한 주요 또는 경도 NCD는 감정 기능의 장해(예, 과민성, 쉬운 좌절, 긴장 및 불안, 정동의 불안정)를 특징으로 하는 달리 명시되는 또는 명시되지 않는 우울 또는 불안 장애를 동반할 수 있다.

탈억제, 무감동, 의심 또는 공격성과 같은 증상의 결과로 달리 명시되는 또는 명시되지 않는 성격장애가 발생할 수도 있다. 의학적 동반이환은 신경학적 및 신체적 장해가 발생할 수 있으며, 두통, 피로, 수면장애, 현기증 또는 어지러움, 이명 또는 청각과민, 광과민성, 후각 상실, 향정신성 약물의 내성 감소를 특징으로 한다. 특히 더 심각한 TBI에서는 신경학적 증상 및 징후(예, 발작, 반신마비, 시각 장해, 뇌신경 결손)와 정형외과적 부상이 동반할 수 있다. 중등도에서 고도 TBI와 연관된 가장 흔한 의학적 · 정신과적 동반이환은(빈도순으로) 요통, 우울증, 고혈압, 불안, 골절, 고혈중콜레스테롤, 수면장애, 공황발작, 골관절염, 당뇨병이다.

물질사용장애가 있는 사람에서 물질의 신경인지 효과는 특히 두 번 이상의 TBI가 있는 사람들 사이에서 TBI와 연관된 인지 장해에 기여하거나 복잡하게 만들 수 있다.

PTSD는 민간인, 군인, 참전군인 집단에서 TBI와 함께 발생할 수 있다. TBI와 PTSD는 유사한 신경인지 증상(예, 복합 주의력, 처리 속도, 학습 및 기억, 집행 기능의 장해)을 나타내며, 동시에 발생하는 우울증과 수면 교란뿐만 아니라 둘 중 하나 또는 모두가 이러한 동반질환을 가진 개인의 신경인지 증상을 설명할 수 있다.

● 물질/치료약물로 유발된 주요 또는 경도 신경인지장애
Substance/Medication-Induced Major or Mild Neurocognitive Disorder

진단기준

A. 주요 또는 경도 신경인지장애의 기준을 충족한다.
B. 신경인지 손상은 단지 섬망의 경과 중에만 발생하는 것은 아니며, 중독과 급성 금단의 통상적 기간 이후에도 지속한다.
C. 관련 물질이나 치료약물, 그리고 사용 기간과 정도가 신경인지 손상을 일으킬 수 있다.
D. 신경인지 결손의 시간적 경과는 물질이나 치료약물의 사용 및 중단의 시점과 일치한다(예, 결손은 일정 기간의 금단 이후에 안정적 상태로 유지되거나 개선을 보인다).
E. 신경인지장애는 다른 의학적 상태로 인한 것이 아니며, 다른 정신질환으로 더 잘 설명되지 않는다.

부호화 시 주의점(748~749쪽 부호화 표 참조): [특정 물질/치료약물]로 유발된 신경인지장애에 대한 ICD-10-CM 부호는 다음 표에 제시되어 있다. ICD-10-CM 부호는 동일 종류의 물질에 대한 물질사용장애의 동반이환 여부에 따라 달라진다는 점에 주의한다. 어떠한 경우에도 물질사용장애에 대한 별도의 부가적 진단은 내리지 않는다.

물질로 유발된 주요 신경인지장애: 만약 경도 물질사용장애가 물질로 유발된 주요 NCD에 동반이환된다면 네 번째 자리의 글자는 '1'이고, 임상의는 물질로 유발된 주요 NCD 앞에 '경도 [물질]사용장애'를 기록해야 한다(예, 경도 흡입제사용장애, 흡입제로 유발된 주요 NCD 동반). 알코올 및 진정제, 수면제 또는 항불안제의 경우 경도 물질사용장애는 물질로 유발된 주요 NCD를 일으키기에 충분하지 않다. 따라서 이 조합에 사용할 수 있는 ICD-10-CM 부호가 존재하지 않는다. 만약 중등도 또는 고도 물질사용장애가 물질로 유발된 주요 NCD와 동반이환된다면 네 번째 자리의 글자는 '2'이고, 임상의는 동반이환된 물질사용장애의 심각도에 따라 '중등도 [물질]사용장애' 또는 '고도 [물질]사용장애'를 기록해야 한다. 만약 동반이환하는 물질사용장애가 없다면 네 번째 자리의 글자는 '9'이며, 임상의는 물질로 유발된 주요 NCD만을 기록해야 한다. **주의점: 심각도 명시자인 '경도' '중등도' '고도'는 NCD의 심각도로 부호화할 수 없으나 기록은 해야 한다.**

물질로 유발된 경도 신경인지장애: 만약 경도 물질사용장애가 물질로 유발된 경도 NCD에 동반이환된다면 네 번째 자리의 글자는 '1'이고, 임상의는 물질로 유발된 경도 NCD 앞에 '경도 [물질]사용장애'를 기록해야 한다(예, 경도 코카인사용장애, 코카인으로 유발된 경도 NCD 동반). 만약 중등도 또는 고도 물질사용장애가 물질로 유발된 경도 NCD와 동반이환된다면 네 번째 자리의 글자는 '2'이고, 임상의는 동반이환된 물질사용장애의 심각도에 따라 '중등도 [물질]사용장애' 또는 '고도 [물질]사용장애'를 기록해야 한다. 만약 동반이환하는 물질사용장애가 없다면 네 번째 자리의 글자는 '9'이며, 임상의는 물질로 유발된 경도 NCD만을 기록해야 한다.

물질로 유발된 주요 또는 경도 신경인지장애: 동반 증상 명시자인 '초조 동반' '불안 동반' '기분 증상 동반' '정신병적 장해 동반' '기타 행동 또는 심리적 장해 동반' '행동 또는 심리적 장해를 동반하지 않음'은 부호화할 수 없으나 기록은 해야 한다.

	ICD-10-CM		
	경도 사용장애 동반	중등도 또는 고도 사용장애 동반	사용장애 미동반
물질로 유발된 주요 신경인지장애(NCD)			
알코올(주요 NCD), 기억상실 없음–작화증형	NA	F10.27	F10.97
알코올(주요 NCD), 기억상실–작화증형	NA	F10.26	F10.96
흡입제(주요 NCD)	F18.17	F18.27	F18.97
진정제, 수면제 또는 항불안제 (주요 NCD)	NA	F13.27	F13.97
기타(또는 미상의) 물질 (주요 NCD)	F19.17	F19.27	F19.97
물질로 유발된 경도 신경인지장애(NCD)			
알코올(경도 NCD)	F10.188	F10.288	F10.988
흡입제(경도 NCD)	F18.188	F18.288	F18.988
진정제, 수면제 또는 항불안제 (경도 NCD)	F13.188	F13.288	F13.988
암페타민류 물질(또는 기타 자극제) (경도 NCD)	F15.188	F15.288	F15.988
코카인(경도 NCD)	F14.188	F14.288	F14.988
기타(또는 미상의) 물질 (경도 NCD)	F19.188	F19.288	F19.988

다음의 경우 명시할 것:
　지속성: 장기간의 금단 이후에도 신경인지 손상은 지속적으로 현저하다.

기록 절차 Recording Procedures

물질/치료약물로 유발된 신경인지장애(NCD)의 이름은 신경인지 증상의 원인으로 가정되는 특정 물질(예, 알코올)로 시작한다. 해당 약물 종류에 상응하는 ICD-10-CM 부호는 진단기준 세트에 포함된 표에서 선택된다. 어느 종류(예, 척수강내 메토트렉세이트)에도 적합하지 않은 물질의 경우에는 기타(또는 미상의) 물질 종류에 대한 ICD-10-CM 부호가 사용되어야 하고, 특정 물질의 이름(예, F19.988 척수강내 메토트렉세이트로 유발된 경도 신경인지장애)이 기록되어야 한다. 물질이 원인 요소라고 여겨지나 특정한 물질을 알 수 없는 경우에는 기타(또는 미상의) 물질 종류에 대한 ICD-10-CM 부호가 사용되고, 미상의 물질이라는 것을 기록해야 한다(예, F19.97 미상의 물질로 유발된 주요 신경인지장애).

장애의 이름을 기록할 때는 동반 물질사용장애를(있다면) 먼저 기재하고, 이어서 '동반'이라는 단어와 함께 물질로 유발된 신경인지장애의 이름(즉, [특정 물질로 유발된 주요 신경인지장애 또는 [특정 물질로 유발된 경도 신경인지장애), 알코올의 경우 그 유형(즉, 기억상실 없음-작화증형, 기억상실-작화증형)이 뒤따르며, 그다음으로 기간의 명시(즉, 지속성)를 적는다. 예를 들어, 고도 알코올사용장애가 있는 사람에서 지속적인 기억상실-작화증 증상을 보이는 경우 진단은 F10.26 고도 알코올사용장애, 알코올로 유발된 주요 신경인지장애 동반, 기억상실-작화증형, 지속성이다. 동반된 고도 알코올사용장애에 대한 별도의 진단은 부여되지 않는다. 만약 물질로 유발된 신경인지장애가 동반된 물질사용장애 없이 일어난 경우라면(예, 이따금 흡입제 과량 사용) 부수의 물질사용장애는 기록되지 않는다(예, F18.988 [특정 흡입제]로 유발된 경도 신경인지장애).

진단적 특징 Diagnostic Features

물질/치료약물로 유발된 주요 또는 경도 NCD는 중독이나 급성 금단의 통상적 기간 이후에도 지속되는 신경인지 손상이 특징적이다(진단기준 B). 처음에 이런 양상은 장기간의 치료약물 사용으로 뇌 기능 회복이 더디게 일어남을 반영할 수 있으며, 수개월에 걸쳐 뇌영상뿐만 아니라 신경인지 지표에서 개선이 나타날 수 있다. 만약 장애가 장기간 지속된다면 지속성으로 명시해야 한다. 특정 물질과 그것의 사용이 관찰된 손상을 일으킬 수 있다고 알려져 있어야 한다(진단기준 C). 거의 모든 남용물질과 다양한 치료약물은 다양한 인지 능력 저하를 비특이적으로 일으킬 수 있다. 그럼에도 특정 약물 종류에서는 몇 가지 패턴이 더 흔히 나타난다. 예를 들면, 진정제, 수면제 또는 항불안제(예, 벤조디아제핀, 바비튜레이트)로 인한 NCD는 다른 인지기능에 비해 기억에서 더 심한 장해를 보인다. 알코올로 유발된 NCD는 집행 기능, 기억 및 학습 영역에서의 손상이 흔히 병합되어 나타난다. 물질로 유발된 NCD의 시간적 경과는 특정 물질 사용의 경과와 일치해야 한다(진단기준 D). 알코올로 유발된 기억상실-작화증형(코르사코프) NCD는 부가적인 NCD 증상에 비해 너무 심한 최근 기억의 손상을 특징으로 한다. 특징으로는 두드러진 기억상실(빠른 망각으로 새로운 정보를 학습하는 데 심각한 어려움)과 이야기를 지어내는 경향을 포함하지만, 작화증은 어떠한 최근 기억력의 심각한 저하로 보일 수 있다. 이런 양상은 안구진탕과 실조 같은 부수적 특징이 있는 티아민 뇌병증(베르니케 뇌병증)의 징후와 동시에 나타날 수 있다. 베르니케 뇌병증의 눈 근육마비는 전형적으로 측면 주시 마비가 특징적이다. 흡입제 오용과 연관된 신경인지 결손에는 집행 기능 감소, 인지 속도 저하, 위스

콘신 카드 분류 및 스트룹 검사에서의 부가적인 수행의 저하가 관련된다. 자극제 사용과 연관된 신경인지 증상에는 학습과 기억 및 실행 기능의 어려움이 포함된다. 메스암페타민 사용은 혈관 손상의 증거(예, 국소적 쇠약, 일측성 운동실조, 비대칭 반사)를 보일 수도 있다. 가장 흔한 신경인지적 특징은 혈관성 NCD에서 보이는 것과 비슷하다. NCD를 유발하는 물질 중 기타(또는 미상의) 물질 범주에 포함된 물질은 척수강내 메토트렉세이트 및 유기인산 살충제뿐만 아니라 특성이 덜 알려져 있지만 오용되며 인지기능에 부정적인 영향을 유도한다고 알려진 화합물이 포함된다(예, 크라톰/미트라기나 스페시오사).

NCD 상태와 약물 종류 사이의 관련성을 판단할 때는 물질을 사용하기 전에 인지 결손이 있었고 이에 결손이 물질로 기인하지 않았는지를 고려하는 것이 중요하다. 그리고 이러한 결손이 물질 사용을 초래하게 되는 잘못된 판단에 기여했을 수도 있다. 예를 들어, 충동 조절의 어려움과 관련된 집행 기능의 손상이 자극제 및 기타 약물 사용의 시작과 연관된다고 보고되었다. 참여 대상자들에게 물질을 사용하기 전 신경인지기능을 주의 깊게 평가한 이후 수개월 이상 추적 관찰하는 연구들에서 알코올, 기타 진정제, 흡입제 이외의 약물이 임상적으로 유의미하게 지속되는 NCD의 원인이 될 수 있는지는 불명확하였다.

부수적 특징 Associated Features

흡입제로 유발된 NCD의 상태는 개인의 호흡에서 나는 흡입제 냄새나 용기에 있는 약물을 '흡입'하며 생긴 코나 입 주위의 발진과 연관될 수 있다. 이는 여러 물질 사용이 조기에 발생한 과거력뿐만 아니라 흡입제 사용 이력이 있는 다른 약물에 대한 접근이 제한적인 사람들에서 흔히 나타난다. 특히 그들의 증상이 품행장애나 반사회성 성격장애의 진단기준을 충족하는 경우에 그러하다. 일터에서 용매제에 노출되는 근로자들 역시 고위험군이다. 중추신경계 억제 효과가 있는 약물로 유발된 경도 NCD는 과민성의 증가, 불안, 수면 교란, 불쾌감 등의 증상들을 부가적으로 나타낼 수 있다. 자극제로 유발된 NCD는 반동 우울증, 과다수면, 무감동 등을 보일 수 있다. 심각한 형태의 물질/치료약물로 유발된 주요 NCD(예, 장기간의 알코올 사용과 연관된)에서는 운동실조, 소뇌 손상과 관련된 실조, 운동 감속, 이뿐만 아니라 저칼륨혈증 및 심장 부정맥과 같은 의학적 합병증의 신경운동 특징이 뚜렷하다. 공격적이거나 부적절한 정동 또는 무감동 같은 감정조절의 상실도 나타날 수 있다.

유병률 Prevalence

이 장애의 유병률은 잘 알려진 바 없다. 유병률 수치는 신경인지 상태보다 이러한 물질 사용 및 연관된 물질사용장애에 더 유용하다. 물질/치료약물로 유발된 주요 또는 경도 NCDs는 높은 연령, 장기간 사용, 영양 결핍 같은 다른 위험인자를 가진 사람에서 더 높게 나타날 것 같다.

알코올사용장애에서 경도 NCD 발병률은 금주 첫 2개월 이내에 대략 30~40%다. 경도 NCD는 지속될 수 있는데, 특히 50세 이후까지도 안정적인 금주를 하지 못한 사람에서 그러하다. 주요 NCD는 드물지만, 알코올로 유발된 기억상실-작화증 NCD에서와 같이 영양 결핍이 동반되면 발생할 수도 있다. 알코올로 유발된 주요 NCD는 남성에서 더 흔할 수 있다.

다른 뇌억제제(즉, 진정제, 수면제 또는 항불안제 등)로 인한 NCD 유병률에 관한 연구는 거의 없으며, 이는 이러한 약물의 물질사용장애의 연구가 상대적으로 부족하고 알코올, 대마 및 많은 다른 약물과 달리 덜 심각하고 덜 지속적인 '유희' 목적으로 진정제, 수면제 또는 항불안제를 사용한다는 것을 반영한다.

흡입제 사용의 유병률에 대해서는 보다 많은 자료가 있다. 이러한 노출은 고소득 및 저소득 인구 모두에서 다양한 기간의 주요 및 경도 NCD와 관련이 있다. 그러나 NCD로 진행할 정도의 지속적 사용은 미국 인구의 1% 미만으로 추정된다.

자극제(메스암페타민 및 코카인)의 경우 뇌혈관 질환이 발생할 수 있는데, 이는 경도 또는 주요 신경인지장애 수준의 광범위하거나 국소적인 뇌손상을 일으킬 수 있다.

발달 및 경과 Development and Course

물질사용장애의 발병은 청소년기 후기에 발생하여 20~30대에 최고조에 달하는 경향이 있다. 과거력에서 고도 물질사용장애의 기간이 길면 NCD 발생과 연관될 가능성이 더 높기는 하지만, 50세 이전에 금단을 안정적으로 달성한 사람에서는 흔히 신경인지기능이 거의 완전하게 회복되므로, 이 둘 사이의 관계는 분명하지 않다. 50세 이후에도 물질사용장애가 지속되는 사람에서는 물질/치료약물로 유발된 주요 또는 경도 NCD는 지속적일 가능성이 매우 높다. 이는 아마도 신경 가소성의 감소와 함께 다른 노화 관련 뇌 변화의 시작이 일어나기 때문일 것이다.

NCD 상태는 특히 물질 사용의 조기 발병과 함께 여러 유형의 약물 남용을 포함하는 병력이 있는 사람에서 상당히 빠른 신경인지 손상의 발병을 수반할 수 있다. 특히 알코올과 같은 물질의 과다사용을 일찍 시작하면, 후기 신경 발달에 결함을 야기하고(예, 전두엽 회로 성숙의 후기 단계), 이는 다른 신경인지 능력뿐 아니라 사회인지에도 영향을 미칠 수 있다. 알코올로 유발된 NCD에서는 노화와 알코올로 유발된 뇌손상이 부가적으로 영향을 미칠 수 있다.

위험 및 예후 인자 Risk and Prognostic Factors

물질/치료약물로 유발된 NCDs의 위험인자에는 노령, 장기간의 사용, 그리고 50세 이후에도 지속적 사용이 있다.

알코올로 유발된 NCD의 경우, 장기간의 영양 결핍, 간 질환, 혈관 위험인자, 그리고 심혈관 및 뇌혈관 질환이 위험인자로 작용한다. 알코올로 유발된 기억상실-작화증형 NCD의 증가된 위험은 유전적 트랜스케톨라제(transketolase) 결핍과 영양 부족의 맥락에서 발생한다.

진정제, 수면제 또는 항불안제로 유발된 NCDs 연구가 잘 이루어지지 않았지만, 이러한 문제는 벤조디아제핀 또는 기타 수면제를 수개월 또는 수년 동안 증량하여 복용한 장기 불안장애 또는 수면장애 환자에서 증가할 수 있다.

진단적 표지자 Diagnostic Markers

만성적 알코올사용장애가 있는 사람의 자기공명영상(MRI)에서는 피질 두께의 감소, 백질의 소실, 고랑과 뇌실의 확대가 흔히 보인다. NCDs가 있는 사람에서는 신경영상의 이상이 더 흔하지만, 반대로 신경영상의 이상이 없는 NCDs도 있을 수 있다. 특수한 기술(예, 확산텐서영상)로 특정한 백질 경로의 손상을 확인할 수 있다. 자기공명분광법은 N-아세틸아스파테이트(N-acetylaspartate)의 감소, 염증 표지자(예, 마이오이노시톨[myoinositol]) 또는 백질 손상 표지자(예, 콜린[choline])의 증가를 확인할 수 있다. 이런 여러 가지 뇌영상 변화와 신경인지적 양상이 성공적인 금단 이후에는 역전된다. 메스암페타민사용장애가 있는 사람에서는 MRI에 의해서도 미세 출혈이나 넓은 영역의 경색을 시사하는 고강도 신호를 확인할 수 있다.

물질/치료약물로 유발된 주요 또는 경도 신경인지장애의 기능적 결과 Functional Consequences of Substance/Medication-Induced Major or Mild Neurocognitive Disorder

물질/치료약물로 유발된 경도 NCD의 기능적 결과는 인지 효율의 저하와 집중의 어려움 때문에 여러 다른 NCDs에서 보이는 것 이상으로 더 심할 수 있다. 또한 물질/치료약물로 유발된 NCDs는 주요 및 경도 모두에서 기능 손상의 수준을 악화시키는 부수적 운동 증후군이 있을 수 있다.

감별진단 Differential Diagnosis

물질사용장애, 물질 중독 및 물질 금단이 있는 사람에서는 신경인지 장해를 일으킬 수 있는 다른 상태들이 존재할 위험성이 높다. 이런 상태들은 독립적 또는 혼합적으로 작용하는데, 여기에는 물질사용장애와 동반될 수 있는 과거의 외상성 뇌손상이나 감염(예, HIV, C형 간염 바이러스, 매독)이 있다. 그러므로 물질/치료약물로 유발된 주요 또는 경도 NCD가 있다면 물질 사용, 중독 및 금단 상황과 직접적인 관련 없이 일어나는 NCDs와 감별해야 하는데, 여기에는 앞과 같은 동반 상태(예, 외상성 뇌손상)를 포함한다.

동반이환 Comorbidity

물질사용장애, 물질 중독, 물질 금단은 다른 정신질환과 높은 동반이환을 보인다. 일반적으로 물질 남용에 대한 노출이 많을수록 물질 또는 치료약물로 유발된 NCD의 위험이 커진다. 물질 사용자에서 동반이환된 외상후 스트레스장애, 정신병적 장애, 우울 및 양극성 장애, 신경발달장애 등이 신경인지 손상의 원인이 될 수 있다. 외상성 뇌손상은 물질 사용과 함께 매우 흔하게 발생하는데, 이런 경우에는 NCD의 원인을 알아내기가 어렵다. 장기간 고도의 알코올사용장애는 뇌혈관 질환, 간경화와 같은 주요 장기의 전신 질환과 연관될 수 있다. 흡입제사용장애는 더 높은 비율의 신장 및 간 손상과 연관이 있다. 그리고 암페타민 및 코카인으로 유발된 NCD는 혈관성 주요 또는 경도 NCD를 동반할 수 있는데, 이는 자극제 사용에 부차적으로 발생할 수도 있다.

● HIV 감염으로 인한 주요 또는 경도 신경인지장애
Major or Mild Neurocognitive Disorder Due to HIV Infection

진단기준

A. 주요 또는 경도 신경인지장애의 기준을 충족한다.
B. 인간면역결핍바이러스(Human Immunodeficiency Virus: HIV) 감염이 입증되어야 한다.
C. 신경인지장애는 진행다초점백질뇌병증이나 크립토코쿠스수막염과 같은 이차적 뇌 질환을 포함한, HIV와 관련 없는 상태에 의해 더 잘 설명되지 않는다.
D. 신경인지장애는 다른 의학적 상태로 인한 것이 아니며, 다른 정신질환으로 더 잘 설명되지 않는다.

부호화 시 주의점(748~749쪽 부호화 표 참조):
HIV 감염으로 인한 주요 신경인지장애(NCD)의 경우: ① 먼저 **B20** HIV 감염을 부호화하고, ② 그 뒤에 **F02**를, ③ 그리고 인지 장해의 현재 심각도(경도, 중등도, 고도)를 부호화하고, ④ 마지막으로, 동반하는 행동 또는 심리적 장해 여부를 부호화한다. 예를 들어, HIV 감염으로 인한 주요 NCD, 중등도, 정신병적 장해 동반의 경우, ICD-10-CM 부호는 **F02.B2**다.
여러 임상적으로 현저한 행동 및 심리적 장해가 주요 NCD에 동반하는 경우, 여러 ICD-10-CM 부호가 필요하다. 예를 들어, HIV 감염으로 인한 주요 NCD, 고도, 초조, 망상, 우울 동반의 경우, 4개의 부호가 필요하다: **B20** HIV 감염; **F02.C11**(초조 동반); **F02.C2**(정신병적 장해 동반); **F02.C3**(기분 증상 동반).
HIV 감염으로 인한 경도 NCD의 경우: ① 먼저 **B20** HIV 감염을 부호화하고, ② 그 뒤에 **F06.70** 행동 장해를 동반하지 않는 HIV 감염으로 인한 경도 NCD 또는 **F06.71** 행동 장해를 동반하는 HIV 감염으로 인한 경도 NCD를 부호화한다. HIV 감염으로 인해 발생한 임상적으로 현저한 정신과적 증상을 나타내기 위하여 추가적인 부호를 사용한다(예, **F06.34** HIV 감염으로 인한 양극성 및 관련 장애, 혼재성 양상 동반; **F07.0** HIV 감염으로 인한 성격 변화, 무감동형).

진단적 특징 Diagnostic Features

HIV 감염 질환은 인간면역결핍바이러스 유형-1(HIV-1)의 감염에 의해 발생하는데, 이는 주사 물질 사용, 안전하지 않은 성적 접촉, 우연한 또는 의인성 노출(예, 의료인의 바늘 천자 손상) 등을 통하여 감염된 사람의 체액에 노출됨으로써 얻어진다. HIV는 몇 가지 유형의 세포, 특히 '티헬퍼(T-helper)'(CD4) 림프구 및 단핵구를 감염시킨다. 시간이 지나면서 감염은 CD4 숫자를 심각하게 감소시키고, 결국 심각한 면역 약화 상태를 일으키며, 이는 흔히 기회 감염과 종양을 초래한다. 감염된 단핵구는 중추신경계를 통과할 수 있어 대식세포와 미세아교세포의 감염을 유발한다. 작은 비율의 성상교세포는 HIV 감염 생산을 보유할 수 있다. HIV 감염이 진행된 형태를 **후천성 면역결핍 증후군**(Acquired Immune Deficiency Syndrome: AIDS)이라고 부른다. HIV의 진단은 HIV RNA에 대한 역전사 중합효소 연쇄 반응(RT-PCR) 분석 및 항체/항원 조합 검사와 같은 정립된 검사 방법에 의해 확진된다. 참고로, 집에서 HIV 자가진단이 가능하다.

HIV에 감염된 일부 사람에서는 신경인지장애(NCD)가 발생하는데, 이는 일반적으로 현저히 손상된 집행 기능, 처리 속도의 지연, 주의가 더 요구되는 과제의 어려움, 새로운 정보 습득의 어려움을 보이지만, 그에 비해 습득된 정보 회상의 어려움은 덜한 양상을 띠면서 일반적으로 '피질하 양식'을 보인다. 주요 NCD에서는 지연이 현저하다. 언어는 유창성의 감소를 보일 수 있으나, 실어증과 같은 언어장애는 흔하지 않다. HIV 발병 과정은 뇌의 어느 부위에나 영향을 미칠 수 있다. 그러므로 다른 양식도 나타날 수 있다.

부수적 특징 Associated Features

HIV 감염으로 인한 주요 또는 경도 NCD는 연령 증가, 낮은 교육수준, 여성, 그리고 주요우울장애, 알코올 또는 물질 사용장애, 의학적 동반질환(특히 당뇨와 고혈압)이 있는 사람에서 더 만연하다. HIV 감염으로 인한 NCD 위험은 다음 항목 중 어느 것에 해당할 때 또한 증가한다: 기존의 면역 억제의 삽화, 뇌척수액에서 과량의 바이러스, 그리고 말초 혈액 내 증가된 종양괴사인자-알파(TNF-α), 인터루킨-6(IL-6), C-반응 단백질(CRP), D-다이머(D-dimer), sCD14, sCD163, 신경섬유 경쇄 또는 CD4 세포의 최저점, 저알부민혈증 및 빈혈과 같이 진행된 HIV 감염 질환의 임상검사 표지자. 주요 NCD가 있는 사람은 심각한 운동실조, 실조, 운동 감속과 같이 더 뚜렷한 신경운동 특징을 보일 수 있다. 이러한 특징은 NCD 질환이 진행하면서 더 뚜렷해질 것이다.

유병률 Prevalence

HIV 감염 질환의 임상적 단계에 따라 HIV에 감염된 사람의 약 1/3에서 1/2 이상이 적어도 몇 가지 근거에 해당하는 신경인지 장해를 보이지만, 이런 장해의 대부분은 경도 NCD의 기준을 충족하지 못할 수 있고, 대신에 하나 이상의 신경인지 검사에서 표준 이하의 수행을 보일 수 있지만 기능적 상태에는 손상이 없는 무증상 신경인지 손상(Asymptomatic Neurocognitive Impairment: ANI)이 있는 사람에서 나타나기도 한다. 북미와 서유럽에서 ANI가 신경인지 장해의 대부분의 비중을 차지하는 반면, HIV로 인한 경도 NCD는 사람들의 약 1/4을 차지하고, 주요 NCD 기준을 충족하는 경우는 일반적으로 HIV와 연관된 신경인지 장해가 있는 사람들 중 5% 미만이다. 독일에서 HIV 클리닉 참여자들 중에 HIV 관련 NCD의 전체 유병률은 43%였으며 이 중에 90%가 치료를 받고 있었는데, 20%는 ANI, 17%는 경도 NCD, 6%는 HIV와 연관된 치매를 가지고 있었다. 저소득 및 중간 소득 국가에서 HIV와 연관된 NCDs 유병률은 치료를 받지 않은 HIV 환자들에서 더 높다. 세계 다른 지역의 효과적인 항레트로바이러스 치료 중인 HIV에 감염된 대부분의 환자로 구성된 코호트에서 포괄적 인지기능검사로 확인한 전체 인지 손상의 비율은 약 25~35%인 것으로 나타났다.

미국에서 HIV 감염의 발병률은 모든 민족 집단의 여성보다 남성에서 더 높다. 그러나 다변량 분석에서 성이 위험 요인으로 보이는 것을 포함하여 여성에서 더욱 빈번하게 신경인지 손상이 있다는 근거는 HIV 감염으로 인한 NCD의 성 차이를 지지한다. 여성의 더 높은 손상 비율은 교육의 질적 차이와 관련이 있을 수 있다.

발달 및 경과 Development and Course

HIV로 인한 NCD의 발달 및 경과에서 사람들은 HIV 감염이 무증상일 때 신경인지 손상을 가질 수도 있다. 질병통제예방센터(CDC)는 기저의 HIV 감염을 무증상, 초기 증상, 그리고 후기 증상/AIDS의 세 단계로 분류한다. HIV 감염으로 인한 NCD의 경과는 해소되거나, 개선되거나, 안정적으로 유지되거나, 서서히 악화되거나, 빠르게 악화되거나 또는 변동하는 경과를 보일 수 있다. 현재 유용한 항바이러스제 병합치료를 받는 상황에서는 신경인지 손상이 급속히 진행하는 경우는 흔하지 않지만, 고령과 관련된 하위 집단의 상황에서뿐만 아니라 인지 손상을 조장하는 특정 동반질환과 연관되어 여전히 발생할 수 있다. 그럼에도 불구하고 상당수의 HIV 환자에서 정신상태의 갑작스러운 변화를 보인다면, 이차성 감염을 포함하여 인지 변화를 일으킨 다른 의학적 근원을 평가해야 한다. HIV 감염은 질병의 경과가 심부 백질을 포함한 피질하 영역에 우선적으로 영향을 미치기 때문에 장애의 진행은 피질하 양식을 따른다. 인지 손상의 피질하 양식은 재인 기억, 언어 추상화 및 이름대기는 상대적으로 보존되면서, 운동 기능이상과 연관된 정신적 느림, 절차 학습 결손 및 자유 회상 결손을 특징으로 한다.

HIV 감염은 다양한 뇌 영역에 영향을 미칠 수 있고 또한 질환이 HIV 감염의 부수적 동반이환 및 결과에 따라 매우 다양한 궤적을 보이므로, HIV 감염으로 인한 NCD의 전반적인 경과는 상당히 이질적이다. 피질하 신경인지의 특징은 생애 과정에서 노화와 상호작용을 하는데, 삽화 기억과 운동 손상(예, 느린 보행) 영역에서 연령과 HIV 질병의 임상 단계 사이에 상호작용이 발생한다. 이러한 상호작용은 신경인지 손상의 전반적인 유병률을 높이고, 이러한 경향성은 노년기에 더욱 현저하게 나타날 수 있다.

고소득 국가에서 HIV 감염 획득은 전형적으로 성인에서 발생하고, 청소년기 후기에 시작하여 성인기 초기 및 중년기에 최고에 달하는 위험이 높은 행동(예, 안전하지 않은 성행위, 주사 약물의 사용)을 통해 이루어지며, 이는 노년까지 지속하여 상당한 기여를 한다. 저소득 국가에서는 임산부에게 HIV 검사와 항레트로바이러스 치료가 용이하지 않아 주산기 감염이 흔하다. 그러한 영유아와 아동에서 NCD는 주로 신경발달지연으로 나타난다. HIV 치료를 받은 사람이 생존하여 노령이 되면, HIV와 노화는 다른 NCDs(예, 알츠하이머병으로 인한 NCDs, 파킨슨병으로 인한 NCDs)와 함께 신경인지에 부가적이고 상호작용하는 영향을 미칠 수 있다. 미국 HIV 환자의 절반 이상이 50세 이상이다. 장기간의 항레트로바이러스 치료는 HIV 감염의 지속적인 관리를 위해 필요하다. 그러나 일부 항레트로바이러스 치료는 염증, 신경독성 효과 및 대사 변화와 연관되어 혈관 손상을 유발할 수 있고, 인지를 악화시킬 수 있는 노화 및 의학적 동반질환과 함께 간접적으로 신경인지 손상을 증가시킬 수 있다.

위험 및 예후 인자 Risk and Prognostic Factors

효과적인 항레트로바이러스 치료의 출현에도 HIV 감염으로 인한 NCD가 현저하게 감소하지 않는 것은 역설적이다. 하지만 매우 심한 형태(주요 NCD의 진단과 일치하는)는 급격히 감소하였다. 이에 기여하는 인자로는 중추신경계(CNS)에서 HIV의 불충분한 조절, 항레트로바이러스 약물 내성 바이러스 균주의 진화, 만성적이고 장기적인 전신 및 뇌 염증의 영향, 그리고 동반이환 인자를 들 수 있는데, 여기에는 노화, 물질사용장애, 고혈압, 당뇨, 중추신경계 외상의 과거력, C형 간염 바이러스와 같은 동반 감염 등이 있다. 항레트로바이러스 약물에 대한 만성적인 노출 역시 그 자체로 신경독성과 관련이 있다.

진단적 표지자 Diagnostic Markers

HIV 진단을 위해 혈액, 구강 체액 또는 소변 검사를 시행할 수 있다. 또한 뇌척수액 내의 HIV 특징이 도움이 될 수 있는데, 혈장에 비해 뇌척수액에서 불균형적으로 많은 바이러스 양을 보이는 경우 또는 높은 수준의 신경염증의 지표가 있는 경우가 그렇다. 뇌영상(예, 자기공명영상[MRI])에서 전체 뇌 용적의 감소, 피질 두께의 감소, 백질 용적의 감소, 그리고 군데군데 부위에서 비정상적 백질(고강도 신호) 등을 확인할 수 있다. 뇌 MRI 또는 요추천자는 AIDS 상황에서 중추신경계 변화의 원인일 수도 있는, 특정한 의학적 상태(예, 크립토코쿠스수막염, 뇌수막염, 헤르페스 1형 또는 2형 뇌염, 진행다초점백질뇌병증)를 배제하는 데 도움이 될 수 있다. 확산텐서영상과 같은 특별한 기술은 특정한 백질 경로의 손상을 확인할 수 있다. 새로운 유형의 MRI(ASL-MRI)로 개발된 동맥 스핀 표지(Arterial Spin-Labeling: ASL)는 외부 추적자 없이 3~5분 안에 뇌 관류의 국소적 변화를 나타낼 수 있고, 전위단백질 18-kDa(TSPO) 양전자방출 단층촬영 스캔으로 신경염을 나타낼 수 있다.

HIV 감염으로 인한 주요 또는 경도 신경인지장애의 기능적 결과 Functional Consequences of Major or Mild Neurocognitive Disorder Due to HIV Infection

HIV 감염으로 인한 주요 또는 경도 NCD에서 나타나는 기능적 결과는 사람에 따라 다양하다. 치료요법이 도입된 초창기 이후로 사용법이 매우 간편해지고 있음에도 불구하고 집행 기능의 손상과 정보 처리 지연 때문에, 효과적인 항레트로바이러스 치료요법의 순응이 상당히 저해된다. 따라서 NCD의 심각도를 결정하기 위해서는 기능 상태를 평가하고 신경인지 손상에 대해 직접 조사해야 한다. HIV로 인한 신경인지 손상과 관련된 기능 상태는 신경인지기능에 영향을 줄 수 있는 수반된 다른 장애로 인한 기능이상과 분리되어야 한다.

감별진단 Differential Diagnosis

다른 감염(예, C형 간염, 매독), 물질사용장애(예, 메스암페타민사용장애) 또는 과거 외상성 뇌손상이나 신경발달학적 상태 등과 같은 동반이환이 존재하는 경우에도, HIV 감염이 그러한 기존의 상태나 동반이환 때문에 NCDs를 악화시켰다는 증거가 있다면 HIV 감염으로 인한 주요 또는 경도 NCD의 진단을 내릴 수 있다. 노인에서는 뇌혈관 질환 또는 원발성 신경퇴행(예, 알츠하이머병으로 인한 주요 또는 경도 NCD)과 연관된 신경인지 저하의 시작을 감별할 필요가 있다. 이러한 상태는 HIV로 인한 NCD보다 인지 저하가 상대적으로 더 진행하는 경과를 시사할 수 있다. HIV 감염 자체는 뇌혈관 질환의 위험을 증가시키는 것으로 나타난다. 보다 심각한 면역결핍은 뇌의 기회 감염(예, 톡소플라스마증, 크립토코쿠스증)과 종양(예, 중추신경계 림프종)을 일으키기 때문에, NCD의 갑작스러운 발병 또는

NCD의 갑작스러운 악화가 보이면 HIV가 아닌 다른 원인에 대해 적극적인 조사가 필요하다. 섬망은 HIV 환자들의 질병 경과에서 자주 발생하고 여러 병인(SARS-CoV-2 동시 감염 포함)으로 인해 발생할 수 있으므로 중요하게 고려해야 한다.

동반이환 Comorbidity

HIV 감염 질환은 만성적인 전신과 중추신경계 염증 및 질환을 동반하여 NCD가 수반될 수 있다. 이런 합병증이 HIV 감염으로 인한 ANI뿐만 아니라 주요 또는 경도 NCD의 발병 기전의 일부가 될 수 있다. HIV 감염은 흔히 물질사용장애 및 기타 성매개 감염과 동시에 일어난다. HIV 감염으로 인한 NCD의 진단 가능성을 높이는 의학적 및 정신과적 동반질환이 모두 확인되었다. 여성과 소외된 민족 및 인종 집단의 구성원들은 HIV 감염으로 인한 NCD와 관련된 동반질환의 비율이 다양할 수 있다.

● 프라이온병으로 인한 주요 또는 경도 신경인지장애
Major or Mild Neurocognitive Disorder Due to Prion Disease

진단기준

A. 주요 또는 경도 신경인지장애의 기준을 충족한다.
B. 서서히 발병하고, 손상의 급속한 진행이 흔하다.
C. 간대성 근경련이나 실조 같은 프라이온병의 운동 특징 또는 생체 표지자의 증거가 있다.
D. 신경인지장애는 다른 의학적 상태로 인한 것이 아니며, 다른 정신질환으로 더 잘 설명되지 않는다.

부호화 시 주의점(748~749쪽 부호화 표 참조):
프라이온병으로 인한 주요 신경인지장애(NCD)의 경우: ① 먼저 **A81.9** 프라이온병을 부호화하고, ② 그 뒤에 **F02**를, ③ 그리고 인지 장해의 현재 심각도(경도, 중등도, 고도)를 부호화하고, ④ 마지막으로, 동반하는 행동 또는 심리적 장해 여부를 부호화한다. 예를 들어, 프라이온병으로 인한 주요 NCD, 중등도, 정신병적 장해 동반의 경우, ICD-10-CM 부호는 **F02.B2**다.
여러 임상적으로 현저한 행동 및 심리적 장해가 주요 NCD에 동반하는 경우, 여러 ICD-10-CM 부호가 필요하다. 예를 들어, 프라이온병으로 인한 주요 NCD, 고도, 초조, 망상, 우울 동반의 경우, 4개의 부호가 필요하다: **A81.9** 프라이온병; **F02.C11**(초조 동반); **F02.C2**(정신병적 장해 동반); **F02.C3**(기분 증상 동반).
프라이온병으로 인한 경도 NCD의 경우: ① 먼저 **A81.9** 프라이온병을 부호화하고, ② 그 뒤에 **F06.70** 행동 장해를 동반하지 않는 프라이온병으로 인한 경도 NCD 또는 **F06.71** 행동 장해를 동반하는 프라이온병으로 인한 경도 NCD를 부호화한다. 프라이온병으로 인해 발생한 임상적으로 현저한 정신과적 증상을 나타내기 위하여 추가적인 부호를 사용한다(예, **F06.34** 프라이온병으로 인한 양극성 및 관련 장애, 혼재성 양상 동반; **F07.0** 프라이온병으로 인한 성격 변화, 무감동형).

진단적 특징 Diagnostic Features

프라이온병으로 인한 주요 또는 경도 신경인지장애(NCD)의 분류는 **프라이온**이라고 알려진 감염성 물질에 의해 야기되는 일군의 아급성 해면 모양 뇌병증(산발성 크로이츠펠트 야콥병, 유전성 크로이츠펠트 야콥병, 의인성 크로이츠펠트 야콥병, 변형 크로이츠펠트 야콥병, 가변적 단백분해효소 민감성 프라이온병증[variably protease-sensitive prionopathy], 쿠루[kuru, 파푸아 뉴기니의 포레족에서 발견됨], 게르스트만 슈트라우슬러 샤인커병, 치명적 불면증 등을 포함)으로 인한 NCDs를 포함한다. 가장 흔한 유형은 일반적으로 크로이츠펠트 야콥병으로 불리는 산발성 크로이츠펠트 야콥병(Creutzfeldt-Jakob Disease: CJD)이다. 변형 CJD는 훨씬 드물고, 일명 '광우병'이라고도 하는 소 해면 모양 뇌병증의 감염과 연관이 있다. 전형적으로 CJD가 있는 사람에서는 신경인지 결손, 실조, 그리고 간대성 근경련, 무도병 또는 근육긴장이상 같은 이상 운동이 나타난다. 놀람 반사 역시 흔하다. 병력에 의하면 흔히 6개월 정도로 짧은 기간에 걸쳐 주요 NCD로 급격한 진행을 보인다. 따라서 이 장애는 전형적으로 심각한 수준에서만 나타난다. 그러나 이 장애가 있는 많은 사람이 비전형적 양상을 보이고, 이 질환은 오직 생검이나 부검을 통해서만 확진할 수 있다. 예를 들어, 변형 CJD가 있는 사람은 다른 유형의 프라이온병이 있는 사람에 비해, 저조한 기분, 위축 및 불안을 특징으로 하는 정신의학적 증상을 더 우세하게 보인다. 비록 프라이온병의 운동 증상(예, 간대성 근경련, 실조증)이 있는 경우에는 프라이온병 진단에 생체 표지자 특징이 필수적이진 않지만, 특징적인 생체 표지자가 존재한다면 NCD가 프라이온병으로 인한 것이라는 확신이 크게 증가한다.

유병률 Prevalence

유병률은 알려지지 않았으나 짧은 생존을 고려하면 매우 낮을 것으로 보인다. 9개의 고소득 국가의 자료에 따르면, 산발성 CJD의 연간 발생률은 100만 명당 대략 한두 명의 증례가 있다. 발병률은 연령에 따라 다르며, 65세 이상에서 가장 높고(4.8/1,000,000명), 흑인에 비해 백인에서 더 높다. 대만 화교의 발생률은 미국 및 기타 국가의 일반 인구의 비율보다 낮다.

발달 및 경과 Development and Course

프라이온병은 성인의 어느 연령대에서나 발생할 수 있다. 산발성 CJD는 10대부터 노년기에 걸쳐서 발생한다고 보고되었지만, 최고 연령은 약 67세다. 비라틴계 백인은 미국의 다른 인종 및 민족에 비해 발병 시 평균 연령이 더 높다. 프라이온병의 전구기 증상은 피로, 불안, 식욕이나 수면 문제 또는 집중의 어려움을 포함한다. 수 주 후에는 급속히 진행되는 치매와 함께 운동실조, 시력 변화, 이상 보행 또는 근간대성, 무도아테토이드나 탄도성 같은 다른 운동이상이 뒤따라 나타난다. 이 질환은 전형적으로 수개월에 걸쳐 주요 수준의 손상으로 매우 급속하게 진행된다. 매우 드물지만 2년이 넘도록 진행되어 그 경과가 다른 NCDs와 유사하게 보일 수도 있다.

위험 및 예후 인자 Risk and Prognostic Factors

환경적. 인간 유형과 밀접히 연관된 전염체에 의한 프라이온 감염의 종간 전염이 입증되었다(예, 1990년대 중반 영국에서 소 해면 모양 뇌병증이 변형 CJD를 유발하는 사건 발생). 전염 경로는 각막 이식, 사체 경막 이식편, 오염된 신경외과 기구, 사체 유래 인간 성장 호르몬 및 뇌하수체 성선 자극 호르몬 주사, 수혈(변형 CJD의 경우에만)로 확인되었다. 연구들에서 보건의료 전문가들에서의 산발성 CJD의 위험 증가는 밝혀지지 않았다.

유전적, 생리적. 프라이온병 증례의 최대 15%까지 정상적인 신경세포막결합단백질을 암호화하는 프라이온 단백질 유전자(PRNP)에 상염색체 우성유전 돌연변이가 있다. PRNP의 유전자부호 129 다형성은 임상 증상, 질병 발병 연령 및 질병 기간을 조정할 뿐만 아니라 산발성 및 후천성 프라이온병의 위험도를 매개한다.

진단적 표지자 Diagnostic Markers

프라이온병은 단지 뇌 생검이나 부검에 의해서만 확진될 수 있다. 신경 손상의 표지자이며 프라이온병에서 자주 상승하는 여러 뇌척수액(CSF) 단백질이 있다. 진단 목적으로 가장 일반적으로 사용되는 것은 14-3-3 단백질 및 타우 단백질이며, 민감도는 높지만 특이도가 가변적이다. 실시간 진동유도 변환(Real-Time Quaking Induced Conversion: RT-QuIC)은 질병을 일으키는 미량의 프라이온 단백질을 증폭할 수 있는 또 다른 CSF 진단검사이며 특이도가 매우 높다. 현재는 DWI(diffusion-weighted imaging, 확산강조영상)를 시행한 뇌 자기공명영상을 가장 민감한 진단검사로 여기고 있는데, 이때 가장 흔한 소견은 피질하, 그리고/또는 피질 부위에서 다발성의 회백질 고강도를 보이는 것이다. 일부 사람은 뇌파도에서 장애의 경과 중 어느 시점에서 주기적 예파를 보이는데, 흔히 0.5~2Hz의 삼상파가 동시성으로 방출된다. 앞의 진단 표지자들은 프라이온병의 유형(예, 산발성 CJD, 유전성 CJD, 변형 CJD)에 따라 다르다는 점에 주의하는 것이 중요하다.

감별진단 Differential Diagnosis

기타 주요 신경인지장애. 프라이온병으로 인한 주요 NCD는 그 경과에서 다른 NCDs와 유사하게 보일 수 있지만, 프라이온병은 전형적으로 급속한 진행과 현저한 소뇌 및 운동 증상들에 의해 구별될 수 있다.

● 파킨슨병으로 인한 주요 또는 경도 신경인지장애
Major or Mild Neurocognitive Disorder Due to Parkinson's Disease

진단기준

A. 주요 또는 경도 신경인지장애의 기준을 충족한다.
B. 장해는 확증된 파킨슨병의 상태에서 발생한다.
C. 손상이 서서히 시작하고 점진적으로 진행한다.
D. 신경인지장애는 다른 의학적 상태로 인한 것이 아니며, 다른 정신질환으로 더 잘 설명되지 않는다.
거의 확실한 파킨슨병으로 인한 주요 또는 경도 신경인지장애는 다음의 1과 2를 둘 다 충족할 때 진단되어야 한다.

가능성 있는 파킨슨병으로 인한 주요 또는 경도 신경인지장애는 1 또는 2를 충족할 때 진단되어야 한다.

1. 혼합성 병인의 증거가 없음(즉, 인지 저하의 원인이 될 만한 다른 신경퇴행성·뇌혈관 질환 또는 다른 신경학적·정신·전신 질환이나 상태가 없음)
2. 파킨슨병이 신경인지장애의 발병보다 분명히 선행함

부호화 시 주의점(748~749쪽 부호화 표 참조):

거의 확실한 파킨슨병으로 인한 주요 신경인지장애(NCD)의 경우: ① 먼저 **G20.C** 파킨슨병을 부호화하고, ② 그 뒤에 **F02**를, ③ 그리고 인지 장해의 현재 심각도(경도, 중등도, 고도)를 부호화하고, ④ 마지막으로, 동반하는 행동 또는 심리적 장해 여부를 부호화한다. 예를 들어, 거의 확실한 파킨슨병으로 인한 주요 NCD, 중등도, 정신병적 장해 동반의 경우, ICD-10-CM 부호는 **F02.B2**다.

가능성 있는 파킨슨병으로 인한 주요 NCD의 경우: ① 먼저 **F03**(추가적인 의학적 부호는 없다)을 부호화한다. ② 그 뒤에 인지 장해의 현재 심각도(경도, 중등도, 고도)를 부호화하고, ③ 동반하는 행동 또는 심리적 장해 여부를 부호화한다. 예를 들어, 가능성 있는 파킨슨병으로 인한 주요 NCD, 경도, 기분 증상 동반의 경우, ICD-10-CM 부호는 **F03.A3**이다.

거의 확실한 파킨슨병으로 인한 경도 NCD의 경우: ① 먼저 **G20.C** 파킨슨병을 부호화하고, ② 그 뒤에 **F06.70** 행동 장해를 동반하지 않는 파킨슨병으로 인한 경도 NCD 또는 **F06.71** 행동 장해를 동반하는 파킨슨병으로 인한 경도 NCD를 부호화한다. 파킨슨병으로 인해 발생한 임상적으로 현저한 정신과적 증상을 나타내기 위하여 추가적인 부호를 사용한다(예, **F06.0** 파킨슨병으로 인한 정신병적 장해, 망상 동반; **F06.31** 파킨슨병으로 인한 우울장애, 우울 양상 동반; **F07.0** 파킨슨병으로 인한 성격 변화, 무감동형).

가능성 있는 파킨슨병으로 인한 경도 NCD의 경우, **G31.84**를 부호화한다. (**주의점:** 추가적인 의학적 부호는 없다. '행동 장해를 동반하는 경우'와 '행동 장해를 동반하지 않는 경우'는 부호화할 수 없으나 기록은 해야 한다.)

진단적 특징 Diagnostic Features

파킨슨병으로 인한 주요 또는 경도 신경인지장애(NCD)에서 필수적인 특징은 특발성 파킨슨병 발병 당시 또는 그 이후에 관찰되는 인지 저하다. 장해는 파킨슨병이 확증된 상황에서 일어나야 하며(진단기준 B), 결손은 점진적으로 진행한다(진단기준 C). 인지 결손의 진행 속도는 다양할 수 있는데, 경도의 결손이 있는 일부 개인에게는 시간에 따라 매우 미미한 변화만 나타날 수 있다.

거의 확실한 파킨슨병으로 인한 NCD는 인지 저하의 원인이 될 수 있는 다른 장애의 증거가 없을 때, 그리고 파킨슨병이 NCD의 발병보다 선행할 때 진단된다. 가능성 있는 파킨슨병으로 인한 NCD는 2가지 조건을 모두 충족하지 않고 오직 한 가지만 만족할 때 진단된다. 인지 변화가 시작되기 전에 진단된 파킨슨병은 거의 확실한 파킨슨병으로 인한 NCD의 진단적 신뢰도를 높여 준다.

부수적 특징 Associated Features

흔히 나타나는 특징에는 무감동, 우울 기분, 불안 기분, 환각, 망상, 성격 변화, REM수면 행동장애, 과도한 주간 졸림, 동결 보행, 낙상, 질병 초기 양측성 병발, 자세 불안정 및 보행 장해(Postural Instability and Gait Disturbance: PIGD) 아형, 후각 감퇴가 있다. 자세와 보행 불안정의 조합은 질병 초기에 나타날 수 있으며, 떨림이 우세한 파킨슨병과 구별하기 위해 PIGD 아형이라는 용어로 기술될 수 있다.

유병률 Prevalence

미국에서 파킨슨병의 유병률은 나이가 들면서 꾸준히 증가하여, 60~69세에 약 0.4%에서 80~89세에서는 약 1.4%로 증가한다. 파킨슨병은 여성보다 남성에서 더 흔하다. 비슷하게, 파킨슨병으로 인한 NCD의 유병률은 여성보다 남성에서 더 높다. 그러나 파킨슨병으로 인한 NCD의 발생률이 여성보다 남성에서 더 높은지는 명확하지 않다. 파킨슨병이 있는 사람의 80%에서는 결국 주요 NCD가 발생한다. 주요 NCD가 없는 파킨슨병에서 경도 NCD의 유병률은 25~27%로 추정된다. 파킨슨병을 치료받지 않은 사람들의 9~19%가 경도 NCD를 가지고 있었던 반면, 다른 연구에서는 새로 진단이 되어 치료받지 않은 파킨슨병의 24%에서 주요 NCD가 보고되었다. 아프리카계 미국인들 중에서 파킨슨병의 위험은 비라틴계 백인들보다 낮은 경향이 있지만, 질병이 있는 사람 중에서 치매의 위험은 더 높은 경향이 있다.

발달 및 경과 Development and Course

파킨슨병의 발병은 일반적으로 50세와 89세 사이인데, 60대 초반에 가장 많이 나타난다. 경도 NCD는 흔히 파킨슨병 경과에서 비교적 초기에 발생하지만, 주요 손상은 보통 나이가 들 때까지 나타나지 않는다.

위험 및 예후 인자 Risk and Prognostic Factors

환경적. 파킨슨병의 위험인자에는 살충제와 용제 노출이 있고, 외상성 뇌손상도 있을 수 있다.

유전적, 생리적. 파킨슨병이 있는 사람에서 NCD가 발생할 잠재적 위험인자로는 이 질환이 노령에서 발생한 경우, 질병의 중증도가 증가하는 경우, 두드러진 보행 증상, 고도의 자율신경 장해(특히 기립성 저혈압), REM수면 행동장애, 남성, 낮은 정규 학력을 들 수 있다. 글루코세레브로시다아제 유전자(glucocerebrosidase gene: GBA) 돌연변이 및 APOE*E4 유전자형을 가진 파킨슨병 환자는 단면 연구와 종단 연구에서 더 나쁜 인지를 보이는 것으로 나타났다.

문화와 관련된 진단적 쟁점 Culture-Related Diagnostic Issues

괌 치매(Guam dementia)는 65세 이상의 차모로인(Chamorros, 괌의 토착인구)의 8.8%에서 관찰되는 후기 발병 NCD다. 알츠하이머병에서 발견되는 신경원섬유매듭이 있으나 아밀로이드판은 없는 것이 특징인 이 질환은 독특한 파킨슨증-치매 복합체 및 근위축성 측삭 경화증과 관련이 있을 가능성이 있는 것으로 생각된다. 소철류 씨앗으로 만들어지는 파당(fadang)을 가공하고 먹는 것과 연관이 있는 것으로 밝혀졌다.

진단적 표지자 Diagnostic Markers

운동지연에 영향을 받지 않는 검사(즉, 시간제한이 없거나 손을 사용하지 않는)에 중점을 둔 신경심리검사가 핵심적인 인지 결손을 탐지하는 데 결정적인데, 특히 경도 NCD 단계에서 그러하다. 장애 초기의 신경심리검사에서 관찰되는 특징적인 양상은 주의력 저하, 집행기능이상, 정보 처리 속도의 지연, 기억력 및 시공간 기능의 결손을 포함하는 반면, 다수의 언어적 기술은 보존될 수 있다.

DaT 스캔 같은 도파민 전달체 스캔은 루이소체와 관련된 치매(즉, 파킨슨병으로 인한 NCD와 루이소체 NCD)를 루이소체와 관련이 없는 치매(예, 알츠하이머병으로 인한 NCD)와 감별할 수 있다.

감별진단 Differential Diagnosis

루이소체 주요 또는 경도 신경인지장애(NCDLB). NCDLB와 파킨슨병으로 인한 NCD의 구별은 주로 운동 증상 및 인지 증상들의 시점과 순서에 기초를 둔다. 루이소체 치매의 합의 기준은 NCDLB와 파킨슨병으로 인한 NCD를 구별하는데, 파킨슨병에서 기인한 치매의 경우는 인지 저하가 주요 NCD의 수준에 도달하기 전 적어도 1년 동안 파킨슨병의 진단이 있어야 하는 반면, NCDLB의 경우에는 인지 증상이 파킨슨증 이전이나 함께 또는 파킨슨증 없이 시작할 수 있다는 것을 명시하였다. 대조적으로, 파킨슨병에 대한 전문가 합의 기준에서는 운동 증상의 진단 이전에 인지 저하가 발생하더라도 여전히 파킨슨병 진단을 내릴 수 있다고 제안한다. 따라서 임상의는 인지 저하가 파킨슨병으로 기인한 것으로 보고, 파킨슨병으로 인한 NCD로 진단할 수 있다. 결과적으로 임상의는 파킨슨병으로 인한 NCD 진단을 선택하거나 파킨슨병 이전 또는 12개월 이내에 시작되는 주요 NCD 환자의 경우에는 NCDLB 진단을 선택할 수 있다. 이런 상황에서 임상의는 어떤 진단이 더 적절한지 결정한다. 인지 증상이 시작되기 최소 1년 전에 파킨슨병이 진단된 경우 2가지 전문가 기준 모두에서 파킨슨병으로 인한 NCD가 일반적으로 적절한 진단이라는 것에 동의한다. 파킨슨증과 경도 NCD의 시점과 순서는 특히 결정하기 어려울 수 있으며, 임상 경과가 분명해질 때까지 미상의 병인으로 인한 NCD를 진단해야 할 수도 있다.

알츠하이머병으로 인한 주요 또는 경도 신경인지장애. 운동 특징은 파킨슨병으로 인한 주요 또는 경도 NCD를 알츠하이머병으로 인한 주요 또는 경도 NCD와 구별하는 열쇠다. 그러나 이 두 장애는 동시에 발생할 수도 있고, 명확한 알츠하이머병이 있는 환자도 경도의 파킨슨증을 나타낼 수 있다.

혈관성 주요 또는 경도 신경인지장애. 혈관성 주요 또는 경도 NCD는 파킨슨증의 특징을 보일 수 있는데, 이는 미만성 피질 또는 피질하 소혈관 질환의 결과로서 나타날 수 있다. 그러나 보통 파킨슨증의 특징이 있다고 해서 파킨슨병을 진단하는 데 충분한 조건은 아니며, 혈관성 NCD의 경과는 보통 뇌혈관 변화와 분명한 연관성을 갖는다.

다른 의학적 상태로 인한 신경인지장애(예, 신경퇴행성 질환). 파킨슨병으로 인한 주요 또는 경도 NCD의 진단을 생각할 때는 진행핵상마비, 피질기저핵변성, 다계통 위축증, 종양, 수두증과 같은 다른 뇌장애와 구별해야 한다.

항정신약물(또는 다른 도파민 수용체 차단 약물)로 유발된 파킨슨증. 항정신병약물(또는 다른 도파민 수용체 차단 약물)로 유발된 파킨슨증은 다른 NCDs가 있는 사람에서도 나타날 수 있는데, 특히 그런 장애의 행동 증상을 조절하기 위해 항정신병약물을 처방하는 경우에 그러하다.

동반이환 Comorbidity

파킨슨병은 특히 노령에서 알츠하이머병 및 뇌혈관 질환과 공존할 수 있다. 파킨슨병으로 인한 NCD가 있는 사람들은 파킨슨병 및 기타 병리의 존재를 시사하는 임상적 특징 또는 생체 표지자를 갖고 있을 수 있다. 혼합성 병인에 대한 증거가 있다 하더라도 파킨슨병이 NCD에 기여하는 것을 배제하지 않는다. 파킨슨병이 있는 사람에서는 여러 가지 병적 특징이 혼합되어 기능적 능력을 감소시킬 수 있다. 운동 증상들, 그리고 흔히 병발하는 우울증이나 정신병, REM수면 행동장애, 무감동이 기능적 손상을 악화시킬 수 있다.

● 헌팅턴병으로 인한 주요 또는 경도 신경인지장애
Major or Mild Neurocognitive Disorder Due to Huntington's Disease

진단기준

A. 주요 또는 경도 신경인지장애의 기준을 충족한다.
B. 서서히 발병하고 점진적으로 진행한다.
C. 임상적으로 확증된 헌팅턴병이 있거나, 가족력 또는 유전자 검사에 근거하여 헌팅턴병의 위험이 있다.
D. 신경인지장애는 다른 의학적 상태로 인한 것이 아니며, 다른 정신질환으로 더 잘 설명되지 않는다.
부호화 시 주의점(748~749쪽 부호화 표 참조):
헌팅턴병으로 인한 주요 신경인지장애(NCD)의 경우: ① 먼저 **G10** 헌팅턴병을 부호화하고, ② 그 뒤에 **F02**를, ③ 그리고 인지 장애의 현재 심각도(경도, 중등도, 고도)를 부호화하고, ④ 마지막으로, 동반하는 행동 또는 심리적 장해 여부를 부호화한다. 예를 들어, 헌팅턴병으로 인한 주요 NCD, 중등도, 정신병적 장해 동반의 경우, ICD-10-CM 부호는 **F02.B2**다.
여러 임상적으로 현저한 행동 및 심리적 장해가 주요 NCD에 동반하는 경우, 여러 ICD-10-CM 부호가 필요하다. 예를 들어, 헌팅턴병으로 인한 주요 NCD, 고도, 초조, 망상, 우울 동반의 경우, 4개의 부호가 필요하다: **G10** 헌팅턴병; **F02.C11**(초조 동반); **F02.C2**(정신병적 장해 동반); **F02.C3**(기분 증상 동반).
헌팅턴병으로 인한 경도 NCD의 경우: ① 먼저 **G10** 헌팅턴병을 부호화하고, ② 그 뒤에 **F06.70** 행동 장해를 동반하지 않는 헌팅턴병으로 인한 경도 NCD 또는 **F06.71** 행동 장해를 동반하는 헌팅턴병으로 인한 경도 NCD를 부호화한다. 헌팅턴병으로 인해 발생한 임상적으로 현저한 정신과적 증상을 나타내기 위하여 추가적인 부호를 사용한다(예, **F06.31** 헌팅턴병으로 인한 우울장애, 우울 양상 동반; **F06.4** 헌팅턴병으로 인한 불안장애).

진단적 특징 Diagnostic Features

점진적 인지 손상이 헌팅턴병의 핵심적 특징인데, 초기에는 학습과 기억보다는 집행 기능(즉, 처리 속도, 구성력 및 계획성)에서 전형적으로 더 두드러지는 저하가 일어난다. 인지적 변화와 부수적 행동 변화가 전형적인 운동이상인 운동완만(즉, 수의적 운동의 지연)과 무도병(즉, 불수의적인 갑작스러운 움직임)의 출현보다 보통 선행한다. 헌팅턴병의 확진은 헌팅턴병의 가족력이 있거나 유전자 검사에서 4번 염색체에 위치한 HTT 유전자에서 CAG 삼핵산 반복 확장을 보이는 사람에서 분명한 추체외로 운동이상이 존재하면 가능하다.

부수적 특징 Associated Features

헌팅턴병과 관련하여 과민성, 무감동, 불안, 강박 증상, 우울증, 그리고 더 드물게는 정신병 모두 나타날 수 있으며, 이런 증상들은 흔히 운동 증상의 시작보다 선행한다.

유병률 Prevalence

신경인지 결손은 헌팅턴병의 최종적 결과다. 전 세계 유병률은 10만 명당 2.7명으로 추정된다. 북미, 유럽, 호주의 헌팅턴병 유병률은 10만 명당 5.7명이며, 아시아에서는 10만 명당 0.40명으로 훨씬 낮은 유병률을 보인다.

발달 및 경과 Development and Course

헌팅턴병이 진단되는 연령은 매우 다양하지만, 증상은 보통 35세에서 40세 사이에서 더 자주 관찰된다. 발병 연령은 CAG 확장 길이와 반비례한다. 유년형의 헌팅턴병(20세 이전 발병)은 성인기 발병에서 특징적인 무도성 운동보다는 운동완만, 근육긴장이상 및 경직을 더 흔하게 보인다. 이 질환은 점진적으로 진행하며 임상적 진단 이후 평균 생존 기간은 대략 10~20년으로 추정되지만, 환자들은 매우 다양한 질병의 진행 과정을 보인다.

헌팅턴병의 표현형 발현은 운동, 인지, 정신의학적 증상들의 존재에 따라 다양하다. 정신의학적 및 인지적 이상은 운동이상보다 10년 이상 앞서서 나타날 수 있다. 치료를 필요로 하는 첫 증상들은 흔히 과민성, 불안 또는 우울 기분이다. 다른 행동 장해는 현저한 무감동, 탈억제, 충동성, 병식의 결여 등이 있으며, 무감동은 시간이 갈수록 흔히 더 심해진다. 초기의 운동 증상들로서 사지의 안절부절 외에도 경도의 실행증(즉, 목적이 있는 운동의 어려움)이 출현하는데, 특히 미세한 운동 과제에서 그러하다. 장애가 진행하면서 나타나는 다른 운동 문제로는 보행 손상(실조)과 자세 불안정이 있다. 운동 손상이 결국 발음 생성에 영향을 미쳐(구음곤란) 말을 이해하기가 매우 어려워지는데, 이는 인지가 비교적 보존되어 있음에도 의사소통에 장벽이 되어 현저한 고통을 야기한다. 운동 질환이 진행되면 진행성 실조와 함께 보행에 심한 영향을 미친다. 종국에는 보행이 불가능해진다. 말기의 운동 질환은 식사와 연하의 운동조절에 손상을 주고, 이는 흔히 흡인성 폐렴으로 인한 사망의 주요 원인이 된다.

위험 및 예후 인자 Risk and Prognostic Factors

유전적, 생리적. 헌팅턴병의 유전적 근거는 헌팅턴 유전자에서 **CAG 반복**이라고 불리는 CAG 삼핵산의 확장이며, 이는 상염색체 우성으로서 질병으로 완전히 발현된다. 반복 길이가 40 이상이면 예외 없이 헌팅턴병이 발병하고, 반복 길이가 길수록 발병 연령이 어려진다. CAG 반복 길이가 36~39 사이일 때는 부분적으로 침습적인 것으로 간주되며, 이는 이 범위에서는 헌팅턴병으로 이어질 수 있거나 그렇지 않을 수 있음을 의미한다. 헌팅턴병이 이 범위의 반복 길이로 발생하는 경우, 생애 후기에 발병하는 경우가 더 많다(70세 이후 진단).

진단적 표지자 Diagnostic Markers

유전자 검사는 질병으로 완전히 발현되는 상염색체 우성 질병인 헌팅턴병을 확인하는 기본적인 검사다. CAG 삼핵산의 반복 확장이 4번 염색체의 헌팅턴 단백질을 암호화하는 유전자에서 관찰된다. 헌팅턴병은 유전자 확장의 존재만으로는 진단할 수 없고, 운동 증상들이 분명히 나타난 후에만 진단을 내릴 수 있다. 가족력이 있는 일부 사람에서는 증상 발현 전 단계에서 유전자 검사가 필요하다. 부수적 특징으로서 또한 뇌영상의 변화가 있다. 기저핵, 특히 미상핵과 피각에서의 용적 감소가 일어난다고 잘 알려져 있고, 질병의 경과에 따라 진행한다. 뇌영상에서 다른 구조적 및 기능적 변화가 관찰된다고 하지만, 연구 수준에 머물러 있다.

자살 사고 혹은 행동과의 연관성 Association With Suicidal Thoughts or Behavior

헌팅턴병에서 일반 인구에 비해 자살 위험이 높다는 것은 잘 입증되어 있다. 문헌 고찰 및 대규모 관찰 연구에 대한 보고에 따르면 자살은 헌팅턴병의 주요 사망 원인 중 하나다. 헌팅턴병의 자살 사고 위험 증가는 헌팅턴병의 운동 증상이 발현되기 전과 후에 진단된 군 양쪽에서 모두 나타났다. 자살 사고의 위험인자에는 우울 증상, 불안, 과민성, 정신병 및 무감동이 포함되며, 이는 임상 경과 관찰 중에 우울 증상을 치료하고 자살 사고를 평가하는 것의 중요성을 강조한다. 헌팅턴병에 대한 대규모 유럽 코호트 연구에서도 마찬가지로 가장 흔한 사망 원인이 폐렴(19.5%), 기타 감염(6.9%), 자살(6.6%)인 것으로 나타났다.

헌팅턴병으로 인한 주요 또는 경도 신경인지장애의 기능적 결과 Functional Consequences of Major or Mild Neurocognitive Disorder Due to Huntington's Disease

질병의 전구기와 진단 초기에는 직업 관련 기능저하가 가장 흔하고, 대부분은 자신의 통상적 업무 능력에서 약간의 감소를 보고한다. 탈억제 및 성격 변화와 같은 헌팅턴병의 감정적·행동적·인지적 측면이 기능저하와 크게 연관되어 있다. 기능저하에 가장 큰 원인이 되는 인지 결손은 기억 손상보다는 처리 속도, 개시 및 주의의 손상이 관여한다. 헌팅턴병은 인생의 생산적인 시기에 발병하므로, 사회 활동과 가정생활, 운전과 같은 일상 기능의 중요한 측면은 물론 직장에서도 업무에 많은 지장을 초래할 수 있다. 질환이 진행하면서 보행 손상, 구음곤란, 충동적이거나 과민한 행동 등의 문제로 야기된 장애 때문에 기능 손상의 수준이 더 심해지며, 일상에서 필요한 간병의 수준은 인지 저하로 인해 필요한 간병의 수준 이상으로 훨씬 더 높아진다. 심한 무도성 운동 때문에 목욕, 옷 입기 및 용변 보기 같은 간병을 제공하기가 상당히 어려울 수 있다.

감별진단 Differential Diagnosis

기타 정신질환. 헌팅턴병의 초기 증상들에는 기분 불안정성, 과민성 또는 강박행동이 보이므로 다른 정신질환을 시사할 수도 있다. 그러나 유전자 검사 또는 운동 증상들의 발생으로 헌팅턴병의 존재를 구별할 수 있다. 기분 증상이 임상적 관심의 초점이라면, 헌팅턴병으로 인한 우울장애, 우울 양상 동반을 부가적으로 진단하여 나타낼 수 있다.

기타 신경인지장애. 헌팅턴병의 초기 증상들, 특히 집행기능이상 및 정신운동 속도 손상은 혈관성 주요 또는 경도 NCD와 같은 다른 NCD와 비슷할 수 있다.

기타 운동장애. 헌팅턴병은 무도병과 연관이 있는 다른 장애나 상태와 구별되어야 한다. 여기에는 윌슨병, 약물로 유발된 지연성 운동이상, 시덴함 무도병, 전신홍반루푸스 또는 노년 무도병을 들 수 있다. 드물게 헌팅턴병과 유사한 경과를 보이지만 유전자 검사에서 양성이 아닌 사람이 있다. 이런 경우를 헌팅턴병 표현형 모사라고 하는데, 다양한 잠재적 유전인자 때문에 발생하는 것으로 생각된다.

● 다른 의학적 상태로 인한 주요 또는 경도 신경인지장애
Major or Mild Neurocognitive Disorder Due to Another Medical Condition

진단기준

A. 주요 또는 경도 신경인지장애의 기준을 충족한다.

B. 병력, 신체검진 또는 검사 소견에서 신경인지장애가 다른 의학적 상태의 병태생리학적 결과라는 증거가 있다(예, 다발성 경화증).

C. 인지 결손은 다른 정신질환(예, 주요우울장애) 또는 다른 특정 신경인지장애(예, 알츠하이머병으로 인한 주요 신 경인지장애)로 더 잘 설명되지 않는다.

부호화 시 주의점(748~749쪽 부호화 표 참조):

다른 의학적 상태로 인한 주요 신경인지장애(NCD)의 경우: ① 먼저 의학적 상태(예, **G35** 다발성 경화증)를 부호화 하고, ② 그 뒤에 **F02**를, ③ 그리고 인지 장해의 현재 심각도(경도, 중등도, 고도)를 부호화하고, ④ 마지막으로, 동 반하는 행동 또는 심리적 장해 여부를 부호화한다. 예를 들어, 다발성 경화증으로 인한 주요 NCD, 중등도, 정신병적 장해 동반의 경우, ICD-10-CM 부호는 **F02.B2**다.

여러 임상적으로 현저한 행동 및 심리적 장해가 주요 NCD에 동반하는 경우, 여러 ICD-10-CM 부호가 필요하다. 예 를 들어, 다발성 경화증으로 인한 주요 NCD, 고도, 초조, 망상, 우울 동반의 경우, 4개의 부호가 필요하다: **G35** 다 발성 경화증; **F02.C11**(초조 동반); **F02.C2**(정신병적 장해 동반); **F02.C3**(기분 증상 동반).

다른 의학적 상태로 인한 경도 NCD의 경우: ① 먼저 의학적 상태(예, **G35** 다발성 경화증)를 부호화하고, ② 그 뒤 에 **F06.70** 행동 장해를 동반하지 않는 다발성 경화증으로 인한 경도 NCD 또는 **F06.71** 행동 장해를 동반하는 다발 성 경화증으로 인한 경도 NCD를 부호화한다. 다발성 경화증으로 인해 발생한 임상적으로 현저한 정신과적 증상을 나타내기 위하여 추가적인 부호를 사용한다(예, **F06.31** 다발성 경화증으로 인한 우울장애, 우울 양상 동반; **F06.4** 다발성 경화증으로 인한 불안장애).

진단적 특징 Diagnostic Features

이 장의 앞에서 다룬 NCD 진단기준이 이미 포함된 특정 병인들(예, 알츠하이머병) 외에 다양한 의 학적 상태가 신경인지장애(NCDs)를 일으킬 수 있다. 앞에서 이런 상태에는 구조적 병변(예, 원발성 또는 속발성의 뇌종양, 경막하혈종, 서서히 진행하는 또는 정상압 수두증), 심부전으로 인한 관류 감소와 관련한 저산소증, 내분비 상태(예, 갑상선기능저하증, 고칼슘혈증, 저혈당증), 영양 상태(예, 티아민 또는 나이아신 결핍), 다른 감염성 질환(예, 신경매독, 크립토코쿠스증), 면역장애(예, 측두 동맥염, 전신홍반루푸스), 간부전, 신부전, 대사 상태(예, 쿠프스병, 부신백질형성장애증, 이염색백색질장애, 성인기와 아동기의 다른 축적병), 다른 신경학적 상태(예, 뇌전증, 다발성 경화증) 등이 있다. 전기 충격 또는 두개내 방사선과 같은 중추신경계 손상의 특이한 원인은 대개 병력에서 분명하다. 의학적 상태의 발병 또는 악화와 인지 결손의 발생 사이에 시간적 연관성은 NCD가 의학적 상태의 병태생리학적 결과임을 잘 뒷받침해 준다. 의학적 상태가 치료되면서 신경인지 결손이 부분적으로 개선되거나 안정화된다면, 이런 관련성에 대한 진단적 확실성은 더 명확해진다.

발달 및 경과 Development and Course

일반적으로 NCD의 경과는 기저의 의학적 상태의 진행에 상응하는 방식으로 진행한다. 의학적 상태가 치료 가능한 상황(예, 갑상선기능저하증)에서는 신경인지 결손이 개선되거나 최소한 진행하지 않을 수 있다. 의학적 상태가 악화되는 경과를 보인다면(예, 이차 진행형 다발성 경화증), 신경인지 결손은 질병의 시간적 경과에 따라 진행한다.

진단적 표지자 Diagnostic Markers

부수적 신체검진과 검사 소견 및 다른 임상적 특징은 의학적 상태의 성질과 심각도에 따라 다르다.

감별진단 Differential Diagnosis

기타 주요 또는 경도 신경인지장애. 원인이 되는 의학적 상태가 존재하더라도 다른 주요 또는 경도 NCD 병인 유형의 가능성을 완전히 배제하지는 못한다. 만약 연관된 의학적 상태가 성공적으로 치료된 이후에도 인지 결손이 지속된다면 다른 병인이 그 인지 저하의 원인이 될 수 있다.

● 다중 병인으로 인한 주요 또는 경도 신경인지장애
Major or Mild Neurocognitive Disorder Due to Multiple Etiologies

진단기준

A. 주요 또는 경도 신경인지장애의 기준을 충족한다.
B. 병력, 신체검진 또는 검사 소견에서 신경인지장애가 물질을 제외하고 하나 이상의 병인적 과정의 병태생리학적 결과라는 증거가 있다(예, 알츠하이머병으로 인한 신경인지장애에 뒤이어 발생하는 혈관성 신경인지장애).
　주의점: 특정 병인의 확증에 관한 지침을 위해서는 특정 의학적 상태로 인한 다양한 신경인지장애의 진단기준을 참조하시오.
C. 인지 결손은 다른 정신질환으로 더 잘 설명되지 않으며, 섬망의 경과 중에만 발생되지는 않는다.
부호화 시 주의점(748~749쪽 부호화 표 참조):

거의 확실한 병인을 포함하는, 다중 병인으로 인한 주요 신경인지장애(NCD)의 경우: ① 먼저 모든 병인적 의학적 상태들(부호화하지 않는 뇌혈관 질환 제외)을 부호화하고, ② 그 뒤에 **F02**를, ③ 그리고 인지 장해의 현재 심각도(경도, 중등도, 고도)를 부호화하고, ④ 마지막으로, 동반하는 행동 또는 심리적 장해 여부를 부호화한다. ⑤ 거의 확실한 뇌혈관 질환이 다중 병인적 의학적 상태에 속한다면 **F01**(추가적인 의학적 부호는 없다)을 부호화하고, 인지 장해의 현재 심각도(경도, 중등도, 고도)와 동반하는 행동 또는 심리적 장해 여부를 부호화한다. 예를 들어, 주요 NCD, 중등도, 정신병적 장해를 동반하는 질환이 알츠하이머병, 뇌혈관 질환, HIV 감염으로 인한 것이며 과도한 만성적 알코올 사용이 기여 요인으로 판단된다면, 다음과 같이 부호화한다: **G30.9** 알츠하이머병; **B20** HIV 감염; **F02.B2** 알츠하이머병과 HIV 감염으로 인한 주요 NCD, 중등도, 정신병적 장해 동반; **F01.B2** 거의 확실한 혈관 질환으로 인한 주요 NCD, 중등도, 정신병적 장해 동반; **F10.27** 알코올로 유발된 주요 신경인지장애, 기억상실 없음 – 작화증형, 중등도 알코올사용장애 동반.

거의 확실한 병인을 포함하는, 다중 병인으로 인한 경도 NCD의 경우, ① 먼저 모든 병인적 의학적 상태들(**I67.9** 뇌혈관 질환이 존재하는 경우, 이를 포함한다)을 부호화하고, ② 그 뒤에 **F06.70** 행동 장해를 동반하지 않는 다중 병인으로 인한 경도 NCD 또는 **F06.71** 행동 장해를 동반하는 다중 병인으로 인한 경도 NCD를 부호화한다. 예를 들어, 행동 장해를 동반하지 않는 경도 NCD가 알츠하이머병과 혈관 질환으로 인한 것이라면, 다음과 같이 부호화한다: **G30.9** 알츠하이머병, **I67.9** 뇌혈관 질환; **F06.70** 거의 확실한 알츠하이머병과 뇌혈관 질환으로 인한 경도 NCD, 행동 장해를 동반하지 않음. 다양한 의학적 병인으로 인해 발생한 임상적으로 현저한 정신과적 증상을 나타내기 위하여 추가적인 부호를 사용한다(예, **F06.31** 뇌혈관 질환으로 인한 우울장애, 우울 양상 동반; **F06.4** 알츠하이머병으로 인한 불안장애).

이 범주는 여러 가지 의학적 상태가 신경인지장애(NCD)의 발생에 거의 확실한 역할을 했다는 증거가 있는 NCD의 임상 양상을 다루기 위해 포함되었다. 특정 의학적 상태와 NCD의 병인적 연관성을 확증하기 위한 더 많은 정보를 얻기 위해서는 NCD를 일으킨다고 알려진 여러 가지 의학적 상태의 존재를 가리키는 증거(즉, 병력, 신체검진 또는 검사 소견) 외에도 여러 가지 의학적 병인에 대한 진단기준과 본문(예, 파킨슨병으로 인한 NCD)을 참고하는 것이 도움이 된다.

● 미상의 병인으로 인한 주요 또는 경도 신경인지장애
Major or Mild Neurocognitive Disorder Due to Unknown Etiology

진단기준

A. 주요 또는 경도 신경인지장애의 기준을 충족한다.
B. 병력, 신체검진 또는 검사 소견에서 신경인지장애가 추정되는 의학적 상태, 혼합된 의학적 상태 혹은 물질 또는 치료약물과 혼합된 의학적 상태의 병태생리학적 결과라고 시사되는 증거가 있으나 구체적인 원인을 밝히기에는 정보가 부족하다.
C. 인지 결손은 다른 의학적 상태 또는 물질/치료약물로 유발된 신경인지장애로 더 잘 설명되지 않으며 단지 섬망의 경과 중에만 발생하는 것이 아니다.

부호화 시 주의점(748~749쪽 부호화 표 참조):

미상의 병인으로 인한 주요 신경인지장애의 경우: ① 먼저 **F03**(추가적인 의학적 부호는 없다)을 부호화한다. ② 그 뒤에 인지 장해의 현재 심각도(경도, 중등도, 고도)를 부호화하고, ③ 동반하는 행동 또는 심리적 장해 여부를 부호화한다. 예를 들어, 미상의 병인으로 인한 주요 NCD, 중등도, 정신병적 장해 동반의 경우, ICD-10-CM 부호는 **F03. B2**다.

여러 임상적으로 현저한 행동 및 심리적 장해가 주요 NCD에 동반하는 경우, 여러 ICD-10-CM 부호가 필요하다. 예를 들어, 미상의 병인으로 인한 주요 NCD, 고도, 초조, 망상, 우울 동반의 경우, 3개의 부호가 필요하다: **F03. C11**(초조 동반); **F03.C2**(정신병적 장해 동반); **F03.C3**(기분 증상 동반).

미상의 병인으로 인한 경도 NCD의 경우, **G31.84**를 부호화한다. (**주의점**: '행동 장해를 동반하는 경우'와 '행동 장해를 동반하지 않는 경우'는 부호화할 수 없으나 기록은 해야 한다.)

이 범주는 병력, 신체검진 또는 검사 소견에서 시사하는 의학적 병인이나 물질 또는 치료약물의 사용과 혼합된 의학적 병인이 시사되는 증거가 있으나 구체적인 원인을 밝히기에는 정보가 부족한 주요 또는 경도 신경인지장애의 임상 양상을 다루기 위해 포함되었다.

● 명시되지 않는 신경인지장애
Unspecified Neurocognitive Disorder

R41.9

이 범주는 사회적, 직업적 또는 다른 중요한 기능 영역에서 임상적으로 현저한 고통이나 손상을 초래하는 신경인지장애의 특징적인 증상들이 두드러지지만, 신경인지장애의 진단분류에 속한 장애 중 어느 것에도 완전한 기준을 만족하지 않는 발현 징후들에 적용된다.

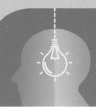

성격장애
Personality Disorders

이 장은 10개의 특정 성격장애 각각에 적용할 성격장애의 일반적인 정의를 내리는 것으로 시작된다. 성격장애는 개인이 속한 문화에서 기대되는 바와 규범에서 현저하게 편향된 내적 경험과 행동의 지속적인 패턴이 청소년기나 성인기 초기에 발병하여 시간이 지나면서 안정되면서 만연되고 경직되어 고통이나 장애를 초래한다.

모든 자료를 검토하면서, 특히 성격장애의 복잡성으로 인해 다른 관점들이 제기되었고 이를 수용하기 위한 노력들이 이루어졌다. 따라서 성격장애는 II편과 III편 모두에 기술되어 있다. II편에는 DSM-5(DSM-IV-TR부터 이어진)에 수록된 기존의 진단기준과는 동일하지만, 관련된 본문 내용은 개정하였다. III편에서는 DSM-5 성격과 성격장애 실무단(DSM-5 Personality and Personality Disorder Work Group)에서 개발하여 성격장애의 진단과 개념을 위해 제안된 모델을 다루고 있다. 이 분야가 발전함에 따라 두 버전이 각각 임상 실제와 연구 이니셔티브에 도움이 될 것으로 기대된다.

이 장에 수록된 성격장애는 다음과 같다.

- **편집성 성격장애**: 다른 사람의 동기를 악의가 있는 것으로 해석하는 등 타인에 대한 불신과 의심을 보이는 패턴
- **조현성 성격장애**: 사회적 관계에서 고립되고 제한된 감정 표현을 보이는 패턴
- **조현형 성격장애**: 친밀한 관계를 극심하게 불편해하고 인지 및 지각의 왜곡과 기이한 행동을 보이는 패턴
- **반사회성 성격장애**: 다른 사람들의 권리를 무시하거나 침해하고, 경험에서 학습이 되지 않으며, 범죄성, 충동성을 보이는 패턴
- **경계성 성격장애**: 대인관계, 자아상 및 감정의 불안정성과 현저한 충동성을 보이는 패턴
- **연극성 성격장애**: 과도하게 감정적이고 지나치게 주의를 끄는 패턴
- **자기애성 성격장애**: 과대성, 감탄 요구, 공감 부족을 보이는 패턴
- **회피성 성격장애**: 사회적 억제와 부적절감, 부정적 평가에 예민함을 보이는 패턴
- **의존성 성격장애**: 지나친 돌봄 욕구와 연관된 복종과 매달림을 보이는 행동 패턴
- **강박성 성격장애**: 정돈, 완벽, 조절에 집착하는 패턴

- **다른 의학적 상태로 인한 성격 변화**는 다른 의학적 상태(예, 전두엽 병변)의 직접적인 병태생리학적 결과로 인한 것이라고 판단되는 지속적인 성격 장해
- **달리 명시되는 성격장애**는 2가지 상황을 위해 마련된 범주다. 첫째는 개인의 성격 특성이 성격장애의 일반적 진단범주를 충족하고 동시에 다수의 다른 성격장애의 특질(traits)이 혼재되어 있지만 하나의 특정 성격장애의 진단범주에는 해당되지 않을 때 적용할 수 있다. 둘째는 개인의 성격 특성이 성격장애의 일반적 진단범주를 충족하지만, 그 개인이 DSM-5 진단분류에는 해당되지 않는 성격장애가 있는 것으로 판단될 때 사용할 수 있다(예, 수동-공격성 성격장애). **명시되지 않는 성격장애**는 성격장애의 특징적인 증상들이 확인되지만, 좀 더 특정한 진단을 내리기에는 정보가 불충분한 경우를 위한 것이다.

성격장애는 증상의 유사성에 따라서 3가지 군으로 분류된다. A군에는 편집성 성격장애, 조현성 성격장애, 조현형 성격장애가 있다. 이들은 유별나거나 기이한 특성을 보인다. B군에는 반사회성 성격장애, 경계성 성격장애, 연극성 성격장애, 자기애성 성격장애가 있다. 이들은 극적이고 감정적이며 변덕스러운 특성을 보인다. C군에는 회피성 성격장애, 의존성 성격장애, 강박성 성격장애가 있다. 이들은 불안하고 겁이 많은 특성을 보이는 집단이다. 여기서 반드시 짚고 넘어가야 할 점은 이런 분류가 연구와 교육적 측면에서는 유용하지만 한계가 분명히 있으며 일관된 타당성이 부족하다는 점이다. 예를 들어, 서로 다른 군으로부터 2개 이상의 장애 또는 그들 중 몇 개의 특질이 종종 동시에 발생할 수 있으며 그 정도는 다양하게 나타난다.

여러 나라의 역학 연구를 검토한 결과, A군의 성격장애는 3.6%, B군은 4.5%, C군은 2.8%, 모든 성격장애는 10.5%의 유병률 중앙값을 보였다. 유병률은 국가와 민족에 따라 다양한데, 그것이 진정한 문화적 차이 때문인지 유병률 평가에 영향을 미치는 다양한 정의나 진단 도구 때문인지는 의문이 있다.

성격장애의 차원적 모델
Dimensional Models for Personality Disorders

이 책에서 사용하는 진단적 접근은 범주적 시각을 나타내는 것으로, 성격장애는 질적으로 구별되는 임상적 증후군이라는 것을 의미한다. 범주적 접근에 대한 대안은 차원적 관점인데, 이는 부적응적 성격 특질이 눈에 띄지 않게 정상에 합쳐져 있거나 여러 특질이 서로 합쳐져 있다는 것이다. 성격장애의 차원적 모델에 대한 전반적인 설명은 III편을 참조하면 된다. DSM-5 성격장애 범주(즉, 유별나고 기이한, 극적이고 감정적인, 불안하고 두려운)도 다른 정신질환과 연속선상에 있으면서 성격의 역기능 스펙트럼을 나타내는 한 차원으로 볼 수도 있다. 대안이 되는 차원적 모델은 공통점이 많고 성격 역기능의 중요한 영역을 설명해 줄 수 있다. 성격장애의 통합, 임상적 유용성, 성격장애 진단범주와의 관련, 그리고 다양한 성격의 역기능 측면에 대한 연구가 활발하게 진행 중이다. 여기에는 차원적 모델이 범주형 모델에서 볼 수 있는 문화 간 유병률 변화를 명확히 할 수 있는지에 대한 연구도 포함된다.

● 성격장애 일반
General Personality Disorder

진단기준

A. 개인이 속한 문화에서 기대되는 바로부터 현저하게 편향된 내적 경험과 행동의 지속적인 패턴. 이러한 형태는 다음 중 2가지(또는 그 이상)에서 나타난다.
   1. 인지(즉, 자신, 타인, 사건을 인식하고 해석하는 방식)
   2. 감정 성향(즉, 감정 반응의 범위, 강도, 가변성, 적절성)
   3. 대인관계 기능
   4. 충동 조절
B. 지속적인 패턴이 개인적·사회적 상황에 광범위하게 경직되고 만연되어 나타난다.
C. 지속적인 패턴이 사회적, 직업적 또는 다른 중요한 기능 영역에서 임상적으로 현저한 고통이나 손상을 초래한다.
D. 패턴은 안정적이고 오랜 기간 있어 왔으며, 최소한 청소년기 혹은 성인기 초기부터 시작된다.
E. 지속적인 패턴이 다른 정신질환의 발현이나 결과로 더 잘 설명되지 않는다.
F. 지속적인 패턴이 물질(예, 남용약물, 치료약물)의 생리적 효과나 다른 의학적 상태(예, 두부 외상)로 인한 것이 아니다.

진단적 특징 Diagnostic Features

성격 특질은 광범위한 사회적·개인적 맥락에서 나타나는 환경과 자신에 대한 인식, 관계, 사고의 지속적 패턴이다. 성격 특질이 경직되고 부적응적이며 현저한 기능 손상과 주관적인 고통을 유발할 때만 성격장애라 할 수 있다. 성격장애의 주요한 특징은 개인이 속한 문화의 기대와 규범에서 현저하게 편향된 내적 경험과 행동의 지속적인 패턴을 말하며, 다음에 언급되는 영역 중 2개 이상의 영역에서 증상이 나타나야 한다: 인지, 감정 성향, 대인관계 기능, 충동 조절(진단기준 A). 지속적 패턴이 개인적·사회적 상황에 광범위하게 경직되고 만연되어 나타난다(진단기준 B). 지속적인 패턴이 사회적, 직업적 또는 다른 중요한 기능 영역에서 임상적으로 현저한 고통이나 손상을 초래한다(진단기준 C). 패턴은 안정적이고 오랜 기간 있어 왔으며, 최소한 청소년기 혹은 성인기 초기부터 시작된다(진단기준 D). 지속적인 패턴이 다른 정신질환의 발현이나 결과로 더 잘 설명되지 않으며(진단기준 E), 지속적인 패턴이 물질(예, 남용약물, 치료약물)의 생리적 효과나 다른 의학적 상태(예, 두부 외상)로 인한 것이 아니다(진단기준 F). 이 장의 각 성격장애마다 특정 진단기준이 제시되어 있다.

성격장애를 진단하기 위해서는 그 개인의 장기간 기능 패턴을 반드시 평가하여야 하고, 특징적인 성격 특질이 성인기 초기에는 명백하게 나타나야 한다. 이러한 장애를 특징짓는 성격 특질은 특정 스트레스 상황이나 좀 더 일시적인 정신상태(예, 양극성장애, 우울장애, 불안장애, 물질 중독)에서 드러나는 개인적 특성(characteristics)과는 구별되어야 한다. 임상의는 성격 특질이 오랜 시간 지속되고 상황에 상관없이 일관되게 나타나는지를 평가하여야 한다. 비록 1회의 면담으로도 진단을 내릴 수 있지만, 일반적으로 1회 이상의 면담을 시간 간격을 두고 가지는 것이 필요하다. 성격장애를 특징짓는 개인적 특성을 환자는 문제시하지 않기 때문에(즉, 특질은 종종 자아동조적이다) 평가는 복잡해질 수 있다. 이런 어려움을 극복하기 위해서 다른 정보제공자로부터 보충적인 자료를 얻는 것이 도움이 될 수 있다.

발달 및 경과 Development and Course

성격장애의 양상은 보통 청소년기나 성인기 초기에 드러나게 된다. 정의에 의하면, 성격장애는 사고, 느낌, 행동이 상대적으로 시간이 지나도 안정적인 지속적인 패턴이다. 성격장애의 몇몇 유형(특히 반사회성 및 경계성 성격장애)은 나이가 들어 감에 따라 증상이 완화되거나 관해되기도 하지만, 다른 성격장애에서는 이런 경향이 나타나지 않기도 한다(예, 강박성 및 조현형 성격장애).

성격장애의 범주는 비교적 드물게 아동이나 청소년에서도 적용할 수 있는데, 특징적인 부적응적 성격 특질이 만연하고 지속적이며 특정 발달단계에 국한되지 않고 다른 정신질환 때문이 아닌 경우에 그렇다. 아동기에 나타나는 성격장애의 특질은 성인기까지 변함없이 지속되지 않는 경우가 흔하다는 것을 반드시 알고 있어야 한다. 18세 미만에서 성격장애를 진단한다면 그 특징들이 최소 1년간은 관찰되어야 한다. 이것의 유일한 예외는 반사회성 성격장애인데, 이것도 18세 미만에서는 진단될 수 없다. 비록 정의에 의하면, 성격장애는 늦어도 초기 성인기에 발병한다는 조건이 있지만 비교적 삶의 후반기까지 의학적 관심을 받지 않는 경우도 있다. 성격장애는 중요한 지지적 인물(예, 배우자)을 상실하거나 이전의 안정적인 사회적 여건(예, 직장)을 상실한 후에 더 심해지기도 한다. 그러나 성인기 중반 이후 혹은 노년기에 발병한 성격의 변화는 반드시 다른 의학적 상태나 인지하지 못한 물질사용장애로 인한 성격장애의 가능성에 대해 철저한 검사가 이루어져야 한다.

문화와 관련된 진단적 쟁점 Culture-Related Diagnostic Issues

감정조절과 대인관계 기능과 같은 성격의 핵심 측면은 문화의 영향을 받는데, 이는 자기보호 및 동화의 방법과, 특정한 행동 및 성격 특질의 수용과 비난에 대한 기준을 제공한다. 성격의 기능을 평가하기 위해서는 그 개인의 민족적 · 문화적 · 사회적 배경을 반드시 고려하여야 한다. 성격장애는 이민자의 문화 적응과 관련된 문제나 개인의 문화적 배경에서 공인된 습관, 관습 혹은 종교적-정치적 가치의 표현과 관련된 문제와 혼동되어서는 안 된다. 성격장애의 경직되고 역기능적인 측면으로 보이는 행동 패턴들은 문화적 제약에 대한 적응적 반응을 대신해서 반영할 수도 있다. 예를 들어, 이혼이 금지된 작은 공동체에서 학대적인 관계에 의존하는 것은 병적인 의존성이 반영되지 않을 수 있으며, 친구와 가족들을 위험에 처하게 하거나 법적 규범과 충돌하게 하는 양심적인 정치적 저항이 반드시 병적인 냉담함을 반영하는 것은 아니다. 성격장애에 대한 인식과 진단은 문화, 민족, 인종 집단에 걸쳐 뚜렷한 차이가 있다. 자기 및 애착에 대한 문화적으로 패턴화된 개념에 주의를 기울이고, 임상가의 문화적 배경이나 평가 대상 일반 집단에 표준화되지 않은 진단 도구의 사용으로 인한 평가 편견에 주의를 두며, 빈곤, 누적된 스트레스, 인종차별, 그리고 감정, 인지, 행동에 대한 판별과 같은 사회적 결정 요인의 영향에 주의를 기울임으로써 진단의 정확성을 향상시킬 수 있다. 임상의가 다른 문화적 배경을 가진 개인을 평가할 때는 그 사람의 문화적 배경에 익숙한 정보제공자로부터 추가적인 정보를 얻는 것이 도움이 된다.

성 및 젠더와 관련된 진단적 쟁점 Sex- and Gender-Related Diagnostic Issues

어떤 성격장애(예, 반사회성 성격장애)는 남성에서 더 흔히 진단된다. 또 다른 성격장애(예, 경계성 성격장애, 연극성 성격장애, 의존성 성격장애)는 여성에서 더 흔하다. 그런데 경계성 성격장애의 경우 여성들이 더 많은 도움을 요청하기 때문에 그럴 수도 있다. 임상의는 전형적인 젠더 역할과 행동에 대한 사회적 고정관념으로 남성이나 여성에서 어떤 성격장애를 과잉진단하거나 과소진단하지 않도록 반드시 주의해야 한다. 시스젠더와 트랜스젠더 사이에 성격장애의 역학이나 임상적인 표현에서 차이가 있는지는 현재 의미 있는 결론을 도출할 정도의 증거가 불충분하다.

감별진단 Differential Diagnosis

기타 정신질환 및 성격 특질. 성격장애의 특성을 묘사(예, 의심이 많고, 의존적이며, 무감각하다)하는 많은 특정 기준은 또한 다른 정신질환에서 삽화의 특성이기도 하다. 성격장애는 뚜렷한 개인적 특성이 성인기 초기 전에 나타나고, 개인의 장기간 기능들의 전형적인 모습이며 다른 정신질환의 삽화에 국한해서 나타나지 않을 때만 진단이 가능하다. 성격장애와 지속성 우울장애(지속성 우울장애는 비교적 일찍 발병하고, 지속적이며 상대적으로 안정적인 경과를 보인다)와 같은 만성적인 정신질환을 구분하기는 특히 어렵다(특별히 유용하지 않을 수도 있다). 현상학적 유사성과 생물학적 유사성 혹은 가족집적성(familial aggregation)에 근거하여 어떤 성격장애는 다른 정신질환과 '연속선상'의 관련을 보인다(예, 조현형 성격장애와 조현병, 회피성 성격장애와 사회불안장애).

성격장애와 성격장애의 역치에 미치지 못하는 성격 특질과 반드시 감별하여야 한다. 성격 특질이 경직되고 부적응적이며 지속적이고 현저한 기능적 손상과 주관적인 고통을 초래할 때만 성격장애로 진단할 수 있다.

정신병적 장애. 3가지 성격장애(즉, 편집성 성격장애, 조현성 성격장애, 조현형 성격장애)는 정신병적 장애와 관련이 있어서 행동의 양상이 조현병, 정신병적 양상을 동반한 양극성장애 또는 우울장애, 다른 정신병적 장애의 경과 중 발생한 것은 여기에 포함시키지 않는다는 배제 진단기준을 마련하고 있다. 지속적인 정신질환(예, 조현병)을 진단받은 개인의 이전의 성격 특질이 이 진단기준에 맞으면 '병전(premorbid)'을 추가해서 기록하여야 한다.

불안 및 우울 장애. 임상의는 우울장애나 불안장애의 삽화 기간에는 성격장애를 진단하는 데 매우 조심하여야 하는데, 이러한 증상들이 성격 특질과 유사한 단면적 특징을 보이고, 기능의 장기간 패턴에 대한 후향적 평가를 더욱 어렵게 만들 수 있기 때문이다.

외상후 스트레스장애. 극심한 스트레스에 노출된 이후에 성격의 변화가 나타나고 지속된다면 외상후 스트레스장애를 반드시 고려해야 한다.

물질사용장애. 물질사용장애가 있다면 물질 중독 또는 금단 증상의 결과로 나타나는 행동이나 물질 사용을 지속하기 위해서 하는 활동(예, 반사회적 행동)만 보고 성격장애로 진단하면 안 된다.

다른 의학적 상태로 인한 성격 변화. 성격의 지속적인 변화가 다른 의학적 상태(예, 뇌종양)의 생리적 효과의 결과에 의한 것이라면 다른 의학적 상태로 인한 성격 변화라는 진단을 내려야 한다.

A군 성격장애
Cluster A Personality Disorders

● 편집성 성격장애
Paranoid Personality Disorder

진단기준	F60.0

A. 다른 사람의 동기를 악의가 있는 것으로 해석하는 등 다른 사람에 대한 만연된 불신과 의심이 있다. 이 패턴은 성인기 초기에 시작되며 다양한 맥락에서 나타나고, 다음 중 4가지(또는 그 이상)를 충족한다.
   1. 충분한 근거 없이, 다른 사람이 자신을 착취하고 해를 끼치고 속인다고 의심함
   2. 친구들이나 동료들의 충정이나 신뢰에 대한 근거 없는 의심에 사로잡혀 있음
   3. 어떠한 정보가 자신에게 나쁘게 이용될 것이라는 잘못된 두려움 때문에 다른 사람에게 비밀을 털어놓기를 꺼림
   4. 그리 악의 없는 말이나 사건에 대해 자신을 비하하거나 위협하려는 숨은 의미가 있는 것으로 해석함
   5. 지속적으로 원한을 품음(즉, 모욕, 상처 혹은 경멸을 용서하지 못함)
   6. 다른 사람에게는 명백하지 않은 자신의 성격이나 평판을 공격으로 인지하고 즉각 화를 내고 반격함
   7. 정당한 이유 없이 배우자나 성행위 파트너의 정조를 반복적으로 의심함
B. 조현병, 정신병적 양상을 동반한 양극성장애 또는 우울장애, 다른 정신병적 장애의 경과 동안에만 발생한 것이 아니고, 다른 의학적 상태의 생리적 효과로 인한 것이 아니다.
주의점: 진단기준이 조현병의 발병에 앞서 만족했다면 '병전'을 추가해야 한다. 즉, '편집성 성격장애(병전)'.

진단적 특징 Diagnostic Features
편집성 성격장애의 핵심 양상은 불신과 의심이어서 타인의 동기를 악의적으로 해석하는 것이다. 이런 양상은 성인기 초기에 시작해서 다양한 맥락에서 나타난다.

이 장애가 있는 사람들은 지지할 만한 증거가 하나도 없는데도 불구하고 다른 사람이 자신을 착취하고 해를 끼치고 속인다고 생각한다(진단기준 A1). 근거가 희박함에도 불구하고 다른 사람들이 자신에 대해서 음모를 꾸미고, 갑자기 어느 때고 아무 이유 없이 자신을 공격할 것이라고 의심한다. 그들은 종종 충분한 근거도 없이 다른 사람이 자신을 깊이 돌이킬 수 없을 정도로 상처를 주었다고 생각한다. 친구들이나 동료들의 충정이나 신뢰에 대한 근거 없는 의심에 사로잡혀 있어서 그들의 행동을 미세하게 관찰하여 악의적 동기가 없는지를 살핀다(진단기준 A2). 충정이나 신뢰에 조금이라도 흔들림이 있다고 느끼면 그들은 이것을 자신의 믿음에 대한 근거로 사용한다. 친구나 동료들

이 충정을 보여 주면 너무 당황하고 그들을 신뢰하거나 믿지 못한다. 만약 자신들이 어려움에 처한다면 친구나 동료들이 자신을 공격하거나 무시할 것이라고 생각한다.

편집성 성격장애가 있는 사람들은 어떤 정보가 자신에게 나쁘게 이용될 것이라는 두려움 때문에 다른 사람에게 비밀을 털어놓거나 다른 사람들과 가까워지는 것을 꺼린다(진단기준 A3). 그들은 개인적인 질문에 "당신이 관여할 바가 아니다."라고 하면서 답하기를 거부한다. 그리 악의 없는 말이나 사건에 대해 자신을 비하하거나 위협하려는 숨은 의미가 있는 것으로 해석한다(진단기준 A4). 예를 들어, 편집성 성격장애가 있는 사람들은 점원의 악의 없는 실수를 잔돈을 떼어먹기 위한 교묘한 술책이라고 생각하거나 동료의 일상적인 농담을 심각한 인신공격으로 받아들인다. 다른 사람들의 칭찬도 자주 오해한다(예, 새로 취득한 것에 대한 칭찬은 자신을 이기적이라고 비판하는 것으로 잘못 해석하고, 업적에 대한 칭찬은 더 많은, 그리고 더 나은 성과를 강요하기 위한 시도로 잘못 해석한다). 그들은 다른 사람들이 도와주겠다는 호의를 베풀면 자신이 그 일을 충분히 혼자서 못하고 있어 비난받는 것이라고 생각한다.

이 장애가 있는 사람들은 지속적으로 다른 사람에 대해서 원한을 품고, 자신이 받았다고 생각하는 모욕, 상처 혹은 경멸을 용서하지 못한다(진단기준 A5). 사소한 경멸도 엄청난 적대감을 불러일으키고 적대적 감정은 오랫동안 지속된다. 그들은 끊임없이 다른 사람들의 악의적인 동기에 주의를 기울이기 때문에 자주 자신의 성격이나 명성이 공격을 당해 왔고 다른 여러 방법으로 경멸을 받아 왔다고 느낀다. 모욕을 받았다고 느끼면 그 즉시 반격을 하고 화를 낸다(진단기준 A6). 그들은 병적으로 질투하고 정당한 이유 없이 배우자나 성행위 파트너의 정조를 반복적으로 의심한다(진단기준 A7). 그들은 자신의 질투심에 대한 믿음을 뒷받침하는 사소하고 중요하지 않은 정보를 모은다. 배신당하지 않기 위해서 친밀한 관계를 완벽하게 통제하기를 원하고 끊임없이 배우자나 성행위 파트너의 소재, 행동, 의도, 그리고 정조에 대해 질문하고 시험한다.

행동 패턴이 전적으로 조현병, 정신병적 양상을 동반한 양극성장애 또는 우울장애, 다른 정신병적 장애의 경과 동안에 발생하였거나, 신경학적(예, 측두엽 뇌전증) 혹은 다른 의학적 상태의 생리적 효과로 인한 것이면 편집성 성격장애 진단은 내릴 수 없다(진단기준 B).

부수적 특징 Associated Features

편집성 성격장애가 있는 사람들은 일반적으로 다른 사람들과 어울리는 것이 어렵고 친밀한 관계에 어려움을 겪는다. 그들의 지나친 의심과 적개심은 공개적인 언쟁으로 표현되기도 하고, 반복되는 불평과 적대적인 냉담함으로 표현되기도 한다. 그들은 자주 적대적이고 완고하고 빈정대는 표현이 우세한 가변적인 감정을 드러낸다. 그들의 호전적이고 의심하는 특성은 다른 사람에게 적대적인 반응을 야기하고, 이것은 또한 이들의 원래의 예상을 확인시켜 주게 된다.

이들은 다른 사람을 믿지 못하기 때문에 주위 사람들을 강하게 통제하기를 원한다. 자신들은 비판을 받아들이는 데 어려움을 겪으면서도, 그들은 완고하고 타인에게 비판적이며 협동을 못한다. 그들은 자신의 결점을 다른 사람의 탓으로 돌린다. 주위에서 감지한 위협에 재빨리 반격하기 때문에 그들은 툭하면 소송을 하고 자주 법적 분쟁에 연관된다. 편집성 성격장애가 있는 사람들은 그들이 만나는 사람이나 상황에 대해 가지고 있는 편견과 부정적인 관념이 사실임을 보여 주려 하고 악의적인 동기들은 다른 사람들의 탓으로 돌리지만, 이것은 그들 자신의 공포를 다른 사람에게 투사하는 것이다. 그들은 빈약하고 은밀하고 비현실적인 과대한 환상을 표현하기도 하는데 그 내용은 주로 권력, 서열과 같은 주제에 맞추어져 있고, 특히 자신이 속한 집단과 이질적인 집단의 사람에게는 부정적인 고정관념을 발전시키는 경향이 있다. 그들은 세상을 단순한 방식으로만 바라보므로 종종 애매한 상황은 경계한다. 그들은 '광신자(fanatics)'로 인식되기도 하는데, 유대가 돈독한 '종교 집단'이나 자신과 편집성 믿음 체계를 공유하는 사람들과 함께 집단을 형성하기도 한다.

유병률 Prevalence

미국에서 실시한 전국병존질환설문응답 제II부 부표본(Part II of the National Comorbidity Survey Replication)에서 추정한 편집성 성격장애의 유병률은 2.3%로 추정되며, 알코올 및 관련 질환에 대한 전국역학조사(National Epidemiologic Survey on Alcohol and Related Conditions)에 의하면 4.4%로 나타났다. 6개의 역학 연구(그중 4개는 미국)를 검토한 결과, 유병률의 중앙값은 3.2%였다. 범죄 환경에서 추정유병률은 23%에 이른다.

발달 및 경과 Development and Course

편집성 성격장애는 아동기와 청소년기에 외톨이, 원만하지 못한 또래관계, 사회불안, 학습부진, 대인관계 과민성을 동반하여 처음 나타날 수 있다. 청소년기에 발병하는 편집성 성격장애는 아동 학대, 외현화 증상, 또래 집단 따돌림 등의 과거 경험과 어른이 되었을 때 공격적인 대인관계를 보이는 모습과 연관이 있다.

위험 및 예후 인자 Risk and Prognostic Factors

환경적. 사회경제적 불평등, 소외, 인종차별과 같은 사회적 스트레스 요인에 노출되는 것은 신뢰의 감소와 연관이 있는데, 어떤 경우에는 적응적 반응이다. 사회적 스트레스와 아동 학대의 조합은 인종차별에 직면한 사회 집단에서 편집증적 증상의 유병률을 증가시킬 수 있다. 종적 · 단면적 연구 모두를 통해 유년 시절의 트라우마가 편집증적 성격장애의 위험인자임을 확인할 수 있다.

유전적, 생리적. 조현병 환자의 가족에서 편집성 성격장애의 발병률이 높고, 피해형 망상장애와 좀 더 특정한 가족적 경향을 보인다는 자료가 있다.

문화와 관련된 진단적 쟁점 Culture-Related Diagnostic Issues

사회문화적 맥락이나 특정한 삶의 환경에 의해 영향을 받는 일부 행동은 편집증이라는 잘못된 꼬리표를 붙일 수 있고 심지어 임상 평가 과정에서 강화될 수도 있다. 이민자, 사회적으로 억압받는 민족 및 인종 집단의 구성원, 그리고 사회적 역경, 인종차별, 차별에 직면한 기타 집단은 조심스럽고 방어적인 행동을 보일 수 있는데, 이것은 생소함(예, 언어의 장벽이나 사회적 규칙과 규정에 대한 지식의 부족) 때문이기도 하고 혹은 주류 사회에서 받은 무시와 무관심에 대한 반응이기도 하다. 일부 문화 집단은 특히 외부 집단 구성원들에게 일반 신뢰 수준이 낮은데, 이것은 편집증적인 것으로 잘못 판단될 수 있는 행동을 초래할 수 있다. 여기에는 경계심, 제한된 감정 표현, 인지적 경직성, 사회적 거리, 불공정하거나 차별적인 상황에 대한 적대감이나 방어와 같은 것이 있다. 결국 이러한 행동들은 임상가를 포함해서 이들을 상대하는 사람들이 화와 분노를 드러내게 하여 상호 불신이라는 악순환의 고리가 형성되는데, 이것을 편집성 성격장애와 혼돈해서는 안 된다.

성 및 젠더와 관련된 진단적 쟁점 Sex- and Gender-Related Diagnostic Issues

편집성 성격장애는 임상 및 지역사회를 기반으로 하는 메타분석에서 여성보다 남성에서 더 흔하다는 것이 밝혀졌지만, 알코올 및 관련 질환에 대한 국립 역학 조사에서는 여성에서 더 흔하였다.

감별진단 Differential Diagnosis

정신병적 증상을 동반한 기타 정신질환. 편집성 성격장애는 피해형 망상장애, 조현병, 정신병적 양상을 동반한 양극성장애 또는 우울장애와 감별하여야 한다. 이 장애들은 모두 지속적인 정신병적 증상(예, 망상과 환각)을 보인다. 편집성 성격장애를 추가적으로 진단하기 위해서는 성격장애가 정신병적 증상이 발현되기 전에 이미 나타나야 하고 정신병적 증상이 관해된 후에도 지속되어야 한다. 다른 지속적인 정신질환(예, 조현병)이 발병되기 이전에 이미 편집성 성격장애가 있었다면 편집성 성격장애라는 진단을 다음과 같이 기록하여야 한다. '편집성 성격장애(병전)'.

다른 의학적 상태로 인한 성격 변화. 편집성 성격장애는 다른 의학적 상태로 인한 성격 변화와 감별하여야 한다. 여기서 나타나는 특질들은 다른 의학적 상태들의 직접적인 생리적 결과다.

물질사용장애. 편집성 성격장애는 지속적인 물질 사용과 연관된 증상들과 감별되어야 한다.

신체장애와 연관된 편집성 특질. 이 장애는 신체적 장애의 발병(예, 청력 손상)과 연관된 편집성 특질과도 감별되어야 한다.

기타 성격장애와 성격 특질. 기타 성격장애가 편집성 성격장애와 공통점이 있어 혼동되기도 한다. 따라서 성격장애들의 특징적 양상의 차이에 근거하여 장애들을 감별하여야 한다. 그러나 만약 어떤 개인의 성격적 특징이 편집성 성격장애 외에도 하나 혹은 그 이상의 성격장애의 기준을 만족한다면 모두 다 진단될 수 있다. 편집성 성격장애와 조현형 성격장애는 의심을 하고 대인관계에 냉담하고 피해망상적 사고를 특징적으로 보이는 공통점이 있지만, 조현형 성격장애는 이외에도 마술적 사고, 특이한 지각적 경험, 그리고 유별난 사고와 언어를 보인다. 조현성 성격장애는 이상하고, 기이하고, 차갑고 냉담하게 보이지만 두드러진 편집성 사고를 보이지는 않는다. 사소한 자극에 분노로 반응하는 편집성 성격장애의 특징이 경계성 성격장애와 연극성 성격장애에서도 나타나지만, 이들에게는 만연한 의심이 꼭 나타나지는 않으며 경계성 성격장애는 더 높은 수준의 충동성과 자기파괴적인 행동을 보인다. 회피성 성격장애는 다른 사람들에게 털어놓는 것을 꺼리지만, 이것은 당혹스러운 일을 당하거나 무능함이 드러날 것에 대한 두려움 때문이지 다른 사람들의 악의적인 동기에 대한 두려움 때문은 아니다. 비록 편집성 성격장애가 있는 사람들이 반사회적 행동을 보이기도 하지만, 이것은 반사회성 성격장애에서 나타나는 개인적인 이익에 대한 욕구나 다른 사람을 착취하기 위해서라기보다는 복수심 때문이다. 자기애성 성격장애도 종종 의심, 사회적 위축, 소외 등과 같은 특징을 보이는데, 이것은 근본적으로 자신들의 불완전함이나 단점이 드러날 것에 대한 두려움 때문이다.

편집성 특질은 특히 위협적인 환경에서는 적응적일 수 있다. 편집성 성격장애는 이러한 특질이 경직되고 부적응적이며 지속적이고 현저한 기능적 손상이나 주관적인 고통을 초래할 때만 성격장애라고 진단 내려야 한다.

동반이환 Comorbidity

특히 스트레스에 대한 반응으로, 이 장애가 있는 사람들은 매우 짧은(수 분에서 수 시간 동안의) 정신병적 증상을 경험할 수도 있다. 어떤 경우에는 편집성 성격장애가 망상장애나 조현병의 전조 증상으로 나타날 수 있다. 편집성 성격장애가 있는 사람들에서 주요우울장애가 발생할 수 있으며, 광장공포증과 강박장애 발생 위험이 증가할 수 있다. 알코올 및 기타 물질 사용장애가 자주 발생하기도 하고, 조현형, 조현성, 자기애성, 회피성, 그리고 경계성 성격장애가 흔히 함께 나타날 수 있다.

● 조현성 성격장애
Schizoid Personality Disorder

진단기준 F60.1

A. 사회적 관계에서 고립되고 대인관계 환경에서 제한된 범위의 감정 표현이 만연된 패턴으로 나타나고, 이 패턴이 성인기 초기에 시작되며 다양한 맥락에서 나타나고, 다음 중 4가지(또는 그 이상)를 충족한다.
   1. 가족의 일원이 되는 것을 포함해서 친밀한 관계를 바라지 않고 즐기지도 않음
   2. 항상 혼자서 하는 행위를 선택함
   3. 다른 사람과의 성적 경험에 대한 관심이 거의 없음
   4. 거의 모든 분야에서 즐거움을 취하려 하지 않음
   5. 일차 친족 이외에 친한 친구가 없음
   6. 다른 사람의 칭찬이나 비난에 무관심함
   7. 감정적 냉정, 냉담, 혹은 평평한 감정 성향을 보임
B. 조현병, 정신병적 양상을 동반한 양극성장애 또는 우울장애, 다른 정신병적 장애 혹은 자폐스펙트럼장애의 경과 동안에만 발생한 것이 아니고, 다른 의학적 상태의 생리적 효과로 인한 것이 아니다.
주의점: 진단기준이 조현병의 발병에 앞서 만족했다면 '병전'을 추가해야 한다. 즉, '조현성 성격장애(병전)'.

진단적 특징 Diagnostic Features

조현성 성격장애의 핵심 양상은 사회적 관계에서 고립되고 대인관계 환경에서 제한된 범위의 감정 표현이 만연된 패턴으로 나타난다는 것이다. 이 패턴이 성인기 초기에 시작되어, 다양한 맥락적 상황에서 나타난다.

조현성 성격장애가 있는 사람들은 친밀함에 대한 욕구가 부족하고 친밀한 관계를 만들 수 있는 기회에 무관심하며 가족이나 다른 사회 집단의 일원이 되는 것에서 오는 만족감을 느끼지 못한다(진단기준 A1). 그들은 다른 사람들과 같이 지내기보다는 혼자서 지내는 것을 더 좋아한다. 종종 사회적으로 고립되거나 '외톨이'로 보이며 항상 다른 사람들과 함께 하는 활동보다는 혼자서 하는 활동이나 취미를 선택한다(진단기준 A2). 수학적이거나 추상적인 업무를 더 선호하는데, 예를 들어 컴퓨터나 수학 게임을 좋아한다. 다른 사람과의 성적 경험에 관심이 거의 없고(진단기준 A3) 즐기는 활동이 거의 없다(진단기준 A4). 감각적ㆍ신체적ㆍ대인관계 경험(예, 해질녘의 해변을 산책하거나 성적 행위를 가지는 등)에서 즐거움을 누린 경험이 거의 없다. 이들은 아마도 일차 친족 이외에 친한 친구들이나 측근이 없다(진단기준 A5).

조현성 성격장애가 있는 사람들은 종종 다른 사람의 칭찬이나 비난에 무관심한 듯이 보이고 그들이 자신에 대해서 어떻게 생각하는지에 신경 쓰지 않는다(진단기준 A6). 그들은 사회적 관계의 정상적인 미묘한 차이를 잘 알아차리지 못하고 사회적 신호에 적절하게 반응하지 못하여 사회적으로 서투르고 피상적이며 자신에게만 몰두하는 사람으로 보인다. '특징 없는' 외모에 눈에 띄는 감정적 반응이나, 상호 교환적인 몸짓, 미소, 고갯짓과 같은 제스처와 얼굴 표현을 보이지 않는다(진단기준 A7). 그들은 좀처럼 분노와 기쁨 같은 강한 감정을 느끼지 않는다고 말한다. 제한된 정동을 표현하고 냉정하고 냉담하게 보인다. 그러나 매우 특별한 환경에서는 이들도 최소한 순간적이나마 그들 자신을 드러내는 것에 편안함을 느끼기도 하고, 특히 사회적 상호작용과 관련된 고통스러운 감정을 인지하기도 한다.

조현병, 정신병적 양상을 동반한 양극성장애 또는 우울장애, 다른 정신병적 장애 혹은 자폐스펙트럼장애의 경과 동안 발생한 것은 조현성 성격장애로 진단하지 않는다. 또한 신경학적(예, 측두엽 뇌전증), 혹은 다른 의학적 상태의 생리적 효과로 인한 것이 아니어야 진단할 수 있다(진단기준 B).

부수적 특징 Associated Features

조현성 성격장애가 있는 사람들은 분노를 잘 표현하지 못하고, 심지어 직접적인 도발에도 표현하지 못하는데, 이러한 점이 마치 감정이 없는 사람처럼 보이게 한다. 그들의 삶은 방향성이 없는 것처럼 보이고 목적들 속에서 '표류'하는 것처럼 보이기도 한다. 불리한 상황에서 소극적으로 반응하고 중요한 인생의 사건에 적절하게 반응하는 데 어려움을 겪는다. 사회 기술과 성적 경험에 대한 욕구가 부족하기 때문에 조현성 성격장애가 있는 사람들은 친구가 거의 없고 데이트도 거의 하지 않으며 흔히 결혼을 하지 않는다. 직업적 기능은 특히 대인관계를 해야 하는 일의 경우에는 많은 어려움을 겪지만 사회적으로 고립되어서 혼자서 하는 일은 잘 해낸다.

유병률 Prevalence

조현성 성격장애는 임상적 상황에서 흔하지 않다. 미국에서 실시한 전국병존질환설문응답 제II부 부표본에서 추정한 조현성 성격장애의 유병률은 4.9%다. 알코올 및 관련 질환에 대한 전국역학 조사에서 유병률은 3.1%다. 6개의 역학 연구(그중 4개는 미국)를 검토한 결과, 유병률의 중앙값은 1.3%였다.

발달 및 경과 Development and Course

조현성 성격장애는 아동기와 청소년기에 처음에는 외톨이, 원만하지 못한 또래관계, 사회불안, 학습부진 등의 모습으로 드러난다. 이러한 아이들은 다르다고 낙인이 찍히고 쉽게 따돌림의 대상이 된다.

위험 및 예후 인자 Risk and Prognostic Factors

유전적, 생리적. 조현병 환자나 조현형 성격장애 환자의 가족에서 조현성 성격장애의 유병률이 높을 수 있다.

문화와 관련된 진단적 쟁점 Culture-Related Diagnostic Issues

문화적 배경이 다른 사람은 때때로 방어적인 행동이나 대인관계 방식을 보이기도 하는데, 이것을 '조현성'이라는 꼬리표를 잘못 붙이기도 한다(예, 지방에 살던 사람이 대도시로 이사를 오면 '정서적으로 얼어붙기[emotional freezing]'를 경험하게 되어 몇 달간 혼자서 활동하고, 제한된 정동과 의사소통의 어려움을 나타낸다). 이민자들도 종종 차갑고 적대적이며 무심하다고 오해받기도 하는데, 그것은 주류 사회로부터의 사회적 배척에 대한 반응일 수 있다.

성 및 젠더와 관련된 진단적 쟁점 Sex- and Gender-Related Diagnostic Issues

조현성 성격장애가 남성에서 더 흔할 수 있다는 연구 결과가 있는 반면, 다른 연구에서는 유병률에 젠더 차이가 없다는 결과가 있기도 하다.

감별진단 Differential Diagnosis

정신병적 증상을 동반한 기타 정신질환. 조현성 성격장애는 망상장애, 조현병, 정신병적 양상을 동반한 양극성장애 또는 우울장애와 감별진단을 하여야 한다. 이러한 장애들은 모두 지속적인 정신병적 증상(예, 망상과 환각)을 보인다. 조현성 성격장애를 추가적으로 진단하기 위해서는 성격장애가 정신병적 증상이 발현하기 전에 이미 나타나야 하고 정신병적 증상이 관해된 후에도 지속되어야 한다. 다른 지속적인 정신질환(예, 조현병)이 발병되기 이전에 이미 조현성 성격장애가 있었다면 조현성 성격장애라는 진단이 다음과 같이 기록되어야 한다. '조현성 성격장애(병전)'.

자폐스펙트럼장애. 조현성 성격장애를 자폐스펙트럼장애와 감별하는 것은 매우 어렵다. 특히 경한 형태의 장애가 있는 경우 2가지 모두에서 타인과의 관계에 무관심한 모습을 보이기 때문에 감별이 어렵다. 하지만 자폐스펙트럼장애의 경우 상동적인 행동과 관심이 더 두드러진다는 점에서 차이가 있다.

다른 의학적 상태로 인한 성격 변화. 조현성 성격장애는 다른 의학적 상태로 인한 성격 변화와는 감별되어야 하는데, 여기서 나타나는 특질들은 다른 의학적 상태의 직접적인 생리적 결과다.

물질사용장애. 조현성 성격장애는 지속적인 물질 사용과 연관된 증상들과 감별되어야 한다.

기타 성격장애 및 성격 특질. 기타 성격장애가 조현성 성격장애와 공통점이 있어 혼동되기도 한다. 따라서 성격장애들의 특징적 양상의 차이에 근거하여 이러한 장애들을 감별하여야 한다. 그러나 만약 어떤 개인의 성격적 특징이 조현성 성격장애 외에도 하나 이상의 성격장애의 기준을 만족한다면 모두 다 진단될 수 있다. 사회적 고립과 제한된 정동이라는 특징이 조현성 성격장애, 조현형 성격장애, 그리고 편집성 성격장애에서 공통적으로 나타나지만, 조현성 성격장애는 인지적 · 지각적 왜곡이 없다는 점에서 조현형 성격장애와 감별이 가능하고, 의심과 편집적 사고가 없다는 점에서 편집성 성격장애와 감별이 된다. 조현성 성격장애의 사회적 고립은 회피성 성격장애와 감별이 되는데, 회피성 성격장애는 당혹스러운 일을 당하거나 무능함이 드러날 것과 거절에 대한 과도한 걱정 때문에 고립된다. 하지만 조현성 성격장애는 좀 더 만연한 사회적 고립과 사회적 친밀감에 대해 아주 제한된 욕구가 있을 뿐이다. 강박성 성격장애가 있는 사람들은 업무에 대한 헌신과 여러 감정에 대한 불편함으로 인해 사회적 고립을 명백하게 드러내지만, 그들은 친밀감에 대한 내재된 능력은 가지고 있다.

'외톨이(loners)' 또는 상당히 내성적인 사람들은 병리학적으로 내향적이고 사람들과 거리를 둔다는 점에서 넓은 개념의 조현성 성격장애와 유사하며 조현성 성격장애의 성격 특질을 나타낸다. 하지만 이러한 특질이 경직되고 부적응적이며 지속적이고 현저한 기능적 손상이나 주관적인 고통을 초래할 때에만 조현성 성격장애라고 진단 내려야 한다.

동반이환 Comorbidity

특히 스트레스에 대한 반응으로, 이 장애가 있는 사람들은 매우 짧은(수 분에서 수 시간 동안의) 정신병적 증상을 경험할 수 있다. 어떤 경우에는 조현성 성격장애가 망상장애나 조현병의 전조 증상으로 나타날 수 있다. 조현성 성격장애가 있는 사람들에서 주요우울장애가 발생할 수 있으며 조현형, 편집성, 회피성 성격장애가 흔히 함께 나타날 수 있다.

● 조현형 성격장애
Schizotypal Personality Disorder

A. 친밀한 관계를 극심하게 불편해하고 유지할 능력이 부족하며, 인지 및 지각의 왜곡과 행동의 기이성이 특징인 사회적 결함과 대인관계 결함이 만연된 패턴. 이는 성인기 초기에 시작되며 여러 맥락에서 나타나고, 다음 중 5가지(또는 그 이상)를 충족한다.

   1. 관계사고(관계망상은 제외)
   2. 행동에 영향을 미치고, 소문화권의 기준에도 맞지 않는 유별난 믿음이나 마술적인 사고(예, 미신, 천리안에 대한 믿음, 텔레파시, 아동과 청소년에서 '육감', 기이한 공상이나 몰두)
   3. 신체적 착각을 포함한 일반적이지 않은 지각 경험
   4. 이상한 사고와 언어(예, 모호하고, 우회적 · 은유적 · 과장적으로 수식된 또는 상동적인)
   5. 의심 또는 편집적 사고
   6. 부적절하고 제한된 정동
   7. 이상하거나, 기이하거나, 독특한 행동이나 외모
   8. 일차 친족 이외에 친한 친구나 측근이 없음
   9. 익숙함으로도 줄어들지 않고 자신에 대한 부정적인 판단보다는 편집적 공포와 연관되는 경향이 있는 과도한 사회불안

B. 조현병, 정신병적 양상을 동반한 양극성장애 또는 우울장애, 다른 정신병적 장애 혹은 자폐스펙트럼장애의 경과 동안에만 발생하지 않음

주의점: 진단기준이 조현병의 발병에 앞서 만족했다면 '병전'을 추가해야 한다. 즉, '조현형 성격장애(병전)'.

진단적 특징 Diagnostic Features

조현형 성격장애의 핵심 양상은 친밀한 관계를 극심하게 불편해하고 유지할 능력이 부족하며, 인지 및 지각의 왜곡과 행동의 기이성이 특징인 사회적 결함과 대인관계 결함이 만연된 패턴이다. 이 패턴은 성인기 초기에 시작되고 여러 맥락적 상황에서 나타난다.

조현형 성격장애가 있는 사람들은 종종 관계사고를 보인다(즉, 우연한 사고나 외부적 사건이 자신에게 특별하고 놀라운 의미가 있다고 잘못 해석한다; 진단기준 A1). 이것은 망상적 확신을 믿고 있는 관계망상과는 감별하여야 한다. 이들은 미신적이거나 소문화권의 기준에서 벗어난 초자연적 현상에 몰두한다(진단기준 A2). 그들은 미래의 일을 예지할 수 있고 다른 사람의 마음을 읽을 수 있는 특별한 능력이 있다고 믿는다. 또한 다른 사람들을 통제할 수 있는 마술적 힘을 가지고 있고, 이 힘은 직접 사용할 수도 있고(예, 그들의 배우자가 개를 데리고 산책을 나가면 그들은 이것이 이루어질 것이라고 1시간 전에 생각했기 때문이라고 여긴다), 혹은 마술적 의식을 수행하면 간접적으로 이루어진다고 믿는다(예, 어떤 해로운 결과를 피하기 위해서 특정 물체를 세 번 걸어서 지나가는 것). 지각의 변화도 나타난다(예, 다른 사람의 존재를 느끼고 자신의 이름을 중얼거리는 소리를 듣기도 한다; 진단기준 A3). 그들의 언어는 일반적이지 않거나 특유한 문구와 구조를 보인다. 언어는 이완되고 우회적이고 모호하지만 실제적인 사고의 탈선이나 지리멸렬함은 관찰되지 않는다(진단기준 A4). 반응은 지나치게 무감각하거

나 추상적이며, 단어나 개념들을 일반적이지 않은 방법으로 적용한다(예, 그들은 자신들이 직장에서는 '말을 할 수 없다'고 이야기한다).

조현형 성격장애가 있는 사람들은 종종 의심을 하고 편집적 사고를 보인다(예, 그들의 직장 동료들이 자신의 상사와 함께 자신의 명성을 훼손시키려 한다고 믿는다; 진단기준 A5). 그들은 성공적인 관계를 위해 필요한 다양한 감정과 대인관계의 신호를 다룰 줄 몰라 다른 사람들과 부적절하고 경직되고 제한된 방식으로 교류한다(진단기준 A6). 이 사람들은 특이한 기행증, 부적절한 옷차림, 통상적인 사회적 관습에 대한 부주의함(예, 시선 접촉을 피하고, 잉크가 묻거나 잘 맞지 않는 옷을 입고, 동료들과 농담을 주고받는 것이 안 된다) 때문에 이상하고 기이한 사람으로 여겨진다(진단기준 A7).

조현형 성격장애가 있는 사람들은 대인관계 경험에 문제가 있고 다른 사람들과 교제하는 것을 불편해한다. 비록 그들은 대인관계가 부족한 점을 불행하다고 토로하지만 그들의 행동은 친밀한 접촉에 대한 욕구가 감소되어 있다는 것을 보여 준다. 그 결과, 일차 친족 이외에 친한 친구나 측근이 없다(진단기준 A8). 그들은 사회적 상황에서 불안해하는데, 특히 친하지 않은 사람이 관여된 경우에 더욱더 불안해한다(진단기준 A9). 그들은 해야만 하는 경우에만 다른 사람들과 교류를 하고 대개는 남과 어울리지 않는데, 그 이유는 자신은 남들과 다르고 그냥 '어울리고' 싶지 않다고 느꼈기 때문이라고 한다. 심지어 같은 환경에서 많은 시간을 보냈거나 다른 사람들과 좀 더 친해졌다고 하더라도 그들의 사회불안은 쉽게 완화되지 않는데, 이것은 그들의 불안은 다른 사람들의 동기에 대한 의심과 관련되기 때문이다(예, 조현형 성격장애가 있는 사람들이 저녁 만찬에 참석하면 시간이 갈수록 편안해하기보다 오히려 더 긴장하고 의심스러워한다).

조현형 성격장애는 조현병, 정신병적 양상을 동반한 양극성장애 또는 우울장애, 다른 정신병적 장애 혹은 자폐스펙트럼장애의 경과 동안에만 발생하지 않아야 한다(진단기준 B).

부수적 특징 Associated Features

조현형 성격장애가 있는 사람들은 성격장애 특징 그 자체보다는 그로 인한 불안이나 우울감 증상 때문에 도움을 구한다.

유병률 Prevalence

미국에서 실시한 전국병존질환설문응답 제II부 부표본에서 추정한 조현형 성격장애의 추정유병률은 3.3%였다. 알코올 및 관련 질환에 대한 전국역학조사에서 조현형 성격장애 유병률은 3.9%였다. 5개의 역학 연구(그중 3개는 미국)를 검토한 결과, 유병률의 중앙값은 0.6%였다.

발달 및 경과 Development and Course

조현형 성격장애 진단은 비교적 안정적이며, 소수의 비율이 조현병이나 다른 정신병적 장애로 진행한다. 조현형 성격장애는 아동기와 청소년기에 처음에는 외톨이, 원만하지 못한 또래관계, 사회불안, 학습부진, 과민성, 독특한 생각과 언어, 기이한 환상 등을 표현하는 등의 모습으로 드러난다.

이러한 아이들은 '이상하거나' '기이한' 아이라고 생각되어 쉽게 따돌림의 대상이 된다.

위험 및 예후 인자 Risk and Prognostic Factors

유전적, 생리적. 조현형 성격장애는 가족집적성을 보이고, 일반 인구보다 환자들의 일차 친족들에서 조현병 환자가 많다. 조현형 성격장애 환자의 친족들에서 조현병과 기타 정신병적 장애의 비율이 약간 증가하는 것으로 나타난다. 쌍둥이 연구는 매우 안정적인 유전 요인과 상대적으로 일시적인 환경 요인 모두가 조현형 증후군의 위험 증가에 기여함을 보여 주며, 조현병의 유전적 위험 변이들은 조현형 성격장애와 관련이 있을 수 있다. 건강한 사람, 조현병 환자, 기타 성격장애 환자와 비교한 뇌영상 연구에서 조현형 성격장애 환자는 특정 뇌 영역의 크기와 기능에 차이가 있음이 확인되었다.

문화와 관련된 진단적 쟁점 Culture-Related Diagnostic Issues

인지와 지각의 왜곡은 반드시 개인의 문화적 환경의 맥락에서 평가되어야 한다. 전반적인 문화에 영향을 받은 특징들, 특히 초자연적이거나 종교적인 신념과 행위들(내세의 삶, 방언, 부두, 샤머니즘, 독심술, 육감, 악마의 눈, 건강 및 질병과 관련된 마술적 믿음)은 이에 대한 정보가 없는 임상가들이 보기에는 조현형으로 보일 수 있다. 따라서 조현형 특질의 국가와 민족 간의 유병률 차이는 실질적인 역학적 결과에 의한 것일 수 있으나 문화적 수용의 차이로 인한 것일 수도 있다.

성 및 젠더와 관련된 진단적 쟁점 Sex- and Gender-Related Diagnostic Issues

조현형 성격장애는 여성에 비해 남성에서 조금 더 흔한 것처럼 보인다.

감별진단 Differential Diagnosis

정신병적 증상을 동반한 기타 정신질환. 조현형 성격장애는 망상장애, 조현병, 정신병적 양상을 동반한 양극성장애 또는 우울장애와 감별하여야 하는데, 이러한 장애들은 모두 지속적인 정신병적 증상(예, 망상과 환각)을 보인다. 조현형 성격장애를 추가적으로 진단하기 위해서는 성격장애가 정신병적 증상이 발현하기 전에 이미 나타나야 하고 정신병적 증상이 관해 후에도 지속되어야 한다. 다른 지속적인 정신병적 장애(예, 조현병)가 발병되기 이전에 이미 조현형 성격장애가 있었다면 조현형 성격장애 진단이 다음과 같이 기록되어야 한다. '조현형 성격장애(병전)'.

신경발달장애. 혼자 있기 좋아하는 이상한 아이들, 특히 사회적 고립, 기이성, 독특한 언어 구사를 하는 특징적인 행동을 보이는 아이들이 속한 이질적인 집단과 조현형 성격장애를 감별하기는 어렵다. 이 집단에 속한 아이들은 대개 자폐스펙트럼장애나 언어 의사소통장애를 진단받는다. 의사소통장애는 언어 문제가 가장 주요하고 심각하며 특수한 언어 평가에서 발견되는 특징적인 언어장애가 있어 조현형 성격장애와 감별된다. 경한 형태의 자폐스펙트럼장애는 사회적 이해 능력과 감정적 공유가 더 심하게 손상되어 있고 상동적인 행동과 관심을 보인다는 점에서 조현형 성격장애와 감별된다.

다른 의학적 상태로 인한 성격 변화. 조현형 성격장애는 다른 의학적 상태로 인한 성격 변화와는 감별되어야 하는데, 여기서 나타나는 특질들은 다른 의학적 상태의 직접적인 생리적 결과다.

물질사용장애. 조현형 성격장애는 지속적인 물질 사용과 연관된 증상들과 감별되어야 한다.

기타 성격장애 및 성격 특질. 기타 성격장애가 조현형 성격장애와 공통점이 있어 혼동되기도 한다. 따라서 성격장애들의 특징적 양상의 차이에 근거하여 이러한 장애들을 감별하여야 한다. 그러나 만약 어떤 개인의 성격적 특징이 조현형 성격장애 외에도 하나 이상의 성격장애의 기준을 만족한다면 모두 다 진단될 수 있다. 비록 사회적 고립과 제한된 정동이라는 특징이 조현성 성격장애, 편집성 성격장애에서 공통적으로 나타나지만, 조현형 성격장애는 인지적·지각적 왜곡이 있고 두드러진 이상함이나 기이함이 나타난다는 점에서 앞의 두 장애와 감별된다. 친밀한 관계가 제한적이라는 점에서 조현형 성격장애와 회피성 성격장애는 공통되지만, 회피성 성격장애는 관계에 대한 적극적인 욕구가 있어도 거절에 대한 두려움 때문에 제약을 받는 반면, 조현형 성격장애는 관계에 대한 욕구가 부족하고 지속적으로 고립되어 있다. 자기애성 성격장애는 종종 의심, 사회적 위축, 혹은 소외 등과 같은 특징을 보이지만 이것은 근본적으로 자신들의 불완전함이나 단점이 드러날 것에 대한 두려움 때문이다. 경계성 성격장애는 일시적인 정신병적 유사 증상을 경험하기도 하는데, 이것은 보통 스트레스에 대한 반응(예, 강렬한 분노, 불안, 실망감)으로 나타나는 정동의 변화와 관련이 있고, 보다 해리적(예, 비현실감, 이인증)이다. 반면에 조현형 성격장애는 스트레스를 받으면 더 악화되는 지속되는 정신병적 유사 증상이 있을 가능성이 더 높고, 뚜렷한 감정 증상과 항상 연관이 있을 가능성은 보다 낮다. 비록 사회적 고립이 경계성 성격장애에서도 나타나지만 이것은 분노폭발과 잦은 기분 변화로 인해 대인관계의 실패가 반복되면서 나타난 이차적 결과이며, 사회적 교류나 친밀감에 대한 욕구 부족 때문에 나타난 것은 아니다. 이뿐만 아니라 조현형 성격장애에서는 경계성 성격장애에서 보이는 충동적이거나 타인을 조종하려는 행동이 나타나지 않는다. 그러나 이 두 장애는 동시에 발병하는 경우가 많아서 그러한 감별점이 항상 설득력이 있다고는 할 수 없다. 청소년기에서 보이는 조현형 특징은 지속적인 성격장애라기보다 일시적인 정서적 혼란을 반영한 것일 수 있다.

동반이환 Comorbidity

이 장애가 있는 사람들은 특히 스트레스에 대한 반응으로 매우 짧은(수 분에서 수 시간 동안의) 정신병적 증상을 경험할 수 있으나, 단기 정신병적 장애나 조현양상장애와 같은 추가적인 진단을 내리기에는 일반적으로 지속 시간이 충분하지 않다. 경우에 따라서는 임상적으로 중요한 정신병적 증상이 단기 정신병적 장애, 조현양상장애, 망상장애나 조현병의 진단기준을 충족하는 정도로 발전할 수 있다. 조현성, 편집성, 회피성, 그리고 경계성 성격장애와 상당한 공존성을 보이기도 한다.

B군 성격장애
Cluster B Personality Disorders

● ## 반사회성 성격장애
Antisocial Personality Disorder

진단기준   F60.2

A. 다른 사람들의 권리를 무시하고 침해하는 만연된 패턴이 15세부터 시작되고, 다음 중 3가지(또는 그 이상)를 충족한다.
   1. 체포의 사유가 되는 행동을 반복하는 것으로 나타나는 법적 행위에 관련된 사회적 규범을 준수하지 않음
   2. 반복적인 거짓말, 가명 사용, 자신의 이익이나 쾌락을 위해 다른 사람을 속이는 것으로 나타나는 사기성
   3. 충동적이거나 미리 계획을 세우지 못함
   4. 반복되는 몸싸움이나 폭력으로 나타나는 성마름과 공격성
   5. 자신이나 다른 사람의 안전을 무시하는 무모성
   6. 반복적으로 일관된 업무 태도를 유지하지 못하고 재정적 의무를 준수하지 못하는 것으로 나타나는 지속되는 무책임성
   7. 다른 사람에게 상처를 입히거나, 학대하거나, 훔치는 것을 아무렇지도 않게 여기거나 이를 합리화하는 것으로 나타나는 반성의 결여
B. 최소 18세 이상이어야 한다.
C. 15세 이전에 품행장애가 시작된 증거가 있다.
D. 반사회적 행동은 조현병이나 양극성장애의 경과 동안에만 발생하지 않는다.

진단적 특징 Diagnostic Features

반사회성 성격장애의 핵심 양상은 다른 사람들의 권리를 무시하거나 침해하는 만연된 패턴이 아동기나 성인기 초기에 시작하여 성인기까지 지속된다는 점이다. 이것은 **사이코패스**(psychopathy), **소시오패스**(sociopathy), **비사회적 성격장애**(dyssocial personality disorder)라고 명명되기도 한다. 거짓말과 조종이 특징이기 때문에 체계적인 임상적 평가를 통한 정보와 다른 주변에서 얻은 정보들을 통합하는 것이 특히 도움이 된다.

이 진단을 내리기 위해서는 최소 18세 이상이어야 하고(진단기준 B), 15세 이전에 품행장애가 시작된 증거가 있어야 한다(진단기준 C). 품행장애는 다른 사람의 기본 권리나 연령에 적절한 주요 사회적 규범이나 규칙을 어기는 행동이 반복해서 지속적으로 나타나는 것이다. 품행장애의 주요한 행동적 특징들은 다음 4가지의 범주 중 하나에 속한다: 사람과 동물에 대한 공격, 재산 파괴, 사기 또는 절도, 중대한 규칙 위반.

반사회적 행동 패턴은 성인기까지 지속된다. 반사회성 성격장애가 있는 사람들은 법적 행위에 관련된 사회적 규범을 준수하지 못한다(진단기준 A1). 체포의 사유가 되는 행동을 반복하는데(체포가

되든 안 되든), 예를 들면 재산을 파괴하고, 다른 사람을 괴롭히고, 절도를 하고, 불법적인 직업을 지속하는 등의 행동을 반복한다. 이들은 다른 사람들의 소원, 권리, 감정을 무시한다. 그들은 개인적인 이익이나 쾌락(예, 돈, 성행위 혹은 권력)을 얻기 위해서 자주 거짓말과 속임수를 사용한다(진단기준 A2). 반복적으로 거짓말을 하고, 가명을 사용하고, 사기를 치고, 꾀병을 부린다. 충동적이고 미리 계획을 세우지 못한다(진단기준 A3). 충동적으로 결정을 내리고 그 결정이 다른 사람이나 자신에게 끼칠 결과에 대해서는 전혀 심사숙고하지 않는다. 이 때문에 그들은 갑자기 직업, 거주지 혹은 관계 등을 바꿔 버린다. 성마르고 공격적인 성향이 있으며 몸싸움이나 폭력에 반복적으로 연루된다(배우자나 자녀를 구타하기도 함; 진단기준 A4). (자신이나 다른 사람을 위험에서 보호하기 위해서 한 공격적인 행동은 이 항목에서 배제된다.) 자신이나 다른 사람의 안전을 무시하는 무모성을 보인다(진단기준 A5). 이러한 것은 그들의 운전 행태에서 입증될 수 있다(즉, 반복적인 과속, 음주 운전, 다수의 사고 경험). 그들은 해로운 결과를 가져올 위험성이 높은 성적 행동이나 물질 사용에 관여한다. 아이들을 방임하거나 잘 돌보지 못하여서 아이를 위험에 빠뜨리기도 한다.

반사회성 성격장애가 있는 사람들은 일관되게 지극히 무책임하다(진단기준 A6). 무책임한 직업 행동은 구직의 기회가 있음에도 불구하고 장기간 무직 상태로 지내기도 하고, 다른 직업을 구하겠다는 현실적인 계획도 없이 직장을 그만두기도 한다. 그들은 자신이나 가족이 아프지 않음에도 반복해서 직장에 결근한다. 경제적 책임감이 없고 빚을 갚지 못해 파산을 하거나, 아이들을 부양하지 못하거나, 일정한 수입으로 피부양자를 부양하지 못한다. 그들은 다른 사람에게 상처를 입히고, 학대하며, 물건을 훔친 것을 아무렇지 않게 여기거나, 피상적인 자기합리화를 내세운다(예, "삶은 불공평하다." "패자니까 그렇게 당해도 된다."). 이러한 사람들은 희생자들이 바보 같고 무력하며 그렇게 되어도 마땅하다고 비난한다(예, "그 사람의 자업자득이야."). 그들은 자기 행동의 위험한 결과를 축소하려고 하거나 아니면 철저히 무관심하게 대응한다. 잘못된 행동에 대한 보상을 하지 않고 그러한 행동을 고치지 않는다. 그들은 모든 사람은 '일인자'를 돕기 위해 나서야 하고 밀려나지 않기 위해 어떤 일도 서슴지 말아야 한다고 믿는다.

반사회적 행동이 조현병이나 양극성장애의 경과 동안에만 발생하지 않아야 한다(진단기준 D).

부수적 특징 Associated Features

반사회성 성격장애가 있는 사람들은 감정이입(혹은 공감)이 결여되어 있고, 다른 사람들의 감정, 권리, 고통에 대해 냉담하고, 냉소적이며, 경멸하는 경향이 있다. 그들은 부풀려지고 오만한 자기평가를 하는데(예, 일상적인 일은 자신이 하기에는 너무 수준이 낮다고 생각하거나, 자신들의 현재 문제나 미래에 대한 현실적인 걱정이 없다), 독선적이고 자기확신에 차 있으며 교만하다. 일부 반사회성 성격장애가 있는 사람들은 말을 잘하고 피상적인 매력을 풍기며 열정적으로 토론을 하고 언변이 뛰어나다(예, 기술적인 단어나 용어를 사용하여 그 주제를 잘 모르는 사람에게 인상을 남긴다). 공감의 결여, 과장된 자기평가, 그리고 피상적인 매력은 사이코패스의 전통적인 개념으로 이 장애를 특징적으로 구별해 주고 범죄나 비행 혹은 공격적인 행동이 비특이적이었다면 교도소나 변론 환경에서 상습 행동을 더 잘 예측해 준다. 이들은 성적인 관계에서도 무책임하고 착취적이다. 그들은 여러 명의 성관계 대상자가 있으며, 일부일처제의 관계를 절대로 유지하지 못한다. 아이가 영양 결핍에 걸리거나, 최소한의 위생 관리가 되지 않아서 병에 걸리거나, 이웃이나 같이 거주하지 않는 친척들에게 아이의 음식이나 쉴 곳을 의지하거나, 집을 떠날 때 아이를 돌볼 사람을 구해 놓지 않거나, 가정 일용품을 사는데 필요한 돈을 반복적으로 낭비하는 등의 모습이 증명하듯이 부모로서 무책임하다. 이들은 군대에서 불명예 제대를 하고 자립이 되지 않아 가난해지거나 부랑자가 되기도 하며, 심지어 교도 시설에서 수년을 보내기도 한다. 반사회성 성격장애가 있는 사람들은 일반 인구 집단의 개인들보다 자연적인 이유와 자살로 인해 젊은 나이에 죽기도 한다.

유병률 Prevalence

미국에서 실시한 전국병존질환설문응답 제II부 부표본에서 추정한 반사회성 성격장애의 추정유병률은 0.6%였다. 알코올과 관련 질환에 대한 전국역학조사에서 반사회성 성격장애 유병률은 3.6%였다. 7개의 역학 연구(그중 6개는 미국)를 검토한 결과, 유병률의 중앙값은 3.6%였다. 반사회성 성격장애의 가장 높은 유병률(70% 이상)은 심각한 알코올사용장애 남성 집단, 물질 남용 클리닉, 교도소 또는 기타 범죄 현장의 표본에서 관찰된다. 평생 유병률은 라틴계 백인과 흑인이 아닌 사람들 사이에서 비슷하며 라틴계와 아시아계 미국인들 사이에서는 더 낮은 것으로 보인다. 사회경제적 요인(즉, 가난)이나 사회문화적 요인(즉, 이민) 등이 불리하게 영향을 받는 집단에서 유병률이 더 높게 나타났다.

발달 및 경과 Development and Course

반사회성 성격장애는 만성적인 경과를 보이지만 나이가 들어 감에 따라, 특히 40대부터 증상이 완화되거나 관해되기도 한다. 관해가 특히 범죄 행위에 관련되는 측면에서 더 두드러지게 나타나지만, 모든 측면의 반사회적 행동과 물질 사용이 같이 감소하는 경향을 보인다. 정의에 의하면, 반사회성 성격장애는 18세 이전에 진단 내려서는 안 된다.

위험 및 예후 인자 Risk and Prognostic Factors

환경적. 아동 학대나 방임, 불안정하거나 불규칙한 양육 또는 일관되지 않은 부모의 규율은 품행장애가 반사회성 성격장애로 발전할 가능성을 증가시킬 수 있다.

유전적, 생리적. 반사회성 성격장애는 일반 인구보다 반사회성 성격장애 환자들의 일차 친족들 중에서 더 흔하게 나타난다. 환자들의 생물학적 친족들에서는 신체증상장애나 물질사용장애의 위험도가 증가한다. 반사회성 성격장애가 있는 가족들에서 남성들은 반사회성 성격장애와 물질사용장애를 더 진단받는 반면, 여성들의 경우에는 신체화장애를 더 자주 진단받는다.

문화와 관련된 진단적 쟁점 Culture-Related Diagnostic Issues

반사회성 성격장애는 낮은 사회경제적 지위나 도시 환경과 연관된 것으로 보인다. 때로는 반사회

적 행동이 자신을 보호하는 생존 수단인 경우(예, 폭력과 차별이 높은 도시 지역, 갱단)에는 잘못 진단
될 수 있다. 아동 학대 또는 폭력에 노출되는 비율이 높은 사회 문화적 맥락들도 반사회적 행동의
유병률을 증가시키는 경향이 있는데, 이것은 반사회성 성격장애로 발달되는 잠재적 위험 요소가 되
거나, 성격장애에 일치하는 만연하고 지속되는 특질이 아닌 반응적인 정황상 반사회적 행동을 유
발하는 부정적인 환경임을 시사한다. 반사회적 특질을 평가할 때 행동이 발생하는 사회적 · 경제적
상황을 고려하는 것이 도움이 된다. 알코올 및 관련 질환에 대한 전국역학조사에서 미국 내 민족 및
인종 집단에 따라 유병률이 다양한 것이 밝혀졌고, 이는 반사회적 행동을 유발하는 환경의 영향 때
문일 수도 있다. 일부 사회적 억압을 받는 집단의 개인들에서는 반사회성 성격장애 진단의 요건인
청소년기 품행장애로 오진될 가능성이 높기 때문에 반사회성 성격장애의 오진 또는 과잉 진단의 위
험이 더 높을 수 있다.

성 및 젠더와 관련된 진단적 쟁점 Sex- and Gender-Related Diagnostic Issues

반사회성 성격장애는 여성보다 남성에서 3배 정도 흔하다. 반사회성 성격장애가 있는 여성이 남
성보다 유년기와 성인기에 성적 학대와 같은 불리한 경험을 했을 가능성이 높다. 임상 양상은 다양
할 수 있으며, 남성이 여성에 비해 성마름/공격성 및 타인의 안전 무시로 나타나는 경우가 많다. 물
질사용장애도 남성에서 더 흔하게 나타나는 반면, 기분 및 불안 장애는 여성에서 더 흔한 것을 알
수 있다. 여성에서 과소진단되는 것이 아닌가 하는 우려가 있어 왔는데, 특히 품행장애의 정의에서
공격적인 항목을 강조하기 때문이다.

감별진단 Differential Diagnosis

반사회성 성격장애는 18세 이상에서만 진단되고, 15세 이전에 품행장애가 시작된 증거가 있어야
만 진단을 내릴 수 있다. 18세 이상의 개인에서 반사회성 성격장애의 진단기준을 충족하지 않는다
면 품행장애로 진단 내릴 수 있다.

물질사용장애. 성인의 반사회적 행동이 물질사용장애와 연관된 경우, 반사회성 성격장애의 징후가
아동기에 나타나 성인기까지 지속되지 않았다면 반사회성 성격장애를 진단하면 안 된다. 만약 물
질 사용과 반사회적 행동이 아동기에 동시에 시작되어서 성인기까지 지속되고 물질사용장애와
반사회성 성격장애의 진단기준을 충족한다면, 비록 일부 반사회적 행동이 물질사용장애의 결과
(예, 불법 약물 판매, 약물을 구하기 위한 절도 행위)라 할지라도 2가지 장애 모두를 진단 내려야 한다.

조현병과 양극성장애. 조현병이나 양극성장애의 경과 동안에만 발생하는 반사회적 행동을 반사회
성 성격장애로 진단해서는 안 된다.

기타 성격장애. 기타 성격장애가 반사회성 성격장애와 공통점이 있어 혼동되기도 한다. 따라서 성
격장애들의 특징적 양상의 차이에 근거하여 이러한 장애들을 감별하여야 한다. 그러나 만약 어떤
개인의 성격적 특징이 반사회성 성격장애 외에도 하나 이상의 성격장애의 기준을 만족한다면 모
두 다 진단될 수 있다. 반사회성 성격장애와 자기애성 성격장애가 있는 사람들은 냉혹하고, 언변

이 뛰어나며, 피상적이고, 착취적이고, 공감이 결여되어 있다는 공통점이 있다. 그러나 자기애성 성격장애는 충동성, 공격성, 사기성을 보이지는 않는다. 이뿐만 아니라 반사회성 성격장애가 있는 사람들은 다른 사람들의 칭찬에 목말라하지 않고, 다른 사람들을 질투하지 않는다. 자기애성 성격장애가 있는 사람들은 아동기에 품행장애의 과거력이 없고 성인기에 범죄 행위 이력도 없다. 반사회성 성격장애와 연극성 성격장애가 있는 사람들은 충동적이고, 피상적이며, 자극을 추구하고, 무모하고, 유혹하며, 다른 사람들을 조종한다. 연극성 성격장애가 있는 사람들은 좀 더 과장된 감정 표현을 하지만 반사회적 행동을 특징적으로 보이지는 않는다. 연극성 성격장애와 경계성 성격장애가 있는 사람들은 관심을 받기 위해 다른 사람을 조종하는 반면, 반사회성 성격장애가 있는 사람들은 이익이나 권력 혹은 다른 물질적 만족을 얻기 위해 다른 사람을 조종한다. 반사회성 성격장애가 있는 사람들은 경계성 성격장애가 있는 사람들보다 감정적으로 덜 불안정하고 더 공격적인 경향을 보인다. 비록 편집성 성격장애가 있는 사람들이 반사회적 행동을 보이기도 하지만 이것은 반사회성 성격장애가 있는 사람들처럼 개인적인 이득이나 다른 사람을 착취하기 위한 욕구보다는 복수심이 그 원인이다.

정신질환과 연관이 없는 범죄 행동. 반사회성 성격장애는 정신질환으로 인한 것이 아닌 반사회적 행동과 구별되어야 한다. 예를 들어, 이 장애에 특징적인 성격적 양상이 동반되지 않은 채 이익을 위해 저질러지는 범죄 행위를 들 수 있다. 이 경우에 '성인 반사회적 행동 상태'가 부호화될 수 있다('임상적 관심의 초점이 될 수 있는 기타 상태' 참조).

동반이환 Comorbidity

반사회성 성격장애가 있는 사람들은 긴장감이나 지루함을 참지 못하고, 우울한 기분 등의 불쾌감을 경험할 수 있다. 그리고 불안장애, 기분장애, 물질사용장애, 신체증상장애, 도박장애 등과 동반될 수 있다. 반사회성 성격장애가 있는 사람들에서 종종 다른 성격장애의 특징이 확인되는데, 특히 경계성 성격장애, 연극성 성격장애, 자기애성 성격장애가 여기에 해당된다. 아동기에 품행장애(10세 이전)가 발병하고 ADHD를 동반한 경우 성인에서 반사회성 성격장애가 발생할 가능성이 증가한다.

● 경계성 성격장애
Borderline Personality Disorder

진단기준   F60.3

대인관계, 자아상 및 감정의 불안정성과 현저한 충동성이 만연된 패턴으로 성인기 초기에 시작되며 다양한 맥락에서 나타나고, 다음 중 5가지(또는 그 이상)를 충족한다.
1. 실제 혹은 상상 속에서 버림받지 않기 위해 필사적으로 노력함 (**주의점:** 진단기준 5번에 있는 자살 행동이나 자해 행동은 포함되지 않음)
2. 이상화와 평가 절하의 극단 사이를 오락가락하는 것을 특징으로 하는 불안정하고 열정적인 대인관계 패턴

3. 정체성 장해: 현저하게 지속되는 불안정한 자아상 또는 자기감
4. 자신이 손상될 가능성이 있는 최소한 2가지 이상 영역에서의 충동성(예, 소비, 성행위, 물질 남용, 난폭운전, 폭식) (**주의점**: 진단기준 5번에 있는 자살 행동이나 자해 행동은 포함되지 않음)
5. 반복적인 자살 행동, 자살 제스처, 자살 위협 혹은 자해 행동
6. 현저한 기분의 반응성으로 인한 감정의 불안정성(예, 격정적인 불쾌감 삽화, 성마름 또는 불안이 보통 수 시간 동안 지속되며 아주 드물게는 수일간 지속됨)
7. 만성적인 공허감
8. 부적절하고 격렬하게 화를 내거나 화를 조절하지 못함(예, 자주 성질을 부리거나, 늘 화를 내거나, 몸싸움을 반복함)
9. 일시적으로 스트레스와 관련된 편집성 사고 혹은 심각한 해리 증상들

진단적 특징 Diagnostic Features

경계성 성격장애의 핵심 양상은 대인관계, 자아상 및 감정의 불안정성과 현저한 충동성이 만연된 패턴으로 성인기 초기에 시작되며 다양한 맥락에서 나타난다는 것이다.

경계성 성격장애가 있는 사람들은 실제 혹은 상상 속에서 버림받지 않기 위해 필사적으로 노력한다(진단기준 1). 이별이나 거절, 외부 체계의 상실이 곧 다가올 것임을 감지하면 이들은 자아상, 감정, 인지, 그리고 행동에서 심각한 변화를 보인다. 그들은 환경의 상황에 매우 민감하다. 실제 한시적인 이별을 해야 하거나 계획을 변경해야만 하는 상황(예, 임상의가 치료 시간이 다 되었다고 했을 때 갑자기 절망적인 반응을 보인다; 자신에게 중요한 사람이 약속 시간에 조금 늦거나 약속을 취소하면 공황이나 격렬한 분노를 경험한다)에 직면하면 버림받을 것에 대한 강렬한 공포감과 부적절한 분노를 경험한다. 이들은 자신이 '버림받는 것'은 자신이 '나쁘기' 때문이라고 믿는다. 이러한 버림받는 것에 대한 공포는 혼자 있는 것을 견디지 못하고 꼭 다른 사람이 자기 주변에 있어 주기를 원하는 것과 관계되어 있다. 그들의 버림받는 것을 피하기 위한 필사적 노력은 충동적인 행동으로 이어지는데, 예를 들어 진단기준 5에서처럼 자해나 자살 행동을 보인다(또한 '자살 사고 혹은 행동과의 연관성' 참조).

경계성 성격장애가 있는 사람들은 불안정하고 열정적인 관계 패턴을 보인다(진단기준 2). 그들은 보호자나 애인이 될 만한 사람을 한두 번 만나고서 이상화하고, 더 많은 시간을 함께 보낼 것을 요구하며, 관계의 초기부터 사적인 내용을 상세하게 공유한다. 하지만 그들은 그 사람이 자신을 충분히 돌봐 주지 않고, 충분하게 주지 않거나, 충분히 '자신을 위해 있어 주지' 않는다고 느끼면 이상화하던 태도에서 순식간에 평가 절하하는 태도로 돌변하기도 한다. 이들은 공감을 잘 하고 다른 사람들을 도와주지만 그것은 오직 그 사람이 환자가 필요로 할 때면 언제든지 그 보답으로 자신의 욕구를 충족시켜 주기 위해 곁에 '있어 줄' 것이라는 기대로 그렇게 할 뿐이다. 다른 사람들에 대한 관점이 이상화와 평가 절하의 양극단을 갑작스럽게 극적으로 오가는데, 어떤 때는 인정 많은 조력자가 되었다가 어떤 때는 잔인한 체벌자가 된다. 이러한 변화는 이상화해 왔던 돌봄을 주던 보호자가 자신을 거절하거나 버릴 것이 예상될 때의 환멸감을 반영한다.

현저하게 지속되는 불안정한 자아상 또는 자기감을 특징으로 하는 정체성 장해를 보인다(진단기

준 3). 이들은 자아상을 갑자기 극적으로 바꾼다(예, 도움을 요청하는 불쌍한 탄원자에서 과거의 잘못을 응징하는 정의의 사도로 갑자기 그 역할을 바꾸기도 한다). 자신이 사악한 존재이거나 악마라는 느낌에 근거한 자아상을 갖기도 하지만, 가끔 존재 자체가 없어진 느낌이 든다고도 한다. 이것은 이 장애가 있는 사람들에게 고통스럽고 두려울 수 있다. 이러한 경험은 그들이 의미 있는 관계, 돌봄, 지지가 결핍되었다고 느낄 때 나타난다. 그들은 비정규 직장이나 학교 환경에서의 업무 수행을 어려워한다. 이러한 완전하고도 지속되는 정체성의 결여는 경계성 성격장애가 있는 사람들이 자신의 잘못된 행동 패턴을 알아차리기 어렵게 만들고 문제가 있는 관계 패턴을 반복하게 한다.

경계성 성격장애가 있는 사람들은 자신을 손상시킬 가능성이 있는 최소한 2가지 이상의 영역에서 충동성을 보인다(진단기준 4). 그들은 도박을 하고, 돈을 무책임하게 쓰고, 폭식을 하고, 물질을 남용하며, 위험한 성행위를 하거나, 무모한 운전을 하기도 한다. 이들은 반복적으로 자살 행동, 자살 제스처, 자살 위협 혹은 자해 행동을 보인다(진단기준 5). 반복되는 자살 사고나 자살 행동의 이유는 흔히 도와 달라고 요청하는 것이다. 이러한 자기파괴적 행동(예, 긋기 또는 태우기)은 이별이나 거절의 위협 또는 중책을 맡게 될 상황에서 촉발된다. 이러한 행동은 느낌을 가질 수 있다는 것을 재확인함으로써 또는 자신의 사악함을 속죄함으로써 안도감을 가져다준다.

경계성 성격장애가 있는 사람들은 현저한 기분 반응성으로 인해 감정의 불안정성(예, 격정적인 불쾌감 삽화, 성마름 또는 불안이 보통 수 시간 동안 지속되며 아주 드물게 수일간 지속됨; 진단기준 6)을 나타낸다. 이들의 기저에 있는 불쾌 기분은 분노, 공황 혹은 절망의 시기 동안 종종 중단되기도 하지만 행복이나 만족감에 의해서는 좀처럼 해소되지 않는다. 이러한 기분 삽화들은 환자들의 대인관계 스트레스에 의한 극단적인 반응성을 반영한다.

그들은 만성적인 공허감에 시달릴 수 있으며, 이는 고통스러운 외로움과 함께 발생할 수 있다(진단기준 7). 쉽게 지루해져서, 그들은 공허감을 피하기 위해 자주 자극을 찾는다.

또한 그들은 부적절하고 격렬하게 화를 내거나 화를 조절하지 못한다(진단기준 8). 그들은 극단적인 비아냥거림, 씁쓸함 또는 폭언을 보일 수 있다. 분노는 보호자나 애인이 자신을 방임하거나, 원하는 것을 주지 않거나, 자신을 돌보지 않거나 혹은 자신을 버린다고 생각될 때 폭발한다. 이런 분노 표출 후에는 수치심과 죄책감을 느끼고, 이 때문에 자신이 사악하다고 생각한다.

극심한 스트레스 기간에는 일시적인 편집성 사고나 해리 증상(예, 이인증)을 경험할 수 있지만(진단기준 9), 이것은 일반적으로 추가적 진단을 내릴 정도로 심각하거나 기간이 길지 않다. 이러한 삽화는 실제적 혹은 버림받는 상상에 대한 반응으로 대부분 나타난다. 증상은 일시적이고 수 분이나 수 시간 지속된다. 보호자가 실제적으로 혹은 환자가 인지할 수 있게 환자를 돌보아 주면 증상이 관해된다.

부수적 특징 Associated Features

경계성 성격장애가 있는 사람들은 목표가 거의 실현되려는 시점에 자신을 망가뜨리는 행동을 한다(예, 졸업 직전에 중퇴를 하고, 치료가 얼마나 잘 진행되는지에 대해서 의논한 후에 심하게 퇴행되고, 관계를 지속시킬 수 있는 상황에서 갑자기 헤어짐). 몇몇 사람은 스트레스를 받으면 정신증과 유사한 증상 (예, 환각, 신체 이미지 왜곡, 관계사고, 입면기 환상)을 보이기도 한다. 이들은 대인관계보다는 이행기적 대상(transitional objects; 즉, 애완동물이나 물건)에서 안정감을 얻는다. 자살로 비교적 젊은 나이에 사망하기도 하는데, 특히 우울장애나 물질사용장애가 병발된 경우에 더욱 그렇다. 하지만 사고나 질병과 같은 다른 원인에 의한 죽음이 자살로 인한 사망보다 2배 이상 더 흔하다. 자해 행동이나 자살 시도 실패의 결과로 신체적 장애를 갖게 되기도 한다. 반복적인 실직, 학업 중단, 이별이나 이혼이 흔하다. 신체적 · 성적 학대와 방임, 적대적 갈등, 조실부모가 경계성 성격장애가 있는 사람들의 아동기 과거력에서 흔하게 나타난다.

유병률 Prevalence

미국에서 실시한 전국병존질환설문응답 제II부 부표본에서 추정한 경계성 성격장애의 유병률은 1.4%였다. 알코올 및 관련 질환에 대한 전국역학조사에서 경계성 성격장애의 유병률은 5.9%였다. 7개의 역학 연구(그중 6개는 미국)를 검토한 결과, 유병률의 중앙값은 2.7%였다. 일차 진료 체계에서의 유병률은 6%, 정신과 외래 환자에서는 10%, 정신과 입원 환자에서는 20%까지 보고된다.

발달 및 경과 Development and Course

경계성 성격장애는 일반적으로 성인기에 나타나는 장애로 생각되어 왔다. 하지만 이전과는 다르게 임상에서는 12세 또는 13세의 청소년들에게도 진단에 대한 모든 기준이 충족될 수 있는 것으로 밝혀졌다. 성인에서 치료를 처음 받는 환자들의 몇 퍼센트가 경계성 성격장애의 조기 발병을 차지하는지는 아직 알려지지 않았다.

경계성 성격장애는 오랫동안 증상 경과가 좋지 않은 장애로 여겨져 왔으며, 30~40대에 접어들어야 심각도가 감소하는 경향을 보였다. 하지만 전향성 추적연구들은 1~8년의 안정적인 관해가 매우 흔하다는 것을 발견하였다. 감정적 증상은 매우 느리게 완화되는 반면, 충동성은 빠르게 완화되었다. 이와는 대조적으로 경계성 성격장애에서 회복(즉, 증상 관해와 양호한 심리 사회적 기능)은 시간이 지남에 따라 달성하기가 더 어렵고 덜 안정적이게 된다. 이런 회복의 부족은 장애 수당을 받는 것과 신체 건강의 악화로 인한 고통과 연관이 있다.

위험 및 예후 인자 Risk and Prognostic Factors

환경적. 경계성 성격장애는 아동기 학대 및 정서적 방임과 높은 연관성이 있는 것으로 알려져 있다. 그런데 성적 학대의 보고된 비율은 외래 환자보다 입원 환자에서 더 높으며, 이는 성적 학대의 과거력이 장애 자체에 대한 것만큼이나 경계성 정신병리의 심각성에도 영향을 주는 요소임을 시사한다. 그리고 보고된 어린 시절의 성적 학대 과거력이 경계성 성격장애의 발달에 필요충분조건이 아님을 시사하는 경험적 기반의 합의가 도출되었다.

유전적, 생리적. 경계성 성격장애가 있는 사람들의 일차 친족에서 일반 인구에 비해 경계성 성격장애가 5배는 더 혼하게 나타난다. 또한 물질사용장애, 불안장애, 반사회성 성격장애, 우울 또는 양극성 장애의 가족력의 위험이 증가한다.

문화와 관련된 진단적 쟁점 Culture-Related Diagnostic Issues

경계성 성격장애가 있는 사람들의 행동 패턴은 전 세계적으로 많은 상황에서 확인된다. 타인에게 자기확신과 수용을 유발하는 사회적 요구, 권위적 인물과 애매하고 갈등의 관계, 현저한 적응의 불확실성으로 특징지어지는 사회문화적 맥락은 경계성 성격장애가 있는 사람들 또는 경계성 성격장애와 헷갈릴 수 있는 환경으로 인한 일시적인 맥락적 반응에서 나타날 수 있는 충동성, 감정적 불안정성, 폭발성, 공격적인 행동, 해리 경험을 촉진할 수 있다. 정신역동, 인지, 행동, 그리고 마음챙김의 측면이 문화적으로 서로 다르기 때문에 문화적 규범에 비추어 봤을 때 경계성 성격장애를 나타내는 증상 또는 특질(예, 성관계 파트너 수, 관계의 빠른 변화, 물질 사용)을 평가해야 유효한 진단을 내릴 수 있다.

성 및 젠더와 관련된 진단적 쟁점 Sex- and Gender-Related Diagnostic Issues

경계성 성격장애는 임상 환경에서는 여성이 남성보다 더 혼하지만, 지역사회 조사는 남성과 여성의 유병률이 다르지 않다. 이러한 불일치는 여성이 남성보다 더 높은 수준으로 도움을 요청하여 병원에 오기 때문이다. 경계성 성격장애가 있는 남성과 여성의 특성은 유사하고, 소년과 남성에서는 외현화 행동이, 소녀와 여성에서는 내재화 행동이 더 높게 나타날 가능성이 있다.

자살 사고 혹은 행동과의 연관성 Association With Suicidal Thoughts or Behavior

종단 연구에서 경계성 성격장애가 있는 사람들의 충동적이고 반사회적 행동은 자살 위험 증가와 연관이 있다. 입원 환자 표본에서 경계성 성격장애가 있는 사람들을 대상으로 24년 동안 전향적으로 추적 관찰한 결과 6%가 자살로 사망했으며, 그 외 다른 성격장애가 있는 사람들은 1.4%의 자살률을 보였다. 10년 동안 경계성 성격장애가 있는 사람들을 대상으로 시행된 연구는 반복적인 자살행동이 경계성 성격장애의 결정적인 특징이며, 시간이 지남에 따라 자살 시도율이 79%에서 13%로 감소하는 것과 연관이 있다는 것을 발견하였다.

감별진단 Differential Diagnosis

우울 및 양극성 장애. 우울장애 또는 양극성장애는 경계성 성격장애가 있는 사람들에서 자주 나타나고, 두 장애의 진단기준을 모두 충족할 경우 2가지 모두 진단할 수 있다. 경계성 성격장애가 있는 사람들의 단면적인 특성이 우울장애 또는 양극성장애의 삽화와 비슷하게 나타나기 때문에 임상의는 행동의 양상이 조기에 발생하여 지속적인 경과를 보였는지를 확인할 수 없다면 단편적인 증상에만 의존해서 경계성 성격장애를 진단해서는 안 된다.

성인의 분리불안장애. 분리불안장애와 경계성 성격장애는 사랑하는 사람에게 버려지는 공포가 공통점이지만 경계성 성격장애는 정체성, 자기주도성, 대인관계 기능, 충동성 등의 문제가 주요 중상이다.

기타 성격장애. 기타 성격장애가 경계성 성격장애와 공통점이 있어 혼동되기도 한다. 따라서 성격장애들의 특징적 양상의 차이에 근거하여 감별하여야 한다. 그러나 만약 어떤 개인의 성격적 특징이 경계성 성격장애 외에도 하나 혹은 그 이상의 성격장애의 기준을 만족한다면 모두 다 진단될 수 있다. 연극성 성격장애도 관심을 추구하고 남을 조종하는 행동을 하며 감정이 빠르게 변하는 특성이 있지만, 경계성 성격장애는 자기파괴성, 친밀한 관계에서 분노 단절, 만성적 깊은 공허감과 외로움을 보인다는 점에서 연극성 성격장애와 감별된다. 편집성 사고나 착각은 경계성 성격장애와 조현형 성격장애에서 모두 나타나지만, 경계성 성격장애에서는 이러한 증상이 좀 더 짧게 나타나고 대인관계와 외부 체계에 좀 더 반응적이라는 점에서 감별된다. 편집성 성격장애와 자기애성 성격장애 모두 사소한 자극에도 분노 반응을 보이는 것이 특징인데, 자기애성 성격장애는 비교적 자아상이 안정적일 뿐만 아니라 신체적 자기파괴성, 반복되는 충동성, 버림받는 것에 대한 걱정이 상대적으로 덜하다는 점에서 경계성 성격장애와 구별된다. 비록 반사회성 성격장애와 경계성 성격장애 모두 다른 사람을 조종하려는 행동이 특징이지만, 반사회성 성격장애는 이익이나 권력을 얻기 위해 혹은 기타 물질적 만족을 위해서 다른 사람들을 조종하려 하는 반면, 경계성 성격장애는 보호자의 관심을 더 받기 위해서 그런 행동을 한다는 점이 감별점이다. 의존성 성격장애와 경계성 성격장애에서 모두 버림받는 것에 두려움을 보인다. 경계성 성격장애는 버림받음에 감정적 공허감과 분노를 느끼고 무리한 요구를 하는 반응을 보이는 반면, 의존성 성격장애는 매달리고 더 순종적으로 되고 돌봄과 지지를 받기 위해 즉각 대체적 관계를 찾는 반응을 보인다는 점에서 감별된다. 또한 경계성 성격장애는 전형적으로 불안정하고 열정적인 대인관계 양상을 보인다는 점에서 의존성 성격장애와 감별된다.

다른 의학적 상태로 인한 성격 변화. 경계성 성격장애는 다른 의학적 상태로 인한 성격 변화와 감별되어야 하는데, 이것은 성격 변화가 다른 의학적 상태의 직접적인 생리적 결과로 나타나는 특질이다.

물질사용장애. 경계성 성격장애는 지속적인 물질 사용과 관련된 증상들과 감별되어야 한다.

정체성 문제(identity problems). 경계성 성격장애는 정체성 문제와 감별하여야 하는데, 정체성 문제는 발달단계(예, 청소년)와 관련된 정체성 걱정에 제한된 것으로, 정신질환으로 정의하지 않는다. 정체성 문제가 있는 청소년과 젊은 성인은 (특히 약물을 동반한 경우) 경계성 성격장애와 유사한 행동을 일시적으로 보일 수 있다. 이러한 특징적 상황에는 정서적 불안, 갈등, 불확실성, 불안감을 유발하는 선택, 성적인 갈등, 그리고 직업을 결정하기 위한 경쟁적인 사회적 압력과 같은 것들이 있다.

동반이환 Comorbidity

일반적으로 공존할 수 있는 장애로는 우울 및 양극성 장애, 물질사용장애, 불안장애(특히 공황장애와 사회불안장애), 섭식장애(특히 신경성 폭식증과 폭식장애), 외상후 스트레스장애, ADHD 등이 있다. 경계성 성격장애는 종종 다른 성격장애와 같이 발생하기도 한다.

● 연극성 성격장애
Histrionic Personality Disorder

진단기준   F60.4

과도하게 감정적이고 지나치게 주의를 끄는 만연된 패턴으로 이는 성인기 초기에 시작되며 여러 맥락에서 나타나고, 다음 중 5가지(또는 그 이상)를 충족한다.
1. 자신이 관심의 중심에 있지 않는 상황을 불편해함
2. 다른 사람들과의 상호작용은 종종 부적절한 성적 유혹이나 도발적인 행동으로 특징지어짐
3. 감정 표현이 피상적이고 빠르게 변함
4. 지속적으로 신체적 외모를 이용하여 자신에게 관심을 유도함
5. 지나치게 인상적이면서 세밀함이 결여된 언어 스타일
6. 자기극화, 연극성, 그리고 과장된 감정의 표현
7. 피암시적임(즉, 다른 사람이나 상황에 쉽게 영향을 받음)
8. 관계를 실제보다 더 가까운 것으로 간주함

진단적 특징 Diagnostic Features
연극성 성격장애의 핵심 양상은 과도하게 감정적이고 지나치게 주의를 끄는 만연된 패턴이다. 이 패턴은 성인기 초기에 시작되고 여러 맥락적 상황에서 나타난다.

연극성 성격장애가 있는 사람들은 자신이 관심의 중심에 있지 못하는 것을 불편해하거나 인정받지 못한다고 느낀다(진단기준 1). 종종 활기차고 극적인 방식으로 자신에게 관심을 끄는 경향이 있어, 처음에는 열정적이고 개방적이며 추파를 던져 새로 만난 사람을 매혹시키기도 한다. 그러나 계속해서 주위 사람들의 관심을 끌려고 하면 할수록 그들의 매력은 사라진다. 그들은 '모임의 활력소' 역할을 스스로 떠맡는다. 만약 관심의 중심이 되지 못하면 그들은 어떤 극적인 행동(예, 이야기를 지어내고, 장면을 연출한다)을 해서 관심이 자신에게 집중되게 한다. 그들의 욕구는 임상의와의 관계에서는 매우 명확하게 나타난다(예, 아첨을 하거나, 선물을 가져오고, 병원을 방문할 때마다 새로운 증상이 생겨 신체적 · 심리적 증상을 극적인 묘사로 늘어놓는다).

연극성 성격장애가 있는 사람들의 외모와 행동은 성적으로 부적절하게 유혹적이거나 도발적이다(진단기준 2). 이러한 행동은 환자가 성적 혹은 연애적 감정을 느끼는 대상뿐만 아니라 광범위하고 다양한 사회적, 직업적, 그리고 전문가적 관계에서도 나타나는데 이것은 사회적 맥락에서 적절한 수위를 벗어난 것이다. 감정이 피상적으로 표현되고 빠른 속도로 변화한다(진단기준 3). 자신에게 관심을 집중시키기 위해 지속적으로 외모를 이용한다(진단기준 4). 그들은 자신들의 외모로 다른 사람에게 깊은 인상을 주기를 원하고, 옷이나 외모를 가꾸는 데 과도한 시간과 열정, 돈을 사용한다. 외모에 대한 칭찬을 받기 위해 노력한다. 외모나 사진에 대해 칭찬이 아닌 비판적인 평을 들으면 지나치게 화를 낸다.

연극성 성격장애가 있는 사람들은 지나치게 인상적이고 세밀함이 결여된 언어 스타일을 구사한다(진단기준 5). 확고한 의견을 극적인 감각으로 표현하지만, 기저의 논리는 모호하고 산만하며 뒷

받침할 만한 사실이나 정보가 없다(예, 연극성 성격장애 환자는 어떤 사람이 훌륭한 사람이라고 칭찬하지만, 이러한 의견을 뒷받침할 장점을 세세히 나열하지는 못한다). 이들은 자기극화, 연극성, 과장된 감정 표현이 특징적이다(진단기준 6). 과도하고 공공연한 감정 표현으로 친구와 지인들을 당황스럽게 한다(예, 일상적인 만남에서 과도한 찬사를 늘어놓으며 포옹을 하거나, 사소한 감상적인 상황에서 통제가 안 되게 울기도 하고, 분노발작을 보이기도 한다). 그러나 그들의 감정은 너무 빨리 사그라져서 깊게 느낄 수가 없고, 이 때문에 다른 사람들은 환자들이 이러한 감정을 꾸며 내는 것이라고 비난하게 된다.

연극성 성격장애가 있는 사람들은 고도의 피암시성이 있다(진단기준 7). 그들의 의견과 느낌은 다른 사람들과 현재의 유행에 쉽게 영향을 받는다. 다른 사람들을 지나치게 믿는데, 특히 그들의 문제를 마술적으로 해결하는 강한 권위적 인물에게 더욱 그러하다. 그들은 육감을 사용하고 신념을 빨리 채용하는 경향이 있다. 이들은 관계를 실제보다 더 가깝다고 생각해서 거의 모든 지인을 '나의 친애하고 친애하는 친구'라고 표현하거나, 직업적인 상황에서 한두 번 만난 의사를 이름으로 부르기도 한다(진단기준 8).

부수적 특징 Associated Features

일반적으로 연극성 성격장애는 많은 다른 성격장애에 비해 장애가 적은 경향이 있다. 하지만 연극성 성격장애와 연관된 가장 큰 장해는 본질적으로 대인관계에서 나타난다. 연극성 성격장애가 있는 사람들은 사회적 지배(social dominance)로 특징지어지는 대인관계 스타일을 가지고 있는데, 이는 침습적 특성(예, 관심의 중심이 될 필요, 과시적인)이 있는 '따뜻한 지배(warmer dominance)'부터 오만하고, 통제적이며, 공격적인 행동을 포함하는 '차가운 지배(colder dominance)'까지 다양한 행동 스펙트럼으로 펼쳐진다. 연인관계가 특히 손상되는 것으로 보이며, 연극성 성격장애가 있는 사람들은 이혼하거나 절대 결혼하지 못할 가능성이 더 높다는 증거가 있다. 연극성 성격장애가 있는 사람들은 연인관계나 성적인 관계에서 정서적 친밀감을 얻는 데 어려움을 겪을 수 있다. 이 장애가 있는 사람들은 종종 동성 친구들과의 관계도 손상시킨다. 왜냐하면 그들의 성적으로 도발적인 대인관계 스타일은 친구들과의 관계에서도 위협적으로 보일 수 있기 때문이다. 그들은 또한 지속적으로 관심을 요구해서 친구들과 소원해진다. 관심의 중심에 있지 못하면 자주 우울해하거나 화를 낸다. 그들은 새롭고 자극적이고 흥미로운 것을 갈망해서 일상적인 활동을 지루해하는 경향을 보인다. 만족감이 지연되는 것을 참지 못하거나 좌절감을 느껴서 그들의 행동은 즉각적인 만족감을 얻는 것을 지향한다. 비록 대단한 열정으로 새로운 일이나 계획을 시작하지만 그들의 흥미는 금세 떨어진다. 새로운 관계에서 오는 흥분을 위해 오래된 관계를 무시하기도 한다.

유병률 Prevalence

미국에서 실시한 전국병존질환설문응답 제II부 부표본에서 추정한 연극성 성격장애의 유병률은 0.0%였다. 알코올 및 관련 질환에 대한 전국역학조사에서 연극성 성격장애의 발병률은 1.84%였다. 5개의 역학 연구(그중 4개는 미국)를 검토한 결과, 유병률의 중앙값은 0.9%였다.

문화와 관련된 진단적 쟁점 Culture-Related Diagnostic Issues

대인관계의 규범이나 개인의 외모, 그리고 감정 표현성은 문화, 젠더, 연령별 집단에 따라 광범위하게 다르다. 연극성 성격장애를 진단하기 위한 증거들로 이런 다양한 특질(예, 정서성[emotionality], 유혹하는 힘, 과장된 대인관계 양상, 새로운 것을 추구하는 것, 사교성, 매력, 감수성, 신체화하는 성향)을 살펴보기 전에 이러한 특질이 임상적으로 현저한 손상이나 고통을 초래하는지를 평가하는 것이 중요하다. 연극성 성격장애는 경쟁적인 또래 집단 사이에서 '호감을 살 필요가 있는(need to be liked)' 사회적인 압박에 의해 발생하는 반응적인 맥락을 가진 특질들과 구별되어야 한다.

성 및 젠더와 관련된 진단적 쟁점 Sex- and Gender-Related Diagnostic Issues

임상 환경에서 이 장애는 여성에서 더 자주 진단된다. 그래서 각 임상 환경에서 젠더비는 여성의 젠더비와 유의미할 정도로 다르지 않다. 반대로 구조적 평가를 이용한 몇몇 연구에서는 남성과 여성에서의 유병률이 비슷하다고 보고되었다.

자살 사고 혹은 행동과의 연관성 Association With Suicidal Thoughts or Behavior

자살의 실제 위험도는 알려져 있지 않지만, 임상 경험에 따르면 연극성 성격장애가 있는 사람들은 자살 제스처와 협박의 위험도가 증가할 수 있다.

감별진단 Differential Diagnosis

기타 성격장애 및 성격 특질. 기타 성격장애가 연극성 성격장애와 공통점이 있어 혼동되기도 한다. 따라서 성격장애들의 특징적 양상의 차이에 근거하여 이러한 장애들을 감별하여야 한다. 그러나 만약 어떤 개인의 성격적 특징이 연극성 성격장애 외에도 하나 이상의 성격장애의 기준을 만족한다면 모두 다 진단될 수 있다. 비록 경계성 성격장애도 관심받기를 원하고 다른 사람을 조종하는 행동을 하며 감정이 빨리 변하는 공통점이 있지만, 경계성 성격장애는 자기파괴적인 행동과 분노로 친밀한 관계를 깨어 버리고, 만성적인 깊은 공허감과 정체성 장해를 보인다는 점에서 연극성 성격장애와 감별된다. 반사회성 성격장애와 연극성 성격장애가 있는 사람들은 충동적이고 피상적이고 자극을 추구하며 무모하고 유혹적이고 남을 조종하려 한다는 공통점이 있는데, 연극성 성격장애가 있는 사람들은 감정을 더 과장되게 표현하고 반사회적 행동에 관여하지 않는다는 점에서 감별된다. 연극성 성격장애가 있는 사람들은 돌봄을 얻기 위해서 남을 조종하지만, 반사회성 성격장애가 있는 사람들은 이익, 권력 혹은 다른 물질적 만족을 위해서 남을 조종한다. 자기애성 성격장애가 있는 사람들도 다른 사람들의 관심을 갈망하지만 그들은 그들의 '우수성'에 대해서 칭찬받기를 원하는 반면, 연극성 성격장애가 있는 사람들은 관심을 얻는 데 도움이 된다면 기꺼이 연약하거나 의존적으로 보이기를 원한다. 자기애성 성격장애가 있는 사람들은 다른 사람들과의 친밀감을 과장하기도 하는데, 주로 친구의 'VIP' 지위나 부를 강조하는 경향이 더 많다. 의존성 성격장애는 타인의 칭찬이나 지도에 지나치게 의존적이지만, 연극성 성격장애에서 보이는 현란함,

과장됨, 정서적 특징이 없다.

　많은 사람이 연극성 성격 특질을 보인다. 하지만 오직 이러한 특질이 완고하고 부적응적이며 지속적이고 현저한 기능적 손상이나 주관적인 고통을 초래할 때만 연극성 성격장애로 진단 내려야 한다.

다른 의학적 상태로 인한 성격 변화.　연극성 성격장애는 다른 의학적 상태로 인한 성격 변화와는 감별되어야 하는데, 여기서 나타나는 특질들은 다른 의학적 상태의 직접적인 생리적 결과다.

물질사용장애.　연극성 성격장애는 지속적인 물질 사용과 연관된 증상들과 감별되어야 한다.

동반이환 Comorbidity

　연극성 성격장애는 경계성, 자기애성, 편집성, 의존성, 반사회성 성격장애와 알코올 및 기타 물질 사용과 오용, 공격성 및 폭력성과 높은 연관이 있다. 연극성 성격장애는 또한 신체증상장애, 기능성 신경학적 증상장애(전환장애), 주요우울장애와도 관련이 있는 것으로 알려져 있다.

● 자기애성 성격장애
Narcissistic Personality Disorder

진단기준　　　　　　　　　　　　　　　　　　　　　　　　　　　　　　　F60.81

과대성(공상 또는 행동에서), 감탄 요구, 공감 부족이 만연된 패턴으로 성인기 초기에 시작되며 여러 맥락에서 나타나고, 다음 중 5가지(또는 그 이상)를 충족한다.

1. 자기-중요성에 과대한 느낌을 가짐(예, 성취와 능력을 과장, 상응하는 성과 없이도 우수한 것으로 인식될 것을 기대)
2. 무한한 성공, 권력, 명석함, 아름다움 혹은 이상적인 사랑에 대한 환상에 몰두
3. 자신은 '특별'하고 특이해서 또 다른 특별하거나 높은 지위의 사람(또는 기관)만이 자신을 이해할 수 있고 또는 관련해야 한다는 믿음
4. 과도한 감탄을 요구함
5. 특권의식이 있음(즉, 특별히 호의적인 대우를 받기를, 자신의 기대에 대해 자동적으로 순응하기를 불합리하게 기대함)
6. 대인관계에서 착취적임(즉, 자신의 목적을 달성하기 위해서 타인을 이용함)
7. 공감의 결여: 타인의 느낌이나 요구를 인식하거나 확인하려 하지 않음
8. 다른 사람을 자주 부러워하거나 다른 사람이 자신을 시기하고 있다는 믿음
9. 오만하고 건방진 행동이나 태도

진단적 특징 Diagnostic Features

　자기애성 성격장애의 핵심 양상은 과대성, 감탄 요구, 공감 부족이 만연된 패턴으로 성인기 초기에 시작되어 여러 맥락적 상황에서 나타난다는 점이다.

이 장애가 있는 사람들은 자신의 중요성에 대해 과대한 느낌을 가진다(진단기준 1). 이것은 우수성, 가치, 능력에 대한 과장되고 비현실적인 감각으로 나타난다. 그들은 일상적으로 자신의 능력을 과대평가하고 성취를 과장하고 잘난 척하며 허세를 부린다. 터무니없게도 다른 사람들이 자신의 수고에 자신처럼 평가할 것이라 생각하여 자신이 기대했고 자신이 당연히 받아야 할 찬사가 마련되어 있지 않다는 것을 알면 굉장히 놀란다. 자신의 성취에 대한 과장된 평가에는 다른 사람의 공헌에 대한 폄하가 내포되어 있다. 자기애성 성격장애가 있는 사람들은 무한한 성공, 권력, 명석함, 아름다움 혹은 이상적인 사랑에 대한 환상에 몰두한다(진단기준 2). 그들은 '오랫동안 기다려 온' 존경과 특권에 대해서 끊임없이 생각하고 자신을 다른 유명하거나 특권을 가진 계층에 필적한다고 생각한다.

자기애성 성격장애가 있는 사람들은 자신들이 특별하거나 특이해서 다른 사람들이 자신을 그렇게 인식해 주기를 기대한다(진단기준 3). 그들은 자신이 다른 사람들로부터 받을 만하다고 기대하고 느끼고 있는 칭찬이 금방 나타나지 않으면 놀라거나 심지어 망연자실할 수 있다. 그들은 특별하고 높은 지위의 사람들만이 자신을 이해할 수 있고 그런 사람들만 관계를 맺어야 한다고 생각하며, 자신이 관계 맺는 사람들은 '특이하고' '완벽하고' 혹은 '재능을 타고난' 사람들이라고 묘사한다. 이 장애가 있는 사람들은 자신의 요구는 매우 특별하고, 일반적인 멍청이들의 능력밖에 있다고 생각한다. 그들의 자존감은 자신이 어울리는 사람들에게 부여한 이상화된 가치에 의해서 강화된다(즉, '거울화[mirrored]'). 그들은 '최고'의 사람들(의사, 변호사, 미용사, 강사)만 어울리려 하고, '최고'의 기관만 제휴해야 한다고 주장하지만 자신을 실망시키는 사람들의 자격은 폄하하기도 한다.

자기애성 성격장애가 있는 사람들은 과도한 감탄을 요구한다(진단기준 4). 그들의 자존감은 언제나 매우 연약하다. 심각한 내적의심, 자기비판, 공허함 및 투쟁은 적극적으로 타인의 관심을 요구한다. 그들은 자기가 얼마나 잘하고 있고, 어떻게 다른 사람들에게 호의적으로 보이는가에 몰두한다. 이것은 끊임없는 관심과 감탄에 대한 요구로 나타나기도 한다. 그들은 자기가 도착하면 대대적인 환영 행사가 있기를 기대하고, 다른 사람이 자신이 가진 것을 부러워하지 않으면 충격을 받는다. 그들은 종종 대단한 매력으로 칭찬을 계속해서 낚아채기도 한다.

이들의 왜곡된 자기 가치감에 뿌리를 둔 특권의식은 특별히 호의적인 대우를 받기를 원하는 터무니없는 요구에서 잘 나타난다(진단기준 5). 그들은 대우받기를 기대하고 그렇지 않은 경우에는 당황하거나 분노한다(예, 그들은 줄을 서서 기다릴 필요가 없고 그들의 우선권은 너무나 특별하기 때문에 다른 사람들은 그들의 의견을 따라야 한다고 생각하며, 만약 다른 사람이 '자신의 매우 중요한 작업'을 잘 도와주지 못하면 과민해진다). 그들은 그것이 다른 사람들에게 어떤 의미가 있든 간에 그들이 원하거나 필요하다고 느끼는 것은 무엇이든 받기를 기대한다. 예를 들어, 이들은 다른 사람들로부터 큰 헌신을 기대하고, 그들의 삶에 미치는 영향은 고려하지 않고 그들을 혹사시킨다. 타인의 요구나 필요에 대한 세심함은 없이 특권의식만 있다면, 그들은 다른 사람을 의식적·무의식적으로 착취하게 된다(진단기준 6). 그들은 다른 사람이 자신의 목적에 도움이 되거나 자신의 자존감을 강화시켜 줄 때만 그 사람과 친구나 연인 관계를 형성하는 경향이 있다. 그들은 종종 자신들이 마땅히 받아야 한다고 믿는 특권과 여분의 자원을 빼앗는다. 자기애성 성격장애가 있는 일부는 의도적으로 자신의 이익과 목적을 위해 정서적, 사회적, 지적 또는 재정적으로 다른 사람들을 이용한다.

자기애성 성격장애가 있는 사람들은 공감이 결여되어 타인의 욕구, 주관적인 경험, 그리고 느낌을 인식하지 못한다(진단기준 7). 그들은 어느 정도의 인지적 공감(지적 수준으로 다른 사람의 관점을 이해함)을 갖는 경향이 있지만, 감정적 공감(다른 사람이 느끼는 감정을 직접적으로 느끼는 것)은 부족하다. 이 장애가 있는 사람들은 자신들의 말이 만드는 상처에 대해서 인지하지 못한다(예, 전 애인에게 활기차게 "나는 지금 일생에 한 번뿐인 연애를 하고 있어."라고 이야기한다. 혹은 아픈 사람 앞에서 자신의 건강을 뽐낸다). 다른 사람들의 필요, 욕구 또는 감정을 인식하면 그것을 그들의 유약함이나 취약함의 징후라며 얕잡아 본다. 자기애성 성격장애가 있는 사람들을 만나 본 사람들은 전형적으로 정서적으로 냉담하고 관심의 상호 교류가 되지 않는다는 것을 느낀다.

다른 사람을 자주 부러워하거나 다른 사람이 자신을 시기하고 있다고 믿는다(진단기준 8). 그들은 다른 사람들의 성공이나 재산을 시기하여 자신이 그러한 성취, 숭배 또는 특권을 받을 자격이 더 있다고 생각한다. 그들은 특히 다른 사람이 인정이나 칭찬을 받을 때 다른 사람들의 공헌을 냉혹하게 폄하한다. 오만하고 건방진 행동은 이들의 특징이다. 그들은 자주 속물적이고 업신여기거나 생색내는 태도를 보인다(진단기준 9).

부수적 특징 Associated Features

자존감이 취약하기 때문에 자기애성 성격장애가 있는 사람들은 비판이나 패배로 인한 상처에 매우 민감하다. 비록 겉으로는 드러내지 않지만 그들은 비판을 계속 생각하고, 이 때문에 창피와 모욕, 내려앉은 느낌과 공허감을 느끼게 된다. 그들은 무시, 분노 혹은 도전적인 반격으로 반응하기도 한다. 그런 경험 때문에 사회적으로 위축되거나 혹은 그들의 과대성을 감추고 보호하기 위해 겸손하게 행동하기도 한다. 대인관계는 일반적으로 자기중심, 특권, 감탄의 요구, 타인의 민감성에 대한 상대적인 무시 등과 관련된 문제로 인해 손상된다.

자기애성 성격장애가 있는 어떤 사람들은 전문적이고 사회적으로 성공하면서 유능하고 높은 기능을 하기도 하는 반면, 다른 사람은 다양한 수준의 기능장애를 가지기도 한다. 자기통제, 금욕주의, 최소한의 자기공개를 통한 대인관계 거리두기와 결합된 전문적인 능력은 지속적으로 삶을 유지하도록 해 주고, 심지어 결혼과 사회적 유대관계도 가능하게 해 준다. 비록 엄청난 야망과 자신감 때문에 대단한 성취를 이루기도 하지만 비판이나 패배를 견디지 못하는 것 때문에 성과가 방해받기도 한다. 때로는 직업적 기능이 매우 저조할 수 있는데 이것은 이들이 경쟁의 부담이 높거나 패배할 가능성이 있는 상황을 피하려고 하기 때문이다.

열등감, 취약성이 동반된 낮은 자존감과 자기비판 및 불안감을 동반한 수치심, 시기심, 굴욕이 지속되는 감정 상태는 자기애성 성격장애가 있는 사람들을 사회적 이탈, 공허감, 우울한 기분에 취약하게 만든다. 높은 완벽주의 기준은 종종 불완전함, 실패 및 압도적인 감정에 대한 상당한 두려움과 연관이 있다.

유병률 Prevalence

미국에서 실시한 전국병존질환설문응답 제II부 부표본에서 추정한 자기애성 성격장애의 유병률은 0.0%였다. 알코올 및 관련 질환에 대한 전국역학조사에서 유병률은 6.2%였다. 5개의 역학 연구(그중 4개는 미국)를 검토한 결과, 유병률의 중앙값은 1.6%다.

발달 및 경과 Development and Course

자기애성 특질은 청소년기에는 특히 흔한데, 이것이 성인기 자기애성 성격장애로 발달할지를 반드시 예측할 수 있는 요인은 아니다. 자기애성 성격장애의 특질이나 장애는 파산, 강등, 실직, 이혼과 같이 예기치 않은 극도의 삶의 경험이나 위기의 맥락에서 악화되어 처음 임상적 관심을 받게 된다. 게다가 이들은 노화의 과정에서 나타나기 마련인 신체적 · 직업적 제약이 시작되는 것을 받아들이는 데 특히 어려움을 느낀다. 그러나 새로운 지속적인 관계, 진정한 성공적 성취, 견딜 수 있는 실망 및 좌절과 같은 삶의 경험 모두는 교정적이어서, 이 장애가 있는 사람들의 변화와 개선에 도움이 될 수 있다.

문화와 관련된 진단적 쟁점 Culture-Related Diagnostic Issues

자기애성 특질은 집단주의적 목표보다는 개인주의적이고 개인의 자율성을 강조하는 사회문화적 맥락에서 증가될 수 있다. 집단주의적 맥락과 비교하여 개인주의적 맥락에서는 자기애성 특질이 임상적으로 두드러지지 않거나 사회적 손상을 덜 받게 된다.

성 및 젠더와 관련된 진단적 쟁점 Sex- and Gender-Related Diagnostic Issues

자기애성 성격장애 진단을 받은 18세 이상 성인 중 50~75%는 남성이다. 이 장애의 젠더 차이는 남성은 여성에 비해 스트레스에 보다 반응적이고 공감 능력이 떨어지는 데 반해 여성은 남성에 비해 보다 자기중심적이고 사회적으로 위축되어 있다는 점이다. 젠더 패턴과 기대에 대한 문화적 차이 또한 이 장애의 특질과 패턴의 젠더 차이에 기여한다.

자살 사고 혹은 행동과의 연관성 Association With Suicidal Thoughts or Behavior

심한 스트레스의 맥락에서, 종종 자기애성 성격장애와 연관된 타고난 완벽주의는 불완전, 실패, 그리고 압도적인 감정에 노출되면 자살 사고를 불러일으킬 수 있다. 자기애성 성격장애가 있는 사람들의 자살 시도는 덜 충동적인 경향이 있으며, 다른 성격장애가 있는 사람들에 비해 자살 시도의 치사율은 높은 특징이 있다.

감별진단 Differential Diagnosis

기타 성격장애 및 성격 특질. 기타 성격장애가 자기애성 성격장애와 공통점이 있어 혼동되기도 한다. 따라서 성격장애들의 특징적 양상의 차이에 근거하여 이러한 장애들을 감별하여야 한다. 그러나 만약 어떤 개인의 성격 특징이 자기애성 성격장애 외에도 하나 이상의 성격장애의 기준을 만족한다면 모두 다 진단될 수 있다. 요염한 연극성 성격장애, 냉혹한 반사회성 성격장애, 애정에 굶주린 경계성 성격장애와 감별되는 자기애성 성격장애의 가장 실제적인 특징은 과대성이다. 상대적으로 안정적인 자아상과 자기파괴적 행동, 충동성, 분리 불안정, 정서적 과민성에 대한 염려가 없다는 점에서 자기애성 성격장애는 경계성 성격장애와 감별이 된다.

성과에 대한 과도한 자신감, 감정적 표현이 부족하고 다른 사람들의 감수성을 인지하지 못하며 경멸한다는 점이 연극성 성격장애와 구별되는 점이다. 비록 경계성 성격장애, 연극성 성격장애, 자기애성 성격장애 모두 과도한 관심을 요구하지만 자기애성 성격장애에서 특히 감탄을 받는 것에 대한 욕구가 두드러지게 나타난다. 반사회성 성격장애와 자기애성 성격장애가 있는 사람들은 냉혹하고, 언변이 뛰어나고, 피상적이며, 착취적이고, 공감을 못한다는 점에서 공통점을 보인다. 그러나 자기애성 성격장애는 충동적 공격성, 사기성을 특징적으로 보이지는 않는다. 또 반사회성 성격장애가 있는 사람들은 다른 사람들의 반응이나 비판에 덜 민감하고 무관심하나, 자기애성 성격장애가 있는 사람들은 아동기에 품행장애의 과거력이나 성인기의 범죄 행동이 없다.

자기애성 성격장애와 강박성 성격장애 모두 완벽함을 추구하고 다른 사람들은 잘 해낼 수 없다고 주장한다. 하지만 강박성 성격장애가 있는 사람들은 질서에 대해 완벽함을 추구하는 반면, 자기애성 성격장애가 있는 사람들은 외모나 성과에 대한 완벽함의 기준을 세우고 그것들이 제대로 충족되지 않으면 비판적으로 생각하는 경향이 있다.

의심을 많이 하고 사회적으로 위축된 모습이 조현형 · 회피성 · 편집성 성격장애와 자기애성 성격장애 사이의 주요한 감별점이다. 만약 자기애성 성격장애에서 이런 특성이 나타난다면, 근본적으로 수치심과 실패에 대한 두려움 또는 자신들의 불완전함이나 단점이 드러날 것에 대한 두려움 때문이다.

크게 성공한 많은 사람이 자기애적이라고 간주할 수 있는 성격 특질을 보인다. 이러한 특질이 완고하고 부적응적이며 지속적이고 현저한 기능적 손상이나 주관적인 고통을 초래할 때만 자기애성 성격장애라 할 수 있다.

조증 또는 경조증. 과대성은 조증이나 경조증의 삽화 동안 나타날 수 있는데, 기분 변화나 기능 손상과 연관되어 나타난다는 점이 자기애성 성격장애와 감별되는 특징이다.

물질사용장애. 자기애성 성격장애는 지속적인 물질 사용과 연관된 증상들과 감별되어야 한다.

지속성 우울장애. 자존감을 위협하는 경험은 자기애성 성격장애가 있는 사람들에게 깊은 열등감, 수치심, 시기심, 자기비판 및 불안감을 일으킬 수 있으며, 이는 지속성 우울장애에서 보이는 부정적인 감정과 유사할 수 있다. 지속성 우울장애에 대한 기준이 충족된다면 모두 진단할 수 있다.

동반이환 Comorbidity

자기애성 성격장애는 우울증(지속성 우울장애, 주요우울장애), 신경성 식욕부진증, 물질사용장애와 동반될 수 있다(특히 코카인과 관련된). 연극성 성격장애, 경계성 성격장애, 반사회성 성격장애, 편집성 성격장애 또한 자기애성 성격장애와 동반이 가능하다.

C군 성격장애
Cluster C Personality Disorders

● ## 회피성 성격장애
Avoidant Personality Disorder

진단기준   F60.6

사회적 억제, 부적절감, 부정적 평가에 대한 예민함이 만연된 패턴으로 성인기 초기에 시작되며 여러 맥락에서 나타
나고, 다음 중 4가지(또는 그 이상)를 충족한다.
1. 비난, 거부, 거절에 대한 두려움 때문에 의미 있는 대인 접촉과 관련된 직업적 활동을 회피함
2. 확실한 호감이 가지 않는 한 사람들과 관계하는 것을 꺼림
3. 수치심을 느끼거나 조롱당할 것에 대한 두려움 때문에 친밀한 관계를 제한함
4. 사회적 상황에서 비난받거나 거절당하는 것에 대해 집착함
5. 부적절감으로 인해 새로운 대인관계 상황을 제한함
6. 자신을 사회적으로 서툴고, 개인적으로 매력적이지 않으며, 다른 사람들보다 열등하다고 바라봄
7. 당황스러움이 드러날까 염려하여 어떤 새로운 일에 관여하거나 개인적인 위험을 감수하는 것을 유별나게 꺼림

진단적 특징 Diagnostic Features

회피성 성격장애의 주요 특징은 사회적 억제, 부적절감, 부정적 평가에 대한 예민함이 만연된 패
턴으로 성인기 초기에 시작되어 여러 맥락적 상황에서 나타난다.

회피성 성격장애가 있는 사람들은 비난, 거부, 거절에 대한 두려움 때문에 의미 있는 대인 접촉과
관련된 직업적 활동을 회피한다(진단기준 1). 이들은 직장에서 승진의 기회가 있어도 거절하는데,
그 이유는 새로운 책임 때문에 동료들에게 비난을 받을 것이라고 생각하기 때문이다. 자신을 좋아
하고 비판 없이 받아들여질 것이라는 확신 없이는 새 친구를 사귀는 것을 피한다(진단기준 2). 그들
이 그 반대를 증명하는 엄격한 테스트를 통과하기 전까지는, 다른 사람들은 비판적이고 자신을 못
마땅해한다고 추정한다. 이 장애가 있는 사람들은 집단 활동에 참여하는 것을 꺼린다. 비록 그들은
무비판적인 수용에 대한 확신이 생긴다면 친밀한 관계를 맺을 수 있는 능력이 있지만 대인관계에서
이들에게 친밀감은 어려운 일이다. 그들은 자제력을 가지고 행동을 하고, 자신에 대해서 이야기하
는 것을 어려워하며, 노출되면 조롱을 당하거나 수치심을 느낄 것에 대한 두려움 때문에 친밀한 감
정을 자제한다(진단기준 3).

이 장애가 있는 사람들은 사회적 상황에서 비난을 받거나 거절을 당하는 것에 집착하기 때문에
쉽게 그러한 반응을 감지한다(진단기준 4). 만약 다른 사람이 조금이라도 인정을 하지 않거나 비난
을 하면 그들은 심하게 상처를 입는다. 그들은 수줍고 조용하고 억제되어 있고 '눈에 띄지 않는' 성
향을 보이는데, 이것은 주목을 받는다는 것은 모멸을 당하거나 거절을 당하는 것이라고 생각하기

때문이다. 자신이 무슨 말을 하든 다른 사람들이 그것을 '틀렸다'고 볼 것이라고 믿기 때문에 아무 말도 하지 않는다. 조소나 조롱을 암시하는 듯한 사소한 단서에도 강렬하게 반응하고, 중립적 표현을 비난이나 거부로 잘못 이해하기도 한다. 그들은 사회생활에 적극적으로 참여하기를 갈망함에도 불구하고, 자신의 심리적 안녕을 다른 사람의 손에 맡기는 것을 두려워한다. 회피성 성격장애가 있는 사람들은 새로운 대인관계 상황을 제한하는데 그들이 스스로를 부적절하다고 느끼고 자존감이 낮기 때문이다(진단기준 5). 이들은 자신들이 사회성이 없고, 인간적으로 매력이 없고, 다른 사람보다 열등하다고 믿는다(진단기준 6). 이 장애가 있는 일부 사람에서는 사회적 역량과 개인적 매력에 대한 의심이 낯선 사람과 상호작용을 하는 환경에서 가장 강렬하게 나타난다. 그러나 다른 많은 사람은 일반적으로 개인정보의 공유가 일어나게 되는 상호작용이 반복될 때 더 많은 어려움을 겪는다. 그들은 열등감이 드러나 거절을 당할 가능성이 높아진다고 인식한다. 반복적인 대인관계를 해야 하는 새로운 사회 활동이나 직업 활동이 있을 때, 이들은 몇 주나 몇 달 동안 동료들이 자신을 열등하거나 가치가 부족하다고 생각한다는 신념을 발달시켜 견딜 수 없는 스트레스나 불안감으로 사직을 한다. 따라서 잦은 직업 변화를 겪을 수 있다. 그들은 당황스러움이 드러날까 염려하여 어떤 새로운 일에 관여하는 것 혹은 개인적인 위험을 감수하는 것을 유별나게 꺼린다(진단기준 7). 그들은 일상적인 상황에서 잠재적인 위험을 과장되게 생각하는 경향이 있어 확신과 안전에 대한 걱정 때문에 매우 제한된 삶을 살아간다.

부수적 특징 Associated Features

회피성 성격장애가 있는 사람들은 자신이 관계하고 있는 사람들의 움직임이나 표현을 바짝 긴장해서 평가한다. 이 장애가 있는 사람들은 사회적 반응을 비난으로 잘못 해석하는 경우가 많고, 이것은 그들의 자기회의를 확신하게 만든다. 다른 사람들은 그들을 '수줍어하고' '소심하고' '혼자 있고' '고립되어 있다'고 묘사한다. 이 장애와 관련된 제일 큰 문제점은 사회적 · 직업적 기능과 연관된다. 낮은 자존감과 거절에 대한 과민성 때문에 제한된 대인관계 접촉만 하게 된다. 그래서 상대적으로 고립되어 있고 위기의 극복을 도와줄 수 있는 큰 사회적 지지 체계가 없다. 그들은 애정과 인정을 갈구하고 타인과의 이상적인 관계에 대해 환상을 가지고 있다. 회피적 행동은 또한 직업적 기능에도 부정적인 영향을 끼치는데, 직업이나 승진에 있어 기본적인 요구 사항을 충족하는 데 중요한 사회적 상황을 회피하기 때문이다.

회피성 성격장애가 있는 사람들은 정서적 애착(과거와 현재의 관계에 사로잡혀 있음)에 대한 욕구가 특징인 불안정 애착 유형을 가지고 있어, 다른 사람들이 자신을 가치 없게 보거나 상처를 주는 것에 대한 두려움은 그들이 수동성, 분노, 공포로 반응하게 한다. 이러한 애착 유형은 연구자의 모델에 따라 '몰두형(preoccupied)'이나 '두려움형(fearful)'으로 다양하게 불린다.

유병률 Prevalence

미국에서 실시한 전국병존질환설문응답 제II부 부표본에서 추정한 회피성 성격장애의 유병률은

5.2%였다. 알코올 및 관련 질환에 대한 전국역학조사에 의하면 회피성 성격장애의 유병률은 2.4%로 보고된다. 6개의 역학 연구(그중 4개는 미국)를 검토한 결과, 유병률의 중앙값은 2.1%였다.

발달 및 경과 Development and Course

회피적인 행동은 유아기나 아동기에 수줍음, 고립, 낯선 사람과 새로운 상황에 대한 두려움의 형태로 시작된다. 아동기의 수줍음이 회피성 성격장애의 흔한 전구 증상이지만 대부분의 사람은 나이가 들어 감에 따라 증상이 사라지는 경향을 보인다. 반대로 회피성 성격장애가 발병하는 사람들은 청소년기나 성인기 초기에 점점 더 수줍어하고 회피적으로 되는데, 이 시기는 새로운 사람과의 사회적 관계가 특히 중요한 시기다. 성인에서는 회피성 성격장애가 나이가 들면서 점점 완화되거나 관해된다는 증거들이 있다. 65세 이상 성인의 유병률은 0.8%로 추산된다. 이 진단은 아동과 청소년에서는 특히 조심해서 진단을 내려야 한다. 이 시기에 부끄러움을 느끼고 회피적인 행동을 하는 것이 발달적으로 적절할 수 있기 때문이다.

문화와 관련된 진단적 쟁점 Culture-Related Diagnostic Issues

수줍음과 회피를 적절하다고 생각하는지는 문화적 · 민족적 집단들마다 정도에 차이가 있을 수 있다. 게다가 회피 행동은 이주 후에 문화적 적응에서 발생하는 문제의 결과일 수 있다. 일부 사회문화적 맥락에서, 뚜렷한 회피는 기질적인 수줍음(temperamental shyness)보다는 사회적 당혹감(체면상실)이나 삶의 주요 목표를 달성하지 못한 후에 발생할 수 있다. 이러한 환경에서 회피의 목적은 사회적 조화를 유지하거나 공공범죄를 예방하기 위해 의도적으로 사회적 상호작용을 최소화하는 것이 포함된다.

성 및 젠더와 관련된 진단적 쟁점 Sex- and Gender-Related Diagnostic Issues

지역사회 조사에서는 회피성 성격장애가 남성보다 여성에서 더 흔한 것으로 알려져 있다. 유병률의 이러한 젠더 차이가 작기는 하지만 대규모 모집단 기반 표본에서도 지속적으로 발견된다.

감별진단 Differential Diagnosis

사회불안장애. 회피성 성격장애와 사회불안장애 사이에 상당한 중복이 나타난다. 기저의 문제는 유사한데 달리 표현되었다거나 회피성 성격장애가 좀 더 심한 사회불안장애일 수 있다는 제안이 있다. 특히 자아개념(자존감과 회피성 성격장애에서 열등감과 같은)과 관련하여 차이점들이 설명된다. 사회불안장애의 부정적인 자아개념은 불안정할 수 있어, 회피성 성격장애보다 덜 만연되고 덜 고착되었다는 것을 보여 주는 간접적인 증거가 있다. 또한 사회불안장애가 없이도 회피성 성격장애가 빈번하게 발생한다는 연구 결과가 있으며, 일부 별도의 위험인자가 확인되기도 하여 2개를 별도의 진단범주를 유지할 수 있게 하는 근거가 된다.

광장공포증. 회피성 성격장애와 광장공포증 모두 회피가 특징인데, 두 질병은 종종 병발하기도 한다. 이 둘은 회피의 동기로 구별할 수 있다(예, 광장공포증에서 공황이나 신체적 손상에 대한 두려움).

다른 성격장애 및 성격 특질. 다른 성격장애와 회피성 성격장애는 공통점이 있어 혼동되기도 한다. 따라서 성격장애들의 특징적 양상의 차이에 근거하여 이러한 장애들을 감별하여야 한다. 그러나 만약 어떤 개인의 성격 특징이 회피성 성격장애 외에도 하나 이상의 성격장애의 기준을 만족한다면 모두 다 진단될 수 있다. 회피성 성격장애와 의존성 성격장애는 부적절감, 비판에 대한 과민성, 그리고 안심을 받기 원하는 욕구를 공통적으로 보인다. 유사한 행동(예, 자기주장 부족)이나 속성(예, 낮은 자존감과 낮은 자신감)은 회피성 성격장애와 의존성 성격장애 모두에서 관찰될 수 있지만, 회피성 성격장애는 사회적 근접성을 피하는 데 반해 의존성 성격장애는 근접성을 추구하는 것처럼 다른 행동들은 현저하게 다르다. 유사한 행동 뒤에 숨겨진 동기 또한 상당히 다를 수 있다. 예를 들어, 회피성 성격장애에서 자기주장 부족은 거부당하거나 굴욕을 당할 것에 대한 두려움과 더 밀접한 관련이 있는 반면, 의존성 성격장애는 자신을 보호하기 위해 내버려지는 것을 피하려는 욕구가 동기를 부여한다. 하지만 회피성 성격장애와 의존성 성격장애는 특히 병발할 가능성이 높다. 회피성 성격장애처럼 조현성 성격장애와 조현형 성격장애도 사회적 고립이 특징이다. 회피성 성격장애가 있는 사람들은 다른 사람들과 관계를 맺고 싶어 하고 자신들의 외로움을 깊이 느끼는 데 반해서 조현성 성격장애와 조현형 성격장애가 있는 사람들은 사회적으로 고립된 것에 만족해하고 오히려 선호하기도 한다. 편집성 성격장애와 회피성 성격장애 모두 다른 사람들에게 자신의 비밀을 털어놓기를 꺼리는 것이 특징이다. 회피성 성격장애는 꺼리는 이유가 당황스러움을 보이거나 부적절하게 보이는 것에 대한 두려움 때문이지 다른 사람들의 악의적인 의도를 두려워해서는 아니다.

많은 사람이 회피성 성격 특질을 보인다. 하지만 오직 이러한 특질이 경직되고 부적응적이며 지속적이고 현저한 기능적 손상과 주관적인 고통을 초래할 때만 회피성 성격장애라고 진단 내려야 한다.

다른 의학적 상태로 인한 성격 변화. 회피성 성격장애는 다른 의학적 상태로 인한 성격 변화와는 감별되어야 하는데, 여기서 나타나는 특질들은 다른 의학적 상태의 직접적인 생리적 결과다.

물질사용장애. 회피성 성격장애는 지속적인 물질 사용과 연관된 증상들과 감별되어야 한다.

동반이환 Comorbidity

일반적으로 회피성 성격장애로 진단되는 다른 장애로는 우울장애와 불안장애, 특히 사회불안장애가 있다. 회피성 성격장애는 조현성 성격장애로 진단되는 경향이 있다. 회피성 성격장애는 사회불안장애의 전반형과 유사한 비율로 물질사용장애의 증가와 관련이 있다.

● 의존성 성격장애
Dependent Personality Disorder

진단기준   F60.7

만연된 지나친 돌봄을 받고자 하는 욕구가 복종, 매달림, 이별 공포를 초래하는데, 이는 성인기 초기에 시작되며 여러 맥락에서 나타나고, 다음 중 5가지(또는 그 이상)를 충족한다.
1. 다른 사람으로부터의 과도히 많은 충고나 확신 없이는 일상의 판단을 하는 데 어려움을 겪음
2. 자신의 생활 중 대부분의 주요 영역에서 다른 사람이 책임져 줄 것을 요구함
3. 지지와 인정을 잃는 것에 대한 공포 때문에 다른 사람과의 의견 불일치를 표현하는 데 어려움이 있음(**주의점**: 보복에 대한 현실적인 공포는 포함하지 않는다)
4. 계획을 시작하기 어렵거나 스스로 일을 하기가 힘듦(동기나 에너지의 결핍이라기보다는 판단이나 능력에 있어 자신감의 결여 때문임)
5. 다른 사람의 돌봄과 지지를 지속하기 위해 불쾌한 일이라도 자원해서 함
6. 혼자서는 자신을 돌볼 수 없다는 심한 공포 때문에 혼자 있을 때 불편함과 절망감을 느낌
7. 하나의 친밀한 관계가 끝나면, 자신을 돌봐 주고 지지해 줄 근원으로 다른 관계를 시급히 찾음
8. 자신을 돌보기 위해 혼자 남는 데 대한 공포에 비현실적으로 집착함

진단적 특징 Diagnostic Features

의존성 성격장애의 핵심 양상은 돌봄을 받고자 하는 만연된 지나친 욕구가 복종적이고 매달리는 행동과 이별 공포를 초래하는 것이다. 이는 성인기 초기에 시작되며 여러 맥락적 상황에서 나타난다. 의존적이고 복종적인 행동들은 돌봄을 받기 위해 설계된 것이고 다른 사람의 도움 없이는 적절하게 기능을 할 수 없을 것이라는 자기-인식에서 비롯된다.

의존성 성격장애가 있는 사람들은 타인으로부터 과도히 많은 충고나 확신 없이는 일상의 판단을 하는 데 어려움을 겪는다(예, 직장에 어떤 색깔의 옷을 입고 가야 할지, 우산을 가져가야 할지 말아야 할지; 진단기준 1). 이 장애가 있는 사람들은 수동적이고 다른 사람(자주 한 명의 다른 사람)이 앞장서서 일을 해 주고 자신의 생활 중 많은 주요한 영역에 대한 책임을 다른 사람에게 맡긴다(진단기준 2). 이들은 전형적으로 자신들이 어디에 살아야 하고, 어떤 직업을 가져야 하며, 어떤 이웃과 친해져야 하는지 결정하는 것을 부모나 배우자에게 의존한다. 청소년은 부모가 자신들이 입을 옷과 사귈 사람들, 여가 시간에 할 일, 어떤 학교나 대학에 가야 할지를 결정하게 한다. 다른 사람들에게 책임 맡기를 요구하는 것이 연령에 적절하지 못하고 다른 사람의 도움을 요구할 수 있는 상황에 맞지 않다(예, 아동, 노인, 장애인들의 특별한 요구). 의존성 성격장애는 심각한 의학적 상태나 장애가 있는 사람들에서도 발생하는데, 그러한 경우에는 책임을 맡기를 어려워하는 것이 상태나 장애와 연관된 일반적인 정도를 넘어야만 한다.

지지나 인정을 잃는 것에 대한 공포 때문에 의존성 성격장애가 있는 사람들은 다른 사람, 특히 그들이 의존하고 있는 사람과의 의견 불일치를 표현하는 데 어려움을 나타낸다(진단기준 3). 이 장애가 있는 사람들은 혼자서는 잘할 수 없다고 느끼기 때문에 그들을 지도하는 사람의 도움을 잃는 위

험을 감수하기보다는 자기가 틀렸다고 생각하는 것에 동의한다. 자신에게 필요한 지지와 돌봄을 주는 사람에게 화를 내지 못하는데 이것은 그 사람과 소원해지는 것이 두렵기 때문이다. 만약 반대 의견을 표현한 결과에 대한 그 사람의 걱정이 현실적인 것이라면(예, 학대하는 배우자의 보복에 대한 현실적인 두려움), 그들의 행동이 의존성 성격장애의 근거라고 생각해서는 안 된다.

이 장애가 있는 사람들은 계획을 시작하거나 독립적으로 하는 데 어려움을 겪는다(진단기준 4). 그들은 자신감이 부족하고 임무를 시작하고 끝까지 수행하기 위해서는 도움이 필요하다고 믿는다. 다른 사람들이 시작할 때까지 기다리는데, 왜냐하면 일반적으로 다른 사람들이 자신보다 더 잘한다고 믿기 때문이다. 이들은 자신이 독립적으로 일을 할 수 없고, 미숙하고 끊임없이 도움을 구해야 한다고 확신한다. 그러나 만약 누군가가 지도하고 인정해 준다는 확신이 있을 때는 일을 적절하게 해내기도 한다. 능력 있는 사람으로 보이거나 능력이 생기는 것을 두려워하는데, 능력이 생긴다는 것은 버림받음을 의미한다고 믿기 때문이다. 다른 사람이 자신의 문제를 해결해 주는 것에 의존하기 때문에 독립적인 삶을 살 수 있는 기술을 배우지 못하고 지속적으로 의존하게 된다.

의존성 성격장애가 있는 사람들은 다른 사람들로부터 양육과 지원을 얻기 위해 과도한 노력을 할 수 있으며, 그러한 행동이 그들에게 필요한 보살핌을 가져다줄 수 있다면 심지어 불쾌한 일이라도 자원할 정도다(진단기준 5). 그들은 다른 사람이 원하는 것이 비록 비합리적이더라도 기꺼이 복종한다. 중요한 연결을 유지하고자 하는 욕구가 불균형적이고 왜곡된 관계를 초래한다. 지나치게 자기희생을 하거나 언어적·신체적·성적 학대를 참기도 한다(이러한 행동이 환자에게 가능한 다른 선택들이 있었는데도 나타났을 경우에만 의존성 성격장애의 근거라고 이야기할 수 있다). 혼자서는 자신을 돌볼 수 없다는 심한 공포 때문에 불편함과 절망감을 느낀다(진단기준 6).

하나의 친밀한 관계가 끝나면(예, 애인과 헤어지거나 보호자가 사망한 경우), 이 장애가 있는 사람들은 자신을 돌봐 주고 지지해 줄 근원이 되어 줄 다른 관계를 시급하게 찾는다(진단기준 7). 이들은 친밀한 관계 없이는 잘 해낼 수 없다고 믿기 때문에 급하고 무분별하게 다른 사람에게 매달리게 된다. 그들은 자신을 돌보기 위해 혼자 남는 데 대한 공포에 비현실적으로 집착한다(진단기준 8). 그들은 자신이 중요한 다른 사람의 충고와 도움에 전적으로 의지하고 있다고 생각하기 때문에 전혀 그런 공포를 정당화할 만한 근거가 없는데도 그 사람에게 버림받는 것에 대해 걱정한다. 이 진단의 근거로 생각하기 위해서, 그 두려움은 심각하고 비현실적이어야 한다. 예를 들어, 간병을 받기 위해서 아들의 집으로 이사한 노인 암 환자가 보이는 의존적인 행동은 환자의 삶의 환경을 고려하면 적절한 것이다.

부수적 특징 Associated Features

의존성 성격장애가 있는 사람들은 비관적이고 자기회의적이고 자신의 능력이나 재산을 과소평가하는 경향이 있다. 그들은 비판과 반대를 그들의 무가치함의 증거로 받아들이고 자신에 대한 확신을 잃는다. 그들은 다른 사람들이 자신을 과잉보호하고 지배하기를 원한다. 만약 독립적인 주도권이 필요한 경우에는 직업적 기능이 손상될 수 있다. 그들은 책임을 져야 하는 자리를 피하고 결정을 내려야 할 경우에는 매우 불안해한다.

유병률 Prevalence

미국에서 실시한 전국병존질환설문응답 제II부 부표본에서 추정한 의존성 성격장애 유병률은 0.6%다. 알코올 및 관련 질환에 대한 전국역학조사에 의하면 의존성 성격장애의 유병률은 0.5%로 보고된다. 6개의 역학 연구(그중 4개는 미국)를 검토한 결과, 유병률의 중앙값은 0.4%였다.

발달 및 경과 Development and Course

진단은 매우 신중하게 내려야 하는데, 적어도 아동·청소년에서는 의존적인 행동이 발달단계상 적절할 수 있다.

문화와 관련된 진단적 쟁점 Culture-Related Diagnostic Issues

의존적 행동이 적합한지 정도는 연령과 사회문화적 집단에 따라서 상당히 차이가 있다. 연령과 문화적 요소는 각 진단기준에서 한계를 평가할 때 반드시 고려해야 한다. 행동이 그 사람의 문화적 기준에서 지나치거나 비현실적인 걱정을 반영할 때만 의존적이라고 평가해야 한다. 어떤 사회에서는 소극성, 정중함, 공손한 태도를 강조하는데, 이것이 의존성 성격장애의 특질로 잘못 해석되기도 한다. 비슷하게 사회는 남성과 여성에게 차별적으로 의존적 행동을 조장하거나 억제하기도 한다. 의존성 성격장애가 있는 사람들에서 보이는 결정을 내릴 수 없는 무능력, 지속적인 소속감, 주도성 결여, 침묵, 사회적으로 거리두기 등이 일반 문화 규범인 공손함과 소극성을 훨씬 넘어선다.

성 및 젠더와 관련된 진단적 쟁점 Sex- and Gender-Related Diagnostic Issues

임상 및 지역사회에서 의존성 성격장애는 여성에서 더 흔하게 진단된다.

감별진단 Differential Diagnosis

성인의 분리불안장애. 분리불안장애가 있는 성인은 전형적으로 자녀, 배우자, 부모, 반려동물을 지나치게 걱정하고 이들과 분리될 때 큰 불편함을 경험한다. 이와는 다르게 의존성 성격장애가 있는 사람들은 자신을 돌볼 수 없다는 과장된 두려움 때문에 혼자 있을 때 불편하거나 무력감을 느낀다.

기타 정신질환 및 의학적 상태. 의존성 성격장애가 기타 정신질환(예, 우울장애, 공황장애, 광장공포증)과 기타 의학적 상태의 결과로 발생한 것인지를 반드시 감별하여야 한다.

기타 성격장애 및 성격 특질. 기타 성격장애가 의존성 성격장애와 공통점이 있어 혼동되기도 한다. 따라서 성격장애들의 특징적 양상의 차이에 근거하여 이러한 장애들을 감별하는 것이 중요하다. 그러나 만약 어떤 개인의 성격 특징이 의존성 성격장애 외에도 하나 이상의 성격장애의 기준을 만족한다면 모두 다 진단될 수 있다. 비록 많은 성격장애가 의존적인 성격 특성으로 특징지어 지지만, 의존성 성격장애는 주로 복종적이고 매달리는 행동과 다른 사람들의 도움과 지원 없이는 적절하게 기능할 수 없다는 자기-인식으로 구별될 수 있다. 의존성 성격장애와 경계성 성격장애 모두에서 버림받는 것에 대한 두려움이 나타나는데, 경계성 성격장애가 있는 사람들은 버림받는 것에 감정적 공허감과 분노를 느끼고 요구를 하는 반응을 보이는 반면, 의존성 성격장애가 있는 사람들은 매달리고 더 복종하고 돌봄과 지지를 받기 위해 즉각적으로 대체 관계를 찾는 반응을 보인다는 점에서 감별된다. 경계성 성격장애는 불안정하고 열정적인 대인관계 패턴 때문에 의존성 성격장애와 잘 구별될 수 있다. 연극성 성격장애가 있는 사람들도 의존성 성격장애가 있는 사람들처럼 확신과 인정에 대한 강한 욕구가 있고, 유치하고, 사람에게 매달리는 것처럼 보인다. 그러나 겸손하고 유순한 의존성 성격장애와 달리 연극성 성격장애는 적극적인 관심을 요구하는 사교적인 화려함을 특징적으로 보인다. 더욱이 연극성 성격장애가 있는 사람들은 일반적으로 의존성 성격장애보다 의존적 욕구에 대한 근본적인 통찰력이 부족하다. 의존성 성격장애와 회피성 성격장애는 부적절감, 비판에 대한 과민성, 확신을 필요로 하지만, 회피성 성격장애는 창피와 거절에 대한 두려움이 너무 강해서 그들이 받아들여진다는 확신이 생길 때까지는 뒤로 물러나 있는다. 반대로 의존성 성격장애가 있는 사람들은 사람과의 관계를 피하고 위축되어 있기보다는 중요한 사람과의 관계를 추구하고 유지하려는 양상을 보인다.

많은 사람이 의존적 성격 특질을 보인다. 하지만 오직 이러한 특질이 완고하고 부적응적이며 지속적이고 현저한 기능적 손상이나 주관적인 고통을 초래할 때만 의존성 성격장애라고 진단 내려야 한다.

다른 의학적 상태로 인한 성격 변화. 의존성 성격장애는 다른 의학적 상태로 인한 성격 변화와는 감별되어야 하는데, 여기서 나타나는 특질들은 다른 의학적 상태의 직접적인 생리적 결과다.

물질사용장애. 의존성 성격장애는 지속적인 물질 사용과 연관된 증상들과 감별되어야 한다.

동반이환 Comorbidity

우울장애, 불안장애, 적응장애의 위험이 증가할 수 있다. 의존성 성격장애는 종종 다른 성격장애, 특히 경계성, 회피성, 연극성 성격장애와 함께 발생한다. 아동기나 청소년기의 만성적 신체질환 또는 지속성 분리불안장애는 이 장애의 소인이 된다.

● 강박성 성격장애
Obsessive-Compulsive Personality Disorder

진단기준 F60.5

융통성, 개방성, 효율성을 희생하더라도 정돈, 완벽, 정신적 통제 및 대인관계의 통제에 몰두하는 만연된 패턴이 성인기 초기에 시작되며 여러 맥락에서 나타나고, 다음 중 4가지(또는 그 이상)를 충족한다.

1. 내용의 세부, 규칙, 목록, 순서, 조직 혹은 스케줄에 몰두하여 활동의 주요 요점을 놓침
2. 과제의 완수를 방해하는 완벽함(예, 자신의 지나치게 엄격한 기준을 충족하지 못해 프로젝트를 완수할 수 없음)

3. 여가 활동과 친구 교제를 마다하고 일과 성과에 지나치게 열중함(경제적으로 필요한 것이 명백히 아님)
4. 도덕, 윤리 또는 가치관에 대해 지나치게 양심적이고, 꼼꼼하며, 융통성이 없음(문화적 혹은 종교적 정체성으로 설명되지 않음)
5. 감상적 가치조차 없는데도 낡고 쓸모없는 물건을 버리지 못함
6. 자신의 일하는 방법에 정확하게 복종적이지 않으면 일을 위임하거나 함께 일하지 않으려 함
7. 자신과 다른 사람 모두에게 돈을 쓰는 데 인색함. 돈을 미래의 재난에 대비하는 것으로 인식함
8. 경직성과 고집스러움을 보임

진단적 특징 Diagnostic Features

강박성 성격장애의 주요 특징은 융통성, 개방성, 효율성을 희생하더라도 정돈, 완벽, 정신적 통제 및 대인관계의 통제에 몰두하는 것이다. 이 패턴은 성인기 초기에 시작되며 여러 맥락적 상황에서 나타난다.

강박성 성격장애가 있는 사람들은 공을 들여 내용의 세부, 규칙, 목록, 순서, 조직 혹은 스케줄에 세세히 신경을 쓰고 이를 통해서 통제감을 유지하려고 시도하지만 활동의 주요 요점을 놓친다(진단기준 1). 그들은 극도로 신중하고 반복하는 경향이 있으며, 세부 내용에 지나치게 주의를 기울이고 발생 가능한 실수를 반복적으로 확인하는 데 시간 가는 줄을 모른다. 예를 들어, 이 장애가 있는 사람들은 해야 할 일을 적어 놓은 목록을 어디에 놓아두었는지 몰라서 찾지 못할 때 잠깐의 시간을 들여 기억을 떠올려서 목록을 다시 작성하고 임무를 완수하기보다는 그 목록을 찾는 데 과도한 시간을 쓰는 경향이 있다. 그들은 다른 사람들이 자신의 행동 때문에 발생하는 지체나 불편함 때문에 화를 내는 것에 대해서 잘 알지 못한다. 왜냐하면 그들은 실수한 것에 대한 불안이나 일이 어떻게 진행되어야 하는지에 대한 그들의 주장에 우선적으로 반응하기 때문이다. 시간 배분이 잘 되지 않고, 가장 중요한 업무는 마지막까지 남겨진다. 완벽주의와 자기 스스로 세운 수행의 높은 기준 때문에 이들은 현저한 기능부전과 고통을 겪는다. 그들은 계획의 모든 세세한 부분까지 완벽하게 만드는 데 너무 몰두해서 프로젝트를 절대로 끝내지 못한다(진단기준 2). 예를 들어, 보고서를 작성할 때 '완벽'하지 못한 것들을 다시 쓰는 데 많은 시간을 들이는 바람에 마무리가 지연된다. 마감 시간을 반복적으로 놓치고, 마지막 순간에 기한을 맞추기 위해 특별한 노력을 하는 경향이 있으며(예, 밤을 새서 일하거나 식사를 거름), 현재 주안점이 되지 못하는 개인의 삶은 혼란에 빠진다.

강박성 성격장애가 있는 사람들은 여가 활동과 친구 교제를 마다하고 일과 성과에 지나치게 열중한다(진단기준 3). 이러한 행동은 경제적 필요로 설명되지 않는다. 그들은 저녁이나 주말에 야외 활동을 하거나 휴식을 취할 시간이 없다고 느낀다. 이들은 휴가와 같은 즐거운 활동을 늘 미루기 때문에 즐거운 활동을 절대 하지 않는다. 마지못해 여가 활동이나 휴가를 가지게 되면 이들은 일거리를 가지고 가야 그들이 '시간을 낭비'하는 것이 아니라고 생각하고 그렇지 않으면 매우 불편해한다. 집안일에 엄청나게 공을 들인다(예, 반복적으로 지나치게 청소를 해서 '바닥도 먹어 치울 수' 있을 정도가 된다). 친구와 함께 시간을 보낼 때 주로 공식적으로 잘 조직화된 활동(예, 스포츠)을 한다. 취미나 여가 활동도 신중하게 조직화를 요구하는 심각한 임무와 숙달해야 하는 어려운 일로 접근한다. 이들

은 놀이를 구조화된 과제로 바꾼다(예, 영아가 정확한 순서에 따라 기둥에 둥근 고리를 걸지 못하면 교정을 하고, 걸음마기의 아이에게 반드시 자전거를 타라고 이르며, 야구 경기를 가혹한 '수업'으로 바꾼다).

강박성 성격장애가 있는 사람들은 도덕, 윤리 또는 가치관에 지나치게 양심적이고, 꼼꼼하며, 융통성이 없다(진단기준 4). 그들은 자신이나 다른 사람들이 엄중한 도덕적 원칙과 매우 엄격한 성과의 기준을 따르도록 강요한다. 또한 자신의 실수에 대해서 가혹하게 자기비판적이다. 이들은 권위와 규칙에 엄격하게 복종하고, 상황을 고려하여 규칙을 바꾸는 것도 없이, 문자 그대로 따라야 한다고 주장한다. 예를 들어, 이들은 버스를 타는 데 요금이 부족한 친구에게 돈을 빌려주지 않는다. 왜냐하면 '빌리지도 말고 받지도 말자'고 생각하거나 혹은 그렇게 하는 것이 그 사람의 성격에 나쁜 영향을 준다고 생각하기 때문이다. 이런 특색은 환자의 문화적 혹은 종교적 정체성에 의해서 설명되지 않는다.

심지어 감상적 가치조차 없는데도 낡고 쓸모없는 물건을 버리지 못한다(진단기준 5). 이들은 자신이 '별로 쓸모없는 것도 모아 놓는 사람'이라는 것을 인정한다. '그 물건이 언제 다시 필요할지 모르기' 때문이고, 그들은 물건을 버리는 것은 낭비라고 생각한다. 이러한 잡동사니들은 읽다 만 학습지 때문일 수도 있고, 꾸물거리거나 꼼꼼하여 느리게 일하는 방식으로 인해 언젠가는 하려고 했지만 밀려난 프로젝트 때문일 수도 있다. 이 장애가 있는 사람들은 다른 사람이 그들이 보관해 둔 것을 버리려고 시도하면 화를 낸다. 그들의 배우자나 룸메이트들은 오래된 물건, 잡지, 고장 난 가전제품 등이 많은 공간을 차지해 버리는 것에 불평한다.

강박성 성격장애가 있는 사람들은 일을 위임하거나 함께 일하지 않으려 한다(진단기준 6). 그들은 고집스럽고 비이성적으로 모든 일은 자신의 방식으로 처리되어야 하고 다른 사람들이 자신의 방법을 따라야 한다고 주장한다. 그들은 일을 어떻게 해야 하는지에 대해 매우 세세하게 지시한다(예, 잔디를 깎고, 설거지를 하고, 개집을 짓는 데는 오로지 하나의 방법만이 있다). 만약 다른 사람이 창의적인 대안을 이야기하면 놀라고 짜증을 낸다. 어떤 때는 일이 지연되어도 다른 사람의 도움을 거절하는데, 그 이유는 그들이 다른 사람들은 절대로 일을 정확하게 할 수 없다고 믿기 때문이다.

이 장애가 있는 사람들은 가진 돈에 매우 인색하고(자신과 타인들을 위해 돈 쓰는 것을 어려워한다), 그들의 실질 형편보다 더 낮은 수준의 생활을 하며, 미래의 재난에 대비하기 위해서는 지출을 엄격하게 통제해야 한다고 생각한다(진단기준 7). 이들은 경직성과 고집스러움을 보인다(진단기준 8). 이들은 일이 유일한 '바른' 방법으로 처리되는지에 매우 관심을 기울이기 때문에 다른 사람들의 의견을 받아들이는 데 어려움을 겪는다. 그들은 미리 꼼꼼하게 세부적인 것을 계획하고, 이 계획이나 평소 습관을 변경할 생각을 하지 않는다. 친구와 동료들은 이러한 지속적인 고집스러움에 실망할 수 있다. 심지어 환자 스스로도 타협하는 것이 그들에게 이익이 된다는 것을 알면서도 고집스럽게 타협을 거부하고 그것이 '일의 근본 원칙'이라고 주장한다.

부수적 특징 Associated Features
규칙이나 정립된 절차에 의해 정확한 답이 나오지 않으면 의사결정을 하는 데 많은 시간이 소요

되고, 때로는 고통스러운 과정이 된다(예, 구매 전 철저하게 옵션들을 조사함). 강박성 성격장애가 있는 사람들은 어떤 일을 우선해야 하는지, 어떤 과제를 수행하는 데 무엇이 최선의 방법인지를 결정하는 것이 어렵기 때문에 어떤 일은 시작도 못한다. 비록 화를 직접적으로 표출하지는 않지만 그들은 신체적 또는 대인관계적 환경에 통제를 지속할 수 없게 되면 매우 언짢아하고 화를 낸다. 예를 들어, 이 장애가 있는 사람들은 식당에서의 접대가 좋지 않으면 화가 나지만 그것을 관리인에게 이야기하기보다는 팁을 얼마나 줄까를 반복적으로 생각한다. 반대의 경우에는 겉보기에 사소한 일인데 분노를 느끼기도 한다. 이들은 주종관계에서 자신들의 상대적인 지위에 매우 주의를 기울이며, 그들이 존경하는 권위자에 대해서는 지나치게 복종을 하고 존경하지 않는 인물에 대해서는 지나친 저항을 보이기도 한다.

이 장애가 있는 사람들은 관계를 맺거나 감정을 교류하는 데 어려움을 겪는다. 예를 들어, 그들은 지나치게 통제되고 격식이 차려진 모양으로 애정을 표현하고 정서적 표현을 하는 사람과 있는 것을 불편해한다. 그들의 일상 대인관계도 형식적이고 진지한 성격을 띠고 있어 다른 사람들이 웃고 행복해할 때 경직된다(예, 공항에서 연인을 배웅할 때). 그들은 무엇이든 완벽하게 이야기할 수 있다는 확신이 들지 않으면 매우 신중하게 자신을 자제한다. 그들은 논리와 지적 능력에 집착하고 다른 사람의 애정 표현을 참지 못한다. 그들은 다정한 감정을 표현하는 데 어려움을 느끼고 거의 칭찬을 하지 않는다. 직장에서 융통성과 타협을 발휘해야 하는 새로운 상황에 직면하면 어려움과 고통을 경험한다.

유병률 Prevalence

미국에서 실시한 전국병존질환설문응답 제II부 부표본에서 추정한 강박성 성격장애의 유병률은 2.4%였다. 알코올 및 관련 질환에 대한 전국역학조사에 따르면 유병률은 7.9%였다. 5개의 역학 연구(그중 3개는 미국)를 검토한 결과, 유병률의 중앙값은 4.7%였다.

문화와 관련된 진단적 쟁점 Culture-Related Diagnostic Issues

강박성 성격장애를 평가할 때 임상의는 습관이나 관습 혹은 그 개인의 속한 집단에서 문화적으로 인정되는 대인관계 양식이 반영된 행동을 포함시켜서는 안 된다. 어떤 문화에서는 일과 성과를 상당히 강조하고, 사회문화적 집단의 몇몇 구성원(예, 특정 종교 집단, 직종, 이주자들)은 때로 엄격하게 행동 규범, 업무 요구, 제한된 사회 환경, 행동 규칙이나, 지나치게 양심적이거나, 도덕적 꼼꼼함을 따르고 문화적 집단의 규범에 의해 강화된 관습인 완벽함을 얻으려 노력한다. 그러한 행동들은 그 자체로 강박성 성격장애의 징후라고 생각해서는 안 된다.

성 및 젠더와 관련된 진단적 쟁점 Sex- and Gender-Related Diagnostic Issues

대규모 집단 기반 연구에 따르면 강박성 성격장애는 남성과 여성에서 동등하게 발생하는 것으로 나타난다.

감별진단 Differential Diagnosis

강박장애. 비록 명칭이 비슷하지만 강박장애는 진정한 강박 사고와 강박 행동을 보이기 때문에 강박성 성격장애와 쉽게 감별된다. 만약 강박성 성격장애와 강박장애의 진단을 모두 만족한다면 두 진단을 모두 기록하여야 한다.

수집광. 수집하는 행동이 지나칠 때(예, 가치 없는 물건이 산더미처럼 쌓여서 화재의 위험성이 있거나 사람이 집에 드나드는 것을 어렵게 만들 때)는 수집광의 진단을 고려하여야 한다. 만약 강박성 성격장애와 수집광 진단을 모두 만족한다면 두 진단을 모두 기록하여야 한다.

기타 성격장애 및 성격 특질. 기타 성격장애가 강박성 성격장애와 공통점이 있어 혼동되기도 한다. 따라서 성격장애들의 특징적 양상의 차이에 근거하여 이러한 장애들을 감별하여야 한다. 그러나 만약 어떤 개인의 성격 특징이 강박성 성격장애 외에도 하나 이상의 성격장애의 기준을 만족한다면 모두 다 진단될 수 있다. 자기애성 성격장애와 강박성 성격장애가 있는 사람들은 완벽함을 추구하고 다른 사람들은 잘할 수 없다고 주장하지만, 성과에 대해 자기비판적인 강박성 성격장애와는 달리 자기애성 성격장애가 있는 사람들은 자신이 실제로 일을 완벽하게 해냈다고 믿는다. 자기애성 성격장애나 반사회성 성격장애가 있는 사람들은 너그럽지는 않지만 자기가 하고자 하는 것은 다 하는 반면, 강박성 성격장애가 있는 사람들은 자기와 다른 사람 모두에게 돈을 쓰는 데 인색하다. 조현성 성격장애와 강박성 성격장애는 모두 두드러진 격식과 사회적 분리가 특징적이다. 강박성 성격장애는 감정을 불편해하고 일에 대한 지나친 헌신이 원인인 반면, 조현성 성격장애는 친밀감 능력의 근본적인 결함이 원인이다.

강박성 성격 특질은 높은 성과를 내야 하는 상황에서는 특히 적응적이다. 하지만 오직 이러한 특질이 완고하고 부적응적이며 지속적이고 현저한 기능적 손상이나 주관적인 고통을 초래할 때만 강박성 성격장애라고 진단 내려야 한다.

다른 의학적 상태로 인한 성격 변화. 강박성 성격장애는 다른 의학적 상태로 인한 성격 변화와는 감별되어야 하는데, 여기서 나타나는 특질들은 다른 의학적 상태의 직접적인 생리적 결과다.

물질사용장애. 강박성 성격장애는 지속적인 물질 사용과 연관된 증상들과 감별되어야 한다.

동반이환 Comorbidity

불안장애(예, 범불안장애, 분리불안장애, 사회불안장애, 특정공포증)와 강박장애가 있는 사람들은 강박성 성격장애의 진단기준을 충족하는 성격 장해를 가질 경향이 높다. 그럼에도, 강박장애가 있는 대부분의 사람은 이러한 성격장애의 진단기준을 충족하는 행동 양식을 가지고 있지 않다. 강박성 성격장애의 많은 특징은 'A형' 성격 유형(예, 일에 대한 집착, 경쟁심, 시간의 압박)과 중복된다. 그리고 이러한 특징들은 심근경색의 위험이 있는 환자들에서 나타날 수 있다. 강박성 성격장애와 우울장애, 양극성장애, 섭식장애 사이에 상관이 있을 수 있다.

기타 성격장애
Other Personality Disorders

● 다른 의학적 상태로 인한 성격 변화
Personality Change Due to Another Medical Condition

진단기준   F07.0

A. 병전의 특징적 성격 양상이 변화되었음을 나타내는 지속되는 성격적 장해
    주의점: 아동에서는 장해가 적어도 1년 이상 지속되고, 정상적인 발달에서 현저히 이탈되거나 개인의 일상적인 행동 양상보다 심각한 변화가 있어야 한다.
B. 병력, 신체검진 또는 검사 소견에서 장해가 다른 의학적 상태의 직접적인 병태생리학적 결과라는 증거가 있다.
C. 장해가 다른 정신질환(다른 의학적 상태로 인한 다른 정신질환 포함)으로 더 잘 설명되지 않는다.
D. 장해가 섬망의 경과 중에만 발생되지는 않는다.
E. 장해가 사회적, 직업적 또는 다른 중요한 기능 영역에서 임상적으로 현저한 고통이나 손상을 초래한다.
다음 중 하나를 명시할 것:
    불안정형: 주요 특징이 감정 가변성인 경우
    탈억제형: 주요 특징이 성적 무분별 등에서 입증되는 빈약한 충동 조절인 경우
    공격형: 주요 특징이 공격적인 행동인 경우
    무감동형: 주요 특징이 심한 무감동과 무관심인 경우
    편집형: 주요 특징이 의심 또는 편집성 사고인 경우
    기타형: 주요 특징이 앞의 어느 아형에도 맞지 않는 경우
    혼합형: 임상 상황에서 주요 특징이 하나 이상인 경우
    명시되지 않는 유형
부호화 시 주의점: 기타 의학적 상태의 진단명을 기재한다(예, F07.0 측두엽 뇌전증으로 인한 성격 변화). 다른 의학적 상태로 인한 성격 변화 앞에 기타 의학적 상태가 즉시 부호화되고 분류되어 기록되어야 한다(예, G40.209 측두엽 뇌전증; F07.0 측두엽 뇌전증으로 인한 성격 변화).

아형 Subtypes
성격 변화의 아형은 임상 증상들 중에서 두드러진 증상에 의해 특정된다.

진단적 특징 Diagnostic Features
    다른 의학적 상태로 인한 성격 변화의 핵심 양상은 다른 의학적 상태의 직접적인 병태생리학적 효과에 의해 발생한 것으로 판단되는 지속적인 성격의 장해다. 성격의 장해는 개인의 이전 특징적인 성격 패턴에서 변화된 것이다. 이 상태가 아동에서는 안정적인 성격 패턴의 변화라기보다는 정상적인 발달에서 현저하게 이탈된 것으로 나타난다(진단기준 A). 병력, 신체검진 또는 검사 소견에서 장해가 다른 의학적 상태의 직접적인 생리적 결과라는 증거가 있다(진단기준 B). 장해가 다른 정

신질환으로 더 잘 설명되지 않는다(진단기준 C). 장해가 섬망의 경과 중에만 발생하면 진단을 내리지 않는다(진단기준 D). 장해가 사회적, 직업적 또는 다른 중요한 기능 영역에서 임상적으로 현저한 고통이나 손상을 초래한다(진단기준 E).

성격 변화에서 흔하게 나타나는 증상은 감정 가변성, 빈약한 충동 조절, 원인이 되는 정신사회적 스트레스의 정도에 비해 과도한 공격성과 분노 표출, 지나친 무감동, 의심 혹은 편집성 사고다. 성격 변화의 현상학적 양상은 진단기준에서 나열된 아형을 이용하여 표시한다. 이 장애가 있는 사람들은 종종 다른 사람들에 의해 '원래의 자신이 아닌' 것으로 특징지어진다. 다른 성격장애와 '성격'이라는 용어를 공유하지만, 이 진단은 특정한 병인, 다른 현상학적 양상, 보다 다양한 발병과 경과로 인해 뚜렷이 구별된다.

각 사람에서 나타나는 임상 양상은 병리학적 과정의 특성과 병소에 달려 있다. 예를 들어, 전두엽을 다친 사람은 판단이나 통찰력이 부족하고, 익살맞고, 탈억제되어 있으며, 다행감을 느낀다. 이러한 예로, 지속적인 성격의 장해가 부상 전 개인의 이전 특징적인 성격 패턴에서 일탈해 있는 경우 전두엽 손상으로 인한 성격 변화의 진단이 내려진다(진단기준 A). 우측 좌반구의 뇌졸중은 편측공간무시, 질병인식불능증(즉, 편측마비 같은 신체적 또는 기능적 결함을 인지하지 못함), 운동 지속성 및 기타 신경학적 결함과 연관된 성격 변화를 유발한다.

부수적 특징 Associated Features

여러 가지 신경학적·기타 의학적 상태가 성격 변화를 유발하는데, 중추신경계의 종양, 두부 외상, 뇌혈관 질환, 헌팅턴병, 뇌전증, 중추신경계를 침범한 감염 질환(예, 인간면역결핍바이러스), 내분비 질환(예, 갑상선기능저하증, 부신피질기능 항진증/저하증), 그리고 중추신경계를 침범한 자가면역 질환(예, 루프스 질환) 등이 포함된다. 연관된 신체검진, 검사 소견과 유병률 및 발병 시점의 패턴이 신경학적 또는 기타 의학적 상태를 반영하여야 한다.

감별진단 Differential Diagnosis

통증 및 장애와 연관된 만성적인 의학적 상태. 통증 및 장애와 연관된 만성적인 의학적 상태는 성격 변화와 연관되어 있다. 다른 의학적 상태로 인한 성격 변화는 직접적인 병태생리학적 기전이 밝혀졌을 경우에만 진단을 내릴 수 있다. 다른 의학적 상태(예, 심각한 두부 외상, 심혈관계 질환 혹은 치매와 같이 도움이 필요한 상태에서 나타나는 의존적 행동)에 대한 행동적 또는 심리적 적응이나 반응으로 일어난 변화라면 진단을 내려서는 안 된다.

섬망 또는 주요 신경인지장애. 성격 변화는 섬망이나 주요 신경인지장애와 자주 연관이 있다. 만약에 성격 변화가 섬망의 과정에만 나타난다면 다른 의학적 상태로 인한 성격 변화라는 진단을 추가로 내려서는 안 된다. 그러나 주요 신경인지장애에서 성격 변화가 신경인지장애를 일으키는 병리학적 과정의 생리적 결과로 판단되는 경우, 그리고 임상 양상의 주요한 부분을 차지한다면 주요 신경인지장애에 덧붙여 다른 의학적 상태로 인한 성격 변화라는 진단을 추가로 내릴 수 있다.

다른 의학적 상태로 인한 다른 정신질환. 다른 의학적 상태로 인한 성격 변화 진단은 만약 장해가 다른 의학적 상태로 인한 다른 정신질환(예, 뇌종양으로 인한 우울장애)으로 설명이 된다면 진단을 해서는 안 된다.

물질사용장애. 성격 변화는 장기간 물질을 사용하게 되면 물질사용장애의 맥락에서 발생하기도 한다. 임상의는 물질 사용의 특징과 정도에 대하여 신중하게 살펴보아야 한다. 만약 임상의가 성격 변화와 물질 사용 사이에 인과론적 관계를 나타내고 싶다면 특정 물질에 대한 달리 명시되는 범주(예, 성격 변화를 동반한 달리 명시되는 자극제관련장애)를 사용할 수 있다.

기타 정신질환. 현저한 성격 변화는 기타 정신질환의 특징과 연관되어 있다(예, 조현병; 망상장애; 우울장애; 양극성장애; 달리 명시되는, 그리고 명시되지 않는 파괴적, 충동조절, 그리고 품행 장애; 공황장애). 그러나 이러한 장애들에서 어떤 특정 생리적 요인이 병인학적으로 성격 변화와 관련이 있다고 판단되지는 않는다.

기타 성격장애. 다른 의학적 상태로 인한 성격 변화는 기준이 되는 성격 기능에 임상적으로 중요한 변화가 있고 특정 병인학적 의학적 상태가 있다는 점에서 다른 성격장애와 감별이 된다.

● 달리 명시되는 성격장애
Other Specified Personality Disorder

F60.89

이 범주는 사회적, 직업적 또는 다른 중요한 기능 영역에서 임상적으로 현저한 고통이나 손상을 초래하는 성격장애의 특징적인 증상들이 두드러지지만, 성격장애의 진단분류에 속한 장애 중 어느 것에도 완전한 기준을 만족하지 않는 발현 징후들에 적용된다. 달리 명시되는 성격장애 범주는 발현 징후가 어떤 특정 성격장애의 기준에 맞지 않은 특정한 이유에 대해 의사소통하기 위해 임상의가 선택한 상황들에서 사용된다. 이는 '달리 명시되는 성격장애'를 기록하고, 이어서 특정한 이유(예, '혼합형 성격 양상')를 기록한다.

● 명시되지 않는 성격장애
Unspecified Personality Disorder

F60.9

이 범주는 사회적, 직업적 또는 다른 중요한 기능 영역에서 임상적으로 현저한 고통이나 손상을 초래하는 성격장애의 특징적인 증상들이 두드러지지만, 성격장애의 진단분류에 속한 장애 중 어느 것에도 완전한 기준을 만족하지 않는 발현 징후들에 적용된다. 명시되지 않는 성격장애 범주는 기준이 특정 성격장애의 기준에 맞지 않은 이유를 명시할 수 없다고 임상의가 선택한 상황들에서 사용되며, 좀 더 특정한 진단을 내리기에는 정보가 불충분한 발현 징후들을 포함한다.

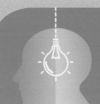

변태성욕장애
Paraphilic Disorders

이 편람에 포함된 변태성욕장애는 관음장애(타인의 사적인 활동을 몰래 엿보는 것), 노출장애(성기를 노출하는 것), 마찰도착장애(동의하지 않는 개인에게 접촉하거나 문지르는 것), 성적피학장애(굴욕을 당하거나, 묶이거나, 고통을 당하는 것), 성적가학장애(상대에게 굴욕을 가하거나, 묶거나, 고통을 주는 것), 소아성애장애(아동에게 성적으로 집착하는 것), 물품음란장애(무생물의 물체를 사용하여 성적 흥분을 얻거나, 성기가 아닌 신체 부위에 고도로 특이적인 집착을 가지는 것), 복장도착장애(성적 흥분을 일으키는 옷 바꿔 입기에 참여하는 것)다. 이러한 진단명들은 전통적으로 DSM에서 특정한 항목과 분명한 진단기준에 의해 선택되어 왔는데, 그 이유는 크게 다음의 2가지다. 다른 변태성욕장애에 비해 상대적으로 흔하다는 것, 그리고 이들 중 일부는 개인의 만족을 위해 타인에게 실질적이거나 잠재적인 위해를 가하는 범죄 행위로 분류되는 행위를 수반한다는 것이다. 여기에 기재된 8가지의 진단명이 다른 가능한 변태성욕장애의 진단명을 쓸모없게 만드는 것은 아니다. 지금까지 수십 가지의 별개의 변태성욕이 발견되고 명명되었으며, 그중 어느 하나라도 개인이나 다른 누군가에게 부정적인 결과를 초래하게 된다면 변태성욕장애의 수준으로 상승할 수 있다.

이 장에서는 일반적으로 변태성욕장애들의 공통점에 따른 분류 체계에 의해 질환을 분류하여 그 순서대로 언급할 것이다. 변태성욕장애의 첫 번째 그룹은 비정상적인 행위에 대한 선호를 기초로 한다. 이 장애들은 다시 2개의 소그룹으로 분류되는데, 왜곡된 인간의 성적 교제 행위를 보이는 **성적 교제장애**(관음장애, 노출장애, 마찰도착장애), 그리고 통증과 고통을 수반하는 **고통성애장애**(성적피학장애, 성적가학장애)다. 변태성욕장애의 두 번째 그룹은 비정상적인 대상에 대한 성적인 선호를 기초로 한다. 이 장애들은 다른 인간을 대상으로 하는 하나의 장애(소아성애장애)와 그 외 다른 것을 대상으로 하는 2개의 장애(물품음란장애, 복장도착장애)로 나뉜다.

변태성욕이라는 용어는 정상적인 표현형을 가진, 신체적으로 성숙한, 동의하는 인간인 동반자와 성기 자극이나 그 준비를 위한 애무를 하는 것 외에 다른 것에 강렬하고 지속적인 성적 관심을 가지는 것을 나타낸다. 어떤 상황에서는 진단기준 '강렬하고 지속적인'이라는 것이 적용하기 어려울 때가 있는데, 예를 들면 매우 연령이 높거나 의학적으로 건강하지 못한 사람과 어떤 종류의 '강렬한' 성적 관심도 가지지 않을 수 있는 사람을 평가할 때다. 그런 상황에서는 **변태성욕**이라는 용어가 정상성욕의 성적 관심과 비슷하거나 더 강한 성적 관심이라고 정의될 수도 있다. 강렬한 성적 관심이라기보다는 일반적으로 더 선호되는 성적 관심으로 더 잘 설명되는 변태성욕들 또한 있다.

일부 변태성욕은 일차적으로 개인의 성적인 활동에 관계되고, 또 다른 변태성욕은 개인의 성적인 대상에 관계된다. 전자의 예에는 다른 사람을 손찌검하거나, 채찍질하거나, 자르거나, 묶거나, 목을 조르는 행위 등에 대해 강렬하고 지속적인 흥미를 보이는 경우가 포함되고, 이러한 행위에 대한 흥미가 성교나 그에 상응하는 타인과의 상호작용에 대한 흥미와 비슷하거나 더 강한 경우 또한 포함된다. 후자의 예에는 말이나 개와 같은 인간이 아닌 동물, 혹은 신발이나 고무로 만들어진 물건과 같이 무생물인 물체에 대한 강렬하거나 더 선호되는 흥미뿐 아니라 아동, 시체 또는 절단된 사람(하나의 범주로서)에 대한 강렬하거나 더 선호되는 성적 관심이 포함된다. 변태성욕적 흥미의 개인적 양상은 종종 각자의 외설물 선택에 반영된다.

변태성욕장애는 개인에게 현재 고통이나 손상을 일으키는 변태성욕이거나, 성적 만족이 타인에게 개인적 위해나 위해의 위험을 수반해 온 변태성욕을 말한다. 변태성욕은 변태성욕장애의 진단을 위한 필요조건이지만 충분조건은 아니며, 변태성욕 자체가 꼭 임상적인 중재를 정당화하거나 필요로 하는 것은 아니다.

기재되어 있는 각각의 변태성욕장애의 진단기준에서 진단기준 A는 변태성욕의 질적인 성질을 특징짓고(예, 성적으로 아동에게 집착하거나, 성기를 낯선 사람에게 노출하는 것에 집착하는 것), 진단기준 B는 변태성욕으로 인해 발생하는 부정적인 결과를 특징짓는다(즉, 타인에게 고통, 손상 또는 위해를 가하는 것). 변태성욕과 변태성욕장애의 차이를 구분하여야 하며, 변태성욕장애의 진단은 진단기준 A와 B를 모두 만족하는 개인(즉, 변태성욕장애가 있는 개인)에게 내려져야 한다. 어떤 개인이 특정 변태성욕장애의 진단기준 A는 만족하지만 B는 만족하지 않을 때, 예를 들면 임상의가 개인의 다른 임상적인 상태에 대해서 평가를 하다가 양성의 변태성욕을 발견한 상황일 때, 이러한 개인은 변태성욕을 가지고 있다고는 할 수 있지만, 변태성욕장애에 해당되지는 않는다.

한 개인이 2가지 이상의 변태성욕을 보이는 경우는 드물지 않다. 일부 증례에서는 변태성욕의 초점이 서로 밀접한 관련이 있어서 서로 다른 변태성욕 간의 관련성이 직관적으로 이해 가능한 경우가 있다(예, 발 물품음란증과 신발 물품음란증). 다른 증례에서는 변태성욕 간에 명확한 관련성이 없는 경우도 있으며, 여러 종류의 변태성욕이 우연히 동시에 존재하는 것이거나 아니면 비정상적 정신성적 발달에 대한 전반적인 취약성과 관련이 있을 수도 있다. 어떤 상황이든지, 2가지 이상의 변태성욕이 개인에게 고통을 주거나 다른 사람에게 위해를 가하게 되면 각각의 변태성욕장애의 동반 진단이 정당화될 수 있다.

변태성욕의 진단은 관점에 따라 2가지 측면에서 생각할 수 있기 때문에, 변태성욕 자체의 강도와 그로 인한 결과의 심각성에 대해 임상의나 환자 자신의 측정과 심각도 평가가 적용될 수 있다. 비록 진단기준 B에 기술된 고통과 손상은 다른 요소에 의한 결과가 아니라 변태성욕의 즉각적이거나 궁극적인 결과라는 점에서는 특별하지만, 그로 인해 반응성으로 나타나는 우울, 불안, 죄책감, 좋지 않은 직업력, 사회적 관계의 손상 등은 변태성욕에서만 고유하게 발생하는 것이 아니기 때문에 정신사회적 기능이나 삶의 질의 다목적적인 측정으로 정량화될 수 있다.

● 관음장애
Voyeuristic Disorder

A. 옷을 벗는 과정에 있거나 성행위에 몰입해 있어, 눈치채지 못하고 옷을 벗고 있는 사람을 관찰하는 행위를 통한 반복적이고 강렬한 성적 흥분이 성적 공상, 성적 충동 또는 성적 행동으로 발현되며 적어도 6개월을 넘어 지속된다.

B. 개인은 동의하지 않는 사람에게 이러한 성적 충동에 따라 행동하거나, 이러한 성적 충동이나 성적 공상이 사회적, 직업적 또는 다른 중요한 기능 영역에서 임상적으로 현저한 고통이나 손상을 초래한다.

C. 이러한 성적 흥분을 경험하거나 성적 충동에 따라 행동하는 개인은 적어도 18세 이상이어야 한다.

다음의 경우 명시할 것:

통제된 환경에 있음: 이 명시자는 관음증적인 행동에 몰입할 기회가 제한되는 보호시설이나 그 외의 환경에 거주하는 개인에게 주로 적용한다.

완전 관해 상태: 개인이 동의하지 않는 사람에게 성적 충동에 따라 행동하지 않고, 사회적, 직업적 또는 다른 기능 영역에서 고통이나 손상이 없는 상태가 통제되지 않은 환경에서 적어도 5년간 유지되는 경우다.

명시자 Specifiers

명시자 '완전 관해 상태'는 관음증 자체가 지속적으로 존재하거나 존재하지 않는다는 의미가 아닌 것으로, 성적 행동과 고통이 관해된 이후에도 관음증 자체는 여전히 존재할 수 있다.

진단적 특징 Diagnostic Features

관음장애의 진단기준은 변태성욕적인 흥미를 어느 정도 자유롭게 드러내는 개인에게도 적용될 수 있고, 반대로 상당한 객관적인 증거가 있음에도 불구하고 옷을 벗는 과정에 있거나 성행위 중에 있는, 눈치채지 못하고 옷을 벗고 있는 사람을 관찰하는 행위를 통한 성적 흥분을 단언적으로 부정하는 개인에게도 적용될 수 있다. 만약 변태성욕적인 흥미를 드러내는 개인이 그들의 관음증적 성적 선호 때문에 고통이나 정신사회적 문제도 보고한다면, 이들은 관음장애로 진단할 수 있다. 반면에 그들이 불안, 강박, 죄책감 또는 수치심을 보이지 않으면서 변태성욕적인 충동에 대한 고통을 표명하지 않고, 이러한 성적 관심으로 인해 다른 중요한 기능 영역에서 손상이 없고, 그들의 정신과적인 혹은 법적인 과거력으로 보았을 때 이에 대한 행동을 하지 않았다면, 관음증적 성적 관심을 가지고 있다고 확정될 수는 있지만 관음장애로 진단되어서는 안 된다.

변태성욕적인 흥미를 숨기고 있는 개인은, 예를 들면 눈치채지 못하고 옷을 벗고 있거나 성행위에 몰입 중인 사람을 서로 다른 경우에 반복적으로 몰래 관찰하지만 이러한 행동에 대한 성적 충동이나 성적 공상을 부정하면서 자신이 관찰했던 것에 대해 전부 다 우연이었고 성적인 것이 아니었다고 보고하는 개인을 포함한다. 다른 개인은 눈치채지 못하고 옷을 벗고 있거나 성행위 중에 있는 사람을 관찰한 과거의 삽화를 드러내지만 이러한 행동에 어떤 현저하거나 지속적인 성적인 흥미가 있다는 것은 인정하지 않는다. 이런 개인들은 옷을 벗은 사람이나 성행위를 하는 사람을 관찰하는 것에 대해 성적 공상이나 성적 충동을 가지고 있다는 것을 부정하기 때문에, 이로 인한 주관적 고통이나 사회적인 기능의 손상도 부정할 수 있다. 이런 개인들은 자신의 성적인 흥미를 숨기려는 태도에도 불구하고 관음장애로 진단될 수 있다. 반복적인 관음증적 행동은 관음증의 근거가 되기에 충분하며(진단기준 A를 만족함), 동시에 이러한 변태성욕적인 동기에 의해 유발된 행동이 타인에게 위해를 가한다는 것을 보여 준다(진단기준 B를 만족함).

'반복적으로' 눈치채지 못하고 옷을 벗고 있거나 성행위에 몰입 중에 있는 사람을 몰래 관찰한다는 것은 여러 명의 피해자를 각각 서로 다른 경우에 관찰했다는 것으로 해석할 수 있다. 각각의 서로 다른 경우에 여러 명의 피해자라는 요구는 개인이 관음장애로 인해 동기화되었다는 임상적 추론에 신뢰를 강화하기에 적절하다. 만약 한 사람을 여러 번 관찰하는 경우이거나, 옷을 벗고 있거나, 성적 활동 중에 있는 사람을 몰래 관찰하는 것에 대한 선호도가 확실한 증거로 드러나는 경우라면 피해자가 적더라도 진단기준을 만족시킨다고 해석할 수 있다. 앞에서 언급한 바와 같이 여러 명의 피해자는 진단을 위한 충분조건이기는 하지만 필요조건은 아니라는 것을 주의해야 하며, 만약 개인이 강렬한 관음증적인 성적 관심에 대해 인정한다면 진단기준이 만족될 수도 있다,

일반적으로 청소년기와 사춘기에는 성적 호기심과 성적 활동이 늘어난다. 사춘기 청소년의 표준적인 성적 관심과 성적 활동을 병적인 것으로 만들어 버릴 위험성을 줄이기 위해 관음장애 진단의 최소 연령은 18세로 설정되어 있다(진단기준 C).

유병률 Prevalence

발현 증상이 관음장애의 완전한 진단기준에 부합하는 개인의 인구 집단 유병률은 알려져 있지 않다. 그러나 관음증적 행동은 잠재적으로 범법적인 성적인 행위 중에서 가장 흔하다. 예를 들어, 퀘벡의 인터넷과 전화 표본조사에서 관음증적 행동은 34.5%(남자 50.3%, 여자 21.2%)까지 높게 보고되었다. 같은 연구에서 '강렬한 욕구'와 '지속적인 행동'은 훨씬 덜 나타나기에(남자 9.6%, 여자 2.1%), 관음장애의 유병률은 훨씬 더 낮을 것 같다. 남성과 여성에서 관음증적 행동의 비율은 대략 퀘벡 표본에서는 2:1, 스웨덴 일반 인구 표본에서는 3:1이었다. 성적 위법행위로 감금된 개인에게 어떤 특정 장애가 흔한가에 대한 연구에서, 오스트리아의 1,346명의 감금된 성적 위법자에 대한 연구가 3.7%의 관음장애 유병률을 보였다.

발달 및 경과 Development and Course

관음장애가 있는 성인 남성들은 눈치 채지 못한 사람을 몰래 관찰하는 것에 대한 그들의 성적 관심을 청소년기에 처음으로 알게 된다. 그러나 사춘기와 관련 있는 연령에 적절한 성적 호기심, 성적 활동과 관음장애를 구별하는 것은 상당히 어렵기 때문에, 관음장애를 진단할 수 있는 최소 연령은 18세다. 시간이 흐름에 따라 관음증이 지속되는지 여부는 확실하지 않다. 관음장애의 치료 여부와 상관없이 장애에 따른 주관적 고통(예, 죄책감, 수치심, 강렬한 성적 좌절감, 외로움) 또는 손상이 시간

이 흐름에 따라 바뀔 수 있는데, 정신과적 질환의 이환 상태, 성욕항진, 그리고 성적 충동성과 같이 잠재적으로 장애의 경과에 영향을 줄 수 있는 여러 요소가 그렇기 때문이다. 따라서 심각도와 경과가 시간의 흐름에 따라 다양하다. 다른 성적 선호도에서처럼, 나이가 들어 가면서 관음증적 성적 선호도와 행동이 감소할 수 있다.

위험 및 예후 인자 Risk and Prognostic Factors

기질적. 관음증은 관음장애의 진단을 위한 필요전제조건이므로, 관음증의 위험인자는 관음장애의 위험성 역시 증가시킨다.

환경적. 비록 관음증적 행동과의 인과관계가 불확실하고 특이도가 불명확하지만, 아동기의 성적 학대, 물질 오용, 그리고 성적 집착/성욕항진이 위험인자로 제안되어 왔다.

성 및 젠더와 관련된 진단적 쟁점 Sex- and Gender-Related Diagnostic Issues

관음증적 행동으로 일회적 성적 흥분을 일으키는 남녀 비율은 덜 극심하여 2:1에서 3:1이지만, 임상 현장에서 여성이 관음장애로 진단받는 경우는 아주 드물다.

감별진단 Differential Diagnosis

관음증. 관음증이 있는 개인은 옷을 벗는 과정에 있거나 성행위에 몰입해 있어, 눈치채지 못하고 옷을 벗고 있는 사람을 관찰하는 행위를 통해 반복적이고 강렬한 성적 흥분을 경험한다. 그러한 개인이 눈치채지 못하는 사람에게 이러한 충동에 대한 행동(예, 이웃의 창문을 통해 훔쳐보기)을 하지 않거나, 사회적, 직업적 또는 다른 중요한 기능 영역에서 임상적으로 현저한 고통이나 손상을 동반하지 않는다면 관음장애의 진단은 정당하지 않다.

조증 삽화, 주요 신경인지장애, 지적발달장애, 다른 의학적 상태로 인한 성격 변화, 물질 중독, 조현병. 주요 신경인지장애, 지적발달장애, 다른 의학적 상태로 인한 성격 변화 또는 조현병이 있거나, 조증 삽화에 있거나, 물질 중독을 경험하고 있는 개인은 성적으로 탈억제되거나 판단 또는 충동조절이 손상되고 관음증적 행동에 몰입할 수 있다. 이런 장애와 연관되지 않았을 때 그러한 행동이 나타나지 않는다면, 관음장애의 진단을 내려서는 안 된다.

품행장애와 반사회성 성격장애. 청소년에서 품행장애와 반사회성 성격장애는 추가적인 통념을 깨는 반사회성 행동들을 특징으로 할 것이고, 눈치채지 못하고 옷을 벗고 있거나 성행위에 몰입 중인 사람을 몰래 관찰하는 데에 특징적인 성적 관심은 대체로 부족할 것이다.

동반이환 Comorbidity

관음장애에서 알려진 동반이환은 주로 눈치채지 못하고 벗고 있는 사람이나 성행위를 하는 사람을 몰래 관찰하는 행위를 했다고 의심되거나, 그런 행위로 유죄를 선고받은 남성들을 대상으로 한 연구를 기초로 한다. 따라서 이러한 동반이환 질환들은 관음장애로 진단받은 모든 개인에게 적용하기에는 적절치 않을 수도 있다. 관음장애와 동반이환되어 나타나는 상태로는 성욕항진과 기타 변태성욕장애, 특히 노출장애가 포함된다. 우울장애, 양극성장애, 불안장애, 물질사용장애, 주의력 결핍 과잉행동장애, 그리고 품행장애와 반사회성 성격장애 등이 빈번하게 동반이환되는 상태다.

● 노출장애
Exhibitionistic Disorder

A. 눈치채지 못한 사람에게 성기를 노출하는 행위를 통한 반복적이고 강렬한 성적 흥분이 성적 공상, 성적 충동 또는 성적 행동으로 발현되며 적어도 6개월을 넘어 지속된다.

B. 개인은 동의하지 않는 사람에게 이러한 성적 충동에 따라 행동하거나, 이러한 성적 충동이나 성적 공상이 사회적, 직업적 또는 다른 중요한 기능 영역에서 임상적으로 현저한 고통이나 손상을 초래한다.

다음 중 하나를 명시할 것:

　사춘기 이전의 아동에게 성기를 노출함으로써 성적 흥분을 일으킴

　신체적으로 성숙한 개인에게 성기를 노출함으로써 성적 흥분을 일으킴

　사춘기 이전의 아동과 신체적으로 성숙한 개인에게 성기를 노출함으로써 성적 흥분을 일으킴

다음의 경우 명시할 것:

　통제된 환경에 있음: 이 명시자는 성기를 노출할 기회가 제한되는 보호시설이나 그 외의 환경에 거주하는 개인에게 주로 적용한다.

　완전 관해 상태: 개인이 동의하지 않는 사람에게 성적 충동에 따라 행동하지 않고, 사회적, 직업적 또는 다른 기능 영역에서 고통이나 손상이 없는 상태가 통제되지 않은 환경에서 적어도 5년간 유지되는 경우다.

아형 Subtypes

노출장애의 아형은 개인이 자신의 성기를 노출하기를 선호하는 동의하지 않는 대상의 연령과 신체적인 성숙 정도에 기초하여 나뉜다. 동의하지 않는 대상은 사춘기 이전의 아동일 수도, 성인일 수도, 혹은 둘 다일 수도 있다. 이 명시자는 동반될 수 있는 소아성애장애가 간과되는 것을 방지하기 위해 노출장애에 이환된 개인의 대상이 되는 피해자의 특성에 대해 적절한 주의를 끌도록 해야 한다. 노출장애에 이환된 개인이 아동에게 자신의 성기를 노출하는 데 성적으로 매혹을 느낀다는 것으로 소아성애장애의 진단을 배제해서는 안 된다.

명시자 Specifiers

명시자 '완전 관해 상태'는 노출증 자체가 지속적으로 존재하거나 존재하지 않는다는 의미가 아니며, 성적 행동이나 고통이 관해된 이후에도 노출증 자체는 여전히 존재할 수 있다.

진단적 특징 Diagnostic Features

노출장애의 진단기준은 이런 변태성욕을 어느 정도 자유롭게 드러내는 개인에게도 적용될 수 있고, 반대로 상당한 객관적 증거가 있음에도 불구하고 눈치채지 못한 사람에게 자신의 성기를 노출하는 행위를 통한 성적 흥분을 단언적으로 부정하는 개인에게도 적용될 수 있다. 만약 변태성욕을 드러내는 개인이 그들의 성적 매혹이나 노출하는 것에 대한 선호 때문에 정신사회적 문제도 보고한다면 이들을 노출장애로 진단할 수 있다. 반면에 그들이 고통을 표명하지 않고(이러한 변태성욕적인 충동에 대한 불안, 강박, 죄책감 또는 수치심이 없는 것으로 예시됨), 이러한 성적 관심으로 다른 중요한 기능 영역에 손상이 없고, 그들의 자가 보고나 정신과적 혹은 법적 과거력으로 보았을 때 이러한 성적 충동에 따라 행동하지 않는다는 것이 시사된다면, 그들은 노출증적인 성적 관심을 가진 것으로 확인할 수 있지만 노출장애로 진단해서는 안 된다.

변태성욕을 숨기고 있는 개인의 예에는 생각지도 못한 사람에게 서로 다른 경우에 반복적으로 노출하지만 이러한 행동에 대한 성적 충동이나 성적 공상을 부정하면서 자신이 노출했던 것에 대해 전부 다 우연이었고 성적인 것이 아니었다고 보고하는 개인이 포함된다. 다른 개인은 성기 노출을 포함한 성적 행동의 과거의 삽화를 드러내지만 이러한 행동에 대해 어떤 현저하거나 지속적인 성적인 흥미가 있다는 것은 인정하지 않는다. 이런 개인들은 성기 노출을 포함하는 성적 충동이나 성적 공상을 부정하기 때문에, 이로 인한 주관적 고통이나 사회적 기능의 손상도 부정할 수 있다. 이런 개인들은 부정적인 자가 보고에도 불구하고 노출장애로 진단될 수 있다. 반복적인 노출증적 행동은 노출증의 근거가 되기에 충분하며(진단기준 A), 동시에 이러한 변태성욕적인 동기에 의해 유발된 행동이 타인에게 위해를 가한다는 것을 보여 준다(진단기준 B).

'반복적으로' 눈치채지 못한 다른 사람에게 성기를 노출한다는 것은 여러 명의 피해자에게 서로 다른 경우에 노출했다는 것으로 해석할 수 있다. 각각의 서로 다른 경우에 여러 명의 피해자라는 요구는 개인이 노출장애로 인해 동기화되었다는 임상적 추론에 신뢰를 강화하기에 적절하다. 만약 한 사람에게 여러 번 성기를 노출하는 경우이거나, 눈치채지 못한 사람에게 성기를 노출하는 것에 대한 선호도가 확실한 증거로 드러나는 경우라면 피해자가 적더라도 진단기준을 만족시킨다고 해석할 수 있다. 앞에서 언급한 바와 같이, 여러 명의 피해자는 진단을 위한 충분조건이기는 하지만 필요조건은 아니라는 것을 주의해야 하는데, 개인이 고통이나 손상을 동반한 강렬한 노출증적인 성적 관심을 인정하는 것으로 진단기준이 만족될 수 있기 때문이다.

유병률 Prevalence

비록 이 장애가 여성에서는 아주 드물지만, 발현 증상이 노출장애의 완전한 진단기준에 부합하는 개인의 인구 집단 유병률은 알려져 있지 않다. 그러나 노출증적 행동은 드물지 않으며, 일회적인 성적 흥분 노출증적 행동은 남성에 비교해서 여성에서 절반 정도로 나타난다. 퀘벡의 인터넷과 전화 표본조사에서 노출증 행동은 30.9%(남자 32.6%, 여자 29.4%)까지 높게 보고되었다. 같은 연구에서 '강렬한 욕구'와 '지속적인 행동'은 훨씬 덜 나타나기에(남자 4.8%, 여자 0.8%), 노출장애의 유병률은 훨씬 더 낮을 것 같다. 예를 들어, 스웨덴의 연구는 일반 인구 집단에서 노출장애의 평생 유병률을 남성은 4.1%, 여성은 2.1%로 제시하였다.

발달 및 경과 Development and Course

노출장애가 있는 성인 남성들은 보통 눈치채지 못한 사람에게 자신의 성기를 노출하는 것에 대해 성적 관심을 가진다는 것을 청소년기에 처음 알게 되는 것으로 보고하는데, 여성이나 남성에서 표준적인 성적 관심의 전형적인 발달이 일어나는 시기보다 다소 늦은 시기다. 비록 노출장애의 진단에 필요한 최소 연령에 대한 기준은 없지만, 노출장애와 청소년기의 연령에 적절한 성적 호기심을 구별하는 것은 어려울 수도 있다. 노출증적인 충동은 청소년기나 성인기 초기에 나타나지만, 시간이 흐름에 따른 지속성 여부에 대해서는 거의 알려져 있지 않다. 노출장애의 치료 여부와 상관없이, 장애에 따른 주관적 고통(예, 죄책감, 수치심, 강렬한 성적 좌절감, 외로움) 또는 손상이 시간이 흐름에 따라 바뀔 수 있는데, 정신과적 질환의 이환 상태, 성욕항진, 그리고 성적 충동성과 같이 잠재적으로 장애의 경과에 영향을 줄 수 있는 여러 요소가 그렇기 때문이다. 따라서 심각도와 경과가 시간의 흐름에 따라 다양하다. 다른 성적 선호도에서처럼, 나이가 들어 가면서 노출증적 성적 선호도와 행동이 감소할 수 있다.

위험 및 예후 인자 Risk and Prognostic Factors

기질적. 노출증은 노출장애의 진단을 위한 필요전제조건이므로, 노출증의 위험인자는 노출장애의 위험성 역시 증가시킨다. 반사회적 성향의 과거력, 반사회성 성격장애, 알코올 오용, 그리고 소아성애적인 성적 선호는 노출증적인 가해자의 성적 상습성의 위험을 증가시킬 수 있다. 따라서 반사회성 성격장애, 알코올사용장애, 소아성애적인 흥미는 노출증적인 성적 선호를 가지는 남성에서 노출장애의 위험인자로 고려될 수 있다.

환경적. 비록 노출증과의 인과관계가 불확실하고 특이도가 불명확하지만, 아동기의 성적 학대와 정서적 학대, 그리고 성적 집착/성욕항진이 노출증의 위험인자로 제안되어 왔다.

감별진단 Differential Diagnosis

노출증. 노출증이 있는 개인은 눈치채지 못한 사람에게 성기를 노출하는 행위를 통해 반복적이고 강렬한 성적 흥분을 경험한다. 그러한 개인이 눈치채지 못하는 사람에 대한 이러한 충동에 따른 행동(예, 기차 탑승객에게 성기 노출하기)을 하지 않거나, 사회적, 직업적 또는 다른 중요한 기능 영역에서 임상적으로 현저한 고통이나 손상을 동반하지 않는다면 노출장애의 진단은 정당하지 않다.

조증 삽화, 주요 신경인지장애, 지적발달장애, 다른 의학적 상태로 인한 성격 변화, 물질 중독, 조현병. 주요 신경인지장애, 지적발달장애, 다른 의학적 상태로 인한 성격 변화 또는 조현병이 있거나, 조증 삽화에 있거나 물질 중독을 경험하고 있는 개인은 성적으로 탈억제되거나, 판단 또는 충동조절이 손상되고 노출증적 행동에 몰입할 수 있다. 이런 장애와 연관되지 않은 때에는 그러한 행동이 나타나지 않는다면, 노출장애의 진단을 내려서는 안 된다.

품행장애와 반사회성 성격장애. 청소년에서의 품행장애와 반사회성 성격장애는 추가적인 통념을 깨는 반사회성 행동들을 특징으로 할 것이고, 성기를 노출하는 데에 특징적인 성적 관심은 대체로 부족할 것이다.

동반이환 Comorbidity

노출장애에서 알려진 동반이환은 주로 동의하지 않는 사람에게 성기를 노출하는 범죄 행위를 하여 유죄 판결을 받은 개인들(거의 대부분이 남성)을 대상으로 한 연구를 기초로 한다. 따라서 이러한 동반이환 질환들은 노출장애로 진단받은 모든 개인에게 적용하기에는 적절하지 않을 수도 있다. 노출장애와 높은 비율로 동반이환되어 나타나는 상태로는 우울장애, 양극성장애, 불안장애, 물질사용장애, 성욕항진, 주의력결핍 과잉행동장애, 기타 변태성욕장애, 그리고 반사회성 성격장애가 포함된다.

● 마찰도착장애
Frotteuristic Disorder

진단기준	F65.81

A. 동의하지 않은 사람에 대한 접촉, 문지르는 행위를 통한 반복적이고 강렬한 성적 흥분이 성적 공상, 성적 충동 또는 성적 행동으로 발현되며 적어도 6개월을 넘어 지속된다.

B. 개인은 동의하지 않는 사람에게 이러한 성적 충동에 따라 행동하거나, 이러한 성적 충동이나 성적 공상이 사회적, 직업적 또는 다른 중요한 기능 영역에서 임상적으로 현저한 고통이나 손상을 초래한다.

다음의 경우 명시할 것:

통제된 환경에 있음: 이 명시자는 동의하지 않는 사람에게 접촉하거나 문지르는 행동을 할 기회가 제한되는 보호시설이나 그 외의 환경에 거주하는 개인에게 주로 적용한다.

완전 관해 상태: 개인이 동의하지 않는 사람에게 성적 충동에 따라 행동하지 않고, 사회적, 직업적 또는 다른 기능 영역에서 고통이나 손상이 없는 상태가 통제되지 않은 환경에서 적어도 5년간 유지되는 경우다.

명시자 Specifiers

명시자 '완전 관해 상태'는 마찰도착증 자체가 지속적으로 존재하거나 존재하지 않는다는 의미가 아니며, 성적 행동이나 고통이 관해된 이후에도 마찰도착증 자체는 여전히 존재할 수 있다.

진단적 특징 Diagnostic Features

마찰도착장애의 진단기준은 이런 변태성욕을 비교적 자유롭게 드러내는 개인에게도 적용할 수 있고, 반대로 상당한 객관적인 증거가 있음에도 불구하고 동의하지 않는 사람에게 접촉하거나 문지르는 행동을 통한 성적 흥분을 단호하게 부정하는 개인에게도 적용할 수 있다. 만약 변태성욕을 드러내는 개인이 동의하지 않는 사람에게 접촉하거나 문지르는 행위에 대한 성적인 선호 때문에 정신사회적 손상이 발생한다고도 보고한다면, 이들은 마찰도착장애로 진단될 수 있다. 반대로, 그들이 이러한 변태성욕적 충동에 대한 고통(불안, 강박, 죄책감 또는 수치심이 없는 것으로 나타남)을 표명하지 않으며, 이러한 성적 관심 때문에 다른 중요한 기능 영역에 손상이 없고, 그들의 정신과적 혹은 법적 과거력으로 보았을 때 이에 따라 행동하지 않는다는 것이 시사된다면, 그들이 마찰도착증적인 성적 관심을 가진 것을 확인할 수 있지만 마찰도착장애로 진단되어서는 안 된다.

동의하지 않는 사람에게 접촉하거나 문지르는 행동을 반복하지만 이러한 행동에 대한 어떤 성적 충동이나 성적 공상도 부정하는 개인은 변태성욕을 숨기고 있는 예가 될 수 있다. 이러한 개인들은 동의하지 않는 사람에게 접촉하거나 문질렀던 과거의 삽화들에 대해 전부 다 의도적인 것이 아니었고 성적인 것도 아니었다고 보고할 수 있다. 다른 개인들은 동의하지 않는 사람에게 접촉하거나 문질렀던 과거의 삽화들에 대해서는 인정하지만 이런 행동에 대해 주된 또는 지속적인 성적 관심을 가지고 있다는 것을 부정하기도 한다. 이런 개인들은 접촉하거나 문지르는 것에 대한 성적 충동이나 성적 공상을 부정하기 때문에, 이로 인한 주관적 고통이나 정신사회적 손상도 부정할 수 있다. 이러한 개인들은 변태성욕을 숨기려는 태도에도 불구하고 마찰도착장애로 진단 내려질 수 있다. 반복적인 마찰도착증적 행동은 마찰도착증의 근거가 되기에 충분하며(진단기준 A를 만족함), 동시에 이러한 변태성욕적인 동기에 의해 유발된 행동이 타인에게 위해를 가한다는 것을 보여 준다(진단기준 B를 만족함).

'반복적으로' 동의하지 않는 사람에게 접촉하거나 문지른다는 것은 여러 명의 피해자에게 서로 다른 경우에 접촉하거나 문지른다는 것으로 해석할 수 있다. 각각의 서로 다른 경우에 여러 명의 피해자라는 요구는 개인이 마찰도착장애로 인해 동기화되었다는 임상적 추론에 신뢰를 강화하기에 적절하다. 만약 동의하지 않는 한 개인에게 여러 번 접촉하거나 문지르는 경우라면, 또는 동의하지 않는 사람에게 접촉하거나 문지르는 행위에 대한 선호도가 확실한 증거로 드러나는 경우라면 피해자가 적더라도 진단기준을 만족시킨다고 해석할 수 있다. 여러 명의 피해자는 진단을 위한 충분조건이기는 하지만 필요조건은 아니라는 것을 주의해야 한다. 만약 개인이 임상적으로 현저한 고통 및/또는 손상을 동반한 강렬한 마찰도착증적인 성적 관심을 인정한다면 진단기준이 만족될 수도 있다.

유병률 Prevalence

발현 증상이 마찰도착장애의 완전한 진단기준에 부합하는 개인의 인구 집단 유병률은 알려져 있지 않지만, 다른 사람에 대한 동의하지 않는 성적인 접촉이나 문지름을 포함하는 마찰도착증적인 행동이 미국과 캐나다의 일반 인구 집단에서 성인 남성의 30%까지 나타날 수 있다. '강렬한 욕구'와 '지속적 행동'이 드물게 보고되는 결과(남성 3.8%, 여성 0.7%)를 감안하면, 마찰도착장애의 유병률은 훨씬 낮은 것이 분명하다. 변태성욕장애와 성욕항진이 있는 남성의 대략 10%에서 14%가 외래 상황에서 마찰도착장애의 진단기준에 부합하는 발현 증상을 보인다. 여성에서의 유병률은 더 낮은 것 같다.

발달 및 경과 Development and Course
마찰도착장애를 가지고 있는 성인 남성은 동의하지 않는 사람에게 몰래 접촉하는 것에 대해 자신이 성적 관심을 가진다는 것을 청소년기 후기나 성인기 초기에 처음 알게 된다. 그러나 마찰도착장애를 진단받지 않은 아동이나 청소년도 동의하지 않는 다른 사람에게 접촉하거나 문지르는 행동을 할 수 있다. 진단을 위한 최소 연령 기준은 없지만, 더 낮은 연령에서는 성적인 동기가 없는 품행장애적인 행동과 마찰도착장애를 구별하는 것은 어려울 수 있다. 마찰도착증의 시간이 흐름에 따른 지속성 여부는 불확실하다. 마찰도착장애의 치료 여부와 상관없이 장애에 따른 주관적 고통(예, 죄책감, 수치심, 강렬한 성적 좌절감, 외로움) 또는 손상이 시간이 흐름에 따라 바뀔 수 있는데, 정신과적 질환의 이환 상태, 성욕항진, 그리고 성적 충동성과 같이 잠재적으로 장애의 경과에 영향을 줄 수 있는 여러 요소가 그렇기 때문이다. 따라서 심각도와 경과가 시간의 흐름에 따라 다양하다. 다른 성적 선호도에서처럼, 나이가 들어 가면서 마찰도착증적 성적 선호도와 행동이 감소할 수 있다.

위험 및 예후 인자 Risk and Prognostic Factors
기질적. 비록 마찰도착증과의 인과관계가 불확실하고 특이도가 불명확하지만, 성적이지 않은 반사회성 행동과 성적인 집착/성욕항진이 비특이적인 위험인자가 될 수 있다. 마찰도착증은 마찰도착장애의 진단을 위한 전제조건이므로 마찰도착증의 위험인자는 마찰도착장애의 위험성 역시 증가시킨다.

감별진단 Differential Diagnosis
마찰도착증. 마찰도착증이 있는 개인은 동의하지 않는 사람에 대한 접촉이나 문지르는 행동을 통해 반복적이고 강렬한 성적 흥분을 경험한다. 그러한 개인이 동의하지 않는 사람에 대한 이러한 충동에 따른 행동(예, 혼잡한 지하철 차량에서 승객에게 성기 문지르기)을 하지 않거나, 사회적, 직업적 또는 다른 중요한 기능 영역에서 임상적으로 현저한 고통이나 손상을 동반하지 않는다면 마찰도착장애 진단은 정당하지 않다.

조증 삽화, 주요 신경인지장애, 지적발달장애, 다른 의학적 상태로 인한 성격 변화, 물질 중독, 조현병. 주요 신경인지장애, 지적발달장애, 다른 의학적 상태로 인한 성격 변화 또는 조현병이 있거나, 조증 삽화에 있거나 물질 중독을 경험하고 있는 개인은 성적으로 탈억제되거나, 판단 또는 충동조절이 손상되고 마찰도찰증적 행동에 몰입할 수 있다. 이런 장애와 연관되지 않은 때에는 그러한 행동이 나타나지 않는다면, 마찰도착장애의 진단을 내려서는 안 된다.

품행장애와 반사회성 성격장애. 청소년에서의 품행장애와 반사회성 성격장애는 추가적인 통념을 깨는 반사회성 행동들을 특징으로 할 것이고, 동의하지 않는 사람에 대한 접촉이나 문지르는 데에 특징적인 성적 관심은 대체로 부족할 것이다.

동반이환 Comorbidity

마찰도착장애에서 알려진 동반이환은 주로 동의하지 않는 사람에게 접촉하거나 문지르는, 성적인 동기에 의해 유발된 행위로 인해 범죄로 의심되거나 범죄로 유죄 판결을 받은 남성을 대상으로 한 연구를 기초로 한다. 그러므로 이러한 동반이환들은 성적 관심으로 인한 주관적 고통에 기초하여 마찰도착장애로 진단받은 개인들에게 적용하기에는 적절치 않을 수도 있다. 마찰도착장애에 동반이환되는 상태로는 성욕항진과 기타 변태성욕장애, 특히 노출장애와 관음장애가 포함된다. 품행장애, 반사회성 성격장애, 우울장애, 양극성장애, 불안장애, 그리고 물질사용장애 역시 동시에 발생할 수 있다.

● 성적피학장애
Sexual Masochism Disorder

진단기준	F65.51

A. 굴욕을 당하거나, 매질을 당하거나, 묶이거나, 기타 다른 방식으로 고통을 당하는 행위를 통한 반복적이고 강렬한 성적 흥분이 성적 공상, 성적 충동 또는 성적 행동으로 발현되며 적어도 6개월을 넘어 지속된다.

B. 이러한 성적 공상, 성적 충동 혹은 성적 행동이 사회적, 직업적 또는 다른 중요한 기능 영역에서 임상적으로 현저한 고통이나 손상을 초래한다.

다음의 경우 명시할 것:

질식기호증 동반: 호흡을 제한하는 것과 관련하여 성적 흥분에 도달하는 행위를 하는 개인일 때 해당된다.

다음의 경우 명시할 것:

통제된 환경에 있음: 이 명시자는 성적 피학적 행동을 할 기회가 제한되는 보호시설이나 그 외의 환경에 거주하는 개인에게 주로 적용한다.

완전 관해 상태: 사회적, 직업적 또는 다른 기능 영역에서 고통이나 손상이 없는 상태가 통제되지 않은 환경에서 적어도 5년간 유지되는 경우다.

진단적 특징 Diagnostic Features

성적피학장애의 진단기준은 자신의 성적 피학적인 변태성욕적 관심에 대해 거리낌 없이 드러내는 개인들에게 적용된다. 이러한 개인들은 굴욕을 당하거나, 매질을 당하거나, 묶이거나, 기타 다른 방식으로 고통을 당하는 행위를 통한 강렬한 성적 흥분이 성적 공상, 성적 충동 또는 성적 행동으로 발현된다는 것을 공개적으로 인정한다. 만약 이들이 굴욕을 당하거나, 매질을 당하거나, 묶이거나, 기타 다른 방식으로 고통을 당하는 행위에 대한 성적인 선호 때문에 정신사회적 어려움도 발생한다고 보고한다면 이들에게 성적피학장애의 진단이 내려질 수 있다. 반대로, 그들이 이러한 변태성욕적 충동에 대하여 불안, 강박, 죄책감 또는 수치심과 같은 고통을 표명하지 않고, 이러한 충동이 다른 개인적 목표를 달성하는 데 방해되지 않는다면, 이들은 성적 피학적인 성적 관심이 있다고 할 수 있지만, 성적피학장애로 진단되어서는 **안 된다**.

속박-지배-가학-피학(Bondage-Domination-Sadism-Masochism: BDSM)이라는 용어는 성적 피학증과 성적 가학증을 가진 개인(비슷한 성적 흥미가 있는 다른 개인과 더불어)이 몰입하는 넓은 행동 영역을 지칭하는 데 널리 사용되며, 결박 또는 구속, 훈육, 엉덩이 때리기, 뺨 때리기, 감각 박탈(예, 눈가리개 사용), 그리고 주인/노예, 주인/애완동물 또는 유괴자/희생자와 같은 주제와 관련되는 지배와 복종 역할놀이 같은 것들이다.

부수적 특징 Associated Features

굴욕을 당하거나, 매질을 당하거나, 묶이거나, 기타 다른 방법으로 고통을 당하는 행위를 다루는 외설물을 과도하게 접하는 것이 때때로 성적피학장애의 부수적 특징으로 나타난다. 가학피학적 성적 행동에 몰입하는 사람들은 통증에 대한 감각이 떨어지는 것을 경험할 수 있는데 이러한 현상이 성적피학장애가 있는 사람들에게도 적용되는지는 알려져 있지 않다. 게다가 피학적 성적 흥미가 있는 개인은 아동기 성적 학대 경험의 과거력을 갖는 것으로 종종 추정되지만, 이런 연관성을 지지하는 증거는 불충분하다.

유병률 Prevalence

발현 증상이 성적피학장애의 완전한 진단기준에 부합하는 개인의 인구 집단 유병률은 알려져 있지 않다. 호주에서 남성은 2.2%, 여성은 1.3%가 지난 12개월 동안 BDSM 행동에 연루된 것으로 추산되었다.

발달 및 경과 Development and Course

지역사회에 거주하는 변태성욕증을 가진 개인들에서 성적 피학증이 처음 발생하는 평균 연령은 19.3세로 보고되고 있으나, 이보다 어린 사춘기나 아동기에 성적 피학증적인 공상이 처음 발생하는 경우도 역시 보고되고 있다. 성적 피학증의 시간이 흐름에 따른 지속성 여부에 대해서는 거의 알려진 바가 없다. 성적피학장애의 치료 여부와 상관없이 장애에 따른 주관적 고통(예, 죄책감, 수치심, 강렬한 성적 좌절감, 외로움) 또는 손상이 시간이 흐름에 따라 바뀔 수 있는데, 정신과적 질환의 이환 상태, 성욕항진, 그리고 성적 충동성과 같이 잠재적으로 장애의 경과에 영향을 줄 수 있는 여러 요소가 그렇기 때문이다. 따라서 심각도와 경과가 시간의 흐름에 따라 다양하다. 다른 성적 선호도에서처럼, 나이가 들어 가면서 성적 피학증적 성적 선호도와 행동이 감소할 수 있다.

문화와 관련된 진단적 쟁점 Culture-Related Diagnostic Issues

집단적으로 받아들여지는 종교적이고 영적인 관행 동안에 발생하는 자해 행동을 성적 흥분을 위해 수행하는 가학피학증적 행동과 구별하는 것이 중요하다. 예를 들어, 다양한 종교와 사회에서의 집단적 의례는 갈고리에 매달림, 자학, 자진하여 고행, 그리고 다른 고난을 포함한다. 이러한 관행에서 성적 흥분이나 성적 쾌락의 역할은 알려져 있지 않다.

자살 사고 혹은 행동과의 연관성 Association With Suicidal Thoughts or Behavior
성적피학장애와 자살 사고나 자살 행동과의 연관성은 알려져 있지 않다. 그러나 BDSM에 연루된 321명의 성인에 대한 연구에서 오명과 연관된 수치심과 죄책감이 자살 사고와 연관됨이 밝혀졌다.

성적피학장애의 기능적 결과 Functional Consequences of Sexual Masochism Disorder
성적피학장애의 기능적 측면에서의 결과에 대해서는 알려져 있지 않다. 질식기호증에 성적 흥미를 보고한 개인은 일반 인구 집단에 비해 더 많은 성적 고통과 심리적 부적응을 경험하는 것 같다. 피학증적 행동에 몰입하는 개인은 질식기호증적인 행위나 그 외 다른 자가성애적 행위를 하는 중에 사고로 사망할 위험성이 있다. 그러나 성적피학증의 진단기준을 만족하는 성적 흥미와 행동이 있는 이러한 사망자의 비율은 알려져 있지 않다.

감별진단 Differential Diagnosis
성적 피학증. 성적 피학증을 가진 개인은 굴욕을 당하거나, 매질을 당하거나, 묶이거나 기타 다른 방식으로 고통을 당하는 행위를 통한 반복적이고 강렬한 성적 흥분을 경험한다. 굴욕을 당하거나 고통을 당하는 것에 수반하는 성적 충동, 성적 공상 또는 성적 행동이 사회적, 직업적 또는 다른 중요한 기능 영역에서 임상적으로 현저한 고통이나 손상을 동반하지 않는다면 성적피학장애 진단은 정당하지 않다.

동반이환 Comorbidity
알려진 성적피학장애의 동반이환은 대부분 치료 중에 있는 개인들을 바탕으로 조사된 것이다. 성적피학장애와 동반이환되어 나타나는 장애들은 전형적으로 복장도착적 물품음관증과 같은 기타 변태성욕장애를 포함한다. 성적피학장애가 경계성 성격장애와 연관된다는 약간의 기미가 있다(경계성 성격장애가 있거나 없는 작은 규모의 임상적 여성 표본 자료에 근거함).

● 성적가학장애
Sexual Sadism Disorder

진단기준 F65.52

A. 다른 사람의 신체적 또는 심리적 고통을 통해 반복적이고 강렬한 성적 흥분이 성적 공상, 성적 충동 또는 성적 행동으로 발현되며 적어도 6개월을 넘어 지속된다.
B. 개인은 동의하지 않는 사람에게 이러한 성적 충동에 따라 행동하거나, 이러한 성적 충동 혹은 성적 공상이 사회

적, 직업적 또는 다른 중요한 기능 영역에서 임상적으로 현저한 고통이나 손상을 초래한다.

다음의 경우 명시할 것:

  통제된 환경에 있음: 이 명시자는 성적 가학적인 행동을 할 기회가 제한되는 보호시설이나 그 외의 환경에 거주하는 개인에게 주로 적용한다.

  완전 관해 상태: 개인이 동의하지 않는 사람에게 성적 충동에 따라 행동하지 않고, 사회적, 직업적 또는 다른 기능 영역에서 고통이나 손상이 없는 상태가 통제되지 않은 환경에서 적어도 5년간 유지되는 경우다.

진단적 특징 Diagnostic Features

성적가학장애의 진단기준은 자신의 변태성욕적인 관심을 거리낌 없이 인정하는 개인에도 적용이 되고, 다른 사람이 신체적 또는 심리적 고통을 당하는 것에 대해 성적인 관심을 가진다는 상당한 객관적인 증거가 있음에도 불구하고 이를 부정하는 개인에게도 적용이 된다. 다른 사람의 신체적 또는 심리적 고통에 대해 강렬한 성적 관심을 가진다는 것을 공개적으로 인정하는 개인은 '인정하는 개인'으로 불린다. 만약 이러한 개인이 다른 사람에게 신체적 혹은 심리적으로 고통을 주는 것에 대한 성적 취향이나 선호 때문에 정신사회적 문제도 발생한다고 보고한다면 이들에게 성적가학장애의 진단이 내려질 수 있다. 반대로, 인정하는 개인이 이러한 변태성욕적 충동에 대하여 불안, 강박, 죄책감 또는 수치심과 같은 고통을 표명하지 않고, 이러한 충동이 다른 개인적 목표를 달성하는 데 방해되지 않으며, 자가 보고에 의하거나, 정신과나 법적인 과거력으로 보았을 때 이러한 성적 충동에 따라 행동하지 않는다는 것이 시사된다면, 그들은 성적 가학적인 성적 관심을 가진다고 확인할 수는 있지만 그들의 발현 증상이 성적가학장애의 진단기준에 부합하지는 **않는** 것이다.

여러 피해자에게 서로 다른 경우에 신체적 고통 또는 다른 고통을 가하지만, 이러한 성적 행동에 대해 어떤 성적 충동이나 성적 공상도 부정하고, 그런 성폭행적인 행동들이 의도치 않았거나 성적인 것이 아니었다고 주장하는 개인이 있을 수도 있는데, 이들은 다른 사람에게 신체적 혹은 심리적 고통을 주는 것에 대한 성적 관심을 부정하는 예가 될 수 있다. 다른 경우는 성적인 행동으로써 동의하지 않는 사람에게 신체적 고통이나 다른 고통을 가했던 것은 인정하지만, 이것이 다른 사람에게 신체적 혹은 심리적 고통을 주는 것에 대한 현저하거나 지속적인 성적 관심에 의한 행동이었다는 것은 부정하기도 한다. 이런 개인들은 통증이나 고통을 통해 성적 흥분을 느끼는 것에 대한 성적 충동이나 성적 공상을 부정하기 때문에, 이런 충동으로 인한 주관적 고통이나 사회적인 손상도 부정할 수 있다. 이런 개인들은 자가 보고상에서 부정함에도 불구하고 성적가학장애로 진단 내려질 수 있다. 이들의 반복적인 성적 행동은 성적 가학증의 변태성욕이 존재한다는 임상적 근거가 되기에 충분하며(진단기준 A를 만족함), 동시에 이러한 변태성욕적인 동기에 의해 유발된 행동으로 인해 다른 사람들에게 임상적으로 현저한 고통, 위해 또는 위해의 위험성을 야기할 수 있음을 보여 준다(진단기준 B를 만족함).

'반복적으로' 동의하지 않는 사람에게 성적 가학적인 행동을 한다는 것은 여러 명의 피해자에게 성적 가학적인 행동을 하는 것으로 해석할 수 있다. 각각의 서로 다른 경우에 여러 명의 피해자라는 요구는 개인이 성적가학장애로 인해 동기화되었다는 임상적 추론에 신뢰를 강화하기에 적절하다.

만약 같은 사람에게 신체적 고통이나 다른 고통을 가한 적이 여러 번 있는 경우이거나, 여러 사람에게 신체적 고통이나 다른 고통을 가하는 것에 대한 성적인 선호도가 확실한 증거로 드러나는 경우라면 피해자가 적더라도 진단기준을 만족시킨다고 해석할 수 있다. 여러 명의 피해자는 진단을 위한 충분조건이기는 하지만 필요조건은 아니라는 것을 주의해야 하는데, 만약 개인이 강렬한 가학적인 성적 관심을 인정한다면 진단기준이 만족될 수도 있기 때문이다.

속박-지배-가학-피학(BDSM)이라는 용어는 성적 피학증 및/또는 성적 가학증을 가진 개인(비슷한 성적 흥미가 있는 다른 개인과 더불어)이 몰입하는 넓은 행동 영역을 지칭하는 데 널리 사용되며, 결박 또는 구속, 훈육, 엉덩이 때리기, 뺨 때리기, 감각 박탈(예, 눈가리개 사용), 그리고 주인/노예, 주인/애완동물 또는 유괴자/희생자와 같은 주제와 관련되는 지배와 복종 역할놀이 같은 것들이다.

부수적 특징 Associated Features

신체적 고통과 다른 고통을 가하는 행위를 다루는 외설물을 과도하게 접하는 것이 때때로 성적가학장애의 부수적 특징으로 나타난다.

유병률 Prevalence

발현 증상이 성적가학장애의 완전한 진단기준에 부합하는 개인의 인구 집단 유병률은 알려져 있지 않으며, 주로 법의학적인 배경에 있는 개인을 기반으로 한다. 미국의 민간에서의 성범죄자 중 10% 미만에서 성적가학장애가 있다. 성적인 동기로 인해 살인을 저지른 개인들 중에서는 성적으로 가학적인 행동의 비율이 대략 1/3이다.

법의학적 표본에서 성적가학장애가 있는 개인은 거의 전적으로 남성이지만, 호주에서 인구의 대표 표본 보고에 따르면 남성은 2.2%, 여성은 1.3%가 지난해에 BDSM 행동에 연루되었다. 핀란드의 인구 집단 근거 표본에서는 성적으로 피학적인 행동의 평생 유병률이 남성에서는 2.7%, 여성에서는 2.3%였다.

발달 및 경과 Development and Course

성적가학장애의 발달 및 경과에 대한 정보는 극히 제한적이다. 성적으로 가학적인 선호도 그 자체는 아마도 일생 동안 지속되는 특성이지만, 성적가학장애의 여부는 개인의 주관적 고통이나 동의하지 않는 다른 사람에게 위해를 끼치는 경향성에 따라 변동을 거듭할 수 있다. 다른 성적 선호도에서처럼, 나이가 들어 가면서 성적으로 가학적인 선호도와 행동이 감소할 수 있다. 성적으로 가학적인 선호도와 관련하여 BDSM 행동에 몰입하는 개인들은 많은 경우 상응하는 관심이 자신의 10대 시절에 있었던 것을 인식한다.

문화와 관련된 진단적 쟁점 Culture-Related Diagnostic Issues

성적으로 가학적인 행동의 합법성은 국가와 사회에 걸쳐 다양한데, 고통(문화적 수용의 다양성 때문)과 기능적 손상(합법성 때문)의 잠재적 다양성을 시사한다.

자살 사고 혹은 행동과의 연관성 Association With Suicidal Thoughts or Behavior

성적가학장애와 자살 사고나 자살 행동과의 연관성은 알려져 있지 않다. 그러나 BDSM에 연루된 321명의 성인에 대한 연구에서 오명과 관련된 수치심과 죄책감이 자살 사고와 연관됨이 밝혀졌다.

감별진단 Differential Diagnosis

성적 가학증. 성적 가학증을 가진 개인은 다른 사람의 신체적 또는 심리적 고통을 통해 반복적이고 강력한 성적 흥분을 경험한다. 다른 사람을 신체적 또는 심리적으로 괴롭히려는 성적 충동이 동의하지 않는 사람에게 행해지지 않거나 사회적, 직업적 또는 다른 중요한 기능 영역에서 임상적으로 현저한 고통이나 손상이 동반되지 않는다면, 성적가학장애 진단은 정당하지 않다. 지역사회망에서 활동하면서 가학적·피학적 행동을 생활화한 대부분의 사람은 자신의 성적 관심에 대해 어떤 불만도 나타내지 않는데, 그들의 행동은 성적피학장애의 DSM-5 진단기준에 부합하지 않는다.

성범죄 도중에 가해지는 신체적 또는 심리적 고통. 강간이나 다른 성폭행을 범하는 개인은 강간 행동의 결과, 또는 성폭력을 범하려고 피해자를 제압하거나 결박하는 과정에서 피해자에게 고통을 가할 수 있다. 그러한 도구적인 고통의 가해는 개인이 고통의 가해와 결과적인 피해자의 고통으로부터 쾌락을 도출한다는 증거(예, 특별히 고통으로 흥분된다는 인정, 성적 가학증의 주제를 수반하는 외설물에 대한 선호도의 증거, 성폭행을 범하는 과정에 필요할 수 있는 정도를 넘어서 통증을 유발하는 폭력의 과도한 사용)가 없다면 성적가학장애를 나타내는 것으로 간주되어서는 안 된다.

품행장애와 반사회성 성격장애. 품행장애와 반사회성 성격장애가 있는 개인은 사람들에게 신체적으로 잔인하며 다른 사람들을 강제적으로 성행위에 참여시킬 수 있다. 품행장애나 반사회성 성격장애와 관련되어 나타나지만 다른 사람의 신체적 또는 심리적 고통을 통한 성적 흥분의 기저 양상을 반영하지 않는, 강압적이거나 가학적인 성적 행동은 성적가학장애의 근거로 사용되어서는 안 된다. 진단기준이 성적가학장애와 품행장애/반사회성 성격장애 모두에 부합하는 경우에는 2가지 장애 모두 진단될 수 있다.

동반이환 Comorbidity

성적가학장애에서 알려진 동반이환은 주로 동의하지 않는 피해자에게 성적 가학적인 범죄 행위를 하여 유죄 판결을 받은 개인들(대부분 남성)을 바탕으로 하여 조사된 것이다. 그러므로 이러한 동반이환 질환들은 동의하지 않는 사람에게 가학적인 행동을 한 적은 전혀 없으나, 자신의 성적 관심에 대한 주관적인 고통을 근거로 하여 성적가학장애의 진단에 자격이 되는 모든 개인에게 적용되지는 않을 수 있다. 성적가학장애에 흔히 동반이환되는 장애들은 기타 변태성욕장애들을 포함한다. 핀란드의 인구 집단에 기초한 연구에 따르면 성적으로 가학적인 행동에 몰입하는 개인은 다른 형태의 변태성욕적 행동에도 몰입하는데, (병발 정도의 내림차순으로) 성적 피학증(68.8%), 관음증(33.3%), 복장도착증(9.2%), 그리고 노출증(6.4%)이다.

● 소아성애장애
Pedophilic Disorder

진단기준 F65.4

A. 사춘기 이전의 아동이나 아동들(일반적으로 13세 이하)을 상대로 한 성적 활동을 통해 반복적이고 강렬한 성적 흥분이 성적 공상, 성적 충동 또는 성적 행동으로 발현되며 적어도 6개월을 넘어 지속된다.

B. 개인은 이러한 성적 충동에 따라 행동하거나, 이러한 성적 충동 혹은 성적 공상이 현저한 고통이나 대인관계의 어려움을 초래한다.

C. 이러한 개인은 연령이 적어도 16세 이상이어야 하며, 진단기준 A에 언급된 아동이나 아동들보다 적어도 5세 연상이어야 한다.

   주의점: 12세 또는 13세의 아동과 지속적인 성행위를 맺고 있는 청소년기 후기의 개인은 포함하지 않는다.

다음 중 하나를 명시할 것:
   배타적 유형(아동들에게만 매력을 느끼는 경우)
   비배타적 유형
다음의 경우 명시할 것:
   성적으로 남아 선호
   성적으로 여아 선호
   성적으로 양성 모두 선호
다음의 경우 명시할 것:
   근친상간에 국한된 경우

진단적 특징 Diagnostic Features

소아성애장애의 진단기준은 이러한 변태성욕을 거리낌 없이 드러내는 개인에게도 적용이 되고, 반대로 상당히 객관적인 증거가 있음에도 불구하고 사춘기 이전의 아동(일반적으로 13세 이하)에 대한 성적 취향을 부정하는 개인에게도 적용이 된다. 13세 이하라는 나이 기준은 단지 근사치일 뿐인데, 사춘기의 시작이 사람마다 다양하고, 사춘기의 평균 시작 나이가 시간이 흐름에 따라 감소하며 민족과 문화에 따라 서로 다르다는 훌륭한 증거가 있기 때문이다. 아동에 대한 강렬한 성적 관심을 가지고 있으면서 이러한 성적 관심이 신체적으로 성숙한 개인에 대한 성적 관심보다 크거나 비슷하다는 것을 인정하는 개인이 이러한 변태성욕을 거리낌 없이 드러내는 경우에 포함된다. 아동에 대한 성적 취향이나 성적 선호를 보이는 개인이 이로 인해 정신사회적인 어려움을 겪고 있다고도 호소한다면 소아성애장애로 진단 내려질 수 있다. 그러나 개인이 이러한 변태성욕적 충동에 관해서 죄책감, 수치심 또는 불안과 같은 고통을 느끼지 않고, 개인의 기능에 제한이 없으며(자가 보고, 객관적 평가, 혹은 2가지 모두에 따름), 개인의 보고나 혹은 법적인 과거력으로 보았을 때 이러한 성적 충동에 따라 행동하지 않는다는 것이 시사된다면, 이들은 소아성애적인 관심을 가진다고는 할 수 있지만 소아성애장애가 있는 것은 아니다. 소아성애장애가 있는 아동 범죄자와 소아성애장애가 없는 아동 범죄자를 구별하려고 할 때, 범죄자의 소아성애장애를 시사하는 요인으로는 자가 보고한 아동에 대한 관심, 아동 외설물의 사용, 여러 아동 피해자의 과거력, 남아 희생자, 그리고 친족이 아닌 소아 피해자가 있다.

여러 아동에게 서로 다른 경우에 성적으로 접근을 하지만 이러한 아동을 대상으로 하는 성적 행동에 대해 어떤 성적 충동이나 성적 공상도 부정하고, 더 나아가서 그런 성적 접촉을 했던 행동들이 의도치 않았거나 성적인 것이 아니었다고 주장하는 개인은 아동에 대한 성적 취향을 부정하는 경우에 포함된다. 다른 개인은 아동을 대상으로 성적인 행동을 했던 과거의 삽화를 인정하지만 현저하거나 지속되는 아동에 대한 성적 관심에 대해서는 부정하기도 한다. 이러한 개인들은 아동을 대상으로 한 성적 경험이나 성적 충동, 성적 공상을 부정할 수도 있기 때문에 이로 인한 주관적 고통도 부정할 수 있다. 그런 개인들은 스스로 보고하는 고통이 없다고 해도, 6개월 동안 아동을 대상으로 하는 반복적인 성적 행동이 지속된 증거가 있고(진단기준 A), 이러한 성적 충동에 따라 행동하거나 이 장애로 인한 결과로서 대인관계의 어려움을 경험한 증거가 있다면(진단기준 B) 소아성애장애로 진단될 수 있다. 행동으로는 신체적 접촉의 여부와 관계없이 아동과의 성적 관계(예, 어떤 소아성애적 개인은 아동에게 스스로를 노출한다)가 포함된다. 사춘기 이전 아동을 묘사하는 성적으로 분명한 내용물을 사용하는 것이 소아성애적 성적 관심을 가진 개인에서 전형적이어서 진단기준 A 평가에 적절한 중요 정보를 제공할 수 있기는 하지만, 개인의 아동과의 성적 관계(즉, 이러한 성적 충동에 따라 직접 행동하기)가 없는 상태에서의 그런 행동은 진단기준 B를 만족한다고 결론을 내리기에 미흡하다.

앞에서 논의한 것처럼, 여러 명의 피해자의 존재는 진단을 위한 충분조건이지만 필요조건은 아니다. 즉, 개인은 단순히 아동에 대한 강렬하거나 선호적인 성적 관심을 인정하는 것만으로도 진단기준 A를 만족시킬 수 있다.

부수적 특징 Associated Features

소아성애장애가 있는 개인은 아동과 감정적 · 인지적 친밀감을 경험할 수 있는데, 때로는 아동과의 감정적 일치라고 불린다. 아동과의 감정적 일치는 여러 가지 방식으로 나타날 수 있는데, 성인보다는 아동과 사회적 관계 맺는 것을 선호하고, 자신이 성인보다는 아동과 공유하는 것이 많다고 느끼고, 아동 주변에서 더 자주 있기 위해 직업이나 자원봉사 역할을 선택하는 것들을 포함한다. 연구에 따르면 아동과의 감정적 일치는 소아성애적 성적 관심 및 성적 범죄를 저질렀던 개인에서의 성적 재범 가능성 둘 다와 연관된다.

유병률 Prevalence

발현 증상이 소아성애장애에 부합하는 개인의 인구 집단 유병률은 알려져 있지 않지만, 국제적 연구에서 남성의 3% 미만인 것 같다. 여성에서 소아성애장애의 인구 집단 유병률은 더욱 불분명하지만, 남성에서의 유병률의 일부분에 불과할 것이다.

발달 및 경과 Development and Course

소아성애장애에 이환된 성인 남성은 자신이 아동에게 강하거나 선호적인 성적 관심이 있다는 것을 사춘기를 전후하여 알게 되는데, 이 시기는 신체적으로 성숙한 성적 동반자를 선호하는 개인이 성인 남성이나 성인 여성에게 성적 관심을 느낀다는 것을 알게 되는 시기와 비슷하다. 처음으로 소아성애적인 관심이 나타나는 시기에 소아성애장애를 진단하는 것은 문제가 될 수 있는데, 발달 중에 있는 청소년기에는 동년배에게 느끼는 성적 관심이나 호기심이 연령에 적절한 수준일 수 있고, 이를 감별하는 것이 어렵기 때문이다. 그러므로 연령이 적어도 16세 이상이어야 하며, 진단기준 A에 언급된 아동이나 아동들보다 적어도 5세 연상이어야 한다는 진단기준 C가 진단하는 데 있어서 필요하다.

소아성애증 자체는 일생 동안 지속되는 상태로 보인다. 그러나 소아성애장애는 치료 여부와 상관없이 시간이 흐름에 따라 변할 수 있는 요소들을 포함하기 마련이다. 이는 주관적인 고통(예, 죄책감, 수치심, 강렬한 성적 좌절감 또는 고립감)이나 정신사회적 손상, 또는 아동에게 성적으로 행동화하는 경향들이다. 그러므로 소아성애장애의 경과는 변동을 거듭하거나, 그 강도가 연령에 따라 증가하거나 감소할 수 있다.

소아성애장애에 이환된 성인은 아동에게 성적인 행동을 하기 전에 자신이 아동에 대해 성적 관심이 있다는 인식 또는 소아성애증을 가진 개인이라는 자기확인을 보고할 수 있다. 다른 변태성욕적 동기에 의한 성적 행동과 비변태성욕적 성적 행동에서와 비슷하게 나이가 듦에 따라서 아동을 대상으로 하는 행동의 빈도는 줄어드는 것 같다.

위험 및 예후 인자 Risk and Prognostic Factors

기질적. 소아성애증과 냉혹성, 충동성, 그리고 결과에 대한 적절한 고려 없이 위험을 감수하는 등의 반사회성 성격 특질이 관련이 있는 것으로 보인다. 소아성애적 관심과 반사회성 성격 특질이 있는 남성은 아동에게 성적으로 행동화할 가능성이 더 높아서 소아성애장애의 진단 가능성이 더 높다. 따라서 소아성애증이 있는 남성에서 반사회성 성격장애는 소아성애장애의 위험인자로 간주될 수 있다.

환경적. 소아성애증이 있는 성인 남성은 때때로 아동기에 성적 학대를 당했음을 보고한다. 그러나 아동기에 받은 성적 학대가 성인의 소아성애증에 인과적인 영향을 끼치는지에 대해서는 확실하지 않다.

유전적, 생리적. 소아성애증이 소아성애장애의 필요조건이기 때문에, 소아성애증의 가능성을 증가시키는 어떤 요소도 소아성애장애의 위험 또한 증가시킨다. 자궁 내에서의 신경발달학적인 작은 변화가 소아성애적 관심의 발생 가능성을 증가시킨다는 어느 정도의 증거가 있다.

성 및 젠더와 관련된 진단적 쟁점 Sex- and Gender-Related Diagnostic Issues

아동을 묘사하는 성적 자극에 대한 정신생리적 반응과 관련하여, 성적 관심의 실험실 측정이 남성에서 소아성애장애를 진단하는 데는 때때로 유용하지만, 여성에서 이 장애를 진단하는 데는 꼭 유용하지는 않은데, 여성에서 소아성애적 성적 관심의 평가에 대한 연구가 매우 제한되었기 때문이다.

진단적 표지자 Diagnostic Markers

과거력상으로 소아성애장애의 존재 가능성이 시사되지만 아동에 대한 강하거나 선호적인 취향을 부정하는 개인에게는 때때로 성적 관심에 대한 정신생리적인 측정이 유용하다. 음경혈량측정법은 진단의 민감도와 특이도에서 다양하게 차이가 나지만 가장 철저히 연구되고 오랫동안 사용되어 왔던 측정 방법이다. 시각적 자극으로 나체나 최소한으로 옷을 입고 있는 사람의 사진을 이용하는 시각 반응시간 또한 특히 자가 보고식 검사와 같이 시행하여 소아성애장애의 진단을 위해 사용되고 있다. 그러나 미국의 임상의들은 진단적 목적을 위한 것이라 하더라도 아동을 묘사하는 이러한 시각적 자극을 소유하는 것은 소아 외설물 소유에 대한 미국의 법을 위배할 수 있고 범죄적으로 기소될 수 있다는 것을 알아야만 한다. 음경혈량측정법에서 성관계를 묘사하는 음성 자극의 사용은 선택이 가능하다. 전반적인 정신생리적 방법에서 진단적 표지자는 아동 자극에 대한 절대적인 반응이 아니라, 성인을 묘사하는 자극에 대비되는 아동을 묘사하는 자극에 대한 상대적인 성적 반응이다.

감별진단 Differential Diagnosis

소아성애증. 소아성애증의 개인은 사춘기 이전의 아동이나 아동들을 상대로 한 성적 활동을 통해 반복적이고 강렬한 성적 흥분을 성적 공상 또는 성적 충동으로 경험한다. 개인에서 이러한 성적 충동이 사춘기 이전의 아동에게 행해지지 않거나, 성적 충동이나 성적 공상이 현저한 고통이나 대인관계의 어려움을 초래하지 않는다면, 소아성애장애 진단은 정당하지 않다.

기타 변태성욕장애. 때때로 개인은 각각 다른 변태성욕장애를 나타내지만 소아성애장애의 가능성과 관련하여 의뢰된다(예, 노출장애의 진단을 받은 개인이 성인뿐 아니라 소아에게도 자신을 노출할 때). 어떤 경우에는 두 가지 진단 모두 적용될 수 있지만, 다른 경우에는 하나의 변태성욕장애 진단이 충분할 수 있다. 예를 들어, 사춘기 이전의 아동에게만 자신을 노출하는 개인은 노출장애와 소아성애장애를 모두 가질 수 있지만, 피해자의 나이에 관계없이 피해자에게 자신을 노출하는 다른 개인은 오직 노출장애만 가지고 있다고 간주될 수 있다.

반사회성 성격장애. 반사회성 성격장애가 있는 어떤 개인은 아동을 성적으로 학대하는데, 반사회성 성격장애가 있으면 근본적으로는 성숙한 사람에게 끌리는 개인이 아동에 대한 접근이 상대적으로 용이하기에 아동에게 성적으로 접근할 가능성이 높아진다는 사실을 반영하는 것이다. 소아성애장애의 추가적 진단은 개인이 적어도 6개월을 넘는 기간에 걸쳐 사춘기 이전의 아동을 상대로 한 성행위를 포함하는 반복적이고 강렬하며 성적으로 흥분되는 공상, 성적 충동 또는 성적 행동이 있었다는 증거가 있는 경우에만 고려되어야 한다.

물질 중독. 물질 중독의 탈억제 효과 또한 근본적으로는 성숙한 사람에게 끌리는 개인이 아동에게 성적으로 접근하게 될 가능성을 높일 수 있다.

강박장애. 간혹 아동에 대한 취향의 가능성에 대한 자아이질적인 생각과 걱정을 호소하는 경우가 있다. 보통은 임상적인 면담을 통해서 이러한 생각에 관해 긍정적인 느낌이 없으며, 이러한 생각과 성적 행동(예, 이러한 생각으로 자위행위 하기) 사이에 연관이 없다는 것과 때때로 추가적인 자아이질적이고 침습적인 성적인 생각(예, 동성애에 대한 염려)을 한다는 것이 밝혀진다.

동반이환 Comorbidity

소아성애장애의 정신과적 동반이환에는 물질사용장애, 우울장애, 양극성장애, 불안장애, 반사회성 성격장애, 그리고 기타 변태성욕장애들이 포함된다. 그러나 동반이환 장애에 대한 조사는 대부분 아동에게 성적인 위법 행위를 하여 유죄 판결을 받은 개인들(대부분 남성)을 대상으로 하여 이루어진 것이고, 소아성애장애를 가지고 있는 다른 개인들(예, 아동에게 성적으로 접근한 적은 한 번도 없지만 주관적 고통에 근거하여 소아성애장애 진단을 받을 자격이 있는 개인)에게 일반화하기에는 적절하지 않을 수 있다.

● 물품음란장애
Fetishistic Disorder

진단기준 F65.0

A. 무생물의 물체를 이용하거나, 성기가 아닌 신체 부위에 상당히 특정한 집착을 함으로써 반복적이고 강렬한 성적 흥분이 성적 공상, 성적 충동, 또는 성적 행동으로 발현되며 적어도 6개월을 넘어 지속된다.
B. 이러한 성적 공상, 성적 충동 또는 성적 행동이 사회적, 직업적 또는 다른 중요한 기능 영역에서 임상적으로 현저한 고통이나 손상을 초래한다.
C. 물품음란의 대상이 되는 물체는 옷 바꿔 입기에 쓰이는 의복(복장도착장애에서처럼)이나 접촉적인 성기 자극을 위해 특별히 고안된 물품(예, 진동기)에 국한되지 않는다.

명시할 것:
　신체 일부
　무생물 물체
　기타
다음의 경우 명시할 것:
　통제된 환경에 있음: 이 명시자는 물품음란적인 행동을 할 기회가 제한되는 보호시설이나 그 외의 환경에 거주하는 개인에게 주로 적용한다.
　완전 관해 상태: 사회적, 직업적 또는 다른 기능 영역에서 고통이나 손상이 없는 상태가 통제되지 않은 환경에서 적어도 5년간 유지되는 경우다.

명시자 Specifiers

물품음란장애에 이환된 개인이 무생물의 물체 또는 특정 신체 부위에 대해 강렬하고 반복적인 성적 흥분을 보고할 수 있지만, 상호 배타적이지 않은 조합의 물품음란으로 나타나는 경우도 드물지 않다. 따라서 물품음란장애에 이환된 개인은 무생물의 물체(예, 여성의 속옷)나 강렬하게 성적 자극을 일으키는 신체 일부(예, 발, 머리카락)에만 집착할 수 있고, 또는 물품음란적인 성적 관심이 이러한 명시자들의 다양한 조합(예, 양말, 신발, 발)에 대한 기준을 만족할 수도 있다.

진단적 특징 Diagnostic Features

물품음란장애의 변태성욕적 초점은 성적 흥분과 관련 있는 일차적인 요소로서 무생물 물체를 지속적이고 반복적으로 사용 또는 의존하거나 신체 일부(전형적으로 성기 부위가 아닌 곳)에 고도로 특이적인 집착을 보이는 경우를 포함한다(진단기준 A). 물품음란장애의 진단을 위해서는 사회적, 직업적 또는 다른 중요한 기능 영역에서 임상적으로 현저한 고통이나 손상을 포함해야만 한다(진단기준 B). 흔히 물품음란의 대상이 되는 물체는 여성의 속옷, 남성이나 여성의 신발이나 양말, 고무로 된 물건, 가죽 의복, 기저귀 또는 다른 종류의 의류 등이다. 물품음란장애에서 고도로 성적인 자극을 일으키는 신체의 일부에는 발, 발가락, 그리고 머리카락이 포함된다. 성애화된 물품으로서 무생물의 물체와 신체 일부 둘 다(예, 더러운 양말과 발) 포함하는 경우가 드물지 않으며, 이런 이유로 현재 물품음란장애의 정의는 **절편음란증**(즉, 신체 일부에 대한 배타적인 집착)을 경계 안으로 재통합한다. DSM-IV-TR에서 이전까지는 달리 분류되지 않는 변태성욕으로 간주되었던 절편음란증은 역사적으로 DSM-III 이전에는 물품음란증에 포함되었다.

자신을 물품음란광이라고 인정하는 많은 개인은 그들의 물품음란과 연관있는 행동에 대해 반드시 임상적인 손상을 보고하지는 않는다. 이러한 개인들은 물품음란증적 성적 관심(즉, 성적 공상, 성적 충동 또는 성적 행동으로 발현되는, 무생물의 물체 이용이나 성기가 아닌 신체 부위에 상당히 특정한 집착을 통한 반복적이고 강렬한 성적 흥분)이 있다고 간주될 수는 있지만 물품음란장애는 아니다. 물품음란장애의 진단을 만족하기 위해서는 진단기준 A의 행동 문제와 진단기준 B에 기술된 기능 영역에서의 임상적으로 현저한 고통이나 손상이 동시에 있어야 한다.

부수적 특징 Associated Features

물품음란장애는 자위를 하는 중에 물품음란의 대상이 되는 물체를 잡거나, 맛보거나, 문지르거나, 삽입하거나, 냄새를 맡는 등의 다감각적인 경험이 될 수도 있고, 성적인 접촉을 하는 동안 성적 동반자가 물품음란의 대상이 되는 물체를 입거나 사용함을 선호하는 것이 될 수도 있다. 물품음란증적 성적 관심이 있는 많은 개인은 자신의 물품음란의 대상이 되는 물체를 사용하지 않고도 파트너와 성적 경험을 즐기기도 한다는 것을 주의해야 한다. 그러나 물품음란증적 성적 관심이 있는 개인은 자신의 물품음란의 대상이 되는 물체가 관련된 성적 경험이 그렇지 않은 경우보다 더욱 성적으로 만족스러움을 알아챈다는 것 또한 유념해야 한다. 그리고 물품음란증적 성적 관심이 있는 일부에서는 자신의 물품음란의 대상이 되는 물체가 성적으로 흥분하고 만족하는 데 필수적이다. 어떤 개인들은 선호하는 물품음란의 대상이 되는 물체들을 광범위하게 수집하기도 한다.

발달 및 경과 Development and Course

보통 변태성욕은 사춘기 중에 시작되지만, 물품음란증적 성적 관심은 청소년기 이전에 발생할 수 있다. 일단 확립이 되면, 물품음란장애는 성적 충동이나 행동의 강도와 빈도가 변동하면서 지속되는 경과를 보인다.

문화와 관련된 진단적 쟁점 Culture-Related Diagnostic Issues

성적 행동의 표준적 측면에 대한 지식과 적절한 고려가 물품음란장애의 임상적 진단을 확립하고 사회적으로 용인되는 성적 행동과 구별하기 위해 조사해야 할 중요한 요인들이다.

성 및 젠더와 관련된 진단적 쟁점 Sex- and Gender-Related Diagnostic Issues

물품음란적 행동은 남성에서 더 많이 보고되지만, 여성에서도 발생한다. 이러한 젠더 차이가 물품음란적 공상에서는 실제 물품음란적 행동보다는 더 작다. 임상적 표본에서 물품음란장애는 거의 전적으로 남성에서만 보고된다.

물품음란장애의 기능적 결과 Functional Consequences of Fetishistic Disorder

물품음란장애와 연관된 전형적인 손상은 전희나 성교 중에 선호하는 물품음란의 대상이 되는 물체나 신체 일부를 이용할 수 없을 때 낭만적인 상호관계 도중에 발생하는 성기능부전을 포함한다. 물품음란장애에 이환된 어떤 개인들은 심지어 의미 있는 상호 간의 애정 어린 관계에 관여하는 도중에도 물품음란적인 선호와 연관된 성적 활동을 혼자 즐기기를 더 좋아할 수도 있다.

감별진단 Differential Diagnosis

복장도착장애. 복장도착장애는 물품음란장애와 가장 가까운 진단이다. 진단기준에서 기술되었듯이, 물품음란의 대상이 되는 물체가 단지 옷 바꿔 입기의 대상이 되는 것에 국한되거나(복장도착장애에서처럼), 성기를 자극할 목적으로 만들어진 물건(예, 진동기)으로 성기를 자극하는 경우에는 물품음란장애로 진단 내려지지 않는다.

성적피학장애 또는 기타 변태성욕장애. 물품음란장애는 기타 변태성욕장애, 특히 가학피학적 행동이나 관심, 그리고 복장도착장애와 같이 나타날 수 있다. 개인이 '강요된 옷 바꿔 입기'에 대하여 공상하거나 참여하고, 이러한 공상이나 반복적 활동과 연관된 지배 혹은 굴욕을 통해 일차적으로 성적 흥분을 느낀다면, 성적피학장애 진단이 내려져야 한다.

물품음란증. 물품음란의 대상이 되는 물체를 통해 성적 흥분을 얻지만(물품음란증), 그와 연관된 고통이나 어떤 정신사회적 역할의 손상, 또는 다른 부정적 결과가 없는 경우에는 진단기준 B를 만족하지 않으므로 물품음란장애의 진단기준을 만족하지 않는다. 예를 들면, 전희의 중요한 요소로서 발이나 발가락을 애무하거나, 냄새를 맡거나, 핥는 행위에 대한 성적 관심을 성적인 동반자가 서로 공유하거나 성공적으로 함께할 수 있다면 물품음란장애의 진단이 내려지지 않는다. 혼자서 고무로 된 의복을 입거나 가죽 장화를 신는 것 등의 성적인 행동을 하는 것을 선호하고 이로 인한 고통이나 손상이 발생하지 않는 경우도 마찬가지다.

동반이환 Comorbidity

물품음란장애는 성욕항진뿐만 아니라 기타 변태성욕장애와 함께 나타날 수 있다. 드물게 물품음란장애가 신경학적인 상태와 연관이 있을 수 있다.

● 복장도착장애
Transvestic Disorder

진단기준   F65.1

A. 옷 바꿔 입기로부터 반복적이고 강렬한 성적 흥분이 성적 공상, 성적 충동 또는 성적 행동으로 발현되며 적어도 6개월을 넘어 지속된다.

B. 이러한 성적 공상, 성적 충동 또는 성적 행동이 사회적, 직업적 또는 다른 중요한 기능 영역에서 임상적으로 현저한 고통이나 손상을 초래한다.

다음의 경우 명시할 것:

   물품음란증 동반: 직물, 소재 또는 의복으로부터 성적 흥분을 느끼는 경우

   자가여성애 동반: 자신을 여성이라고 생각하거나 떠올림으로써 성적 흥분을 느끼는 경우

다음의 경우 명시할 것:

   통제된 환경에 있음: 이 명시자는 옷 바꿔 입기를 할 기회가 제한되는 보호시설이나 그 외의 환경에 거주하는 개인에게 주로 적용한다.

   완전 관해 상태: 사회적, 직업적 또는 다른 기능 영역에서 고통이나 손상이 없는 상태가 통제되지 않은 환경에서 적어도 5년간 유지되는 경우다.

명시자 Specifiers

복장도착장애에 이환된 남성에서 물품음란증의 존재는 젠더 불쾌감의 가능성을 감소시킨다. 복장도착장애에 이환된 남성에서 자가여성애의 존재는 젠더 불쾌감의 가능성을 증가시킨다.

진단적 특징 Diagnostic Features

반대되는 성의 옷을 입는 모든 개인에게 복장도착장애의 진단이 적용되는 것은 아니며, 심지어 습관적으로 그런 행동을 하는 경우에도 마찬가지다. 복장도착장애의 진단은 옷 바꿔 입기나 옷 바꿔 입기에 대한 생각이 항상 또는 자주 성적 흥분과 동반되고(진단기준 A), 이러한 경향에 의해 감정

적으로 고통을 받거나, 사회적인 혹은 대인관계의 기능에 손상을 받는(진단기준 B) 개인에게 적용된다. 옷 바꿔 입기는 1개 또는 2개의 의복에만 해당될 수도 있고(예, 남성에서, 여성의 속옷만 관련될 수 있다), 다른 성의 속옷과 겉옷을 완벽하게 착용하는 경우도 해당될 수 있으며, (남성에서) 여성의 가발이나 화장을 사용하는 것까지 포함될 수도 있다. 성적 흥분은 가장 명확한 형태인 음경의 발기로서, 다양한 방법으로 옷 바꿔 입는 것과 같이 나타날 수 있다. 젊은 남성에서 옷 바꿔 입기는 흔히 자위로 이어지고, 그다음에 여성의 의복을 벗는다. 이보다 나이 든 남성은 흔히 음경을 자극하기 위한 자위나 다른 행동을 피하는 것을 배우게 되고 이렇게 사정을 피함으로써 옷을 바꿔 입고 있는 기간을 연장하게 된다. 남성과 여성은 때때로 자신들의 동반자와 성교를 함으로써 옷을 바꿔 입고 있는 기간을 마치기도 하고, 어떤 경우는 옷 바꿔 입기(혹은 옷을 바꿔 입는 사적인 성적 공상하기)를 하지 않고는 성행위를 위한 충분한 성적 흥분을 유지하는 데 어려움을 겪기도 한다.

복장도착적인 성적 흥분의 임상적 평가와 마찬가지로, 이로 인한 고통이나 손상에 대한 임상적 평가도 대개 개인의 자가 보고에 따른다. 복장도착장애에 이환된 개인의 '없애고 구하는' 행동 양상은 흔히 복장도착에 대한 고통이 존재함을 의미한다. 이러한 행동 양상은 여성의 의복과 다른 의류(예, 신발, 가발)를 사는 데 많은 돈을 쓴 개인(대개 남성)이 옷 바꿔 입기에 대한 성적 충동을 극복하기 위한 노력으로 이런 물품들을 버리고(즉, 없애 버리는 것), 그다음에 여성의 옷을 처음부터 다시 구하기 시작하는 것으로 나타난다.

부수적 특징 Associated Features

남성에서 복장도착장애는 흔히 **자가여성애**(즉, 자신이 여성이라고 생각하거나 떠올리는 것을 통해 성적 흥분을 느끼는 남성의 변태성욕적인 경향)와 동반된다. 자가여성애적 공상과 행동은 여성의 생리적 기능을 보이는 것(예, 수유, 월경), 정형화된 여성스러운 행동에 몰입하는 것(예, 뜨개질), 혹은 여성의 해부학적 구조를 갖는 것(예, 유방)에 대한 관념에 집중될 수 있다.

유병률 Prevalence

복장도착장애의 유병률은 알려져 있지 않다. 그러나 여성에서보다 남성에서 훨씬 많은 것으로 보인다. 스웨덴 남성의 3% 미만에서 여장으로 성적으로 흥분된 적이 있다고 보고하였다. 일생 동안 옷을 바꿔 입음으로써 한 번뿐이 아니라 수차례 성적 흥분을 느꼈던 개인의 비율은 한층 더 낮을 것이다.

발달 및 경과 Development and Course

남성에서 복장도착장애의 첫 번째 징후는 아동기에 시작되는데, 여성의 복장 중 특정한 물품에 강하게 매료되는 형태로 나타난다. 사춘기 이전에 옷 바꿔 입기를 통해 전반적인 즐거운 흥분의 감정을 느낀다. 사춘기에 도달하면 여성의 의복을 입는 것이 음경의 발기를 유발하기 시작하고, 일부 경우에서는 직접적으로 첫 사정으로 이어지기도 한다. 많은 경우에 개인이 나이를 먹어 감에 따라 옷 바꿔 입기는 점점 더 적은 성적 흥분을 유발하게 되고, 결국엔 눈에 보이는 음경의 반응을 전혀 이끌어 내지 못하게 될 수 있다. 동시에 옷 바꿔 입기에 대한 욕구는 비슷하게 유지되거나 한층 더 강해지기도 한다. 이렇게 성적인 반응의 감소를 보고하는 개인들은 전형적으로 옷을 바꿔 입음으로써 발생했던 성적인 흥분이 안락감이나 행복감으로 대치된다고 보고하게 된다.

일부 경우에는 복장도착장애의 경과가 지속적이기도 하고, 다른 경우에는 삽화적이기도 하다. 복장도착장애에 이환된 남성은 여성과 첫사랑에 빠지고 관계를 시작하게 되면 드물지 않게 옷 바꿔 입기에 대한 흥미를 잃지만, 이러한 흥미의 감소는 대개 일시적인 것으로 드러난다. 옷 바꿔 입기에 대한 욕구가 다시 발생하면, 연관된 고통도 다시 발생하게 된다.

복장도착장애의 일부 경우는 젠더 불쾌감으로 진행한다. 이러한 경우의 남성들은 청소년기나 아동기 초기에는 복장도착장애에 이환된 다른 남성과 구분하기 어려울 수 있으나, 점차적으로 더 긴 시간 동안 여성의 역할로 남아 있으려고 하고 자신의 해부학적 구조를 여성화하려는 욕구를 가지게 된다. 젠더 불쾌감의 발생은 대개 옷 바꿔 입기와 관련된 성적 흥분의 (자가 보고적) 감소나 소멸과 동반된다.

복장도착증의 징후로서 음경이 자극되거나 발기하는 것은 비변태성욕적 성적 관심뿐 아니라 다른 변태성욕적 성적 관심에서도 드러나듯이, 청소년기와 성인기 초기에 가장 강렬하다. 복장도착장애의 심각도는 성인기에 가장 높은데, 이때에 복장도착적인 욕구가 이성애적인 성교의 수행, 혹은 결혼을 하고 가정을 꾸리기를 원하는 욕구와 갈등을 일으킬 가능성이 높기 때문이다. 복장도착증의 과거력이 있는 중년이나 나이 든 남성은 복장도착장애로 나타날 가능성보다는 젠더 불쾌감을 보일 가능성이 높다.

복장도착장애의 기능적 결과 Functional Consequences of Transvestic Disorder

복장도착적 행위를 하는 것은 이성애적인 관계를 방해하거나 손상시킬 수 있다. 이것이 여성과 전통적인 혼인관계나 낭만적인 동반자 관계를 유지하기를 바라는 남성에게 고통의 근원이 될 수 있다.

감별진단 Differential Diagnosis

복장도착증. 복장도착증이 있는 개인은 옷 바꿔 입기로부터 반복적이고 강렬한 성적 흥분을 경험한다. 옷 바꿔 입기와 관련된 성적 공상, 성적 충동 혹은 성적 행동이 사회적, 직업적 또는 다른 중요한 기능 영역에서 임상적으로 현저한 고통이나 손상을 동반하지 않는다면 복장도착장애의 진단은 정당하지 않다.

물품음란장애. 이 질환은 특히 자위를 하는 동안 여성의 속옷을 착용하는 물품음란증이 있는 남성에서 복장도착장애와 비슷할 수 있다. 복장도착장애를 감별하는 것은 이러한 행위를 할 때의 개인의 특정한 생각(예, 여성이 되는 것에 대한 생각이 있는가, 여성처럼 되는 것에 대한 생각이 있는가 혹은 여성처럼 입는 것에 대한 생각이 있는가?)과 다른 물품음란의 존재 여부(예, 푹신하고 부드러운 직물이 의복에 쓰이는지 혹은 그 외 다른 목적으로 쓰이는지)에 달려 있다.

젠더 불쾌감. 복장도착장애에 이환된 개인은 자신이 경험하는 젠더와 부여된 젠더 사이의 불일치를 보고하지 않으며 다른 성이 되고자 하는 욕구도 보고하지 않는다. 그리고 이들은 전형적으로 젠더 불쾌감을 가진 개인에서 보일 수 있는 아동기의 교차 성적인 행동의 과거력이 없다. 젠더 불쾌감뿐만 아니라 복장도착장애의 진단기준을 둘 다 완전히 만족시키는 양상을 보이는 개인에게는 2가지 진단이 모두 내려져야 한다.

동반이환 Comorbidity

복장도착장애는 종종 다른 변태성욕과 연관되어 나타난다. 가장 빈번하게 동반되는 변태성욕은 물품음란증적 성적 관심이나 행동과 피학증적 성적 관심이나 행동이다. 피학증적 성적 관심이나 행동의 특히 위험한 하나의 형태인 자가성애적 질식은 치명적인 증례의 상당한 비율에서 복장도착증적 성적 관심이나 행동과 연관된다.

● 달리 명시되는 변태성욕장애
Other Specified Paraphilic Disorder

F65.89

이 범주는 사회적, 직업적 또는 다른 중요한 기능 영역에서 임상적으로 현저한 고통이나 손상을 초래하는 변태성욕장애의 특징적인 증상들이 두드러지지만, 변태성욕장애의 진단분류에 속한 장애 중 어느 것에도 완전한 기준을 만족하지 않는 발현 징후들에 적용된다. 달리 명시되는 변태성욕장애 범주는 발현 징후가 어떤 특정 변태성욕장애의 기준에 맞지 않은 특정한 이유에 대해 의사소통하기 위해 임상의가 선택한 상황들에서 사용된다. 이는 '달리 명시되는 변태성욕장애'를 기록하고, 이어서 특정한 이유(예, '동물성애증')를 기록한다.

'달리 명시되는'이라는 명칭을 이용하여 명시할 수 있는 임상 양상의 예는 **전화음란증**(음란전화), **시체성애증**(시체), **동물성애증**(동물), **분뇨성애증**(분변), **관장성애증**(관장) 또는 **방뇨성애증**(소변)이 적어도 6개월 동안 지속되고, 사회적, 직업적 또는 다른 중요한 기능 영역에서 현저한 고통이나 손상을 초래하는 경우를 포함하나, 이들에만 국한되지는 않는다. 달리 명시되는 변태성욕장애는 명시자로 '관해, 그리고/또는 통제된 환경에서 발생하는 것'을 붙일 수 있다.

● 명시되지 않는 변태성욕장애
Unspecified Paraphilic Disorder

F65.9

이 범주는 사회적, 직업적 또는 다른 중요한 기능 영역에서 임상적으로 현저한 고통이나 손상을 초래하는 변태성욕장애의 특징적인 증상들이 두드러지지만, 변태성욕장애의 진단분류에 속한 장애 중 어느 것에도 완전한 기준을 만족하지 않는 발현 징후들에 적용된다. 명시되지 않는 변태성욕장애 범주는 기준이 특정 변태성욕장애의 기준에 맞지 않은 이유를 명시할 수 **없다고** 임상의가 선택한 상황들에서 사용되며, 좀 더 특정한 진단을 내리기에는 정보가 불충분한 발현 징후들을 포함한다.

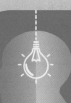

기타 정신질환 및 추가적 부호
Other Mental Disorders and Additional Codes

이 장은 정신질환(즉, 증상들이 사회적, 직업적 또는 다른 중요한 기능 영역에서 임상적으로 현저한 고통이나 손상을 초래함)이지만, II편의 장들에 있는 정신질환들의 어떤 것에도 진단 요건을 충족하지 않는 정신과적 발현 징후들에 대한 진단부호를 제공한다. 이 부호들은 이처럼 분류되지 않는 정신질환들의 문서화 및 부호화를 가능하게 한다. 이 장은 또한 평가받은 사람에게 정신질환 혹은 상태가 없는 것으로 결정된 상황에 대한 추가적 부호, '진단 혹은 상태 없음'을 포함한다.

① 다른 의학적 상태로 인한 달리 명시되는 정신질환과 ② 다른 의학적 상태로 인한 명시되지 않는 정신질환 범주는 정신과적 증상(예: 해리 증상)이 다른 의학적 상태의 직접적인 생리적 결과이기는 하나, 그렇지 않으면 다른 의학적 상태로 인한 II편의 정신질환 중 어떤 것의 진단기준도 충족하지 않는다고 결정된 발현 징후들을 위한 것이다. 다른 의학적 상태로 인한 달리 명시되는 혹은 명시되지 않는 정신질환 진단의 경우, 반드시 먼저 의학적 상태의 부호와 이름을 적고(예, B20 HIV병), 이어서 다른 의학적 상태로 인한 달리 명시되는 혹은 명시되지 않는 정신질환 각각을 위한 적용 가능한 부호를 적어야 한다.

① 달리 명시되는 정신질환과 ② 명시되지 않는 정신질환 범주는 다음 고려 사항들이 모두 충족될 때 사용되는 잔류 범주다. 첫째, 정신과적 표현 징후가 정신질환(즉, 증상들이 사회적, 직업적 또는 다른 중요한 기능 영역에서 임상적으로 현저한 고통이나 손상을 초래함)이다. 둘째, 발현 징후가 II편의 특정 정신질환 중 어떤 것의 진단기준도 충족하지 않는다. 셋째, 발현 징후가 II편에 제시된 달리 명시되는 및 명시되지 않는 정신질환 범주 중 어떤 것의 정의 요구 사항도 충족하지 않는다. 넷째, 다른 정신질환 진단이 적용되지 않는다.

DSM-5 전체에 걸쳐 달리 명시되는 및 명시되지 않는 범주의 경우와 마찬가지로, 달리 명시되는 범주는 발현 징후가 기존 범주 중 어떤 것의 기준도 충족하지 않는 특정 이유를 임상의가 명시하기로 선택할 때 사용되고(예, 복합부분발작으로 인한 달리 명시되는 정신질환, 해리 증상 동반), 명시되지 않는 범주는 이유를 임상의가 특정하지 않기로 선택할 때 사용된다.

● 다른 의학적 상태로 인한 달리 명시되는 정신질환
Other Specified Mental Disorder Due to Another Medical Condition

F06.8

이 범주는 사회적, 직업적 또는 다른 중요한 기능 영역에서 임상적으로 현저한 고통이나 손상을 초래하는 다른 의학적 상태로 인한 정신질환 특유의 증상이 두드러지나, 다른 의학적 상태 때문에 생긴 어떤 특정한 정신질환의 기준 전체를 충족하지 않는 발현 징후에 적용된다. 다른 의학적 상태로 인한 달리 명시되는 정신질환 범주는 발현 징후가 다른 의학적 상태 때문에 생긴 어떤 특정 정신질환의 기준을 충족하지 않는 특정한 이유에 대해 임상의가 의사소통 하기 위해 선택하는 상황에서 사용된다. 이는 '다른 의학적 상태'의 자리에 삽입되는 특정한 원인적 의학적 상태로 장애의 이름을 기록하고, 이어서 다른 의학적 상태로 인한 어떤 특정 정신질환의 기준도 충족하지 않는 특정한 증상 발현을 기록함으로써 행해진다. 더불어 특정 의학적 상태의 진단부호는 다른 의학적 상태로 인한 달리 명시되는 정신질환의 부호 바로 앞에 적시되어야 한다. 예를 들어, 복합부분발작으로 인한 해리 증상은 G40.209 복합부분발작; F06.8 복합부분발작으로 인한 달리 명시되는 정신질환, 해리 증상으로 부호화 및 기록이 될 것이다.

'달리 명시되는'이라는 지정 문구를 사용해 명시될 수 있는 발현 징후의 예는 다음과 같다.

해리 증상: 이는 예를 들어, 복합부분발작의 맥락에서 일어나는 증상을 포함한다.

● 다른 의학적 상태로 인한 명시되지 않는 정신질환
Unspecified Mental Disorder Due to Another Medical Condition

F09

이 범주는 사회적, 직업적 또는 다른 중요한 기능 영역에서 임상적으로 현저한 고통이나 손상을 초래하는 다른 의학적 상태로 인한 정신질환 특유의 증상이 두드러지나, 다른 의학적 상태 때문에 생긴 어떤 특정 정신질환의 진단기준 전체를 충족하지 않는 발현 징후에 적용된다. 다른 의학적 상태로 인한 명시되지 않는 정신질환 범주는 기준이 다른 의학적 상태로 인한 특정 정신질환을 충족하지 않는 이유를 명시할 수 **없다고** 임상의가 선택하는 상황에 사용되며, 더 특정한 진단을 내리기에는 정보가 불충분한(예, 응급실 상황) 발현 징후들을 포함한다. 이는 '다른 의학적 상태'의 자리에 삽입되는 특정한 병인적 의학적 상태로 장애의 이름을 기록함으로써 행해진다. 더불어 특정 의학적 상태의 진단부호는 다른 의학적 상태로 인한 명시되지 않는 정신질환의 부호 바로 앞에 적시되어야 한다. 예를 들어, 복합부분발작으로 인한 해리 증상은 G40.209 복합부분발작, F09 복합부분발작으로 인한 명시되지 않는 정신질환으로 부호화 및 기록이 될 것이다.

● 달리 명시되는 정신질환
Other Specified Mental Disorder

F99

이 범주는 사회적, 직업적 또는 다른 중요한 기능 영역에서 임상적으로 현저한 고통이나 손상을 초래하는 정신질환 특유의 증상이 두드러지나, 어떤 특정한 정신질환의 기준 전체를 충족하지 않는 발현 징후에 적용된다. 달리 명시되는 정신질환 범주는 발현 징후가 어떤 특정 정신질환의 기준을 충족하지 않는 특정한 이유에 대해 임상의가 의사소통하기 위해 선택하는 상황에서 사용된다. 이는 '달리 명시되는 정신질환'이라고 기록하고, 이어서 특정한 이유를 기록함으로써 행해진다.

● 명시되지 않는 정신질환
Unspecified Mental Disorder

F99

이 범주는 사회적, 직업적 또는 다른 중요한 기능 영역에서 임상적으로 현저한 고통이나 손상을 초래하는 정신질환 특유의 증상이 두드러지나, 어떤 정신질환의 기준 전체를 충족하지 않는 발현 징후에 적용된다. 명시되지 않는 정신질환 범주는 기준이 특정 정신질환을 충족하지 않는 이유를 명시할 수 **없다**고 임상의가 선택하는 상황에 사용되며, 더 특정한 진단을 내리기에는 정보가 불충분한(예. 응급실 상황) 발현 징후들을 포함한다.

추가적 부호
Additional Codes

Z03.89 진단 혹은 상태 없음

이 부호는 평가를 받은 사람에게 정신질환 혹은 상태가 없는 것으로 결정된 상황에 적용된다.

치료약물로 유발된 운동장애 및 치료약물의 기타 부작용
Medication-Induced Movement Disorders and Other Adverse Effects of Medication

치료약물로 유발된 운동장애는 ① 정신질환이나 기타 의학적 상태의 치료약물로 치료 때와 ② 정신질환의 감별진단(예, 불안장애 대 치료약물로 유발된 좌불안석, 악성 긴장증[특히 심각해서 잠재적으로 생명을 위협하는 긴장증의 형태] 대 신경이완제 악성 증후군, 지연성 운동이상 대 무도병)에서의 빈번한 중요성 때문에 II편에 포함된다. 비록 이러한 운동장애들이 '치료약물로 유발된'이라 지칭되지만, 치료약물 노출과 운동장애의 발생 사이에 인과관계를 규정하기가 쉽지 않을 때가 많으며, 특히 이러한 운동장애의 일부는 치료약물 노출 없이도 일어나기 때문에 더욱 그렇다. 이 장에 열거된 여러 상태와 문제가 정신질환은 아니다.

신경이완(neuroleptic)이라는 용어는 고루한 것이 되고 있는데, 이는 항정신병 치료약물이 비정상적 운동을 일으키는 성질을 강조하는 것이기 때문이다. 그 대신 많은 맥락에서 **항정신병 치료약물**과 **기타 도파민 수용체 차단제**라는 용어로 대치되고 있다. 비록 새로운 항정신병 치료약물들은 치료약물로 유발된 운동장애를 덜 일으키는 편이지만, 그런 장애들이 여전히 일어나기는 한다. 항정신병 치료약물과 기타 도파민 수용체 차단제는 소위 재래, '정형', 혹은 1세대 항정신병약물(예, 클로르프로마진, 할로페리돌, 플루페나진), '비정형' 혹은 2세대 항정신병약물(예, 클로자핀, 리스페리돈, 올란자핀, 쿼티아핀), 오심과 위장장애 같은 증상의 치료에 사용되는 일부 도파민 수용체 차단제(예, 프로클로르페라진, 프로메타진, 트리메토벤자마이드, 티에틸페라진, 메토클로프라마이드), 그리고 우울증 치료에 적응증이 있는 아목사핀 등이 있다.

치료약물로 유발된 파킨슨증 Medication-Induced Parkinsonism

G21.11 항정신병 치료약물 및 기타 도파민 수용체 차단제로 유발된 파킨슨증
G21.19 기타 치료약물로 유발된 파킨슨증

치료약물로 유발된 파킨슨증은 파킨슨병 다음으로 가장 흔한 파킨슨증의 원인이며, 특히 정신건강의학적 질환이 있는 사람들에서 상당한 이환율, 장애 및 치료 불순응과 연관된다. 조기 발견이 중요하기 때문에, 어떤 새로운 파킨슨증 사례이건 치료약물로 유발된 파킨슨증의 진단에 필수적인 철저한 치료약물 복용력이 일깨워져야 한다. 치료약물 시작과 파킨슨증 발병 사이의 시간적 관계가 분명해야 한다. 정신건강의학적 질환이 있는 사람들에게 처방될 수 있는 다수의 약제가 또한 파킨슨증을 유발할 수 있으나, 치료약물로 유발된 파킨슨증은 도파민 D_2 수용체를 차단하는 항정신병 치료약물에 노출될 때 가장 흔하게 나타난다. 치료약물로 유발된 파킨슨증은 할로페리돌, 플루페나진, 리스페리돈과 같은 도파민 D_2 수용체에 대한 효능이 더 높은 항정신병제에서 더 높은 비율로 발생하나, 1세대와 2세대 항정신병제 간에 파킨슨증의 임상적 특징에는 차이가 없다.

치료약물로 유발된 파킨슨증을 유발할 수 있는 다른 치료약물에는 칼슘 채널 길항제(예, 플루나리진, 신나리진), 도파민 고갈제(예, 리서핀, 테트라베나진), 항뇌전증제(예, 페니토인, 발프로에이트, 레베티라세탐), 항우울제(예, 선택적 세로토닌 재흡수 억제제, 단가아민 산화효소 억제제), 리튬, 화학요법 약물(예, 시스토신 아라비노사이드, 사이클로포스파미드, 빈크리스틴, 독소루비신, 파클리탁셀, 에토포사이드), 면역억제제(예, 사이클로스포린, 타크로리무스) 등이 있다. 독소(예, 1-메틸-4-페닐-1,2,3,6-테트라하이드로피리딘[MPTP], 유기인산염 살충제, 망간, 메탄올, 시안화물, 일산화탄소 및 이황화탄소)도 치료약물로 유발된 파킨슨증을 일으킬 수 있다.

치료약물로 유발된 파킨슨증 발생의 시간 경과는 다양하다. 대개 치료약물로 유발된 파킨슨증은 파킨슨증을 일으키는 것으로 알려진 치료약물의 용량을 시작하거나 증량한 후, 혹은 치료약물로 유발된 근육긴장이상 또는 파킨슨 증상의 치료나 예방에 사용되는 항파킨슨증 약물(예, 항콜린제)을 줄인 후 몇 주에 발생한다. 그러나 치료약물로 유발된 파킨슨증은 치료약물 용량을 시작하거나 증량한 후 곧바로 발생하거나, 수개월의 노출 이후에 잠행성의 발병을 보일 수도 있다. 항정신병 치료약물이나 기타 도파민 수용체 차단제의 경우, 치료약물로 유발된 파킨슨증은 전형적으로 치료약물 시작 후 2~4주, 대개 3개월까지에 발생한다. 주로 칼슘 채널 차단제의 경우, 증상 발병의 두 번째 정점이 약 1년 후에 보고된다.

치료약물로 유발된 파킨슨증의 보고된 비율은 표준 진단기준의 부재, 치료약물로 유발된 파킨슨증 징후를 루이소체병 또는 정신건강의학적 상태로 부정확한 진단이나 잘못된 귀속, 그리고 특히 경증에서 전반적인 인식 부족의 영향을 받는다. 정형 약제로 장기간 항정신병 치료를 받는 외래 환자의 최소 50%는 치료 경과의 어느 시점에서 파킨슨증 징후 또는 증상이 발생하는 것으로 추정된다.

치료약물로 유발된 파킨슨증을 파킨슨병과 확실하게 구별하는 임상적 특징은 없다. 파킨슨병에서 운동 징후와 증상은 편측성으로 시작하여 비대칭적으로 진행되기 때문에, 항정신병제 또는 기타 치료약물로 유발된 파킨슨증을 일으키는 약제를 시작한 후 몇 주 이내에 양측성 파킨슨병의 아급성 발병은 치료약물로 유발된 파킨슨증을 강력하게 시사한다. 파킨슨 징후들은 종종 치료약물로 유발된 파킨슨증에서 대칭적이지만, 비대칭 양상이 드물지 않으며 치료약물로 유발된 파킨슨증 진단을 배제해서는 안 된다. 덧붙여, 파킨슨증의 경과와 발현 징후는 긴장증, 조현병의 음성 증상 또는 주요우울 삽화의 정신운동 지체와 같은 정신건강의학적 현상; 기타 비파킨슨병 치료약물로 유발된 운동장애; 다른 신경학적 또는 의학적 상태(예, 파킨슨병, 윌슨병); 또는 항정신병제로 악화된 파킨슨병 등으로 더 잘 설명되어서는 안 된다.

치료약물로 유발된 파킨슨증에서는 강직과 운동완만증이 더 자주 나타나는 반면, 떨림은 다소 덜 일반적이며 없을 수 있다. 파킨슨형 떨림은 '알약 돌리기 떨림'이라고도 불리는데, 일정하고 율동적인 진동 운동(초당 3~6주기)으로, 쉴 때 분명하며 일반적으로 다른 떨림보다 더 느리다. 간헐적, 편측성 또는 양측성, 혹은 사지 위치에 따라 달라질 수(즉, 위치적 떨림) 있다. 떨림은 팔다리, 머리, 턱, 입, 입술('토끼 증후군') 또는 혀에 나타날 수 있다. 쉴 때 떨림이 있으므로, 떨리는 사지로 작업을 수행하려고 할 때 특히 떨림이 억제될 수 있다. 사람들은 떨림을 '요동침'으로 묘사하면서 불안, 스트레스 또는 피로로 악화되는 편이라 보고할 수 있다.

파킨슨형 강직은 팔다리, 어깨, 목 또는 몸통 근육의 불수의적 경직성과 비신축성으로 경험된다. 강직은 근육의 긴장도 또는 검사자가 관절 주위로 팔다리를 수동적으로 움직여 근육을 늘이려 할 때 존재하는 저항의 양을 측정함으로써 평가된다. 납관 강직에서 증가된 긴장도는 (접는 칼 강직성 경련수축과 대조적으로) 동작 범위 전체에 걸쳐 일정하다. 톱니바퀴 강직은 강직에 중첩된 떨림을 나타내는 것으로 여겨진다. 손목과 팔꿈치에서 가장 흔하며, 근육이 관절 주위로 수동적으로 움직여질 때, 율동적이며 한쪽 톱니 같은 저항(톱니바퀴 현상)으로 경험된다. 파킨슨형 강직이 있는 사람들은 전신 근육의 압통이나 뻣뻣함, 사지 조임, 근육 또는 관절 통증, 신체 통증 또는 협응 결여를 호소할 수 있다.

운동완만증과 운동불능증은 각각 자발적인 운동 활동의 감소와 상실로 관찰되는 상태다. 움직임의 시작과 실행에서 느림뿐만 아니라 전반적으로 느려짐이 있다. 일상적인 행동들(예, 몸단장)이 정상적으로 수행되기 어려울 수 있으며, 감소되는 편이다. 사람들은 기운 없음, 자발성과 의욕 부족 또는 피곤함을 호소하는 편이다. 파킨슨형 강직과 운동완만증은 보폭, 팔 흔들기 또는 걷기의 전반적 자발성의 감소를 포함한 보행 이상으로 나타난다. 다른 징후로는 목을 굽히고 어깨를 굽힌 구부정한 자세, 응시하는 표정, 작은 걸음걸이 등이 있다. 침 흘림이 인두 운동 활동과 연하의 감소 결과로 생길 수 있으나, 이 치료약물들의 항콜린성 특성으로 인해 치료약물로 유발된 파킨슨증을 일으키는 다른 치료약물들과 비교하여 항정신병제로 유발된 파킨슨증에서는 덜 일반적인 편이다.

치료약물로 유발된 파킨슨증은 보행 기능부전, 낙상 및 요양원 입소의 증가와 연관된다. 따라서 치료약물로 유발된 파킨슨증은 발견과 조기 진단이 필요한 고령자에서 심각한 의인성 운동장애다. 연관된 행동 증상에 우울증과 조현병 음성 징후의 악화가 포함될 수 있다. 다른 파킨슨형 징후 및 증상으로 작은 글씨(소자증), 운동 숙련도 감소, 발성과소, 구역반사 감소, 연하곤란, 자세 불안정, 표정 및 깜빡임 감소, 지루증 등이 있다. 파킨슨증이 심한 운동 활동 감소와 연관될 때, 파킨슨증의 의학적 합병증에는 구축, 욕창, 폐색전, 요실금, 흡인성 폐렴, 체중 감소, 고관절 골절 등이 포함된다.

일관된 위험 요소로는 여성 젠더, 고령, 인지 손상, 기타 병발 신경학적 상태들, HIV 감염, 파킨슨병의 가족력, 중증의 정신건강의학적 질환 등이 있다. 항정신병제 사용에 이차적인 치료약물로 유발된 파킨슨증은 소아에서도 보고된다. 사람들이 항콜린성 치료약물을 복용하는 경우, 치료약물로 유발된 파킨슨증의 위험성은 감소한다.

감별진단 Differential Diagnosis

파킨슨병 및 다계통 위축증, 진행핵상마비, 윌슨병 등과 같은 파킨슨 플러스 상태들은 파킨슨증을 동반하는 다른 징후 및 증상에 의해 치료약물로 유발된 파킨슨증과 구별된다. 예를 들어, 파킨슨병은 파킨슨병의 주요 특징(예, 안정 시 떨림, 강직, 운동완만, 자세 불안정) 중 3가지 이상, 후각 저하, 급속안구운동(REM)수면 행동장애와 같은 수면 교란, 파킨슨병에서 일반적인 비뇨기 및 기타 자율신경 증상들의 증거에 의해 시사된다. 이러한 특징들은 치료약물로 유발된 파킨슨증에 존재할 가능성이 적다. 파킨슨증의 일차적 신경학적 원인을 가진 사람들은 치료약물로 유발된 파킨슨증을 일으키는 치료약물로 치료하면 증상이 악화될 수 있다.

비파킨슨형 떨림은 더 미세하고(예, 더 작은 진폭), 더 빠르며(초당 10주기), 의도 시(예, 물체를 잡으려고 손을 뻗을 때) 악화되는 경향이 있다. 물질 금단의 경우, 대개 연관되는 과반사 및 자율신경계 징후 증가가 있다. 소뇌 질환에서 떨림은 의도 시 악화되며, 안구진탕, 조화운동불능 또는 단속성 말투와 연관될 수 있다. 지연성 운동이상과 연관된 무도병적 운동은 파킨슨병 떨림의 꾸준한 율동성이 없다. 뇌졸중 및 기타 중추신경계 병변들은 이완성 또는 경련성 마비로 인한 국소 신경학적 징후 또는 부동을 유발할 수 있다. 이는 근력 감소 및 수동적 운동 시 긴장도 증가가 특징인데, 이 긴장은 추가적 압력에 굴복한다(즉, 접는 칼 강직). 이는 치료약물로 유발된 파킨슨증에서의 납관 강직 및 정상적 근력과 대조된다.

치료약물로 유발된 파킨슨증에 대한 진단적 대안은 유전된 신경학적 상태의 가족력, 최근의 정신약물학적 변화로 설명되지 않는 급속히 진행되는 파킨슨증 또는 국소 신경학적 징후(예, 전두엽 방출징후, 뇌신경 이상, 양성 바빈스키 징후)의 존재에 의해서도 시사된다. 신경이완제 악성 증후군은 심한 운동불능과 강직을 수반하지만, 특징적인 신체적 및 검사 소견(예, 발열, 크레아틴인산활성효소 증가)도 동반한다.

주요우울장애에서 보이는 정신운동 느려짐, 비활동성 및 무감동은 치료약물로 유발된 파킨슨증의 운동 느림 또는 운동불능과 구별될 수 없으나, 주요우울장애에는 식물적 징후(예, 이른 아침 기상), 절망감 및 체념이 포함될 가능성이 더 크다. 조현병의 음성 증상, 조현병과 연관된 긴장증, 또는 긴장증 특징을 동반한 기분장애도 치료약물로 유발된 운동불능과 구별하기 어려울 수 있다. 강직은 정신병적 장애, 섬망, 주요 신경인지장애, 불안장애, 기능적 신경학적 증상장애(전환장애)에서도 나타날 수 있다. 파킨슨형 강직에서 수동적 동작에 대한 저항은 전체 동작 범위에 걸쳐 일정한 반면, 강직을 나타내는 정신건강의학적 장애 또는 기타 신경학적 상태에서는 일정하지 않다. 일반적으로, 파킨슨증의 떨림, 강직 및 운동 완만과 연관된 증상들과 진찰상의 연관 신체 징후들의 일단이 치료약물로 유발된 파킨슨증 관련의 강직 및 운동 완만을 강직 및 운동 감소의 다른 일차적 정신건강의학적 원인과 구별하는 데 도움이 된다.

신경이완제 악성 증후군 Neuroleptic Malignant Syndrome

G21.0   신경이완제 악성 증후군

신경이완제 악성 증후군이 있는 사람들은 일반적으로 증상 발생 전 72시간 내에 도파민 길항제에 노출된 바 있다. 과다 발한과 연관된 고열(구강 측정에서 최소 2회 이상의 100.4°F 초과 혹은 38.0°C 초과)이 항정신병 치료약물 및 기타 도파민 수용체 차단제의 다른 신경학적 부작용과 구별되는 신경이완제 악성 증후군의 두드러진 특징이다. 중추 체온 조절의 와해를 반영하는 극도의 체온 상승이 신경이완제 악성 증후군의 진단을 더욱 지지하는 듯하다. 전신 강직이 이 장애의 주요 특징으로, 가장 심한 형태의 경우 '납관'으로 기술되기도 하고, 대개 항파킨슨제에 반응하지 않으며, 다른 신경학적 증상들(예, 떨림, 타액과다분비, 운동불능, 근육긴장이상, 개구장애, 간대성 근경련, 구음곤란, 연하곤란, 횡문근융해증)과 연관되는 편이다. 크레아틴 키나아제가 정상범위 최고치의 최소 4배로 상승하는 것도 흔히 나타난다. 섬망 또는 혼미부터 혼수까지의 의식 저하를 특징으로 하는 정신상태 변화가 흔히 신경이완제 악성 증후군의 초기 징후다. 이환된 사람들은 각성 상태이지만 멍하고 반응이 없어 긴장성 혼미처럼 보일 수 있다. 자율신경 활성과 불안정, 즉 심계항진(기준점보다 25% 초과의 맥박수), 발한, 혈압 상승(기준점보다 25% 이상의 수축기 혹은 이완기 혈압) 혹은 등락(24시간 내 20mmHg 이상의 이완기 변화 혹은 25mmHg 이상의 수축기 변화), 요실금, 창백 등이 어느 때고 나타날 수 있으며, 진단의 초기 단서를 제공한다. 빈호흡(기준점보다 50% 초과의 호흡수)이 흔하며, 대사성 산성 혈액증, 대사항진, 흉벽제한, 흡인성 폐렴 또는 폐색전의 결과인 호흡곤란이 일어나 갑작스러운 호흡 정지로 이어질 수 있다.

몇 가지 검사실 검사상의 이상이 신경이완제 악성 증후군과 연관되기는 하지만, 어떤 단일 이상도 진단에 특이적이지 않다. 신경이완제 악성 증후군이 있는 사람들은 백혈구 증가, 대사성 산성 혈액증, 저산소증, 혈청 철분 농도 감소, 혈청 근효소와 카테콜아민의 상승 등을 보이는 편이다. 뇌척수액 분석과 뇌영상 검사의 소견은 일반적으로 정상인 반면, 뇌파는 전반적 서파를 보인다. 사망 사례에서 부검 소견은 비특이적이며 후유증에 따라 다르다.

데이터베이스 연구에서 드러난 증거에 따르면 신경이완제 악성 증후군의 발생률은 항정신병제로 치료된 사람들의 0.01~0.02% 정도다. 홍콩에서 실시된 인구 기반 연구에 따르면, 항정신병 치료약물로 치료받은 사람들의 발병 위험도는 0.11%였다.

징후 및 증상의 시간적 진행은 신경이완제 악성 증후군의 진단과 예후에 중요한 단서를 제공한다. 전형적으로 정신상태와 다른 신경학적 징후의 변화가 전신적 징후보다 선행한다. 증상 개시는 약물 시작 후 몇 시간부터 며칠까지 다양하다. 약물 시작 후 24시간 내에 발생한 사례도 있지만, 대부분 첫 1주 내에 발생하고, 사실상 30일 내에 모두 발생한다. 일단 이 증후군이 진단되어 경구 항정신병약물 및 기타 도파민 수용체 차단체가 중단되면, 신경이완제 악성 증후군은 대부분의 사례에서 자체 한계적이다. 약물 중단 후 1주 내에 대부분의 사람이 회복에 이르고 30일 내에 거의 모두가 회복되어, 평균 회복 시간은 7~10일이다. 지속 기간은 장기지속성 항정신병 치료약물이 사용될 때

길어지는 편이다. 급성 대사항진 증상이 해소된 후에도 잔존 신경학적 징후가 몇 주간 지속된 사람들에 대한 보고들이 있어 왔다. 대부분의 신경이완제 악성 증후군 사례에서 증상의 완전 해소가 가능하다. 그러나 장애가 인지되지 않을 때 10~20%의 치사율이 보고되어 왔다. 비록 항정신병 치료약물이 재개될 때 많은 사람이 신경이완제 악성 증후군의 재발을 경험하지 않지만, 일부 사람들은 확실히 재발을 경험한다. 특히 항정신병 치료약물이 삽화 후 곧바로 재개될 때 그렇다.

항정신병 치료약물 또는 기타 도파민 수용체 차단제를 복용한 어떤 사람도 신경이완제 악성 증후군의 잠재적 위험성이 있다. 이는 어떤 신경정신과적 진단에도 특이적이지 않으며, 도파민 길항제를 복용하면 정신질환의 진단이 없는 사람들이라도 생길 수 있다. 신경이완제 악성 증후군의 위험성 증가와 연관된 임상적·전신성·대사성 요인에는 초조, 탈진, 탈수, 철분 결핍 등이 있다. 항정신병 치료약물 및 기타 도파민 수용체 차단제와 연관된 이전 삽화는 지표 사례들의 15~20%로 기술되어 왔다. 이는 어떤 사람들에서는 근본적 취약성이 있음을 시사한다. 그러나 신경전달물질 수용체 다형성에 기초한 유전적 소견들은 일관되게 되풀이되지 못해 왔다.

거의 모든 항정신병 치료약물 및 기타 도파민 수용체 차단제가 신경이완제 악성 증후군과 연관되어 왔지만, 높은 역가의 항정신병제가 낮은 역가의 항정신병제와 비정형 항정신병제에 비해 더 큰 위험성을 보인다. 부분적 또는 경미한 형태가 새로운 항정신병제와 연관될 수 있으나, 신경이완제 악성 증후군은 오래된 약물에서조차 심각도 면에서 다양하다. 내과 환경에서 사용되는 도파민 수용체 차단제(예, 메토클로프라마이드, 프로클로르페라진)도 역시 연루되어 왔다. 비경구적 투여, 급속한 적정 속도, 과도한 전체 약물 용량 등이 위험성 증가와 연관되어 있다. 그러나 대부분의 신경이완제 악성 증후군은 대개 항정신병 치료약물 및 기타 도파민 수용체 차단제의 치료 용량 범위 내에서 발생한다.

감별진단 Differential Diagnosis

신경이완제 악성 증후군은 중추신경계 감염, 염증성 혹은 자가면역성 상태, 뇌전증 지속 상태, 피질하 구조 병변, 전신성 상태(예, 크롬친화세포종, 갑상선중독증, 파상풍, 열사병) 등과 같은 다른 심각한 신경학적 또는 의학적 상태와 구별되어야 한다.

신경이완제 악성 증후군은 또한 세로토닌 증후군, 도파민 효현제의 갑작스러운 중단에 따른 파킨슨형 고열 증후군, 알코올 또는 진정제 금단, 마취 동안 일어나는 악성 고열, 자극제 및 환각제 오용과 연관된 고열, 항콜린제로 인한 아트로핀 중독 등 다른 물질이나 치료약물 사용의 결과로 발생하는 비슷한 증후군과 구별되어야 한다.

드문 예로, 조현병이나 기분장애가 있는 사람들이 신경이완제 악성 증후군과 구별이 어려운 편인 악성 긴장증을 나타내기도 한다. 일부 연구자는 신경이완제 악성 증후군을 약물로 유발된 악성 긴장증의 형태라 여기고 있다.

치료약물로 유발된 급성 근육긴장이상 Medication-Induced Acute Dystonia

G24.02 치료약물로 유발된 급성 근육긴장이상

치료약물로 유발된 급성 근육긴장이상의 본질적인 특징은 지속적인 비정상적 근육수축(근육긴장도 증가)과 급성 근육긴장이상을 일으키는 것으로 알려진 치료약물 사용과 연관하여 발생하는 자세다. 도파민 D_2 유사 수용체를 차단하는 어떤 치료약물도 급성 근육긴장이상 반응을 유발할 수 있다. 가장 일반적으로, 급성 근육긴장이상 반응은 항정신병제, 항구토제 및 장운동촉진제에 노출된 후 발생한다. 선택적 세로토닌 재흡수 억제제, 콜린에스테라제 억제제, 아편유사제 및 메틸페니데이트를 비롯한 다양한 기타 치료약물 부류도 급성 근육긴장이상 반응을 유발하는 것으로 보고된다.

근육긴장이상 반응은 심각도 및 위치 면에서 매우 다양하며, 국소적, 분할적 또는 일반적일 수 있다. 가장 흔하게는 머리와 목 근육에 영향을 주지만, 상지와 하지 또는 몸통으로 확장될 수 있다. 보통의 발현 징후는 혀와 입을 침범해 혀 돌출 또는 입 벌림이나 찡그림의 자세를 동반하는 급성 구강-하악(턱) 근육긴장이상이며, 이는 언어 및 연하를 손상(각각 구음장애와 연하곤란)시킬 수 있고, 더 나아가 개구불능으로 발전(고정 턱)할 수 있다. 안구 근육의 침범(안구운동발작)은 위, 아래 또는 옆으로 눈의 불수의적인 강제적·지속적 동향편위로 표출되며, 몇 분에서 몇 시간 지속될 수 있다. 안검경련 또한 생길 수 있다. 경추(목) 근육긴장이상은 몸과 관련해 머리와 목의 비정상적인 전방, 후방, 측방 또는 비틀림 위치(예, 전경, 후경, 측경, 사경)로 나타난다. 국소 사지 근육긴장이상(일반적으로 근위부보다 원위부에 더 많음), 피사 증후군(한쪽으로 기울어지는 경향이 있는 몸통의 측면 굽힘) 및 활모양 강직으로 발전할 수 있는 등 굽힘(머리, 목, 척추를 뒤로 굽힘)도 생길 수 있다. 급성 후두 근육긴장이상은 기도 폐쇄를 일으켜 생명에 위협적이며, 성대 및 후두 근육에 대한 치료약물 효과로 인한 '인후의 쥐어짬', 그렁거림, 발성곤란, 연하곤란, 호흡곤란, 호흡 고통 등으로 표출된다.

사람들의 최소 50%에서 항정신병 치료약물 또는 기타 도파민 수용체 차단제의 용량을 시작하거나 급격히 증량한 지 혹은 급성 추체외로 증상의 치료 또는 예방에 사용되는 치료약물(예, 항콜린제)을 감량한 지 24~48시간 이내에 급성 근육긴장이상 반응의 징후 또는 증상이 발생한다. 영향을 받은 사람들의 약 90%가 5일 이내에 급성 근육긴장이상 반응의 시작을 경험한다. 증상이 정신질환(예, 긴장증)에 의해 더 잘 설명되어서는 안 되며, 일차성 신경학적 또는 기타 의학적 상태 혹은 지연성 치료약물로 유발된 운동장애로 인한 것이 아니어야 한다.

두려움과 불안이 흔히 급성 근육긴장이상 반응을 동반하는데, 이는 그 반응들의 강렬한 성질과 움직임 제어나 중단 불가, 그리고 숨쉬기, 말하기 또는 삼키기의 어려움을 감안하면 이해가 된다. 일부 사람들은 영향을 받은 근육에서 통증이나 경련을 경험한다. 치료약물로 유발된 근육긴장이상의 발생 가능성을 알지 못하는 사람들은 특히 괴로워할 수 있으며, 이는 치료약물 불순응으로 이어질 가능성을 증가시킨다. 정신병이 있는 사람의 사고장애, 망상 또는 타성은 영향을 받은 개인이나 다른 사람들이 자신의 근육긴장이상 증상을 정신건강의학적 상태의 특징으로 잘못 간주하게 하여 원인 치료약물의 용량을 늘리게 할 수 있다. 급성 근육긴장이상 반응의 발생 위험성은 정신병이 있는 어린이와 40세 미만의 성인에서 가장 크며, 어린이와 성인 모두 여자보다 남자에서 더 많이 발생한다. 급성 근육긴장이상 반응 발생의 다른 위험 요소에는 항정신병 치료약물 또는 기타 도파민 수용체 차단제에 대한 이전의 근육긴장이상 반응과 높은 역가의 정형 항정신병 치료약물의 사용이 포함된다.

감별진단 Differential Diagnosis

치료약물로 유발된 급성 근육긴장이상 반응과 근육긴장이상의 다른 원인을 구별하는 것이 중요한데, 항정신병 또는 기타 도파민 수용체 차단 치료약물로 치료를 받는 사람들에서 특히 그렇다. 일차성 신경학적 또는 기타 의학적 상태는 근육긴장이상 현상의 시간 경과 및 발전(예, 근육긴장이상이 항정신병 치료약물 노출에 선행함 또는 치료약물의 변화 없이 진행됨), 그리고 가능한 경우 국소 신경학적 징후의 기타 증거를 기반으로 분명하다. 특발성 국소 또는 분절성 근육긴장이상은 대개 치료약물과 무관하게 며칠 또는 몇 주 동안 지속된다. 근육긴장이상의 가족력도 있을 수 있다. 항정신병 치료약물 또는 기타 도파민 수용체 차단제를 포함하여 치료약물 노출에 따른 지연성 근육긴장이상은 급성 발병이 없으며, 항정신병 치료약물의 용량을 낮출 때 분명해지는 편이다. 다른 신경학적 상태(예, 뇌전증 경련, 바이러스 및 세균 감염, 외상, 말초신경계 또는 중추신경계의 공간 점유 병변) 및 내분비병증(예, 부갑상선기능저하증)도 치료약물로 유발된 급성 근육긴장이상을 닮은 증상(예, 강축증)을 일으킬 수 있다. 급성 치료약물로 유발된 근육긴장이상을 모방하는 다른 진단으로 아나필락시스와 지연성 후두 근육긴장이상, 그리고 호흡성 운동이상이 있다. 신경이완제 악성 증후군도 근육긴장이상을 일으킬 수 있으나, 발열과 전신 강직 또한 동반한다는 점에서 다르다.

기분장애 또는 조현병과 연관된 긴장증은 증상과 항정신병 치료에 노출 사이의 시간적 관계(예, 항정신병 치료약물 노출에 선행하는 근육긴장이상)와 약리학적 중재에 대한 반응(예, 항정신병 치료약물 용량을 낮춘 후에 또는 항콜린제 투여에 반응하여 개선이 없음)으로 구별될 수 있다. 더 나아가, 치료약물로 유발된 급성 근육긴장이상이 있는 사람들은 일반적으로 근육긴장이상 반응에 대해 괴로워하며, 대개 중재를 구한다. 대조적으로, 지체형 긴장증이 있는 사람들은 전형적으로 함구하고 위축되며 자신의 상태에 대해 주관적인 고통을 표현하지 않는다.

치료약물로 유발된 급성 좌불안석 Medication-Induced Acute Akathisia

G25.71 치료약물로 유발된 급성 좌불안석

치료약물로 유발된 급성 좌불안석의 본질적 특징은 안절부절에 대한 주관적 호소와 다음의 관찰된 움직임 중 최소 하나다. 그런 움직임에는 앉아 있는 동안 다리를 가만두지 못하거나 까닥거림, 서 있는 동안 발을 동동 구름 또는 '제자리 걷기', 안절부절을 해소하기 위해 서성거림, 최소 몇 분을 가만히 앉거나 서 있지 못함 등이 있다. 가장 심각한 형태의 치료약물로 유발된 급성 좌불안석을 경험하는 사람들은 몇 초 이상 어떤 자세도 유지하지 못할 수 있다. 주관적 호소로는 내적 안절부절감

(가장 흔하게는 다리에), 다리를 움직이려는 강박, 다리를 움직이지 말라는 요청을 받으면 괴로움, 그리고 불쾌감과 불안이 포함된다. 증상은 전형적으로 좌불안석을 일으킬 수 있는 치료약물(예, 항정신병 치료약물 및 기타 도파민 수용체 차단제, 삼환계 항우울제, 선택적 세로토닌 재흡수 억제제, 도파민 효현제, 칼슘 채널 차단제)의 용량을 시작하거나 증량한 후 4주 이내에 발생하며, 때때로 급성 추체외로 증상의 치료나 예방에 사용되는 치료약물(예, 항콜린제) 감량 후에 발생할 수도 있다. 증상이 정신질환(예, 조현병, 물질 금단, 주요우울 또는 조증 삽화로 인한 초조, 주의력결핍 과잉행동장애에서의 과잉행동)에 의해 더 잘 설명되지 않으며, 신경학적 또는 기타 의학적 상태(예, 파킨슨병, 철 결핍성 빈혈)로 인한 것이 아니다.

좌불안석으로 인한 주관적인 고통은 상당하며 항정신병제 또는 항우울제 치료에 대한 불순응을 야기할 수 있다. 좌불안석은 불쾌감, 짜증, 공격성 또는 자살 시도와 연관될 수 있다. 정신병적 증상이나 행동적 조절불능의 악화는 치료약물 용량 증가를 야기해 문제를 악화시킬 수 있다. 좌불안석은 원인 치료약물의 시작이나 증량 후에 매우 빠르게 발생할 수 있다. 좌불안석의 발생은 용량 의존적이며, 특별한 높은 역가의 항정신병 치료약물 또는 중추 도파민 수용체에 대한 친화도가 더 높은 약물과 더 자주 연관되는 것으로 보인다. 급성 좌불안석은 원인 치료약물이 계속되는 한 지속되는 경향이 있지만, 시간이 지나면서 강도가 변동될 수 있다. 항정신병 치료약물이나 기타 도파민 수용체 차단제를 투여받는 사람들 사이에서 보고된 좌불안석의 유병률은 매우 다양하다(20~75%). 보고된 유병률의 다양성은 정의, 항정신병제 처방 관행, 연구 설계, 연구 대상 인구통계 변수 등에서의 일관성 부족에 기인할 수 있다.

감별진단 Differential Diagnosis

치료약물로 유발된 급성 좌불안석은 특정 신경학적 또는 기타 의학적 상태로 인한 안절부절 증후군 및 정신질환(예, 조증 삽화)의 일부로 나타나는 초조와 임상적으로 구별되지 않을 수 있다. 파킨슨병 및 철 결핍성 빈혈의 좌불안석은 치료약물로 유발된 급성 좌불안석과 현상학적으로 유사하다. 치료약물 시작 또는 증량 직후 안절부절이 자주 갑자기 나타나는 것이 대개 치료약물로 유발된 급성 좌불안석을 구별하게 한다.

세로토닌 특이적 재흡수 억제 항우울 치료약물은 항정신병 치료약물이나 기타 도파민 수용체 차단제로 유발된 좌불안석과 현상학 및 치료 반응 면에서 동일한 것으로 보이는 좌불안석을 일으킬 수 있다. 지연성 운동이상 또한 항정신병 치료약물이나 기타 도파민 차단제를 투여받는 사람에서 좌불안석과 공존할 수 있는 전반적 안절부절의 구성 요소를 종종 갖고 있다. 항정신병 치료약물 및 기타 도파민 차단제로 유발된 급성 좌불안석은 움직임의 특성 및 치료약물 시작과의 관계에 따라 항정신병 치료약물 및 기타 도파민 차단제로 유발된 지연성 운동이상과 구별된다. 치료약물 용량 변화와 관련된 증상 발현의 시간 경과는 이러한 구별에 도움이 될 수 있다. 항정신병 치료약물의 증량이 좌불안석을 악화시키는 경우가 흔한 반면, 지연성 운동이상의 증상을 일시적으로 완화시키는 경우가 흔하다.

치료약물로 유발된 급성 좌불안석은 정신질환으로 더 잘 설명되는 증상과 구별되어야 한다. 우울 삽화, 조증 삽화, 범불안장애, 조현병 스펙트럼 및 기타 정신병적 장애, 주의력결핍 과잉행동장애, 주요 신경인지장애, 섬망, 물질 중독(예, 코카인 사용) 또는 물질 금단(예, 아편유사제) 또한 좌불안석과 구별하기 어려운 초조를 드러낼 수 있다. 이 사람들 중 일부는 좌불안석을 이전에 경험한 느낌과 다르게 경험함으로써, 좌불안석을 정신질환의 특징인 불안, 안절부절 및 초조와 구별할 수 있다. 안절부절이나 초조가 정신질환으로 더 잘 설명될 수 있다는 다른 증거로는 원인 치료약물에 노출되기 전에 초조가 시작됨, 원인 치료약물의 증량으로 안절부절이 증가하지 않음, 약리학적 중재로 완화되지 않음(예, 원인 치료약물 감량 후에 혹은 좌불안석 치료 목적의 다른 약물로 치료한 후에 개선되지 않음) 등이 있다.

지연성 운동이상 Tardive Dyskinesia

G24.01 지연성 운동이상

지연성 운동이상의 본질적인 특징은 1세대 및 2세대 항정신병 치료약물과 위장장애에 대한 메토클로프라미드 같은 기타 치료약물처럼 시냅스 후 도파민 수용체를 차단하는 치료약물의 사용과 연관되어 발생하는 혀, 턱, 몸통 또는 사지의 비정상적 불수의 운동이다. 움직임은 최소 4주에 걸쳐 나타나며, 본질적으로 무도병적(빠른, 홱 움직이는, 반복적이지 않은), 느린 비틀림(느린, 구불구불한, 연속적인) 또는 반율동적(예, 상동증)일 수 있다. 그러나 움직임은 치료약물로 유발된 파킨슨증에서 보통 보이는 율동적인(3~6Hz) 떨림과는 확연히 다르다. 지연성 운동이상의 징후 또는 증상은 항정신병 치료약물이나 기타 도파민 차단제에 노출되는 동안 또는 경구제 금단 4주 이내에(또는 장기지속형 주사제 금단 8주 이내에) 발생한다. 최소 3개월(또는 60세 이상의 사람에서 1개월) 동안 문제의 약제 사용 이력이 있어야 한다. 많은 역학 연구에서 도파민 차단 약물 사용과 지연성 운동이상 사이의 병인적 관계가 확립되었지만, 항정신병 치료약물을 투여받는 사람에서 어떤 운동이상이 있다고 해서 반드시 지연성 운동이상인 것은 아니다.

비정상적 구강안면 운동은 지연성 운동이상의 가장 명백한 표징이며, 지연성 운동이상을 앓고 있는 대부분의 사람에서 관찰되어 왔다. 그러나 대략 1/2은 사지 침범이 있을 수 있고, 1/4까지는 목, 어깨 또는 몸통의 축성 운동이상이 있을 수 있다. 다른 근육군(예, 인두, 횡격막, 복부)의 침범이 일어날 수는 있으나 흔하지는 않으며, 특히 구강안면부, 사지 또는 몸통의 운동이상이 없는 경우 흔하지 않다. 구강안면 침범이 없는 사지 또는 몸통 운동이상이 젊은 사람들에서 더 흔할 수 있는 반면, 구강안면 운동이상은 고령의 사람들에서 전형적이다.

지연성 운동이상의 증상은 자극제, 항정신병 치료약물 금단, 항콜린성 치료약물(치료약물로 유발된 파킨슨증 관리에 보통 사용되는 벤즈트로핀 같은)에 의해 악화되는 경향이 있으며, 영향을 받지 않는 신체 부위의 수의적 운동 동안 정서적 각성, 스트레스 및 주의산만에 의해 일시적으로 악화될 수 있다. 운동이상의 비정상적 움직임들은 영향을 받는 신체 부위의 이완 및 수의적 운동에 의해 일시적으로 감소된다. 그런 움직임들이 수면 중에는 일반적으로 없다. 운동이상은 항정신병 치료약물 증량에 의해 적어도 일시적으로 억제될 수 있다.

장기간 항정신병 치료약물로 치료를 받은 사람들에서 지연성 운동이상의 종합 유병률은 20%에서 30% 사이다. 젊은 사람들에서 종합 발병률은 연간 3%에서 5% 사이다. 중년 및 노년의 사람들은 최대 50%로 보고된 유병률과 항정신병 치료약물에 평균 1년의 누적 노출 후 25~30%의 발생률로 지연성 운동이상이 더 자주 발생하는 것으로 보인다. 유병률은 또한 환경에 따라 다르며, 만성적으로 시설에 수용된 사람들 사이에서 지연성 운동이상이 더 흔한 경향이 있다. 보고된 유병률의 다양성은 지연성 운동이상의 정의, 항정신병제 처방 관행, 연구 설계, 연구 대상 인구의 인구통계 요인 등의 일관성 부족에 기인할 수 있다.

지연성 운동이상에 대한 감수성에 분명한 젠더 차이는 없지만, 폐경 후 여성에서 위험성이 다소 더 클 수 있다. 항정신병 치료약물의 더 많은 누적량과 급성 추체외로 부작용(예, 치료약물로 유발된 파킨슨증)의 조기 발생은 지연성 운동이상의 가장 일관된 2개의 위험 요소다. 기분장애(특히 주요우울장애), 신경학적 상태 및 알코올사용장애 역시 일부 집단의 사람들에서 위험 요소임이 밝혀져 왔다. 2세대 항정신병제가 1세대 항정신병제와 비교해 지연성 운동이상의 다소 더 낮은 발생률과 연관되나, 1세대 항정신병제의 용량을 특별히 고려할 때 그 차이는 한때 생각했던 것만큼 그리 크지 않다. 가장 중요한 위험 요소는 연령과 누적 노출이다.

지연성 운동이상의 발병은 어느 나이에서든 일어날 수 있으며, 거의 항상 잠행성이다. 징후는 전형적으로 발병 시에 최소나 경미 수준이며, 예리한 관찰자를 제외하면 알아차리기 어렵다. 많은 경우에 지연성 운동이상이 객관적으로는 경미하지만, 미용상의 문제로 여겨지면서 상당한 고통 및 사회적 회피와 연관될 수 있다. 심한 경우에는 의학적 합병증(예, 볼 및 혀 궤양, 치아 상실, 거대설증, 걷기·삼키기·숨쉬기 곤란, 웅얼거림, 체중 감소, 우울증, 자살 사고)과 연관될 수 있다. 고령자에서 지속적인 항정신병 치료약물 사용으로 지연성 운동이상이 더 심각하거나 더 일반화될 가능성이 더 크다. 항정신병 치료약물을 중단하면 일부 사람들은 시간이 지남에 따라 증상 개선을 경험하나, 다른 사람들은 지연성 운동이상이 지속될 수 있다.

감별진단 Differential Diagnosis

치료약물로 유발된 파킨슨증을 관리하기 위해 보통 사용되는 치료법(즉, 항콜린성 치료약물)이 지연성 운동이상과 연관된 비정상적 운동의 움직임을 악화시킬 수 있으므로, 치료약물로 유발된 파킨슨증과 지연성 운동이상의 구별은 반드시 이루어져야 한다. 더욱이 지연성 운동이상을 관리하기 위해 사용되는 치료법(즉, VMAT2 억제제)이 치료약물로 유발된 파킨슨증의 증상을 악화시킬 수 있다.

항정신병 치료약물이나 기타 도파민 수용체 차단제를 중단하는 동안 나타나는 운동이상은 치료약물을 계속 중단하면 완화될 수 있다. 운동이상이 최소 4주 동안 지속되면, 지연성 운동이상 진단이 정당해진다. 지연성 운동이상은 구강안면 및 신체 운동이상의 다른 원인과 구별되어야 한다. 이러한 상태에는 헌팅턴병, 윌슨병, 시덴함(류마티스) 무도병, 전신홍반루프스, 갑상선중독증, 중금속 중독, 맞지 않는 의치, L-도파 또는 브로모크립틴과 같은 다른 치료약물로 인한 운동이상, 자연적 운동이상 등이 있다. 구별에 도움이 될 수 있는 요인은 항정신병 치료약물이나 기타 도파민 수용체 차단제에 노출되기 전에 증상이 선행했거나, 다른 국소 신경학적 징후가 있다는 증거다. 다른 운동 장애가 지연성 운동이상과 공존할 수 있다는 점에 유의해야 한다. 자연적 운동이상이 사람들의 5% 이상에서 발생할 수 있고 노인에서 더 흔하기도 하기 때문에, 항정신병 치료약물이 특정 개인에게 지연성 운동이상을 일으켰다는 것을 증명하기가 어려울 수 있다. 지연성 운동이상은 치료약물로 유발된 급성 운동장애(예, 치료약물로 유발된 파킨슨증, 급성 근육긴장이상, 급성 좌불안석)로 인한 증상 과 구별되어야 한다. 항정신병 치료약물 또는 기타 도파민 수용체 차단제 용량을 시작하거나 증량 한 후(혹은 급성 추체외로 증상 치료에 사용되는 치료약물을 감량한 후), 급성 근육긴장이상 및 급성 좌불 안석은 수 시간 내지 수일 내에 빠르게 발생할 수 있으며, 치료약물로 유발된 파킨슨증은 수 주 내에 발생한다. 반면에 지연성 운동이상은 일반적으로 항정신병 치료약물에 장기간 노출(수개월에서 수 년)된 후에 발생하며, 항정신병 치료약물 금단 후에도 나타날 수 있다. 지연성 운동이상 진단에 요 구되는 최소 노출 이력은 적어도 3개월(또는 중년 및 고령자에서 1개월) 동안의 항정신병 치료약물 사 용이다.

지연성 근육긴장이상 Tardive Dystonia

지연성 좌불안석 Tardive Akathisia

G24.09 지연성 근육긴장이상
G25.71 지연성 좌불안석

이 범주는 치료 경과에서 뒤늦게 나타나 항정신병 치료약물 또는 기타 도파민 수용체 차단제를 중단하거나 감량해도 수개월 내지 수년간 지속될 가능성이 크다는 점에서 구별이 되는 다른 유형의 운동 문제, 즉 근육긴장이상이나 좌불안석 같은 문제를 수반하는 지연성 증후군을 위한 것이다.

치료약물로 유발된 체위떨림 Medication-Induced Postural Tremor

G25.1 치료약물로 유발된 체위떨림

이 상태의 본질적인 특징은 자세를 유지하려는 시도 동안에 생기는 미세한 떨림이며, 이는 치료 약물 사용과 연관하여 발생한다. 이러한 떨림이 연관될 수 있는 치료약물에는 리튬, β-아드레날린 성 약물(예, 이소프로테레놀), 자극제(예, 암페타민), 도파민성 치료약물, 항경련성 치료약물(예, 발프로 산), 항우울성 치료약물, 메틸크산틴(예, 카페인, 테오필린) 등이 있다. 떨림은 팔다리(가장 일반적으로 손과 손가락), 머리, 입 또는 혀의 규칙적·율동적 진동이며, 초당 8~12주기의 빈도가 보통이다. 영 향을 받은 신체 부위를 지속적인 자세(예, 손을 뻗은 상태, 입을 벌린 상태)로 유지할 때, 가장 쉽게 관찰된다. 영향을 받은 신체 부위를 의도적으로 움직일 때, 떨림의 심각도가 악화될 수 있다(활동떨림). 개인이 체위떨림과 일치하는 떨림을 묘사하나, 임상의가 떨림을 직접 관찰하지 못하는 경우, 떨림이 생긴 상황을 재현하도록 하는 것이 도움이 될 수 있다(예, 컵과 받침 접시에 담긴 물 마시기).

대부분의 이용 가능한 정보는 리튬으로 유발된 떨림에 관한 것이다. 리튬 떨림은 치료 용량에서 흔하고, 대개 양성이며, 잘 견뎌지는 부작용이다. 그러나 일부 사람들에게는 사회적 당혹감, 직업상의 어려움, 치료 불응을 일으킬 수 있다. 혈청 리튬 수치가 독성 수치에 가까워지면 떨림이 더 거칠어지면서 근육움찔수축, 근육섬유다발수축 또는 운동실조가 동반될 수 있다. 무독성 리튬 떨림은 시간이 지나면서 저절로 개선될 수 있다. 다양한 요인이 리튬 떨림의 위험을 증가시킬 수 있다(예, 연령 증가, 높은 혈청 리튬 수치, 항우울 또는 항정신병 치료약물 또는 다른 도파민 수용체 차단제 병용, 과도한 카페인 섭취, 떨림의 개인력 또는 가족력, 알코올사용장애의 존재, 연관된 불안 등). 떨림에 대한 호소의 빈도는 리튬 치료 기간에 따라 감소하는 것 같다. 떨림을 악화시킬 수 있는 요인으로는 불안, 스트레스, 피로, 저혈당, 갑상선중독증, 갈색세포종, 저체온, 알코올 금단 등이 있다. 떨림은 세로토닌 증후군의 초기 특징일 수도 있다.

감별진단 Differential Diagnosis

치료약물로 유발된 체위떨림은 치료약물의 효과로 인한 것이 아닌 기존의 떨림과 구별되어야 한다. 떨림이 이미 존재했음을 입증하는 데 도움이 되는 요인에는 치료약물 시작과의 시간적 관계, 치료약물 혈청 수준과의 상관성 부족, 치료약물 중단 후 지속 등이 있다. 치료약물로 악화되는 기존의 비약리적으로 유발된 떨림(예, 본태성 떨림)이 있다면, 그런 떨림은 치료약물로 유발된 체위떨림으로 간주되지 않는다. 치료약물로 유발된 체위떨림의 심각도에 기여할 수 있는 앞에 기술된 요인들(예, 불안, 스트레스, 피로, 저혈당, 갑상선중독증, 갈색세포종, 저체온, 알코올 금단)도 치료약물과 무관한 떨림의 원인이 될 수 있다.

떨림이 치료약물로 유발된 파킨슨증에 의해 더 잘 설명된다면 치료약물로 유발된 체위떨림은 진단되지 않는다. 치료약물로 유발된 체위떨림은 대개 휴식 시에는 없고, 영향을 받은 부위가 행위를 시작하거나 지속적 자세를 취하면 심해진다. 대조적으로, 치료약물로 유발된 파킨슨증과 관련된 떨림은 대개 빈도가 낮고(3~6Hz), 휴식 시 악화되고, 의도적인 움직임 동안 억제되며, 대개 치료약물로 유발된 파킨슨증의 다른 증상(예, 운동불능, 강직)과 연관되어 일어난다.

기타 치료약물로 유발된 운동장애
Other Medication-Induced Movement Disorder

G25.79 기타 치료약물로 유발된 운동장애

이 범주는 앞에 열거된 특정한 장애 중 어느 것에도 해당되지 않는 치료약물로 유발된 운동장애를 위한 것이다. 그 예로는 ① 신경이완제 악성 증후군과 유사하나 항정신병 치료약물 및 기타 도파민 수용체 차단제 이외의 치료약물과 연관되는 발현 징후와 ② 기타 치료약물로 유발된 지연성 상태가 있다.

항우울제 중단 증후군 Antidepressant Discontinuation Syndrome

T43.205A   초기 대면
T43.205D   후속 대면
T43.205S   후유증

중단 증후군은 모든 유형의 항우울제 치료에 뒤이어서 생길 수 있다. 이 증후군의 발병률은 복용 치료약물의 용량과 반감기, 치료약물의 감량 속도에 따라 다르다. 짧은 반감기의 치료약물을 점차적으로 감량하지 않고 갑자기 중단하는 것(또는 용량을 크게 줄이는 경우)은 가장 큰 위험을 초래할 수 있다. 속효성 항우울제인 파록세틴과 벤라팍신이 중단 증후군과 가장 흔히 연관되는 약제다. 항우울제 중단 증후군이 간헐적인 치료 불순응의 맥락에서 생길 수도 있으므로, 치료약물 복용을 실제로 중단하지 않은 사람들 일부에서 불규칙하게 있을 수 있다. 이는 매우 짧은 반감기의 치료약물(예, 벤라팍신)에서 특히 그렇다. 대조적으로, 플루옥세틴과 같은 긴 반감기의 치료약물은 유의미한 중단 효과를 좀처럼 나타내지 않는다.

아편계, 알코올 및 기타 물질과 연관된 금단 증후군과 달리, 항우울제 중단 증후군은 질병 특유의 증상이 없다. 그 대신에 증상은 모호하고 가변적인 경향이 있으며, 전형적으로 마지막 항우울제 복용 후 2~4일째에 시작한다. 선택적 세로토닌 재흡수 억제제의 경우, 어지러움, 이명, '전기충격' 같은 감각, 불면, 급성 불안 등과 같은 증상이 묘사된다. 중단 전 항우울제의 사용은 경조증이나 혼합 상태를 초래한 것이 아니어야 한다(즉, 중단 증후군이 이전 치료와 연관된 기분 안정성 변동의 결과가 아니라는 확신이 있어야 한다). 삼환계 항우울제의 경우, 갑작스러운 중단은 위장관 증상(경련—항콜린성 삼환계 항우울제 중단 후 콜린성 과활성을 반영)뿐 아니라 반동 경조증과도 연관되어 왔다.

항우울제 중단 증후군은 약리적 요소에만 기초하며, 항우울제의 증강 효과와 관련되지 않는다. 아편계 같은 강화 효과가 있는 물질의 중단과 달리, 약물 갈망이 생기지 않는다. 또한 항우울을 증강하기 위해 자극제를 사용할 때, 갑작스러운 중단은 여기 기술된 항우울제 중단 증후군이 아닌 자극제 금단 증상('물질관련 및 중독 장애' 장의 '자극제 금단' 참조)을 일으키기도 한다.

항우울제 중단 증후군의 유병률은 잘 알려져 있지 않으나, 치료약물의 중단 전 용량, 반감기(즉, 짧은 반감기의 치료약물에서 더 흔하게 생김), 수용체 결합력(예, 세로토닌 재흡수 억제제에서 생길 가능성이 더 큼), 그리고 아마도 그 치료약물에 대한 개인의 유전성 대사율과 같은 요인들의 어떤 것에 따라서도 차이가 있을 것으로 생각된다. 그러므로 중단 반응이 짧은 반감기의 치료약물에서 더 빈번히 생기기는 하나, 항우울제를 대사하는 사이토크롬 효소의 고속 또는 초고속 대사자 상태에 의해 영향을 받을 수도 있다.

종단 연구가 없어 항우울제 중단 증후군의 임상 경과는 별로 알려져 있지 않다. 증상은 시간을 두고 아주 점진적으로 용량을 낮춤으로써 경감되는 것으로 보인다. 증상은 대개 2주 이상 지속됨 없이 짧게 지나가며, 중단 후 3주 이상 지속되는 경우는 좀처럼 없다.

감별진단 Differential Diagnosis

항우울제 중단 증후군의 감별진단은 치료약물이 처방된 장애(예, 우울증 또는 공황장애)의 재발, 신체증상장애, 혼합 특징을 갖는 제I형 양극성 또는 제II형 양극성 장애, 물질사용장애, 편두통 또는 뇌혈관 사고 등을 포함한다. 중단 증상은 흔히 지속성 불안장애의 증상 혹은 처음으로 치료약물이 사용된 우울증의 신체 증상으로의 회귀와 유사하다. 중단 증후군을 치료약물이 처방되었던 원래의 우울 또는 불안 장애의 재발과 혼동하지 않는 것이 중요하다. 항우울제 자체는 강화 효과 혹은 쾌감 효과가 없다는 점에서 항우울제 중단 증후군은 물질 금단과 다르다. 사람들은 전형적으로 치료약물의 용량을 스스로 늘리지 않으며, 일반적으로 추가적 치료약물을 얻으려는 약물 추구 행동에 빠지지 않는다. 물질사용장애에 대한 기준은 충족되지 않는다.

치료약물의 기타 부작용 Other Adverse Effect of Medication

T50.905A   초기 대면
T50.905D   후속 대면
T50.905S   후유증

이 범주는 이러한 부작용이 임상적 관심의 주요 초점이 될 때 치료약물의 부작용(운동 증상 제외)을 부호화하기 위해 임상의가 선택적으로 이용할 수 있다. 예를 들면, 심한 저혈압, 심장 부정맥, 지속발기가 있다.

임상적 관심의 초점이 될 수 있는 기타 상태
Other Conditions That May Be a Focus of Clinical Attention

이 장은 임상적 관심의 초점이 될 수 있는, 혹은 한 사람 정신질환의 진단, 경과, 예후 또는 치료에 영향을 줄 수 있는 상태들과 심리사회적 혹은 환경적 문제들을 포함한다. 이러한 상태들은 ICD-10-CM의 해당 부호(대개 Z부호)로 나타난다. 이 장의 상태나 문제는 ① 그것이 현재 내원의 이유이거나, ② 검사, 처치 또는 치료 필요성 설명에 도움을 주거나, ③ 정신질환의 시작 또는 악화에 역할을 하거나, ④ 전체 관리 계획에서 고려되어야 하는 문제를 구성하는 것이라면 부호화될 수 있다.

이 장에 열거된 상태와 문제들이 정신질환은 아니다. DSM-5-TR에 이들이 포함된 의미는 정기적 임상 실제에서 만날 수 있는 추가적 쟁점 분야에 대한 주목과 이러한 쟁점 기록에 있어 임상의에게 유용한 체계적 목록 제공에 있다.

이 편의 모든 부호에 대한 **빠른** 참조를 위해서는 DSM-5-TR 분류를 보면 된다. 임상적 관심의 초점이 될 수 있는 상태 및 문제들은 다음과 같이 이어지는 본문으로 나열된다.

1. **자살 행동**(최소한 어느 정도 죽을 의도가 있는 잠재적으로 자해적인 행동) **및 비자살적 자해**(자살 의도가 없는 상태에서 신체에 의도적으로 입히는 상해)
2. **학대 및 방임**(예, 아동 및 성인 가학 및 방임 문제, 신체적 학대, 성적 학대, 방임, 심리적 학대 포함)
3. **관계 문제**(예, 부모-아동 관계 문제, 형제자매 관계 문제, 배우자나 친밀 동반자와의 관계 고충, 별거나 이혼에 의한 붕괴)
4. **교육 문제**(예, 문맹과 저학력, 학교교육 이용불가 및 달성불가, 학교 시험 실패, 학교에서의 저성취)
5. **직업 문제**(예, 실직, 이직, 일자리 상실 위협, 스트레스를 주는 업무 일정, 상사 및 동료와의 불화)
6. **주거 문제**(예, 노숙; 부적절한 주거; 이웃이나 세입자 또는 임대주와의 불화)
7. **경제 문제**(예, 적절한 식량 또는 안전한 식수 부족, 극도의 가난, 저소득)
8. **사회 환경과 관련된 문제**(예, 혼자 살기와 관련된 문제, 문화 적응의 어려움, 사회적 배척이나 거부)
9. **사법 체계와의 상호작용과 관련된 문제**(예, 형사 소송에서 유죄 판결, 구속 또는 기타의 구금, 출감과 관련된 문제, 기타 법적 상황과 관련된 문제)
10. **기타 정신사회적 · 개인적 · 환경적 상황과 관련된 문제**(예, 원하지 않는 임신과 관련된 문제, 범죄의 피해자, 테러의 피해자)

11. **의학적 치료 및 기타 건강관리에 대한 접근과 관련된 문제**(예, 건강관리 기관이 없거나 가기 어려움)

12. **개인력의 상황**(예, 심리적 외상의 개인력, 군대 배치의 개인력)

13. **상담과 의학적 조언을 위한 기타 건강 서비스 대면**(예, 성 상담, 기타 상담 또는 자문)

14. **임상적 관심의 초점이 될 수 있는 추가적 상태 또는 문제**(예, 정신질환과 연관된 배회, 단순 사별, 생의 단계 문제)

자살 행동 및 비자살적 자해 Suicidal Behavior and Nonsuicidal Self-Injury

ICD-10-CM 자살 행동을 위한 부호 참조

T 부호만을 위해 일곱 번째 문자가 다음과 같이 부호화되어야 한다.

A (초기 대면)—개인이 상태에 대해 능동적 치료(예, 새로운 임상의에 의한 응급실 진료 및 평가와 치료)를 받고 있는 동안에 사용하시오. 혹은

D (후속 대면)—개인이 상태에 대해 능동적 치료를 받은 후에, 치유기나 회복기 동안의 그 상태에 대해 일상적 관리(예, 치료약물 조정, 기타 후속관리 및 추적 진료)를 받고 있을 때, 대면을 위해 사용하시오.

자살 행동 Suicidal Behavior

이 범주는 행위의 결과로 최소한 어느 정도는 죽을 의도로 잠재적으로 자해적인 행동에 빠진 사람들을 위해 사용될 수 있다. 삶을 끝내려는 의도의 증거는 행동이나 상황에서 명시적이거나 추론될 수 있다. 자살 시도는 실제적 자해로 이어질 수도 있고, 그렇지 않을 수도 있다. 개인이 다른 사람에 의해 설득되거나, 행동을 시작하기 전에 마음이 바뀌면, 이 범주는 적용되지 않는다.

현재 자살 행동

T14.91XA 초기 대면: 자살 행동이 임상적 발현 징후가 있는 초기 대면의 부분일 경우

T14.91XD 후속 대면: 자살 행동이 임상적 발현 징후가 있는 후속 대면의 부분일 경우

Z91.51 **자살 행동의 과거력**

자살 행동이 개인의 일생 동안 일어났던 경우

비자살적 자해 Nonsuicidal Self-Injury

이 범주는 자살 충동이 없는 상태에서 출혈, 타박상 또는 통증을 유발할 수 있는 일종의 의도적인 자해적 상해(예, 칼로 긁음, 불태움, 찌름, 때림, 과도한 문지름)에 빠진 사람들을 위해 사용될 수 있다.

R45.88 **현재 비자살적 자해**

비자살적 자해 행동이 임상적 발현 징후의 부분일 경우

Z91.52　비자살적 자해의 과거력
비자살적 자해 행동이 개인의 일생 동안 일어났던 경우

학대 및 방임 Abuse and Neglect

가족 구성원(예, 보호자, 친밀 성인 동반자)이나 비친척에 의한 가학은 현재의 임상적 초점의 영역일 수 있으며, 혹은 그런 가학이 정신질환이나 기타 의학적 상태가 있는 사람들의 평가와 치료에 중요한 요소일 수 있다. 학대와 방임의 법적 함의 때문에, 이러한 상태들을 평가하고 이러한 부호를 부여하는 데는 주의를 기울여야 한다. 학대나 방임의 과거력은 많은 정신질환에서 진단과 치료 반응에 영향을 줄 수 있고, 그래서 진단과 더불어 적시되기도 한다.

뒤이은 범주에서는 학대나 방임이 확인된 혹은 의심이 되는 사건의 목록에 더하여, 현재의 임상적 대면이 학대나 방임의 희생자든 가해자든 정신건강 서비스를 제공하는 것이라면 사용을 위해 다른 부호가 제공된다. 별도의 부호 또한 학대나 방임의 과거력을 지정하기 위해 제공된다.

ICD-10-CM 학대와 방임 상태를 위한 부호 참조
T 부호만을 위해 일곱 번째 문자가 다음과 같이 부호화되어야 한다.

A (초기 대면)—개인이 상태에 대해 능동적 치료(예, 새로운 임상의에 의한 수술적 치료, 응급실 진료, 평가와 치료)를 받는 동안에 사용하시오. 혹은

D (후속 대면)—개인이 상태에 대해 능동적 치료를 받은 후에, 치유기나 회복기 동안의 그 상태에 대해 일상적 관리(예, 캐스트 교체나 제거, 체외나 체내 고정장치 제거, 치료약물 조정, 기타 후속관리 및 추적 진료)를 받고 있을 때, 대면을 위해 사용하시오.

아동 가학 및 방임 문제 Child Maltreatment and Neglect Problems
아동 신체적 학대 Child Physical Abuse

이 범주는 아동 신체적 학대가 임상적 관심의 초점일 때 사용될 수 있다. 아동 신체적 학대는 주먹질, 구타, 발길질, 물어뜯음, 흔들어 댐, 내동댕이침, 찌름, 목 조름, (손, 막대기, 줄 또는 기타의 물건으로) 때림, 화상 입힘 또는 다른 방법의 결과로 일어나는 아동에 대한 비우발적 신체 상해이며, 부모, 보호자, 아동에 대한 책임이 있는 다른 사람 등의 가해에 따른 가벼운 멍부터 심각한 골절이나 죽음에 이르기까지 다양하다. 그런 상해는 보호자의 아동에 대한 위해 의도 여부와 관계없이 학대로 고려된다. 엉덩이 때리기나 찰싹 때리기와 같은 체벌은 이치에 맞고 아동에게 신체적 상해를 일으키지 않는 한 학대로 고려되지 않는다.

아동 신체적 학대, 확인됨
T74.12XA　초기 대면
T74.12XD　후속 대면

아동 신체적 학대, 의심됨

T76.12XA   초기 대면

T76.12XD   후속 대면

아동 신체적 학대와 관련된 기타 상황

Z69.010   부모에 의한 아동 신체적 학대의 피해자에 대한 정신건강 서비스를 위한 대면

Z69.020   비양친성 아동 신체적 학대의 피해자에 대한 정신건강 서비스를 위한 대면

Z62.810   아동기 신체적 학대의 개인력(과거력)

Z69.011   양친성 아동 신체적 학대의 가해자에 대한 정신건강 서비스를 위한 대면

Z69.021   비양친성 아동 신체적 학대의 가해자에 대한 정신건강 서비스를 위한 대면

아동 성적 학대 Child Sexual Abuse

이 범주는 아동 성적 학대가 임상적 관심의 초점일 때 사용될 수 있다. 아동 성적 학대는 부모, 보호자, 아동에 대한 책임이 있는 다른 사람 등에게 성적 희열을 제공하도록 강요되는 아동에서 일어나는 성적 행위를 일컫는다. 성적 학대에는 성기 애무, 삽입, 근친상간, 강간, 남색 행위, 성기 노출 등과 같은 행위가 있다. 성적 학대에는 또한 부모나 보호자에 의한 비접촉 착취도 포함된다. 예를 들어, 아동과 학대자 사이에 직접적 신체 접촉 없이 타인의 성적 희열을 위한 행위에 가담하도록 아동을 강요, 기만, 유인, 위협, 압박하는 행위가 여기에 해당된다.

아동 성적 학대, 확인됨

T74.22XA   초기 대면

T74.22XD   후속 대면

아동 성적 학대, 의심됨

T76.22XA   초기 대면

T76.22XD   후속 대면

아동 성적 학대와 관련된 기타 상황

Z69.010   부모에 의한 아동 성적 학대의 피해자에 대한 정신건강 서비스를 위한 대면

Z69.020   비양친성 아동 성적 학대의 피해자에 대한 정신건강 서비스를 위한 대면

Z62.810   아동기 성적 학대의 개인력(과거력)

Z69.011   양친성 아동 성적 학대의 가해자에 대한 정신건강 서비스를 위한 대면

Z69.021   비양친성 아동 성적 학대의 가해자에 대한 정신건강 서비스를 위한 대면

아동 방임 Child Neglect

이 범주는 아동 방임이 임상적 관심의 초점일 때 사용될 수 있다. 아동 방임은 연령에 따라 기본적으로 필요한 것들을 박탈하여 아동에게 신체적 혹은 심리적 위해를 실제로 일으키거나 일으킬 가

능성이 큰, 아동의 부모나 다른 보호자에 의한 어떤 확인된 혹은 의심되는 어처구니없는 행위나 태만으로 정의된다. 아동 방임에는 내다 버림; 적절히 돌보지 않음; 정서적 혹은 심리적으로 꼭 필요한 것들에 주의를 기울이지 않음; 필수적 교육, 의학적 돌봄, 영양, 주거, 의복 등을 제공하지 않음 등이 포함된다.

아동 방임, 확인됨

T74.02XA 초기 대면

T74.02XD 후속 대면

아동 방임, 의심됨

T76.02XA 초기 대면

T76.02XD 후속 대면

아동 방임과 관련된 기타 상황

Z69.010 부모에 의한 아동 방임의 피해자에 대한 정신건강 서비스를 위한 대면

Z69.020 비양친성 아동 방임의 피해자에 대한 정신건강 서비스를 위한 대면

Z62.812 아동기 방임의 개인력(과거력)

Z69.011 양친성 아동 방임의 가해자에 대한 정신건강 서비스를 위한 대면

Z69.021 비양친성 아동 방임의 가해자에 대한 정신건강 서비스를 위한 대면

아동 심리적 학대 Child Psychological Abuse

이 범주는 아동 심리적 학대가 임상적 관심의 초점일 때 사용될 수 있다. 아동 심리적 학대는 아동에게 상당한 심리적 위해를 일으키거나 일으킬 가능성이 높은, 아동의 부모나 보호자에 의한 우발적이지 않은 언어적 혹은 상징적 행위다(신체적 학대와 성적 학대 행위는 이 범주에 포함되지 않는다). 아동에 대한 심리적 학대의 예로는 아동을 질책 및 폄하하고 창피를 줌, 아동을 위협함, 아동이 좋아하는 사람이나 물건을 해침/갖다 버림, 혹은 범죄자라는 사람이 해칠/갖다 버릴 것이라고 함, 아동을 감금함(아동의 팔이나 다리 결박, 아동을 가구나 다른 물건에 묶음, 아동을 작은 밀폐 공간[예: 옷장]에 가둠 등의 방법으로), 아동을 지독하게 희생양으로 만듦, 스스로 고통을 가하도록 아동을 강압함, 신체적 또는 비신체적 수단으로 과도하게(즉, 신체적 학대 수준은 아니더라도 극히 높은 빈도나 지속 기간으로) 아동을 훈련시킴 등이 있다.

아동 심리적 학대, 확인됨

T74.32XA 초기 대면

T74.32XD 후속 대면

아동 심리적 학대, 의심됨

T76.32XA 초기 대면

T76.32XD   후속 대면

아동 심리적 학대와 관련된 기타 상황

Z69.010   부모에 의한 아동 심리적 학대의 피해자에 대한 정신건강 서비스를 위한 대면

Z69.020   비양친성 아동 심리적 학대의 피해자에 대한 정신건강 서비스를 위한 대면

Z62.811   아동기 심리적 학대의 개인력(과거력)

Z69.011   양친성 아동 심리적 학대의 가해자에 대한 정신건강 서비스를 위한 대면

Z69.021   비양친성 아동 심리적 학대의 가해자에 대한 정신건강 서비스를 위한 대면

성인 가학 및 방임 문제 Adult Maltreatment and Neglect Problems

배우자나 동반자 신체적 폭력 Spouse or Partner Violence, Physical

이 범주는 배우자나 동반자 신체적 폭력이 임상적 관심의 초점일 때 사용될 수 있다. 배우자나 동반자 신체적 폭력은 친밀 동반자에게 신체적 위해를 가하거나 가할 가능성이 큰, 혹은 동반자에게 상당한 공포감을 일으키는 물리력의 비우발적 행위들이다. 물리력의 비우발적 행위로는 떠밀기, 뺨 때리기, 머리카락 잡아당기기, 강박하기, 흔들기, 내던지기, 물어뜯기, 발로 차기, 주먹이나 물건으로 때리기, 화상 입히기, 독성 물질 먹이기, 목 조르기, 숨 막히게 하기, 머리를 물에 처박기, 무기 사용하기 등이 있다. 신체적으로 자신이나 자신의 동반자를 보호할 목적의 행위는 제외된다.

배우자나 동반자 신체적 폭력, 확인됨

T74.11XA   초기 대면

T74.11XD   후속 대면

배우자나 동반자 신체적 폭력, 의심됨

T76.11XA   초기 대면

T76.11XD   후속 대면

배우자나 동반자 신체적 폭력과 관련된 기타 상황

Z69.11   배우자나 동반자 신체적 폭력의 피해자에 대한 정신건강 서비스를 위한 대면

Z91.410   배우자나 동반자 신체적 폭력의 개인력(과거력)

Z69.12   배우자나 동반자 신체적 폭력의 가해자에 대한 정신건강 서비스를 위한 대면

배우자나 동반자 성적 폭력 Spouse or Partner Violence, Sexual

이 범주는 배우자나 동반자 성적 폭력이 임상적 관심의 초점일 때 사용될 수 있다. 배우자나 동반자 성적 폭력은 물리적 힘이나 심리적 속박을 사용해 동반자로 하여금 의지에 반해 성행위에 임하도록 하는 강요를 수반하며, 그 행위가 끝까지 이루어졌는가는 상관없다. 또한 동의할 수 없는 친밀 동반자와의 성행위도 이 범주에 포함된다.

배우자나 동반자 성적 폭력, 확인됨

T74.21XA   초기 대면

T74.21XD   후속 대면

배우자나 동반자 성적 폭력, 의심됨

T76.21XA   초기 대면

T76.21XD   후속 대면

배우자나 동반자 성적 폭력과 관련된 기타 상황

Z69.81   배우자나 동반자 성적 폭력의 피해자에 대한 정신건강 서비스를 위한 대면

Z91.410   배우자나 동반자 성적 폭력의 개인력(과거력)

Z69.12   배우자나 동반자 성적 폭력의 가해자에 대한 정신건강 서비스를 위한 대면

배우자나 동반자 방임 Spouse or Partner Neglect

　이 범주는 배우자나 동반자 방임이 임상적 관심의 초점일 때 사용될 수 있다. 배우자나 동반자 방임은 의존 동반자에게서 기본적으로 필요한 것들을 박탈하는, 그래서 의존 동반자에게 신체적 또는 심리적 위해를 가하거나 가할 가능성이 큰, 한 동반자의 어떤 지독한 행위나 방치다. 이 범주는 한 동반자가 일상적 활동 영위에 필요한 돌봄이나 조력을 위해 다른 동반자에게 극도로 의존하는 관계의 맥락에서 사용되는 편이다. 예를 들어, 상당한 신체적, 심리적/지적 또는 문화적 한계(예, 외국 문화권에 살기 때문에 다른 사람들과의 소통과 일상적 활동을 해내지 못함) 때문에 자기관리를 하기 어려운 동반자가 여기에 해당된다.

배우자나 동반자 방임, 확인됨

T74.01XA   초기 대면

T74.01XD   후속 대면

배우자나 동반자 방임, 의심됨

T76.01XA   초기 대면

T76.01XD   후속 대면

배우자나 동반자 방임과 관련된 기타 상황

Z69.11   배우자나 동반자 방임의 피해자에 대한 정신건강 서비스를 위한 대면

Z91.412   배우자나 동반자 방임의 개인력(과거력)

Z69.12   배우자나 동반자 방임의 가해자에 대한 정신건강 서비스를 위한 대면

배우자나 동반자 심리적 학대 Spouse or Partner Abuse, Psychological

　이 범주는 배우자나 동반자 심리적 학대가 임상적 관심의 초점일 때 사용될 수 있다. 배우자나 동

반자 심리적 학대는 다른 동반자에게 상당한 위해를 가하거나 가할 가능성이 큰, 한 동반자의 비우발적 언어적 혹은 상징적 행위들을 일컫는다. 심리적 학대의 행위에는 모멸감이나 창피를 줌; 다그쳐 심문함; 자유롭게 오가지 못하게 막음; 조력(예, 법 집행, 법조기관, 보호기관, 의료기관)을 받을 수 없게 방해함; 신체적 위해를 가하거나 성폭행으로 위협함; 좋아하는 사람이나 물건을 해치거나 해치겠다고 위협함; 경제 자원에 대한 접근이나 사용을 부당하게 제한함; 가족이나 친구, 사회적 지지 자원 등으로부터 고립시킴; 스토킹함; 제정신임을 의심하게 만들려고 함('가스라이팅') 등이 있다.

배우자나 동반자 심리적 학대, 확인됨

T74.31XA   초기 대면

T74.31XD   후속 대면

배우자나 동반자 심리적 학대, 의심됨

T76.31XA   초기 대면

T76.31XD   후속 대면

배우자나 동반자 심리적 학대와 관련된 기타 상황

Z69.11   배우자나 동반자 심리적 학대의 피해자에 대한 정신건강 서비스를 위한 대면

Z91.411   배우자나 동반자 심리적 학대의 개인력(과거력)

Z69.12   배우자나 동반자 심리적 학대의 가해자에 대한 정신건강 서비스를 위한 대면

배우자나 동반자가 아닌 사람에 의한 성인 학대 Adult Abuse by Nonspouse or Nonpartner

이 범주는 한 성인에 대한 친밀 동반자가 아닌 다른 성인에 의한 학대가 임상적 관심의 초점일 때 사용될 수 있다. 그런 가학에는 신체적, 성적 또는 정서적 학대의 행위들이 포함될 수 있다. 성인 학대의 예로는 신체적 위해를 가하거나 가할 가능성이 큰, 혹은 상당한 공포감을 일으키는 물리력의 비우발적 행위(예, 밀치기/떠밀기, 할퀴기, 뺨 때리기, 상해를 입힐 수 있는 물건 던지기, 주먹질하기, 물어뜯기), 강요된 성행위, 심리적 위해를 일으킬 가능성이 있는 언어적 혹은 상징적 행위(예, 모멸감이나 창피를 줌; 다그쳐 심문함; 조력을 받을 수 없게 방해함; 위협함; 좋아하는 사람이나 물건을 해치거나 해치겠다고 위협함; 경제 자원에 대한 접근이나 사용을 제한함; 가족이나 친구, 사회적 지지 자원 등으로부터 고립시킴; 스토킹; 스스로 미쳤다고 생각하게 만들려고 함) 등이 포함된다. 자신이나 타인을 물리적으로 보호하기 위한 목적의 행위는 제외된다.

배우자나 동반자가 아닌 사람에 의한 성인 신체적 학대, 확인됨

T74.11XA   초기 대면

T74.11XD   후속 대면

배우자나 동반자가 아닌 사람에 의한 성인 신체적 학대, 의심됨

T76.11XA   초기 대면

T76.11XD   후속 대면

배우자나 동반자가 아닌 사람에 의한 성인 성적 학대, 확인됨
T74.21XA   초기 대면
T74.21XD   후속 대면

배우자나 동반자가 아닌 사람에 의한 성인 성적 학대, 의심됨
T76.21XA   초기 대면
T76.21XD   후속 대면

배우자나 동반자가 아닌 사람에 의한 성인 심리적 학대, 확인됨
T74.31XA   초기 대면
T74.31XD   후속 대면

배우자나 동반자가 아닌 사람에 의한 성인 심리적 학대, 의심됨
T76.31XA   초기 대면
T76.31XD   후속 대면

배우자나 동반자가 아닌 사람에 의한 성인 학대와 관련된 기타 상황
Z69.81   배우자나 동반자가 아닌 사람에 의한 성인 학대의 피해자에 대한 정신건강 서비스를 위한 대면
Z69.82   배우자나 동반자가 아닌 사람에 의한 성인 학대의 가해자에 대한 정신건강 서비스를 위한 대면

관계 문제 Relational Problems

핵심적 관계들, 특히 친밀한 성인 배우자 관계와 부모/보호자-아동 관계는 해당 관계에 있는 사람들의 건강에 상당한 영향을 미친다. 이러한 관계들은 건강 증진에 기여할 수 있고, 건강 결과에 보호적으로, 중립적으로, 혹은 유해하게 작용할 수도 있다. 극단의 예로, 이러한 가까운 관계들은 피해자에게 심각한 신체적·심리적 후유증을 남기는 가학이나 방임과 연관될 수 있다. 관계 문제는 개인이 건강관리를 찾는 이유로, 혹은 개인의 정신질환이나 기타 의학적 상태의 경과, 예후, 치료 등에 영향을 주는 문제로 임상적 관심의 대상이 되기도 한다.

부모-아동 관계 문제
Z62.820   부모-생물학적 자식
Z62.821   부모-입양된 자식
Z62.822   부모-양육된 자식
Z62.898   기타 보호자-자식

이 범주에서 **부모**라는 용어는 아동의 주 보호자 중 하나를 지칭하는 데 사용되며, 여기서 주 보호자는 생물학적 부모나 입양 부모 또는 양육 부모일 수도 있고, 아동에게 부모 역할을 하는 다른 친척(예, 조부모)일 수도 있다. 이 범주는 임상적 관심의 주요 초점이 부모-자식 관계의 질을 다루는 것일 때, 혹은 부모-자식 관계의 질이 정신질환이나 기타 의학적 상태의 경과, 예후, 치료 등에 영향을 줄 때 사용될 수 있다. 전형적으로 부모-자식 관계 문제는 행동적, 인지적, 혹은 정동적 영역의 기능 손상과 연관된다. 행동 문제의 예로는 자식에 대한 부모의 부적절한 통제와 감독 및 간섭, 부모의 과잉보호, 부모의 지나친 압박, 신체적 폭력의 위협으로 확대되는 언쟁, 문제해결 없는 회피 등이 있다. 인지 문제로는 타인의 의도에 대한 부정적 해석, 타인에 대한 적대나 희생양화, 부당한 소외감 등이 있다. 정동 문제로는 관계에 있는 다른 사람에 대한 비애, 무감각, 분노 등의 느낌들이 있다. 임상의들은 아동의 발달에 필요한 것들과 문화적 맥락을 고려해야 한다.

Z62.891   형제자매 관계 문제

이 범주는 임상적 관심의 초점이 개인이나 가족 기능에 상당한 손상과 연관되거나 형제자매 중 하나 또는 둘 이상에서 증상 발달과 연관되는 형제자매 사이의 상호작용 양상일 때, 혹은 형제자매 관계 문제가 한 형제자매의 정신질환이나 기타 의학적 상태의 경과, 예후, 치료 등에 영향을 주고 있을 때 사용될 수 있다. 이 범주는 초점이 형제자매 간의 관계에 있다면 아동이나 성인 모두에서 사용될 수 있다. 이러한 맥락에서 형제자매들에는 완전 · 반 · 이복 · 양육 · 입양 형제자매들이 다 포함된다.

Z63.0   배우자나 친밀 동반자와의 관계 고충

이 범주는 임상적 접촉의 주요 초점이 친밀(배우자나 동반자) 관계의 질을 다루는 것일 때, 혹은 그 관계의 질이 정신질환이나 기타 의학적 상태의 경과, 예후, 치료 등에 영향을 주고 있을 때 사용될 수 있다. 동반자는 동성일 수도 있고 이성일 수도 있다. 전형적으로 관계 고충은 행동적 · 인지적 · 정동적 영역의 기능 손상과 연관된다. 행동 문제의 예로는 갈등 해소의 어려움, 위축, 과잉간섭 등이 있다. 인지 문제는 타인의 의도에 대한 만성적 부정 귀인이나 동반자의 긍정적 행동에 대한 외면으로 발현될 수 있다. 정동 문제는 다른 동반자에 대한 만성적 비애, 무감각 및/또는 분노 등을 포함한다.

가족 환경과 관련된 문제 Problems Related to the Family Environment

Z62.29   부모와 떨어진 양육

이 범주는 임상적 관심의 주요 초점이 부모와 떨어져 양육된 아동에 대한 쟁점과 관련될 때, 혹은 이러한 분리 양육이 정신질환이나 기타 의학적 상태의 경과, 예후, 치료 등에 영향을 줄 때 사용될 수 있다. 아동은 정부 보호시설에 있는 아이이거나 친족 위탁 또는 일반 위탁 보육에 맡겨진 아이일 수 있다. 법원이 위임이나 인가를 받지 않은 부모 외 친척의 집이나 친구 집에 살고 있는 아이일 수도 있다. 공동주거시설이나 고아원에 사는 아이들과 관련된 문제들도 포함된다. Z59.3 주거시설 생활 관련 문제와 관련된 쟁점들은 이 범주에서 제외된다.

Z62.898   부모의 관계 고충에 의해 영향받는 아동

이 범주는 임상적 관심의 초점이 가족 내 아동에 대한 부모의 관계 불화(예, 고도의 갈등, 고충, 경멸)의 부정적 영향일 때 사용될 수 있으며, 부정적 영향은 아동의 정신질환이나 기타 의학적 상태에 영향을 끼치는 것을 포함한다.

Z63.5   별거나 이혼에 의한 가족 붕괴

이 범주는 친밀히 짝을 이루던 동반자가 관계 문제 때문에 떨어져 살게 되거나 이혼 과정에 있을 때 사용될 수 있다.

Z63.8   가정 내 고도의 표출 정서

표출 정서란 가정 환경에 드러난 정서(특히 환자인 가족 구성원을 향한 적대감, 정서적 과잉간섭, 비난)의 '양'에 대한 질적 측정치로 사용되는 구성체다. 이 범주는 가정 내 고도의 표출 정서가 임상적 관심의 초점이거나 가족 구성원의 정신질환이나 기타 의학적 상태의 경과, 예후, 치료 등에 영향을 주고 있을 때 사용될 수 있다.

교육 문제 Educational Problems

이 범주는 학업이나 교육 문제가 임상적 관심의 초점이거나 개인의 진단, 치료, 예후 등에 영향을 줄 때 사용될 수 있다. 고려되는 문제로는 문맹이나 저학력, 이용불가 또는 달성불가로 학교교육 접근 부재, 학업 성적 문제(예, 학교 시험 실패, 불합격이나 낙제점을 받음)나 저성취(개인의 지적 능력에 미루어 예상되는 것보다 아래), 교사나 학교 직원 혹은 다른 학생들과의 불화, 부적절한 가르침과 관련된 문제, 교육 및/또는 문맹도와 관련된 기타 문제 등이 있다.

Z55.0	문맹과 낮은 문해력
Z55.1	학교교육 이용불가 및 달성불가
Z55.2	학교 시험 실패
Z55.3	학교에서의 저성취
Z55.4	교육적 부적응과 교사 및 급우들과의 불화
Z55.8	부적절한 가르침과 관련된 문제
Z55.9	교육 및 문해력과 관련된 기타 문제

직업 문제 Occupational Problems

이 범주들은 직업적 문제가 임상적 관심의 초점이거나 개인의 치료나 예후에 영향을 줄 때 사용될 수 있다. 고려되는 영역으로는 고용이나 직장 환경에서의 문제들로, 현재의 군대 배치 상태와 관련된 문제; 실직; 최근의 이직; 일자리 상실 위협; 스트레스를 주는 업무 일정; 진로 선택에 대한 불확실성; 직장 내 성희롱; 직장 내 대표 · 상사 · 동료 혹은 기타 사람들과의 불화; 성질에 맞지 않는 혹은 적대적인 직장 환경, 업무와 관련된 기타 신체적 혹은 정신적 부담, 고용 및/또는 직업과 관련된 기타 문제 등이 있다.

Z56.82   현재의 군대 배치 상태와 관련된 문제

이 범주는 개인의 군대 배치 상태와 관련된 직업적 문제가 임상적 관심의 초점이거나 개인의 진단, 치료, 예후 등에 영향을 줄 때 사용될 수 있다. 배치에 대한 심리적 반응은 이 범주에 포함되지 않는다. 그런 반응은 적응장애나 다른 정신질환 진단이 더 적합할 것이다.

Z56.0	실직
Z56.1	이직
Z56.2	일자리 상실 위협
Z56.3	스트레스를 주는 업무 일정
Z56.4	상사 및 동료와의 불화
Z56.5	성질에 맞지 않는 직장 환경
Z56.6	업무와 관련된 기타 신체적 · 정신적 부담
Z56.81	직장 내 성희롱
Z56.9	고용과 관련된 기타 문제

주거 문제 Housing Problems

Z59.01   보호 노숙

이 범주는 보호 노숙이 개인의 치료나 예후에 영향을 줄 때 사용될 수 있다. 일차적 야간 거처가 노숙자 숙소, 대피소, 가정 폭력 보호소, 모텔, 혹은 임시 또는 과도기 거주 상황 등이면, 해당인은 보호 노숙자로 고려된다.

Z59.02   비보호 노숙

이 범주는 비보호 노숙이 개인의 치료나 예후에 영향을 줄 때 사용될 수 있다. 공공장소(예, 터널, 역, 쇼핑몰), 주거용이 아닌 건축물(예, 버려진 구조물, 폐공장), 자동차, 동굴, 판지상자 또는 어떤 다른 임시 거주 상황 같은 사람이 거주할 수 없는 장소에 살면, 해당인은 비보호 노숙자로 고려된다.

Z59.10   부적절한 주거

이 범주는 적절한 주거의 결여가 개인의 치료나 예후에 영향을 줄 때 사용될 수 있다. 부적절한 주거 조건의 예로는 (추위에) 난방이 되지 않거나 전기가 들어오지 않음, 벌레나 생쥐가 들끓음, 배관과 화장실 설비가 부적절함, 과밀함, 잘 공간이 마땅치 않음, 소음이 과도함 등이 있다. 이 범주에 할당하기 전에 문화적 표준을 고려하는 것이 중요하다.

Z59.2　　이웃, 세입자 또는 임대주와의 불화

이 범주는 이웃, 세입자 또는 임대주와의 불화가 임상적 관심의 초점이거나 개인의 치료나 예후에 영향을 줄 때 사용될 수 있다.

Z59.3　　주거시설 생활과 관련된 문제

이 범주는 주거시설에서의 생활과 관련된 문제(또는 문제들)가 임상적 관심의 초점이거나 개인의 치료나 예후에 영향을 줄 때 사용될 수 있다. 생활 상황의 변화에 대한 심리적 반응은 이 범주에 포함되지 않는다. 그런 반응은 적응장애 진단이 더 적합할 것이다.

Z59.9　　기타 주거 문제

이 범주는 앞에 명시된 것 이외의 주거 상황과 관련된 문제가 있을 때 사용될 수 있다.

경제 문제 Economic Problems

이 범주들은 경제 문제가 임상적 관심의 초점이거나 개인의 치료나 예후에 영향을 줄 때 사용될 수 있다. 고려되는 영역으로 적절한 식량 결여(식량 불안정)나 안전한 식수 결여, 극도의 가난, 저소득, 불충분한 사회보험 또는 건강보험이나 복지 지원, 혹은 어떤 다른 경제 문제들이 포함된다.

Z59.41　　식량 불안정

Z58.6　　안전한 식수 부족

Z59.5　　극도의 가난

Z59.6　　저소득

Z59.7　　불충분한 사회보험 또는 건강보험이나 복지 지원

이 범주는 사회적 지원이나 복지 지원 대상 자격을 충족하지만 그런 지원을 받고 있지 못한 사람들, 요구에 부합하기에는 불충분한 지원을 받는 사람들, 혹은 그 외에 필요한 보험이나 지원 프로그램에 대한 접근이 어려운 사람들을 위해 사용될 수 있다. 예를 들면, 주소에 대한 적절한 서류나 증거가 없어서 복지 지원 자격을 얻지 못하는 경우, 연령이나 기존 상태 때문에 적절한 건강보험에 가입하지 못하는 경우, 과도하게 엄격한 수입이나 기타 요건 때문에 지원을 거부당하는 경우 등이다.

Z59.9　　기타 경제 문제

이 범주는 앞에 명시된 것 이외의 경제 상황과 관련된 문제가 있을 때 사용될 수 있다.

사회 환경과 관련된 문제 Problems Related to the Social Environment

Z60.2　　혼자 살기와 관련된 문제

이 범주는 혼자 살기와 연관된 문제가 임상적 관심의 초점이거나 개인의 치료나 예후에 영향을 줄 때 사용될 수 있다. 그런 문제의 예로는 만성적 고독감과 고립, 그리고 일상생활의 활동 수행에서 체계 결여(예, 불규칙한 식사 및 수면 일정, 들쑥날쑥한 집안일 수행) 등이 있다.

Z60.3 문화 적응의 어려움

이 범주는 새로운 문화(예, 이민 후) 적응에 어려움이 임상적 관심의 초점이거나 개인의 치료나 예후에 영향을 줄 때 사용될 수 있다.

Z60.4 사회적 배척이나 거부

이 범주는 타인들에 의한 반복적인 사회적 배척이나 거부가 있는 것처럼 사회적 힘의 불균형이 있을 때 사용될 수 있다. 사회적 거부의 예로는 타인들에 의한 집단적 괴롭힘과 놀림 및 공갈, 타인들에 의한 언어적 학대와 창피 주기의 표적이 됨, 소속 사회 환경에서 동료들과의 활동에서 의도적으로 배제됨 등이 있다.

Z60.5 (지각된) 부정적 차별이나 박해의 표적

이 범주는 특정 범주에서 개인의 회원정신(또는 인지된 회원정신)에 근거하여 인지되거나 경험된 차별 혹은 박해가 있을 때 사용될 수 있다. 전형적으로 그런 범주에 포함되는 것으로는 젠더나 성 정체성, 인종, 민족, 종교, 성적 기호, 출신 국가, 정치적 신념, 장애 상태, 계층, 사회적 상태, 체중, 외모 등이 있다.

Z60.9 사회 환경과 관련된 기타 문제

이 범주는 앞에 명시된 것 이외의 개인의 사회 환경과 관련된 문제가 있을 때 사용될 수 있다.

사법 체계와의 상호작용과 관련된 문제
Problems Related to Interaction With the Legal System

이 범주들은 사법 체계와의 상호작용과 관련된 문제가 임상적 관심의 초점이거나 개인의 치료나 예후에 영향을 줄 때 사용될 수 있다. 고려되는 영역으로는 형사 소송에서 유죄 판결, 구속 또는 기타의 구금, 출감과 관련된 문제, 기타 법적 상황과 관련된 문제(예, 민사 소송, 자녀 양육 또는 양육비 소송) 등이 있다.

Z65.0 불구속 상태의 형사 소송에서 유죄 판결
Z65.1 구속 또는 기타의 구금
Z65.2 출감과 관련된 문제
Z65.3 기타 법적 상황과 관련된 문제(예, 민사 소송, 자녀 양육 또는 양육비 소송)

기타 정신사회적 · 개인적 · 환경적 상황과 관련된 문제 Problems Related to Other Psychosocial, Personal, and Environmental Circumstances

Z72.9   생활방식과 관련된 문제

이 범주는 생활방식 문제가 치료의 특정한 초점이거나, 정신질환이나 기타 의학적 상태의 경과나 예후, 혹은 치료에 직접적으로 영향을 줄 때 사용될 수 있다. 생활방식 문제의 예로는 신체적 운동 부족, 부적절한 다이어트, 고위험의 성적 행동, 수면위생 불량 등이 있다. 정신질환의 증상에 기인하는 문제는 그 문제가 치료의 특정한 초점이거나 개인의 경과나 예후, 혹은 치료에 직접적으로 영향을 주는 것이 아니라면 부호화되지 말아야 한다. 그런 경우에는 정신질환과 생활방식 문제 둘 다 부호화되어야 한다.

Z64.0   원하지 않는 임신과 관련된 문제

Z64.1   임신 반복과 관련된 문제

Z64.4   보호관찰관, 사례관리자, 사회복지사 등과 같은 사회복지 제공자와의 불화

Z65.4   범죄의 피해자

Z65.4   테러나 고문의 피해자

Z65.5   재앙, 전쟁 또는 기타 적대 행위에 노출

의학적 치료 및 기타 건강관리에 대한 접근과 관련된 문제 Problems Related to Access to Medical and Other Health Care

이 범주들은 의학적 치료나 기타 건강관리에 대한 접근과 관련된 문제가 임상적 관심의 초점이거나 개인의 치료나 예후에 영향을 줄 때 사용될 수 있다.

Z75.3   건강관리 기관이 없거나 가기 어려움

Z75.4   기타 도움을 주는 기관이 없거나 가기 어려움

개인력의 상황 Circumstances of Personal History

Z91.49   심리적 외상의 개인력

Z91.82   군대 배치의 개인력

상담과 의학적 조언을 위한 기타 건강 서비스 대면
Other Health Service Encounters for Counseling and Medical Advice

Z31.5   유전 상담

이 범주는 자기 자신 및 기존 자녀들을 포함한 다른 가족 구성원에게 중요한 유전적 요소가 있는 정신질환(예, 양극성장애)이 발병할 위험성과 미래의 자녀들에서의 위험성을 이해하기 위해 유전 상담을 원하는 사람들을 위해 사용될 수 있다.

Z70.9   성 상담

이 범주는 개인이 성교육, 성 행동, 성 기호, 성 태도(당황, 수치), 타인의 성 행동과 성 기호(예, 배우자, 동반자, 자녀), 성 향유, 기타 성 관련 이야깃거리와 관련된 상담을 원할 때 사용될 수 있다.

Z71.3   다이어트 상담

이 범주는 개인이 체중 관리 같은 다이어트 쟁점과 관련된 상담을 원할 때 사용될 수 있다.

Z71.9   기타 상담 또는 자문

이 범주는 이 장에서 앞에 명시되지 않은 그 밖의 문제(예, 청소년에서 약물남용 예방에 관한 상담)를 위해 상담이 제공되거나 조언/자문이 필요할 때 사용될 수 있다.

임상적 관심의 초점이 될 수 있는 추가적 상태 또는 문제
Additional Conditions or Problems That May Be a Focus of Clinical Attention

Z91.83   정신질환과 연관된 배회

이 범주는 돌아다니려는 욕구가 상당한 임상적 관리나 안전에 대한 염려를 불러일으키는 정신질환이 있는 사람들을 위해 사용될 수 있다. 예를 들어, 주요 신경인지장애나 신경발달장애가 있는 사람들은 계속해서 배회하려는 충동을 경험해 낙상의 위험에 놓이게 되며, 또한 통제감독이 없는 환경에 가게 되는 원인을 제공하기도 한다. 의도가 원하지 않는 주거 상황에서 벗어나려고 하는 것인 사람들(예, 집에서 가출하려는 아이들, 병원에 더 입원해 있고 싶지 않은 사람들), 혹은 치료약물로 유발된 좌불안석의 결과로 걸어 다니는 사람들은 이 범주에서 제외된다.

> **부호화 시 주의점**: 먼저 연관된 정신질환(예, 주요 신경인지장애, 자폐스펙트럼장애)을 부호화하고, 그다음 Z91.83 [특정 정신질환]과 연관된 배회를 부호화하시오.

Z63.4   단순 사별

이 범주는 임상적 관심의 초점이 애정 대상의 죽음에 따른 정상적 반응일 때 사용될 수 있다. 그런 상실에 대한 반응의 부분으로 비통함에 빠진 사람들의 일부는 주요우울 삽화의 특징적 증상, 예를 들어 비애감과 불면, 식욕 부진, 체중 감소 같은 연관 증상들을 나타낸다. 사별자가 불면이나 식욕 부진 같은 연관 증상의 경감을 위해 전문적인 도움을 청할 수는 있지만, 전형적으로는 우울 기분을 '정상'이라 간주한다. '정상' 사별의 지속 기간과 표현은 다른 문화 집단들 사이에 상당한 차이가 있다. 비통함을 주요우울 삽화 및 지속적 비탄장애와 구별하기 위한 추가적 지침은 각각의 해당 본문에서 제공된다.

Z60.0   생의 단계 문제

이 범주는 생의 주기 전환(특히 발달기)에 적응하는 문제가 임상적 관심의 초점이거나 개인의 치료나 예후에 영향을 줄 때 사용될 수 있다. 그런 전환의 예로는 학교 입학이나 졸업, 독립하여 부모의 통제를 벗어남, 결혼, 새 일 시작, 부모가 됨, 자식들이 집을 떠난 후 '빈 둥지'에 적응, 은퇴 등이 있다.

Z65.8   종교적 또는 영적 문제

이 범주는 임상적 관심의 초점이 종교적 혹은 영적 문제일 때 사용될 수 있다. 예로는 신념의 상실이나 회의에 수반되는 괴로운 경험, 새로운 신념으로의 전환과 연관된 문제, 조직화된 교회나 종교기관과 필연적으로 관련되는 것은 아닌 영적 가치에 대한 회의 등이 있다.

Z72.811   성인 반사회적 행동

이 범주는 임상적 관심의 초점이 정신질환(예, 품행장애, 반사회성 성격장애) 때문이 아닌 성인 반사회적 행동일 때 사용될 수 있다. 예로는 전문적 도둑, 폭력배, 불법 물질 밀매자 등의 행동이 있다.

Z72.810   아동 또는 청소년 반사회적 행동

이 범주는 임상적 관심의 초점이 정신질환(예, 간헐적 폭발장애, 품행장애) 때문이 아닌 아동 또는 청소년에서의 반사회적 행동일 때 사용될 수 있다. 예로는 아동이나 청소년에 의한 외딴 반사회적 행위가 있다(반사회적 행동의 양상은 아님).

Z91.199   의학적 치료를 멀리함

이 범주는 임상적 관심의 초점이 정신질환이나 다른 의학적 상태 치료의 중요한 측면을 멀리하는 것일 때 사용될 수 있다. 그런 멀리함의 이유로는 치료로 생긴 불편(예, 치료약물 부작용), 치료비, 개인적 가치 판단 혹은 치료 목적에 대한 종교나 문화적 믿음, 연령 관련 쇠약, 정신질환(예, 조현병, 성격장애)의 존재 등이 있다. 이 범주는 문제가 독립적인 임상적 관심을 요할 정도로 충분히 심각하면서, 기타 의학적 상태에 영향을 주는 심리 요인의 진단기준을 충족하지 않을 때에만 사용될 수 있다.

E66.9   과체중 또는 비만

이 범주는 과체중이나 비만이 임상적 관심의 초점일 때 사용될 수 있다.

Z76.5   꾀병

꾀병의 핵심적 특징은 거짓 또는 지나치게 과장된 신체 또는 심리 증상을 의도적으로 만들어 내는 것으로, 그 동기는 병역 의무 회피, 업무 회피, 재정적 보상 획득, 범죄의 소추 모면, 약물 입수 등과 같은 외적 보상에 있다. 어떤 상황에서는 꾀병이 적응 행동으로 나타나기도 한다. 전쟁 기간에 적의 포로가 되었을 때 병이 있는 것처럼 가장하는 경우가 그 예다. 다음 사항 중 2가지가 있으면 꾀병이 강하게 의심된다고 보면 된다.

1. 발현 징후가 의료법적 맥락(예, 평가를 위해 변호사에 의해 임상의에게 의뢰된 사람, 혹은 소송이나 형사고발 진행 중에 스스로를 의뢰한 사람)에 있음
2. 개인이 주장하는 스트레스나 장애와 객관적인 소견 및 관찰 사항 사이에 현저한 차이가 있음
3. 진단평가에 협조하지 않고 처방 약물을 제대로 복용하지 않음
4. 반사회성 성격장애가 있음

　꾀병에서는 증상 생성의 동기가 외적 보상인 반면, 인위성장애에서는 외적 보상이 없다는 점에서, 꾀병은 인위성장애와 다르다. 꾀병은 증상의 의도적 생성 및 그와 연관된 명백한 외적 보상이 있다는 점에서 기능성 신경학적 증상장애(전환장애) 및 기타 신체 증상 관련 정신질환과 구별된다. 속임수에 대한 틀림없는 증거(예, 기능 상실이 평가 동안에는 있는데 집에서는 없다는 분명한 증거)는 그 목표가 환자인 척하는 데 있다면 인위성장애의 진단을, 돈과 같은 보상을 얻는 데 있다면 꾀병을 시사하는 것이라고 볼 수 있다.

R41.81　　나이 관련 인지 쇠퇴

　이 범주는 임상적 관심의 초점이 개인의 나이를 감안할 때 정상 한계 이내에 있는 노화 과정으로 인한 객관적으로 확인된 인지기능의 쇠퇴일 때 사용될 수 있다. 이 상태를 가진 사람들은 이름이나 약속을 기억하는 데 문제가 있다고 보고하거나, 복잡한 문제를 해결하는 데 어려움을 겪을 수 있다. 이 범주는 인지 손상이 특정 정신질환으로 더 잘 설명되지 않거나, 신경학적 상태에 기인하는 것으로 결정된 후에만 고려되어야 한다.

R41.83　　경계선 지적 기능

　이 범주는 경계선 지적 기능이 임상적 관심의 초점이거나 개인의 치료나 예후에 영향을 줄 때 사용될 수 있다. 경계선 지적 기능과 경도의 지적발달장애(지적장애)를 구별하기 위해서는 지적 기능과 적응 기능, 그리고 두 기능 간의 불일치에 대한 세심한 평가가 필요하다. 이는 표준검사 절차에 대한 순응성에 영향을 줄 수 있는 병발 정신질환(예, 심한 충동성을 동반한 조현병이나 주의력결핍 과잉행동장애)이 있을 때 특히 그렇다.

R45.89　　손상적 감정폭발

　이 범주는 임상적 관심의 초점이 상당한 기능 손상을 유발하는 분노 혹은 언어적(예, 언어적 격노, 조절되지 않은 울음), 그리고/또는 행동적(예, 사람들, 사물 또는 자신을 향한 신체적 공격)으로 표출된 고통일 때 사용될 수 있다. 많은 다른 정신질환(예, 주의력결핍 과잉행동장애, 자폐스펙트럼장애, 적대적 반항장애, 범불안장애, 외상후 스트레스장애, 기분장애, 정신병적 장애)의 맥락에서 일어나는 것에 더하여, 어린아이들에서 흔한 사례처럼 이들은 다른 상태에 독립적으로도 일어날 수 있다.

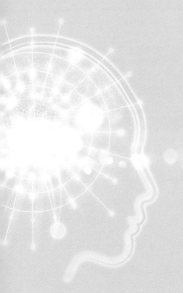

PART **III**

새로 개발된
평가척도와 모델

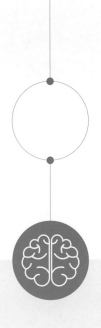

III편에서는 임상 실무를 향상시키고, 정신질환에 대한 문화적 맥락을 이해하고, 새롭게 제안된 진단에 대한 추후 연구를 촉진하기 위한 진단 도구 및 진단 기술들을 소개한다. 이러한 내용들을 포함시킨 것은 실제 현장 연구의 발전과 함께 진화하는 역동적인 DSM-5를 나타내 준다.

III편에 있는 평가도구 중에서 평가척도들은 정신질환 전체를 포괄하는 체계에 대한 검토 역할을 하는 수준 1 교차편집 자기/정보제공자-평가척도다. 조현병 및 기타 정신병적 장애에 대한 임상가-평정 증상 심각도 척도뿐만 아니라, 세계보건기구 장애평가목록 2.0(WHODAS 2.0)도 제공한다. 수준 1 교차편집 자기/정보제공자-평가척도에서 확인된 증상에 대한 심각도 평가는 인터넷으로도 검색 가능하며(www.psychiatry.org/dsm5), 수준 1 선별검사에 대한 유의미한 응답을 탐색하는 데 사용될 수 있다.

정신질환의 문화적 맥락에 대한 종합적인 검토와 임상 장면에서 사용되는 문화적 개념화 면접(CFI)은 '문화와 정신과적 진단' 장에 제시되어 있다. CFI의 임상가용 및 정보제공자용은 모두 온라인(www.psychiatry.org/dsm5)에서 이용 가능하다. 이 장에서는 고통에 대한 문화적 개념의 예시에 대한 용어 해설도 포함하고 있다.

성격장애에 대한 대안적 DSM-5 모델은 II편에서 분류된 현존하는 성격장애 분류에 대한 대안을 제시한다. 이러한 차원-범주형 혼합 모델(hybrid dimensional-categorical model)은 성격 기능 및 병리적인 성격 특질상의 결함에 입각해서 성격장애를 정의한다.

추가 연구가 필요한 진단에서는 약화된 정신병 증후군 및 카페인사용장애와 같은 활발한 연구의 초점이 되는 새로운 상태에 대해 제안된 진단기준 세트와 기술적인 내용을 포함하고 있다.

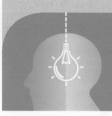

평가척도
Assessment Measures

점차 증가되는 과학적인 증거들은 정신질환의 진단에서 차원적 개념을 선호한다. 진단에 대한 범주적 접근의 제한점에는 진단 간 명확하게 구분 짓는 영역(즉, 각 정신질환이 가진 고유의 경계로 한 장애와 다른 장애가 구분되어 기술)을 발견하는 데 실패하는 것, 조현정동장애와 같은 중간 범주들의 필요성, 높은 동반이환율, 달리 명시되는 또는 명시되지 않는 유형에 대한 빈번한 사용의 필요성, 대부분의 정신질환에서 고유한 선행하는 변별 요인의 추가 파악에 있어서 유용성의 상대적인 결여, 다양한 진단범주에 대한 치료 특이도의 결여가 포함된다.

임상 및 연구 관점 모두에서 다양한 정신질환과 물질사용장애의 증상 발현에서의 이질성을 더 잘 확인하기 위해 DSM의 범주적 진단군과 결합될 수 있는 보다 차원적 접근이 필요하다. 이러한 접근 방식은 임상의 혹은 그 외 다른 사람들이 장애 기준을 충족하는 증상의 특정한 변화에 대한 의사소통을 더 원활하게 한다. 이러한 특징에는 강도, 지속 기간 및 기능에 입각해서 측정되는 개별 증상(진단 특정의 일부 증상뿐만 아니라 장애와 관련된 증상을 포함하는)의 차별적인 심각도가 포함된다. 이 결합된 접근 방식은 임상의나 그 외 사람들이 장애 기준을 충족하지는 않으나 심각하고 장해가 있으며, 치료가 필요한 상태를 식별하는 데 도움을 준다.

병태생리학, 신경회로학, 유전자-환경 상호작용에 기반한 정신질환 및 물질사용장애에 대한 기본적인 증상 기제에 대한 이해가 증진됨에 따라, 정확도 향상을 위하여 정신병리학에 대한 더 객관적인 척도가 진단기준 세트에 포함될 것이라 기대된다. 그 시기가 오기 전까지는 증상 경험에 대한 개인의 주관적인 보고와 그에 수반된 임상의의 해석에 주로 의존하는 차원적인 접근이 현재의 정신의학적 평가 지침에 의해서 진단 업무를 증진시키는 중요한 단계로서 강조된다.

체계에 대한 일반적인 의학적 검토(general medical review of systems)를 기반으로 한 **교차편집 증상 평가척도**는 연령대 및 진단 전반에 걸쳐 중요한 정신병리학적 영역을 검토하는 접근법으로서 기능할 수 있다. 체계에 대한 일반적인 의학적 검토—기관계(organ systems)에 의해 배열된 질문의 목록—는 개인에게서 나타나거나 나타나지 않을 수 있는 기능장애 및 질병의 징후와 증상을 감지하여 진단과 치료를 용이하게 한다는 점에서 중요하다. 교차편집 증상 평가척도의 목표인 다양한 정신체계(또는 영역)에 대한 유사한 검토는 초기 평가 시 개인에 대한 보다 포괄적인 정신상태 평가에 도움이 될 수 있다. 정신체계에 대한 검토는 환자 개인의 돌봄에서 중요할 수 있는 정신건강과 기능의 다른 영역에서의 징후와 증상에 대해 체계적으로 주의를 끌 수 있다. 교차편집 증상 평가척도는 2가지 수준으로 구성되어 있다. 수준 1에서는 성인용(자기-평정)으로는 13가지 증상 영역별로, 아동용(6~17세, 부모 평정) 및 청소년용(청소년 보고, 11~17세)으로는 12가지 증상 영역별로 1~3개의 질문을 한다. 수준 2의 질문들은 특정 영역(우울, 불안, 조증, 분노, 짜증, 신체 증상)에 대한 보다 심층적인 평가를 제공한다. 이 평가척도는 최초 면담 및 추적-관찰 방문 시에 모두 실시되도록 개발되었다. 그러므로 이러한 평가척도들의 사용은 평가-기반 치료의 핵심적인 측면, 즉 표준화된 평가도구를 실시하고 시간의 경과에 따른 개인의 호전을 추적함으로써 보다 정확한 치료 계획을 이끄는 과정을 구성할 수 있다. 이러한 척도들의 사용은 정신질환 및 물질사용장애가 있는 개인에 대한 양질의 치료 제공을 위해 중요한 지속적인 증상 모니터링, 치료에 대한 적용 및 결과를 지지할 뿐만 아니라 새로 나타나는 증상 및 우려가 되는 영역을 확인함으로써 궁극적으로 평가-기반 치료에 영향을 미치는 것을 목표로 한다. 그 결과, 교차편집 증상 평가척도는 임상 실무 지침에서 정신과적 진단 평가의 중요한 구성 요소로 확인되어 왔다.

심각도 측정치들은 장애 특정적이며, 장애에 대한 정의를 구성하고 있는 진단기준과 밀접하게 부합한다. 이 측정치는 진단을 받은 개인 또는 진단기준에 완전히 부합하지는 않지만 임상적으로 유의한 증후군을 지니고 있는 개인들에게 사용될 수도 있다(예, 조현병 진단기준을 충족하는 증상을 가진 사람에게 정신병적 증상 심각도에 대한 임상가-평정 차원의 사용). 평가척도들의 일부는 자기-평정인 반면, 다른 것들은 환자 개인에 대한 관찰에 기반을 둔 임상가-평정이다. 교차편집 증상 평가척도처럼, 이러한 측정치들은 초기 면접은 물론 시간의 경과에 따른 개인의 장애의 심각도 및 치료에 대한 반응을 추적하는 데 사용될 수 있도록 개발되었다. 이러한 평가척도들은 DSM-5 진단 전부는 아니지만 많은 장애(예, 범불안장애, 사회불안장애, 정신병적 장애, 외상후 스트레스장애, 자폐스펙트럼장애, 그리고 사회적[실용적] 의사소통장애)의 증상의 빈도, 강도, 지속 시간, 전반적인 증상의 심각도, 또는 증상의 유형(예, 우울증, 불안, 수면 장해)을 체계화하는 데 도움을 줄 수 있다. 이러한 장애-특정적 측정도구들의 사용을 통해 얻은 데이터는 진단을 지원하고 증상의 모니터링 및 치료 계획에 영향을 줄 수 있다.

세계보건기구 장애평가목록 2.0(WHODAS 2.0)은 6개 영역-이해 및 의사소통, 이동 능력, 자조 능력, 사교 활동, 일상 활동(예, 집안일, 직장/학교), 그리고 사회 참여-에서 환자의 활동 수행 능력을 평가하기 위해 개발되었다. 이 척도는 자기-보고식 질문지로, 정신질환뿐만 아니라 어떠한 의학적 장애를 지닌 환자들에게도 사용할 수 있도록 개발되었다. 이 척도는 기능, 장애 및 건강에 대한 WHO 국제 분류에 포함된 개념과 일치한다. 또한 이 평가척도는 환자의 기능 수준 변화를 시간의 경과에 따라 추적하는 데 사용될 수 있다. 대부분의 DSM-5 진단기준이 장해로 인해 임상적으로 현저한 고통이나 기능장애가 발생한다는 조건을 포함한다는 점에서 기능 평가는 정신과적 진단 평가의 핵심적인 측면이다. 정신질환을 가진 사람들은 만성적인 의학적 질환을 가진 사람들에 비해 기능(즉, 의사소통 및 이해, 타인과의 어울림, 직장/가정 혹은 학교에서의 일상 활동 수행, 사회 활동에 참여)에 심각한 장애를 가질 가능성이 더 높다. 게다가 그들이 가진 정신질환이 여러 영역과 상황에서의 기능적인 결함에 미치는 직접적인 영향 때문에 많은 사람이 그들의 정신질환에 대해 도움을 추구한다. 기능적인 결함은 모든 장애 진단 전반에 걸쳐서 예후에도 영향을 줄 수 있으며, 증상이 호전된 이후에도 기능적인 결함이 남아 있는 경우에는 주요우울장애 및 불안장애와 같은 상태의 반복과 재발을 초래할 수 있다.

이 장에서는 DSM-5 수준 1 교차편집 증상 평가척도(성인용 자기-평정, 그리고 환자/보호자용), 정신병 증상 심각도 차원에 대한 임상가-평정, 그리고 WHODAS 2.0에 초점을 두고 있다. 아동 평정용은 부모/보호자 평정용의 문항, 채점, 임상가 지시 및 지침이 전반적으로 유사하기 때문에 그에 대한 설명은 포함되지 않았다. 아동 평정용을 포함한 평가척도들, 진단적 심각도와 같은 추가적인 차원적 평가도구들은 www.psychiatry.org/dsm5에서 이용 가능하다.

교차편집 증상 평가척도 Cross-Cutting Symptom Measures

수준 1 교차편집 증상 평가척도 Level 1 Cross-Cutting Symptom Measure

DSM-5 수준 1 교차편집 증상 평가척도는 정신과적 진단 전반에 걸쳐 중요한 영역을 환자 또는 정보제공자가 평정하는 척도다. 이 척도는 임상가가 개인의 치료 및 예후에 중대한 영향을 미칠 수 있는 추가적인 질문 영역을 확인할 수 있도록 돕는다. 게다가 이 척도는 시간의 경과에 따른 개인의 증상 발현 변화를 추적하는 데 사용될 수 있다.

교차편집 증상 평가척도 성인용은 13가지 정신과적 영역(우울, 분노, 조증, 불안, 신체 증상, 자살 사고, 정신병, 수면 문제, 기억력, 반복적인 사고 및 행동, 해리, 성격 기능, 물질 사용)을 평가하기 위한 23개의 문항으로 구성되어 있다(〈표 1〉). 각각의 영역은 1~3개의 질문으로 구성되어 있다. 각 문항은 환자가 지난 2주 동안 특정 증상으로 인해 얼마나 많이(또는 얼마나 자주) 괴로웠는지에 대해 질문한다. 만약 환자의 기능이 손상되어 평가척도를 작성하지 못할 경우(예, 주요 신경인지장애 환자), 그 환자에 대해 잘 알고 있는 성인 정보제공자가 이를 대신 수행할 수 있다.

이 척도는 미국과 캐나다의 성인 임상 표본들을 대상으로 수행된 DSM-5 현장 연구에서 임상적으로 유용하고 신뢰도가 높은 것으로 나타났다. 임상가와 면담 전에 환자 개인의 증상 평정치가 임상가와 공유되었던 DSM-5 현장 연구에서, 환자들은 이 평가척도 결과가 임상 면담 동안의 의사소통을 용이하게 하는 데 도움이 되었다고 보고하였다. 유사하게, 주요 학술-의학 연구 기관 및 임상 실무 장면의 임상의들은 이 평가척도들이 전문적인 임상 장면뿐만 아니라 일상적인 임상치료의 통합에 임상적으로 유용하고 실현 가능하다고 보았다. DSM-5 현장 연구 결과 외에도, 여러 연구가 다양한 모집단에서 성인용 교차편집 증상 평가척도의 심리측정적 특성들을 평가하였다. 예를 들어, 미국 전역의 비-치료 추구 대학생 집단을 대상으로 한 대규모 연구 결과들은 용인될 수 있는 수준의 내적 일관성과 내적 타당도를 보여 주었다.

부모/보호자용 평가척도(6~17세 아동·청소년을 위한)는 우울, 분노, 과민성, 조증, 불안, 신체 증상, 부주의, 자살 사고/시도, 정신병, 수면 장해, 반복적인 사고 및 행동, 물질 사용을 포함한 12개의 정신과적 영역을 평가하기 위한 25개의 질문으로 구성되어 있다(〈표 2〉). 각 문항은 부모나 보호자에게 그들의 자녀들이 지난 2주 동안 특정한 정신과적 증상으로 인해 얼마나 많이(또는 얼마나 자주) 괴로워했는지를 평정하게 한다. 이 평가척도들은 또한 미국 전역의 소아 임상 표본들을 대상으로 수행된 DSM-5 현장 연구에서 임상적으로 유용하며 신뢰도가 높은 것으로 밝혀졌다. 11~17세 아동·청소년을 대상으로 할 때 임상가는 아동의 증상에 대한 부모/보호자의 평정과 더불어, 본인이 직접 아동·청소년 평정용을 수행해 보도록 하는 방법을 고려할 수 있다. 교차편집 증상 평가척도의 아동용 버전은 www.psychiatry.org/dsm5에서 이용 가능하다.

채점과 해석. 성인 자기-평정용에서 각 문항은 5점 척도상에서 평정된다(0=없다 또는 전혀 그렇지 않다; 1=경미한 또는 드물게, 1~2일 이내로 그렇다; 2=경도 또는 며칠간 그렇다; 3=중등도 또는 [2주 중] 절반 이상 그렇다; 4=고도 또는 거의 매일 그렇다). 다중 항목 영역 내에서 각 항목에 대한 점수는, 특히 만일 수준 2 교차편집 증상 평가척도가 표시되어 있지 않다면, 추가 탐색을 위해 어떤 한 영역 내에서 어떤 특정한 증상이 가장 문제가 되는지(예, 정신병 영역에서 환청 또는 사고 전파)를 이해하기 위해 반드시 임상가에 의해 검토되어야 한다. 하지만 물질 사용, 자살 사고 및 정신병을 제외하고 어떤 한 영역 내에서 모든 문항에 대해 경도(즉, 2점) 또는 그 이상으로 평정된 것은 해당 영역에 대한 수준 2 교차편집 증상 평가를 포함한 보다 상세한 평가가 필요한지 결정하기 위해 추가 탐색과 후속 관찰이 필요하다는 것을 강하게 시사한다(〈표 1〉참조). 물질 사용, 자살 사고, 정신병에서 해당 영역 중 어떠한 문항에서라도 경미한(slight) 수준(즉, 1점), 또는 그 이상으로 평정된 것은 보다 정밀한 평가가 필요한지 여부를 결정하기 위한 추가적인 질문과 후속 관찰의 지침으로 기능할 수 있다. 따라서 평가자는 한 영역 내에서 가장 높은 점수를 '영역 내 최고점' 칸에 기입해야 한다. 〈표 1〉은 나머지 영역에 대한 추가 탐색을 안내하는 역치의 개요를 제시한 것이다.

부모/보호자용 평정척도(6~17세 아동·청소년을 위한)에서 25개의 문항 중 19개는 각각 5점 척도로 평정된다(0=없음 또는 전혀 그렇지 않다; 1=경미한 또는 드물게, 1~2일 이내로 그렇다; 2=경도 또는 며칠 정도 그렇다; 3=중등도 또는 [2주 중] 절반 이상 그렇다; 4=고도 또는 거의 매일 그렇다). 자살 사고, 자살 시도, 그리고 물질 남용 문항들은 '예, 아니요, 또는 모른다' 척도상에서 각각 평정된다. 임상가는 영역 내에서 가장 문제가 되는 특정 증상(예, 정신병 영역에서 환시 혹은 환청)을 이해하고 추가 탐색을 돕기 위해 영역 내 각 항목에 대한 점수를 확인해야만 한다. 부주의와 정신병을 제외하고, 한 영역 내에서 경도(즉, 2점) 또는 그 이상으로 평정된 것은 더 상세한 평가가 필요한지 여부를 결정하기 위한 추가적인 질문과 후속 관찰의 지침이 될 수 있으며, 여기에는 해당 영역에 대한 수준 2 교차편집 증상 평가가 포함될 수 있다(〈표 2〉참조). 부주의와 정신병에서는 경미한 수준(즉, 1점 또는 그 이상) 또는 그 이상의 점수가 추가적인 질문을 위한 지침으로 사용될 수 있다. 특히 11~17세 아동·청소년에 대해서 부모 또는 보호자가 자살 사고, 자살 시도, 그리고 모든 물질 사용 문항에 대해 '모른다'고 평정한 문항들에 대해서는 관련 영역에서 아동-평정용 수준 2 교차편집 증상 평가척도를 사용함으로써 아동의 주요 문제들을 추가적으로 탐색할 수 있다. 한 영역 내의 모든 문항 중 가장 높은 점수에 기초하여 추가적인 질문이 이루어지기 때문에, 임상가들은 '영역 내 최고점' 칸에 점수를 표시해야만 한다. 〈표 2〉는 나머지 영역에 대한 추가

〈표 1〉 성인용 자기-평정 DSM-5 수준 1 교차편집 증상 평가척도:
13개 영역, 추가 탐색을 위한 역치, 각 영역에 대응하는 DSM-5 수준 2 평가척도

영역	영역명	추가 탐색을 위한 역치	DSM-5 수준 2 교차편집 증상 평가척도[a]
I.	우울	경도 또는 그 이상	수준 2-우울-성인용(PROMIS 정서적 고통-우울-단축형)
II.	분노	경도 또는 그 이상	수준 2-분노-성인용(PROMIS 정서적 고통-분노-단축형)
III.	조증	경도 또는 그 이상	수준 2-조증-성인용(Altman 자기-평정 조증 척도[ASRM])
IV.	불안	경도 또는 그 이상	수준 2-불안-성인용(PROMIS 정서적 고통-불안-단축형)
V.	신체 증상	경도 또는 그 이상	수준 2-신체 증상-성인용(환자 건강 질문지-15[PHQ-15] 신체 증상 심각도 척도)
VI.	자살 사고	경미한 수준 또는 그 이상	없음
VII.	정신병	경미한 수준 또는 그 이상	없음
VIII.	수면 문제	경도 또는 그 이상	수준 2-수면 장해-성인용(PROMIS 수면 장해-단축형)
IX.	기억력	경도 또는 그 이상	없음
X.	반복적인 사고 및 행동	경도 또는 그 이상	수준 2-반복적인 사고 및 행동-성인용(Florida 강박증상 검사[FOCI] 심각도 척도)
XI.	해리	경도 또는 그 이상	없음
XII.	성격 기능	경도 또는 그 이상	없음
XIII.	물질 사용	경미한 수준 또는 그 이상	수준 2-물질 사용-성인용(NIDA가 개정한 ASSIST 수정판)

주석: NIDA(National Institute on Drug Abuse) = 미국 국립약물남용연구소
[a] www.psychiatry.org/dsm5에서 이용 가능하다.

〈표 2〉 부모/보호자 평정 DSM-5 수준 1 교차편집 증상 평가척도-6~17세 아동 · 청소년용: 12개 영역, 추가 탐색을 위한 역치, 각 영역에 대응하는 DSM-5 수준 2 평가척도

영역	영역명	추가 탐색을 위한 역치	DSM-5 수준 2 교차편집 증상 평가척도[a]
I.	신체 증상	경도 또는 그 이상	수준 2-신체 증상-부모/보호자 평정: 6~17세 아동 · 청소년용(환자 건강 질문지-15[PHQ-15] 신체 증상 심각도 척도)
II.	수면 문제	경도 또는 그 이상	수준 2-수면 장해-부모/보호자 평정: 6~17세 아동 · 청소년용(PROMIS 수면 장해-단축형)
III.	부주의	경미한 수준 또는 그 이상	수준 2-부주의-부모/보호자 평정: 6~17세 아동 · 청소년용(Swanson, Nolan 및 Pelham 버전 IV[SNAP-IV])
IV.	우울	경도 또는 그 이상	수준 2-우울-부모/보호자 평정: 6~17세 아동 · 청소년용(PROMIS 정서적 고통-우울-부모용 문항 모음)
V.	분노	경도 또는 그 이상	수준 2-분노-부모/보호자 평정: 아동 · 청소년용(PROMIS 수정판 분노 측정-부모용)
VI.	과민성	경도 또는 그 이상	수준 2-과민성-부모/보호자 평정: 아동 · 청소년용(정서적 반응성 지표[ARI])
VII.	조증	경도 또는 그 이상	수준 2-조증-부모/보호자 평정: 6~17세 아동 · 청소년용(Altman 자기-평정 조증 척도[ASRM])
VIII.	불안	경도 또는 그 이상	수준 2-불안-부모/보호자 평정: 6~17세 아동 · 청소년용(PROMIS 정서적 고통-불안-부모용 문항 모음)
IX.	정신병	경미한 수준 또는 그 이상	없음
X.	반복적인 사고 및 행동	경도 또는 그 이상	없음
XI.	물질 사용	그렇다	수준 2-물질 사용-부모/보호자 평정: 6~17세 아동 · 청소년용(NIDA가 개정한 ASSIST 수정판)
		모른다	NIDA가 개정한 ASSIST 수정판-아동 · 청소년 평정(11~17세)
XII.	자살 사고/ 자살 시도	그렇다	없음
		모른다	없음

주석: NIDA(National Institute on Drug Abuse)＝미국 국립약물남용연구소
[a] www.psychiatry.org/dsm5에서 이용 가능하다.

탐색을 안내하는 역치의 개요를 제시한 것이다.

아동 · 청소년용의 임상가 지시 및 지침은, 아동 · 청소년용에는 제시되어 있지 않은 '모른다' 반응 범주를 제외하고는 앞서 기술한 부모/보호자용과 유사하다(www.psychiatry.org/dsm5 참조).

수준 2 교차편집 증상 평가척도 Level 2 Cross-Cutting Symptom Measures

수준 1 교차편집 증상 평가척도상에서 모든 역치 점수(〈표 1〉과 〈표 2〉에서 제시되고 '채점과 해석'에서 기술된 바와 같이)는 자세한 임상적 질문이 필요함을 나타내 준다. 수준 2 교차편집 증상 평가척도는 진단, 치료 계획, 추적-관찰에 영향을 미치는 잠재적으로 유의미한 증상들에 대해 더 깊이 있는 정보를 얻을 수 있는 한 가지 방법을 제공해 준다. 이러한 척도들은 www.psychiatry.org/dsm5에서 이용 가능하다. 〈표 1〉과 〈표 2〉는 각 수준 1 영역들의 개요 및 보다 더 자세한 평가를 위해 DSM-5 수준 2 교차편집 증상 평가척도에서 어떤 영역들을 이용 가능한지를 알려 준다. 수준 1 증상 영역 대부분에 대한 성인용과 소아용(부모용과 아동용)은 www.psychiatry.org/dsm5에서 이용 가능하다.

교차편집 증상 평가척도의 사용 빈도
Frequency of Use of the Cross-Cutting Symptom Measures

시간의 경과에 따른 환자 개인의 증상 발현 변화를 추적하기 위해 증상의 안정성 및 치료 상태에 따라 임상적으로 권고되는 일정한 간격을 두고 수준 1 및 그와 관련된 수준 2 교차편집 증상 평가척도가 실시될 수 있다. 능력이 손상된 개인이나 6~17세 아동 및 청소년의 경우, 추적-평가에서는 이전 평가 때와 동일하게 잘 알고 있는 정보제공자, 그리고 동일한 부모 또는 보호자가 평정을 하도록 하는 것이 좋다. 특정 영역에서 일관적으로 높은 점수는 더 추가적인 평가, 치료 및 추적-관찰이 확실히 요구되는 중요한 문제가 되는 증상들이 있다는 것을 나타내 줄 수 있다. 임상적인 판단에 입각해서 의사결정을 해야 한다.

성인용 자기-평정 DSM-5 수준 1 교차편집 증상 평가척도

이름: _____ 연령: _____ 성차일: _____

만일 이 평가척도를 다른 정보제공자가 평정한다면, 당신은 환자와 어떤 관계입니까? _____

당신은 한 주 동안 대략적으로 얼마나 많은 시간을 환자와 함께 보냅니까? _____ 시간/주

지시문: 다음의 질문들은 당신을 괴롭게 하는 것들에 대한 질문입니다. 당신이 **지난 2주 동안** 각 문제로 인해 얼마나 많이(또는 얼마나 자주) 괴로웠는지를 가장 잘 나타내는 숫자에 동그라미 표시를 해 주십시오.

		지난 2주 동안 다음 증상들로 인해 얼마나 많이(또는 얼마나 자주) 괴로웠습니까?	없음 전혀 아님	경미한 수준 드묾, 1~2일 이내	경도 며칠간	중등도 절반 이상	고도 거의 매일	영역 내 최고점 (임상가)
I.	1.	무언가를 하는 것에 대해 거의 흥미나 즐거움을 느끼지 못했습니까?	0	1	2	3	4	
	2.	기분이 가라앉거나, 우울하거나, 절망스럽게 느꼈습니까?	0	1	2	3	4	
II.	3.	평소보다 더 짜증스럽고, 불만스럽고, 화가 났습니까?	0	1	2	3	4	
III.	4.	평소보다 잠을 더 적게 자도 여전히 에너지가 넘쳤습니까?	0	1	2	3	4	
	5.	평소보다 훨씬 더 많은 일을 벌이거나 더 위험한 일을 했습니까?	0	1	2	3	4	
IV.	6.	긴장되고, 불안하고, 두렵고, 걱정스럽고, 과민했습니까?	0	1	2	3	4	
	7.	공포스럽거나 두려웠습니까?	0	1	2	3	4	
	8.	당신을 불안하게 만드는 상황을 회피했습니까?	0	1	2	3	4	
V.	9.	설명되지 않는 통증이 있었습니까(머리, 등, 관절, 복부, 다리)?	0	1	2	3	4	
	10.	당신의 병이 충분히 심각하게 받아들여지지 않는다고 느꼈습니까?	0	1	2	3	4	
VI.	11.	실제로 자신을 해치려는 생각을 했습니까?	0	1	2	3	4	
VII.	12.	주변에 아무도 없을 때 다른 사람들이 들을 수 없는 소리(예, 목소리)를 들었습니까?	0	1	2	3	4	
	13.	누군가 당신의 생각을 들을 수 있거나, 당신이 다른 사람이 생각하고 있는 것을 들을 수 있다고 느꼈습니까?	0	1	2	3	4	

		0	1	2	3	4
VIII.	14.	당신의 수면의 질에 전반적으로 영향을 미치는 수면 문제가 있었습니까?	0	1	2	3	4
IX.	15.	기억력(예, 새로운 정보를 학습하는 것) 또는 장소(예, 당신의 집을 찾는 것)와 관련된 문제가 있었습니까?	0	1	2	3	4
X.	16.	당신의 마음속에 반복적으로 침투하는 불쾌한 생각, 충동, 심상이 있었습니까?	0	1	2	3	4
	17.	계속해서 반복적으로 특정한 행동이나 정신적인 활동을 수행해야 한다고 느꼈습니까?	0	1	2	3	4
XI.	18.	당신 자신과 당신의 신체, 당신을 둘러싼 물리적인 주변 환경, 당신의 기억으로부터 분리되거나 동떨어진 느낌을 받았습니까?	0	1	2	3	4
XII.	19.	당신이 정말로 누구인지, 또는 당신이 정말로 삶에서 원하는 것이 무엇인지 알지 못한다고 느꼈습니까?	0	1	2	3	4
	20.	다른 사람들에게 다가가는 것이 어렵거나, 그들과 어울리는 것이 어렵다고 느꼈습니까?	0	1	2	3	4
XIII.	21.	하루에 어떠한 종류든 술을 적어도 4잔 이상 마셨습니까?	0	1	2	3	4
	22.	담배, 시가, 파이프를 피우거나, 코담배를 사용하거나, 담뱃잎을 씹었습니까?	0	1	2	3	4
	23.	당신은 다음과 같은 치료약물들을 의사의 처방 없이 처방된 것 이상의 많은 양을 사용하였습니까?(예, [비코딘 같은] 진통제, [리탈린이나 애더럴 같은] 중추신경계 자극제, [수면제나 바륨 같은] 진정제 또는 안정제, 마리화나, 코카인, 크랙, [헤로인 같은] 흡입약물, [LSD 같은 환각제, 헤로인, 흡입제, 또는 [접착제 같은 용매제, 또는 [스피드 같은 메스암페타민)	0	1	2	3	

부모/보호자 평정 DSM-5 수준 1 교차편집 증상 평가척도-6~17세 아동·청소년용

이름: _____ 연령: _____ 성별: _____ 실시일: _____

아동과의 관계:

지시문(아동의 부모 또는 보호자에게): 다음의 질문들은 당신의 아이를 괴롭게 하는 것들에 대한 질문입니다. 당신의 아이가 지난 2주 동안 각 문제로 인해 얼마나 많이(또는 얼마나 자주) 괴로워했는지를 가장 잘 설명해 주는 숫자에 동그라미 표시를 해 주십시오.

		지난 2주 동안 다음 증상들로 인해 얼마나 많이(또는 얼마나 자주) 괴로웠습니까?	없음 전혀 아님	경미한 수준 드물게, 1~2일 이내	경도 며칠간	중등도 절반 이상	고도 거의 매일	영역 내 최고점 (임상가)
I.	1.	복통, 두통 또는 다른 통증을 호소했습니까?	0	1	2	3	4	
	2.	아이가 자신의 건강을 걱정하거나 아프게 보일까 봐 걱정이 된다고 말했습니까?	0	1	2	3	4	
II.	3.	수면 문제가 있었습니까? 즉, 잠들기 어렵거나, 중간에 깨거나, 너무 일찍 잠에서 깼습니까?	0	1	2	3	4	
III.	4.	학교에서 수업을 듣거나, 숙제하거나, 책을 읽거나, 게임을 할 때 주의집중하는 데 어려움이 있었습니까?	0	1	2	3	4	
IV.	5.	무언가를 하는 데 있어서 평소보다 재미를 덜 느꼈습니까?	0	1	2	3	4	
	6.	몇 시간 동안 슬프거나 우울한 것처럼 보였습니까?	0	1	2	3	4	
V.와 VI.	7.	평소보다 더 짜증을 부리거나 쉽게 화를 내는 것처럼 보였습니까?	0	1	2	3	4	
	8.	화가 난 것처럼 보이거나 분노폭발을 보였습니까?	0	1	2	3	4	
VII.	9.	평소보다 훨씬 더 많은 일을 벌이거나 평소보다 더 위험한 행동을 했습니까?	0	1	2	3	4	
	10.	평소보다 잠을 덜 잤는데도 여전히 활력이 넘쳤습니까?	0	1	2	3	4	
VIII.	11.	긴장되거나, 불안하거나, 또는 두렵다고 말했습니까?	0	1	2	3	4	
	12.	걱정하는 걸 멈출 수 없었습니까?	0	1	2	3	4	
	13.	불안하고 긴장이 돼서 자신이 하고 싶거나 해야 할 일을 할 수 없었다고 말했습니까?	0	1	2	3	4	

			0	1	2	3	4
IX.	14.	(주변에 아무도 없을 때) 자신에 대해 말을 하는 목소리를 듣거나, 자신에게 무언가를 말하라고 말하거나, 자신에게 나쁜 말을 하는 목소리를 들었다고 말했습니까?	0	1	2	3	4
	15.	완전히 깨어 있을 때 다른 사람들은 볼 수 없는 사물 또는 사람을 보았다고 말했습니까?	0	1	2	3	4
X.	16.	자신의 마음속에 자신이 어떤 나쁜 일을 하게 될 것이라거나, 자신이나 누군가에게 나쁜 일이 발생할 것이라는 생각이 떠오른다고 말했습니까?	0	1	2	3	4
	17.	문이 잠겨 있는지 또는 난로가 꺼져 있는지와 같은 일을 계속 반복적으로 확인해야 할 필요가 있다고 느낀다고 말했습니까?	0	1	2	3	4
	18.	자신이 만진 물건이 더럽다거나, 세균이 있다거나, 독이 들었다고 많이 걱정하는 것처럼 보였습니까?	0	1	2	3	4
	19.	나쁜 일이 일어나는 것을 막기 위해 숫자를 세거나, 특별한 것을 말하는 것과 같이 특정한 방식으로 무언가를 해야만 했다고 말했습니까?	0	1	2	3	4

지난 **2주** 동안 당신의 아이가……

			□예	1	□아니요	3	□모른다
XI.	20.	알코올 음료(맥주, 와인, 독한 술 등)를 마셨습니까?	□예		□아니요		□모른다
	21.	담배, 시가, 파이프를 피웠습니까? 또는 코담배를 사용하거나 담배를 씹었습니까?	□예		□아니요		□모른다
	22.	마리화나, 코카인 또는 크랙, (엑스터시 같은) 클럽 약물, (LSD 같은) 환각제, 헤로인, 흡입제, 또는 (접착제 같은) 용매제, 또는 (스피드 같은) 메스암페타민과 같은 기분전환용 약물을 사용하였습니까?	□예		□아니요		□모른다
	23.	의사의 처방 없이 어떠한 치료약물을 사용하였습니까?(예, [피]코딘 같은 진통제, [리탈린이나 에더럴 같은] 중추신경계 자극제, [수면제나 바륨 같은] 진정제 또는 안정제, 또는 스테로이드)	□예		□아니요		□모른다
XII.	24.	**지난 2주** 동안 아이가 죽고 싶다고 말하거나 자살하고 싶다 또는 삶을 끝내기를 원한다고 말한 적이 있습니까?	□예		□아니요		□모른다
	25.	자살 시도를 한 적이 있습니까?	□예		□아니요		□모른다

임상가-평정 정신병 증상 심각도 차원
Clinician-Rated Dimensions of Psychosis Symptom Severity

'조현병 스펙트럼 및 기타 정신병적 장애' 장에서 기술한 바와 같이, 정신병적 장애는 이질적이며, 증상 심각도는 인지적, 그리고/또는 신경생물학적 결함의 정도와 같이 질병의 중요한 측면을 예측할 수 있다. 차원적 평가들은 치료 계획, 예후에 대한 의사결정, 그리고 병태생리학적 기제에 대한 연구에 도움이 될 수 있는 증상의 심각도에서 유의미한 변화를 탐지할 수 있다. '임상가-평정 정신병 증상 심각도 차원'은 환각, 망상, 와해된 언어, 비정상적 정신운동 행동, 음성 증상을 포함한 정신병의 주요 증상에 대한 차원적 평가를 위한 척도들을 제공한다. 또한 인지적 손상에 대한 차원적 평가를 위한 척도도 포함되어 있다. 정신병적 장애를 지닌 많은 사람은 다양한 인지 영역에서 손상이 있으며, 이는 기능 수준과 예후를 예측해 준다. 게다가 우울 및 조증에 대한 차원적 평가를 위한 척도들이 제공되는데, 이는 임상가로 하여금 정신병과 함께 발생하는 기분의 병리를 잘 탐지할 수 있게 해 준다. 정신병에서 기분 증상의 심각도는 예후를 예측하는 데 가치가 있으며, 치료에 지침이 될 수 있다.

'임상가-평정 정신병 증상 심각도 차원'은 8개 문항으로 이루어진 척도로, 임상적인 평가를 할 때 임상가에 의해 수행된다. 각 문항은 지난 일주일 동안 가장 심각했을 때 환자 개인이 경험한 각 증상의 심각도를 임상가가 평정하도록 한다.

채점과 해석 Scoring and Interpretation

척도에 포함된 각 문항은 각각의 평정 수준에 대한 증상-특정적 정의에 따라 5점 척도상에서 평정된다(0=증상 없음; 1=불분명함; 2=증상이 있으나 경도 수준임; 3=증상이 있고 중등도 수준임; 4=증상이 있고 고도 수준임). 임상가는 임상적 판단에 근거하여 환자의 모든 가용한 정보를 검토하고, 환자의 증상 영역의 심각도를 가장 정확하게 기술하는 수준에 체크 표시한다. 그리고 나서 임상가는 제시된 '점수' 칸에 각 문항의 점수를 기입한다.

사용 빈도 Frequency of Use

시간의 경과에 따른 환자의 증상 심각도 변화를 추적하기 위해, 증상의 안정성 및 치료 상태에 따라 임상적으로 권고되는 일정한 간격을 두고 평가가 수행될 수 있다. 특정 영역에서 일관적으로 높은 점수는 더 추가적인 평가, 치료 및 추적-관찰이 확실히 요구되는 중요한 문제가 되는 증상들이 있다는 것을 나타내 줄 수 있다. 임상적인 판단에 입각해서 의사결정을 해야 한다.

임상가-평정 정신병 증상 심각도 차원

이름: 연령: 실시일:

지시문: 당신이 가지고 있는 환자에 대한 모든 정보에 근거한 임상적 판단하에 지난 7일 동안 환자가 경험한 각 증상이 가장 심했을 때의 증상 유무와 증상 심각도를 체크 표시해 주십시오.

영역	0	1	2	3	4	점수
I. 환각	☐ 증상 없음	☐ 불분명함(정신병이 고려될 만큼 심각도나 증상 지속 기간이 충분하지 않음)	☐ 증상이 있으나 정도는 수준임(환청 혹은 다른 반응 유행이 환자에 대해 반응하라는 압력을 거의 받지 않으며, 환각으로 인해 심하게 고통을 받지 않음)	☐ 증상이 있고 중등도 수준임(환청 혹은 다른 반응 유행이 환자에 대해 반응하라는 압력을 약간 받거나, 환각으로 인해 다소 고통을 받음)	☐ 증상이 있고 고도 수준임(환청에 혹은 다른 반응 유행이 환자에 반응하라는 압력을 심하게 받고 있거나, 환각으로 인해 매우 고통을 받음)	
II. 망상	☐ 증상 없음	☐ 불분명함(정신병이 고려될 만큼 심각도나 증상 지속 기간이 충분하지 않음)	☐ 증상이 있으나 정도는 수준임(망상적 신념에 따라 행동하라는 압력을 거의 받지 않으며, 그로 인해 심하게 고통을 받지 않음)	☐ 증상이 있고 중등도 수준임(망상적 신념에 따라 행동하라는 압력을 약간 받거나, 그로 인해 다소 고통을 받음)	☐ 증상이 있고 고도 수준임(망상적 신념에 따라 행동하라는 압력을 심하게 받고 있거나, 그로 인해 매우 고통을 받음)	
III. 와해된 언어	☐ 증상 없음	☐ 불분명함(와해가 고려될 만큼 심각도나 증상이 충분하지 않음)	☐ 증상이 있으나 정도는 수준임(말을 이해하기가 다소 어려움)	☐ 증상이 있고 중등도 수준임(말을 이해하기가 자주 어려움)	☐ 증상이 있고 고도 수준임(말을 이해하기가 거의 불가능함)	
IV. 비정상적 정신운동 행동	☐ 증상 없음	☐ 불분명함(비정상적 정신운동 행동이 고려될 만큼 심각도나 증상 지속 기간이 충분하지 않음)	☐ 증상이 있으나 정도는 수준임(비정상적이거나 기태적 운동 행동 또는 긴장증을 가끔 보임)	☐ 증상이 있고 중등도 수준임(비정상적이거나 기태적 운동 행동 또는 긴장증을 빈번하게 보임)	☐ 증상이 있고 고도 수준임(비정상적이거나 기태적 운동 행동이나 긴장증을 거의 지속적으로 보임)	

	증상 없음				
V. 음성 증상 (제한된 감정 표현 또는 무쾌증)	□ 증상 없음	□ 불분명함 (얼굴 표정, 운율, 몸짓, 또는 자기주도적 행동의 불분명한 감소)	□ 증상이 있으나 정도는 수 준임 (얼굴 표정, 운율, 몸짓, 또는 자기주도적 행동의 경미한 감소)	□ 증상이 있고 중등도 수 준임 (얼굴 표정, 운율, 몸짓, 또는 자기주도적 행동의 중등도의 감소)	□ 증상이 있고 고도 수준 임 (얼굴 표정, 운율, 몸짓, 또는 자기주도적 행동의 심한 감소)
VI. 손상된 인지	□ 증상 없음	□ 불분명함 (연령, 또는 사회경제적 지위에서 기대 되는 범위를 명확하게 넘지 않음, 0.5 표준편차 이내)	□ 증상이 있으나 정도는 수 준임 (인지기능이 다소 저하됨, 연령, 사회경제적 지위에서 기대되는 범위를 넘어섬, 0.5~1 표준편차 이내)	□ 증상이 있고 중등도 수 준임 (인지기능의 분명한 저하, 연령, 사회경제적 지위에서 기대되는 범위를 넘어섬, 1~2 표준편차 이내)	□ 증상이 있고 고도 수준 임 (인지기능의 심한 저하, 연령, 사회경제적 지위에서 기대되는 범위를 넘어섬, 2 표준편차 이상)
VII. 우울	□ 증상 없음	□ 불분명함 (간혹 슬프고 처지고 우울하거나 절망 스러움, 누군가를 실망시키거나 무언가를 실패했다고 모든날마다 생각에 잠겨하지는 않음)	□ 증상이 있으나 정도는 수 준임 (매우 슬프고 처지고 우울하거나 절망감, 중등도의 우울감 또는 절망감을 빈번하게 경험함, 누군가를 실망시키거나 무언가를 실패했다고 모든날마다 생각에 다소 잠겨하고 염려함)	□ 증상이 있고 중등도 수 준임 (깊은 우울, 절망감이 빈번함, 절못한 일에 대한 죄책감에 집착함)	□ 증상이 있고 고도 수준 임 (거의 매일 깊은 우울과 절망감, 망상적 죄책감, 비합리적 자기비난 경향이 광범위하게 나타남)
VIII. 조증	□ 증상 없음	□ 불분명함 (다소 고양되 고 팽창되고 팽창 되고 성마른 기분 또는 성마름이 있지 안절부절못함)	□ 증상이 있으나 정도는 수 준임 (다소 고양되고 팽창 되고 성마른 기분 또는 안절부절못하는 행동을 빈 번하게 보임)	□ 증상이 있고 중등도 수 준임 (광범위하게 고양되 고 팽창되고 성마른 기본 또는 안절부절못하는 행 동을 빈번하게 보임)	□ 증상이 있고 고도 수준 임 (매우 고양되고 팽창되 고 성마른 기본 또는 안절 부절못하는 행동을 매일 광범위하게 보임)

주석: SD=표준편차, SES=사회경제적 지위

세계보건기구 장애평가목록 2.0
World Health Organization Disability Assessment Schedule 2.0

성인 자가-보고용 '세계보건기구 장애평가목록 2.0(World Health Organization Disability Assessment Schedule 2.0: WHODAS 2.0)'은 18세 이상 성인의 장애를 측정하는 36개 문항으로 구성된 척도다. 이 척도는 전 세계적으로 수많은 문화에 걸쳐서 타당화되었고 변화에 대한 민감성도 보여 주었다. WHODAS 2.0은 이해 및 의사소통, 이동 능력, 자조 능력, 사고 활동, 일상 활동(즉, 집안일, 직장, 그리고/또는 학교 활동)과 사회 참여를 포함하는 6가지 영역에 걸쳐 장애를 평가한다. 만약 개인의 능력이 손상되어 질문지를 작성하지 못할 경우(예, 주요 신경인지장애 환자), 환자에 대해 잘 알고 있는 정보제공자가 www.psychiatry.org/dsm5에서 이용 가능한 대리자용 척도를 완성할 수 있다. WHODAS 2.0의 자가-보고용 질문지의 각 문항은 지난 30일간 특정 기능 영역에서 얼마나 많은 어려움이 있었는지에 대해 평정하도록 요구한다.

WHO에서 제공된 WHODAS 2.0 채점 지시 사항
WHODAS 2.0 Scoring Instructions Provided by WHO

WHODAS 2.0 요약 점수. WHODAS 2.0의 36개 문항이 모두 포함된 전체 버전의 요약 점수를 계산하는 방법은 2가지가 있다.

단순 채점 방법(Simple): 각 문항에 할당된 점수-'없음'(1), '경도'(2), '중등도'(3), '고도'(4), '극도'(5)-를 합산하면 최대 총점은 180이 된다. 이 채점 방법은 재채점하거나 반응 범주를 합치지 않고 단순히 각 문항의 점수들을 합산한 것으로, 즉 개별 문항에 가중치를 적용하지 않으므로 단순 채점이라고 한다. 이 채점 방법은 수기 채점 시 사용하기 용이하며, 바쁜 임상 현장이나 지필식 면접 상황에서 선택할 수 있다. 모든 영역에 걸쳐 문항 점수의 총합은 기능적 한계의 정도를 기술하기에 충분한 통계치다.

복합 채점 방법(Complex): 보다 복잡한 채점 방법은 '문항 반응 이론(Item-Response-Theory: IRT)'에 기초한 채점 방법이다. 이 채점 방법은 WHODAS 2.0의 각 문항이 평가하는 장애의 다양한 수준을 고려한다. 이 채점 방법은 각 문항에 대한 응답을 '없음' '경도' '중등도' '고도' '극도'로 부호화한 후, 컴퓨터를 이용해 문항과 심각도의 수준에 따라 가중치를 각기 다르게 부여하여 요약 점수를 산출한다. 이 컴퓨터 프로그램은 WHO 웹 사이트에서 이용할 수 있으며, 채점은 다음의 세 단계로 이루어진다.

- 1단계-각 영역 내에서 부호화된 문항 점수를 합산함(즉, 각 문항에 대한 반응선택지 1~5가 0~4로 변환되어 원점수 총합은 144가 됨)
- 2단계-모든 6개 영역의 점수를 모두 합산함
- 3단계-합산된 요약 점수를 0~100점 범위의 측정치로 전환함(0=장애 없음, 100=완전한 장애)

WHODAS 2.0 영역 점수. WHODAS 2.0은 6개 기능 영역[인지, 이동 능력, 자조 능력, 사교 활동, 일상 활동(집안일 및 직장/학교), 그리고 사회 참여]에 대한 영역별 점수를 산출한다.

WHODAS 2.0 전집 규준. WHODAS 2.0 IRT 기반 채점의 전집 규준 및 전집 분포는 WHO에서 출판된 무료 PDF 매뉴얼에 있는 〈표 6.1〉과 [그림 6.1](p. 43)을 보라: '건강과 장애 평가: WHO 장애평가목록(WHODAS 2.0) 매뉴얼', 2012. 6.

DSM-5-TR 사용자를 위한 추가적인 채점 방법 및 해석 지침
Additional Scoring and Interpretation Guidance for DSM-5-TR Users

임상가는 임상 면접을 하는 동안 각 문항에 대한 개인의 반응 내용을 검토하고, 각 문항에 대해 개인이 보고한 점수를 '임상가 전용' 칸에 표시해야 한다. 그러나 만일 임상가가 임상 면접 내용과 이용 가능한 기타 정보에 입각해서 문항에 대한 채점을 다르게 해야 한다고 판단할 경우, 원 문항 점수 칸에 수정된 점수를 표시해야 한다. 미국의 6개 지역과 캐나다의 1개 지역에서 시행된 성인 집단을 대상으로 한 현장 연구 결과에 입각해서, DSM-5-TR은 전반적인 장애 평균 점수와 각 영역별 평균 점수를 계산하여 사용할 것을 권고한다. 각 평균 점수들은 WHODAS 2.0의 5점 척도상의 점수와 비교할 수 있으며, 임상가들은 각 개인의 장애를 없음(1), 경도(2), 중등도(3), 고도(4), 극도(5) 수준에서 고려할 수 있다. DSM-5 현장 연구에서 전반적인 장애 평균 점수와 영역별 장애 평균 점수는 신뢰도가 높고 사용하기 편리하며 임상적으로 유용한 것으로 밝혀졌다. 영역별 평균 점수는 각 영역의 원 점수를 문항 수로 나누어 계산된다[예, '이해 및 의사소통' 영역의 모든 문항이 중등도(3)로 채점되었다면 영역 평균 점수는 18/6=3으로, 중등도 장애를 시사한다]. 전반적인 장애 평균 점수는 전체 문항의 원점수 총점을 총 문항 개수(즉, 36개)로 나누어 산출된다. 피검자가 WHODAS 2.0의 모든 문항을 완성하도록 독려해야 된다. 만일 10개 이상의 문항(즉, 총 36개 문항 중 25% 이상인)에 무응답한 경우, 단순 채점 방법이나 전반적인 장애 평균 점수는 도움이 되지 않을 수 있다. 그러나 만일 총 문항 중 10개 이상에서 무응답이지만 특정 영역에서 문항의 75~100%에 대해 응답했다면, 해당 영역에 대한 단순 채점 방법 또는 영역별 평균 점수는 사용될 수 있다.

사용 빈도 Frequency of Use

시간의 경과에 따른 개인의 장애 심각도 변화를 추적하기 위해, 이 척도는 증상의 안정성 및 치료 상태에 따라 임상적으로 권고되는 일정한 간격을 두고 시행할 수 있다. 특정 영역에서 일관적으로 높은 점수는 더 추가적인 평가 및 치료가 확실히 요구되는 중요한 문제가 되는 영역이 있다는 것을 나타내 줄 수 있다.

WHODAS 2.0
세계보건기구 장애평가목록 2.0
36문항 버전, 자가-보고용

이름: _____ **연령:** _____ **실시일:** _____

이 질문지는 <u>건강/정신건강 상태로 인해 경험하는 어려움</u>에 대해 질문합니다. 건강 상태에는 **질환이나 질병, 단기적 또는 장기적으로 지속될 수 있는 기타 건강 문제, 상해, 정신적 또는 정서적 문제 및 알코올 또는 약물 문제**가 포함됩니다. **지난 30일간** 다음 활동들을 수행하는 데 얼마나 많은 어려움이 있었는지 생각한 후, 다음 문항들에 응답하십시오. 각각의 질문에 **하나**의 점수에만 동그라미 표시를 해 주십시오.

각 문항에 할당된 점수		1	2	3	4	5	임상가 전용		
							문항 원점수	영역 원점수	영역 평균 점수
지난 30일간 다음 일들을 수행하는 데 얼마나 어려움이 있었습니까?									
이해 및 의사소통									
D1.1	<u>10분 동안</u> 어떤 일에 <u>주의집중하는 것</u>	없음	경도	중등도	고도	극도 또는 수행 불가			
D1.2	<u>중요한 일을 기억하는 것</u>	없음	경도	중등도	고도	극도 또는 수행 불가			
D1.3	일상생활에서 <u>문제를 분석하고 해결책을 찾아내는 것</u>	없음	경도	중등도	고도	극도 또는 수행 불가			
D1.4	<u>새로운 과제를 학습하는 것</u>(예, 새로운 장소에 찾아가는 것)	없음	경도	중등도	고도	극도 또는 수행 불가		30	5
D1.5	사람들이 하는 <u>말을 일반적으로 이해하는 것</u>	없음	경도	중등도	고도	극도 또는 수행 불가			
D1.6	<u>대화를 시작하고 지속하는 것</u>	없음	경도	중등도	고도	극도 또는 수행 불가			
이동 능력									
D2.1	<u>오랫동안</u> 30분 정도 <u>서 있는 것</u>	없음	경도	중등도	고도	극도 또는 수행 불가			
D2.2	앉아 있다가 <u>일어서는 것</u>	없음	경도	중등도	고도	극도 또는 수행 불가			
D2.3	자신의 <u>집 안에서 돌아다니는 것</u>	없음	경도	중등도	고도	극도 또는 수행 불가		25	5
D2.4	자신의 <u>집 밖으로 나가는 것</u>	없음	경도	중등도	고도	극도 또는 수행 불가			
D2.5	1km 정도(혹은 그에 상응하는 정도) 멀리 떨어진 <u>장소까지 걸어가는 것</u>	없음	경도	중등도	고도	극도 또는 수행 불가			
자조 능력									
D3.1	<u>전신 목욕을 하는 것</u>	없음	경도	중등도	고도	극도 또는 수행 불가			
D3.2	<u>옷을 입는 것</u>	없음	경도	중등도	고도	극도 또는 수행 불가		20	5
D3.3	<u>먹는 것</u>	없음	경도	중등도	고도	극도 또는 수행 불가			
D3.4	<u>며칠간 혼자 지내는 것</u>	없음	경도	중등도	고도	극도 또는 수행 불가			

사교 활동								
D4.1	자신이 잘 모르는 사람을 대하는 것	없음	경도	중등도	고도	극도 또는 수행 불가		
D4.2	친구관계를 유지하는 것	없음	경도	중등도	고도	극도 또는 수행 불가		
D4.3	자신과 가까운 사람들과 어울리는 것	없음	경도	중등도	고도	극도 또는 수행 불가	25	5
D4.4	새로운 친구를 사귀는 것	없음	경도	중등도	고도	극도 또는 수행 불가		
D4.5	성적인 활동을 하는 것	없음	경도	중등도	고도	극도 또는 수행 불가		
일상 활동-집안일								
D5.1	자신이 맡은 집안일을 책임지고 하는 것	없음	경도	중등도	고도	극도 또는 수행 불가		
D5.2	가장 중요한 집안일을 잘하는 것	없음	경도	중등도	고도	극도 또는 수행 불가		
D5.3	자신이 해야만 하는 집안일을 모두 끝마치는 것	없음	경도	중등도	고도	극도 또는 수행 불가	20	5
D5.4	요구되는 만큼 빠르게 집안일을 끝마치는 것	없음	경도	중등도	고도	극도 또는 수행 불가		
일상 활동-학교/직장								
만일 직장에 다니거나(유급, 무급, 자영업) 학교에 다닌다면, 다음 D5.5에서 D5.8까지의 문항에 대해 응답해 주세요. 직장이 없거나 학교에 다니지 않는다면 D6.1로 넘어가세요.								
지난 30일간 당신의 건강 상태 때문에 다음 일을 수행하는 데 얼마나 많은 어려움이 있었습니까?								
D5.5	일상적인 직장/학교생활을 하는 것	없음	경도	중등도	고도	극도 또는 수행 불가		
D5.6	가장 중요한 직장/학교 과제를 잘하는 것	없음	경도	중등도	고도	극도 또는 수행 불가		
D5.7	자신이 해야만 하는 일을 모두 끝마치는 것	없음	경도	중등도	고도	극도 또는 수행 불가	20	5
D5.8	요구되는 만큼 빠르게 일을 끝마치는 것	없음	경도	중등도	고도	극도 또는 수행 불가		
사회 참여								
지난 30일간 다음 일들을 수행하는 데 얼마나 어려움이 있었습니까?								
D6.1	다른 사람들과 비교할 때, 지역사회 활동(예, 축제나 종교 활동 및 기타 활동)에 참여하는 데 얼마나 많은 어려움이 있었습니까?	없음	경도	중등도	고도	극도 또는 수행 불가		
D6.2	당신 주위에 있는 장애물이나 방해 요인 때문에 얼마나 많은 어려움이 있었습니까?	없음	경도	중등도	고도	극도 또는 수행 불가		
D6.3	다른 사람들의 태도나 행동 때문에 품위를 유지하며 지내는 데 얼마나 많은 어려움이 있었습니까?	없음	경도	중등도	고도	극도 또는 수행 불가		
D6.4	당신의 건강 상태나 그 결과 때문에 얼마나 많은 시간을 썼습니까?	없음	경도	중등도	고도	극도 또는 수행 불가		
D6.5	당신의 건강 상태가 정서적으로 얼마나 많은 영향을 미쳤습니까?	없음	경도	중등도	고도	극도 또는 수행 불가	40	5
D6.6	당신의 건강 문제로 인해 당신이나 가족의 재정 상태가 얼마나 많이 악화되었습니까?	없음	경도	중등도	고도	극도 또는 수행 불가		
D6.7	당신의 건강 문제 때문에 가족에게 얼마나 많은 어려움이 있었습니까?	없음	경도	중등도	고도	극도 또는 수행 불가		
D6.8	스스로 휴식이나 여가를 즐기는 데 얼마나 많은 어려움이 있었습니까?	없음	경도	중등도	고도	극도 또는 수행 불가		
전반적인 장애 점수(총점):							180	5

© World Health Organization, 2012. All rights reserved. Measuring health and disability: manual for WHO Disability Assessment schedule(WHODAS 2.0), World Health Organization, 2010, Geneva.

세계보건기구(WHO)는 이 평가도구의 재생산 허가권을 출판사에 양도한다. 이 자료는 임상가가 환자에게 사용할 경우에만 복제 가능하다. 전자 정보로 이용되는 경우를 포함하여 이 외의 용도로 사용할 경우 WHO의 서면 허가가 요구된다.

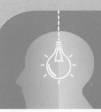

문화와 정신과적 진단
Culture and Psychiatric Diagnosis

이 장은 임상적 진단에서 핵심 용어, 문화적 개념화, 고통에 대한 문화적 개념을 통해 문화와 사회적인 맥락의 통합에 대한 기본적인 정보를 제공한다.

- 첫 번째 부분에서는 이 장의 나머지 부분에서 핵심적인 **문화, 인종, 민족성**에 대한 개념을 정의한다.

- 문화적 개념화 부분에서는 모든 의료 환경에서 서비스를 제공하는 임상가가 사용하도록 고안된 체계적인 개인-중심 문화적 평가(person-centered cultural assessment)에 대한 개요를 제시한다. 또한 이 섹션에서는 이러한 구성 요소들을 포함하는 면접 프로토콜, 즉 '문화적 개념화 면접'이 포함되어 있다. 증상 발현, 치료를 요하는 질병이나 곤경에 대한 해석, 도움-추구 기대는 항상 개인의 문화적 배경과 사회문화적 맥락에 의해 영향을 받는다. 개인-중심의 문화적 평가는 그 사람의 배경과는 상관없이 모든 사람의 치료를 향상시키는 데 도움을 줄 수 있다. 문화적 개념화는 특히 사회체계적인 불이익과 차별에 의해 야기된 의료 격차의 영향을 받는 개인에게 도움이 될 수 있다.

- 고통의 문화적 개념화 부분에서는 개인이 질병과 고통의 경험을 표현하고, 보고하고, 해석하는 방식에 대해 기술한다. 증상은 **고통에 대한 문화적 관용어**로 표현된다. 이것은 유사한 문화적 배경을 가진 사람이 광범위한 걱정을 전달하기 위해 일반적으로 사용하는 증상, 문제, 고통에 대한 행동, 또는 언어적 용어, 은유, 문구, 또는 말하는 방식 등이다. 이러한 관용어는 광범위한 스펙트럼의 고통에 대해 사용될 수 있으며, 정신질환을 나타내지 않을 수 있다. 정신질환의 기준에 충족되지 않는 정도의 불만족감이나 좌절 경험을 표현하는 현재 미국에서 흔하게 쓰이는 관용어에는 '소진(burnout)' '스트레스 받음(feeling stressed)' '신경쇠약(nervous breakdown)' '우울감(feeling depressed)' 등이 있다. 문화적으로 특정한 설명과 증후군은 일반적이며, 전 세계적으로 널리 분포되어 있다. 이 장에서는 다양한 지역의 관용어, 설명, 증후군의 예시들을 제시한다. 이러한 예시들은 연구가 잘 이루어져 왔고, 미국의 임상가들에게 친숙하지 않다는 점이 그것의 특정한 언어적·행동적 표현과 의사소통 기능을 부각시키기 때문에 선정되었다.

핵심 용어
Key Terms

효과적인 진단 평가와 임상적 관리를 위해서는 질병 경험의 문화적 맥락을 이해하는 것이 필수적이다.

문화(culture)는 세대에 걸쳐 학습되고 전달되는 지식, 개념, 가치, 규범 및 관행의 체계를 말한다. 문화는 언어, 종교 및 영성, 가족 구조, 생활 주기 단계들, 의식, 관습, 건강과 질병을 이해하는 방식뿐만 아니라, 도덕적·정치적·경제적·법적 체계를 포함한다. 문화는 시간에 따라 지속적인 변화를 겪는 개방적이고 역동적인 체계다. 현재의 세상에서 개인 및 집단은 대부분 다양한 문화적 맥락에 노출되어 있으며, 이는 개인과 집단이 그들 고유의 정체성을 형성하고 경험을 이해하는 데 사용된다. 이러한 의미 형성 과정은 건강관리를 포함해서 특정한 상황에서의 발달적이고 일상적인 사회적 경험에서 유래되며, 그것은 개인마다 다를 수 있다. 문화의 많은 부분은 암묵적이거나 추정되는 배경 지식, 가치, 가정이 포함되어 있어서 개인이 설명하기는 어려울 수 있다. 문화의 이러한 특징들은 고정된 문화적 특성의 관점에서 문화적인 정보나 정형화된 집단을 과잉일반화하지 않도록 하는 데 중요하다. 진단과 관련하여, DSM 장애를 포함한 모든 형태의 질병과 고통이 문화적인 맥락에 의해 형성된다는 점을 인식하는 것이 중요하다. 문화는 사람들이 어떻게 증상과 질병을 해석하고 반응하는지 뿐만 아니라, 개인이 어떻게 자신의 정체성을 형성하는지에 영향을 준다.

인종(race)은 생물학적인 것이 아니라, 집단 고유의 속성이나 능력을 나타내는 것으로 잘못 간주되어 온 피부색과 같은 다양하고 표면적인 신체 특징을 바탕으로 인류를 집단으로 구분하는 사회적인 구성개념이다. 인종적 범주 및 구성개념은 역사와 사회에 걸쳐서 매우 다양하며, 억압, 노예제, 대량학살의 시스템을 정당화하는 데 사용되어 왔다. 인종이라는 구성개념은 정신건강에 심각하게 부정적인 영향을 미치는 인종적 이데올로기, 인종차별, 사회적 억압과 배척으로 이어질 수 있기 때문에 정신의학에서 중요하다. 인종차별이 많은 정신질환을 악화시키고 부정적인 결과를 야기하며, 인종에 대한 편견이 진단 평가에 영향을 미친다는 증거들이 있다.

민족성(ethnicity)은 문화적으로 구성된 집단 정체성으로, 민족이나 공동체를 정의하는 데 사용된다. 민족성은 공통의 역사, 조상, 지리, 언어, 종교 또는 다른 집단과 구별되는 공유된 집단의 특징에 뿌리를 두고 있다. 민족성은 스스로 자각하거나, 외부인들에 의해 부여될 수 있다. 증가된 이동성, 민족 간의 결혼, 문화 간의 혼입이 새롭게 혼합된, 다중의 또는 융합된 새로운 민족 정체성을 규정해 왔다. 이러한 과정들은 또한 민족 정체성이 흐려지게 만들 수도 있다.

문화, 인종과 민족성은 인종차별과 관련된 정치적·경제적·사회 구조적 불평등, 건강상의 불균형을 초래하는 차별과 관련된다. 문화적, 민족적, 그리고 인종적 정체성은 정신병리에 대한 회복력을 증진시키는 강점이나 집단 지지의 원천이 될 수 있다. 이들은 또한 사회적·문화적 정보에 입각한 진단과 임상적 평가가 요구되는 심리적, 대인관계적, 그리고 세대 간 갈등이나 적응상의 어려움을 초래할 수도 있다. 인종화 및 인종차별주의와 관련된 추가적인 핵심 용어들이 DSM-5-TR I편 서문에서 '문화적 및 사회 구조적 쟁점'이라는 제목하에 '인종차별과 차별이 정신과 진단에 미치는 영향'이라는 하위 섹션에 정의되어 있다.

문화적 개념화
Cultural Formulation

문화적 개념화의 개요 Outline for Cultural Formulation

DSM-IV에서 소개된 문화적 개념화의 개요(Outline for Cultural Formulation)는 개인의 정신건강 문제의 문화적 특징과 그러한 특징들이 사회문화적 맥락 및 역사와 어떻게 관련되는지에 대한 정보를 평가하기 위한 참조틀을 제공한다. 이러한 평가는 임상가에게 친숙하지 않은 문화적 배경에 대한 정보뿐만 아니라 개개인의 평가와 관련된 사회적 맥락과 질병 경험에 대한 유용한 정보를 제공한다. DSM-5에서 개정된 DSM-5-TR에는 문화적 개념화 개요의 확장된 버전과 문화적 개념화 면접(Cultural Formulation Interview: CFI)을 사용한 평가의 접근 방식이 포함되어 있으며, 이는 임상의, 환자, 그들의 가족들로부터 현장에서 검증되었고, 현실적이고 수용 가능하며 유용한 문화 평가 도구로 확인된 것이다.

문화적 개념화의 개요에서는 다음 범주에 대한 체계적인 평가를 요구한다.

• **개인의 문화적 정체성**: 대인관계, 자원에 대한 접근성, 발달적인, 그리고 현재의 도전 과제, 갈등이나 곤경에 영향을 줄 수 있는 인구통계학적(예, 나이, 젠더, 민족인종적 배경)이거나 사회적이고 문화적으로 정의된 특징들을 기술하시오. 기타 임상적으로 중요한 정체성의 측면은 종교적 소속과 영성, 사회경제적 계층, 신분제, 출생지와 가족의 성장 장소, 이주자의 지위, 직업, 성적 지향을 포함할 수 있다. 개인이 정체성의 어떤 측면을 우선시하며, 그것들이 어떻게 상호작용하는지를 기록하시오(교차성[intersectionality]). 그것은 임상 장면과 건강에 대한 염려의 영향을 반영해 줄 수 있다. 이민자의 경우, 원래의 문화적 맥락뿐만 아니라 새로운 문화적 맥락에 대한 관여 정도와 종류에 주목해야 한다. 마찬가지로 인종적이고 민족적인 집단을 동일시하는 사람들의 경우, 자신의 집단 및 사회의 다른 부분과의 상호작용 및 동일시 정도에 주목해야 한다. 언어 능력, 선호도, 사용 패턴이 의료 체계의 접근과 사회적인 통합, 임상적 의사소통에 대한 어려움 또는 통역사가 필요한지 여부를 파악하는 것과 관련이 있다.

• **고통에 대한 문화적 개념화**: 개인이 어떻게 자신의 증상이나 문제를 경험하고 이해하며, 의사소통하는지에 영향을 미치는 문화적 구성개념에 대해 기술하시오. 문화적 구성개념에는 고통

에 대한 문화적 관용어, 문화적인 설명 및 지각된 원인, 문화적 증후군 등이 포함될 수 있다. 고통스러운 경험의 의미나 심각도는 개인의 문화적 배경의 규범과의 관계에서 평가되어야 한다. 우선순위의 증상, 질병의 심각도에 대한 지각, 연관된 사회적 낙인의 수준, 그리고 예상되는 결과가 모두 이와 관련된 것이다. 자기-스스로의 대처 방식들, 그리고 과거에 도움을 구한 경험을 포함하여 그것들과 고통에 대한 개인의 문화적 구성개념과의 연결뿐만 아니라, 개인, 가족 또는 친구들의 도움 추구에 대한 기대와 계획을 이끌어 내라. 대처 및 도움 추구 양식에 대한 평가는 전통적 치료, 대체치료, 상호보완적 치료뿐만 아니라 전문적인 치료의 이용도 고려해야 한다.

• **심리사회적 스트레스 요인과 취약성 및 회복력의 문화적 특징들**: 개인의 사회적 환경(최근 사건 및 과거 사건을 모두 포함한) 내에서의 주요 스트레스 요인, 도전 과제, 지지 자원을 파악하시오. 여기에는 자원(예, 주거, 교통) 및 기회(예, 교육, 고용)에 대한 접근, 인종차별주의, 차별, 체계적이고 제도적인 낙인에 대한 노출, 사회적 소외 혹은 배제(구조적 폭력)와 같은 개인의 정신건강에 대한 사회적 결정 요인들이 포함된다. 또한 스트레스를 유발하거나 정서적·도구적·정보적 지원을 제공하는 데 있어 종교, 가족 및 기타 대인관계와 사회적 관계망(예, 친구, 이웃, 동료, 온라인 집단)의 역할을 평가하시오. 사회적 스트레스 요인과 사회적 지지는 사회적 맥락, 가족 구조, 발달 과업, 사건에 대한 문화적 의미에 따라 달라진다. 기능, 장애, 그리고 회복력의 수준은 개인이 속한 문화적 배경의 관점에서 평가되어야 한다.

• **환자와 임상의, 치료팀, 그리고 기관 간의 관계에 대한 문화적 특징들**: 의사소통에 어려움을 야기하고 진단 및 치료에 영향을 미칠 수 있는 환자 개인과 임상의(또는 치료팀과 기관) 간의 문화적·언어적·교육적·사회적 지위에서의 차이를 파악하시오. 환자 개인과 임상의의 사회적 위치와 사회적 범주의 관점에서 서로를 지각하는 방식을 고려하는 것이 평가 과정에 영향을 미칠 수 있다. 더 넓은 사회에서 인종차별주의 및 차별을 경험한 경우에는 임상 진단에서 신뢰감과 안전감을 확립하는 것을 방해할 수 있다. 그러한 영향에는 증상을 유발시키거나 증상 및 행동의 문화적·임상적 중요성에 대한 오해, 효과적인 임상적 동맹을 맺는 데 필요한 라포를 형성하고 유지하는 데 있어서의 어려움이 포함될 수 있다.

• **전반적인 문화 평가**: 정신질환 및 기타 임상적으로 관련된 문제에 대한 감별진단과 적절한 관리 및 치료적 개입에 대해 개요의 전반부에서 파악한 문화적 개념화의 구성 요소들이 가진 함의점을 요약하시오.

문화적 개념화 면접 Cultural Formulation Interview (CFI)

문화적 개념화 면접(CFI)은 임상의가 정신건강 평가 중에 환자가 보이는 임상 증상의 표현이나 치료의 핵심적인 측면에 미치는 문화의 영향에 대한 정보를 얻기 위해 사용할 수 있는 한 세트의 프로토콜이다. CFI는 다음 3가지 요소로 구성된다. 핵심 CFI는 어떤 환자로부터 초기 평가를 얻기 위해 사용되는 16개의 질문 모음, 부수적인 정보를 얻기 위한 핵심 CFI의 정보제공자 버전, 그리고 필요한 경우에 평가를 확장하기 위한 보조 모듈 모음으로 이루어져 있다. CFI에서 **문화**라는 용어는 다음을 포함한다.

- 다양한 사회적 집단(예, 민족 집단, 종교 공동체, 직업군, 퇴역군인 집단)과 그들이 참여하는 공동체의 가치, 지향, 지식 및 관행으로부터 도출되는 개인이 경험에 의미를 부여하는 과정
- 연령, 젠더, 사회적 계층, 지리학적 출신지, 이민, 언어, 종교, 성적 지향, 장애 또는 민족/인종적 배경과 같이 개인이 가진 관점에 영향을 미칠 수 있는 개인의 배경, 발달 과정에서의 경험, 그리고 현재의 사회적 맥락과 지위
- 가족, 친구 및 기타 공동체 구성원(특히 개인의 **사회적 관계망**)이 개인의 질병 경험에 미치는 영향
- 의료제공자의 문화적 배경과 임상적인 상호작용에 영향을 미칠 수 있는 의료 시스템 및 기관의 조직 및 실무에 내재된 가치와 가정들

문화적 과정은 개인과 지역적 · 사회적 맥락과의 상호작용을 포함한다. 따라서 문화적 평가는 개인 내적인, 그리고 사회적 세계 내에서의 과정을 모두 평가하며, 개인 평가만큼이나 많이 사회적 맥락을 평가한다.

CFI는 개인의 치료와 관련된 문화적 요인들을 체계적으로 평가할 수 있도록 만든 짧은 반구조화된 면접이다. CFI는 개인의 경험과 임상적 문제, 증상, 염려의 사회적 맥락에 초점을 맞춘다. CFI는 개인의 고유한 관점에서, 그리고 그 개인의 사회적 관계망 내에 있는 타인의 관점에서 정보를 이끌어 냄으로써 문화적 평가에 대한 개인-중심적인 접근법을 따른다. 이러한 접근법은 각 개인의 문화적 지식이 질병 경험을 어떻게 해석하는지에 영향을 미치고, 어떻게 도움을 추구하는지 그 방법을 안내한다는 점에서 고정관념을 피할 수 있도록 고안되었다. CFI는 개인적인 관점과 관련되기 때문에, 이러한 질문에 대한 응답에서 옳고 그름은 없다. 핵심 CFI와 정보제공자 버전은 이 장의 뒷부분에 포함되어 있으며, www.psychiatry.org/dsm5에서 이용 가능하다(보조 모듈도 온라인에서 이용 가능하다).

핵심 CFI(및 정보제공자 버전)는 두 단락으로 구성되어 있다. 좌측 칸에는 CFI를 적용할 때 필요한 지시 사항이 표시되어 있으며 각 면접 영역에서의 평가 목표가 기술되어 있다. 우측 칸의 질문들은 이러한 영역들을 어떻게 탐색할지에 대해 설명하고 있으나, 이러한 질문들이 완전한 것은 아니므로 개인의 응답을 명확히 할 필요가 있다면 추가적으로 질문을 더 할 수 있다. 필요한 경우, 각각의 질문을 다른 표현으로 바꾸어 질문할 수 있다. CFI는 문화적 평가를 위해 만든 면접이므로 면접의 자연스러운 흐름 및 개인과 라포를 유지하기 위해 유연하게 사용해야 한다.

개인의 배경이나 현재 상황에 대해 평가할 수 있도록 CFI의 질문들을 개인에게 맞추기 위해서는 면접 전에 얻은 인구통계학적 정보들과 CFI를 통합해서 사용하는 것이 가장 좋다. CFI에서 살펴볼 구체적인 인구통계학적 영역은 개인이나 환경에 따라 다를 것이다. 종합적인 평가를 위해서 출생

지, 연령, 젠더, 민족 또는 인종적 배경, 결혼 상태, 가족 구성, 학력, 언어 유창성, 성적 지향, 종교적/영적 소속 단체, 직업 상태, 고용 여부, 수입, 그리고 이민력을 살펴볼 수 있다.

CFI는 개인이나 임상가의 문화적 배경과 상관없이 모든 연령, 모든 임상 현장에서 개인의 초기 평가 시 사용될 수 있다. 같은 문화적 배경을 공유하는 것처럼 보이는 개인과 임상의라 할지라도 적절한 치료 방식에서는 다를 수 있다. CFI는 임상적 평가에 통합될 수 있도록 필요에 따라 전체적으로 또는 부분적으로 사용될 수 있다. CFI는 특히 임상 실제에서 다음과 같은 문제가 있는 경우 도움이 될 수 있다.

- 임상의와 환자 개인 간의 문화적, 종교적 또는 사회경제적 배경에서 중요한 차이로 인한 진단 평가에서의 어려움
- 문화적으로 고유한 증상과 진단기준이 일치하는지에 대한 불확실성
- 질병의 심각도나 손상을 판단하는 데 있어서의 어려움
- 다른 문화적 치료 및 건강관리 시스템에 대한 이전 경험에 입각해서 치료에 대한 기대 또는 증상에 대한 다른 견해
- 치료 과정에 대한 환자 개인과 임상의 간의 의견 불일치
- 외상과 억압의 집단적 역사를 가진 개인들에 의한 주류 서비스와 기관에 대한 잠재적 불신
- 치료에 대한 환자의 제한된 참여 및 순응

핵심 CFI는 4가지 평가 영역을 강조한다: 문제에 대한 문화적 정의(질문 1~3), 원인, 맥락, 그리고 지지에 대한 문화적 인식(질문 4~10), 자기-대처와 과거 도움 추구 행동에 영향을 미치는 문화적 요인들(질문 11~13), 현재 도움 추구 행동에 영향을 미치는 문화적 요인들(질문 14~16). CFI를 실시하는 개인-중심적인 과정과 CFI를 통해 얻은 정보들은 모두 진단 평가의 문화적 타당성을 증진시키고, 치료 계획을 촉진하며, 개인의 참여도와 만족도를 높이기 위해 만들어졌다. 이러한 목표를 달성하기 위해, 임상의는 CFI를 통해 얻은 정보들을 이용 가능한 다른 임상적 자료들과 통합해서 종합적인 임상 및 상황 평가가 되도록 한다. CFI의 정보제공자 버전은 가족 구성원이나 보호자로부터 CFI 영역들에 대한 부차적인 정보를 수집하는 데 사용될 수 있다.

핵심 CFI의 각 영역을 더 넓고 깊게 탐색하기를 바라는 임상의들에게 도움을 주기 위해서 보충 모듈이 개발되었다. 보충 모듈은 아동 및 청소년, 노인, 보호자, 이민자 및 난민과 같은 특정 집단을 대상으로 사용할 수 있도록 개발되었다. 보충 모듈은 CFI의 관련된 부제하에서 참고할 수 있으며, www.psychiatry.org/dsm5에서 이용 가능하다.

핵심 문화적 개념화 면접(CFI)

각 CFI의 하위 주제들을 확장하기 위해 사용된 보충 모듈은 괄호로 표시되어 있다.

면접자 지침	면접자에 대한 지시 사항은 기울임체로 제시함
다음 질문들은 개인이나 그 개인이 속한 사회적 관계망(가족, 친구 또는 현 문제와 관련된 관계망) 내에 있는 구성원의 관점에서 현재 임상적 문제의 핵심적인 측면을 명백히 하는 것을 목표로 한다. 여기에는 문제의 의미, 잠재적인 도움의 출처, 서비스에 대한 기대가 포함된다.	*환자를 위한 지시문:* 저는 당신을 효율적으로 돕기 위해서 당신의 문제에 대해 이해하고 싶습니다. 저는 **당신의** 경험과 생각들에 대해 알고 싶습니다. 제가 당신이 어떤 일들을 겪고 있고, 어떻게 그 문제들을 다루어 왔는지에 대해 몇 가지 질문을 할 것입니다. 제가 하는 질문에 정답은 없다는 사실을 기억해 주십시오.

문제에 대한 문화적 정의

문제에 대한 문화적 정의

(설명 모델, 기능 수준)	
핵심 문제 및 주요 관심사에 대한 개인적인 견해를 파악하시오. *문제를 이해하는 개인적인 방식에 초점을 맞추라.* *후속 질문에서 문제를 파악하기 위해 질문 1에서 도출된 용어, 표현이나 간략한 기술을 사용하시오(예, '당신 아들과의 갈등').*	1. 오늘 무슨 일로 여기 오셨습니까? *만일 피면접자가 구체적인 사항을 말하지 않거나 증상 및 의학적 진단에 대해서만 말할 경우 추가로 탐색하는 질문을 하시오:* *사람들은 종종 자신의 문제를 자신만의 방식으로 이해하는데, 그것은 의사가 문제를 설명하는 방식과 유사하기도 하고 다르기도 합니다. 당신은 자신의 문제를 어떻게 설명하시겠습니까?*
개인이 자신의 사회적 관계망 내에 있는 구성원들에게 문제를 어떻게 개념화하고 있는지 질문하시오.	2. 때때로 사람들은 가족이나 친구, 또는 공동체 내의 다른 사람들에게 문제를 설명할 때 다른 방식으로 설명합니다. 그들에게 당신의 문제에 대해서 어떻게 설명하시겠습니까?
개인에게 가장 중요한 문제의 측면에 초점을 맞추라.	3. 당신의 문제 중에서 어떤 것이 가장 문제가 된다고 생각하십니까?

원인, 맥락 및 지지에 대한 문화적 인식

원인

(설명 모델, 사회적 관계망, 노인)	
이 질문은 개인이 가진 문제의 의미를 나타내 주며, 이는 임상적 치료에 적절한 것일 수 있다. *개인이 고려하는 문제의 양상에 따라 다양한 원인을 확인할 수 있음에 주목하시오.*	4. 이런 일이 왜 당신에게 생겼다고 생각하십니까? 당신의 [문제]의 원인이 무엇이라고 생각하십니까? *필요한 경우 추가 질문하시오:* *어떤 사람들은 자신의 문제가 자신의 삶에서 발생한 나쁜 일의 결과나 다른 사람들과의 문제, 신체적 질병, 영적인 이유나 다른 원인들 때문에 생긴 것이라고 설명합니다.*

개인의 사회적 관계망 내에 있는 구성원들의 견해에 초점을 맞추라. 이는 개인에 따라 매우 다르고 다양할 수 있다.

5. 당신의 가족이나 친구 또는 공동체 내의 사람들은 당신의 [문제]의 원인이 무엇이라고 생각합니까?

스트레스원과 지원

(사회적 관계망, 보호자, 정신사회적 스트레스원, 종교와 영성, 이민과 난민, 문화적 정체성, 노인, 대처 전략 및 도움 추구)

개인의 자원, 사회적 지지, 회복탄력성에 초점을 두고 개인의 삶의 맥락에 대한 정보를 파악하시오. 다른 지지지원에 대해 탐색할 수도 있다(예, 동료, 종교나 영성 활동의 참여).

6. 가족, 친구, 또는 다른 사람들로부터 지지를 받는 것과 같이 당신의 [문제]를 더 잘 해결할 수 있도록 도와줄 수 있는 어떠한 종류의 자원이 있습니까?

개인의 환경에서 스트레스가 되는 측면에 초점을 맞추라. 추가적으로 관계 문제, 직장 및 학교에서의 어려움, 차별 등을 조사할 수 있다.

7. 경제적 문제나 가족 문제와 같이 당신의 [문제]를 더 악화시키는 어떠한 종류의 스트레스가 있습니까?

문화적 정체성의 역할

(문화적 정체성, 정신사회적 스트레스원, 종교와 영성, 이민과 난민, 노인, 아동 및 청소년)

때때로 사람들의 배경이나 정체성의 측면이 그들의 [문제]를 더 호전시키거나 악화시킬 수 있습니다. **배경**이나 **정체성**이란, 예를 들어 당신이 속한 공동체, 당신이 사용하는 언어, 당신이나 가족들의 고향이나, 당신의 인종이나 민족적 배경, 당신의 젠더나 성적 지향 또는 당신의 신념이나 종교와 같은 것을 의미합니다.

피면접자에게 자신의 문화적 정체성을 가장 현저하게 반영하는 요소가 무엇인지 질문하시오. 필요한 경우 질문 9~10을 개인에게 맞춰서 하기 위해 이 정보를 사용하시오.

8. 당신에게 있어서 당신의 배경이나 정체성에서 가장 중요한 측면은 무엇입니까?

문제를 호전시키거나 악화시키는 정체성의 측면을 파악하시오.
필요한 경우 추가 질문하시오(예, 이민 상태, 인종/민족 또는 성적 지향으로 인한 차별 때문에 임상 증상이 악화되는 경우).

9. 당신의 배경이나 정체성 중 당신의 [문제]에 영향을 미치는 측면이 있습니까?

필요한 경우 추가 질문하시오(예, 이민 관련 문제, 젠더 역할로 인한 또는 세대 간의 갈등).

10. 당신의 배경이나 정체성에서 당신에게 걱정이나 어려움을 일으키는 어떠한 측면이 있습니까?

자기-대처와 과거 도움 추구에 영향을 미치는 문화적 요인

자기-대처

(대처 전략 및 도움 추구, 종교와 영성, 노년, 보호자, 정신사회적 스트레스원)

문제에 대한 자기-대처를 분명하게 하시오.

11. 때때로 사람들은 [문제]를 다루기 위해 다양한 방법을 사용합니다. 당신이 스스로 자신의 [문제]를 다루기 위해 사용했던 방법은 무엇입니까?

과거 도움 추구

(대처 및 도움 추구, 종교와 영성, 노년, 보호자, 정신사회적 스트레스원, 이민과 난민, 사회적 관계망, 임상의-환자 관계)

다양한 도움의 출처를 파악하시오(예, 의학적 도움, 정신건강 치료, 지지 집단, 직장 기반 상담, 민간요법, 종교 또는 영적 상담, 다른 형태의 전통 또는 대체 요법).

필요한 경우 추가 질문하시오(예, "당신이 도움을 받은 기타 다른 출처는 무엇입니까?").

개인이 도움을 받은 이전 경험과 관심을 명확히 하시오.

12. 종종 사람들은 다양한 종류의 의사, 조력자, 치유자를 포함해서 다양한 원천에서 도움을 구합니다. 과거에 당신은 자신의 [문제]를 해결하기 위해 어떤 종류의 치료나 도움, 조언, 치유를 받아 보았습니까?

만일 받았던 도움의 유용성에 대해 설명하지 않는다면 추가적으로 질문하시오:

어떤 종류의 도움이나 치료가 가장 유용했습니까? 혹은 유용하지 않았습니까?

장애물

(대처 및 도움 추구, 종교와 영성, 노년, 보호자, 정신사회적 스트레스원, 이민과 난민, 사회적 관계망, 임상의-환자 관계)

도움을 추구하고 치료에 접근하고 이전 치료에 참여하는 데 어려움이 되었던 사회적 장애물의 역할을 명확히 하시오.

필요한 경우 세부 사항을 탐색하시오(예, "이런 방식에서 싫은 것이 무엇입니까?").

13. 당신이 필요한 도움을 얻는 걸 방해한 요인이 있었습니까?

필요한 경우 추가 질문하시오:

예를 들어, 돈, 직장이나 가족에 대한 헌신, 낙인이나 차별 또는 당신의 언어나 배경을 이해하는 서비스의 부족

현재 도움 추구에 영향을 미치는 문화적 요인

선호도

(사회적 관계망, 보호자, 종교와 영성, 노년, 대처 및 도움 추구)

개인이 현재 지각하는 필요와 도움에 대한 기대를 폭넓게 정의된 관점에서 명확하게 하시오.

만일 개인이 도움의 원천을 하나만 제시한다면 추가적으로 질문하시오(예, "지금 시점에서 어떤 다른 종류의 도움이 당신에게 도움이 될 수 있겠습니까?").

도움 추구에 관한 사회적 관계망의 관점에 초점을 맞추라.

이번에는 당신에게 필요한 도움에 대해 더 이야기해 봅시다.

14. 지금 시점에서 당신의 [문제]에 어떤 종류의 도움이 가장 유용하다고 생각합니까?

15. 당신의 가족, 친구 또는 다른 사람들이 현재 유용할 것이라고 제안한 도움에는 어떤 것들이 있었습니까?

임상의-환자 관계

(임상의-환자 관계, 노년)

인식된 인종주의, 언어 장벽, 또는 문화적 차이와 같이 호의, 의사소통, 의료 전달 등을 약화시킬 수 있는 병원이나 임상의-환자 관계에 대한 가능한 문제들을 파악하시오.

필요한 경우 구체적인 사항에 대해 추가 질문하시오 (예, "어떤 방식으로?").

이전에 발생했던 병원이나 임상의-환자 관계에 대한 걱정이나 치료에 대한 잠재적인 장애물에 대해 알아보라.

때때로 의사와 환자들은 다른 배경을 가지고 있거나 다른 기대를 하고 있기 때문에 서로에 대해 오해하곤 합니다.

16. 당신은 이것에 대해서 생각해 본 적이 있습니까? 그리고 우리가 당신이 필요로 하는 치료를 제공하기 위해 할 수 있는 어떤 것이 있다고 생각합니까?

문화적 개념화 면접-정보제공자 버전
Cultural Formulation Interview (CFI)-Informant Version

CFI-정보제공자 버전은 환자의 임상적 문제나 생활환경에 대해 알고 있는 정보제공자로부터 부수적인 정보를 수집한다. 이 버전은 핵심 CFI에서 획득된 정보를 보충하기 위해서, 또는 환자가 정보를 제공하는 것이 불가능한 경우—예를 들어, 아동이나 청소년, 명백한 정신병적 상태에 있거나 인지적 손상을 지닌 개인의 경우—에 핵심 CFI 대신 사용할 수 있다.

문화적 개념화 면접-정보제공자 버전

면접자 지침	면접자에 대한 지시 사항은 기울임체로 제시함
다음 질문들은 정보제공자의 관점에서 현재 임상적 문제의 주요한 측면을 명백히 하는 것을 목표로 한다. 여기에는 문제의 의미, 잠재적인 도움의 출처, 서비스에 대한 기대가 포함된다.	*정보제공자를 위한 지시문:* 저는 당신의 가족/친구를 더 잘 돕기 위해서 그들이 가진 문제를 이해하고 싶습니다. 저는 **당신의** 경험과 생각들에 대해 알고 싶습니다. 제가 당신의 가족/친구가 어떤 일들을 겪고 있고, 어떻게 그 문제들을 다루어 왔는지에 대해 몇 가지 질문을 할 것입니다. 제가 하는 질문에 정답은 없다는 사실을 기억해 주십시오.

환자와의 관계

환자, 그리고/또는 환자 가족과 정보제공자의 관계를 명확히 하시오.	1. [환자 또는 환자의 가족]과의 관계를 어떻게 설명할 수 있습니까? *명확하지 않은 경우 추가 질문하시오:* [환자]를 얼마나 자주 만납니까?

문제에 대한 문화적 정의

핵심 문제 및 주요 관심사에 대한 정보제공자의 견해를 파악하시오.

환자의 문제에 대한 정보제공자의 이해 방식에 초점을 맞추라.

후속 질문에서 문제를 파악하기 위해 질문 1에서 도출된 용어, 표현이나 간략한 기술을 사용하시오(예, '당신 아들과의 갈등').

2. 오늘 당신의 가족/친구가 무슨 일로 여기 오셨습니까?

   만일 정보제공자가 구체적인 사항을 말하지 않거나 증상 및 의학적 진단에 대해서만 말할 경우 추가 질문하시오:

   사람들은 종종 자신의 문제를 자신만의 방식으로 이해하는데, 그것은 의사가 문제를 설명하는 방식과 유사하기도 하고 다르기도 합니다. **당신은** [환자]의 문제를 어떻게 설명하겠습니까?

정보제공자가 사회적 관계망 내에 있는 구성원에게 문제를 어떻게 개념화하고 있는지에 대해 질문하시오.

3. 때때로 사람들은 가족이나 친구, 또는 공동체 내의 다른 사람들에게 문제를 설명할 때 다른 방식으로 설명합니다. **당신은** [환자의] 문제를 그들에게 어떻게 설명합니까?

정보제공자에게 가장 중요한 문제의 측면에 초점을 맞추라.

4. [환자의] 문제 중에서 어떤 것이 가장 문제가 된다고 생각합니까?

원인, 맥락 및 지지에 대한 문화적 인식

원인

이 질문은 정보원에게 문제의 의미를 나타내 주며, 이는 임상적 치료에 적절한 것일 수 있다.

정보제공자가 고려하는 문제의 양상에 따라 다양한 원인을 확인할 수 있음에 주목하시오.

5. 왜 이런 일이 [환자]에게 생겼다고 생각하십니까? 환자의 [문제]의 원인이 무엇이라고 생각하십니까?

   필요한 경우 추가 질문하시오:

   어떤 사람들은 자신의 문제가 자신의 삶에서 발생한 나쁜 일의 결과나 다른 사람들과의 문제, 신체적 질병, 영적인 이유나 다른 원인들 때문에 생긴 것이라고 설명합니다.

환자의 사회적 관계망에 있는 구성원의 관점에 초점을 맞추라. 이는 정보제공자에 따라 매우 다르고 다양할 수 있다.

6. [환자의] 가족이나 친구 또는 공동체 내의 다른 사람들은 [환자의 문제]의 원인이 무엇이라고 생각합니까?

스트레스원과 지원

자원, 사회적 지지, 탄력성에 초점을 두고 환자의 삶의 맥락에 대한 정보를 파악하시오. 다른 지지원에 대해 탐색할 수도 있다(예, 동료, 종교나 영성 활동의 참여 등).

7. 가족, 친구, 또는 다른 사람들과 같이 환자의 [문제]를 더 잘 해결할 수 있도록 도와줄 수 있는 어떠한 종류의 자원이 있습니까?

환자의 환경에서 스트레스가 되는 측면에 초점을 맞추라. 추가적으로 관계 문제, 직장 및 학교에서의 어려움, 차별 등에 대해 조사할 수 있다.

8. 경제적 문제나 가족 문제와 같이 환자의 [문제]를 악화시키는 어떠한 종류의 스트레스가 있습니까?

문화적 정체성의 역할

때때로 사람들의 배경이나 정체성의 측면이 [문제]를 더 호전시키거나 악화시킬 수 있습니다. **배경**이나 **정체성**이란, 예를 들어 당신이 속한 공동체나, 당신이 사용하는 언어, 당신(가족)들의 고향, 당신의 인종이나 민족적 배경, 당신의 젠더나 성적 지향, 또는 당신의 신념이나 종교와 같은 것들을 의미합니다.

정보제공자에게 환자의 문화적 정체성에서 가장 두드러진 요소가 무엇인지 질문하시오. 필요한 경우 질문 10~11을 개인에게 맞춰서 하기 위해 이 정보를 사용하시오.

9. 당신에게 있어서 [환자의] 배경이나 정체성에서 어떤 측면이 가장 중요합니까?

문제를 호전시키거나 악화시키는 정체성의 측면을 파악하시오.

필요한 경우에는 추가적으로 탐색하시오(예, 이민 상태, 인종/민족 또는 성적 지향으로 인한 차별 때문에 임상 증상이 악화되는 경우).

10. [환자의] 배경이나 정체성 중에서 환자의 [문제]에 영향을 미치는 측면이 있습니까?

필요한 경우 추가적으로 조사하시오(예, 이민 관련 문제, 젠더 역할로 인한 또는 세대 간의 갈등).

11. [환자의] 배경이나 정체성에서 환자에게 걱정이나 어려움을 초래하는 어떠한 측면이 있습니까?

자기-대처와 과거 도움 추구에 영향을 미치는 문화적 요인

자기-대처

문제에 대한 환자의 자기-대처를 명확히 하시오.

12. 때때로 사람들은 [문제]를 다루기 위해 다양한 방법을 사용합니다. [환자가 자신의 [문제]를 해결하기 위해 어떤 방법들을 사용해 본 적이 있습니까?

과거 도움 추구

다양한 도움의 출처를 파악하시오(예, 의학적 도움, 정신건강 치료, 지지 집단, 직장 기반 상담, 민간요법, 종교 또는 영적 상담, 다른 형태의 전통 또는 대체 요법).

필요한 경우 추가 질문하시오(예, "환자가 도움을 받은 다른 출처는 무엇입니까?").

도움을 받은 이전 경험과 관심을 명확히 하시오.

13. 종종 사람들은 의사, 조력자, 치유자를 포함해 다양한 원천에서 도움을 구합니다. 과거에 [환자가 자신의 [문제]를 해결하기 위해 어떤 종류의 도움, 조언, 치유를 받아 보았습니까?

받은 도움의 유용성을 설명하지 않는 경우 추가적으로 질문하시오:

어떤 종류의 도움이나 치료가 가장 유용했습니까? 유용하지 않았습니까?

장애물

이전 치료에서 도움 요청, 의료 접근성, 문제 참여에 있어 사회적 장애물의 역할을 명료히 하시오.

14. [환자]에게 필요한 도움을 구하지 못하게 방해한 요인이 있었습니까?

필요한 경우 세부 사항을 탐색하시오(예, "이런 방식에서 잃은 것이 무엇입니까?").

필요한 경우 추가 질문하시오:
예를 들어, 돈, 직장이나 가족에 대한 헌신, 낙인이나 차별 또는 환자의 언어나 배경을 이해하는 서비스의 부족

현재 도움 추구에 영향을 미치는 문화적 요인

선호도

폭넓게 정의된, 정보제공자의 관점에서 환자가 현재 지각하는 필요와 도움에 대한 기대를 명확히 하시오.
만일 정보제공자가 도움의 종류를 하나만 제시한다면 추가 질문하시오(예, "지금 시점에서 어떤 다른 종류의 도움이 [환자]에게 도움이 될 수 있겠습니까?").
도움 추구에 대한 사회적 관계망의 관점에 초점을 맞추라.

이번에는 [환자]에게 필요한 도움에 대해 이야기해 봅시다.
15. 지금 시점에서 환자의 [문제]에 대해 어떤 종류의 도움이 환자에게 가장 유용할 것 같습니까?
16. [환자의] 가족, 친구 또는 다른 사람들이 현재 유용할 것이라고 제안한 또 다른 종류의 도움이 있습니까?

임상의-환자 관계

지각된 인종주의, 언어 장벽, 또는 문화적 차이와 같이 호의, 의사소통, 의료 전달 등을 약화시킬 수 있는 병원이나 임상의-환자 관계에 대한 가능한 문제들을 파악하시오.
필요한 경우 구체적인 사항에 대해 추가 질문하시오 (예, "어떤 방식으로?").
이전에 발생했던 병원이나 임상의-환자 관계에 대한 걱정이나 치료에 대한 잠재적인 장애물에 대해 알아보라.

때때로 의사와 환자들은 다른 배경을 지니고 있거나 다른 기대를 하고 있기 때문에 서로에 대해 오해하곤 합니다.
17. 당신은 이것에 대해서 생각해 본 적이 있습니까? 그리고 우리가 [환자가 필요로 하는 치료를 제공하기 위해 할 수 있는 어떤 것이 있다고 생각합니까?

고통에 대한 문화적 개념
Cultural Concepts of Distress

진단 평가와의 관련성 Relevance for Diagnostic Assessment

고통에 대한 문화적 개념은 개인이 고통, 행동 문제 또는 문제를 일으키는 생각과 정서를 경험하고 이해하고 의사소통하는 방식을 의미하며, 크게 3가지의 유형으로 분류될 수 있다. 고통에 대한 문화적 표현 양식은 고통을 표현하는 방식을 의미하는데, 이는 특정 증상이나 증후군을 포함하지는 않지만, 개인이나 사회의 걱정거리에 대해 표현하고 이야기하는 집단적으로 공유되는 방식을 제공해 준다. 예를 들면, '긴장'이나 '우울'에 대한 일상적인 대화는 개별 증상, 증후군이나 장애에는 들어맞

지 않지만 두루 다양한 형태의 고통을 의미할 수 있다. **문화적 설명** 또는 지각된 원인은 문화적으로 인식된 증상, 질병 또는 고통에 대한 의미나 원인을 나타내 주는 설명 모델의 명칭, 귀인이나 특성들을 말한다. **문화적 증후군**은 특정한 문화 집단, 공동체 또는 환경 내에 있는 개인들에게 동시에 발생하는 경향이 있고, 그 지역에서 일관된 경험 양상으로 인식되는 증상들과 속성들의 집합을 말한다.

이러한 고통에 대한 3가지 개념—고통에 대한 문화적 표현 양식, 문화적 설명, 문화적 증후군—은 **문화관련 증후군**(culture-bound syndrome)이라는 이전의 개념화보다 임상 실제에 더 적절하다. 구체적으로 문화관련 증후군이라는 용어는 임상적으로 중요한 문화적 차이가 문화에 따라 다른 증상의 형태보다는 고통의 경험 및 이에 대한 설명을 포함한다는 사실을 간과한다. 더욱이 **문화관련**이라는 용어는 고통에 대한 문화적 개념이 특정 지역에 국한되는 매우 독특한 경험으로 특징지어진다는 것을 지나치게 강조한다. 현재의 개념화는 DSM의 장애를 포함한 모든 형태의 고통이 지역적으로 형성된다는 것을 인정하고 있다. 이런 관점에서 볼 때 많은 DSM 진단은 문화적 증후군에서 출발하여 임상 및 연구에서 유용성이 있다는 결과를 통해 널리 수용된, 조작적으로 정의된 전형적인 유형으로 이해될 수 있다. 증상, 고통에 대해 이야기하는 방식, 지역적으로 인식된 원인들은 여러 집단에 걸쳐 문화적으로 정형화된 차이가 존재하며, 결국 이는 대처 전략 및 도움을 추구하는 방식과 관련되어 있다.

고통에 대한 문화적 개념은 한 지역의 민속적인 '전통'이나 정신적·정서적 고통에 대한 전문적인 진단 체계로부터 발생한다. 또한 생물의학적 개념의 영향을 반영할 수도 있다. 고통에 대한 문화적 개념은 DSM-5의 분류 체계와 관련하여 4가지 핵심적인 특징을 가지고 있다.

- 특정 DSM 진단과 일대일로 대응하는 문화적 개념은 거의 없다. 대응은 어떤 방향으로든 일대 다수인 경우가 더욱 많다. DSM-5에 따라 여러 장애로 분류될 수 있는 증상과 행동들이 하나의 고통에 대한 문화적 개념에 포함될 수도 있으며, DSM-5에서 단일한 장애의 변형으로 분류된 다양한 증상은 토속적인 진단 체계에 의해 여러 개의 구분되는 개념으로 분류될 수 있다.
- 고통에 대한 문화적 개념은 DSM의 어떤 정신질환의 기준도 충족하지 않는 현상을 포함한 넓은 범위의 증상 및 기능적 심각도에도 적용할 수 있다. 예를 들어, 갑작스러운 상실로 인한 슬픔이나 사회적인 곤경에 처한 개인은 더 심각한 정신병리를 지닌 개인과 동일한 고통의 표현 양식을 사용하거나 동일한 문화적 증후군을 보일 수 있다.
- 일반적인 용법에서 동일한 문화적 용어가 한 종류 이상의 고통에 대한 문화적 개념을 나타내는 경우가 빈번하다. 친숙한 예로는 '우울'을 들 수 있는데 이 용어는 증후군(예, 주요우울장애), 고통의 표현 양식(예, 흔한 표현으로 "나는 우울해."), 또는 설명되거나 지각된 원인(예, "그의 어머니가 임신 중 우울증을 앓았기 때문에 아기가 정서적 문제를 안고 태어났다.")을 나타내는 데 사용될 수 있다.
- 문화와 DSM 그 자체처럼, 고통에 대한 문화적 개념은 지역 및 세계적인 영향으로 인해 시간에 따라 변화될 수 있다.

고통에 대한 문화적 개념은 여러 가지 이유 때문에 정신과적 진단에서 중요하다.

- **개인의 걱정을 파악하고 정신병리의 발견을 증진시키기 위해서**: 선별 도구나 진단 시스템 검토에서 고통에 대한 문화적 개념에 대해 언급하는 것은 환자 개인이 전문적인 용어보다는 고통에 대한 문화적 개념에 더 친숙할 수 있기 때문에, 개인의 걱정을 파악하는 것을 촉진하고 정신병리의 발견을 증진시킬 수 있다.

- **오진단을 피하기 위해**: 고통에 대한 문화적 개념화와 연관된 설명 모델과 증상에서 문화적인 변형은 임상가가 문제의 심각도를 잘못 판단하거나 잘못된 진단을 내리게 할 수 있다(예, 사회적으로 타당한 의심이 편집증으로 오해받을 수 있다. 친숙하지 않은 증상의 표현은 정신병이라고 잘못 진단될 수 있다).

- **유용한 임상 정보를 얻기 위해**: 증상과 귀인(attributions)에서 문화적 변형은 위험성, 회복탄력성, 그리고 결과의 특정한 특징과 연관되어 있을 수 있다. 고통에 대한 문화적 개념에 관한 임상적 탐구는 증상 발달 및 경과 과정에서 특정 맥락의 역할과 대처 전략과 관련된 정보를 이끌어 낼 수 있다.

- **임상적 라포와 참여를 향상시키기 위해**: '환자의 언어로 말하는 것', 즉 언어뿐만 아니라 환자가 현저하게 사용하는 고통에 대한 문화적 개념과 은유를 이용하는 것은 의사소통과 만족감을 증진시키고, 치료 협약을 용이하게 하며, 치료에 대한 순응성과 지속성을 높일 수 있다.

- **치료적 효능을 향상시키기 위해**: 문화는 장애의 심리적 기제에 영향을 미치므로 임상적인 효과성을 향상시키기 위해 이를 이해하고 다룰 필요가 있다. 예를 들어, 문화 특정적인 파국적 생각은 증상이 공황발작으로 악화되는 데 영향을 미칠 수 있다.

- **임상 연구를 안내하기 위해**: 고통에 대한 문화적 개념들 간의 지역적으로 지각된 연결성은 동반이환 장애의 유형과 기저의 생물학적 기질을 밝히는 데 도움이 될 수 있을 것이다. 고통에 대한 문화적 개념, 특히 문화적 증후군은 앞으로 질병분류학적인 개정에 포함될 수 있는 이전에 인식되지 않은 장애나 변이를 나타내 줄 수도 있다(예, DSM-IV의 변경으로 DSM-5에서 빙의의 개념이 해리성 정체성장애의 진단기준에 추가되었다).

- **문화적 역학 연구를 명확하게 하기 위해**: 고통에 대한 문화적 개념이 해당 문화적 맥락의 모든 개인에게 동일하게 적용되는 것은 아니다. 고통에 대한 문화적 표현 양식, 문화적 설명, 그리고 문화적 증후군을 구분함으로써 환경과 지역, 그리고 시간에 따른 질병의 문화적 특징을 연구할 수 있다. 또한 임상 장면과 지역사회에서 위험성, 경과, 그리고 결과의 문화적인 결정 요인에 대해 의문을 제기함으로써 문화적 연구의 증거 기반을 증진시킬 수 있다.

DSM-5는 진단의 정확성과 임상적 평가의 포괄성을 향상시키기 위해 고통에 대한 문화적 개념에 대한 정보를 포함한다. 이러한 고통에 대한 문화적 개념화를 이용한 환자 개인에 대한 임상적 평가는 반드시 그들의 표현이 DSM-5에서 명시된 장애나 달리 **명시되는**, 또는 대신에 가장 잘 분류된 명시되지 않는 진단의 기준을 충족하는지 여부를 결정해야 한다. 일단 장애로 진단되면, 문화적 용어들과 설명들은 반드시 사례 개념화 내에 포함되어야 한다. 이것들은 혼동이 되는 증상이나 병인론적 원인을 명료화하는 데 도움이 될 수 있다. DSM의 특정 정신질환 진단기준을 충족하지 않는 증상을 지닌 개인도 여전히 치료를 기대하고 필요로 할 수 있다. 이는 반드시 각 개인의 사례에 기반해서 평가되어야 한다. CFI 및 정보제공자 버전, 보충적인 모듈과 더불어 DSM-5-TR은 임상 활동에서 문화적 정보를 통합할 때 유용하게 사용될 수 있는 다음의 정보와 도구를 포함하고 있다.

- **특정 장애에 대한 최신 DSM-5-TR 본문 자료**: 본문에는 증상 발현에서의 문화적 다양성에 대한 정보가 포함되어 있다. 증상 표현; 장애 원인에 대한 귀인, 또는 촉발인자; 인구통계학적 집단에 걸쳐서 차별적인 유병률과 관련된 요인들, 정신병리에 대한 역치와 각 상태에 대해 지각된 심각성에 영향을 줄 수 있는 문화적 규범; 사회적으로 억압된 민족적 또는 소외된 집단의 개인을 평가할 때 오진의 위험; 고통에 대한 문화적 개념과 연관; 문화적 정보에 입각한 진단과 관련된 기타 자료. 범주적 수준에서 DSM의 정신질환과 고통에 대한 문화적 개념 간에 일대일 대응이 없다는 것을 강조하는 것이 중요하다. 따라서 환자에 대한 감별진단 시 반드시 CFI로 파악된 정보와 문화적 변형에 대한 정보를 통합해야 한다.
- **임상적 관심의 초점이 될 수 있는 기타 상태**: CFI에 의해 확인된 일부 임상적 문제는 관련된 ICD-10-CM 부호와 함께 II편 '임상적 관심의 초점이 될 수 있는 기타 상태'에 나열된 상태 또는 문제 중 하나에 해당할 수 있다.

고통에 대한 문화적 개념의 예시 Examples of Cultural Concepts of Distress

임상가는 환자 개인의 고민을 이해하고 정확한 진단 평가를 촉진하기 위해 고통에 대한 개인의 문화적 개념에 익숙해질 필요가 있다. 문화적 개념화 면접을 사용하면 이러한 측면에서 도움이 될 수 있다. 다음의 10가지 예시는 고통에 대한 문화적 개념화가 진단 과정에 영향을 미칠 수 있는 몇 가지 방식을 설명하기 위해 선택되었다. 이러한 예시로 설명되는 원칙들은 특정한 문화적 맥락에서 발견되는 고통에 대한 무수히 다른 문화적 개념화에도 적용될 수 있다.

같은 용어가 맥락에 따라 고통과 그것의 임상적 표현에 대한 여러 유형의 문화적 개념화에 사용될 수 있다. 잠재적으로, 고통에 대한 문화적 개념화는 단독으로 그것만 발생하거나 정신질환과 공존할 수 있으며 임상적 표현, 과정 및 결과에 영향을 미칠 수 있다. 예를 들어, 미국 라틴계 사회에서 신경발작(아타케 데 네르비오스[ataque de nervios])은 거의 모든 정신질환과 공존할 수 있다.

다음의 고통에 대한 문화적 개념화의 각 예시는 ① 현상학적으로 고통에 대한 문화적 개념화와 겹치는 DSM-5 장애(예, 발작적 성향과 증상 유사성에 기인된 공황장애와 아타케 데 네르비오스), 그리고 ② 인과적 설명이나 관용어로 귀인되는 DSM-5 장애(예, 외상후 스트레스장애와 쿠펀지시사[kufungisisa])를 강조하기 위해서 'DSM-5-TR에서 관련된 상태들'의 기술을 포함한다.

아타케 데 네르비오스 Ataque de nervios

아타케 데 네르비오스('신경발작')는 라틴 문화권에서 나타나는 증후군으로, 극심한 불안, 분노, 슬픔, 비명, 걷잡을 수 없는 고함, 울음 발작, 떨림, 가슴의 열이 머릿속으로 솟구치는 것, 언어적·육체적으로 격렬해지는 증상들로 특징지어진다. 해리적 경험(예, 이인화, 비현실감, 기억상실증), 발작과 유사한 또는 실신하는 증상, 그리고 자살 행동은 어떤 아타케에서는 현저하게 보이지만, 또 다른 아타케에서는 전혀 보이지 않는다. 아타케 데 네르비오스의 일반적인 특징은 통제 불능감이다. 발작은 가까운 친척의 사망 소식, 배우자 또는 자녀와의 갈등, 가족 구성원의 사고 목격 등 가족과 관련된 많은 스트레스 사건의 직접적인 결과로 자주 발생한다. 소수의 개인에게 있어서, 특정한 사회적 또는 대인관계 사건은 아타케를 촉발시키지 않는다. 대신에 그들의 통제력 상실에 대한 취약성은 축적된 고통 경험에서 비롯된다.

공황장애, 기타 특정 또는 명시되지 않는 해리장애, 기능성 신경학적 증상장애(전환장애)를 포함한 여러 장애가 아타케와 증상적으로 겹치지만, 아타케와 특정 정신질환 사이에 일대일 관계는 발견되지 않았다.

지역사회 표본에서, 지역 및 라틴계 하위 그룹에 따라 성인의 7~15%, 청년의 4~9%에서 아타케가 보고되었다. 정신과적 진단, 외상성 노출, 기타 공변인을 통제한 후에도 그것은 자살 사고, 장애, 정신과 외래 이용과 관련이 있었다. 그러나 어떤 아타케는 임상적 후유증이 없는 급성 고통(예, 장례식)의 표준적인 표현에 해당된다. 아타케 데 네르비오스라는 용어는 또한 감정적 발작(예, 히스테릭 웃음)에 '부합'되는 고통에 대한 관용어를 의미할 수 있으며, 강렬한 스트레스 요인에 대한 통제력 상실 삽화를 나타내기 위해 사용될 수 있다.

다른 문화적 맥락에서 관련된 상태들. 아이티에서 신체불편감, 서인도 제도와 카리브해 국가들에서의 블랙아웃(일시적 기억상실), 그리고 미국 남부에서의 졸도. 이러한 블랙아웃과 졸도라는 용어의 사용은 알코올 또는 기타 물질로 유발된 블랙아웃 또는 기억상실증과 혼동되어서는 안 된다.

DSM-5-TR에서 관련된 상태들. 공황발작, 공황장애, 달리 명시되는 또는 명시되지 않는 해리장애, 기능성 신경학적 증상장애, 간헐적 폭발장애, 달리 명시되는 또는 명시되지 않는 불안장애, 달리 명시되는 또는 명시되지 않는 외상 및 스트레스 요인 관련 장애.

다트 증후군 Dhat syndrome

다트(Dhat) 증후군은 반세기 조금 더 전에 남아시아에서 그들의 다양한 증상이 정액 손실 때문이라고 귀인한 젊은 남성들의 공통적인 임상 표현을 설명하기 위해 만들어진 용어다. 명칭에도 불구하고, 그것은 별개의 증후군이라기보다는 불안, 피로, 허약, 체중 감소, 발기부전, 기타 복합적인 신체 증상의 호소, 우울한 기분과 같은 다양한 증상을 언급하는 개인들의 고통에 대한 문화적인 설명이라 할 수 있다. 중요한 특징은 식별 가능한 생리학적 기능장애가 없는데도 경험하는 다트 손실에 대한 불안과 괴로움이다. 다트는 개인에 의해 배변 또는 배뇨 시 관찰되는 흰색 분비물로 확인되었다. 이 물질에 대한 생각은 힌두교의 의학 체계인 아유르베다에서 건강을 유지하기 위해 균형을 유지하는 데 필요한 7가지 필수 체액 중 하나로 묘사된 다트(정액)의 개념과 관련이 있다.

비록 다트 증후군이 지역적인 임상 실제에 대한 정보제공을 돕기 위해 임상 범주로 공식화되었지만, 정액 손실의 유해한 효과에 대한 생각은 일반 대중에게 널리 퍼져 있으며, 다트와 관련된 개념을 참조로 하여 건강 문제와 증상을 설명하는 문화적 성향을 시사한다. 건강관리 장면에서의 연구는 다트 증후군의 유병률에 대한 다양한 추정치를 산출하였다(예, 인도에서 성적인 문제로 정신과 클리닉을 방문한 남성의 64%, 파키스탄에서 일반 의료 클리닉을 방문한 남성의 30%). 비록 다트 증후군은 낮은 사회경제적 배경을 가진 젊은 남성들에서 가장 흔하게 확인되지만, 중년 남성들 또한 이러한 문제를 보일 수 있다. 백색 질 분비물(leukorrhea)에 대한 비슷한 우려는 여성들에 관한 것이다. 다트라는 용어는 또한 심리적 고통이 부재하는 성적인 감염(예, 임질, 클라미디아)에 대한 관용어 및 인과적 설명으로도 사용될 수 있다.

다른 문화적 맥락에서 관련된 상태들. 동남아시아, 특히 싱가포르에서 코로(Koro), 중국에서 셴쿠이 (Shen-k'uei, 신부전증).

DSM-5-TR에서 관련된 상태들. 주요우울장애, 지속성 우울장애, 범불안장애, 신체증상장애, 질병불안장애, 발기장애, 조기(조루)사정, 달리 명시되는 또는 명시되지 않는 성기능부전, 교육적 문제.

히키코모리 Hikikomori

히키코모리('후퇴하다'를 나타내는 hiki와 '스스로 은둔하다'를 의미하는 moru로 구성된 일본 용어)는 일본에서 관찰된 장기적이고 심각한 사회적 철수를 보이는 증후군으로, 타인과의 교류가 완전히 중단되는 결과로 이어질 수도 있다. 히키코모리의 전형적인 모습은 사춘기 또는 젊은 성인 남성으로, 부모님 집에서 자신의 방 밖으로 나가지 않으며, 직접 대면하는 사회적 교류가 전혀 없다. 이러한 행동은 처음에는 자아-동질적일 수 있으나, 흔히 시간이 지남에 따라 고통을 초래한다. 그것은 종종 높은 강도의 인터넷과 가상적인 사회적 교류의 사용과 연관되어 있다. 다른 특징으로는 학교나 직장에 다니려는 흥미나 의지가 없다는 것이다. 일본 후생노동성의 2010년 가이드라인은 히키코모리 진단을 위해서 6개월간의 사회적 철수를 필요로 한다. 히키코모리에서 보여지는 극단적인 사회적 철수는 확립된 DSM-5 장애의 맥락에서 발생하거나('이차적'), 독립적으로 나타날 수도 있다('일차적').

다른 문화적 맥락에서 관련된 상태들. 청소년과 젊은 성인들 중에서 장기화된 사회적 철수 현상은 호주, 방글라데시, 브라질, 중국, 프랑스, 인도, 이란, 이탈리아, 오만, 한국, 스페인, 대만, 태국, 그리고 미국을 포함한 많은 상황에서 보고되었다. 일본, 인도, 한국, 미국에서 히키코모리 유형의 행동을 보이는 사람들은 높은 수준의 외로움, 제한된 사회적 네트워크, 그리고 중등도의 기능장애를 보이는 경향이 있다.

DSM-5-TR에서 관련된 상태들. 사회불안장애, 주요우울장애, 범불안장애, 외상후 스트레스장애, 자폐스펙트럼장애, 조현성 성격장애, 회피성 성격장애, 조현병 또는 기타 정신병적 장애. 이러한 장애는 또한 인터넷게임장애와 연관이 있을 수 있으며, 청소년들의 경우에는 학교 거부와 연관이 있을 수 있다.

캘캡 Khyâl cap

'캘 발작(Khyâl attacks, Khyâl cap)' 또는 '윈드 발작(wind attacks)'은 캄보디아에서 발견되는 증후군이다. 일반적인 증상은 현기증, 두근거림, 호흡곤란, 수족냉증 등 공황발작 증상과 불안 및 자율신경계 각성의 다른 증상들(이명, 목 통증 등)을 포함한다. 캘 발작은 캘(바람과 같은 물질)이 혈액과 함께 몸에서 상승하여 심각한 범위의 영향을 미칠 수 있다는 걱정(예, 폐를 압박하여 숨이 가쁘고 질식; 두개골 속으로 들어가 이명, 어지러움, 흐릿한 시력, 그리고 치명적인 실신)에 집중된 파국적인 인식을 포함한다. 캘 발작은 경고 없이 발생할 수 있지만, 걱정스러운 생각, 기립 상태, 부정적인 연상이 수반된 특정 냄새, 그리고 붐비는 공간에 가거나 차를 타는 것과 같은 광장공포증 유형의 단서들과 같은 촉발 자극에 의해 종종 발생한다. 캘 발작은 대개 공황발작 기준을 충족시키며, 다른 불안장애, 외상 및 스트레스 관련 장애 경험을 형성할 수 있다. 캘 발작은 상당한 장애와 연관되어 있을 수 있다.

다른 문화적 맥락에서 관련된 상태들. 라오스에서 펜 롬(Pen lom), 티베트에서 스오그 룽기 나드(srog rlung gi nad), 스리랑카에서 바타(vata), 한국에서 화병.

DSM-5-TR에서 관련된 상태들. 공황발작, 공황장애, 범불안장애, 광장공포증, 외상후 스트레스장애, 질병불안장애.

쿠펀지시사 Kufungisisa

쿠펀지시사(쇼나족의 '너무 많이 생각하는 것')는 짐바브웨의 쇼나족 사이에서 사용되는 고통에 대한 관용어이며 문화적 설명이다. 하나의 설명으로서, 불안, 우울, 그리고 신체 증상의 원인으로 간주된다(예, "너무 많이 생각해서 심장이 아프다."). 심리사회적 고통에 대한 관용어로서 대인관계 및 사회적 어려움(예, 결혼 문제, 아이를 돌볼 돈이 없음, 실업)을 나타낸다. 쿠펀지시사는 HIV와 관련된 질병과 같은 만성적인 신체질환에 대한 염려를 포함하며, 속상한 생각들과 특별한 걱정에 대한 반추를 포함한다.

쿠펀지시사는 불안 증상, 과도한 걱정, 공황발작, 우울 증상, 과민성, 외상후 스트레스장애를 포함한 다양한 범위의 정신병리와 관련이 있다. 무작위 지역사회 표본 연구에서 일반적인 정신병리 측정으로 파악된 사례의 2/3가 이러한 호소를 포함하였다.

다른 문화적 맥락에서 관련된 상태들. '너무 많이 생각하는 것'은 많은 국가와 민족에 걸쳐서 고통에 대한 관용어이며 문화적 설명이다. 아프리카, 아시아, 카리브해, 라틴 아메리카, 중동, 그리고 토착민 집단에서 기술되어 왔다. '너무 많이 생각하는 것'은 나이지리아에서 '두뇌 피곤'과 같은 문화적 증후군의 핵심 요소일 수도 있다. '두뇌 피곤'의 경우에 '너무 많이 생각하는 것'은 과도한 학습이 일차적인 원인으로 생각되는데, 머리에 열이 나거나 벼룩이 득실거리는 느낌을 포함한 증상들이 특히 뇌에 손상을 주는 것으로 간주된다.

범문화적으로, '너무 많이 생각하는 것'은 전형적으로—때때로 하나의 걱정, 또는 과거의 외상에 초점을 두거나, 다른 경우에는 수많은 현재의 걱정거리에 입각한—반추적이고, 침투적이고, 그리고/또는 불안한 생각을 나타낸다. 어떤 맥락에서 그것은 정신증, 자살 사고, 심지어 죽음과 같은 더 심각한 장애로 이어지는 것으로 생각된다.

DSM-5-TR에서 관련된 상태들. 주요우울장애, 지속성 우울장애, 범불안장애, 외상후 스트레스장애, 강박장애, 지속적 비탄장애.

말라디 다이압 Maladi dyab

말라디 다이압, 또는 말라디 사탄(maladi satan, 말 그대로 '악마/사탄의 질병', 또는 '전염병'이라고도 한다)은 아이티 지역사회에서 다양한 의학적·정신과적인 장애, 기타 부정적인 경험, 기능상의 문제에 대한 문화적인 설명이다. 이 설명 모델에서 대인관계적인 질투와 악의는 마녀로 하여금 정신증, 우울증, 사회적 또는 학업 실패, 일상생활 활동의 불능과 같은 질병을 보내도록 함으로써 사람들이 그들의 적들에게 해를 가한다. 이러한 질병들은 어떻게 '보내는지'에 입각해서 다양한 이름(예, 엑스페디숀[ekspedisyon], mòvè zespri, kout poud)을 갖는다. 이 병인학적 설명은 질병이 타인의 질투와 증오에 의해 야기될 수 있고, 새로운 직업이나 값비싼 구매로 증명되는 희생자의 경제적 성공에 의해 유발될 수 있다고 가정한다. 한 사람의 이득은 다른 사람의 손실을 초래한다고 가정하기 때문에, 가시적인 성공은 한 개인이 공격에 취약하게 만든다. '병을 보낸다'는 명칭을 부여하는 것은 증상을 표현하는 것보다는 발병 유형, 사회적 지위, 그리로 성공적으로 입증된 치료 방식에 더 달려 있다. 광범위한 정신과적 장애는 이러한 문화적 설명에 기인될 수 있다. 새로운 증상의 급성 발병이나 갑작스러운 행동 변화는 영적 공격에 대한 의심을 불러일으킨다. 매력적이고, 똑똑하고, 부유한 개인은 특히 취약하다고 인식되며, 심지어 젊고 건강한 아이들도 위험에 놓이게 된다.

다른 문화적 맥락에서 관련된 상태들. 질투나 사회적 갈등으로 인한 질병(일반적으로 신체적 질병)에 대한 걱정은 문화적 맥락에 걸쳐서 공통적이며, 종종 '악마의 눈'(예, 스페인어로 말 데 오호[mal de ojo], 이탈리아어로 말르오큐[mal'occhiu])의 형태로 표현된다.

DSM-5-TR에서 관련된 상태들. 광범위한 정신과적 장애 외에도 아증후군적 고통(예, 사회적 환경과 관련된 문제들, 교육 문제들), 초자연적 힘에 대한 문화적 설명은 망상장애, 피해형 또는 조현병으로 오진하는 결과를 초래할 수 있다.

너비어스 Nervios

너비어스('신경증')은 미국과 라틴 아메리카의 라틴 문화에서 공통적인 고통에 대한 관용어와 인과적 설명이다. 너비어스는 스트레스가 되는 삶의 경험과 어려운 삶의 환경에 대한 취약성의 일반적인 상태를 말한다. 너비어스라는 용어는 정서적 고통, 신체 장해, 기능장애의 광범위한 증상을 포함한다. 너비어스에 기인한 가장 흔한 증상은 두통, '뇌 통증'(후두경부 긴장), 과민성, 위장 장해, 수면장애, 신경과민, 쉽게 욺, 집중불능, 떨림, 따끔거리는 감각, 마로스(mareos, 때때로 현기증과 같은 악화를 동반하는 어지러움)를 포함한다. 너비어스는 정신적 장애가 없는 경우에서부터 적응 문제, 불안, 우울, 해리, 신체 증상 또는 정신질환과 유사한 증상 표현에 이르기까지 넓은 범위의 심각도에 걸쳐 있는 고통에 대한 광범위한 문화적 관용어다. 또한 이 용어는 특히 나약함, 무기력함, 불안을 포함하는 여러 형태의 심리적 고통에 대한 문화적 설명을 나타낼 수 있다. 너비어스는 신경계(문자 그대로 해부학적 신경)와 관련된 지역적 변이를 보여 주는 상태의 한 범위를 나타내 줄 수 있다. 예를 들어, 푸에르토리코 지역사회에서 너비어스는 '어렸을 때부터 신경과민함'이 더 특질처럼 보이며, 사회불안장애에 선행할 수 있다. 그리고 '신경질환이 있음'은 너비어스의 다른 유형보다 더 정신과적 문제, 특히 해리 및 우울증과 관련되어 있음과 같은 조건들을 포함한다.

다른 문화적 맥락에서 관련된 상태들. 북아메리카의 그리스인들에서는 네르바(Nevra), 북아메리카의 시칠리아인들에서는 니에르비(niervi), 애팔래치아와 뉴펀들랜드의 백인들에서는 '너브스(nerves)'. '긴장(tension)'은 남아시아인들 사이에서 관련된 관용어이며 인과적 설명이다.

DSM-5-TR에서 관련된 상태들. 주요우울장애, 지속성 우울장애, 범불안장애, 사회불안장애, 달리 명시되는 또는 명시되지 않는 해리장애, 신체증상장애, 조현병.

셴징 슈에어루오우 Shenjing shuairuo

셴징 슈에어루오우('신경계의 쇠약[위약]을 의미하는 만다린 중국어')는 중국 전통의학의 개념적 범주들과 서양의 신경쇠약 구성개념을 통합한 문화적 증후군이다. 『중국 정신질환분류 제2판(Chinese Classification of Mental Disorders: CCMD-2-R)』에서 셴징 슈에어루오우는 5가지 증상 군집 중에서 3가지 증상(예, 정신적 피로), 감정(예, 짜증남), 흥분(예, 증가된 생각), 신경성 통증(예, 두통), 수면(예, 불면)으로 구성된 증후군으로 정의되었다. 판나오(fan nao, 짜증 남)는 갈등적인 생각과 충족되지 않은 욕망에 대한 걱정과 고통이 혼합된 짜증의 한 형태다. CCMD의 제3판은 셴징 슈에어루오우를 신체형장애의 배제 진단으로 유지하였다. 중국은 2011년 ICD-10을 공식 분류 체계로 채택하여 CCMD를 대체하였다. 비록 셴징 슈에어루오우의 사용은 최근 몇 년 동안 상당히 감소했으며, 적어도 도시 지역에서는 우울증과 불안의 관용어로 대체된 것으로 보이지만, 셴징 슈에어루오우는 정신건강임상가들 사이에서 의사소통을 촉진시키고, 정신질환 진단과 관련된 낙인을 제한하기 위해 전통을 따르는 환자들과의 상호작용에서는 널리 인용된다.

셴징 슈에어루오우를 현저하게 촉진하는 것은 일이나 가족 관련 스트레스 요인, 체면 상실(미안지[mianzi], 리안지[lianzi]), 급성 실패감(예, 학업 성취에서) 등이 있다. 셴징 슈에어루오우는 허약(슈[xu])과 생명유지에 본질적인 것의 결핍과 관련된 건강 불균형(예, 과도한 근심으로 인한 기[qi]의 고갈, 또는 기의 정체)이라는 전통적인 개념과 관련이 있다. 전통적인 해석에서 셴징 슈에어루오우는 생명력(셴[shen])을 전달하는 신체 통로(징[jing])가 만성적으로 좌절되는 괴로운 상황을 바꿀 수 없는 것과 같은 다양한 사회적·대인관계적 스트레스 요인으로 인해 조절 불능일 때 발생한다. 다양한 정신과적 장애, 특히 기분·불안·신체증상 장애는 셴징 슈에어루오우와 관련이 있다. 그러나 중국의 의학 클리닉에서 셴징 슈에어루오우를 가진 환자들의 최대 45%가 DSM-IV의 어떠한 장애 진단기준을 충족하는 증상도 가지고 있지 않다.

다른 문화적 맥락에서 관련된 상태들. 신경쇠약-스펙트럼 관용어들이 인도(아샥다바나[ashaktapanna]), 몽골(야다르가[yadargaa]), 그리고 일본(신케이 스이자쿠[sinkei-suijaku])을 포함한 많은 문화적 맥락에서 존재한다. 두뇌 피로 증후군, 번아웃 증후군, 만성피로 증후군 등과 같은 다른 상태들도 밀접한 관련이 있다.

DSM-5-TR에서 관련된 상태들. 주요우울장애, 지속성 우울장애, 범불안장애, 신체증상장애, 사회불안장애, 특정공포증, 외상후 스트레스장애.

수스토 Susto

수스토('공포')는 북아메리카, 중앙아메리카, 남아메리카의 일부 라틴계 문화에서 만연된 고통과 불행에 대한 문화적 설명이다. 카리브해에서 온 라틴계 사람들에게는 질병 범주로 인식되지 않는다. 수스토는 영혼이 육체를 떠나서 불행과 질병을 초래할 뿐만 아니라 주요 사회적 역할에서 기능하는 데 어려움을 초래하는 무서운 사건으로 인해 생기는 질병이다. 증상은 공포를 경험한 후에 며칠에서 몇 년 사이에 언제든지 나타날 수 있다. 극단적인 경우, 수스토는 죽음에 이르게 할 수 있다. 수스토를 특별히 규정하는 증상들은 없다. 그러나 수스토를 가진 사람들이 자주 보고하는 증상들은 식욕부진; 부족하거나 과도한 수면; 수면 문제 또는 꿈; 슬픔, 낮은 자기-가치감 또는 자기-불결감; 대인관계 민감성; 그리고 무엇이든 하겠다는 동기 결여 등을 포함한다. 수스토에 수반되는 신체 증상으로는 근육통, 통증, 사지가 으슬으슬함, 창백함, 두통, 복통, 설사 등을 포함한다. 촉발 사건들은 다양하며, 자연 현상, 동물, 대인관계 상황, 초자연적인 대행자 등을 포함한다.

사포텍어로 시비(cibih)라고 불리는 세 종류의 수스토가 확인되었으며, 각각은 정신과적 진단과 다른 관계를 가지고 있다. 슬픔, 빈약한 자아상, 자살 사고 증상을 동반하는 상실감, 버림받는 느낌, 가족으로부터 사랑받지 못함으로 특징지어지는 대인관계적 수스토는 주요우울장애와 밀접한 관련이 있는 것으로 보인다. 증상 형성과 경험에 대한 감정 처리에서 중요한 역할을 하는 외상적 사건으로부터 수스토가 초래된 경우에는, 외상후 스트레스장애의 진단이 더 적절해 보인다. 다양한 재발성 신체 증상과 그것으로 인해 여러 치료자로부터 건강에 대한 치료적 도움을 구하는 것을 특징으로 하는 수스토는 신체증상장애와 유사한 것으로 생각된다.

다른 문화적 맥락에서 관련된 상태들. 유사한 병인학적 개념과 증상 구성이 전 세계적으로 발견된다. 안데스 지역에서는 수스토를 에스판토(espanto)라고 부른다. 남아시아와 동남아시아의 '영혼 상실' 상태 또한 수스토와 특징을 공유한다. 영혼 상실 시, 공포를 경험하는 개인은 일시적으로 영혼, 영혼의 일부 또는 많은 영혼 중 하나를 잃는 것으로 생각한다. 이것은 개인으로 하여금 다른 신체적·심리적 형태의 고통에 취약하게 만든다.

DSM-5-TR에서 관련된 상태들. 주요우울장애, 외상후 스트레스장애, 달리 명시되는 또는 명시되지 않는 외상 및 스트레스 요인 관련 장애, 신체증상장애.

다이진 교후쇼 Taijin kyofusho

다이진 교후쇼(일본어로는 '대인공포증')는 일본 문화에서 나타나는 증후군으로, 사회적 상호작용에서 개인의 외모와 행동이 부적절하거나 타인에게 불쾌감을 준다는 생각, 느낌, 확신으로 인해 대인관계 상황에서의 불안과 회피가 특징적이다. 다이진 교후쇼는 문화와 관련된 2가지 형태를 포함한다: 극도의 사회적 민감성과 대인관계 상호작용에 대한 불안감을 가진 '민감형'과 주요 관심사가 다른 사람을 불쾌하게 하는 것과 관련된 '가해형'. 이것의 변형들에는 얼굴 홍조(세키멘 교후[sekimen-kyofu]), 불쾌한 체취(지코슈 교후[jiko-shu-kyofu]), 부적절한 시선(과도한, 또는 너무 적은 눈 맞춤; 지코시센 교후[jiko-shisen-kyofu]), 뻣뻣하거나 어색한 얼굴 표정이나 신체 움직임(예, 뻣뻣함, 떨림) 또는 신체 기형(슈보 교후[shubo-kyofu])에 대한 주된 걱정이 포함된다.

다이진 교후쇼는 DSM-5의 사회불안장애보다 더 광범위한 구성개념이다. 다이진 교후쇼는 또한 신체이형장애, 후각참조 증후군, 망상장애의 특징을 가진 증후군을 포함하고 있다. 걱정이 질적으로 망상적인 특성을 가지며, 단순히 안심시키거나 반대되는 예시에도 저조하게 반응할 때 망상장애가 고려되어야 한다.

다른 문화적 맥락에서 관련된 상태들. 다이진 교후쇼의 독특한 증상은 특정한 문화적 맥락에서 발생하며, 범문화적으로 어느 정도는 더 심각한 사회불안과 함께 발생한다. 비슷한 증후군은 위계적인 대인관계에서 자의식적으로 적절한 사회적 행동을 유지하는 것을 매우 강조하는 한국(대인공포)과 그 외 다른 사회에서도 발견된다. 다양한 문화에 걸쳐서 자기와 집단 간의 관계성과 사회적 역할과 관계에 입각해서 자기를 인식하는 상호의존적 자아 구성이 다이진 교후쇼 증상의 위험 요인이 될 수 있다. 가해형 다이진 교후쇼의 특징인 부적절한 사회적 행동을 통해서 타인을 불쾌하게 하는 것에 대한 걱정은 미국, 호주, 인도네시아, 뉴질랜드 등 여러 사회에서도 기술되어 왔다.

DSM-5-TR에서 관련된 상태들. 사회불안장애, 신체이형장애, 망상장애, 강박장애, 후각참조 증후군(다른 특정 강박 및 관련 장애의 일종). 후각참조 증후군은 특히 다이진 교후쇼의 지코슈 교후 변형과 관련이 있으며, 이러한 증상 표현은 일본 이외의 다양한 문화에서 보인다.

성격장애에 대한 대안적 DSM-5 모델
Alternative DSM-5 Model for Personality Disorders

　II편의 현존하는 성격장애 분류에 대한 **대안으로 제공된**, III편의 혼합 차원-범주 모델은 성격 기능의 손상과 병적인 성격 특질에 입각해서 성격장애를 정의한다. DSM-5에서 성격장애 진단의 2가지 모델을 모두 포함시킨 것은 현재 임상 상황에서의 활동과 연속성을 보존하려는 APA 위원회의 결정을 반영하면서, 또한 성격장애에 대한 II편의 접근 방식의 많은 단점을 다루기 위해서 대안적 접근법을 소개한 것이다. 예를 들어, II편의 접근 방식에서 특정 성격장애의 진단기준을 충족하는 전형적인 환자는 빈번하게 다른 성격장애의 진단기준도 충족하고, 달리 명시되는, 또는 명시되지 않는 성격장애 역시 환자가 오직 하나의 성격장애와 일치하는 양상의 증상을 나타내지 않는 경향이 있다는 점에서는 (대부분 유용한 정보를 제공하지는 않지만) 종종 정확한 진단이다.

　이후에 제시되는 대안적 DSM-5 모델에서 성격장애는 성격 기능의 손상과 병리적 성격 특질로 특징지어진다. 이 모델에서 도출될 수 있는 특정 성격장애 진단에는 반사회성 성격장애, 회피성 성격장애, 경계성 성격장애, 자기애성 성격장애, 강박성 성격장애, 그리고 조현형 성격장애가 있다. 또한 이 접근은 성격장애가 존재하는 것으로 고려되지만 특정 성격장애의 진단기준을 충족하지 않을 경우에 진단할 수 있는 '특질에 따라 명시된 성격장애(personality disorder-trait specified: PD-TS)'를 포함한다.

성격장애의 일반적인 진단기준 General Criteria for Personality Disorder

성격장애의 일반적 진단기준

성격장애의 핵심적 특징들은 다음과 같다.
A. 성격(자기/대인관계) 기능에서 중등도 이상의 손상이 있다.
B. 하나 이상의 병리적 성격 특질이 있다.
C. 성격 기능의 손상과 개인의 성격 특질 표현이 비교적 확고하며, 넓은 범위의 개인 및 사회적 상황에 걸쳐 만연해 있다.
D. 성격 기능의 손상과 개인의 성격 특질 표현이 시간에 따라 비교적 안정적이며, 발병 시점이 적어도 청소년기나 성인기 초기로 거슬러 올라간다.
E. 성격 기능의 손상과 개인의 성격 특질 표현이 다른 정신질환으로 더 잘 설명되지 않는다.

F. 성격 기능의 손상과 개인의 성격 특질 표현이 물질에 의한 생리적 효과나 다른 의학적 상태에만 완전히 귀인되지 않는다(예, 고도의 두부 외상).
G. 성격 기능의 손상과 개인의 성격 특질 표현이 개인의 발달단계나 사회문화적 환경에서 정상적인 것으로 더 잘 이해되지 않는다.

성격장애의 진단은 2가지 결정 요인을 필요로 한다: ① 진단기준 A를 위한 성격 기능의 손상 수준에 대한 평가, ② 진단기준 B를 위해 필요한 병리적 성격 특질에 대한 평가. 성격 기능의 손상과 성격 특질 표현은 비교적 확고하며, 넓은 범위의 개인 및 사회적 상황에 걸쳐 만연해 있다(진단기준 C). 시간에 따라 비교적 안정적이며 발병 시점이 청소년기나 성인기 초기로 거슬러 올라간다(진단기준 D). 다른 정신질환으로 더 잘 설명되지 않는다(진단기준 E). 물질에 의한 효과나 다른 의학적 상태에 귀인되지 않는다(진단기준 F). 개인의 발달단계나 사회문화적 환경 내에서 정상적인 것으로 더 잘 이해되지 않는다(진단기준 G). '특질에 따라 명시된 성격장애(PD-TS)'를 포함하여 진단기준 세트로 기술된 III편의 모든 성격장애는 정의상 이러한 일반적 진단기준을 충족한다.

진단기준 A: 성격 기능의 수준 Criterion A: Level of Personality Functioning

자기와 **대인관계** 기능에서의 장해는 성격 정신병리의 핵심이 되며, 여기에 제안된 대안적 진단 모델에서는 이들을 연속선상에서 평가한다. 자기 기능은 정체성과 자기주도성을 포함하며, 대인관계 기능은 공감과 친밀감을 포함한다(〈표 1〉 참조). 성격 기능 수준 척도(Level of Personality Functioning Scale: LPFS; 983~985쪽의 〈표 2〉 참조)는 각 요소들을 5가지 손상 수준으로 구분하기 위해 사용되며, 거의 없거나 없음(즉, 건강하고, 적응적인 기능; 수준 0)부터 경도 손상(수준 1), 중등도 손상(수준 2), 고도 손상(수준 3), 극도 손상(수준 4)으로 나뉜다.

성격 기능의 손상은 성격장애가 있음을 예측하며, 장애의 심각성은 개인이 둘 이상의 성격장애를 가지고 있는지 또는 더 전형적으로 심각한 성격장애 하나를 가지고 있는지를 예측한다. 성격장애의 진단을 위해서는 성격 기능에서 중등도 수준의 손상이 요구된다. 이러한 역치는 중등도 수준의 손상이 성격장애 병리를 정확하고 효율적으로 파악하는 임상가의 능력을 최대화한다는 경험적 증거에 기반을 둔 것이다.

진단기준 B: 병리적 성격 특질 Criterion B: Pathological Personality Traits

병리적 성격 특질은 5가지 광범위한 영역으로 구성되어 있다: 부정적 정서성, 애착상실, 적대성, 탈억제, 그리고 정신병적 경향성. 5가지 광범위한 **특질 영역**(trait domain) 내에는 25개의 특정한 **특질 양상**(trait facets)이 존재하며, 이는 기존의 특질 모델에 대한 검토에서 처음 시작하여 정신건강 서비스를 찾는 사람들을 대상으로 한 연구를 거듭한 끝에 개발되었다. 전체 특질 분류는 〈표 3〉(986~988쪽)에 제시되어 있다. 특정 성격장애에 대한 진단기준 B는 25개의 특질 양상의 하위 세트로 구성되며, 이는 성격 특질과 DSM-IV의 성격장애 진단 간의 관계에 대한 메타분석 연구와 경험적 자료에 근거한 것이다.

진단기준 C와 D: 광범위성과 안정성 Criteria C and D: Pervasiveness and Stability

성격은 환경과 자기 자신에 대해 지각하고, 관련짓고, 생각하는 일정한 패턴으로 정의되기 때문에 성격 기능의 손상과 병리적 성격 특질은 **상대적으로** 넓은 범위의 개인 및 사회적 환경의 전반에 걸쳐 나타난다. 상대적이라는 용어는 가장 극단적으로 병리적인 것을 제외한 모든 성격이 어느 정도의 적응력을 지니고 있다는 것을 반영한다. 성격장애에서의 패턴은 부적응적이고 상대적으로 유연하지 못하며, 이로 인해 사회적, 직업적 또는 다른 중요한 목표 추구 활동에서 장애를 야기한다. 심지어 자신의 접근 방식이 효과적이지 않다는 증거를 직면하는 경우에도 자신의 생각이나 행동을 수정할 수 없다. 성격 기능의 손상과 성격 특질 역시 **상대적으로** 안정적이다. 성격 특질은 특정한 방식으로 행동하거나 느끼는 성향인데, 이러한 성향의 증상적 표현보다는 더 안정적이지만 성격 특질 또한 변화될 수 있다. 성격 기능의 손상은 증상보다 더 안정적이다.

〈표 1〉 성격 기능의 요소

자기

1. 정체성(identity): 자신과 다른 사람과의 명확한 경계를 유지하면서 고유한 존재로 자신을 경험하는 것, 자존감의 안정성과 자기평가의 정확성, 다양한 정서적 경험을 조절하고 수용할 수 있는 능력
2. 자기주도성(self-direction): 일관적이고 의미 있는 단기적, 그리고 장기적 목표에 대한 추구, 행동의 건설적이고 친사회적인 내적 기준의 활용, 생산적인 자기성찰 능력

대인관계

1. 공감(empathy): 다른 사람의 경험과 동기에 대한 이해와 인식, 관점이 다른 것에 대한 포용력, 자신의 행동이 다른 사람에게 미치는 영향에 대한 이해
2. 친밀감(intimacy): 다른 사람과 관계의 깊이와 지속 기간, 친밀한 관계에 대한 욕구와 능력, 대인관계 행동에 반영되는 상호성

진단기준 E, F, 그리고 G: 성격 병리에 대한 대안적 설명(감별진단) Criteria E, F, and G: Alternative Explanations for Personality Pathology (Differential Diagnosis)

어떤 경우에는 성격장애처럼 보이는 것이 다른 정신질환, 물질의 효과나 다른 의학적 상태, 정상적 발달단계(예, 청소년기, 노년기), 개인의 사회문화적 환경 등에 의해 더 잘 설명될 수 있다. 다른 정신질환이 존재할 때 만일 성격장애의 발현이 분명히 다른 정신질환의 표현이라면, 성격장애 진단은 내리지 않는다(예, 조현병의 맥락에서만 조현형 성격장애의 특징이 발현되는 경우). 반대로, 성격장애는 주요우울장애와 같이 다른 정신질환이 존재하는 경우에도 정확하게 진단될 수 있으며, 성격장애가 종종 다른 정신질환의 경과에 영향을 미치기 때문에 다른 정신질환을 지닌 환자들에 대해 반드시 공존하는 성격장애에 대한 평가가 이루어져야 한다. 그러므로 다른 정신병리의 맥락을 알기 위해 성격 기능과 병리적 성격 특질에 대해 평가하는 것은 항상 적절하다.

특정 성격장애 Specific Personality Disorders

III편에는 반사회성 성격장애, 회피성 성격장애, 경계성 성격장애, 자기애성 성격장애, 강박성 성격장애, 그리고 조현형 성격장애가 포함된다. 각 성격장애는 성격 기능에서의 전형적인 손상(진단기준 A)과 특징적인 병리적 성격 특질(진단기준 B)에 의해 정의된다.

- **반사회성 성격장애**의 전형적 특징은 법적이고 윤리적인 행동을 따르는 데 실패, 그리고 기만, 무책임, 조종, 그리고/또는 위험 감수를 동반하는 자기중심적이고 타인에 대한 관심의 냉담한 결여다.
- **회피성 성격장애**의 전형적 특징은 대처 불능감과 부적절감, 부정적 평가와 거절에 대해 불안해하며 집착하는 것, 조롱받거나 당황하는 것에 대한 두려움과 관련된 사회적 상황의 회피와 대인관계에서의 억제다.
- **경계성 성격장애**의 전형적 특징은 자기상, 개인적 목표, 대인관계, 그리고 정동에서의 불안정성이며, 충동성, 위험 감수, 그리고 적개심이 동반된다.
- **자기애성 성격장애**의 전형적 특징은 줄곧 주의를 끌고 인정을 받고자 시도하는 것과 함께 변동이 크고 취약한 자존감, 그리고 외현적 또는 내현적 과대성이다.
- **강박성 성격장애**의 전형적 특징은 친밀한 관계를 형성하고 유지하는 데의 어려움이며, 이는 경직된 완벽주의, 융통성 결여, 제한된 감정 표현과 연관되어 있다.
- **조현형 성격장애**의 전형적 특징은 사회적이고 친밀한 관계를 형성하는 능력의 결함, 그리고 인지, 지각 및 행동에서의 기이함이며, 이는 왜곡된 자아상과 비일관적인 개인적 목표와 관련되어 있고, 의심과 제한된 감정 표현이 수반된다.

6가지 성격장애 및 PD-TS의 진단기준 A와 B가 다음에 제시되어 있다. 모든 성격장애는 또한 성격장애의 일반적 진단기준인 진단기준 C에서 G에 부합된다.

반사회성 성격장애 Antisocial Personality Disorder

반사회성 성격장애의 전형적 특징은 법적이고 윤리적인 행동을 따르는 데 실패, 그리고 기만, 무책임, 조종, 그리고/또는 위험 감수가 수반되는 자기중심적이고 타인에 대한 관심의 냉담한 결여다. 특징적인 장해는 다음에 제시된 것과 같이 정체성, 자기주도성, 공감, 그리고 친밀감에서 분명하게 나타나며, 적대성과 탈억제 영역에서 특정한 부적응적 특질이 함께 나타난다.

제안된 진단기준

A. 성격 기능에서 중등도 이상의 손상이 있다. 다음의 4가지 영역 중 2가지 이상의 영역에서 특징적인 장해를 보인다.

  1. **정체성**: 자기중심성; 개인적 이익, 권력 또는 쾌락에서 파생된 자존심
  2. **자기주도성**: 개인적인 만족에 기반을 둔 목표 설정; 합법적이고 문화적으로 규범적인 윤리적 행동을 따르는 데의 실패와 연관된 친사회적인 내적 기준의 부재
  3. **공감**: 타인의 감정, 필요, 고통에 대한 관심의 부족; 타인을 다치게 하거나 학대한 후에 후회의 결여
  4. **친밀감**: 사기치고 강요하는 것을 포함하여 타인과 관계를 맺는 주된 방법이 착취이고, 타인을 통제하기 위해 지배하고 협박하기 때문에 상호적으로 친밀한 관계 형성이 불가능하다.

B. 7가지 병리적 성격 특질 중 6가지 이상이 존재한다.

  1. **조종(적대성**의 측면): 타인을 조종하기 위한 속임수의 빈번한 사용; 자신의 목표를 성취하기 위해 유혹, 매력, 언변, 아부의 사용
  2. **냉담성(적대성**의 측면): 타인의 감정이나 문제에 대한 관심의 결여; 자신의 행동이 타인에게 미치는 부정적이거나 해로운 영향에 대한 죄책감 또는 후회의 결여; 공격성; 가학성
  3. **기만(적대성**의 측면): 부정직, 그리고 사기; 자신에 대한 허위 진술; 관련된 사건에 대한 윤색과 날조
  4. **적개심(적대성**의 측면): 지속적이고 빈번한 분노 감정; 사소한 경멸이나 모욕에 대한 반응으로 분노 또는 짜증; 비열하고 무례한 또는 복수심에 가득 찬 행동
  5. **위험 감수(탈억제**의 측면): 불필요하게, 그리고 결과를 고려하지 않은 채 안전하지 않고 위험한, 그리고 자신에게 손상을 줄 수 있는 활동에 참여함; 지루해하는 경향성, 지루함을 없애기 위해 생각 없이 행동을 개시함; 자신의 한계에 대한 관심의 결여와 개인적으로 위험한 현실에 대한 부인
  6. **충동성(탈억제**의 측면): 즉각적인 자극에 대한 반응에서 순간의 충동적인 행동; 계획이나 결과에 대한 고려 없이 순간적인 행동; 계획을 세우고 따르는 데 어려움
  7. **무책임성(탈억제**의 측면): 재정적인, 그리고 다른 의무나 공약을 무시; 동의하고 약속한 것을 존중하고 따르는 능력의 결여

주의점: 개인은 최소 18세 이상이어야 한다.
다음의 경우 명시할 것:
  정신병질적 양상 동반

명시자. 종종 정신병질(또는 '원발성' 정신병질)이라는 용어로 표현되는 뚜렷한 변형은 불안 또는 공포의 결핍, 그리고 부적응적 행동을 감출 수도 있는 대담한 대인관계 양식으로 현저하게 나타난다(예, 사기). 이러한 정신병질적 변형은 낮은 불안성 수준(부정적 정서성 영역)과 사회적 철회(애착상실 영역), 그리고 높은 수준의 관심 추구(적대성 영역)로 특징지어진다. 높은 관심 추구와 낮은 사회적 철회는 정신병질의 사회적 능력(공격적/지배적)의 구성 요소인 반면, 낮은 불안성(anxiousness)은 스트레스 면역력(정서적 안정성/탄력성)의 구성 요소다.

정신병질적 양상과 더불어, 특질과 성격 기능의 명시자들은 반사회성 성격장애에서 나타나는 다른 성격 특징을 기록하기 위해 사용될 수 있지만 진단을 위해서 요구되는 것은 아니다. 예를 들어, 부정적 정서성의 특질(예, 불안성)은 반사회성 성격장애의 진단기준에 해당되지 않지만(진단기준 B 참조), 적절할 경우에는 명시될 수 있다. 그뿐만 아니라 반사회성 성격장애의 진단을 위해 중

등도 이상의 성격 기능의 손상이 요구된다 하더라도(진단기준 A) 성격 기능의 수준 역시 명시될 수 있다.

회피성 성격장애 Avoidant Personality Disorder

회피성 성격장애의 전형적 특징은 대처 불능감과 부적절감, 부정적 평가와 거절에 대해 불안해하며 집착하는 것, 조롱받거나 당황하는 것에 대한 두려움과 관련된 사회적 상황의 회피와 대인관계에서의 억제다. 특징적인 곤란은 다음에 제시된 것과 같이 정체성, 자기주도성, 공감, 그리고 친밀감에서 분명하게 나타나며, 부정적 정서성과 애착상실 영역에서 특정한 부적응적인 특질을 함께 보인다.

제안된 진단기준

A. 성격 기능에서 중등도 이상의 손상이 있다. 다음의 4가지 영역 중 2가지 이상의 영역에서 특징적인 장해를 보인다.
 1. **정체성**: 사회적으로 부적절하고 개인적으로 매력이 부족하거나 열등하다고 자기평가하는 것과 연관된 낮은 자존감; 과도한 수치심
 2. **자기주도성**: 목표를 추구하고, 개인적 위험을 감수하거나 대인관계 접근을 포함하는 새로운 활동에 대해 망설이는 것과 연관되어 있는 행동에 대한 비현실적 기준
 3. **공감**: 다른 사람의 관점을 부정적으로 왜곡하여 추론하는 것과 연관된 비판이나 거절에 대한 민감성과 집착
 4. **친밀감**: 자신을 좋아한다는 확신 없이는 사람들과 어울리기를 망설임; 부끄러움 또는 조롱을 당할 것에 대한 공포 때문에 친밀한 관계 내에서 감소된 상호관계
B. 4가지 병리적 성격 특질 중 3가지 이상이 존재하며, 그중 하나는 반드시 (1) 불안성이어야 한다.
 1. **불안성(부정적 정서성**의 측면): 사회적 상황에 대한 반응으로 강렬한 초조함, 긴장감 또는 공황을 보임; 과거의 불쾌한 경험, 그리고 미래의 부정적인 가능성의 영향에 대한 걱정; 불확실성에 의한 공포, 염려 또는 위협감; 당황하는 것에 대한 공포
 2. **철회(애착상실**의 측면): 사회적 상황에서 침묵; 사회적 접촉과 활동의 회피; 사회적 접촉 시도의 결여
 3. **무쾌감증(애착상실**의 측면): 생활 경험에서 즐거움, 참여 또는 에너지의 결여; 흥미와 즐거움을 느끼는 능력의 결함
 4. **친밀감 회피(애착상실**의 측면): 친밀한 또는 낭만적 관계, 대인관계 애착, 그리고 친밀한 성적 관계의 회피

명시자. 회피성 성격장애로 진단된 개인들에서는 추가적인 성격 특질 형태에서 상당한 이질성이 발견되었다. 특질과 성격 기능의 수준은 회피성 성격장애에서 나타날 수 있는 추가적인 성격 특징을 기록하는 데 사용될 수 있다. 예를 들어, 다른 부정적 정서성 특질(예, 우울, 분리불안, 복종, 의심, 적개심)은 회피성 성격장애 진단기준에 포함되지 않지만(진단기준 B 참조), 적절할 경우에는 명시될 수 있다. 그뿐만 아니라 회피성 성격장애의 진단을 위해 중등도 이상의 성격 기능의 손상이 요구된다 하더라도(진단기준 A) 성격 기능의 수준 역시 명시될 수 있다.

경계성 성격장애 Borderline Personality Disorder

경계성 성격장애의 전형적 특징은 자아상, 개인적 목표, 대인관계, 그리고 정서의 불안정성이며, 충동성, 위험 감수, 그리고/또는 적개심이 동반된다. 특징적인 장해가 다음에 제시된 것과 같이 정체성, 자기주도성, 공감, 그리고 친밀감에서 명백하게 나타나며, 부정적 정서성과 적대성, 그리고/또는 탈억제 영역에서 특정한 부적응적 특질을 함께 보인다.

제안된 진단기준

A. 성격 기능에서 중등도 이상의 손상이 있다. 다음의 4가지 영역 중 2가지 이상의 영역에서 특징적인 장해를 보인다.
  1. **정체성**: 종종 극심한 자기비난과 연관되어 있는 현저하게 결핍되고 제대로 발달하지 못했거나 불안정한 자기상; 만성적인 공허감; 스트레스 상황에서의 해리 상태
  2. **자기주도성**: 목표, 포부, 가치 또는 직업 계획에서 불안정성
  3. **공감**: 대인관계 과민성과 연관된 타인의 감정과 필요를 인식하는 능력의 손상(즉, 경멸감 또는 모욕감을 느끼기 쉬움); 부정적인 속성이나 취약성 쪽으로 편향된 다른 사람에 대한 지각
  4. **친밀감**: 불신, 의존, 그리고 실제 또는 상상된 유기에 대한 불안한 집착으로 특징지어지는 강렬하고 불안정하며 갈등적인 가까운 관계; 종종 극단적인 이상화와 평가 절하, 그리고 과도한 관여와 철회 사이를 오가는 것으로 보이는 가까운 관계
B. 7가지 병리적 성격 특질 중 4가지 이상이 존재하며, 적어도 그중 하나는 (5) 충동성, (6) 위험 감수 또는 (7) 적개심에 반드시 해당된다.
  1. **감정 가변성(부정적 정서성**의 측면): 불안정한 감정 경험과 빈번한 기분 변화; 사건과 환경에 비해 감정이 과도하게 쉽게 각성되고, 강렬함
  2. **불안성(부정적 정서성**의 측면): 대인관계 스트레스에 대한 반응으로 종종 초조, 긴장감 또는 공황 같은 강렬한 감정을 보임; 과거의 불쾌한 경험의 부정적인 영향과 미래의 부정적인 가능성의 영향에 대한 걱정; 불확실성에 의한 공포, 염려 또는 위협감; 통제력이 약화되거나 상실되는 것에 대한 공포
  3. **분리불안(부정적 정서성**의 측면): 극단적인 의존성과 자율성의 완전한 상실에 대한 공포와 연관된 중요한 타인으로부터의 거절, 그리고/또는 분리에 대한 공포심
  4. **우울성(부정적 정서성**의 측면): 가라앉고, 비참한 또는 절망적인 느낌이 빈번함; 이러한 기분으로부터 회복이 어려움; 미래에 대한 비관; 광범위한 수치심; 자기가치에 대한 열등감; 자살 사고, 그리고 자살 행동
  5. **충동성(탈억제**의 측면): 즉각적인 자극에 대한 반응에서 순간의 충동적인 행동; 계획이나 결과에 대한 고려 없이 순간적인 행동; 계획을 세우고 따르는 데 어려움; 정서적 스트레스하에서 급박감과 자해 행동
  6. **위험 감수(탈억제**의 측면): 불필요하게, 그리고 결과를 고려하지 않은 채 안전하지 않고, 위험한, 자신에게 손상을 줄 수 있는 활동에 참여함; 개인의 한계에 대한 관심의 결여와 개인적으로 위험한 현실에 대한 부인
  7. **적개심(적대성**의 측면): 지속적이고 빈번한 분노 감정; 사소한 경멸이나 모욕에 대한 분노, 짜증

명시자. 특질과 성격 기능의 명시자들은 경계성 성격장애에서 나타나는 다른 성격 특징을 기록하기 위해 사용될 수 있지만 진단을 위해서 요구되는 것은 아니다. 예를 들어, 정신병적 경향성 특질(예, 인지적, 그리고 지각적 조절곤란)은 경계성 성격장애의 진단기준에 해당되지 않지만(진단기준 B 참조), 적절할 경우에는 명시될 수 있다. 그뿐만 아니라 경계성 성격장애의 진단을 위해 중등도

이상의 성격 기능의 손상이 요구된다 하더라도(진단기준 A) 성격 기능의 수준 역시 명시될 수 있다.

자기애성 성격장애 Narcissistic Personality Disorder

자기애성 성격장애의 전형적 특징은 줄곧 주의를 끌고 인정을 받고자 시도하는 것과 함께 변동이 크고 취약한 자존감, 그리고 외현적 또는 내현적 과대성이다. 특징적인 장해는 다음에 제시된 것과 같이 정체성, 자기주도성, 공감, 그리고 친밀감에서 명백하게 나타나며, 적대성 영역에서 특정한 부적응적 특질을 함께 보인다.

제안된 진단기준

A. 성격 기능에서 중등도 이상의 손상이 있다. 다음의 4가지 영역 중 2가지 이상의 영역에서 특징적인 장해를 보인다.
  1. **정체성**: 자기-정의(self-definition)와 자존감의 조절을 위해 타인을 지나치게 참조함; 과도하게 확장되거나 축소된 자기평가 또는 양극단 사이를 오가며 변동함; 정서조절은 자존감에서의 변동을 반영함
  2. **자기주도성**: 다른 사람으로부터 인정을 받으려는 데 기반을 둔 목표 설정; 자신을 특별하게 보이기 위해 개인적 기준을 비합리적으로 높게 설정하거나, 특권의식에 기반하여 지나치게 낮게 설정함; 종종 자신의 그러한 동기에 대해 자각하지 못함
  3. **공감**: 타인의 기분과 필요를 인식하거나 확인하는 능력의 손상; 오직 자신에게 관계가 있다고 지각될 때만 타인의 반응에 과도하게 맞춰져 있음; 타인에 대한 자신의 영향을 과장하거나 축소하여 평가함
  4. **친밀감**: 관계가 대부분 피상적이며 자존감 조절을 위해 존재함; 타인의 경험에 대한 진정한 흥미는 거의 없고, 개인적 이익에 대한 욕구가 우세하므로 상호관계가 제한됨
B. 2가지 병리적 성격 특질에 모두 해당된다.
  1. **과대성(적대성**의 측면): 외현적 또는 내현적 특권의식; 자기중심성; 자신이 다른 사람보다 잘났다는 분명한 믿음; 다른 사람에게 생색내는 태도
  2. **관심 추구(적대성**의 측면): 다른 사람의 마음을 끌고 주의의 초점이 되기 위한 과도한 시도; 존경 추구

명시자. 특질과 성격 기능의 명시자들은 자기애성 성격장애에서 나타나는 다른 성격 특징을 기록하기 위해 사용될 수 있지만 진단을 위해서 요구되는 것은 아니다. 예를 들어, 적대성의 특질(예, 조종, 기만, 냉담성)은 자기애성 성격장애의 진단기준에 해당되지 않지만(진단기준 B 참조), 적대적 특징이 더 만연할 경우에는 명시될 수 있다(예, '악성 자기애'). 다른 부정적 정서성의 특질(예, 우울, 불안)도 더욱 '취약한(vulnerable)' 증상 표현을 기록하기 위해 명시될 수 있다. 그뿐만 아니라 자기애성 성격장애의 진단을 위해 중등도 이상의 성격 기능의 손상이 요구된다 하더라도(진단기준 A) 성격 기능의 수준 역시 명시될 수 있다.

강박성 성격장애 Obsessive-Compulsive Personality Disorder

강박성 성격장애의 전형적 특징은 친밀한 관계를 형성하고 유지하는 데 있어서의 어려움이며, 이는 경직된 완벽주의, 융통성 결여, 제한된 감정 표현과 연관되어 있다. 특징적인 장해는 다음에 제시된 것과 같이 정체성, 자기주도성, 공감, 그리고 친밀감에서 명백하게 나타나며, 부정적 정서성과 애착상실 영역에서 특정한 부적응적 특질을 함께 보인다.

제안된 진단기준

A. 성격 기능에서 중등도 이상의 손상이 있다. 다음의 4가지 영역 중 2가지 이상의 영역에서 특징적인 장해를 보인다.

1. **정체성**: 주로 업무 또는 생산성에서 파생된 자기감(sense of self); 강한 감정의 표현과 경험의 제한
2. **자기주도성**: 행동에 대한 내적 기준이 경직되고 비합리적으로 높을 뿐 아니라 융통성이 부족하여 과제를 완료하고 현실적인 목표를 세우기 어려움; 과도하게 성실하고 양심적인 태도
3. **공감**: 타인의 생각, 감정, 그리고 행동을 이해하고 인식하는 것의 어려움
4. **친밀감**: 관계는 업무와 생산성에 비해 이차적인 것으로 보임; 경직성과 완고함이 다른 사람과의 관계에 부정적인 영향을 줌

B. 4가지 병리적 성격 특질 중 3가지 이상이 존재하며, 그중 하나는 반드시 (1) 경직된 완벽주의이어야 한다.

1. **경직된 완벽주의**(극단적 성실성의 측면[애착상실과 양극단에 있음]): 자신 또는 다른 사람의 수행을 포함하여 모든 것이 결함 없이 완벽해야 하며, 오류나 잘못이 없어야 한다는 것에 대한 경직된 고집; 모든 세부 사항이 정확하다는 것을 확인하기 위해 적절한 시기를 놓침; 일을 하는 데 있어 하나의 옳은 방법만 존재한다는 믿음; 생각, 그리고/또는 관점의 변화가 어려움; 세부 사항, 조직화, 그리고 순서에 대한 집착
2. **고집증**(**부정적 정서성**의 측면): 행동이 기능적 또는 효과적이 되기 위해서 중단된 이후에도 오랫동안 과제를 지속함; 반복되는 실패에도 불구하고 동일한 행동을 지속함
3. **친밀감 회피**(**애착상실**의 측면): 친밀한 또는 낭만적인 관계, 대인관계 애착, 그리고 친밀한 성적 관계의 회피
4. **제한된 정서성**(**애착상실**의 측면): 정서적으로 각성되는 상황에서 거의 반응을 보이지 않음; 제한된 감정 경험 및 표현; 무관심 또는 냉담함

명시자. 특질과 성격 기능의 명시자들은 강박성 성격장애에서 나타나는 다른 성격 특징을 기록하기 위해 사용될 수 있지만 진단을 위해서 요구되는 것은 아니다. 예를 들어, 부정적 정서성의 특질(예, 불안성)은 강박성 성격장애의 진단기준에 해당되지 않지만(진단기준 B 참조), 적절할 경우에는 명시될 수 있다. 그뿐만 아니라 강박성 성격장애의 진단을 위해 중등도 이상의 성격 기능의 손상이 요구된다 하더라도(진단기준 A) 성격 기능의 수준 역시 명시될 수 있다.

조현형 성격장애 Schizotypal Personality Disorder

조현형 성격장애의 전형적 특징은 사회적이고 친밀한 관계를 형성하는 능력의 손상, 그리고 인지, 지각 및 행동에서의 기이함이며, 이는 왜곡된 자아상 및 비일관적인 개인적 목표와 연관되어 있고, 의심과 제한된 감정 표현이 수반된다. 특징적인 장해는 다음에 제시된 것과 같이 정체성, 자기

주도성, 공감, 그리고 친밀감에서 명백하게 나타나며, 정신병적 경향성과 애착상실 영역에서 특정한 부적응적 특질을 함께 보인다.

제안된 진단기준

A. 성격 기능에서 중등도 이상의 손상이 있다. 다음의 4가지 영역 중 2가지 이상의 영역에서 특징적인 장해를 보인다.
   1. **정체성**: 자신과 타인 간의 경계의 혼란; 왜곡된 자기개념; 정서적 표현이 종종 맥락 또는 내적 경험과 부합하지 않음
   2. **자기주도성**: 비현실적 또는 비논리적 목표; 명확하게 설정된 내적 기준의 부재
   3. **공감**: 자신의 행동이 다른 사람에게 미치는 영향을 이해하는 것이 현저하게 어려움; 다른 사람의 동기와 행동에 대한 빈번한 오해
   4. **친밀감**: 불신, 불안과 연관되어 친밀한 관계를 형성하는 데 현저한 손상
B. 6가지 병리적 성격 특질 중 4가지 이상이 존재한다.
   1. **인지적/지각적 조절곤란(정신병적 경향성**의 측면): 이상하거나 특이한 사고 과정; 모호하고, 우회적이고, 은유적이고, 지나치게 꼼꼼하거나 상동적인 사고 혹은 언어; 다양한 감각 영역에서 이상 감각
   2. **특이한 믿음과 경험(정신병적 경향성**의 측면): 타인이 보기에는 기괴하거나 개인 특유적인 사고 내용과 현실에 대한 관점; 특이한 현실 경험
   3. **기이함(정신병적 경향성**의 측면): 이상하고, 특이하거나, 기괴한 행동 또는 외모; 이상하거나 부적절한 것에 대해 말함
   4. **제한된 정서성(애착상실**의 측면): 정서적 각성을 유발하는 상황에서 거의 반응하지 않음; 제한된 정서적 경험과 표현; 무관심 또는 냉정함
   5. **철회(애착상실**의 측면): 다른 사람과 함께 있는 것보다 혼자 있는 것을 선호함; 사회적 상황에서 침묵; 사회적 접촉과 활동을 회피; 사회적인 접촉 시도의 결여
   6. **의심성(애착상실**의 측면): 대인관계 단서를 악의적이거나 해로운 것으로 예상하고 예민성이 증가됨; 타인의 충성과 선의에 대한 의심; 박해당한다는 느낌

명시자. 특질과 성격 기능의 명시자들은 조현형 성격장애에서 나타나는 다른 성격 특징을 기록하기 위해 사용될 수 있지만 진단을 위해서 요구되는 것은 아니다. 예를 들어, 부정적 정서성 특질(예, 우울성, 불안성)은 조현형 성격장애의 진단기준에 해당되지 않지만(진단기준 B 참조) 적절할 경우에는 명시될 수 있다. 그뿐만 아니라 조현형 성격장애의 진단을 위해 중등도 이상의 성격 기능의 손상이 요구된다 하더라도(진단기준 A) 성격 기능의 수준 역시 명시될 수 있다.

특질에 따라 명시된 성격장애 Personality Disorder—Trait Specified

제안된 진단기준

A. 성격 기능에서 중등도 이상의 손상이 있다. 다음의 4가지 영역 중 2가지 이상의 영역에서 장해를 보인다.
   1. 정체성
   2. **자기주도성**

3. **공감**
4. **친밀감**

B. 다음의 모든 영역을 고려할 때, 한 가지 이상의 병리적 성격 특질 영역 또는 영역 내에서 특정한 특질 양상이 존재한다:

1. **부정적 정서성**(대 정서적 안정성): 높은 수준의 다양한 부정적 감정(예, 불안, 우울, 죄책감/수치심, 걱정, 분노)의 빈번하고 강렬한 경험. 그리고 이는 행동(예, 자해)과 대인관계(예, 의존성)에서 발현된다.
2. **애착상실**(대 외향성): 정서에 대한 경험과 표현의 제한, 특히 쾌감을 경험하는 능력의 제한뿐만 아니라, 친구와의 가볍고 일상적인 상호작용에서부터 친밀한 관계에까지 이르는 대인 간의 상호작용에서의 철회를 포함하여 사회적·감정적 경험에 대한 회피
3. **적대성**(대 우호성): 다른 사람의 욕구와 느낌을 무시하는 것과 자신을 높이기 위해 다른 사람을 이용하는 경향성을 포함하여 타인에게 냉담한 반감뿐만 아니라, 과장된 자기-중요성 및 이로 인한 특별한 대우를 기대하여 다른 사람과 갈등을 유발하는 행동들
4. **탈억제**(대 성실성): 즉각적인 만족 추구. 이는 과거에 학습했던 것이나 미래에 발생할 결과에 대한 고려 없이 현재의 생각, 느낌, 그리고 외부의 자극에 의해 유발되는 충동적인 행동으로 이어짐
5. **정신병적 경향성**(대 명료성): 개인이 속한 문화에 부합하지 않는 특이하고, 기이하거나, 이상한 행동 및 인지를 광범위하게 보임. 여기에는 과정(예, 지각, 해리)과 내용(예, 믿음)이 모두 포함됨

아형. 성격 특징은 여러 특질 차원상에서 연속적으로 변화하기 때문에 잠재적으로 가능한 PD-TS 표현형의 종합적인 세트가 부적응적인 성격 특질 변이에 대한 DSM-5의 차원적 모델을 통해 제시될 수 있다(986~988쪽의 〈표 3〉 참조). 따라서 PD-TS에는 아형이 불필요하며, 그 대신 경험에 근거한 모델을 통해 결정된 성격을 구성하는 기술적인 요소들이 제공된다. 이를 통해 임상의는 성격 특질에 대한 5개의 광범위한 영역을 고려하고 이러한 영역 내에서 개인의 성격을 특징짓는 데 필요한 기술적 특성들을 이용하여 각 개인별로 맞추어진 성격장애 프로파일에 대한 기술을 할 수 있다.

명시자. 개인의 특정 성격 특징들은 항상 진단기준 B를 평가하는 방식으로 기록되어야 한다. 따라서 각 사례에서 명시자는 곧 개인을 특징짓는 성격 특성을 조합한 것이 된다. 예를 들어, 2명의 환자가 감정 가변성, 적개심, 우울성을 공통적으로 지니고 있지만, 그중 한 명은 추가적으로 냉담성 특성이 있고 다른 한 명은 그렇지 않다면 그 둘은 다를 수 있다.

성격장애 채점 알고리즘 Personality Disorder Scoring Algorithms

각각의 6가지 성격장애를 진단하기 위해서 진단기준 A의 4가지 영역 중 적어도 2가지가 충족되어야 한다는 조건은 이러한 진단기준과 그것들에 대응되는 성격장애와의 관계를 최대화하는 데 기반을 둔 것이다. 진단기준 B에 대한 진단 역치 또한 최대한 DSM-IV에 기술된 장애들의 유병률의 변화 및 다른 성격장애들 간의 중복을 줄이면서, 기능 손상과의 관계를 최대화하기 위해 경험적으로 설정되었다. 그 결과 설정된 진단기준들은 다양한 심각도를 가진 성격 기능상의 핵심적인 손상과 병리적 성격 특질의 조합에 입각해서 높은 정확도를 가지고 임상적으로 유용한 성격장애를 나타내 준다.

성격장애 진단 Personality Disorder Diagnosis

성격 기능에서 손상된 양상을 보이고, 6가지로 정의된 성격장애 중 어느 하나에 부합하는 부적응적 특질을 지닌 경우 그러한 성격장애가 있는 것으로 진단되어야 한다. 만일 그 진단에 요구되는 특질뿐만 아니라 임상적으로 관련이 있는 한 가지 이상의 명백한 특질들을 추가적으로 가지고 있다면(예, 자기애성 성격장애 참조), 이는 명시자로 기록될 수 있다. 성격 기능이나 특질 양상이 6가지 성격장애 중 어느 하나와 상당히 다른 경우 PD-TS로 진단해야 한다. 진단기준 A나 B에서 요구하는 기준 수를 충족하지 못하고, 따라서 성격장애가 역치 이하로 발현되는 경우가 있을 수 있다. 한 사람이 여러 가지 성격장애 유형의 혼재된 특성을 가지거나, 한 가지 유형의 성격장애에 덜 특정적이고, 더 정확하게는 혼재된 또는 비전형적인 발현으로 고려될 수 있는 특성들을 보일 수 있다. PD-TS 진단 시 성격 기능의 구체적인 손상 정도와 개인의 성격을 특징짓는 병리적인 성격 특질들이 명시되며, 이때 성격 기능 수준 척도(〈표 2〉)와 병리적 특질 분류 체계(〈표 3〉)를 사용한다. 현재의 편집성 성격장애, 조현성 성격장애, 연극성 성격장애, 의존성 성격장애 진단도 PD-TS 진단에 의해서 표시될 수 있다. 이들은 중등도 이상의 성격 기능상의 손상으로 정의되며, 관련된 병리적 성격 특질 조합들에 의해서 명시될 수 있다.

성격 기능의 수준 Level of Personality Functioning

인간이 지닌 대부분의 경향성과 마찬가지로, 성격 기능 또한 연속선상에 분포되어 있다. 자기 자신, 그리고 타인과의 상호작용에 대해 생각하고 이해하는 개인의 특유한 방식은 기능과 적응에 있어서 핵심이 된다. 최적의 기능을 하고 있는 개인의 심리적 세계는 복합적이고, 충분히 정교화되어 있고, 잘 통합되어 있으며, 여기에는 대개 긍정적이고, 의욕적이고, 적응적인 자기개념, 정서가 풍요롭고, 폭넓고, 적절하게 조절되는 생활, 상호 협조적이고 만족스러운 대인관계를 맺으면서 생산적인 사회 구성원으로서 행동할 수 있는 능력이 포함된다. 이 연속선의 정반대 편에는 심각한 성격 병리를 지닌 개인이 있다. 즉, 그의 심리적 세계는 빈약하고, 체계화되어 있지 않고, 그리고/또는 갈등적인 특성을 가지고 있으며, 여기에는 취약하고, 불명확하고, 부적응적인 자기개념, 정서가 부정적이고 잘 조절되지 않는 경향성, 적응적인 대인관계 기능과 사회적 행동을 할 수 있는 능력의 결핍이 포함된다.

자기, 그리고 대인관계 기능의 차원적 정의
Self and Interpersonal Functioning Dimensional Definition

성격 정신병리를 평가하는 데 있어서 전반적인 심각도는 현재와 앞으로의 역기능을 예측하는 데 가장 중요한 단일 예언 변인일 것이다. 성격장애는 전반적인 성격 심각도 연속선상에 성격장애 증상의 조합과 성격 특질들로부터 얻은 전형적 요소들을 추가적으로 명시함으로써 가장 잘 특징지어질 수 있다. 동시에 성격 정신병리의 핵심 특성은 자기에 대한 생각과 느낌, 그리고 대인관계에서 손상이 있다는 것이며, 이러한 개념은 다양한 성격장애 이론 및 그에 대한 연구와 일치한다. 성격 기능 수준 척도의 구성 요소들—정체성, 자기주도성, 공감, 친밀감(〈표 1〉 참조)—은 특히 성격 기능의 연속선을 묘사하는 데 있어서 핵심이 된다.

자기와 대인관계에 대한 정신적 표상은 서로 영향을 주고받고, 불가분하게 엮여 있고, 정신건강 전문가와의 상호작용에 영향을 미치며, 치료 효과성과 결과에 유의미한 영향을 미친다. 이러한 점은 다른 사람과의 관계에 대한 관점뿐만 아니라 개인 특유의 자기개념 또한 평가하는 것이 중요하다는 것을 강조한다. 비록 자기와 대인관계에서 기능 장해의 정도가 연속적으로 분포되어 있다 하더라도, 기능상에서의 손상 수준을 고려하는 것이 임상적 특징에 대한 기술, 치료 계획 및 예후에 유용하다.

성격 기능 수준의 평정 Rating Level of Personality Functioning

성격 기능 수준 척도(LPFS)를 사용하기 위해서, 임상가는 현재의 전반적인 성격 기능 손상 정도를 가장 근접하게 파악할 수 있는 수준을 선택한다. 이러한 평정은 성격장애(중등도 이상의 손상)를 진단하는 데 필수적이며, 특정 시점에서 어떤 성격장애든 개인이 가진 손상의 심각도를 구체화하는 데 사용될 수 있다. 또한 LPFS는 특정한 성격장애 진단이 없거나 성격의 손상 정도가 성격장애 진단 역치에 미치지 못할 때에도 성격 기능에 대한 전반적인 지표로 사용될 수 있다.

성격 특질 Personality Traits

정의와 기술 Definition and Description

대안적 모델 내에 있는 진단기준 B는 5가지 영역으로 분류된 성격 특질들의 평가를 포함한다. 성격 특질은 느끼고, 지각하고, 행동하고, 생각하는 경향성으로서, 이는 시간과 상황에 걸쳐서 비교적 일관적으로 나타난다. 예를 들어, 불안성 성격 특질이 높은 사람들은 대부분의 사람이 평온하고 이완되는 상황에서도 쉽게 불안을 느낄 수 있다. 그들은 또한 이러한 성격 특질이 낮은 사람들에 비해 더 빈번하게 상황이 불안을 촉발한다고 지각할 수 있다. 그들은 그러한 상황이 그들을 불안하게 만들 수 있다고 생각하여 그러한 상황을 회피하기 위해 행동하는 경향이 있다. 그러므로 그들은 다른 사람들보다 세상을 더 많이 불안을 촉발하는 것으로 생각하는 경향이 있다.

중요한 것은 불안성 특질이 높은 사람들이 반드시 모든 시간, 모든 상황에서 불안해하는 것은 아니라는 것이다. 특질의 수준 또한 삶을 통해 변화될 수 있고 실제로 변화한다. 몇몇 변화는 매우 일반적이며 성숙을 반영하지만(예, 10대들은 일반적으로 노인들보다 충동성 특질이 높다), 다른 변화들은 개인의 삶의 경험을 반영한다.

성격 특질의 차원성. 모든 사람은 특질 차원 스펙트럼상에 위치할 수 있다. 즉, 성격 특질들은 존재하거나 부재하는 것이 아니며, 모든 사람에게 각기 다른 정도로 적용되는 것이다. 더욱이 성격 특질들(이 책 III편의 모델에서 구체적으로 규명된 것들을 포함한)은 2개의 상반된 극을 가진 스펙트럼상에 존재한다. 예를 들어, 냉담성 특질의 정반대 편에는 대부분의 사람이 그렇게 느끼지 않는 상황에서도 공감적이고 친절하게 반응하는 경향성이 존재한다. 따라서 이 책의 III편에서는 반대 극에 초점을 맞춰 이러한 특질에 냉담성이라는 이름을 붙였을지라도, 이 특질은 냉담성 대 친절성으로 보다 완전하게 기술될 수 있다. 게다가 냉담성의 정반대 극이 모든 환경에서 적응적인 것이 아닐 수 있다(예, 극도의 친절함을 지닌 사람은 비양심적인 다른 사람에 의해 반복적으로 착취당할 수 있다).

성격의 위계적 구조. 몇몇 특질 용어는 상당히 구체적이고(예, '수다스러운') 좁은 범위의 행동들을 묘사하지만, 다른 용어들은 상당히 광범위하며(예, 애착상실), 넓은 범위의 행동 경향성을 특징짓는다. 광범위한 특질 차원들을 **영역**(domain)이라 부르고, 구체적인 특질 차원들을 **양상**(facet)이라 부른다. 성격 특질 **영역**은 동시에 발생하는 경향이 있는 보다 구체적인 성격 양상들의 스펙트럼을 구성한다. 예를 들어, 철회와 무쾌감증은 애착상실이라는 특질 **영역** 내에 속하는 구체적인 특질 양상이다. 성격 특질 양상 내에는 몇몇 횡문화적 변형이 존재하지만, 광범위하게 구성된 영역들은 문화에 걸쳐 비교적 일관적이다.

성격 특질 모델 The Personality Trait Model

III편에 있는 성격 특질 체계는 성격 특질 변형들의 5가지 광범위한 영역—부정적 정서성(대 정서적 안정성), 애착상실(대 외향성), 적대성(대 우호성), 탈억제(대 성실성), 정신병적 경향성(대 명료성)—을 포함하며, 이는 25개의 특정 성격 특질 양상으로 구성된다. 〈표 3〉에는 모든 성격 영역과 양상의 정의가 제시되어 있다. 5가지의 광범위한 영역은 'Big Five' 또는 성격 5요인 모델(Five Factor Model of personality: FFM)로 알려진 광범위하게 반복적으로 타당성이 검증된 성격 모델에서 제시하는 5가지 영역의 부적응적인 변형들이며, 이는 또한 성격 정신병리-5(Personality Psychopathology Five: PSY-5)의 영역들과 유사하다. 구체적인 25개 양상은 임상적인 관련성을 고려하여 선택된 성격 양상들의 목록이다.

비록 특질 모델이 정신병리와 관련된 성격 특질에 초점을 맞추고 있지만, 앞에서 괄호 안에 기술된 바와 같이 이러한 특질들의 반대 극에는 건강하고, 적응적이고, 회복력 있는 성격 특질들이 있다(즉, 정서적 안정성, 외향성, 우호성, 성실성, 명료성). 이들은 정신질환의 영향을 크게 완화시킬 수 있고, 외상성 손상과 다른 의학적 질병들로부터의 대처와 회복을 돕는다.

특질, 증상, 특정 행동 간의 구분 Distinguishing Traits, Symptoms, and Specific Behaviors

비록 특질들이 결코 불변하는 것이 아니라 일생을 통해 변화하는 것임에도 불구하고, 이들은 증상과 특정 행동들에 비해 상대적으로 일관성을 나타낸다. 예를 들어, 어떤 사람은 특정 시간에 특정 이유로 인해 충동적으로 행동할 수 있지만(예, 거의 충동적이지 않은 사람이 특별한 가치를 지닌 물건을 살 수 있는 흔치 않은 기회를 가졌을 때 그것을 사기 위해 갑자기 엄청나게 많은 돈을 쓰기로 결정할 수 있다), 이러한 행동들이 특질을 반영하는 경우는 오직 그러한 행동들이 시간과 상황에 걸쳐서 결합되어 함께 나타나 하나의 행동 패턴으로서 개인들을 구분할 수 있을 때다. 그럼에도 불구하고, 예를 들어 충동적인 사람조차 항상 충동적으로 행동하는 것은 아니라는 점을 인식하는 것이 중요하다. 특질은 특정 행동에 대한 경향성 또는 성향이며, 특정 행동은 특질의 예 혹은 발현이다.

이와 비슷하게, 특질은 대부분의 증상과 구분될 수 있다. 왜냐하면 증상은 증감을 반복하지만, 특질은 상대적으로 더 안정적이기 때문이다. 예를 들어, **우울성 특질**이 높은 사람은 우울장애의 분명한 삽화를 경험하고 주의집중곤란과 같은 우울장애의 증상을 보일 가능성이 매우 높다. 그러나 뚜렷한 기분 장해의 삽화를 순환적으로 경험하고, 주의집중곤란과 같은 특정 증상들을 가진 전형적으로 **우울성**을 지닌 환자들이라 해도 특정 삽화와 일치해서 증감을 반복하는 경향이 있으면 그것은 특질로 정의될 수 없다. 그러나 중요한 것은 증상과 특질은 둘 다 중재를 통해 변화될 수 있으며, 증상을 목표로 한 많은 중재는 성격 특질과 관련된 장기간의 성격 기능 패턴에 영향을 줄 수 있다는 것이다.

DSM-5 III편 성격 특질 모델에 대한 평가
Assessment of the DSM-5 Section III Personality Trait Model

III편에 있는 다차원적 성격 특질 모델은 각 환자들의 성격 변형에 대한 다수의 관련된 영역에 주의를 기울일 수 있다는 점에서 임상적으로 유용하다. III편에 있는 성격 특질 모델을 임상적으로 적용함으로써 오직 한 가지, 최적의 진단명을 규명하는 데 초점을 맞추기보다는 〈표 3〉에 묘사된 5가지의 광범위한 성격 영역을 모두 검토한다. 성격에 대한 임상적 접근은 임상 의학에서 잘 알려져 있는 검토 체계와 유사하다. 예를 들어, 환자가 호소하는 문제가 특정 신경학적 증상에 집중된 경우에도 임상가는 초기 평가에서 그와 관련된 다른 모든 체계의 기능에 대해서 체계적으로 검토하며(예, 심혈관, 호흡기, 위장 기관), 이는 기능이 감퇴된 중요한 영역을 찾고 그에 상응하는 효과적인 중재를 하기 위한 기회를 놓치지 않기 위해서다.

III편에 있는 성격 특질 모델의 임상 적용도 이와 유사하게 진행된다. 초기 질문을 통해 성격의 5가지 광범위한 영역 모두를 검토한다. 체계적인 검토는 특정 성격 양상과 영역을 측정하기 위해 고안된 공식적인 심리측정 도구들을 사용함으로써 용이하게 진행할 수 있다. 예를 들어, 성격 특질 모델은 DSM-5를 위한 성격검사(Personality Inventory for DSM-5: PID-5)에서 조작적으로 정의되어 있으며, 이는 환자의 자가 보고식과 환자를 잘 알고 있는 정보제공자 보고식(예, 배우자)으로 실시될 수 있다. 자세한 임상 평가를 위해서는 성격 특질 모델의 25개 양상에 대해 환자와 정보제공자 모두로부터 보고 자료를 수집해야 한다. 그러나 이것이 시간이나 다른 제약으로 인해 불가능하다면, 환자의 성격에 대한 일반적인(대 세세한) 묘사가 필요한 경우에만 한정적으로, 5가지 영역 수준에 초점을 맞추어 평가를 실시할 수 있다(PD-TS의 진단기준 B 참조). 그러나 성격에서 기인된 문제가 치료의 초점인 경우에는 환자의 특질 영역뿐만 아니라 양상들을 평가하는 것이 중요할 것이다.

성격 특질은 일반 인구 전집에서 연속적으로 분포되어 있기 때문에 특정 특질이 상승되었다는 판단을 내리기 위해서는(따라서 진단적 목적으로 존재하는) 개인의 성격 특질 수준을 전집 규준, 그리고/또는 임상적 판단과 비교해야 한다. 만일 어떠한 특질이 상승되어 있다면—즉, 공식적인 심리검사,

그리고/또는 특질의 상승에 대한 임상적인 판단을 지지하는 면담 자료를 통해서—그것은 III편에 있는 성격장애의 진단기준 B를 만족시키는 것으로 간주될 수 있다.

다차원적 성격 기능과 특질 모델의 임상적 유용성
Clinical Utility of the Multidimensional Personality Functioning and Trait Model

장애와 특질 구성개념 각각은 중요한 선행사건(예, 가족력, 아동 학대 과거력), 함께 동반하는(예, 기능 손상, 치료약물 사용), 예언적인(예, 입원, 자살 시도) 변인들을 예측하는 데 도움이 된다. DSM-5에서 성격 기능 손상과 병리적 성격 특질들은 장애의 정도, 자해, 폭력성, 범죄에 대한 위험, 추천되는 치료 유형과 강도, 예후 등 정신과적 진단의 유용성의 모든 중요한 측면을 임상적으로 결정하는 데 영향을 미친다. 주목할 만한 점은 개인의 성격 기능 수준과 병리학적 특질 프로파일을 아는 것은 또한 임상의에게 풍부한 정보의 기반을 제공하며, 성격장애뿐만 아니라 많은 정신질환에 대한 치료를 계획하고 경과와 결과를 예측하는 데 있어서 가치가 있다는 것이다. 그러므로 개인이 성격장애를 가지고 있는지 여부와 관계없이 성격 기능과 병리적 성격 특질에 대한 평가는 적절할 수 있다.

〈표 2〉 성격 기능 수준 척도

손상 수준	자기		대인관계	
	정체성	자기주도성	공감	친밀감
0-손상이 거의 없거나 없음	고유한 자기에 대해 지속적으로 인식하고 있음; 역할에 적절한 정체를 유지함 일관성 있고 자기조절된 긍정적인 자존감을 지니고 정확한 자기평가가 가능함 모든 범위의 정서를 경험하고 조절할 수 있음	개인의 능력에 대해 현실적인 평가를 기반으로 하여 합리적인 목표를 설정하고 열망함 적절한 행동 기준을 활용하고 다수의 영역에서 성취를 이룸 내적 경험을 성찰하고 이해하며 건설적인 의미를 부여함	대부분의 상황에서 다른 사람의 경험과 동기를 정확하게 이해할 수 있음 비록 다른 사람의 관점에 대해 동의하지 않더라도 그것을 이해하고 인식할 수 있음 자신의 행동이 다른 사람에게 미치는 영향을 인식하고 있음	개인적·사회적 생활에서 다수의 만족스럽고 지속적인 관계를 유지함 배려하고, 가깝고, 상호호혜적인 다수의 관계를 원한다고 형성함 협력, 상호 이익을 위해 노력하고 다른 사람의 다양한 생각, 정서, 행동에 대해 유연하게 반응함
1-경도 손상	상대적으로 손상이 없는 자기감을 지님. 강한 정서나 정신적 고통을 경험할 때 경계의 명확성이 다소 감소함 때때로 자존감이 감소함. 자기에 대해 지나치게 비판적이거나 다소 왜곡된 자기평가를 내림 강한 정서가 고통스러울 수 있으며, 감정 경험의 범위가 제한됨	과도하게 목표 지향적이거나, 목표 억제적이거나, 목표에 대해 갈등을 겪음 비현실적이거나 사회적으로 부적절한 개인적인 기준을 설정하고, 성취의 몇몇 측면에 제한됨 내적 경험에 대해 성찰할 수 있으나, 단일 유형의 자기 지식만을 지나치게 강조함(예, 지적, 정서적)	다른 사람의 경험을 이해하고 인정하는 것이 다소 어려움. 다른 사람이 비합리적인 기대나 통제에 대한 소망을 가지고 있다고 보는 경향이 있음 다른 관점을 고려하고 이해할 수 있을지라도 그렇게 하는 것을 저항함 자신의 행동이 다른 사람에게 미치는 영향에 대한 일관적이지 않은 인식을 가지고 있음	개인적·사회적 생활에서 지속적인 관계를 형성할 수 있으나, 깊이나 만족의 정도는 다소 제한적임 친밀하고 상호호혜적인 관계 형성에 대한 욕구와 능력이 있으나, 강렬한 정서나 갈등이 발생할 경우 의미 있는 표현이 억축되고 정서가 억제됨 비현실적인 기준으로 인해서 협력하는 것이 억제되고, 다른 사람의 생각, 정서, 행동을 존중하거나 이에 반응하는 능력이 다소 제한됨

2-중등도 손상	정체성 정의를 위해 과도하게 다른 사람에게 의존함. 정체 설정이 위태로움 외부 평가에 대한 과도한 걱정에 의해 통제되는 취약한 자존감을 지니며, 인정에 대한 소망을 지님. 불안전감 또는 열등감을 지니며 이를 보상하기 위해 과대 또는 과소한 자기평가를 내보이는 경향이 있음 정서조절이 긍정적인 외부 평가에 의해 좌우됨. 자존감에 대한 위협은 적으나 수치심과 같은 강한 정서를 유발함	목표가 자율적이기보다는 외부 승인을 얻기 위한 수단으로 빈번하게 사용되므로 일관성이나 안정성이 부족함 개인의 기준이 비합리적으로 높거나(예, 특별해지거나 다른 사람을 기쁘게 하려는 욕구) 낮음 (예, 지배적인 사회적 가치와 맞지 않음). 진실성이 결여로 인해 내적 경험을 성찰하는 능력이 손상되어 있음	다른 사람의 경험에 과도하게 맞추려고 하나, 자기와 관련이 있다고 지각할 때만 그러함 과도하게 자기참조적임. 다른 사람의 경험을 인정, 이해하고 대안적인 관점을 고려하는 것이 상당히 어려움 자신의 행동이 다른 사람에게 미치는 영향에 대해 일반적으로 인식하지 못하거나 개의치 않음. 또는 자신의 영향을 비현실적으로 평가함	개인적·사회적 생활에서 관계를 형성하고자 하는 욕구나 능력이 있으나, 관계가 주로 피상적임 친밀한 관계는 대부분 자기조절과 자기존중에 대한 필요 요구를 충족하기 위한 것이며, 다른 사람에 의해 온전하게 이해받는 것에 대한 비현실적인 기대를 지님 관계를 상호호혜적인 측면에서 보지 않는 경향이 있고, 주로 개인의 이득을 위해 협력함
3-고도 손상	자율성/주체성 감각이 약함. 정체성 결여 또는 공허감을 경험함. 정체성 설정이 빈약하거나 경직되어 있음; 다른 사람에 대한 과도한 동일시, 다른 사람으로부터 독립에 대한 지나친 강조, 또는 이들 간의 혼란 취약한 자존감이 사건에 의해 쉽게 영향을 받고 자기상에서 일관성이 결여되어 있음. 타인으로부터 평가; 자기평가, 자기과장 또는 비하되거나, 반성 정서가 급격히 변화하거나, 만성적이고 변동이 없는 절망감	개인의 목표를 수립하거나 달성하는 것이 어려움 행동을 위한 내적 기준이 불명확하거나 모순됨. 생활이 무의미하거나 위험에 처한 것으로 경험됨 자신의 정신 과정에 대해 공감이나 생각하거나 이해하는 능력이 상당히 부족함	다른 사람의 생각, 느낌, 행동을 고려하고 이해하는 능력이 심히 제한되어 있음; 다른 사람의 경험이 매우 구체적인 측면만, 특히 취약함이나 고통을 파악할 수 있음 일반적으로 타인적인 관점을 고려하지 못함; 이견 차이나 대안적인 관점에 의해 크게 위협을 느낌 자신의 행동이 다른 사람에게 미치는 영향에 대해 혼란스러워 하거나 인식하지 못함; 사람들의 생각과 행동에 대해 종종 당황스러워하며, 빈번하게 자신의 파괴적인 동기를 다른 사람에게 잘못 귀인함	개인적·사회적 생활에서 관계 형성에 대해 약간의 욕구를 가지고 있으나 긍정적이고 지속적인 관계를 형성하는 능력은 상당히 손상되어 있음 대인관계가 친밀한 관계의 타인이 절대적으로 필요하다는 것한 믿음, 그리고/또는 유기나 학대에 대한 예상에 의해 기반을 둔 것임. 다른 사람과 친밀하게 관여하는 것에 대한 느낌은 공포/거부, 그리고 관계에 대한 필사적인 열망 사이를 오감 상호성이 거의 없음; 타인은 주로 자기에게 영향을 주는(부정적 또는 긍정적) 측면에서 개념화 되어 있음. 협력적인 노력은 종종 다른 사람으로부터 모욕받았다는 지각 때문에 중단됨

| 4-극도로 손상 | 고유한 자기의 경험과 자율성/주체감이 거의 부재하거나, 지각된 외부의 박해를 통해 조직화됨. 다른 사람과의 경계는 혼란되거나 결여됨

약하거나 왜곡된 자기상이 다른 사람과의 상호작용에 의해 쉽게 위협받음; 자기평가에서 상당한 왜곡과 혼란

정서가 맥락이나 내적 경험과 부합하지 않음. 비록 책임을 부정하거나 다른 사람 탓으로 돌리더라도 지배적인 정동은 증오와 공격성임 | 생각을 행동과 구분하지 못하여 목표 설정 능력이 심하게 손상되어 있으며, 비현실적이거나 비일관적인 목표를 지님

행동을 위한 내적 기준이 거의 결여되어 있음. 진정한 의무 이행은 거의 상상조차 불가능함

자신의 경험을 뒤돌아보는 것이 완전히 불가능함. 개인의 동기는 인식되지 않으며, 그리고/또는 자기 외적인 것으로 경험됨 | 다른 사람의 경험과 동기를 고려하고 이해하는 것이 거의 불가능함. 다른 사람의 관점에 대한 주의가 사실상 부재함(주의가 과다경계적이고, 욕구 충족과 위험 회피에 초점이 맞춰져 있음)

사회적 상호작용이 혼란스럽고 지남력을 상실함 | 극심한 무관심이나 위협에 대한 예상으로 인해 친애 욕구가 제한되어 있음. 다른 사람과의 관계 형성이 분리, 와해되거나 일관적으로 부정적임

관계가 거의 전적으로 편안함을 제공하는지 혹은 통증과 고통을 주는지에 입각해서 개념화되어 있음

사회적/대인관계적 행동은 상호적이지 않으며, 기본적인 요구 충족을 추구하거나 고통으로부터의 도피를 위한 것임 |

〈표 3〉 DSM-5 성격장애 특질의 영역과 양상의 정의

영역(반대 극)과 양상	정의
부정적 정서성 **(대 정서적 안정성)**	광범위하고 높은 수준의 부정적 정서(예, 불안, 우울, 죄책감/수치심, 걱정, 분노)에 대한 빈번하고 강렬한 경험과 이들의 행동적(예, 자해), 대인관계적 발현(예, 의존성)
감정 가변성	감정 경험과 기분의 불안정; 쉽게 각성되는, 강렬한, 그리고/또는 사건이나 상황에 비해 과도한 정서
불안성	다양한 상황에 대한 반응으로서 과민하고 긴장된 느낌 또는 공황; 과거의 불쾌한 경험과 미래의 부정적인 가능성의 부정적인 영향에 대한 잦은 걱정; 불확실성에 대한 공포와 불안; 최악의 결과를 예상함
분리불안	신체적 · 정서적으로 자신을 스스로 보호할 수 있는 능력에 대한 확신이 부족하여 중요한 타인에 의한 거부, 그리고/또는 중요한 타인으로부터의 분리에 기인한 홀로 남는 것에 대한 공포
복종성	자기 자신의 흥미, 필요 또는 욕구에 반할 때조차도 자신의 행동을 다른 사람의 실제적인 또는 지각된 흥미와 욕구에 맞춤
적개심	지속적이거나 빈번한 분노감; 사소한 무시나 모욕에 대한 분노나 짜증, 비열하고 못된 또는 복수심에 가득 찬 행동. '적대성' 또한 참조
고집증	과제에 대한 고집 또는 행동의 기능이나 효과가 끝난 후에도 특정한 방식으로 행동하기를 고수함; 반복된 실패나 중단해야 할 명백한 이유가 있음에도 불구하고 같은 행동을 지속함
우울성	'애착상실' 참조
의심성	'애착상실' 참조
제한된 정서성 (결여)	이 양상의 결여는 낮은 수준의 부정적 정서성을 특징짓는다. 이 양상의 정의는 '애착상실' 참조
애착상실 **(대 외향성)**	대인관계 상호작용으로부터 위축(친구와의 일상적인 상호작용에서부터 친밀한 관계에 이르는 범위)과 특히 쾌감을 경험하는 제한된 능력을 포함한 제한된 감정 경험 및 표현, 사회 감정적 경험에 대한 회피
철회	다른 사람과 함께 있는 것보다 혼자 있는 것을 선호함; 사회적 상황에서 침묵함; 사회적 접촉과 활동을 회피함; 사회적 접촉을 시작하려는 시도의 결여
친밀성 회피	친밀하거나 낭만적 관계, 대인관계적인 애착, 그리고 친밀한 성적 관계를 회피함
무쾌감증	삶의 경험으로부터 느끼는 즐거움, 이에 대한 관여 또는 이를 위한 에너지가 부족함; 기쁨을 느끼고 흥미를 느끼는 능력의 결함
우울성	침울하고, 비참한 느낌, 그리고/또는 무망감; 이러한 기분으로부터 회복하는 것이 어려움; 미래에 대한 비관; 만연한 수치심, 그리고/또는 죄책감; 열등한 자기가치감; 자살 사고와 자살 행동

제한된 정서성	정서적 각성을 유발하는 상황에서 거의 반응하지 않음; 제한된 감정 경험과 표현; 일반적으로 흥미로운 상황에 대한 무관심
의심성	대인관계 단서를 악의적이거나 해로운 것으로 예상하고 이러한 단서에 예민함; 다른 사람의 충성심과 신의에 대한 의심; 타인으로부터 학대당하고, 이용당하고, 박해당한다고 느낌
적대성 **(대 우호성)**	다른 사람과 갈등을 유발하는 행동들. 다른 사람의 욕구와 느낌에 대한 무지와 자기강화를 위해 다른 사람을 착취하는 것을 포함하는 냉담성과 반감뿐만 아니라, 과장된 자기중요감 및 이에 수반하는 특별대우에 대한 기대
조종	다른 사람에게 영향을 미치거나 통제하기 위해 속임수를 씀; 목적을 이루기 위해 유혹하거나 아첨함
기만	정직하지 못하고 속임; 자기에 대한 거짓 진술; 사건에 대한 윤색 또는 날조
과대성	자신이 다른 사람보다 우월하고 특별대우를 받아야 마땅하다고 믿음; 이기심; 특권의식; 다른 사람에게 생색내는 태도
관심 추구	다른 사람으로부터 주의를 끌고 자신을 타인의 관심의 초점과 동경의 대상이 되도록 만들기 위한 행동에 관여함
냉담성	다른 사람의 감정이나 문제에 대한 관심의 결핍; 자신의 행위가 다른 사람에게 미치는 부정적이거나 해로운 영향에 대해 죄책감을 느끼거나 후회하지 않음
적개심	'부정적 정서성' 참조
탈억제 **(대 성실성)**	즉각적인 만족을 추구하는 성향. 과거에 학습한 것이나 미래에 발생할 결과를 고려하지 않고, 현재의 생각, 감정 및 외부 자극에 의해 유발되는 충동적인 행동으로 이어짐
무책임성	재정적 채무를 비롯한 여타의 의무나 약속을 무시하고 이행하지 않음; 동의안이나 협정을 따르거나 지키지 않음; 다른 사람의 소유물에 대한 무관심
충동성	즉각적인 자극에 대한 반응에서 순간적인 충동에 따라 행동함; 계획이나 결과에 대한 숙고 없이 그 순간에 따라 행동함; 계획을 수립하거나 지키는 것이 어려움; 정서적 스트레스하에 발생하는 급박감과 자해 행동
주의산만	과제에 주의를 집중하기 어려움; 외부 자극에 의해 주의가 쉽게 분산됨; 과제를 계획하고 완수하는 것을 포함하여 목표지향적인 행동을 유지하기 어려움
위험 감수	불필요하게, 결과에 대한 숙고 없이 위험하고, 모험적이고, 잠재적으로 자기를 해치는 활동에 관여함; 개인의 한계에 대한 관심의 결여와 개인적으로 위험한 현실에 대한 부인; 관련된 위험의 정도에 대한 고려 없이 무모하게 목표를 추구함
경직된 완벽주의 (결여)	자기 자신과 다른 사람의 수행을 포함하여, 융통성 없이 모든 것에 대해 무결하고, 완벽하고, 오류나 결점이 없어야 함을 고집함; 모든 세부 사항의 정확성을 확인하기 위해 지나치게 많은 시간을 들임; 어떤 일을 하기 위해서는 오직 한 가지 방법밖에 없다고 믿음; 생각, 그리고/또는 관점을 바꾸기 어려움; 세부 사항, 조직화, 질서에 집착함. 이 양상의 결여는 낮은 수준의 탈억제를 특징지음

정신병적 경향성 **(대 명료성)**	문화적으로 부합하지 않는 이상하고 기이하고 특이한 행동 및 인지를 광범위하게 보이며, 이는 과정(예, 지각, 해리)과 내용(예, 믿음)을 모두 포함함
특이한 믿음과 경험	독심술, 염력, 사고-행위 융합과 같은 특이한 능력을 지니고 있다고 믿음; 환각 유사 경험과 같은 현실에 대한 특이한 경험을 함
기이성	이상하고, 특이하거나, 기괴한 행동, 외모, 그리고/또는 말; 이상하고 예측 불가능한 생각을 지님; 특이하고 부적절한 것들에 대해 말함
인지적/지각적 조절곤란	이인증, 비현실감, 해리 경험을 포함하는 이상하거나 특이한 사고 과정과 경험; 혼재된 수면-각성 상태 경험; 사고통제 경험

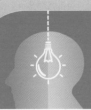

추가 연구가 필요한 진단
Conditions for Further Study

추가 연구가 필요한 진단적 상태를 위해 제안된 기준들이 제시되어 있다. 그러한 연구를 통해서 현장에서 제안된 진단 상태들에 대해 더 잘 이해하고 DSM 개정판에 배치 가능한지 결정을 내릴 수 있도록 하는 데 도움이 되기를 바란다. 특히 원래 여기 있었던 지속성 복합 애도장애는 II편의 공식 진단인 '외상 및 스트레스 관련 장애' 장으로 배치되었다. 새로운 배치를 정당화하기 위해 타당성, 신뢰성 및 임상적 유용성에 대한 충분한 증거를 바탕으로, 이제는 '지속적 비탄장애'로 명명되고 그 기준은 적절하게 재편되었다.

이 연구용 진단기준에 포함된 항목, 역치 및 최소 기간은 문헌 검토, 자료 재분석, 현장 연구 결과를 근거로 하여 전문가들의 합의하에 선정되었으며, 이 장애들의 연구에 관심 있는 연구자와 임상의들을 위해 공통된 용어로 제시된 것이다. DSM 조직위원회 및 연구 집단은 DSM-5에 궁극적으로 제안된 진단기준 각각에 대해 신중한 문헌 검토를 거쳤고, 임상 장면에서뿐만 아니라 일반 대중에 이르기까지 폭넓은 의견을 수렴하였다. 그 결과, 조직위원회는 다음의 제안들이 II편의 공식적인 정신질환 진단에 포함되기에는 증거가 불충분하다고 결론을 내렸다. 그러므로 다음에 제안된 진단기준은 임상적 사용을 위한 것이 아니다. DSM-5 II편의 진단기준 및 정신질환만이 공식적으로 인정되었으며, 임상적 목적으로 사용되어야 한다.

● 약화된 정신병 증후군
Attenuated Psychosis Syndrome

제안된 진단기준

A. 다음 증상들 가운데 적어도 한 가지 증상이 존재하고, 임상적인 주의가 충분히 타당한 심각도 또는 빈도를 보인다.
   1. 약화된 망상
   2. 약화된 환각
   3. 약화된 와해된 언어
B. 증상이 지난 1개월 동안 적어도 주 1회 있어야 한다.
C. 증상이 전년도에 시작되었거나 악화되어야 한다.

D. 증상이 임상적 주의를 요할 만큼 개인에게 고통과 장애를 초래한다.

E. 증상이 정신병적 양상을 동반한 우울장애 혹은 양극성장애 등의 다른 정신질환으로 더 잘 설명되지 않고, 물질의 생리적 효과나 다른 의학적 상태로 인한 것이 아니다.

F. 다른 정신병적 장애의 진단기준을 결코 충족시킨 적이 없다.

진단적 특징 Diagnostic Features

약화된 정신병적 증상들은 진단기준 A에 정의된 바와 같이, 정신병과 유사하지만 정신병적 장애 진단에 포함되는 정신병적 증상으로 간주되는 역치에는 미치지 못한다. 완전한 정신병적 장애에 비해서 증상이 덜 심각하고, 더 일시적이다. 더욱이 개인은 정신병과 유사한 경험에 대해 합리적인 통찰을 유지하며, 일반적으로 지각이 변화되었고, 마술적 사고가 설득력이 없다는 것을 인식하고 있다. 약화된 정신병은 완전한 정신병적 장애의 진단을 충족할 만큼 고정된 특성을 띠지는 않는다. 약화된 정신병에서는 신념에 대한 의심이 유발될 수 있고, 지각에 대한 회의론을 유도해 볼 수 있으며, "나는 이것이 당신이 세상을 경험하는 방식이라는 것을 안다. 다른 설명이 있을 수 있나요?"와 같은 개방형 질문을 사용하여 통찰력을 검증해 볼 수 있다. 약화된 정신병 증후군 진단은 오랫동안 지속되는 특질적 정신병리보다는 기능 손상과 관련된 상태적 정신병리일 때 내릴 수 있다. 정신병리가 아직 완전히 심한 정신병적 상태로까지 진행되지 않았어야 한다. 환자 개인 또는 타인이 임상적으로 현저한 정신상태의 변화를 의미하는 경험 및 행동상의 변화를 알아차릴 수 있다(즉, 증상이 임상적 주의를 요할 정도의 심각도나 빈도를 보인다; 진단기준 A).

약화된 망상(진단기준 A1)은 피해망상적 관계 사고와 같은 의심성/피해망상적 사고 내용을 가질 수 있다. 개인은 방어적이고 의심하는 태도를 보일 수 있다. 이러한 유형의 약화된 망상 수준이 중등도일 때, 개인은 타인을 신뢰할 수 없다고 여기고, 과잉경계하거나 타인에게서 나쁜 의도를 감지하기도 한다. 약화된 망상이 고도 수준에 이르렀으나 정신병으로 간주될 수 있는 역치 미만일 때, 환자는 위험이나 적대적 의도에 대해 막연하게 조직화된 믿음을 가진다. 면담 시에 방어적 행동이 정보 수집을 방해할 수 있고, 세상을 적대적이고 위험하다고 보는 관점이 강하다. 반면에 약화된 망상은 우월한 능력에 대한 비현실적인 느낌과 같은 과대적 내용으로도 나타난다. 이러한 유형의 약화된 망상이 중등도 수준일 때, 자신이 재능을 타고났고 큰 영향력을 지니며 특별하다는 생각을 갖는다. 약화된 망상이 고도일 때, 환자는 친구들과 소원해지고 가족들이 우려할 정도로 우월성에 대한 믿음을 보인다. 자신이 특별하다는 생각 때문에 비현실적인 계획과 투자로 이어질 수 있다.

약화된 환각(진단기준 A2)은 감각적 지각에서의 변화를 동반하며, 대개 청각 혹은 시각과 관련된다. 약화된 환각이 중등도일 때, 소리와 이미지가 명확히 형성되지 않으며(즉, 그림자, 흔적, 후광, 소곤거림, 웅성거림), 특이하거나 혼동된다고 느낀다. 약화된 환각이 고도일 때, 경험은 더 생생해지고 자주 발생한다(즉, 반복적인 착각과 환각이 주의를 끌게 되고, 생각과 주의집중에 영향을 미친다). 이러한 지각 이상은 행동에 혼란을 줄 수 있지만, 아직은 이것이 사실인지에 대한 의심을 이끌어 낼 수 있다.

약화된 와해된 의사소통(진단기준 A3)은 이상한 말(모호하고, 은유적이고, 지나치게 정교화되고, 상동적인), 초점 없는 말(혼란되고, 뒤죽박죽이고, 너무 빠르거나 너무 느리고, 틀린 단어이거나, 맥락과 무관한, 주제에서 벗어난), 혹은 이리저리 방황하는 말(우회적이고, 탈선적)로 나타날 수 있다. 와해된 정도가 중등도일 때, 개인은 무관한 주제로 빠지지만 그 의미를 묻는 질문에는 쉽게 반응한다. 말은 이리저리 방황하고 우회하게 되지만, 이해 가능하다. 와해된 정도가 고도에 이르면 외부의 도움 없이 원래 주제로 돌아올 수 없다(탈선적). 더 고도로 와해된 경우, 사고 차단 혹은 연상 이완이 드물게 나타날 수 있으며, 특히 개인이 압박감을 느끼는 상황에서 발생할 수 있지만, 의사소통 맥락으로 방향을 다시 제시하는 질문을 통해서 신속하게 대화의 구조와 조직화로 되돌아올 수 있다.

개인은 고통, 그리고/또는 사회적 기능에서 손상된 수행을 경험해야 하며(진단기준 D), 환자 개인 또는 보호자가 변화를 알아차리고 걱정을 표현함으로써 임상적 도움을 구하게 된다(진단기준 A).

진단기준 A~E가 충족되는지 여부를 결정하거나 정신병에 대한 임상적 고위험 상태를 광범위하게 식별하기 위해 평가도구를 사용할 수 있다.

부수적 특징 Associated Features

개인은 주술 사고, 주의집중곤란, 약간 와해된 사고 또는 행동, 과도한 의심, 불안, 사회적 위축, 수면–각성 주기 붕괴를 경험할 수 있다. 인지기능의 손상과 음성 증상도 자주 관찰된다.

뇌영상 변인들이 약화된 정신병 증후군 집단과 정상 집단을 변별해 주는데, 조현병에서 관찰되는 양상과 유사하지만 덜 심하다. 그러나 개인적인 수준에서는 뇌영상 자료가 진단적이지는 않다.

유병률 Prevalence

유병률에 대한 정보는 거의 없다. 그러나 스위스에서 진행된 소수의 연구 중 하나가 치료적 도움을 구하지 않는 16~40세 사람들을 대상으로 한 약화된 정신병 증후군의 유병률 연구인데, 유병률이 0.3%에 불과한 것으로 나타났다. 또 다른 2.3%는 진단기준 A를 충족하는 증상을 보였지만, 이러한 증상은 진단기준 C에서 요구하는 바와 같이 지난 1년 전에 시작되었거나 지난 1년 동안 악화되지 않았다. 광범위한 범위의 국가들에서 일반 인구의 최대 7%가 약화된 망상 또는 환각을 경험하고 있음을 인정한다. 진단기준 A 증상의 유병률은 국가 또는 민족 집단에 따라 더 높거나 낮을 수 있지만, 약화된 정신병 증상의 유병률은 원주민보다 이주 집단에서 더 높은 경향이 있는데, 이는 아마도 외상과 차별에 더 많이 노출되기 때문일 수 있다.

발달 및 경과 Development and Course

약화된 정신병 증후군은 대개 청소년기 중기 이후 또는 성인기 초기에 발병한다. 발병 이전에 정상적으로 발달하거나 혹은 인지적 손상, 음성 증상 또는 사회성 발달의 손상이 선행할 수 있다. 치료를 받으러 온 집단 가운데, 증상 표현이 약화된 정신병 증후군 진단기준을 충족시키는 사람들이 그러한 진단기준을 충족시키지 않는 사람들에 비해 정신병을 발달시킬 가능성이 높았다. 증상 표현이 진단기준을 충족시키는 사람들 집단에서 3년간의 누적된 위험률은 22%인 데 비해, 진단기준을 충족시키지 않는 사람들 집단에서는 3년간의 누적된 위험률이 1.54%였다. 완전한 정신병적 장애(가장 빈번하게는 조현병 스펙트럼장애)로의 진행을 예측하는 요인에는 남성, 삶에서의 스트레스/외상, 실업, 혼자 사는 것, 약화된 양성 정신병 증상의 심각도, 음성 증상의 심각도, 와해되고 인지적인 증상들, 그리고 빈약한 기능이 포함된다. 완전한 정신병으로 진행되는 약화된 정신병 증후군 사례의 11%가 정동 정신병(정신병적 특징이 있는 우울 또는 양극성 장애)으로 발전하는 반면, 완전한 정신병으로 진행되는 약화된 정신병 증후군 사례의 73%는 조현병 스펙트럼장애를 발달시킨다. 12~35세 연령의 환자들에서는 대부분의 증거가 약화된 정신병적 증상 진단기준을 타당화했지만, 가장 어린 연령에서는 단지 제한된 증거만 있다. 정신병으로 전환될 위험은 처음 2년 이내에 가장 높지만, 최초로 증상을 보인 후 최대 10년 동안 계속 위험에 처해 있으며, 10년 동안 전환될 위험은 전체의 34.9%다. 약화된 정신병 증후군을 나타내는 개인은 지속되는 약화된 정신병적 증상, 지속적이거나 재발되는 동반이환 정신질환, 장애 및 낮은 기능과 같은 정신병의 발달을 넘어서는 그 밖의 나쁜 임상 결과를 보일 수 있다. 약화된 정신병 증후군 환자의 1/3에서만 임상적 관해가 나타난다. 전반적으로 이러한 개인의 약 1/3은 정신병이 발병하고, 1/3은 관해되며, 1/3은 지속적인 장애를 나타낸다.

위험 및 예후 인자 Risk and Prognostic Factors

기질적. 약화된 정신병 증후군의 예후를 예측하는 요인들은 분명하게 규정되지 못해 왔다.

유전적, 생리적. 지난 4년 동안, 약화된 정신병 증후군의 진단기준을 충족하는 증상을 보이는 개인들이 대조군에 비해서 정신병의 가족력이 정신병의 위험을 증가시킨다는 증거는 없다. 구조적, 기능적, 전기생리학적 및 신경화학적 뇌영상 결과가 정신병으로 진행될 위험의 증가와 연관되어 있다. 그러나 이러한 예측인자는 아직 임상 용도로 검증되지 않았다.

문화와 관련된 진단적 쟁점 Culture-Related Diagnostic Issues

사회문화적 맥락의 영향을 고려하지 않고 약화된 증상의 존재를 평가하는 것은 어려울 수 있다. 일부 지각적 경험(예, 소음 듣기, 그림자 보기) 및 종교적 또는 초자연적 믿음(예, 사악한 눈, 저주를 통한 질병 유발, 영의 영향)은 일부 문화적 맥락에서는 이상하게 간주되기도 하고, 다른 문화적 맥락에서는 수용되기도 한다. 또한 외상이나 박해(예, 고문, 정치적 폭력, 인종차별, 차별)를 경험한 사람들은 개인의 기분과 의사소통에 미치는 외상의 영향으로 인해 약화되거나 노골적인 편집증적 망상으로 잘못 판단될 수 있는 증상과 두려움을 보고할 수 있다(예, 일부 두려움은 위협을 피하기 위해 적절할 수 있으며, 외상 또는 외상 후 증상의 재발에 대한 두려움과 혼합될 수 있다). 오진의 위험이 더 높은 집단에는 이민자, 사회적으로 억압받는 민족 및 인종주의적 집단, 사회적 역경과 차별에 직면한 기타 집단이 포함된다. 고통 및 손상의 기준이 사회문화적으로 규범적인 경험과 약화된 정신병 증후군의 증상을 구별하는 데 도움이 된다(예, 차별받는 집단에서 보이는 권위 있는 인물에 대한 적응적 경계는 편집증과 혼동될 수 있다).

약화된 정신병 증후군의 기능적 결과
Functional Consequences of Attenuated Psychosis Syndrome

많은 환자가 증상 발현 시에 기능 손상을 경험할 수 있다. 증상이 완화되어도 중간에서 중등도의 사회적 기능 손상이 지속될 수 있다.

감별진단 Differential Diagnosis

단기 정신병적 장애. 약화된 정신병 증후군의 증상이 처음으로 나타날 때, 그러한 증상들이 단기 정신병적 장애의 증상과 유사할 수 있다. 그러나 약화된 정신병 증후군에서는 약화된 증상(망상, 환각 또는 와해된 언어)이 정신병 진단의 역치를 넘지 않는다.

조현형 성격장애. 조현형 성격장애의 증상적 특징, 특히 초기 발현 단계에서 나타나는 특징은 약화된 정신병 증후군의 특징과 유사하다. 그러나 조현형 성격장애는 약화된 정신병 증후군의 상태 의존적 특성(진단기준 C)을 충족하지 않는, 비교적 안정된 특질적 장애다. 또한 약화된 정신병 증후군 초기 단계의 증상과 비슷할 수 있지만, 조현형 성격장애 진단에는 더 다양한 증상이 요구된다.

다른 정신질환에서 발생하는 현실 왜곡. 약화된 망상과 유사할 수 있는 현실 왜곡은 다른 정신질환의 맥락에서 발생할 수 있다(예, 주요우울장애의 맥락에서 낮은 자존감 또는 타인들로부터 낮은 존중을 받는다고 귀인, 사회불안장애의 맥락에서 원치 않는 관심의 초점이 되는 느낌, 제I형 양극성 또는 제II형 양극성 장애에서 압출 언어와 감소된 수면 필요성의 맥락에서 팽창된 자존감, 경계성 성격장애에서 실제 또는 상상의 유기 및 반복적인 자해에 대한 강렬한 공포를 느끼는 맥락에서 감정을 경험할 수 없다는 느낌). 만일 이러한 현실 왜곡이 단지 다른 정신질환의 경과 중에만 발생한다면 약화된 정신병 증후군의 추가 진단이 내려지지 않는다.

청소년기 적응 반응. 정상 발달의 일환이며 스트레스 정도와 일치하는, 경미한 일시적 증상은 약화된 정신병 증후군 진단을 충족시키지 않는다.

비환자 집단에서의 지각 이상과 주술적 사고의 극단. 현실 왜곡이 주관적 고통, 기능 손상, 그리고 치료의 필요성과 관련되지 않는 때는 이러한 진단적 가능성을 강력하게 고려해야 한다.

물질/치료약물로 유발된 정신병적 장애. 약화된 망상과 약화된 환각은 대마초, 환각제, 펜시클리딘, 흡입제, 중추신경자극제 중독이나 알코올 및 진정제, 수면제 또는 항불안제의 금단 중에 발생할 수 있다. 만일 약화된 정신병적 증상이 단지 물질 사용 중에만 발생한다면, 약화된 정신병 증후군 진단을 내려서는 안 되며, 이 경우 물질/치료약물로 유발된 정신병적 장애 진단이 선호된다.

주의력결핍 과잉행동장애. 주의력 손상의 과거력이 현재의 약화된 정신병 증후군 진단을 배제할 수 없다. 어린 시절에 보인 주의력 손상은 전구기 상태였을 수 있으며, 동반이환된 주의력결핍 과잉행동장애일 수 있다.

동반이환 Comorbidity

약화된 정신병 증후군을 가진 대부분의 사람은 주로 우울증(41%), 그리고/또는 불안(15%) 같은 몇 개의 정신질환을 동반한다. 절반 이상의 환자가 추적 관찰 시 적어도 하나의 장애를 동반하고 있으며, 동반이환된 장애의 대부분이 환자가 처음 평가되었을 때 존재한다. 비록 약화된 정신병 증후군 진단을 받은 어떤 사람들은 불안장애, 우울장애, 양극성장애, 그리고 성격장애를 포함한 새로운 장애로 진행할 것이지만, 약화된 정신병 증후군을 가진 사람들이 도움을 구하는 통제 집단 대상자들에 비해서 새로운 비정신병적 장애를 발전시킬 위험이 증가되어 있지는 않다.

● 단기 경조증 동반 우울 삽화
Depressive Episodes With Short-Duration Hypomania

제안된 진단기준

생애 동안 다음 진단기준을 충족하는 주요우울 삽화를 적어도 1회 경험한다:

A. 다음 진단기준 가운데 5가지(또는 그 이상) 증상이 연속 2주 동안 지속되며, 병전 기능으로부터의 변화를 보인다. 증상 가운데 적어도 한 가지는 (1) 우울 기분 또는 (2) 흥미나 즐거움의 상실이다. (**주의점**: 명백하게 의학적 상태에 기인된 증상은 포함시키지 않는다.)

　1. 거의 매일, 하루의 대부분 지속되는 우울 기분을 주관적으로 호소하거나(예, 슬프거나 공허하거나 희망이 없다고 느낌), 타인에 의해 관찰됨(예, 눈물이 그렁그렁해 보임). (**주의점**: 아동과 청소년은 과민한 기분으로 나타날 수 있음)

　2. 모든, 또는 거의 모든 일상 활동에 대한 흥미나 즐거움이 거의 매일, 하루의 대부분 동안 뚜렷하게 저하되어 있음(주관적인 설명이나 타인에 의한 관찰로 드러남)

　3. 체중 조절을 하고 있지 않은 상태에서 상당한 체중 감소 또는 체중 증가(예, 1개월 동안 체중의 5% 이상의 변화), 혹은 거의 매일 계속되는 식욕 감퇴 또는 증가 (**주의점**: 아동의 경우 체중 증가가 기대치에 미달되는 경우를 고려할 것)

　4. 거의 매일 보이는 불면 또는 과다수면

　5. 거의 매일 보이는 정신운동 초조 또는 지연(타인이 관찰 가능하고, 단순히 주관적인 좌불안석이나 처지는 느낌이 아니어야 함)

　6. 거의 매일 보이는 피로감 또는 활력 상실

　7. 거의 매일 보이는 (망상적일 수 있는) 무가치감 또는 과도하거나 부적절한 죄책감(단순히 자책 또는 병에 걸린 것에 대한 죄책감이 아님)

　8. 거의 매일 보이는 사고력이나 집중력 감퇴 또는 우유부단함(주관적인 설명이나 타인에 의한 관찰로 나타남).

　9. 반복되는 죽음에 대한 생각(단지 죽는 것에 대한 두려움이 아님); 구체적인 계획 없이 반복되는 자살 사고; 구체적인 자살 계획; 또는 자살 시도

B. 증상이 사회적, 직업적 또는 다른 중요한 기능 영역에서 임상적으로 현저한 고통이나 손상을 초래한다.

C. 장해가 물질의 생리적 효과나 다른 의학적 상태로 인한 것이 아니다.

D. 장해가 조현정동장애에 의해 더 잘 설명되지 않고, 조현병, 조현양상장애, 망상장애나 달리 명시되는, 또는 명시되지 않는 조현병 스펙트럼 및 기타 정신병적 장애에 수반되어 나타나지 않는다.

다음 진단기준의 증상들을 포함하는 경조증 기간이 생애 동안 적어도 2회 있으나 경조증 삽화 진단기준을 충족할 만큼 지속 기간이 충분하지 않다(적어도 2일 이상이지만 연속 4일 미만으로 지속됨). 진단기준의 증상은 다음과 같다:

A. 비정상적이고 지속적으로 의기양양, 팽창 또는 과민한 기분과 비정상적이고 지속적으로 증가된 활동 또는 활력

을 보이는 분명한 기간이 있다.

B. 기분 장해와 증가된 활력 및 활동을 보이는 기간 동안, 다음 중 3가지(또는 그 이상) 증상이 지속되고(기분이 과민한 상태만 있는 경우 4가지), 평소 행동으로부터 관찰 가능한 변화를 보이며, 심각한 정도로 지속된다.

   1. 팽창된 자존감 또는 과대성
   2. 수면 욕구 감소(예, 단 3시간 수면만으로도 피로가 풀린 느낌)
   3. 평소보다 말이 많아지거나 계속 말을 해야 할 것 같은 압박감
   4. 사고 비약 또는 사고가 빠르게 진행되는 주관적 경험
   5. 주의산만(즉, 중요하지 않거나 관계없는 외부 자극에 쉽게 주의가 끌림)이 보고되거나 관찰됨
   6. 목표 지향적 활동 증가(직장이나 학교에서 사회적으로 또는 성적으로) 또는 정신운동 초조
   7. 고통스러운 결과를 가져올 가능성이 높은 활동에의 지나친 몰두(예, 흥청망청 쇼핑하기, 무분별한 성행위 또는 어리석은 사업 투자에 관여)

C. 삽화가 증상이 없을 때 개인의 특성과는 다른, 명백한 기능 변화를 동반한다.

D. 기분 장해와 기능 변화를 타인이 관찰할 수 있을 정도다.

E. 삽화가 사회적 또는 직업적 기능의 현저한 손상을 초래하거나 입원이 필요할 정도로 충분히 심각하지는 않다. 만일 정신병적 양상이 있다면 확실히 조증 삽화다.

F. 삽화가 물질(예, 남용약물, 치료약물 또는 기타 치료)의 생리적 효과에 기인한 것이 아니다.

진단적 특징 Diagnostic Features

우울 삽화를 동반한 단기 경조증이 있는 환자는 적어도 2회 2~3일간 지속되는, (증상의 지속 기간을 제외한) 경조증 삽화 진단기준을 충족하는 삽화뿐 아니라 적어도 1회의 주요우울 삽화를 경험한다. 이 삽화들은 경조증 삽화로 분류되기에 충분한 강도를 보이지만, 4일이라는 지속 기간의 요건을 충족하지 못한다. 증상들은 현저한 정도로 나타나고, 따라서 개인의 정상적 행동으로부터 관찰 가능한 변화를 보인다.

증후군적인 경조증 삽화와 주요우울 삽화의 과거력이 있는 경우에는, 현재의 경조증 증상의 지속 기간에 관계없이 당연히 제II형 양극성장애다.

부수적 특징 Associated Features

단기 경조증과 주요우울 삽화 모두를 경험한 환자는 그들의 증가된 정신과적 동반이환, 더 큰 양극성장애의 가족력, 더 이른 발병, 더 빈번히 재발하는 주요우울 삽화, 그리고 더 높은 자살 시도율을 가지고 있다는 점에서 주요우울장애보다는 양극성장애가 있는 환자와 훨씬 더 비슷하다.

유병률 Prevalence

DSM-5 정의를 사용한 역학 연구가 아직 발표되지 않았기 때문에 단기 경조증 동반 우울 삽화의 유병률은 불분명하다. 다소 다른 기준(다음의 둘 중 하나로 정의된 역치하 경조증: 지속 4일 미만, 또는 3가지 진단기준 B 증상 중 하나)을 사용하면, 역치하 경조증이 동반된 주요우울장애는 미국 인구의 최대 6.7%에서 발생하며, 이는 제I형이나 제II형 양극성장애보다 더 흔하다. 그러나 여러 국가에 걸쳐

서 연구된 임상 장면에서 단기 경조증 동반 우울 삽화는 전체 기간을 충족시키는 경조증 동반 우울 삽화보다 약 1/4 정도 흔하다. 단기 경조증 동반 우울 삽화는 여성들에서 더 흔할 수 있으며, 여성들은 비전형적인 우울증의 특징을 더 많이 보일 수 있다.

위험 및 예후 인자 Risk and Prognostic Factors

유전적, 생리적. 양극성장애의 가족력은 주요우울장애가 있는 사람들보다 단기 경조증 동반 우울 삽화를 가진 사람들 사이에서 3~4배 더 흔한 반면, 양극성장애의 가족력은 우울 삽화와 단기간 대 전체 기간 경조증을 가진 사람들 중에서 유사하게 나타난다.

자살 사고 혹은 행동과의 연관성 Association With Suicidal Thoughts or Behavior

단기 경조증 동반 우울 삽화를 가진 개인은 주요우울장애가 있는 개인보다 높은 자살 시도율을 보이며, 우울 삽화와 전체 기간 경조증(제II형 양극성장애)을 가진 개인과 비교할 때 유사한 자살 시도율을 보인다.

단기 경조증의 기능적 결과 Functional Consequences of Short-Duration Hypomania

우울 삽화 동반 단기 경조증과 특정하게 관련된 기능 손상은 아직 충분히 밝혀지지 않았다. 그러나 연구에 따르면, 이 장애가 있는 사람들은 전체 기간 경조증 동반 우울 삽화를 보인 사람들과 비교할 때 전체적인 기능 평가 점수가 유사하다.

감별진단 Differential Diagnosis

제II형 양극성장애. 양극성장애는 주요 우울 삽화와 경조증 삽화를 특징으로 하는 반면, 단기간의 경조증이 있는 우울 삽화는 경조증 증상이 2~3일인 우울 삽화를 특징으로 한다. 개인이 일단 경조증 삽화(4일 이상)를 경험하면, 앞으로의 경조증 증상의 지속 기간과 관계없이 진단은 제II형 양극성장애로 내려지며 유지된다.

주요우울장애. 주요우울장애 역시 생애 동안 적어도 1회 이상의 주요우울 삽화를 특징으로 한다. 그러나 적어도 2회 2~3일간 지속되는 경조증 증상이 추가적으로 존재한다면 주요우울장애가 아닌 단기 경조증으로 진단하게 된다.

혼재성 양상 동반 주요우울장애. 혼재성 양상 동반 주요우울장애와 단기 경조증 모두 약간의 경조증 증상과 주요우울 삽화가 존재하는 특징을 가진다. 그러나 혼재성 양상 동반 주요우울장애는 주요우울 삽화 기간 동안 동시에 존재하는 경조증 양상을 특징으로 하는 반면, 우울 삽화를 동반한 단기 경조증이 있는 개인은 아증후군적인 경조증과 완전히 증후군적인 주요우울증을 각각 다른 시기에 경험한다.

제I형 양극성장애. 제I형 양극성장애는 생애 동안 적어도 1회의 조증 삽화에 의해 단기 경조증과 감별되는데, 조증 삽화는 경조증 삽화보다 더 길고(적어도 일주일) 더 심각하다(사회적 또는 직업적 기

능에 현저한 손상을 초래하여 자신과 다른 사람들에게 해를 입히지 않도록 입원을 필요로 함). 정신병적
증상을 포함하거나 입원치료가 필요한 삽화는 (지속 기간에 관계없이) 경조증 삽화가 아니라 확실
한 조증 삽화다.

순환성장애. 순환성장애는 우울 증상 기간과 경조증 증상 기간으로 특징지어지지만, 생애 동안 주
요우울 삽화가 있는 경우 순환성장애 진단을 내릴 수 없다.

● 카페인사용장애
Caffeine Use Disorder

제안된 진단기준

임상적으로 현저한 손상이나 고통을 일으키는 문제적 카페인 사용 양상이 지난 12개월 사이에 다음의 항목 중 최소
한 앞에서 3개의 증상으로 나타난다:

1. 카페인 사용을 줄이거나 조절하려는 지속적인 욕구나 실패한 경험들이 있음
2. 카페인 사용으로 인해 지속적으로, 혹은 반복적으로 신체적 · 심리적 문제가 유발되거나 악화될 가능성이 높다는
   것을 알면서도 계속 카페인을 사용함
3. 금단, 다음 중 하나로 나타남
   a. 카페인의 특징적인 금단 증후군
   b. 금단 증상을 완화하거나 피하기 위해 카페인(혹은 비슷한) 물질 사용
4. 카페인을 종종 의도했던 것보다 많은 양, 혹은 오랜 기간 동안 사용
5. 반복적인 카페인 사용으로 인해 직장, 학교 혹은 가정에서의 주요한 역할 책임 수행에 실패(예, 카페인 사용 또
   는 금단과 관련된 반복적인 지각 또는 결석)
6. 카페인의 영향으로 지속적으로, 혹은 반복적으로 사회적 혹은 대인관계 문제가 발생하거나 악화됨에도 불구하고
   카페인 사용을 지속함(예, 배우자와 사용의 결과에 대한 문제로 다툼, 의학적 문제, 비용).
7. 내성, 다음 중 하나로 정의됨
   a. 중독이나 원하는 효과를 얻기 위해 현저하게 증가된 양의 카페인이 필요
   b. 동일한 용량의 카페인을 계속 사용할 경우 효과가 현저히 감소
8. 카페인을 구하거나, 사용하거나, 그 효과에서 벗어나기 위한 활동에 많은 시간을 보냄
9. 카페인에 대한 갈망감, 혹은 강한 열망, 사용하고자 하는 충동

다양한 연구가 카페인 사용 문제가 있는 개인에 대한 기록문서와 특성을 제공했으며, 여러 개관
논문에서 이러한 문헌에 대한 분석을 제공하였다. 카페인사용장애 연구를 위해 제안된 진단 체계
는 다른 물질사용장애와 다르며, 정신질환으로 명명하기에 충분한 임상적 중요성을 가진 경우에만
확인할 필요성을 반영한다. 카페인사용장애를 DSM-5에 포함시킨 주된 목표는 제안된 진단 도식
에 기반을 두고 카페인사용장애의 신뢰도, 타당도, 유병률을 밝히는 연구, 특히 타당도 검증의 일환
으로 이 진단과 기능 손상과의 관련성을 밝히는 연구를 권장하기 위해서다.

카페인사용장애의 제안된 진단기준은 다른 물질사용장애에 적용된 진단기준보다 더 높은 진단적

역치의 필요성을 반영한다. 이는 일반 인구에서 높은 비율의 습관적이고 문제가 되지 않는 일상적인 카페인 사용으로 인해 카페인사용장애가 과잉진단되는 것을 막기 위해서다.

진단적 특징 Diagnostic Features

카페인사용장애는 부정적인 신체적, 그리고/또는 심리적 결과에도 불구하고 카페인을 계속해서 사용하거나 카페인 사용을 통제하지 못하는 것을 특징으로 한다. 미국에서 행해진 두 번의 조사연구에서 카페인 사용자의 14~17%가 신체적 또는 심리적 문제에도 불구하고 카페인을 사용하였고, 34~45%는 카페인 사용을 통제하려는 지속적인 욕구 또는 노력의 실패를 보고했으며, 18~27%는 금단 증상을 완화하거나 피하기 위해 카페인을 사용했다고 보고하였다. 동일한 조사 연구에서 일부 카페인 사용자들은 카페인을 사용하거나 얻는 데 많은 시간을 소비하며(예, 하루 종일, 그리고 저녁까지 커피를 마심), 내성, 카페인에 대한 강한 욕구 또는 갈망, 카페인으로 인한 주요 역할 책임을 수행하는 데 실패(예, 카페인이 든 음료를 찾기 위해 가족 휴가 시간을 소비하며, 결과적으로 관계 스트레스를 초래함; 커피를 구하기 위해 직장에 반복적으로 지각함), 그리고 훨씬 적은 정도로는 사회적 또는 대인관계 문제에도 불구하고 카페인을 사용한다. 카페인의 의학적 · 심리적 문제로는 심장 · 위 · 비뇨기 문제와 불안, 우울, 불면증, 과민성, 사고의 어려움이 포함된다.

2,259명의 헝가리 카페인 소비자를 대상으로 한 연구에서 9가지 카페인사용장애 진단기준에 대한 요인 분석 결과 단일 요인이 산출되었으며, 이는 카페인사용장애가 단일 구성개념임을 시사한다. 볼티모어 지역의 2개의 카페인 치료 연구에서 가장 많이 승인된 진단기준은 금단(97%), 지속적인 욕구 또는 사용을 통제하려는 노력(91~94%), 그리고 카페인으로 인한 신체적 또는 심리적 문제를 알고 있음에도 불구하고 카페인 사용(75~91%)이다.

문제가 되는 카페인 사용으로 치료를 원하는 사람들 중 88%는 이전에 카페인 사용을 조정하려고 진지하게 시도한 적이 있다고 보고했으며, 43~47%는 카페인을 줄이거나 없애기 위해 의료 전문가로부터 조언을 받았다고 보고하였다. 카페인 사용을 변화시키고 싶은 일반적인 이유는 건강과 관련된 것(59%)과 카페인에 의존하고 싶지 않은 욕구(35%)였다.

II편 '물질관련 및 중독 장애' 장에 있는 카페인 금단에 대한 내용은 금단에 관한 진단기준의 특성을 제시해 준다. 습관성 카페인 사용자가 갑자기 카페인을 끊을 경우 명확한 금단 증후군을 경험할 수 있으며, 많은 카페인 의존성이 있는 사람이 금단 증상을 경험하는 것을 피하기 위해 카페인을 계속해서 사용한다고 기술되어 있다.

유병률 Prevalence

일반 인구에서 카페인사용장애의 유병률은 분명하지 않다. 버몬트의 한 인구 기반 연구에서는 약 9%가 제안된 3가지 DSM-5 카페인사용장애 진단기준과 내성에 해당된다고 보고하였다. 미국 인구 전집을 반영하기 위해 인구통계학적 할당량에 기반하여 모집한 1,006명의 카페인 섭취 성인 표본에서, 8%가 카페인사용장애 진단에 필요한 3가지 기준을 모두 충족시켰다.

보스턴의 한 병원에서 일상적인 치료를 위해 제시한 카페인 섭취 청소년 표본에서 3.9%는 카페인사용장애 진단에 필요한 3가지 기준을 모두 충족시켰다. 헝가리의 카페인 소비자를 대상으로 표본 중에서 13.9%가 3가지 기준에 모두 해당되었으며, 4.3%가 증상이 일상생활에 상당한 고통을 초래했다고 보고하였다.

발달 및 경과 Development and Course

카페인사용장애 진단기준을 충족하는 카페인 사용 방식을 보이는 개인은 매일같이 다양한 방식으로 카페인을 섭취하고, 카페인이 들어간 다양한 종류의 상품(예, 커피, 무알코올·저알코올 음료, 차)과 치료약물을 소비한다. 카페인사용장애의 진단은 카페인 사용의 더 큰 증가의 발생과 더 심한 금단 증상을 예측하는 것으로 나타났다.

카페인사용장애에 대한 종단적 또는 횡단적 생애 연구는 아직 없다. 카페인사용장애는 청소년 및 성인에서 모두 존재한다. 카페인 소비율과 카페인 소비의 전반적 수준은 30대 초·중반까지 연령에 따라 증가하고, 이후 감소하는 경향을 보인다. 카페인사용장애의 연령과 관련된 요인은 알려져 있지 않지만, 청소년과 초기 성인들이 카페인이 들어간 에너지 음료를 섭취함으로써 카페인을 과도하게 사용하는 것에 대한 우려는 점점 커지고 있다.

위험 및 예후 인자 Risk and Prognostic Factors

유전적, 생리적. 과도한 카페인 사용, 카페인 내성, 그리고 카페인 금단 증상의 유전성은 35~77% 범위에 이른다. 카페인 사용, 알코올 사용, 그리고 흡연과 관련된 공통의 유전 요인(복합물질 사용)이 기저에 존재하며, 카페인 사용(또는 과도한 사용)은 알코올 사용 및 흡연과 유전 영향의 28~41%를 공유한다. 카페인 및 담배 사용장애는 이러한 합법적인 약물에 특정적인 유전 요인들과 관련되어 있고, 상당한 영향을 받는다. 카페인사용장애 표지자의 유전성 정도는 알코올 및 담배 사용장애 표지자의 유전성 정도와 비슷한 것으로 나타난다.

문화와 관련된 진단적 쟁점 Culture-Related Diagnostic Issues

카페인의 소비는 지리학적 기원, 문화적 배경, 생활방식, 사회적 행동, 경제적 지위에 의해 영향을 받는다. 선호하는 카페인 음료의 종류(예, 차, 커피, 카페인을 함유한 탄산음료, 메이트[허브 yerba mate로 만든 음료])와 조제 방식은 전 세계적으로 다양하여 커피, 차 또는 메이트의 '컵'에 포함된 화합물의 양과 종류에 현저한 차이가 있다. 카페인 섭취량을 평가할 때 이러한 차이를 고려해야 한다.

자살 사고 혹은 행동과의 연관성 Association With Suicidal Thoughts or Behavior

카페인사용장애와 자살 사고나 행동 사이의 관계를 구체적으로 다룬 연구는 없다. 카페인 소비와 관련해서 서로 상충하는 증거가 있다. 즉, 높은 수준의 카페인 소비는 자살 사고나 행동에 대한 위험 증가와 관련이 있거나, 자살 사고나 행동에 대해 보호적일 수 있다.

카페인사용장애의 기능적 결과 Functional Consequences of Caffeine Use Disorder

한 미국 인구조사 연구는 카페인사용장애의 기준을 충족한 사람들이 카페인 사용, 수면 문제, 불안, 우울증, 스트레스에 대해 안 좋은 기분이나 죄책감을 느끼며 카페인과 관련된 고통을 더 많이 보고할 가능성이 더 높다는 것을 발견하였다. 더 많은 전체 증상 개수 또한 이러한 부정적인 결과를 예측하였다. 카페인사용장애는 임신 중 카페인의 더 많은 사용을 예측할 수 있다.

감별진단 Differential Diagnosis

문제적이지 않은 카페인 사용. 사회적, 행동적 또는 심리적 문제의 원인을 카페인으로 돌리기 어려울 수 있기 때문에, 부적응적이지 않은 카페인 사용과 카페인사용장애를 감별하기 어려울 수 있다. 특히 다른 물질들도 사용하는 경우 더욱 그렇다. 내성과 금단 증상을 일으킬 수 있는 규칙적인, 과도한 카페인 사용은 비교적 흔하므로 이것 자체만으로는 장애 진단을 내리기에 충분하지 않다.

기타 중추신경자극제사용장애. 기타 중추신경자극제나 물질 사용과 관련된 문제가 카페인사용장애 양상과 매우 유사할 수 있다.

불안장애. 만성적인 과도한 카페인 사용 결과 범불안장애처럼 보일 수 있고, 급성 카페인 사용은 공황발작 같은 증상을 유발할 수 있다.

동반이환 Comorbidity

카페인사용장애와 관련된 동반이환에는 매일 흡연, 대마사용장애, 알코올사용장애의 가족력 또는 개인력이 포함된다. 일반 인구에서 사람들과 비교할 때, 카페인사용장애의 비율은 문제가 되는 카페인 사용에 대한 치료를 원하는 사람들, 흡연자; 고등학생 및 대학생; 알코올 또는 불법 약물 오용 이력이 있는 사람들 중에서 더 높다. 카페인사용장애의 양상은 주요우울장애, 범불안장애, 공황장애, 성인의 반사회성 성격장애, 알코올, 대마 및 코카인 사용장애와 같은 여러 진단과 정적으로 관련되어 있을 수 있다.

● 인터넷게임장애
Internet Gaming Disorder

제안된 진단기준

게임을 하기 위해, 흔히 다른 사용자들과 함께 게임을 하기 위해 지속적이고 반복적으로 인터넷을 사용하는 행동이 임상적으로 현저한 손상이나 고통을 일으키며, 다음 중 5가지(또는 그 이상) 증상이 12개월 동안 나타난다:

1. 인터넷게임에 대한 몰두(이전 게임 내용을 생각하거나 다음 게임 실행에 대해 미리 예상함. 인터넷게임이 하루 일과 중 가장 지배적인 활동이 됨)
   주의점: 이 장애는 도박장애 범주에 포함되는 인터넷 도박과 구분된다.

2. 인터넷게임이 제지될 경우에 나타나는 금단 증상(이러한 증상은 전형적으로 과민성, 불안 또는 슬픔으로 나타나지만, 약리학적 금단 증상의 신체적 징후는 없음)
3. 내성 – 더 오랜 시간 동안 인터넷게임을 하려는 욕구
4. 인터넷게임 참여를 통제하려는 시도에 실패함
5. 인터넷게임을 제외하고 이전의 취미와 오락 활동에 대한 흥미가 감소함
6. 정신사회적 문제에 대해 알고 있음에도 불구하고 과도하게 인터넷게임을 지속함
7. 가족, 치료자 또는 타인에게 인터넷게임을 한 시간을 속임
8. 부정적인 기분에서 벗어나거나 이를 완화시키기 위해 인터넷게임을 함(예, 무력감, 죄책감, 불안)
9. 인터넷게임 참여로 인해 중요한 대인관계, 직업, 학업 또는 진로 기회를 위태롭게 하거나 상실함

주의점: 이 장애의 진단은 도박이 아닌 인터넷게임만 포함한다. 업무 및 직업상 요구되는 활동으로서 인터넷 사용은 포함하지 않으며, 그 외의 기분 전환이나 사회적 목적의 인터넷 사용 또한 포함하지 않는다. 마찬가지로, 성적인 인터넷 사이트도 제외한다.

현재의 심각도를 명시할 것:
　인터넷게임장애는 일상적 활동의 손상 정도에 따라 경도, 중등도, 고도로 나뉜다. 인터넷게임장애가 덜 심각한 사람은 증상이 더 적고 일상에서의 손상도 더 적을 것이다. 심각한 인터넷게임장애가 있는 사람은 컴퓨터 앞에서 더 많은 시간을 보내며, 대인관계 또는 진로 및 학업 기회에 있어서도 상실이 더 클 것이다.

　도박장애는 현재 DSM-5 II편의 '물질관련 및 중독 장애' 장에 포함된 유일한 비-물질 관련 장애다. 그러나 비의료 장면에서 흔히 **중독**(addiction)이라고 불리는 물질사용장애 및 도박장애와 일부 유사성을 보이는 다른 행동장애들이 있는데, 많은 문헌에서는 강박적으로 반복적인 인터넷게임을 하는 것을 일례로 든다. 인터넷게임 문제는 중국 정부에 의해서 '중독'으로 정의되었으며, 치료 및 예방 시스템이 구축된 한국에서는 공중 보건 위협으로 간주되었다. 인터넷게임 문제에 대해 의학 저널에 실린 치료 보고서들은 주로 아시아 국가들과 미국 내 일부 지역, 그리고 다른 고소득 국가들에서 발표된 것들이다.

　DSM-5 작업 그룹은 240편 이상의 논문을 검토하였고, 인터넷게임 사용과 도박장애 및 물질사용장애 사이의 몇 가지 행동 유사성을 발견하였다. 그러나 문헌들마다 인터넷게임장애에 대한 표준적인 정의가 없어서 유병률에 대한 자료를 얻기가 어려웠으며, 치료를 받았거나 받지 않은 사례들의 인터넷게임장애의 과거력에 대한 이해도 또한 누락되어 있었다. 문헌들은 내성, 금단, 행동을 줄이거나 끊기 위한 시도의 반복적인 실패, 일상적인 기능에서의 손상 등이 물질 중독과 많은 기저의 유사성을 가진다고 기술하였다. 또한 아시아 국가와 서양에서 모두 높은 유병률은 DSM-5의 III편과 ICD-11의 '정신, 행동 및 신경발달 장애' 장에 이 장애를 포함시키는 것을 정당화하였다. DSM-5의 발표 이후, 임상 보고서의 수는 계속 누적되고 있지만, 많은 문제가 해결되지 않은 채 남아 있다.

　인터넷게임장애는 공중보건에서 상당한 중요성을 가지게 되었다. 그리고 추가적인 연구들은 궁극적으로 인터넷게임장애를(또한 일반적으로 **인터넷사용장애**, **인터넷 중독** 또는 **게임 중독**으로 일컬어지는 문제를) 독립적인 장애로 분리하는 것에 이점이 있다는 근거로 이끌 수 있을 것이다. 도박장애와 마찬가지로, 유병률, 임상 경과, 가능한 유전적 영향, 그리고 뇌영상 자료에 기반을 둔 잠재적 생물

학적 요인들을 결정하기 위해서 역학 조사가 이루어져야 한다.

진단적 특징 Diagnostic Features

인터넷게임장애의 본질적인 특징은 인터넷게임에 과도하고 지속적으로 참여하는 패턴으로, 결과적으로 물질사용장애의 증상과 유사하게, 게임에 대한 점진적인 통제력 상실, 내성 및 금단 증상을 포함하여 한 군집의 인지적 · 행동적 증상들을 초래한다. 이러한 인터넷-기반 게임은 전형적으로 세계의 서로 다른 지역에 있는 플레이어 그룹 간의 경쟁을 수반하므로 시간대별 독립성(time-zone independence)에 의해 게임 지속 시간의 확장이 장려된다. 인터넷게임장애는 멀티플레이어 경쟁과 관련된 특정 인터넷게임을 포함하는 경우가 대부분이지만, 비-인터넷 전산화된 오프라인 게임도 포함할 수 있다. 인터넷게임은 종종 게임을 하는 중에 중요한 사회적 상호작용의 측면을 포함하고 있으며, 팀 양상의 게임의 측면이 주요 동기가 되는 것처럼 보인다. 개인에게 학교 공부나 대인관계 활동을 하도록 지시하는 시도는 강하게 거부된다.

인터넷게임장애가 있는 사람들은 다른 활동은 무시함에도 불구하고 계속해서 컴퓨터 앞에 앉아 게임 활동을 한다. 이들은 일반적으로 하루에 8~10시간 이상, 일주일에 최소 30시간을 게임을 한다. 만약 그들이 컴퓨터를 사용하고 게임을 하는 것을 막는다면, 그들은 불안해하고 화를 낼 것이다. 그들은 종종 음식을 먹거나 잠을 자지 않고 게임하며 오랜 시간을 보낸다. 학교나 직장 같은 정상적인 의무나 가족의 의무는 무시된다.

진단을 위한 최적의 기준과 역치가 경험적으로 결정될 때까지, 9가지 진단기준 중 5가지 이상에 해당될 때 진단을 고려하도록 하는 것과 같은 보수적인 정의가 사용되어야 한다.

부수적 특징 Associated Features

인터넷게임장애와 관련된 일관된 성격 유형은 확인되지 않았지만, 부정적 정서성, 애착상실, 적대성, 탈억제, 정신병적 경향성 등이 이 장애와 연관되어 있다. 충동적으로 인터넷게임을 하는 사람은 인터넷게임에 노출되면 촉발되는 뇌의 특정 영역에서 활성화를 보이는데, 이는 보상 체계 구조에 국한되지 않는 것으로 나타났다.

유병률 Prevalence

12개월간 인터넷게임장애의 평균 유병률은 여러 국가에서 4.7%로 추정되며, 연구 결과들에서 그 범위는 0.7%에서 15.6%였다. DSM-5가 제안한 기준을 사용한 연구는 아시아와 서구 국가들에서 유병률이 비슷하다는 것을 시사한다. 미국에서 대규모 인터넷 기반 조사에 따르면 DSM-5 인터넷게임장애의 유병률은 1% 이하다. 16개의 국제적인 메타분석 연구 결과, 청소년들 사이에서 인터넷게임장애의 합동 유병률이 4.6%로 나타났으며, 일반적으로 사춘기 소년/남성(6.8%)이 사춘기 소녀/여성(1.3%)보다 더 높은 유병률을 보였다.

위험 및 예후 인자 Risk and Prognostic Factors

환경적. 인터넷게임장애와 연관이 높은 게임 유형에 접근할 수 있는, 인터넷 접속이 되는 컴퓨터를 이용할 수 있는 환경을 말한다.

유전적, 생리적. 사춘기 남성들이 인터넷게임장애를 발달시킬 위험이 가장 큰 것으로 보인다.

성 및 젠더와 관련된 진단적 쟁점 Sex- and Gender-Related Diagnostic Issues

인터넷게임장애는 여성 청소년 및 젊은 성인 여성보다 남성 청소년 및 젊은 성인 남성에서 더 흔하게 나타난다. 12~15세의 남성 청소년들은 또한 게임장애 부작용(예, 낮은 학업성적, 외로움)의 더 큰 위험에 처할 수 있다. 12~15세의 여성 청소년들은 퍼즐, 음악, 사회적·교육적 주제를 포함하는 게임을 선택하는 경향이 있는 반면, 같은 나이의 남성 청소년들은 더 자주 액션, 싸움, 전략, 그리고 더 큰 중독성을 가질 수 있는 역할놀이 게임을 선택한다.

자살 사고 혹은 행동과의 연관성 Association With Suicidal Thoughts or Behavior

인터넷게임장애로 진단된 개인의 자살을 특별히 다룬 연구는 거의 없지만, 문제가 있는 인터넷과 온라인 게임 행동의 광범위한 표현형에 대한 연구들은 구할 수 있다. 호주의 11~17세 청소년을 대상으로 한 전국적으로 대표성 있는 가정들에 대한 조사 연구(Young Minds Matter)는 인터넷과 온라인 게임 행동이 전년도에서 자살 시도의 더 높은 위험과 관련이 있다는 것을 발견하였다. 인구학적 변인들, 우울증, 가족 지원, 자존감을 통제한 후, 12~18세의 대만 학생 9,510명을 대상으로 한 조사 연구는 온라인 게임을 포함한 인터넷 중독이 자살 사고 및 자살 시도와 관련이 있다는 것을 발견하였다. 무작위로 선정된 대표성 있는 유럽 학교 학생 8,807명 표본을 대상으로 한 연구에서 3.62%가 인터넷게임장애(DSM-5 기준 사용)를 가지고 있었고, 3.11%의 학생이 병적인 인터넷 사용을 하고 있지만 인터넷게임장애는 아니라고 간주되었다. 두 집단 모두 감정 증상, 행동장애, 과잉행동/부주의, 자해 행위, 자살 사고와 행동에 대해 유사하게 증가된 위험을 보였다. 자살 사고나 행동을 포함한 문제적 인터넷 사용의 정신건강에 대한 영향은 아마도 수면에 대한 문제적 인터넷 사용의 영향과 관련이 있고, 그것에 의해 매개되는 것으로 보인다.

인터넷게임장애의 기능적 결과 Functional Consequences of Internet Gaming Disorder

인터넷사용장애는 학업 실패, 실직 혹은 결혼 실패로 이어질 수 있다. 강박적인 게임 행동은 정상적인 사회적, 학업적, 가족 활동을 밀어내 버리는 경향이 있다. 학생들은 성적이 저하되고, 결국 학업을 중단할 수 있다. 가족에 대한 책임도 소홀해질 수 있다.

감별진단 Differential Diagnosis

온라인 게임을 포함하지 않는 과도한 인터넷 사용(예, 페이스북과 같은 소셜미디어의 과도한 사용, 온라인 포르노 보기)은 인터넷게임장애와는 다른 것으로 간주되며, 다른 용도의 과도한 인터넷 사용에 대한 추후 연구는 여기에서 제시된 유사한 기준을 따를 필요가 있을 것이다. 과도한 온라인 도박은 도박장애의 진단으로 구분될 수 있다.

동반이환 Comorbidity

과도하게 반복적인 게임을 하는 것으로 인해 건강관리에 소홀해질 수 있다. 인터넷게임장애와 연관될 수 있는 다른 진단으로는 주요우울장애, 주의력결핍 과잉행동장애, 강박장애가 있다.

● 태아기 알코올 노출과 연관된 신경행동장애
Neurobehavioral Disorder Associated With Prenatal Alcohol Exposure

제안된 진단기준

A. 산모가 임신 사실을 알기 이전을 포함하여, 임신 기간 동안 소량 이상의 알코올에 노출됨. 임신 중 알코올 노출 사실은 산모의 임신 중 알코올 사용에 대한 자가 보고, 의료 기록 또는 기타 기록들, 임상 관찰에 의해 확인된다.

B. 다음 중 하나 이상의 신경인지기능의 손상이 있다.
1. 전반적 지적 수행의 손상(즉, 지능 지수[IQ] 70 이하, 종합발달평가에서 표준 점수 70 이하)
2. 집행 기능의 손상(예, 계획 및 조직화 능력 부족; 융통성 결여; 행동 억제의 곤란)
3. 학습 능력의 손상(예, 지적 수준에서 기대되는 것에 비해 낮은 학업 성취; 특정학습장애)
4. 기억 손상(예, 최근에 학습한 정보를 기억하는 데 문제가 있음; 같은 실수를 반복함; 긴 언어적 지시를 기억하는 데 어려움이 있음)
5. 시각-공간적 추론 능력의 손상(예, 잘 조직화되지 않거나 계획력 없는 그리기 또는 구성; 좌우를 구별하는 데 어려움)

C. 다음 중 하나 이상의 자기-조절 기능의 손상이 있다.
1. 정서 및 행동 조절 기능의 손상(예, 기분 가변성; 부정적 정서성 또는 과민성; 잦은 행동폭발)
2. 주의력 결핍(예, 주의 전환의 어려움; 정신적 노력을 유지하기 어려움)
3. 충동 조절 능력의 손상(예, 차례를 기다리는 데 어려움; 규칙을 따르는 데 어려움)

D. 다음 중 2가지 이상의 적응 기능의 손상. 한 가지는 반드시 (1) 또는 (2)이어야 한다.
1. 의사소통 결함(예, 언어 습득의 지연; 구어 이해의 어려움)
2. 사회적 의사소통 및 상호작용의 손상(예, 낯선 사람에게 지나치게 친밀하게 대하는 행동; 사회적 단서나 사건의 결과를 이해하기 어려움)
3. 일상생활 기술의 손상(예, 배변 훈련, 식사, 목욕 행동의 발달지연; 일상생활에서 일정을 관리하는 데 어려움)
4. 운동 기능의 손상(예, 부진한 소근육 발달; 대근육 운동의 중요발달단계 지표의 지연 또는 대근육 운동 기능의 지속적 손상; 운동 협응 및 균형 기능 손상)

E. 장애는(진단기준 B, C, D의 증상은) 아동기에 발병한다.

F. 장해는 사회적, 학업적, 직업적 또는 다른 중요한 기능 영역에서 임상적으로 현저한 고통이나 손상을 초래한다.

G. 장애는 출생 후의 물질 사용에 기인한 직접적인 생리적 효과(예, 치료약물, 알코올 또는 기타 약물), 일반적인 의학적 상태(예, 외상성 뇌손상, 섬망, 치매), 다른 알려진 기형(예, 태아 히단토인 증후군), 유전적 상태(예, 윌리엄스 증후군, 다운 증후군, 코넬리아 디란지 증후군), 또는 환경적 방임에 의해 더 잘 설명되지 않는다.

알코올은 신경행동적 기형 발생 물질이며, 태아기 알코올 노출은 중추신경계(CNS) 발달 및 그 기능의 이후 발달에 기형 발생 효과를 가지고 있다. **태아기 알코올 노출과 연관된 신경행동장애**(ND-PAE)는 태아기 때 알코올 노출과 관련된 모든 범위의 발달장애를 아우르는 새로운 용어다. ND-PAE는 태아 알코올 노출의 신체적 영향이 없을 때와 있을 때 모두 진단될 수 있다(예, 태아 알코올 증후군 진단을 위해서는 안면 기형이 요구된다).

진단적 특징 Diagnostic Features

ND-PAE의 핵심적인 특징은 태아기 알코올 노출과 연관된 신경인지, 행동, 그리고 적응 기능의 손상을 보이는 것이다. 이러한 손상은 과거의 진단적 평가(예, 심리학적 또는 교육학적 평가) 또는 의료 기록, 환자나 정보제공자에 의한 보고, 그리고/또는 임상의의 관찰에 근거하여 평가될 수 있다.

태아기 알코올 노출에 특이적인 안면 기형 및 성장 지연 등의 증상이 동반되는 태아 알코올 증후군에 대한 임상적 진단은 상당한 수준의 태아기 알코올 노출의 증거로 사용될 수 있다. 안면 기형에 대한 구체적인 지침은 다양한 인종적 관상학 때문에 개발되었다. 비록 여러 동물 및 인간 연구에서 소량의 음주가 미치는 악영향에 대해 기술하고 있으나, 어느 정도의 태아기 알코올 노출이 신경발달 결과에 유의미한 영향을 주는지는 아직 밝혀지지 않았다. 관련 자료들에서는 임신 사실을 알기 전, 그리고/또는 알고 난 이후의 소량 이상의 임신기 알코올 노출(예, 가벼운 음주 이상)이 관련될 수 있다고 제안하였다. 최소 알코올 노출보다 더 많은 양은 임신 중 한 달 동안에 13잔 이상 또는 한 번에 2잔 이상 마시는 것으로 정의된다. 임신 중 음주량의 최소 역치를 밝히는 것은 알코올 노출에 영향을 미치는, 그리고/또는 발달적 결과에 미치는 영향과 상호작용하는 것으로 알려진 다양한 요인에 대한 고려를 필요로 하며, 이러한 요인에는 태아기 발달단계, 임신 중 흡연, 산모와 태아의 유전, 산모의 신체적 상태(즉, 연령, 건강, 특정 산과적 문제) 등이 있다.

ND-PAE의 증상은 전반적 지적 수행(IQ)에 있어서 현저한 손상 또는 다음과 같은 영역에서의 신경인지 손상을 포함한다: 집행 기능, 학습, 기억, 그리고/또는 시각-공간 추론. 또한 자기조절 능력의 손상을 보이며, 정서 또는 행동 조절 능력의 손상, 주의력결핍 또는 충동 조절 능력의 손상을 보일 수 있다. 마지막으로, 적응 기능의 손상에는 의사소통 기능 결함, 사회적 의사소통 및 상호작용에서의 손상이 포함된다. 일상생활(자조) 기술의 손상 및 운동 기술의 손상이 나타날 수 있다. 아주 어린 유아의 신경인지 능력을 정확하게 평가하기는 어려우므로, 3세 이하 유아에서는 진단을 유보하는 것이 바람직하다.

부수적 특징 Associated Features

진단과 관련된 특징은 연령, 알코올 노출의 정도, 개인의 환경에 따라 다르다. 이 장애는 사회경제적 또는 문화적 배경과 무관하게 내려질 수 있다. 그러나 지속되는 부모의 알코올/물질 남용, 부모의 정신병리, 가정 폭력 및 지역사회 폭력, 방임 또는 학대, 손상된 돌봄관계, 수차례의 외부 시설 수용, 지속적인 의료적 또는 정신건강 돌봄 부족 등이 자주 관찰된다.

유병률 Prevalence

미국에서 ND-PAE의 유병률은 15.2/1,000(범위: 11.3~50.0/1,000)로 추정되었으며, 종합 평가를 받은 어린이만 포함했을 때 더 높은 추정치가 도출되었다(31.1~98.5/1,000). 다국적 데이터에 대한 메타분석에 따르면, 취약한 하위 집단이 고려되었을 때, ND-PAE의 비율은 훨씬 더 높을 수 있다(예, 돌봄 환경의 어린이 중 251.5/1,000명). 2012년에 일반 인구에서 태아 알코올스펙트럼장애의 평균 전 세계적 유병률은 개인 1,000명당 7.7명이었으며, 미주 지역(미국 포함)에서는 1,000명당 8.8명의 유병률을 보였다.

발달 및 경과 Development and Course

태아기 알코올 노출이 있었던 사람들 중에서 중추신경계 기능이상에 대한 증거는 발달단계에 따라서 다르게 나타난다. 비록 태아기에 알코올에 노출된 약 절반의 아동들이 생애 초기 3년 내에 현저한 발달지연을 보이나, 다른 아동들은 학령 전 또는 학령기까지 중추신경계 기능이상의 징후를 보이지 않는다. 또한 태아기 알코올 노출과 연관된 고위 인지기능(즉, 집행 기능)의 손상은 흔히 아동의 연령이 많을수록 더 쉽게 평가할 수 있다. 아동이 학령기에 이르면, 학습 곤란, 집행 기능 손상, 통합적 언어 기능의 문제는 흔히 더 명확하게 드러나며, 사회기술 결핍과 주의를 요하는 문제 행동 또한 분명하게 나타난다. 특히 학교 및 다른 곳에서 요구 사항이 더 복잡해질수록 결함은 더 크게 나타난다. 이 때문에 ND-PAE 진단 연령과 관련해서 학년을 기준으로 삼는 것을 고려해 볼 수 있다.

위험 및 예후 인자 Risk and Prognostic Factors

환경적. 낮은 사회경제적 지위와 산모의 낮은 교육 수준은 태아 알코올 증후군의 위험 요인이다. 이러한 연관성은 저소득, 인종적으로 격리된 지역사회에 주류 매장이 많이 집중되는 등 건강에 대한 사회적 결정 요인을 포함해 산모의 음주 위험을 높이거나 그 영향을 악화시킬 수 있는 사회적 · 구조적 · 심리적 요인과 관련이 있다.

문화와 관련된 진단적 쟁점 Culture-Related Diagnostic Issues

사회경제적, 그리고 문화적 요인은 임신 중 알코올 소비에 영향을 미치는데, 그 범위는 전 세계적으로 동부 지중해 지역의 0.2%에서 유럽 지역의 25.2%에까지 이른다. 알코올-대사 효소(예, 알데하이드 탈수소효소 2)의 특정 대립 유전자의 비율이 높은 인종 집단에 속한 개인은 태아기 알코올 노출의 영향을 덜 보일 수 있다.

자살 사고 혹은 행동과의 연관성 Association With Suicidal Thoughts or Behavior

자살은 고위험 결과이며, 청소년기 후기 및 성인기 초기에 현저하게 증가한다. 캐나다의 국립 태아 알코올 스펙트럼장애(FASD) 데이터베이스의 분석에 따르면, FASD에 장애가 있는 사람 중 자살 사고나 행동의 위험이 현저히 높다. 앨버타주에서 등록된 데이터에 따르면, 태아 알코올 증후군이 있는 사람에서 조기 사망 위험이 현저히 높으며, 15%가 자살로 사망한다. 캘리포니아에서 FASD를 가진 13~18세 연령의 청소년 54명을 대상으로 한 연구에서는 일반 미국 청소년 집단에 비해 자살 사고와 심각한 자살 시도 비율이 현저히 높음(모두 소년들)을 보여 주었다. 캐나다의 한 조사에서, FASD를 가진 사람들의 어머니는 자녀가 FASD를 가지지 않은 어머니들에 비해 FASD를 가진 아이를 출산한 후 자살로 사망할 확률이 6배 이상 높았고, 자살 시도할 확률이 거의 5배 높았다. FASD는 FASD 상태 자체에 의해 야기되는 위험 외에도 가족 요인(유전적 및/또는 환경적 요인)에 의해 매개될 수 있다.

태아기 알코올 노출과 연관된 신경행동장애의 기능적 결과 Functional Consequences of Neurobehavioral Disorder Associated With Prenatal Alcohol Exposure

ND-PAE가 있는 사람에게서 나타나는 중추신경계 기능이상은 결과적으로 일생 동안 적응적 행동의 감소 및 부적응적 행동을 초래한다. 심장, 신장, 간, 위장관 및 내분비 시스템을 포함한 여러 장기 시스템에서의 이상은 ND-PAE와 관련이 있다. 태아기 알코올 노출의 영향을 받은 사람은 손상된 학교 경험, 형편없는 취업 기록, 법적 문제, 감금(법적 또는 정신과적), 그리고 의존적인 생활 상태의 비율이 더 높다.

감별진단 Differential Diagnosis

다른 고려 사항으로는 산전 기간 동안 다른 물질에 대한 산모 노출; 열악한 산전 관리; 약물, 알코올 또는 기타 물질과 같은 산후 물질 사용의 생리학적 효과; 외상성 뇌손상 또는 다른 신경인지장애(예, 섬망, 주요 신경인지장애[치매])와 같은 다른 의학적 상태로 인한 장애; 환경적 방임 등이 있다.

윌리엄스 증후군, 다운 증후군, 코넬리아 디란지 증후군 같은 유전적 상태와 태아 히단토인 증후군, 산모의 페닐케톤뇨증 같은 기형발생적 상태는 유사한 신체적, 그리고 행동적 특징을 가질 수 있다. 따라서 기형 발생 매개 물질을 명료화하기 위해서 태아기 알코올 노출 과거력에 대한 사려 깊은 검토가 필요하며, 태아기 알코올 노출과 연관된 신체적 특징과 다른 유전적 상태를 구분하기 위해 임상 유전학자의 평가가 필요할 수 있다.

동반이환 Comorbidity

태아기에 상당량의 알코올 노출의 과거력을 지닌 사람들의 90% 이상이 정신건강 문제를 보인다. 가장 흔하게 동반되는 진단은 주의력결핍 과잉행동장애이지만, 연구에 의하면 ND-PAE가 있는 사람은 신경심리학적 특성 및 약물학적 개입에 대한 반응에서 차이가 있었다. 동반이환될 가능성이 높은 다른 장애로는 적대적 반항장애와 품행장애가 있지만, 이러한 진단의 적합성은 주로 태아기 알코올 노출과 연관된 전반적 지적 기능 및 집행 기능의 심각한 손상이라는 맥락에서 판단해야 한다. 양극성장애 및 우울장애와 같은 기분 증상도 보고된 바 있다. 태아기 알코올 노출의 과거력은 이후의 담배, 알코올, 기타 물질 사용장애의 위험성 증가와 연관되어 있다.

● 비자살적 자해장애
Nonsuicidal Self-Injury Disorder

제안된 진단기준

A. 지난 1년간, 5일 또는 그 이상, 신체 표면에 고의적으로 출혈, 상처, 고통을 유발하는 행동(예, 칼로 긋기, 불로 지지기, 찌르기, 과도하게 문지르기)을 자신에게 스스로 가하며, 이는 단지 경도 또는 중등도의 신체적 손상을 유발할 수 있는 자해 행동을 하려는 의도에 의한 것이다(즉, 자살 의도가 없음).

   주의점: 자살 의도가 없다는 것이 개인에 의해 보고된 적이 있거나, 반복적인 자해 행동이 죽음에 이르게 하지는 않을 것이라는 점을 개인이 이미 알고 있었거나 도중에 알게 된다고 추정될 수 있다.

B. 개인은 다음 중 하나 이상의 기대를 가지고 자해 행동을 한다.

   1. 부정적 느낌 또는 인지 상태로부터 안도감을 얻기 위하여
   2. 대인관계 어려움을 해결하기 위하여
   3. 긍정적인 기분 상태를 유도하기 위하여

   주의점: 개인은 원했던 반응이나 안도감을 자해 행동 도중에 또는 직후에 경험하게 되고, 반복적인 자해 행동에 대한 의존성을 시사하는 행동 양상을 보일 수 있다.

C. 다음 중 최소한 한 가지와 연관된 고의적인 자해 행동을 시도한다.

   1. 우울, 불안, 긴장, 분노, 일반화된 고통, 자기-비판과 같은 대인관계 어려움이나 부정적 느낌 또는 생각이 자해 행위 바로 직전에 일어남
   2. 자해 행위에 앞서, 의도한 행동에 몰두하는 기간이 있고 이를 통제하기 어려움
   3. 자해 행위를 하지 않을 때에도 자해에 대한 생각이 빈번하게 발생함

D. 행동은 사회적으로 제재되는 것이 아니며(예, 보디 피어싱, 문신, 종교적 또는 문화적 의례의 일부), 딱지를 뜯거나 손톱을 물어뜯는 것에 제한되지 않는다.

E. 행동 또는 그 결과는 대인관계, 학업 또는 다른 중요한 기능 영역에서 임상적으로 현저한 고통이나 방해를 초래한다.

F. 행동은 정신병적 삽화, 섬망, 물질 중독 또는 물질 금단 기간에만 일어나는 것이 아니다. 신경발달장애가 있는 개인에서는 반복적인 상동증의 일부로 나타나는 것이 아니다. 또한 자해 행동이 다른 정신질환이나 의학적 상태로 더 잘 설명되지 않는다(예, 정신병적 장애, 자폐스펙트럼장애, 지적발달장애[지적장애], 레쉬-니한 증후군, 자해를 동반하는 상동증적 운동장애, 발모광[털뽑기장애], 피부뜯기장애).

주의점: 비자살적 자해가 현재 임상 증상 표현의 일부인지 여부(**R45.88**), 그리고/또는 비자살적 자해의 과거력(**Z91.52**)을 DSM-5의 어떠한 진단과 동반하여 임상 용도로 사용할 수 있는지 여부를 나타내는 ICD-10-CM 부호는 DSM-5 진단이 없는 경우에도 기록될 수 있다. 이러한 부호의 정의는 II편 '임상적 관심의 초점이 될 수 있는 기타 상태'에 포함되어 있다('비자살적 자해' 참조).

진단적 특징 Diagnostic Features

비자살적 자해의 핵심적인 특징은 개인이 자신의 신체 표면에 약하지만 고통스러운 상해를 반복적으로 가한다는 점이다. 가장 빈번하게는 긴장, 불안, 자책감과 같은 부정적인 감정을 감소시키고, 또는 대인관계의 어려움을 해소하기 위한 목적으로 발생한다. 어떤 경우에는 이러한 행동이 마땅히 받아야 할 자기-처벌로서 행해지기도 한다. 개인은 흔히 자해 행위 과정에서 즉각적인 안도감이 일어난다고 보고한다. 자해 행동이 빈번하게 발생하는 경우는 결과적으로 중독과 유사한 행동

양상인 급박감 및 갈망과 관련될 수 있다. 자해로 인한 상처는 점점 더 심해지고 더 많아질 수 있다.

칼로 베기는 칼, 바늘, 면도날 또는 다른 날카로운 도구들이 가장 빈번하게 사용된다. 상해 부위는 일반적으로 허벅지 앞쪽과 팔등이다. 눈에 보이거나 손이 닿는 부분에 약 1~2cm 간격으로 표면에 일련의 비슷한 상처가 나타날 수 있다. 이러한 상처는 흔히 출혈로 이어지며 결국에는 특징적인 흉터 자국을 남기게 된다.

또 다른 상대적으로 흔한 다른 방법은 피부 표면을 긁거나 태우는 것뿐만이 아니라 자기-때리기 또는 머리 찧기, 깨물기, 그리고 상처 치유를 방해하는 것이 있다. 많은 사람이 시간 경과에 따라 다른 방법을 사용할 것이다. 여러 가지 방법을 이용해 비자살적 자해를 하는 것은 자살 시도를 포함해서 더 심각한 정신병리와 연관이 있다.

비자살적 자해를 하는 사람들 중 대다수는 임상적인 도움을 구하지 않는다. 이러한 경향은 낙인에 대한 걱정 때문에 자해를 드러내길 꺼리는 것을 반영한다. 게다가 이러한 행동을 하는 많은 사람은 부정적인 감정을 조절하는 비자살적 자해의 효과 때문에 이러한 자해 행동을 긍정적으로 경험하여 치료 동기가 감소되거나 제거될 수 있다. 아동과 청소년들은 시험 삼아 이러한 행동을 할 수 있지만 안도감을 경험하지는 않을 수 있다. 이러한 경우, 청소년들은 종종 그 과정이 고통스럽거나 혹은 괴롭다고 보고하고, 그러한 행동을 중단할 수 있다.

부수적 특징 Associated Features

비자살적 자해장애는 부정적인 감정과 혐오적인 정서적 흥분을 빠르게 감소시키는 것으로 보고된다는 점에서 부적 강화에 의해 주로 유지되는 것으로 보인다. 자해 행동을 하는 어떤 사람들은 또한 비자살적 자해가 원치 않는 해리 경험과 심지어 자살 충동을 신속하게 감소시켜 줄 수 있을 뿐만 아니라, 자기를 향한 분노, 그리고/또는 혐오와 같은 외상 관련 증상에 대처하는 방법으로 기여할 수 있다고 보고한다. 그러나 다른 형태의 사회적 및 정서적 강화는 또한 다른 사람들로부터 반응을 이끌어 내거나 긍정적인 감정을 만들어 내려는 욕구와 같은 행동을 유지할 수 있다.

유병률 Prevalence

국제적인 메타분석에서, 비자살적 자해장애의 유병률은 전반적으로 소년/성인 남성보다 소녀/성인 여성에서 다소 더 높은 것으로 나타났다. 이것은 자살 행동과 대조되는 것으로, 소녀/성인 여성 대 소년/성인 남성의 성비가 훨씬 더 높다. 비자살적 자해장애의 젠더 차이는 임상 표본에서 더 두드러진다. 문화적 맥락에 걸쳐서 비자살적 자해의 젠더 비율은 변할 수 있으며, 어떤 맥락에서는 소녀/성인 여성(예, 중국 시골 지역의 고등학생) 중에서, 다른 맥락에서는 소년/성인 남성(예, 요르단의 11~19세 청소년) 중에서 더 빈번하다. 비자살적 자해장애는 성소수자, 특히 양성애자로 파악된 사람들 사이에서 훨씬 더 흔하다.

발달 및 경과 Development and Course

비자살적 자해장애는 대부분 10대 초반에서 중반 사이에 시작되며 수년 동안 지속될 수 있고, 어린 발병 연령은 더 심각한 증상 표현과 연관이 있다. 비자살적 자해장애는 사춘기 후반과 20대 초반에 최고조에 달하고, 성인기에 들어가면서 감소할 수 있다. 비자살적 자해장애의 자연적인 발달 과정 및 그 과정을 촉진하거나 방해하는 요인들을 개략적으로 설명하기 위해서는 추가적인 전향적 연구가 필요하다. 개인은 종종 다른 사람의 권고나 관찰을 통해, 언론 매체와 소셜미디어를 통해 그러한 행동에 대해 알게 된다. 입원, 학교, 교정 및 지역사회 환경을 포함하여 자해를 하는 다른 사람에게 노출된 개인은 잠재적으로 사회적 모델링 또는 사회학습 기제를 통해 자해를 시작할 가능성이 더 높다.

문화와 관련된 진단적 쟁점 Culture-Related Diagnostic Issues

자살 의도가 없는 자해장애는 만일 그러한 행동이 널리 수용되는 문화적 관습에 의해 동기화된 것이라면 진단되어서는 안 된다. 이는 비록 그 관행이 소수 집단에 의해서만 수행된다 하더라도 사실이다(예, 종교적인 축제 동안 집단적인 활동으로서 스스로 자기-채찍질을 하는 것). 비자살적 자해는 독일의 대안적인 청소년 집단(즉, 고트, 이모, 펑크)을 대상으로 한 연구에서 제안된 것처럼, 개인의 고통이나 감정조절보다는 집단의 소속성을 표현하는 방법일 수 있으며, 그러한 경우에 비자살적 자해장애가 진단되어서는 안 된다.

자살 사고 혹은 행동과의 연관성 Association With Suicidal Thoughts or Behavior

비자살적 자해를 하는 사람들은 자살 시도를 할 수 있고 실제로 자살 시도를 하기 때문에, 이러한 개인들에 대해 자살 위험에 대해 평가하고 제3자로부터 스트레스 노출과 기분의 최근 변화에 관한 정보를 얻는 것이 중요하다. 3개의 고소득 국가의 임상 및 지역사회 장면에서 연구된 바와 같이, 자살 시도 가능성은 비자살적 자해의 과거력, 일반적으로 자살 시도보다 약 1∼2년 앞서 비자살적 자해의 시작과 관련이 있었다. 이전에 비자살적 자해를 위해 다중 방법을 사용, 높은 빈도의 자해 행동, 발병 시 더 어린 나이, 내적인 고통으로부터 안도감을 얻거나 자기-처벌을 위해 비자살적 자해를 이용하는 것은 자살 사고와 자살 시도 모두를 강력하게 예측한다.

비자살적 자해장애의 기능적 결과
Functional Consequences of Nonsuicidal Self-Injury Disorder

타인과 공유하는 도구로 손목을 긋는 행동은 혈액 매개 질환의 감염 가능성을 증가시킨다. 심한 화상, 상해에 대한 치료 소홀로 인한 감염, 영구적인 흉터는 개인에게 부정적인 영향을 미칠 수 있다.

감별진단 Differential Diagnosis

경계성 성격장애. 많은 사람은 비자살적 자해를 경계성 성격장애의 질병-특징적인 것으로 간주해 왔다. 그러나 비자살적 자해장애는 종종 경계성 성격장애와 공존하지만, 비자살적 자해장애가 있는 많은 사람은 경계성 성격장애의 진단기준에 부합되는 성격 패턴을 가지고 있지 않다. 비자살적 자해장애는 경계성 성격장애 없이 발생할 뿐만 아니라 우울증, 섭식장애, 물질장애 등 많은 다른 장애와 자주 함께 발생한다.

자살 행동. 비자살적 자해장애와 자살 행동 사이의 구별은 행동의 명시된 목표, 즉 죽고 싶은 소망(자살 행동) 또는 안도감을 경험하는 것(비자살적 자해장애의 기준에 설명된 바와 같이)에 기초한다. 자살 행동과는 대조적으로, 비자살적 자해 삽화는 단기간에 빈번한 삽화를 보인 사람들에게서 전형적으로 시작된다. 더 나아가, 어떤 사람들은 자살 시도를 피하기 위해 비자살적 자해를 사용한다고 보고한다.

발모광(털뽑기장애). 발모광은 자기 털을 뽑는 행동에 국한하여 자신을 손상시키는 행동이며, 가장 흔하게는 두피, 눈썹, 속눈썹에 행해진다. 발모 행동은 수 시간 집중적으로 지속되는 일련의 '기간' 동안 나타날 수 있고, 이완 및 주의 분산 중에도 보일 가능성이 크다. 만약 자해 행동이 모발 뽑기에 국한된다면, 비자살적 자해장애 대신 발모광으로 진단해야 한다.

상동증적 운동장애. 상동증적 운동장애는 반복적으로, 이끌려지는 것 같아 보이고, 목적 없는 운동 행동(예, 손을 떨거나 흔들기, 몸을 흔들기, 헤드뱅잉, 자기 자신을 깨무는 행위, 자기 몸을 때리는 행위)을 포함하는데, 이는 때때로 자해를 초래할 수 있으며, 종종 잘 알려진 의학적 또는 유전적 상태, 신경발달장애, 또는 환경적 요인(예, 레쉬-니한 증후군, 지적발달장애, 자궁 내 알코올 노출)과 연관되어 있다. 자해 행동이 상동증적 운동장애 기준을 충족한다면 비자살적 자해장애 대신에 이를 진단해야 한다.

피부뜯기장애. 피부뜯기장애는 개인이 보기 흉하거나 흠집이라고 느끼는, 보통 얼굴이나 두피에 있는 피부 부위를 뜯는 행동을 말한다. 자해 행동이 피부를 뜯는 것에 국한된다면 비자살적 자해장애 대신에 피부뜯기장애로 진단되어야 한다.

부록

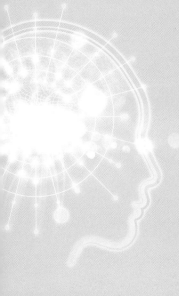

정기적인 DSM-5-TR 부호화와 기타 업데이트는 www.dsm5.org를 참조하시오.

ICD-10-CM 장애, 상태 또는 문제

Z60.3	Acculturation difficulty	문화 적응의 어려움
F43.0	Acute stress disorder	급성 스트레스장애
	Adjustment disorders	적응장애
F43.22	With anxiety	불안 동반
F43.21	With depressed mood	우울 기분 동반
F43.24	With disturbance of conduct	품행 장해 동반
F43.23	With mixed anxiety and depressed mood	불안 및 우울 기분 함께 동반
F43.25	With mixed disturbance of emotions and conduct	정서 및 품행 장해 함께 동반
F43.20	Unspecified	명시되지 않는 경우
Z72.811	Adult antisocial behavior	성인 반사회적 행동
F98.5	Adult-onset fluency disorder	성인기 발병 유창성장애
	Adult physical abuse by nonspouse or nonpartner, Confirmed	배우자나 동반자가 아닌 사람에 의한 성인 신체적 학대, 확인됨
T74.11XA	Initial encounter	초기 대면
T74.11XD	Subsequent encounter	후속 대면
	Adult physical abuse by nonspouse or nonpartner, Suspected	배우자나 동반자가 아닌 사람에 의한 성인 신체적 학대, 의심됨
T76.11XA	Initial encounter	초기 대면
T76.11XD	Subsequent encounter	후속 대면
	Adult psychological abuse by nonspouse or nonpartner, Confirmed	배우자나 동반자가 아닌 사람에 의한 성인 심리적 학대, 확인됨
T74.31XA	Initial encounter	초기 대면
T74.31XD	Subsequent encounter	후속 대면
	Adult psychological abuse by nonspouse or nonpartner, Suspected	배우자나 동반자가 아닌 사람에 의한 성인 심리적 학대, 의심됨
T76.31XA	Initial encounter	초기 대면
T76.31XD	Subsequent encounter	후속 대면
	Adult sexual abuse by nonspouse or nonpartner, Confirmed	배우자나 동반자가 아닌 사람에 의한 성인 성적 학대, 확인됨

T74.21XA	Initial encounter	초기 대면
T74.21XD	Subsequent encounter	후속 대면
	Adult sexual abuse by nonspouse or nonpartner, Suspected	배우자나 동반자가 아닌 사람에 의한 성인 성적 학대, 의심됨
T76.21XA	Initial encounter	초기 대면
T76.21XD	Subsequent encounter	후속 대면
R41.81	Age-related cognitive decline	나이 관련 인지 쇠퇴
F40.00	Agoraphobia	광장공포증
	Alcohol-induced anxiety disorder	알코올로 유발된 불안장애
F10.180	With mild use disorder	경도의 사용장애를 동반하는 경우
F10.280	With moderate or severe use disorder	중등도 또는 고도의 사용장애를 동반하는 경우
F10.980	Without use disorder	사용장애를 동반하지 않는 경우
	Alcohol-induced bipolar and related disorder	알코올로 유발된 양극성 및 관련 장애
F10.14	With mild use disorder	경도의 사용장애를 동반하는 경우
F10.24	With moderate or severe use disorder	중등도 또는 고도의 사용장애를 동반하는 경우
F10.94	Without use disorder	사용장애를 동반하지 않는 경우
	Alcohol-induced depressive disorder	알코올로 유발된 우울장애
F10.14	With mild use disorder	경도의 사용장애를 동반하는 경우
F10.24	With moderate or severe use disorder	중등도 또는 고도의 사용장애를 동반하는 경우
F10.94	Without use disorder	사용장애를 동반하지 않는 경우
	Alcohol-induced major neurocognitive disorder, Amnestic-confabulatory type	알코올로 유발된 주요 신경인지 장애, 기억상실-작화증형
F10.26	With moderate or severe use disorder	중등도 또는 고도의 사용장애를 동반하는 경우
F10.96	Without use disorder	사용장애를 동반하지 않는 경우
	Alcohol-induced major neurocognitive disorder, Nonamnestic-confabulatory type	알코올로 유발된 주요 신경인지 장애, 기억상실 없음-작화증형
F10.27	With moderate or severe use disorder	중등도 또는 고도의 사용장애를 동반하는 경우

F10.97	Without use disorder	사용장애를 동반하지 않는 경우
	Alcohol-induced mild neurocognitive disorder	알코올로 유발된 경도 신경인지장애
F10.188	With mild use disorder	경도의 사용장애를 동반하는 경우
F10.288	With moderate or severe use disorder	중등도 또는 고도의 사용장애를 동반하는 경우
F10.988	Without use disorder	사용장애를 동반하지 않는 경우
	Alcohol-induced psychotic disorder	알코올로 유발된 정신병적 장애
F10.159	With mild use disorder	경도의 사용장애를 동반하는 경우
F10.259	With moderate or severe use disorder	중등도 또는 고도의 사용장애를 동반하는 경우
F10.959	Without use disorder	사용장애를 동반하지 않는 경우
	Alcohol-induced sexual dysfunction	알코올로 유발된 성기능부전
F10.181	With mild use disorder	경도의 사용장애를 동반하는 경우
F10.281	With moderate or severe use disorder	중등도 또는 고도의 사용장애를 동반하는 경우
F10.981	Without use disorder	사용장애를 동반하지 않는 경우
	Alcohol-induced sleep disorder	알코올로 유발된 수면장애
F10.182	With mild use disorder	경도의 사용장애를 동반하는 경우
F10.282	With moderate or severe use disorder	중등도 또는 고도의 사용장애를 동반하는 경우
F10.982	Without use disorder	사용장애를 동반하지 않는 경우
	Alcohol intoxication	알코올 중독
F10.120	With mild use disorder	경도의 사용장애를 동반하는 경우
F10.220	With moderate or severe use disorder	중등도 또는 고도의 사용장애를 동반하는 경우
F10.920	Without use disorder	사용장애를 동반하지 않는 경우
	Alcohol intoxication delirium	알코올 중독 섬망

F10.121	With mild use disorder	경도의 사용장애를 동반하는 경우
F10.221	With moderate or severe use disorder	중등도 또는 고도의 사용장애를 동반하는 경우
F10.921	Without use disorder	사용장애를 동반하지 않는 경우
	Alcohol use disorder	알코올사용장애
F10.10	Mild	경도
F10.11	In early remission	조기 관해 상태
F10.11	In sustained remission	지속적 관해 상태
F10.20	Moderate	중등도
F10.21	In early remission	조기 관해 상태
F10.21	In sustained remission	지속적 관해 상태
F10.20	Severe	고도
F10.21	In early remission	조기 관해 상태
F10.21	In sustained remission	지속적 관해 상태
	Alcohol withdrawal, With perceptual disturbances	알코올 금단, 지각 장해를 동반하는 경우
F10.132	With mild use disorder	경도의 사용장애를 동반하는 경우
F10.232	With moderate or severe use disorder	중등도 또는 고도의 사용장애를 동반하는 경우
F10.932	Without use disorder	사용장애를 동반하지 않는 경우
	Alcohol withdrawal, Without perceptual disturbances	알코올 금단, 지각 장해를 동반하지 않는 경우
F10.130	With mild use disorder	경도의 사용장애를 동반하는 경우
F10.230	With moderate or severe use disorder	중등도 또는 고도의 사용장애를 동반하는 경우
F10.930	Without use disorder	사용장애를 동반하지 않는 경우
	Alcohol withdrawal delirium	알코올 금단 섬망
F10.131	With mild use disorder	경도의 사용장애를 동반하는 경우
F10.231	With moderate or severe use disorder	중등도 또는 고도의 사용장애를 동반하는 경우
F10.931	Without use disorder	사용장애를 동반하지 않는 경우

F15.921	Amphetamine-type (or other stimulant) medication-induced delirium (amphetamine-type or other stimulant medication taken as prescribed)	암페타민류(또는 기타 자극제) 치료약물로 유발된 섬망(암페타민류 또는 기타 자극제 치료약물을 처방받아 복용한 경우)
	Amphetamine-type substance (or other stimulant)-induced anxiety disorder	암페타민류 물질(또는 기타 자극제)로 유발된 불안장애
F15.180	With mild use disorder	경도의 사용장애를 동반하는 경우
F15.280	With moderate or severe use disorder	중등도 또는 고도의 사용장애를 동반하는 경우
F15.980	Without use disorder	사용장애를 동반하지 않는 경우
	Amphetamine-type substance (or other stimulant)-induced bipolar and related disorder	암페타민류 물질(또는 기타 자극제)로 유발된 양극성 및 관련 장애
F15.14	With mild use disorder	경도의 사용장애를 동반하는 경우
F15.24	With moderate or severe use disorder	중등도 또는 고도의 사용장애를 동반하는 경우
F15.94	Without use disorder	사용장애를 동반하지 않는 경우
	Amphetamine-type substance (or other stimulant)-induced depressive disorder	암페타민류 물질(또는 기타 자극제)로 유발된 우울장애
F15.14	With mild use disorder	경도의 사용장애를 동반하는 경우
F15.24	With moderate or severe use disorder	중등도 또는 고도의 사용장애를 동반하는 경우
F15.94	Without use disorder	사용장애를 동반하지 않는 경우
	Amphetamine-type substance (or other stimulant)-induced mild neurocognitive disorder	암페타민류 물질(또는 기타 자극제)로 유발된 경도 신경인지장애
F15.188	With mild use disorder	경도의 사용장애를 동반하는 경우
F15.288	With moderate or severe use disorder	중등도 또는 고도의 사용장애를 동반하는 경우
F15.988	Without use disorder	사용장애를 동반하지 않는 경우
	Amphetamine-type substance (or other stimulant)-induced obsessivecompulsive and related disorder	암페타민류 물질(또는 기타 자극제)로 유발된 강박 및 관련 장애
F15.188	With mild use disorder	경도의 사용장애를 동반하는 경우

F15.288	With moderate or severe use disorder	중등도 또는 고도의 사용장애를 동반하는 경우
F15.988	Without use disorder	사용장애를 동반하지 않는 경우
	Amphetamine-type substance (or other stimulant)-induced psychotic disorder	암페타민류 물질(또는 기타 자극제)로 유발된 정신병적 장애
F15.159	With mild use disorder	경도의 사용장애를 동반하는 경우
F15.259	With moderate or severe use disorder	중등도 또는 고도의 사용장애를 동반하는 경우
F15.959	Without use disorder	사용장애를 동반하지 않는 경우
	Amphetamine-type substance (or other stimulant)-induced sexual dysfunction	암페타민류 물질(또는 기타 자극제)로 유발된 성기능부전
F15.181	With mild use disorder	경도의 사용장애를 동반하는 경우
F15.281	With moderate or severe use disorder	중등도 또는 고도의 사용장애를 동반하는 경우
F15.981	Without use disorder	사용장애를 동반하지 않는 경우
	Amphetamine-type substance (or other stimulant)-induced sleep disorder	암페타민류 물질(또는 기타 자극제)로 유발된 수면장애
F15.182	With mild use disorder	경도의 사용장애를 동반하는 경우
F15.282	With moderate or severe use disorder	중등도 또는 고도의 사용장애를 동반하는 경우
F15.982	Without use disorder	사용장애를 동반하지 않는 경우
	Amphetamine-type substance intoxication	암페타민류 물질 중독
	Amphetamine-type substance intoxication, With perceptual disturbances	암페타민류 물질 중독, 지각 장해를 동반하는 경우
F15.122	With mild use disorder	경도의 사용장애를 동반하는 경우
F15.222	With moderate or severe use disorder	중등도 또는 고도의 사용장애를 동반하는 경우
F15.922	Without use disorder	사용장애를 동반하지 않는 경우
	Amphetamine-type substance intoxication, Without perceptual disturbances	암페타민류 물질 중독, 지각 장해를 동반하지 않는 경우

F15.120	With mild use disorder	경도의 사용장애를 동반하는 경우
F15.220	With moderate or severe use disorder	중등도 또는 고도의 사용장애를 동반하는 경우
F15.920	Without use disorder	사용장애를 동반하지 않는 경우
	Amphetamine-type substance (or other stimulant) intoxication delirium	암페타민류 물질(또는 기타 자극제) 중독 섬망
F15.121	With mild use disorder	경도의 사용장애를 동반하는 경우
F15.221	With moderate or severe use disorder	중등도 또는 고도의 사용장애를 동반하는 경우
F15.921	Without use disorder	사용장애를 동반하지 않는 경우
	Amphetamine-type substance use disorder	암페타민류 물질사용장애
F15.10	Mild	경도
F15.11	In early remission	조기 관해 상태
F15.11	In sustained remission	지속적 관해 상태
F15.20	Moderate	중등도
F15.21	In early remission	조기 관해 상태
F15.21	In sustained remission	지속적 관해 상태
F15.20	Severe	고도
F15.21	In early remission	조기 관해 상태
F15.21	In sustained remission	지속적 관해 상태
	Amphetamine-type substance withdrawal	암페타민류 물질 금단
F15.13	With mild use disorder	경도의 사용장애를 동반하는 경우
F15.23	With moderate or severe use disorder	중등도 또는 고도의 사용장애를 동반하는 경우
F15.93	Without use disorder	사용장애를 동반하지 않는 경우
	Anorexia nervosa	신경성 식욕부진증
F50.02	Binge-eating/purging type	폭식/제거형
F50.01	Restricting type	제한형
	Antidepressant discontinuation syndrome	항우울제 중단 증후군
T43.205A	Initial encounter	초기 대면
T43.205S	Sequelae	후유증
T43.205D	Subsequent encounter	후속 대면

G21.11	Antipsychotic medication- and other dopamine receptor blocking agent-induced parkinsonism	항정신병 치료약물 및 기타 도파민 수용체 차단제로 유발된 파킨슨증
F60.2	Antisocial personality disorder	반사회성 성격장애
F06.4	Anxiety disorder due to another medical condition	다른 의학적 상태로 인한 불안장애
	Attention-deficit/hyperactivity disorder	주의력결핍 과잉행동장애
F90.2	Combined presentation	복합형
F90.1	Predominantly hyperactive/impulsive presentation	과잉행동/충동 우세형
F90.0	Predominantly inattentive presentation	부주의 우세형
F84.0	Autism spectrum disorder	자폐스펙트럼장애
F60.6	Avoidant personality disorder	회피성 성격장애
F50.82	Avoidant/restrictive food intake disorder	회피적/제한적 음식섭취장애
F50.81	Binge-eating disorder	폭식장애
	Bipolar I disorder, Current or most recent episode depressed	제I형 양극성장애, 현재 또는 가장 최근 우울증 삽화
F31.76	In full remission	완전 관해 상태
F31.75	In partial remission	부분 관해 상태
F31.31	Mild	경도
F31.32	Moderate	중등도
F31.4	Severe	고도
F31.5	With psychotic features	정신병적 양상을 동반하는 경우
F31.9	Unspecified	명시되지 않는 경우
F31.0	Bipolar I disorder, Current or most recent episode hypomanic	제I형 양극성장애, 현재 또는 가장 최근 경조증 삽화
F31.72	In full remission	완전 관해 상태
F31.71	In partial remission	부분 관해 상태
F31.9	Unspecified	명시되지 않는 경우
	Bipolar I disorder, Current or most recent episode manic	제I형 양극성장애, 현재 또는 가장 최근 조증 삽화
F31.74	In full remission	완전 관해 상태
F31.73	In partial remission	부분 관해 상태
F31.11	Mild	경도
F31.12	Moderate	중등도
F31.13	Severe	고도
F31.2	With psychotic features	정신병적 양상을 동반하는 경우
F31.9	Unspecified	명시되지 않는 경우
F31.9	Bipolar I disorder, Current or most recent episode unspecified	제I형 양극성장애, 현재 또는 가장 최근 명시되지 않는 삽화

F31.81	Bipolar II disorder	제II형 양극성장애
	Bipolar and related disorder due to another medical condition	다른 의학적 상태로 인한 양극성 및 관련 장애
F06.33	With manic features	조증 양상 동반
F06.33	With manic- or hypomanic-like episode	조증 또는 경조증 유사 삽화 동반
F06.34	With mixed features	혼재성 양상 동반
F45.22	Body dysmorphic disorder	신체이형장애
R41.83	Borderline intellectual functioning	경계선 지적 기능
F60.3	Borderline personality disorder	경계성 성격장애
F23	Brief psychotic disorder	단기 정신병적 장애
F50.2	Bulimia nervosa	신경성 폭식증
F15.980	Caffeine-induced anxiety disorder, Without use disorder	카페인으로 유발된 불안장애, 사용장애를 동반하지 않는 경우
F15.982	Caffeine-induced sleep disorder, Without use disorder	카페인으로 유발된 수면장애, 사용장애를 동반하지 않는 경우
F15.920	Caffeine intoxication	카페인 중독
F15.93	Caffeine withdrawal	카페인 금단
	Cannabis-induced anxiety disorder	대마로 유발된 불안장애
F12.180	With mild use disorder	경도의 사용장애를 동반하는 경우
F12.280	With moderate or severe use disorder	중등도 또는 고도의 사용장애를 동반하는 경우
F12.980	Without use disorder	사용장애를 동반하지 않는 경우
	Cannabis-induced psychotic disorder	대마로 유발된 정신병적 장애
F12.159	With mild use disorder	경도의 사용장애를 동반하는 경우
F12.259	With moderate or severe use disorder	중등도 또는 고도의 사용장애를 동반하는 경우
F12.959	Without use disorder	사용장애를 동반하지 않는 경우
	Cannabis-induced sleep disorder	대마로 유발된 수면장애
F12.188	With mild use disorder	경도의 사용장애를 동반하는 경우
F12.288	With moderate or severe use disorder	중등도 또는 고도의 사용장애를 동반하는 경우
F12.988	Without use disorder	사용장애를 동반하지 않는 경우

	Cannabis intoxication, With perceptual disturbances	대마 중독, 지각 장해를 동반하는 경우
F12.122	With mild use disorder	경도의 사용장애를 동반하는 경우
F12.222	With moderate or severe use disorder	중등도 또는 고도의 사용장애를 동반하는 경우
F12.922	Without use disorder	사용장애를 동반하지 않는 경우
	Cannabis intoxication, Without perceptual disturbances	대마 중독, 지각 장해를 동반하지 않는 경우
F12.120	With mild use disorder	경도의 사용장애를 동반하는 경우
F12.220	With moderate or severe use disorder	중등도 또는 고도의 사용장애를 동반하는 경우
F12.920	Without use disorder	사용장애를 동반하지 않는 경우
	Cannabis intoxication delirium	대마 중독 섬망
F12.121	With mild use disorder	경도의 사용장애를 동반하는 경우
F12.221	With moderate or severe use disorder	중등도 또는 고도의 사용장애를 동반하는 경우
F12.921	Without use disorder	사용장애를 동반하지 않는 경우
F12.921	Cannabis receptor agonist-induced delirium, pharmaceutical (medication taken as prescribed)	대마 수용체 효현제로 유발된 섬망, 약용(치료약물을 처방받아 복용한 경우)
	Cannabis use disorder	대마사용장애
F12.10	Mild	경도
F12.11	In early remission	조기 관해 상태
F12.11	In sustained remission	지속적 관해 상태
F12.20	Moderate	중등도
F12.21	In early remission	조기 관해 상태
F12.21	In sustained remission	지속적 관해 상태
F12.20	Severe	고도
F12.21	In early remission	조기 관해 상태
F12.21	In sustained remission	지속적 관해 상태
	Cannabis withdrawal	대마 금단
F12.13	With mild use disorder	경도의 사용장애를 동반하는 경우

F12.23	With moderate or severe use disorder	중등도 또는 고도의 사용장애를 동반하는 경우
F12.93	Without use disorder	사용장애를 동반하지 않는 경우
F06.1	Catatonia associated with another mental disorder (catatonia specifier)	다른 정신질환과 연관된 긴장증(긴장증 명시자)
F06.1	Catatonic disorder due to another medical condition	다른 의학적 상태로 인한 긴장증
	Central sleep apnea	중추성 수면무호흡증
G47.37	Central sleep apnea comorbid with opioid use	아편계 사용과 동반이환된 중추성 수면무호흡증
R06.3	Cheyne-Stokes breathing	체인-스토크스 호흡
G47.31	Idiopathic central sleep apnea	특발성 중추성 수면무호흡증
Z56.1	Change of job	이직
Z72.810	Child or adolescent antisocial behavior	아동 또는 청소년 반사회적 행동
Z62.898	Child affected by parental relationship distress	부모의 관계 고충에 의해 영향받는 아동
F80.81	Childhood-onset fluency disorder (stuttering)	아동기 발병 유창성장애(말더듬)
	Child neglect, Confirmed	아동 방임, 확인됨
T74.02XA	Initial encounter	초기 대면
T74.02XD	Subsequent encounter	후속 대면
	Child neglect, Suspected	아동 방임, 의심됨
T76.02XA	Initial encounter	초기 대면
T76.02XD	Subsequent encounter	후속 대면
	Child physical abuse, Confirmed	아동 신체적 학대, 확인됨
T74.12XA	Initial encounter	초기 대면
T74.12XD	Subsequent encounter	후속 대면
	Child physical abuse, Suspected	아동 신체적 학대, 의심됨
T76.12XA	Initial encounter	초기 대면
T76.12XD	Subsequent encounter	후속 대면
	Child psychological abuse, Confirmed	아동 심리적 학대, 확인됨
T74.32XA	Initial encounter	초기 대면
T74.32XD	Subsequent encounter	후속 대면
	Child psychological abuse, Suspected	아동 심리적 학대, 의심됨
T76.32XA	Initial encounter	초기 대면
T76.32XD	Subsequent encounter	후속 대면
	Child sexual abuse, Confirmed	아동 성적 학대, 확인됨
T74.22XA	Initial encounter	초기 대면
T74.22XD	Subsequent encounter	후속 대면
	Child sexual abuse, Suspected	아동 성적 학대, 의심됨

T76.22XA	Initial encounter	초기 대면
T76.22XD	Subsequent encounter	후속 대면
	Circadian rhythm sleep-wake disorders	일주기리듬 수면-각성장애
G47.22	Advanced sleep phase type	앞당겨진 수면위상형
G47.21	Delayed sleep phase type	뒤처진 수면위상형
G47.23	Irregular sleep-wake type	불규칙한 수면-각성형
G47.24	Non-24-hour sleep-wake type	비24시간 수면-각성형
G47.26	Shift work type	교대근무형
G47.20	Unspecified type	명시되지 않는 유형
	Cocaine-induced anxiety disorder	코카인으로 유발된 불안장애
F14.180	With mild use disorder	경도의 사용장애를 동반하는 경우
F14.280	With moderate or severe use disorder	중등도 또는 고도의 사용장애를 동반하는 경우
F14.980	Without use disorder	사용장애를 동반하지 않는 경우
	Cocaine-induced bipolar and related disorder	코카인으로 유발된 양극성 및 관련 장애
F14.14	With mild use disorder	경도의 사용장애를 동반하는 경우
F14.24	With moderate or severe use disorder	중등도 또는 고도의 사용장애를 동반하는 경우
F14.94	Without use disorder	사용장애를 동반하지 않는 경우
	Cocaine-induced depressive disorder	코카인으로 유발된 우울장애
F14.14	With mild use disorder	경도의 사용장애를 동반하는 경우
F14.24	With moderate or severe use disorder	중등도 또는 고도의 사용장애를 동반하는 경우
F14.94	Without use disorder	사용장애를 동반하지 않는 경우
	Cocaine-induced mild neurocognitive disorder	코카인으로 유발된 경도 신경인지장애
F14.188	With mild use disorder	경도의 사용장애를 동반하는 경우
F14.288	With moderate or severe use disorder	중등도 또는 고도의 사용장애를 동반하는 경우
F14.988	Without use disorder	사용장애를 동반하지 않는 경우

	Cocaine-induced obsessive-compulsive and related disorder	코카인으로 유발된 강박 및 관련 장애
F14.188	With mild use disorder	경도의 사용장애를 동반하는 경우
F14.288	With moderate or severe use disorder	중등도 또는 고도의 사용장애를 동반하는 경우
F14.988	Without use disorder	사용장애를 동반하지 않는 경우
	Cocaine-induced psychotic disorder	코카인으로 유발된 정신병적 장애
F14.159	With mild use disorder	경도의 사용장애를 동반하는 경우
F14.259	With moderate or severe use disorder	중등도 또는 고도의 사용장애를 동반하는 경우
F14.959	Without use disorder	사용장애를 동반하지 않는 경우
	Cocaine-induced sexual dysfunction	코카인으로 유발된 성기능부전
F14.181	With mild use disorder	경도의 사용장애를 동반하는 경우
F14.281	With moderate or severe use disorder	중등도 또는 고도의 사용장애를 동반하는 경우
F14.981	Without use disorder	사용장애를 동반하지 않는 경우
	Cocaine-induced sleep disorder	코카인으로 유발된 수면장애
F14.182	With mild use disorder	경도의 사용장애를 동반하는 경우
F14.282	With moderate or severe use disorder	중등도 또는 고도의 사용장애를 동반하는 경우
F14.982	Without use disorder	사용장애를 동반하지 않는 경우
	Cocaine intoxication, With perceptual disturbances	코카인 중독, 지각 장해를 동반하는 경우
F14.122	With mild use disorder	경도의 사용장애를 동반하는 경우
F14.222	With moderate or severe use disorder	중등도 또는 고도의 사용장애를 동반하는 경우
F14.922	Without use disorder	사용장애를 동반하지 않는 경우
	Cocaine intoxication, Without perceptual disturbances	코카인 중독, 지각 장해를 동반하지 않는 경우

F14.120	With mild use disorder	경도의 사용장애를 동반하는 경우
F14.220	With moderate or severe use disorder	중등도 또는 고도의 사용장애를 동반하는 경우
F14.920	Without use disorder	사용장애를 동반하지 않는 경우
	Cocaine intoxication delirium	코카인 중독 섬망
F14.121	With mild use disorder	경도의 사용장애를 동반하는 경우
F14.221	With moderate or severe use disorder	중등도 또는 고도의 사용장애를 동반하는 경우
F14.921	Without use disorder	사용장애를 동반하지 않는 경우
	Cocaine use disorder	코카인사용장애
F14.10	Mild	경도
F14.11	In early remission	조기 관해 상태
F14.11	In sustained remission	지속적 관해 상태
F14.20	Moderate	중등도
F14.21	In early remission	조기 관해 상태
F14.21	In sustained remission	지속적 관해 상태
F14.20	Severe	고도
F14.21	In early remission	조기 관해 상태
F14.21	In sustained remission	지속적 관해 상태
	Cocaine withdrawal	코카인 금단
F14.13	With mild use disorder	경도의 사용장애를 동반하는 경우
F14.23	With moderate or severe use disorder	중등도 또는 고도의 사용장애를 동반하는 경우
F14.93	Without use disorder	사용장애를 동반하지 않는 경우
	Conduct disorder	품행장애
F91.2	Adolescent-onset type	청소년기 발병 유형
F91.1	Childhood-onset type	아동기 발병 유형
F91.9	Unspecified onset	명시되지 않는 발병
	Conversion disorder (*see* Functional neurological symptom disorder)	전환장애(기능성 신경학적 증상장애를 참조하시오)
Z65.0	Conviction in civil or criminal proceedings without imprisonment	불구속 상태의 민사 또는 형사 소송에서 유죄 관결
R45.88	Current nonsuicidal self-injury	현재 비자살적 자해
	Current suicidal behavior	현재 자살 행동

T14.91XA	Initial encounter	초기 대면
T14.91XD	Subsequent encounter	후속 대면
F34.0	Cyclothymic disorder	순환성장애
F52.32	Delayed ejaculation	사정지연
	Delirium	섬망
F05	Delirium due to another medical condition	다른 의학적 상태로 인한 섬망
F05	Delirium due to multiple etiologies	다중 병인으로 인한 섬망
	Medication-induced delirium (*see specific substances for codes*)	치료약물로 유발된 섬망(부호를 위해서는 특정 물질을 참조하시오)
	Substance intoxication delirium (*see specific substances for codes*)	물질 중독 섬망(부호를 위해서는 특정 물질을 참조하시오)
	Substance withdrawal delirium (*see specific substances for codes*)	물질 금단 섬망(부호를 위해서는 특정 물질을 참조하시오)
F22	Delusional disorder	망상장애
F60.7	Dependent personality disorder	의존성 성격장애
F48.1	Depersonalization/derealization disorder	이인성/비현실감 장애
	Depressive disorder due to another medical condition	다른 의학적 상태로 인한 우울장애
F06.31	With depressive features	우울 양상 동반
F06.32	With major depressive-like episode	주요우울 유사 삽화 동반
F06.34	With mixed features	혼재성 양상 동반
F82	Developmental coordination disorder	발달성 협응장애
Z71.3	Dietary counseling	다이어트 상담
Z56.4	Discord with boss and workmates	상사 및 동료와의 불화
Z59.2	Discord with neighbor, lodger, or landlord	이웃, 세입자 또는 임대주와의 불화
Z64.4	Discord with social service provider, including probation officer, case manager, or social services worker	보호관찰관, 사례관리자, 사회복지사 등과 같은 사회복지 제공자와의 불화
F94.2	Disinhibited social engagement disorder	탈억제성 사회적 유대감 장애
Z63.5	Disruption of family by separation or divorce	별거나 이혼에 의한 가족 붕괴
F34.81	Disruptive mood dysregulation disorder	파괴적 기분조절부전장애
F44.0	Dissociative amnesia	해리성 기억상실
F44.1	Dissociative amnesia, with dissociative fugue	해리성 기억상실, 해리성 둔주 동반
F44.81	Dissociative identity disorder	해리성 정체성장애
Z55.4	Educational maladjustment and discord with teachers and classmates	교육적 부적응과 교사 및 급우들과의 불화

F98.1	Encopresis	유분증
F98.0	Enuresis	유뇨증
F52.21	Erectile disorder	발기장애
F42.4	Excoriation (skin-picking) disorder	피부뜯기장애
F65.2	Exhibitionistic disorder	노출장애
Z65.5	Exposure to disaster, war, or other hostilities	재앙, 전쟁 또는 기타 적대 행위에 노출
Z59.5	Extreme poverty	극도의 가난
F68.A	Factitious disorder imposed on another	타인에게 부여된 인위성장애
F68.10	Factitious disorder imposed on self	스스로에게 부여된 인위성장애
Z55.2	Failed school examination	학교 시험 불합격
F52.31	Female orgasmic disorder	여성극치감장애
F52.22	Female sexual interest/arousal disorder	여성 성적 관심/흥분장애
F65.0	Fetishistic disorder	물품음란장애
Z59.41	Food insecurity	식량 불안정
F65.81	Frotteuristic disorder	마찰도착장애
	Functional neurological symptom disorder (conversion disorder)	기능성 신경학적 증상장애(전환장애)
F44.4	With abnormal movement	이상 운동 동반
F44.6	With anesthesia or sensory loss	무감각증이나 감각 손실 동반
F44.5	With attacks or seizures	발작이나 경련 동반
F44.7	With mixed symptoms	혼재성 증상 동반
F44.6	With special sensory symptom	특정 감각 증상 동반
F44.4	With speech symptom	언어 증상 동반
F44.4	With swallowing symptoms	삼키기 증상 동반
F44.4	With weakness/paralysis	쇠약감/마비 동반
F63.0	Gambling disorder	도박장애
F64.0	Gender dysphoria in adolescents and adults	청소년과 성인에서 젠더 불쾌감
F64.2	Gender dysphoria in children	아동에서 젠더 불쾌감
F41.1	Generalized anxiety disorder	범불안장애
Z31.5	Genetic counseling	유전 상담
F52.6	Genito-pelvic pain/penetration disorder	성기-골반통/삽입장애
F88	Global developmental delay	전반적 발달지연
F16.983	Hallucinogen persisting perception disorder	환각제 지속성 지각장애
	For additional hallucinogen-related substance disorders and hallucinogen-induced mental disorders, see entries for Other hallucinogen and Phencyclidine	추가적인 환각제 관련 물질사용장애 및 환각제로 유발된 정신질환을 위해서는 기타 환각제 및 펜시클리딘 항목을 참조하시오.
Z63.8	High expressed emotion level within family	가정 내 고도의 표출 정서

Z91.52	History of nonsuicidal self-injury	비자살적 자해의 과거력
Z91.51	History of suicidal behavior	자살 행동의 과거력
F60.4	Histrionic personality disorder	연극성 성격장애
F42.3	Hoarding disorder	수집광
Z59.01	Homelessness, sheltered	보호 노숙
Z59.02	Homelessness, unsheltered	비보호 노숙
F51.11	Hypersomnolence disorder	과다수면장애
Z55.0	Illiteracy and low-level literacy	문맹과 낮은 문해력
F45.21	Illness anxiety disorder	질병불안장애
R45.89	Impairing emotional outbursts	손상적 감정폭발
Z65.1	Imprisonment or other incarceration	구속 또는 기타의 구금
Z59.10	Inadequate housing	부적절한 주거
	Inhalant-induced anxiety disorder	흡입제로 유발된 불안장애
F18.180	With mild use disorder	경도의 사용장애를 동반하는 경우
F18.280	With moderate or severe use disorder	중등도 또는 고도의 사용장애를 동반하는 경우
F18.980	Without use disorder	사용장애를 동반하지 않는 경우
	Inhalant-induced depressive disorder	흡입제로 유발된 우울장애
F18.14	With mild use disorder	경도의 사용장애를 동반하는 경우
F18.24	With moderate or severe use disorder	중등도 또는 고도의 사용장애를 동반하는 경우
F18.94	Without use disorder	사용장애를 동반하지 않는 경우
	Inhalant-induced major neurocognitive disorder	흡입제로 유발된 주요 신경인지장애
F18.17	With mild use disorder	경도의 사용장애를 동반하는 경우
F18.27	With moderate or severe use disorder	중등도 또는 고도의 사용장애를 동반하는 경우
F18.97	Without use disorder	사용장애를 동반하지 않는 경우
	Inhalant-induced mild neurocognitive disorder	흡입제로 유발된 경도 신경인지장애
F18.188	With mild use disorder	경도의 사용장애를 동반하는 경우
F18.288	With moderate or severe use disorder	중등도 또는 고도의 사용장애를 동반하는 경우

F18.988	Without use disorder	사용장애를 동반하지 않는 경우
	Inhalant-induced psychotic disorder	흡입제로 유발된 정신병적 장애
F18.159	With mild use disorder	경도의 사용장애를 동반하는 경우
F18.259	With moderate or severe use disorder	중등도 또는 고도의 사용장애를 동반하는 경우
F18.959	Without use disorder	사용장애를 동반하지 않는 경우
	Inhalant intoxication	흡입제 중독
F18.120	With mild use disorder	경도의 사용장애를 동반하는 경우
F18.220	With moderate or severe use disorder	중등도 또는 고도의 사용장애를 동반하는 경우
F18.920	Without use disorder	사용장애를 동반하지 않는 경우
	Inhalant intoxication delirium	흡입제 중독 섬망
F18.121	With mild use disorder	경도의 사용장애를 동반하는 경우
F18.221	With moderate or severe use disorder	중등도 또는 고도의 사용장애를 동반하는 경우
F18.921	Without use disorder	사용장애를 동반하지 않는 경우
	Inhalant use disorder	흡입제사용장애
F18.10	Mild	경도
F18.11	In early remission	조기 관해 상태
F18.11	In sustained remission	지속적 관해 상태
F18.20	Moderate	중등도
F18.21	In early remission	조기 관해 상태
F18.21	In sustained remission	지속적 관해 상태
F18.20	Severe	고도
F18.21	In early remission	조기 관해 상태
F18.21	In sustained remission	지속적 관해 상태
F51.01	Insomnia disorder	불면장애
Z59.7	Insufficient social or health insurance or welfare support	불충분한 사회보험 또는 건강보험이나 복지 지원
	Intellectual developmental disorder (intellectual disability)	지적발달장애(지적장애)
F70	Mild	경도
F71	Moderate	중등도
F72	Severe	고도

F73	Profound	최고도
F63.81	Intermittent explosive disorder	간헐적 폭발장애
F16.921	Ketamine or other hallucinogen-induced delirium (ketamine or other hallucinogen medication taken as prescribed or for medical reasons)	케타민 또는 기타 환각제로 유발된 섬망(케타민 또는 기타 환각제 치료약물을 처방받았거나 의학적 이유로 복용한 경우)
F63.2	Kleptomania	병적 도벽
Z58.6	Lack of safe drinking water	안전한 식수 부족
F80.2	Language disorder	언어장애
Z59.6	Low income	저소득
	Major depressive disorder, Recurrent episode	주요우울장애, 재발성 삽화
F33.42	In full remission	완전 관해 상태
F33.41	In partial remission	부분 관해 상태
F33.0	Mild	경도
F33.1	Moderate	중등도
F33.2	Severe	고도
F33.3	With psychotic features	정신병적 양상을 동반하는 경우
F33.9	Unspecified	명시되지 않는 경우
	Major depressive disorder, Single episode	주요우울장애, 단일 삽화
F32.5	In full remission	완전 관해 상태
F32.4	In partial remission	부분 관해 상태
F32.0	Mild	경도
F32.1	Moderate	중등도
F32.2	Severe	고도
F32.3	With psychotic features	정신병적 양상을 동반하는 경우
F32.9	Unspecified	명시되지 않는 경우
___.___	Major frontotemporal neurocognitive disorder (see Major neurocognitive disorder due to possible frontotemporal degeneration; Major neurocognitive disorder due to probable frontotemporal degeneration)	전두측두엽 주요 신경인지장애(가능성 있는 전두측두엽 변성으로 인한 주요 신경인지장애; 거의 확실한 전두측두엽 변성으로 인한 주요 신경인지장애 참조)
___.___	Major neurocognitive disorder due to Alzheimer's disease (see Major neurocognitive disorder due to possible Alzheimer's disease; Major neurocognitive disorder due to probable Alzheimer's disease)	알츠하이머병으로 인한 주요 신경인지장애(가능성 있는 알츠하이머병으로 인한 주요 신경인지장애; 거의 확실한 알츠하이머병으로 인한 주요 신경인지장애 참조)
___.___	Major neurocognitive disorder due to possible Alzheimer's disease (no additional medical code)	가능성 있는 알츠하이머병으로 인한 주요 신경인지장애(추가적인 의학적 부호 없음)

___.___	Major neurocognitive disorder due to possible Alzheimer's disease, Mild (*no additional medical code*)	가능성 있는 알츠하이머병으로 인한 주요 신경인지장애, 경도(추가적인 의학적 부호 없음)
F03.A11	With agitation	초조를 동반하는 경우
F03.A4	With anxiety	불안을 동반하는 경우
F03.A3	With mood symptoms	기분 증상을 동반하는 경우
F03.A2	With psychotic disturbance	정신병적 장해를 동반하는 경우
F03.A18	With other behavioral or psychological disturbance	기타 행동 또는 심리적 장해를 동반하는 경우
F03.A0	Without accompanying behavioral or psychological disturbance	행동 또는 심리적 장해를 동반하지 않는 경우
___.___	Major neurocognitive disorder due to possible Alzheimer's disease, Moderate (*no additional medical code*)	가능성 있는 알츠하이머병으로 인한 주요 신경인지장애, 중등도(추가적인 의학적 부호 없음)
F03.B11	With agitation	초조를 동반하는 경우
F03.B4	With anxiety	불안을 동반하는 경우
F03.B3	With mood symptoms	기분 증상을 동반하는 경우
F03.B2	With psychotic disturbance	정신병적 장해를 동반하는 경우
F03.B18	With other behavioral or psychological disturbance	기타 행동 또는 심리적 장해를 동반하는 경우
F03.B0	Without accompanying behavioral or psychological disturbance	행동 또는 심리적 장해를 동반하지 않는 경우
___.___	Major neurocognitive disorder due to possible Alzheimer's disease, Severe (*no additional medical code*)	가능성 있는 알츠하이머병으로 인한 주요 신경인지장애, 고도(추가적인 의학적 부호 없음)
F03.C11	With agitation	초조를 동반하는 경우
F03.C4	With anxiety	불안을 동반하는 경우
F03.C3	With mood symptoms	기분 증상을 동반하는 경우
F03.C2	With psychotic disturbance	정신병적 장해를 동반하는 경우
F03.C18	With other behavioral or psychological disturbance	기타 행동 또는 심리적 장해를 동반하는 경우
F03.C0	Without accompanying behavioral or psychological disturbance	행동 또는 심리적 장해를 동반하지 않는 경우
___.___	Major neurocognitive disorder due to possible Alzheimer's disease, Unspecified severity (*no additional medical code*)	가능성 있는 알츠하이머병으로 인한 주요 신경인지장애, 명시되지 않는 심각도(추가적인 의학적 부호 없음)

F03.911	With agitation	초조를 동반하는 경우
F03.94	With anxiety	불안을 동반하는 경우
F03.93	With mood symptoms	기분 증상을 동반하는 경우
F03.92	With psychotic disturbance	정신병적 장해를 동반하는 경우
F03.918	With other behavioral or psychological disturbance	기타 행동 또는 심리적 장해를 동반하는 경우
F03.90	Without accompanying behavioral or psychological disturbance	행동 또는 심리적 장해를 동반하지 않는 경우
___.___	Major neurocognitive disorder due to probable Alzheimer's disease (*code first* G30.9 Alzheimer's disease)	거의 확실한 알츠하이머병으로 인한 주요 신경인지장애(G30.9 알츠하이머병을 먼저 부호화하시오)
___.___	Major neurocognitive disorder due to probable Alzheimer's disease, Mild (*code first* G30.9 Alzheimer's disease)	거의 확실한 알츠하이머병으로 인한 주요 신경인지장애, 경도(G30.9 알츠하이머병을 먼저 부호화하시오)
F02.A11	With agitation	초조를 동반하는 경우
F02.A4	With anxiety	불안을 동반하는 경우
F02.A3	With mood symptoms	기분 증상을 동반하는 경우
F02.A2	With psychotic disturbance	정신병적 장해를 동반하는 경우
F02.A18	With other behavioral or psychological disturbance	기타 행동 또는 심리적 장해를 동반하는 경우
F02.A0	Without accompanying behavioral or psychological disturbance	행동 또는 심리적 장해를 동반하지 않는 경우
___.___	Major neurocognitive disorder due to probable Alzheimer's disease, Moderate (*code first* G30.9 Alzheimer's disease)	거의 확실한 알츠하이머병으로 인한 주요 신경인지장애, 중등도(G30.9 알츠하이머병을 먼저 부호화하시오)
F02.B11	With agitation	초조를 동반하는 경우
F02.B4	With anxiety	불안을 동반하는 경우
F02.B3	With mood symptoms	기분 증상을 동반하는 경우
F02.B2	With psychotic disturbance	정신병적 장해를 동반하는 경우
F02.B18	With other behavioral or psychological disturbance	기타 행동 또는 심리적 장해를 동반하는 경우
F02.B0	Without accompanying behavioral or psychological disturbance	행동 또는 심리적 장해를 동반하지 않는 경우

___.___	Major neurocognitive disorder due to probable Alzheimer's disease, Severe (*code first* G30.9 Alzheimer's disease)	거의 확실한 알츠하이머병으로 인한 주요 신경인지장애, 고도(G30.9 알츠하이머병을 먼저 부호화하시오)
F02.C11	With agitation	초조를 동반하는 경우
F02.C4	With anxiety	불안을 동반하는 경우
F02.C3	With mood symptoms	기분 증상을 동반하는 경우
F02.C2	With psychotic disturbance	정신병적 장해를 동반하는 경우
F02.C18	With other behavioral or psychological disturbance	기타 행동 또는 심리적 장해를 동반하는 경우
F02.C0	Without accompanying behavioral or psychological disturbance	고도, 행동 또는 심리적 장해를 동반하지 않는 경우
___.___	Major neurocognitive disorder due to probable Alzheimer's disease, Unspecified severity (*code first* G30.9 Alzheimer's disease)	거의 확실한 알츠하이머병으로 인한 주요 신경인지장애, 명시되지 않는 심각도(G30.9 알츠하이머병을 먼저 부호화하시오)
F02.811	With agitation	초조를 동반하는 경우
F02.84	With anxiety	불안을 동반하는 경우
F02.83	With mood symptoms	기분 증상을 동반하는 경우
F02.82	With psychotic disturbance	정신병적 장해를 동반하는 경우
F02.818	With other behavioral or psychological disturbance	기타 행동 또는 심리적 장해를 동반하는 경우
F02.80	Without accompanying behavioral or psychological disturbance	행동 또는 심리적 장해를 동반하지 않는 경우
___.___	Major neurocognitive disorder due to another medical condition (*code first the other medical condition that applies*)	다른 의학적 상태로 인한 주요 신경인지장애(적용되는 기타 의학적 상태를 먼저 부호화하시오)
___.___	Major neurocognitive disorder due to another medical condition, Mild (*code first the other medical condition that applies*)	다른 의학적 상태로 인한 주요 신경인지장애, 경도(적용되는 기타 의학적 상태를 먼저 부호화하시오)
F02.A11	With agitation	초조를 동반하는 경우
F02.A4	With anxiety	불안을 동반하는 경우
F02.A3	With mood symptoms	기분 증상을 동반하는 경우
F02.A2	With psychotic disturbance	정신병적 장해를 동반하는 경우

F02.A18	With other behavioral or psychological disturbance	기타 행동 또는 심리적 장해를 동반하는 경우
F02.A0	Without accompanying behavioral or psychological disturbance	행동 또는 심리적 장해를 동반하지 않는 경우
___.___	Major neurocognitive disorder due to another medical condition, Moderate (*code first the other medical condition that applies*)	다른 의학적 상태로 인한 주요 신경인지장애, 중등도(적용되는 기타 의학적 상태를 먼저 부호화하시오)
F02.B11	With agitation	초조를 동반하는 경우
F02.B4	With anxiety	불안을 동반하는 경우
F02.B3	With mood symptoms	기분 증상을 동반하는 경우
F02.B2	With psychotic disturbance	정신병적 장해를 동반하는 경우
F02.B18	With other behavioral or psychological disturbance	기타 행동 또는 심리적 장해를 동반하는 경우
F02.B0	Without accompanying behavioral or psychological disturbance	행동 또는 심리적 장해를 동반하지 않는 경우
___.___	Major neurocognitive disorder due to another medical condition, Severe (*code first the other medical condition that applies*)	다른 의학적 상태로 인한 주요 신경인지장애, 고도(적용되는 기타 의학적 상태를 먼저 부호화하시오)
F02.C11	With agitation	초조를 동반하는 경우
F02.C4	With anxiety	불안을 동반하는 경우
F02.C3	With mood symptoms	기분 증상을 동반하는 경우
F02.C2	With psychotic disturbance	정신병적 장해를 동반하는 경우
F02.C18	With other behavioral or psychological disturbance	기타 행동 또는 심리적 장해를 동반하는 경우
F02.C0	Without accompanying behavioral or psychological disturbance	행동 또는 심리적 장해를 동반하지 않는 경우
___.___	Major neurocognitive disorder due to another medical condition, Unspecified severity (*code first the other medical condition that applies*)	다른 의학적 상태로 인한 주요 신경인지장애, 명시되지 않는 심각도(적용되는 기타 의학적 상태를 먼저 부호화하시오)
F02.811	With agitation	초조를 동반하는 경우
F02.84	With anxiety	불안을 동반하는 경우
F02.83	With mood symptoms	기분 증상을 동반하는 경우
F02.82	With psychotic disturbance	정신병적 장해를 동반하는 경우

F02.818	With other behavioral or psychological disturbance	기타 행동 또는 심리적 장해를 동반하는 경우
F02.80	Without accompanying behavioral or psychological disturbance	행동 또는 심리적 장해를 동반하지 않는 경우
___.___	Major neurocognitive disorder due to possible frontotemporal degeneration (*no additional medical code*)	가능성 있는 전두측두엽 변성으로 인한 주요 신경인지장애(추가적인 의학적 부호 없음)
___.___	Major neurocognitive disorder due to possible frontotemporal degeneration, Mild (*no additional medical code*)	가능성 있는 전두측두엽 변성으로 인한 주요 신경인지장애, 경도(추가적인 의학적 부호 없음)
F03.A11	With agitation	초조를 동반하는 경우
F03.A4	With anxiety	불안을 동반하는 경우
F03.A3	With mood symptoms	기분 증상을 동반하는 경우
F03.A2	With psychotic disturbance	정신병적 장해를 동반하는 경우
F03.A18	With other behavioral or psychological disturbance	기타 행동 또는 심리적 장해를 동반하는 경우
F03.A0	Without accompanying behavioral or psychological disturbance	행동 또는 심리적 장해를 동반하지 않는 경우
___.___	Major neurocognitive disorder due to possible frontotemporal degeneration, Moderate (*no additional medical code*)	가능성 있는 전두측두엽 변성으로 인한 주요 신경인지장애, 중등도(추가적인 의학적 부호 없음)
F03.B11	With agitation	초조를 동반하는 경우
F03.B4	With anxiety	불안을 동반하는 경우
F03.B3	With mood symptoms	기분 증상을 동반하는 경우
F03.B2	With psychotic disturbance	정신병적 장해를 동반하는 경우
F03.B18	With other behavioral or psychological disturbance	기타 행동 또는 심리적 장해를 동반하는 경우
F03.B0	Without accompanying behavioral or psychological disturbance	행동 또는 심리적 장해를 동반하지 않는 경우
___.___	Major neurocognitive disorder due to possible frontotemporal degeneration, Severe (*no additional medical code*)	가능성 있는 전두측두엽 변성으로 인한 주요 신경인지장애, 고도(추가적인 의학적 부호 없음)
F03.C11	With agitation	초조를 동반하는 경우
F03.C4	With anxiety	불안을 동반하는 경우
F03.C3	With mood symptoms	기분 증상을 동반하는 경우

F03.C2	With psychotic disturbance	정신병적 장해를 동반하는 경우
F03.C18	With other behavioral or psychological disturbance	기타 행동 또는 심리적 장해를 동반하는 경우
F03.C0	Without accompanying behavioral or psychological disturbance	행동 또는 심리적 장해를 동반하지 않는 경우
___.___	Major neurocognitive disorder due to possible frontotemporal degeneration, Unspecified severity (*no additional medical code*)	가능성 있는 전두측두엽 변성으로 인한 주요 신경인지장애, 명시되지 않는 심각도(추가적인 의학적 부호 없음)
F03.911	With agitation	초조를 동반하는 경우
F03.94	With anxiety	불안을 동반하는 경우
F03.93	With mood symptoms	기분 증상을 동반하는 경우
F03.92	With psychotic disturbance	정신병적 장해를 동반하는 경우
F03.918	With other behavioral or psychological disturbance	기타 행동 또는 심리적 장해를 동반하는 경우
F03.90	Without accompanying behavioral or psychological disturbance	행동 또는 심리적 장해를 동반하지 않는 경우
___.___	Major neurocognitive disorder due to probable frontotemporal degeneration (*code first* G31.09 frontotemporal degeneration)	거의 확실한 전두측두엽 변성으로 인한 주요 신경인지장애 (G31.09 전두측두엽 변성을 먼저 부호화하시오)
___.___	Major neurocognitive disorder due to probable frontotemporal degeneration, Mild (*code first* G31.09 frontotemporal degeneration)	거의 확실한 전두측두엽 변성으로 인한 주요 신경인지장애, 경도(G31.09 전두측두엽 변성을 먼저 부호화하시오)
F02.A11	With agitation	초조를 동반하는 경우
F02.A4	With anxiety	불안을 동반하는 경우
F02.A3	With mood symptoms	기분 증상을 동반하는 경우
F02.A2	With psychotic disturbance	정신병적 장해를 동반하는 경우
F02.A18	With other behavioral or psychological disturbance	기타 행동 또는 심리적 장해를 동반하는 경우
F02.A0	Without accompanying behavioral or psychological disturbance	행동 또는 심리적 장해를 동반하지 않는 경우
___.___	Major neurocognitive disorder due to probable frontotemporal degeneration, Moderate (*code first* G31.09 frontotemporal degeneration)	거의 확실한 전두측두엽 변성으로 인한 주요 신경인지장애, 중등도(G31.09 전두측두엽 변성을 먼저 부호화하시오)

F02.B11	With agitation	초조를 동반하는 경우
F02.B4	With anxiety	불안을 동반하는 경우
F02.B3	With mood symptoms	기분 증상을 동반하는 경우
F02.B2	With psychotic disturbance	정신병적 장해를 동반하는 경우
F02.B18	With other behavioral or psychological disturbance	기타 행동 또는 심리적 장해를 동반하는 경우
F02.B0	Without accompanying behavioral or psychological disturbance	행동 또는 심리적 장해를 동반하지 않는 경우
___.___	Major neurocognitive disorder due to probable frontotemporal degeneration, Severe (*code first* G31.09 frontotemporal degeneration)	거의 확실한 전두측두엽 변성으로 인한 주요 신경인지장애, 고도(G31.09 전두측두엽 변성을 먼저 부호화하시오)
F02.C11	With agitation	초조를 동반하는 경우
F02.C4	With anxiety	불안을 동반하는 경우
F02.C3	With mood symptoms	기분 증상을 동반하는 경우
F02.C2	With psychotic disturbance	정신병적 장해를 동반하는 경우
F02.C18	With other behavioral or psychological disturbance	기타 행동 또는 심리적 장해를 동반하는 경우
F02.C0	Without accompanying behavioral or psychological disturbance	행동 또는 심리적 장해를 동반하지 않는 경우
___.___	Major neurocognitive disorder due to probable frontotemporal degeneration, Unspecified severity (*code first* G31.09 frontotemporal degeneration)	거의 확실한 전두측두엽 변성으로 인한 주요 신경인지장애, 명시되지 않는 심각도(G31.09 전두측두엽 변성을 먼저 부호화하시오)
F02.811	With agitation	초조를 동반하는 경우
F02.84	With anxiety	불안을 동반하는 경우
F02.83	With mood symptoms	기분 증상을 동반하는 경우
F02.82	With psychotic disturbance	정신병적 장해를 동반하는 경우
F02.818	With other behavioral or psychological disturbance	기타 행동 또는 심리적 장해를 동반하는 경우
F02.80	Without accompanying behavioral or psychological disturbance	행동 또는 심리적 장해를 동반하지 않는 경우
___.___	Major neurocognitive disorder due to HIV infection (*code first* B20 HIV infection)	HIV 감염으로 인한 주요 신경인지장애(B20 HIV 감염을 먼저 부호화하시오)

___.___	Major neurocognitive disorder due to HIV infection, Mild (*code first* B20 HIV infection)	HIV 감염으로 인한 주요 신경 인지장애, 경도(B20 HIV 감염을 먼저 부호화하시오)
F02.A11	With agitation	초조를 동반하는 경우
F02.A4	With anxiety	불안을 동반하는 경우
F02.A3	With mood symptoms	기분 증상을 동반하는 경우
F02.A2	With psychotic disturbance	정신병적 장해를 동반하는 경우
F02.A18	With other behavioral or psychological disturbance	기타 행동 또는 심리적 장해를 동반하는 경우
F02.A0	Without accompanying behavioral or psychological disturbance	행동 또는 심리적 장해를 동반하지 않는 경우
___.___	Major neurocognitive disorder due to HIV infection, Moderate (*code first* B20 HIV infection)	HIV 감염으로 인한 주요 신경 인지장애, 중등도(B20 HIV 감염을 먼저 부호화하시오)
F02.B11	With agitation	초조를 동반하는 경우
F02.B4	With anxiety	불안을 동반하는 경우
F02.B3	With mood symptoms	기분 증상을 동반하는 경우
F02.B2	With psychotic disturbance	정신병적 장해를 동반하는 경우
F02.B18	With other behavioral or psychological disturbance	기타 행동 또는 심리적 장해를 동반하는 경우
F02.B0	Without accompanying behavioral or psychological disturbance	행동 또는 심리적 장해를 동반하지 않는 경우
___.___	Major neurocognitive disorder due to HIV infection, Severe (*code first* B20 HIV infection)	HIV 감염으로 인한 주요 신경 인지장애, 고도(B20 HIV 감염을 먼저 부호화하시오)
F02.C11	With agitation	초조를 동반하는 경우
F02.C4	With anxiety	불안을 동반하는 경우
F02.C3	With mood symptoms	기분 증상을 동반하는 경우
F02.C2	With psychotic disturbance	정신병적 장해를 동반하는 경우
F02.C18	With other behavioral or psychological disturbance	기타 행동 또는 심리적 장해를 동반하는 경우
F02.C0	Without accompanying behavioral or psychological disturbance	행동 또는 심리적 장해를 동반하지 않는 경우
___.___	Major neurocognitive disorder due to HIV infection, Unspecified severity (*code first* B20 HIV infection)	HIV 감염으로 인한 주요 신경 인지장애, 명시되지 않는 심각도(B20 HIV 감염을 먼저 부호화하시오)

F02.811	With agitation	초조를 동반하는 경우
F02.84	With anxiety	불안을 동반하는 경우
F02.83	With mood symptoms	기분 증상을 동반하는 경우
F02.82	With psychotic disturbance	정신병적 장해를 동반하는 경우
F02.818	With other behavioral or psychological disturbance	기타 행동 또는 심리적 장해를 동반하는 경우
F02.80	Without accompanying behavioral or psychological disturbance	행동 또는 심리적 장해를 동반하지 않는 경우
___.___	Major neurocognitive disorder due to Huntington's disease (*code first* G10 Huntington's disease)	헌팅턴병으로 인한 주요 신경인지장애(G10 헌팅턴병을 먼저 부호화하시오)
___.___	Major neurocognitive disorder due to Huntington's disease, Mild (*code first* G10 Huntington's disease)	헌팅턴병으로 인한 주요 신경인지장애, 경도(G10 헌팅턴병을 먼저 부호화하시오)
F02.A11	With agitation	초조를 동반하는 경우
F02.A4	With anxiety	불안을 동반하는 경우
F02.A3	With mood symptoms	기분 증상을 동반하는 경우
F02.A2	With psychotic disturbance	정신병적 장해를 동반하는 경우
F02.A18	With other behavioral or psychological disturbance	기타 행동 또는 심리적 장해를 동반하는 경우
F02.A0	Without accompanying behavioral or psychological disturbance	행동 또는 심리적 장해를 동반하지 않는 경우
___.___	Major neurocognitive disorder due to Huntington's disease, Moderate (*code first* G10 Huntington's disease)	헌팅턴병으로 인한 주요 신경인지장애, 중등도(G10 헌팅턴병을 먼저 부호화하시오)
F02.B11	With agitation	초조를 동반하는 경우
F02.B4	With anxiety	불안을 동반하는 경우
F02.B3	With mood symptoms	기분 증상을 동반하는 경우
F02.B2	With psychotic disturbance	정신병적 장해를 동반하는 경우
F02.B18	With other behavioral or psychological disturbance	기타 행동 또는 심리적 장해를 동반하는 경우
F02.B0	Without accompanying behavioral or psychological disturbance	행동 또는 심리적 장해를 동반하지 않는 경우
___.___	Major neurocognitive disorder due to Huntington's disease, Severe (*code first* G10 Huntington's disease)	헌팅턴병으로 인한 주요 신경인지장애, 고도(G10 헌팅턴병을 먼저 부호화하시오)
F02.C11	With agitation	초조를 동반하는 경우

F02.C4	With anxiety	불안을 동반하는 경우
F02.C3	With mood symptoms	기분 증상을 동반하는 경우
F02.C2	With psychotic disturbance	정신병적 장해를 동반하는 경우
F02.C18	With other behavioral or psychological disturbance	기타 행동 또는 심리적 장해를 동반하는 경우
F02.C0	Without accompanying behavioral or psychological disturbance	행동 또는 심리적 장해를 동반하지 않는 경우
___.___	Major neurocognitive disorder due to Huntington's disease, Unspecified severity (*code first* G10 Huntington's disease)	헌팅턴병으로 인한 주요 신경인지장애, 명시되지 않는 심각도(G10 헌팅턴병을 먼저 부호화하시오)
F02.811	With agitation	초조를 동반하는 경우
F02.84	With anxiety	불안을 동반하는 경우
F02.83	With mood symptoms	기분 증상을 동반하는 경우
F02.82	With psychotic disturbance	정신병적 장해를 동반하는 경우
F02.818	With other behavioral or psychological disturbance	기타 행동 또는 심리적 장해를 동반하는 경우
F02.80	Without accompanying behavioral or psychological disturbance	행동 또는 심리적 장해를 동반하지 않는 경우
___.___	Major neurocognitive disorder with Lewy bodies (*see* Major neurocognitive disorder with possible Lewy bodies; Major neurocognitive disorder with probable Lewy bodies)	루이소체 주요 신경인지장애(가능성 있는 루이소체 주요 신경인지장애; 거의 확실한 루이소체 주요 신경인지장애 참조)
___.___	Major neurocognitive disorder with possible Lewy bodies (*no additional medical code*)	가능성 있는 루이소체 주요 신경인지장애(추가적인 의학적 부호 없음)
___.___	Major neurocognitive disorder with possible Lewy bodies, Mild (*no additional medical code*)	가능성 있는 루이소체 주요 신경인지장애, 경도(추가적인 의학적 부호 없음)
F03.A11	With agitation	초조를 동반하는 경우
F03.A4	With anxiety	불안을 동반하는 경우
F03.A3	With mood symptoms	기분 증상을 동반하는 경우
F03.A2	With psychotic disturbance	정신병적 장해를 동반하는 경우
F03.A18	With other behavioral or psychological disturbance	기타 행동 또는 심리적 장해를 동반하는 경우
F03.A0	Without accompanying behavioral or psychological disturbance	행동 또는 심리적 장해를 동반하지 않는 경우

___.___	Major neurocognitive disorder with possible Lewy bodies, Moderate (*no additional medical code*)	가능성 있는 루이소체 주요 신경인지장애, 중등도(추가적인 의학적 부호 없음)
F03.B11	With agitation	초조를 동반하는 경우
F03.B4	With anxiety	불안을 동반하는 경우
F03.B3	With mood symptoms	기분 증상을 동반하는 경우
F03.B2	With psychotic disturbance	정신병적 장해를 동반하는 경우
F03.B18	With other behavioral or psychological disturbance	기타 행동 또는 심리적 장해를 동반하는 경우
F03.B0	Without accompanying behavioral or psychological disturbance	행동 또는 심리적 장해를 동반하지 않는 경우
___.___	Major neurocognitive disorder with possible Lewy bodies, Severe (*no additional medical code*)	가능성 있는 루이소체 주요 신경인지장애, 고도(추가적인 의학적 부호 없음)
F03.C11	With agitation	초조를 동반하는 경우
F03.C4	With anxiety	불안을 동반하는 경우
F03.C3	With mood symptoms	기분 증상을 동반하는 경우
F03.C2	With psychotic disturbance	정신병적 장해를 동반하는 경우
F03.C18	With other behavioral or psychological disturbance	기타 행동 또는 심리적 장해를 동반하는 경우
F03.C0	Without accompanying behavioral or psychological disturbance	행동 또는 심리적 장해를 동반하지 않는 경우
___.___	Major neurocognitive disorder with possible Lewy bodies, Unspecified severity (*no additional medical code*)	가능성 있는 루이소체 주요 신경인지장애, 명시되지 않는 심각도(추가적인 의학적 부호 없음)
F03.911	With agitation	초조를 동반하는 경우
F03.94	With anxiety	불안을 동반하는 경우
F03.93	With mood symptoms	기분 증상을 동반하는 경우
F03.92	With psychotic disturbance	정신병적 장해를 동반하는 경우
F03.918	With other behavioral or psychological disturbance	기타 행동 또는 심리적 장해를 동반하는 경우
F03.90	Without accompanying behavioral or psychological disturbance	행동 또는 심리적 장해를 동반하지 않는 경우
___.___	Major neurocognitive disorder with probable Lewy bodies (*code first* G31.83 Lewy body disease)	거의 확실한 루이소체 주요 신경인지장애(G31.83 루이소체병을 먼저 부호화하시오)

___.___	Major neurocognitive disorder with probable Lewy bodies, Mild (*code first* G31.83 Lewy body disease)	거의 확실한 루이소체 주요 신경인지장애, 경도(G31.83 루이소체병을 먼저 부호화하시오)
F02.A11	With agitation	초조를 동반하는 경우
F02.A4	With anxiety	불안을 동반하는 경우
F02.A3	With mood symptoms	기분 증상을 동반하는 경우
F02.A2	With psychotic disturbance	정신병적 장해를 동반하는 경우
F02.A18	With other behavioral or psychological disturbance	기타 행동 또는 심리적 장해를 동반하는 경우
F02.A0	Without accompanying behavioral or psychological disturbance	행동 또는 심리적 장해를 동반하지 않는 경우
___.___	Major neurocognitive disorder with probable Lewy bodies, Moderate (*code first* G31.83 Lewy body disease)	거의 확실한 루이소체 주요 신경인지장애, 중등도(G31.83 루이소체병을 먼저 부호화하시오)
F02.B11	With agitation	초조를 동반하는 경우
F02.B4	With anxiety	불안을 동반하는 경우
F02.B3	With mood symptoms	기분 증상을 동반하는 경우
F02.B2	With psychotic disturbance	정신병적 장해를 동반하는 경우
F02.B18	With other behavioral or psychological disturbance	기타 행동 또는 심리적 장해를 동반하는 경우
F02.B0	Without accompanying behavioral or psychological disturbance	행동 또는 심리적 장해를 동반하지 않는 경우
___.___	Major neurocognitive disorder with probable Lewy bodies, Severe (*code first* G31.83 Lewy body disease)	거의 확실한 루이소체 주요 신경인지장애, 고도(G31.83 루이소체병을 먼저 부호화하시오)
F02.C11	With agitation	초조를 동반하는 경우
F02.C4	With anxiety	불안을 동반하는 경우
F02.C3	With mood symptoms	기분 증상을 동반하는 경우
F02.C2	With psychotic disturbance	정신병적 장해를 동반하는 경우
F02.C18	With other behavioral or psychological disturbance	기타 행동 또는 심리적 장해를 동반하는 경우
F02.C0	Without accompanying behavioral or psychological disturbance	행동 또는 심리적 장해를 동반하지 않는 경우
___.___	Major neurocognitive disorder with probable Lewy bodies, Unspecified severity (*code first* G31.83 Lewy body disease)	거의 확실한 루이소체 주요 신경인지장애, 명시되지 않는 심각도(G31.83 루이소체병을 먼저 부호화하시오)

F02.811	With agitation	초조를 동반하는 경우
F02.84	With anxiety	불안을 동반하는 경우
F02.83	With mood symptoms	기분 증상을 동반하는 경우
F02.82	With psychotic disturbance	정신병적 장해를 동반하는 경우
F02.818	With other behavioral or psychological disturbance	기타 행동 또는 심리적 장해를 동반하는 경우
F02.80	Without accompanying behavioral or psychological disturbance	행동 또는 심리적 장해를 동반하지 않는 경우
___.___	Major neurocognitive disorder due to multiple etiologies (*code first the other medical etiologies*)	다중 병인으로 인한 주요 신경인지장애(다른 의학적 병인을 먼저 부호화하시오)
___.___	Major neurocognitive disorder due to multiple etiologies, Mild (*code first the other medical etiologies*)	다중 병인으로 인한 주요 신경인지장애, 경도(다른 의학적 병인을 먼저 부호화하시오)
F02.A11	With agitation	초조를 동반하는 경우
F02.A4	With anxiety	불안을 동반하는 경우
F02.A3	With mood symptoms	기분 증상을 동반하는 경우
F02.A2	With psychotic disturbance	정신병적 장해를 동반하는 경우
F02.A18	With other behavioral or psychological disturbance	기타 행동 또는 심리적 장해를 동반하는 경우
F02.A0	Without accompanying behavioral or psychological disturbance	행동 또는 심리적 장해를 동반하지 않는 경우
___.___	Major neurocognitive disorder due to multiple etiologies, Moderate (*code first the other medical etiologies*)	다중 병인으로 인한 주요 신경인지장애, 중등도(다른 의학적 병인을 먼저 부호화하시오)
F02.B11	With agitation	초조를 동반하는 경우
F02.B4	With anxiety	불안을 동반하는 경우
F02.B3	With mood symptoms	기분 증상을 동반하는 경우
F02.B2	With psychotic disturbance	정신병적 장해를 동반하는 경우
F02.B18	With other behavioral or psychological disturbance	기타 행동 또는 심리적 장해를 동반하는 경우
F02.B0	Without accompanying behavioral or psychological disturbance	행동 또는 심리적 장해를 동반하지 않는 경우
___.___	Major neurocognitive disorder due to multiple etiologies, Severe (*code first the other medical etiologies*)	다중 병인으로 인한 주요 신경인지장애, 고도(다른 의학적 병인을 먼저 부호화하시오)
F02.C11	With agitation	초조를 동반하는 경우

F02.C4	With anxiety	불안을 동반하는 경우
F02.C3	With mood symptoms	기분 증상을 동반하는 경우
F02.C2	With psychotic disturbance	정신병적 장해를 동반하는 경우
F02.C18	With other behavioral or psychological disturbance	기타 행동 또는 심리적 장해를 동반하는 경우
F02.C0	Without accompanying behavioral or psychological disturbance	행동 또는 심리적 장해를 동반하지 않는 경우
___.___	Major neurocognitive disorder due to multiple etiologies, Unspecified severity (*code first the other medical etiologies*)	다중 병인으로 인한 주요 신경인지장애, 명시되지 않는 심각도(다른 의학적 병인을 먼저 부호화하시오)
F02.811	With agitation	초조를 동반하는 경우
F02.84	With anxiety	불안을 동반하는 경우
F02.83	With mood symptoms	기분 증상을 동반하는 경우
F02.82	With psychotic disturbance	정신병적 장해를 동반하는 경우
F02.818	With other behavioral or psychological disturbance	기타 행동 또는 심리적 장해를 동반하는 경우
F02.80	Without accompanying behavioral or psychological disturbance	행동 또는 심리적 장해를 동반하지 않는 경우
___.___	Major neurocognitive disorder due to Parkinson's disease (*see* Major neurocognitive disorder possibly due to Parkinson's disease; Major neurocognitive disorder probably due to Parkinson's disease)	파킨슨병으로 인한 주요 신경인지장애(가능성 있는 파킨슨병으로 인한 주요 신경인지장애; 거의 확실한 파킨슨병으로 인한 주요 신경인지장애 참조)
___.___	Major neurocognitive disorder possibly due to Parkinson's disease (*no additional medical code*)	가능성 있는 파킨슨병으로 인한 주요 신경인지장애(추가적인 의학적 부호 없음)
___.___	Major neurocognitive disorder possibly due to Parkinson's disease, Mild (*no additional medical code*)	가능성 있는 파킨슨병으로 인한 주요 신경인지장애, 경도(추가적인 의학적 부호 없음)
F03.A11	With agitation	초조를 동반하는 경우
F03.A4	With anxiety	불안을 동반하는 경우
F03.A3	With mood symptoms	기분 증상을 동반하는 경우
F03.A2	With psychotic disturbance	정신병적 장해를 동반하는 경우
F03.A18	With other behavioral or psychological disturbance	기타 행동 또는 심리적 장해를 동반하는 경우

F03.A0	Without accompanying behavioral or psychological disturbance	행동 또는 심리적 장해를 동반하지 않는 경우
___.___	Major neurocognitive disorder possibly due to Parkinson's disease, Moderate (*no additional medical code*)	가능성 있는 파킨슨병으로 인한 주요 신경인지장애, 중등도(추가적인 의학적 부호 없음)
F03.B11	With agitation	초조를 동반하는 경우
F03.B4	With anxiety	불안을 동반하는 경우
F03.B3	With mood symptoms	기분 증상을 동반하는 경우
F03.B2	With psychotic disturbance	정신병적 장해를 동반하는 경우
F03.B18	With other behavioral or psychological disturbance	기타 행동 또는 심리적 장해를 동반하는 경우
F03.B0	Without accompanying behavioral or psychological disturbance	행동 또는 심리적 장해를 동반하지 않는 경우
___.___	Major neurocognitive disorder possibly due to Parkinson's disease, Severe (*no additional medical code*)	가능성 있는 파킨슨병으로 인한 주요 신경인지장애, 고도 (추가적인 의학적 부호 없음)
F03.C11	With agitation	초조를 동반하는 경우
F03.C4	With anxiety	불안을 동반하는 경우
F03.C3	With mood symptoms	기분 증상을 동반하는 경우
F03.C2	With psychotic disturbance	정신병적 장해를 동반하는 경우
F03.C18	With other behavioral or psychological disturbance	기타 행동 또는 심리적 장해를 동반하는 경우
F03.C0	Without accompanying behavioral or psychological disturbance	행동 또는 심리적 장해를 동반하지 않는 경우
___.___	Major neurocognitive disorder possibly due to Parkinson's disease, Unspecified severity (*no additional medical code*)	가능성 있는 파킨슨병으로 인한 주요 신경인지장애, 명시되지 않는 심각도(추가적인 의학적 부호 없음)
F03.911	With agitation	초조를 동반하는 경우
F03.94	With anxiety	불안을 동반하는 경우
F03.93	With mood symptoms	기분 증상을 동반하는 경우
F03.92	With psychotic disturbance	정신병적 장해를 동반하는 경우
F03.918	With other behavioral or psychological disturbance	기타 행동 또는 심리적 장해를 동반하는 경우
F03.90	Without accompanying behavioral or psychological disturbance	행동 또는 심리적 장해를 동반하지 않는 경우

___.___	Major neurocognitive disorder probably due to Parkinson's disease (*code first* G20.C Parkinson's disease)	거의 확실한 파킨슨병으로 인한 주요 신경인지장애(G20.C 파킨슨병을 먼저 부호화하시오)
___.___	Major neurocognitive disorder probably due to Parkinson's disease, Mild (*code first* G20.C Parkinson's disease)	거의 확실한 파킨슨병으로 인한 주요 신경인지장애, 경도(G20.C 파킨슨병을 먼저 부호화하시오)
F02.A11	With agitation	초조를 동반하는 경우
F02.A4	With anxiety	불안을 동반하는 경우
F02.A3	With mood symptoms	기분 증상을 동반하는 경우
F02.A2	With psychotic disturbance	정신병적 장해를 동반하는 경우
F02.A18	With other behavioral or psychological disturbance	기타 행동 또는 심리적 장해를 동반하는 경우
F02.A0	Without accompanying behavioral or psychological disturbance	행동 또는 심리적 장해를 동반하지 않는 경우
___.___	Major neurocognitive disorder probably due to Parkinson's disease, Moderate (*code first* G20.C Parkinson's disease)	거의 확실한 파킨슨병으로 인한 주요 신경인지장애, 중등도(G20.C 파킨슨병을 먼저 부호화하시오)
F02.B11	With agitation	초조를 동반하는 경우
F02.B4	With anxiety	불안을 동반하는 경우
F02.B3	With mood symptoms	기분 증상을 동반하는 경우
F02.B2	With psychotic disturbance	정신병적 장해를 동반하는 경우
F02.B18	With other behavioral or psychological disturbance	기타 행동 또는 심리적 장해를 동반하는 경우
F02.B0	Without accompanying behavioral or psychological disturbance	행동 또는 심리적 장해를 동반하지 않는 경우
___.___	Major neurocognitive disorder probably due to Parkinson's disease, Severe (*code first* G20.C Parkinson's disease)	거의 확실한 파킨슨병으로 인한 주요 신경인지장애, 고도(G20.C 파킨슨병을 먼저 부호화하시오)
F02.C11	With agitation	초조를 동반하는 경우
F02.C4	With anxiety	불안을 동반하는 경우
F02.C3	With mood symptoms	기분 증상을 동반하는 경우
F02.C2	With psychotic disturbance	정신병적 장해를 동반하는 경우
F02.C18	With other behavioral or psychological disturbance	기타 행동 또는 심리적 장해를 동반하는 경우

F02.C0	Without accompanying behavioral or psychological disturbance	행동 또는 심리적 장해를 동반하지 않는 경우
___.___	Major neurocognitive disorder probably due to Parkinson's disease, Unspecified severity (*code first* G20.C Parkinson's disease)	거의 확실한 파킨슨병으로 인한 주요 신경인지장애, 명시되지 않는 심각도(G20.C 파킨슨병을 먼저 부호화하시오)
F02.811	With agitation	초조를 동반하는 경우
F02.84	With anxiety	불안을 동반하는 경우
F02.83	With mood symptoms	기분 증상을 동반하는 경우
F02.82	With psychotic disturbance	정신병적 장해를 동반하는 경우
F02.818	With other behavioral or psychological disturbance	기타 행동 또는 심리적 장해를 동반하는 경우
F02.80	Without accompanying behavioral or psychological disturbance	행동 또는 심리적 장해를 동반하지 않는 경우
___.___	Major neurocognitive disorder due to prion disease (*code first* A81.9 prion disease)	프라이온병으로 인한 주요 신경인지장애(A81.9 프라이온병을 먼저 부호화하시오)
___.___	Major neurocognitive disorder due to prion disease, Mild (*code first* A81.9 prion disease)	프라이온병으로 인한 주요 신경인지장애, 경도(A81.9 프라이온병을 먼저 부호화하시오)
F02.A11	With agitation	초조를 동반하는 경우
F02.A4	With anxiety	불안을 동반하는 경우
F02.A3	With mood symptoms	기분 증상을 동반하는 경우
F02.A2	With psychotic disturbance	정신병적 장해를 동반하는 경우
F02.A18	With other behavioral or psychological disturbance	기타 행동 또는 심리적 장해를 동반하는 경우
F02.A0	Without accompanying behavioral or psychological disturbance	행동 또는 심리적 장해를 동반하지 않는 경우
___.___	Major neurocognitive disorder due to prion disease, Moderate (*code first* A81.9 prion disease)	프라이온병으로 인한 주요 신경인지장애, 중등도(A81.9 프라이온병을 먼저 부호화하시오)
F02.B11	With agitation	초조를 동반하는 경우
F02.B4	With anxiety	불안을 동반하는 경우
F02.B3	With mood symptoms	기분 증상을 동반하는 경우
F02.B2	With psychotic disturbance	정신병적 장해를 동반하는 경우
F02.B18	With other behavioral or psychological disturbance	기타 행동 또는 심리적 장해를 동반하는 경우

F02.B0	Without accompanying behavioral or psychological disturbance	행동 또는 심리적 장해를 동반하지 않는 경우
___.___	Major neurocognitive disorder due to prion disease, Severe (*code first* A81.9 prion disease)	프라이온병으로 인한 주요 신경인지장애, 고도(A81.9 프라이온병을 먼저 부호화하시오)
F02.C11	With agitation	초조를 동반하는 경우
F02.C4	With anxiety	불안을 동반하는 경우
F02.C3	With mood symptoms	기분 증상을 동반하는 경우
F02.C2	With psychotic disturbance	정신병적 장해를 동반하는 경우
F02.C18	With other behavioral or psychological disturbance	기타 행동 또는 심리적 장해를 동반하는 경우
F02.C0	Without accompanying behavioral or psychological disturbance	행동 또는 심리적 장해를 동반하지 않는 경우
___.___	Major neurocognitive disorder due to prion disease, Unspecified severity (*code first* A81.9 prion disease)	프라이온병으로 인한 주요 신경인지장애, 명시되지 않는 심각도(A81.9 프라이온병을 먼저 부호화하시오)
F02.811	With agitation	초조를 동반하는 경우
F02.84	With anxiety	불안을 동반하는 경우
F02.83	With mood symptoms	기분 증상을 동반하는 경우
F02.82	With psychotic disturbance	정신병적 장해를 동반하는 경우
F02.818	With other behavioral or psychological disturbance	기타 행동 또는 심리적 장해를 동반하는 경우
F02.80	Without accompanying behavioral or psychological disturbance	행동 또는 심리적 장해를 동반하지 않는 경우
___.___	Major neurocognitive disorder due to traumatic brain injury (*code first* S06.2XAS diffuse traumatic brain injury with loss of consciousness of unspecified duration, sequela)	외상성 뇌손상으로 인한 주요 신경인지장애(S06.2XAS 불특정 기간 의식 상실이 있는 광범위한 외상성 뇌손상, 후유증을 먼저 부호화하시오)
___.___	Major neurocognitive disorder due to traumatic brain injury, Mild (*code first* S06.2XAS diffuse traumatic brain injury with loss of consciousness of unspecified duration, sequela)	외상성 뇌손상으로 인한 주요 신경인지장애, 경도(S06.2XAS 불특정 기간 의식 상실이 있는 광범위한 외상성 뇌손상, 후유증을 먼저 부호화하시오)
F02.A11	With agitation	초조를 동반하는 경우
F02.A4	With anxiety	불안을 동반하는 경우

F02.A3	With mood symptoms	기분 증상을 동반하는 경우
F02.A2	With psychotic disturbance	정신병적 장해를 동반하는 경우
F02.A18	With other behavioral or psychological disturbance	기타 행동 또는 심리적 장해를 동반하는 경우
F02.A0	Without accompanying behavioral or psychological disturbance	행동 또는 심리적 장해를 동반하지 않는 경우
___.___	Major neurocognitive disorder due to traumatic brain injury, Moderate (*code first* S06.2XAS diffuse traumatic brain injury with loss of consciousness of unspecified duration, sequela)	외상성 뇌손상으로 인한 주요 신경인지장애, 중등도 (S06.2XAS 불특정 기간 의식 상실이 있는 광범위한 외상성 뇌손상, 후유증을 먼저 부호화하시오)
F02.B11	With agitation	초조를 동반하는 경우
F02.B4	With anxiety	불안을 동반하는 경우
F02.B3	With mood symptoms	기분 증상을 동반하는 경우
F02.B2	With psychotic disturbance	정신병적 장해를 동반하는 경우
F02.B18	With other behavioral or psychological disturbance	기타 행동 또는 심리적 장해를 동반하는 경우
F02.B0	Without accompanying behavioral or psychological disturbance	행동 또는 심리적 장해를 동반하지 않는 경우
___.___	Major neurocognitive disorder due to traumatic brain injury, Severe (*code first* S06.2XAS diffuse traumatic brain injury with loss of consciousness of unspecified duration, sequela)	외상성 뇌손상으로 인한 주요 신경인지장애, 고도 (S06.2XAS 불특정 기간 의식 상실이 있는 광범위한 외상성 뇌손상, 후유증을 먼저 부호화하시오)
F02.C11	With agitation	초조를 동반하는 경우
F02.C4	With anxiety	불안을 동반하는 경우
F02.C3	With mood symptoms	기분 증상을 동반하는 경우
F02.C2	With psychotic disturbance	정신병적 장해를 동반하는 경우
F02.C18	With other behavioral or psychological disturbance	기타 행동 또는 심리적 장해를 동반하는 경우
F02.C0	Without accompanying behavioral or psychological disturbance	행동 또는 심리적 장해를 동반하지 않는 경우

___.___	Major neurocognitive disorder due to traumatic brain injury, Unspecified severity (*code first* S06.2XAS diffuse traumatic brain injury with loss of consciousness of unspecified duration, sequela)	외상성 뇌손상으로 인한 주요 신경인지장애, 명시되지 않는 심각도(S06.2XAS 불특정 기간 의식 상실이 있는 광범위한 외상성 뇌손상, 후유증을 먼저 부호화하시오)
F02.811	With agitation	초조를 동반하는 경우
F02.84	With anxiety	불안을 동반하는 경우
F02.83	With mood symptoms	기분 증상을 동반하는 경우
F02.82	With psychotic disturbance	정신병적 장해를 동반하는 경우
F02.818	With other behavioral or psychological disturbance	기타 행동 또는 심리적 장해를 동반하는 경우
F02.80	Without accompanying behavioral or psychological disturbance	행동 또는 심리적 장해를 동반하지 않는 경우
___.___	Major neurocognitive disorder due to unknown etiology (*no additional medical code*)	미상의 병인으로 인한 주요 신경인지장애(추가적인 의학적 부호 없음)
___.___	Major neurocognitive disorder due to unknown etiology, Mild (*no additional medical code*)	미상의 병인으로 인한 주요 신경인지장애, 경도(추가적인 의학적 부호 없음)
F03.A11	With agitation	초조를 동반하는 경우
F03.A4	With anxiety	불안을 동반하는 경우
F03.A3	With mood symptoms	기분 증상을 동반하는 경우
F03.A2	With psychotic disturbance	정신병적 장해를 동반하는 경우
F03.A18	With other behavioral or psychological disturbance	기타 행동 또는 심리적 장해를 동반하는 경우
F03.A0	Without accompanying behavioral or psychological disturbance	행동 또는 심리적 장해를 동반하지 않는 경우
___.___	Major neurocognitive disorder due to unknown etiology, Moderate (*no additional medical code*)	미상의 병인으로 인한 주요 신경인지장애, 중등도(추가적인 의학적 부호 없음)
F03.B11	With agitation	초조를 동반하는 경우
F03.B4	With anxiety	불안을 동반하는 경우
F03.B3	With mood symptoms	기분 증상을 동반하는 경우
F03.B2	With psychotic disturbance	정신병적 장해를 동반하는 경우
F03.B18	With other behavioral or psychological disturbance	기타 행동 또는 심리적 장해를 동반하는 경우

F03.B0	Without accompanying behavioral or psychological disturbance	행동 또는 심리적 장해를 동반하지 않는 경우
___.___	Major neurocognitive disorder due to unknown etiology, Severe (*no additional medical code*)	미상의 병인으로 인한 주요 신경인지장애, 고도(추가적인 의학적 부호 없음)
F03.C11	With agitation	초조를 동반하는 경우
F03.C4	With anxiety	불안을 동반하는 경우
F03.C3	With mood symptoms	기분 증상을 동반하는 경우
F03.C2	With psychotic disturbance	정신병적 장해를 동반하는 경우
F03.C18	With other behavioral or psychological disturbance	기타 행동 또는 심리적 장해를 동반하는 경우
F03.C0	Without accompanying behavioral or psychological disturbance	행동 또는 심리적 장해를 동반하지 않는 경우
___.___	Major neurocognitive disorder due to unknown etiology, Unspecified severity (no additional medical code)	미상의 병인으로 인한 주요 신경인지장애, 명시되지 않는 심각도(추가적인 의학적 부호 없음)
F03.911	With agitation	초조를 동반하는 경우
F03.94	With anxiety	불안을 동반하는 경우
F03.93	With mood symptoms	기분 증상을 동반하는 경우
F03.92	With psychotic disturbance	정신병적 장해를 동반하는 경우
F03.918	With other behavioral or psychological disturbance	기타 행동 또는 심리적 장해를 동반하는 경우
F03.90	Without accompanying behavioral or psychological disturbance	행동 또는 심리적 장해를 동반하지 않는 경우
___.___	Major vascular neurocognitive disorder (*see* Major neurocognitive disorder possibly due to vascular disease; Major neurocognitive disorder probably due to vascular disease)	혈관성 주요 신경인지장애(가능성 있는 혈관 질환으로 인한 주요 신경인지장애, 거의 확실한 혈관 질환으로 인한 주요 신경인지장애 참조)
___.___	Major neurocognitive disorder possibly due to vascular disease (*no additional medical code*)	가능성 있는 혈관 질환으로 인한 주요 신경인지장애(추가적인 의학적 부호 없음)
___.___	Major neurocognitive disorder possibly due to vascular disease, Mild (*no additional medical code*)	가능성 있는 혈관 질환으로 인한 주요 신경인지장애, 경도(추가적인 의학적 부호 없음)
F03.A11	With agitation	초조를 동반하는 경우
F03.A4	With anxiety	불안을 동반하는 경우

F03.A3	With mood symptoms	기분 증상을 동반하는 경우
F03.A2	With psychotic disturbance	정신병적 장해를 동반하는 경우
F03.A18	With other behavioral or psychological disturbance	기타 행동 또는 심리적 장해를 동반하는 경우
F03.A0	Without accompanying behavioral or psychological disturbance	행동 또는 심리적 장해를 동반하지 않는 경우
___.___	Major neurocognitive disorder possibly due to vascular disease, Moderate (*no additional medical code*)	가능성 있는 혈관 질환으로 인한 주요 신경인지장애, 중등도(추가적인 의학적 부호 없음)
F03.B11	With agitation	초조를 동반하는 경우
F03.B4	With anxiety	불안을 동반하는 경우
F03.B3	With mood symptoms	기분 증상을 동반하는 경우
F03.B2	With psychotic disturbance	정신병적 장해를 동반하는 경우
F03.B18	With other behavioral or psychological disturbance	기타 행동 또는 심리적 장해를 동반하는 경우
F03.B0	Without accompanying behavioral or psychological disturbance	행동 또는 심리적 장해를 동반하지 않는 경우
___.___	Major neurocognitive disorder possibly due to vascular disease, Severe (*no additional medical code*)	가능성 있는 혈관 질환으로 인한 주요 신경인지장애, 고도(추가적인 의학적 부호 없음)
F03.C11	With agitation	초조를 동반하는 경우
F03.C4	With anxiety	불안을 동반하는 경우
F03.C3	With mood symptoms	기분 증상을 동반하는 경우
F03.C2	With psychotic disturbance	정신병적 장해를 동반하는 경우
F03.C18	With other behavioral or psychological disturbance	기타 행동 또는 심리적 장해를 동반하는 경우
F03.C0	Without accompanying behavioral or psychological disturbance	행동 또는 심리적 장해를 동반하지 않는 경우
___.___	Major neurocognitive disorder possibly due to vascular disease, Unspecified severity (*no additional medical code*)	가능성 있는 혈관 질환으로 인한 주요 신경인지장애, 명시되지 않는 심각도(추가적인 의학적 부호 없음)
F03.911	With agitation	초조를 동반하는 경우
F03.94	With anxiety	불안을 동반하는 경우
F03.93	With mood symptoms	기분 증상을 동반하는 경우
F03.92	With psychotic disturbance	정신병적 장해를 동반하는 경우

F03.918	With other behavioral or psychological disturbance	기타 행동 또는 심리적 장해를 동반하는 경우
F03.90	Without accompanying behavioral or psychological disturbance	행동 또는 심리적 장해를 동반하지 않는 경우
___.___	Major neurocognitive disorder probably due to vascular disease (*no additional medical code*)	거의 확실한 혈관 질환으로 인한 주요 신경인지장애(추가적인 의학적 부호 없음)
___.___	Major neurocognitive disorder probably due to vascular disease, Mild (*no additional medical code*)	거의 확실한 혈관 질환으로 인한 주요 신경인지장애, 경도 (추가적인 의학적 부호 없음)
F01.A11	With agitation	초조를 동반하는 경우
F01.A4	With anxiety	불안을 동반하는 경우
F01.A3	With mood symptoms	기분 증상을 동반하는 경우
F01.A2	With psychotic disturbance	정신병적 장해를 동반하는 경우
F01.A18	With other behavioral or psychological disturbance	기타 행동 또는 심리적 장해를 동반하는 경우
F01.A0	Without accompanying behavioral or psychological disturbance	행동 또는 심리적 장해를 동반하지 않는 경우
___.___	Major neurocognitive disorder probably due to vascular disease, Moderate (*no additional medical code*)	거의 확실한 혈관 질환으로 인한 주요 신경인지장애, 중등도(추가적인 의학적 부호 없음)
F01.B11	With agitation	초조를 동반하는 경우
F01.B4	With anxiety	불안을 동반하는 경우
F01.B3	With mood symptoms	기분 증상을 동반하는 경우
F01.B2	With psychotic disturbance	정신병적 장해를 동반하는 경우
F01.B18	With other behavioral or psychological disturbance	기타 행동 또는 심리적 장해를 동반하는 경우
F01.B0	Without accompanying behavioral or psychological disturbance	행동 또는 심리적 장해를 동반하지 않는 경우
___.___	Major neurocognitive disorder probably due to vascular disease, Severe (*no additional medical code*)	거의 확실한 혈관 질환으로 인한 주요 신경인지장애, 고도 (추가적인 의학적 부호 없음)
F01.C11	With agitation	초조를 동반하는 경우
F01.C4	With anxiety	불안을 동반하는 경우
F01.C3	With mood symptoms	기분 증상을 동반하는 경우
F01.C2	With psychotic disturbance	정신병적 장해를 동반하는 경우

F01.C18	With other behavioral or psychological disturbance	기타 행동 또는 심리적 장해를 동반하는 경우
F01.C0	Without accompanying behavioral or psychological disturbance	행동 또는 심리적 장해를 동반하지 않는 경우
___.__	Major neurocognitive disorder probably due to vascular disease, Unspecified severity (*no additional medical code*)	거의 확실한 혈관 질환으로 인한 주요 신경인지장애, 명시되지 않는 심각도(추가적인 의학적 부호 없음)
F01.511	With agitation	초조를 동반하는 경우
F01.54	With anxiety	불안을 동반하는 경우
F01.53	With mood symptoms	기분 증상을 동반하는 경우
F01.52	With psychotic disturbance	정신병적 장해를 동반하는 경우
F01.518	With other behavioral or psychological disturbance	기타 행동 또는 심리적 장해를 동반하는 경우
F01.50	Without accompanying behavioral or psychological disturbance	행동 또는 심리적 장해를 동반하지 않는 경우
F52.0	Male hypoactive sexual desire disorder	남성성욕감퇴장애
Z76.5	Malingering	꾀병
G25.71	Medication-induced acute akathisia	치료약물로 유발된 급성 좌불안석
G24.02	Medication-induced acute dystonia	치료약물로 유발된 급성 근육긴장이상
	Medication-induced delirium (*see specific substances for codes*)	치료약물로 유발된 섬망(부호를 위해서는 특정 물질을 참조하시오)
G25.1	Medication-induced postural tremor	치료약물로 유발된 체위떨림
___.__	Mild frontotemporal neurocognitive disorder (*see* Mild neurocognitive disorder due to possible frontotemporal degeneration; Mild neurocognitive disorder due to probable frontotemporal degeneration)	전두측두엽 경도 신경인지장애(가능성 있는 전두측두엽 변성으로 인한 경도 신경인지장애; 거의 확실한 전두측두엽 변성으로 인한 경도 신경인지장애 참조)
___.__	Mild neurocognitive disorder due to Alzheimer's disease (*see* Mild neurocognitive disorder due to possible Alzheimer's disease; Mild neurocognitive disorder due to probable Alzheimer's disease)	알츠하이머병으로 인한 경도 신경인지장애(가능성 있는 알츠하이머병으로 인한 경도 신경인지장애; 거의 확실한 알츠하이머병으로 인한 경도 신경인지장애 참조)
G31.84	Mild neurocognitive disorder due to possible Alzheimer's disease (*no additional medical code*)	가능성 있는 알츠하이머병으로 인한 경도 신경인지장애(추가적인 의학적 부호 없음)

F06.71	Mild neurocognitive disorder due to probable Alzheimer's disease (*code first* G30.9 Alzheimer's disease), With behavioral disturbance	거의 확실한 알츠하이머병으로 인한 경도 신경인지장애 (G30.9 알츠하이머병을 먼저 부호화하시오), 행동 장해를 동반하는 경우
F06.70	Mild neurocognitive disorder due to probable Alzheimer's disease (*code first* G30.9 Alzheimer's disease), Without behavioral disturbance	거의 확실한 알츠하이머병으로 인한 경도 신경인지장애 (G30.9 알츠하이머병을 먼저 부호화하시오), 행동 장해를 동반하지 않는 경우
F06.71	Mild neurocognitive disorder due to another medical condition (*code first* the other medical condition), With behavioral disturbance	다른 의학적 상태로 인한 경도 신경인지장애(기타 의학적 상태를 먼저 부호화하시오), 행동 장해를 동반하는 경우
F06.70	Mild neurocognitive disorder due to another medical condition (*code first* the other medical condition), Without behavioral disturbance	다른 의학적 상태로 인한 경도 신경인지장애(기타 의학적 상태를 먼저 부호화하시오), 행동 장해를 동반하지 않는 경우
___.___	Mild frontotemporal neurocognitive disorder (*see* Mild neurocognitive disorder due to possible frontotemporal degeneration; Mild neurocognitive disorder due to probable frontotemporal degeneration)	전두측두엽 경도 신경인지장애 (가능성 있는 전두측두엽 변성으로 인한 경도 신경인지장애; 거의 확실한 전두측두엽 변성으로 인한 경도 신경인지장애, 참조)
G31.84	Mild neurocognitive disorder due to possible frontotemporal degeneration (*no additional medical code*)	가능성 있는 전두측두엽 변성으로 인한 경도 신경인지장애 (추가적인 의학적 부호 없음)
F06.71	Mild neurocognitive disorder due to probable frontotemporal degeneration (*code first* G31.09 frontotemporal degeneration), With behavioral disturbance	거의 확실한 전두측두엽 변성으로 인한 경도 신경인지장애 (G31.09 전두측두엽 변성을 먼저 부호화하시오), 행동 장해를 동반하는 경우
F06.70	Mild neurocognitive disorder due to probable frontotemporal degeneration (*code first* G31.09 frontotemporal degeneration), Without behavioral disturbance	거의 확실한 전두측두엽 변성으로 인한 경도 신경인지장애 (G31.09 전두측두엽 변성을 먼저 부호화하시오), 행동 장해를 동반하지 않는 경우
F06.71	Mild neurocognitive disorder due to HIV infection (*code first* B20 HIV infection), With behavioral disturbance	HIV 감염으로 인한 경도 신경인지장애(B20 HIV 감염을 먼저 부호화하시오), 행동 장해를 동반하는 경우

F06.70	Mild neurocognitive disorder due to HIV infection (*code first* B20 HIV infection), Without behavioral disturbance	HIV 감염으로 인한 경도 신경인지장애(B20 HIV 감염을 먼저 부호화하시오), 행동 장해를 동반하지 않는 경우
F06.71	Mild neurocognitive disorder due to Huntington's disease (*code first* G10 Huntington's disease), With behavioral disturbance	헌팅턴병으로 인한 경도 신경인지장애(G10 헌팅턴병을 먼저 부호화하시오), 행동 장해를 동반하는 경우
F06.70	Mild neurocognitive disorder due to Huntington's disease (*code first* G10 Huntington's disease), Without behavioral disturbance	헌팅턴병으로 인한 경도 신경인지장애(G10 헌팅턴병을 먼저 부호화하시오), 행동 장해를 동반하지 않는 경우
___.___	Mild neurocognitive disorder with Lewy bodies (*see* Mild neurocognitive disorder with possible Lewy bodies; Mild neurocognitive disorder with probable Lewy bodies)	루이소체 경도 신경인지장애(가능성 있는 루이소체 경도 신경인지장애; 거의 확실한 루이소체 경도 신경인지장애 참조)
G31.84	Mild neurocognitive disorder with possible Lewy bodies (*no additional medical code*)	가능성 있는 루이소체 경도 신경인지장애(추가적인 의학적 부호 없음)
F06.71	Mild neurocognitive disorder with probable Lewy bodies (*code first* G31.83 Lewy body disease), With behavioral disturbance	거의 확실한 루이소체 경도 신경인지장애(G31.83 루이소체병을 먼저 부호화하시오), 행동 장해를 동반하는 경우
F06.70	Mild neurocognitive disorder with probable Lewy bodies (*code first* G31.83 Lewy body disease), Without behavioral disturbance	거의 확실한 루이소체 경도 신경인지장애(G31.83 루이소체병을 먼저 부호화하시오), 행동 장해를 동반하지 않는 경우
F06.71	Mild neurocognitive disorder due to multiple etiologies (*code first* the other medical etiologies), With behavioral disturbance	다중 병인으로 인한 경도 신경인지장애(기타 의학적 병인을 먼저 부호화하시오), 행동 장해를 동반하는 경우
F06.70	Mild neurocognitive disorder due to multiple etiologies (*code first* the other medical etiologies), Without behavioral disturbance	다중 병인으로 인한 경도 신경인지장애(기타 의학적 병인을 먼저 부호화하시오), 행동 장해를 동반하지 않는 경우
___.___	Mild neurocognitive disorder due to Parkinson's disease (*see* Mild neurocognitive disorder possibly due to Parkinson's disease; Mild neurocognitive disorder probably due to Parkinson's disease)	파킨슨병으로 인한 경도 신경인지장애(가능성 있는 파킨슨병으로 인한 경도 신경인지장애; 거의 확실한 파킨슨병으로 인한 경도 신경인지장애 참조)

G31.84	Mild neurocognitive disorder possibly due to Parkinson's disease (*no additional medical code*)	가능성 있는 파킨슨병으로 인한 경도 신경인지장애(추가적인 의학적 부호 없음)
F06.71	Mild neurocognitive disorder probably due to Parkinson's disease (*code first* G20.C Parkinson's disease), With behavioral disturbance	거의 확실한 파킨슨병으로 인한 경도 신경인지장애(G20.C 파킨슨병을 먼저 부호화하시오), 행동 장해를 동반하는 경우
F06.70	Mild neurocognitive disorder probably due to Parkinson's disease (*code first* G20.C Parkinson's disease), Without behavioral disturbance	거의 확실한 파킨슨병으로 인한 경도 신경인지장애(G20.C 파킨슨병을 먼저 부호화하시오), 행동 장해를 동반하지 않는 경우
F06.71	Mild neurocognitive disorder due to prion disease (*code first* A81.9 prion disease), With behavioral disturbance	프라이온병으로 인한 경도 신경인지장애(A81.9 프라이온병을 먼저 부호화하시오), 행동 장해를 동반하는 경우
F06.70	Mild neurocognitive disorder due to prion disease (*code first* A81.9 prion disease), Without behavioral disturbance	프라이온병으로 인한 경도 신경인지장애(A81.9 프라이온병을 먼저 부호화하시오), 행동 장해를 동반하지 않는 경우
F06.71	Mild neurocognitive disorder due to traumatic brain injury (*code first* S06.2XAS diffuse traumatic brain injury with loss of consciousness of unspecified duration, sequela), With behavioral disturbance	외상성 뇌손상으로 인한 경도 신경인지장애(S06.2XAS 불특정 기간 의식 상실이 있는 광범위한 외상성 뇌손상, 후유증을 먼저 부호화하시오), 행동 장해를 동반하는 경우
F06.70	Mild neurocognitive disorder due to traumatic brain injury (*code first* S06.2XAS diffuse traumatic brain injury with loss of consciousness of unspecified duration, sequela), Without behavioral disturbance	외상성 뇌손상으로 인한 경도 신경인지장애(S06.2XAS 불특정 기간 의식 상실이 있는 광범위한 외상성 뇌손상, 후유증을 먼저 부호화하시오), 행동 장해를 동반하지 않는 경우
G31.84	Mild neurocognitive disorder due to unknown etiology (*no additional medical code*)	미상의 변인으로 인한 경도 신경인지장애(추가적인 의학적 부호 없음)
___.___	Mild vascular neurocognitive disorder (*see* Mild neurocognitive disorder possibly due to vascular disease; Mild neurocognitive disorder probably due to vascular disease)	혈관성 경도 신경인지장애(가능성 있는 혈관 질환으로 인한 경도 신경인지장애; 거의 확실한 혈관 질환으로 인한 경도 신경인지장애 참조)

G31.84	Mild neurocognitive disorder possibly due to vascular disease (*no additional medical code*)	가능성 있는 혈관 질환으로 인한 경도 신경인지장애(추가적인 의학적 부호 없음)
F06.71	Mild neurocognitive disorder probably due to vascular disease (*code first* I67.9 for cerebrovascular disease), With behavioral disturbance	거의 확실한 혈관 질환으로 인한 경도 신경인지장애(I67.9 뇌혈관 질환을 먼저 부호화하시오), 행동 장해를 동반하는 경우
F06.70	Mild neurocognitive disorder probably due to vascular disease (*code first* I67.9 for cerebrovascular disease), Without behavioral disturbance	거의 확실한 혈관 질환으로 인한 경도 신경인지장애(I67.9 뇌혈관 질환을 먼저 부호화하시오), 행동 장해를 동반하지 않는 경우
F60.81	Narcissistic personality disorder	자기애성 성격장애
	Narcolepsy	기면증
G47.411	Narcolepsy with cataplexy or hypocretin deficiency (type 1)	탈력발작이 있거나 하이포크레틴 결핍이 있는 기면증(1형)
G47.421	Narcolepsy with cataplexy or hypocretin deficiency due to a medical condition	의학적 상태로 인한 탈력발작 또는 하이포크레틴 결핍이 있는 기면증
G47.419	Narcolepsy without cataplexy and either without hypocretin deficiency or hypocretin unmeasured (type 2)	탈력발작이 없으며 하이포크레틴 결핍이 없거나 측정이 안된 기면증(2형)
G47.429	Narcolepsy without cataplexy and without hypocretin deficiency due to a medical condition	의학적 상태로 인한 탈력발작과 하이포크레틴 결핍이 없는 기면증
G21.0	Neuroleptic malignant syndrome	신경이완제 악성 증후군
F51.5	Nightmare disorder	악몽장애
Z03.89	No diagnosis or condition	진단 혹은 상태 없음
Z91.199	Nonadherence to medical treatment	의학적 치료를 멀리함
	Non-rapid eye movement sleep arousal disorders	NREM수면 각성장애
F51.4	Sleep terror type	야경증형
F51.3	Sleepwalking type	수면보행증형
R45.88	Nonsuicidal self-injury, current	현재 비자살적 자해
Z91.52	Nonsuicidal self-injury, history of	비자살적 자해의 과거력
F42.2	Obsessive-compulsive disorder	강박장애
F60.5	Obsessive-compulsive personality disorder	강박성 성격장애
F06.8	Obsessive-compulsive and related disorder due to another medical condition	다른 의학적 상태로 인한 강박 및 관련 장애
G47.33	Obstructive sleep apnea hypopnea	폐쇄성 수면 무호흡 저호흡
	Opioid-induced anxiety disorder	아편계로 유발된 불안장애

F11.188	With mild use disorder	경도의 사용장애를 동반하는 경우
F11.288	With moderate or severe use disorder	중등도 또는 고도의 사용장애를 동반하는 경우
F11.988	Without use disorder	사용장애를 동반하지 않는 경우
F11.921	Opioid-induced delirium (opioid medication taken as prescribed)	아편계로 유발된 섬망(아편계 치료약물을 처방받아 복용한 경우)
F11.988	Opioid-induced delirium (during withdrawal from opioid medication taken as prescribed)	아편계로 유발된 섬망(처방받아 복용한 아편계 치료약물의 금단 중 발생한 경우)
	Opioid-induced depressive disorder	아편계로 유발된 우울장애
F11.14	With mild use disorder	경도의 사용장애를 동반하는 경우
F11.24	With moderate or severe use disorder	중등도 또는 고도의 사용장애를 동반하는 경우
F11.94	Without use disorder	사용장애를 동반하지 않는 경우
	Opioid-induced sexual dysfunction	아편계로 유발된 성기능부전
F11.181	With mild use disorder	경도의 사용장애를 동반하는 경우
F11.281	With moderate or severe use disorder	중등도 또는 고도의 사용장애를 동반하는 경우
F11.981	Without use disorder	사용장애를 동반하지 않는 경우
	Opioid-induced sleep disorder	아편계로 유발된 수면장애
F11.182	With mild use disorder	경도의 사용장애를 동반하는 경우
F11.282	With moderate or severe use disorder	중등도 또는 고도의 사용장애를 동반하는 경우
F11.982	Without use disorder	사용장애를 동반하지 않는 경우
	Opioid intoxication, With perceptual disturbances	아편계 중독, 지각 장해를 동반하는 경우
F11.122	With mild use disorder	경도의 사용장애를 동반하는 경우
F11.222	With moderate or severe use disorder	중등도 또는 고도의 사용장애를 동반하는 경우
F11.922	Without use disorder	사용장애를 동반하지 않는 경우

	Opioid intoxication, Without perceptual disturbances	아편계 중독, 지각 장해를 동반하지 않는 경우
F11.120	With mild use disorder	경도의 사용장애를 동반하는 경우
F11.220	With moderate or severe use disorder	중등도 또는 고도의 사용장애를 동반하는 경우
F11.920	Without use disorder	사용장애를 동반하지 않는 경우
	Opioid intoxication delirium	아편계 중독 섬망
F11.121	With mild use disorder	경도의 사용장애를 동반하는 경우
F11.221	With moderate or severe use disorder	중등도 또는 고도의 사용장애를 동반하는 경우
F11.921	Without use disorder	사용장애를 동반하지 않는 경우
	Opioid use disorder	아편계사용장애
F11.10	Mild	경도
F11.11	In early remission	조기 관해 상태
F11.11	In sustained remission	지속적 관해 상태
F11.20	Moderate	중등도
F11.21	In early remission	조기 관해 상태
F11.21	In sustained remission	지속적 관해 상태
F11.20	Severe	고도
F11.21	In early remission	조기 관해 상태
F11.21	In sustained remission	지속적 관해 상태
	Opioid withdrawal	아편계 금단
F11.13	With mild use disorder	경도의 사용장애를 동반하는 경우
F11.23	With moderate or severe use disorder	중등도 또는 고도의 사용장애를 동반하는 경우
F11.93	Without use disorder	사용장애를 동반하지 않는 경우
	Opioid withdrawal delirium	아편계 금단 섬망
F11.188	With mild use disorder	경도의 사용장애를 동반하는 경우
F11.288	With moderate or severe use disorder	중등도 또는 고도의 사용장애를 동반하는 경우
F11.988	Without use disorder	사용장애를 동반하지 않는 경우
F91.3	Oppositional defiant disorder	적대적 반항장애
	Other adverse effect of medication	치료약물의 기타 부작용
T50.905A	Initial encounter	초기 대면

T50.905S	Sequelae	후유증
T50.905D	Subsequent encounter	후속 대면
	Other circumstances related to adult abuse by nonspouse or nonpartner	배우자나 동반자가 아닌 사람에 의한 성인 학대와 관련된 기타 상황
Z69.82	Encounter for mental health services for perpetrator of nonspousal or nonpartner adult abuse	배우자나 동반자가 아닌 사람에 의한 성인 학대의 가해자에 대한 정신건강 서비스를 위한 대면
Z69.81	Encounter for mental health services for victim of nonspousal or nonpartner adult abuse	배우자나 동반자가 아닌 사람에 의한 성인 학대의 피해자에 대한 정신건강 서비스를 위한 대면
	Other circumstances related to child neglect	아동 방임과 관련된 기타 상황
Z69.021	Encounter for mental health services for perpetrator of nonparental child neglect	비양친성 아동 방임의 가해자에 대한 정신건강 서비스를 위한 대면
Z69.011	Encounter for mental health services for perpetrator of parental child neglect	양친성 아동 방임의 가해자에 대한 정신건강 서비스를 위한 대면
Z69.010	Encounter for mental health services for victim of child neglect by parent	부모에 의한 아동 방임의 피해자에 대한 정신건강 서비스를 위한 대면
Z69.020	Encounter for mental health services for victim of nonparental child neglect	비양친성 아동 방임의 피해자에 대한 정신건강 서비스를 위한 대면
Z62.812	Personal history (past history) of neglect in childhood	아동기 방임의 개인력(과거력)
	Other circumstances related to child physical abuse	아동 신체적 학대와 관련된 기타 상황
Z69.021	Encounter for mental health services for perpetrator of nonparental child physical abuse	비양친성 아동 신체적 학대의 가해자에 대한 정신건강 서비스를 위한 대면
Z69.011	Encounter for mental health services for perpetrator of parental child physical abuse	양친성 아동 신체적 학대의 가해자에 대한 정신건강 서비스를 위한 대면
Z69.010	Encounter for mental health services for victim of child physical abuse by parent	부모에 의한 아동 신체적 학대의 피해자에 대한 정신건강 서비스를 위한 대면
Z69.020	Encounter for mental health services for victim of nonparental child physical abuse	비양친성 아동 신체적 학대의 피해자에 대한 정신건강 서비스를 위한 대면

Z62.810	Personal history (past history) of physical abuse in childhood	아동기 신체적 학대의 개인력 (과거력)
	Other circumstances related to child psychological abuse	아동 심리적 학대와 관련된 기타 상황
Z69.021	Encounter for mental health services for perpetrator of nonparental child psychological abuse	비양친성 아동 심리적 학대의 가해자에 대한 정신건강 서비스를 위한 대면
Z69.011	Encounter for mental health services for perpetrator of parental child psychological abuse	양친성 아동 심리적 학대의 가해자에 대한 정신건강 서비스를 위한 대면
Z69.010	Encounter for mental health services for victim of child psychological abuse by parent	부모에 의한 아동 심리적 학대의 피해자에 대한 정신건강 서비스를 위한 대면
Z69.020	Encounter for mental health services for victim of nonparental child psychological abuse	비양친성 아동 심리적 학대의 피해자에 대한 정신건강 서비스를 위한 대면
Z62.811	Personal history (past history) of psychological abuse in childhood	아동기 심리적 학대의 개인력 (과거력)
	Other circumstances related to child sexual abuse	아동 성적 학대와 관련된 기타 상황
Z69.021	Encounter for mental health services for perpetrator of nonparental child sexual abuse	비양친성 아동 성적 학대의 가해자에 대한 정신건강 서비스를 위한 대면
Z69.011	Encounter for mental health services for perpetrator of parental child sexual abuse	양친성 아동 성적 학대의 가해자에 대한 정신건강 서비스를 위한 대면
Z69.010	Encounter for mental health services for victim of child sexual abuse by parent	부모에 의한 아동 성적 학대의 피해자에 대한 정신건강 서비스를 위한 대면
Z69.020	Encounter for mental health services for victim of nonparental child sexual abuse	비양친성 아동 성적 학대의 피해자에 대한 정신건강 서비스를 위한 대면
Z62.810	Personal history (past history) of sexual abuse in childhood	아동기 성적 학대의 개인력 (과거력)
	Other circumstances related to spouse or partner abuse, Psychological	배우자나 동반자 심리적 학대와 관련된 기타 상황
Z69.12	Encounter for mental health services for perpetrator of spouse or partner psychological abuse	배우자나 동반자 심리적 학대의 가해자에 대한 정신건강 서비스를 위한 대면
Z69.11	Encounter for mental health services for victim of spouse or partner psychological abuse	배우자나 동반자 심리적 학대의 피해자에 대한 정신건강 서비스를 위한 대면

Z91.411	Personal history (past history) of spouse or partner psychological abuse	배우자나 동반자 심리적 학대의 개인력(과거력)
	Other circumstances related to spouse or partner neglect	배우자나 동반자 방임과 관련된 기타 상황
Z69.12	Encounter for mental health services for perpetrator of spouse or partner neglect	배우자나 동반자 방임의 가해자에 대한 정신건강 서비스를 위한 대면
Z69.11	Encounter for mental health services for victim of spouse or partner neglect	배우자나 동반자 방임의 피해자에 대한 정신건강 서비스를 위한 대면
Z91.412	Personal history (past history) of spouse or partner neglect	배우자나 동반자 방임의 개인력(과거력)
	Other circumstances related to spouse or partner violence, Physical	배우자나 동반자 신체적 폭력과 관련된 기타 상황
Z69.12	Encounter for mental health services for perpetrator of spouse or partner violence, Physical	배우자나 동반자 신체적 폭력의 가해자에 대한 정신건강 서비스를 위한 대면
Z69.11	Encounter for mental health services for victim of spouse or partner violence, Physical	배우자나 동반자 신체적 폭력의 피해자에 대한 정신건강 서비스를 위한 대면
Z91.410	Personal history (past history) of spouse or partner violence, Physical	배우자나 동반자 신체적 폭력의 개인력(과거력)
	Other circumstances related to spouse or partner violence, Sexual	배우자나 동반자 성적 폭력과 관련된 기타 상황
Z69.12	Encounter for mental health services for perpetrator of spouse or partner violence, Sexual	배우자나 동반자 성적 폭력의 가해자에 대한 정신건강 서비스를 위한 대면
Z69.81	Encounter for mental health services for victim of spouse or partner violence, Sexual	배우자나 동반자 성적 폭력의 피해자에 대한 정신건강 서비스를 위한 대면
Z91.410	Personal history (past history) of spouse or partner violence, Sexual	배우자나 동반자 성적 폭력의 개인력(과거력)
Z71.9	Other counseling or consultation	기타 상담 또는 자문
Z59.9	Other economic problem	기타 경제 문제
	Other hallucinogen-induced anxiety disorder	기타 환각제로 유발된 불안장애
F16.180	With mild use disorder	경도의 사용장애를 동반하는 경우
F16.280	With moderate or severe use disorder	중등도 또는 고도의 사용장애를 동반하는 경우

F16.980	Without use disorder	사용장애를 동반하지 않는 경우
	Other hallucinogen-induced bipolar and related disorder	기타 환각제로 유발된 양극성 및 관련 장애
F16.14	With mild use disorder	경도의 사용장애를 동반하는 경우
F16.24	With moderate or severe use disorder	중등도 또는 고도의 사용장애를 동반하는 경우
F16.94	Without use disorder	사용장애를 동반하지 않는 경우
F16.921	Other hallucinogen-induced delirium (other hallucinogen medication taken as prescribed or for medical reasons)	기타 환각제로 유발된 섬망(기타 환각제 치료약물을 처방받았거나 의학적 이유로 복용한 경우)
	Other hallucinogen-induced depressive disorder	기타 환각제로 유발된 우울장애
F16.14	With mild use disorder	경도의 사용장애를 동반하는 경우
F16.24	With moderate or severe use disorder	중등도 또는 고도의 사용장애를 동반하는 경우
F16.94	Without use disorder	사용장애를 동반하지 않는 경우
	Other hallucinogen-induced psychotic disorder	기타 환각제로 유발된 정신병적 장애
F16.159	With mild use disorder	경도의 사용장애를 동반하는 경우
F16.259	With moderate or severe use disorder	중등도 또는 고도의 사용장애를 동반하는 경우
F16.959	Without use disorder	사용장애를 동반하지 않는 경우
	Other hallucinogen intoxication	기타 환각제 중독
F16.120	With mild use disorder	경도의 사용장애를 동반하는 경우
F16.220	With moderate or severe use disorder	중등도 또는 고도의 사용장애를 동반하는 경우
F16.920	Without use disorder	사용장애를 동반하지 않는 경우
	Other hallucinogen intoxication delirium	기타 환각제 중독 섬망
F16.121	With mild use disorder	경도의 사용장애를 동반하는 경우
F16.221	With moderate or severe use disorder	중등도 또는 고도의 사용장애를 동반하는 경우

F16.921	Without use disorder	사용장애를 동반하지 않는 경우
	Other hallucinogen use disorder	기타 환각제사용장애
F16.10	Mild	경도
F16.11	In early remission	조기 관해 상태
F16.11	In sustained remission	지속적 관해 상태
F16.20	Moderate	중등도
F16.21	In early remission	조기 관해 상태
F16.21	In sustained remission	지속적 관해 상태
F16.20	Severe	고도
F16.21	In early remission	조기 관해 상태
F16.21	In sustained remission	지속적 관해 상태
Z59.9	Other housing problem	기타 주거 문제
G25.79	Other medication-induced movement disorder	기타 치료약물로 유발된 운동장애
G21.19	Other medication-induced parkinsonism	기타 치료약물로 유발된 파킨슨증
Z91.49	personal history of psychological trauma	심리적 외상의 개인력
Z91.89	Other personal risk factors	기타 개인적 위험 요인
Z56.6	Other physical and mental strain related to work	업무와 관련된 기타 신체적 · 정신적 부담
Z56.9	Other problem related to employment	고용과 관련된 기타 문제
Z60.9	Other problem related to social environment	사회 환경과 관련된 기타 문제
Z55.9	Other problems related to education and literacy	교육 및 문해력과 관련된 기타 문제
F41.8	Other specified anxiety disorder	달리 명시되는 불안장애
F90.8	Other specified attention-deficit/hyperactivity disorder	달리 명시되는 주의력결핍 과잉행동장애
F31.89	Other specified bipolar and related disorder	달리 명시되는 양극성 및 관련 장애
F05	Other specified delirium	달리 명시되는 섬망
F32.89	Other specified depressive disorder	달리 명시되는 우울장애
F91.8	Other specified disruptive, impulse-control, and conduct disorder	달리 명시되는 파괴적, 충동조절, 그리고 품행 장애
F44.89	Other specified dissociative disorder	달리 명시되는 해리장애
	Other specified elimination disorder	달리 명시되는 배설장애
R15.9	With fecal symptoms	대변 증상 동반
N39.498	With urinary symptoms	소변 증상 동반
F50.89	Other specified feeding or eating disorder	달리 명시되는 급식 및 섭식 장애

F64.8	Other specified gender dysphoria	달리 명시되는 젠더 불쾌감
G47.19	Other specified hypersomnolence disorder	달리 명시되는 과다수면장애
G47.09	Other specified insomnia disorder	달리 명시되는 불면장애
F99	Other specified mental disorder	달리 명시되는 정신질환
F06.8	Other specified mental disorder due to another medical condition	다른 의학적 상태로 인한 달리 명시되는 정신질환
F88	Other specified neurodevelopmental disorder	달리 명시되는 신경발달장애
F42.8	Other specified obsessive-compulsive and related disorder	달리 명시되는 강박 및 관련 장애
F65.89	Other specified paraphilic disorder	달리 명시되는 변태성욕장애
F60.89	Other specified personality disorder	달리 명시되는 성격장애
F28	Other specified schizophrenia spectrum and other psychotic disorder	달리 명시되는 조현병 스펙트럼 및 기타 정신병적 장애
F52.8	Other specified sexual dysfunction	달리 명시되는 성기능부전
G47.8	Other specified sleep-wake disorder	달리 명시되는 수면-각성장애
F45.8	Other specified somatic symptom and related disorder	달리 명시되는 신체증상 및 관련 장애
F95.8	Other specified tic disorder	달리 명시되는 틱장애
F43.89	Other specified trauma-and stressor-related disorder	달리 명시되는 외상 및 스트레스 관련장애
	Other stimulant intoxication, With perceptual disturbances	기타 자극제 중독, 지각 장해를 동반하는 경우
F15.122	With mild use disorder	경도의 사용장애를 동반하는 경우
F15.222	With moderate or severe use disorder	중등도 또는 고도의 사용장애를 동반하는 경우
F15.922	Without use disorder	사용장애를 동반하지 않는 경우
	Other stimulant intoxication, Without perceptual disturbances	기타 자극제 중독, 지각 장해를 동반하지 않는 경우
F15.120	With mild use disorder	경도의 사용장애를 동반하는 경우
F15.220	With moderate or severe use disorder	중등도 또는 고도의 사용장애를 동반하는 경우
F15.920	Without use disorder	사용장애를 동반하지 않는 경우
	See also Other or unspecified stimulant use disorder	기타 또는 명시되지 않는 자극제 사용장애도 참조하시오.
	Other stimulant withdrawal	기타 자극제 금단
F15.13	With mild use disorder	경도의 사용장애를 동반하는 경우

F15.23	With moderate or severe use disorder	중등도 또는 고도의 사용장애를 동반하는 경우
F15.93	Without use disorder	사용장애를 동반하지 않는 경우
F19.921	Other (or unknown) medication-induced delirium (other [or unknown] medication taken as prescribed)	기타(또는 미상의) 치료약물로 유발된 섬망(기타[또는 미상의] 치료약물을 처방받아 복용한 경우)
F19.931	Other (or unknown) medication-induced delirium (during withdrawal from other [or unknown] medication taken as prescribed)	기타(또는 미상의) 치료약물로 유발된 섬망(처방받아 복용한 기타[또는 미상의] 치료약물의 금단 중 발생한 경우)
	Other (or unknown) substance-induced anxiety disorder	기타(또는 미상의) 물질로 유발된 불안장애
F19.180	With mild use disorder	경도의 사용장애를 동반하는 경우
F19.280	With moderate or severe use disorder	중등도 또는 고도의 사용장애를 동반하는 경우
F19.980	Without use disorder	사용장애를 동반하지 않는 경우
	Other (or unknown) substance-induced bipolar and related disorder	기타(또는 미상의) 물질로 유발된 양극성 및 관련 장애
F19.14	With mild use disorder	경도의 사용장애를 동반하는 경우
F19.24	With moderate or severe use disorder	중등도 또는 고도의 사용장애를 동반하는 경우
F19.94	Without use disorder	사용장애를 동반하지 않는 경우
	Other (or unknown) substance-induced depressive disorder	기타(또는 미상의) 물질로 유발된 우울장애
F19.14	With mild use disorder	경도의 사용장애를 동반하는 경우
F19.24	With moderate or severe use disorder	중등도 또는 고도의 사용장애를 동반하는 경우
F19.94	Without use disorder	사용장애를 동반하지 않는 경우
	Other (or unknown) substance-induced major neurocognitive disorder	기타(또는 미상의) 물질로 유발된 주요 신경인지장애
F19.17	With mild use disorder	경도의 사용장애를 동반하는 경우

F19.27	With moderate or severe use disorder	중등도 또는 고도의 사용장애를 동반하는 경우
F19.97	Without use disorder	사용장애를 동반하지 않는 경우
	Other (or unknown) substance-induced mild neurocognitive disorder	기타(또는 미상의) 물질로 유발된 경도 신경인지장애
F19.188	With mild use disorder	경도의 사용장애를 동반하는 경우
F19.288	With moderate or severe use disorder	중등도 또는 고도의 사용장애를 동반하는 경우
F19.988	Without use disorder	사용장애를 동반하지 않는 경우
	Other (or unknown) substance-induced obsessive-compulsive and related disorder	기타(또는 미상의) 물질로 유발된 강박 및 관련 장애
F19.188	With mild use disorder	경도의 사용장애를 동반하는 경우
F19.288	With moderate or severe use disorder	중등도 또는 고도의 사용장애를 동반하는 경우
F19.988	Without use disorder	사용장애를 동반하지 않는 경우
	Other (or unknown) substance-induced psychotic disorder	기타(또는 미상의) 물질로 유발된 정신병적 장애
F19.159	With mild use disorder	경도의 사용장애를 동반하는 경우
F19.259	With moderate or severe use disorder	중등도 또는 고도의 사용장애를 동반하는 경우
F19.959	Without use disorder	사용장애를 동반하지 않는 경우
	Other (or unknown) substance-induced sexual dysfunction	기타(또는 미상의) 물질로 유발된 성기능부전
F19.181	With mild use disorder	경도의 사용장애를 동반하는 경우
F19.281	With moderate or severe use disorder	중등도 또는 고도의 사용장애를 동반하는 경우
F19.981	Without use disorder	사용장애를 동반하지 않는 경우
	Other (or unknown) substance-induced sleep disorder	기타(또는 미상의) 물질로 유발된 수면장애
F19.182	With mild use disorder	경도의 사용장애를 동반하는 경우

F19.282	With moderate or severe use disorder	중등도 또는 고도의 사용장애를 동반하는 경우
F19.982	Without use disorder	사용장애를 동반하지 않는 경우
	Other (or unknown) substance intoxication, With perceptual disturbances	기타(또는 미상의) 물질 중독, 지각 장해를 동반하는 경우
F19.122	With mild use disorder	경도의 사용장애를 동반하는 경우
F19.222	With moderate or severe use disorder	중등도 또는 고도의 사용장애를 동반하는 경우
F19.922	Without use disorder	사용장애를 동반하지 않는 경우
	Other (or unknown) substance intoxication, Without perceptual disturbances	기타(또는 미상의) 물질 중독, 지각 장해를 동반하지 않는 경우
F19.120	With mild use disorder	경도의 사용장애를 동반하는 경우
F19.220	With moderate or severe use disorder	중등도 또는 고도의 사용장애를 동반하는 경우
F19.920	Without use disorder	사용장애를 동반하지 않는 경우
	Other (or unknown) substance intoxication delirium	기타(또는 미상의) 물질 중독 섬망
F19.121	With mild use disorder	경도의 사용장애를 동반하는 경우
F19.221	With moderate or severe use disorder	중등도 또는 고도의 사용장애를 동반하는 경우
F19.921	Without use disorder	사용장애를 동반하지 않는 경우
	Other (or unknown) substance use disorder	기타(또는 미상의) 물질사용장애
F19.10	Mild	경도
F19.11	In early remission	조기 관해 상태
F19.11	In sustained remission	지속적 관해 상태
F19.20	Moderate	중등도
F19.21	In early remission	조기 관해 상태
F19.21	In sustained remission	지속적 관해 상태
F19.20	Severe	고도
F19.21	In early remission	조기 관해 상태
F19.21	In sustained remission	지속적 관해 상태
	Other (or unknown) substance withdrawal, With perceptual disturbances	기타(또는 미상의) 물질 금단, 지각 장해를 동반하는 경우

F19.132	With mild use disorder	경도의 사용장애를 동반하는 경우
F19.232	With moderate or severe use disorder	중등도 또는 고도의 사용장애를 동반하는 경우
F19.932	Without use disorder	사용장애를 동반하지 않는 경우
	Other (or unknown) substance withdrawal, Without perceptual disturbances	기타(또는 미상의) 물질 금단, 지각 장해를 동반하지 않는 경우
F19.130	With mild use disorder	경도의 사용장애를 동반하는 경우
F19.230	With moderate or severe use disorder	중등도 또는 고도의 사용장애를 동반하는 경우
F19.930	Without use disorder	사용장애를 동반하지 않는 경우
	Other (or unknown) substance withdrawal delirium	기타(또는 미상의) 물질 금단 섬망
F19.131	With mild use disorder	경도의 사용장애를 동반하는 경우
F19.231	With moderate or severe use disorder	중등도 또는 고도의 사용장애를 동반하는 경우
F19.931	Without use disorder	사용장애를 동반하지 않는 경우
	Other or unspecified stimulant use disorder	기타 또는 명시되지 않는 자극제 사용장애
F15.10	Mild	경도
F15.11	In early remission	조기 관해 상태
F15.11	In sustained remission	지속적 관해 상태
F15.20	Moderate	중등도
F15.21	In early remission	조기 관해 상태
F15.21	In sustained remission	지속적 관해 상태
F15.20	Severe	고도
F15.21	In early remission	조기 관해 상태
F15.21	In sustained remission	지속적 관해 상태
E66.9	Overweight or obesity	과체중 또는 비만
no code	Panic attack specifier	공황발작 명시자
F41.0	Panic disorder	공황장애
F60.0	Paranoid personality disorder	편집성 성격장애
	Parent-child relational problem	부모-아동 관계 문제
Z62.821	Parent-adopted child	부모-입양된 자식
Z62.820	Parent-biological child	부모-생물학적 자식

Z62.822	Parent-foster child	부모-양육된 자식
Z62.898	Other caregiver-child	기타 보호자-자식
F65.4	Pedophilic disorder	소아성애장애
F95.1	Persistent (chronic) motor or vocal tic disorder	지속성(만성) 운동 또는 음성 틱 장애
F34.1	Persistent depressive disorder	지속성 우울장애
Z91.82	Personal history of military deployment	군대 배치의 개인력
Z91.49	Personal history of psychological trauma	심리적 외상의 개인력
F07.0	Personality change due to another medical condition	다른 의학적 상태로 인한 성격 변화
F12.921	Pharmaceutical cannabis receptor agonist-induced delirium (pharmaceutical cannabis receptor agonist medication taken as prescribed)	약용 대마 수용체 효현제로 유발된 섬망(약용 대마 수용체 효현제 치료약물을 처방받아 복용한 경우)
Z60.0	Phase of life problem	생의 단계 문제
	Phencyclidine-induced anxiety disorder	펜시클리딘으로 유발된 불안장애
F16.180	With mild use disorder	경도의 사용장애를 동반하는 경우
F16.280	With moderate or severe use disorder	중등도 또는 고도의 사용장애를 동반하는 경우
F16.980	Without use disorder	사용장애를 동반하지 않는 경우
	Phencyclidine-induced bipolar and related disorder	펜시클리딘으로 유발된 양극성 및 관련 장애
F16.14	With mild use disorder	경도의 사용장애를 동반하는 경우
F16.24	With moderate or severe use disorder	중등도 또는 고도의 사용장애를 동반하는 경우
F16.94	Without use disorder	사용장애를 동반하지 않는 경우
	Phencyclidine-induced depressive disorder	펜시클리딘으로 유발된 우울장애
F16.14	With mild use disorder	경도의 사용장애를 동반하는 경우
F16.24	With moderate or severe use disorder	중등도 또는 고도의 사용장애를 동반하는 경우
F16.94	Without use disorder	사용장애를 동반하지 않는 경우
	Phencyclidine-induced psychotic disorder	펜시클리딘으로 유발된 정신병적 장애

F16.159	With mild use disorder	경도의 사용장애를 동반하는 경우
F16.259	With moderate or severe use disorder	중등도 또는 고도의 사용장애를 동반하는 경우
F16.959	Without use disorder	사용장애를 동반하지 않는 경우
	Phencyclidine intoxication	펜시클리딘 중독
F16.120	With mild use disorder	경도의 사용장애를 동반하는 경우
F16.220	With moderate or severe use disorder	중등도 또는 고도의 사용장애를 동반하는 경우
F16.920	Without use disorder	사용장애를 동반하지 않는 경우
	Phencyclidine intoxication delirium	펜시클리딘 중독 섬망
F16.121	With mild use disorder	경도의 사용장애를 동반하는 경우
F16.221	With moderate or severe use disorder	중등도 또는 고도의 사용장애를 동반하는 경우
F16.921	Without use disorder	사용장애를 동반하지 않는 경우
	Phencyclidine use disorder	펜시클리딘사용장애
F16.10	Mild	경도
F16.11	In early remission	조기 관해 상태
F16.11	In sustained remission	지속적 관해 상태
F16.20	Moderate	중등도
F16.21	In early remission	조기 관해 상태
F16.21	In sustained remission	지속적 관해 상태
F16.20	Severe	고도
F16.21	In early remission	조기 관해 상태
F16.21	In sustained remission	지속적 관해 상태
	Pica	이식증
F50.89	In adults	성인
F98.3	In children	아동
F43.10	Posttraumatic stress disorder	외상후 스트레스장애
F52.4	Premature (early) ejaculation	조기사정
F32.81	Premenstrual dysphoric disorder	월경전불쾌감장애
Z56.82	Problem related to current military deployment status	현재의 군대 배치 상태와 관련된 문제
Z72.9	Problem related to lifestyle	생활방식과 관련된 문제

Z60.2	Problem related to living alone	혼자 살기와 관련된 문제
Z59.3	Problem related to living in a residential institution	주거시설 생활과 관련된 문제
Z55.8	Problems related to inadequate teaching	부적절한 가르침과 관련된 문제
Z64.1	Problems related to multiparity	임신 반복과 관련된 문제
Z65.3	Problems related to other legal circumstances	기타 법적 상황과 관련된 문제
Z65.2	Problems related to release from prison	출감과 관련된 문제
Z64.0	Problems related to unwanted pregnancy	원하지 않는 임신과 관련된 문제
F43.81	Prolonged grief disorder	지속적 비탄장애
F95.0	Provisional tic disorder	잠정적 틱장애
F54	Psychological factors affecting other medical conditions	기타 의학적 상태에 영향을 주는 심리적 요인
	Psychotic disorder due to another medical condition	다른 의학적 상태로 인한 정신병적 장애
F06.2	With delusions	망상 동반
F06.0	With hallucinations	환각 동반
F63.1	Pyromania	병적 방화
G47.52	Rapid eye movement sleep behavior disorder	REM수면 행동장애
F94.1	Reactive attachment disorder	반응성 애착장애
Z63.0	Relationship distress with spouse or intimate partner	배우자나 친밀 동반자와의 관계 고충
Z65.8	Religious or spiritual problem	종교적 또는 영적 문제
G25.81	Restless legs syndrome	하지불안 증후군
F98.21	Rumination disorder	되새김장애
	Schizoaffective disorder	조현정동장애
F25.0	Bipolar type	양극형
F25.1	Depressive type	우울형
F60.1	Schizoid personality disorder	조현성 성격장애
F20.9	Schizophrenia	조현병
F20.81	Schizophreniform disorder	조현양상장애
F21	Schizotypal personality disorder	조현형 성격장애
Z55.1	Schooling unavailable and unattainable	학교교육 이용불가 및 달성불가
	Sedative-, hypnotic-, or anxiolytic-induced anxiety disorder	진정제, 수면제 또는 항불안제로 유발된 불안장애
F13.180	With mild use disorder	경도의 사용장애를 동반하는 경우
F13.280	With moderate or severe use disorder	중등도 또는 고도의 사용장애를 동반하는 경우
F13.980	Without use disorder	사용장애를 동반하지 않는 경우

	Sedative-, hypnotic-, or anxiolytic-induced bipolar and related disorder	진정제, 수면제 또는 항불안제로 유발된 양극성 및 관련 장애
F13.14	With mild use disorder	경도의 사용장애를 동반하는 경우
F13.24	With moderate or severe use disorder	중등도 또는 고도의 사용장애를 동반하는 경우
F13.94	Without use disorder	사용장애를 동반하지 않는 경우
F13.921	Sedative-, hypnotic-, or anxiolytic-induced delirium (sedative, hypnotic, or anxiolytic medication taken as prescribed)	진정제, 수면제 또는 항불안제로 유발된 섬망(진정제, 수면제 또는 항불안제 치료약물을 처방받아 복용한 경우)
F13.931	Sedative, hypnotic, or anxiolytic-induced delirium (during withdrawal from sedative, hypnotic, or anxiolytic medication taken as prescribed)	진정제, 수면제 또는 항불안제로 유발된 섬망(처방받아 복용한 진정제, 수면제 또는 항불안제 치료약물의 금단 중 발생한 경우)
	Sedative-, hypnotic-, or anxiolytic-induced depressive disorder	진정제, 수면제 또는 항불안제로 유발된 우울장애
F13.14	With mild use disorder	경도의 사용장애를 동반하는 경우
F13.24	With moderate or severe use disorder	중등도 또는 고도의 사용장애를 동반하는 경우
F13.94	Without use disorder	사용장애를 동반하지 않는 경우
	Sedative-, hypnotic-, or anxiolytic-induced major neurocognitive disorder	진정제, 수면제 또는 항불안제로 유발된 주요 신경인지장애
F13.27	With moderate or severe use disorder	중등도 또는 고도의 사용장애를 동반하는 경우
F13.97	Without use disorder	사용장애를 동반하지 않는 경우
	Sedative-, hypnotic-, or anxiolytic-induced mild neurocognitive disorder	진정제, 수면제 또는 항불안제로 유발된 경도 신경인지장애
F13.188	With mild use disorder	경도의 사용장애를 동반하는 경우
F13.288	With moderate or severe use disorder	중등도 또는 고도의 사용장애를 동반하는 경우
F13.988	Without use disorder	사용장애를 동반하지 않는 경우
	Sedative-, hypnotic-, or anxiolytic-induced psychotic disorder	진정제, 수면제 또는 항불안제로 유발된 정신병적 장애

F13.159	With mild use disorder	경도의 사용장애를 동반하는 경우
F13.259	With moderate or severe use disorder	중등도 또는 고도의 사용장애를 동반하는 경우
F13.959	Without use disorder	사용장애를 동반하지 않는 경우
	Sedative-, hypnotic-, or anxiolytic-induced sexual dysfunction	진정제, 수면제 또는 항불안제로 유발된 성기능부전
F13.181	With mild use disorder	경도의 사용장애를 동반하는 경우
F13.281	With moderate or severe use disorder	중등도 또는 고도의 사용장애를 동반하는 경우
F13.981	Without use disorder	사용장애를 동반하지 않는 경우
	Sedative-, hypnotic-, or anxiolytic-induced sleep disorder	진정제, 수면제 또는 항불안제로 유발된 수면장애
F13.182	With mild use disorder	경도의 사용장애를 동반하는 경우
F13.282	With moderate or severe use disorder	중등도 또는 고도의 사용장애를 동반하는 경우
F13.982	Without use disorder	사용장애를 동반하지 않는 경우
	Sedative, hypnotic, or anxiolytic intoxication	진정제, 수면제 또는 항불안제 중독
F13.120	With mild use disorder	경도의 사용장애를 동반하는 경우
F13.220	With moderate or severe use disorder	중등도 또는 고도의 사용장애를 동반하는 경우
F13.920	Without use disorder	사용장애를 동반하지 않는 경우
	Sedative, hypnotic, or anxiolytic intoxication delirium	진정제, 수면제 또는 항불안제 중독 섬망
F13.121	With mild use disorder	경도의 사용장애를 동반하는 경우
F13.221	With moderate or severe use disorder	중등도 또는 고도의 사용장애를 동반하는 경우
F13.921	Without use disorder	사용장애를 동반하지 않는 경우
	Sedative, hypnotic, or anxiolytic use disorder	진정제, 수면제 또는 항불안제 사용장애

F13.10	Mild	경도
F13.11	In early remission	조기 관해 상태
F13.11	In sustained remission	지속적 관해 상태
F13.20	Moderate	중등도
F13.21	In early remission	조기 관해 상태
F13.21	In sustained remission	지속적 관해 상태
F13.20	Severe	고도
F13.21	In early remission	조기 관해 상태
F13.21	In sustained remission	지속적 관해 상태
	Sedative, hypnotic, or anxiolytic withdrawal, With perceptual disturbances	진정제, 수면제 또는 항불안제 금단, 지각 장해를 동반하는 경우
F13.132	With mild use disorder	경도의 사용장애를 동반하는 경우
F13.232	With moderate or severe use disorder	중등도 또는 고도의 사용장애를 동반하는 경우
F13.932	Without use disorder	사용장애를 동반하지 않는 경우
	Sedative, hypnotic, or anxiolytic withdrawal, Without perceptual disturbances	진정제, 수면제 또는 항불안제 금단, 지각 장해를 동반하지 않는 경우
F13.130	With mild use disorder	경도의 사용장애를 동반하는 경우
F13.230	With moderate or severe use disorder	중등도 또는 고도의 사용장애를 동반하는 경우
F13.930	Without use disorder	사용장애를 동반하지 않는 경우
	Sedative, hypnotic, or anxiolytic withdrawal delirium	진정제, 수면제 또는 항불안제 금단 섬망
F13.131	With mild use disorder	경도의 사용장애를 동반하는 경우
F13.231	With moderate or severe use disorder	중등도 또는 고도의 사용장애를 동반하는 경우
F13.931	Without use disorder	사용장애를 동반하지 않는 경우
F94.0	Selective mutism	선택적 함구증
F93.0	Separation anxiety disorder	분리불안장애
Z70.9	Sex counseling	성 상담
Z56.81	Sexual harassment on the job	직장 내 성희롱
F65.51	Sexual masochism disorder	성적피학장애

F65.52	Sexual sadism disorder	성적가학장애
Z62.891	Sibling relational problem	형제자매 관계 문제
	Sleep-related hypoventilation	수면관련 환기저하
G47.36	Comorbid sleep-related hypoventilation	동반이환된 수면관련 환기저하
G47.35	Congenital central alveolar hypoventilation	선천성 중추성 폐포 환기저하
G47.34	Idiopathic hypoventilation	특발성 환기저하
F40.10	Social anxiety disorder	사회불안장애
Z60.4	Social exclusion or rejection	사회적 배척이나 거부
F80.82	Social (pragmatic) communication disorder	사회적(실용적) 의사소통장애
F45.1	Somatic symptom disorder	신체증상장애
	Specific learning disorder	특정학습장애
F81.2	With impairment in mathematics	수학 손상 동반
F81.0	With impairment in reading	읽기 손상 동반
F81.81	With impairment in written expression	쓰기 손상 동반
	Specific phobia ·	특정 공포증
F40.218	Animal	동물형
	Blood-injection-injury	혈액-주사-상해형
F40.230	Fear of blood	혈액에 대한 공포
F40.231	Fear of injections and transfusions	주사와 수혈에 대한 공포
F40.233	Fear of injury	상해에 대한 공포
F40.232	Fear of other medical care	기타 의학적 처치에 대한 공포
F40.228	Natural environment	자연환경형
F40.298	Other	기타형
F40.248	Situational	상황형
F80.0	Speech sound disorder	말소리장애
	Spouse or partner abuse, Psychological, Confirmed	배우자나 동반자 심리적 학대, 확인됨
T74.31XA	Initial encounter	초기 대면
T74.31XD	Subsequent encounter	후속 대면
	Spouse or partner abuse, Psychological, Suspected	배우자나 동반자 심리적 학대, 의심됨
T76.31XA	Initial encounter	초기 대면
T76.31XD	Subsequent encounter	후속 대면
	Spouse or partner neglect, Confirmed	배우자나 동반자 방임, 확인됨
T74.01XA	Initial encounter	초기 대면
T74.01XD	Subsequent encounter	후속 대면
	Spouse or partner neglect, Suspected	배우자나 동반자 방임, 의심됨

T76.01XA	Initial encounter	초기 대면
T76.01XD	Subsequent encounter	후속 대면
	Spouse or partner violence, Physical, Confirmed	배우자나 동반자 신체적 폭력, 확인됨
T74.11XA	Initial encounter	초기 대면
T74.11XD	Subsequent encounter	후속 대면
	Spouse or partner violence, Physical, Suspected	배우자나 동반자 신체적 폭력, 의심됨
T76.11XA	Initial encounter	초기 대면
T76.11XD	Subsequent encounter	후속 대면
	Spouse or partner violence, Sexual, Confirmed	배우자나 동반자 성적 폭력, 확인됨
T74.21XA	Initial encounter	초기 대면
T74.21XD	Subsequent encounter	후속 대면
	Spouse or partner violence, Sexual, Suspected	배우자나 동반자 성적 폭력, 의심됨
T76.21XA	Initial encounter	초기 대면
T76.21XD	Subsequent encounter	후속 대면
F98.4	Stereotypic movement disorder	상동증적 운동장애
	Stimulant intoxication (*see amphetamine-type substance, cocaine, or other or unspecified stimulant intoxication for specific codes*)	자극제 중독(특정 부호를 위해서는 암페타민류 물질, 코카인이나 기타 또는 명시되지 않는 자극제 중독을 참조하시오)
	Stimulant use disorder (*see amphetamine-type substance, cocaine, or other or unspecified stimulant use disorder for specific codes*)	자극제사용장애(특정 부호를 위해서는 암페타민류 물질, 코카인이나 기타 또는 명시되지 않는 자극제사용장애를 참조하시오)
	Stimulant withdrawal (*see amphetamine-type substance, cocaine, or other or unspecified stimulant withdrawal for specific codes*)	자극제 금단(특정 부호를 위해서는 암페타민류 물질, 코카인이나 기타 또는 명시되지 않는 자극제 금단을 참조하시오)
Z56.3	Stressful work schedule	스트레스를 주는 업무 일정
F80.81	Stuttering (childhood-onset fluency disorder)	말더듬(아동기 발병 유창성장애)
	Substance intoxication delirium (*see specific substances for codes*)	물질 중독 섬망(부호를 위해서는 특정 물질을 참조하시오)
	Substance withdrawal delirium (*see specific substances for codes*)	물질 금단 섬망(부호를 위해서는 특정 물질을 참조하시오)

	Substance/medication-induced anxiety disorder (*see specific substances for codes*)	물질/치료약물로 유발된 불안장애(부호를 위해서는 특정 물질을 참조하시오)
	Substance/medication-induced bipolar and related disorder (*see specific substances for codes*)	물질/치료약물로 유발된 양극성 및 관련 장애(부호를 위해서는 특정 물질을 참조하시오)
	Substance/medication-induced depressive disorder (*see specific substances for codes*)	물질/치료약물로 유발된 우울장애(부호를 위해서는 특정 물질을 참조하시오)
	Substance/medication-induced major or mild neurocognitive disorder (*see specific substances for codes*)	물질/치료약물로 유발된 주요 또는 경도 신경인지장애(부호를 위해서는 특정 물질을 참조하시오)
	Substance/medication-induced obsessive-compulsive and related disorder (*see specific substances for codes*)	물질/치료약물로 유발된 강박 및 관련 장애(부호를 위해서는 특정 물질을 참조하시오)
	Substance/medication-induced psychotic disorder (*see specific substances for codes*)	물질/치료약물로 유발된 정신병적 장애(부호를 위해서는 특정 물질을 참조하시오)
	Substance/medication-induced sexual dysfunction (*see specific substances for codes*)	물질/치료약물로 유발된 성기능부전(부호를 위해서는 특정 물질을 참조하시오)
	Substance/medication-induced sleep disorder (*see specific substances for codes*)	물질/치료약물로 유발된 수면장애(부호를 위해서는 특정 물질을 참조하시오)
	Suicidal behavior, current	현재 자살 행동
T14.91XA	Initial encounter	초기 대면
T14.91XD	Subsequent encounter	후속 대면
Z91.51	Suicidal behavior, history of	자살 행동의 과거력
G25.71	Tardive akathisia	지연성 좌불안석
G24.01	Tardive dyskinesia	지연성 운동이상
G24.09	Tardive dystonia	지연성 근육긴장이상
Z60.5	Target of (perceived) adverse discrimination or persecution	(지각된) 부정적 차별이나 박해의 표적
Z56.2	Threat of job loss	일자리 상실 위협
	Tic disorders	틱장애
F95.8	Other specified tic disorder	달리 명시되는 틱장애
F95.1	Persistent (chronic) motor or vocal tic disorder	지속성(만성) 운동 또는 음성 틱장애
F95.0	Provisional tic disorder	잠정적 틱장애
F95.2	Tourette's disorder	투렛장애

F95.9	Unspecified tic disorder	명시되지 않는 틱장애
F17.208	Tobacco-induced sleep disorder, With moderate or severe use disorder	담배로 유발된 수면장애, 중등도 또는 고도의 사용장애를 동반하는 경우
	Tobacco use disorder	담배사용장애
Z72.0	Mild	경도
F17.200	Moderate	중등도
F17.201	In early remission	조기 관해 상태
F17.201	In sustained remission	지속적 관해 상태
F17.200	Severe	고도
F17.201	In early remission	조기 관해 상태
F17.201	In sustained remission	지속적 관해 상태
F17.203	Tobacco withdrawal	담배 금단
F95.2	Tourette's disorder	투렛장애
F65.1	Transvestic disorder	복장도착장애
F63.3	Trichotillomania (hair-pulling disorder)	발모광(털뽑기장애)
Z75.3	Unavailability or inaccessibility of health care facilities	건강관리 기관이 없거나 가기 어려움
Z75.4	Unavailability or inaccessibility of other helping agencies	기타 도움을 주는 기관이 없거나 가기 어려움
Z63.4	Uncomplicated bereavement	단순 사별
Z56.5	Uncongenial work environment	성질에 맞지 않는 직장 환경
Z55.3	Underachievement in school	학교에서의 저성취
Z56.0	Unemployment	실직
F10.99	Unspecified alcohol-related disorder	명시되지 않는 알코올관련장애
F41.9	Unspecified anxiety disorder	명시되지 않는 불안장애
F90.9	Unspecified attention-deficit/hyperactivity disorder	명시되지 않는 주의력결핍 과잉행동장애
F31.9	Unspecified bipolar and related disorder	명시되지 않는 양극성 및 관련장애
F15.99	Unspecified caffeine-related disorder	명시되지 않는 카페인관련장애
F12.99	Unspecified cannabis-related disorder	명시되지 않는 대마관련장애
F06.1	Unspecified catatonia (*code first* R29.818 other symptoms involving nervous and musculoskeletal systems)	명시되지 않는 긴장증(R29.818 신경계와 근골격계를 침범하는 기타 증상을 먼저 부호화하시오)
F80.9	Unspecified communication disorder	명시되지 않는 의사소통장애
F05	Unspecified delirium	명시되지 않는 섬망
F32.A	Unspecified depressive disorder	명시되지 않는 우울장애

F91.9	Unspecified disruptive, impulse-control, and conduct disorder	명시되지 않는 파괴적, 충동조절, 그리고 품행 장애
F44.9	Unspecified dissociative disorder	명시되지 않는 해리장애
	Unspecified elimination disorder	명시되지 않는 배설장애
R15.9	With fecal symptoms	대변 증상 동반
R32	With urinary symptoms	소변 증상 동반
F50.9	Unspecified feeding or eating disorder	명시되지 않는 급식 또는 섭식 장애
F64.9	Unspecified gender dysphoria	명시되지 않는 젠더 불쾌감
F16.99	Unspecified hallucinogen-related disorder	명시되지 않는 환각제관련장애
G47.10	Unspecified hypersomnolence disorder	명시되지 않는 과다수면장애
F18.99	Unspecified inhalant-related disorder	명시되지 않는 흡입제관련장애
G47.00	Unspecified insomnia disorder	명시되지 않는 불면장애
F79	Unspecified intellectual developmental disorder (intellectual disability)	명시되지 않는 지적발달장애(지적장애)
F99	Unspecified mental disorder	명시되지 않는 정신질환
F09	Unspecified mental disorder due to another medical condition	다른 의학적 상태로 인한 명시되지 않는 정신질환
F39	Unspecified mood disorder	명시되지 않는 기분장애
R41.9	Unspecified neurocognitive disorder	명시되지 않는 신경인지장애
F89	Unspecified neurodevelopmental disorder	명시되지 않는 신경발달장애
F42.9	Unspecified obsessive-compulsive and related disorder	명시되지 않는 강박 및 관련 장애
F11.99	Unspecified opioid-related disorder	명시되지 않는 아편계관련장애
F19.99	Unspecified other (or unknown) substance-related disorder	명시되지 않는 기타(또는 미상의) 물질관련장애
F65.9	Unspecified paraphilic disorder	명시되지 않는 변태성욕장애
F60.9	Unspecified personality disorder	명시되지 않는 성격장애
F16.99	Unspecified phencyclidine-related disorder	명시되지 않는 펜시클리딘관련장애
F29	Unspecified schizophrenia spectrum and other psychotic disorder	명시되지 않는 조현병 스펙트럼 및 기타 정신병적 장애
F13.99	Unspecified sedative-, hypnotic-, or anxiolytic-related disorder	명시되지 않는 진정제, 수면제 또는 항불안제 관련장애
F52.9	Unspecified sexual dysfunction	명시되지 않는 성기능부전
G47.9	Unspecified sleep-wake disorder	명시되지 않는 수면-각성장애
F45.9	Unspecified somatic symptom and related disorder	명시되지 않는 신체증상 및 관련 장애
	Unspecified stimulant-related disorder	명시되지 않는 자극제관련장애

F15.99	Unspecified amphetamine-type substance-related disorder	명시되지 않는 암페타민류 물질관련장애
F14.99	Unspecified cocaine-related disorder	명시되지 않는 코카인관련장애
F15.99	Unspecified other stimulant-related disorder	명시되지 않는 자극제관련장애
F95.9	Unspecified tic disorder	명시되지 않는 틱장애
F17.209	Unspecified tobacco-related disorder	명시되지 않는 담배관련장애
F43.9	Unspecified trauma- and stressor-related disorder	명시되지 않는 외상 및 스트레스 관련 장애
Z62.29	Upbringing away from parents	부모와 떨어진 양육
Z65.4	Victim of crime	범죄의 피해자
Z65.4	Victim of terrorism or torture	테러나 고문의 피해자
F65.3	Voyeuristic disorder	관음장애
Z91.83	Wandering associated with a mental disorder	정신질환과 연관된 배회

DSM-5-TR 진단과 ICD-10-CM 부호의 숫자순 목록
Numerical Listing of DSM-5-TR Diagnoses and ICD-10-CM Codes

정기적인 DSM-5-TR 부호화와 기타 업데이트는 www.dsm5.org를 참조하시오.

ICD-10-CM 장애, 상태 또는 문제

E66.9	과체중 또는 비만
F01.50	거의 확실한 혈관 질환으로 인한 주요 신경인지장애, 명시되지 않는 심각도, 행동 또는 심리적 장해를 동반하지 않는 경우(추가적인 의학적 부호 없음)
F01.511	거의 확실한 혈관 질환으로 인한 주요 신경인지장애, 명시되지 않는 심각도, 초조를 동반하는 경우(추가적인 의학적 부호 없음)
F01.518	거의 확실한 혈관 질환으로 인한 주요 신경인지장애, 명시되지 않는 심각도, 기타 행동 또는 심리적 장해를 동반하는 경우(추가적인 의학적 부호 없음)
F01.52	거의 확실한 혈관 질환으로 인한 주요 신경인지장애, 명시되지 않는 심각도, 정신병적 장해를 동반하는 경우(추가적인 의학적 부호 없음)
F01.53	거의 확실한 혈관 질환으로 인한 주요 신경인지장애, 경도, 명시되지 않는 심각도, 기분 증상을 동반하는 경우(추가적인 의학적 부호 없음)
F01.54	거의 확실한 혈관 질환으로 인한 주요 신경인지장애, 명시되지 않는 심각도, 불안을 동반하는 경우(추가적인 의학적 부호 없음)
F01.A0	거의 확실한 혈관 질환으로 인한 주요 신경인지장애, 경도, 행동 또는 심리적 장해를 동반하는 경우(추가적인 의학적 부호 없음)
F01.A11	거의 확실한 혈관 질환으로 인한 주요 신경인지장애, 경도, 초조를 동반하는 경우(추가적인 의학적 부호 없음)
F01.A18	거의 확실한 혈관 질환으로 인한 주요 신경인지장애, 경도, 기타 행동 또는 심리적 장해를 동반하는 경우(추가적인 의학적 부호 없음)
F01.A2	거의 확실한 혈관 질환으로 인한 주요 신경인지장애, 경도, 정신병적 장해를 동반하는 경우(추가적인 의학적 부호 없음)
F01.A3	거의 확실한 혈관 질환으로 인한 주요 신경인지장애, 경도, 기분 증상을 동반하는 경우(추가적인 의학적 부호 없음)
F01.A4	거의 확실한 혈관 질환으로 인한 주요 신경인지장애, 경도, 불안을 동반하는 경우(추가적인 의학적 부호 없음)
F01.B0	거의 확실한 혈관 질환으로 인한 주요 신경인지장애, 중등도, 행동 또는 심리적 장해를 동반하지 않는 경우(추가적인 의학적 부호 없음)
F01.B11	거의 확실한 혈관 질환으로 인한 주요 신경인지장애, 중등도, 초조를 동반하는 경우(추가적인 의학적 부호 없음)
F01.B18	거의 확실한 혈관 질환으로 인한 주요 신경인지장애, 중등도, 기타 행동 또는 심리적 장해를 동반하

는 경우(추가적인 의학적 부호 없음)

F01.B2	거의 확실한 혈관 질환으로 인한 주요 신경인지장애, 중등도, 정신병적 장해를 동반하는 경우(추가적인 의학적 부호 없음)
F01.B3	거의 확실한 혈관 질환으로 인한 주요 신경인지장애, 중등도, 기분 증상을 동반하는 경우(추가적인 의학적 부호 없음)
F01.B4	거의 확실한 혈관 질환으로 인한 주요 신경인지장애, 중등도, 불안을 동반하는 경우(추가적인 의학적 부호 없음)
F01.C0	거의 확실한 혈관 질환으로 인한 주요 신경인지장애, 고도, 행동 또는 심리적 장해를 동반하지 않는 경우(추가적인 의학적 부호 없음)
F01.C11	거의 확실한 혈관 질환으로 인한 주요 신경인지장애, 고도, 초조를 동반하는 경우(추가적인 의학적 부호 없음)
F01.C18	거의 확실한 혈관 질환으로 인한 주요 신경인지장애, 고도, 기타 행동 또는 심리적 장해를 동반하는 경우(추가적인 의학적 부호 없음)
F01.C2	거의 확실한 혈관 질환으로 인한 주요 신경인지장애, 고도, 정신병적 장해를 동반하는 경우(추가적인 의학적 부호 없음)
F01.C3	거의 확실한 혈관 질환으로 인한 주요 신경인지장애, 고도, 기분 증상을 동반하는 경우(추가적인 의학적 부호 없음)
F01.C4	거의 확실한 혈관 질환으로 인한 주요 신경인지장애, 고도, 불안을 동반하는 경우(추가적인 의학적 부호 없음)
F02.80	다른 의학적 상태로 인한 주요 신경인지장애, 명시되지 않는 심각도, 행동 또는 심리적 장해를 동반하지 않는 경우(기타 의학적 상태를 먼저 부호화하시오)
F02.80	HIV 감염으로 인한 주요 신경인지장애, 명시되지 않는 심각도, 행동 또는 심리적 장해를 동반하지 않는 경우(B20 HIV 감염을 먼저 부호화하시오)
F02.80	헌팅턴병으로 인한 주요 신경인지장애, 명시되지 않는 심각도, 행동 또는 심리적 장해를 동반하지 않는 경우(G10 헌팅턴병을 먼저 부호화하시오)
F02.80	다중 병인으로 인한 주요 신경인지장애, 명시되지 않는 심각도, 행동 또는 심리적 장해를 동반하지 않는 경우(기타 의학적 병인을 먼저 부호화하시오)
F02.80	프라이온병으로 인한 주요 신경인지장애, 명시되지 않는 심각도, 행동 또는 심리적 장해를 동반하지 않는 경우(A81.9 프라이온병을 먼저 부호화하시오)
F02.80	거의 확실한 알츠하이머병으로 인한 주요 신경인지장애, 명시되지 않는 심각도, 행동 또는 심리적 장해를 동반하지 않는 경우(G30.9 알츠하이머병을 먼저 부호화하시오)
F02.80	거의 확실한 전두측두엽 변성으로 인한 주요 신경인지장애, 명시되지 않는 심각도, 행동 또는 심리적 장해를 동반하지 않는 경우(G31.09 전두측두엽 변성을 먼저 부호화하시오)
F02.80	거의 확실한 루이소체 주요 신경인지장애, 명시되지 않는 심각도, 행동 또는 심리적 장해를 동반하지 않는 경우(G31.83 루이소체병을 먼저 부호화하시오)
F02.80	거의 확실한 파킨슨병으로 인한 주요 신경인지장애, 명시되지 않는 심각도, 행동 또는 심리적 장해를 동반하지 않는 경우(G20.C 파킨슨병을 먼저 부호화하시오)
F02.80	외상성 뇌손상으로 인한 주요 신경인지장애, 명시되지 않는 심각도, 행동 또는 심리적 장해를 동반하지 않는 경우(S06.2XAS 불특정 기간 의식 상실이 있는 광범위한 외상성 뇌손상, 후유증을 먼저 부호화하시오)
F02.811	다른 의학적 상태로 인한 주요 신경인지장애, 명시되지 않는 심각도, 초조를 동반하는 경우(기타 의

학적 상태를 먼저 부호화하시오)

F02.811   HIV 감염으로 인한 주요 신경인지장애, 명시되지 않는 심각도, 초조를 동반하는 경우(B20 HIV 감염을 먼저 부호화하시오)

F02.811   헌팅턴병으로 인한 주요 신경인지장애, 명시되지 않는 심각도, 초조를 동반하는 경우(G10 헌팅턴병을 먼저 부호화하시오)

F02.811   다중 병인으로 인한 주요 신경인지장애, 명시되지 않는 심각도, 초조를 동반하는 경우(기타 의학적 병인을 먼저 부호화하시오)

F02.811   프라이온병으로 인한 주요 신경인지장애, 명시되지 않는 심각도, 초조를 동반하는 경우(A81.9 프라이온병을 먼저 부호화하시오)

F02.811   거의 확실한 알츠하이머병으로 인한 주요 신경인지장애, 명시되지 않는 심각도, 초조를 동반하는 경우(G30.9 알츠하이머병을 먼저 부호화하시오)

F02.811   거의 확실한 전두측두엽 변성으로 인한 주요 신경인지장애, 명시되지 않는 심각도, 초조를 동반하는 경우(G31.09 전두측두엽 변성을 먼저 부호화하시오)

F02.811   거의 확실한 루이소체 주요 신경인지장애, 명시되지 않는 심각도, 초조를 동반하는 경우(G31.83 루이소체병을 먼저 부호화하시오)

F02.811   거의 확실한 파킨슨병으로 인한 주요 신경인지장애, 명시되지 않는 심각도, 초조를 동반하는 경우(G20.C 파킨슨병을 먼저 부호화하시오)

F02.811   외상성 뇌손상으로 인한 주요 신경인지장애, 명시되지 않는 심각도, 초조를 동반하는 경우(S06.2XAS 불특정 기간 의식 상실이 있는 광범위한 외상성 뇌손상, 후유증을 먼저 부호화하시오)

F02.818   다른 의학적 상태로 인한 주요 신경인지장애, 명시되지 않는 심각도, 기타 행동 또는 심리적 장해를 동반하는 경우(기타 의학적 상태를 먼저 부호화하시오)

F02.818   HIV 감염으로 인한 주요 신경인지장애, 명시되지 않는 심각도, 기타 행동 또는 심리적 장해를 동반하는 경우(B20 HIV 감염을 먼저 부호화하시오)

F02.818   헌팅턴병으로 인한 주요 신경인지장애, 명시되지 않는 심각도, 기타 행동 또는 심리적 장해를 동반하는 경우(G10 헌팅턴병을 먼저 부호화하시오)

F02.818   다중 병인으로 인한 주요 신경인지장애, 명시되지 않는 심각도, 기타 행동 또는 심리적 장해를 동반하는 경우(기타 의학적 병인을 먼저 부호화하시오)

F02.818   프라이온병으로 인한 주요 신경인지장애, 명시되지 않는 심각도, 기타 행동 또는 심리적 장해를 동반하는 경우(A81.9 프라이온병을 먼저 부호화하시오)

F02.818   거의 확실한 알츠하이머병으로 인한 주요 신경인지장애, 명시되지 않는 심각도, 기타 행동 또는 심리적 장해를 동반하는 경우(G30.9 알츠하이머병을 먼저 부호화하시오)

F02.818   거의 확실한 전두측두엽 변성으로 인한 주요 신경인지장애, 명시되지 않는 심각도, 기타 행동 또는 심리적 장해를 동반하는 경우(G31.09 전두측두엽 변성을 먼저 부호화하시오)

F02.818   거의 확실한 루이소체 주요 신경인지장애, 명시되지 않는 심각도, 기타 행동 또는 심리적 장해를 동반하는 경우(G31.83 루이소체병을 먼저 부호화하시오)

F02.818   거의 확실한 파킨슨병으로 인한 주요 신경인지장애, 명시되지 않는 심각도, 기타 행동 또는 심리적 장해를 동반하는 경우(G20.C 파킨슨병을 먼저 부호화하시오)

F02.818   외상성 뇌손상으로 인한 주요 신경인지장애, 명시되지 않는 심각도, 기타 행동 또는 심리적 장해를 동반하는 경우(S06.2XAS 불특정 기간 의식 상실이 있는 광범위한 외상성 뇌손상, 후유증을 먼저 부호화하시오)

F02.82   다른 의학적 상태로 인한 주요 신경인지장애, 명시되지 않는 심각도, 정신병적 장해를 동반하는 경우

(기타 의학적 상태를 먼저 부호화하시오)

F02.82 HIV 감염으로 인한 주요 신경인지장애, 명시되지 않는 심각도, 정신병적 장해를 동반하는 경우(B20 HIV 감염을 먼저 부호화하시오)

F02.82 헌팅턴병으로 인한 주요 신경인지장애, 명시되지 않는 심각도, 정신병적 장해를 동반하는 경우(G10 헌팅턴병을 먼저 부호화하시오)

F02.82 다중 병인으로 인한 주요 신경인지장애, 명시되지 않는 심각도, 정신병적 장해를 동반하는 경우(기타 의학적 병인을 먼저 부호화하시오)

F02.82 프라이온병으로 인한 주요 신경인지장애, 명시되지 않는 심각도, 정신병적 장해를 동반하는 경우 (A81.9 프라이온병을 먼저 부호화하시오)

F02.82 거의 확실한 알츠하이머병으로 인한 주요 신경인지장애, 명시되지 않는 심각도, 정신병적 장해를 동반하는 경우(G30.9 알츠하이머병을 먼저 부호화하시오)

F02.82 거의 확실한 전두측두엽 변성으로 인한 주요 신경인지장애, 명시되지 않는 심각도, 정신병적 장해를 동반하는 경우(G31.09 전두측두엽 변성을 먼저 부호화하시오)

F02.82 거의 확실한 루이소체 주요 신경인지장애, 명시되지 않는 심각도, 정신병적 장해를 동반하는 경우 (G31.83 루이소체병을 먼저 부호화하시오)

F02.82 거의 확실한 파킨슨병으로 인한 주요 신경인지장애, 명시되지 않는 심각도, 정신병적 장해를 동반하는 경우(G20.C 파킨슨병을 먼저 부호화하시오)

F02.82 외상성 뇌손상으로 인한 주요 신경인지장애, 명시되지 않는 심각도, 정신병적 장해를 동반하는 경우 (S06.2XAS 불특정 기간 의식 상실이 있는 광범위한 외상성 뇌손상, 후유증을 먼저 부호화하시오)

F02.83 다른 의학적 상태로 인한 주요 신경인지장애, 명시되지 않는 심각도, 기분 증상을 동반하는 경우(기타 의학적 상태를 먼저 부호화하시오)

F02.83 HIV 감염으로 인한 주요 신경인지장애, 명시되지 않는 심각도, 기분 증상을 동반하는 경우(B20 HIV 감염을 먼저 부호화하시오)

F02.83 헌팅턴병으로 인한 주요 신경인지장애, 명시되지 않는 심각도, 기분 증상을 동반하는 경우(G10 헌팅턴병을 먼저 부호화하시오)

F02.83 다중 병인으로 인한 주요 신경인지장애, 명시되지 않는 심각도, 기분 증상을 동반하는 경우(기타 의학적 병인을 먼저 부호화하시오)

F02.83 프라이온병으로 인한 주요 신경인지장애, 명시되지 않는 심각도, 기분 증상을 동반하는 경우(A81.9 프라이온병을 먼저 부호화하시오)

F02.83 거의 확실한 알츠하이머병으로 인한 주요 신경인지장애, 명시되지 않는 심각도, 기분 증상을 동반하는 경우(G30.9 알츠하이머병을 먼저 부호화하시오)

F02.83 거의 확실한 전두측두엽 변성으로 인한 주요 신경인지장애, 명시되지 않는 심각도, 기분 증상을 동반하는 경우(G31.09 전두측두엽 변성을 먼저 부호화하시오)

F02.83 거의 확실한 루이소체 주요 신경인지장애, 명시되지 않는 심각도, 기분 증상을 동반하는 경우 (G31.83 루이소체병을 먼저 부호화하시오)

F02.83 거의 확실한 파킨슨병으로 인한 주요 신경인지장애, 명시되지 않는 심각도, 기분 증상을 동반하는 경우(G20.C 파킨슨병을 먼저 부호화하시오)

F02.83 외상성 뇌손상으로 인한 주요 신경인지장애, 명시되지 않는 심각도, 기분 증상을 동반하는 경우 (S06.2XAS 불특정 기간 의식 상실이 있는 광범위한 외상성 뇌손상, 후유증을 먼저 부호화하시오)

F02.84 다른 의학적 상태로 인한 주요 신경인지장애, 명시되지 않는 심각도, 불안을 동반하는 경우(기타 의학적 상태를 먼저 부호화하시오)

F02.84   HIV 감염으로 인한 주요 신경인지장애, 명시되지 않는 심각도, 불안을 동반하는 경우(B20 HIV 감염을 먼저 부호화하시오)

F02.84   헌팅턴병으로 인한 주요 신경인지장애, 명시되지 않는 심각도, 불안을 동반하는 경우(G10 헌팅턴병을 먼저 부호화하시오)

F02.84   다중 병인으로 인한 주요 신경인지장애, 명시되지 않는 심각도, 불안을 동반하는 경우(기타 의학적 병인을 먼저 부호화하시오)

F02.84   프라이온병으로 인한 주요 신경인지장애, 명시되지 않는 심각도, 불안을 동반하는 경우(A81.9 프라이온병을 먼저 부호화하시오)

F02.84   거의 확실한 알츠하이머병으로 인한 주요 신경인지장애, 명시되지 않는 심각도, 불안을 동반하는 경우(G30.9 알츠하이머병을 먼저 부호화하시오)

F02.84   거의 확실한 전두측두엽 변성으로 인한 주요 신경인지장애, 명시되지 않는 심각도, 불안을 동반하는 경우(G31.09 전두측두엽 변성을 먼저 부호화하시오)

F02.84   거의 확실한 루이소체 주요 신경인지장애, 명시되지 않는 심각도, 불안을 동반하는 경우(G31.83 루이소체병을 먼저 부호화하시오)

F02.84   거의 확실한 파킨슨병으로 인한 주요 신경인지장애, 명시되지 않는 심각도, 불안을 동반하는 경우(G20.C 파킨슨병을 먼저 부호화하시오)

F02.84   외상성 뇌손상으로 인한 주요 신경인지장애, 명시되지 않는 심각도, 불안을 동반하는 경우(S06.2XAS 불특정 기간 의식 상실이 있는 광범위한 외상성 뇌손상, 후유증을 먼저 부호화하시오)

F02.A0   다른 의학적 상태로 인한 주요 신경인지장애, 경도, 행동 또는 심리적 장해를 동반하지 않는 경우(기타 의학적 상태를 먼저 부호화하시오)

F02.A0   HIV 감염으로 인한 주요 신경인지장애, 경도, 행동 또는 심리적 장해를 동반하지 않는 경우(B20 HIV 감염을 먼저 부호화하시오)

F02.A0   헌팅턴병으로 인한 주요 신경인지장애, 경도, 행동 또는 심리적 장해를 동반하지 않는 경우(G10 헌팅턴병을 먼저 부호화하시오)

F02.A0   다중 병인으로 인한 주요 신경인지장애, 경도, 행동 또는 심리적 장해를 동반하지 않는 경우(기타 의학적 병인을 먼저 부호화하시오)

F02.A0   프라이온병으로 인한 주요 신경인지장애, 경도, 행동 또는 심리적 장해를 동반하지 않는 경우(A81.9 프라이온병을 먼저 부호화하시오)

F02.A0   거의 확실한 알츠하이머병으로 인한 주요 신경인지장애, 경도, 행동 또는 심리적 장해를 동반하지 않는 경우(G30.9 알츠하이머병을 먼저 부호화하시오)

F02.A0   거의 확실한 전두측두엽 변성으로 인한 주요 신경인지장애, 경도, 행동 또는 심리적 장해를 동반하지 않는 경우(G31.09 전두측두엽 변성을 먼저 부호화하시오)

F02.A0   거의 확실한 루이소체 주요 신경인지장애, 경도, 행동 또는 심리적 장해를 동반하지 않는 경우(G31.83 루이소체병을 먼저 부호화하시오)

F02.A0   거의 확실한 파킨슨병으로 인한 주요 신경인지장애, 경도, 행동 또는 심리적 장해를 동반하지 않는 경우(G20.C 파킨슨병을 먼저 부호화하시오)

F02.A0   외상성 뇌손상으로 인한 주요 신경인지장애, 경도, 행동 또는 심리적 장해를 동반하지 않는 경우(S06.2XAS 불특정 기간 의식 상실이 있는 광범위한 외상성 뇌손상, 후유증을 먼저 부호화하시오)

F02.A11   다른 의학적 상태로 인한 주요 신경인지장애, 경도, 초조를 동반하는 경우(기타 의학적 상태를 먼저 부호화하시오)

F02.A11   HIV 감염으로 인한 주요 신경인지장애, 경도, 초조를 동반하는 경우(B20 HIV 감염을 먼저 부호화하시오)

F02.A11 헌팅턴병으로 인한 주요 신경인지장애, 경도, 초조를 동반하는 경우(G10 헌팅턴병을 먼저 부호화하시오)

F02.A11 다중 병인으로 인한 주요 신경인지장애, 경도, 초조를 동반하는 경우(기타 의학적 병인을 먼저 부호화하시오)

F02.A11 프라이온병으로 인한 주요 신경인지장애, 경도, 초조를 동반하는 경우(A81.9 프라이온병을 먼저 부호화하시오)

F02.A11 거의 확실한 알츠하이머병으로 인한 주요 신경인지장애, 경도, 초조를 동반하는 경우(G30.9 알츠하이머병을 먼저 부호화하시오)

F02.A11 거의 확실한 전두측두엽 변성으로 인한 주요 신경인지장애, 경도, 초조를 동반하는 경우(G31.09 전두측두엽 변성을 먼저 부호화하시오)

F02.A11 거의 확실한 루이소체 주요 신경인지장애, 경도, 초조를 동반하는 경우(G31.83 루이소체병을 먼저 부호화하시오)

F02.A11 거의 확실한 파킨슨병으로 인한 주요 신경인지장애, 경도, 초조를 동반하는 경우(G20.C 파킨슨병을 먼저 부호화하시오)

F02.A11 외상성 뇌손상으로 인한 주요 신경인지장애, 경도, 초조를 동반하는 경우(S06.2XAS 불특정 기간 의식 상실이 있는 광범위한 외상성 뇌손상, 후유증을 먼저 부호화하시오)

F02.A18 다른 의학적 상태로 인한 주요 신경인지장애, 경도, 기타 행동 또는 심리적 장해를 동반하는 경우(기타 의학적 상태를 먼저 부호화하시오)

F02.A18 HIV 감염으로 인한 주요 신경인지장애, 경도, 기타 행동 또는 심리적 장해를 동반하는 경우(B20 HIV 감염을 먼저 부호화하시오)

F02.A18 헌팅턴병으로 인한 주요 신경인지장애, 경도, 기타 행동 또는 심리적 장해를 동반하는 경우(G10 헌팅턴병을 먼저 부호화하시오)

F02.A18 다중 병인으로 인한 주요 신경인지장애, 경도, 기타 행동 또는 심리적 장해를 동반하는 경우(기타 의학적 병인을 먼저 부호화하시오)

F02.A18 프라이온병으로 인한 주요 신경인지장애, 경도, 기타 행동 또는 심리적 장해를 동반하는 경우(A81.9 프라이온병을 먼저 부호화하시오)

F02.A18 거의 확실한 알츠하이머병으로 인한 주요 신경인지장애, 경도, 기타 행동 또는 심리적 장해를 동반하는 경우(G30.9 알츠하이머병을 먼저 부호화하시오)

F02.A18 거의 확실한 전두측두엽 변성으로 인한 주요 신경인지장애, 경도, 기타 행동 또는 심리적 장해를 동반하는 경우(G31.09 전두측두엽 변성을 먼저 부호화하시오)

F02.A18 거의 확실한 루이소체 주요 신경인지장애, 경도, 기타 행동 또는 심리적 장해를 동반하는 경우(G31.83 루이소체병을 먼저 부호화하시오)

F02.A18 거의 확실한 파킨슨병으로 인한 주요 신경인지장애, 경도, 기타 행동 또는 심리적 장해를 동반하는 경우(G20.C 파킨슨병을 먼저 부호화하시오)

F02.A18 외상성 뇌손상으로 인한 주요 신경인지장애, 경도, 기타 행동 또는 심리적 장해를 동반하는 경우(S06.2XAS 불특정 기간 의식 상실이 있는 광범위한 외상성 뇌손상, 후유증을 먼저 부호화하시오)

F02.A2 다른 의학적 상태로 인한 주요 신경인지장애, 경도, 정신병적 장해를 동반하는 경우(기타 의학적 상태를 먼저 부호화하시오)

F02.A2 HIV 감염으로 인한 주요 신경인지장애, 경도, 정신병적 장해를 동반하는 경우(B20 HIV 감염을 먼저 부호화하시오)

F02.A2 헌팅턴병으로 인한 주요 신경인지장애, 경도, 정신병적 장해를 동반하는 경우(G10 헌팅턴병을 먼저 부호화하시오)

F02.A2 다중 병인으로 인한 주요 신경인지장애, 경도, 정신병적 장해를 동반하는 경우(기타 의학적 병인을 먼저 부호화하시오)

F02.A2 프라이온병으로 인한 주요 신경인지장애, 경도, 정신병적 장해를 동반하는 경우(A81.9 프라이온병을 먼저 부호화하시오)

F02.A2 거의 확실한 알츠하이머병으로 인한 주요 신경인지장애, 경도, 정신병적 장해를 동반하는 경우(G30.9 알츠하이머병을 먼저 부호화하시오)

F02.A2 거의 확실한 전두측두엽 변성으로 인한 주요 신경인지장애, 경도, 정신병적 장해를 동반하는 경우(G31.09 전두측두엽 변성을 먼저 부호화하시오)

F02.A2 거의 확실한 루이소체 주요 신경인지장애, 경도, 정신병적 장해를 동반하는 경우(G31.83 루이소체병을 먼저 부호화하시오)

F02.A2 거의 확실한 파킨슨병으로 인한 주요 신경인지장애, 경도, 정신병적 장해를 동반하는 경우(G20.C 파킨슨병을 먼저 부호화하시오)

F02.A2 외상성 뇌손상으로 인한 주요 신경인지장애, 경도, 정신병적 장해를 동반하는 경우(S06.2XAS 불특정 기간 의식 상실이 있는 광범위한 외상성 뇌손상, 후유증을 먼저 부호화하시오)

F02.A3 다른 의학적 상태로 인한 주요 신경인지장애, 경도, 기분 증상을 동반하는 경우(기타 의학적 상태를 먼저 부호화하시오)

F02.A3 HIV 감염으로 인한 주요 신경인지장애, 경도, 기분 증상을 동반하는 경우(B20 HIV 감염을 먼저 부호화하시오)

F02.A3 헌팅턴병으로 인한 주요 신경인지장애, 경도, 기분 증상을 동반하는 경우(G10 헌팅턴병을 먼저 부호화하시오)

F02.A3 다중 병인으로 인한 주요 신경인지장애, 경도, 기분 증상을 동반하는 경우(기타 의학적 병인을 먼저 부호화하시오)

F02.A3 프라이온병으로 인한 주요 신경인지장애, 경도, 기분 증상을 동반하는 경우(A81.9 프라이온병을 먼저 부호화하시오)

F02.A3 거의 확실한 알츠하이머병으로 인한 주요 신경인지장애, 경도, 기분 증상을 동반하는 경우(G30.9 알츠하이머병을 먼저 부호화하시오)

F02.A3 거의 확실한 전두측두엽 변성으로 인한 주요 신경인지장애, 경도, 기분 증상을 동반하는 경우(G31.09 전두측두엽 변성을 먼저 부호화하시오)

F02.A3 거의 확실한 루이소체 주요 신경인지장애, 경도, 기분 증상을 동반하는 경우(G31.83 루이소체병을 먼저 부호화하시오)

F02.A3 거의 확실한 파킨슨병으로 인한 주요 신경인지장애, 경도, 기분 증상을 동반하는 경우(G20.C 파킨슨병을 먼저 부호화하시오)

F02.A3 외상성 뇌손상으로 인한 주요 신경인지장애, 경도, 기분 증상을 동반하는 경우(S06.2XAS 불특정 기간 의식 상실이 있는 광범위한 외상성 뇌손상, 후유증을 먼저 부호화하시오)

F02.A4 다른 의학적 상태로 인한 주요 신경인지장애, 경도, 불안을 동반하는 경우(기타 의학적 상태를 먼저 부호화하시오)

F02.A4 HIV 감염으로 인한 주요 신경인지장애, 경도, 불안을 동반하는 경우(B20 HIV 감염을 먼저 부호화하시오)

F02.A4 헌팅턴병으로 인한 주요 신경인지장애, 경도, 불안을 동반하는 경우(G10 헌팅턴병을 먼저 부호화하시오)

F02.A4 다중 병인으로 인한 주요 신경인지장애, 경도, 불안을 동반하는 경우(기타 의학적 병인을 먼저 부호화하시오)

F02.A4 프라이온병으로 인한 주요 신경인지장애, 경도, 불안을 동반하는 경우(A81.9 프라이온병을 먼저 부호

화하시오)

F02.A4	거의 확실한 알츠하이머병으로 인한 주요 신경인지장애, 경도, 불안을 동반하는 경우(G30.9 알츠하이머병을 먼저 부호화하시오)
F02.A4	거의 확실한 전두측두엽 변성으로 인한 주요 신경인지장애, 경도, 불안을 동반하는 경우(G31.09 전두측두엽 변성을 먼저 부호화하시오)
F02.A4	거의 확실한 루이소체 주요 신경인지장애, 경도, 불안을 동반하는 경우(G31.83 루이소체병을 먼저 부호화하시오)
F02.A4	거의 확실한 파킨슨병으로 인한 주요 신경인지장애, 경도, 불안을 동반하는 경우(G20.C 파킨슨병을 먼저 부호화하시오)
F02.A4	외상성 뇌손상으로 인한 주요 신경인지장애, 경도, 불안을 동반하는 경우(S06.2XAS 불특정 기간 의식 상실이 있는 광범위한 외상성 뇌손상, 후유증을 먼저 부호화하시오)
F02.B0	다른 의학적 상태로 인한 주요 신경인지장애, 중등도, 행동 또는 심리적 장해를 동반하지 않는 경우(기타 의학적 상태를 먼저 부호화하시오)
F02.B0	HIV 감염으로 인한 주요 신경인지장애, 중등도, 행동 또는 심리적 장해를 동반하지 않는 경우(B20 HIV 감염을 먼저 부호화하시오)
F02.B0	헌팅턴병으로 인한 주요 신경인지장애, 중등도, 행동 또는 심리적 장해를 동반하지 않는 경우(G10 헌팅턴병을 먼저 부호화하시오)
F02.B0	다중 병인으로 인한 주요 신경인지장애, 중등도, 행동 또는 심리적 장해를 동반하지 않는 경우(기타 의학적 병인을 먼저 부호화하시오)
F02.B0	프라이온병으로 인한 주요 신경인지장애, 중등도, 행동 또는 심리적 장해를 동반하지 않는 경우(A81.9 프라이온병을 먼저 부호화하시오)
F02.B0	거의 확실한 알츠하이머병으로 인한 주요 신경인지장애, 중등도, 행동 또는 심리적 장해를 동반하지 않는 경우(G30.9 알츠하이머병을 먼저 부호화하시오)
F02.B0	거의 확실한 전두측두엽 변성으로 인한 주요 신경인지장애, 중등도, 행동 또는 심리적 장해를 동반하지 않는 경우(G31.09 전두측두엽 변성을 먼저 부호화하시오)
F02.B0	거의 확실한 루이소체 주요 신경인지장애, 중등도, 행동 또는 심리적 장해를 동반하지 않는 경우(G31.83 루이소체병을 먼저 부호화하시오)
F02.B0	거의 확실한 파킨슨병으로 인한 주요 신경인지장애, 중등도, 행동 또는 심리적 장해를 동반하지 않는 경우(G20.C 파킨슨병을 먼저 부호화하시오)
F02.B0	외상성 뇌손상으로 인한 주요 신경인지장애, 중등도, 행동 또는 심리적 장해를 동반하지 않는 경우(S06.2XAS 불특정 기간 의식 상실이 있는 광범위한 외상성 뇌손상, 후유증을 먼저 부호화하시오)
F02.B11	다른 의학적 상태로 인한 주요 신경인지장애, 중등도, 초조를 동반하는 경우(기타 의학적 상태를 먼저 부호화하시오)
F02.B11	HIV 감염으로 인한 주요 신경인지장애, 중등도, 초조를 동반하는 경우(B20 HIV 감염을 먼저 부호화하시오)
F02.B11	헌팅턴병으로 인한 주요 신경인지장애, 중등도, 초조를 동반하는 경우(G10 헌팅턴병을 먼저 부호화하시오)
F02.B11	다중 병인으로 인한 주요 신경인지장애, 중등도, 초조를 동반하는 경우(기타 의학적 병인을 먼저 부호화하시오)
F02.B11	프라이온병으로 인한 주요 신경인지장애, 중등도, 초조를 동반하는 경우(A81.9 프라이온병을 먼저 부호화하시오)

F02.B11 거의 확실한 알츠하이머병으로 인한 주요 신경인지장애, 중등도, 초조를 동반하는 경우(G30.9 알츠하이머병을 먼저 부호화하시오)

F02.B11 거의 확실한 전두측두엽 변성으로 인한 주요 신경인지장애, 중등도, 초조를 동반하는 경우(G31.09 전두측두엽 변성을 먼저 부호화하시오)

F02.B11 거의 확실한 루이소체 주요 신경인지장애, 중등도, 초조를 동반하는 경우(G31.83 루이소체병을 먼저 부호화하시오)

F02.B11 거의 확실한 파킨슨병으로 인한 주요 신경인지장애, 중등도, 초조를 동반하는 경우(G20.C 파킨슨병을 먼저 부호화하시오)

F02.B11 외상성 뇌손상으로 인한 주요 신경인지장애, 중등도, 초조를 동반하는 경우(S06.2XAS 불특정 기간 의식 상실이 있는 광범위한 외상성 뇌손상, 후유증을 먼저 부호화하시오)

F02.B18 다른 의학적 상태로 인한 주요 신경인지장애, 중등도, 기타 행동 또는 심리적 장해를 동반하는 경우(기타 의학적 상태를 먼저 부호화하시오)

F02.B18 HIV 감염으로 인한 주요 신경인지장애, 중등도, 기타 행동 또는 심리적 장해를 동반하는 경우(B20 HIV 감염을 먼저 부호화하시오)

F02.B18 헌팅턴병으로 인한 주요 신경인지장애, 중등도, 기타 행동 또는 심리적 장해를 동반하는 경우(G10 헌팅턴병을 먼저 부호화하시오)

F02.B18 다중 병인으로 인한 주요 신경인지장애, 중등도, 기타 행동 또는 심리적 장해를 동반하는 경우(기타 의학적 병인을 먼저 부호화하시오)

F02.B18 프라이온병으로 인한 주요 신경인지장애, 중등도, 기타 행동 또는 심리적 장해를 동반하는 경우(A81.9 프라이온병을 먼저 부호화하시오)

F02.B18 거의 확실한 알츠하이머병으로 인한 주요 신경인지장애, 중등도, 기타 행동 또는 심리적 장해를 동반하는 경우(G30.9 알츠하이머병을 먼저 부호화하시오)

F02.B18 거의 확실한 전두측두엽 변성으로 인한 주요 신경인지장애, 중등도, 기타 행동 또는 심리적 장해를 동반하는 경우(G31.09 전두측두엽 변성을 먼저 부호화하시오)

F02.B18 거의 확실한 루이소체 주요 신경인지장애, 중등도, 기타 행동 또는 심리적 장해를 동반하는 경우(G31.83 루이소체병을 먼저 부호화하시오)

F02.B18 거의 확실한 파킨슨병으로 인한 주요 신경인지장애, 중등도, 기타 행동 또는 심리적 장해를 동반하는 경우(G20.C 파킨슨병을 먼저 부호화하시오)

F02.B18 외상성 뇌손상으로 인한 주요 신경인지장애, 중등도, 기타 행동 또는 심리적 장해를 동반하는 경우(S06.2XAS 불특정 기간 의식 상실이 있는 광범위한 외상성 뇌손상, 후유증을 먼저 부호화하시오)

F02.B2 다른 의학적 상태로 인한 주요 신경인지장애, 중등도, 정신병적 장해를 동반하는 경우(기타 의학적 상태를 먼저 부호화하시오)

F02.B2 HIV 감염으로 인한 주요 신경인지장애, 중등도, 정신병적 장해를 동반하는 경우(B20 HIV 감염을 먼저 부호화하시오)

F02.B2 헌팅턴병으로 인한 주요 신경인지장애, 중등도, 정신병적 장해를 동반하는 경우(G10 헌팅턴병을 먼저 부호화하시오)

F02.B2 다중 병인으로 인한 주요 신경인지장애, 중등도, 정신병적 장해를 동반하는 경우(기타 의학적 병인을 먼저 부호화하시오)

F02.B2 프라이온병으로 인한 주요 신경인지장애, 중등도, 정신병적 장해를 동반하는 경우(A81.9 프라이온병을 먼저 부호화하시오)

F02.B2 거의 확실한 알츠하이머병으로 인한 주요 신경인지장애, 중등도, 정신병적 장해를 동반하는 경우

(G30.9 알츠하이머병을 먼저 부호화하시오)

F02.B2 거의 확실한 전두측두엽 변성으로 인한 주요 신경인지장애, 중등도, 정신병적 장해를 동반하는 경우 (G31.09 전두측두엽 변성을 먼저 부호화하시오)

F02.B2 거의 확실한 루이소체 주요 신경인지장애, 중등도, 정신병적 장해를 동반하는 경우(G31.83 루이소체병을 먼저 부호화하시오)

F02.B2 거의 확실한 파킨슨병으로 인한 주요 신경인지장애, 중등도, 정신병적 장해를 동반하는 경우(G20.C 파킨슨병을 먼저 부호화하시오)

F02.B2 외상성 뇌손상으로 인한 주요 신경인지장애, 중등도, 정신병적 장해를 동반하는 경우(S06.2XAS 불특정 기간 의식 상실이 있는 광범위한 외상성 뇌손상, 후유증을 먼저 부호화하시오)

F02.B3 다른 의학적 상태로 인한 주요 신경인지장애, 중등도, 기분 증상을 동반하는 경우(기타 의학적 상태를 먼저 부호화하시오)

F02.B3 HIV 감염으로 인한 주요 신경인지장애, 중등도, 기분 증상을 동반하는 경우(B20 HIV 감염을 먼저 부호화하시오)

F02.B3 헌팅턴병으로 인한 주요 신경인지장애, 중등도, 기분 증상을 동반하는 경우(G10 헌팅턴병을 먼저 부호화하시오)

F02.B3 다중 병인으로 인한 주요 신경인지장애, 중등도, 기분 증상을 동반하는 경우(기타 의학적 병인을 먼저 부호화하시오)

F02.B3 프라이온병으로 인한 주요 신경인지장애, 중등도, 기분 증상을 동반하는 경우(A81.9 프라이온병을 먼저 부호화하시오)

F02.B3 거의 확실한 알츠하이머병으로 인한 주요 신경인지장애, 중등도, 기분 증상을 동반하는 경우(G30.9 알츠하이머병을 먼저 부호화하시오)

F02.B3 거의 확실한 전두측두엽 변성으로 인한 주요 신경인지장애, 중등도, 기분 증상을 동반하는 경우 (G31.09 전두측두엽 변성을 먼저 부호화하시오)

F02.B3 거의 확실한 루이소체 주요 신경인지장애, 중등도, 기분 증상을 동반하는 경우(G31.83 루이소체병을 먼저 부호화하시오)

F02.B3 거의 확실한 파킨슨병으로 인한 주요 신경인지장애, 중등도, 기분 증상을 동반하는 경우(G20.C 파킨슨병을 먼저 부호화하시오)

F02.B3 외상성 뇌손상으로 인한 주요 신경인지장애, 중등도, 기분 증상을 동반하는 경우(S06.2XAS 불특정 기간 의식 상실이 있는 광범위한 외상성 뇌손상, 후유증을 먼저 부호화하시오)

F02.B4 다른 의학적 상태로 인한 주요 신경인지장애, 중등도, 불안을 동반하는 경우(기타 의학적 상태를 먼저 부호화하시오)

F02.B4 HIV 감염으로 인한 주요 신경인지장애, 중등도, 불안을 동반하는 경우(B20 HIV 감염을 먼저 부호화하시오)

F02.B4 헌팅턴병으로 인한 주요 신경인지장애, 중등도, 불안을 동반하는 경우(G10 헌팅턴병을 먼저 부호화하시오)

F02.B4 다중 병인으로 인한 주요 신경인지장애, 중등도, 불안을 동반하는 경우(기타 의학적 병인을 먼저 부호화하시오)

F02.B4 프라이온병으로 인한 주요 신경인지장애, 중등도, 불안을 동반하는 경우(A81.9 프라이온병을 먼저 부호화하시오)

F02.B4 거의 확실한 알츠하이머병으로 인한 주요 신경인지장애, 중등도, 불안을 동반하는 경우(G30.9 알츠하이머병을 먼저 부호화하시오)

F02.B4   거의 확실한 전두측두엽 변성으로 인한 주요 신경인지장애, 중등도, 불안을 동반하는 경우(G31.09 전두측두엽 변성을 먼저 부호화하시오)

F02.B4   거의 확실한 루이소체 주요 신경인지장애, 중등도, 불안을 동반하는 경우(G31.83 루이소체병을 먼저 부호화하시오)

F02.B4   거의 확실한 파킨슨병으로 인한 주요 신경인지장애, 중등도, 불안을 동반하는 경우(G20.C 파킨슨병을 먼저 부호화하시오)

F02.B4   외상성 뇌손상으로 인한 주요 신경인지장애, 중등도, 불안을 동반하는 경우(S06.2XAS 불특정 기간 의식 상실이 있는 광범위한 외상성 뇌손상, 후유증을 먼저 부호화하시오)

F02.C0   다른 의학적 상태로 인한 주요 신경인지장애, 고도, 행동 또는 심리적 장해를 동반하지 않는 경우(기타 의학적 상태를 먼저 부호화하시오)

F02.C0   HIV 감염으로 인한 주요 신경인지장애, 고도, 행동 또는 심리적 장해를 동반하지 않는 경우(B20 HIV 감염을 먼저 부호화하시오)

F02.C0   헌팅턴병으로 인한 주요 신경인지장애, 고도, 행동 또는 심리적 장해를 동반하지 않는 경우(G10 헌팅턴병을 먼저 부호화하시오)

F02.C0   다중 병인으로 인한 주요 신경인지장애, 고도, 행동 또는 심리적 장해를 동반하지 않는 경우(기타 의학적 병인을 먼저 부호화하시오)

F02.C0   프라이온병으로 인한 주요 신경인지장애, 고도, 행동 또는 심리적 장해를 동반하지 않는 경우(A81.9 프라이온병을 먼저 부호화하시오)

F02.C0   거의 확실한 알츠하이머병으로 인한 주요 신경인지장애, 고도, 행동 또는 심리적 장해를 동반하지 않는 경우(G30.9 알츠하이머병을 먼저 부호화하시오)

F02.C0   거의 확실한 전두측두엽 변성으로 인한 주요 신경인지장애, 고도, 행동 또는 심리적 장해를 동반하지 않는 경우(G31.09 전두측두엽 변성을 먼저 부호화하시오)

F02.C0   거의 확실한 루이소체 주요 신경인지장애, 고도, 행동 또는 심리적 장해를 동반하지 않는 경우(G31.83 루이소체병을 먼저 부호화하시오)

F02.C0   거의 확실한 파킨슨병으로 인한 주요 신경인지장애, 고도, 행동 또는 심리적 장해를 동반하지 않는 경우(G20.C 파킨슨병을 먼저 부호화하시오)

F02.C0   외상성 뇌손상으로 인한 주요 신경인지장애, 고도, 행동 또는 심리적 장해를 동반하지 않는 경우(S06.2XAS 불특정 기간 의식 상실이 있는 광범위한 외상성 뇌손상, 후유증을 먼저 부호화하시오)

F02.C11   다른 의학적 상태로 인한 주요 신경인지장애, 고도, 초조를 동반하는 경우(기타 의학적 상태를 먼저 부호화하시오)

F02.C11   HIV 감염으로 인한 주요 신경인지장애, 고도, 초조를 동반하는 경우(B20 HIV 감염을 먼저 부호화하시오)

F02.C11   헌팅턴병으로 인한 주요 신경인지장애, 고도, 초조를 동반하는 경우(G10 헌팅턴병을 먼저 부호화하시오)

F02.C11   다중 병인으로 인한 주요 신경인지장애, 고도, 초조를 동반하는 경우(기타 의학적 병인을 먼저 부호화하시오)

F02.C11   프라이온병으로 인한 주요 신경인지장애, 고도, 초조를 동반하는 경우(A81.9 프라이온병을 먼저 부호화하시오)

F02.C11   거의 확실한 알츠하이머병으로 인한 주요 신경인지장애, 고도, 초조를 동반하는 경우(G30.9 알츠하이머병을 먼저 부호화하시오)

F02.C11   거의 확실한 전두측두엽 변성으로 인한 주요 신경인지장애, 고도, 초조를 동반하는 경우(G31.09 전두측두엽 변성을 먼저 부호화하시오)

F02.C11   거의 확실한 루이소체 주요 신경인지장애, 고도, 초조를 동반하는 경우(G31.83 루이소체병을 먼저 부

호화하시오)

F02.C11 거의 확실한 파킨슨병으로 인한 주요 신경인지장애, 고도, 초조를 동반하는 경우(G20.C 파킨슨병을 먼저 부호화하시오)

F02.C11 외상성 뇌손상으로 인한 주요 신경인지장애, 고도, 초조를 동반하는 경우(S06.2XAS 불특정 기간 의식 상실이 있는 광범위한 외상성 뇌손상, 후유증을 먼저 부호화하시오)

F02.C18 다른 의학적 상태로 인한 주요 신경인지장애, 고도, 기타 행동 또는 심리적 장해를 동반하는 경우(기타 의학적 상태를 먼저 부호화하시오)

F02.C18 HIV 감염으로 인한 주요 신경인지장애, 고도, 기타 행동 또는 심리적 장해를 동반하는 경우(B20 HIV 감염을 먼저 부호화하시오)

F02.C18 헌팅턴병으로 인한 주요 신경인지장애, 고도, 기타 행동 또는 심리적 장해를 동반하는 경우(G10 헌팅턴병을 먼저 부호화하시오)

F02.C18 다중 병인으로 인한 주요 신경인지장애, 고도, 기타 행동 또는 심리적 장해를 동반하는 경우(기타 의학적 병인을 먼저 부호화하시오)

F02.C18 프라이온병으로 인한 주요 신경인지장애, 고도, 기타 행동 또는 심리적 장해를 동반하는 경우(A81.9 프라이온병을 먼저 부호화하시오)

F02.C18 거의 확실한 알츠하이머병으로 인한 주요 신경인지장애, 고도, 기타 행동 또는 심리적 장해를 동반하는 경우(G30.9 알츠하이머병을 먼저 부호화하시오)

F02.C18 거의 확실한 전두측두엽 변성으로 인한 주요 신경인지장애, 고도, 기타 행동 또는 심리적 장해를 동반하는 경우(G31.09 전두측두엽 변성을 먼저 부호화하시오)

F02.C18 거의 확실한 루이소체 주요 신경인지장애, 고도, 기타 행동 또는 심리적 장해를 동반하는 경우(G31.83 루이소체병을 먼저 부호화하시오)

F02.C18 거의 확실한 파킨슨병으로 인한 주요 신경인지장애, 고도, 기타 행동 또는 심리적 장해를 동반하는 경우(G20.C 파킨슨병을 먼저 부호화하시오)

F02.C18 외상성 뇌손상으로 인한 주요 신경인지장애, 고도, 기타 행동 또는 심리적 장해를 동반하는 경우(S06.2XAS 불특정 기간 의식 상실이 있는 광범위한 외상성 뇌손상, 후유증을 먼저 부호화하시오)

F02.C2 다른 의학적 상태로 인한 주요 신경인지장애, 고도, 정신병적 장해를 동반하는 경우(기타 의학적 상태를 먼저 부호화하시오)

F02.C2 HIV 감염으로 인한 주요 신경인지장애, 고도, 정신병적 장해를 동반하는 경우(B20 HIV 감염을 먼저 부호화하시오)

F02.C2 헌팅턴병으로 인한 주요 신경인지장애, 고도, 정신병적 장해를 동반하는 경우(G10 헌팅턴병을 먼저 부호화하시오)

F02.C2 다중 병인으로 인한 주요 신경인지장애, 고도, 정신병적 장해를 동반하는 경우(기타 의학적 병인을 먼저 부호화하시오)

F02.C2 프라이온병으로 인한 주요 신경인지장애, 고도, 정신병적 장해를 동반하는 경우(A81.9 프라이온병을 먼저 부호화하시오)

F02.C2 거의 확실한 알츠하이머병으로 인한 주요 신경인지장애, 고도, 정신병적 장해를 동반하는 경우(G30.9 알츠하이머병을 먼저 부호화하시오)

F02.C2 거의 확실한 전두측두엽 변성으로 인한 주요 신경인지장애, 고도, 정신병적 장해를 동반하는 경우(G31.09 전두측두엽 변성을 먼저 부호화하시오)

F02.C2 거의 확실한 루이소체 주요 신경인지장애, 고도, 정신병적 장해를 동반하는 경우(G31.83 루이소체병을 먼저 부호화하시오)

F02.C2 거의 확실한 파킨슨병으로 인한 주요 신경인지장애, 고도, 정신병적 장해를 동반하는 경우(G20.C 파킨슨병을 먼저 부호화하시오)

F02.C2 외상성 뇌손상으로 인한 주요 신경인지장애, 고도, 정신병적 장해를 동반하는 경우(S06.2XAS 불특정 기간 의식 상실이 있는 광범위한 외상성 뇌손상, 후유증을 먼저 부호화하시오)

F02.C3 다른 의학적 상태로 인한 주요 신경인지장애, 고도, 기분 증상을 동반하는 경우(기타 의학적 상태를 먼저 부호화하시오)

F02.C3 HIV 감염으로 인한 주요 신경인지장애, 고도, 기분 증상을 동반하는 경우(B20 HIV 감염을 먼저 부호화하시오)

F02.C3 헌팅턴병으로 인한 주요 신경인지장애, 고도, 기분 증상을 동반하는 경우(G10 헌팅턴병을 먼저 부호화하시오)

F02.C3 다중 병인으로 인한 주요 신경인지장애, 고도, 기분 증상을 동반하는 경우(기타 의학적 병인을 먼저 부호화하시오)

F02.C3 프라이온병으로 인한 주요 신경인지장애, 고도, 기분 증상을 동반하는 경우(A81.9 프라이온병을 먼저 부호화하시오)

F02.C3 거의 확실한 알츠하이머병으로 인한 주요 신경인지장애, 고도, 기분 증상을 동반하는 경우(G30.9 알츠하이머병을 먼저 부호화하시오)

F02.C3 거의 확실한 전두측두엽 변성으로 인한 주요 신경인지장애, 고도, 기분 증상을 동반하는 경우(G31.09 전두측두엽 변성을 먼저 부호화하시오)

F02.C3 거의 확실한 루이소체 주요 신경인지장애, 고도, 기분 증상을 동반하는 경우(G31.83 루이소체병을 먼저 부호화하시오)

F02.C3 거의 확실한 파킨슨병으로 인한 주요 신경인지장애, 고도, 기분 증상을 동반하는 경우(G20.C 파킨슨병을 먼저 부호화하시오)

F02.C3 외상성 뇌손상으로 인한 주요 신경인지장애, 고도, 기분 증상을 동반하는 경우(S06.2XAS 불특정 기간 의식 상실이 있는 광범위한 외상성 뇌손상, 후유증을 먼저 부호화하시오)

F02.C4 다른 의학적 상태로 인한 주요 신경인지장애, 고도, 불안을 동반하는 경우(기타 의학적 상태를 먼저 부호화하시오)

F02.C4 HIV 감염으로 인한 주요 신경인지장애, 고도, 불안을 동반하는 경우(B20 HIV 감염을 먼저 부호화하시오)

F02.C4 헌팅턴병으로 인한 주요 신경인지장애, 고도, 불안을 동반하는 경우(G10 헌팅턴병을 먼저 부호화하시오)

F02.C4 다중 병인으로 인한 주요 신경인지장애, 고도, 불안을 동반하는 경우(기타 의학적 병인을 먼저 부호화하시오)

F02.C4 프라이온병으로 인한 주요 신경인지장애, 고도, 불안을 동반하는 경우(A81.9 프라이온병을 먼저 부호화하시오)

F02.C4 거의 확실한 알츠하이머병으로 인한 주요 신경인지장애, 고도, 불안을 동반하는 경우(G30.9 알츠하이머병을 먼저 부호화하시오)

F02.C4 거의 확실한 전두측두엽 변성으로 인한 주요 신경인지장애, 고도, 불안을 동반하는 경우(G31.09 전두측두엽 변성을 먼저 부호화하시오)

F02.C4 거의 확실한 루이소체 주요 신경인지장애, 고도, 불안을 동반하는 경우(G31.83 루이소체병을 먼저 부호화하시오)

F02.C4 거의 확실한 파킨슨병으로 인한 주요 신경인지장애, 고도, 불안을 동반하는 경우(G20.C 파킨슨병을 먼저 부호화하시오)

F02.C4 외상성 뇌손상으로 인한 주요 신경인지장애, 고도, 불안을 동반하는 경우(S06.2XAS 불특정 기간 의

식 상실이 있는 광범위한 외상성 뇌손상, 후유증을 먼저 부호화하시오)

F03.90	가능성 있는 알츠하이머병으로 인한 주요 신경인지장애, 명시되지 않는 심각도, 행동 또는 심리적 장해를 동반하지 않는 경우(추가적인 의학적 부호 없음)
F03.90	가능성 있는 전두측두엽 변성으로 인한 주요 신경인지장애, 명시되지 않는 심각도, 행동 또는 심리적 장해를 동반하지 않는 경우(추가적인 의학적 부호 없음)
F03.90	가능성 있는 루이소체 주요 신경인지장애, 명시되지 않는 심각도, 행동 또는 심리적 장해를 동반하지 않는 경우(추가적인 의학적 부호 없음)
F03.90	가능성 있는 파킨슨병으로 인한 주요 신경인지장애, 명시되지 않는 심각도, 행동 또는 심리적 장해를 동반하지 않는 경우(추가적인 의학적 부호 없음)
F03.90	가능성 있는 혈관 질환으로 인한 주요 신경인지장애, 명시되지 않는 심각도, 행동 또는 심리적 장해를 동반하지 않는 경우(추가적인 의학적 부호 없음)
F03.90	미상의 병인으로 인한 주요 신경인지장애, 명시되지 않는 심각도, 행동 또는 심리적 장해를 동반하지 않는 경우(추가적인 의학적 부호 없음)
F03.911	가능성 있는 알츠하이머병으로 인한 주요 신경인지장애, 명시되지 않는 심각도, 초조를 동반하는 경우(추가적인 의학적 부호 없음)
F03.911	가능성 있는 전두측두엽 변성으로 인한 주요 신경인지장애, 명시되지 않는 심각도, 초조를 동반하는 경우(추가적인 의학적 부호 없음)
F03.911	가능성 있는 루이소체 주요 신경인지장애, 명시되지 않는 심각도, 초조를 동반하는 경우(추가적인 의학적 부호 없음)
F03.911	가능성 있는 파킨슨병으로 인한 주요 신경인지장애, 명시되지 않는 심각도, 초조를 동반하는 경우(추가적인 의학적 부호 없음)
F03.911	가능성 있는 혈관 질환으로 인한 주요 신경인지장애, 명시되지 않는 심각도, 초조를 동반하는 경우(추가적인 의학적 부호 없음)
F03.911	미상의 병인으로 인한 주요 신경인지장애, 명시되지 않는 심각도, 초조를 동반하는 경우(추가적인 의학적 부호 없음)
F03.918	가능성 있는 알츠하이머병으로 인한 주요 신경인지장애, 명시되지 않는 심각도, 기타 행동 또는 심리적 장해를 동반하는 경우(추가적인 의학적 부호 없음)
F03.918	가능성 있는 전두측두엽 변성으로 인한 주요 신경인지장애, 명시되지 않는 심각도, 기타 행동 또는 심리적 장해를 동반하는 경우(추가적인 의학적 부호 없음)
F03.918	가능성 있는 루이소체 주요 신경인지장애, 명시되지 않는 심각도, 기타 행동 또는 심리적 장해를 동반하는 경우(추가적인 의학적 부호 없음)
F03.918	가능성 있는 파킨슨병으로 인한 주요 신경인지장애, 명시되지 않는 심각도, 기타 행동 또는 심리적 장해를 동반하는 경우(추가적인 의학적 부호 없음)
F03.918	가능성 있는 혈관 질환으로 인한 주요 신경인지장애, 명시되지 않는 심각도, 기타 행동 또는 심리적 장해를 동반하는 경우(추가적인 의학적 부호 없음)
F03.918	미상의 병인으로 인한 주요 신경인지장애, 명시되지 않는 심각도, 기타 행동 또는 심리적 장해를 동반하는 경우(추가적인 의학적 부호 없음)
F03.92	가능성 있는 알츠하이머병으로 인한 주요 신경인지장애, 명시되지 않는 심각도, 정신병적 장해를 동반하는 경우(추가적인 의학적 부호 없음)
F03.92	가능성 있는 전두측두엽 변성으로 인한 주요 신경인지장애, 명시되지 않는 심각도, 정신병적 장해를 동반하는 경우(추가적인 의학적 부호 없음)

F03.92   가능성 있는 루이소체 주요 신경인지장애, 명시되지 않는 심각도, 정신병적 장해를 동반하는 경우(추가적인 의학적 부호 없음)

F03.92   가능성 있는 파킨슨병으로 인한 주요 신경인지장애, 명시되지 않는 심각도, 정신병적 장해를 동반하는 경우(추가적인 의학적 부호 없음)

F03.92   가능성 있는 혈관 질환으로 인한 주요 신경인지장애, 명시되지 않는 심각도, 정신병적 장해를 동반하는 경우(추가적인 의학적 부호 없음)

F03.92   미상의 병인으로 인한 주요 신경인지장애, 명시되지 않는 심각도, 정신병적 장해를 동반하는 경우(추가적인 의학적 부호 없음)

F03.93   가능성 있는 알츠하이머병으로 인한 주요 신경인지장애, 명시되지 않는 심각도, 기분 증상을 동반하는 경우(추가적인 의학적 부호 없음)

F03.93   가능성 있는 전두측두엽 변성으로 인한 주요 신경인지장애, 명시되지 않는 심각도, 기분 증상을 동반하는 경우(추가적인 의학적 부호 없음)

F03.93   가능성 있는 루이소체 주요 신경인지장애, 명시되지 않는 심각도, 기분 증상을 동반하는 경우(추가적인 의학적 부호 없음)

F03.93   가능성 있는 파킨슨병으로 인한 주요 신경인지장애, 명시되지 않는 심각도, 기분 증상을 동반하는 경우(추가적인 의학적 부호 없음)

F03.93   가능성 있는 혈관 질환으로 인한 주요 신경인지장애, 명시되지 않는 심각도, 기분 증상을 동반하는 경우(추가적인 의학적 부호 없음)

F03.93   미상의 병인으로 인한 주요 신경인지장애, 명시되지 않는 심각도, 기분 증상을 동반하는 경우(추가적인 의학적 부호 없음)

F03.94   가능성 있는 알츠하이머병으로 인한 주요 신경인지장애, 명시되지 않는 심각도, 불안을 동반하는 경우(추가적인 의학적 부호 없음)

F03.94   가능성 있는 전두측두엽 변성으로 인한 주요 신경인지장애, 명시되지 않는 심각도, 불안을 동반하는 경우(추가적인 의학적 부호 없음)

F03.94   가능성 있는 루이소체 주요 신경인지장애, 명시되지 않는 심각도, 불안을 동반하는 경우(추가적인 의학적 부호 없음)

F03.94   가능성 있는 파킨슨병으로 인한 주요 신경인지장애, 명시되지 않는 심각도, 불안을 동반하는 경우(추가적인 의학적 부호 없음)

F03.94   가능성 있는 혈관 질환으로 인한 주요 신경인지장애, 명시되지 않는 심각도, 불안을 동반하는 경우(추가적인 의학적 부호 없음)

F03.94   미상의 병인으로 인한 주요 신경인지장애, 명시되지 않는 심각도, 불안을 동반하는 경우(추가적인 의학적 부호 없음)

F03.A0   가능성 있는 알츠하이머병으로 인한 주요 신경인지장애, 경도, 행동 또는 심리적 장해를 동반하지 않는 경우(추가적인 의학적 부호 없음)

F03.A0   가능성 있는 전두측두엽 변성으로 인한 주요 신경인지장애, 경도, 행동 또는 심리적 장해를 동반하지 않는 경우(추가적인 의학적 부호 없음)

F03.A0   가능성 있는 루이소체 주요 신경인지장애, 경도, 행동 또는 심리적 장해를 동반하지 않는 경우(추가적인 의학적 부호 없음)

F03.A0   가능성 있는 파킨슨병으로 인한 주요 신경인지장애, 경도, 행동 또는 심리적 장해를 동반하지 않는 경우(추가적인 의학적 부호 없음)

F03.A0   가능성 있는 혈관 질환으로 인한 주요 신경인지장애, 경도, 행동 또는 심리적 장해를 동반하지 않는

경우(추가적인 의학적 부호 없음)

F03.A0 미상의 병인으로 인한 주요 신경인지장애, 경도, 행동 또는 심리적 장해를 동반하지 않는 경우(추가적인 의학적 부호 없음)

F03.A11 가능성 있는 알츠하이머병으로 인한 주요 신경인지장애, 경도, 초조를 동반하는 경우(추가적인 의학적 부호 없음)

F03.A11 가능성 있는 전두측두엽 변성으로 인한 주요 신경인지장애, 경도, 초조를 동반하는 경우(추가적인 의학적 부호 없음)

F03.A11 가능성 있는 루이소체 주요 신경인지장애, 경도, 초조를 동반하는 경우(추가적인 의학적 부호 없음)

F03.A11 가능성 있는 파킨슨병으로 인한 주요 신경인지장애, 경도, 초조를 동반하는 경우(추가적인 의학적 부호 없음)

F03.A11 가능성 있는 혈관 질환으로 인한 주요 신경인지장애, 경도, 초조를 동반하는 경우(추가적인 의학적 부호 없음)

F03.A11 미상의 병인으로 인한 주요 신경인지장애, 경도, 초조를 동반하는 경우(추가적인 의학적 부호 없음)

F03.A18 가능성 있는 알츠하이머병으로 인한 주요 신경인지장애, 경도, 기타 행동 또는 심리적 장해를 동반하는 경우(추가적인 의학적 부호 없음)

F03.A18 가능성 있는 전두측두엽 변성으로 인한 주요 신경인지장애, 경도, 기타 행동 또는 심리적 장해를 동반하는 경우(추가적인 의학적 부호 없음)

F03.A18 가능성 있는 루이소체 주요 신경인지장애, 경도, 기타 행동 또는 심리적 장해를 동반하는 경우(추가적인 의학적 부호 없음)

F03.A18 가능성 있는 파킨슨병으로 인한 주요 신경인지장애, 경도, 기타 행동 또는 심리적 장해를 동반하는 경우(추가적인 의학적 부호 없음)

F03.A18 가능성 있는 혈관 질환으로 인한 주요 신경인지장애, 경도, 기타 행동 또는 심리적 장해를 동반하는 경우(추가적인 의학적 부호 없음)

F03.A18 미상의 병인으로 인한 주요 신경인지장애, 경도, 기타 행동 또는 심리적 장해를 동반하는 경우(추가적인 의학적 부호 없음)

F03.A2 가능성 있는 알츠하이머병으로 인한 주요 신경인지장애, 경도, 정신병적 장해를 동반하는 경우(추가적인 의학적 부호 없음)

F03.A2 가능성 있는 전두측두엽 변성으로 인한 주요 신경인지장애, 경도, 정신병적 장해를 동반하는 경우(추가적인 의학적 부호 없음)

F03.A2 가능성 있는 루이소체 주요 신경인지장애, 경도, 정신병적 장해를 동반하는 경우(추가적인 의학적 부호 없음)

F03.A2 가능성 있는 파킨슨병으로 인한 주요 신경인지장애, 경도, 정신병적 장해를 동반하는 경우(추가적인 의학적 부호 없음)

F03.A2 가능성 있는 혈관 질환으로 인한 주요 신경인지장애, 경도, 정신병적 장해를 동반하는 경우(추가적인 의학적 부호 없음)

F03.A2 미상의 병인으로 인한 주요 신경인지장애, 경도, 정신병적 장해를 동반하는 경우(추가적인 의학적 부호 없음)

F03.A3 가능성 있는 알츠하이머병으로 인한 주요 신경인지장애, 경도, 기분 증상을 동반하는 경우(추가적인 의학적 부호 없음)

F03.A3 가능성 있는 전두측두엽 변성으로 인한 주요 신경인지장애, 경도, 기분 증상을 동반하는 경우(추가적인 의학적 부호 없음)

F03.A3	가능성 있는 루이소체 주요 신경인지장애, 경도, 기분 증상을 동반하는 경우(추가적인 의학적 부호 없음)
F03.A3	가능성 있는 파킨슨병으로 인한 주요 신경인지장애, 경도, 기분 증상을 동반하는 경우(추가적인 의학적 부호 없음)
F03.A3	가능성 있는 혈관 질환으로 인한 주요 신경인지장애, 경도, 기분 증상을 동반하는 경우(추가적인 의학적 부호 없음)
F03.A3	미상의 병인으로 인한 주요 신경인지장애, 경도, 기분 증상을 동반하는 경우(추가적인 의학적 부호 없음)
F03.A4	가능성 있는 알츠하이머병으로 인한 주요 신경인지장애, 경도, 불안을 동반하는 경우(추가적인 의학적 부호 없음)
F03.A4	가능성 있는 전두측두엽 변성으로 인한 주요 신경인지장애, 경도, 불안을 동반하는 경우(추가적인 의학적 부호 없음)
F03.A4	가능성 있는 루이소체 주요 신경인지장애, 경도, 불안을 동반하는 경우(추가적인 의학적 부호 없음)
F03.A4	가능성 있는 파킨슨병으로 인한 주요 신경인지장애, 경도, 불안을 동반하는 경우(추가적인 의학적 부호 없음)
F03.A4	가능성 있는 혈관 질환으로 인한 주요 신경인지장애, 경도, 불안을 동반하는 경우(추가적인 의학적 부호 없음)
F03.A4	미상의 병인으로 인한 주요 신경인지장애, 경도, 불안을 동반하는 경우(추가적인 의학적 부호 없음)
F03.B0	가능성 있는 알츠하이머병으로 인한 주요 신경인지장애, 중등도, 행동 또는 심리적 장해를 동반하지 않는 경우(추가적인 의학적 부호 없음)
F03.B0	가능성 있는 전두측두엽 변성으로 인한 주요 신경인지장애, 중등도, 행동 또는 심리적 장해를 동반하지 않는 경우(추가적인 의학적 부호 없음)
F03.B0	가능성 있는 루이소체 주요 신경인지장애, 중등도, 행동 또는 심리적 장해를 동반하지 않는 경우(추가적인 의학적 부호 없음)
F03.B0	가능성 있는 파킨슨병으로 인한 주요 신경인지장애, 중등도, 행동 또는 심리적 장해를 동반하지 않는 경우(추가적인 의학적 부호 없음)
F03.B0	가능성 있는 혈관 질환으로 인한 주요 신경인지장애, 중등도, 행동 또는 심리적 장해를 동반하지 않는 경우(추가적인 의학적 부호 없음)
F03.B0	미상의 병인으로 인한 주요 신경인지장애, 중등도, 행동 또는 심리적 장해를 동반하지 않는 경우(추가적인 의학적 부호 없음)
F03.B11	가능성 있는 알츠하이머병으로 인한 주요 신경인지장애, 중등도, 초조를 동반하는 경우(추가적인 의학적 부호 없음)
F03.B11	가능성 있는 전두측두엽 변성으로 인한 주요 신경인지장애, 중등도, 초조를 동반하는 경우(추가적인 의학적 부호 없음)
F03.B11	가능성 있는 루이소체 주요 신경인지장애, 중등도, 초조를 동반하는 경우(추가적인 의학적 부호 없음)
F03.B11	가능성 있는 파킨슨병으로 인한 주요 신경인지장애, 중등도, 초조를 동반하는 경우(추가적인 의학적 부호 없음)
F03.B11	가능성 있는 혈관 질환으로 인한 주요 신경인지장애, 중등도, 초조를 동반하는 경우(추가적인 의학적 부호 없음)
F03.B11	미상의 병인으로 인한 주요 신경인지장애, 중등도, 초조를 동반하는 경우(추가적인 의학적 부호 없음)
F03.B18	가능성 있는 알츠하이머병으로 인한 주요 신경인지장애, 중등도, 기타 행동 또는 심리적 장해를 동반하는 경우(추가적인 의학적 부호 없음)
F03.B18	가능성 있는 전두측두엽 변성으로 인한 주요 신경인지장애, 중등도, 기타 행동 또는 심리적 장해를

동반하는 경우(추가적인 의학적 부호 없음)

F03.B18 가능성 있는 루이소체 주요 신경인지장애, 중등도, 기타 행동 또는 심리적 장해를 동반하는 경우(추가적인 의학적 부호 없음)

F03.B18 가능성 있는 파킨슨병으로 인한 주요 신경인지장애, 중등도, 기타 행동 또는 심리적 장해를 동반하는 경우(추가적인 의학적 부호 없음)

F03.B18 가능성 있는 혈관 질환으로 인한 주요 신경인지장애, 중등도, 기타 행동 또는 심리적 장해를 동반하는 경우(추가적인 의학적 부호 없음)

F03.B18 미상의 병인으로 인한 주요 신경인지장애, 중등도, 기타 행동 또는 심리적 장해를 동반하는 경우(추가적인 의학적 부호 없음)

F03.B2 가능성 있는 알츠하이머병으로 인한 주요 신경인지장애, 중등도, 정신병적 장해를 동반하는 경우(추가적인 의학적 부호 없음)

F03.B2 가능성 있는 전두측두엽 변성으로 인한 주요 신경인지장애, 중등도, 정신병적 장해를 동반하는 경우(추가적인 의학적 부호 없음)

F03.B2 가능성 있는 루이소체 주요 신경인지장애, 중등도, 정신병적 장해를 동반하는 경우(추가적인 의학적 부호 없음)

F03.B2 가능성 있는 파킨슨병으로 인한 주요 신경인지장애, 중등도, 정신병적 장해를 동반하는 경우(추가적인 의학적 부호 없음)

F03.B2 가능성 있는 혈관 질환으로 인한 주요 신경인지장애, 중등도, 정신병적 장해를 동반하는 경우(추가적인 의학적 부호 없음)

F03.B2 미상의 병인으로 인한 주요 신경인지장애, 중등도, 정신병적 장해를 동반하는 경우(추가적인 의학적 부호 없음)

F03.B3 가능성 있는 알츠하이머병으로 인한 주요 신경인지장애, 중등도, 기분 증상을 동반하는 경우(추가적인 의학적 부호 없음)

F03.B3 가능성 있는 전두측두엽 변성으로 인한 주요 신경인지장애, 중등도, 기분 증상을 동반하는 경우(추가적인 의학적 부호 없음)

F03.B3 가능성 있는 루이소체 주요 신경인지장애, 중등도, 기분 증상을 동반하는 경우(추가적인 의학적 부호 없음)

F03.B3 가능성 있는 파킨슨병으로 인한 주요 신경인지장애, 중등도, 기분 증상을 동반하는 경우(추가적인 의학적 부호 없음)

F03.B3 가능성 있는 혈관 질환으로 인한 주요 신경인지장애, 중등도, 기분 증상을 동반하는 경우(추가적인 의학적 부호 없음)

F03.B3 미상의 병인으로 인한 주요 신경인지장애, 중등도, 기분 증상을 동반하는 경우(추가적인 의학적 부호 없음)

F03.B4 가능성 있는 알츠하이머병으로 인한 주요 신경인지장애, 중등도, 불안을 동반하는 경우(추가적인 의학적 부호 없음)

F03.B4 가능성 있는 전두측두엽 변성으로 인한 주요 신경인지장애, 중등도, 불안을 동반하는 경우(추가적인 의학적 부호 없음)

F03.B4 가능성 있는 루이소체 주요 신경인지장애, 중등도, 불안을 동반하는 경우(추가적인 의학적 부호 없음)

F03.B4 가능성 있는 파킨슨병으로 인한 주요 신경인지장애, 중등도, 불안을 동반하는 경우(추가적인 의학적 부호 없음)

F03.B4 가능성 있는 혈관 질환으로 인한 주요 신경인지장애, 중등도, 불안을 동반하는 경우(추가적인 의학적 부호 없음)

F03.B4 미상의 병인으로 인한 주요 신경인지장애, 중등도, 불안을 동반하는 경우(추가적인 의학적 부호 없음)

F03.C0	가능성 있는 알츠하이머병으로 인한 주요 신경인지장애, 고도, 행동 또는 심리적 장해를 동반하지 않는 경우(추가적인 의학적 부호 없음)
F03.C0	가능성 있는 전두측두엽 변성으로 인한 주요 신경인지장애, 고도, 행동 또는 심리적 장해를 동반하지 않는 경우(추가적인 의학적 부호 없음)
F03.C0	가능성 있는 루이소체 주요 신경인지장애, 고도, 행동 또는 심리적 장해를 동반하지 않는 경우(추가적인 의학적 부호 없음)
F03.C0	가능성 있는 파킨슨병으로 인한 주요 신경인지장애, 고도, 행동 또는 심리적 장해를 동반하지 않는 경우(추가적인 의학적 부호 없음)
F03.C0	가능성 있는 혈관 질환으로 인한 주요 신경인지장애, 고도, 행동 또는 심리적 장해를 동반하지 않는 경우(추가적인 의학적 부호 없음)
F03.C0	미상의 병인으로 인한 주요 신경인지장애, 고도, 행동 또는 심리적 장해를 동반하지 않는 경우(추가적인 의학적 부호 없음)
F03.C11	가능성 있는 알츠하이머병으로 인한 주요 신경인지장애, 고도, 초조를 동반하는 경우(추가적인 의학적 부호 없음)
F03.C11	가능성 있는 전두측두엽 변성으로 인한 주요 신경인지장애, 고도, 초조를 동반하는 경우(추가적인 의학적 부호 없음)
F03.C11	가능성 있는 루이소체 주요 신경인지장애, 고도, 초조를 동반하는 경우(추가적인 의학적 부호 없음)
F03.C11	가능성 있는 파킨슨병으로 인한 주요 신경인지장애, 고도, 초조를 동반하는 경우(추가적인 의학적 부호 없음)
F03.C11	가능성 있는 혈관 질환으로 인한 주요 신경인지장애, 고도, 초조를 동반하는 경우(추가적인 의학적 부호 없음)
F03.C11	미상의 병인으로 인한 주요 신경인지장애, 고도, 초조를 동반하는 경우(추가적인 의학적 부호 없음)
F03.C18	가능성 있는 알츠하이머병으로 인한 주요 신경인지장애, 고도, 기타 행동 또는 심리적 장해를 동반하는 경우(추가적인 의학적 부호 없음)
F03.C18	가능성 있는 전두측두엽 변성으로 인한 주요 신경인지장애, 고도, 기타 행동 또는 심리적 장해를 동반하는 경우(추가적인 의학적 부호 없음)
F03.C18	가능성 있는 루이소체 주요 신경인지장애, 고도, 기타 행동 또는 심리적 장해를 동반하는 경우(추가적인 의학적 부호 없음)
F03.C18	가능성 있는 파킨슨병으로 인한 주요 신경인지장애, 고도, 기타 행동 또는 심리적 장해를 동반하는 경우(추가적인 의학적 부호 없음)
F03.C18	가능성 있는 혈관 질환으로 인한 주요 신경인지장애, 고도, 기타 행동 또는 심리적 장해를 동반하는 경우(추가적인 의학적 부호 없음)
F03.C18	미상의 병인으로 인한 주요 신경인지장애, 고도, 기타 행동 또는 심리적 장해를 동반하는 경우(추가적인 의학적 부호 없음)
F03.C2	가능성 있는 알츠하이머병으로 인한 주요 신경인지장애, 고도, 정신병적 장해를 동반하는 경우(추가적인 의학적 부호 없음)
F03.C2	가능성 있는 전두측두엽 변성으로 인한 주요 신경인지장애, 고도, 정신병적 장해를 동반하는 경우(추가적인 의학적 부호 없음)
F03.C2	가능성 있는 루이소체 주요 신경인지장애, 고도, 정신병적 장해를 동반하는 경우(추가적인 의학적 부호 없음)
F03.C2	가능성 있는 파킨슨병으로 인한 주요 신경인지장애, 고도, 정신병적 장해를 동반하는 경우(추가적인

의학적 부호 없음)

F03.C2	가능성 있는 혈관 질환으로 인한 주요 신경인지장애, 고도, 정신병적 장해를 동반하는 경우(추가적인 의학적 부호 없음)
F03.C2	미상의 병인으로 인한 주요 신경인지장애, 고도, 정신병적 장해를 동반하는 경우(추가적인 의학적 부호 없음)
F03.C3	가능성 있는 알츠하이머병으로 인한 주요 신경인지장애, 고도, 기분 증상을 동반하는 경우(추가적인 의학적 부호 없음)
F03.C3	가능성 있는 전두측두엽 변성으로 인한 주요 신경인지장애, 고도, 기분 증상을 동반하는 경우(추가적인 의학적 부호 없음)
F03.C3	가능성 있는 루이소체 주요 신경인지장애, 고도, 기분 증상을 동반하는 경우(추가적인 의학적 부호 없음)
F03.C3	가능성 있는 파킨슨병으로 인한 주요 신경인지장애, 고도, 기분 증상을 동반하는 경우(추가적인 의학적 부호 없음)
F03.C3	가능성 있는 혈관 질환으로 인한 주요 신경인지장애, 고도, 기분 증상을 동반하는 경우(추가적인 의학적 부호 없음)
F03.C3	미상의 병인으로 인한 주요 신경인지장애, 고도, 기분 증상을 동반하는 경우(추가적인 의학적 부호 없음)
F03.C4	가능성 있는 알츠하이머병으로 인한 주요 신경인지장애, 고도, 불안을 동반하는 경우(추가적인 의학적 부호 없음)
F03.C4	가능성 있는 전두측두엽 변성으로 인한 주요 신경인지장애, 고도, 불안을 동반하는 경우(추가적인 의학적 부호 없음)
F03.C4	가능성 있는 루이소체 주요 신경인지장애, 고도, 불안을 동반하는 경우(추가적인 의학적 부호 없음)
F03.C4	가능성 있는 파킨슨병으로 인한 주요 신경인지장애, 고도, 불안을 동반하는 경우(추가적인 의학적 부호 없음)
F03.C4	가능성 있는 혈관 질환으로 인한 주요 신경인지장애, 고도, 불안을 동반하는 경우(추가적인 의학적 부호 없음)
F03.C4	미상의 병인으로 인한 주요 신경인지장애, 고도, 불안을 동반하는 경우(추가적인 의학적 부호 없음)
F05	다른 의학적 상태로 인한 섬망
F05	다중 병인으로 인한 섬망
F05	달리 명시되는 섬망
F05	명시되지 않는 섬망
F06.0	다른 의학적 상태로 인한 정신병적 장애, 환각 동반
F06.1	다른 정신질환과 연관된 긴장증(긴장증 명시자)
F06.1	다른 의학적 상태로 인한 긴장성장애
F06.1	명시되지 않는 긴장증(R29.818 신경계와 근골격계를 침범하는 기타 증상을 먼저 부호화하시오)
F06.2	다른 의학적 상태로 인한 정신병적 장애, 망상 동반
F06.31	다른 의학적 상태로 인한 우울장애, 우울 양상 동반
F06.32	다른 의학적 상태로 인한 우울장애, 주요우울 유사 삽화 동반
F06.33	다른 의학적 상태로 인한 양극성 및 관련 장애, 조증 양상 동반
F06.33	다른 의학적 상태로 인한 양극성 및 관련 장애, 조증 또는 경조증 유사 삽화 동반
F06.34	다른 의학적 상태로 인한 양극성 및 관련 장애, 혼재성 양상 동반
F06.34	다른 의학적 상태로 인한 우울장애, 혼재성 양상 동반
F06.4	다른 의학적 상태로 인한 불안장애

F06.70 다른 의학적 상태로 인한 경도 신경인지장애(기타 의학적 상태를 먼저 부호화하시오), 행동 장해를 동반하지 않는 경우

F06.70 HIV 감염으로 인한 경도 신경인지장애(B20 HIV 감염을 먼저 부호화하시오), 행동 장해를 동반하지 않는 경우

F06.70 헌팅턴병으로 인한 경도 신경인지장애(G10 헌팅턴병을 먼저 부호화하시오), 행동 장해를 동반하지 않는 경우

F06.70 다중 병인으로 인한 경도 신경인지장애(기타 의학적 병인을 먼저 부호화하시오), 행동 장해를 동반하지 않는 경우

F06.70 프라이온병으로 인한 경도 신경인지장애(A81.9 프라이온병을 먼저 부호화하시오), 행동 장해를 동반하지 않는 경우

F06.70 거의 확실한 알츠하이머병으로 인한 경도 신경인지장애(G30.9 알츠하이머병을 먼저 부호화하시오), 행동 장해를 동반하지 않는 경우

F06.70 거의 확실한 전두측두엽 변성으로 인한 경도 신경인지장애(G31.09 전두측두엽 변성을 먼저 부호화하시오), 행동 장해를 동반하지 않는 경우

F06.70 거의 확실한 루이소체 경도 신경인지장애(G31.83 루이소체병을 먼저 부호화하시오), 행동 장해를 동반하지 않는 경우

F06.70 거의 확실한 파킨슨병으로 인한 경도 신경인지장애(G20.C 파킨슨병을 먼저 부호화하시오), 행동 장해를 동반하지 않는 경우

F06.70 거의 확실한 혈관 질환으로 인한 경도 신경인지장애(I67.9 뇌혈관 질환을 먼저 부호화하시오), 행동 장해를 동반하지 않는 경우

F06.70 외상성 뇌손상으로 인한 경도 신경인지장애(S06.2XAS 불특정 기간 의식 상실이 있는 광범위한 외상성 뇌손상, 후유증을 먼저 부호화하시오), 행동 장해를 동반하지 않는 경우

F06.71 다른 의학적 상태로 인한 경도 신경인지장애(기타 의학적 상태를 먼저 부호화하시오), 행동 장해를 동반하는 경우

F06.71 HIV 감염으로 인한 경도 신경인지장애(B20 HIV 감염을 먼저 부호화하시오), 행동 장해를 동반하는 경우

F06.71 헌팅턴병으로 인한 경도 신경인지장애(G10 헌팅턴병을 먼저 부호화하시오), 행동 장해를 동반하는 경우

F06.71 다중 병인으로 인한 경도 신경인지장애(기타 의학적 병인을 먼저 부호화하시오), 행동 장해를 동반하는 경우

F06.71 프라이온병으로 인한 경도 신경인지장애(A81.9 프라이온병을 먼저 부호화하시오), 행동 장해를 동반하는 경우

F06.71 거의 확실한 알츠하이머병으로 인한 경도 신경인지장애(G30.9 알츠하이머병을 먼저 부호화하시오), 행동 장해를 동반하는 경우

F06.71 거의 확실한 전두측두엽 변성으로 인한 경도 신경인지장애(G31.09 전두측두엽 변성을 먼저 부호화하시오), 행동 장해를 동반하는 경우

F06.71 거의 확실한 루이소체 경도 신경인지장애(G31.83 루이소체병을 먼저 부호화하시오), 행동 장해를 동반하는 경우

F06.71 거의 확실한 파킨슨병으로 인한 경도 신경인지장애(G20.C 파킨슨병을 먼저 부호화하시오), 행동 장해를 동반하는 경우

F06.71 거의 확실한 혈관 질환으로 인한 경도 신경인지장애(I67.9 뇌혈관 질환을 먼저 부호화하시오), 행동 장해를 동반하는 경우

F06.71 외상성 뇌손상으로 인한 경도 신경인지장애(S06.2XAS 불특정 기간 의식 상실이 있는 광범위한 외상

성 뇌손상, 후유증을 먼저 부호화하시오), 행동 장해를 동반하는 경우

F06.8	다른 의학적 상태로 인한 강박 및 관련 장애
F06.8	다른 의학적 상태로 인한 달리 명시되는 정신질환
F07.0	다른 의학적 상태로 인한 성격 변화
F09	다른 의학적 상태로 인한 명시되지 않는 정신질환
F10.10	알코올사용장애, 경도
F10.11	알코올사용장애, 경도, 조기 관해 상태
F10.11	알코올사용장애, 경도, 지속적 관해 상태
F10.120	알코올 중독, 경도의 사용장애를 동반하는 경우
F10.121	알코올 중독 섬망, 경도의 사용장애를 동반하는 경우
F10.130	알코올 금단, 지각 장해를 동반하지 않는 경우, 경도의 사용장애를 동반하는 경우
F10.131	알코올 금단 섬망, 경도의 사용장애를 동반하는 경우
F10.132	알코올 금단, 지각 장해를 동반하는 경우, 경도의 사용장애를 동반하는 경우
F10.14	알코올로 유발된 양극성 및 관련 장애, 경도의 사용장애를 동반하는 경우
F10.14	알코올로 유발된 우울장애, 경도의 사용장애를 동반하는 경우
F10.159	알코올로 유발된 정신병적 장애, 경도의 사용장애를 동반하는 경우
F10.180	알코올로 유발된 불안장애, 경도의 사용장애를 동반하는 경우
F10.181	알코올로 유발된 성기능부전, 경도의 사용장애를 동반하는 경우
F10.182	알코올로 유발된 수면장애, 경도의 사용장애를 동반하는 경우
F10.188	알코올로 유발된 경도 신경인지장애, 경도의 사용장애를 동반하는 경우
F10.20	알코올사용장애, 중등도
F10.20	알코올사용장애, 고도
F10.21	알코올사용장애, 중등도, 조기 관해 상태
F10.21	알코올사용장애, 중등도, 지속적 관해 상태
F10.21	알코올사용장애, 고도, 조기 관해 상태
F10.21	알코올사용장애, 고도, 지속적 관해 상태
F10.220	알코올 중독, 중등도 또는 고도의 사용장애를 동반하는 경우
F10.221	알코올 중독 섬망, 중등도 또는 고도의 사용장애를 동반하는 경우
F10.230	알코올 금단, 지각 장해를 동반하지 않는 경우, 중등도 또는 고도의 사용장애를 동반하는 경우
F10.231	알코올 금단 섬망, 중등도 또는 고도의 사용장애를 동반하는 경우
F10.232	알코올 금단, 지각 장해를 동반하는 경우, 중등도 또는 고도의 사용장애를 동반하는 경우
F10.24	알코올로 유발된 양극성 및 관련 장애, 중등도 또는 고도의 사용장애를 동반하는 경우
F10.24	알코올로 유발된 우울장애, 중등도 또는 고도의 사용장애를 동반하는 경우
F10.259	알코올로 유발된 정신병적 장애, 중등도 또는 고도의 사용장애를 동반하는 경우
F10.26	알코올로 유발된 주요 신경인지장애, 기억상실-작화증형, 중등도 또는 고도의 사용장애를 동반하는 경우
F10.27	알코올로 유발된 주요 신경인지장애, 기억상실 없음-작화증형, 중등도 또는 고도의 사용장애를 동반하는 경우
F10.280	알코올로 유발된 불안장애, 중등도 또는 고도의 사용장애를 동반하는 경우
F10.281	알코올로 유발된 성기능부전, 중등도 또는 고도의 사용장애를 동반하는 경우
F10.282	알코올로 유발된 수면장애, 중등도 또는 고도의 사용장애를 동반하는 경우

F10.288	알코올로 유발된 경도 신경인지장애, 중등도 또는 고도의 사용장애를 동반하는 경우
F10.920	알코올 중독, 사용장애를 동반하지 않는 경우
F10.921	알코올 중독 섬망, 사용장애를 동반하지 않는 경우
F10.930	알코올 금단, 지각 장해를 동반하지 않는 경우, 사용장애를 동반하지 않는 경우
F10.931	알코올 금단 섬망, 사용장애를 동반하지 않는 경우
F10.932	알코올 금단, 지각 장해를 동반하는 경우, 사용장애를 동반하지 않는 경우
F10.94	알코올로 유발된 양극성 및 관련 장애, 사용장애를 동반하지 않는 경우
F10.94	알코올로 유발된 우울장애, 사용장애를 동반하지 않는 경우
F10.959	알코올로 유발된 정신병적 장애, 사용장애를 동반하지 않는 경우
F10.96	알코올로 유발된 주요 신경인지장애, 기억상실-작화증형, 사용장애를 동반하지 않는 경우
F10.97	알코올로 유발된 주요 신경인지장애, 기억상실 없음-작화증형, 사용장애를 동반하지 않는 경우
F10.980	알코올로 유발된 불안장애, 사용장애를 동반하지 않는 경우
F10.981	알코올로 유발된 성기능부전, 사용장애를 동반하지 않는 경우
F10.982	알코올로 유발된 수면장애, 사용장애를 동반하지 않는 경우
F10.988	알코올로 유발된 경도 신경인지장애, 사용장애를 동반하지 않는 경우
F10.99	명시되지 않는 알코올관련장애
F11.10	아편계사용장애, 경도
F11.11	아편계사용장애, 경도, 조기 관해 상태
F11.11	아편계사용장애, 경도, 지속적 관해 상태
F11.120	아편계 중독, 지각 장해를 동반하지 않는 경우, 경도의 사용장애를 동반하는 경우
F11.121	아편계 중독 섬망, 경도의 사용장애를 동반하는 경우
F11.122	아편계 중독, 지각 장해를 동반하는 경우, 경도의 사용장애를 동반하는 경우
F11.13	아편계 금단, 경도의 사용장애를 동반하는 경우
F11.14	아편계로 유발된 우울장애, 경도의 사용장애를 동반하는 경우
F11.181	아편계로 유발된 성기능부전, 경도의 사용장애를 동반하는 경우
F11.182	아편계로 유발된 수면장애, 경도의 사용장애를 동반하는 경우
F11.188	아편계로 유발된 불안장애, 경도의 사용장애를 동반하는 경우
F11.188	아편계 금단 섬망, 경도의 사용장애를 동반하는 경우
F11.20	아편계사용장애, 중등도
F11.20	아편계사용장애, 고도
F11.21	아편계사용장애, 중등도, 조기 관해 상태
F11.21	아편계사용장애, 중등도, 지속적 관해 상태
F11.21	아편계사용장애, 고도, 조기 관해 상태
F11.21	아편계사용장애, 고도, 지속적 관해 상태
F11.220	아편계 중독, 지각 장해를 동반하지 않는 경우, 중등도 또는 고도의 사용장애를 동반하는 경우
F11.221	아편계 중독 섬망, 중등도 또는 고도의 사용장애를 동반하는 경우
F11.222	아편계 중독, 지각 장해를 동반하는 경우, 중등도 또는 고도의 사용장애를 동반하는 경우
F11.23	아편계 금단, 중등도 또는 고도의 사용장애를 동반하는 경우
F11.24	아편계로 유발된 우울장애, 중등도 또는 고도의 사용장애를 동반하는 경우
F11.281	아편계로 유발된 성기능부전, 중등도 또는 고도의 사용장애를 동반하는 경우
F11.282	아편계로 유발된 수면장애, 중등도 또는 고도의 사용장애를 동반하는 경우

F11.288 아편계로 유발된 불안장애, 중등도 또는 고도의 사용장애를 동반하는 경우

F11.288 아편계 금단 섬망, 중등도 또는 고도의 사용장애를 동반하는 경우

F11.920 아편계 중독, 지각 장해를 동반하지 않는 경우, 사용장애를 동반하지 않는 경우

F11.921 아편계로 유발된 섬망(아편계 치료약물을 처방받아 복용한 경우)

F11.921 아편계 중독 섬망, 사용장애를 동반하지 않는 경우

F11.922 아편계 중독, 지각 장해를 동반하는 경우, 사용장애를 동반하지 않는 경우

F11.93 아편계 금단, 사용장애를 동반하지 않는 경우

F11.94 아편계로 유발된 우울장애, 사용장애를 동반하지 않는 경우

F11.981 아편계로 유발된 성기능부전, 사용장애를 동반하지 않는 경우

F11.982 아편계로 유발된 수면장애, 사용장애를 동반하지 않는 경우

F11.988 아편계로 유발된 불안장애, 사용장애를 동반하지 않는 경우

F11.988 아편계로 유발된 섬망(처방받아 복용한 아편계 치료약물의 금단 중 발생한 경우)

F11.988 아편계 금단 섬망, 사용장애를 동반하지 않는 경우

F11.99 명시되지 않는 아편계관련장애

F12.10 대마사용장애, 경도

F12.11 대마사용장애, 경도, 조기 관해 상태

F12.11 대마사용장애, 경도, 지속적 관해 상태

F12.120 대마 중독, 지각 장해를 동반하지 않는 경우, 경도의 사용장애를 동반하는 경우

F12.121 대마 중독 섬망, 경도의 사용장애를 동반하는 경우

F12.122 대마 중독, 지각 장해를 동반하는 경우, 경도의 사용장애를 동반하는 경우

F12.13 대마 금단, 경도의 사용장애를 동반하는 경우

F12.159 대마로 유발된 정신병적 장애, 경도의 사용장애를 동반하는 경우

F12.180 대마로 유발된 불안장애, 경도의 사용장애를 동반하는 경우

F12.188 대마로 유발된 수면장애, 경도의 사용장애를 동반하는 경우

F12.20 대마사용장애, 중등도

F12.20 대마사용장애, 고도

F12.21 대마사용장애, 중등도, 조기 관해 상태

F12.21 대마사용장애, 중등도, 지속적 관해 상태

F12.21 대마사용장애, 고도, 조기 관해 상태

F12.21 대마사용장애, 고도, 지속적 관해 상태

F12.220 대마 중독, 지각 장해를 동반하지 않는 경우, 중등도 또는 고도의 사용장애를 동반하는 경우

F12.221 대마 중독 섬망, 중등도 또는 고도의 사용장애를 동반하는 경우

F12.222 대마 중독, 지각 장해를 동반하는 경우, 중등도 또는 고도의 사용장애를 동반하는 경우

F12.23 대마 금단, 중등도 또는 고도의 사용장애를 동반하는 경우

F12.259 대마로 유발된 정신병적 장애, 중등도 또는 고도의 사용장애를 동반하는 경우

F12.280 대마로 유발된 불안장애, 중등도 또는 고도의 사용장애를 동반하는 경우

F12.288 대마로 유발된 수면장애, 중등도 또는 고도의 사용장애를 동반하는 경우

F12.920 대마 중독, 지각 장해를 동반하지 않는 경우, 사용장애를 동반하지 않는 경우

F12.921 대마 중독 섬망, 사용장애를 동반하지 않는 경우

F12.921 약용 대마 수용체 효현제로 유발된 섬망(약용 대마 수용체 효현제 치료약물을 처방받아 복용한 경우)

F12.922 대마 중독, 지각 장해를 동반하는 경우, 사용장애를 동반하지 않는 경우

F12.93	대마 금단, 사용장애를 동반하지 않는 경우
F12.959	대마로 유발된 정신병적 장애, 사용장애를 동반하지 않는 경우
F12.980	대마로 유발된 불안장애, 사용장애를 동반하지 않는 경우
F12.988	대마로 유발된 수면장애, 사용장애를 동반하지 않는 경우
F12.99	명시되지 않는 대마관련장애
F13.10	진정제, 수면제 또는 항불안제 사용장애, 경도
F13.11	진정제, 수면제 또는 항불안제 사용장애, 경도, 조기 관해 상태
F13.11	진정제, 수면제 또는 항불안제 사용장애, 경도, 지속적 관해 상태
F13.120	진정제, 수면제 또는 항불안제 중독, 경도의 사용장애를 동반하는 경우
F13.121	진정제, 수면제 또는 항불안제 중독 섬망, 경도의 사용장애를 동반하는 경우
F13.130	진정제, 수면제 또는 항불안제 금단, 지각 장해를 동반하지 않는 경우, 경도의 사용장애를 동반하는 경우
F13.131	진정제, 수면제 또는 항불안제 금단 섬망, 경도의 사용장애를 동반하는 경우
F13.132	진정제, 수면제 또는 항불안제 금단, 지각 장해를 동반하는 경우, 경도의 사용장애를 동반하는 경우
F13.14	진정제, 수면제 또는 항불안제로 유발된 양극성 및 관련 장애, 경도의 사용장애를 동반하는 경우
F13.14	진정제, 수면제 또는 항불안제로 유발된 우울장애, 경도의 사용장애를 동반하는 경우
F13.159	진정제, 수면제 또는 항불안제로 유발된 정신병적 장애, 경도의 사용장애를 동반하는 경우
F13.180	진정제, 수면제 또는 항불안제로 유발된 불안장애, 경도의 사용장애를 동반하는 경우
F13.181	진정제, 수면제 또는 항불안제로 유발된 성기능부전, 경도의 사용장애를 동반하는 경우
F13.182	진정제, 수면제 또는 항불안제로 유발된 수면장애, 경도의 사용장애를 동반하는 경우
F13.188	진정제, 수면제 또는 항불안제로 유발된 경도 신경인지장애, 경도의 사용장애를 동반하는 경우
F13.20	진정제, 수면제 또는 항불안제 사용장애, 중등도
F13.20	진정제, 수면제 또는 항불안제 사용장애, 고도
F13.21	진정제, 수면제 또는 항불안제 사용장애, 중등도, 조기 관해 상태
F13.21	진정제, 수면제 또는 항불안제 사용장애, 중등도, 지속적 관해 상태
F13.21	진정제, 수면제 또는 항불안제 사용장애, 고도, 조기 관해 상태
F13.21	진정제, 수면제 또는 항불안제 사용장애, 고도, 지속적 관해 상태
F13.220	진정제, 수면제 또는 항불안제 중독, 중등도 또는 고도의 사용장애를 동반하는 경우
F13.221	진정제, 수면제 또는 항불안제 중독 섬망, 중등도 또는 고도의 사용장애를 동반하는 경우
F13.230	진정제, 수면제 또는 항불안제 금단, 지각 장해를 동반하지 않는 경우, 중등도 또는 고도의 사용장애를 동반하는 경우
F13.231	진정제, 수면제 또는 항불안제 금단 섬망, 중등도 또는 고도의 사용장애를 동반하는 경우
F13.232	진정제, 수면제 또는 항불안제 금단, 지각 장해를 동반하는 경우, 중등도 또는 고도의 사용장애를 동반하는 경우
F13.24	진정제, 수면제 또는 항불안제로 유발된 양극성 및 관련 장애, 중등도 또는 고도의 사용장애를 동반하는 경우
F13.24	진정제, 수면제 또는 항불안제로 유발된 우울장애, 중등도 또는 고도의 사용장애를 동반하는 경우
F13.259	진정제, 수면제 또는 항불안제로 유발된 정신병적 장애, 중등도 또는 고도의 사용장애를 동반하는 경우
F13.27	진정제, 수면제 또는 항불안제로 유발된 주요 신경인지장애, 중등도 또는 고도의 사용장애를 동반하는 경우
F13.280	진정제, 수면제 또는 항불안제로 유발된 불안장애, 중등도 또는 고도의 사용장애를 동반하는 경우

F13.281	진정제, 수면제 또는 항불안제로 유발된 성기능부전, 중등도 또는 고도의 사용장애를 동반하는 경우
F13.282	진정제, 수면제 또는 항불안제로 유발된 수면장애, 중등도 또는 고도의 사용장애를 동반하는 경우
F13.288	진정제, 수면제 또는 항불안제로 유발된 경도 신경인지장애, 중등도 또는 고도의 사용장애를 동반하는 경우
F13.920	진정제, 수면제 또는 항불안제 중독, 사용장애를 동반하지 않는 경우
F13.921	진정제, 수면제 또는 항불안제로 유발된 섬망(진정제, 수면제 또는 항불안제 치료약물을 처방받아 복용한 경우)
F13.921	진정제, 수면제 또는 항불안제 중독 섬망, 사용장애를 동반하지 않는 경우
F13.930	진정제, 수면제 또는 항불안제 금단, 지각 장해를 동반하지 않는 경우, 사용장애를 동반하지 않는 경우
F13.931	진정제, 수면제 또는 항불안제로 유발된 섬망(처방받아 복용한 진정제, 수면제 또는 항불안제 치료약물의 금단 중 발생한 경우)
F13.931	진정제, 수면제 또는 항불안제 금단 섬망, 사용장애를 동반하지 않는 경우
F13.932	진정제, 수면제 또는 항불안제 금단, 지각 장해를 동반하는 경우, 사용장애를 동반하지 않는 경우
F13.94	진정제, 수면제 또는 항불안제로 유발된 양극성 및 관련 장애, 사용장애를 동반하지 않는 경우
F13.94	진정제, 수면제 또는 항불안제로 유발된 우울장애, 사용장애를 동반하지 않는 경우
F13.959	진정제, 수면제 또는 항불안제로 유발된 정신병적 장애, 사용장애를 동반하지 않는 경우
F13.97	진정제, 수면제 또는 항불안제로 유발된 주요 신경인지장애, 사용장애를 동반하지 않는 경우
F13.980	진정제, 수면제 또는 항불안제로 유발된 불안장애, 사용장애를 동반하지 않는 경우
F13.981	진정제, 수면제 또는 항불안제로 유발된 성기능부전, 사용장애를 동반하지 않는 경우
F13.982	진정제, 수면제 또는 항불안제로 유발된 수면장애, 사용장애를 동반하지 않는 경우
F13.988	진정제, 수면제 또는 항불안제로 유발된 경도 신경인지장애, 사용장애를 동반하지 않는 경우
F13.99	명시되지 않는 진정제, 수면제 또는 항불안제 관련장애
F14.10	코카인사용장애, 경도
F14.11	코카인사용장애, 경도, 조기 관해 상태
F14.11	코카인사용장애, 경도, 지속적 관해 상태
F14.120	코카인 중독, 지각 장해를 동반하지 않는 경우, 경도의 사용장애를 동반하는 경우
F14.121	코카인 중독 섬망, 경도의 사용장애를 동반하는 경우
F14.122	코카인 중독, 지각 장해를 동반하는 경우, 경도의 사용장애를 동반하는 경우
F14.13	코카인 금단, 경도의 사용장애를 동반하는 경우
F14.14	코카인으로 유발된 양극성 및 관련 장애, 경도의 사용장애를 동반하는 경우
F14.14	코카인으로 유발된 우울장애, 경도의 사용장애를 동반하는 경우
F14.159	코카인으로 유발된 정신병적 장애, 경도의 사용장애를 동반하는 경우
F14.180	코카인으로 유발된 불안장애, 경도의 사용장애를 동반하는 경우
F14.181	코카인으로 유발된 성기능부전, 경도의 사용장애를 동반하는 경우
F14.182	코카인으로 유발된 수면장애, 경도의 사용장애를 동반하는 경우
F14.188	코카인으로 유발된 경도 신경인지장애, 경도의 사용장애를 동반하는 경우
F14.188	코카인으로 유발된 강박 및 관련 장애, 경도의 사용장애를 동반하는 경우
F14.20	코카인사용장애, 중등도
F14.20	코카인사용장애, 고도
F14.21	코카인사용장애, 중등도, 조기 관해 상태
F14.21	코카인사용장애, 중등도, 지속적 관해 상태

F15.14	암페타민류 물질(또는 기타 자극제)로 유발된 우울장애, 경도의 사용장애를 동반하는 경우
F15.159	암페타민류 물질(또는 기타 자극제)로 유발된 정신병적 장애, 경도의 사용장애를 동반하는 경우
F15.180	암페타민류 물질(또는 기타 자극제)로 유발된 불안장애, 경도의 사용장애를 동반하는 경우
F15.181	암페타민류 물질(또는 기타 자극제)로 유발된 성기능부전, 경도의 사용장애를 동반하는 경우
F15.182	암페타민류 물질(또는 기타 자극제)로 유발된 수면장애, 경도의 사용장애를 동반하는 경우
F15.188	암페타민류 물질(또는 기타 자극제)로 유발된 경도 신경인지장애, 경도의 사용장애를 동반하는 경우
F15.188	암페타민류 물질(또는 기타 자극제)로 유발된 강박 및 관련 장애, 경도의 사용장애를 동반하는 경우
F15.20	암페타민류 물질사용장애, 중등도
F15.20	암페타민류 물질사용장애, 고도
F15.20	기타 또는 명시되지 않는 자극제사용장애, 중등도
F15.20	기타 또는 명시되지 않는 자극제사용장애, 고도
F15.21	암페타민류 물질사용장애, 중등도, 조기 관해 상태
F15.21	암페타민류 물질사용장애, 중등도, 지속적 관해 상태
F15.21	암페타민류 물질사용장애, 고도, 조기 관해 상태
F15.21	암페타민류 물질사용장애, 고도, 지속적 관해 상태
F15.21	기타 또는 명시되지 않는 자극제사용장애, 중등도, 조기 관해 상태
F15.21	기타 또는 명시되지 않는 자극제사용장애, 중등도, 지속적 관해 상태
F15.21	기타 또는 명시되지 않는 자극제사용장애, 고도, 조기 관해 상태
F15.21	기타 또는 명시되지 않는 자극제사용장애, 고도, 지속적 관해 상태
F15.220	암페타민류 물질 중독, 지각 장해를 동반하지 않는 경우, 중등도 또는 고도의 사용장애를 동반하는 경우
F15.220	기타 자극제 중독, 지각 장해를 동반하지 않는 경우, 중등도 또는 고도의 사용장애를 동반하는 경우
F15.221	암페타민류 물질(또는 기타 자극제) 중독 섬망, 중등도 또는 고도의 사용장애를 동반하는 경우
F15.222	암페타민류 물질 중독, 지각 장해를 동반하는 경우, 중등도 또는 고도의 사용장애를 동반하는 경우
F15.222	기타 자극제 중독, 지각 장해를 동반하는 경우, 중등도 또는 고도의 사용장애를 동반하는 경우
F15.23	암페타민류 물질 금단, 중등도 또는 고도의 사용장애를 동반하는 경우
F15.23	기타 자극제 금단, 중등도 또는 고도의 사용장애를 동반하는 경우
F15.24	암페타민류 물질(또는 기타 자극제)로 유발된 양극성 및 관련 장애, 중등도 또는 고도의 사용장애를 동반하는 경우
F15.24	암페타민류 물질(또는 기타 자극제)로 유발된 우울장애, 중등도 또는 고도의 사용장애를 동반하는 경우
F15.259	암페타민류 물질(또는 기타 자극제)로 유발된 정신병적 장애, 중등도 또는 고도의 사용장애를 동반하는 경우
F15.280	암페타민류 물질(또는 기타 자극제)로 유발된 불안장애, 중등도 또는 고도의 사용장애를 동반하는 경우
F15.281	암페타민류 물질(또는 기타 자극제)로 유발된 성기능부전, 중등도 또는 고도의 사용장애를 동반하는 경우
F15.282	암페타민류 물질(또는 기타 자극제)로 유발된 수면장애, 중등도 또는 고도의 사용장애를 동반하는 경우
F15.288	암페타민류 물질(또는 기타 자극제)로 유발된 경도 신경인지장애, 중등도 또는 고도의 사용장애를 동반하는 경우
F15.288	암페타민류 물질(또는 기타 자극제)로 유발된 강박 및 관련 장애, 중등도 또는 고도의 사용장애를 동반하는 경우
F15.920	암페타민류 물질 중독, 지각 장해를 동반하지 않는 경우, 사용장애를 동반하지 않는 경우
F15.920	카페인 중독

F15.920	기타 자극제 중독, 지각 장해를 동반하지 않는 경우, 사용장애를 동반하지 않는 경우
F15.921	암페타민류(또는 기타 자극제) 치료약물로 유발된 섬망(암페타민류 또는 기타 자극제 치료약물을 처방받아 복용한 경우)
F15.921	암페타민류 물질(또는 기타 자극제) 중독 섬망, 사용장애를 동반하지 않는 경우
F15.922	암페타민류 물질 중독, 지각 장해를 동반하는 경우, 사용장애를 동반하지 않는 경우
F15.922	기타 자극제 중독, 지각 장해를 동반하는 경우, 사용장애를 동반하지 않는 경우
F15.93	암페타민류 물질 금단, 사용장애를 동반하지 않는 경우
F15.93	카페인 금단
F15.93	기타 자극제 금단, 사용장애를 동반하지 않는 경우
F15.94	암페타민류 물질(또는 기타 자극제)로 유발된 양극성 및 관련 장애, 사용장애를 동반하지 않는 경우
F15.94	암페타민류 물질(또는 기타 자극제)로 유발된 우울장애, 사용장애를 동반하지 않는 경우
F15.959	암페타민류 물질(또는 기타 자극제)로 유발된 정신병적 장애, 사용장애를 동반하지 않는 경우
F15.980	암페타민류 물질(또는 기타 자극제)로 유발된 불안장애, 사용장애를 동반하지 않는 경우
F15.980	카페인으로 유발된 불안장애, 사용장애를 동반하지 않는 경우
F15.981	암페타민류 물질(또는 기타 자극제)로 유발된 성기능부전, 사용장애를 동반하지 않는 경우
F15.982	암페타민류 물질(또는 기타 자극제)로 유발된 수면장애, 사용장애를 동반하지 않는 경우
F15.982	카페인으로 유발된 수면장애, 사용장애를 동반하지 않는 경우
F15.988	암페타민류 물질(또는 기타 자극제)로 유발된 경도 신경인지장애, 사용장애를 동반하지 않는 경우
F15.988	암페타민류 물질(또는 기타 자극제)로 유발된 강박 및 관련 장애, 사용장애를 동반하지 않는 경우
F15.99	명시되지 않는 암페타민류 물질관련장애
F15.99	명시되지 않는 카페인관련장애
F15.99	명시되지 않는 기타 자극제관련장애
F16.10	기타 환각제사용장애, 경도
F16.10	펜시클리딘사용장애, 경도
F16.11	기타 환각제사용장애, 경도, 조기 관해 상태
F16.11	기타 환각제사용장애, 경도, 지속적 관해 상태
F16.11	펜시클리딘사용장애, 경도, 조기 관해 상태
F16.11	펜시클리딘사용장애, 경도, 지속적 관해 상태
F16.120	기타 환각제 중독, 경도의 사용장애를 동반하는 경우
F16.120	펜시클리딘 중독, 경도의 사용장애를 동반하는 경우
F16.121	기타 환각제 중독 섬망, 경도의 사용장애를 동반하는 경우
F16.121	펜시클리딘 중독 섬망, 경도의 사용장애를 동반하는 경우
F16.14	기타 환각제로 유발된 양극성 및 관련 장애, 경도의 사용장애를 동반하는 경우
F16.14	기타 환각제로 유발된 우울장애, 경도의 사용장애를 동반하는 경우
F16.14	펜시클리딘으로 유발된 양극성 및 관련 장애, 경도의 사용장애를 동반하는 경우
F16.14	펜시클리딘으로 유발된 우울장애, 경도의 사용장애를 동반하는 경우
F16.159	기타 환각제로 유발된 정신병적 장애, 경도의 사용장애를 동반하는 경우
F16.159	펜시클리딘으로 유발된 정신병적 장애, 경도의 사용장애를 동반하는 경우
F16.180	기타 환각제로 유발된 불안장애, 경도의 사용장애를 동반하는 경우
F16.180	펜시클리딘으로 유발된 불안장애, 경도의 사용장애를 동반하는 경우
F16.20	기타 환각제사용장애, 중등도

F16.20	기타 환각제사용장애, 고도
F16.20	펜시클리딘사용장애, 중등도
F16.20	펜시클리딘사용장애, 고도
F16.21	기타 환각제사용장애, 중등도, 조기 관해 상태
F16.21	기타 환각제사용장애, 중등도, 지속적 관해 상태
F16.21	기타 환각제사용장애, 고도, 조기 관해 상태
F16.21	기타 환각제사용장애, 고도, 지속적 관해 상태
F16.21	펜시클리딘사용장애, 중등도, 조기 관해 상태
F16.21	펜시클리딘사용장애, 중등도, 지속적 관해 상태
F16.21	펜시클리딘사용장애, 고도, 조기 관해 상태
F16.21	펜시클리딘사용장애, 고도, 지속적 관해 상태
F16.220	기타 환각제 중독, 중등도 또는 고도의 사용장애를 동반하는 경우
F16.220	펜시클리딘 중독, 중등도 또는 고도의 사용장애를 동반하는 경우
F16.221	기타 환각제 중독 섬망, 중등도 또는 고도의 사용장애를 동반하는 경우
F16.221	펜시클리딘 중독 섬망, 중등도 또는 고도의 사용장애를 동반하는 경우
F16.24	기타 환각제로 유발된 양극성 및 관련 장애, 중등도 또는 고도의 사용장애를 동반하는 경우
F16.24	기타 환각제로 유발된 우울장애, 중등도 또는 고도의 사용장애를 동반하는 경우
F16.24	펜시클리딘으로 유발된 양극성 및 관련 장애, 중등도 또는 고도의 사용장애를 동반하는 경우
F16.24	펜시클리딘으로 유발된 우울장애, 중등도 또는 고도의 사용장애를 동반하는 경우
F16.259	기타 환각제로 유발된 정신병적 장애, 중등도 또는 고도의 사용장애를 동반하는 경우
F16.259	펜시클리딘으로 유발된 정신병적 장애, 중등도 또는 고도의 사용장애를 동반하는 경우
F16.280	기타 환각제로 유발된 불안장애, 중등도 또는 고도의 사용장애를 동반하는 경우
F16.280	펜시클리딘으로 유발된 불안장애, 중등도 또는 고도의 사용장애를 동반하는 경우
F16.920	기타 환각제 중독, 사용장애를 동반하지 않는 경우
F16.920	펜시클리딘 중독, 사용장애를 동반하지 않는 경우
F16.921	케타민 또는 기타 환각제로 유발된 섬망(케타민 또는 기타 환각제 치료약물을 처방받았거나 의학적 이유로 복용한 경우)
F16.921	기타 환각제 중독 섬망, 사용장애를 동반하지 않는 경우
F16.921	펜시클리딘 중독 섬망, 사용장애를 동반하지 않는 경우
F16.94	기타 환각제로 유발된 양극성 및 관련 장애, 사용장애를 동반하지 않는 경우
F16.94	기타 환각제로 유발된 우울장애, 사용장애를 동반하지 않는 경우
F16.94	펜시클리딘으로 유발된 양극성 및 관련 장애, 사용장애를 동반하지 않는 경우
F16.94	펜시클리딘으로 유발된 우울장애, 사용장애를 동반하지 않는 경우
F16.959	기타 환각제로 유발된 정신병적 장애, 사용장애를 동반하지 않는 경우
F16.959	펜시클리딘으로 유발된 정신병적 장애, 사용장애를 동반하지 않는 경우
F16.980	기타 환각제로 유발된 불안장애, 사용장애를 동반하지 않는 경우
F16.980	펜시클리딘으로 유발된 불안장애, 사용장애를 동반하지 않는 경우
F16.983	환각제 지속성 지각장애
F16.99	명시되지 않는 환각제관련장애
F16.99	명시되지 않는 펜시클리딘관련장애
F17.200	담배사용장애, 중등도

F17.200	담배사용장애, 고도
F17.201	담배사용장애, 중등도, 조기 관해 상태
F17.201	담배사용장애, 중등도, 지속적 관해 상태
F17.201	담배사용장애, 고도, 조기 관해 상태
F17.201	담배사용장애, 고도, 지속적 관해 상태
F17.203	담배 금단
F17.208	담배로 유발된 수면장애, 중등도 또는 고도의 사용장애를 동반하는 경우
F17.209	명시되지 않는 담배관련장애
F18.10	흡입제사용장애, 경도
F18.11	흡입제사용장애, 경도, 조기 관해 상태
F18.11	흡입제사용장애, 경도, 지속적 관해 상태
F18.120	흡입제 중독, 경도의 사용장애를 동반하는 경우
F18.121	흡입제 중독 섬망, 경도의 사용장애를 동반하는 경우
F18.14	흡입제로 유발된 우울장애, 경도의 사용장애를 동반하는 경우
F18.159	흡입제로 유발된 정신병적 장애, 경도의 사용장애를 동반하는 경우
F18.17	흡입제로 유발된 주요 신경인지장애, 경도의 사용장애를 동반하는 경우
F18.180	흡입제로 유발된 불안장애, 경도의 사용장애를 동반하는 경우
F18.188	흡입제로 유발된 경도 신경인지장애, 경도의 사용장애를 동반하는 경우
F18.20	흡입제사용장애, 중등도
F18.20	흡입제사용장애, 고도
F18.21	흡입제사용장애, 중등도, 조기 관해 상태
F18.21	흡입제사용장애, 중등도, 지속적 관해 상태
F18.21	흡입제사용장애, 고도, 조기 관해 상태
F18.21	흡입제사용장애, 고도, 지속적 관해 상태
F18.220	흡입제 중독, 중등도 또는 고도의 사용장애를 동반하는 경우
F18.221	흡입제 중독 섬망, 중등도 또는 고도의 사용장애를 동반하는 경우
F18.24	흡입제로 유발된 우울장애, 중등도 또는 고도의 사용장애를 동반하는 경우
F18.259	흡입제로 유발된 정신병적 장애, 중등도 또는 고도의 사용장애를 동반하는 경우
F18.27	흡입제로 유발된 주요 신경인지장애, 중등도 또는 고도의 사용장애를 동반하는 경우
F18.280	흡입제로 유발된 불안장애, 중등도 또는 고도의 사용장애를 동반하는 경우
F18.288	흡입제로 유발된 경도 신경인지장애, 중등도 또는 고도의 사용장애를 동반하는 경우
F18.920	흡입제 중독, 사용장애를 동반하지 않는 경우
F18.921	흡입제 중독 섬망, 사용장애를 동반하지 않는 경우
F18.94	흡입제로 유발된 우울장애, 사용장애를 동반하지 않는 경우
F18.959	흡입제로 유발된 정신병적 장애, 사용장애를 동반하지 않는 경우
F18.97	흡입제로 유발된 주요 신경인지장애, 사용장애를 동반하지 않는 경우
F18.980	흡입제로 유발된 불안장애, 사용장애를 동반하지 않는 경우
F18.988	흡입제로 유발된 경도 신경인지장애, 사용장애를 동반하지 않는 경우
F18.99	명시되지 않는 흡입제관련장애
F19.10	기타(또는 미상의) 물질사용장애, 경도
F19.11	기타(또는 미상의) 물질사용장애, 경도, 조기 관해 상태

F19.11	기타(또는 미상의) 물질사용장애, 경도, 지속적 관해 상태
F19.120	기타(또는 미상의) 물질 중독, 지각 장해를 동반하지 않는 경우, 경도의 사용장애를 동반하는 경우
F19.121	기타(또는 미상의) 물질 중독 섬망, 경도의 사용장애를 동반하는 경우
F19.122	기타(또는 미상의) 물질 중독, 지각 장해를 동반하는 경우, 경도의 사용장애를 동반하는 경우
F19.130	기타(또는 미상의) 물질 금단, 지각 장해를 동반하지 않는 경우, 경도의 사용장애를 동반하는 경우
F19.131	기타(또는 미상의) 물질 금단 섬망, 경도의 사용장애를 동반하는 경우
F19.132	기타(또는 미상의) 물질 금단, 지각 장해를 동반하는 경우, 경도의 사용장애를 동반하는 경우
F19.14	기타(또는 미상의) 물질로 유발된 양극성 및 관련 장애, 경도의 사용장애를 동반하는 경우
F19.14	기타(또는 미상의) 물질로 유발된 우울장애, 경도의 사용장애를 동반하는 경우
F19.159	기타(또는 미상의) 물질로 유발된 정신병적 장애, 경도의 사용장애를 동반하는 경우
F19.17	기타(또는 미상의) 물질로 유발된 주요 신경인지장애, 경도의 사용장애를 동반하는 경우
F19.180	기타(또는 미상의) 물질로 유발된 불안장애, 경도의 사용장애를 동반하는 경우
F19.181	기타(또는 미상의) 물질로 유발된 성기능부전, 경도의 사용장애를 동반하는 경우
F19.182	기타(또는 미상의) 물질로 유발된 수면장애, 경도의 사용장애를 동반하는 경우
F19.188	기타(또는 미상의) 물질로 유발된 경도 신경인지장애, 경도의 사용장애를 동반하는 경우
F19.188	기타(또는 미상의) 물질로 유발된 강박 및 관련 장애, 경도의 사용장애를 동반하는 경우
F19.20	기타(또는 미상의) 물질사용장애, 중등도
F19.20	기타(또는 미상의) 물질사용장애, 고도
F19.21	기타(또는 미상의) 물질사용장애, 중등도, 조기 관해 상태
F19.21	기타(또는 미상의) 물질사용장애, 중등도, 지속적 관해 상태
F19.21	기타(또는 미상의) 물질사용장애, 고도, 조기 관해 상태
F19.21	기타(또는 미상의) 물질사용장애, 고도, 지속적 관해 상태
F19.220	기타(또는 미상의) 물질 중독, 지각 장해를 동반하지 않는 경우, 중등도 또는 고도의 사용장애를 동반하는 경우
F19.221	기타(또는 미상의) 물질 중독 섬망, 중등도 또는 고도의 사용장애를 동반하는 경우
F19.222	기타(또는 미상의) 물질 중독, 지각 장해를 동반하는 경우, 중등도 또는 고도의 사용장애를 동반하는 경우
F19.230	기타(또는 미상의) 물질 금단, 지각 장해를 동반하지 않는 경우, 중등도 또는 고도의 사용장애를 동반하는 경우
F19.231	기타(또는 미상의) 물질 금단 섬망, 중등도 또는 고도의 사용장애를 동반하는 경우
F19.232	기타(또는 미상의) 물질 금단, 지각 장해를 동반하는 경우, 중등도 또는 고도의 사용장애를 동반하는 경우
F19.24	기타(또는 미상의) 물질로 유발된 양극성 및 관련 장애, 중등도 또는 고도의 사용장애를 동반하는 경우
F19.24	기타(또는 미상의) 물질로 유발된 우울장애, 중등도 또는 고도의 사용장애를 동반하는 경우
F19.259	기타(또는 미상의) 물질로 유발된 정신병적 장애, 중등도 또는 고도의 사용장애를 동반하는 경우
F19.27	기타(또는 미상의) 물질로 유발된 주요 신경인지장애, 중등도 또는 고도의 사용장애를 동반하는 경우
F19.280	기타(또는 미상의) 물질로 유발된 불안장애, 중등도 또는 고도의 사용장애를 동반하는 경우
F19.281	기타(또는 미상의) 물질로 유발된 성기능부전, 중등도 또는 고도의 사용장애를 동반하는 경우
F19.282	기타(또는 미상의) 물질로 유발된 수면장애, 중등도 또는 고도의 사용장애를 동반하는 경우
F19.288	기타(또는 미상의) 물질로 유발된 경도 신경인지장애, 중등도 또는 고도의 사용장애를 동반하는 경우
F19.288	기타(또는 미상의) 물질로 유발된 강박 및 관련 장애, 중등도 또는 고도의 사용장애를 동반하는 경우

F19.920	기타(또는 미상의) 물질 중독, 지각 장해를 동반하지 않는 경우, 사용장애를 동반하지 않는 경우
F19.921	기타(또는 미상의) 치료약물로 유발된 섬망(기타[또는 미상의] 치료약물을 처방받아 복용한 경우)
F19.921	기타(또는 미상의) 물질 중독 섬망, 사용장애를 동반하지 않는 경우
F19.922	기타(또는 미상의) 물질 중독, 지각 장해를 동반하는 경우, 사용장애를 동반하지 않는 경우
F19.930	기타(또는 미상의) 물질 금단, 지각 장해를 동반하지 않는 경우, 사용장애를 동반하지 않는 경우
F19.931	기타(또는 미상의) 치료약물로 유발된 섬망(처방받아 복용한 기타[또는 미상의] 치료약물의 금단 중 발생한 경우)
F19.931	기타(또는 미상의) 물질 금단 섬망, 사용장애를 동반하지 않는 경우
F19.932	기타(또는 미상의) 물질 금단, 지각 장해를 동반하는 경우, 사용장애를 동반하지 않는 경우
F19.94	기타(또는 미상의) 물질로 유발된 양극성 및 관련 장애, 사용장애를 동반하지 않는 경우
F19.94	기타(또는 미상의) 물질로 유발된 우울장애, 사용장애를 동반하지 않는 경우
F19.959	기타(또는 미상의) 물질로 유발된 정신병적 장애, 사용장애를 동반하지 않는 경우
F19.97	기타(또는 미상의) 물질로 유발된 주요 신경인지장애, 사용장애를 동반하지 않는 경우
F19.980	기타(또는 미상의) 물질로 유발된 불안장애, 사용장애를 동반하지 않는 경우
F19.981	기타(또는 미상의) 물질로 유발된 성기능부전, 사용장애를 동반하지 않는 경우
F19.982	기타(또는 미상의) 물질로 유발된 수면장애, 사용장애를 동반하지 않는 경우
F19.988	기타(또는 미상의) 물질로 유발된 경도 신경인지장애, 사용장애를 동반하지 않는 경우
F19.988	기타(또는 미상의) 물질로 유발된 강박 및 관련 장애, 사용장애를 동반하지 않는 경우
F19.99	명시되지 않는 기타(또는 미상의) 물질관련장애
F20.81	조현양상장애
F20.9	조현병
F21	조현형 성격장애
F22	망상장애
F23	단기 정신병적 장애
F25.0	조현정동장애, 양극형
F25.1	조현정동장애, 우울형
F28	달리 명시되는 조현병 스펙트럼 및 기타 정신병적 장애
F29	명시되지 않는 조현병 스펙트럼 및 기타 정신병적 장애
F31.0	제I형 양극성장애, 현재 또는 가장 최근 경조증 삽화
F31.11	제I형 양극성장애, 현재 또는 가장 최근 조증 삽화, 경도
F31.12	제I형 양극성장애, 현재 또는 가장 최근 조증 삽화, 중등도
F31.13	제I형 양극성장애, 현재 또는 가장 최근 조증 삽화, 고도
F31.2	제I형 양극성장애, 현재 또는 가장 최근 조증 삽화, 정신병적 양상을 동반하는 경우
F31.31	제I형 양극성장애, 현재 또는 가장 최근 우울증 삽화, 경도
F31.32	제I형 양극성장애, 현재 또는 가장 최근 우울증 삽화, 중등도
F31.4	제I형 양극성장애, 현재 또는 가장 최근 우울증 삽화, 고도
F31.5	제I형 양극성장애, 현재 또는 가장 최근 우울증 삽화, 정신병적 양상을 동반하는 경우
F31.71	제I형 양극성장애, 현재 또는 가장 최근 경조증 삽화, 부분 관해 상태
F31.72	제I형 양극성장애, 현재 또는 가장 최근 경조증 삽화, 완전 관해 상태
F31.73	제I형 양극성장애, 현재 또는 가장 최근 조증 삽화, 부분 관해 상태
F31.74	제I형 양극성장애, 현재 또는 가장 최근 조증 삽화, 완전 관해 상태

F31.75	제I형 양극성장애, 현재 또는 가장 최근 우울증 삽화, 부분 관해 상태
F31.76	제I형 양극성장애, 현재 또는 가장 최근 우울증 삽화, 완전 관해 상태
F31.81	제II형 양극성장애
F31.89	달리 명시되는 양극성 및 관련 장애
F31.9	제I형 양극성장애, 현재 또는 가장 최근 우울증 삽화, 명시되지 않는 경우
F31.9	제I형 양극성장애, 현재 또는 가장 최근 경조증 삽화, 명시되지 않는 경우
F31.9	제I형 양극성장애, 현재 또는 가장 최근 조증 삽화, 명시되지 않는 경우
F31.9	제I형 양극성장애, 현재 또는 가장 최근 명시되지 않는 삽화
F31.9	명시되지 않는 양극성 및 관련 장애
F32.0	주요우울장애, 단일 삽화, 경도
F32.1	주요우울장애, 단일 삽화, 중등도
F32.2	주요우울장애, 단일 삽화, 고도
F32.3	주요우울장애, 단일 삽화, 정신병적 양상을 동반하는 경우
F32.4	주요우울장애, 단일 삽화, 부분 관해 상태
F32.5	주요우울장애, 단일 삽화, 완전 관해 상태
F32.81	월경전불쾌감장애
F32.89	달리 명시되는 우울장애
F32.9	주요우울장애, 단일 삽화, 명시되지 않는 경우
F32.A	명시되지 않는 우울장애
F33.0	주요우울장애, 재발성 삽화, 경도
F33.1	주요우울장애, 재발성 삽화, 중등도
F33.2	주요우울장애, 재발성 삽화, 고도
F33.3	주요우울장애, 재발성 삽화, 정신병적 양상을 동반하는 경우
F33.41	주요우울장애, 재발성 삽화, 부분 관해 상태
F33.42	주요우울장애, 재발성 삽화, 완전 관해 상태
F33.9	주요우울장애, 재발성 삽화, 명시되지 않는 경우
F34.0	순환성장애
F34.1	지속성 우울장애
F34.81	파괴적 기분조절부전장애
F39	명시되지 않는 기분장애
F40.00	광장공포증
F40.10	사회불안장애
F40.218	특정공포증, 동물형
F40.228	특정공포증, 자연환경형
F40.230	특정공포증, 혈액에 대한 공포
F40.231	특정공포증, 주사와 수혈에 대한 공포
F40.232	특정공포증, 기타 의학적 처치에 대한 공포
F40.233	특정공포증, 상해에 대한 공포
F40.248	특정공포증, 상황형
F40.298	특정공포증, 기타형
F41.0	공황장애

F65.1	복장도착장애
F65.2	노출장애
F65.3	관음장애
F65.4	소아성애장애
F65.51	성적피학장애
F65.52	성적가학장애
F65.81	마찰도착장애
F65.89	달리 명시되는 변태성욕장애
F65.9	명시되지 않는 변태성욕장애
F68.10	스스로에게 부여된 인위성장애
F68.A	타인에게 부여된 인위성장애
F70	지적발달장애(지적장애), 경도
F71	지적발달장애(지적장애), 중등도
F72	지적발달장애(지적장애), 고도
F73	지적발달장애(지적장애), 최고도
F79	명시되지 않는 지적발달장애(지적장애)
F80.0	말소리장애
F80.2	언어장애
F80.81	아동기 발병 유창성장애(말더듬)
F80.82	사회적(실용적) 의사소통장애
F80.9	명시되지 않는 의사소통장애
F81.0	특정학습장애, 읽기 손상 동반
F81.2	특정학습장애, 수학 손상 동반
F81.81	특정학습장애, 쓰기 손상 동반
F82	발달성 협응장애
F84.0	자폐스펙트럼장애
F88	전반적 발달지연
F88	달리 명시되는 신경발달장애
F89	명시되지 않는 신경발달장애
F90.0	주의력결핍 과잉행동장애, 부주의 우세형
F90.1	주의력결핍 과잉행동장애, 과잉행동/충동 우세형
F90.2	주의력결핍 과잉행동장애, 복합형
F90.8	달리 명시되는 주의력결핍 과잉행동장애
F90.9	명시되지 않는 주의력결핍 과잉행동장애
F91.1	품행장애, 아동기 발병 유형
F91.2	품행장애, 청소년기 발병 유형
F91.3	적대적 반항장애
F91.8	달리 명시되는 파괴적, 충동조절, 그리고 품행 장애
F91.9	품행장애, 명시되지 않는 발병
F91.9	명시되지 않는 파괴적, 충동조절, 그리고 품행 장애
F93.0	분리불안장애

F94.0	선택적 함구증
F94.1	반응성 애착장애
F94.2	탈억제성 사회적 유대감 장애
F95.0	잠정적 틱장애
F95.1	지속성(만성) 운동 또는 음성 틱장애
F95.2	투렛장애
F95.8	달리 명시되는 틱장애
F95.9	명시되지 않는 틱장애
F98.0	유뇨증
F98.1	유분증
F98.21	되새김장애
F98.3	이식증, 아동
F98.4	상동증적 운동장애
F98.5	성인기 발병 유창성장애
F99	달리 명시되는 정신질환
F99	명시되지 않는 정신질환
G21.0	신경이완제 악성 증후군
G21.11	항정신병 치료약물 및 기타 도파민 수용체 차단제로 유발된 파킨슨증
G21.19	기타 치료약물로 유발된 파킨슨증
G24.01	지연성 운동이상
G24.02	치료약물로 유발된 급성 근육긴장이상
G24.09	지연성 근육긴장이상
G25.1	치료약물로 유발된 체위떨림
G25.71	치료약물로 유발된 급성 좌불안석
G25.71	지연성 좌불안석
G25.79	기타 치료약물로 유발된 운동장애
G25.81	하지불안 증후군
G31.84	가능성 있는 알츠하이머병으로 인한 경도 신경인지장애(추가적인 의학적 부호 없음)
G31.84	가능성 있는 전두측두엽 변성으로 인한 경도 신경인지장애(추가적인 의학적 부호 없음)
G31.84	가능성 있는 루이소체 경도 신경인지장애(추가적인 의학적 부호 없음)
G31.84	가능성 있는 파킨슨병으로 인한 경도 신경인지장애(추가적인 의학적 부호 없음)
G31.84	가능성 있는 혈관 질환으로 인한 경도 신경인지장애(추가적인 의학적 부호 없음)
G31.84	미상의 병인으로 인한 경도 신경인지장애(추가적인 의학적 부호 없음)
G47.00	명시되지 않는 불면장애
G47.09	달리 명시되는 불면장애
G47.10	명시되지 않는 과다수면장애
G47.19	달리 명시되는 과다수면장애
G47.20	일주기리듬 수면-각성장애, 명시되지 않는 유형
G47.21	일주기리듬 수면-각성장애, 뒤처진 수면위상형
G47.22	일주기리듬 수면-각성장애, 앞당겨진 수면위상형
G47.23	일주기리듬 수면-각성장애, 불규칙한 수면-각성형

G47.24	일주기리듬 수면-각성장애, 비24시간 수면-각성형
G47.26	일주기리듬 수면-각성장애, 교대근무형
G47.31	중추성 수면무호흡증, 특발성 중추성 수면무호흡증
G47.33	폐쇄성 수면 무호흡 저호흡
G47.34	수면관련 환기저하, 특발성 환기저하
G47.35	수면관련 환기저하, 선천성 중추성 폐포 환기저하
G47.36	수면관련 환기저하, 동반이환된 수면관련 환기저하
G47.37	아편계 사용과 동반이환된 중추성 수면무호흡증
G47.411	탈력발작이 있거나 하이포크레틴 결핍이 있는 기면증(1형)
G47.419	탈력발작이 없으며 하이포크레틴 결핍이 없거나 측정이 안된 기면증(2형)
G47.421	의학적 상태로 인한 탈력발작 또는 하이포크레틴 결핍이 있는 기면증
G47.429	의학적 상태로 인한 탈력발작과 하이포크레틴 결핍이 없는 기면증
G47.52	REM수면 행동장애
G47.8	달리 명시되는 수면-각성장애
G47.9	명시되지 않는 수면-각성장애
N39.498	달리 명시되는 배설장애, 소변 증상 동반
R06.3	중추성 수면무호흡증, 체인-스토크스 호흡
R15.9	달리 명시되는 배설장애, 대변 증상 동반
R15.9	명시되지 않는 배설장애, 대변 증상 동반
R32	명시되지 않는 배설장애, 소변 증상 동반
R41.81	나이 관련 인지 쇠퇴
R41.83	경계선 지적 기능
R41.9	명시되지 않는 신경인지장애
R45.88	현재 비자살적 자해
R45.89	손상적 감정폭발
T14.91XA	현재 자살 행동, 초기 대면
T14.91XD	현재 자살 행동, 후속 대면
T43.205A	항우울제 중단 증후군, 초기 대면
T43.205D	항우울제 중단 증후군, 후속 대면
T43.205S	항우울제 중단 증후군, 후유증
T50.905A	치료약물의 기타 부작용, 초기 대면
T50.905D	치료약물의 기타 부작용, 후속 대면
T50.905S	치료약물의 기타 부작용, 후유증
T74.01XA	배우자나 동반자 방임, 확인됨, 초기 대면
T74.01XD	배우자나 동반자 방임, 확인됨, 후속 대면
T74.02XA	아동 방임, 확인됨, 초기 대면
T74.02XD	아동 방임, 확인됨, 후속 대면
T74.11XA	배우자나 동반자가 아닌 사람에 의한 성인 신체적 학대, 확인됨, 초기 대면
T74.11XA	배우자나 동반자 신체적 폭력, 확인됨, 초기 대면
T74.11XD	배우자나 동반자가 아닌 사람에 의한 성인 신체적 학대, 확인됨, 후속 대면
T74.11XD	배우자나 동반자 신체적 폭력, 확인됨, 후속 대면

T74.12XA	아동 신체적 학대, 확인됨, 초기 대면
T74.12XD	아동 신체적 학대, 확인됨, 후속 대면
T74.21XA	배우자나 동반자가 아닌 사람에 의한 성인 성적 학대, 확인됨, 초기 대면
T74.21XA	배우자나 동반자 성적 폭력, 확인됨, 초기 대면
T74.21XD	배우자나 동반자가 아닌 사람에 의한 성인 성적 학대, 확인됨, 후속 대면
T74.21XD	배우자나 동반자 성적 폭력, 확인됨, 후속 대면
T74.22XA	아동 성적 학대, 확인됨, 초기 대면
T74.22XD	아동 성적 학대, 확인됨, 후속 대면
T74.31XA	배우자나 동반자가 아닌 사람에 의한 성인 심리적 학대, 확인됨, 초기 대면
T74.31XA	배우자나 동반자 심리적 학대, 확인됨, 초기 대면
T74.31XD	배우자나 동반자가 아닌 사람에 의한 성인 심리적 학대, 확인됨, 후속 대면
T74.31XD	배우자나 동반자 심리적 학대, 확인됨, 후속 대면
T74.32XA	아동 심리적 학대, 확인됨, 초기 대면
T74.32XD	아동 심리적 학대, 확인됨, 후속 대면
T76.01XA	배우자나 동반자 방임, 의심됨, 초기 대면
T76.01XD	배우자나 동반자 방임, 의심됨, 후속 대면
T76.02XA	아동 방임, 의심됨, 초기 대면
T76.02XD	아동 방임, 의심됨, 후속 대면
T76.11XA	배우자나 동반자가 아닌 사람에 의한 성인 신체적 학대, 의심됨, 초기 대면
T76.11XA	배우자나 동반자 신체적 폭력, 의심됨, 초기 대면
T76.11XD	배우자나 동반자가 아닌 사람에 의한 성인 신체적 학대, 의심됨, 후속 대면
T76.11XD	배우자나 동반자 신체적 폭력, 의심됨, 후속 대면
T76.12XA	아동 신체적 학대, 의심됨, 초기 대면
T76.12XD	아동 신체적 학대, 의심됨, 후속 대면
T76.21XA	배우자나 동반자가 아닌 사람에 의한 성인 성적 학대, 의심됨, 초기 대면
T76.21XA	배우자나 동반자 성적 폭력, 의심됨, 초기 대면
T76.21XD	배우자나 동반자가 아닌 사람에 의한 성인 성적 학대, 의심됨, 후속 대면
T76.21XD	배우자나 동반자 성적 폭력, 의심됨, 후속 대면
T76.22XA	아동 성적 학대, 의심됨, 초기 대면
T76.22XD	아동 성적 학대, 의심됨, 후속 대면
T76.31XA	배우자나 동반자가 아닌 사람에 의한 성인 심리적 학대, 의심됨, 초기 대면
T76.31XA	배우자나 동반자 심리적 학대, 의심됨, 초기 대면
T76.31XD	배우자나 동반자가 아닌 사람에 의한 성인 심리적 학대, 의심됨, 후속 대면
T76.31XD	배우자나 동반자 심리적 학대, 의심됨, 후속 대면
T76.32XA	아동 심리적 학대, 의심됨, 초기 대면
T76.32XD	아동 심리적 학대, 의심됨, 후속 대면
Z03.89	진단 혹은 상태 없음
Z31.5	유전 상담
Z55.0	문맹과 낮은 문해력
Z55.1	학교교육 이용불가 및 달성불가
Z55.2	학교 시험 실패

Z55.3	학교에서의 저성취
Z55.4	교육적 부적응과 교사 및 급우들과의 불화
Z55.8	부적절한 가르침과 관련된 문제
Z55.9	교육 및 문해력과 관련된 기타 문제
Z56.0	실직
Z56.1	이직
Z56.2	일자리 상실 위협
Z56.3	스트레스를 주는 업무 일정
Z56.4	상사 및 동료와의 불화
Z56.5	성질에 맞지 않는 직장 환경
Z56.6	업무와 관련된 기타 신체적 · 정신적 부담
Z56.81	직장 내 성희롱
Z56.82	현재의 군대 배치 상태와 관련된 문제
Z56.9	고용과 관련된 기타 문제
Z58.6	안전한 식수 부족
Z59.01	보호 노숙
Z59.02	비보호 노숙
Z59.10	부적절한 주거
Z59.2	이웃, 세입자 또는 임대주와의 불화
Z59.3	주거시설 생활과 관련된 문제
Z59.41	식량 불안정
Z59.5	극도의 가난
Z59.6	저소득
Z59.7	불충분한 사회보험 또는 건강보험이나 복지 지원
Z59.9	기타 경제 문제
Z59.9	기타 주거 문제
Z60.0	생의 단계 문제
Z60.2	혼자 살기와 관련된 문제
Z60.3	문화 적응의 어려움
Z60.4	사회적 배척이나 거부
Z60.5	(지각된) 부정적 차별이나 박해의 표적
Z60.9	사회 환경과 관련된 기타 문제
Z62.29	부모와 떨어진 양육
Z62.810	아동기 신체적 학대의 개인력(과거력)
Z62.810	아동기 성적 학대의 개인력(과거력)
Z62.811	아동기 심리적 학대의 개인력(과거력)
Z62.812	아동기 방임의 개인력(과거력)
Z62.820	부모-아동 관계 문제, 부모-생물학적 자식
Z62.821	부모-아동 관계 문제, 부모-입양된 자식
Z62.822	부모-아동 관계 문제, 부모-양육된 자식
Z62.891	형제자매 관계 문제

Z62.898	부모의 관계 고충에 의해 영향받는 아동
Z62.898	부모-아동 관계 문제, 기타 보호자-자식
Z63.0	배우자나 친밀 동반자와의 관계 고충
Z63.4	단순 사별
Z63.5	별거나 이혼에 의한 가족 붕괴
Z63.8	가정 내 고도의 표출 정서
Z64.0	원하지 않는 임신과 관련된 문제
Z64.1	임신 반복과 관련된 문제
Z64.4	보호관찰관, 사례관리자, 사회복지사 등과 같은 사회복지 제공자와의 불화
Z65.0	불구속 상태의 형사 소송에서 유죄 판결
Z65.1	구속 또는 기타의 구금
Z65.2	출감과 관련된 문제
Z65.3	기타 법적 상황과 관련된 문제
Z65.4	범죄의 피해자
Z65.4	테러나 고문의 피해자
Z65.5	재앙, 전쟁 또는 기타 적대 행위에 노출
Z65.8	종교적 또는 영적 문제
Z69.010	부모에 의한 아동 방임의 피해자에 대한 정신건강 서비스를 위한 대면
Z69.010	부모에 의한 아동 신체적 학대의 피해자에 대한 정신건강 서비스를 위한 대면
Z69.010	부모에 의한 아동 심리적 학대의 피해자에 대한 정신건강 서비스를 위한 대면
Z69.010	부모에 의한 아동 성적 학대의 피해자에 대한 정신건강 서비스를 위한 대면
Z69.011	양친성 아동 방임의 가해자에 대한 정신건강 서비스를 위한 대면
Z69.011	양친성 아동 신체적 학대의 가해자에 대한 정신건강 서비스를 위한 대면
Z69.011	양친성 아동 심리적 학대의 가해자에 대한 정신건강 서비스를 위한 대면
Z69.011	양친성 아동 성적 학대의 가해자에 대한 정신건강 서비스를 위한 대면
Z69.020	비양친성 아동 방임의 피해자에 대한 정신건강 서비스를 위한 대면
Z69.020	비양친성 아동 신체적 학대의 피해자에 대한 정신건강 서비스를 위한 대면
Z69.020	비양친성 아동 심리적 학대의 피해자에 대한 정신건강 서비스를 위한 대면
Z69.020	비양친성 아동 성적 학대의 피해자에 대한 정신건강 서비스를 위한 대면
Z69.021	비양친성 아동 방임의 가해자에 대한 정신건강 서비스를 위한 대면
Z69.021	비양친성 아동 신체적 학대의 가해자에 대한 정신건강 서비스를 위한 대면
Z69.021	비양친성 아동 심리적 학대의 가해자에 대한 정신건강 서비스를 위한 대면
Z69.021	비양친성 아동 성적 학대의 가해자에 대한 정신건강 서비스를 위한 대면
Z69.11	배우자나 동반자 방임의 피해자에 대한 정신건강 서비스를 위한 대면
Z69.11	배우자나 동반자 심리적 학대의 피해자에 대한 정신건강 서비스를 위한 대면
Z69.11	배우자나 동반자 신체적 폭력의 피해자에 대한 정신건강 서비스를 위한 대면
Z69.12	배우자나 동반자 방임의 가해자에 대한 정신건강 서비스를 위한 대면
Z69.12	배우자나 동반자 심리적 학대의 가해자에 대한 정신건강 서비스를 위한 대면
Z69.12	배우자나 동반자 신체적 폭력의 가해자에 대한 정신건강 서비스를 위한 대면
Z69.12	배우자나 동반자 성적 폭력의 가해자에 대한 정신건강 서비스를 위한 대면
Z69.81	배우자나 동반자가 아닌 사람에 의한 성인 학대의 피해자에 대한 정신건강 서비스를 위한 대면

Z69.81	배우자나 동반자 성적 폭력의 피해자에 대한 정신건강 서비스를 위한 대면
Z69.82	배우자나 동반자가 아닌 사람에 의한 성인 학대의 가해자에 대한 정신건강 서비스를 위한 대면
Z70.9	성 상담
Z71.3	다이어트 상담
Z71.9	기타 상담 또는 자문
Z72.0	담배사용장애, 경도
Z72.810	아동 또는 청소년 반사회적 행동
Z72.811	성인 반사회적 행동
Z72.9	생활방식과 관련된 문제
Z75.3	건강관리 기관이 없거나 가기 어려움
Z75.4	기타 도움을 주는 기관이 없거나 가기 어려움
Z76.5	꾀병
Z91.199	의학적 치료를 멀리함
Z91.410	배우자나 동반자 신체적 폭력의 개인력(과거력)
Z91.410	배우자나 동반자 성적 폭력의 개인력(과거력)
Z91.411	배우자나 동반자 심리적 학대의 개인력(과거력)
Z91.412	배우자나 동반자 방임의 개인력(과거력)
Z91.49	심리적 외상의 개인력
Z91.51	자살 행동의 과거력
Z91.52	비자살적 자해의 과거력
Z91.82	군대 배치의 개인력
Z91.83	정신질환과 연관된 배회

Past DSM-5 APA Staff

Erin J. Dalder-Alpher
Kristin Edwards
Leah I. Engel

Lenna Jawdat
Elizabeth C. Martin
Rocio J. Salvador

Work Group Advisors

ADHD and Disruptive Behavior Disorders

Emil F. Coccaro, M.D.
Deborah Dabrick, Ph.D.
Prudence W. Fisher, Ph.D.
Benjamin B. Lahey, Ph.D.
Salvatore Mannuzza, Ph.D.
Mary Solanto, Ph.D.
J. Blake Turner, Ph.D.
Eric Youngstrom, Ph.D.

Anxiety, Obsessive-Compulsive Spectrum, Posttraumatic, and Dissociative Disorders

Lynn E. Alden, Ph.D.
David B. Arciniegas, M.D.
David H. Barlow, Ph.D.
Katja Beesdo-Baum, Ph.D.
Chris R. Brewin, Ph.D.
Richard J. Brown, Ph.D.
Timothy A. Brown, Ph.D.
Richard A. Bryant, Ph.D.
Joan M. Cook, Ph.D.
Joop de Jong, M.D., Ph.D.
Paul F. Dell, Ph.D.
Damiaan Denys, M.D.
Bruce P. Dohrenwend, Ph.D.
Brian A. Fallon, M.D., M.P.H.
Edna B. Foa, Ph.D.
Martin E. Franklin, Ph.D.
Wayne K. Goodman, M.D.
Jon E. Grant, J.D., M.D.
Bonnie L. Green, Ph.D.
Richard G. Heimberg, Ph.D.
Judith L. Herman, M.D.
Devon E. Hinton, M.D., Ph.D.
Stefan G. Hofmann, Ph.D.
Charles W. Hoge, M.D.
Terence M. Keane, Ph.D.
Nancy J. Keuthen, Ph.D.
Dean G. Kilpatrick, Ph.D.
Katharina Kircanski, Ph.D.
Laurence J. Kirmayer, M.D.
Donald F. Klein, M.D., D.Sc.
Amaro J. Laria, Ph.D.
Richard T. LeBeau, M.A.
Richard J. Loewenstein, M.D.
David Mataix-Cols, Ph.D.
Thomas W. McAllister, M.D.

Harrison G. Pope, M.D., M.P.H.
Ronald M. Rapee, Ph.D.
Steven A. Rasmussen, M.D.
Patricia A. Resick, Ph.D.
Vedat Sar, M.D.
Sanjaya Saxena, M.D.
Paula P. Schnurr, Ph.D.
M. Katherine Shear, M.D.
Daphne Simeon, M.D.
Harvey S. Singer, M.D.
Melinda A. Stanley, Ph.D.
James J. Strain, M.D.
Kate Wolitzky Taylor, Ph.D.
Onno van der Hart, Ph.D.
Eric Vermetten, M.D., Ph.D.
John T. Walkup, M.D.
Sabine Wilhelm, Ph.D.
Douglas W. Woods, Ph.D.
Richard E. Zinbarg, Ph.D.
Joseph Zohar, M.D.

Childhood and Adolescent Disorders

Adrian Angold, Ph.D.
Deborah Beidel, Ph.D.
David Brent, M.D.
John Campo, M.D.
Gabrielle Carlson, M.D.
Prudence W. Fisher, Ph.D.
David Klonsky, Ph.D.
Matthew Nock, Ph.D.
J. Blake Turner, Ph.D.

Eating Disorders

Michael J. Devlin, M.D.
Denise E. Wilfley, Ph.D.
Susan Z. Yanovski, M.D.

Mood Disorders

Boris Birmaher, M.D.
Yeates Conwell, M.D.
Ellen B. Dennehy, Ph.D.
S. Ann Hartlage, Ph.D.
Jack M. Hettema, M.D., Ph.D.
Michael C. Neale, Ph.D.
Gordon B. Parker, M.D., Ph.D., D.Sc.
Roy H. Perlis, M.D., M.Sc.
Holly G. Prigerson, Ph.D.
Norman E. Rosenthal, M.D.
Peter J. Schmidt, M.D.

Mort M. Silverman, M.D.
Meir Steiner, M.D., Ph.D.
Mauricio Tohen, M.D., Dr.P.H., M.B.A.
Sidney Zisook, M.D.

Neurocognitive Disorders

Jiska Cohen-Mansfield, Ph.D.
Vladimir Hachinski, M.D., C.M., D.Sc.
Sharon Inouye, M.D., M.P.H.
Grant Iverson, Ph.D.
Laura Marsh, M.D.
Bruce Miller, M.D.
Jacobo Mintzer, M.D., M.B.A.
Bruce G. Pollock, M.D., Ph.D.
George Prigatano, Ph.D.
Ron Ruff, Ph.D.
Ingmar Skoog, M.D., Ph.D.
Robert Sweet, M.D.
Paula Trzepacz, M.D.

Neurodevelopmental Disorders

Ari Ne'eman
Nickola Nelson, Ph.D.
Diane Paul, Ph.D.
Eva Petrova, Ph.D.
Andrew Pickles, Ph.D.
Jan Piek, Ph.D.
Helene Polatajko, Ph.D.
Alya Reeve, M.D.
Mabel Rice, Ph.D.
Joseph Sergeant, Ph.D.
Bennett Shaywitz, M.D.
Sally Shaywitz, M.D.
Audrey Thurm, Ph.D.
Keith Widaman, Ph.D.
Warren Zigman, Ph.D.

Personality and Personality Disorders

Eran Chemerinski, M.D.
Thomas N. Crawford, Ph.D.
Harold W. Koenigsberg, M.D.
Kristian E. Markon, Ph.D.
Rebecca L. Shiner, Ph.D.
Kenneth R. Silk, M.D.
Jennifer L. Tackett, Ph.D.
David Watson, Ph.D.

Psychotic Disorders

Kamaldeep Bhui, M.D.
Manuel J. Cuesta, M.D., Ph.D.
Richard Douyon, M.D.
Paolo Fusar-Poli, Ph.D.
John H. Krystal, M.D.
Thomas H. McGlashan, M.D.
Victor Peralta, M.D., Ph.D.
Anita Riecher-Rössler, M.D.
Mary V. Seeman, M.D.

Sexual and Gender Identity Disorders

Stan E. Althof, Ph.D.
Richard Balon, M.D.
John H.J. Bancroft, M.D., M.A., D.P.M.
Howard E. Barbaree, Ph.D., M.A.
Rosemary J. Basson, M.D.
Sophie Bergeron, Ph.D.
Anita H. Clayton, M.D.
David L. Delmonico, Ph.D.
Domenico Di Ceglie, M.D.
Esther Gomez-Gil, M.D.
Jamison Green, Ph.D.
Richard Green, M.D., J.D.
R. Karl Hanson, Ph.D.
Lawrence Hartmann, M.D.
Stephen J. Hucker, M.B.
Eric S. Janus, J.D.
Patrick M. Jern, Ph.D.
Megan S. Kaplan, Ph.D.
Raymond A. Knight, Ph.D.
Ellen T.M. Laan, Ph.D.
Stephen B. Levine, M.D.
Christopher G. McMahon, M.B.
Marta Meana, Ph.D.
Michael H. Miner, Ph.D., M.A.
William T. O'Donohue, Ph.D.
Michael A. Perelman, Ph.D.
Caroline F. Pukall, Ph.D.
Robert E. Pyke, M.D., Ph.D.
Vernon L. Quinsey, Ph.D., M.Sc.
David L. Rowland, Ph.D., M.A.
Michael Sand, Ph.D., M.P.H.
Leslie R. Schover, Ph.D., M.A.
Paul Stern, B.S., J.D.
David Thornton, Ph.D.
Leonore Tiefer, Ph.D.
Douglas E. Tucker, M.D.
Jacques van Lankveld, Ph.D.
Marcel D. Waldinger, M.D., Ph.D.

Sleep-Wake Disorders

Donald L. Bliwise, Ph.D.
Daniel J. Buysse, M.D.
Vishesh K. Kapur, M.D., M.P.H.
Sanjeeve V. Kothare, M.D.
Kenneth L. Lichstein, Ph.D.
Mark W. Mahowald, M.D.
Rachel Manber, Ph.D.
Emmanuel Mignot, M.D., Ph.D.
Timothy H. Monk, Ph.D., D.Sc.
Thomas C. Neylan, M.D.
Maurice M. Ohayon, M.D., D.Sc., Ph.D.
Judith Owens, M.D., M.P.H.
Daniel L. Picchietti, M.D.
Stuart F. Quan, M.D.
Thomas Roth, Ph.D.
Daniel Weintraub, M.D.

Theresa B. Young, Ph.D.
Phyllis C. Zee, M.D., Ph.D.

Somatic Symptom Disorders

Brenda Bursch, Ph.D.
Kurt Kroenke, M.D.
W. Curt LaFrance Jr., M.D., M.P.H.
Jon Stone, M.B., Ch.B., Ph.D.
Lynn M. Wegner, M.D.

Substance-Related Disorders

Raymond F. Anton Jr., M.D.
Deborah A. Dawson, Ph.D.
Roland R. Griffiths, Ph.D.
Dorothy K. Hatsukami, Ph.D.
John E. Helzer, M.D.
Marilyn A. Huestis, Ph.D.
John R. Hughes, M.D.
Laura M. Juliano, Ph.D.
Thomas R. Kosten, M.D.
Nora D. Volkow, M.D.

DSM-5 Study Group and Other DSM-5 Group Advisors

Lifespan Developmental Approaches

Christina Bryant, Ph.D.
Amber Gum, Ph.D.
Thomas Meeks, M.D.
Jan Mohlman, Ph.D.
Steven Thorp, Ph.D.
Julie Wetherell, Ph.D.

Gender and Cross-Cultural Issues

Neil K. Aggarwal, M.D., M.B.A., M.A.
Sofie Bäärnhielm, M.D., Ph.D.
José J. Bauermeister, Ph.D.
James Boehnlein, M.D., M.Sc.
Jaswant Guzder, M.D.
Alejandro Interian, Ph.D.
Sushrut S. Jadhav, M.B.B.S., M.D., Ph.D.
Laurence J. Kirmayer, M.D.
Alex J. Kopelowicz, M.D.
Amaro J. Laria, Ph.D.
Steven R. Lopez, Ph.D.
Kwame J. McKenzie, M.D.
John R. Peteet, M.D.
Hans (J.G.B.M.) Rohlof, M.D.

Cecile Rousseau, M.D.
Mitchell G. Weiss, M.D., Ph.D.

Psychiatric/General Medical Interface

Daniel L. Coury, M.D.
Bernard P. Dreyer, M.D.
Danielle Laraque, M.D.
Lynn M. Wegner, M.D.

Impairment and Disability

Prudence W. Fisher, Ph.D.
Martin Prince, M.D., M.Sc.
Michael R. Von Korff, Sc.D.

Diagnostic Assessment Instruments

Prudence W. Fisher, Ph.D.
Robert D. Gibbons, Ph.D.
Ruben Gur, Ph.D.
John E. Helzer, M.D.
John Houston, M.D., Ph.D.
Kurt Kroenke, M.D.

Other Contributors/Consultants

ADHD and Disruptive Behavior Disorders

Patrick E. Shrout, Ph.D.
Erik Willcutt, Ph.D.

Anxiety, Obsessive-Compulsive Spectrum, Posttraumatic, and Dissociative Disorders

Etzel Cardeña, Ph.D.
Richard J. Castillo, Ph.D.
Eric Hollander, M.D.
Charlie Marmar, M.D.
Alfonso Martínez-Taboas, Ph.D.
Mark W. Miller, Ph.D.
Mark H. Pollack, M.D.
Heidi S. Resnick, Ph.D.

Childhood and Adolescent Disorders

Grace T. Baranek, Ph.D.
Colleen Jacobson, Ph.D.
Maria Oquendo, M.D.
Sir Michael Rutter, M.D.

Eating Disorders

Nancy L. Zucker, Ph.D.

Mood Disorders

Keith Hawton, M.D., Ph.D.
David A. Jobes, Ph.D.
Maria A. Oquendo, M.D.
Alan C. Swann, M.D.

Neurocognitive Disorders
J. Eric Ahlskog, M.D., Ph.D.
Allen J. Aksamit, M.D.
Marilyn Albert, Ph.D.
Guy Mckhann, M.D.
Bradley Boeve, M.D.
Helena Chui, M.D.
Sureyya Dikmen, Ph.D.
Douglas Galasko, M.D.
Harvey Levin, Ph.D.
Mark Lovell, Ph.D.
Jeffery Max, M.B.B.Ch.
Ian McKeith, M.D.
Cynthia Munro, Ph.D.
Marlene Oscar-Berman, Ph.D.
Alexander Troster, Ph.D.

Neurodevelopmental Disorders
Anna Barnett, Ph.D.
Martha Denckla, M.D.
Jack M. Fletcher, Ph.D.
Dido Green, Ph.D.
Stephen Greenspan, Ph.D.
Bruce Pennington, Ph.D.
Ruth Shalev, M.D.
Larry B. Silver, M.D.
Lauren Swineford, Ph.D.
Michael Von Aster, M.D.

Personality and Personality Disorders
Patricia R. Cohen, Ph.D.
Jaime L. Derringer, Ph.D.
Lauren Helm, M.D.
Christopher J. Patrick, Ph.D.
Anthony Pinto, Ph.D.

Psychotic Disorders
Scott W. Woods, M.D.

Sexual and Gender Identity Disorders
Alan J. Riley, M.Sc.
Ray C. Rosen, Ph.D.

Sleep-Wake Disorders
Jack D. Edinger, Ph.D.
David Gozal, M.D.
Hochang B. Lee, M.D.
Tore A. Nielsen, Ph.D.
Michael J. Sateia, M.D.
Jamie M. Zeitzer, Ph.D.

Somatic Symptom Disorders
Chuck V. Ford, M.D.
Patricia I. Rosebush, M.Sc.N., M.D.

Substance-Related Disorders
Sally M. Anderson, Ph.D.
Julie A. Kable, Ph.D.
Christopher Martin, Ph.D.
Sarah N. Mattson, Ph.D.
Edward V. Nunes Jr., M.D.
Mary J. O'Connor, Ph.D.
Heather Carmichael Olson, Ph.D.
Blair Paley, Ph.D.
Edward P. Riley, Ph.D.
Tulshi D. Saha, Ph.D.
Wim van den Brink, M.D., Ph.D.
George E. Woody, M.D.

Diagnostic Spectra and DSM/ICD Harmonization
Bruce Cuthbert, Ph.D.

Lifespan Developmental Approaches
Aartjan Beekman, Ph.D.
Alistair Flint, M.B.
David Sultzer, M.D.
Ellen Whyte, M.D.

Gender and Cross-Cultural Issues
Sergio Aguilar-Gaxiola, M.D., Ph.D.
Kavoos G. Bassiri, M.S.
Venkataramana Bhat, M.D.
Marit Boiler, M.P.H.
Paul Brodwin, Ph.D.
Denise Canso, M.Sc.
Richard J. Castillo, Ph.D.
Smita N. Deshpande, M.D., D.P.M.
Ravi DeSilva, M.D.
Esperanza Diaz, M.D.
Byron J. Good, Ph.D.
Simon Groen, M.A.
Peter J. Guarnaccia, Ph.D.
Devon E. Hinton, M.D., Ph.D.
Ladson Hinton, M.D.
Lincoln I. Khasakhala, Ph.D.
Francis G. Lu, M.D.
Athena Madan, M.A.
Anne W. Mbwayo, Ph.D.
Oanh Meyer, Ph.D.
Victoria N. Mutiso, Ph.D., D.Sc.
David M. Ndetei, M.D.
Andel V. Nicasio, M.S.Ed.
Vasudeo Paralikar, M.D., Ph.D.
Kanak Patil, M.A.
Filipa I. Santos, H.B.Sc.
Sanjeev B. Sarmukaddam, Ph.D., M.Sc.
Monica Z. Scalco, M.D., Ph.D.
Katie Thompson, M.A.
Hendry Ton, M.D., M.Sc.
Rob C.J. van Dijk, M.Sc.

William A. Vega, Ph.D.
Johann M. Vega-Dienstmaier, M.D.
Sergio J. Villaseñor-Bayardo, M.D., Ph.D.
Joseph Westermeyer, M.D., Ph.D.

Psychiatric/General Medical Interface
Daniel J. Balog, M.D.
Charles C. Engel, M.D., M.P.H.
Charles D. Motsinger, M.D.

Impairment and Disability
Cille Kennedy, Ph.D.

Diagnostic Assessment Instruments
Paul J. Pikonis, Ph.D.

Other Conditions That May Be a Focus of Clinical Attention
William E. Narrow, M.D., M.P.H., *Chair*
Roger Peele, M.D.
Lawson R. Wulsin, M.D.
Charles H. Zeanah, M.D.
Prudence W. Fisher, Ph.D., *Advisor*
Stanley N. Caroff, M.D., *Contributor/Consultant*
James B. Lohr, M.D., *Contributor/Consultant*
Marianne Wambolt, Ph.D., *Contributor/Consultant*

DSM-5 Research Group
Allan Donner, Ph.D.

CPHC Peer Reviewers

Kenneth Altshuler, M.D.
Pedro G. Alvarenga, M.D.
Diana J. Antonacci, M.D.
Richard Balon, M.D.
David H. Barlow, Ph.D.
L. Jarrett Barnhill, M.D.
Katja Beesdo-Baum, Ph.D.
Marty Boman, Ed.D.
James Bourgeois, M.D.
David Braff, M.D.
Harry Brandt, M.D.
Kirk Brower, M.D.
Rachel Bryant-Waugh, Ph.D.
Jack D. Burke Jr., M.D., M.P.H.
Brenda Bursch, Ph.D.
Joseph Camilleri, M.D.
Patricia Casey, M.D.
F. Xavier Castellanos, M.D.
Eran Chemerinski, M.D.
Wai Chen, M.D.
Elie Cheniaux, M.D., D.Sc.
Cheryl Chessick, M.D.
J. Richard Ciccone, M.D.
Anita H. Clayton, M.D.
Tihalia J. Coleman, Ph.D.
John Csernansky, M.D.
Manuel J. Cuesta, M.D., Ph.D.
Joanne L. Davis, M.D.
David L. Delmonico, Ph.D.
Ray J. DePaulo, M.D.
Dimitris Dikeos, M.D.
Ina E. Djonlagic, M.D.
C. Neill Epperson, M.D.
Javier I. Escobar, M.D., M.Sc.
Spencer Eth, M.D.
David Fassler, M.D.
Giovanni A. Fava, M.D.

Robert Feinstein, M.D.
Molly Finnerty, M.D.
Mark H. Fleisher, M.D.
Alessio Florentini, M.D.
Laura Fochtmann, M.D.
Marshal Forstein, M.D.
William French, M.D.
Maximillian Gahr, M.D.
Cynthia Geppert, M.D.
Ann Germaine, Ph.D.
Marcia Goin, M.D.
David A. Gorelick, M.D., Ph.D.
David Graeber, M.D.
Cynthia A. Graham, Ph.D.
Andreas Hartmann, M.D.
Victoria Hendrick, M.D.
Merrill Herman, M.D.
David Herzog, M.D.
Mardi Horowitz, M.D.
Ya-fen Huang, M.D.
Anthony Kales, M.D
Niranjan S. Karnik, M.D., Ph.D.
Jeffrey Katzman, M.D.
Bryan King, M.D.
Cecilia Kjellgren, M.D.
Harold W. Koenigsberg, M.D.
Richard B. Krueger, M.D.
Steven Lamberti, M.D.
Ruth A. Lanius, M.D.
John Lauriello, M.D.
Anthony Lehman, M.D.
Michael Linden, M.D.
Mark W. Mahowald, M.D.
Marsha D. Marcus, Ph.D.
Stephen Marder, M.D.
Wendy Marsh, M.D.
Michael S. McCloskey, Ph.D.

Jeffrey Metzner, M.D.
Robert Michels, M.D.
Laura Miller, M.D.
Michael C. Miller, M.D.
Frederick Moeller, M.D.
Peter T. Morgan, M.D., Ph.D.
Madhav Muppa, M.D.
Philip Muskin, M.D.
Joachim Nitschke, M.D.
Abraham Nussbaum, M.D.
Ann Olincy, M.D.
Mark Onslow, Ph.D.
Sally Ozonoff, Ph.D.
John R. Peteet, M.D.
Ismene L. Petrakis, M.D.
Christophe M. Pfeiffer, M.D.
Karen Pierce, M.D.
Belinda Plattner, M.D.
Franklin Putnam, M.D.
Stuart F. Quan, M.D.
John Racy, M.D.
Phillip Resnick, M.D.
Michele Riba, M.D.
Jerold Rosenbaum, M.D.
Stephen Ross, M.D.
Lawrence Scahill, M.S.N., Ph.D.

Daniel Schechter, M.D.
Mary V. Seeman, M.D.
Alessandro Serretti, M.D.
Jianhua Shen, M.D.
Ravi Kumar R. Singareddy, M.D.
Ingmar Skoog, M.D., Ph.D.
Gary Small, M.D.
Paul Soloff, M.D.
Christina Stadler, M.D., Ph.D.
Nada Stotland, M.D.
Neil Swerdlow, M.D.
Kim Tillery, Ph.D.
David Tolin, Ph.D.
Jayne Trachman, M.D.
Luke Tsai, M.D.
Ming T. Tsuang, M.D., Ph.D.
Richard Tuch, M.D.
Johan Verhulst, M.D.
B. Timothy Walsh, M.D.
Michael Weissberg, M.D.
Godehard Weniger, M.D.
Keith Widaman, Ph.D.
Thomas Wise, M.D.
George E. Woods, M.D.
Kimberly A. Yonkers, M.D.
Alexander Young, M.D.

DSM-5 Field Trials in Academic Clinical Centers–Adult Samples

David Geffen School of Medicine, University of California, Los Angeles

Investigator

Helen Lavretsky, M.D., Principal Investigator

Referring and Interviewing Clinicians

Jessica Brommelhoff, Ph.D.
Xavier Cagigas, Ph.D.
Paul Cernin, Ph.D.
Linda Ercoli, Ph.D.
Randall Espinoza, M.D.
Helen Lavretsky, M.D.

Jeanne Kim, Ph.D.
David Merrill, M.D.
Karen Miller, Ph.D.
Christopher Nunez, Ph.D.

Research Coordinators

Natalie St. Cyr, M.A., Lead Research Coordinator
Nora Nazarian, B.A.
Colin Shinn, M.A.

Centre for Addiction and Mental Health, Toronto, Ontario, Canada

Investigators

Bruce G. Pollock, M.D., Ph.D., Lead Principal Investigator
R. Michael Bagby, Ph.D., Principal Investigator
Kwame J. McKenzie, M.D., Principal Investigator
Tony P. George, M.D., Co-investigator
Lena C. Quilty, Ph.D., Co-investigator
Peter Voore, M.D., Co-investigator

Referring and Interviewing Clinicians

Donna E. Akman, Ph.D.
R. Michael Bagby, Ph.D.
Wayne C. V. Baici, M.D.
Crystal Baluyut, M.D.
Eva W. C. Chow, M.D., J.D., M.P.H.
Z. J. Daskalakis, M.D., Ph.D.
Pablo Diaz-Hermosillo, M.D.
George Foussias, M.Sc., M.D.

Paul A. Frewen, Ph.D.
Ariel Graff-Guerrero, M.D., M.Sc., Ph.D.
Margaret K. Hahn, M.D.
Lorena Hsu, Ph.D.
Justine Joseph, Ph.D.
Sean Kidd, Ph.D.
Kwame J. McKenzie, M.D.
Mahesh Menon, Ph.D.
Romina Mizrahi, M.D., Ph.D.
Daniel J. Mueller, M.D., Ph.D.
Lena C. Quilty, Ph.D.
Anthony C. Ruocco, Ph.D.
Jorge Soni, M.D.
Aristotle N. Voineskos, M.D., Ph.D.
George Voineskos, M.D.
Peter Voore, Ph.D.
Chris Watson, Ph.D.

Referring Clinicians

Ofer Agid, M.D.
Ash Bender, M.D.
Patricia Cavanagh, M.D.
Sarah Colman, M.D.
Vincenzo Deluca, M.D.
Justin Geagea, M.D.
David S. Goldbloom, M.D.

Daniel Greben, M.D.
Malati Gupta, M.D.
Ken Harrison, M.D.
Imraan Jeeva, M.D.
Joel Jeffries, M.B.
Judith Laposa, Ph.D.
Jan Malat, M.D.
Shelley McMain, Ph.D.
Bruce G. Pollock, M.D., Ph.D.
Andriy V. Samokhvalov, M.D., Ph.D.
Martin Strassnig, M.D.
Albert H. C. Wong, M.D., Ph.D.

Research Coordinators

Gloria I. Leo, M.A., Lead Research Coordinator
Anissa D. Bachan, B.A.
Bahar Haji-Khamneh, M.A.
Olga Likhodi, M.Sc.
Eleanor J. Liu, Ph.D.
Sarah A. McGee Ng, B.B.A.

Other Research Staff

Susan E. Dickens, M.A., Clinical Research Manager
Sandy Richards, B.Sc.N., Schizophrenia Research Manager

Dallas VA Medical Center, Dallas, Texas

Investigators

Carol S. North, M.D., M.P.E., Principal Investigator
Alina Suris, Ph.D., A.B.P.P., Principal Investigator

Referring and Interviewing Clinicians

Barry Ardolf, Psy.D.
Abila Awan, M.D.
Joel Baskin, M.D.
John Black, Ph.D.
Jeffrey Dodds, Ph.D.
Gloria Emmett, Ph.D.
Karma Hudson, M.D.
Jamylah Jackson, Ph.D., A.B.P.P.
Lynda Kirkland-Culp, Ph.D., A.B.P.P.
Heidi Koehler, Ph.D., A.B.P.P.
Elizabeth Lewis, Psy.D.
Aashish Parikh, M.D.
Reed Robinson, Ph.D.
Jheel Shah, M.D.
Geetha Shivakumar, M.D.
Sarah Spain, Ph.D., A.B.P.P.

Lisa Thoman, Ph.D.
Lia Thomas, M.D.
Jamie Zabukovec, Psy.D.
Mustafa Zaidi, M.D.
Andrea Zartman, Ph.D.

General Referral Sources

Robert Blake, L.M.S.W.
Evelyn Gibbs, L.M.S.W.
Michelle King-Thompson, L.M.S.W.

Research Coordinators

Jeannie B. Whitman, Ph.D., Lead Research Coordinator
Sunday Adewuyi, M.D.
Elizabeth Anderson, B.A.
Solaleh Azimipour, B.S.
Carissa Barney, B.S.
Kristie Cavazos, B.A.
Robert Devereaux, B.S.
Dana Downs, M.S., M.S.W.
Sharjeel Farooqui, M.D.
Julia Smith, Psy.D.
Kun-Ying H. Sung, B.S.

School of Medicine, The University of Texas San Antonio, San Antonio, Texas

Investigator

Mauricio Tohen, M.D., Dr.P.H., M.B.A.,
    Principal Investigator

Referring and Interviewing Clinicians

Suman Baddam, Psy.D.
Charles L. Bowden, M.D.
Nancy Diazgranados, M.D., M.S.
Craig A. Dike, Psy.D.
Dianne E. Dunn, Psy.D., M.P.H.
Elena Gherman, M.D.
Jodi M. Gonzalez, Ph.D.
Pablo Gonzalez, M.D.
Phillip Lai, Psy.D.
Natalie Maples-Aguilar, M.A., L.P.A.
Marlon P. Quinones, M.D.
Jeslina J. Raj, Psy.D.
David L. Roberts, Ph.D.
Nancy Sandusky, R.N., F.P.M.H.N.P.-B.C.,
    D.N.P.-C.

Donna S. Stutes, M.S., L.P.C.
Mauricio Tohen, M.D., Dr.P.H., M.B.A.
Dawn I. Velligan, Ph.D.
Weiran Wu, M.D., Ph.D.

Referring Clinicians

Albana Dassori, M.D.
Megan Frederick, M.A.
Robert Gonzalez, M.D.
Uma Kasinath, M.D.
Camis Milam, M.D.
Vivek Singh, M.D.
Peter Thompson, M.D.

Research Coordinators

Melissa Hernandez, B.A., Lead Research
    Coordinator
Fermin Alejandro Carrizales, B.A.
Martha Dahl, R.N., B.S.N.
Patrick M. Smith, B.A.
Nicole B. Watson, M.A.

Michael E. DeBakey VA Medical Center and the Menninger Clinic, Houston, Texas (Joint Study Site)

Michael E. DeBakey VA Medical Center

Investigator

Laura Marsh, M.D., Principal Investigator

Referring and Interviewing Clinicians

Shalini Aggarwal, M.D.
Su Bailey, Ph.D.
Minnete (Helen) Beckner, Ph.D.
Crystal Clark, M.D.
Charles DeJohn, M.D.
Robert Garza, M.D.
Aruna Gottumakkla, M.D.
Janet Hickey, M.D.
James Ireland, M.D.
Mary Lois Lacey, A.P.R.N.
Wendy Leopoulos, M.D.
Laura Marsh, M.D.
Deleene Menefee, Ph.D.
Brian I. Miller, Ph.D.
Candy Smith, Ph.D.
Avila Steele, Ph.D.
Jill Wanner, Ph.D.
Rachel Wells, Ph.D.

Kaki York-Ward, Ph.D.

Referring Clinicians

Sara Allison, M.D.
Leonard Denney, L.C.S.W.
Catherine Flores, L.C.S.W.
Nathalie Marie, M.D.
Christopher Martin, M.D.
Sanjay Mathew, M.D.
Erica Montgomery, M.D.
Gregory Scholl, P.A.
Jocelyn Ulanday, M.D., M.P.H.

Research Coordinators

Sarah Neely Torres, B.S., Lead Research
    Coordinator
Kathleen Grout, M.A.
Lea Kiefer, M.P.H.
Jana Tran, M.A.

Volunteer Research Assistants

Catherine Clark
Linh Hoang

Menninger Clinic

Investigator

Efrain Bleiberg, M.D., Principal Investigator

Referring and Interviewing Clinicians

Jennifer Baumgardner, Ph.D.
Elizabeth Dodd Conaway, L.C.S.W., B.C.D.
Warren Christianson, D.O.
Wesley Clayton, L.M.S.W.
J. Christopher Fowler, Ph.D.
Michael Groat, Ph.D.
Edythe Harvey, M.D.
Denise Kagan, Ph.D.
Hans Meyer, L.C.S.W.

Segundo Robert-Ibarra, M.D.
Sandhya Trivedi, M.D.
Rebecca Wagner, Ph.D.
Harrell Woodson, Ph.D.
Amanda Yoder, L.C.S.W.

Referring Clinicians

James Flack, M.D.
David Ness, M.D.

Research Coordinators

Steve Herrera, B.S., M.T., Lead Research
    Coordinator
Allison Kalpakci, B.A.

Mayo Clinic, Rochester, Minnesota

Investigators

Mark A. Frye, M.D., Principal Investigator
Glenn E. Smith, Ph.D., Principal Investigator
Jeffrey P. Staab, M.D., M.S., Principal
    Investigator

Referring and Interviewing Clinicians

Osama Abulseoud, M.D.
Jane Cerhan, Ph.D.
Julie Fields, Ph.D.
Mark A. Frye, M.D.
Manuel Fuentes, M.D.
Yonas Geda, M.D.
Maria Harmandayan, M.D.
Reba King, M.D.
Simon Kung, M.D.
Mary Machuda, Ph.D.
Donald McAlpine, M.D.
Alastair McKean, M.D.
Juliana Moraes, M.D.
Teresa Rummans, M.D.

James R. Rundell, M.D.
Richard Seime, Ph.D.
Glenn E. Smith, Ph.D.
Christopher Sola, D.O.
Jeffrey P. Staab, M.D., M.S.
Marin Veldic, M.D.
Mark D. Williams, M.D.
Maya Yustis, Ph.D.

Research Coordinators

Lisa Seymour, B.S., Lead Research Coordinator
Scott Feeder, M.S.
Lee Gunderson, B.S.
Sherrie Hanna, M.A., L.P.
Kelly Harper, B.A.
Katie Mingo, B.A.
Cynthia Stoppel, A.S.

Other Study Staff

Anna Frye
Andrea Hogan

Perelman School of Medicine, University of Pennsylvania, Philadelphia, Pennsylvania

Investigators

Mahendra T. Bhati, M.D., Principal Investigator
Marna S. Barrett, Ph.D., Co-investigator
Michael E. Thase, M.D., Co-investigator

Referring and Interviewing Clinicians

Peter B. Bloom, M.D.
Nicole K. Chalmers, L.C.S.W.
Torrey A. Creed, Ph.D.
Mario Cristancho, M.D.
Amy Cunningham, Psy.D.

John P. Dennis, Ph.D.
Josephine Elia, M.D.
Peter Gariti, Ph.D., L.C.S.W.
Philip Gehrman, Ph.D.
Laurie Gray, M.D.
Emily A.P. Haigh, Ph.D.
Nora J. Johnson, M.B.A., M.S., Psy.D.
Paulo Knapp, M.D.
Yong-Tong Li, M.D.
Bill Mace, Ph.D.
Kevin S. McCarthy, Ph.D.
Dimitri Perivoliotis, Ph.D.
Luke Schultz, Ph.D.

Tracy Steen, Ph.D.
Chris Tjoa, M.D.
Nancy A. Wintering, L.C.S.W.

Referring Clinicians

Eleanor Ainslie, M.D.
Kelly C. Allison, Ph.D.
Rebecca Aspden, M.D.
Claudia F. Baldassano, M.D.
Vijayta Bansal, M.D.
Rachel A. Bennett, M.D.
Richard Bollinger, Ph.D.
Andrea Bowen, M.D.
Karla Campanella, M.D.
Anthony Carlino, M.D.
Noah Carroll, M.S.S.
Alysia Cirona, M.D.
Samuel Collier, M.D.
Andreea Crauciuc, L.C.S.W.
Pilar Cristancho, M.D.
Traci D'Almeida, M.D.
Kathleen Diller, M.D.
Benoit Dubé, M.D.
Jon Dukes, M.S.W.
Lauren Elliott, M.D.
Mira Elwell, B.A.
Mia Everett, M.D.
Lucy F. Faulconbridge, Ph.D.
Patricia Furlan, Ph.D.
Joanna Goldstein, L.C.S.W.
Paul Grant, Ph.D.
Jillian Graves, L.C.S.W.
Tamar Gur, M.D., Ph.D.
Alisa Gutman, M.D., Ph.D.
Nora Hymowitz, M.D.
Sofia Jensen, M.D.
Tiffany King, M.S.W.
Katherine Levine, M.D.
Alice Li, M.D.
Janet Light, L.C.S.W.
John Listerud, M.D., Ph.D.
Emily Malcoun, Ph.D.
Donovan Maust, M.D.
Adam Meadows, M.D.

Michelle Moyer, M.D.
Rebecca Naugle, L.C.S.W.
Cory Newman, Ph.D.
John Northrop, M.D., Ph.D.
Elizabeth A. Ellis Ohr, Psy.D.
John O'Reardon, M.D.
Abraham Pachikara, M.D.
Andrea Perelman, M.S.W.
Diana Perez, M.S.W.
Bianca Previdi, M.D.
J. Russell Ramsay, Ph.D.
Jorge Rivera-Colon, M.D.
Jan Smedley, L.C.S.W.
Katie Struble, M.S.W.
Aita Susi, M.D.
Yekaterina Tatarchuk, M.D.
Ellen Tarves, M.A.
Allison Tweedie, M.D.
Holly Valerio, M.D.
Thomas A. Wadden, Ph.D.
Joseph Wright, Ph.D.
Yan Xuan, M.D.
David Yusko, Psy.D.

Research Coordinators

Jordan A. Coello, B.A., Lead Research
  Coordinator
Eric Wang, B.S.E.

Volunteer Research Assistants/ Interns

Jeannine Barker, M.A., A.T.R.
Jacqueline Baron
Kelsey Bogue
Alexandra Ciomek
Martekuor Dodoo, B.A.
Julian Domanico
Laura Heller, B.A.
Leah Hull-Rawson, B.A.
Jacquelyn Klehm, B.A.
Christina Lam
Dante Proetto, B.S.
Molly Roy
Casey Shannon

Stanford University School of Medicine, Stanford, California

Investigators

Carl Feinstein, M.D., Principal Investigator
Debra Safer, M.D., Principal Investigator

Referring and Interviewing Clinicians

Kari Berquist, Ph.D.
Eric Clausell, Ph.D.
Danielle Colborn, Ph.D.
Whitney Daniels, M.D.
Alison Darcy, Ph.D.

Krista Fielding, M.D.
Mina Fisher, M.D.
Kara Fitzpatrick, Ph.D.
Wendy Froehlich, M.D.
Grace Gengoux, Ph.D.
Anna Cassandra Golding, Ph.D.
Lisa Groesz, Ph.D.
Kyle Hinman, M.D.
Rob Holaway, Ph.D.
Matthew Holve, M.D.
Rex Huang, M.D.
Nina Kirz, M.D.

Megan Klabunde, Ph.D.
John Leckie, Ph.D.
Naomi Leslie, M.D.
Adrianne Lona, M.D.
Ranvinder Rai, M.D.
Rebecca Rialon, Ph.D.
Beverly Rodriguez, M.D., Ph.D.
Debra Safer, M.D.
Mary Sanders, Ph.D.
Jamie Scaletta, Ph.D.
Norah Simpson, Ph.D.
Manpreet Singh, M.D.
Maria-Christina Stewart, Ph.D.
Melissa Vallas, M.D.
Patrick Whalen, Ph.D.
Sanno Zack, Ph.D.

Referring Clinicians
Robin Apple, Ph.D.
Victor Carrion, M.D.
Carl Feinstein, M.D.

Christine Gray, Ph.D.
Antonio Hardan, M.D.
Megan Jones, Psy.D.
Linda Lotspeich, M.D.
Lauren Mikula, Psy.D.
Brandyn Street, Ph.D.
Violeta Tan, M.D.
Heather Taylor, Ph.D.
Jacob Towery, M.D.
Sharon Williams, Ph.D.

Research Coordinators
Kate Arnow, B.A., Lead Research Coordinator
Nandini Datta, B.S.
Stephanie Manasse, B.A.

Volunteer Research Assistants/ Interns
Arianna Martin, M.S.
Adriana Nevado, B.A.

Children's Hospital Colorado, Aurora, Colorado

Investigator
Marianne Wamboldt, M.D., Principal
   Investigator

Referring and Interviewing Clinicians
Galia Abadi, M.D.
Steven Behling, Ph.D.
Jamie Blume, Ph.D.
Adam Burstein, M.D.
Debbie Carter, M.D.
Kelly Caywood, Ph.D.
Meredith Chapman, M.D.
Paulette Christian, A.P.P.M.H.N.
Mary Cook, M.D.
Anthony Cordaro, M.D.
Audrey Dumas, M.D.
Guido Frank, M.D.
Karen Frankel, Ph.D.
Darryl Graham, Ph.D.
Yael Granader, Ph.D.
Isabelle Guillemet, M.D.
Patrece Hairston, Ph.D.
Charles Harrison, Ph.D.
Tammy Herckner, L.C.S.W.
Cassie Karlsson, M.D.
Kimberly Kelsay, M.D.
David Kieval, Ph.D.
Megan Klabunde, Ph.D.
Jaimelyn Kost, L.C.S.W.
Harrison Levine, M.D.
Raven Lipmanson, M.D.
Susan Lurie, M.D.
Asa Marokus, M.D.

Idalia Massa, Ph.D.
Christine McDunn, Ph.D.
Scot McKay, M.D.
Marissa Murgolo, L.C.S.W.
Alyssa Oland, Ph.D.
Lina Patel, Ph.D.
Rheena Pineda, Ph.D.
Gautam Rajendran, M.D.
Diane Reichmuth, Ph.D.
Michael Rollin, M.D.
Marlena Romero, L.C.S.W.
Michelle Roy, Ph.D.
Celeste St. John-Larkin, M.D.
Elise Sannar, Ph.D.
Daniel Savin, M.D.
Claire Dean Sinclair, Ph.D.
Ashley Smith, L.C.S.W.
Mindy Solomon, Ph.D.
Sally Tarbell, Ph.D.
Helen Thilly, L.C.S.W.
Sara Tlustos-Carter, Ph.D.
Holly Vause, A.P.P.M.H.N
Marianne Wamboldt, M.D.
Angela Ward, L.C.S.W.
Jason Williams, Ph.D.
Jason Willoughby, Ph.D.
Brennan Young, Ph.D.

Referring Clinicians
Kelly Bhatnagar, Ph.D.
Jeffery Dolgan, Ph.D.
Jennifer Eichberg, L.C.S.W.
Jennifer Hagman, M.D.
James Masterson, L.C.S.W.

Hy Gia Park, M.D.
Tami Roblek, Ph.D.
Wendy Smith, Ph.D.
David Williams, M.D.

Research Coordinators

Laurie Burnside, M.S.M., C.C.R.C., Lead
    Research Coordinator
Darci Anderson, B.A., C.C.R.C.
Heather Kennedy, M.P.H.
Amanda Millar, B.A.

Vanessa Waruinge, B.S.
Elizabeth Wallace, B.A.

Volunteer Research Assistants/ Interns

Wisdom Amouzou
Ashley Anderson
Michael Richards
Mateya Whyte

Baystate Medical Center, Springfield, Massachusetts

Investigators

Bruce Waslick, M.D., Principal Investigator
Cheryl Bonica, Ph.D., Co-investigator
John Fanton, M.D., Co-investigator
Barry Sarvet, M.D., Co-investigator

Referring and Interviewing Clinicians

Julie Bermant, R.N., M.S.N., N.P.
Cheryl Bonica, Ph.D.
Jodi Devine, L.I.C.S.W.
William Fahey, Ph.D.
John Fanton, M.D.
Stephane Jacobus, Ph.D.
Barry Sarvet, M.D.
Peter Thunfors, Ph.D.
Bruce Waslick, M.D.
Vicki Weld, L.I.C.S.W.
Sara Wiener, L.I.C.S.W.

Shadi Zaghloul, M.D.

Referring Clinicians

Sarah Detenber, L.I.C.S.W.
Gordon Garrison, L.I.C.S.W.
Jacqueline Humpreys, L.I.C.S.W.
Noreen McGirr, L.I.C.S.W.
Sarah Marcotte, L.C.S.W.
Patricia Rogowski, R.N., C.N.S.

Research Coordinators

Julie Kingsbury, C.C.R.P., Lead Research
    Coordinator
Brenda Martin, B.A.

Volunteer Research Assistant/ Intern

Liza Detenber

New York State Psychiatric Institute, New York, N.Y., Weill Cornell Medical College, Payne Whitney and Westchester Divisions, New York and White Plains, N.Y., and North Shore Child and Family Guidance Center, Roslyn Heights, N.Y. (Joint Study Site)

Investigator

Prudence W. Fisher, Ph.D., Principal
    Investigator

Research Coordinators

Julia K. Carmody, B.A., Lead Research
    Coordinator
Zvi R. Shapiro, B.A., Lead Research
    Coordinator

Volunteers

Preeya Desai
Samantha Keller
Jeremy Litfin, M.A.
Sarah L. Pearlstein, B.A.
Cedilla Sacher

New York State Psychiatric Institute

Referring and Interviewing Clinicians

Michele Cohen, L.C.S.W.
Eduvigis Cruz-Arrieta, Ph.D.
Miriam Ehrensaft, Ph.D.

Laurence Greenhill, M.D.
Schuyler Henderson, M.D., M.P.H.
Sharlene Jackson, Ph.D.
Lindsay Moskowitz, M.D.
Sweene C. Oscar, Ph.D.

Xenia Protopopescu, M.D.
James Rodriguez, Ph.D.
Gregory Tau, M.D.
Melissa Tebbs, L.C.S.W.
Carolina Velez-Grau, L.C.S.W.
Khadijah Booth Watkins, M.D.

Referring Clinicians

George Alvarado, M.D.
Alison Baker, M.D.
Elena Baron, Psy.D.
Lincoln Bickford, M.D., Ph.D.
Zachary Blumkin, Psy.D.
Colleen Cullen, L.C.S.W.
Chyristianne DeAlmeida, Ph.D.
Matthew Ehrlich, M.D.
Eve Friedl, M.D.
Clare Gaskins, Ph.D.
Alice Greenfield, L.C.S.W.
Liora Hoffman, M.D.
Kathleen Jung, M.D.

Karimi Mailutha, M.D., M.P.H.
Valentina Nikulina, Ph.D.
Tal Reis, Ph.D.
Moira A. Rynn, M.D.
Jasmine Sawhney, M.D.
Sarajbit Singh, M.D.
Katherine Stratigos, M.D.
Oliver Stroeh, M.D.
Russell Tobe, M.D.
Meghan Tomb, Ph.D.
Michelle Tricamo, M.D.

Research Coordinators

Angel A. Caraballo, M.D.
Erica M. Chin, Ph.D.
Daniel T. Chrzanowski, M.D.
Tess Dougherty, B.A.
Stephanie Hundt, M.A.
Moira A. Rynn, M.D.
Deborah Stedge, R.N.

Weill Cornell Medical College, Payne Whitney and Westchester Divisions

Referring and Interviewing Clinicians

Archana Basu, Ph.D.
Shannon M. Bennett, M.D.
Maria De Pena-Nowak, M.D.
Jill Feldman, L.M.S.W.
Dennis Gee, M.D.
Jo R. Hariton, Ph.D.
Lakshmi P. Reddy, M.D.
Margaret Yoon, M.D.

Referring Clinicians

Margo Benjamin, M.D.
Vanessa Bobb, M.D.
Elizabeth Bochtler, M.D.
Katie Cave, L.C.S.W.
Maalobeeka Gangopadhyay, M.D.

Jodi Gold, M.D.
Tejal Kaur, M.D.
Aaron Krasner, M.D.
Amy Miranda, L.C.S.W.
Cynthia Pfeffer, M.D.
James Rebeta, Ph.D.
Sharon Skariah, M.D.
Jeremy Stone, Ph.D.
Dirk Winter, M.D.

Research Coordinators

Alex Eve Keller, B.S., Lead Research
    Coordinator
Nomi Bodner (volunteer)
Barbara L. Flye, Ph.D.
Jamie S. Neiman (volunteer)
Rebecca L. Rendleman, M.D.

North Shore Child and Family Guidance Center

Referring and Interviewing Clinicians

Casye Brachfeld-Launer, L.C.S.W.
Susan Klein Cohen, Ph.D.
Amy Gelb, L.C.S.W.-R.
Jodi Glasser, L.C.S.W.
Elizabeth Goulding-Tag, L.C.S.W.
Deborah B. Kassimir, L.C.S.W.
Margo Posillico Messina, L.C.S.W.
Andréa Moullin-Heddle, L.M.S.W.
Lisa Pineda, L.C.S.W.
Elissa Smilowitz, L.C.S.W.

Referring Clinicians

Regina Barros-Rivera, L.C.S.W.-R. Assistant
    Executive Director
Maria Christiansen, B.S.
Amy Davies-Hollander, L.M.S.W.
Eartha Hackett, M.S.Ed., M.Sc., B.Sc.
Bruce Kaufstein, L.C.S.W.-R., Director of
    Clinical Services
Kathy Knaust, L.C.S.W.
John Levinson, L.C.S.W.-R., B.C.D.
Andrew Maleckoff, L.C.S.W., Executive
    Director/CEO
Sarah Rosen, L.C.S.W.-R., A.C.S.W.
Abigail Rothenberg, L.M.S.W.

Christine Scotten, A.C.S.W.
Michelle Spatano, L.C.S.W.-R.
Diane Straneri, M.S., R.N., C.S.
Rosara Torrisi, L.M.S.W.
Rob Vichnis, L.C.S.W.

Research Coordinators
Toni Kolb-Papetti, L.C.S.W.
Sheena M. Dauro (volunteer)

DSM-5 Field Trials Pilot Study, Johns Hopkins Medical Institution, Baltimore, Maryland

Adult Sample

Community Psychiatry Outpatient Program, Department of Psychiatry and Behavioral Sciences Main Campus

Investigators
Bernadette Cullen, M.B., B.Ch., B.A.O.,
    Principal Investigator
Holly C. Wilcox, Ph.D., Principal Investigator

Referring and Interviewing Clinicians
Bernadette Cullen, M.B., B.Ch., B.A.O.
Shane Grant, L.C.S.W.-C.
Charee Green, L.C.P.C.
Emily Lorensen, L.C.S.W.-C.

Kathleen Malloy, L.C.P.C.
Gary Pilarchik, L.C.S.W.-C.
Holly Slater, L.C.P.C.
Stanislav Spivak, M.D.
Tarcia Spencer Turner, L.C.P.C.
Nicholas Seldes Windt, L.C.S.W.-C.

Research Coordinators
Mellisha McKitty, B.A.
Alison Newcomer, M.H.S.

Pediatric Sample

Child and Adolescent Outpatient Program, Department of Psychiatry and Behavioral Sciences Bayview Medical Center

Investigators
Joan P. Gerring, M.D., Principal Investigator
Leslie Miller, M.D., Principal Investigator
Holly C. Wilcox, Ph.D., Co-investigator

Referring and Interviewing Clinicians
Shannon Barnett, M.D.
Gwen Condon, L.C.P.C.
Brijan Fellows, L.C.S.W.-C.
Heather Garner, L.C.S.W.-C.
Joan P. Gerring, M.D.

Anna Gonzaga, M.D.
Debra Jenkins, L.C.S.W.-C.
Paige N. Johnston, L.C.P.C.
Brenda Memel, D.N.P., R.N.
Leslie Miller, M.D.
Ryan Moore, L.C.S.W.-C.
Shauna Reinblatt, M.D.
Monique Vardi, L.C.P.C.

Research Coordinators
Mellisha McKitty, B.A.
Alison Newcomer, M.H.S.

DSM-5 Field Trials in Routine Clinical Practice Settings: Collaborating Investigators

Archil Abashidze, M.D.
Francis R. Abueg, Ph.D.
Jennifer Louise Accuardi, M.S.
Balkozar S. Adam, M.D.
Miriam E. Adams, Sc.D., M.S.W., L.I.C.S.W.
Suzanna C. Adams, M.A.
Lawrence Adler, M.D.

Rownak Afroz, M.D.
Khalid I. Afzal, M.D.
Joseph Alimasuya, M.D.
Emily Allen, M.S.
Katherine A. Allen, L.M.F.T., M.A.
William D. Allen, M.S.
Jafar AlMashat, M.D.

Anthony T. Alonzo, D.M.F.T.
Guillermo Alvarez, B.A., M.A.
Angela Amoia-Lutz, L.M.F.T.
Krista A. Anderson, M.A., L.M.F.T.
Lisa R. Anderson, M.Ed., L.C.P.C.
Pamela M. Anderson, L.M.F.T.
Shannon N. Anderson, M.A., L.P.C., N.C.C.
Eric S. Andrews, M.A.
Vicki Arbuckle, M.S., Nursing(N.P.)
Namita K. Arora, M.D.
Darryl Arrington, M.A.
Bearlyn Y. Ash, M.S.
Wylie J. Bagley, Ph.D.
Kumar D. Bahl, M.D.
Deborah C. Bailey, M.A., M.S., Ph.D.
Carolyn Baird, D.N.P., M.B.A., R.N.-B.C.,
    C.A.R.N.-A.P., I.C.C.D.P.D.
Joelle Bangsund, M.S.W.
Maria Baratta, M.S.W., Ph.D.
Stan Barnard, M.S.W.
Deborah Barnes, M.S.
Margaret L. Barnes, Ph.D.
David Barnum, Ph.D.
Raymond M. Baum, M.D.
Edward Wescott Beal, M.D.
Michelle Beaudoin, M.A.
Ernest E. Beckham, Ph.D.
Lori L. Beckwith, M.Ed.
Emmet Bellville, M.A.
Randall E. Bennett, M.A.
Lynn Benson, Ph.D.
Robert Scott Benson, M.D.
Linda Benton, M.S.W.
Ditza D. Berger, Ph.D.
Louise I. Bertman, Ph.D.
Robin Bieber, M.S., L.M.F.T.
Diana M. Bigham, M.A.
David R. Blackburn, Ph.D.
Kelley Blackwell, L.M.F.T.
Lancia Blatchley, B.A., L.M.F.T.
Stacey L. Block, L.M.S.W., A.C.S.W.
Karen J. Bloodworth, M.S., N.C.C., L.P.C.
Lester Bloomenstiel, M.S.
Christine M. Blue, D.O.
Marina Bluvshtein, Ph.D.
Callie Gray Bobbitt, M.S.W., L.C.S.W.
Moses L. Boone Jr., L.M.S.W., B.C.D.
Steffanie Boudreau-Thomas, M.A.-L.P.C.
Jay L. Boulter, M.A.
Aaron Daniel Bourne, M.A.
Helen F. Bowden, Ph.D.
Aryn Bowley-Safranek, B.S., M.S.
Elizabeth Boyajian, Ph.D.
Beth K. Boyarsky, M.D.
Gail M. Boyd, Ph.D.
Jeffrey M. Brandler, Ed.S., C.A.S., S.A.P.
Sandra L. Branton, Ed.D.
Karen J. Brocco-Kish, M.D.

Kristin Brooks, P.M.H.N.P.
Ann Marie Brown, M.S.W.
Philip Brown, M.S.W.
Kellie Buckner, Ed.S.
Richard Bunt, M.D.
Neil F. Buono, D.Min.
Janice Bureau, M.S.W., L.C.S.W.
Kimlee Butterfield, M.S.W.
Claudia Byrne, Ph.D.
Quinn Callicott, M.S.W., L.C.S.W.
Alvaro Camacho, M.D., M.P.H.
Sandra Cambra, Ph.D.
Heather Campbell, M.A.
Nancy Campbell, Ph.D., M.S.W.
Karen Ranee Canada, L.M.F.T.
Joseph P. Cannavo, M.D.
Catherine F. Caporale, Ph.D.
Frederick Capps, Ph.D., M.S.
Rebecca J. Carney, M.B.A., M.A., L.M.H.C.
Kelly J. Carroll, M.S.W.
Richard W. Carroll, Ph.D., L.P.C., A.C.S.
Sherry Casper, Ph.D.
Joseph A. Catania, L.I.S.W.S., L.C.D.C. III
Manisha P. Cavendish, Ph.D.
Kenneth M. Certa, M.D.
Shambhavi Chandraiah, M.D.
Calvin Chatlos, M.D.
Daniel C. Chen, M.D.
Darlene Cheryl, M.S.W.
Matthew R. Chirman, M.S.
Carole A. Chisholm, M.S.W.
Shobha A. Chottera, M.D.
Joseph Logue Christenson, M.D.
Pamela Christy, Psy.D.
Sharon M. Freeman Clevenger, Ph.D.,
    P.M.H.C.N.S.-B.C.
Mary Ann Cohen, M.D.
Mitchell J. Cohen, M.D.
Diego L. Coira, M.D.
Melinda A. Lawless Coker, Psy.D.
Carol Cole, M.S.W., L.C.S.W.
Caron Collins, M.A., L.M.F.T.
Wanda Collins, M.S.N.
Linda Cook Cason, M.A.
Ayanna Cooke-Chen, M.D., Ph.D.
Heidi B. Cooperstein, D.O.
Ileana Corbelle, M.S.W.
Kimberly Corbett, Psy.D.
Angelina Cordova, M.A.Ed.
Jennifer Carol Cox, L.P.C.
Sheree Cox, M.A., R.N., N.C.C., D.C.C.,
    L.M.H.C.
William Frederick Cox, M.D.
Sally M. Cox, M.S.Ed.
Debbie Herman Crane, M.S.W.
Arthur Ray Crawford III, Ph.D.
Roula Creighton, M.D.
John R. Crossfield, L.M.H.C.

Sue Cutbirth, R.N., M.S.N, C.S., P.M.H.N.P.
Marco Antonio Cuyar, M.S.
Rebecca Susan Daily, M.D.
Lori S. Danenberg, Ph.D.
Chan Dang-Vu, M.D.
Mary Hynes Danielak, Psy.D.
Cynthia A. Darby, M.Ed., Ed.S.
Douglas Darnall, Ph.D.
Christopher Davidson, M.D.
Doreen Davis, Ph.D., L.C.S.W.
Sandra Davis, Ph.D., L.M.H.C., N.C.C.
Walter Pitts Davis, M.Th.
Christian J. Dean, Ph.D.
Kent Dean, Ph.D.
Elizabeth Dear, M.A.
Shelby DeBause, M.A.
Rebecca B. DeLaney, M.S.S.W., L.C.S.W., B.C.D.
John R. Delatorre, M.A.
Frank DeLaurentis, M.D.
Eric Denner, M.A., M.B.A.
Mary Dennihan, L.M.F.T.
Kenny Dennis, M.A.
Pamela L. Detrick, Ph.D., M.S., F.N.P.-B.C.,
    P.M.H.N.P.-B.C., R.N.-B.C., C.A.P.,
    G.C.A.C.
Robert Detrinis, M.D.
Daniel A. Deutschman, M.D.
Tania Diaz, Psy.D.
Sharon Dobbs, M.S.W., L.C.S.W.
David Doreau, M.Ed.
Gayle L. Dosher, M.A.
D'Ann Downey, Ph.D., M.S.W.
Beth Doyle, M.A.
Amy J. Driskill, M.S., L.C.M.F.T.
James Drury, M.D.
Brenda-Lee Duarte, M.Ed.
Shane E. Dulemba, M.S.N.
Nancy R. G. Dunbar, M.D.
Cathy Duncan, M.A.
Rebecca S. Dunn, M.S.N., A.R.N.P.
Debbie Earnshaw, M.A.
Shawna Eddy-Kissell, M.A.
Momen El Nesr, M.D.
Jeffrey Bruce Elliott, Psy.D.
Leslie Ellis, Ph.D.
Donna M. Emfield, L.C.P.C.
Gretchen S. Enright, M.D.
John C. Espy, Ph.D.
Renuka Evani, M.B.B.S., M.D.
Heather Evans, M.S.Ed., L.P.C.N.C.C.
Cesar A. Fabiani, M.D.
Fahim Fahim, M.D.
Samuel Fam, M.D.
Edward H. Fankhanel, Ph.D., Ed.D.
Tamara Farmer, M.S.N., A.R.N.P.
Farida Farzana, M.D.
Philip Fast, M.S.
Patricia Feltrup-Exum, M.A.M.F.T.

Hector J. Fernandez-Barillas, Ph.D.
Julie Ferry, M.S.W., L.I.C.S.W.
Jane Fink, Ph.D., M.S.S.A.
Kathy Finkle, L.P.C.M.H.
Steven Finlay, Ph.D.
Rik Fire, M.S.W., L.C.S.W.
Ann Flood, Ph.D.
Jeanine Lee Foreman, M.S.
Thyra Fossum, Ph.D.
Karen S. Franklin, L.I.C.S.W.
Sherre K. Franklin, M.A.
Helen R. Frey, M.A., E.D.
Michael L. Freytag, B.S., M.A.
Beth Gagnon, M.S.W.
Patrice L.R. Gallagher, Ph.D.
Angela J. Gallien, M.A.
Robert Gallo, M.S.W.
Mario Galvarino, M.D.
Vladimir I. Gasca, M.D.
Joshua Gates, Ph.D.
Anthony Gaudioso, Ph.D.
Michelle S. Gauthier, A.P.R.N., M.S.N,
    P.M.H.N.P.-B.C.
Rachel E. Gearhart, L.C.S.W.
Stephen D. Gelfond, M.D.
Nancy S. Gerow, M.S.
Michael J. Gerson, Ph.D.
Susan M. A. Geyer, L.M.S.W.
Lorrie Gfeller-Strouts, Ph.D.
Shubu Ghosh, M.D.
Richard Dorsey Gillespie, M.Div.
Stuart A. Gitlin, M.S.S.A.
Jeannette E. Given, Ph.D.
Frances Gizzi, L.C.S.W.
Stephen I. Glicksman, Ph.D.
Martha Glisky, Ph.D.
Sonia Godbole, M.D.
Howard M. Goldfischer, Psy.D.
Mary Jane Gonzalez-Huss, Ph.D.
Michael I. Good, M.D.
Dawn Goodman-Martin, M.A.-L.M.H.C.
Robert Gorkin, Ph.D., M.D.
Jeff Gorski, M.S.W.
Linda O. Graf, M.Ed., L.C.P.C.
Ona Graham, Psy.D.
Aubrie M. Graves, L.M.S.W., C.A.S.A.C.
Howard S. Green, M.D.
Karen Torry Green, M.S.W.
Gary Greenberg, Ph.D.
Marjorie Greenhut, M.A.
James L. Greenstone, Ed.D., J.D.
Raymond A. Griffin, Ph.D.
Joseph Grillo, Ph.D.
Janeane M. Grisez, A.A., B.A.
Lawrence S. Gross, M.D.
Robert J. Gross, M.D.
Sally J. Grosscup, Ph.D.
Philip A. Grossi, M.D.

Gabrielle Guedet, Ph.D.
Nicholas Guenzel, B.A., B.S., M.S.N.
Mary G. Hales, M.A.
Tara C. Haley, M.S., L.M.F.T.
John D. Hall, M.D.
Amy Hammer, M.S.W.
Michael S. Hanau, M.D.
Linda K.W. Hansen, M.A., L.P.
Genevieve R. Hansler, M.S.W.
Mary T. Harrington, L.C.S.W.
Lois Hartman, L.C.P.C.
Steven Lee Hartsock, Ph.D., M.S.W.
Victoria Ann Harwood, M.S.W., L.C.S.W.
Rossi A. Hassad, Ph.D., M.P.H.
Erin V. Hatcher, M.S.N.
Richard L. Hauger, M.D.
Kimberly M. Haverly, M.A.
Gale Eisner Heater, M.S., M.F.T.
Katlin Hecox, M.A.
Brenda Heideman, M.S.W.
Melinda Heinen, M.Sc.
Marie-Therese Heitkamp, M.S.
Melissa B. Held, M.A.
Jessica Hellings, M.D.
Bonnie Helmick-O'Brien, M.A., L.M.F.T.
MaLinda T. Henderson, M.S.N., F.P.M.H.N.P.
Gwenn Herman, M.S.W.
Martha W. Hernandez, M.S.N., A.P.R.N.,
    P.M.H.C.N.S.
Robin L. Hewitt, M.S.
Kenneth Hoffman, Ph.D.
Patricia E. Hogan, D.O.
Peggy Holcomb, Ph.D.
Garland H. Holloman Jr., M.D.
Kimberly Huegel, M.S.W., L.C.S.W.
Jason Hughes, L.P.C.-S., N.C.C.
Jennifer C. Hughes, Ph.D., M.S.W., L.I.S.W.-S.
Michelle K. Humke, M.A.
Judith G. Hunt, L.M.F.T.
Tasneem Hussainee, M.D.
Sharlene J. Hutchinson, M.S.N.
Muhammad Ikram, M.D.
Sunday Ilechukwu, M.D., D.Psy. Cli.
Douglas H. Ingram, M.D.
Marilynn Irvine, Ph.D.
Marjorie Isaacs, Psy.D.
Raymond Isackila, Ed.S., P.C.C.-S., L.I.C.D.C.
Mohammed A. Issa, M.D.
John L. Jankord, M.A.
Barbara P. Jannah, L.C.S.W.
C. Stuart Johnson, M.S.
Dawn M. Johnson, M.A.
Deanna V. Johnson, M.S., A.P.R.N., B.C.
Eric C. Johnson, M.F.T.
Joy Johnson, Ph.D., L.C.S.W.
Willard Johnson, Ph.D.
Xenia Johnson-Bhembe, M.D.
Vann S. Joines, Ph.D.

Margaret Jones, Psy.D.
Patricia Jorgenson, M.S.W.
Steven M. Joseph, M.D.
Taylere Joseph, M.A.
Jeanette M. Joyner-Craddock, M.S.S.W.
Melissa Kachapis, M.A.
Charles T. Kaelber, M.D.
Aimee C. Kaempf, M.D.
Peter Andrew Kahn, M.D.
Robert P. Kahn-Rose, M.D.
Maher Karam-Hage, M.D.
Todd H. Kasdan, M.D.
Karen Kaufman, M.S., L.M.F.T.
Rhesa Kaulia, M.A., M.F.T.
Debbie Lynn Kelly, M.S.N, P.M.H.N.P.-B.C.
W. Stephen Kelly, Ph.D.
Selena Kennedy, M.A.
Judith A. Kenney, M.S., L.P.C.
Mark Patrick Kerekes, M.D.
Alyse Kerr, M.S., N.C.C., N.A.D.D.-C.C., L.P.C.
Karen L. Kerschmann, L.C.S.W.
Marcia Kesner, M.S.
Ashan Khan, Ph.D.
Shaukat Khan, M.D.
Audrey Khatchikian, Ph.D.
Laurie B. Kimmel, M.S.W.
Jason H. King, Ph.D.
Nancy Leigh King, M.S.W., L.C.S.W., L.C.A.S.
Kyle Kinne, M.S.C
Cassandra M. Klyman, M.D.
David R. Knapp, L.C.S.W.
Margaret Knerr, M.S.
Michael R. Knox, Ph.D.
Carolyn Koblin, M.S.
Valerie Kolbert, M.S., A.R.N.P.-B.C.
Heather Koontz, M.S.W.
Faye Koop, Ph.D., L.C.M.F.T.
Fern M. Kopakin, M.S.W., L.C.S.W.
Joel Kotin, M.D.
Sharlene K. Kraemer, M.S.E.
Marjorie Vego Krausz, M.A., Ed.D.
Nancy J. Krell, M.S.W.
Mindy E. Kronenberg, Ph.D.
Dwayne Kruse, M.S., M.F.T.
Ajay S. Kuchibhatla, M.D.
Shubha N. Kumar, M.D.
Helen H. Kyomen, M.D., M.S.
Rebecca M. Lachut, M.Ed., Ed.S.
Alexis Lake, M.S.S.
Ramaswamy Lakshmanan, M.D.
Brigitta Lalone, L.C.S.W.-R
John W. Lancaster, Ph.D.
Patience R. Land, L.I.C.S.W., M.S.W., M.P.A.
Amber Lange, M.A., Ph.D.
Jeff K. Larsen, M.A.
Nathan E. Lavid, M.D.
Michelle Leader, Ph.D.
Stephen E. Lee, M.D.

Cathryn L. Leff, Ph.D., L.M.F.T.
Rachael Kollar Leombruno, L.M.F.T.
Arlene I. Lev, M.S.W., L.C.S.W.-R
Gregory K. Lewis, M.A.-L.M.F.T.
Jane Hart Lewis, M.S.
Melissa S. Lewis, M.S.W., L.I.C.S.W.
Norman Gerald Lewis, F.R.A.N.Z.C.P.
Robin Joy Lewis, Ph.D.
Ryan Michael Ley, M.D.
Tammy R. Lias, M.A.
Russell F. Lim, M.D.
Jana Lincoln, M.D.
Ted Lindberg, L.M.S.W., L.M.F.T., M.S.W.
Peggy Solow Liss, M.S.W.
Andrea Loeb, Psy.D.
William David Lohr, M.D.
Mary L. Ludy, M.A., L.M.H.C., L.M.F.T.
Nathan Lundin, M.A., L.P.C.
Veena Luthra, M.D.
Patti Lyerly, L.C.S.W.
Denise E. Maas, M.A.
Silvia MacAllister, L.M.F.T.
Nicola MacCallum, M.S., M.F.C. Therapy
Colin N. MacKenzie, M.D.
Cynthia Mack-Ernsdorff, Ph.D.
John R. Madsen-Bibeau, M.S., M.Div
Christopher J. Maglio, Ph.D.
Deepak Mahajan, M.D.
Debra Majewski, M.A.
Harish Kumar Malhotra, M.D.
Pamela Marcus, R.N., M.S.
Mary P. Marshall, Ph.D.
Flora Lynne Martin, M.A., L.P.C., A.D.C.
Robert S. Martin, M.D.
Jennifer L. Martinez, M.S.
Ninfa Martinez-Aguilar, M.A., M.F.T.
Emily Martinsen, M.S.W.
Farhan A. Matin, M.D.
Janus Maybee, P.M.H.N.P.
Karen Mazarin-Stanek, M.A.
Eben L. McClenahan, M.D., M.S.
Jerlyn C. McCleod, M.D.
Susan E. McCue, M.S.W., L.C.S.W.
Kent D. McDonald, M.S.
Daniel McDonnell, M.S.N, P.M.H.-N.P.
Robert McElhose, Ph.D.
Lisa D. McGrath, Ph.D.
Mark McGrosky, M.S.W.
Katherine M. McKay, Ph.D.
Darren D. McKinnis, M.S.W.
Mona McNelis-Broadley, M.S.W., L.C.S.W.
Rick McQuistion, Ph.D.
Susan Joy Mendelsohn, Psy.D.
Barbara S. Menninga, M.Ed.
Hindi Mermelstein, M.D., F.A.P.M.
Rachel B. Michaelsen, M.S.W.
Thomas F. Micka, M.D.
Tonya Miles, Psy.D.

Matthew Miller, M.S.
Michael E. Miller, M.D.
Noel Miller, L.M.S.W., M.B.A., M.P.S.
Kalpana Miriyala, M.D.
Sandra Moenssens, M.S.
Erin Mokhtar, M.A.
Robert E. Montgomery, M.Ed.
Susan Moon, M.A.
Theresa K. Moon, M.D.
David B. Moore, B.A., M.Div., M.S.S.W., Ph.D.
Joanne M. Moore, M.S.
Peter I. M. Moran, M.B.B.Ch.
Anna Moriarty, M.P.S., L.P.C., L.M.H.C.
Richard Dean Morris, M.A.
Michael M. Morrison, M.A.
Carlton E. Munson, Ph.D.
Timothy A. Murphy, M.D.
Beth L. Murphy, Psy.D.
Melissa A. Myers, M.D.
Stefan Nawab, M.D.
Allyson Matney Neal, D.N.P.
Steven Nicholas, M.A.
Aurelian N. Niculescu, M.D.
Earl S. Nielsen, Ph.D.
Terry Oleson, Ph.D.
Julianne R. Oliver, B.S., M.S., Ph.D.
Robert O. Olsen, M.D.
Amy O'Neill, M.D.
Oscar H. Oo, Psy.D., A.B.P.P.
Laurie Orlando, J.D., M.A.
Jill Osborne, M.S., Ed.S.
Kimberly Overlie, M.S.
L. Kola Oyewumi, Ph.D.
Zachary J. Pacha, M.S.W.
Suzette R. Papadakis, M.S.
Amanda C. Parsons, M.A., L.P.C.C.
Lee R. Pate, B.A., M.A.
Eric L. Patterson, L.P.C.
Sherri Paulson, M.Ed., L.S.C.W.
Peter Dennis Pautz, B.A., M.S.W.
Jeanette Pelton, L.I.S.W.-S.U.P.V.
Malinda J. Perkins, M.S.W., L.C.S.W.
Eleanor F. Perlman, M.S.W.
Deborah K. Perry, M.S.W.
Amanda Peterman, L.M.F.T.
Shawn Pflugardt, Psy.D.
Robert J. Dean Phillips, M.S.
Laura Pieper, M.S.W., L.C.S.W.
Lori D. Pink, M.S.W., B.C.D
Michael G. Pipich, M.S., L.M.F.T.
Cynthia G. Pizzulli, M.S.W., Ph.D.
Kathy C. Points, M.A.
Marya E. Pollack, M.D., M.P.H.
Sanford E. Pomerantz, M.D.
Eva Ponder, M.S.W., Psy.D.
Ernest Poortinga, M.D.
David Post, M.D.
Laura L. Post, M.D., Ph.D., J.D.

Patrick W. Powell, Ed.D.
Beth M. Prewett, Psy.D.
Robert Price, D.C.C., M.Ed.
John Pruett, M.D.
Aneita S. Radov, M.A.
Dawn M. Raffa, Ph.D.
Kavitha Raja, M.D.
Ranjit Ram, M.D.
Mohamed Ibrahim Ramadan, M.D., M.S.
Christopher S. Randolph, M.D.
Nancy Rappaport, M.Ed.
John Moir Rauenhorst, M.D.
Laurel Jean Rebenstock, L.M.S.W.
Edwin Renaud, Ph.D.
Heather J. Rhodes, M.A.
Jennifer S. Ritchie-Goodline, Psy.D.
Daniel G. Roberts, M.A.
Brenda Rohren, M.A., M.F.S., L.I.M.H.P.,
    L.A.D.C., M.A.C.
Donna G. Rolin-Kenny, Ph.D., A.P.R.N.,
    P.M.H.C.N.S.-B.C.
Sylvia E. Rosario, M.Ed.
Mindy S. Rosenbloom, M.D.
Harvey A. Rosenstock, M.D.
Thalia Ross, M.S.S.W.
Fernando Rosso, M.D.
Barry H. Roth, M.D.
Thomas S. Rue, M.A., L.M.H.C.
Elizabeth Ruegg, L.C.S.W.
Diane Rullo, Ph.D.
Angie Rumaldo, Ph.D.
Eric Rutberg, M.A., D.H.Ed.
Joseph A. Sabella, L.M.H.C.
Kemal Sagduyu, M.D.
Adam H. Saltz, M.S.W.
Jennifer A. Samardak, L.I.S.W.-S.
George R. Samuels, M.A., M.S.W.
Carmen Sanjurjo, M.A.
John S. Saroyan, Ed.D.
Brigid Kathleen Sboto, M.A., M.F.T.
Lori Cluff Schade, M.S.
Joan E. Schaper, M.S.N.
Rae J. Schilling, Ph.D.
Larry Schor, Ph.D.
Donna J. Schwartz, M.S.W., L.I.C.S.W.
Amy J. Schwarzenbart, P.M.H.-C.N.S., B.C.,
    A.P.N.P.
John V. Scialli, M.D.
Chad Scott, Ph.D., L.P.C.C.
Sabine Sell, M.F.T.
Minal Shah, N.S., N.C.C., L.P.C.
Lynn Shell, M.S.N.
Dharmesh Navin Sheth, M.D.
S. Christopher Shim, M.D.
Marta M. Shinn, Ph.D.
Andreas Sidiropoulos, M.D., Ph.D.
Michael Siegell, M.D.
Michael G. Simonds, Psy.D.

Gagandeep Singh, M.D.
Melissa Rae Skrzypchak, M.S.S.W., L.C.S.W.
Paula Slater, M.D.
William Bill Slaughter, M.D., M.A.
Aki Smith, Ph.D.
Deborah L. Smith, Ed.M.
Diane E. Smith, M.A., L.M.F.T.
James S. Sommer, M.S.
J. Richard Spatafora, M.D.
Judy Splittgerber, M.S.N., C.S., N.P.
Thiruneermalai T.G. Sriram, M.D.
Martha W. St. John, M.D.
Sybil Stafford, Ph.D.
Timothy Stambaugh, M.A.
Laura A. Stamboni, M.S.W.
Carol L. R. Stark, M.D.
Stephanie Steinman, M.S.
Claudia M. Stevens, M.S.W.
Jennifer Boyer Stevens, Psy.D.
Dominique Stevens-Young, M.S.W., L.C.S.W.
Kenneth Stewart, Ph.D.
Daniel Storch, M.D.
Suzanne Straebler, A.P.R.N.
Dawn Stremel, M.A., L.M.F.T.
Emel Stroup, Psy.D.
John W. Stump, M.S., L.M.F.T.
Thomas G. Suk, M.A.
Elizabeth Sunzeri, M.S.
Linnea Swanson, M.A., Psy.D.
Patricia Swanson, M.A.
Fereidoon Taghizadeh, M.D.
Bonnie L. Tardif, L.M.H.C., N.C.C., B.C.P.C.C.
Joan Tavares, M.S.W.
Ann Taylor, M.S.W.
Dawn O'Dwyer Taylor, Ph.D.
Chanel V. Tazza, L.M.H.C.
Martha H. Teater, M.A.
Clark D. Terrell, M.D.
Mark R. Thelen, Psy.D.
Norman E. Thibault, M.S., Ph.D.
Tojuana L. Thomason, Ph.D.
Paula Thomson, Psy.D.
D. Chadwick Thompson, M.A.
Susan Thorne-Devin, A.M.
Jean Eva Thumm, M.A.P.C., M.A.T., L.M.F.T.,
    B.C.C.
James E. Tille, Ph.D., D.Min.
Jacalyn G. Tippey, Ph.D.
Saraswathi Tirumalasetty, M.D.
Jacqueline A. Torrance, M.S.
Terrence Trobaugh, M.S.
Louisa V. Troemel, Psy.D., L.M.F.T.
Susan Ullman, M.S.W.
Jennifer M. Underwood, M.S.W., L.C.S.W.
Rodney Dale Veldhuizen, M.A.
Michelle Voegels, B.S.N., M.S.N., B.C.
Wess Vogt, M.D.
R. Christopher Votolato, Psy.D.

John W. Waid, Ph.D.
Christa A. Wallis, M.A.
Dominique Walmsley, M.A.
Bhupinder Singh Waraich, M.D.
Joseph Ward, N.C.C., L.P.C. M.Ed.
Robert Ward, M.S.W.
Marilee L. M. Wasell, Ph.D.
Gannon J. Watts, L.P.C.-S., L.A.C., N.C.C.,
    N.C.S.C., A.A.D.C., I.C.A.A.D.C.
Sheila R. Webster, M.A., M.S.S.A.
Burton Weiss, M.D.
Dennis V. Weiss, M.D.
Jonathan S. Weiss, M.D.
Richard Wendel, Ph.D.
Paul L. West, Ed.D.
Kris Sandra Wheatley, M.A., L.C.P.C., N.C.C.
Leneigh White, M.A.
Danny R. Whitehead, L.I.C.S.W.
Jean Whitinger, M.A.
Peter D. Wilk, M.D.
Vanessa Wilkinson, L.P.C.
Tim F. Willia, M.S., M.A.Ed., L.P.C.
Cathy E. Willis, M.A., L.M.F.T., C.A.D.C.

Jeffery John Wilson, M.D.
Jacquie Wilson, M.Ed.
David D. Wines, M.S.W.
Barbara A. Wirebaugh, M.S.W.
Daniel L. Wise, Ph.D.
Christina Wong, M.S.W., L.C.S.W.
Susanna Wood, M.S.W., L.C.S.W.
Linda L. Woodall, M.D.
Leoneen Woodard-Faust, M.D.
Sheryl E. Woodhouse, L.M.F.T.
Gregory J. Worthington, Psy.D.
Tanya Wozniak, M.D.
Kimberly Isaac Wright, M.A.
Peter Yamamoto, M.D.
Maria Ruiza Ang Yee, M.D.
Michael B. Zafrani, M.D.
Jafet E. Gonzalez Zakarchenco, M.D.
John Zibert, Ph.D.
Karen Zilberstein, M.S.W.
Cathi Zillmann, C.P.N.P., N.P.P.
Gerald A. Zimmerman, Ph.D.
Michele Zimmerman, M.A., P.M.H.C.N.S.-B.C.
Judith A. Zink, M.A.

Vanderbilt University REDCap Team

Paul Harris, Ph.D.
Sudah Kashyap, B.E.
Brenda Minor

Jon Scherdin, M.A.
Rob Taylor, M.A.
Janey Wang, M.S.

찾아보기·Index

편람의 이해를 돕기 위하여

이는 번역자들이 역서에 추가한 것으로, 독자들의 이해를 돕기 위해 DSM-5를 번역하면서 세웠던 원칙을 정리한 내용이다. 진단명은 가능한 한 붙여 쓰도록 하였고, 대한신경정신의학회 용어위원회의 『2011 신경정신의학 용어집』 및 대한의사협회에서 2009년도에 발간한 『의학용어집(제5판)』을 기본으로 하여 용어를 선정하였다. 그러나 번역자들의 논의를 통해 정신질환의 이해에 가장 적합하도록 전혀 새로운 접근을 하게 된 용어도 있고(예, 명시자[specifier]), '장해'와 같이 정신질환에서의 적용이 부적합한 용어의 사용을 가능한 한 지양하고자 하였다. disorder, impairment, disability 등을 구분할 수 있는 용어를 선정하지 못한 점, disturbance 역시 동일하게 '장애'라는 용어로도 사용한 점 등은 제한점으로 남아 있다. 번역 과정 중 가장 중요하면서 어려웠던 용어 선정과 관련해서는 향후 지속적인 논의를 거쳐 보다 적절한 용어로의 수정 작업을 해 나갈 예정이다. 이 같은 용어 선정 작업을 비롯하여 미국정신의학회에서 수시로 진행하고 있는 편람의 업데이트 내용을 학지사 홈페이지(https://www.hakjisa.co.kr)에 게재하고 있고, 독자의 의견도 수렴 중이다.

disorder   **장애**
예, mood disorder   기분장애
단, mental disorder   정신질환

dys-   **-이상, -곤란, -부전**
예, dyskinesia   운동이상
     dystonia   근육긴장이상
     dyspraxia   실행곤란
     dysphonia   발성곤란
     dysarthria   구음곤란
     dyssomnia   수면곤란
     dyscontrol   통제곤란
     dysregulation   조절곤란
단, mood dysregulation disorder   기분조절부전장애

dysfunction   **기능이상 또는 기능부전**
예, sexual dysfunction   성기능부전
     erectile dysfunction   발기부전

impairment   **손상**
예, language impairment   언어 손상
     functional impairment   기능 손상(기능적 손상)
     cognitive impairment   인지 손상(인지적 손상)
단, mild cognitive impairment(MCI)   경도인지장애

disability   **장애**
예, intellectual disability   지적장애
     reading ability and reading disability   읽기 능력과 읽기 장애
     functional disability   기능장애
     impairment and disability   손상과 장애
     distress and disability   고통과 장애

disturbance   **장해**
예, perceptual disturbance   지각 장해
     behavioral disturbance   행동 장해
     mood disturbance   기분 장해
     visual, olfactory, or hearing disturbance   시각, 후각, 혹은 청력 장해
     nocturnal breathing disturbances   야간 호흡 장해
단, sleep disturbance   수면 장해, 수면 교란

specifier	명시자
unspecified	명시되지 않는
other specified	달리 명시되는
specify	명시할 것
code	부호
coding note	부호화 시 주의점
medication	약물치료 또는 치료약물
drug	약물
neuroleptics	신경이완제
psychotropic medication/drug	향정신성 치료약물/약물
antipsychotics	항정신병약물
antipsychotic medication	항정신병 치료약물
stimulant	자극제
예, central nervous system stimulants	중추신경계 자극제
opioid	아편계
opiate	아편제
amphetamine-type	암페타민류
methamphetamine	메스암페타민
a substance(a drug of a buse, a medication)	물질(남용약물, 치료약물)
a drug of abuse, a medication, or toxin	남용약물, 치료약물 또는 독소
a drug of abuse, a medication, or other treatment	남용약물, 치료약물 또는 기타 치료
psychotic disorder	정신병적 장애
psychotic feature	정신병적 양상
예, mood-congruent psychotic features	기분과 일치하는 정신병적 양상
mood-incongruent psychotic features	기분과 일치하지 않는 정신병적 양상
catatonia	긴장증
catatonic disorder	긴장성장애
catatonic behavior	긴장성 행동
catatonic excitement	긴장성 흥분
catatonic feature	긴장성 양상
catatonic symptom	긴장성 증상
catatonic-like	긴장성 유사
schizophrenia	조현병
schizophreniform disorder	조현양상장애
schizoaffective disorder	조현정동장애
schizoid personality disorder	조현성 성격장애
schizotypal personality disorder	조현형 성격장애
schizotypal disorder	조현형장애
personality traits	성격 특질
histrionic personality disorder	연극성 성격장애
primary	원발성
예, primary mental disorder	원발성 정신질환
mood lability	기분 가변성
expansive mood	팽창 기분
depressed mood	우울 기분
dysphoric mood	불쾌 기분

euphoria	다행감
grandiosity	과대성
irritability	과민성, 성마름
neuroticism	신경증적 경향성
negative affectivity	부정적 정서성
negative emotionality	부정적 감정성
restricted affect	제한된 정동
anhedonia	무쾌감증
apathy	무감동
bizarre	괴이한
social withdrawal	사회적 위축
word salad	말비빔
pressured speech	압출언어
remission	관해
identity	정체성
seizure	발작
seizure disorder	발작장애
dyskinesia	운동이상
tardive dyskinesia	지연성 운동이상
dystonia	근육긴장이상
tardive dystonia	지연성 근육긴장이상
tardive akathisia	지연성 좌불안석
myoclonus	간대성 근경련
gait disorder	보행장애
bradykinesia	운동완만
muscularrigidity	근육경직
akinesia	무동증
ataxia	실조
posturaltremor	자세떨림
apraxia	실행증
moter coordination	운동 협응
incoordination	운동 실조
psychomotor retardation	정신운동지연
motor slowing	운동 감속
dysphonia	발성곤란
aphonia	발성불능
dysarthria	구음곤란
slurred speech	불분명한 언어
sialorrhea	타액과다분비
rhabdomyolysis	횡문근융해증
sleep disorder	수면장애
sleep disturbance	수면 장해, 수면 교란
sleep difficulty	수면 문제
sleep disruption	수면 방해
hypersomnolence	과다수면
hypersomnolence disorder	과다수면장애

childhood	아동기
children	아동
early adulthood	성인기 초기
young adult	초기 성인
other medical condition	기타 의학적 상태
another medical condition	다른 의학적 상태
general medical condition	일반적인 의학적 상태
brief	단기
short-duration	단기
mixed features	혼재성 양상
mixed symptoms	혼재성 증상
depersonalization/derealization disorder	이인성/비현실감 장애
depersonalization	이인증
derealization	비현실감
neurodegenerative disorder	신경퇴행성 질환
degenerative disease	퇴행성 질환
nonsuicidal self-injury	비자살적 자해
nonsuicidal self-injury behavior	비자살적 자해 행동
persistent complex bereavement disorder	지속성 복합 사별장애
psychosocial	정신사회적
psychological	심리적
psychosexual	정신성적
first-degree relatives	일차 친족
first-degree family	일차 가족
caregiver	보호자
primary caregiver	주 보호자
fostercare	위탁 보육
internalizing	내재화
externalizing	외현화
history, physical examination, laboratory findings	병력/과거력, 신체검진, 검사 소견
laboratory test	검사실 검사
laboratory investigation	검사실 검사
laboratory assessment	검사실 평가
pathophysiological	병태생리학적
past-year prevalence	전년도 유병률
White	백인
Caucasian	백인(Caucasian)
AmericanIndian	미국 원주민
Afro-Caribbean	아프리카계 카리브해인
Caribbean	카리브해
PacificIslander	태평양제도민

DSM-5-TR 한글판 번역자

대표 역자 권준수 Jun Soo Kwon, M.D., Ph.D.
서울대학교 의과대학 교수

역자(가나다 순) 김붕년 Bung-Nyun Kim, M.D., Ph.D.
서울대학교 의과대학 교수

김재진 Jae-Jin Kim, M.D., Ph.D.
연세대학교 의과대학 교수

신민섭 Min-Sup Shin, Ph.D.
서울대학교 의과대학 교수

신일선 Il-Seon Shin, M.D., Ph.D.
전남대학교 의과대학 교수

오강섭 Kang-Seob Oh, M.D., Ph.D.
성균관대학교 의과대학 교수

원승희 Seunghee Won, M.D., Ph.D.
경북대학교 의과대학 교수

이상익 Sang Ick Lee, M.D., Ph.D.
충북대학교 의과대학 교수

이승환 Seung Hwan Lee, M.D., Ph.D.
인제대학교 의과대학 교수

이헌정 Heon-Jeong Lee, M.D., Ph.D.
고려대학교 의과대학 교수

정영철 Young-Chul Jung, M.D., Ph.D.
연세대학교 의과대학 교수

조현상 Hyun-Sang Cho, M.D., Ph.D.
연세대학교 의과대학 교수

간사 김민아 Minah Kim, M.D., Ph.D.
서울대학교 의과대학 교수

DSM-5-TR®

정신질환의 진단 및 통계 편람 제5판 수정판

DIAGNOSTIC AND STATISTICAL
MANUAL OF MENTAL DISORDERS
FIFTH EDITION TEXT REVISION

2023년 10월 20일 1판 1쇄 발행
2024년 1월 25일 1판 2쇄 발행

지은이 • APA
옮긴이 • 권준수 · 김봉년 · 김재진 · 신민섭 · 신일선 · 오강섭
　　　　원승희 · 이상익 · 이승환 · 이헌정 · 정영철 · 조현상 · 김민아
펴낸이 • 김진환
펴낸곳 • ㈜ 학지사
　　　　04031 서울특별시 마포구 양화로 15길 20 마인드월드빌딩
대 표 전 화 • 02)330-5114　　　 팩스 • 02)324-2345
등 록 번 호 • 제313-2006-000265호

홈 페 이 지 • http://www.hakjisa.co.kr
인스타그램 • https://www.instagram.com/hakjisabook

ISBN 978-89-997-2996-6　93510

정가 79,000원

출판미디어기업 학지사

간호보건의학출판 학지사메디컬 www.hakjisamd.co.kr
심리검사연구소 인싸이트 www.inpsyt.co.kr
학술논문서비스 뉴논문 www.newnonmun.com
교육연수원 카운피아 www.counpia.com